# ATLAS DA RETINA

# ATLAS DA RETINA

Segunda Edição

## K. BAILEY FREUND, MD
Vitreous Retina Macula Consultants of New York
Clinical Professor of Ophthalmology
New York University School of Medicine
New York, NY, USA

## DAVID SARRAF, MD
Clinical Professor of Ophthalmology
Retinal Disorders and Ophthalmic Genetics Division
Stein Eye Institute, UCLA
Los Angeles, CA, USA

## WILLIAM F. MIELER, MD
Cless Family Professor and Vice-Chairman
Director, Residency and Vitreoretinal Fellowship Training
Department of Ophthalmology & Visual Sciences
University of Illinois at Chicago
Chicago, IL, USA

## LAWRENCE A. YANNUZZI, MD
Vitreous Retina Macula Consultants of New York
Professor of Clinical Ophthalmology
College of Physicians and Surgeons
Columbia University Medical School
New York, NY, USA

**Colaboradora Especial da Segunda Edição**

## CAROL L. SHIELDS, MD
Co-Director, Ocular Oncology Service
Wills Eye Hospital
Professor of Ophthalmology
Thomas Jefferson University Hospital
Philadelphia, PA, USA

ELSEVIER

# ELSEVIER

2018 Elsevier Editora Ltda.
Todos os direitos reservados e protegidos pela Lei 9.610 de 19/02/1998.
Nenhuma parte deste livro, sem autorização prévia por escrito da editora, poderá ser reproduzida ou transmitida sejam quais forem os meios empregados: eletrônicos, mecânicos, fotográficos, gravação ou quaisquer outros.
ISBN: 978-85-352-8868-1
ISBN versão eletrônica: 978-85-352-8974-9

THE RETINAL ATLAS 2nd Edition
Copyright © 2017 Elsevier Inc. All rights reserved.
First edition 2010.

This translation of THE RETINAL ATLAS 2nd Edition, by K. Bailey Freund, David Sarraf, William F. Mieler and Lawrence A. Yannuzzi was undertaken by Elsevier Editora Ltda. and is published by arrangement with Elsevier Inc.

Esta tradução de THE RETINAL ATLAS 2nd Edition, by K. Bailey Freund, David Sarraf, William F. Mieler e Lawrence A. Yannuzzi foi produzida por Elsevier Editora Ltda. e publicada em conjunto com Elsevier Inc.
ISBN: 978-0-323-28792-0

**Capa**
Luciana Mello e Monika Mayer

**Editoração Eletrônica**
Thomson Digital

**Elsevier Editora Ltda.**
**Conhecimento sem Fronteiras**

Rua da Assembleia, n° 100 – 6° andar – Sala 601
20011-904 – Centro – Rio de Janeiro – RJ

Rua Quintana, n° 753 – 8° andar
04569-011 – Brooklin – São Paulo – SP

Serviço de Atendimento ao Cliente
0800 026 53 40
atendimento1@elsevier.com

Consulte nosso catálogo completo, os últimos lançamentos e os serviços exclusivos no site www.elsevier.com.br

**NOTA**
Esta tradução foi produzida por Elsevier Brasil Ltda. sob sua exclusiva responsabilidade. Médicos e pesquisadores devem sempre fundamentar-se em sua experiência e no próprio conhecimento para avaliar e empregar quaisquer informações, métodos, substâncias ou experimentos descritos nesta publicação. Devido ao rápido avanço nas ciências médicas, particularmente, os diagnósticos e a posologia de medicamentos precisam ser verificados de maneira independente. Para todos os efeitos legais, a Editora, os autores, os editores ou colaboradores relacionados a esta tradução não assumem responsabilidade por qualquer dano/ou prejuízo causado a pessoas ou propriedades envolvendo responsabilidade pelo produto, negligência ou outros, ou advindos de qualquer uso ou aplicação de quaisquer métodos, produtos, instruções ou ideias contidos no conteúdo aqui publicado.

**CIP-BRASIL. CATALOGAÇÃO NA PUBLICAÇÃO**
**SINDICATO NACIONAL DOS EDITORES DE LIVROS, RJ**

A891
2. ed.

Atlas de retina / K. Bailey Freund ... [et al.] ; [tradução Luiz Frazão Filho , Renata Scavone]. - 2. ed. - Rio de Janeiro : Elsevier, 2018.
: il. ; 27 cm.

Tradução de: The retinal atlas
Inclui bibliografia e índice
ISBN 9788535288681

1. Retina - Doenças - Atlas. 2. Oftalmologia. I. Freund, K. Bailey. II. Frazão Filho, Luiz. III. Scavone, Renata.

18-49578         CDD: 617.735
                 CDU: 617.73

Meri Gleice Rodrigues de Souza - Bibliotecária CRB-7/6439

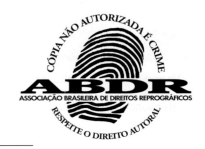

# Código de Cores—*como usar este livro*

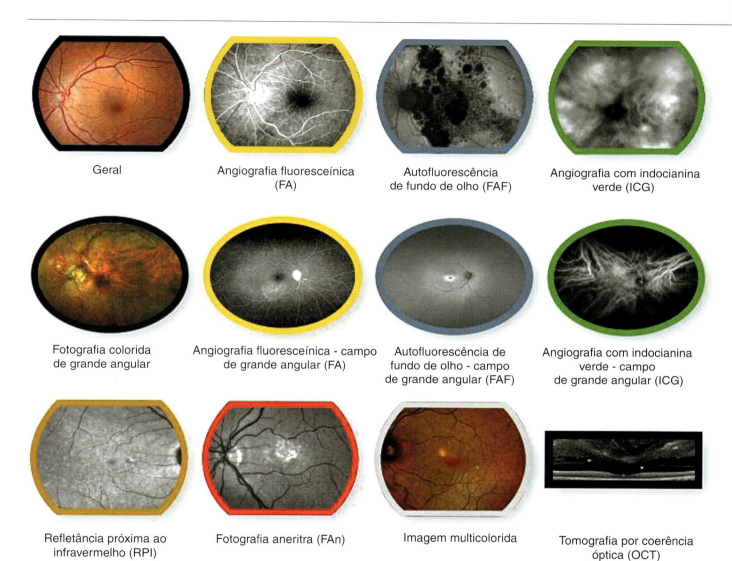

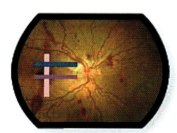

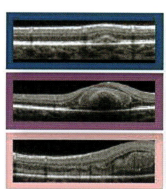

Varreduras de OCT através das linhas coloridas correspondentes na fotografia

As figuras no *Atlas da Retina* foram organizadas usando-se categorias de geração de imagem com margens codificadas por cores para referência e identificação fáceis.

# DEDICATÓRIA

Gostaríamos de expressar a nossa mais profunda gratidão e o nosso mais sincero apreço por nossas respectivas famílias, cujo eterno e inabalável apoio nos permitiu concluir o projeto desafiador de editar o Atlas. Nina, Allegra e Avery Freund, Natalie, Danielle e Desiree Sarraf e Jennifer Kang-Mieler e Sabrina Derwent têm sido pilares inacreditáveis de força e encorajamento durante todo este processo, e somos eternamente gratos por seu amor e comprometimento.

# Sumário

| | | |
|---|---|---|
| | Colaboradores da Primeira Edição | ix |
| | Prefácio à Segunda Edição | x |
| | Colaboradores da Segunda Edição | xi |
| | Prefácio à Primeira Edição | xiii |
| | Referências das Imagens | xvii |
| **Capítulo 1:** | Normal | 1 |
| **Capítulo 2:** | Distrofias Coriorretinianas Hereditárias | 13 |
| **Capítulo 3:** | Retina Pediátrica | 231 |
| **Capítulo 4:** | Inflamação | 277 |
| **Capítulo 5:** | Infecção | 397 |
| **Capítulo 6:** | Doenças Vasculares Retinianas | 491 |
| **Capítulo 7:** | Degeneração | 649 |
| **Capítulo 8:** | Oncologia | 761 |
| **Capítulo 9:** | Tração Vitreomacular, Membranas Epirretinianas e Buracos Maculares | 911 |
| **Capítulo 10:** | Coriorretinopatia Serosa Central e Outros Descolamentos Exsudativos | 933 |
| **Capítulo 11:** | Degenerações Retinianas Periféricas e Descolamento de Retina Regmatogênico | 965 |
| **Capítulo 12:** | Coriorretinopatia Traumática | 999 |
| **Capítulo 13:** | Complicações da Cirurgia Ocular | 1029 |
| **Capítulo 14:** | Toxicidades Coriorretinianas | 1061 |
| **Capítulo 15:** | Anomalias Congênitas e de Desenvolvimento do Nervo Óptico | 1105 |
| | Índice | 1157 |

# Revisão Científica e Tradução

## Revisão Científica

Gabriel Costa de Andrade
Especialista em Retina Clínica e Cirúrgica da Retina Clinic, São Paulo
Vice-chefe do Setor de Uveítes do Departamento de Oftalmologia e Ciências Visuais da Escola Paulista de Medicina da Universidade Federal de São Paulo
Pós-graduando do Setor de Retina e Vítreo do Departamento de Oftalmologia e Ciências Visuais da Escola Paulista de Medicina da Universidade Federal de São Paulo
Médico do Instituto da Visão (IPEPO, São Paulo)

## Tradução

### Luiz Frazão Filho
Tradutor/intérprete pela Universidade Estácio de Sá e Brasillis Idiomas, Rio de Janeiro, RJ
Certificate of Proficiency in English, University of Michigan, Ann Arbor, Michigan, USA

### Luiz Queiroz
Tradutor Técnico

### Renata Scavone
Médica Veterinária e Doutora em Imunologia

### Sueli Basile
Tradutora pelo Instituto Presbiteriano Mackenzie e Cell-lep

# Colaboradores da Primeira Edição

**William E. Benson,** MD
Attending Surgeon Wills Eye Institute,
Professor of Ophthalmology,
Thomas Jefferson Medical College,
Philadelphia, PA, USA

**K. Bailey Freund,** MD
Vitreous Retina Macula Consultants of New York,
Clinical Professor of Ophthalmology,
New York University School of Medicine,
New York, NY, USA

**W. Richard Green,** MD
Professor of Ophthalmology and Pathology,
International Order of Odd Fellows Professor of Ophthalmology,
The Wilmer Eye Institute,
Johns Hopkins Hospital,
Baltimore, MD, USA

**Richard Hackel,** MA CRA, FOPS
Clinical Instructor and Director of Ophthalmic Photography,
Kellogg Eye Center,
Assistant Professor of Art, School of Art and Design,
University of Michigan,
Ann Arbor, MI, USA

**H. Richard McDonald,** MD
West Coast Retina Medical Group,
San Francisco, CA, USA,
Clinical Professor of Ophthalmology,
California Pacific Medical Center,
San Francisco, CA, USA

**William F. Mieler,** MD
Cless Family Professor and Vice-Chairman,
Director, Residency and Vitreoretinal Fellowship Training,
Department of Ophthalmology & Visual Sciences,
University of Illinois at Chicago,
Chicago, IL, USA

**David Sarraf,** MD
Clinical Professor of Ophthalmology,
Retinal Disorders and Ophthalmic Genetics Division,
Stein Eye Institute, UCLA,
Los Angeles, CA, USA

**Carol L. Shields,** MD
Co-Director, Oncology Service,
Wills Eye Institute,
Professor of Ophthalmology,
Thomas Jefferson University Hospital,
Philadelphia, PA, USA

**Jerry A. Shields,** MD
Co-Director, Ocular Oncology Service,
Wills Eye Hospital,
Professor of Ophthalmology,
Thomas Jefferson University Hospital,
Philadelphia, PA, USA

**Michael T. Trese,** MD
Chief of Pediatric and Adult Vitreoretinal Surgery,
Beaumont Eye Institute, Wm. Beaumont Hospital,
Royal Oak, MI, USA,
Clinical Professor of Biomedical Sciences,
Eye Research Institute,
Oakland University, Rochester,
MI, USA

# Prefácio à Segunda Edição

A primeira edição do *Atlas da Retina,* publicada em 2010, foi em sua época, e ainda continua sendo, o atlas retiniano mais abrangente publicado. Foi a grande obra do nosso mentor, Dr. Lawrence Yannuzzi. Enquanto a primeira edição foi o produto de um esforço de equipe, acabou sendo uma realização muito pessoal, uma representação vibrante e duradoura da mente enciclopédica de Larry e do seu interesse apaixonado pela doença retiniana. Tem sido nossa honra e privilégio termos sido encarregados da enorme responsabilidade de revisar seu trabalho premiado, que é considerado uma das verdadeiras contribuições clássicas para a literatura oftalmológica mundial.

Cada um de nós coautores tem uma dívida de gratidão com Larry por suas muitas décadas de tutoria, orientação e generosidade. Seu entusiasmo, sua energia e sua incrível intuição para reconhecer as novas doenças e para a apresentação de casos ilustrativos têm nos inspirado e a toda a comunidade especializada em retina. Aprofundar-se nas páginas e imagens espetaculares do *Atlas da Retina* nos lembra de sua infalível memória na prática clínica, na sala de reuniões e na sala de aula onde ele nunca deixou de lembrar (sempre com precisão) casos similares ou relacionados do passado próximo ou distante. Seu olhar perspicaz e suas habilidades analíticas afiadas nos ajudaram a identificar o que antes era invisível, a explicar a patogênese das doenças e aperfeiçoar o diagnóstico e o tratamento da doença retiniana em nossos pacientes.

A primeira edição do *Atlas da Retina* é uma verdadeira façanha com uma ampla gama de imagens espetaculares ilustrando uma enorme variedade de doenças retinianas. No entanto, os campos das retinas médica e cirúrgica estão entre as especialidades que mais crescem na Medicina. A nova terapêutica explodiu na arena clínica, proporcionando uma capacidade sem precedentes para tratar a doença retiniana e até mesmo melhorar a visão. Os avanços na imagem retiniana têm sido menos notáveis. O desenvolvimento da imagem de grande angular, da autofluorescência do fundo e especialmente da tomografia por coerência óptica gerou ideias inspiradoras a respeito da estrutura e do funcionamento da retina. Estamos muito orgulhosos de atualizar o primeiro *Atlas* com um prodigioso suplemento de casos que contam com técnicas de imagem avançadas que vão permitir que o *Atlas* continue a ser um recurso de abrangência mundial para o diagnóstico da doença retiniana.

A importância de educar, orientar e colaborar com profissionais mais jovens em nossa área de atuação tem sido, desde o início, uma paixão de Larry que ele instilou em cada um de nós. A primeira e a segunda edições do *Atlas da Retina* não teriam sido possíveis sem os esforços de uma equipe de residentes e colegas incríveis. Somos gratos pelo apoio que eles nos deram e pelas excepcionais contribuições que eles fizeram para a segunda edição. Esperamos e desejamos que cada um de nossos talentosos estagiários se tornem futuros líderes na comunidade retiniana mundial. Gostaríamos de apresentar a seguir cada um deles para expressar a nossa gratidão.

*K. Bailey Freund, MD*
*David Sarraf, MD*
*William F. Mieler, MD*

# Colaboradores da Segunda Edição

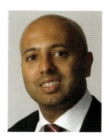

**Chandrakumar Balaratnasingam,** MBBS (Hons.), PhD (Dist.), FRANZCO
Professor Associado de Oftalmologia, University of Western Australia, Cirurgião Vitreorretiniano
Royal Perth Hospital, Sir Charles Gairdner Hospital and Lions Eye Institute, Perth, Austrália

*Chandrakumar (Chandra) Balaratnasingam recebeu seus títulos de bacharel, mestre e doutor pela University of Western Australia e depois concluiu sua residência em oftalmologia em Perth, Austrália. Chandra concluiu seu treinamento vitreorretiniano na University of British Columbia, Vancouver, Canadá, e o treinamento médico em retina na Vitreous Retina Macula Consultants de Nova York. Posteriormente ele nos foi indicado como instrutor clínico em cirurgia vitreorretiniana para o Bellevue Hospital Center, New York University School of Medicine. Enquanto dava aulas em Nova York, ele deu contribuições importantes para a escrita e a preparação dos Capítulos 7, 8, 9 e 10. Hoje Chandra mora na Austrália com sua esposa e filhos. Mantém cargos clínicos e acadêmicos na University of Western Australia e está ativamente envolvido em pesquisas laboratoriais e clínicas sobre doenças vasculares retinianas.*

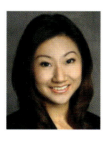

**Claudine E. Pang,** MBBS, MRCSEd, FRCSEd (Edinburgh), FAMS (Ophth)
Cirurgiã Vitreorretiniana e Especialista Médica em Retina
Jerry Tan Eye Surgery, Camden Medical Centre, Cingapura

*Claudine Pang nasceu em Cingapura e se formou com louvor na National University of Singapore (MBBS). Ela concluiu seu treinamento em oftalmologia em Cingapura e recebeu o Fellowship of the Royal College of Surgeons in Edinburgh (FRCSEd) e o Fellowship of the Academy of Medicine, Singapore (FAMS), em oftalmologia. Concluiu um Medical Retina and Research Fellowship na Vitreous Retina Macula Consultants of New York, durante o qual se dedicou de corpo e alma a escrever e editar os Capítulos 7, 8, 9 e 10. Depois disso, ela recebeu o William H. Ross Surgical Vitreo-retinal Fellowship na University of British Columbia em Vancouver, Canadá, onde espera fornecer tratamentos retinianos inéditos para doenças maculares incuráveis. Ela é grata a seu marido, Aaron, que a tem apoiado em sua busca pelo treinamento vitreorretiniano multinacional e é a orgulhosa mãe de duas crianças adoráveis: Nathanael e Sophie.*

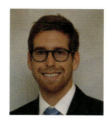

**Christian J. Sanfilippo,** MD
Vitreoretinal Fellow at the Stein Eye Institute, UCLA, Los Angeles, CA, USA

*Christian Sanfilippo cresceu em Orange County, Califórnia. Recebeu seu diploma de graduação em Biologia Humana pela University of California, San Diego, e graduou-se pela escola de Medicina na UCLA. Após um programa de estágio em Medicina Interna no Cedars-Sinai Medical Center, Christian fez treinamento de residência em oftalmologia no Stein Eye Institute na UCLA. Além de suas importantes contribuições para os Capítulos 1, 2, 3, 4 e 6, Christian publicou vários artigos descrevendo novos achados de imagem em doenças retinianas e investigando sistemas avançados de imagens retinianas, como a angiografia OCT. Fora da Medicina, ele conta com a sorte de ter o apoio de sua linda noiva, Kathry, e de seu incontrolável cão Joey.*

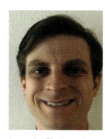

**Joseph G. Christenbury,** MD
PGY-4 Resident in Ophthalmology, Stein Eye Institute, UCLA, Los Angeles, CA, USA

*Joseph Christenbury nasceu em Durham, Carolina do Norte, e obteve todos os seus níveis de graduação em Medicina pela Duke University. Como excepcional residente no Stein Eye Institute na UCLA, Joe participou de vários projetos de pesquisa e acadêmicos, incluindo importantes publicações no campo da imagem retiniana e notáveis contribuições para o Capítulo 5 do novo Atlas da Retina. Joe espera seguir uma carreira acadêmica em oftalmologia e pretende voltar para a Carolina do Norte com sua esposa, Kathryn, e seu filho Clay.*

## COLABORADORES DA SEGUNDA EDIÇÃO

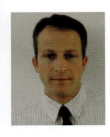

**Aaron Nagiel,** MD, PhD
Vitreoretinal Fellow at the Stein Eye Institute, UCLA, Los Angeles, CA, USA

*Aaron Nagiel cresceu em San Diego, Califórnia. Formou-se em Ciências Bioquímicas pelo Harvard College e depois concluiu um programa combinado de mestrado e doutorado pela Cornell University na Cidade de Nova York. Durante o seu doutorado na Rockefeller University, Aaron estudou sinaptogênese nas larvas do peixe-zebra. Após um estágio no Memorial Sloan-Kettering Cancer Center, Aaron completou sua residência em oftalmologia no Stein Eye Institute. Além de sua contribuição importante para o Capítulo 6 do novo Atlas, Aaron escreveu muitos artigos importantes sobre imagem retiniana e recebeu os prêmios Heed Ophthalmic Foundation Fellowship e o Ronald G Michels Fellowship Foundation. Ele é abençoado com uma linda esposa, Svetlana, e duas filhas adoráveis, Elina e Rita.*

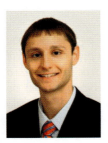

**Michael T. Andreoli,** MD
Vitreoretinal Fellow at the University of Illinois at Chicago, Chicago, IL, USA

*Michael Andreoli nasceu em Wheaton, Illinois. Ele escolheu o campo da oftalmologia e das doenças vitreorretinianas devido a complexidade da patologia e dificuldade de manejo. Michael concluiu sua residência em oftalmologia na University of Illinois em Chicago (UIC) e depois permaneceu na UIC para o seu treinamento cirúrgico vitreorretiniano. Ele contribuiu para o Atlas da Retina enquanto era fellow em cirurgia vitreorretiniana. No futuro, Michael planeja continuar na região de Chicago, onde vai exercer a cirurgia vitreorretiniana e a oncologia ocular. Michael contribuiu significativamente para os Capítulos 13 e 14.*

**Judy J. Chen,** MD
Vitreoretinal Fellow at West Coast Retina, San Francisco, CA, USA

*Judy Chen nasceu em Taipei, Taiwan, decidiu abraçar a carreira de oftalmologia e, posteriormente, a de cirurgia vitreorretiniana devido aos avanços inovadores que o campo teve em tecnologia e em virtude do profundo impacto que a melhoria da visão tem na vida dos pacientes. Enquanto contribuía para o Atlas da Retina, Judy era residente sênior na University of Illinois, em Chicago (UIC). Hoje ela é fellow em cirurgia vitreorretiniana com o West Coast Retina Medical Group na área da Baía de San Francisco. No futuro, ela deseja combinar seus interesses em medicina clínica, pesquisa e docência em uma carreira gratificante. Judy fez contribuições importantes para os Capítulos 11 e 12.*

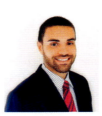

**Andrew Francis,** MD
Vitreoretinal Fellow at the University of California-San Francisco, San Francisco, CA, USA

*Andrew Francis nasceu em Los Angeles, CA. Ele optou pela carreira de oftalmologia porque era fascinado pela gama diversa de patologias que afetam o vítreo e a retina, e também por causa das intervenções médicas e cirúrgicas inovadoras disponíveis para tratar os pacientes. Andrew contribuiu para o Atlas da Retina enquanto era residente sênior em oftalmologia na University of Illinois em Chicago (UIC). Atualmente, ele é um fellow em cirurgia vitreorretiniana na University of San Francisco, CA. No futuro, Andrew espera seguir a carreira em oftalmologia acadêmica e adquirir um nível avançado no manejo de transtornos médicos e cirúrgicos complexos da retina e do vítreo. Ele também planeja continuar a publicar novas pesquisas, lecionar e orientar em nível de excelência, além de exercer a medicina compassiva em relação a todos os seus pacientes. Andrew fez contribuições importantes para o Capítulo 15.*

# Prefácio à Primeira Edição

*Os autores incluíram o prefácio original do Dr. Lawrence Yanuzzi na íntegra. O Dr. Yanuzzi forneceu o importante contexto histórico para sua primeira edição original com a eloquência que o caracteriza.*

O olho, especificamente a retina e seu tecido contíguo inter-relacionado, proporciona ao campo da Medicina a oportunidade única de estudar a estrutura anatômica e a natureza fisiopatológica de um órgão fundamental de maneira não invasiva. Apenas a transparência dos meios oculares e a acessibilidade de suas camadas vasculares internas tornaram possível que os cientistas básicos, guiados por especialistas retinianos em pesquisa clínica, desenvolvessem dispositivos de imagem novos e importantes que levaram a uma maior compreensão das doenças coriorretinianas conhecidas, bem como das entidades clínicas recém-descobertas e seu tratamento. Historicamente, a obtenção de imagens do fundo de olho começou com a invenção do oftalmoscópio direto por Charles Babbage em 1847[1] *(Figura 1)*. Ele foi reinventado de maneira independente por Hermann von Helmholtz em 1851 *(Figura 2)*, que usou um dispositivo simples: um espelho curvo com uma vela nua para iluminação visando explicar o reflexo luminoso pupilar para uma turma de fisiologia. Desde então, um conhecimento crescente do fundo de olho tem sido fornecido por uma série de suplementos de diagnóstico através de gerações de avanços tecnológicos criativos para conceitos de imagem inovadores, começando com a fotografia básica do fundo, um simples registro instantâneo da retina central para documentar a área macular e o nervo óptico. Após a descoberta de Helmholtz, vários oftalmologistas experimentaram fotografar animais anestesiados; só em 1886 que WT Jackson e JD Webster publicaram as primeiras fotografias do fundo de olho de um ser humano vivo.[3] Seu sistema primitivo representou um avanço importante na documentação dos detalhes do fundo de olho. Ele empregava um espelho curvo oftalmoscópico com um furo central em conjunto com uma objetiva de microscópio de 2 polegadas (pouco mais de 5 cm). A iluminação era fornecida por uma fonte de luz de carbono com uma exposição de 2 ½ minutos *(Figura 3)*.

O progresso na obtenção de imagens de melhor qualidade foi alcançado por vários pesquisadores, com mais destaque para O. Gerhoff, que usou pólvora em 1891[5], e F. Dimmer, que mudou para o arco carbono em 1899[6] *(Figura 4)*. As soberbas fotografias de Dimmer foram a base do primeiro atlas de fotografias do fundo de olho em preto e branco, datado de 1907.[7]

A introdução na comunidade oftalmológica da primeira câmara moderna para o fundo de olho foi feita pela Carl Zeiss Company em 1926. A câmera, desenvolvida por J.W. Nordenson,[8] foi criada com base nos princípios de Gullstrand com um campo de visão de 10° e um tempo de exposição de 0,5 segundo[9] *(Figura 5)*. A.J. Bedell usou esta câmera para fazer o primeiro atlas colorido do fundo de olho em 1929.[10] Este sistema prevaleceu até A.B. Rizzutti ter adaptado o tubo de flash eletrônico para utilização em oftalmologia em 1950.[11] P. Hansell e E.J.G. Beeson promoveram o uso de uma lâmpada compacta de arco de xenônio para a câmera de fundo Zeiss com filme colorido Kodachrome e um flash de 1/25 segundo,[12] que logo se tornou padrão em fotografias retinianas coloridas de alta qualidade para a câmera retiniana moderna em 1953. Fotografias retinianas simples com resolução e campo limitados deram lugar às fotografias do fundo de olho com maior resolução e balanço de cor, capacidade de maior campo e análise estereoscópica de alta velocidade. Essa câmera de fundo gerou enorme curiosidade intelectual e proporcionou muitas observações clínicas que tiveram impacto nas informações do funcionamento visual relativas ao olho normal e também ao anormal.

Nos anos 1960, a introdução da angiografia fluoresceínica do fundo de olho causou outro grande impacto em nossa compreensão da retina e desenvolvimento de subespecialidades

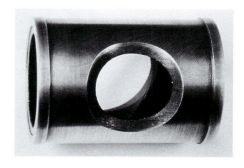

Figura 1  Charles Babbage usou um espelho plano com três pequenas manchas raspadas no meio e preso a um tubo para refletir os raios de luz para os olhos. *Cortesia do The College of Optometrists, 2003*

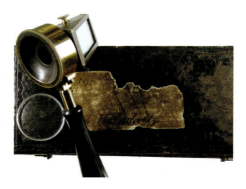

Figura 2  Helmholtz usou uma vela nua como fonte de iluminação e um espelho curvo como oftalmoscópio. *Cortesia de C. Richard Keeler*

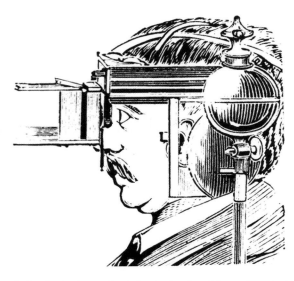

Figura 3 A primeira fotografia do fundo de olho, feita por W.T. Jackson e J.D. Webster, que utilizaram um oftalmoscópio direto estacionário com uma exposição de 2 ½ minutos e um queimador de carvão Albo para iluminação. *Cortesia de Patrick J. Saine, CRA[4]*

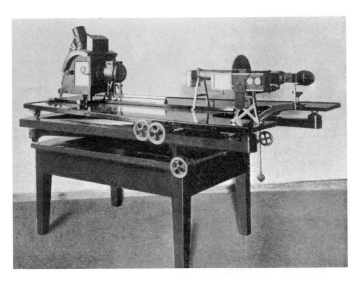

Figura 4 Câmera de fundo ocular de Dimmer (reproduzido de Dimmer e Pilal, 1927). *Cortesia de Patrick J. Saine, CRA[4]*

em doenças médicas retinianas. P. Chao e M. Flocks[1] foram os primeiros a estipular um método para estudar o tempo de circulação retiniana em gatos. Isto serviu de base para a lendária descoberta de H.R. Novotony e D.L. Alvis[14] (*Figura 6*), que conceberam a angiografia retiniana fluoresceína com corante intravenoso utilizando um filtro excitatório, um filtro de barreira adaptado ao plano do filme e um flash eletrônico para documentar sequencialmente o fluxo sanguíneo retiniano. Pela primeira vez, a permeabilidade vascular, a perfusão e as manifestações vasogênicas poderiam ser capturadas dinamicamente para exibir anomalias fisiológicas e anatômicas na retinopatia diabética, na doença vaso-oclusiva retiniana, na degeneração macular relacionada à idade e em outras causas importantes de perda visual grave e irreversível. Esse avanço foi importante para a subespecialidade da retina médica. O conhecimento clínico ampliado baseado neste sistema de imagens foi fornecido pelo Dr. J. Donald Gass,[15] que propiciou o reconhecimento de novas manifestações de doenças conhecidas, a descoberta de entidades clínicas distintas e o desenvolvimento de estratégias de tratamento, como os dispositivos oftalmológicos a *laser* e, mais recentemente, a terapia farmacológica via administração intravítrea de medicamentos. Nenhum outro recurso diagnóstico provou ser mais valioso do que a angiografia fluoresceínica para estudar a permeabilidade, a perfusão e as anomalias proliferativas das circulações retinianas e coroidianas.

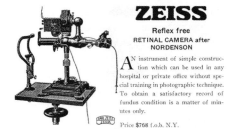

Figura 5 Uma propaganda da câmera de fundo de olho da Zeiss Company de 1932. (reproduzida do American Journal of Ophthalmology, 1932). *Saine PJ and Tyler ME. Ophthalmic photography: retinal photography, angiography, and electronic imaging. Second Journal of Ophthalmic Photography*

Quando a angiografia fluoresceínica foi introduzida pela primeira vez, a câmera retiniana da Zeiss era a única câmera de fundo ocular à venda. Ela era equipada com uma câmera Zeiss, que exigia o avanço manual do filme. A unidade de flash fornecida pelo sistema reciclava-se a cada poucos segundos na intensidade necessária. Essas duas limitações foram rapidamente resolvidas com a adição de um dispositivo de reforço do flash eletrônico fabricado por um mecânico em sua garagem em Miami, na Flórida. Johnny Justice, Jr., o criativo fotógrafo pioneiro na fluoresceína e fotógrafo original de Gass, ajudou-me a obter uma dessas unidades por US$ 200. Fiquei emocionado com a capacidade de reciclar o sistema eletrônico a cada segundo em intensidade suficiente, mas ainda havia o problema do avanço rápido do filme. Isto foi remediado com um anel adaptador e a substituição por uma câmera Nikon SP com *range finder*, que tinha um mecanismo de disparo pelo polegar para avançar o filme, logo suplantado por um dispositivo com motor eletrônico. Os avanços continuaram com a introdução de sistemas de câmeras por novos fabricantes, como a Topcon, Canon, Nidek e Olympus, com sistemas de lentes multifocais, lentes zoom, dispositivos estéreos automatizados, entre outros recursos. No Manhattan Eye, Ear & Throat Hospital, introduzimos um método sistemático para interpretar angiografias fluoresceínicas[16] que se tornou a base de um texto de autoria de H. Schatz et al. que passaria a ser utilizado por toda uma geração de especialistas em retina que se converteriam de especialistas em cirurgia retiniana ("escudos esclerais") a angiografistas de retina médica.[17]

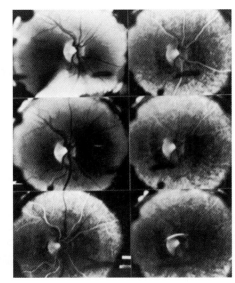

Figura 6 A primeira angiografia fluoresceínica moderna foi obtida pelo Dr. Alvis em 1959. *Extraído de Novotny HR, Alvis DL. A method of photographing fluorescence in circulating blood in the human retina. Circulation 1961, 24 (1): 82-86*

Nos últimos anos, surgiram técnicas histológicas e fisiológicas mais precisas para avaliar as mudanças dentro das várias camadas da interface vitreorretiniana, da retina interna, do

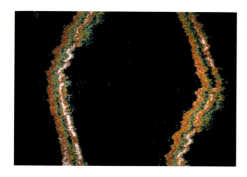

Figura 7 Esta é a imagem de OCT original a 45 A-Scan/s. *Extraído de Yannuzzi LA. Legendary Landmarks in Ophthalmic Imaging. J Ophthalmic Photogr 2009; 31:s53*

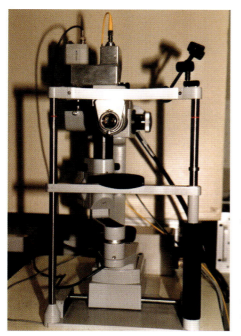

**Figura 8.** Este é o protótipo da OCT na lâmpada de fenda mostrando a cabeça do scanner. *Extraído de Yannuzzi LA. Legendary Landmarks in Ophthalmic Imaging. J Ophthalmic Photogr 2009; 31:s53*

epitélio pigmentar retiniano (EPR) e da coroide. As imagens patológicas mais claras de possíveis cavidades anatômicas na mácula, como os cistos intrarretinianos e os descolamentos da retina neurossensorial e do epitélio pigmentar, podem, agora, ser estudadas. Estes novos sistemas de imagem são liderados pelos avanços na tomografia por coerência óptica (OCT),[18] hoje disponível com a reconstrução tridimensional em alta resolução com armazenamento de comparações automatizadas para correlações ponto a ponto. As raízes da imagem de OCT remontam aos anos 1960, com a invenção da autocorrelação para determinação da amplitude do pulso *laser*, uma tecnologia de telemetria (*Figura 7*). De acordo com John Moore, que serviu à oftalmologia durante toda a sua carreira ao desenvolver soluções para a doença e o diagnóstico oculares, James Fujimoto (MIT) e Adolf Fercher (Universidade de Viena) inventaram a tecnologia da imagem retiniana com o sistema de varredura do MIT e o prévio Vienna A-Scan em 1991. John convenceu a Zeiss Company a desenvolver a OCT-1, o primeiro sistema disponível comercialmente. A tecnologia foi aplicada na oftalmologia por James Fujimoto, David Huang, J Izett, Eric Swanson e CP Linn[18] (*Figura 8*). Eles combinaram um diodo superluminoso, um interferômetro de Michelson e um sistema de varredura por feixe. A Dra. Carmen Puliafito reconheceu imediatamente o potencial da imagem retiniana e recrutou os colaboradores Dr. David Huang, Dr. Michael Hee e Dr. Jay Duker, enquanto o Dr. Joel Schulman trabalhou em aplicações de glaucoma (*Figura 8*). John Moore foi suficientemente gentil para me convidar a prestar consultoria para o desenvolvimento do protótipo da lâmpada de fenda. Minhas únicas sugestões relevantes foram: "varredura mais veloz, comprimento de onda maior e, sim, fazer isto em uma câmera de fundo ocular para obter correlação clínica e codificação". A base da lâmpada de fenda era considerada um desafio intransponível na época.

A angiografia com indocianina verde, a autofluorescência de fundo, a perimetria automatizada e os eletrorretinogramas multifocais também proporcionaram novas dimensões para as informações clínicas funcionais e patológicas que antes não estavam disponíveis para aos especialistas em retina. Com certeza, o intelecto, a intuição e as mentes inovadoras de cada nova geração de especialistas em retina vão desenvolver sistemas de imagem ainda melhores do que os disponíveis atualmente, com a discriminação não apenas das camadas teciduais, mas dos componentes celulares, normais e anormais, e talvez com o tempo dos elementos fisiológicos como os anticorpos do complexo imune, antígenos e até mesmo patógenos.

Dado o advento desses auxílios ao diagnóstico para produzir imagens das doenças retinianas, é racional introduzir um novo atlas da retina para juntar e incorporar os produtos destes avanços tecnológicos. Então, para este atlas, percorri gavetas de arquivos em busca dos melhores exemplos de casos instrutivos e usei exemplos de sistemas de geração de imagens atuais para tirar o máximo proveito.

A próxima fase do desenvolvimento deste atlas foi conceber um projeto útil para exibir essas imagens ilustrando os estágios iniciais e finais de uma determinada doença, bem como as variações fenotípicas, para plena avaliação de cada transtorno. Devo admitir que não fui capaz de resistir à inclusão de algumas imagens do *Atlas da Retina*, casos que considero preciosos, inestimáveis e fenomenais. Também tentei acomodar as necessidades e os interesses de todos os possíveis leitores, que poderiam variar de médicos em treinamento, oftalmologistas generalistas, residentes em oftalmologia até especialistas em retina médica e equipes técnicas da indústria de cuidados oculares. Em seguida, minha finalidade foi obter ajuda e cooperação do editor para ampliar as fronteiras das produções padrão a fim de minimizar o espaço não utilizado ou as conhecidas "páginas em branco". Consequentemente, as margens de cada página foram reduzidas para ilustrar o máximo de informações sobre uma determinada doença e, sobretudo, acomodar vários tamanhos geométricos que variam de uma fotografia ampliada de campo limitado até uma imagem panorâmica do fundo de olho. Em alguns casos, áreas normais de um fundo de olho foram deletadas a partir de uma fotografia grande angular para enfatizar a patologia; em outros casos, uma imagem grande angular foi utilizada como fotografia principal e uma parte da mesma foi ampliada separadamente para exibir detalhes das mudanças patológicas de maneira mais explícita. Essas técnicas de publicação não são exclusivas, mas são novas para um atlas que aborda o fundo de olho e espero que agreguem valor pedagógico e conforto ao leitor.

O projeto também emoldura os sistemas de imagem diagnóstica com uma cor específica: bordas vermelhas são utilizadas para fotos monocromáticas com filtragem da cor vermelha; amarelas, nas angiografias fluoresceínicas; verdes, nas imagens de ICG; azuis, na autofluorescência de fundo de olho; e pretas, nas fotografias coloridas. Essa abordagem destina-se a ajudar os leitores a identificarem a natureza exata das imagens. Finalmente, no Atlas não há muito texto além de uma breve descrição da entidade e legendas para descrever as ilustrações. Algumas referências pertinentes foram incluídas, mas a discussão mais extensa da natureza de rápida evolução das doenças vai exigir mais leitura em artigos indicados e textos de acompanhamento. O material clínico apresentado em cada transtorno destinou-se apenas a fornecer uma breve descrição dos achados característicos em vários estágios, manifestações iniciais e duradouras, além de resultados terapêuticos selecionados. Devo admitir a culpa por tentar ser abrangente e instrutivo dentro dos limites de prazos da editora, o que levou ao comprometimento da qualidade de algumas imagens nas quais a resolução se perdeu em virtude do aumento do contraste. Isto vale particularmente para quando eu não consegui localizar o exemplo perfeito de cada doença ou manifestação. Comprometi-me a usar os melhores casos disponíveis. Espero que os leitores raramente se decepcionem com o irritante desequilíbrio de cor e a clareza limitada. O autor, não o editor, deve receber a culpa. Se a aceitação deste Atlas justificar a consideração de uma nova edição, prometo lutar para remediar tais deficiências. Senão, espero que este Atlas encontre um lugar importante e valioso nas bibliotecas de seus leitores hoje e no futuro.

Lawrence A. Yannuzzi, MD

# Referências

1. Keeler, C., 1997. Evolution of the British ophthalmoscope. Doc. Ophthalmol. 94, 139-150.

2. Helmholtz, H., 1851. Bescreibung eines Augenspiegels zur Untersuchung der Netzhaut in lebenden Auge. Forstner. Berlin, 1.

3. Jackson, W.T., Webster, J.D., 1886. On Photographing the Retina of the Living Human Eye. Photographer. Philadelphia 23, 275-276.

4. Saine, P.J., 1993. Landmarks in the historical development of fluorescein angiography. J. Ophthalmic. Photogr. 15, 1.

5. Gerhoff, O., 1891. Ueber die Photographie des Augenhinter-grundes. Klin. Monat. Augenheilkd. 29, 397-403.

6. Dimmer, F., 1907. Ueber die Photographie des Augenhinter-grundes. Bergmann. Wiesbaden, 1.

7. Dimmer, F., Pillal, A., 1927. Atlas photographischer Bilder des Menschichen Augenhintergrundes. F. Deuticke. Leipzig.

8. Nordenson, J.W., 1925. Augenkamera zum stationaren Ophthalmoskop von Gullstrand. Berl. Dtsch. Ophthalm. Ges. 45, 278.

9. Gullstrand, A., 1910. Neue Methoden der reflexlosen Ophthalmoskopie. Berl. Dtsch. Ophthalm. Ges. 36, 75.

10. Bedell, A.J., 1929. Atlas of Stereoscopic Photographs of the Fundus Oculi. Davis. Philadelphia, 1.

11. Rizzutti, A.B., 1950. High speed photography of the anterior ocular segment. Arch. Ophthalmol. 43, 365-369.

12. Hansell, P., Beeson, E.J.G., 1953. Retinal photography in colour. Br. J. Ophthalmol. 37, 65-69.

13. Chao, P., Flocks, M., 1958. The retinal circulation time. Am. J. Ophthalmol. 46, 8-10.

14. Novotny, H.R., Alvis, D.L., 1961. A method of photographing fluorescence in circulating blood in the human retina. Circulation 24, 82-86.

15. Gass, J.D., 1967. Pathogenesis of disciform detachment of the neuroepithelium. Am. J. Ophthalmol 63 (Suppl), 617-645.

16. Yannuzzi, L.A., Fisher, Y., Levy, J., 1971. A classification for abnormal fundus fluorescence. Ann. Ophthalmol. 3, 711-718.

17. Schatz, H., Burton, T.C., Yannuzzi, L.A., et al., 1978. Interpretation of Fundus Fluorescein Angiography. CV Mosby, St. Louis, pp. 3–9.

18. Swanson, E.A., Izatt, J.A., Hee, M.R., et al., 1993. In vivo retinal imaging using optical coherence tomography. Opt. Lett. 18, 1864-1866.

# REFERÊNCIAS DAS IMAGENS

Figuras que foram publicadas anteriormente em outras fontes estão listadas abaixo. Cada um dessas figuras recebeu uma numeração de copyright exclusiva (colocada adjacente à imagem) e os leitores devem consultar a lista abaixo para obter informações completas sobre direitos autorais.*

**I:** Hogan MJ, Alvardo JE, Weddelm JE: Histology of the Human Eye. © Elsevier 1971.

**2, 3, 4, 5, 6, 7, 8, 9, 10, II:** Graemiger RA, Niemeyer G, Schneeberger SA, et al: Wagner vitreoretinal degeneration. Follow-up of the original pedigree. Ophthalmology 1995;102(12):1830–1839. © Elsevier 1995.

**12:** Ho JES: Fundus Photography First Place. ASCRS 2004 Ophthalmic Photography Competition. J Ophthalmic Photogr 2004; 26(2):76.

**13, 14, 15:** Ober MD, Del Priore LV, Tsai J, et al: Diagnostic and therapeutic challenges. Retina 2006 Apr;26(4):462–467.

**16:** Renner AB, Kellner U, Fiebig B, et al: ERG variability in X-linked congenital retinoschisis patients with mutations in the RS1 gene and the diagnostic importance of fundus autofluorescence and OCT. Doc Ophthalmol 2008 Mar;116(2):97–109.

**17:** Lai TY, Wong VW, Lam DS: Asymmetrical ocular involvement and persistent fetal vasculature in an adult with osteoporosis pseudoglioma syndrome. Arch Ophthalmol 2006 Mar;124(3):422–423. © American Medical Association. All rights reserved.

**18:** Kellner U, Fuchs S, Bornfeld N, et al: Ocular phenotypes associated with two mutations (R121W, C126X) in the Norrie disease gene. Ophthalmic Genet 1996 Jun;17(2):67–74.

**19, 20, 21:** Soltau JB, Lueder GT: Bilateral macular lesions in incontentia pigmenti. Retina 1996;16:38–41.

**22:** Kellner U, Fuchs S, Bornfeld N, et al: Ocular henotypes associated with two mutations (R121W, C126X) in the Norrie disease gene. Ophthalmic Genet 1996 Jun;17(2):67–74.

**23:** Finley TA, Siatkowski RM: Progressive Visual Loss in a Child with Parry-Rhomberg Syndrome. Semin Ophthalmol 2004 Sep–Dec;19(3–4):91–94.

**24, 25, 26, 27, 28, 29, 30:** Ober MD, Del Priore LV, Tsai J, et al: Diagnostic and therapeutic challenges. Retina 2006 Apr;26(4):462–467.

**31, 32, 33, 34:** Kirwan M, Dokal I: Dyskeratosis congenita: a genetic disorder of many faces. Clin Genet 2008 Feb;73(2):103–112.

**35:** Lopez PF, Maumenee IH, de la Cruz Z, et al: Autosomal-dominant fundus flavimaculatus: clinicopathologic correlation. Ophthalmology 1990; 97:798–809. © Elsevier 1990.

**36, 37, 38, 39, 40:** Fishman GA, Baca W, Alexander KR, et al: Visual acuity in patients with Best vitelliform macular dystrophy. Ophthalmology 1993;100:1668. © Elsevier 1993.

**41, 42:** Frangieh GT, Green WR, Fine SL: A Histopathological study of Best's macular dystrophy. Arch Ophthalmol 1982;100:1115–1121. © American Medical Association. All rights reserved.

**43, 44:** Deutman AF, van Blommestein JD, Henkes HE, et al: Butterly-shaped pigment dystrophy of the fovea. Arch Ophthalmol 1970;83:558–569. © American Medical Association. All rights reserved.

**45, 46:** McGimpsey SJ, Rankin SJ: Case of Sjögren reticular dystrophy. Arch Ophthalmol 2007 Jun;125(6):850. © American Medical Association. All rights reserved.

**47, 48:** Guyer DR, Yannuzzi LA, Chang S, et al: Retina-Vitreous Macula. © Elsevier 1999.

**49:** Ulbig MR, Riordan-Eva P, Holz FG, et al: Membranoproliferative glomerulonephritis type II associated with central serous retinopathy. Am J Ophthalmol 1993;116:410–413. © Elsevier 1993.

**50, 51:** Navarro R, Casaroli-Marano R, Mateo C, et al: Optical Coherence Tomography Findings in Alport Syndrome. Retin Cases Brief Rep 2008;2(1):47–49.

**52, 53, 54, 55:** O'Donnell FE, Welch RB: Fenestrated sheen macular dystrophy. Arch Ophthalmol 1979;97:1292–1296. © American Medical Association. All rights reserved.

**56, 57, 58, 59:** Jean-Charles A, Cohen SY, Merle H, et al: Martinique (West Indies) crinkled retinal pigment epitheliopathy: clinical description. Retina 2013 May;33(5):1041–1048.

**60:** Jalili, IK: Cone-rod dystrophy and amelogenesis imperfecta (Jalili syndrome): phenotypes and environs. Eye (Lond) 2010 Nov;24(11):1659–1668.

**61, 62, 63:** Reprinted by permission from Macmillan Publishers Ltd: Fleckenstein M, Charbel Issa P, Fuchs HA, et al: Discrete arcs of increased fundus autofluorescence in retinal dystrophies and functional correlate on microperimetry. Eye (Lond) 2009 Mar; 23:567–575.

**64:** Small KW, Letson R, Scheinman J: Ocular findings in primary hyperoxaluria. Arch Ophthalmol 1990 Jan;108(1):89–93. © American Medical Association. All rights reserved.

**65:** Image reprinted with permission from eMedicine.com, 2010. Available at: http://emedicine.medscape.com/article/1227488-overview

**66, 67, 68:** Makino S, Tampo H: Ocular findings in two siblings with Joubert syndrome. Clin Ophthalmol 2014 Jan;8:229–233.

**69, 70:** Abu el-Asrar AM, Kahtani ES, Tabbara KF: Retinal arteriovenous communication in retinitis pigmentosa with Refsum's disease-like findings. Doc Ophthalmol 1995;89(4):313–320. With kind permission from Springer Science + Business Media.

**71:** Ryan SJ: Retina, ed 2. © Elsevier 1994.

**72, 73:** Luckenbach MW, Green WR, Miller NR, et al: Ocular clinicopathologic correlation of Hallervorden-Spatz syndrome with acanthocytosis and pigmentary retinopathy. Am J Ophthalmol 1983 Mar;95(3):369–382. © Elsevier 1983.

**74, 75, 76, 77, 78, 79:** Holz FG, Spaide RF, Bird AC, et al: Fundus Autofluorescence Imaging with the Confocal Scanning Laser Ophthalmoscope. Springer Berlin Heidelberg 2007. With kind permission from Springer Science + Business Media.

**80, 81, 82:** Mura M, Sereda C, Jablonski MM, et al: Clinical and functional findings in choroideremia due to complete deletion of the CHM gene. Arch Ophthalmol 2007 Aug;125(8):1107–1113. © American Medical Association. All rights reserved.

**83, 84, 85, 86, 87, 88:** Yuan A, Kaines A, Jain A: Ultra-wide-field and autofluorescence imaging of choroidal dystrophies. Ophthalmic Surg Lasers Imaging 2010 Oct;41 Online:e1–5.

**89, 90, 91:** Wilson DJ, Weleber RG, Green WR: Ocular clinicopathologic study of gyrate atrophy. Am J Ophthalmol 1991;111:24–33. © Elsevier 1991.

**92, 93, 94, 95:** Oliveira TL, Andrade RE, Muccioli C, et al: Cystoid macular edema in gyrate atrophy of the choroid and retina: a fluorescein angiography and optical coherence tomography evaluation. Am J Ophthalmol 2005 Jul;140(1):147–149. © Elsevier 2005.

**96, 97, 98, 99:** Yuan A, Kaines A, Jain A, et al: Ultra-wide-field and autofluorescence imaging of choroidal dystrophies. Ophthalmic Surg Lasers Imaging 2010 Oct;41 Online:e1–5.

**100, 101, 102, 103, 104:** Reproduced from Noble KG, Carr RE, Siegel IM: Fluorescein angiography of the hereditary choroidal dystrophies. Br J Ophthalmol 1977;61:43–53, with permission from BMJ Publishing Group Ltd.

**105, 106:** Bass S, Noble K: Autosomal Dominant Pericentral Retinochoroidal Atrophy. Retina 2006; 26(1):71–81.

**107:** Sakamoto T, Maeda K, Sueishi K, et al: Ocular histopathologic findings in a 46-year-old man with primary hyperoxaluria. Arch Ophthalmol 1991;109:384. © American Medical Association. All rights reserved.

**108, 109:** Small KW, Letson R, Scheinman J: Ocular findings in primary hyperoxaluria. Arch Ophthalmol

*Algumas imagens destacadas ao longo do livro estão disponíveis exclusivamente, em inglês, em expertconsult.inkling.com/redeem.*

1990 Jan;108(1):89–93. © American Medical Association. All rights reserved.

**110, 111, 112, 113, 114:** Jean-François E, Low JY, Gonzales CR, et al: Sjögren-Larsson syndrome and crystalline maculopathy associated with a novel mutation. Arch Ophthalmol 2007 Nov;125(11):1582–1583. © American Medical Association. All rights reserved.

**115, 116, 117:** Reproduced from Issacs TW, McAllister IL, Wade MS: Benign fleck retina. Br J Ophthalmol 1996 Mar;80(3):267–268, with permission from BMJ Publishing Group Ltd.

**118, 119, 120, 121:** Ryan SJ: Retina, ed 2. © Elsevier 1994.

**122, 123:** Chui HC, Green WR: Acute Retrolental Fibroplasia: A Clinical Pathological Correlation, MD Med J 1977;26:71–74, with permission.

**124:** Goldberg MF: Persistent fetal vasculature (PFV): an integrated interpretation of signs and symptoms associated with persistent hyperplastic primary vitreous (PHPV). LIV Edward Jackson Memorial Lecture. Am J Ophthalmol 1997 Nov;124(5):587–626. © Elsevier 1997.

**125:** Guyer DR, Yannuzzi LA, Chang S, et al: Retina-Vitreous Macula. © Elsevier 1999.

**126, 127, 128:** McHugh KL: Case Report: Cavernous Hemangioma of the Retina. J Ophthalmic Photogr 2008;30(2):64.

**129, 130, 131:** Sarraf D, Payne AM, Kitchen ND, et al: Familial cavernous hemangioma: An expanding ocular spectrum. Arch Ophthalmol 2000 Jul;118(7):969–973. With Permission.

**132, 133, 134, 135:** Tsui I, Song B, Tsang SH: A practical approach to retinal dystrophies. Retinal Physician 2007;4:18–26.

**136, 137, 138:** Ryan SJ: Retina, ed 2. © Elsevier 1994.

**139:** Spencer W: Ophthalmic pathology: an atlas and textbook, vol 2, ed 3, Philadelphia, 1993, WB Saunders.

**140, 141, 142, 143:** Heroman JW, Rychwalski P, Barr CC: Cherry red spot in sialidosis (mucolipidosis type I). Arch Ophthalmol 2008 Feb;126(2):270–271. © American Medical Association. All rights reserved.

**144, 146, 147:** Matthews JD, Weiter JJ, Kolodny EH: Macular halos associated with Niemann-Pick type B disease. Ophthalmology 1994;93:933–937. © Elsevier 1994.

**145, 148:** Ryan SJ: Retina, ed 2. Copyright Elsevier 1994.

**149, 150:** Ueno SS, Kamitani, T et al: Clinical and histopathologic studies of a case with juvenile form of Gaucher's disease. Jpn J Ophthalmol 1977;121:98–108. With kind permission from Springer Science + Business Media.

**151, 152, 153, 154, 155:** Shrier EM, Grabowski GA, Barr CC: Vitreous Opacities and retinal vascular abnormalities in Gaucher disease. Arch Ophthalmol 2004;122:1395–1398. © American Medical Association. All rights reserved.

**156, 157, 158, 159, 160, 161, 162, 163:** Coussa RG, Roos JC, Aroichane M, et al: Progression ED12 of retinal changes in Gaucher disease: a case report. Eye (Lond) 2013 Nov;27(11):1331–1333. Figure 2.

**164:** Albert DM, Jakobiec FA: Principles and Practice of Ophthalmology, 1st edition. © Elsevier 1994.

**165, 166, 167:** Slakter JS, Yannuzzi LA, Flower RW: Indocyanine Green Angiography. © Elsevier 1997.

**168, 169, 170, 171, 172, 173, 174:** Klufas MA, O'Hearn T, Sarraf D: Optical coherence tomography

angiography and widefield fundus autofluorescence in punctate inner choroidopathy. Retin Cases Brief Rep 2015l;9(4):323–326.

**175, 176, 177:** Slakter JS, Yannuzzi LA, Flower RW: Indocyanine Green Angiography. © Elsevier 1997.

**178:** Guyer DR, Yannuzzi LA, Chang S, et al: Retina-Vitreous Macula. © Elsevier 1999.

**179, 180, 181:** Slakter JS, Yannuzzi LA, Flower RW: Indocyanine Green Angiography. © Elsevier 1997.

**182, 183, 184, 185, 186, 187, 187a–h:** Mrejen S, Sarraf D, Chexal S, et al: Choroidal Involvement in Acute Posterior Multifocal Placoid Pigment Epitheliopathy. Ophthalmic Surg Lasers Imaging Retina 2016 Jan;47(1):20–26.

**188, 189:** Karagiannis D, Venkatadri S, Dowler J: Serpiginous Chorioidopathy with Bilateral Foveal Sparing and Good Visual Acuity after 18 years of disease. Retina 2007;27(7):989–990.

**190, 191, 192, 193:** Slakter JS, Yannuzzi LA, Flower RW: Indocyanine Green Angiography. © Elsevier 1997.

**194, 195, 196:** Reproduced from Gaudio PA, Kaye DB, Crawford JB: Histopathology of birdshot retinochoroidopathy. Br J Ophthalmol 2002;86:1439–1441, with permission from BMJ Publishing Group Ltd.

**197, 198:** Koizumi H, Pozzoni MC, Spaide RF: Fundus Autofluorescence in Birdshot Chorioretinopathy. Ophthalmology 2008 May;115(5):e15–20. © Elsevier 2008.

**199:** Guyer DR, Yannuzzi LA, Chang S, et al: Retina-Vitreous Macula. © Elsevier 1999.

**200, 201:** Okwuosa TM, Lee EW, Starosta M, et al: Purtscher-like retinopathy in a patient with adult-onset Still's disease and concurrent thrombotic thrombocytopenic purpura. Arthritis Rheum 2007 Feb;57(1):182–185.

**202:** Agarwal M, Biswas J: Unilateral Frosted Branch Angiitis in a Patient with Abdominal Tuberculosis. Retin Cases Brief Rep 2008;2(1):39–40.

**203, 206:** Ryan SJ: Retina, ed 2. © Elsevier 1994.

**204, 205, 205a:** Spencer WH, ed: Ophthalmic pathology. An atlas and textbook, vol 2, Philadelphia, 1985, WB Saunders.

**207, 208, 209, 210, 211:** Guyer DR, Yannuzzi LA, Chang S, et al: Retina-Vitreous Macula. © Elsevier 1999.

**212:** Dreyer WB Jr, Zegarra H, Zakov ZN: Sympathetic ophthalmia. Am J Ophthalmol 1981;92:816–823. © Elsevier 1981.

**213, 214, 215, 216, 217, 218:** Guyer DR, Yannuzzi LA, Chang S, et al: Retina-Vitreous Macula. © Elsevier 1999.

**219:** Spirn MC, Regillo C: Proliferative Vitreoretinopathy. Retinal Physician Jan 2008.

**220, 221, 222:** Fisher JP, Lewis ML, Blumenkranz M, et al: The acute retinal necrosis syndrome. Part 1: Clinical manifest. Ophthalmology 1982;89:1309–1316. © Elsevier 1982.

**223:** Aizman A, Johnson MW, Elner SG: Treatment of acute retinal necrosis syndrome with oral antiviral medications. Ophthalmology 2007 Feb;114(2):307–312. © Elsevier 2007.

**224, 225:** Culbertson WW, Blumenkranz MS, Haines H, et al: The acute retinal necrosis syndrome. Part 2: Histopathology and etiology. Ophthalmology 1982;89:1317–1325. © Elsevier 1982.

**226:** Pepose JS, Flowers B, Stewart JA, et al: Herpes virus antibody levels in the etiologic diagnosis of the acute retinal necrosis syndrome. Am J Ophthalmol 1992;113:248–256. © Elsevier 1992.

**227, 228, 229, 230, 231, 232, 233, 234, 235, 236, 237, 238:** Cunningham ET Jr, Short GA, Irvine AR, et al: Acquired immunodeficiency syndrome—associated herpes simplex virus retinitis. Clinical description and use of a polymerase chain reaction—based assay as a diagnostic tool. Arch Ophthalmol 1996 Jul;114(7):834–840. Erratum in: Arch Ophthalmol 1997 Apr;115(4):559.

**239, 240, 241:** Engstrom RE, Holland GN, Margolis TP, et al: The progressive outer retinal necrosis syndrome: A variant of necrotizing herpetic retinopathy in patients with AIDS. Ophthalmology 1994;101:1488–1502. © Elsevier 1994.

**242, 243:** Kim SJ, Baranano DE, Grossniklaus HE, et al: Epstein-Barr Infection of the Retina: Case Report and Review of the Literature. Retin Cases Brief Rep 2011;5(1):1–5.

**244, 245:** Bains HS, Jampol LM, Caughron MC, et al: Vitritis and chorioretinitis in a patient with West Nile virus infection. Arch Ophthalmol 2003;121:205–207. © American Medical Association. All rights reserved.

**246, 247, 248:** Yannuzzi LA, Jampol LM, Rabb MF, et al: Unilateral acute idiopathic maculopathy. Arch Ophthalmol 1991;109:1411–1416. © American Medical Association. All rights reserved.

**249, 250:** Myers JP, Leveque TK, Johnson MW: Extensive Chorioretinitis and Severe Vision Loss Associated with West Nile Virus Meningoencephalitis. Arch Ophthalmology 2005;123:1754–1756. © American Medical Association. All rights reserved.

**251:** Folk JC, Weingeist TA, Corbett JJ, et al: Syphilitic neuroretinitis. Am J Ophthalmol 1983;95:480–485. © Elsevier 1983.

**252, 253:** Spencer WH, ed: Ophthalmic pathology. An atlas and textbook, vol 2, Philadelphia, 1985, WB Saunders.

**254:** Folk JC, Weingeist TA, Corbett JJ, et al: Syphilitic neuroretinitis. Am J Ophthalmol 1983;95:480–485. © Elsevier 1983.

**255:** Ryan SJ: Retina, ed 2. © Elsevier 1994.

**256, 257:** Knox DL, King J: Retinal arteritis, iridocyclitis, and giardiasis. Ophthalmology 1982;89:1303–1308. © Elsevier 1982.

**258:** Ryan SJ: Retina, ed 2. © Elsevier 1994.

**259:** Holz FG, Spaide RF, Bird AC, et al: Fundus Autofluorescence Imaging with the Confocal Scanning Laser Ophthalmoscope. Springer Berlin Heidelberg 2007. With kind permission of Springer Science + Business Media.

**260:** Guyer DR, Yannuzzi LA, Chang S, et al: Retina-Vitreous Macula. WB Saunders. © Elsevier 1999.

**261, 262:** Levecq LJ, De Potter P: Solitary choroidal tuberculoma in an immunocompetent patient. Arch Ophthalmol 2005 Jun;123(6):864–866. © American Medical Association. All rights reserved.

**263, 264:** Cangemi FE, Friedman AH, Josephberg R: Tuberculoma of the choroid. Ophthalmology 1980;87:252–258. © Elsevier 1980.

**265:** Jampol LM, Strauch BS, Albert DM: Intraocular nocardiosis. Am J Ophthalmol 1973;76:568. © Elsevier 1973.

**266, 267:** Gregor RJ, Chong CA, Augsburger JJ, et al: Endogenous Nocardia asteroides subretinal abscess diagnosed by transvitreal fine-needle aspiration biopsy. Retina 1989;9:118–121.

**268, 269:** Reproduced from Schulman JA, Leveque C, Coats M, et al: Fatal disseminated cryptococcoses following intraocular involvement.

Br J Ophthalmol 1988;72:171–175, with permission from BMJ Publishing Group Ltd.

**270:** Folk JC, Weingeist TA, Corbett JJ, et al: Syphilitic neuroretinitis. Am J Ophthalmol 1983;95:480–485. © Elsevier 1983.

**271:** Wender JD, Elliot D, Jumper M, et al: How to Recognize Syphilis. Review of Ophthalmology. November 2008.

**272:** de Souza EC, Jalkh AE, Trempe CL, et al: Unusual central chorioretinitis as the first manifestation of early secondary syphilis. Am J Ophthalmol 1988;105:271–276. © Elsevier 1988.

**273:** Guyer DR, Yannuzzi LA, Chang S, et al: Retina-Vitreous Macula. © Elsevier 1999.

**274:** Ryan SJ: Retina, ed 2. © Elsevier 1994.

**275, 277, 278, 279:** Griffin JR, Pettit TH, Fishman LS, et al: Blood-borne Candida endophthalmitis: a clinical and pathologic study of 21 cases. Arch Ophthalmol 1973;89:450. © American Medical Association. All rights reserved.

**276, 280, 281, 282:** Snip RC, Michels RG: Pars plana vitrectomy in the management of endogenous Candida endophthalmitis. Am J Ophthalmol 1976;82:699–704. © Elsevier 1976.

**283, 284:** Coskuncan NM, Jabs DA, Dunn JP, et al: The eye in bone marrow transplantation: VI. Retinal complications. Arch Ophthalmol 1994;112:372–379. © American Medical Association. All rights reserved.

**285, 286:** Reproduced from Schulman JA, Leveque C, Coats M, et al: Fatal disseminated cryptococcoses following intraocular involvement. Br J Ophthalmol 1988;72:171–175, with permission from BMJ Publishing Group Ltd.

**287, 288:** Khodadoust AA, Payne JW: Cryptococcal "torular" retinitis: a clinicopathologic case report. Am J Ophthalmol 1969;67:745–750. © Elsevier 1969.

**289, 290, 291, 292, 293:** Lewis H, Aaberg TM, Fary DRB, et al: Latent disseminated blastomycosis with choroidal involvement. Arch Ophthalmol 1988;106:527–530. © American Medical Association. All rights reserved.

**294:** Zakka KA, Foos RY, Brown WJ: Intraocular coccidioidomycosis. Surv Ophthalmol 1978;22:313–321. © Elsevier 1978.

**295:** Rainin EA, Little HL: Ocular coccidioidomycosis: a clinical pathologic case report, Trans Am Acad Ophthalmol 1972;76:645–651.

**296, 297, 298, 299:** Arevalo JF, Fuenmayor-Rivera D, Giral AE, et al: Indocyanine green videoangiography of multifocal Cryptococcus neoformans choroiditis in a patient with acquired immunodeficiency syndrome. Retina 2001;21(5):537–541.

**300:** Friedman AH, Pokorny KS, Suhan J, et al: Electron microscopic observations of intravitreal Cysticercus cellulosae (Taenia solium), Ophthalmologica 1980;180:267–273.

**301, 304:** Ryan SJ: Retina, ed 2. © Elsevier 1994.

**302, 303, 307:** Aghamohammadi S, Yoken J, Lauer AK, et al: Intraocular Cysticercosis By Taenia crassiceps. Retin Cases Brief Rep 2008;2(1):61–64.305, 306a: Spencer W: Ophthalmic pathology: an atlas and textbook, vol 2, ed 3, Philadelphia, 1993, WB Saunders.

**308:** Cover, Volume 115, Issue 1, Pages A1–A40, 1–224, Opthalmology, © Elsevier January 2008.

**309:** Maguire AM, Green WR, Michels RG, et al: Recovery of intraocular Toxocara canis by pars plana vitrectomy. Ophthalmology 1990;97:675–680. © Elsevier 1990.

**310, 311, 312, 313:** McDonald HR, Kazacos KR, Schatz H, et al: Two cases of intraocular infection with Alaria mesocercariae trematodes. Am J Ophthalmol 1994;117:447. © Elsevier 1994.

**314, 315:** Vedantham V, Vats MM, Kakade SJ, et al: Diffuse unilateral subacute neuroretinitis with unusual findings. Am J Ophthalmol 2006 Nov;142(5):880–883. © Elsevier 2006.

**316, 317:** Sharifipour F, Feghhi M: Anterior ophthalmomyiasis interna: an ophthalmic emergency. Arch Ophthalmol 2008 Oct;126(10):1466–1467. © American Medical Association. All rights reserved.

**318, 319, 320, 321, 322:** Funata M, Custis P, de la Cruz Z, et al: Intraocular gnathostomiasis. Retina 1993;13:240–244.

**323, 324, 325:** Reprinted by permission from Macmillan Publishers Ltd: Sinawat S, Sanguansak T, Angkawinijwong T, et al: Ocular angiostrongyliasis: clinical study of three cases. Eye (Lond) 2008 Nov;22(11):1446–1448.

**326:** Image taken from de Crecchio G, Alfieri MC, Cennamo G: Congenital macular macrovessels. Graefes Arch Clin Exp Ophthalmol 2006 Sep;244(9):1183–1187.

**327, 328:** Images from Rahimy E, Rayess N, Talamini CL, et al: Traumatic Prepapillary loop torsion and associated branch retinal artery occlusion. JAMA Ophthalmol 2014 Nov;132(11):1376–1377.

**329:** Laird PW, Mohney BG, Renaud DL: Bull's-eye maculopathy in an infant with Leigh disease. Am J Ophthalmol 2006 Jul;142(1):186–187. © Elsevier 2006.

**330, 331, 332, 333, 334, 335, 336, 337, 338, 339, 340, 341, 342:** Images taken from Yu S, Pang CE, Gong Y: The spectrum of superficial and deep capillary ischemia in retinal artery occlusion. Am J Ophthalmol 2015 Jan;159(1):53–63.e1–2.

**343, 344:** Images from Rahimy E, Rayess N, Talamini CL, et al: Traumatic Prepapillary loop torsion and associated branch retinal artery occlusion. JAMA Ophthalmol 2014 Nov;132(11):1376–1377.

**345, 346, 347, 348:** Jarrett WH, North AW: Dynamic platelet embolization of the retinal arteriole. Arch Ophthalmol 1995 Apr;113(4):531–532. © American Medical Association. All rights reserved.

**349, 350:** Tsui II, Kaines A, Havunjian MA: Ischemic index and neovascularization in central retinal vein occlusion. Retina 2011 Jan;31(1):105–110.

**351, 352:** Green WR, Chan CC, Hutchins GM, et al: Central retinal vein occlusion: a prospective histopathologic study of 29 eyes in 28 cases. Retina 1981;1:27–55.

**353, 354, 355:** Images taken from Rahimy E, Sarraf D, Dollin ML: Paracentral acute middle maculopathy in nonischemic central retinal vein occlusion. Am J Ophthalmol 2014 Aug;158(2):372–380.e1.

**356, 357, 358, 359:** Images taken from Emmett T, Cunningham H, McDonald R, et al: Paracentral acute middle maculopathy spectral-domain optical coherence tomography feature of deep capillary ischemia. Curr Opin Ophthalmol 2014;25(3):207–212.

**360, 361, 362, 363, 364, 365, 366, 367:** Images taken from Eadie JA, Ip MS, Kulkarni AD: Response to aflibercept as secondary therapy in patients with persistent retinal edema due to central retinal vein occlusion initially treated with bevacizumab or ranibizumab. Retina 2014 Dec;34(12):2439–2443.

**368, 369:** Images taken from Maggio E, Polito A, Guerriero M, et al: Intravitreal dexamethasone implant for macular edema secondary to retinal vein occlusion: 12-month follow-up and prognostic factors. Ophthalmologica 2014;232(4):207–215.

**370, 371, 372:** Vaghefi HA, Green WR, Kelly JS, et al: Correlation of clinicopathologic findings in a patient: congenital night blindness, branch retinal vein occlusion, ciliioretinal artery drusen of the optic nerve head, and intraretinal pigmented lesion. Arch Ophthalmol 1978;96:2097–2104. © American Medical Association. All rights reserved.

**373:** Images taken from Pichi F, Morara M, Torrazza C, et al: Intravitreal bevacizumab for macular complications from retinal arterial macroaneurysms. Am J Ophthalmol 2013 Feb;155(2):287–294.e1.

**374, 375:** Images taken from Sigler EJ, Randolph JC, Calzada JI, et al: Current management of Coats disease. Surv Ophthalmol 2014 Jan-Feb;59(1):30–46.

**376, 377:** Henry CR, Berrocal AM, Hess DJ, et al: Intraoperative spectral-domain optical coherence tomography in Coats' disease. Ophthalmic Surg Lasers Imaging 2012 Jul 26;43 Online:e80–4.

**378:** Reese AB: Telangiectasis of the retina and Coats disease. Am J Ophthalmol 1956;42:1–8. © Elsevier 1956.

**379:** Images taken from Sigler EJ, Randolph JC, Calzada JI, et al: Current management of Coats disease. Surv Ophthalmol 2014 Jan-Feb;59(1):30–46.

**380, 381, 382:** Margolis R, Folgar FA, Moussa M, et al: Diffuse retinal capillary leakage in Coats disease. Retin Cases Brief Rep 2012;6(3):285–289.

**383, 384, 385, 386:** Sigler EJ, Randolph JC, Calzada JI, et al: Current Management of Coats disease. Surv Ophthalmol 2014 Jan-Feb;59(1):30–46.

**387, 388, 389, 390, 391, 392, 395, 396, 397, 398, 399, 400, 401, 402, 403, 404, 405, 406:** Sallo FB1, Leung I, Clemons TE, et al: Multimodal imaging in type 2 idiopathic macular telangiectasia. Retina 2015 Apr;35(4):742–749.

**393, 394:** Balaskas K, Leung I, Sallo FB, et al: Associations between autofluorescence abnormalities and visual acuity in idiopathic macular telangiectasia type 2: MacTel project report number 5. Retina 2014 Aug;34(8):1630–1636.

**407, 408, 409, 410, 411, 412:** Spaide RF, Klancnik JM Jr, Cooney MJ: Retinal vascular layers in macular telangiectasia type 2 imaged by optical coherence tomographic angiography. JAMA Ophthalmol 2015 Jan;133(1):66–73.

**413, 414, 415, 416, 417:** Wu L, Evans T, Arevalo JF: Idiopathic macular telangiectasia type 2 (idiopathic juxtafoveolar retinal telangiectasis type 2A, MacTel 2). Surv Ophthalmol 2013 Nov-Dec;58(6):536–559.

**418:** Powner MB, Gillies MC, Zhu M, et al: Loss of Muller's cells and photoreceptors in macular telangiectasia type 2. Ophthalmology 2013 Nov;120(11):2344–2352.

**419, 420:** Powner MB, Gillies MC, Tretiach M, et al: Perifoveal Muller cell depletion in a case of macular telangiectasia type 2. Ophthalmology 2010 Dec;117(12):2407–2416.

**421, 422, 423:** Meleth AD, Toy BC, Nigam D, et al: Prevalence and progression of pigment clumping associated with idiopathic macular telangiectasia type 2. Retina 2013 Apr;33(4):762–770.

**424:** Baumüller S, Charbel Issa P, Scholl HP, et al: Outer retinal hyperreflective spots on

**425, 426, 427, 428:** Sallo FB, Leung I, Chung M, et al: Retinal crystals in type 2 idiopathic macular telangiectasia. Ophthalmology 2011 Dec;118(12):2461–2467.

**429, 430, 431, 432, 433:** Narayanan R, Chhablani J, Sinha M, et al: Efficacy of anti-vascular endothelial growth factor therapy in subretinal neovascularization secondary to macular telangiectasia type 2. Retina 2012 Nov-Dec;32(10):2001–2005.

**434:** Charbel Issa P, Finger RP, Kruse K, et al: Monthly ranibizumab for nonproliferative macular telangiectasia type 2: a 12-month prospective study. Am J Ophthalmol 2011 May;151(5):876–886.e1.

**435, 436, 437, 438, 439:** Roller AB, Folk JC, Patel NM, et al: Intravitreal bevacizumab for treatment of proliferative and nonproliferative type 2 idiopathic macular telangiectasia. Retina 2011 Oct;31(9):1848–1855.

**440:** Gragoudas E, et al: Radiation maculopathy after proton beam irradiation for choroidal melanoma. Ophthalmology 1992;99:1278–1285. © Elsevier 1992.

**441, 442, 443:** Groenewald C, Konstantinidis L, Damato B: Effects of radiotherapy on uveal melanomas and adjacent tissues. Eye (Lond) 2013 Feb;27(2):163–171.

**444, 445, 446:** Shah NV, Houston SK, Markoe A, et al: Combination therapy with triamcinolone acetonide and bevacizumab for the treatment of severe radiation maculopathy in patients with posterior uveal melanoma. Clin Ophthalmol 2013;7:1877–1882.

**447, 448, 449, 450, 451, 452:** Das T, Pathengay A, Hussain N, et al: Eales disease: diagnosis and management. Eye (Lond) 2010 Mar;24(3):472–482.

**453, 454, 457, 461:** Franklin RM, ed.: Proceedings of the symposium on retina and vitreous, New Orleans, La, 1993, New York, Kugler Publications.

**455, 456:** Wang H, Chhablani J, Freeman WR, et al: Characterization of diabetic microaneurysms by simultaneous fluorescein angiography and spectral-domain optical coherence tomography. Am J Ophthalmol 2012 May;153(5):861–867.

**458, 460, 465, 466, 467:** Ryan SJ: Retina, ed 2. © Elsevier 1994. Courtesy of the ETDRS Research Group.

**459:** Ryan SJ: Retina, ed 2. © Elsevier 1994.

**462, 463:** Martinez KR, Cibis GW, Tauber JT: Lipemia retinalis, Arch Ophthalmol 1992;110:1171. © American Medical Association. All rights reserved.

**464:** Shin JY, Byeon SH, Kwon OW: Optical coherence tomography-guided selective focal laser photocoagulation: a novel laser protocol for diabetic macular edema. Graefes Arch Clin Exp Ophthalmol 2015 Apr;253(4):527–535.

**468:** Pacella E, Vestri AR, Muscella R, et al: Preliminary results of an intravitreal dexamethasone implant (Ozurdex) in patients with persistent diabetic macular edema. Clin Ophthalmol 2013;7:1423–1428.

**469:** Romayananda N, Goldberg MF, Green WR: Histopathology of sickle cell retinopathy, Trans Am Ophthalmol Soc 1973;77:652–676. Republished with permission of the American Ophthalmological Society.

**470:** Cho M, Kiss S: Detection and monitoring of sickle cell retinopathy using ultra widefield color photography and fluorescein angiography. Retina 2011 Apr;31(4):738–747.

**471:** Sanfilippo CJ, Klufas MA, Sarraf D, et al: Optical coherence tomography angiography of sickle cell maculopathy. Retin Cases Brief Rep 2015;9(4):360–362.

**472, 473, 474, 475, 476:** Buettner H, Bollins JP: Retinal arteriovenous communications in carotid occlusive disease. In: Excerpta Medica: current aspects of ophthalmology, Amsterdam, 1992.

**477, 478, 479, 480:** Tanaka T, Shimizu K: Retinal arteriovenous shunts in Takayasu disease. Ophthalmology 1987 Nov;94(11):1380–1388. © Elsevier 1987.

**481, 482:** Sugiyama K, Ijiri S, Tagawa S, Shimizu K: Takayasu disease on the centenary of its discovery. Jpn J Ophthalmol 2009 Mar;53(2):81–91. With kind permission of Springer Science + Business Media.

**483:** Baker PS, Garg SJ, Fineman MS, et al: Serous macular detachment in Waldenstrom macroglobulinemia: a report of four cases. Am J Ophthalmol 2013 Mar;155(3):448–455.

**484, 485, 486, 487:** Image courtesy of Rusu IM, Mrejen S, Engelbert M, et al: Immunogammopathies and acquired vitelliform detachments: a report of four cases. Am J Ophthalmol 2014 Mar;157(3):648–657.e1.

**488, 489:** Schwartz SG, Hickey M, Puliafito CA: Bilateral CRAO and CRVO from thrombotic thrombocytopenic purpura: OCT findings and treatment with triamcinolone acetonide and bevacizumab. Ophthalmic Surg Lasers Imaging 2006 Sep–Oct;37(5):420–422.

**490:** Guyer DR, Green WR, de Bustros S, et al: Histopathologic features of idiopathic macular holes and cysts, Ophthalmology 1990;87:1045–1051. © Elsevier 1990.

**491, 491a–h:** From Nemiroff et al, The spectrum of Amalric triangular choroidal infarction. Retinal Cases and Brief Reports

**492:** Matlach J, Freiberg FJ, Gadeholt Om et al: Vasculitis-like hemorrhagic retinal angiopathy in Wegener's granulomatosis. BMC Res Notes 2013 Sep 10;6:364.

**493, 494, 495, 496, 497:** Boets EP, Chaar CG, Ronday K, et al: Chorioretinopathy in primary antiphospholipid syndrome: a case report. Retina 1998;18(4):382–384.

**498:** Hong-Kee N, Mei-Fong C, Azhany Y, et al: Antiphospholipid syndrome in lupus retinopathy. Clin Ophthalmol 2014 Nov 24;8:2359–2363.

**499, 500, 501, 502, 503, 504:** Li HK, Dejean BJ, Tang RA: Reversal of visual loss with hyperbaric oxygen treatment in a patient with Susac syndrome. Ophthalmology 1996 Dec;103(12):2091–2098. © Elsevier 1996.

**505, 506, 507, 508:** Bui SK, O'Brien JM, Cunningham ET Jr: Purtscher retinopathy following drug-induced pancreatitis in an HIV-positive patient. Retina 2001;21(5):542–545.

**509:** Coady PA, Cunningham ET Jr, Vora RA: Spectral domain optical coherence tomography findings in eyes with acute ischemic retinal whitening. Br J Ophthalmol 2015 May;99(5):586–592.

**510, 511:** Ryan SJ: Retina, ed 2. © Elsevier 1994

**512, 513, 514:** Lida T, Kishi S: Choroidal vascular abnormalities in preeclampsia. Arch Ophthalmol 2002;120:1406–1407. © American Medical Association. All rights reserved.

**515, 516:** Park KH, Kim YK, Woo SJ, et al: Iatrogenic occlusion of the ophthalmic artery after cosmetic facial filler injections: a national survey by the Korean Retina Society. JAMA Ophthalmol 2014 Jun;132(6):714–723.

**517, 518, 519, 520, 521, 522, 523, 524:** From Ophthalmology 2014;121:1020–1028.

**525, 526, 527:** JAMA Ophthalmol 2014;132(9):1148–1150.

**528, 529:** Middle East Afr J Ophthalmol 2012 Jul–Sep;19(3):346–348.

**530, 531:** Arch Ophthalmol 2010:128(2):206–210.

**532, 533, 534:** Ophthalmic Surg Lasers Imaging Retina 2014 May;45 Online:e23–25.

**535, 536, 537:** Korean J Ophthalmol 2013 Dec;27(6):463–465.

**538, 539, 540:** Arch Ophthalmol 2011; 129(9):1222.

**541, 542, 543, 544, 545:** Front Genet 2013 Apr 4;4:14.

**546, 547, 548, 549:** Retina 2011;31:482–491.

**550:** Pathologic Myopia by Yannuzzi, Spaide, Ohno-Matsui: Springer publisher.

**551:** Am J Ophthalmol 2013;156:958–967.

**552:** Caillaux V, Gaucher D, Gualino V, et al: Morphologic characterization of dome-shaped macula in myopic eyes with serous macular detachment. Am J Ophthalmol 2013 Nov;156(5):958–967.

**553, 554, 555, 556:** Retina 2014;34(9): 1841–1847.

**557, 558, 559:** Arch Ophthalmol 2006;124(12):1783–1784.

**560:** Retina 2010;30:1441–1454.

**561, 562, 563, 564, 565, 566, 567, 568, 569, 570:** Retina 2015 Jul;35(7):1339–1350.

**571, 572, 573:** Am J Ophthalmol 2009;147:801–810.

**574, 575, 576, 577, 578, 579, 580:** JAMA Ophthalmology 2014;132(7):806–813.

**581, 582, 583:** Eye (Lond) 2015 May;29(5):703–706.

**584:** Retina 2014;34(7):1289–1295.

**585, 586, 587, 588, 589, 590, 591, 592:** Ophthalmology 2015;122:2316–2326.

**593, 594, 595, 596, 597, 598, 599, 600, 601, 602:** Retina 2010;30:1039–1045.

**603, 604, 605:** Retina 2012;32:1057–1068.

**606, 607, 608, 609:** Retina 2013;32:1057–1068.

**610, 611, 612:** Retina 2014;32:1057–1068.

**613, 614, 615, 616, 617, 618:** Retina 2013;33(1):48–55.

**619, 620, 621, 622, 623, 624, 625:** Retina 2015;35(4):603–613.

**626, 627:** Nicholson DH, Green WR, Kenyon KR: Light and electron microscopic study of early lesions in angiomatous retinae, Am J Ophthalmol 1976;82:193–204. © Elsevier 1976.

**628, 629:** Chan CC, Collins AB, Chew EY: Molecular pathology of eyes with von Hippel-Lindau (VHL) Disease: a review. Retina 2007;27(1):1–7.

**630, 630a:** Spencer W: Ophthalmic pathology: an atlas and textbook, ed 3, Philadelphia, 1985, WB Saunders.

**631, 632:** Goldberg RE, Pheasant TR, Shields JA: Cavernous hemangiomas of the retina. Arch Ophthalmol 1979;97:2321. © American Medical Association. All rights reserved.

**633:** Guyer DR, Yannuzzi LA, Krupsky S, et al: Indocyanine-green angiography of intraocular tumors. Semin Ophthalmol (Dec) 1993.

**634, 635, 636, 637, 638:** JAMA Ophthalmol 2014;132(6):756–760.

**639, 639a:** Lebwohl M: Atlas of the skin and systemic disease. New York, Churchill-Livingstone, Inc. © Elsevier 1995.

**640:** Oliver SCN, Ciardella AP, Sands RE, et al: Retin Cases Brief Rep 2007;1(2):82–84.

**641, 642, 643, 644, 645, 646:** Am J Ophthalmol 2014 Dec;158(6):1253–1261.

**647:** Barr CC, Green WR, Payne JW, et al: Intraocular reticulum cell sarcoma: clinicopathologic study of four cases and review of literature. Surv Ophthalmol 1975;19:224–239. © Elsevier 1975.

**648:** Brodsky MC, Safar AN: Optic disc tuber. Arch Ophthalmol 2007 May;125(5):710–712. © American Medical Association. All rights reserved.

**649, 650, 651, 652:** Guyer DR, Green WR, Schachat AP, et al: Bilateral ischemic optic neuropathy and retinal vascular occlusions associated with lymphoma and sepsis, Ophthalmology 1990;97:882–888. © Elsevier 1990.

**653, 654:** Patikulsila D, Visaetsilpanonta S, Sinclair SH, et al: Cavernous hemangioma of the optic disk. Retina 2007 Mar;27(3):391–392.

**655:** Green WR, McLean IW: Retina. In Spencer WH, ed: Ophthalmic pathology, ed 4, Philadelphia, 1996, WB Saunders.

**656:** Rich RR (ed) et al: Clinical Immunology. © Elsevier 2008.

**657, 658:** Minella A, Yannuzzi LA, Slakter J, et al: Bilateral perifoveal ischemia associated with chronic granulocytic leukemia. Arch Ophthalmol 1988;106:1170. © American Medical Association. All rights reserved.

**659:** Ryan SJ: Retina, ed 2. © Elsevier 1994.

**660, 661:** Mandava N, Costakos D, Bartlett H: Chronic Myleogenous Leukemia Manifested as Bilateral Proliferative Retinopathy. Arch Ophthalmol 2005 Apr;123(4):576–577. © American Medical Association. All rights reserved.

**662, 663:** Retina 2014;34:1513–1523.

**664, 665, 666:** International Journal of retina and Vitreous, published online 2015 by Bora Chae et al.

**667, 668:** Retina 2011;31:13–25.

**669, 670:** Guyer DR, Gragoudas ES: Idiopathic macular holes. In Albert D, and Jakobiec F, eds: Principles and practices of ophthalmology. © Elsevier 1993.

**671:** Retina 2012;32:1719–1726.

**672, 673, 674, 675, 676, 677, 678:** Am J Ophthalmol 2015;159:227–231.

**679, 680, 681, 682, 683:** Retina 2014;34:1513–1523.

**684:** Guyer DR, Yannuzzi LA, Slakter JS, et al: Digital indocyanine-green videoangiography of central serous chorioretinopathy, Arch Ophthalmol 1994;112:1057–1062. © American Medical Association. All rights reserved.

**685, 686, 687, 688, 689, 690, 691:** Am J Ophthalmol 2014 Aug;158(2):362–371.

**692, 693, 694, 695:** Ophthalmic Surg Lasers Imaging Retina 2015 Sep;46(8):832–836.

**696, 697, 698, 699, 700, 701, 702, 703, 704:** Ophthalmology 2016 Apr 12. pii: S0161-6420(16)00354-7. doi: 10.1016/j.ophtha.2016.03.017. [Epub ahead of print]

**705, 706, 707, 708, 709, 710, 711, 712, 713, 714, 715, 716, 717, 718:** Retina 2015 Jan;35(1):1–9.

**719, 720, 721, 722, 723, 724, 725, 726:** Retina 2016 Mar;36(3):499–516.

**727:** Margo CE, Hamed LF, Mames RN (eds): Diagnostic Problems in Clinical Ophthalmology. Philadelphia. © Elsevier 1994.

**728:** Guyer DR, Yannuzzi LA, Chang S, et al: Retina-Vitreous Macula. © Elsevier 1999.

**729, 730, 731:** Margo CE, Hamed LF, Mames RN (eds): Diagnostic Problems in Clinical Ophthalmology. Philadelphia. © Elsevier 1994.

**732, 733, 734, 735, 736, 737, 738, 739:** Clin Ophthalmol 2014 Dec 30;9:43–49.

**740, 741, 742, 743, 744, 745, 746, 747:** Byer NE: The peripheral retina in profile: a stereoscopic atlas, Criterion Press.

**748, 749:** Mansour AM, Green WR, Hogge C: Histopathology of commotio retinae. Retina 1992;12:24–28.

**750, 751, 752, 753, 754:** Clin Exp Ophthalmol 2006;34:893–894.

**755:** Cover, Ophthalmology Volume 115, Issue 2. © Elsevier 2008.

**756:** Copyright Doheny Eye Institute 2010.

**757:** Lois N, Sehmi KS, Hykin PG: Giant retinal pigment epithelial tear after trabeculectomy. Arch Ophthalmol 1999 Apr;117(4):546–547. © American Medical Association. All rights reserved.

**758:** Sakamoto T, Maeda K, Sueishi K, et al: Ocular histopathologic findings in a 46-year-old man with primary hyperoxaluria. Arch Ophthalmol 1991;109:384. © American Medical Association. All rights reserved.

**759, 760:** Miller FS 3rd, Bunt-Milam AH, Kalina RE: Clinical-ultra-structural study of thioridazine retinopathy. Ophthalmology 1982;89:1478–1488. © Elsevier 1982.

**761:** Guyer DR, Yannuzzi LA, Chang S, et al: Retina-Vitreous-Macula. WB Saunders. Philadelphia 1999, p 862. © Elsevier 1999.

**762, 763, 764, 765, 766, 767, 768, 807:** Guyer DR, Tiedeman J, Yannuzzi LA, et al: Interferon-associated retinopathy. Arch Ophthalmol 1993;111:350–356. © American Medical Association. All rights reserved.

**769, 770:** Millay RH, Klein ML, Illingworth DR: Niacin maculopathy. Ophthalmology 1988 Jul;95(7):930–936. © Elsevier 1988.

**771:** Esmaeli B, Prieto VG, Butler CE, et al: Severe periorbital edema secondary to STI571 (Gleevec). Cancer 2002 Aug;95(4):881–887.

**772, 773, 774, 775:** Smith SV, Benz MS, Brown DM: Cystoid macular edema secondary to albumin-bound paclitaxel therapy. Arch Ophthalmol 2008 Nov;126(11):1605–1606. © American Medical Association. All rights reserved.

**778:** Kaiser-Kupfer MI, Kupfer C, Rodriguez MM: Tamoxifen retinopathy a clinicopathologic report. Ophthalmology 1981 Jan;88(1):89–93. © Elsevier 1981.

**776, 777, 779, 780, 781, 782, 783, 784, 785, 786, 787, 788, 789, 790, 791, 792:** Bourla DH, Sarraf D, Schwartz SD: Peripheral retinopathy and maculopathy in high-dose tamoxifen therapy. Am J Ophthalmol 2007 Jul;144:126–128. © Elsevier 2007.

**793, 794, 795, 796, 797, 798:** Novak MA, Roth AS, Levine MR: Calcium oxalate retinopathy associated with methoxyfl urane abuse, Retina 1988;8:230–236.

**799, 800, 801, 802:** Drenser K, Sarraf D, Jain A, et al: Crystalline retinopathies. Surv Ophthalmol 2006 Nov–Dec;51(6):535–549. © Elsevier 2006.

**803, 804, 805, 806:** Sarraf D, Ceron O, Rasheed K, et al: West African crystalline maculopathy. Arch Ophthalmol 2003 Mar;121(3):338–342. © American Medical Association. All rights reserved.

**808, 809:** Witherspoon SR, Callanan D: Celiac disease presenting as a xerophthalmic fundus. Retina 2008 Mar;28(3):525–526.

**810, 811:** Moore M, Salles D, Jampol LM: Progressive Optic Nerve Cupping and Neural Rim Decrease in a Patient With Bilateral Autosomal Dominant Optic Nerve Colobomas. Am J Ophth 2000 Apr;129(4):517–520. © Elsevier 2000.

**812, 813:** Lincoff, H, Lopez, R, Kreissig, I, et al: Retinoschisis associated with optic nerve pits. Arch Ophthalmol 1988;106:61–67. © American Medical Association. All rights reserved.

**814, 815:** Cohen SY, Quentel G: Uneven Distribution of Drusen in Tilted Disc Syndrome. Retina 2008;28(9):1361–1362.

**816, 817, 818, 819:** Oliver SCN, Mandava N: Ultrasonographic Signs in Complete Optic Nerve Avulsion. Arch Ophthalmol 2007 May;125(5):716–717. © American Medical Association. All rights reserved.

**820:** Albert DL, Jakobiec FA (eds): Principles and practice of ophthalmology, vol 2. © Elsevier 1994.

**821:** Abe S, Yamamoto T, Haneda S, et al: Three-Dimensional Features of Polypoidal Choroidal Vasculopathy Observed by Spectral-Domain OCT. Ophthalmic Surg Lasers Imaging 2010 Mar;41:1–6.

**822, 823, 824, 825:** Vendantham V, Vats MM, Kakade SJ, et al: Diffuse unilateral subacute neuroretinitis with unusual findings. Am J Ophthalmol 2006;142: 880–883.

# CAPÍTULO 1

# Normal

Histologia da Retina . . . . . . . . . . . . . . . . . . . . . . . . . . . . . 2
Angiografia fluoresceínica (FA) . . . . . . . . . . . . . . . . . . . . . . . 6
Angiografia com Indocianina Verde (ICG) . . . . . . . . . . . . . . . . . 7
Autofluorescência do Fundo Ocular (FAF) . . . . . . . . . . . . . . . . . 7
Angiografia de Grande Ocular (*Ultra Widefield*) . . . . . . . . . . . . . 8
Tomografia de Coerência Óptica (OCT). . . . . . . . . . . . . . . . . . 9
Angiografia por Tomografia de Coerência Óptica (OCTA) . . . . . . . . . 10

# Histologia da Retina

A retina sensorial se estende até a ora serrata, onde é contínua ao epitélio ciliar não pigmentado da pars plana. A ora serrata tem 2,1 mm de extensão em sua porção temporal e 0,7 a 0,8 mm em sua porção nasal e é mais anterior do lado nasal em comparação ao temporal. A ora nasal apresenta borda irregular ou serrilhada e é cerca de 6 mm posterior ao limbo, enquanto a ora temporal tem borda regular e é aproximadamente 6,5 mm posterior ao limbo. A distância média entre a ora serrata e o nervo óptico é de 32,5 mm em direção temporal, 27 mm em sentido nasal e 31 mm superior e inferiormente. A retina em si é um tecido transparente delgado, mais espesso nas proximidades do nervo óptico, onde mede 0,56 mm; sua espessura diminui gradativamente até o equador (0,18 mm) e a ora serrata (0,1 mm). Na fóvea, a retina é delgada e apresenta 0,2 mm de espessura. A camada de fibras nervosas fica mais espessa na borda do disco e é a única estrutura retiniana que continua por ele, tornando-se o nervo óptico. A retina sensorial é composta por nove camadas microscópicas contíguas, ligadas por conexões sinápticas entre os axônios e os dendritos nas camadas plexiformes internas e externas. As células neuronais são sustentadas por células de Müller e astrócitos da porção interna da retina. A camada do epitélio pigmentado da retina é um tecido monocelular de densidade irregular. Essa camada apresenta formato cuboide e hexagonal, com processos vilosos que envelopam os segmentos externos fotorreceptores. Ela também possui grânulos de melanina e é mais alta, mais densamente pigmentada e de formato colunar na mácula central.

A membrana de Bruch é uma condensação laminar da porção mais interna do estroma coroide e é composta por duas camadas de colágeno em ambos os lados de uma camada central de tecido elástico. A membrana basal do epitélio pigmentado da retina (EPR) e o endotélio coriocapilar delimitam a membrana de Bruch, embora essa interpretação seja controversa. Alguns autores consideram a membrana de Bruch parte do estroma da coroide. A circulação da coroide é suprida pelas artérias ciliares curtas ou coroides concentradas na mácula e na região peripapilar. Uma densa rede de vasos anastomosados forma a coriocapilar, delimitada pela porção externa da membrana de Bruch. Na mácula, a coriocapilar é composta por um padrão lobular de capilares interconectados e altamente concentrados que são supridos por uma arteríola central e drenados por vênulas circunferenciais.

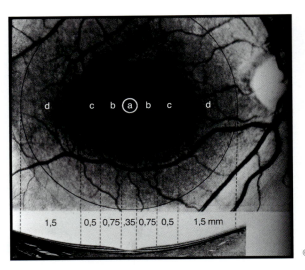
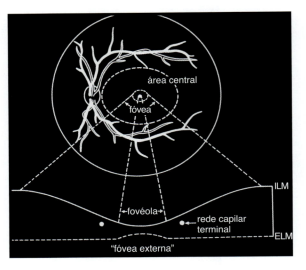

À esquerda: fotografia do fundo do olho, combinada a um corte horizontal da mácula, delineando (a) a fovéola, (b) a fóvea, (c) a parafóvea e (d) a perifóvea. À direita: diagrama esquemático mostrando as dimensões relativas da fóvea, da fovéola, da mácula (área central) e da periferia do fundo do olho. ILM, membrana limitante interna; ELM, membrana limitante externa.

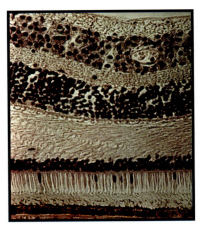

A histologia da mácula é representada nesta imagem e é definida pelas múltiplas camadas de células ganglionares. A retina é anteriormente delimitada pela membrana limitante interna (MLI), composta pelos processos podais das células de Müller. Note a camada de fibras nervosas (CFN) e suas células ganglionares (CG), a camada plexiforme interna (CPI), a camada nuclear interna (CNI), a membrana limitante média (MLM), a camada plexiforme externa (CPE), a camada nuclear externa (CNE), a membrana limitante externa (MLE), os segmentos internos dos fotorreceptores (IS), os segmentos externos dos fotorreceptores (OS) e o epitélio pigmentado da retina (EPR). A MLE é composta por inserções das células de Müller nos segmentos internos.

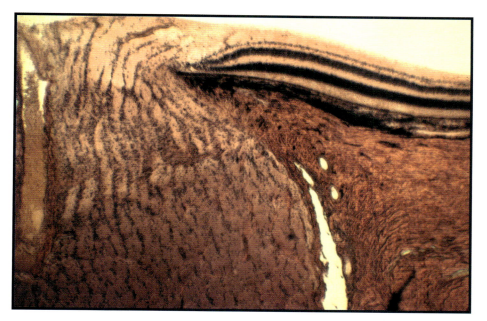

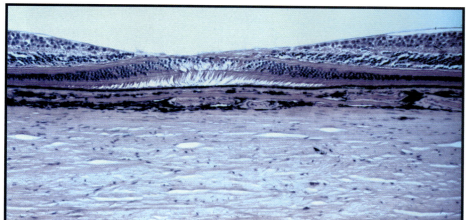

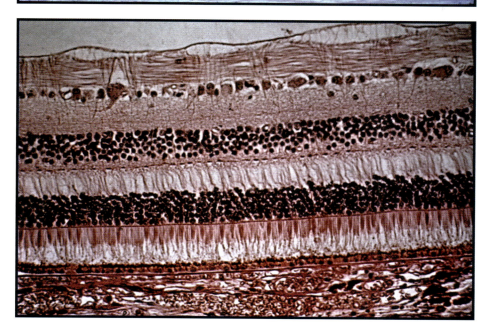

Espécimes histológicos do nervo óptico *(acima)*, da área fóvea, incluindo a esclera *(meio)*, e da periferia da retina *(abaixo)*, definida por uma única camada de células ganglionares.

# O Fundo do Olho

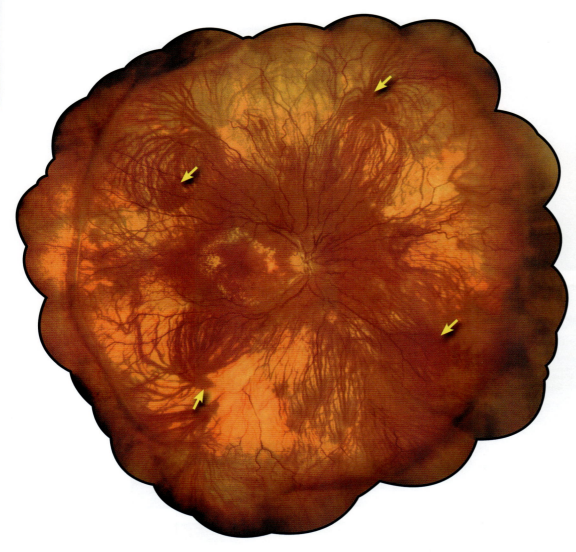

Montagem colorida do fundo do olho de um indivíduo loiro. A circulação da coroide é visível através do epitélio pigmentado da retina, que apresenta pigmentação branda. Note as quatro veias oftálmicas (setas) na circulação coroide externa, que acomodam o fluxo muito intenso suprido posteriormente por 10 a 20 ramos ciliares posteriores curtos da artéria oftálmica. As artérias ciliares posteriores longas nasais e temporais suprem a coroide anterior e a úvea.

## Vítreo

O corpo vítreo se estende da lente posterior à superfície da retina. Tem um pouco menos de 3,9 mm de volume, o que corresponde a aproximadamente 2/3 a 3/4 do globo adulto. É esférico posteriormente e, anteriormente, tem o formato de um pires devido a uma depressão causada pela convexidade da superfície posterior do cristalino. O córtex vítreo é formado por três componentes visíveis: (1) fibras similares a colágeno; (2) células e (3) mucopolissacarídeos e outras proteínas. O córtex vítreo é recoberto pela membrana hialoide, uma estrutura delgada que forma um envelope. No polo posterior, há uma bolsa vítrea pré-cortical, chamada bolsa pré-macular, que pode se estender até as arcadas vasculares da retina.

Note a bolsa vítrea pré-cortical posterior (BVPP), que forma a bolsa pré-macular e é imediatamente anterior à porção posterior do fundo do olho, cercada pelas arcadas vasculares temporais (setas). A parede posterior da BVPP é composta por uma camada delgada de córtex vítreo. O restante de sua borda é contornado pelo vítreo formado. Às vezes, a BVPP se expande, passando a ser confluente às lacunas adjacentes no vítreo. Esta estrutura é clinicamente detectada de forma inconsistente em casos de descolamento posterior do vítreo. Por outro lado, é sempre observada em olhos normais. *Cortesia de Dr. Lennart Berglin, Dr. Louise Bergman e Dr. Henry F. Edelhauser*

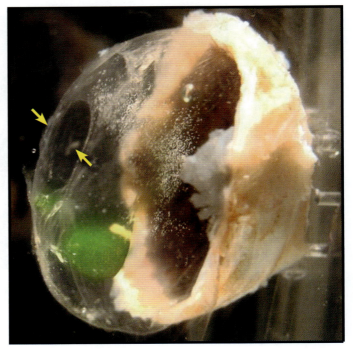

# Retina

A retina reveste a superfície interna do olho e apresenta conexões neuronais que se estendem até o nervo óptico e o sistema nervoso central. É uma estrutura estratificada transparente, composta por neurônios e sinapses interconectadas às principais células fotossensíveis em seu aspecto externo na camada fotorreceptora, que apresenta cones e bastonetes. Há aproximadamente 6 milhões de cones, a maioria densamente localizada na fóvea, e 125 milhões de bastonetes, posicionados predominantemente na porção excêntrica da mácula e na periferia da retina.

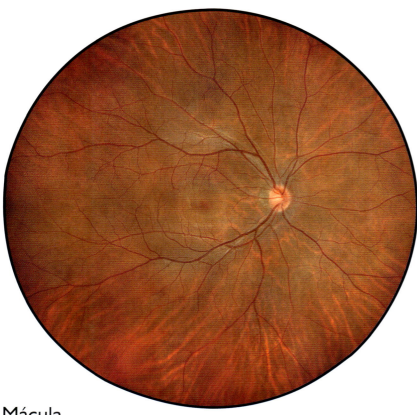

Esta imagem ilustra a distribuição dos vasos retinianos pela retina. As vênulas retinianas são mais escuras e dilatadas (em razão de 3:2) do que as arteríolas, mais claras. Note as quatro arcadas vasculares principais, duas temporais e duas nasais.

# Mácula

A mácula é uma região que inclui a área parafoveolar (de cerca de 2,85 mm de diâmetro), mas, para alguns autores, a mácula é a área foveolar (com cerca de 1,8 mm de diâmetro). A fóvea é uma depressão de 1,5 mm no centro da mácula. Está localizada a cerca de 4 mm, em sentido temporal, e 0,8 mm, em sentido inferior, da rafe horizontal. A espessura média da fóvea é de cerca de 0,25 mm, aproximadamente a metade da espessura da área da parafóvea adjacente. O espaço central de 0,35 mm da fóvea corresponde à fovéola, localizada na zona livre de capilares da retina (ou seja, a zona avascular da fóvea), que tem aproximadamente 0,5 mm de diâmetro. Uma pequena protuberância no centro da fóvea é denominada umbo e contém uma grande concentração de corpos celulares de cones alongados, chamada buquê de cones de Rochon-Duvigneaud. Uma zona anular de 0,5 mm de extensão, ao redor da fóvea, é a área em que a camada de células ganglionares, as camadas nucleares e a camada plexiforme externa de Henle são mais espessas. Essa região é denominada área parafoveal. A área parafoveal é cercada por uma zona anular de 1,5 mm denominada área perifoveal, onde a camada de células ganglionares é reduzida de cinco a sete camadas a apenas uma única camada de núcleos, como observado em outros pontos da periferia da retina.

Há diversas modificações na arquitetura da retina na área macular, começando pela ausência de vasos retinianos na região central da fóvea (ou seja, na zona avascular da fóvea). Na fovéola, não existem bastonetes, e os cones são tão modificados que seu formato lembra os bastonetes. Os segmentos externos dos cones são longos e se aproximam do lado apical das células do EPR. Na borda da fóvea, a camada de células ganglionares e a camada nuclear interna ficam mais espessas, mas ambas desaparecem na fóvea. Na área foveolar, somente células fotorreceptoras e processos das células de Müller são observados. Cada célula é unida a uma única célula bipolar e, possivelmente, a uma única célula ganglionar, fazendo com que a transmissão do estímulo visual seja máxima.

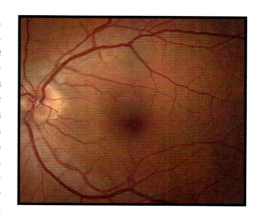

Os pontos morfológicos da mácula não são muito distintos clinicamente. No entanto, uma zona escura ao redor da fóvea é claramente evidente devido à pigmentação intrínseca da retina (xantofila) e, sobretudo, do epitélio pigmentado da retina (melanina). A fosseta fóvea e o umbo são observados pelo característico reflexo central foveolar de luz.

# Angiografia Fluoresceínica (FA)

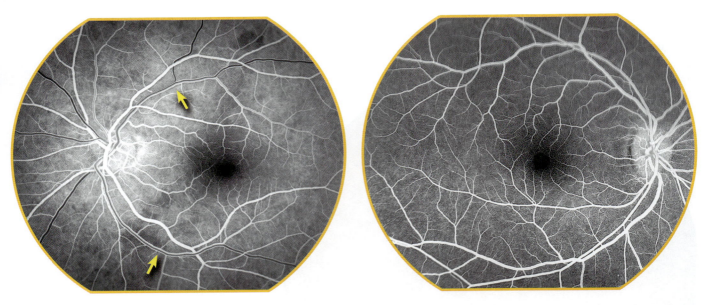

Angiografia fluoresceínica (FA) do olho esquerdo (*à esquerda*) (fase arteriovenosa), demonstrando o fluxo lamelar (*setas amarelas*) nas veias retinianas, e FA do olho direito (*à direita*) durante a fase venosa tardia, mostrando o fluxo completo nas artérias e veias da retina. Note a presença da fóvea hipofluorescente devido à zona avascular da fóvea e a pigmentação densa do epitélio pigmentado da retina.

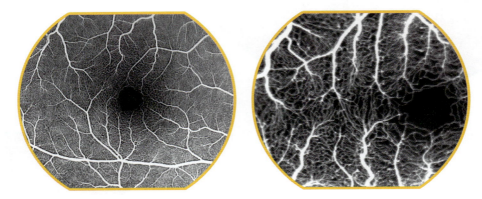

Uma forma de estudar a circulação da retina é a angiografia fluoresceínica (FA) estérea em alta velocidade. A zona avascular da fóvea e sua grande variabilidade são mais bem ilustradas por esta modalidade de diagnóstico por imagem (*à esquerda e à direita*). O denso plexo capilar fóveo é claramente identificado, mas é composto predominante pelo plexo capilar superficial da retina, devido à obstrução do plexo capilar retiniano profundo adjacente pela angiografia convencional com corante. *A imagem à direita é cortesia de Ethan Friel*

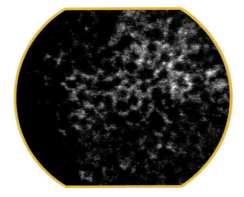

Esta imagem mostra o preenchimento com fluoresceína da coriocapilar à angiografia em alta velocidade e técnica de subtração seriada. Existe um padrão lobular de preenchimento da coriocapilar que raramente é observado, exceto em olhos acometidos por coroidopatias isquêmicas.

# Angiografia com Indocianina Verde (ICG)

A angiografia com indocianina verde (ICG) é uma boa modalidade para a obtenção de imagens da circulação coroide. O maior comprimento de onda penetra no epitélio pigmentado, destacando a vasculatura coroide em olhos normais ou anormais. Não é possível obter imagens da coriocapilar da circulação coroide sem técnicas de subtração seriada em alta velocidade. Devido à maior capacidade de ligação proteica da ICG, o extravasamento coriocapilar difuso não é observado (como na FA), o que melhora a identificação dos vasos coroides maiores. O complexo formado pelo epitélio pigmentado, a membrana de Bruch e a coriocapilar é coletivamente chamado *túnica Ruyschiana* devido às características comuns observadas em seu desenvolvimento, sua anatomia e sua fisiologia.

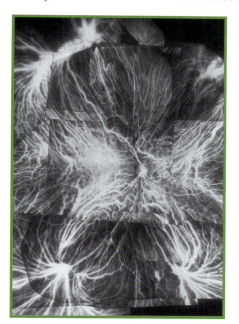
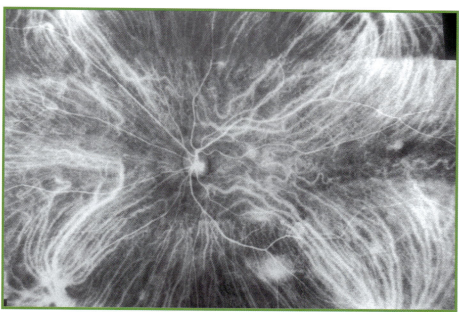

# Autofluorescência do Fundo Ocular (FAF)

A autofluorescência do fundo ocular (FAF) é uma técnica não invasiva de diagnóstico por imagem que pode mostrar um mapa de densidade do fluoróforo predominante na retina, a lipofuscina, no EPR. A autofluorescência é capturada por filtros de excitação e emissão na câmera que são compatíveis com os espectros autofluorescentes da lipofuscina ou de fluoróforos similares. Diferentes doenças da retina que alteram a distribuição da lipofuscina, mascaram sua presença ou aumentam os níveis de outros materiais fluorescentes podem ser associadas a diversos padrões característicos de autofluorescência.

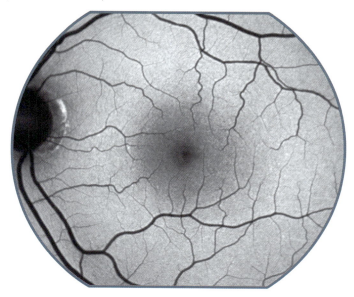

Esta é uma imagem normal de autofluorescência do fundo ocular. Note a menor autofluorescência da mácula central devido ao bloqueio por pigmentos xantofílicos maculares (como a luteína e a zeaxantina).

# Angiografia de Grande Ocular (*Ultra Widefield*)

A angiografia de grande ocular (*ultra widefield*) combina a imagem confocal do escaneamento a *laser* com um espelho elíptico para a visualização de 200 graus da retina em uma única captura de imagem. Essa técnica pode ser combinada a FAF, FA e angiografia com ICG.

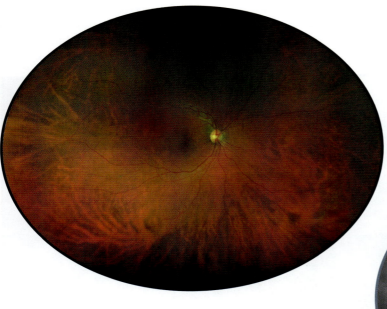

Esta é uma imagem normal em *ultra widefield* pseudocolorida do fundo do olho.

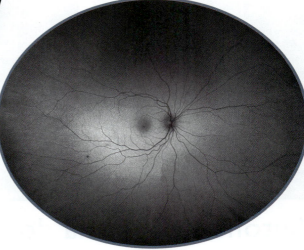

A angiografia de grande ocular (*ultra widefield*) pode ser combinada a autofluorescência (*acima*), angiografia fluoresceínica (*meio*) e angiografia com ICG (*abaixo*).

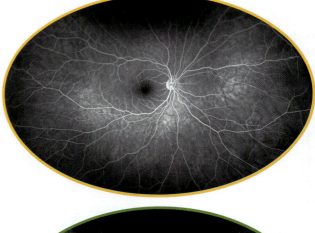

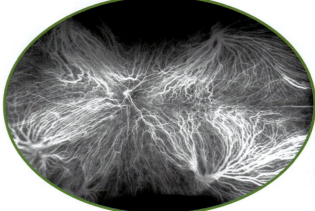

# Tomografia de Coerência Óptica (OCT)

Nos últimos anos, a tomografia de coerência óptica (OCT) se tornou o mais importante auxiliar diagnóstico na obtenção de imagens da mácula e da região paramacular. Usando a propriedade básica de interferometria, a OCT pode gerar imagens transversais de alta resolução da mácula com boa qualidade histológica e rápida aquisição.

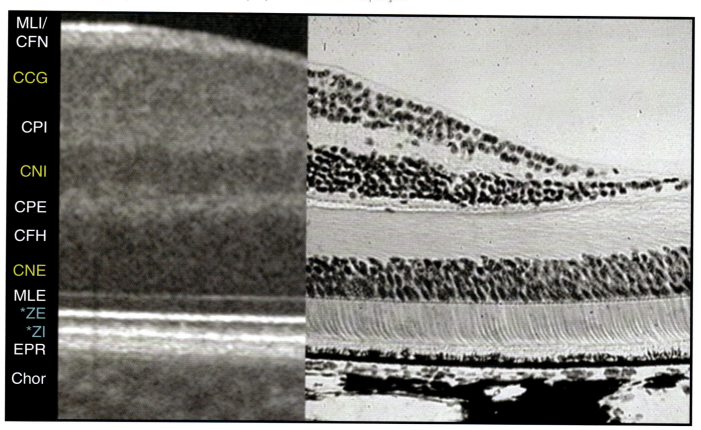

Esta fotografia mostra uma imagem normal de OCT de domínio espectral (SD-OCT) *à esquerda*, fundida com um corte histológico normal da retina *à direita*, e demonstra como diferentes camadas celulares podem ser distinguidas nas imagens de SD-OCT. (MLI = membrana limitante interna; CFN = camada de fibras nervosas; CCG = camada de células ganglionares; CPI = camada plexiforme interna; CNI = camada nuclear interna; CPE = camada plexiforme externa; CFH = camada de fibras de Henle; CNE = camada nuclear externa; MLE = membrana limitante externa; XE = zona elipsoide; ZI = zona de interdigitação; EPR = epitélio pigmentado da retina; Chor = coroide). *Imagens cortesia de Brandon Lujan, MD e repositório institucional da Biblioteca da Univeristy of Delaware*

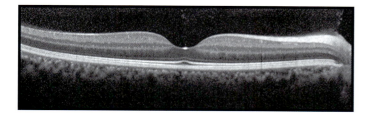
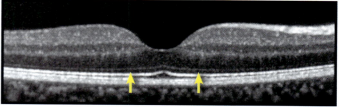

A aparência laminada da mácula central e a depressão da fóvea são ilustradas nestas imagens de SD-OCT de olhos direitos normais. Observe também a proeminência da camada de fibras nervosas no feixe papilomacular e a integridade das quatro bandas hiper-reflexivas da porção externa da retina: membrana limitante externa (MLE), segmento interno da zona elipsoide (ZE, *setas amarelas*), zona de interdigitação (ZI) e epitélio pigmentado da retina. Note que a fóvea central é identificada pela depressão central, pelo alargamento da camada nuclear externa e pela curvatura vítrea da MLE e da ZE causada pelo alongamento dos segmentos externos. *Cortesia de Dr. Gabriel Coscas*

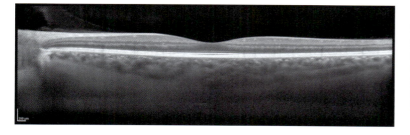

Imagem de OCT em profundidade maior, com maior penetração do sinal, permitindo a melhor identificação das camadas vasculares da coroide, que incluem a coriocapilar e as camadas de Sattler e Haller. Observe também os pontos hiper-reflexivos nas bordas internas e externas da camada nuclear interna, que indicam o plexo capilar retiniano intermediário e profundo, respectivamente.

# Angiografia por Tomografia de Coerência Óptica (OCTA)

A angiografia por tomografia de coerência óptica (OCTA) é uma nova modalidade de diagnóstico por imagem cada vez mais usada em pesquisas e na clínica médica. Esta tecnologia avançada emprega algoritmos de descorrelação de amplitude e fase e a detecção de contraste de movimento pela análise de imagens estruturais e de alto volume de OCT B adquiridas em rápida sucessão para criação de imagens da microvasculatura da retina e da coroide sem a necessidade de uso de contrastes. A identificação com resolução profunda da vasculatura permite a avaliação independente dos diferentes plexos capilares retinianos e dos vasos coroides.

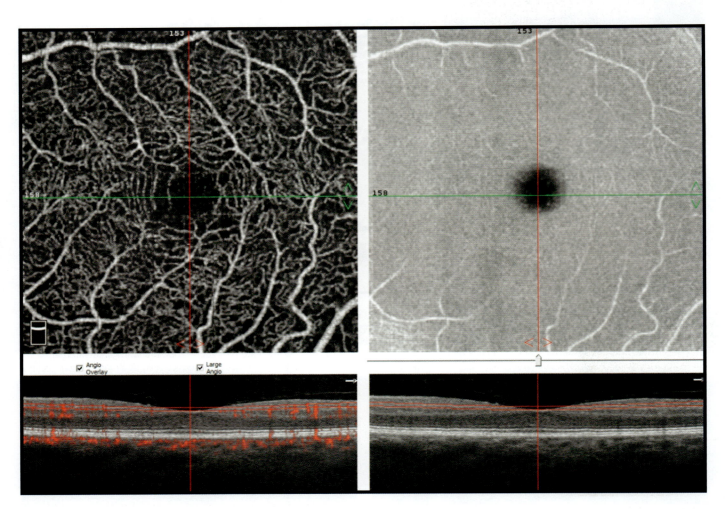

Angiografia por OCT do plexo capilar superficial da retina (PCS), demonstrando os grandes vasos sanguíneos internos da retina e o padrão reticulado do PCS e da zona avascular da fóvea adjacente. A imagem correspondente B da OCT identifica o nível de segmentação (no PCS) e também inclui a sobreposição transversal do fluxo, ilustrando-o à altura dos plexos capilares superficiais, intermediários e profundos da retina e da coroide. A imagem estrutural *en face* da OCT é mostrada à direita, e a imagem correspondente B da OCT B demonstra o nível de segmentação.

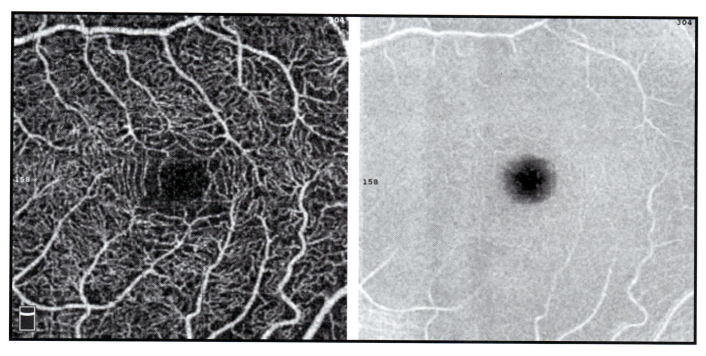

Maior aumento da angiografia por OCT da PCS (de cima), que ilustra o PCS normal. Os vasos do PCS também podem ser identificados na imagem estrutural *en face* correspondente da OCT.

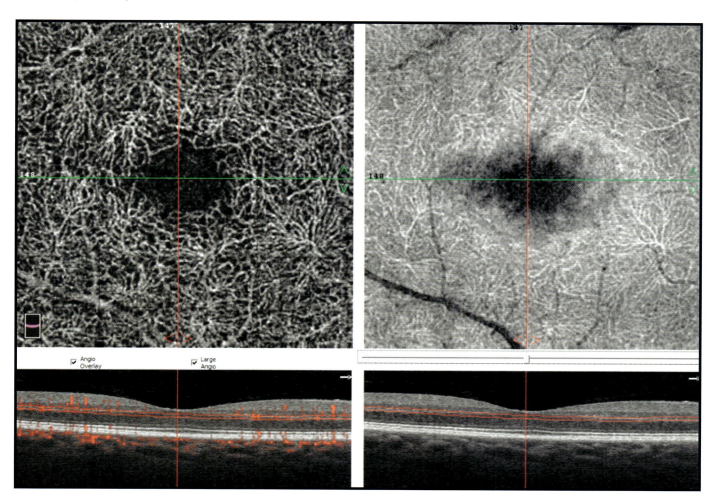

Angiografia por OCT do plexo capilar profundo da retina (PCP), demonstrando o característico padrão em vórtice do PCP e a zona avascular da fóvea adjacente. A imagem correspondente B da OCT identifica o nível de segmentação (no PCP) e também inclui a sobreposição transversal do fluxo, ilustrando-o à altura dos plexos capilares superficiais, intermediários e profundos da retina e da coroide. A imagem estrutural *en face* da OCT é mostrada *à direita*, e a imagem correspondente B da OCT B demonstra o nível de segmentação. Note que os capilares do PCP também são bem mostrados na imagem estrutural *en face* da OCT.

# Nervo Óptico

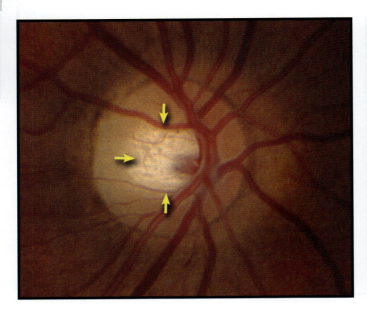 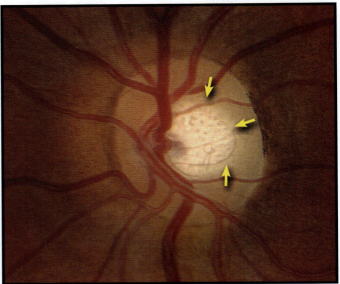

A cabeça do nervo óptico é ilustrada com os vasos da retina emergindo do orifício fisiológico (*setas amarelas*) de cada olho. A artéria central da retina é responsável pelo suprimento sanguíneo da camada de fibras nervosas. O suprimento sanguíneo da cabeça do nervo óptico pode ser dividido em três plexos: retrolaminar, laminar e pré-laminar. O plexo retrolaminar é originário principalmente dos vasos da pia-máter e das artérias ciliares posteriores curtas. O plexo laminar é suprido pelo círculo arterial de Zinn-Haller, que dá origem às artérias ciliares posteriores curtas. A cabeça pré-laminar do nervo óptico é suprida pelas artérias ciliares posteriores curtas e pelas artérias coroides recorrentes. Esse plexo pode ser visualizado à angiografia por OCT. Há um rico leito anastomótico, de orientação axonal, nesse nervo, entre as duas circulações. A autorregulação do leito capilar da cabeça do nervo óptico é comparável àquela da circulação da retina. *Cortesia de Ophthalmic Imaging Systems, Inc*

# CAPÍTULO 2

# Distrofias Coriorretinianas Hereditárias

**VITREORRETINOPATIAS** . . . . . . . . . . . . . . . . . . . . . **17**
Síndrome de Stickler . . . . . . . . . . . . . . . . . . . . . . . 17
Síndrome de Wagner (Degeneração Vitreorretiniana de Wagner) . . . . . . . . 21
Síndrome de Marfan . . . . . . . . . . . . . . . . . . . . . . . 23
Vitreorretinocoroidopatia Autossômica Dominante . . . . . . . . . . . . 25
Degeneração Vitreorretiniana em Floco de Neve . . . . . . . . . . . . . 26
Degeneração Vítreorretiniana Idiopática . . . . . . . . . . . . . . . . 27

**DISTROFIAS RETINIANAS INTERNAS** . . . . . . . . . . . . . . **28**
Distrofia da Membrana Limitante Interna Familiar (Distrofia das Células de Müller
    Herdada de Modo Dominante) . . . . . . . . . . . . . . . . . . 28
Retinosquise Juvenil Ligada ao X . . . . . . . . . . . . . . . . . . 29
Retinosquise Foveomacular Idiopática não Hereditária Estrelada . . . . . . . 37
Esquise Retiniana Degenerativa . . . . . . . . . . . . . . . . . . . 39
Síndrome de Preservação dos Cones-S (Síndrome de Goldmann-Favre) . . . . . 40

**DISTROFIAS VASCULARES RETINIANAS** . . . . . . . . . . . **46**
Tortuosidade Arterial Retiniana Hereditária ou Familiar . . . . . . . . . . 46
Doença de Fabry . . . . . . . . . . . . . . . . . . . . . . . . 51
Vitreorretinopatia Exsudativa Familiar . . . . . . . . . . . . . . . . 53
Incontinência Pigmentar . . . . . . . . . . . . . . . . . . . . . 61
Doença de Norrie . . . . . . . . . . . . . . . . . . . . . . . . 63
Distrofia Muscular Facioescapuloumeral . . . . . . . . . . . . . . . . 65
Síndrome de Parry-Rhomberg . . . . . . . . . . . . . . . . . . . 69
Distrofia Muscular de Duchenne . . . . . . . . . . . . . . . . . . 72
Disceratose Congênita . . . . . . . . . . . . . . . . . . . . . . 75
Síndrome de Cohen . . . . . . . . . . . . . . . . . . . . . . . 76

**DISTROFIAS MACULARES** . . . . . . . . . . . . . . . . . . . **77**
Doença de Stargardt (Distrofia Macular de Stargardt, *Fundus Flavimaculatus*) . . . 77
Distrofia Macular Viteliforme de Best . . . . . . . . . . . . . . . . . 86

Bestrofinopatia Autossômica Recessiva . . . . . . . . . . . . . 94
Distrofia Padrão do EPR. . . . . . . . . . . . . . . . . . . . 97
Distrofia Macular Viteliforme do Adulto (Distrofia Foveomacular
   do Adulto, Degeneração Macular Pseudoviteliforme) . . . . . . . . 97
Distrofia em Padrão Borboleta . . . . . . . . . . . . . . . . . 99
Distrofia Miotônica Tipo I (Distrofia Miotônica,
   Doença de Steinert, DMI) . . . . . . . . . . . . . . . . . 99
Distrofia Reticular de Sjögren (Distrofia Retiniana
   Pigmentar Reticular do Polo Posterior) . . . . . . . . . . . . . 101
Fundo Pulverulento . . . . . . . . . . . . . . . . . . . . . 104
Distrofia Padrão Multifocal Simulando *Fundus Flavimaculatus* . . . . . . . . 105
*Malattia Leventinese* (Distrofia Retiniana em Colmeia de Doyne,
   Drusas Radiais Autossômicas Dominantes) . . . . . . . . . . . . 108
Glomerulonefrite Membranoproliferativa
   (Glomerulonefrite Mesangiocapilar) . . . . . . . . . . . . . . 110
Síndrome de Alport . . . . . . . . . . . . . . . . . . . . . 113
Distrofia Pseudoinflamatória do Fundo de Sorsby . . . . . . . . . . 116
Distrofia Macular da Carolina do Norte
   (Distrofia Macular do Lócus I da Retina) . . . . . . . . . . . . . 119
Distrofia Macular Anular Concêntrica Benigna (BCAMD) . . . . . . . . 122
Distrofia Macular com Brilho Fenestrado . . . . . . . . . . . . . 125
Ponto Branco na Fóvea . . . . . . . . . . . . . . . . . . . 126
Epiteliopatia do Pigmento Retiniano Enrugado da Martinica
   (Epiteliopatia do Pigmento Retiniano Enrugado das Índias Ocidentais) . . . . . 126

## DISTROFIAS DE CONES . . . . . . . . . . . 127

Distrofia de Cones . . . . . . . . . . . . . . . . . . . . . 127
Monocromatismo dos Bastonetes (Acromatopsia Completa) . . . . . . . 132
Distrofia Macular Oculta. . . . . . . . . . . . . . . . . . . . 134

## DISTROFIAS DE CONES E BASTONETES . . . . . . . . . . 135

Síndrome de Jalili . . . . . . . . . . . . . . . . . . . . . . 136

## RETINOSE PIGMENTAR (DISTROFIAS GENERALIZADAS DE BASTONETES E CONES) . . . . 137

## RETINOSE PIGMENTAR NÃO SINDRÔMICA . . . . . . . 137

Retinose Pigmentar Setorial . . . . . . . . . . . . . . . . . . 147
Atrofia Retinocoroidiana Paravenosa Pigmentada (PPRCA). . . . . . . . . 149
Epitélio Pigmentar Retiniano Para-arteriolar Preservado na Retinose Pigmentar . . 152

## RETINOSE PIGMENTAR SINDRÔMICA . . . . . . . . . 154

## DISTÚRBIOS MITOCONDRIAIS . . . . . . . . . . . . . . . . 154

Síndrome de Kearns-Sayre . . . . . . . . . . . . . . . . . . . . . . . 154
Síndromes MELAS e MIDD (Retinopatia devido à Mutação Mitocondrial A3243G) . 155
Síndrome de Ataxia com Fraqueza Neurogênica e Retinose Pigmentar (NARP) . . 160
Síndrome de Epilepsia Mioclônica e Fibras Vermelhas Irregulares (MERRF) . . . 161

## TRANSTORNOS DE CILIOPATIA . . . . . . . . . . . . . 161

Síndrome de Alström . . . . . . . . . . . . . . . . . . . . . . . . . 161
Síndrome de Bardet-Biedl (Síndrome de Laurence-Moon-Biedl-Bardet) . . . . 163
Síndrome de Senior-Loken . . . . . . . . . . . . . . . . . . . . . . 166
Síndrome de Joubert . . . . . . . . . . . . . . . . . . . . . . . . . 168
Distrofia Torácica Asfixiante de Jeune . . . . . . . . . . . . . . . . . . 169
Síndrome de Usher . . . . . . . . . . . . . . . . . . . . . . . . . . 169

## TRANSTORNOS NEUROLÓGICOS . . . . . . . . . . . . 170

Doença de Refsum do Adulto . . . . . . . . . . . . . . . . . . . . . 170
Síndrome de Alagille (Displasia Artério-hepática) . . . . . . . . . . . . . 171
Síndrome de Bassen-Kornzweig (Abetalipoproteinemia) . . . . . . . . . . 172
Síndrome de Cockayne . . . . . . . . . . . . . . . . . . . . . . . . 173
Doença de Hallervoden-Spatz (Neurodegeneração com Acúmulo
   de Ferro no Cérebro do Tipo 1 (NBAI 1), Neurodegeneração
   Associada à Pantotenato Cinase, Distrofia Neuroaxonal PKAN Juvenil) . . . . 174
Síndrome de Kjellin (Paraplegia Espástica 11 e Paraplegia Espástica 15,
   Paraplegia Espástica e Degeneração Retiniana) . . . . . . . . . . . . 175
Ataxia Espinocerebelar (Ataxia Cerebelar Autossômica Dominante) . . . . . . 177

## PSEUDORRETINOSE PIGMENTAR . . . . . . . . . . . . . . 179

## ALBINISMO . . . . . . . . . . . . . . . . . . . . . . . . 180

## DISTROFIAS COROIDIANAS . . . . . . . . . . . . . . . . 186

Coroideremia . . . . . . . . . . . . . . . . . . . . . . . . . . . . 186
Atrofia Girata (Deficiência de Ornitina Aminotransferase) . . . . . . . . . . 195
Distrofia Coroidiana Areolar Central (CACD) . . . . . . . . . . . . . . . 203
Distrofia Coroidiana Central Polar Posterior . . . . . . . . . . . . . . . 204
Distrofia Coroidiana Anular Polar Posterior . . . . . . . . . . . . . . . . 205
Distrofia Coroidiana Hemisférica Polar Posterior . . . . . . . . . . . . . . 208
Distrofia Coroidiana Anular Central e Periférica . . . . . . . . . . . . . . 209

## RETINOPATIAS CRISTALINAS . . . . . . . . . . . . . . . 210

Distrofia Corneorretiniana de Bietti (BCD, Retinopatia Cristalina
   de Bietti, Distrofia Tapetorretiniana Cristalina de Bietti) . . . . . . . . . 210

Hiperoxalúria Primária. . . . . . . . . . . . . . . . . . . . . . . . . . . . . .214
Cistinose . . . . . . . . . . . . . . . . . . . . . . . . . . . . . . . . . . . . . .215
Síndrome de Sjögren-Larsson . . . . . . . . . . . . . . . . . . . . . . . . .216

## SÍNDROMES RETINIANAS EM FLOCO DE NEVE. . . . . **217**

Síndrome Retiniana Benigna em Flocos de Neve
   (Síndrome Familiar Benigna em Flocos de Neve) . . . . . . . . . . . . . .217
Retina em Flocos de Neve de Kandori. . . . . . . . . . . . . . . . . . . . .218
*Fundus Albipunctatus* . . . . . . . . . . . . . . . . . . . . . . . . . . . . . .219
Doença de Oguchi . . . . . . . . . . . . . . . . . . . . . . . . . . . . . . . .222
Retinite *Punctata Albescens* . . . . . . . . . . . . . . . . . . . . . . . . . .225

# Vitreorretinopatias

Vários transtornos hereditários podem causar degeneração do vítreo e da retina. Muitos desses transtornos ficam limitados aos olhos, enquanto outros têm manifestações sistêmicas mais generalizadas.

## Síndrome de Stickler

A síndrome de Stickler é a causa mais comum de descolamento retiniano regmatogênico hereditário. A síndrome pode ser classificada em pelo menos quatro subgrupos diferentes, todos causados por diferentes mutações nos genes que codificam componentes de um dos três tipos de colágeno expressados no vítreo (tipos 2, 9 e 11). As diferentes mutações nas subunidades que compreendem esses tipos de colágenos são responsáveis por manifestações sistêmicas e oculares variadas. Os sinais oculares na síndrome de Stickler consistem em anomalias segmentares anteriores e posteriores, incluindo miopia, megaloftalmia, catarata em forma de cunha de início precoce, degeneração grave do vítreo, degeneração retiniana perivascular radial e degeneração em lattice com um alto risco de descolamento retiniano regmatogênico. As manifestações sistêmicas incluem uma aparência facial característica, com hipoplasia facial média, fenda palatina e úvula bífida, perda auditiva e anomalias esqueléticas, incluindo displasia epifisária, articulações frouxas, hábito corporal marfanoide, aracnodactilia, cifose, escoliose e artrite de início precoce. A sequência de Pierre Robin, consistindo em fenda palatina, micrognatia e língua pequena, também pode estar associada a essa síndrome, sendo que aproximadamente 12% dos pacientes com a sequência de Pierre Robin também sofrem de síndrome de Stickler.

A síndrome de Stickler do tipo 1 é a mais comum, sendo ocasionada por uma mutação autossômica dominante no gene COL2A1 (que codifica um componente estrutural do colágeno tipo 2). A síndrome de Stickler do tipo 2 é causada por uma mutação no gene COL11A1 (que codifica um componente estrutural do colágeno tipo onze). Os tipos 1 e 2 podem ser diferenciados clinicamente por anomalias vítreas; o tipo 1 é caracterizado por um remanescente vítreo membranoso congênito na área retrolenticular que se estende por uma distância variável na pars plana e na retina periférica, enquanto o tipo 2 apresenta um vítreo fibrilar ou em contas. A síndrome de Stickler do tipo 3 é causada por mutações no gene COL11A2 (que codifica um componente estrutural do colágeno tipo onze). A síndrome de Stickler do tipo 3 é única pelo fato de não produzir achados oculares, mas apenas manifestações sistêmicas da doença. A síndrome de Stickler do tipo 4 é causada por uma mutação nos genes COL9A1 e COL9A2 (que codificam componentes estruturais do colágeno tipo nove). É a única forma em que é herdada em um padrão autossômico recessivo. Há uma considerável variabilidade interfamiliar e intrafamiliar na expressão da síndrome de Stickler. Além disso, alguns pacientes com mutações no gene CPL2A1 podem ter apenas manifestações oculares da doença e, portanto, a ausência de sintomas sistêmicos não exclui esse transtorno.

O descolamento retiniano regmatogênico ocorre em aproximadamente 50% dos pacientes de Stickler durante a sua vida. As roturas retinianas geralmente são causadas pela tração vítrea progressiva e frequentemente são múltiplas e posteriores a várias distâncias da ora serrata. O prognóstico cirúrgico para o tratamento dos descolamentos pode ser complicado pela drenagem difícil do fluido sub-retiniano devido a liquefação quase completa do vítreo, má visualização fundoscópica em consequência da catarata e maior risco de hemorragia secundária a alterações na coroide subjacente. O laser profilático agressivo ou o tratamento crioterápico de todas as novas roturas, além do tratamento de todas as áreas de degeneração em lattice, são recomendados devido à alta taxa de descolamento retiniano e ao prognóstico cirúrgico negativo nesses pacientes.

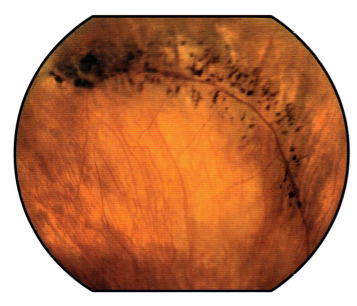

Observe a degeneração em lattice pigmentar perivascular radial, típica da síndrome de Stickler. *Cortesia da Dr. Irene Maumenee.*

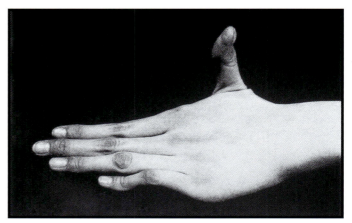

Este paciente com síndrome de Stickler tem dedos longos com hiperflexibilidade. As articulações, frouxas, dedos longos e unhas sulcadas são características.

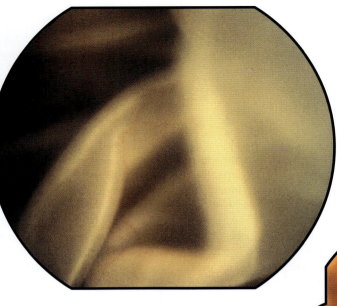

Esta é uma imagem de descolamento crônico na síndrome de Stickler. A síndrome de Stickler tem uma incidência de descolamento retiniano de 50%.

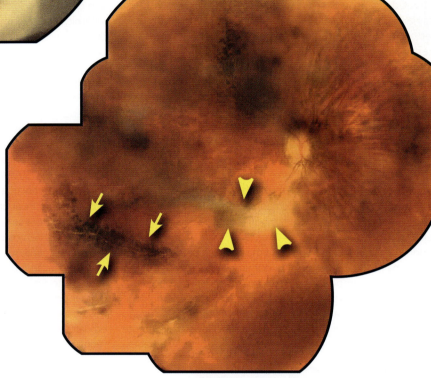

Neste paciente com síndrome de Stickler, há uma degeneração em lattice perivascular pigmentada radial (*setas*). A montagem mostra a alteração fibrosa no vítreo, características desse transtorno (*pontas de seta*).

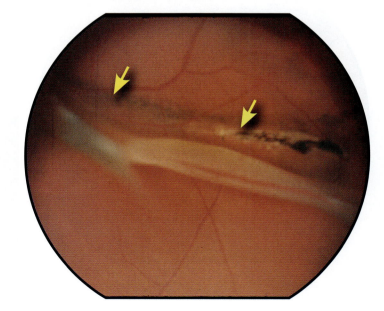

Este paciente desenvolveu um descolamento retiniano. Há pigmentação e atrofia ao longo do vaso, linha de demarcação hiperpigmentada inicial (*setas*), tração fibrosa e descolamento retiniano.

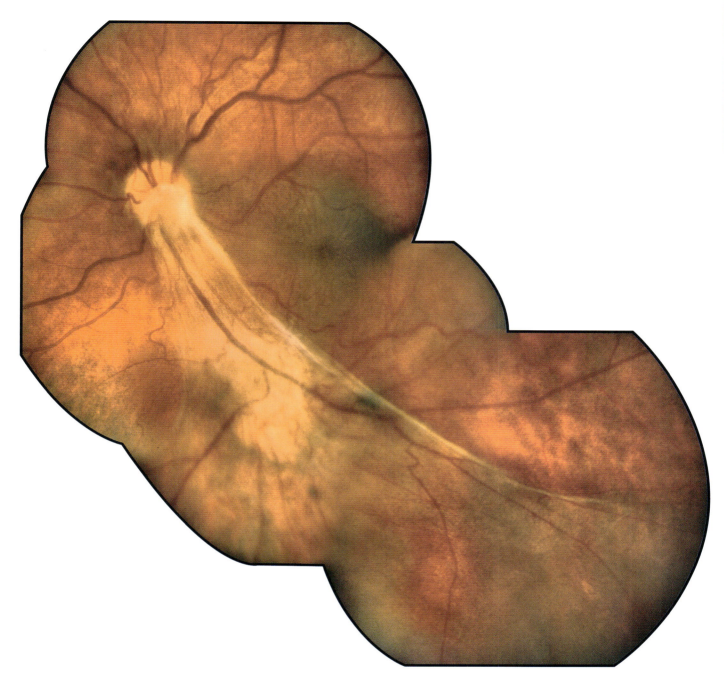

Neste paciente com síndrome de Stickler, há proliferação fibrosa e uma faixa curvilínea que vai do nervo óptico até a periferia inferotemporal. Observam-se pregas por tração margeando esta enorme faixa no lado nasal e uma membrana epirretiniana na mácula.

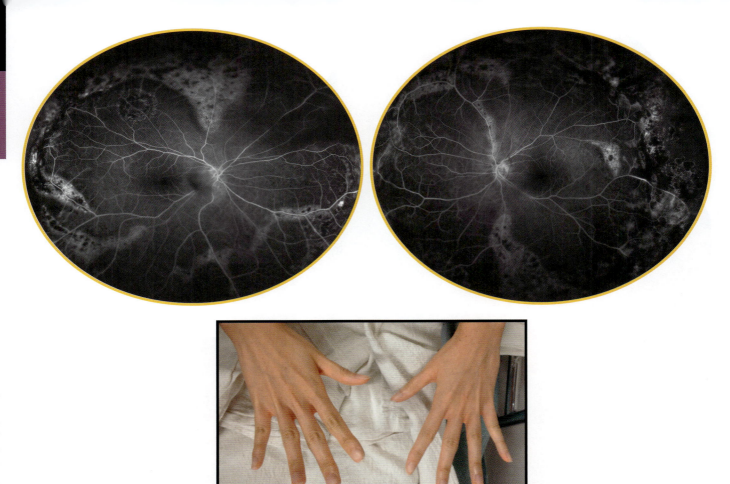

A angiografia fluoresceínica de grande angular de um paciente com síndrome de Stickler (*primeira linha*) exibe alterações pigmentares perivasculares que são realçadas por defeitos de janela e coloração tardia. Nas mãos do paciente eram notáveis os dedos longos e as articulações hiperflexíveis.
*Imagens cortesia de Steven D. Schwartz, MD*

# Síndrome de Wagner (Degeneração Vitreorretiniana de Wagner)

A síndrome de Wagner é uma degeneração vitrorretiniana autossômica dominante que é provocada pela mutação no gene VCAN, que codifica o versicano (também conhecido como proteoglicano-2 de sulfato de condroitina), um proteoglicano presente no vítreo. Ainda há controvérsias quanto às síndromes de Wagner e Stickler serem entidades verdadeiramente distintas. Ao contrário da síndrome de Stickler, a síndrome de Wagner tradicionalmente consiste apenas em achados oculares. A nictalopia pode ocorrer em uma idade jovem, mas a visão continua estável até a meia-idade, quando a formação de opacidades puntiformes no córtex do cristalino pode reduzir a acuidade visual. Os achados de fundo de olho na síndrome de Wagner incluem membranas avasculares pré-retinianas, pigmentação em uma distribuição perivascular, embainhamento vascular periférico, degeneração miópica, fóvea deslocada na direção temporal causando pseudoexotropia e uma cavidade vítrea opticamente vazia, similar à observada na síndrome de Stickler. Embora a nictaltopia, a atrofia coriorretiniana progressiva, o descolamento retiniano por tração periférica e a disgenesia do segmento anterior sejam observados na síndrome de Wagner, eles não são características da síndrome de Stickler. Acredita-se que o descolamento retiniano seja menos frequente na síndrome de Wagner do que na síndrome de Stickler.

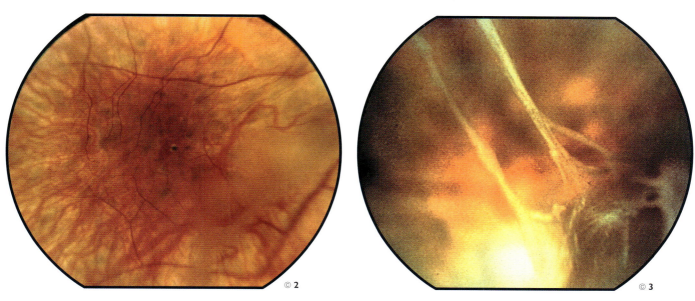

Este paciente com síndrome de Wagner tem pigmentação granular na mácula, circundada por uma zona irregular de atrofia, reminiscente de coroideremia. A retina periférica tem faixas vitrorretinianas com tração retiniana.

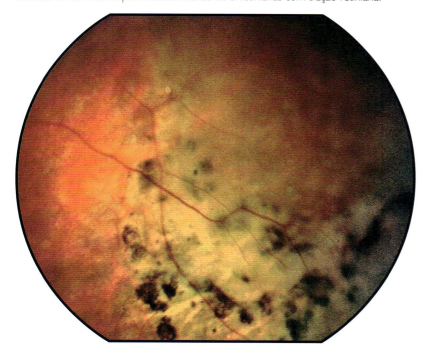

Repare na presença de pigmentação perivascular e atrofia coriorretiniana neste paciente com síndrome de Wagner.

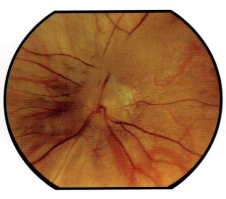
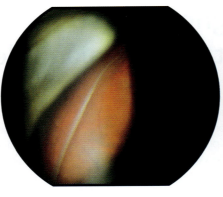
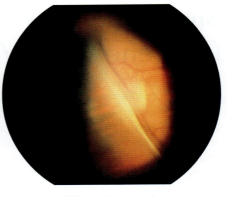

Note a presença de opacificação vítrea, pregas retinianas e descolamento tracional neste paciente com síndrome de Wagner. *Imagens do centro e direita, cortesia da Dr. Irene Maumenee*

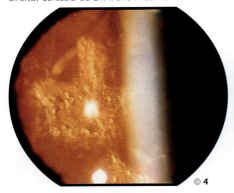
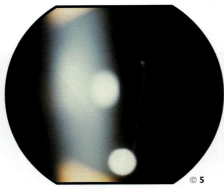
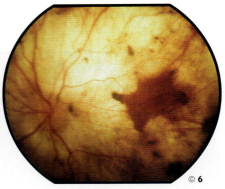

Nesta mulher de 41 anos de idade com síndrome de Wagner, há uma catarata subcapsular posterior visualmente importante. A acuidade visual era 20/40.

Esta é uma fotografia em lâmpada de fenda de um menino de 11 anos de idade com síndrome de Wagner mostrando condensação fibular precoce em um "vítreo vazio".

Este homem de 65 anos de idade com síndrome de Wagner tem atrofia coriorretiniana avançada, imitando coroideremia.

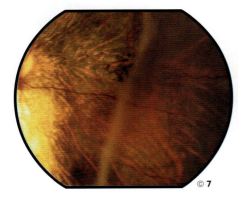
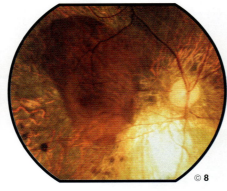
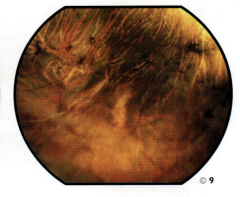

Homem de 44 anos de idade com síndrome de Wagner e adesão vitrorretiniana na periferia média nasal.

O mesmo olho exibe atrofia coriorretiniana acentuada, com migração pigmentar para a retina e preservação da área macular. A acuidade visual era 20/25.

O mesmo paciente exibe embainhamento dos vasos, atrofia e condensação vítrea.

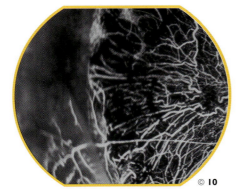
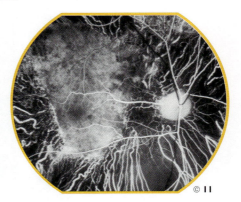

Angiografia fluoresceínica de fase média do mesmo olho mostrando uma retina avascular na periferia temporal.

Angiografia fluoresceínica do mesmo olho na fase venosa inicial exibindo ampla atrofia da coriocapilar, preservando somente a área macular.

# Síndrome de Marfan

A síndrome de Marfan é um transtorno autossômico dominante do tecido conjuntivo, causado por uma mutação no gene da fibrilina-1 no cromossomo 15. As características clínicas envolvem principalmente os sistemas esquelético, cardiovascular e ocular, incluindo uma maior altura, membros longos, dedos longos (aracnodactilia), deformidade torácica anterior, flacidez articular, deformidade da coluna vertebral, um palato estreito e altamente arqueado com dentes apinhados, prolapso da valva mitral, regurgitação mitral, dilatação da raiz aórtica e regurgitação aórtica. Os achados oculares incluem *ectopia lentis* (normalmente superior e temporal), córnea plana, catarata precoce e maior comprimento axial do globo, além de degeneração miópica. O descolamento retiniano ocorre em 5% a 20% dos pacientes, sendo mais comum (8% a 38%) nos olhos com cristalino ectópico. Nos casos com descolamento retiniano, 69% terão envolvimento bilateral. Também pode ocorrer uma retinopatia pigmentar.

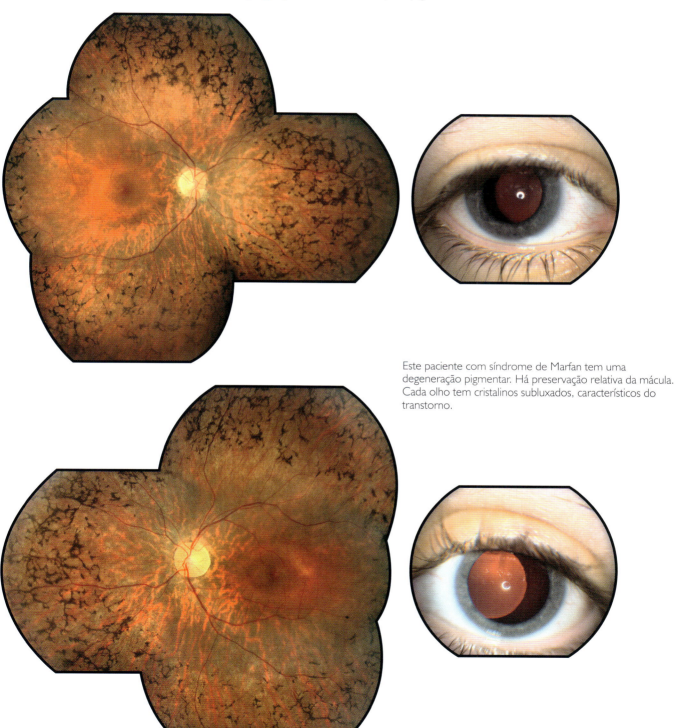

Este paciente com síndrome de Marfan tem uma degeneração pigmentar. Há preservação relativa da mácula. Cada olho tem cristalinos subluxados, característicos do transtorno.

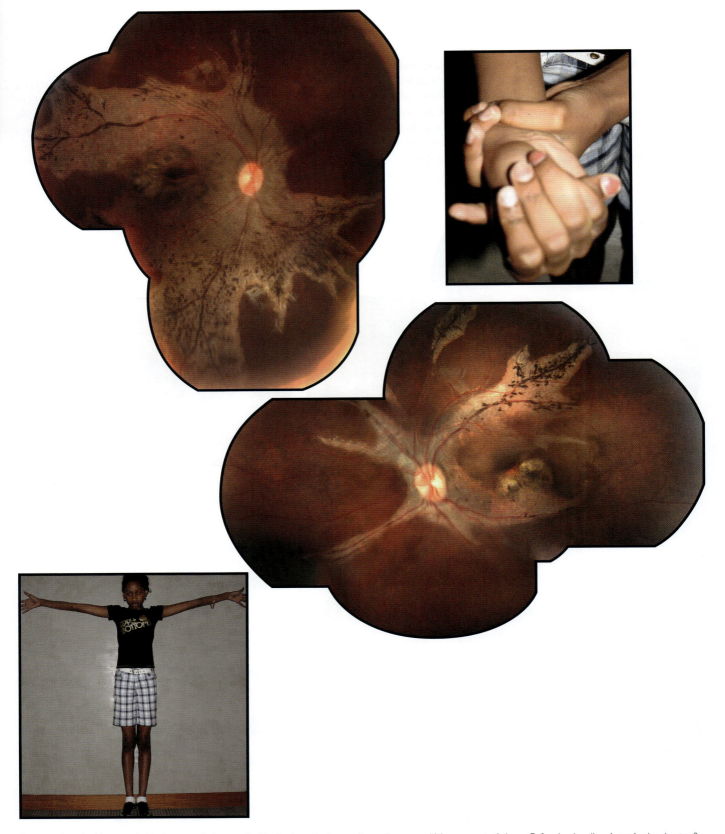

Esta menina de 11 anos de idade com síndrome de Marfan tem todas as alterações esqueléticas características. O fundo de olho é notável pela atrofia coroidiana retiniana paravenosa pigmentada, não pela retinopatia pigmentar. Ela é portadora de mutação no gene fibrilina-1.

# Vitreorretinocoroidopatia Autossômica Dominante

A Vitreorretinocoroidopatia Autossômica Dominante (ADVIRC) é uma distrofia retiniana rara, caracterizada por uma faixa periférica circunferente de hiperpigmentação e atrofia coriorretiniana que vai do aspecto anterior da ora serrata até um limite bem definido perto do equador. É uma das cinco bestrofinopatias conhecidas, sendo ocasionada pela mutação na Bestrofina 1 (BEST1). As mutações na BEST1 também estão implicadas na distrofia macular viteliforme de Best, distrofia foveomacular viteliforme foveomacular do adulto, bestrofinopatia autossômica recessiva e síndrome MRCS (microcórnea, distrofia dos cones vermelhos, catarata, estafiloma posterior). Acredita-se que a ADVIRC que provoca mutações resulta em produtos de *splicing* alternativos que não estão presentes em outras bestrofinopatias. Outros achados vitreorretinianos incluem degeneração vítrea com condensação fibrilar, edema macular cistoide, membrana epirretiniana, opacidades retinianas brancas e outras anomalias vasculares, incluindo estreitamento arteriolar e neovascularização pré-retiniana. Outras anomalias oculares incluem hiperopia, catarata e glaucoma. O eletro-oculograma (EOG) pode exibir menor relação de Arden. O eletrorretinograma (ERG) de campo total varia de uma depressão normal a grave dos bastonetes e cones. Diferente da retinose pigmentar, a nictalopia e a perda de campo periférico não são características proeminentes.

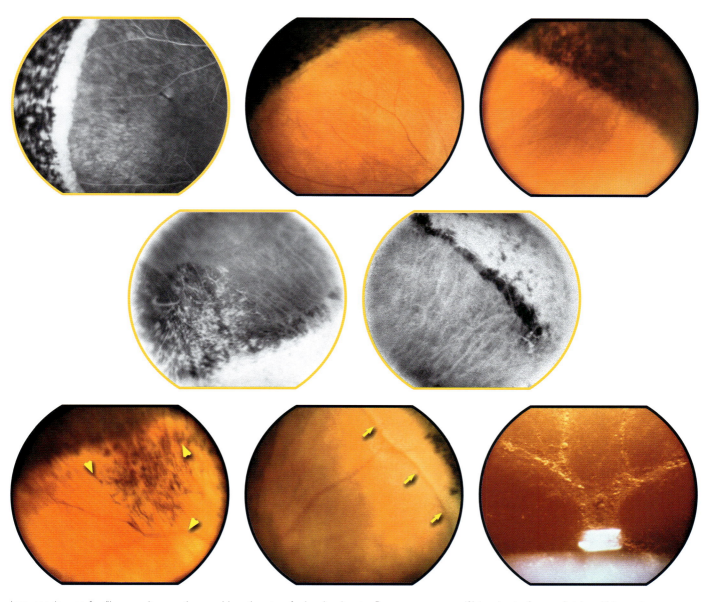

Imagens de uma família com vitreorretinocoroidopatia autossômica dominante. Repare na zona periférica de atrofia concêntrica nitidamente demarcada, margeada por hiperpigmentação, que é bem característica desta doença. Também há uma faixa proliferativa fibrosa em um olho (*setas*). A catarata subcapsular posterior inicial também é característica deste transtorno (*foto inferior direita*), e a pigmentação dispersa pode ser visualizada por todo o fundo mais posterior (*pontas de seta*). *Cortesia do Dr. Gerald Fishman*

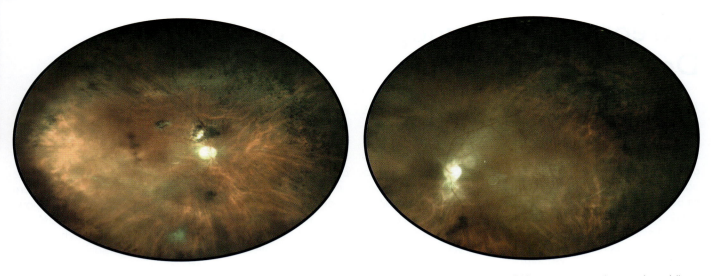

Fotografias coloridas de grande angular de um paciente com ADVIRC. Repare nas alterações pigmentares de 360 graus que vão da ora até a média periferia. *Cortesia do Dr. Clement Chow e Dr. Norman Blair (UIC)*

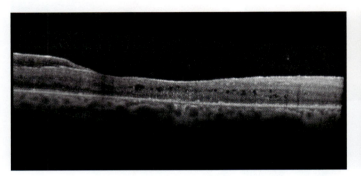 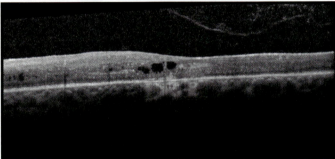

SD-OCT realizada no mesmo paciente, demonstrando edema macular cistoide, membrana epirretiniana, depósitos drusenoides e atrofia retiniana externa difusa. *Cortesia do Dr. Clement Chow e Dr. Norman Blair (UIC)*

# Degeneração Vitrorretiniana em Floco de Neve

A Degeneração Vitrorretiniana em Floco de Neve (SVD) é uma vitreorretinopatia autossômica dominante distinta, causada pela mutação no gene KCNJ13 que codifica um canal de potássio expressado predominantemente na retina. O transtorno é caracterizado por córneas guttatas, uma cabeça do nervo óptico de aspecto anormal e embainhamento e atenuação vascular retiniana. É importante observar que um vítreo opticamente vazio com degeneração fibrilar está associado a alterações pigmentares retinianas periféricas e minúsculos depósitos cristalinos, visíveis somente com grande ampliação na retina periférica (flocos de neve). O descolamento retiniano regmatogênico ocorre em aproximadamente 20% dos indivíduos afetados. Diferente da síndrome de Stickler, não há anomalias sistêmicas conhecidas.

# Degeneração Vitrorretiniana Idiopática

A degeneração vitrorretiniana idiopática ocorre nos pacientes com uma retinopatia pigmentar envolvendo o polo posterior e periferia. Ela também pode estar associada a faixas vitrorretinianas e tração, com susceptibilidade a roturas e descolamento de retina. As alterações pigmentares lembram as da síndrome de Goldmann-Favre, e as anomalias vitrorretinianas são muito parecidas com as da síndrome de Stickler. Alguns casos de retinose pigmentar também podem estar associados a anomalias vitrorretinianas e, então, não está claro se a degeneração vitrorretiniana idiopática é uma entidade independente.

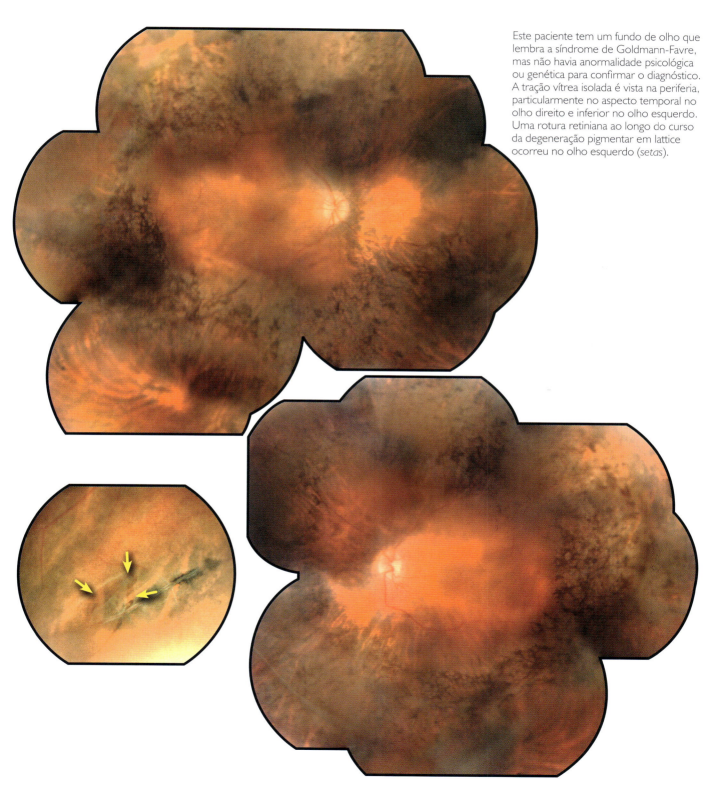

Este paciente tem um fundo de olho que lembra a síndrome de Goldmann-Favre, mas não havia anormalidade psicológica ou genética para confirmar o diagnóstico. A tração vítrea isolada é vista na periferia, particularmente no aspecto temporal no olho direito e inferior no olho esquerdo. Uma rotura retiniana ao longo do curso da degeneração pigmentar em lattice ocorreu no olho esquerdo (setas).

# Distrofias Retinianas Internas

Esta seção vai incluir qualquer uma das distrofias genéticas e hereditárias que afetam a porção interna da retina e envolvem as células de Müller ou as células bipolares e que, portanto, estão associadas a um ERG eletronegativo devido a perda de onda B e preservação da onda A. Incluímos a síndrome de preservação dos cones-S nesta seção devido à sua grande semelhança com a retinosquise juvenil ligada ao X, embora a primeira resida no nível dos fotorreceptores.

## Distrofia da Membrana Limitante Interna Familiar (Distrofia das Células de Müller Herdada de Modo Dominante)

A distrofia da membrana limitante interna familiar é um distúrbio herdado de modo dominante que, segundo se acredita, está associado a defeitos de permeabilidade vascular na superfície da retina. Também é chamada distrofia das células de Müller herdada de modo dominante, e presumidamente é um defeito primário nas células de Müller. A perda visual em geral não ocorre até a meia-idade. Observa-se o edema intrarretiniano generalizado, muitas vezes edema macular cistoide, e as alterações microcísticas superficiais mais comuns no fundo posterior, mas que podem surgir em outros lugares. O exame histopatológico revela espessamento e ondulação da membrana limitante interna da retina, com cavidades de esquise na retina interna e muitas áreas de separação entre a lâmina limitante interna e a retina. Existe um material filamentoso em algumas dessas áreas. Inchaço da célula endotelial, degeneração pericítica e espessamento da membrana basal dos capilares retinianos também podem ser vistos junto com edema crônico, inchaço, degeneração das células de Müller, atrofia das células ganglionares e espaços císticos na camada nuclear interna. Um ERG mostra redução nas amplitudes de onda B, coerente com células de Müller anormais.

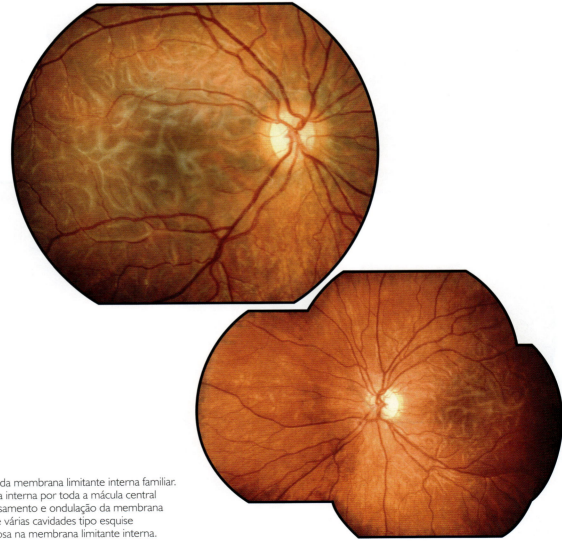

Este paciente tem distrofia da membrana limitante interna familiar. Repare nas pregas na retina interna por toda a mácula central e polo posterior. Há espessamento e ondulação da membrana limitante interna da retina e várias cavidades tipo esquise decorrentes de tração fibrosa na membrana limitante interna.

# Retinosquise Juvenil Ligada ao X

A retinosquise juvenil ligada ao X é um distúrbio recessivo ligado ao X no qual os homens desenvolvem divisão bilateral das camadas retinianas superficiais. Ela é ocasionada pela mutação no gene da retinosquisina (RS1) na posição Xp22. Embora antes se acreditasse que a doença era uma consequência de anormalidades nas células de Müller, a proteína putativa, retinosquisina, foi identificada e é expressada principalmente por fotorreceptores e células bipolares; acredita-se que seja importante na adesão celular, talvez no nível sináptico fotorreceptor bipolar. As alterações do fundo incluem aparência cística estrelada ou raiada característica da mácula, chamada "esquise foveal", que está associada a um declínio da visão, de brando a moderado. Os primeiros relatos anatômicos descreveram a esquise predominantemente envolvendo a CFN. No entanto, mais recentemente, a imagem de SD-OCT demonstrou que as cavidades císticas na mácula envolvem na maioria das vezes as camadas mais abaixo da CFN, com mais frequência a CPI. A CNE e a CPE também podem estar envolvidas, e a esquise parafoveal pode envolver a CFN e a CCG.

Apesar de uma aparência cística, as lesões maculares não vazam na angiografia fluoresceínica. A retinosquise periférica, tipicamente inferotemporal, ocorre em cerca de metade dos pacientes afetados que também podem ter grandes buracos na camada interna associados a "véus vítreos." Também pode haver vasos retinianos embainhados, obstruídos, associados ou não a hemorragia vítrea. O descolamento retiniano pode ocorrer em 16% a 22% dos casos. O uso de inibidores tópicos da anidrase carbônica tem se mostrado capaz de reduzir o tamanho dos cistos foveais em até dois terços dos pacientes; entretanto, nem sempre isso está correlacionado com melhor acuidade visual.

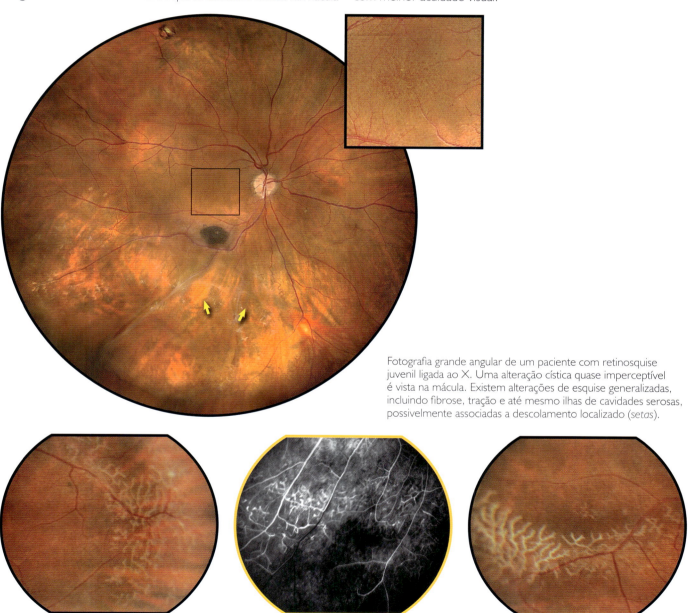

Fotografia grande angular de um paciente com retinosquise juvenil ligada ao X. Uma alteração cística quase imperceptível é vista na mácula. Existem alterações de esquise generalizadas, incluindo fibrose, tração e até mesmo ilhas de cavidades serosas, possivelmente associadas a descolamento localizado (*setas*).

Um delicado padrão de renda é visto ocasionalmente na periferia de um paciente com retinosquise juvenil ligada ao X. A angiografia fluoresceínica acentua o padrão vascular delicado dentro da retina visualizado nessas áreas.

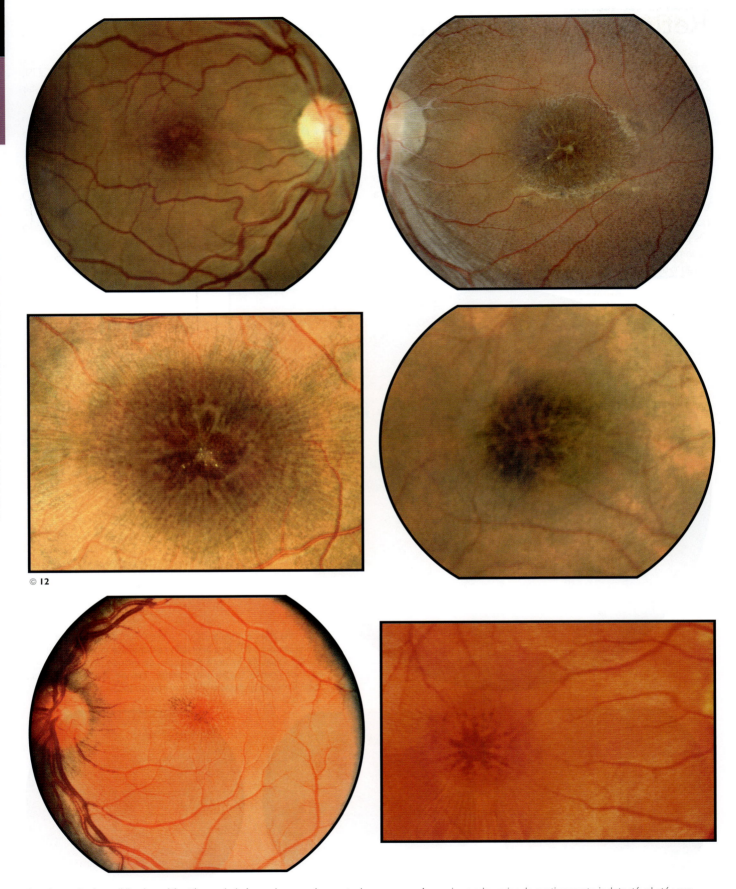

A retinosquise juvenil ligada ao X está associada à esquise macular em todos os casos. A esquise pode variar de praticamente indetectável até uma alteração cística muito proeminente na fóvea, com extensão radial raiada para a região paramacular. *Imagem da primeira linha cortesia dos Drs. Ron Carr e Ken Noble. Imagem inferior esquerda cortesia do Dr. Harry Flynn; imagem inferior direita cortesia de Wills Eye Hospital*

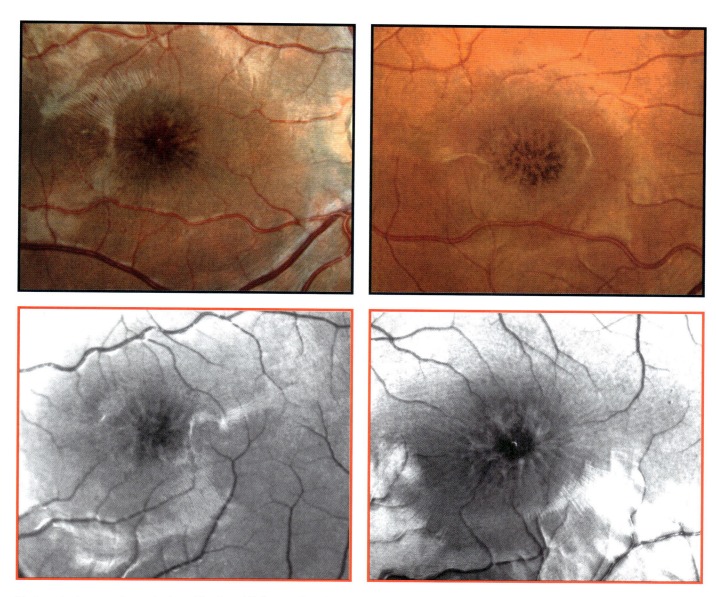

Neste paciente com retinosquise juvenil ligada ao X há um padrão de esquise na fóvea, mas nenhuma esquise periférica. As alterações da esquise são mais evidentes nas fotografias com filtragem da cor vermelha (*imagens da última linha*).

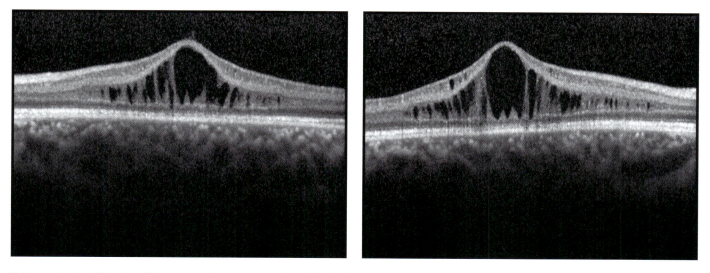

Retinosquise juvenil ligada ao X em um paciente com grandes cavidades de esquise na SD-OCT. *Imagens cortesia do Dr. Pradeep Prasad*

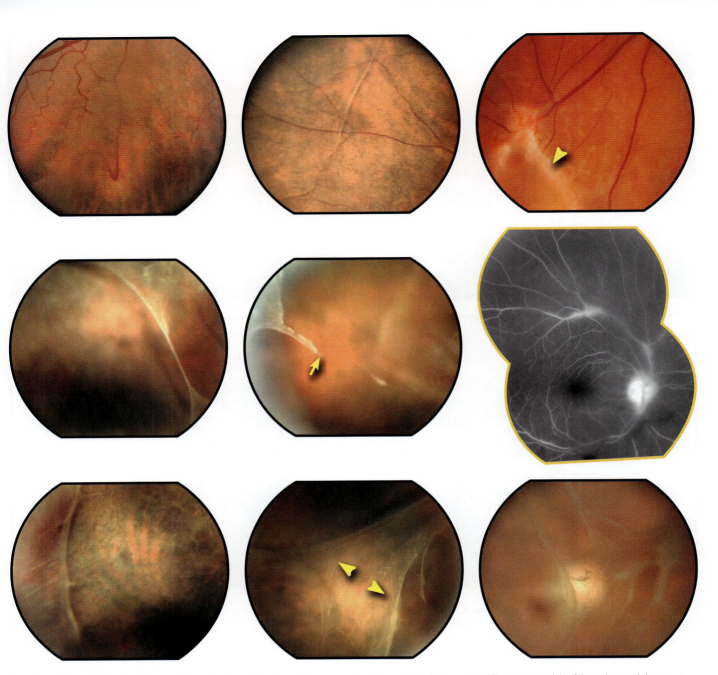

A retinosquise periférica é vista na retinosquise juvenil ligada ao X em aproximadamente 50% dos casos. Repare nas várias faixas vitrorretinianas, algumas delas liberadas espontaneamente (*seta*). A esquise pode ser extremamente opaca, apagando os detalhes retinianos (*pontas de seta*). A angiografia fluoresceínica aqui mostra alguma permeabilidade e coloração segmentar pela tração vitrorretiniana. *Imagem superior esquerda cortesia do Dr. Harold Weissman, imagem superior direita cortesia dos Drs. Ron Carr e Ken Noble*

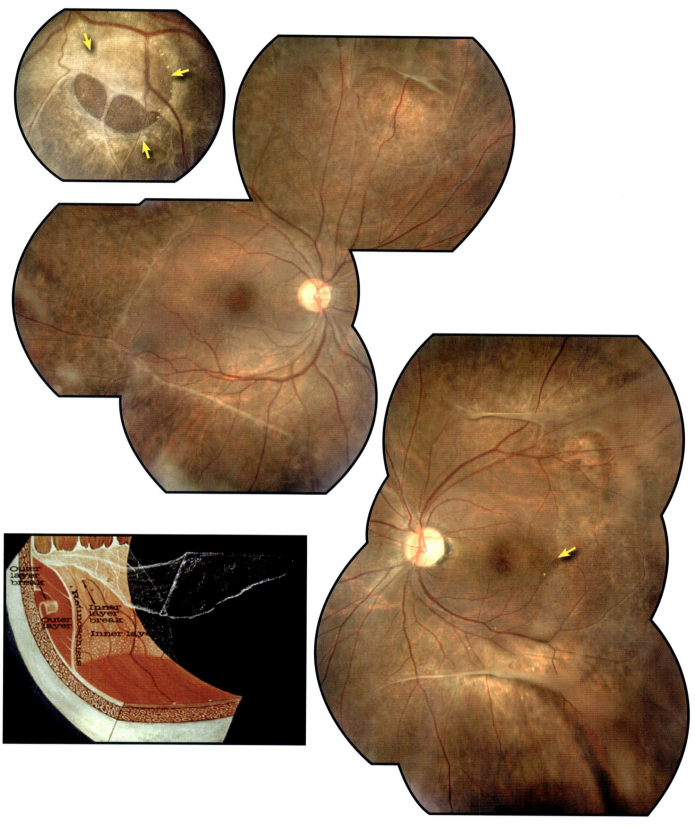

As duas fotografias compostas ilustram cavidades vítreas extensas com bandas de tração em dois olhos. Os buracos retinianos internos também são evidentes. A imagem superior esquerda mostra dois buracos retinianos de espessura total associados à cavidade da esquise (*setas*). A imagem esquemática demonstra como a tração vítrea, as cavidades císticas internas e os rompimentos retinianos externos podem levar ao descolamento da retina.

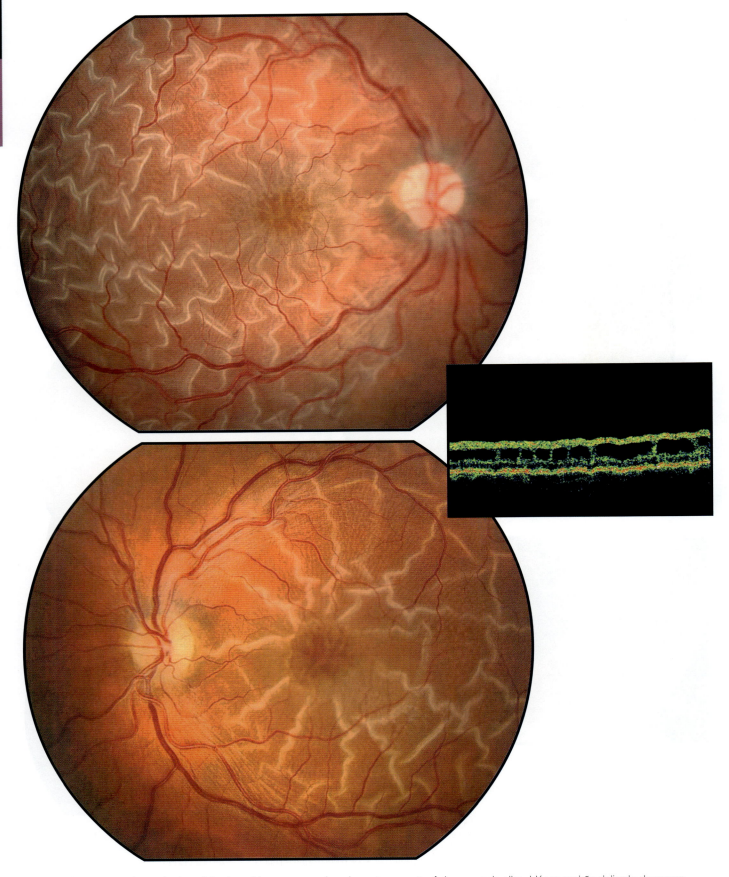

Neste paciente com retinosquise juvenil ligada ao X ocorreu um descolamento regmatogênico em cada olho. Há um padrão delicado de pregas retinianas externas na mácula, estendendo-se da esquise macular para a periferia. A esquise macular é evidente na OCT. *Cortesia do Dr. Henry Lee*

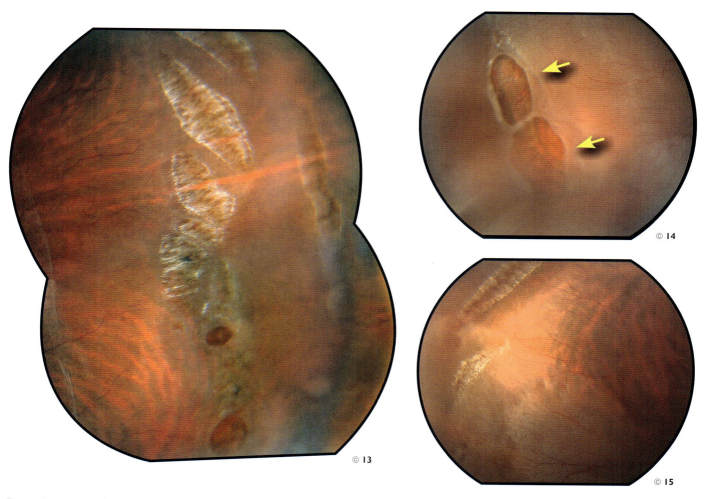

Este paciente tem retinosquise juvenil ligada ao X com degeneração periférica em lattice, buracos lamelares internos, tração vítrea e dois grandes buracos retinianos lamelares externos (*setas*).

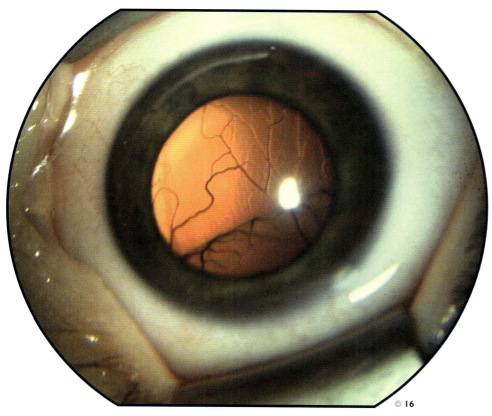

Este paciente com retinosquise juvenil ligada ao X tinha um descolamento retiniano bolhoso que se estendeu até o cristalino. Ele é visto através da pupila, já que os vasos retinianos sombreiam a área descolada.

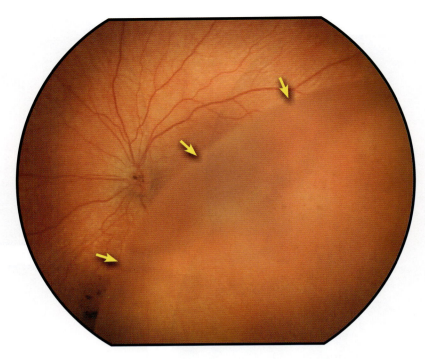

Uma grande esquise periférica obstruiu o eixo visual deste bebê de 9 meses de idade com esquise retiniana ligada ao X congênita (*setas*).

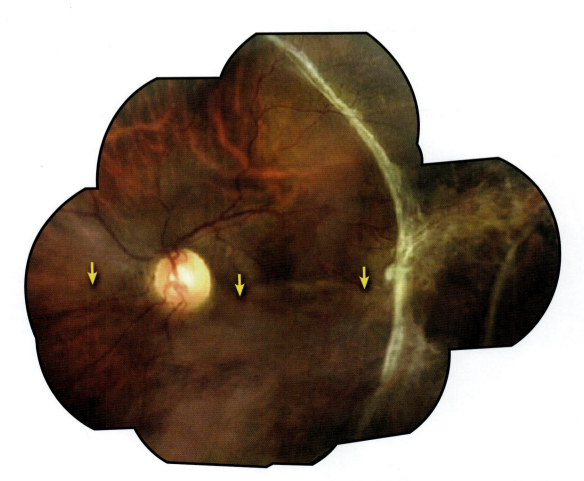

Este paciente tem várias cavidades de esquise retiniana na periferia retiniana, que são delineadas por faixas fibrosas. Um descolamento retiniano (*setas*) está presente inferiormente, estendendo-se para a fóvea. *Cortesia do Dr. Antonio Capone, Jr*

# Retinosquise Foveomacular Idiopática não Hereditária Estrelada

A Retinosquise Foveomacular Idiopática não Hereditária Estrelada (SNIFR) é um transtorno descrito recentemente, caracterizado por esquise macular na ausência de qualquer causa identificável ou etiologia genética. A esquise pode ser unilateral ou bilateral, tendo sido notificados pacientes de ambos os sexos. Os pacientes na maioria das vezes são assintomáticos, com déficit visual mínimo ou inexistente. A fundoscopia revela esquise macular envolvendo a fóvea e às vezes esquise periférica simultânea. A SD-OCT localiza a cavidade da esquise macular mais frequentemente na camada plexiforme externa.

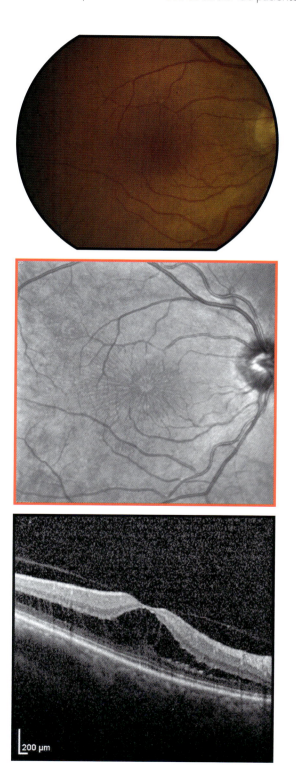
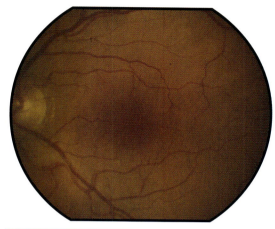
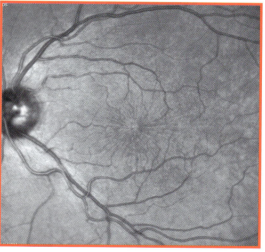
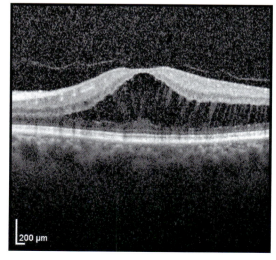

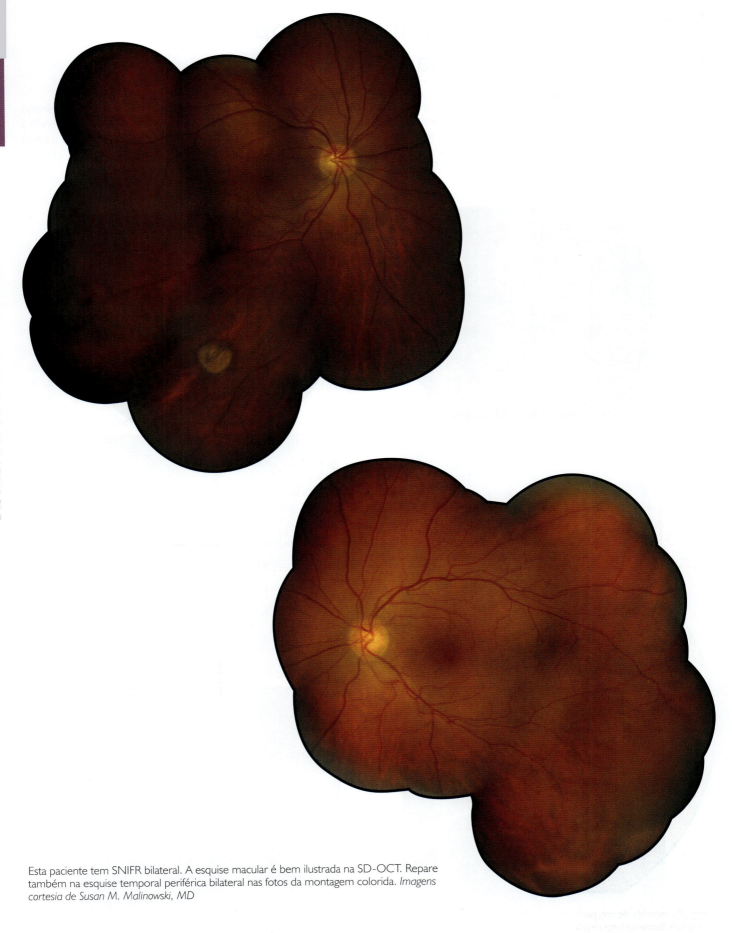

Esta paciente tem SNIFR bilateral. A esquise macular é bem ilustrada na SD-OCT. Repare também na esquise temporal periférica bilateral nas fotos da montagem colorida. *Imagens cortesia de Susan M. Malinowski, MD*

# Esquise Retiniana Degenerativa

A esquise juvenil ligada ao X deve ser diferenciada da esquise degenerativa periférica, que é identificada geralmente em indivíduos mais velhos e assintomáticos e não está associada à esquise macular ou a uma etiologia genética. Essas cavidades de esquise finas, bolhosas e côncavas surgem da degeneração cistoide periférica e geralmente estão situadas nos quadrantes temporais, especialmente inferotemporais. A angiografia de grande angular mostra frequentemente capilares associados vazando na borda das cavidades de esquise. A esquise degenerativa periférica pode ser complicada por buracos retinianos internos e/ou externos e até mesmo por descolamento de esquise, mas raramente avança para o polo posterior. Terapia profilática a laser ou cirurgia raramente são indicadas.

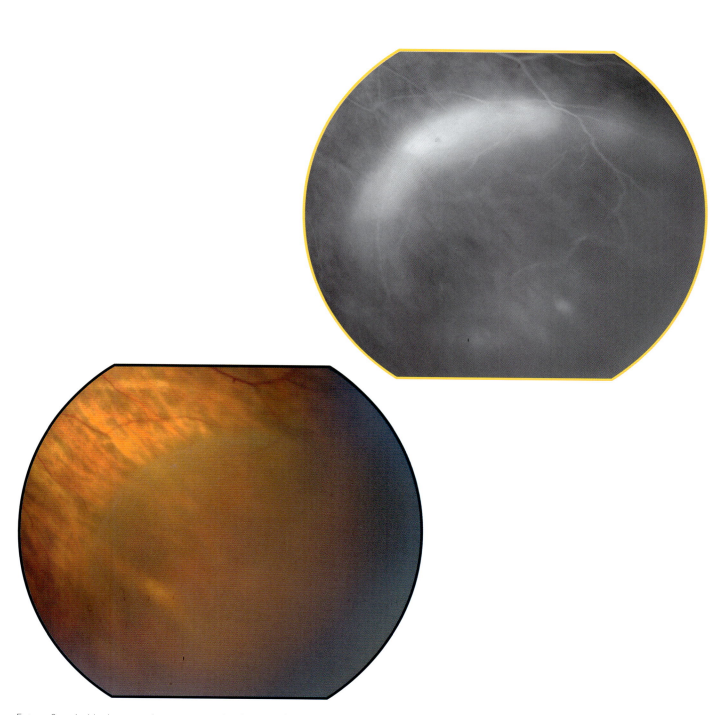

Fotografia colorida de um paciente com esquise degenerativa periférica (*inferior esquerda*) mostrando uma cavidade de esquise fina e bolhosa. A angiografia fluoresceínica revela vazamento na borda da cavidade de esquise (*alto direita*).

# Síndrome de Preservação dos Cones-S (Síndrome de Goldmann-Favre)

A Síndrome de Preservação dos Cones-S (ESCS) é um transtorno autossômico recessivo com alguns achados similares aos da esquise juvenil ligada ao X e ocasionados por mutações no gene receptor nuclear (NR2E3) na posição 15q23. As mutações nesse gene alteram a determinação do destino das células retinianas, levando à maior diferenciação dos precursores dos fotorreceptores em relação aos cones-S e à baixa produção de bastonetes. Portanto, a ESCS é caracterizada pela superexpressão dos cones-S (comprimento de onda curto, azul) na retina. Como os cones-S podem ser a via padrão de diferenciação dos cones, as mutações no NR2E3 podem alterar uma via de sinalização no programa genético que controla o desenvolvimento da proporção normal entre os subtipos de fotorreceptores S e L (comprimento de onda longo, vermelho) e entre S e M (comprimento de onda médio, verde).

Clinicamente, a ESCS é uma degeneração retiniana lentamente progressiva, caracterizada por nictalopia de início precoce, normalmente dentro da primeira década de vida, desenvolvimento de um anel de alterações pigmentares periféricas ao longo das arcadas vasculares, com ou sem anomalias tipo esquise. A esquise retiniana periférica também pode estar presente. Outros achados que podem ser observados incluem um vítreo opticamente vazio com faixas pré-retinianas, degeneração em lattice e até mesmo descolamento retiniano. Os pacientes têm achados de ERG característicos que refletem a quase ausência de bastonetes e uma predominância de cones-S. A resposta escotópica é, portanto, extinguida, e a resposta máxima bastão-cone se assemelha à forma de onda em *flash* fotópico.

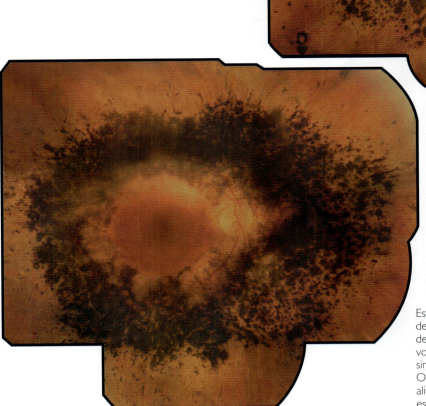

Este paciente com síndrome de Goldmann-Favre ou de preservação dos cones-S tem um halo pigmentado denso, representando alteração hiperplásica epitelial em volta da mácula em cada olho. As manifestações são bem simétricas bilateralmente. Também há esquise na mácula. O descolamento espontâneo do hialoide posterior pode aliviar a tração macular e resultar no desaparecimento da esquise e na melhoria da acuidade visual.

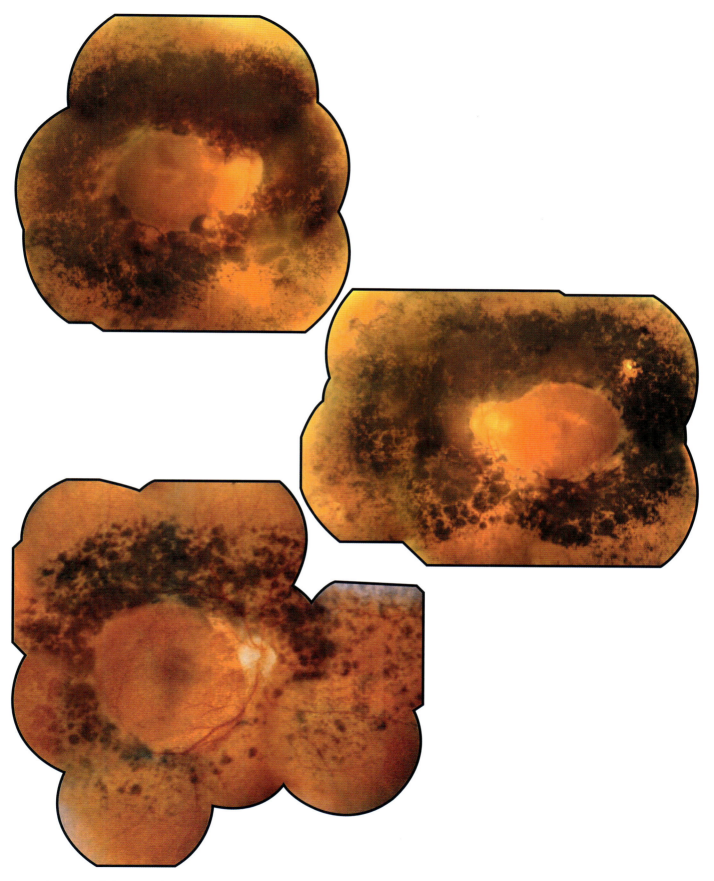

Este paciente com síndrome de Goldmann-Favre foi acompanhado por 25 anos. Repare no halo pigmentado denso circundando o polo posterior em cada olho. Há uma alteração cistoide mínima na mácula. A montagem deste olho foi feita 25 anos antes (*inferior esquerda*). O olho direito tem uma catarata densa, obscurecendo a avaliação do fundo. A acuidade visual do paciente ainda é 20/50, apesar da catarata e de alguma alteração atrófica na mácula.

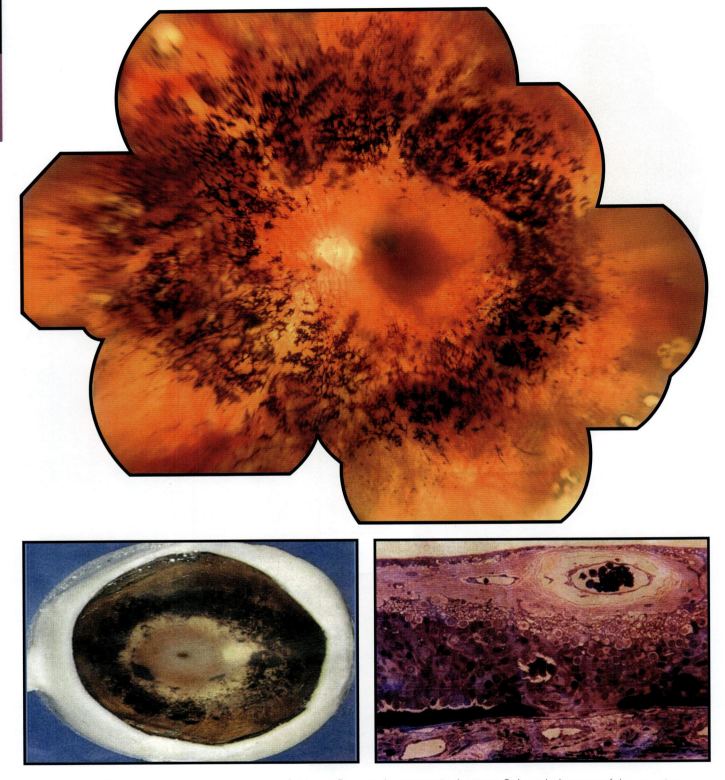

Montagem fotográfica de um paciente com síndrome de Goldmann-Favre ou de preservação dos cones-S. A patologia macroscópica em outro paciente mostra a intensa alteração hiperplásica do epitélio pigmentar. A histopatologia mostra migração de pigmento para a retina e para a área perivascular, além de alguma atrofia do EPR e dos fotorreceptores. A formação de catarata é característica desses pacientes. *Imagens cortesia do Dr. Samuel Jacobson*

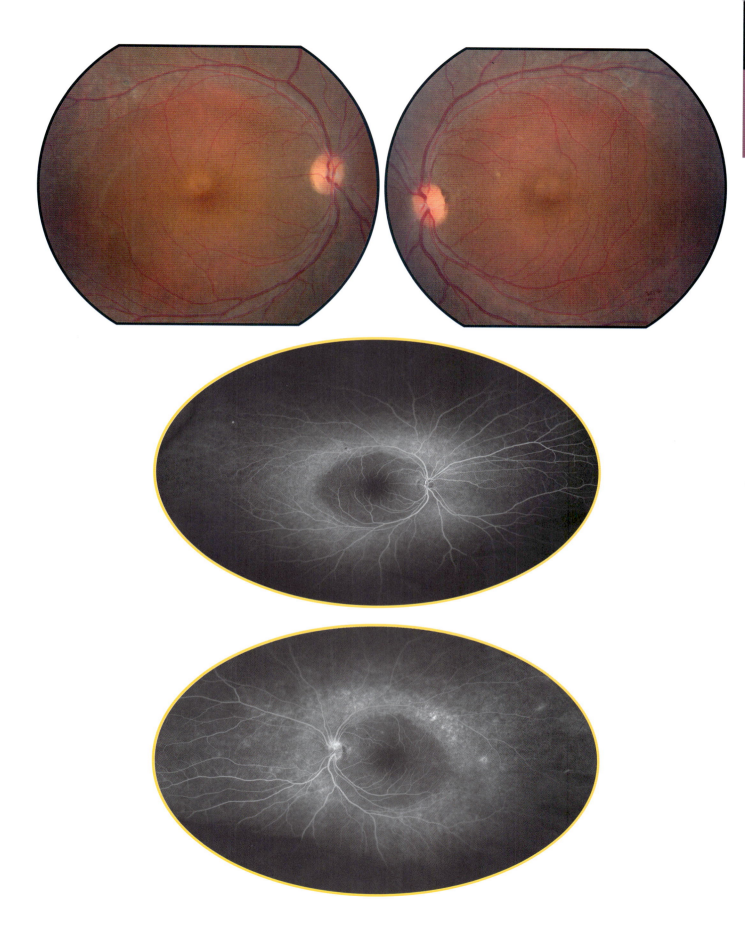

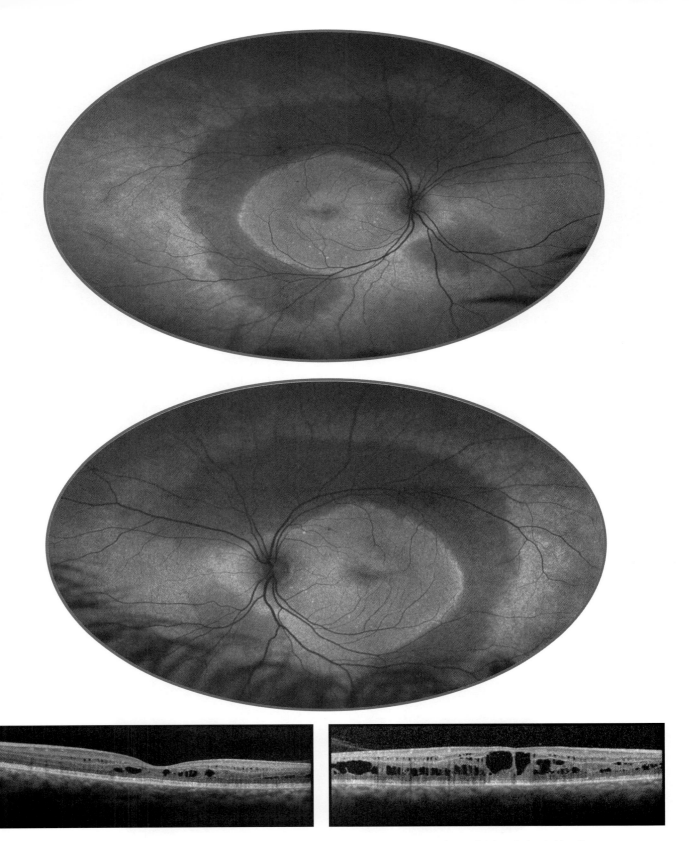

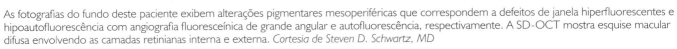

As fotografias do fundo deste paciente exibem alterações pigmentares mesoperiféricas que correspondem a defeitos de janela hiperfluorescentes e hipoautofluorescência com angiografia fluoresceínica de grande angular e autofluorescência, respectivamente. A SD-OCT mostra esquise macular difusa envolvendo as camadas retinianas interna e externa. *Cortesia de Steven D. Schwartz, MD*

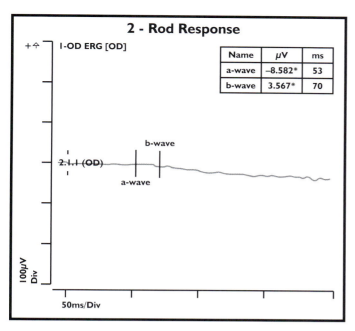
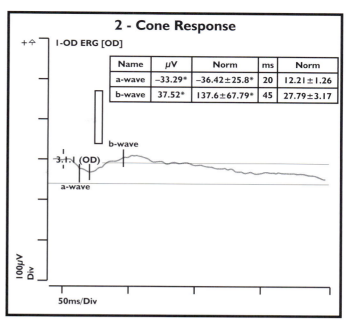
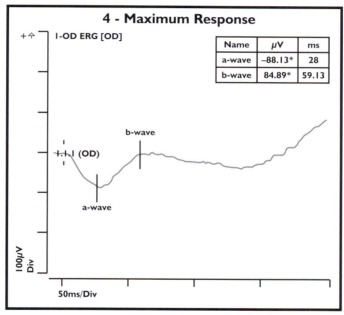

Eletrorretinograma do mesmo paciente mostrando ausência de resposta de bastão e pouca diferença entre as ondas do cone e da resposta máxima. *Imagens cortesia de Pouya Dayani, MD*

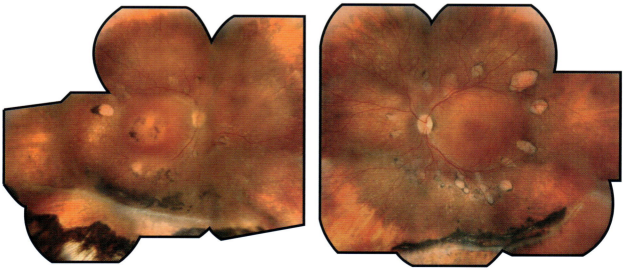

Este paciente heterozigoto composto, com doença de Goldmann-Favre, sofreu descolamento retiniano bilateral. O procedimento cirúrgico vitreorretiniano com *peeling* de membrana diminuiu a tração macular no olho direito.

# Distrofias Vasculares Retinianas

Muitas distrofias do fundo ocular podem envolver predominantemente a circulação retiniana. Elas variam de pequenas irregularidades no calibre dos vasos a anomalias mais significativas visualmente que estão associadas a hemorragia, tração, descolamento retiniano e anomalias maculares. Em geral, há anomalia genética subjacente e transmissão hereditária bastante associadas ao envolvimento sistêmico.

## Tortuosidade Arterial Retiniana Hereditária ou Familiar

A Tortuosidade Arterial Retiniana Hereditária ou Familiar (FRAT) é caracterizada pela tortuosidade acentuada das artérias retinianas de segunda e terceira ordem, com a artéria de primeira ordem e o sistema venoso normais, sendo herdada em um padrão autossômico dominante. A tortuosidade afeta principalmente as arteríolas retinianas na região macular, com a tortuosidade aumentando com a idade. As hemorragias maculares recorrentes podem ocorrer espontaneamente ou após trauma menor, mas em geral se resolvem com a normalização da visão. Raramente a oclusão vascular retiniana pode complicar esta síndrome. Em algumas famílias, pode haver envolvimento sistêmico, como anomalias vasculares renais. As hemorragias retinianas espontâneas podem ocorrer nos membros da família na ausência de tortuosidade arterial retiniana ou doença sistêmica relacionada.

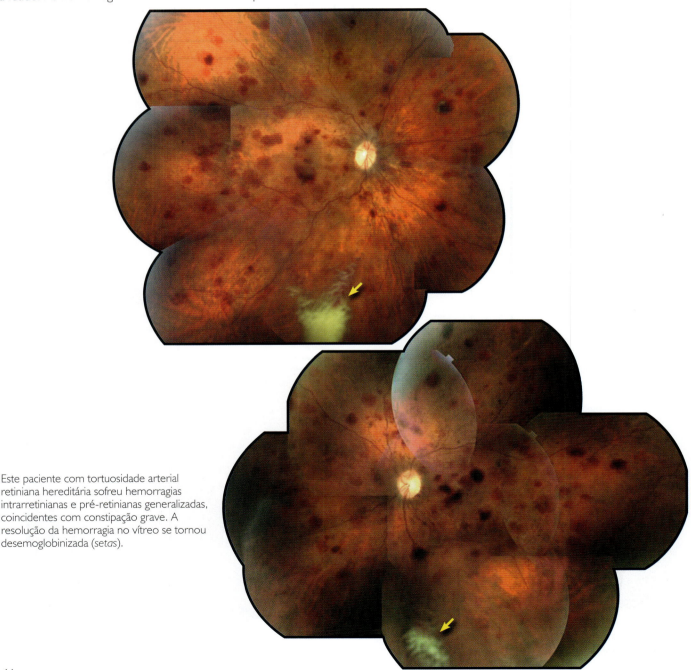

Este paciente com tortuosidade arterial retiniana hereditária sofreu hemorragias intrarretinianas e pré-retinianas generalizadas, coincidentes com constipação grave. A resolução da hemorragia no vítreo se tornou desemoglobinizada (setas).

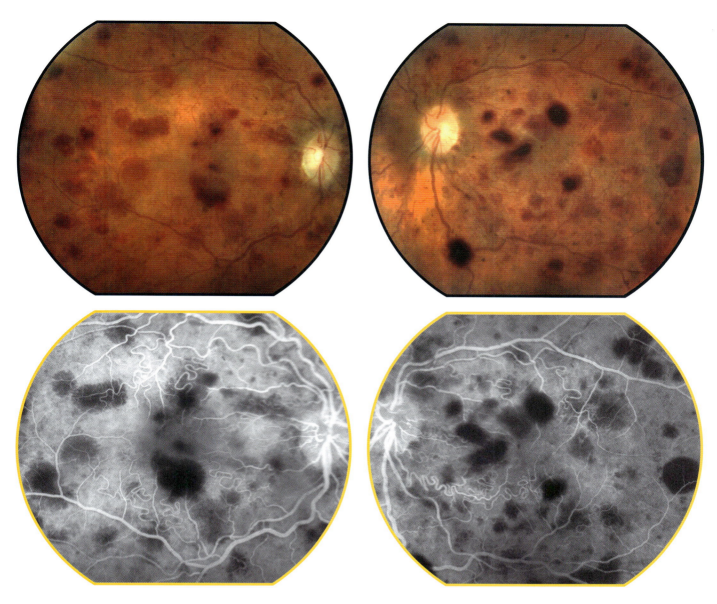

A mácula central no mesmo paciente exibiu vários níveis de hemorragia; pré-retiniana, intrarretiniana e sub-retiniana. A angiografia fluoresceínica não mostrou vazamento em nenhum dos olhos, com bloqueio da hemerragia. Repare na tortuosidade vascular, envolvendo principalmente as arteríolas de segunda ordem.

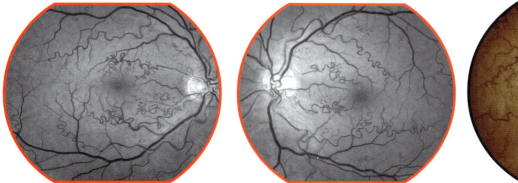

O fundo de olho do pai do paciente exibiu uma natureza familiar da anomalia, com tortuosidade generalizada, principalmente no lado arteriolar da circulação.

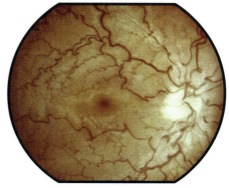

Este caso de tortuosidade arterial retiniana hereditária mostra vasos tortuosos em ambos os lados da circulação: arteriolar e venular.

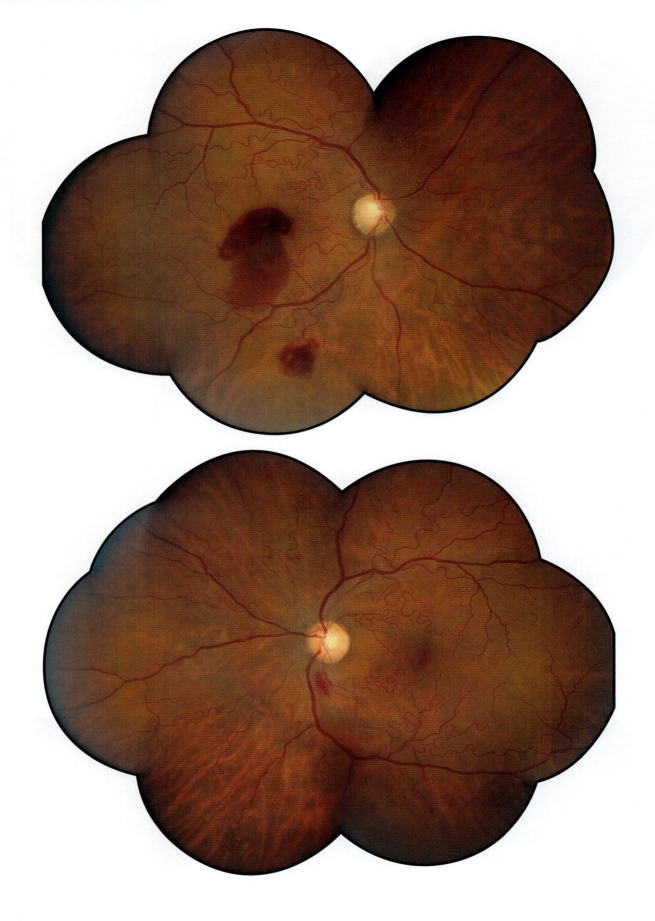

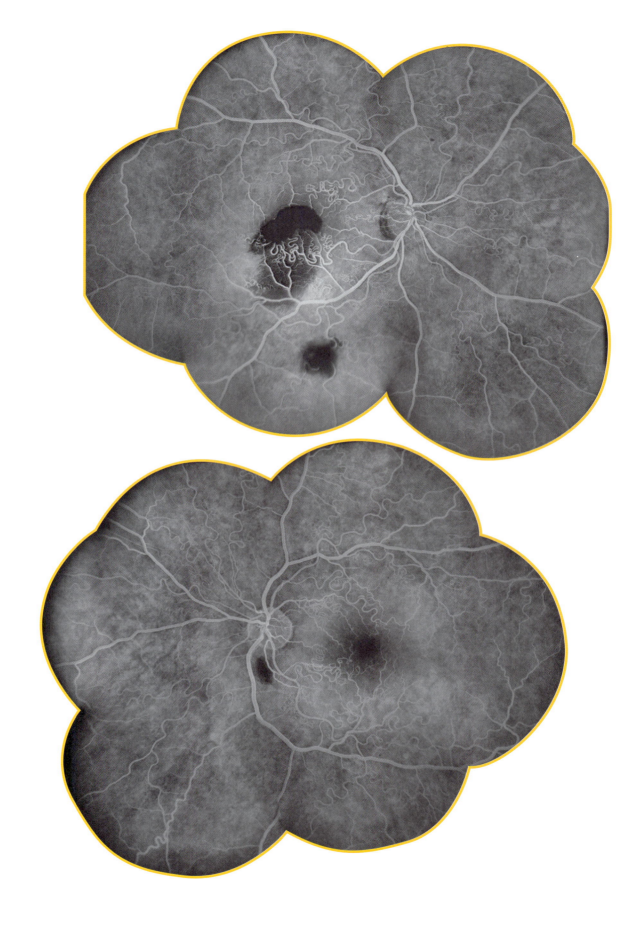

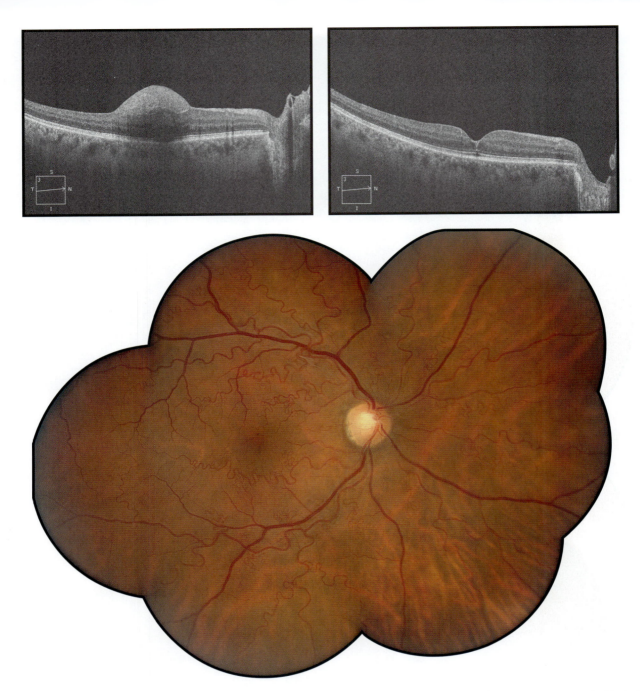

Este paciente com FRAT apresentou uma grande hemorragia sub-hialoide sobre a mácula do olho direito, visualizada na montagem colorida do fundo, angiografia fluoresceínica e SD-OCT. Repare que a hemorragia sub-hialoide se resolveu na SD-OCT de acompanhamento e na montagem colorida.
*Imagens cortesia de Susan M Malinowski, MD*

# Doença de Fabry

A doença de Fabry é uma doença de acúmulo ligada ao X ocasionado por uma mutação no gene GLA, que leva a níveis insuficientes da enzima α-galactosidase A. Como resultado, os glicoesfingolipídios se acumulam em praticamente todos os tecidos, levando à disfunção progressiva de vários sistemas de órgãos. Tanto homens quanto mulheres são afetados, embora as portadoras femininas geralmente manifestem uma forma menos grave da doença. A tortuosidade vascular retiniana acentuada pode ser observada em aproximadamente 77% dos homens e 19% das mulheres. Outras manifestações oculares da doença incluem tortuosidade vascular conjuntival bulbar, córnea verticilata e opacidade lenticular posterior. As manifestações sistêmicas são mais preocupantes e incluem disfunção ventricular esquerda, arritmia cardíaca, AVC precoce e doença renal terminal. O diagnóstico precoce é essencial, já que a terapia de reposição enzimática está disponível atualmente.

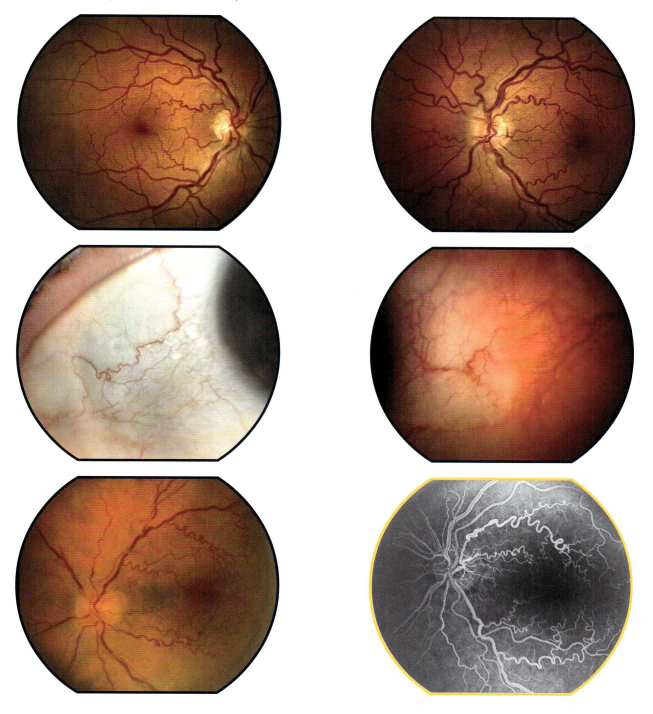

Estas imagens correspondem a três pacientes com doença de Fabry. Repare na tortuosidade acentuada da circulação retiniana. Também há tortuosidade vascular conjuntiva em cada olho. A angiografia fluoresceínica mostra tortuosidade, mas nenhum vazamento. *Imagem superior esquerda, imagem inferior direita, cortesia do Dr. Tom Weingiest*

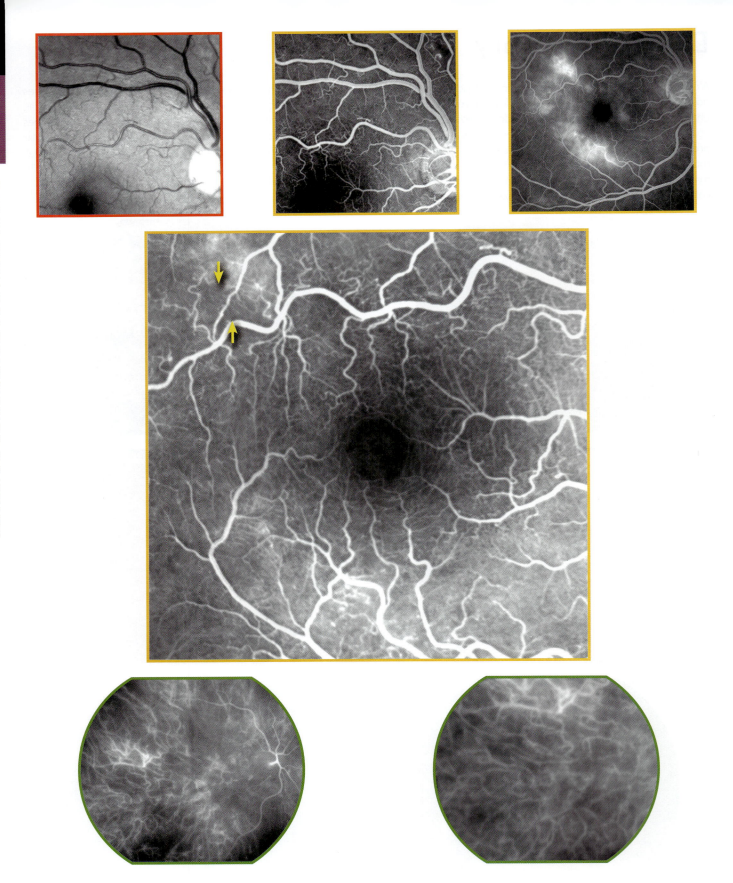

Neste paciente com doença de Fabry, existem capilares proeminentes observados na fotografia aneritra (*alto esquerda*) e vazamento dos vasos retinianos tortuosos no lado arteriolar e venular da circulação com a angiografia fluoresceínica. Na imagem ampliada da mácula central, pequenas ilhas de não perfusão capilar podem ser visualizadas (*setas*). A angiografia com indocianina verde também exibe tortuosidade na circulação coroidiana interna.

# Vitreorretinopatia Exsudativa Familiar

A Vitreorretinopatia Exsudativa Familiar do tipo I, mais conhecida como vitreorretinopatia exsudativa familiar (FEVR), é um distúrbio retiniano hereditário com características similares às da retinopatia da prematuridade (ROP); entretanto, os pacientes não têm histórico de prematuridade ou suplementação de oxigênio. As anomalias vasculares retinianas periféricas incluem telangiectasia, aneurismas, derivações arteriovenosas e não perfusão ou isquemia. A tração e o afinamento da vasculatura retiniana posterior para a periferia ocorre com frequência. São observados um grau de exsudação periférica sub-retiniana e intrarretiniana com depósitos lipídicos e um maior risco de descolamento retiniano por tração devido à proliferação fibrovascular.

A FEVR é um transtorno geneticamente heterogêneo que, na maioria das vezes, tem um padrão autossômico dominante, e mais raramente um padrão autossômico recessivo ou recessivo ligado ao X. Cerca de 50% dos casos estão ligados a mutações em um dos quatro genes: FZD4, LRP5, TSPAN12 e NDP. Os genes FZD4 (AD), LRP5 (AR e AD) e TSPAN12 (AD) estão situados no cromossomo 11, enquanto o NDP, que é o mesmo gene responsável pela doença de Norrie, está situado no cromossomo X. As mutações do LRP5 e NDP têm implicações sistêmicas; as mutações do LRP5 estão ligadas à menor densidade mineral óssea, e as mutações do NDP podem estar ligadas à surdez. A FEVR exibe variabilidade na penetrância e, portanto, uma história familiar de FEVR conhecida ou perda visual inexplicada geralmente está ausente. No entanto, a triagem dos membros da família com angiografia de grande angular identifica frequentemente outros indivíduos afetados que podem precisar de acompanhamento oftalmológico rigoroso ou intervenção sistêmica.

Os pacientes com isquemia retiniana periférica e neovascularização podem se beneficiar da pan-fotocoagulação retiniana a laser profilática, e a intervenção cirúrgica pode ser necessária para tratar a membrana epirretiniana exuberante ou o descolamento retiniano por tração. A intervenção sistêmica pode ser indicada, como acontece com o subtipo LRP5, para corrigir a baixa densidade óssea.

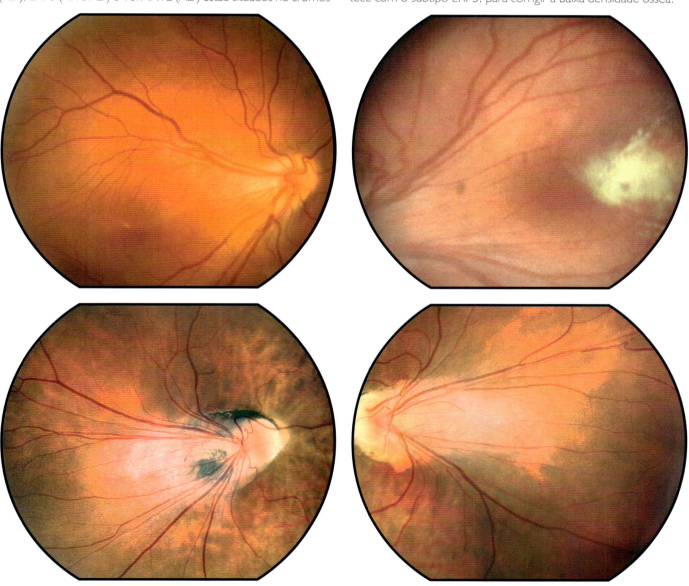

Pacientes com FEVR. Repare nas alterações no segmento posterior do olho. Há uma tração da vasculatura retiniana a partir do disco; fibrose e exsudação, com depósitos de lipídios na mácula; e também descolamento localizado da retina (*inferior direita*).

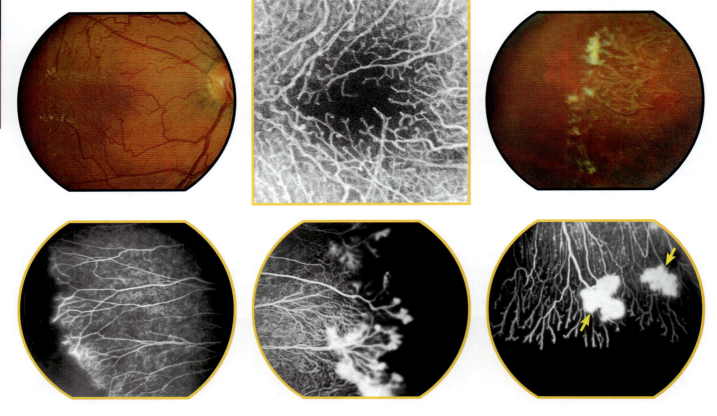

A angiografia fluoresceínica é útil para fazer um diagnóstico de FEVR. Repare nos capilares perifoveais peculiares que parecem ter terminações cegas em vez de uma rede de capilares comunicantes (*fila superior, meio*). A isquemia periférica leva à neovascularização e ao descolamento exsudativo. Os capilares retinianos parecem ser arrastados para a periferia, onde há uma zona isquêmica abrupta. A neovascularização pode aparecer na junção entre a retina perfundida e não perfundida, e também na zona perfundida (*setas*). *Primeira linha imagens da esquerda e do meio, cortesia do Dr. James Augsberger*

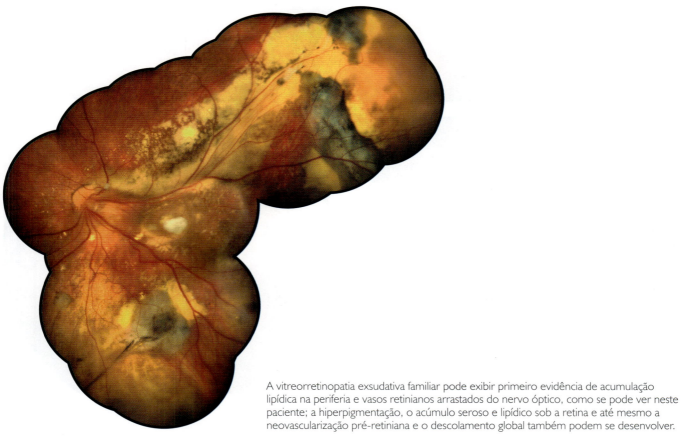

A vitreorretinopatia exsudativa familiar pode exibir primeiro evidência de acumulação lipídica na periferia e vasos retinianos arrastados do nervo óptico, como se pode ver neste paciente; a hiperpigmentação, o acúmulo seroso e lipídico sob a retina e até mesmo a neovascularização pré-retiniana e o descolamento global também podem se desenvolver.

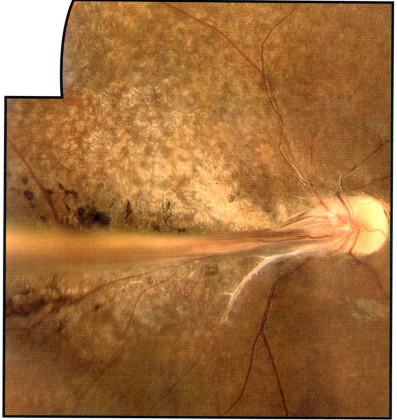

Repare na prega retiniana se estendendo da margem do disco para a periferia distante, onde existem anomalias epiteliais pigmentares e vasculares retinianas.

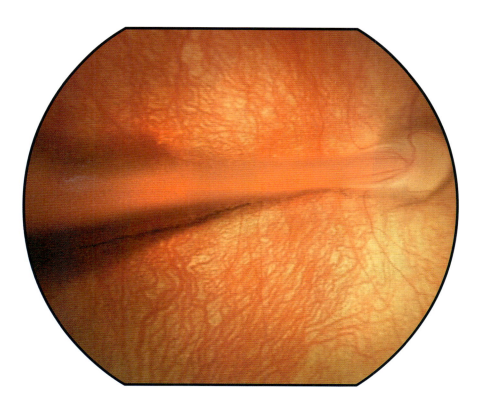

Uma grande prega retiniana temporal através da mácula é visualizada no olho direito deste menino de 5 meses de idade com FEVR.

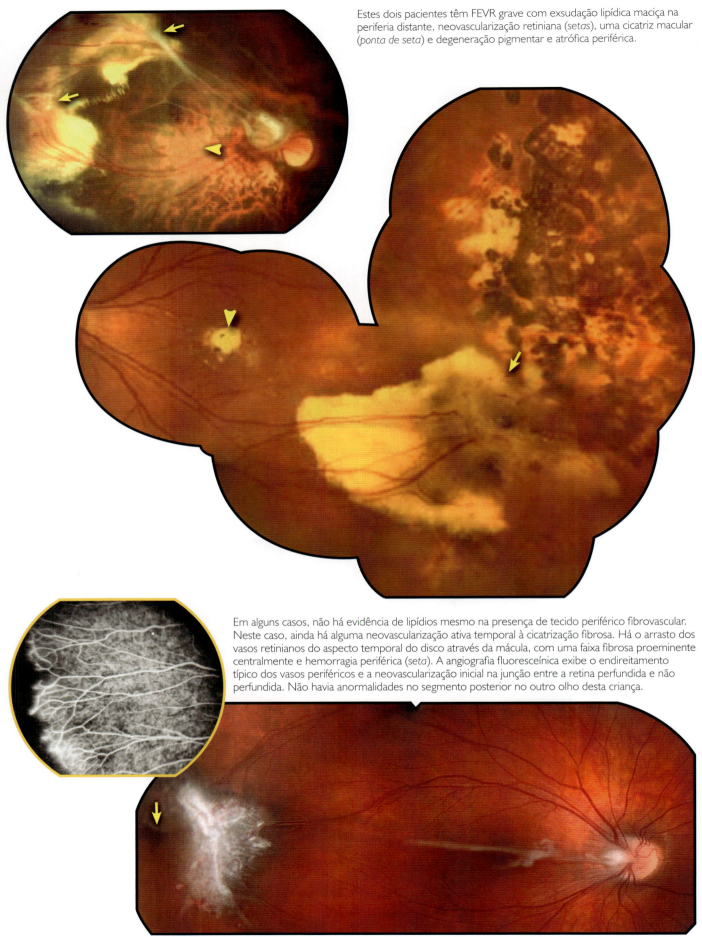

Estes dois pacientes têm FEVR grave com exsudação lipídica maciça na periferia distante, neovascularização retiniana (*setas*), uma cicatriz macular (*ponta de seta*) e degeneração pigmentar e atrófica periférica.

Em alguns casos, não há evidência de lipídios mesmo na presença de tecido periférico fibrovascular. Neste caso, ainda há alguma neovascularização ativa temporal à cicatrização fibrosa. Há o arrasto dos vasos retinianos do aspecto temporal do disco através da mácula, com uma faixa fibrosa proeminente centralmente e hemorragia periférica (*seta*). A angiografia fluoresceínica exibe o endireitamento típico dos vasos periféricos e a neovascularização inicial na junção entre a retina perfundida e não perfundida. Não havia anormalidades no segmento posterior no outro olho desta criança.

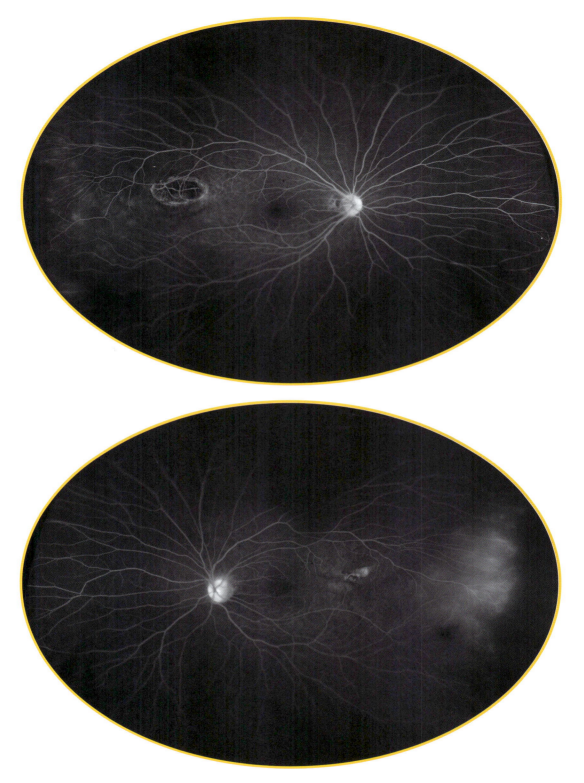

Angiografia fluoresceínica de grande angular de uma menina de 14 anos de idade diagnosticada com FEVR mostrando isquemia retiniana periférica e vazamento.

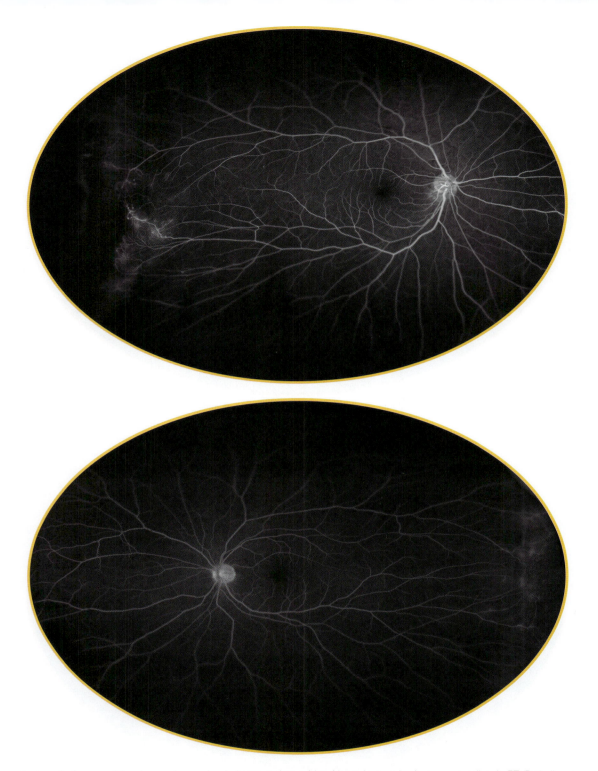

Angiografia fluoresceínica de grande angular do irmão assintomático (da paciente acima) com anomalias de FEVR similares.

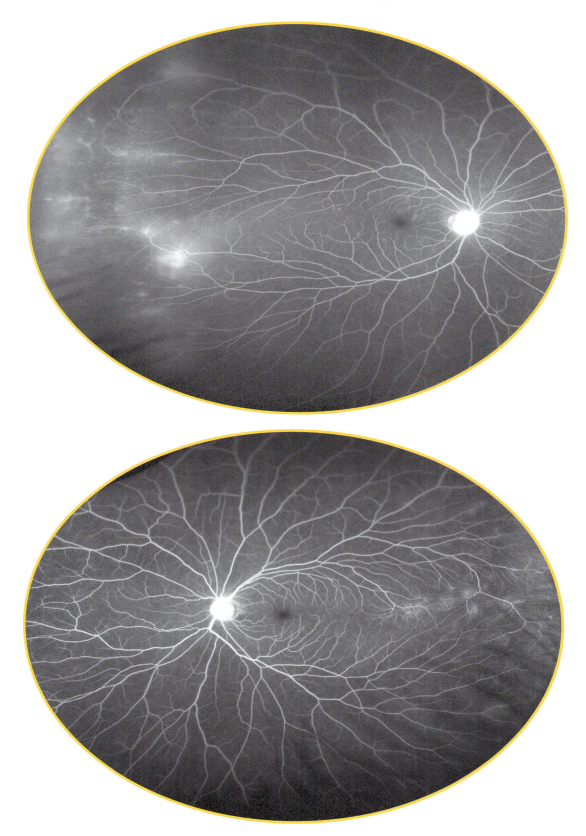

Angiografia fluoresceínica de grande angular da mãe dos pacientes acima com achados coerentes com FEVR.

# FEVR com Gene de Norrie

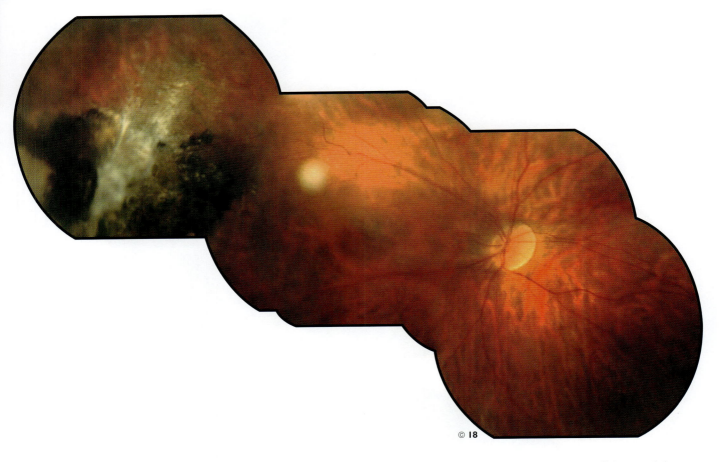

Alguns pacientes com FEVR carregam o gene de Norrie. Este paciente se apresentou originalmente com um descolamento periférico exsudativo extenso, que foi tratado com terapia de ablação. Agora a retina está presa com hiperplasia epitelial pigmentar circundando alterações fibróticas. Não existe um fenótipo de assinatura do gene de Norrie.

# Incontinência Pigmentar

A incontinência pigmentar (IP) é uma displasia ectodérmica generalizada rara, dominante e ligada ao X que afeta pele, SNC, olhos e dentes. Ela resulta de uma mutação no gene NEMO, que é necessário para o funcionamento correto do fator nuclear kappa-beta. Esta mutação é quase uniformemente fatal nos homens. A doença tem achados cutâneos característicos, começando no nascimento. Em pelo menos 30% dos casos há envolvimento ocular. As manifestações oculares mais graves ocorrem em consequência de isquemia retiniana, que pode evoluir para neovascularização, fibrose e descolamento retiniano por tração em até 20% dos pacientes. Os achados retinianos periféricos podem parecer com os da ROP, com grandes áreas de retina avascular. Outras anomalias oculares incluem nistagmo, estrabismo, miopia, catarata, manchas difusas da retina e do epitélio pigmentar retiniano (EPR), além de atrofia óptica. Alopecia, hipoplasia dentária, paralisia espástica e retardamento mental podem complicar 30% dos casos.

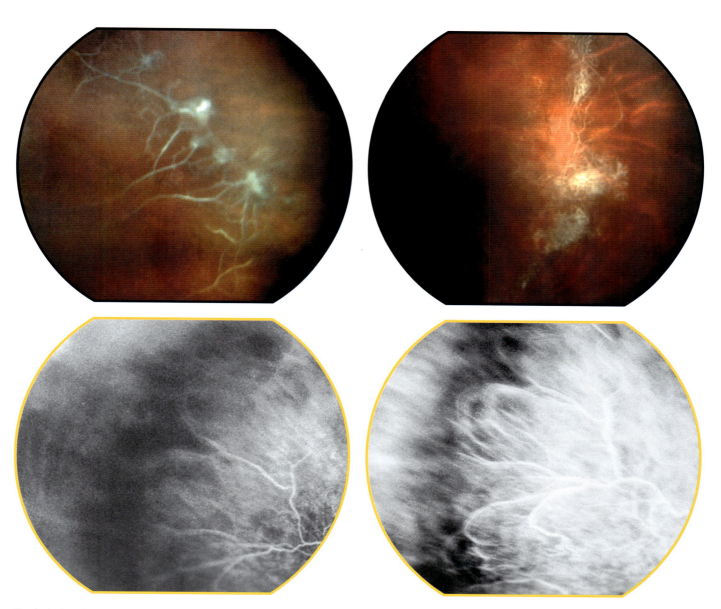

O principal problema ocular na incontinência pigmentar envolve a retina. Pode haver isquemia periférica, como é possível observar neste paciente, e neovascularização. A angiografia fluoresceínica exibe capilares apagados na periferia distante. As imagens coloridas demonstram neovascularização pré-retiniana tortuosa e fibrótica.

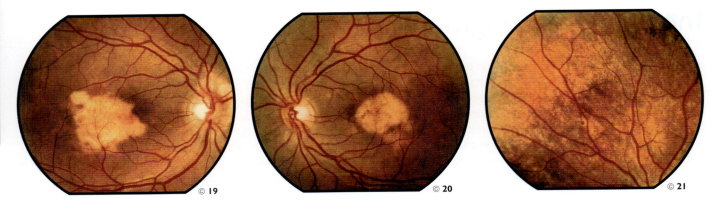

A pigmentação granular do epitélio pigmentar retiniano foi descrita nos pacientes com incontinência pigmentar, e a atrofia epitelial pigmentar placoide foi relatada em um caso de incontinência pigmentar, como se pode ver acima.

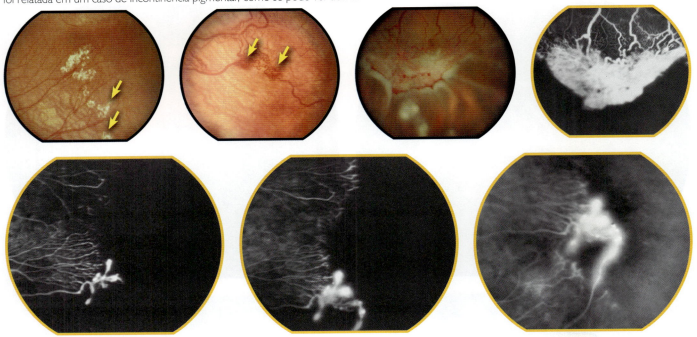

Estes pacientes com IP têm isquemia retiniana periférica e neovascularização (setas). A neovascularização extensa é evidente neste paciente com IP, na junção entre a retina perfundida e não perfundida no fundo periférico (ver angiografia fluoresceínica). A coloração tardia também pode ser visualizada. Repare no endireitamento da vasculatura periférica e na proeminência do leito capilar. A vitreorretinopatia exsudativa familiar pode ser indistinguível dessas alterações angiográficas.

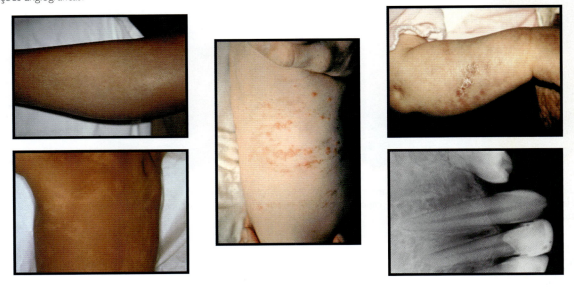

Estes pacientes com IP têm hipopigmentação irregular, lesões cutâneas eritematosas bolhosas e hipoplasia dentária.

# Doença de Norrie

A doença de Norrie é um transtorno recessivo ligado ao X, ocasionado pela mutação no gene NDP em Xp11.4, que leva ao mau desenvolvimento e vascularização da retina. Os homens afetados geralmente apresentam leucocoria e perda de visão bilateral grave na infância. O exame fundoscópico pode revelar um descolamento total ou subtotal da retina, frequentemente com retina avascular desorganizada, chamada às vezes de "pseudoglioma." A vasculatura fetal persistente e a hemorragia vítrea também podem estar presentes. As manifestações do segmento anterior incluem atrofia, pressões intraoculares elevadas e opacidades corneanas. As manifestações sistêmicas incluem perda auditiva neurossensorial progressiva em quase todos os indivíduos afetados e atraso no desenvolvimento em 30% a 50% dos indivíduos afetados. O portador do sexo feminino também pode demonstrar anomalias retinianas ou perda auditiva leve. Uma mutação menos grave no NDP levando a níveis mais baixos do produto gênico está implicada na FEVR recessiva ligada ao X. Alguns autores relataram sucesso no tratamento dos pacientes que se apresentam sem descolamento retiniano total com a fotocoagulação retiniana profilática para prevenir mais perda de visão devido ao descolamento retiniano.

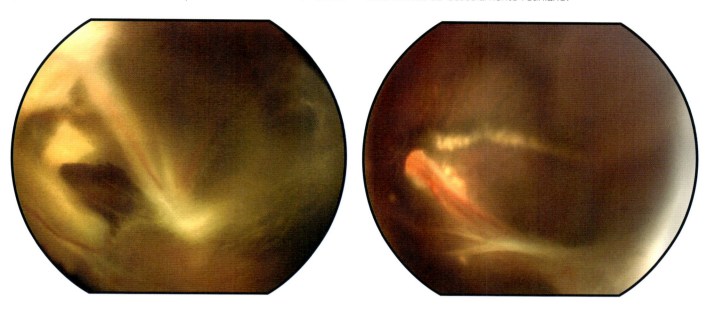

Nestes pacientes com doença de Norrie há displasia extensa da retina. O descolamento retiniano, a tração fibrosa e a desorganização geral do fundo posterior são vistos em cada paciente.

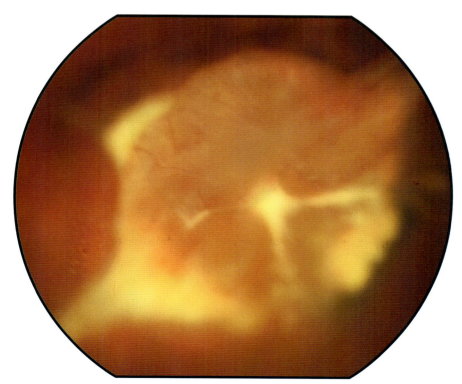

Esta montagem de um paciente com doença de Norrie exibe a desorganização intensa da retina com um descolamento de formato irregular, exsudação lipídica e proliferação fibrovascular.
*Cortesia do Dr. Mark Walsh*

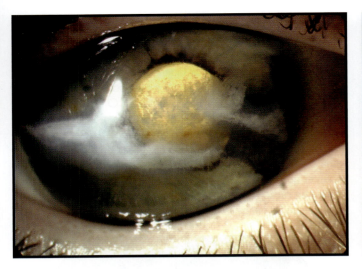 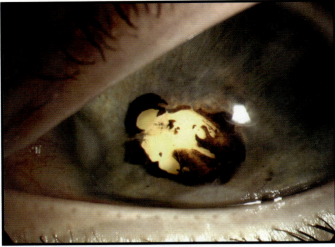

Os pacientes com doença de Norrie podem apresentar leucocoria. Repare no leucoma corneano, na catarata madura no cristalino e na proliferação epitelial pigmentar nas margens da pupila. *Cortesia do Dr. Anthony Moore*

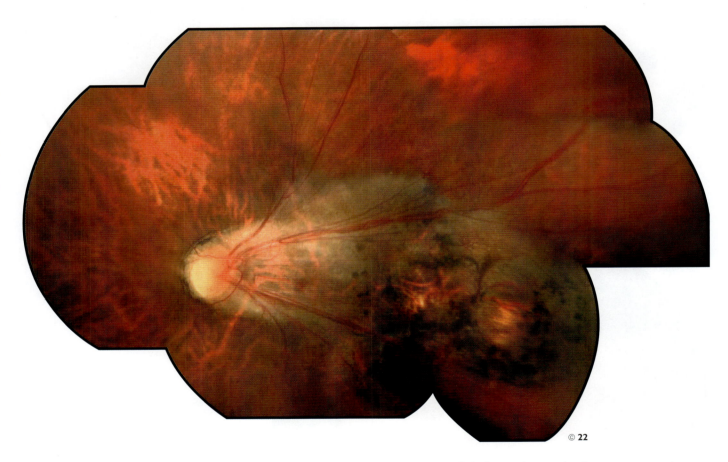

Esta paciente é portadora da doença de Norrie. Ela tem um fundo desorganizado que aparece limitado ao polo posterior. Repare no arrasto dos vasos sanguíneos, na proliferação fibrosa, atrofia e hiperplasia epitelial pigmentar.

# Distrofia Muscular Facioescapuloumeral

A distrofia muscular facioescapuloumeral (FSHD) é o terceiro tipo mais comum de distrofia muscular, após a distrofia de Duchenne e a distrofia muscular miotônica, sendo caracterizada por uma mutação no cromossomo 4q35. É uma doença autossômica dominante em 70% a 90% dos pacientes e esporádica nos demais pacientes. As características clínicas desta condição variam de miopatia minimamente detectável à incapacitação grave. Há um padrão característico de fraqueza que afeta predominantemente os músculos da face e ombros, e mais tarde desce, envolvendo o abdome e as pernas. Os sintomas se manifestam dos dez anos ao início da vida adulta, evoluindo aos poucos. Uma variante da doença de Coats com telangiectasia retiniana e exsudação é um achado ocular comum, afetando 49% a 75% dos pacientes. Esses achados geralmente são bilaterais e não estão associados a alterações visuais significativas; no entanto, a FSHD raramente se apresenta com menor acuidade visual, isquemia vascular retiniana periférica, retinopatia proliferativa e até mesmo glaucoma neovascular.

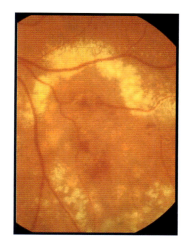
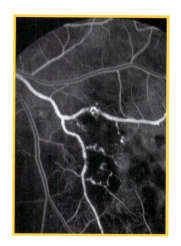

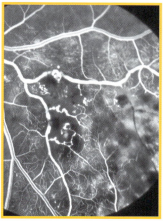
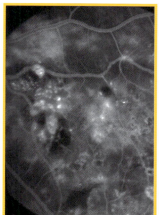
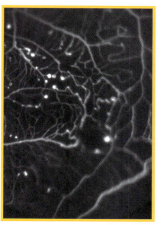
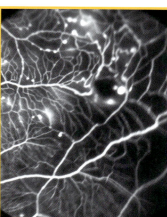

Este paciente tem distrofia muscular facioescapuloumeral com uma resposta tipo Coats na retina. Repare na deposição lipídica circundando as anomalias retinianas, que incluem telangiectasia, várias alterações aneurismáticas, isquemia e vazamento.

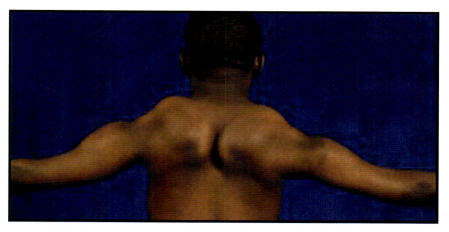

Repare na escápula "alada" secundária à atrofia dos músculos dos ombros neste paciente com FSHD.
*Cortesia do Dr. Alan Bird*

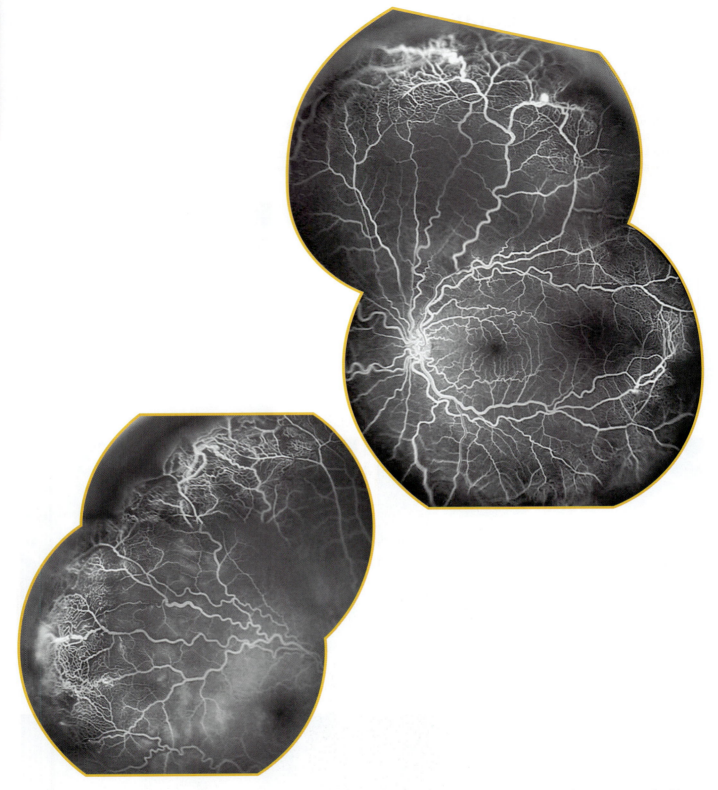

A angiografia fluoresceínica neste paciente mostra isquemia periférica e neovascularização. Na interface entre a retina perfundida e não perfundida, há vasos dilatados e apinhamento da vasculatura periférica. Embora o polo posterior no olho esquerdo não tenha revelado nada, a periferia indicou a presença de anomalias vasculares retinianas associadas. Este caso é classificado como distrofia muscular facioescapuloumeral infantil, com uma mutação genética no 4q35.

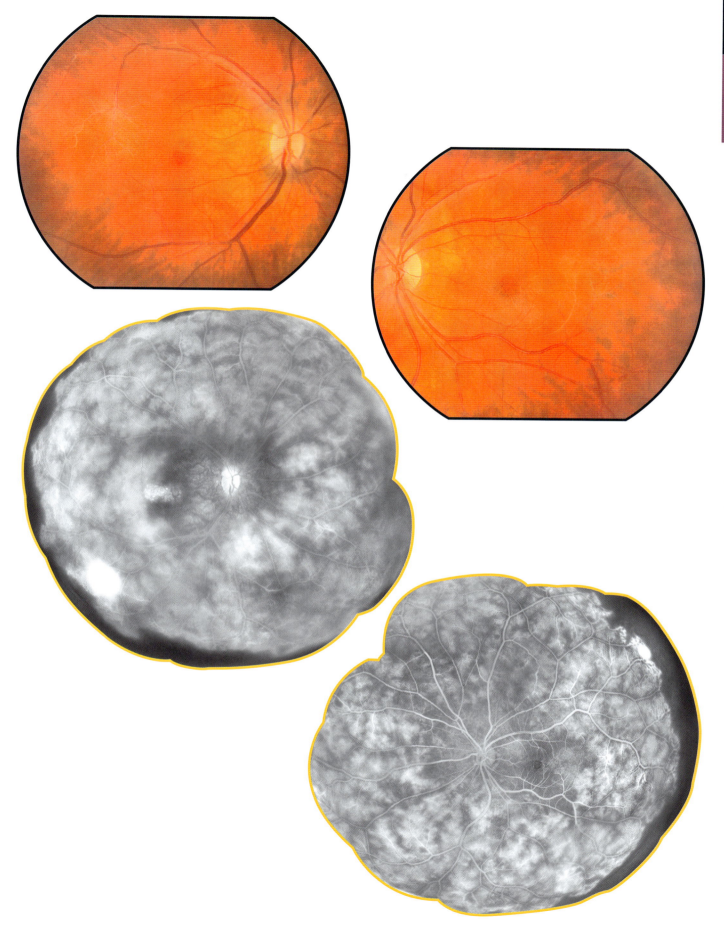

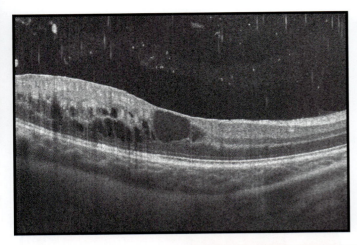
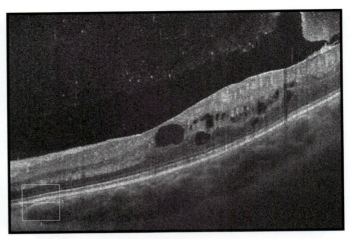
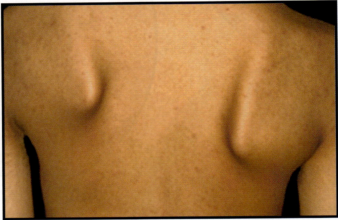

Este menino de 13 anos de idade tem FSHD. O exame do segmento anterior tinha neovascularização significativa da íris. As fotos coloridas do fundo exibem embainhamento vascular e um reflexo foveal embotado. A montagem do angiografia fluoresceínica exibe vazamento vascular difuso, isquemia retiniana periférica e neovascularização em cada olho. Há um edema vascular bilateral na SD-OCT. O exame físico revelou escápula alada. *Imagens cortesia de Sara J. Haug MD, PhD e H. Richard McDonald, MD*

# Síndrome de Parry-Rhomberg

A síndrome de Parry-Rhomberg é um transtorno craniofacial raro caracterizado por atrofia unilateral lentamente progressiva envolvendo os tecidos moles da metade da face. O início da doença normalmente é nos anos da pré-adolescência, com progressão por 2 a 10 anos, seguida, em geral, por estabilização. As alterações faciais muitas vezes iniciam com os tecidos acima da maxila superior ou entre o nariz e o lábio, progredindo e envolvendo o ângulo da boca, áreas em volta dos olhos e sobrancelhas, além da orelha e do pescoço. Os achados dermatológicos incluem vitiligo, poliose, alopecia e áreas de hiperpigmentação. Também há uma associação com uma forma localizada, linear, de esclerodermia que afeta a fronte, conhecida como *en coup de sabre*. Os pacientes sofrem frequentemente anomalias neurológicas, incluindo cefaleias prolongadas, neuralgia trigeminal, epilepsia contralateral e hemiatrofia do cérebro. Os achados oculares incluem perturbações de motilidade, anomalias palpebrais, obstruções da drenagem lacrimal, heterocromia da íris, síndrome de Horner e alterações pigmentares do fundo, mas a maioria dos pacientes não sofre perda de visão. Quando esta ocorre, pode estar relacionada com anomalias de fundo de olho que incluem neurorretinopatia ipsilateral com exsudação macular e peripapilar ou alterações vasculares retinianas com telangiectasia, isquemia, neovascularização e descolamento retiniano exsudativo.

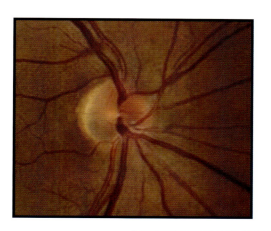
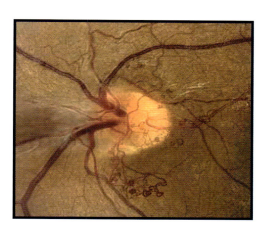
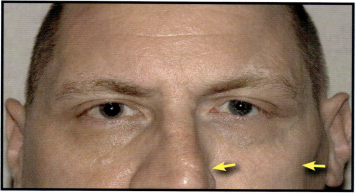
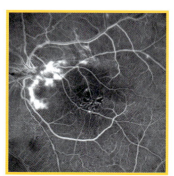
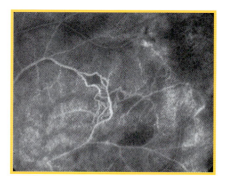

Este paciente com síndrome de Parry-Rhomberg tem hemiatrofia facial (*setas*). O olho esquerdo revela proliferação de vasos sanguíneos no disco. O olho direito dilatou normalmente, enquanto o olho ipsilateral é relativamente miótico devido à atrofia do músculo dilatador. A pupila pode ser farmacologicamente não reativa devido à atrofia do esfíncter ou do músculo dilatador neste transtorno. Além disso, a íris é de cor castanha no olho direito e azul no olho esquerdo. A angiografia fluoresceínica do olho esquerdo demonstra neovascularização no disco, como se pode ver na foto inferior esquerda e isquemia na periferia, como se pode observar na imagem à direita. A vasculatura retiniana no olho direito estava normal. *Cortesia do Dr. Jose Pulido*

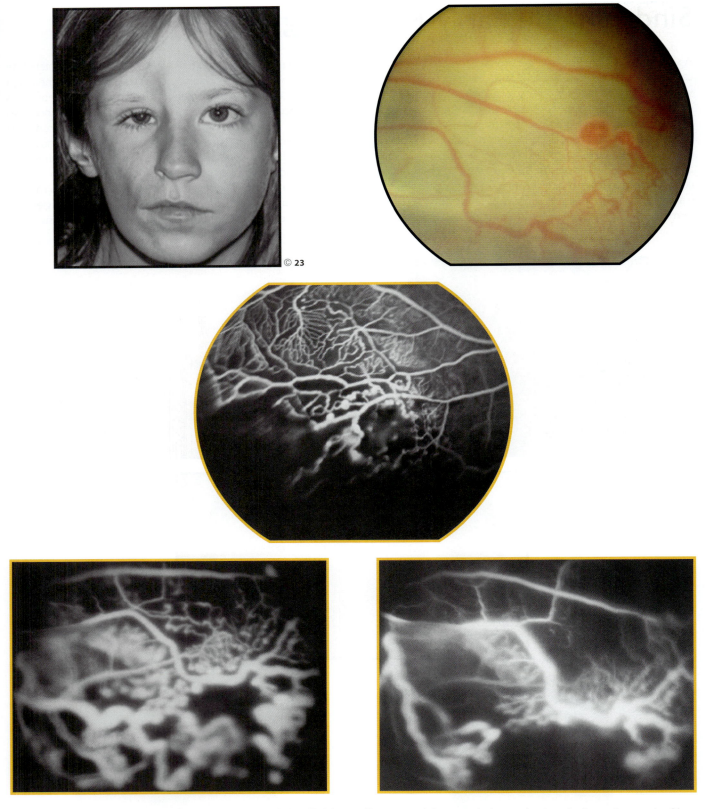

Este paciente com síndrome de Parry-Rhomberg tem atrofia hemifacial e manifestações retinianas que incluem telangiectasia, formação aneurismática, exsudação lipídica maciça, isquemia e vazamento. Isto é indistinguível da telangiectasia unilateral congênita vista na doença de Coats.

# SÍNDROME DE PARRY-RHOMBERG

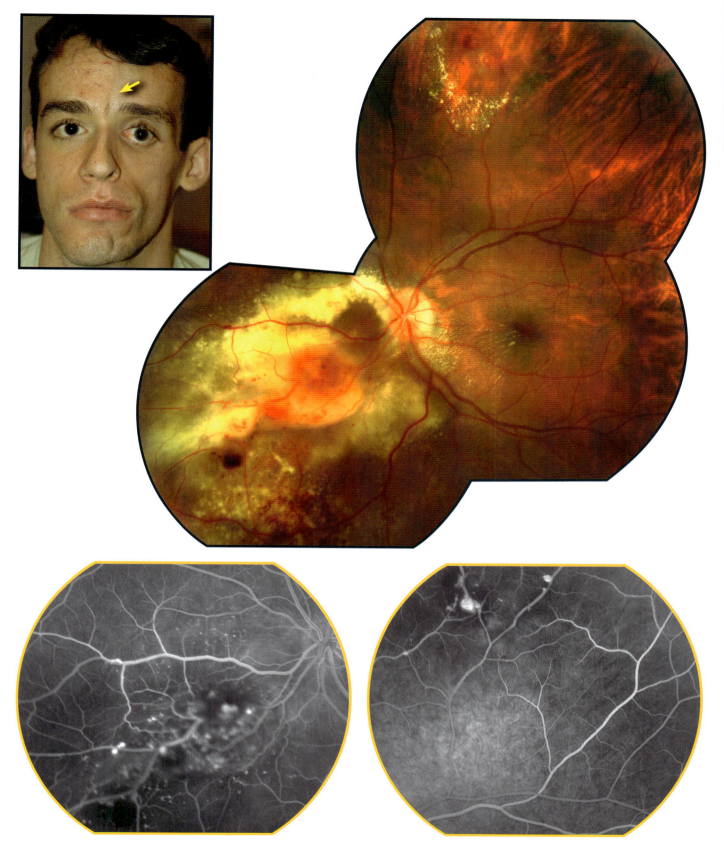

Este paciente com síndrome de Parry-Rhomberg também tem esclerodermia linear confirmada por uma biópsia da atrofia hemifacial. Repare na fenda na fronte (*seta*). Isto é conhecido como *en coup de sabre*. As manifestações no fundo do olho esquerdo são parecidas com as da doença de Coats com aneurismas, telangiectasia, vazamento lipídico intenso e isquemia. *Cortesia do Dr. John J. Huang*

# Distrofia Muscular de Duchenne

A distrofia muscular de Duchenne é um transtorno recessivo ligado ao X causado por uma mutação no gene da distrofina localizado no cromossomo Xp21.2. Ela é caracterizada por distrofia muscular proximal progressiva com pseudo-hipertrofia das panturrilhas e envolvimento do miocárdio. No entanto, os músculos bulbares são poupados. São observados altos níveis plasmáticos de creatina cinase, além de alterações miopáticas na eletromiografia, degeneração das miofibras com fibrose e infiltração gordurosa na biópsia muscular. Os pacientes começam a exibir sintomas antes dos 3 anos de idade e frequentemente são transportados em cadeiras de rodas por volta dos 12 anos de idade, com a morte ocorrendo aproximadamente aos 20 anos. Também sabemos que os produtos do gene da distrofina estão localizados na retina, especificamente no terminal dos fotorreceptores pré-sinápticos. Sua função não está completamente clara, mas muitos pacientes de Duchenne têm déficits sutis de cores vermelho-verde, e o ERG pode exibir um padrão eletronegativo com perda de onda b e maiores tempos implícitos. Os pacientes tendem a ter acuidade visual normal e um exame fundoscópico relativamente normal, com algum aumento na pigmentação macular. Raramente, nos pacientes de Duchenne que também têm cardiomiopatia grave, há retinopatia proliferativa maciça levando a perda rápida e grave da visão, presumivelmente devido a uma resposta do fator de crescimento vasoendotelial. A pan-fotocoagulação retiniana pode ser benéfica.

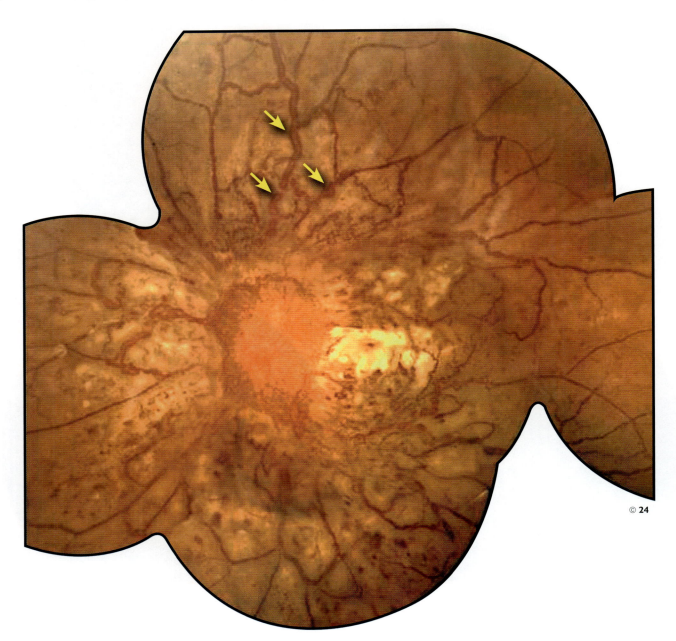

Este paciente tem distrofia muscular de Duchenne com uma anomalia proliferativa vascular retiniana rara, porém conhecida. Há neovascularização intersa no disco; infarto macular e oclusão dos vasos retinianos ciliares; além de anomalias vasculares retinianas generalizadas, incluindo *beading* venoso e tortuosidade venosa. Algumas vênulas grandes parecem ter dilatações aneurismáticas, *beading* ou configuração em salsicha (*setas*).

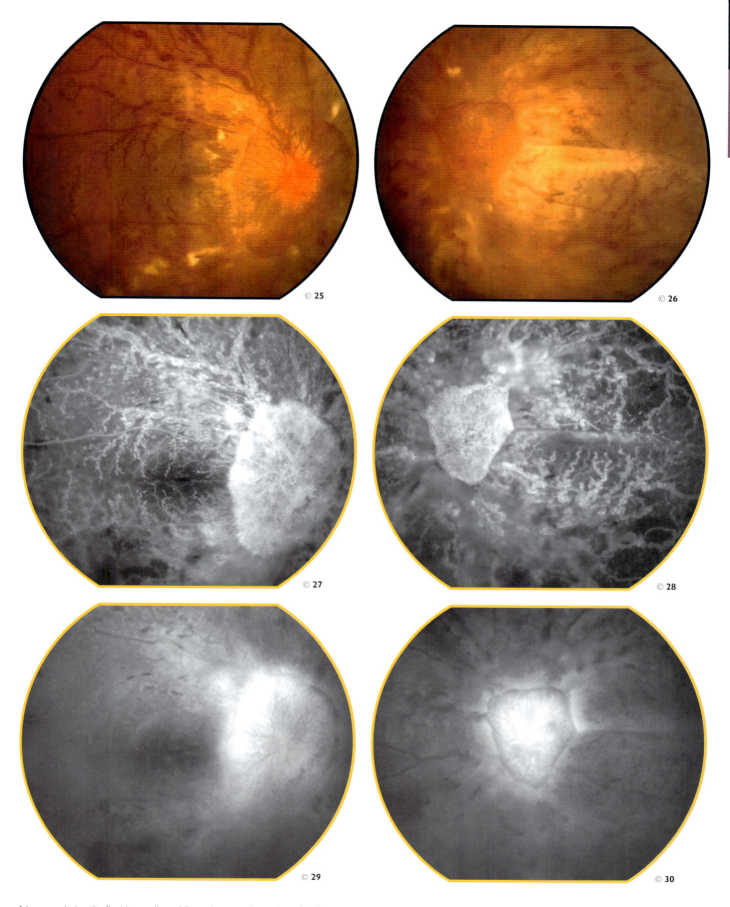

Neovascularização florida no disco, bilateralmente. As angiografias fluoresceínicas em fase média e tardia exibem neovascularização grave do disco, bilateralmente, com vazamento tardio. Também há efeitos vasculares retinianos proeminentes, incluindo telangiectasia, *beading* venoso grave e isquemia. Esse efeito do fator de crescimento vasoendotelial se deve a hipoperfusão cardíaca, ausência de um efeito antivasogênico da distrofina e anemia.

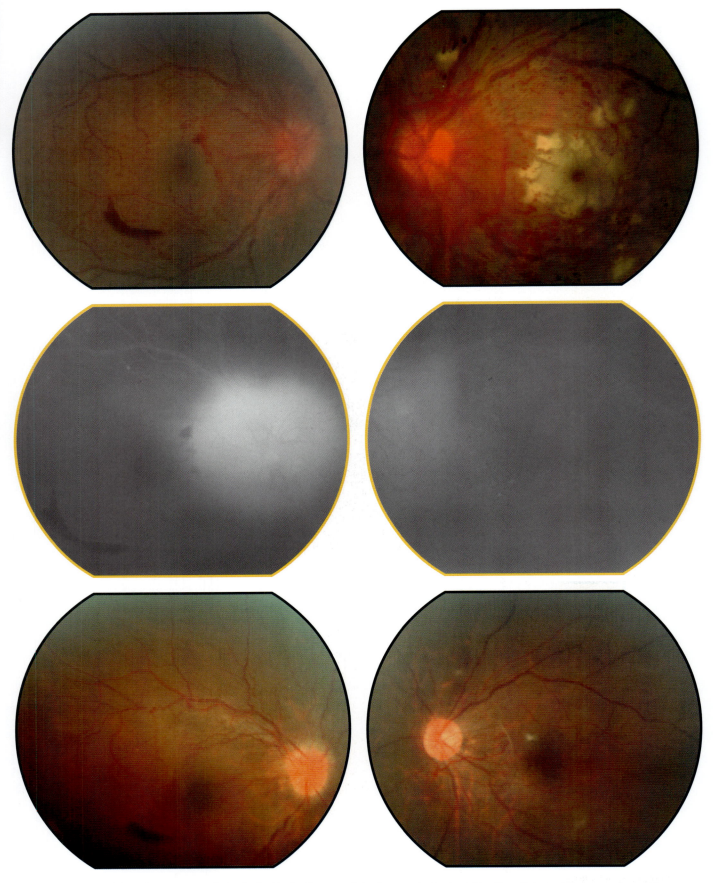

Estas fotografias coloridas exibem neovascularização florida do disco nos dois olhos e oclusão da artéria ciliorretiniana e infarto macular no olho esquerdo deste paciente com DMD. A angiografia fluoresceínica em fase tardia exibe vazamento tardio da neovascularização. Duas semanas após o tratamento com pan-fotocoagulação retiniana e injeção de anti-VEGF, o paciente demonstrou melhoria acentuada (*última linha*). *Fotos cortesia de Yannek I. Leiderman, MD, PhD e Ivana Kim, MD*

# Disceratose Congênita

A disceratose congênita (DKC) geralmente é um transtorno recessivo ligado ao X causado por uma mutação na discerina, uma proteína importante na manutenção do telômero. Os tecidos com altas taxas de renovação são mais afetados. Os pacientes têm várias anomalias cutâneas, incluindo um padrão manchado ou reticulado na pele e anomalias das unhas, como cristas e fissuras, além de leucoplaquia da língua. Os pacientes também podem ter uma vasculopatia retiniana associada a telangiectasia, aneurismas, vazamento, isquemia periférica e neovascularização.

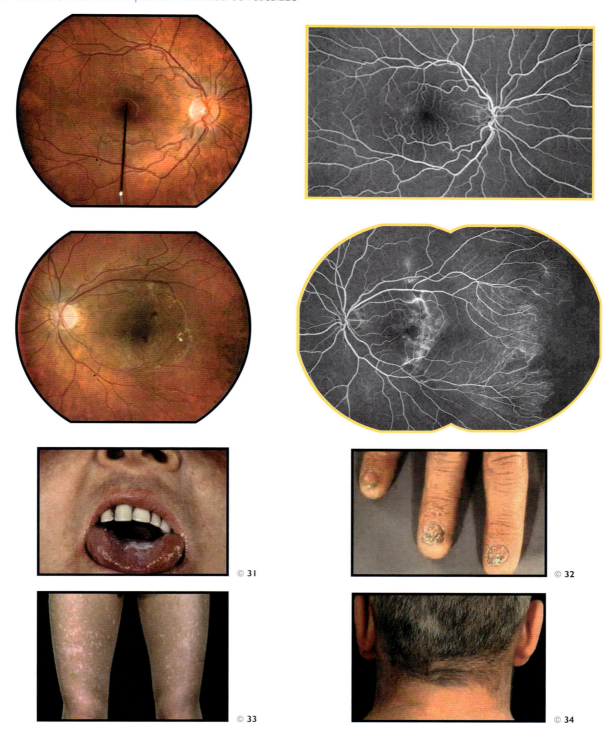

Este paciente com disceratose congênita tem telangiectasia macular e isquemia retiniana periférica. Repare na angiografia fluoresceínica do olho esquerdo na região macular, exibindo aneurismas dilatados, capilares, isquemia e vazamento (*segunda linha*). A periferia do olho esquerdo exibe isquemia e não perfusão. Alterações similares estão presentes no olho direito (*primeira linha*), porém muito mais brandas. O paciente tem pancitopenia, múltiplas malignidades. Há vários achados cutâneos, capilares e das unhas, envelhecimento prematuro dos pelos e perda capilar precoce. As anomalias sanguíneas podem contribuir para algumas das alterações vasculares retinianas. *Segunda linha, imagem da direita, cortesia do Dr. R. Mark Hatfield*

# Síndrome de Cohen

A síndrome de Cohen é um raro transtorno autossômico recessivo, com expressão variável causada por uma mutação no gene COH1 em 8q22. Este transtorno é caracterizado por retardamento mental, microcefalia, dismorfismo craniofacial, neutropenia benigna e hipotonia muscular. A obesidade do tronco e as anomalias esqueléticas também são características, incluindo braços e pernas esbeltos, mãos e pés estreitos, com dedos esbeltos. Os sintomas visuais incluem nictalopia e/ou hemeralopia e acuidade visual progressivamente menor. A maioria dos pacientes vai manifestar uma retinopatia pigmentar progressiva, começando frequentemente antes dos cinco anos de idade com uma maculopatia em "olho de boi" que evolui e envolve o fundo de olho inteiro. Outros achados oculares também podem incluir miopia, nistagmo, estrabismo, microftalmia, atrofia óptica e coloboma da íris/retina, bem como anomalias vasculares retinianas.

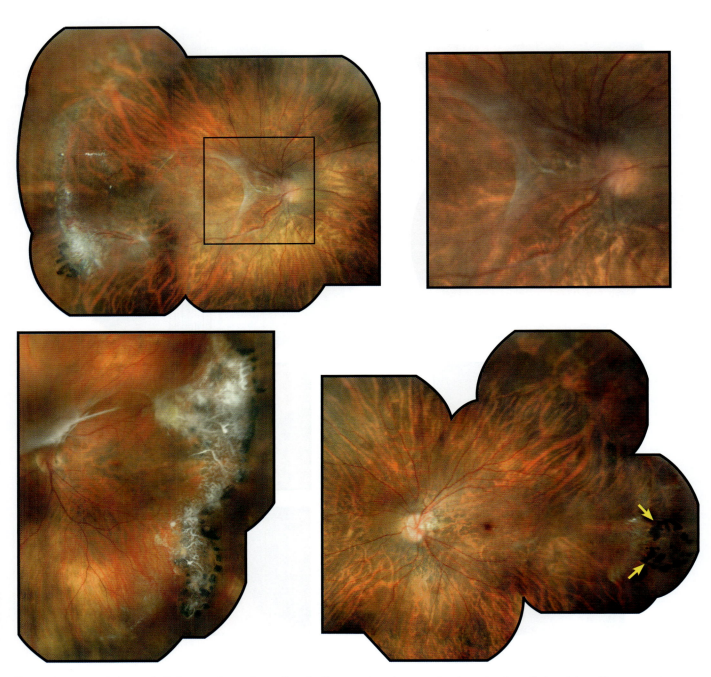

Este paciente com síndrome de Cohen tem isquemia, proliferação fibrovascular e degeneração pigmentar da periferia retiniana. Fibrose macular pré-retiniana com tração vitrorretiniana e descolamento superficial do polo posterior do olho direito também são observados. O olho esquerdo tem degeneração em lattice e rupturas retinianas. Há fotocoagulação a laser de um dos buracos de alto risco temporalmente no olho esquerdo (setas).

# DISTROFIAS MACULARES

As distrofias hereditárias no fundo podem incluir apenas a mácula ou o polo posterior e a periferia com envolvimento macular mais significativo. As distrofias maculares são bilaterais e simétricas, com uma etiologia genética subjacente e tipicamente com transmissão hereditária.

## Doença de Stargardt (Distrofia Macular de Stargardt, *Fundus Flavimaculatus*)

A doença de Stargardt é a distrofia macular hereditária mais comum. Ela é caracterizada por atrofia macular bilateral em um padrão "olho de boi" ou geográfico, frequentemente com um brilho de "bronze batido" ou metálico. Os flocos amarelados pisciformes ou tri-irradiados podem estar presentes no polo posterior, com preservação relativa da área peripapilar. A presença de flocos periféricos é conhecida como *fundus flavimaculatus*, uma variante clínica da doença de Stargardt com um perfil genético idêntico. A doença de Stargardt é principalmente herdada como traço autossômico recessivo, ocasionada pela mutação no gene ABCA4 no cromossomo 1p21-p13 (STGD1). Três outras localizações autossômicas dominantes foram mapeadas nos cromossomos 13q (STGD2) e 6q14 (STGD3), em que o gene causador é o ELOVL4, e 4p (STGD4). A genética da doença de Stargardt é extremamente heterogênica, e foram descritas centenas de sequências causadoras de doença apenas dentro do ABCA4. Provavelmente isso contribui para a ampla variabilidade na gravidade da doença clínica e sua apresentação. As mutações pontuais afetando um alelo foram associadas à degeneração macular relacionada à idade, enquanto grandes mutações de matriz de leitura afetando ambos os alelos foram associadas à distrofia de cones e bastonetes, uma variante muito mais grave da doença. Muitas vezes os pacientes apresentam perda visual central na adolescência, mas podem apresentá-la muito mais tarde, com um prognóstico visual melhor. A autofluorescência do fundo revela a hiperfluorescência dos *flecks*. Uma região peripapilar em forma de anel, com autofluorescência de aparência normal, foi descrita em todos os estágios da doença de Stargardt e pode ajudar no reconhecimento desta entidade. Uma coroide "escura" ou "silenciosa" pode ser vista com a angiografia fluoresceínica em 70% dos casos, um fenômeno causado pelo acúmulo difuso de lipofuscina.

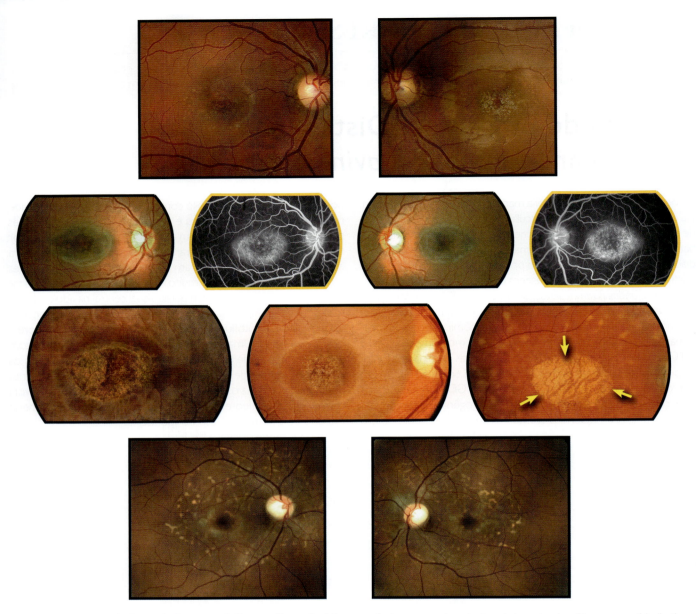

Pacientes com doença de Stargardt. Repare no brilho metálico polimórfico na mácula, que geralmente é oval circundando a fóvea, o que é indicativo de atrofia. Uma angiografia fluoresceínica nos estágios iniciais da doença vai exibir uma "coroide escura", em que há acúmulo de lipofuscina no epitélio pigmentar que bloqueia a fluorescência coroidiana. No final das contas, vai se desenvolver uma atrofia mais grave na mácula central, como podemos ver na terceira linha (*setas*). Alguns pacientes com doença de Stargardt demonstram *flecks* na região paramacular, ao longo das arcadas e no fundo periférico proximal, o que se pode ver mais claramente nas duas fotografias inferiores. *Terceira linha, primeira e última imagens, cortesia dos Drs. Ron Carr e Ken Noble*

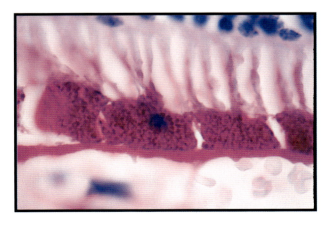

A histopatologia de um paciente com doença de Stargardt revela acúmulo de lipofuscina no epitélio pigmentar.

# O Espectro da Doença de Stargardt

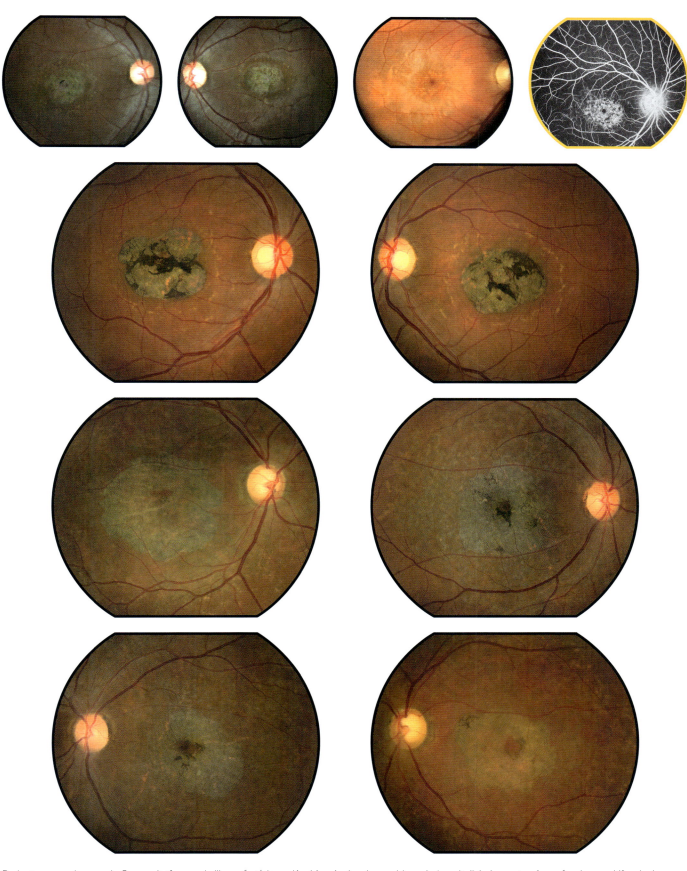

Pacientes com doença de Stargardt têm um brilho refratário variável à mácula, alguma hiperplasia epitelial pigmentar, áreas focais e multifocais de atrofia, além de *flecks* no fundo. *Figura no alto à esquerda, cortesia de Daniela C. Ferrara, MD, PhD*

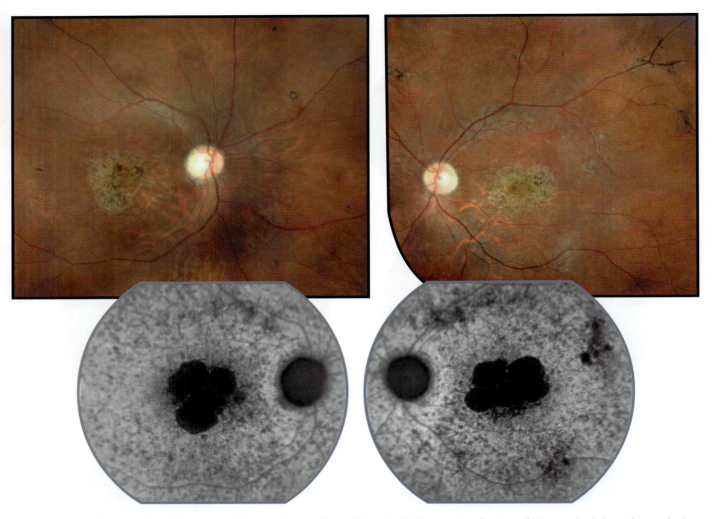

Este paciente tem doença de Stargardt, mas também tem alteração hiperplásica epitelial pigmentar no fundo periférico proximal. A autofluorescência do fundo exibe atrofia na mácula (hipoautofluorescência) e uma área granular no polo posterior que corresponde a outras áreas multifocais de atrofia menos grave.

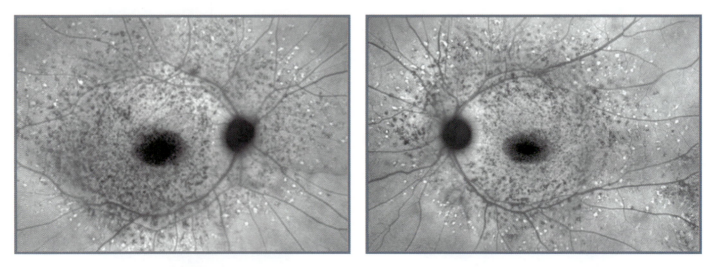

Este paciente tem doença de Stargardt com *fundus flavimaculatus*. Existem muitos *flecks* na região paramacular e no fundo periférico proximal. Os *flecks* atróficos são hipoautofluorescentes. Os *flecks* mais recentes são hiperautofluorescentes, assim como as células em risco de ficarem atróficas. Sempre há atrofia na mácula e preservação relativa da área peripapilar na apresentação típica da doença de Stargardt. *Cortesia de Daniela C. Ferrara, MD, PhD*

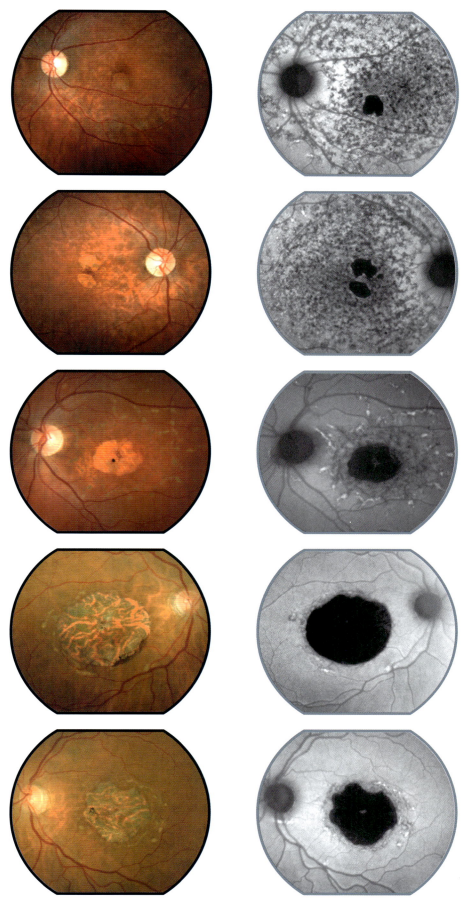

Estes pacientes com doença de Stargardt têm um grau de atrofia variável e deposição de *flecks*. Também há bilateralidade e algum grau de simetria, mas não exatamente idênticos em relação à atrofia macular.

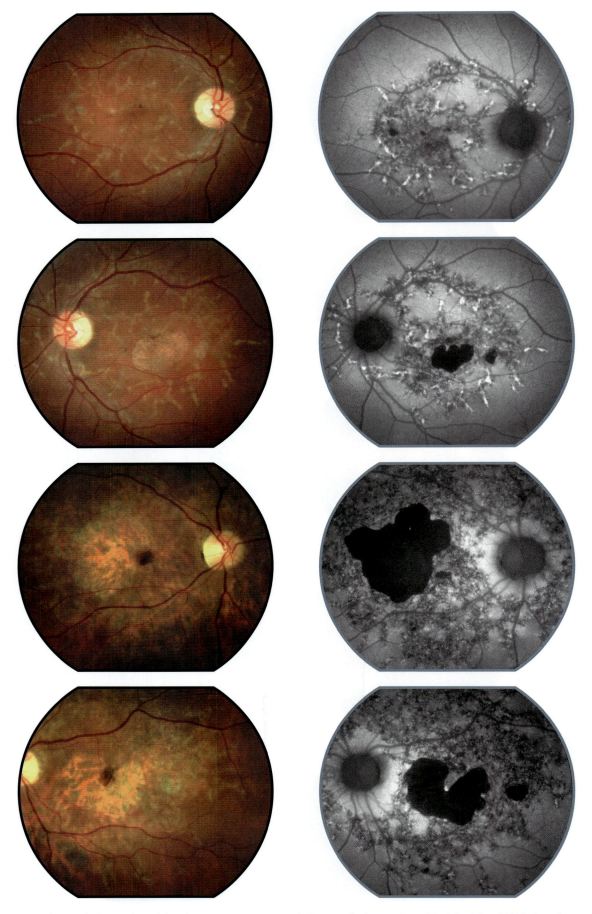

Estes pacientes com doença de Stargardt também demonstram o espectro de lesões e *flecks* maculares. Também há variabilidade na forma da atrofia macular em cada olho de um determinado paciente. Repare na preservação do epitélio pigmentar em volta do disco e no envolvimento da fóvea.

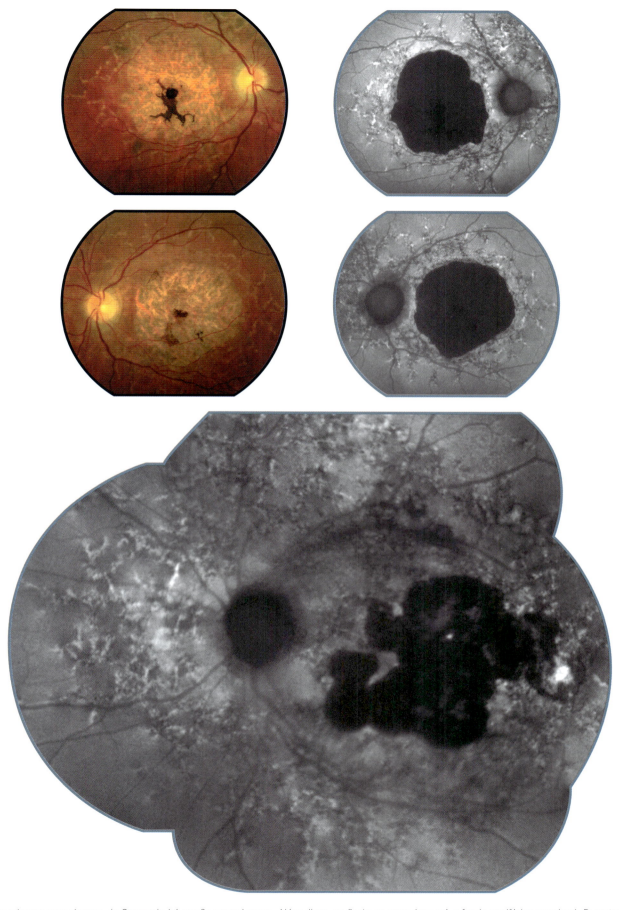

Nestes pacientes com doença de Stargardt, há atrofia central grave. Além disso, os *flecks* se estendem até o fundo periférico proximal. *Duas imagens superiores, cortesia de Daniela C. Ferrara, MD, PhD*

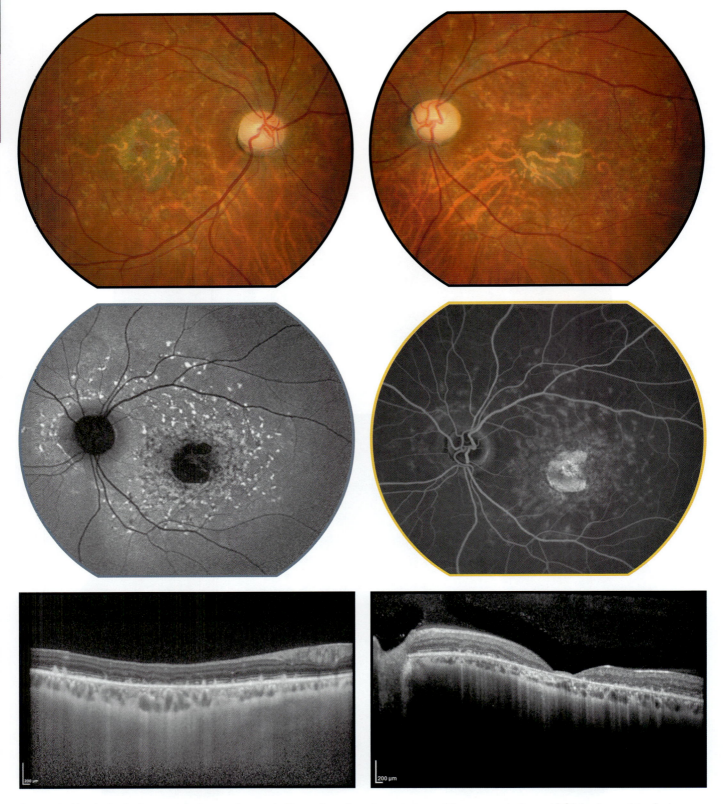

Fotos coloridas do fundo de um paciente com doença de Stargardt confirmada por teste genético para mutação no ABCA4 exibem vários *flecks* pisciformes com preservação peripapilar e atrofia geográfica na mácula central dos dois olhos. A autofluorescência do fundo e a angiografia fluoresceínica realçam essas alterações e também mostram uma coroide escura. A atrofia retiniana externa e os *flecks* hiper-refletivos são realçados pela SD-OCT.

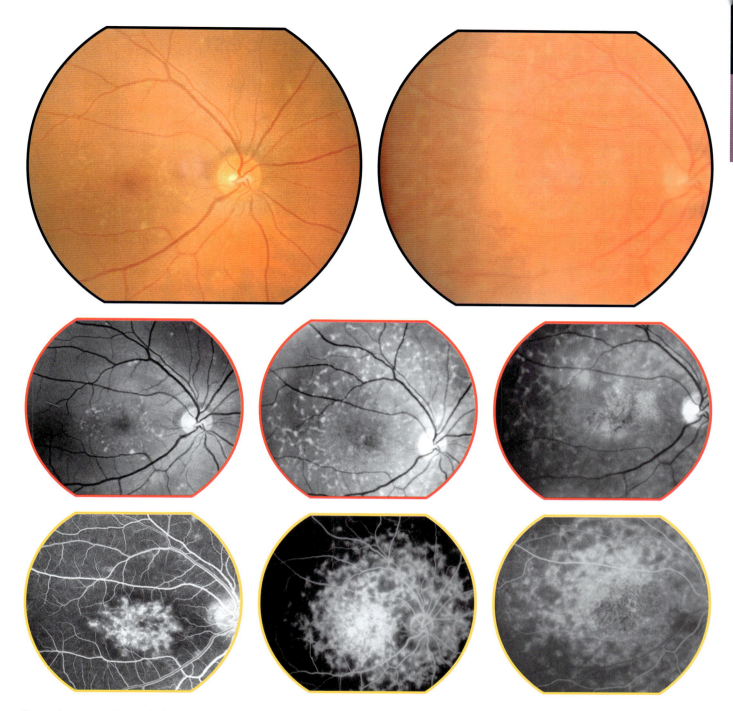

Este paciente com doença de Stargardt foi acompanhado por várias décadas. As fotografias coloridas do fundo exibem um aumento de depósitos amarelos e atrofia central de 1980 (*alto à esquerda*) a 2003 (*alto à direita*). As fotografias em *red-free* tiradas em 1980 (*segunda linha, esquerda*), 1993 (*segunda linha, centro*) e 2003 (*segunda linha, direita*) realçam essas mudanças. A angiografia fluoresceínica exibe progressão da atrofia macular de 1980 (*inferior à esquerda*) e 2003 (*inferior à direita*). Imagens cortesia de Eric Souied, MD

# Distrofia Macular Viteliforme de Best

A distrofia macular viteliforme (VMD) de Best, ou doença de Best, é um transtorno hereditário caracterizado pelo depósito variável de material amarelado, atribuído a lipofuscina no EPR e/ou espaço sub-retiniano da mácula. A maioria dos casos é herdada em um padrão autossômico dominante; no entanto, foram notificados casos atípicos no padrão autossômico recessivo. O defeito básico na doença de Best está relacionado com uma mutação no gene BEST1 (antes chamado VMD2) que codifica a bestrofina, uma proteína do canal de Cl sensível ao $Ca^{2+}$, situada na membrana basolateral das células do EPR. Embora praticamente todos os pacientes abriguem uma cópia anormal do BEST1, cerca de 100 mutações diferentes causadoras de doenças foram descritas com penetrância e expressividade variável. Portanto, a aparência fenotípica da doença de Best varia de acordo com cada indivíduo, às vezes dificultando o diagnóstico. Com frequência, os pacientes apresentam redução da acuidade visual; entretanto, a acuidade visual geralmente é melhor do que se poderia esperar em virtude da aparência do fundo de olho.

A doença de Best passa por cinco estágios característicos: pré-viteliforme, viteliforme, pseudo-hipópio, viteliruptivo e atrófico. No estágio pré-viteliforme, a mácula parece normal. O estágio viteliforme é caracterizado por um acúmulo de material amarelado em forma de abóbada na mácula central, simulando a aparência de uma gema de ovo. Essa lesão é hiperautofluorescente e exibe espessamento hiper-refletivo em forma de abóbada no nível do EPR e do espaço subneurossensorial com a OCT em domínio espectral, embora possa ser observado um descolamento epitelial pigmentar óbvio com fluido sub-retiniano. Em alguns pacientes, o material pode ter uma distribuição multifocal. O material amarelado pode precipitar inferiormente ou acumular em camadas, levando ao estágio de pseudo-hipópio. Ao longo dos anos, a lesão viteliforme se parte, dando a aparência de "ovo mexido", conhecida como estágio viteliruptivo. Por fim, o material dissipa e pode ocorrer manchas no EPR, com depósitos viteliformes isolados nas bordas da lesão macular, e uma área oval de atrofia do EPR acaba se desenvolvendo. Este é o estágio atrófico final da doença. A neovascularização coroidiana pode complicar em 2% a 9% dos casos, pode ocorrer em qualquer estágio da doença e, por fim, levar ao desenvolvimento de uma cicatriz disciforme fibrovascular. Um eletrocoagulograma excessivamente anormal, com uma relação de Arden próxima de 1,0, está sempre presente, independente da apresentação clínica e, portanto, é útil para fazer o diagnóstico. Muito raramente a relação de Arden pode ser normal, apesar da confirmação genética da doença. O estágio viteliforme da VMD pode parecer similar a outras condições muitas vezes associadas às lesões maculares amareladas, como distrofia macular viteliforme do adulto (AVMD), drusas laminares basais com descolamento macular viteliforme, ou rara maculopatia viteliforme polimorfa exsudativa aguda.

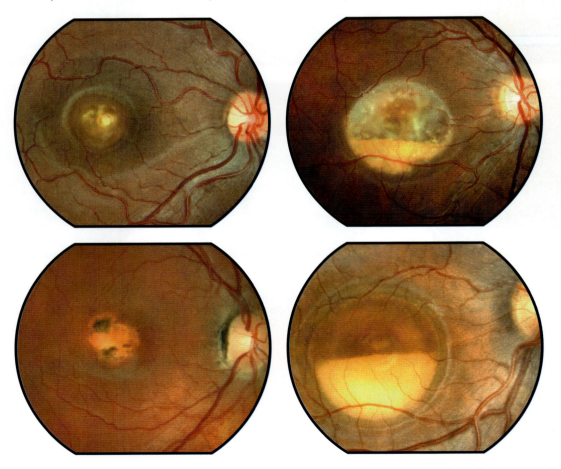

Estes pacientes com distrofia macular viteliforme de Best exibem uma lesão unifocal na mácula central. A anomalia viteliforme pode variar de tamanho. Com o acúmulo de lipofuscina no espaço retiniano subsensorial pode se desenvolver uma aparência de pseudo-hipópio (*fotografias da direita*) devido à formação de camadas de material de lipofuscina. A fotografia inferior esquerda mostra o desenvolvimento de uma cicatriz disciforme inicial decorrente da proliferação fibrovascular. Também há uma zona de atrofia do epitélio pigmentar.

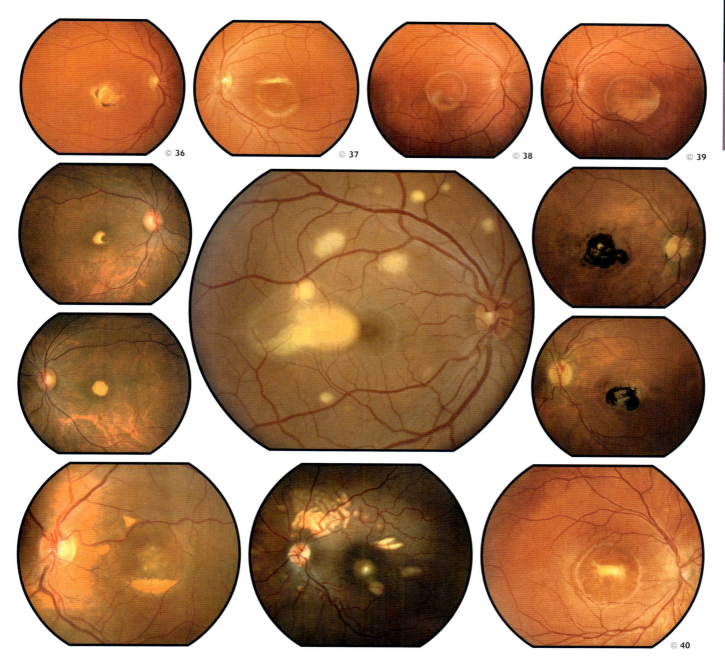

Estas ilustrações demonstram a morfologia variável dos pacientes com distrofia macular viteliforme de Best. Pode haver um descolamento cístico da retina, com um acúmulo incompleto de material amarelado, lesões multifocais, hiperplasia epitelial pigmentar e cicatrização.

## Angiografia Fluoresceínica

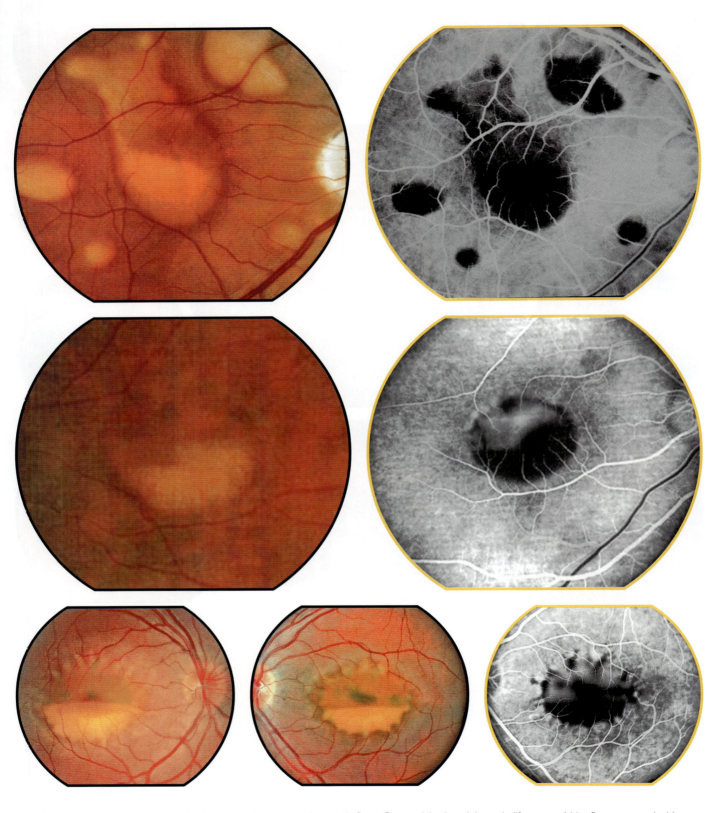

A angiografia fluoresceínica não é muito útil nos pacientes com doença de Best. O material sub-retiniano viteliforme será hipofluorescente devido ao bloqueio da coriocapilar subjacente, como se pode ver nestes pacientes. *Primeira linha, cortesia do Dr. Tom Weingiest*

## Autofluorescência do Fundo

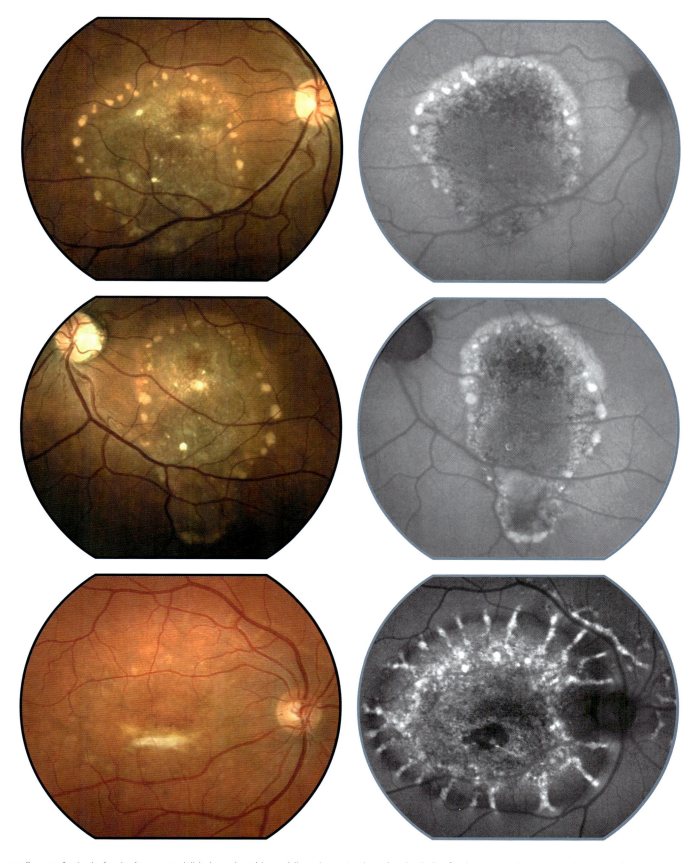

A autofluorescência do fundo é uma modalidade mais prática e útil na detecção do acúmulo de lipofuscina nos pacientes com doença de Best. A hiperautofluorescência vai corresponder à lipofuscina. A hipoautofluorescência será evidente onde houver atrofia epitelial pigmentar. *Última linha, cortesia do Dr. Richard Spaide*

# Tomografia por Coerência Óptica (OCT)

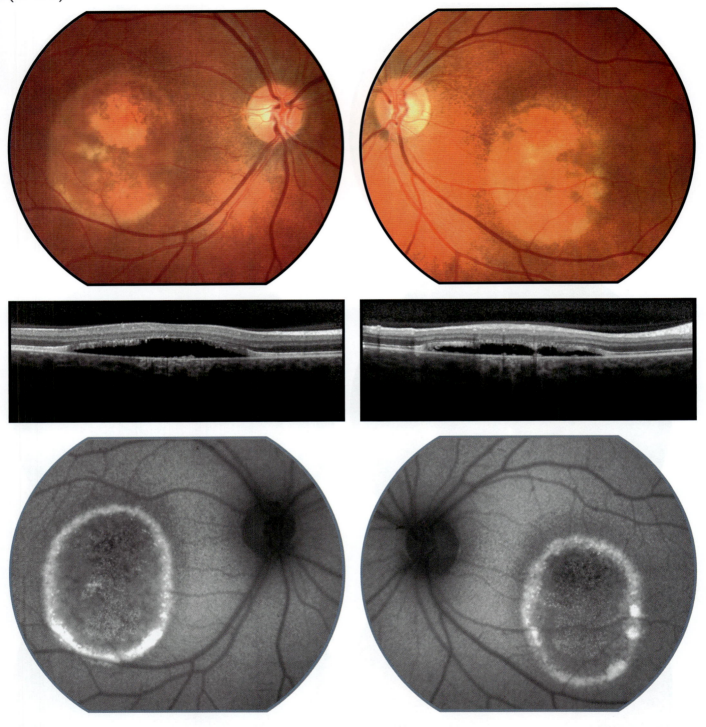

Este paciente, presumidamente com doença de Best, tinha suspeita prévia de coriorretinopatia serosa central crônica. Os descolamentos exsudativos na mácula estavam associados à lipofuscina. As imagens de OCT revelaram alguma degeneração dos fotorreceptores no sítio de descolamento macular crônico, mas não um descolamento epitelial pigmentar. A autofluorescência do fundo delineou claramente as margens hiperfluorescentes do descolamento onde a lipofuscina havia acumulado (anel de exsudato amarelo visualizado clinicamente em cada olho). A hipoautofluorescência é evidente onde há atrofia ou cicatrização epitelial pigmentar.

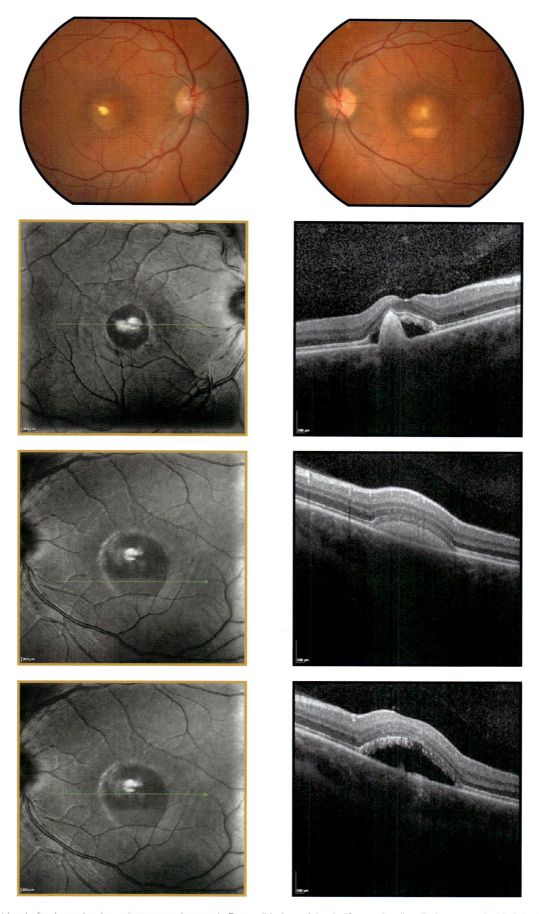

Fotografias coloridas do fundo ocular do paciente com doença de Best exibindo estágio viteliforme do olho direito e pseudo-hipópio do olho esquerdo. As imagens de SD-OCT exibem um DEP com fluido sub-retiniano no olho direito e descolamento macular viteliforme no esquerdo.

# Neovascularização Coroidiana

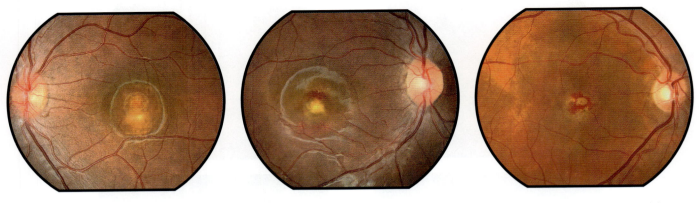

Os pacientes com doença de Best correm risco de desenvolver neovascularização coroidiana, indicado pela presença de hemorragia sub-retiniana (olho direito). A maculopatia viteliforme está presente (olho esquerdo).

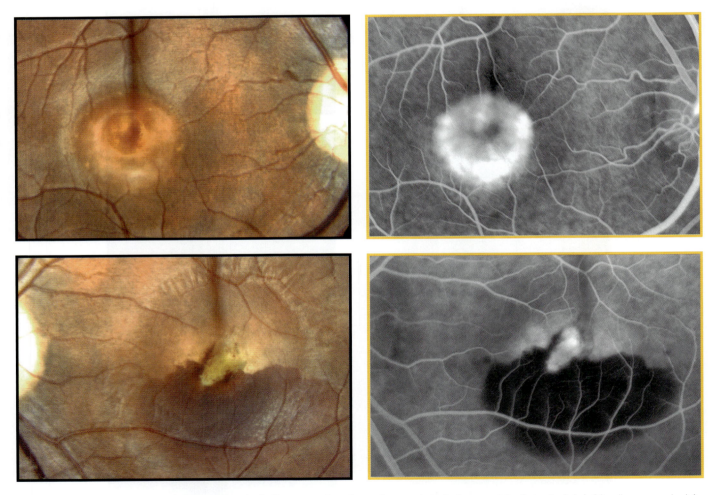

Este paciente tem doença de Best com maculopatia viteliforme e coloração tardia na angiografia fluoresceínica (*primeira linha*). No olho esquerdo, há uma grande hemorragia macular secundária à neovascularização coroidiana, que está vazando na angiografia fluoresceínica.

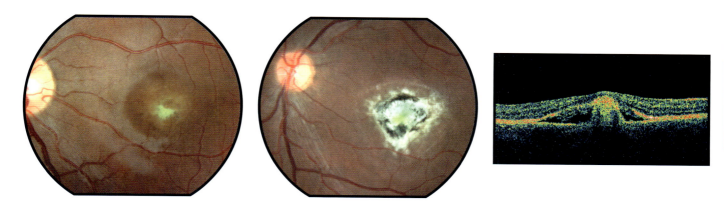

Estes pacientes de Best demonstram uma cicatriz fibrovascular disciforme devido a uma membrana neovascular coroidiana antiga. A OCT mostra um descolamento exsudativo da retina neurossensorial, com refletância proeminente embaixo da fóvea, correspondendo à cicatriz fibrótica.

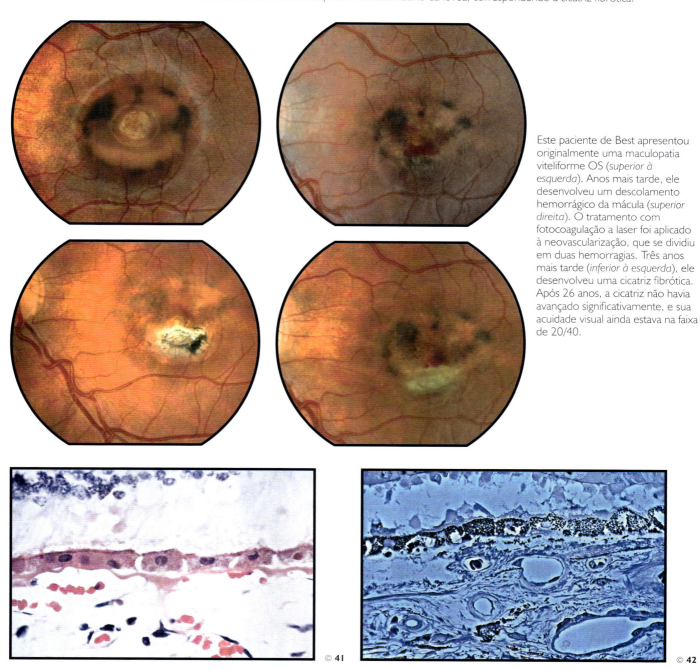

Este paciente de Best apresentou originalmente uma maculopatia viteliforme OS (*superior à esquerda*). Anos mais tarde, ele desenvolveu um descolamento hemorrágico da mácula (*superior direita*). O tratamento com fotocoagulação a laser foi aplicado à neovascularização, que se dividiu em duas hemorragias. Três anos mais tarde (*inferior à esquerda*), ele desenvolveu uma cicatriz fibrótica. Após 26 anos, a cicatriz não havia avançado significativamente, e sua acuidade visual ainda estava na faixa de 20/40.

A histopatologia da distrofia macular viteliforme de Best vai exibir células epiteliais pigmentares proeminentes e proliferação fibrosa abaixo do EPR quando associada à neovascularização (*direita*).

# Bestrofinopatia Autossômica Recessiva

A bestrofinopatia autossômica recessiva é um transtorno raro que resulta de uma mutação de dois alelos no gene Best1, levando efetivamente à ausência completa de bestrofina de funcionamento normal. Clinicamente, o transtorno é caracterizado por lesões viteliformes amarelas sub-retinianas multifocais por todo o polo posterior e a periferia média. A autofluorescência do fundo pode ser ilustrativa, mostrando várias lesões hiperfluorescentes dispersas ou concêntricas no polo posterior. Uma vez que Best1 é importante para o desenvolvimento estrutural normal dos olhos, frequentemente são observadas outras anomalias, incluindo hiperopia com pequenos ângulos da câmara anterior, predispondo os pacientes ao glaucoma de ângulo fechado. Assim como na BVMD (distrofia vitreomacular de Best), o EOG é bastante anormal, em geral, com ausência incompleta de aumento da luz. No entanto, ao contrário da BVMD, um ERG de campo total pode demonstrar disfunção progressiva dos fotorreceptores. A acuidade visual normalmente varia de 20/25 a 20/200 e tende a permanecer estável. Entretanto, pode haver complicações como o edema macular cistoide e a neovascularização coroidiana.

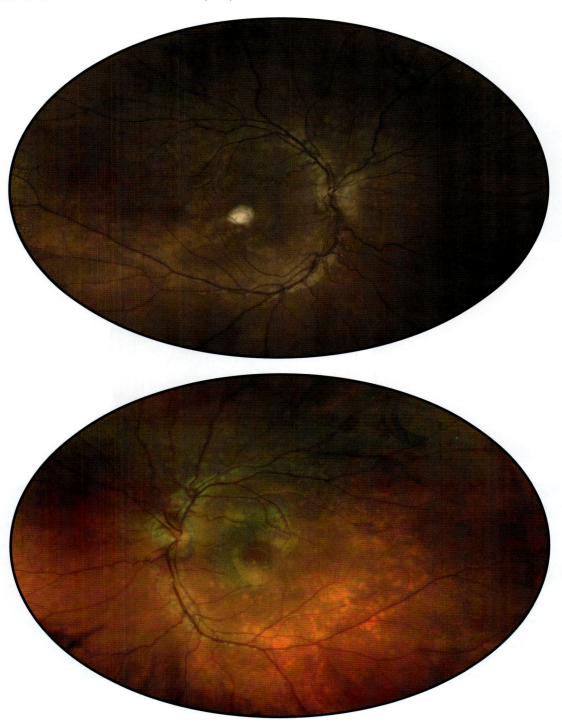

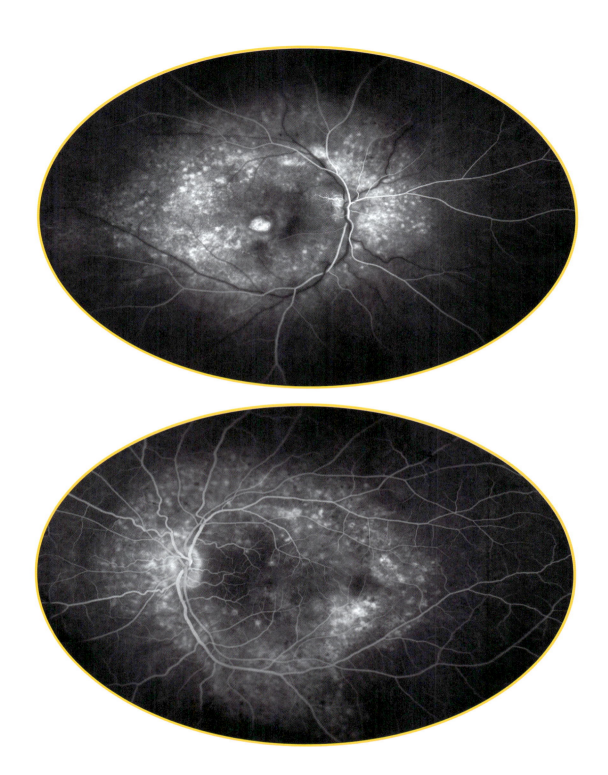

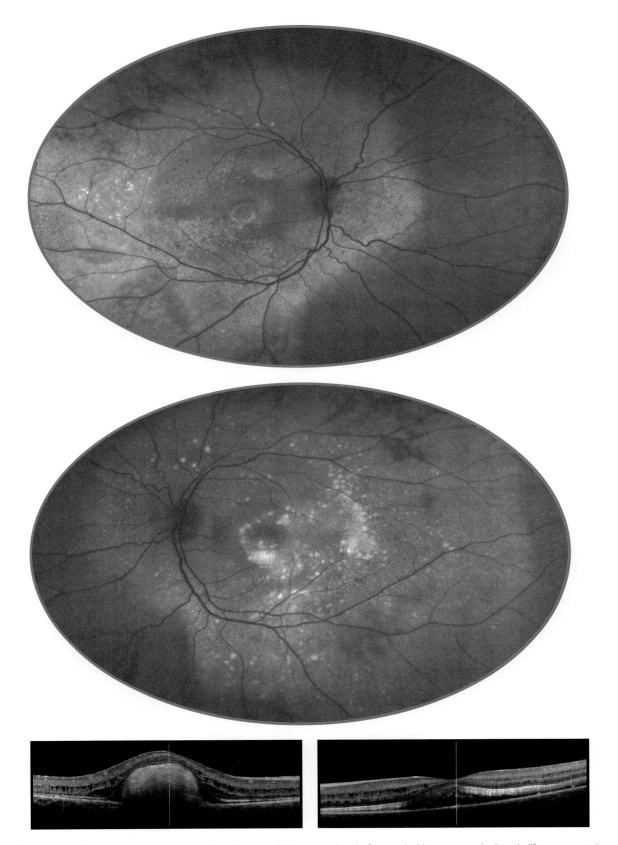

Estas fotos foram tiradas de um paciente com bestrofinopatia autossômica recessiva. As fotos coloridas mostram lesões viteliformes centrais e depósitos sub-retinianos multifocais em ambos os olhos. Esses depósitos coram proeminentemente com angiografia fluoresceínica (*segunda linha*) e são hiperautofluorescentes (*terceira linha*). A SD-OCT através da mácula demonstra bem o material sub-retiniano hiper-refletivo no olho esquerdo, similar ao observado na doença de Best e uma densa cicatriz submacular OD. As alterações de esquise macular também são observadas em ambos os olhos. *Imagens cortesia de Steven D. Schwartz, MD*

# Distrofia Padrão do EPR

A distrofia padrão do EPR se refere a um grupo de transtornos que podem ser herdados em um padrão autossômico dominante, com penetrância incompleta e expressão altamente variável. A mutação no gene RDS (periferina 2, PRPH2) foi vinculada a algumas dessas condições. Os sintomas e achados começam tipicamente na terceira até a quinta década de vida, com diminuição leve na visão central. Podem ocorrer depósitos sub-retinianos amarelados exibindo hiperautofluorescência do fundo em um padrão unifocal ou multifocal, em um ou nos dois olhos. A categorização dessas distrofias se baseia no padrão das lesões. Classicamente existem cinco distrofias padrão: distrofia macular viteliforme do adulto (embora, conforme foi mencionado, muitos casos de AVMD sejam mais bem categorizados como bestrofinopatias), distrofia em padrão borboleta, distrofia reticular de Sjögren, fundo pulverulento e distrofia padrão multifocal simulando *fundus flavimaculatus*. Em alguns pacientes, uma lesão viteliforme (p.ex., degeneração macular relacionada à idade) pode parecer muito com a observada na distrofia macular viteliforme de Best, sendo classificada como descolamento pseudoviteliforme. Com a angiografia fluoresceínica as lesões centrais bloqueiam caracteristicamente a fluorescência inicial, mas exibem coloração tardia à medida que o corante vaza para o espaço sub-retiniano. Essas mudanças podem ser mal interpretadas como neovascularização coroidiana. Embora essas mudanças sejam consideradas um tanto benignas, a atrofia macular e a neovascularização coroidiana podem complicar a distrofia padrão em 50% dos pacientes.

# Distrofia Macular Viteliforme do Adulto (Distrofia Foveomacular do Adulto, Degeneração Macular Pseudoviteliforme)

A Distrofia Macular Viteliforme do Adulto, ou Distrofia Foveomacular do Adulto, é caracterizada por uma lesão viteliforme central similar à observada na doença e Best, mas tipicamente de tamanho menor e associada a um tufo de pigmentação central, uma idade mais avançada de início da doença, progressão mais lenta e relações de Arden ligeiramente baixas até normais na eletro-oculografia. A maioria dos casos é esporádica, mas há relatos de casos familiares herdados em um padrão autossômico dominante. Várias mutações foram descritas, incluindo mutações raras no BEST1 e, na maioria das vezes, mutações no RDS (PRPH2). Os pacientes costumam apresentar na quarta ou quinta década de vida uma pequena diminuição na acuidade visual, que pode progredir lentamente devido à evolução da atrofia macular. A angiografia fluoresceínica exibe bloqueio inicial com coloração tardia da lesão viteliforme central, e a hiperautofluorescência é observada com a autofluorescência do fundo. A imagem de OCT exibe um espessamento hiper-refletivo central em forma de abóbada no nível do EPR e do espaço subneurossensorial. A formação da neovascularização de coroide é rara, afetando até 15% dos pacientes.

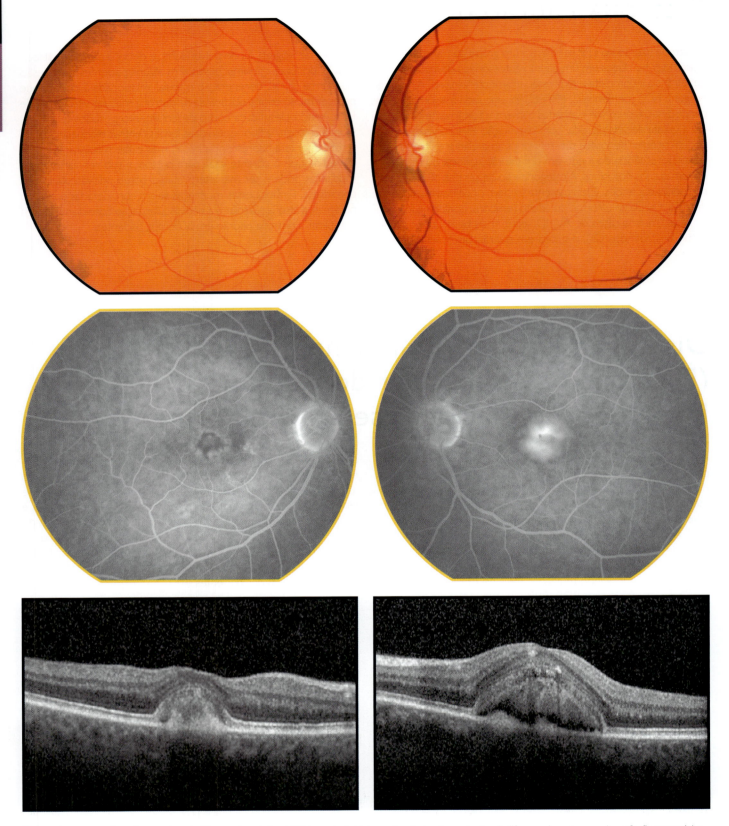

Este paciente tem distrofia macular viteliforme do adulto. Há bloqueio inicial e acúmulo tardio na lesão viteliforme durante a angiografia fluoresceínica. A SD-OCT mostra a lesão viteliforme hiper-refletiva em forma de abóbada.

# Distrofia em Padrão Borboleta

A distrofia em padrão borboleta (BPD) é caracterizada por um padrão pigmentar em forma de borboleta, circundado por uma zona de despigmentação na mácula central. É um transtorno geneticamente heterogêneo, vinculado na maioria das vezes a uma mutação autossômica dominante no RDS/periferina (PRPH2), mas mutações no braço longo do cromossomo 5 também foram descritas. A autofluorescência do fundo exibe áreas de hiperfluorescência e hipofluorescência correspondentes à lesão e relacionadas à distribuição de lipofuscina. Os pacientes exibem quase sempre reduções brandas na acuidade visual; no entanto, a atrofia retiniana pode advir, levando à menor visão central com a idade.

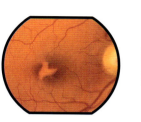 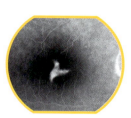 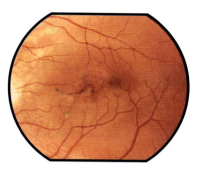 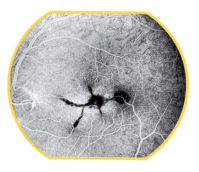

Estas imagens são exemplos de distrofia epitelial pigmentar do adulto ou a conhecida distrofia padrão. Repare nas configurações em borboleta das figuras atróficas e pigmentadas. A angiografia fluoresceínica exibe coloração da lesão atrófica e bloqueio da lesão pigmentada.

# Distrofia Miotônica Tipo I (Distrofia Miotônica, Doença de Steinert, DM1)

A distrofia miotônica é um transtorno autossômico dominante causado pela mutação no gene da proteína cinase da distrofia miotônica (DMPK), situado no cromossomo 19q13.3. A doença resulta de uma repetição instável de três nucleotídeos que exibe o fenômeno genético da antecipação: o número crescente de repetições em *tandem* a cada geração, resultando na gravidade progressiva da doença. Os achados clínicos clássicos incluem miotonia e anomalias musculares progressivas afetando a cabeça e o pescoço, além de envolvimento muscular distal antes do proximal. Outras características sistêmicas incluem a calva e o relevo frontal (devido à atrofia do músculo temporal), comprometimento cognitivo, defeitos de condução cardíaca e hipogonadismo. Os achados oculares incluem ptose, fraqueza orbicular e limitação dos movimentos musculares extraoculares, estrabismo, hipotonia e catarata multicolorida iridescente. Os achados retinianos incluem uma distrofia macular lentamente progressiva em padrão borboleta; 26% dos pacientes com miotonia exibem essas alterações maculares características. As alterações pigmentares reticulares podem ser extensas e presentes no polo posterior e/ou na periferia. Alterações poligonais atróficas periféricas e microangiopatia vascular retiniana devido a estreitamento das arteríolas e microtrombose dos vasos retinianos periféricos também podem ser observadas em alguns pacientes.

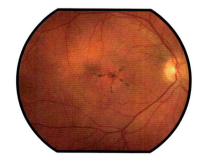 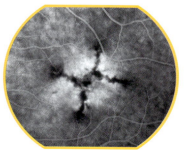 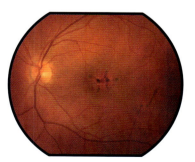

Os pacientes com distrofia miotônica também podem ter uma distrofia em padrão borboleta associada. Estas lesões exibem bloqueio na angiografia fluoresceínica (*meio*) e hiperautofluorescência na imagem autofluorescente (não exibida).

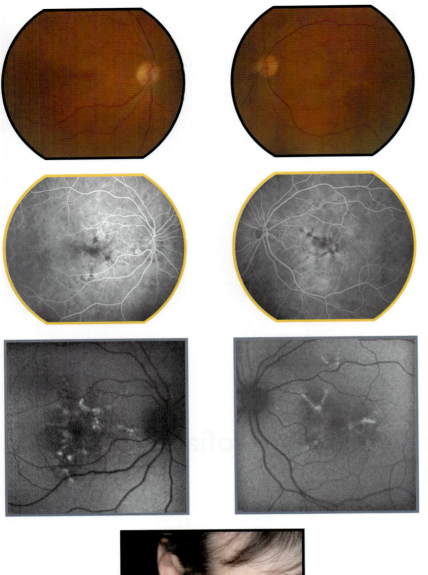
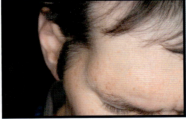

Este paciente com distrofia miotônica também tem uma distrofia em padrão borboleta, realçada aqui na autofluorescência do fundo e na angiografia fluoresceínica. Uma imagem de sua fronte exibe a perda muscular temporal clássica.

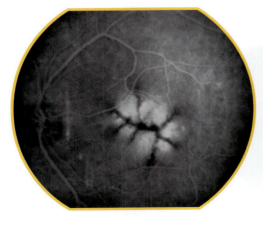
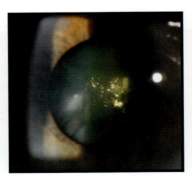
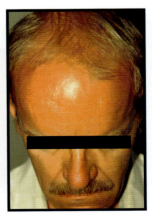

Este paciente com distrofia miotônica tem uma distrofia padrão do EPR e catarata multicolorida, que são característicos deste transtorno. Uma fotografia de sua cabeça mostra o relevo frontal clássico e a formação de calva.

# Distrofia Reticular de Sjögren (Distrofia Retiniana Pigmentar Reticular do Polo Posterior)

A Distrofia Reticular de Sjögren é uma condição excepcionalmente rara, descrita pela primeira vez por Sjögren em 1950, com modo de herança autossômico recessivo e autossômico dominante. São observados um padrão reticular bilateral e simétrico de apinhamento do EPR, hiperplasia e alterações degenerativas atróficas associadas, podendo ou não estar associados a uma ligeira diminuição na visão central. Nos estágios iniciais, grânulos de pigmento se acumulam no local da fóvea com uma rede que se parece com uma "rede de pescas com nós". A média periferia e a periferia podem ser preservadas, mas em alguns casos esta pode ser a área de envolvimento principal. Nos casos mais avançados, a forma da rede fica irregular e descolorada, pois o pigmento desaparece gradualmente. A autofluorescência do fundo destaca bem o padrão reticular hiperfluorescente das alterações do EPR que, por outro lado, são bloqueadas com a angiografia fluoresceínica. Existem anomalias do ERG conhecidas, embora a relação de Arden do EOG possa ser reduzida. As alterações reticulares provavelmente aparecem na infância e, em geral, estão desenvolvidas por completo aos 15 anos de idade. A neovascularização coroidiana pode explicar a perda de visão durante os estágios adultos desta doença.

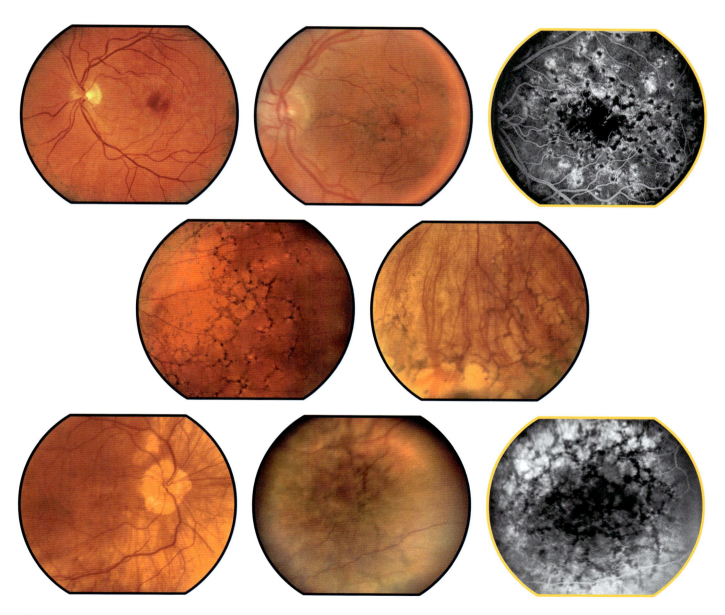

A distrofia reticular de Sjögren está associada a alterações degenerativas hiperplásicas e atróficas do epitélio pigmentar que muitas vezes formam um padrão reticular ou em rede de pesca na mácula, polo posterior e fundo periférico. A angiografia fluoresceínica acentua essas mudanças em virtude do contraste induzido pelo pigmento e pela atrofia. *Cortesia dos Drs Ron Carr e Ken Noble*

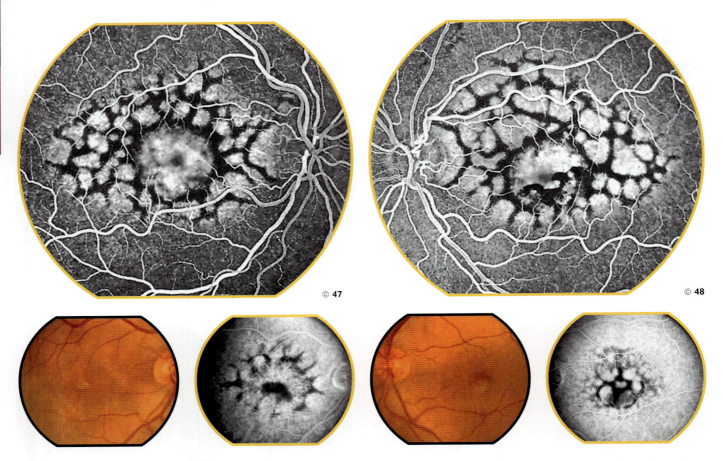

Estes pacientes demonstram uma variação no padrão reticular que é observado na distrofia reticular de Sjögren. Repare na extensão das alterações reticulares circundando o disco nas duas fotos superiores. A angiografia fluoresceínica nas fotos do meio realça o padrão reticular devido ao bloqueio imposto pelas alterações pigmentares. O último paciente (*última linha*) mostra que o bloqueio na angiografia fluoresceínica pode estar presente mesmo quando não há pigmentação de melanina no fundo. O bloqueio indica a presença de lipofuscina dentro do padrão reticular.
*Imagens ©45 e ©46 disponíveis exclusivamente, em inglês, em expertconsult.inkling.com/redeem*

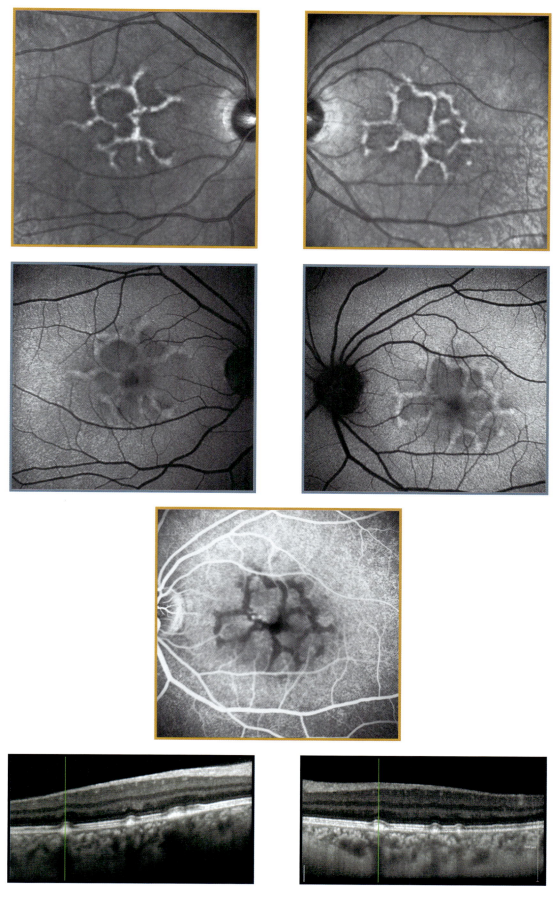

Fotos de reflectância próxima ao infravermelho, autofluorescência do fundo (*segunda linha*), angiografia fluoresceínica em fase tardia do olho esquerdo e SD-OCT de um paciente com distrofia reticular de Sjögren mostrando hipertrofia multifocal do EPR. *Imagens cortesia de Eric Souied, MD*

# Fundo Pulverulento

Fundo pulverulento é uma rara distrofia com padrão de herança autossômico dominante, caracterizada por manchas grosseiras e pontilhado pigmentar do EPR na mácula. Sua base genética ainda não foi identificada.

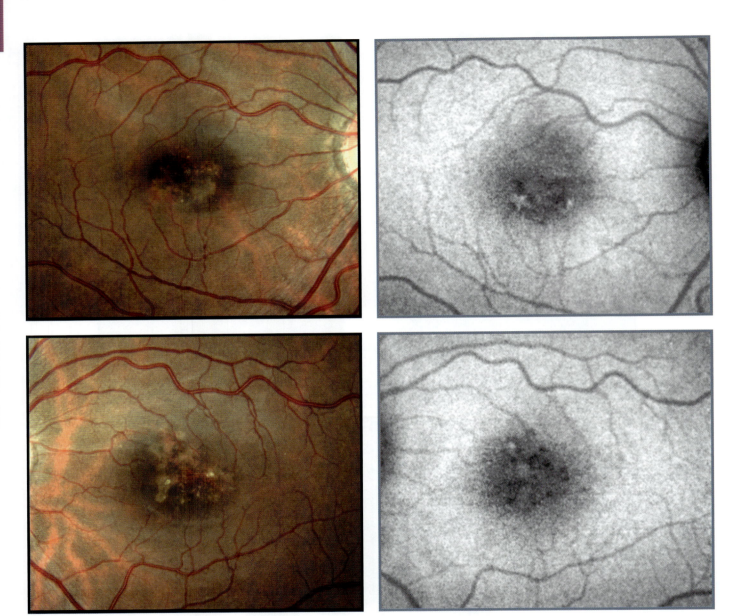

Um paciente com distrofia padrão, representando mais provavelmente o subtipo pulverulento, com pontilhado do EPR na mácula central. Estas alterações são mais acentuadas nas imagens de autofluorescência do fundo.

# Distrofia Padrão Multifocal Simulando *Fundus Flavimaculatus*

As mutações autossômicas dominantes do gene da periferina/RDS (PRPH2) foram demonstradas em alguns membros das famílias dos pacientes com distrofia padrão multifocal. Em nível fundoscópico, várias lesões amarelas irregulares ou tri-irradiadas são visualizadas central ou excentricamente, às vezes bastante dispersas e parcialmente interconectadas, simulando doença de Stargardt, mas na ausência de qualquer evidência de atrofia macular ou coroide escura angiográfica. A AF mostra lesões hipofluorescentes estreladas multifocais, circundadas pela hiperfluorescência, e lesões hiperfluorescentes com as imagens de autofluorescência. Estudos histopatológicos e de microscopia eletrônica revelaram variações na pigmentação do EPR, com células distendidas contendo material membranoso túbulo-vesicular no citoplasma, mas sem evidência de acúmulo excessivo de lipofuscina. O prognóstico visual é excelente, a menos que haja evolução com neovascularização coroidiana.

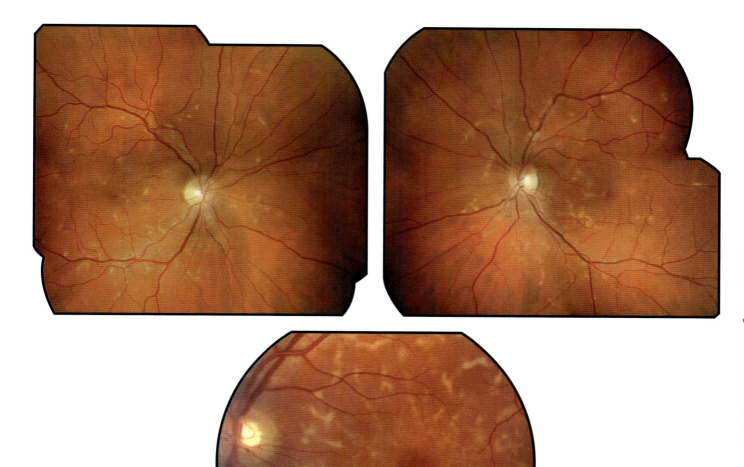

Fotografias coloridas do fundo de dois casos de distrofia padrão multifocal, com lesões tri-irradiadas semelhantes a *flecks* espalhadas por todo o polo posterior e para além das arcadas. Na ausência de atrofia macular, esta desordem está normalmente associada a boa visão, ao contrário da doença de Stargardt. *Primeira linha, cortesia do Dr. Mark Balles*

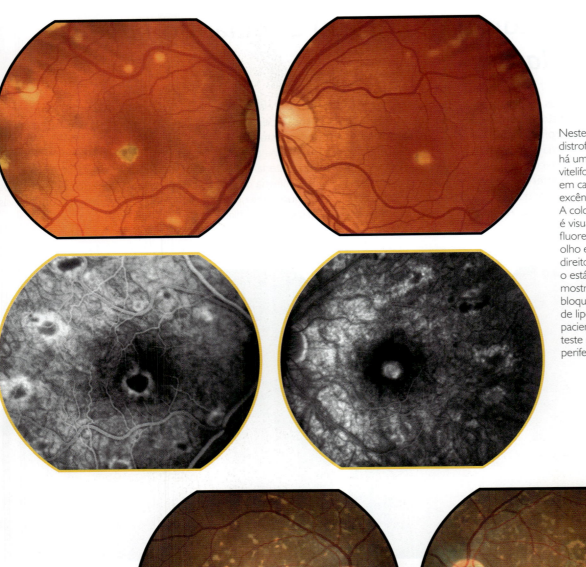

Neste paciente com distrofia padrão multifocal, há uma pequena lesão viteliforme central em cada olho e *flecks* excêntricos espalhados. A coloração tardia mínima é visualizada na angiografia fluoresceínica (mais no olho esquerdo que no direito) centralmente, mas o estágio inicial de estudo mostrou fluorescência bloqueada pela presença de lipofuscina. Este paciente apresentou teste positivo para o gene periferina/RDS.

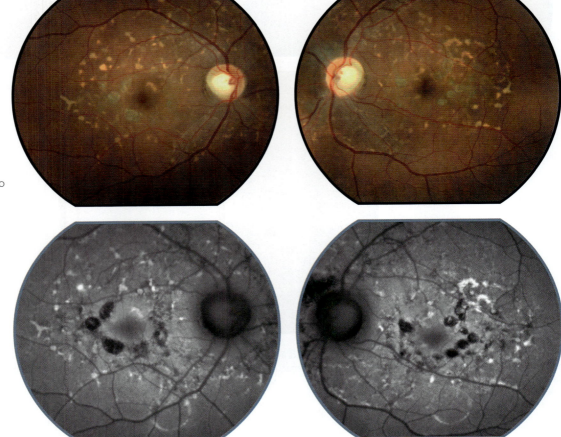

Este paciente tem padrão multifocal de distrofia em cada olho, com simetria bilateral. A autofluorescência do fundo exibe hipofluorescência nos sítios atróficos e hiperfluorescência dos *flecks* em uma distribuição peripapilar e paramacular, semelhante à doença de Stargardt. Também há preservação da região peripapilar, mas o teste genético foi negativo para ABCA4.

# Distrofia Padrão e Neovascularização Coroidiana

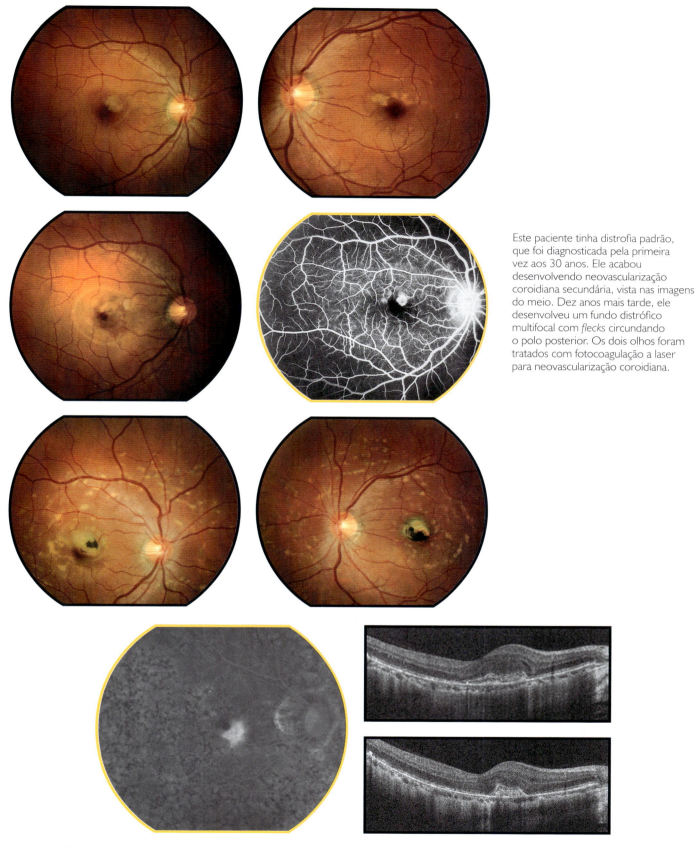

Este paciente tinha distrofia padrão, que foi diagnosticada pela primeira vez aos 30 anos. Ele acabou desenvolvendo neovascularização coroidiana secundária, vista nas imagens do meio. Dez anos mais tarde, ele desenvolveu um fundo distrófico multifocal com *flecks* circundando o polo posterior. Os dois olhos foram tratados com fotocoagulação a laser para neovascularização coroidiana.

A angiografia fluoresceínica deste paciente com distrofia reticular de Sjögren exibe vazamento tardio de uma membrana neovascular coroidiana na mácula central. A SD-OCT confirma a presença de uma membrana neovascular do tipo II, que pode se desenvolver nos olhos com distrofia padrão (*alto à direita*). A acuidade visual melhorou após a injeção de agentes anti-VEGF, e a membrana neovascular do tipo II diminuiu de tamanho, como se pode ver na SD-OCT de acompanhamento (*inferior direita*). *Imagens cortesia de David Boyer, MD*

# *Malattia Leventinese* (Distrofia Retiniana em Colmeia de Doyne, Drusas Radiais Autossômicas Dominantes)

A *malattia leventinese* é herdada em um padrão autossômico dominante devido, na maioria dos casos, a uma mutação no gene EFEMP1 (proteína 1 da matriz extracelular tipo fibrilina contendo EGF), também conhecido como gene fibulina 3 no cromossomo 2p16. O achado clássico é a presença bilateral de drusas em um padrão radial por toda a mácula, mais proeminentemente no lado temporal. As drusas podem ser encontradas também fora das arcadas e nasais em relação ao nervo óptico, mas a periferia normalmente é poupada. A coalescência central das drusas moles pode simular distrofia macular viteliforme. Essas drusas são compostas histologicamente de depósitos entre o EPR e a membrana de Bruch, com composição similar às encontradas na DMRI. Quantidades variáveis de hiperplasia do EPR e metaplasia fibrosa sub-retiniana irregular também podem estar presentes. O início das drusas varia da infância até a velhice, com a maioria dos pacientes entre a terceira ou quarta décadas de vida, frequentemente se queixando de piora da visão, metamorfoseia ou escotoma central. À medida que o transtorno evolui, a confluência das drusas com hiperplasia pigmentar, atrofia geográfica e neovascularização coroidiana pode levar à perda visual grave.

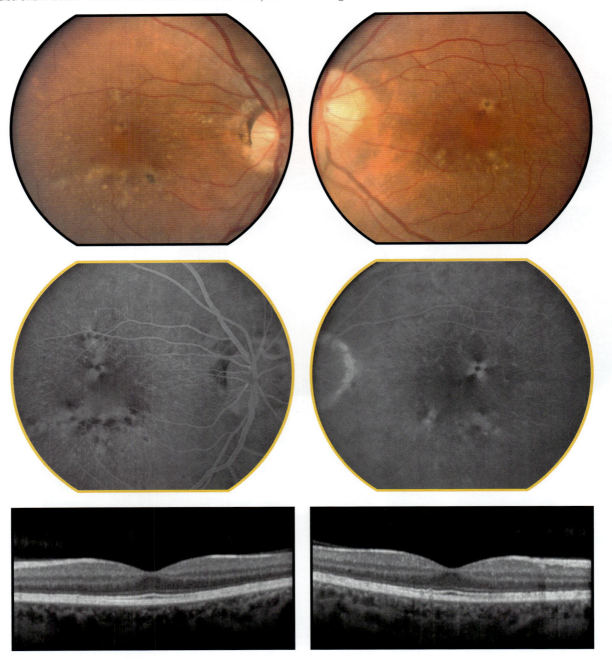

Fotografias coloridas do fundo mostrando drusas maculares difusas distribuídas em um padrão radial que coram com angiografia fluoresceínica. Espessamento hiper-refletivo sutil do complexo EPR/Bruch pode ser visualizado na SD-OCT temporal de olho esquerdo.

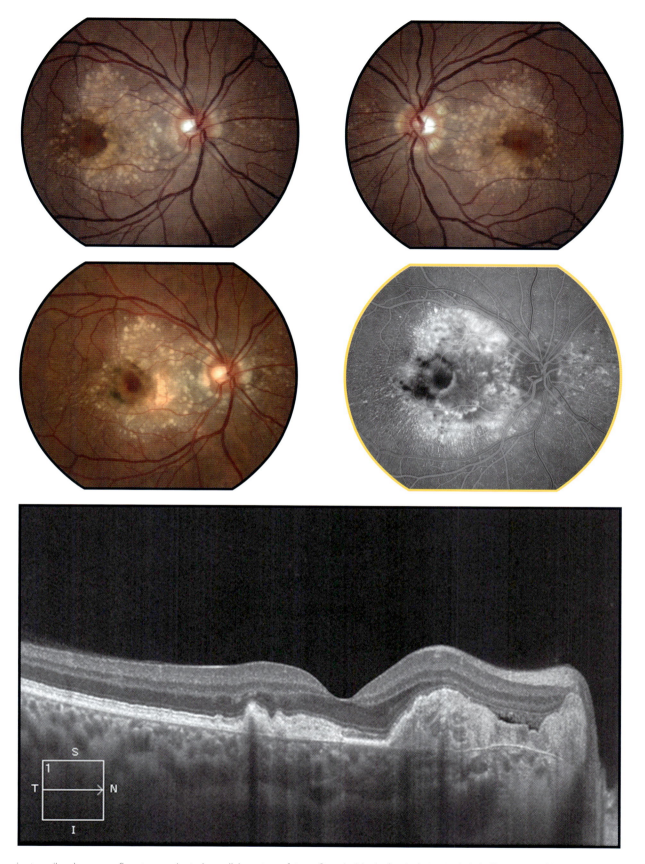

Esta paciente exibe drusas confluentes e orientadas radialmente na fotografia colorida do fundo (*primeira linha*). O teste genético confirmou a mutação no EFEMP1. Cinco anos após a apresentação inicial, ela desenvolveu neovascularização coroidiana no olho esquerdo e foi tratada com anti-VEGF (não exibido). Oito anos após a apresentação inicial, ela desenvolveu neovascularização coroidiana do olho direito. As fotos coloridas do fundo nesta apresentação mostram drusas confluentes e radiais, além de hemorragia (*linha do meio*). A angiografia fluoresceínica mostra neovascularização coroidiana clássica (*linha do meio, direita*). A SD-OCT confirma a presença de uma membrana neovascular do tipo II e formação de cicatriz fibrovascular. A paciente foi tratada com anti-VEGF. *Imagens cortesia de Francisco Rodriguez, MD*

# Glomerulonefrite Membranoproliferativa (Glomerulonefrite Mesangiocapilar)

Existem três tipos de Glomerulonefrite Membranoproliferativa (GNMP), classificados com base no local e na composição dos depósitos de proteína dentro do rim. O tipo II é o mais grave e progressivo, com início na infância ou nos primeiros anos da vida adulta; frequentemente ele afeta o fundo ocular e recorre mesmo após o transplante renal. Deficiência de componente C3 do complemento, lipodistrofia parcial e deficiência do fator H do complemento estão associadas a este transtorno.

A GNMP do tipo II está associada a drusas da lâmina basal e também a drusas maiores, de tamanho mais variado, na mácula e na região paramacular. Essas drusas aumentam de quantidade e tamanho com a idade, mas não estão associadas caracteristicamente a sequelas visuais. Raramente a neovascularização coroidiana e a perda de visão podem se desenvolver em um estágio inicial. A histopatologia e a microscopia eletrônica revelam depósitos difusos, densos em elétrons e focais dentro da membrana de Bruch e da coriocapilar, similares aos encontrados no glomérulo.

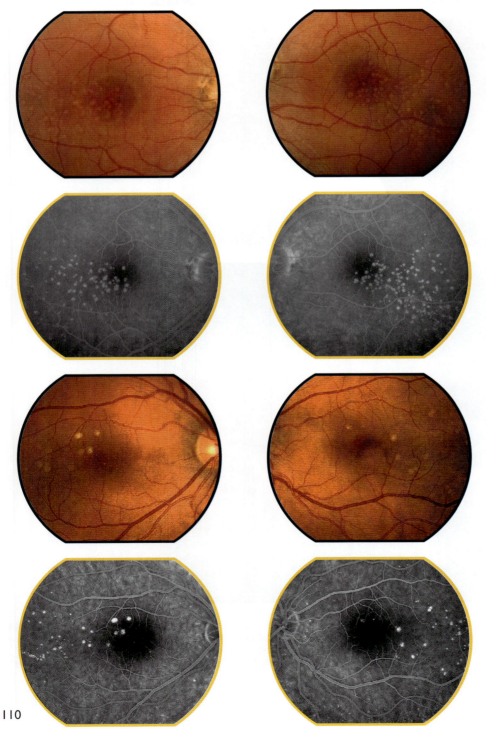

A glomerulonefrite membranoproliferativa (GNMP tipo II) é uma síndrome oculorrenal que pode estar associada a anomalias maculares. Inicialmente, alterações drusenoides de tamanhos variados são evidentes na mácula e na região paramacular. Elas podem levar à neovascularização de coroide. *As duas últimas linhas são cortesia da Ophthalmic Imaging Systems, Inc.*

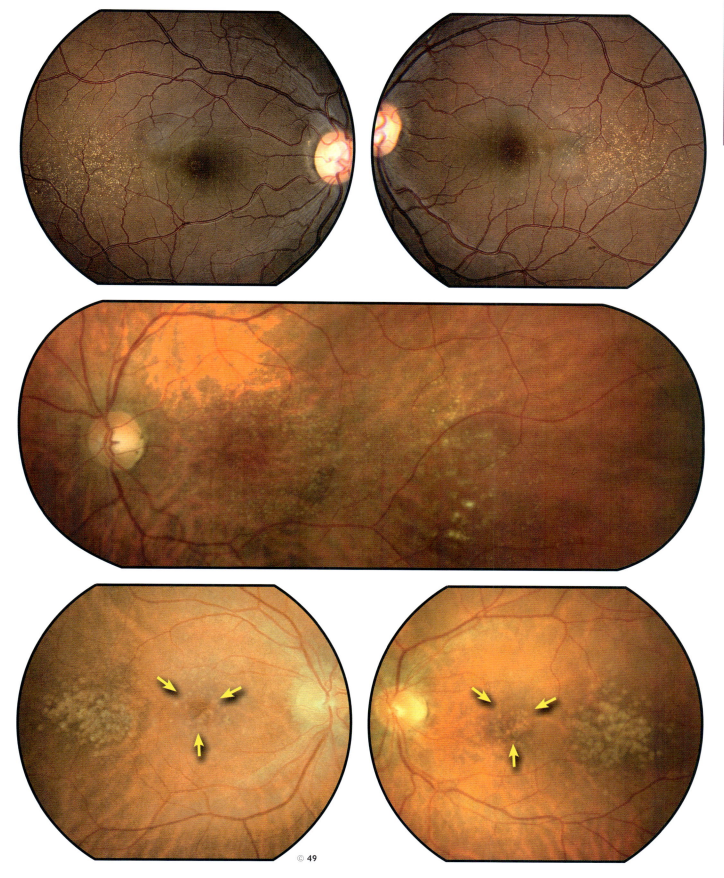

Estes pacientes têm GNMP tipo II com deposição drusenoide de tamanhos variados, presente simetricamente na mácula central (*setas*) e além.

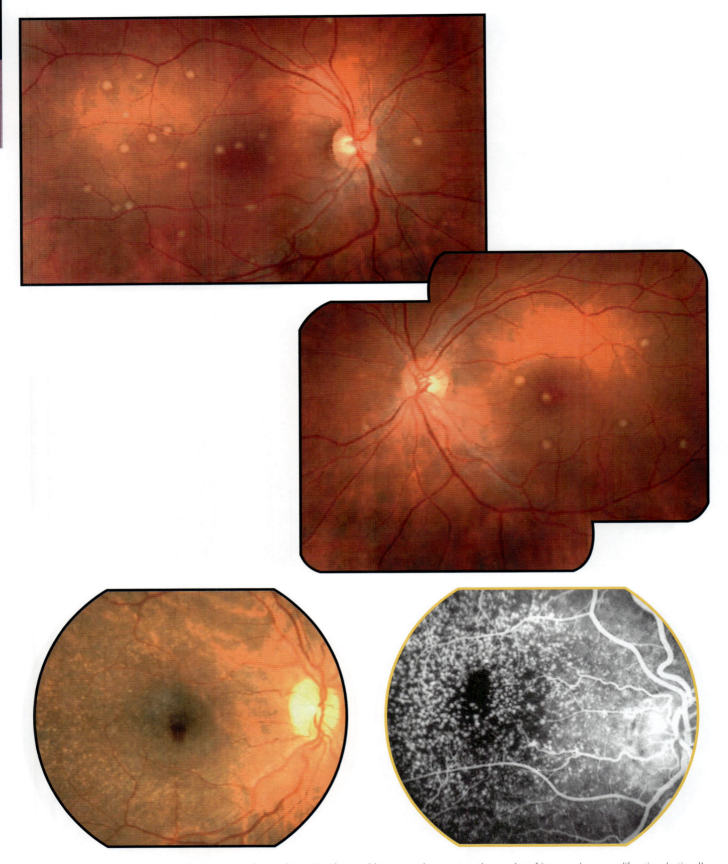

Estes dois casos mostraram uma variação acentuada nas alterações drusenoides em pacientes com glomerulonefrite membranoproliferativa do tipo II. O paciente exibido nas duas imagens superiores tem drusas numulares discretas, parecidas com pequenos descolamentos do epitélio pigmentar, espalhadas aleatoriamente pela mácula e perto da periferia temporal. O paciente exibido na última linha tem muitas alterações drusenoides pequenas de tamanho e dimensões similares às drusas cuticulares da lâmina basal ou simplesmente drusas pequenas. *Duas imagens inferiores cortesia do Dr. Craig Mason*

# Síndrome de Alport

A síndrome de Alport é causada por mutações nos genes da biossíntese do colágeno. A maioria dos pacientes com síndrome de Alport tem um padrão ligado ao X devido a uma mutação no gene COL4A5 situado no cromossomo Xq22.3. Também têm sido relatados padrões de herança autossômica dominante e recessiva. Sistemicamente, a síndrome de Alport é caracterizada por nefrite na infância, insuficiência renal na quinta década de vida, surdez neurossensorial progressiva das altas frequências e várias manifestações oculares. Os achados do segmento anterior incluem distrofia corneana polimorfa posterior, catarata subcapsular anterior e posterior, lenticone anterior e microsferofacia. Cerca de 85% dos pacientes desenvolvem uma retinopatia em "pontos e flocos" que é caracterizada por vários depósitos pequenos, puntiformes e amarelados, às vezes refratários e frequentemente em uma configuração em anel em volta da fóvea, com extensão temporal. Esses depósitos podem se estender para as arcadas e a periferia média. Os pacientes podem apesentar a doença no início da infância, e as lesões podem ficar mais aparentes com a idade. Os defeitos em janela irregulares no EPR, que estão associados a lesões periféricas, podem representar espessamento nodular da membrana basal do EPR e podem ser vistos na angiografia fluoresceínica. A tomografia por coerência óptica pode revelar espessamento macular temporal em até 80% dos pacientes. A formação de buracos maculares pode complicar o curso da doença retiniana.

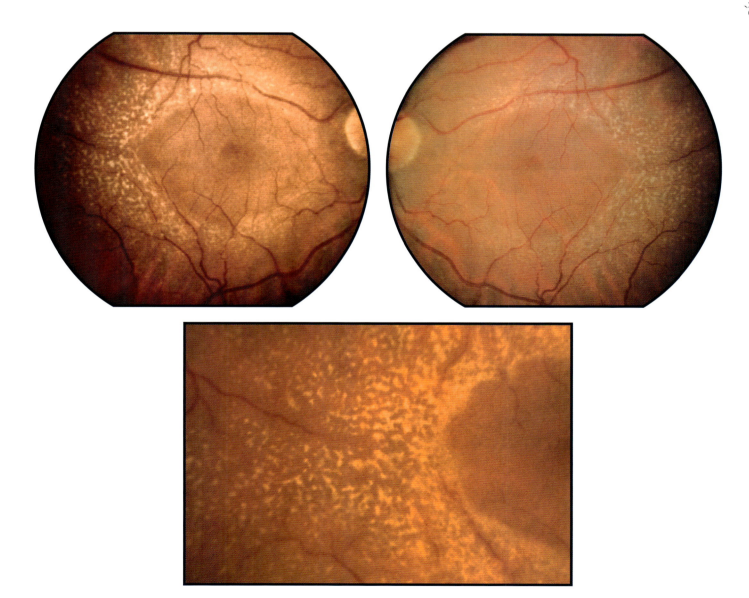

Este paciente com síndrome de Alport tem vários depósitos cristalinos na mácula temporal, estendendo-se para as arcadas vasculares e a região paramacular. *Imagens cortesia do Dr. Scott Sneed.*

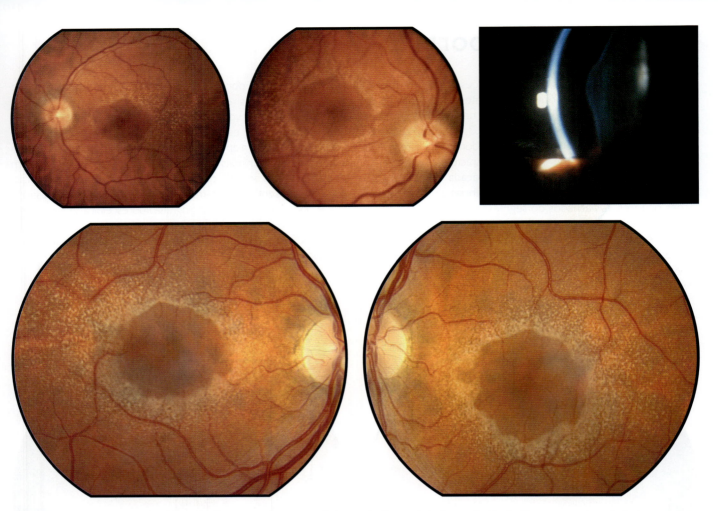

Estes pacientes demonstram depósitos cristalinos proeminentes na síndrome de Alport. As lesões estão distribuídas em uma circunferência em volta da mácula, com predileção temporal. Note a presença de lenticone anterior. *Cortesia do Dr. Herbert Cantrill*

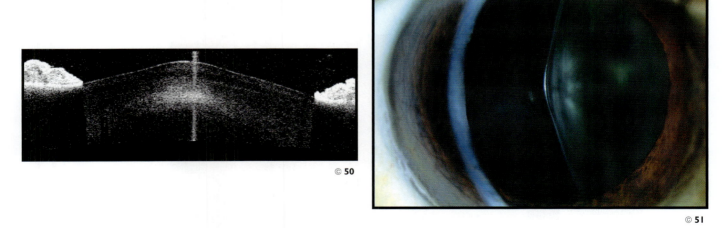

Uma OCT do cristalino e uma imagem colorida do segmento anterior demonstram o lenticone anterior em um paciente com síndrome de Alport.

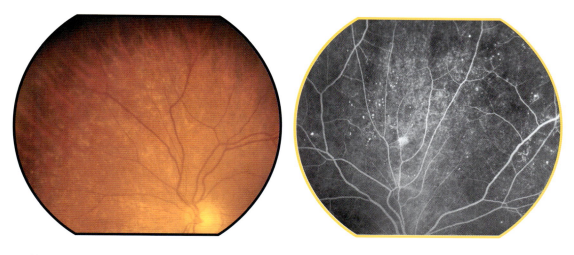

Depósitos drusenoides extramaculares com coloração tardia e até mesmo alguns cristais podem ser visualizados na periferia retiniana dos pacientes com síndrome de Alport.

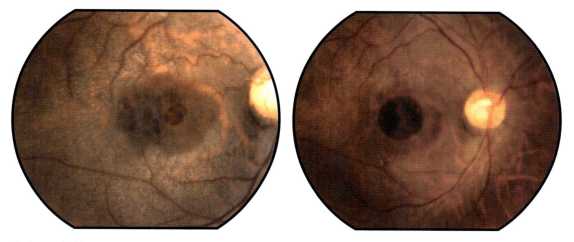

Pacientes com síndrome de Alport podem desenvolver buracos maculares. Este paciente exibiu um grande buraco macular com espessura total sem evidência de trauma. *Cortesia do Dr. David Weinberg*

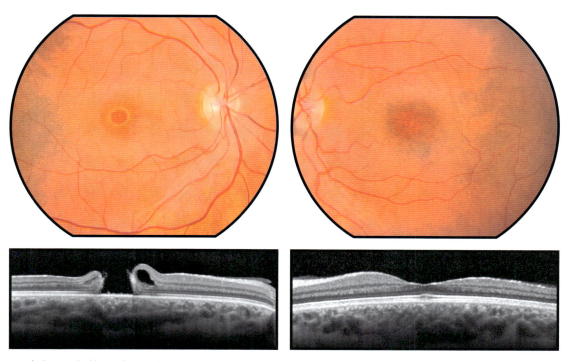

Este paciente com síndrome de Alport desenvolveu um grande buraco macular no olho direito. Repare nos depósitos sutis localizados na mácula temporal em ambos os olhos. *Fotos cortesia de Arthur D. Fu, MD*

# Distrofia Pseudoinflamatória do Fundo de Sorsby

A distrofia pseudoinflamatória do fundo de Sorsby é uma maculopatia autossômica dominante causada pela mutação no gene que codifica o inibidor tecidual metaloproteinase-3 (TIMP3) em 22q12.1-q13.2. As alterações retinianas normalmente ficam aparentes na terceira até a quinta década de vida, com depósito de material drusenoide amarelo confluente por todo o polo posterior e progressão para neovascularização coroidiana, maculopatia hemorrágica e eventual fibrose disciforme e atrofia, que podem se estender muito além da mácula, produzindo profunda perda de visão.

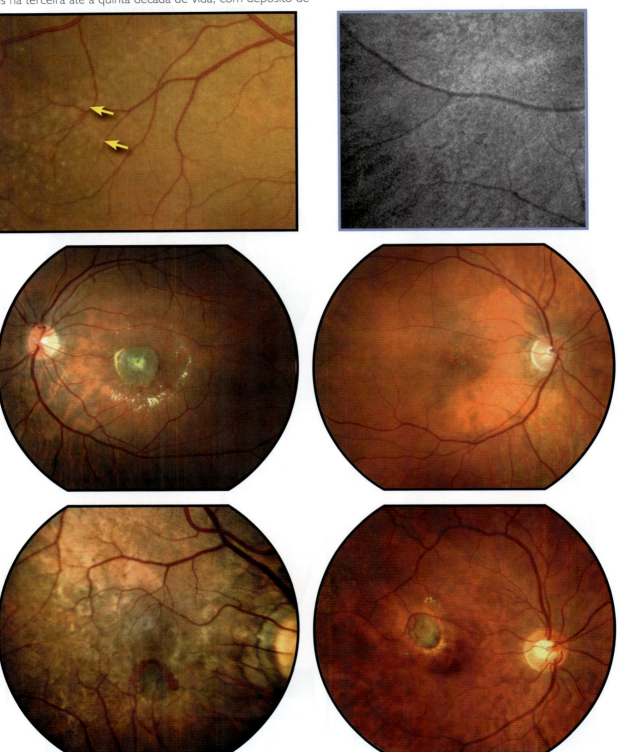

Distrofia pseudoinflamatória do fundo de Sorsby pode se apresentar inicialmente com várias manchas drusenoides na região paramacular (*duas fotografias superiores, setas*). A neovascularização coroidiana pode se desenvolver, como é possível observar nos quatro casos ilustrados nesta página. A neovascularização pode ser do tipo 2 (ou "clássica" pela angiografia fluoresceínica), conforme evidenciado pela membrana cinza-verde em cada caso.

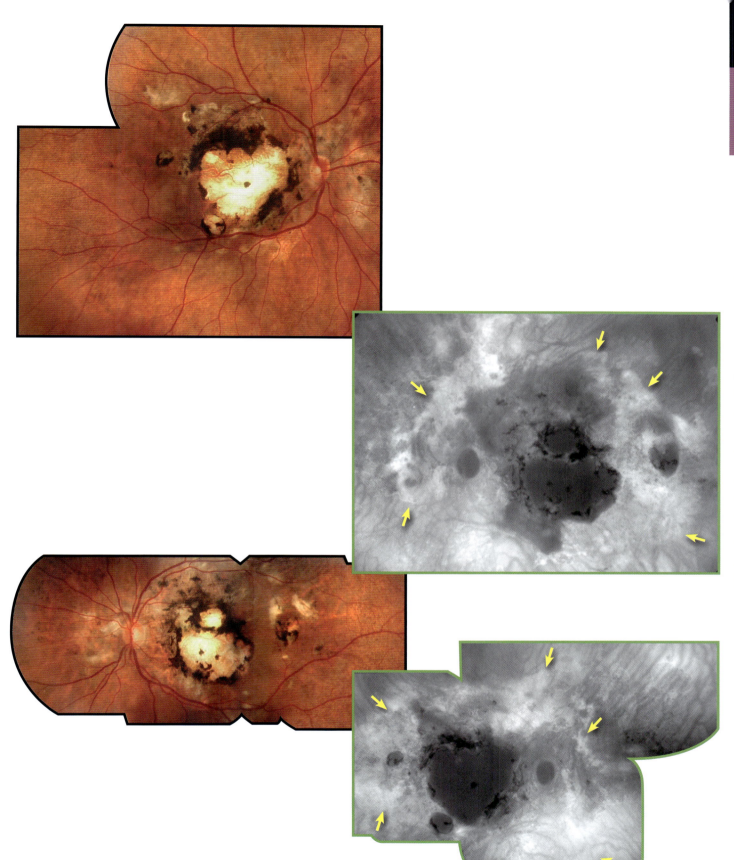

Este paciente com distrofia pseudoinflamatória do fundo de Sorsby passou por fotocoagulação em várias áreas de neovascularização coroidiana. Existem grandes zonas de atrofia devido ao tratamento de fotocoagulação decorrente da proliferação dos novos vasos. A angiografia com indocianina verde exibe uma rede mais ampla de neovascularização (*setas*). Este caso ilustra a natureza angiogênica agressiva deste distúrbio.

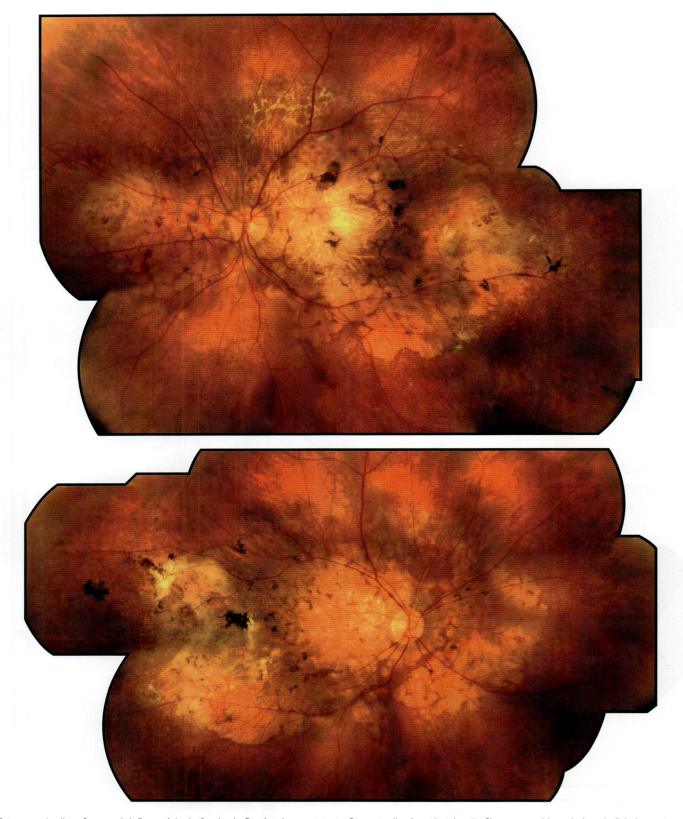

Este caso de distrofia pseudoinflamatória do fundo de Sorsby demonstra atrofia generalizada e cicatrização fibrosa com hiperplasia epitelial pigmentar. A aparência do fundo é clinicamente indistinguível da degeneração macular relacionada à idade disciforme em estágio terminal.

# Distrofia Macular da Carolina do Norte (Distrofia Macular do Lócus 1 da Retina)

A distrofia macular da Carolina do Norte (registrada no Online Mendelian Inheritance in Man como Distrofia Macular do Lócus 1 da Retina) é um transtorno autossômico dominante causado por uma mutação dentro da região pareada de 1,2 megabase no cromossomo 6p16 chamada lócus MCDR1. O gene putativo foi identificado recentemente, e a evidência indica que a desregulação do fator de transcrição retiniano PRDM13 pode ser a causa desta distrofia retiniana. A distrofia foi identificada inicialmente em um grupo de colonos irlandeses na região montanhosa da Carolina do Norte, mas desde então tem sido encontrada em várias regiões do mundo. Classicamente é caracterizada por três graus: o grau 1 consiste em depósitos drusenoides e manchas no EPR na área parafoveal; o grau 2 consiste em drusas confluentes, atrofia do EPR e cicatrizes disciformes na mácula; o grau 3 consiste em atrofia coriorretiniana grave central à macula, que pode parecer com coloboma ou estafiloma coriorretiniano ou pode simular uma cicatriz de toxoplasmose. O início da doença é na infância, alcançando a sua gravidade máxima no meio da adolescência. A DMCC tem penetrância completa, mas expressividade variável; portanto, em alguns pacientes, a progressão da doença para no grau 1, com a visão permanecendo no intervalo de 20/50, enquanto em outros pacientes ela evolui para a atrofia quase total de coroide, EPR e retina, com projeções estafilomatosas. A neovascularização coroidiana e a cicatrização disciforme também foram descritas correspondendo ao declínio adicional na acuidade visual. A acuidade visual pode ser muito melhor do que o esperado com base na aparência do fundo. Histopatologicamente, têm sido descritas lesão macular discreta, caracterizada pela ausência central de fotorreceptores e EPR, atenuação e atrofia focal da membrana de Bruch e da coriocapilar.

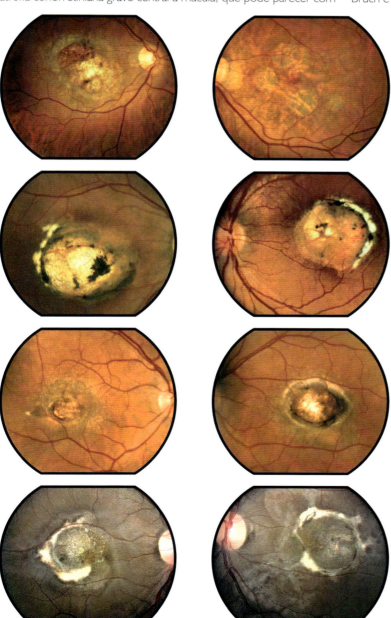

Nestes pacientes com distrofia macular da Carolina do Norte, há uma zona oval a esférica de atrofia variável, hiperplasia epitelial pigmentar e cicatrização fibrosa. A acuidade visual é surpreendentemente boa em cada olho. *Primeira e terceira linhas, cortesia do Dr. Mark Hughes, segunda linha, cortesia do Dr. Kent Small*

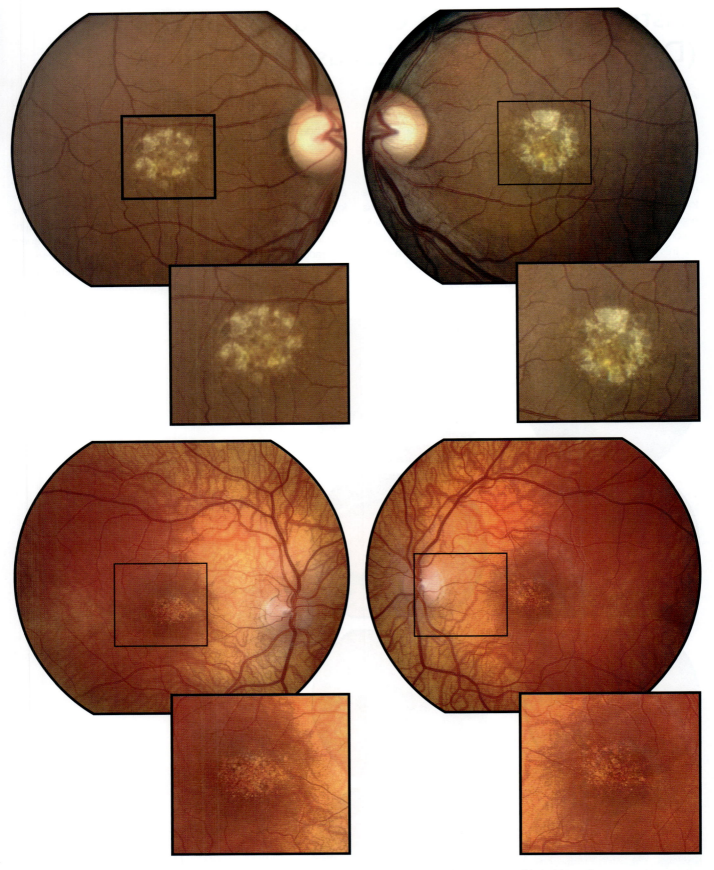

Estes pacientes com distrofia macular da Carolina do Norte têm achados maculares fenotípicos incomuns ou atípicos. Um paciente tem uma descoloração numular amarelada que lembra a doença de Best (*primeira linha*). Outro paciente tem granularidade epitelial pigmentar e manchas, que poderiam ser diagnosticadas como doença de Stargardt (*última linha*). *Cortesia da Dra. Anita Agarwal*

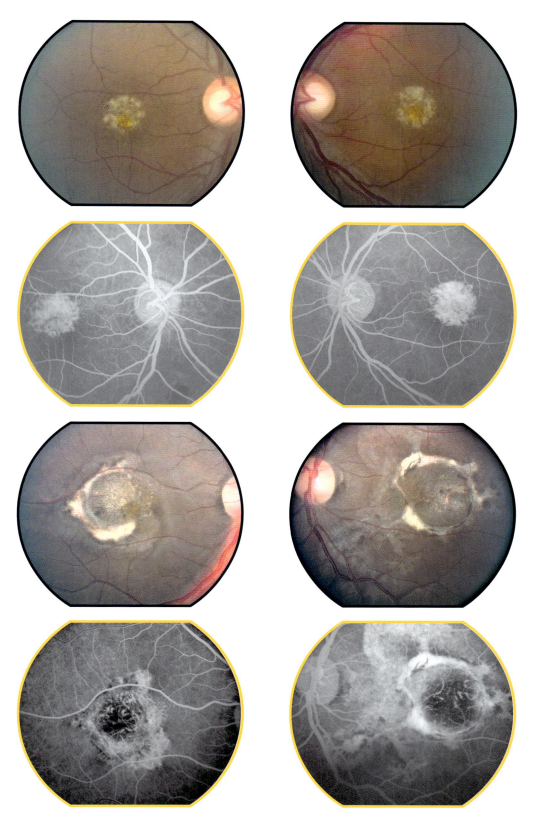

Esta família com distrofia macular da Carolina do Norte ilustra um espectro variável da doença. A fotografia colorida e a angiografia fluoresceínica do pai (*duas primeiras linhas*) demonstram lesões de grau 2 menores. A acuidade visual do pai era 20/40 e 20/50 nos olhos direito e esquerdo, respectivamente. A fotografia colorida e a angiografia fluoresceínica da filha (*duas últimas linhas*) ilustram lesões de grau 3 maiores, similares a coloboma, embora sua acuidade visual fosse melhor: 20/25 em cada olho.

# Distrofia Macular Anular Concêntrica Benigna (BCAMD)

A Distrofia Macular Anular Concêntrica Benigna (BCAMD) é um distúrbio peculiar, provavelmente com um padrão de herança autossômica dominante, causado por uma mutação gênica localizada no cromossomo 6p12.3-q16. A BCAMD é caracterizada por um padrão de despigmentação macular ou atrofia em "olho de boi", similar ao da retinopatia tóxica por cloroquina. Pequenas drusas foram observadas circundando o anel despigmentado. Na maioria dos casos, a visão é relativamente bem preservada. No entanto, o acompanhamento de longo prazo de pelo menos 10 pacientes revelou retinopatia periférica progressiva com espículas ósseas, e achados no ERG exibiram disfunção generalizada dos cones e bastonetes. Palidez do disco óptico, atrofia peripapilar e arteríolas atenuadas também podem ser visualizados nos estágios finais da doença, sugerindo um diagnóstico de retinose pigmentar, e associados a perda visual progressiva, nictalopia e diminuição da visualização de cores.

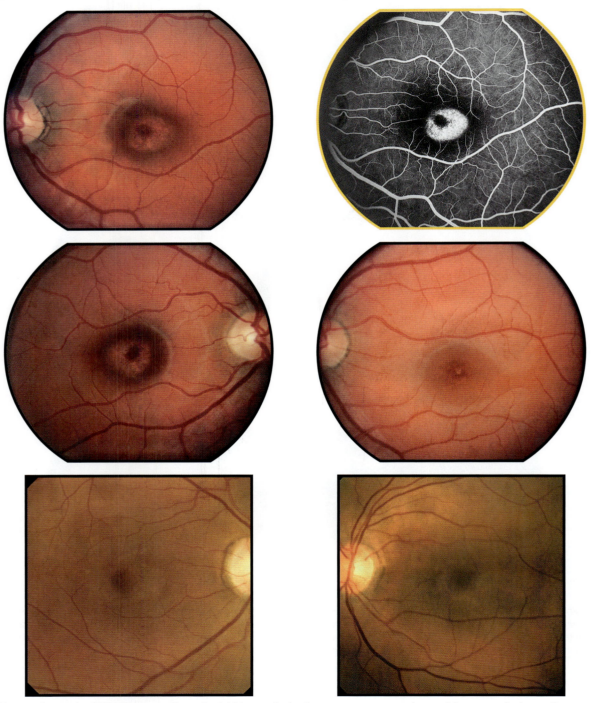

Estes pacientes têm BCAMD. As manifestações iniciais na mácula são enganosas, mas geralmente há uma aparência peculiar em "olho de boi" à medida que a doença avança, com preservação relativa da fóvea. A angiografia fluoresceínica exibe hiperfluorescência correspondente a alterações atróficas na mácula. *As duas primeiras linhas são cortesia do Dr. Stuart Fine*

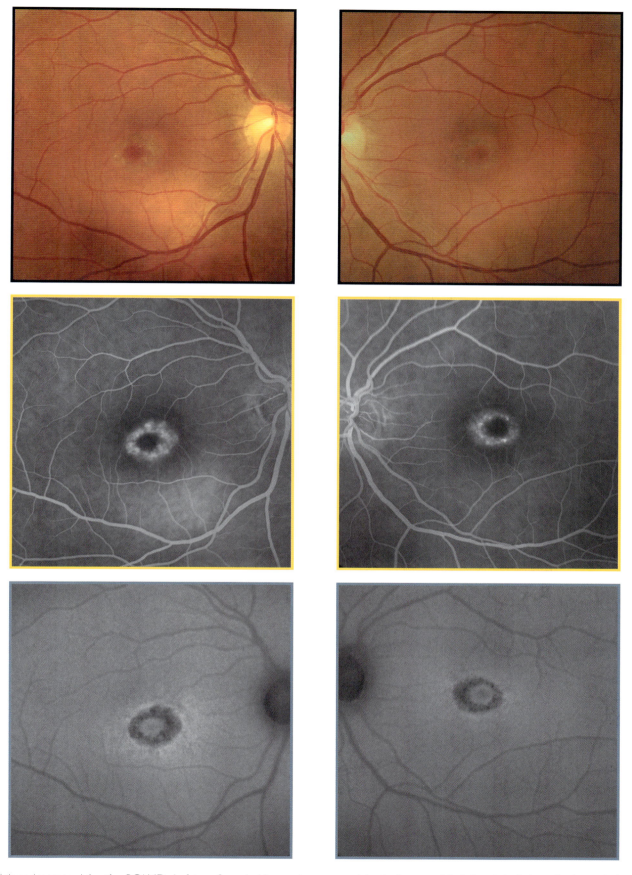

Estes dois pacientes também têm BCAMD. As fotografias coloridas mostram um anel de atrofia em padrão "olho de boi" circundando a mácula. A angiografia fluoresceínica exibe um defeito de janela com coloração tardia, lembrando um padrão "olho de boi". As imagens de autofluorescência do fundo são o inverso das angiografias fluoresceínicas e exibem hipoautofluorescência do EPR atrófico.

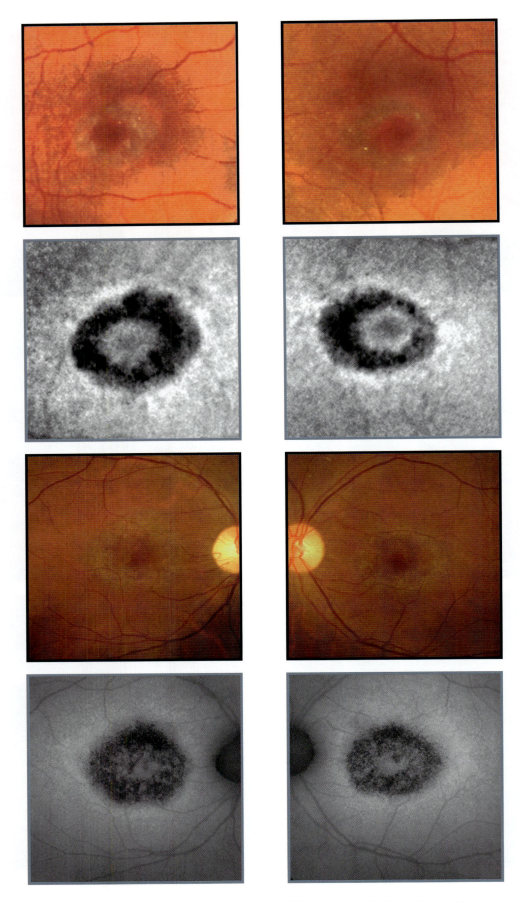

À medida que a BCAMD avança no tempo e envolve a fóvea central, a boa visão inicial pode decair. As fotografias coloridas mostram um padrão atrófico irregular circundando a fóvea. A angiografia fluoresceínica e a autofluorescência do fundo são muito úteis para delinear o EPR e os fotorreceptores.

# Distrofia Macular com Brilho Fenestrado

A distrofia macular com brilho fenestrado é uma maculopatia associada apenas à leve perda de visão, começando normalmente no final da vida adulta. Um escotoma paracentral pode ser o primeiro sintoma a se apresentar. Um brilho refratário amarelado é evidente clinicamente na mácula, com fenestrações vermelhas dentro da retina sensorial. Com o tempo aparece uma zona anular de hipo-pigmentação do EPR, conferindo à lesão um aspecto de "olho de boi". O brilho amarelado persiste, mas as fenestrações desaparecem à medida que ocorrem mais alterações do EPR com o tempo. Um defeito na xantofila macular pode estar relacionado a este distúrbio. *Imagens ©52 a ©55 disponíveis exclusivamente, em inglês, em* expertconsult.inkling.com/redeem

# Ponto Branco na Fóvea

O ponto branco na fóvea é uma anomalia bilateral caracterizada por lesões puntiformes muito finas na superfície foveal, de forma difusa ou ao longo de sua margem, formando um anel cinzento fraco. Frequentemente não há sintomas subjetivos ou perturbação visual. Esse fato justifica o reconhecimento, de modo a diferenciar essas alterações de uma patologia foveal mais importante.

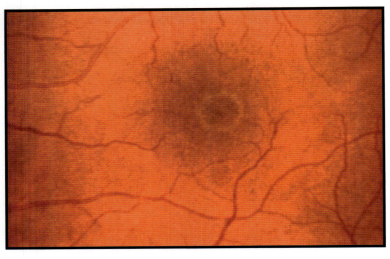

Este paciente tem ponto branco na fóvea, com finas lesões puntiformes em volta da margem foveal e dentro da própria fóvea. Não ocorreram alterações visuais importantes.

# Epiteliopatia do Pigmento Retiniano Enrugado da Martinica (Epiteliopatia do Pigmento Retiniano Enrugado das Índias Ocidentais)

A epiteliopatia do pigmento retiniano enrugado da Martinica é um distúrbio peculiar identificado nos pacientes da ilha caribenha da Martinica que se caracteriza por linhas brancas profundas difusas na mácula, visíveis no exame fundoscópico, que conferem à macula uma aparência "enrugada". Essas linhas são hiperautofluorescentes, e a SD-OCT localiza a anomalia no nível do EPR. O distúrbio parece ser autossômico dominante e pode estar associado à vasculopatia coroidiana polipoide e à formação de neovascularização de coroide.

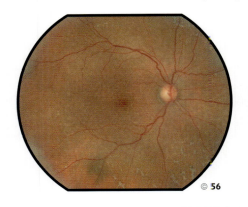
56

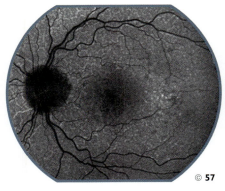
57

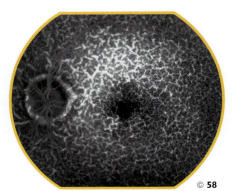
58

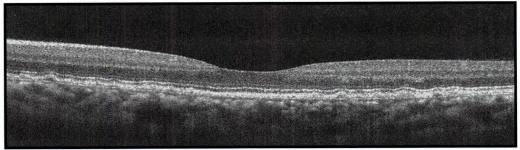
59

Fotografia colorida do fundo ocular de um paciente com MCRPE exibindo linhas reticulares profundas envolvendo o EPR e realçadas com a autofluorescência do fundo e angiografia fluorsceínica. A SD-OCT mostra elevação irregular, recortada, do EPR.

# Distrofias de Cones

As distrofias de cones representam um grupo diversificado de distúrbios caracterizados principalmente por perda e disfunção dos cones, além de estarem associados a fotofobia, escotoma central com perda de visão e déficits na visualização das cores. Este grupo de distúrbios inclui a perda congênita dos receptores de cones, como a acromatopsia e o monocromatismo de cones, bem como as distrofias progressivas não congênitas dos cones. Essas condições demonstram achados fenotípicos emblemáticos e déficits eletrorretinográficos específicos notáveis pela disfunção predominante dos cones.

## Distrofia de Cones

A distrofia de cones é um grupo geneticamente heterogêneo de distúrbios caracterizados pela deterioração progressiva da função dos cones com função normal dos bastonetes. Foram relatados modos de herança autossômica dominante, autossômica recessiva e ligada ao X, com a forma autossômica recessiva da doença representando o modo de herança mais comum. Vários genes foram implicados, incluindo ABCA4 (AR), CNGB3 (AR), KCNV2 (AR), PDE6C (AR), RPGR (XL), GUCA1A (AD) e PITPNM3 (AD). Os pacientes costumam apresentar menor acuidade visual e déficits de visualização das cores no meio da adolescência, com progressão para a cegueira legal na meia-idade. Os achados retinianos são bastante variáveis e podem ser normais; no entanto, uma maculopatia em "olho de boi" é comum, podendo estar associada à palidez do nervo óptico temporal. A autofluorescência do fundo pode realçar bem um anel em "olho de boi" de hiperautofluorescência ou uma zona geográfica de hipoautofluorescência, e a SD-OCT pode mostrar perda elipsoide central difusa. O teste de campo visual vai mostrar um escotoma central. O ERG de campo total é essencial para o diagnóstico e vai demonstrar uma depressão acentuada das respostas de cone, com função normal dos bastonetes. A forma ligada ao X da distrofia de cones (mutação do RPGR, COD1) está associada a um reflexo dourado no fundo de olho, que é muito característico.

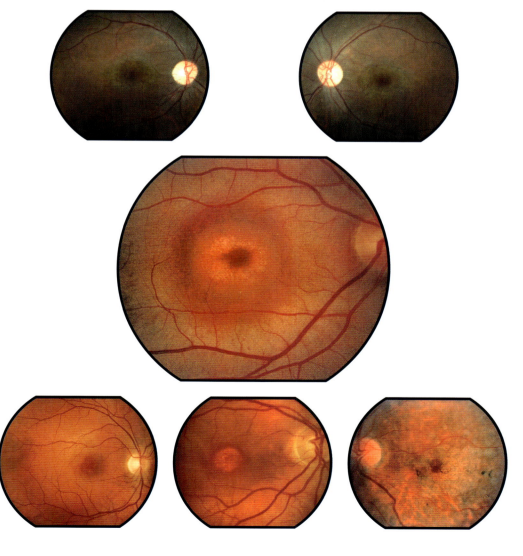

As manifestações clínicas da distrofia de cones em seus estágios iniciais são muito variáveis. Um anel de atrofia circundando a fóvea, produzindo uma forma de "maculopatia em anel", pode ser visualizado, como nas duas imagens na primeira linha. Um padrão em "olho de boi" mais comum na distrofia de cones é visualizado na imagem central, com áreas concêntricas e alternadas de pigmentação normal, hiperpigmentação e hipopigmentação. Em alguns casos, o estágio inicial da doença essencialmente não exibe alterações na mácula, como na imagem inferior esquerda. A atrofia progressiva pode ocorrer em torno da fóvea (*imagem inferior central*), levando a alterações atróficas mais generalizadas, estendendo-se do polo posterior até o meio e a periferia distante (*imagem inferior direita*). *Linhas do meio e inferior, cortesia dos Drs. Ron Carr e Ken Noble*

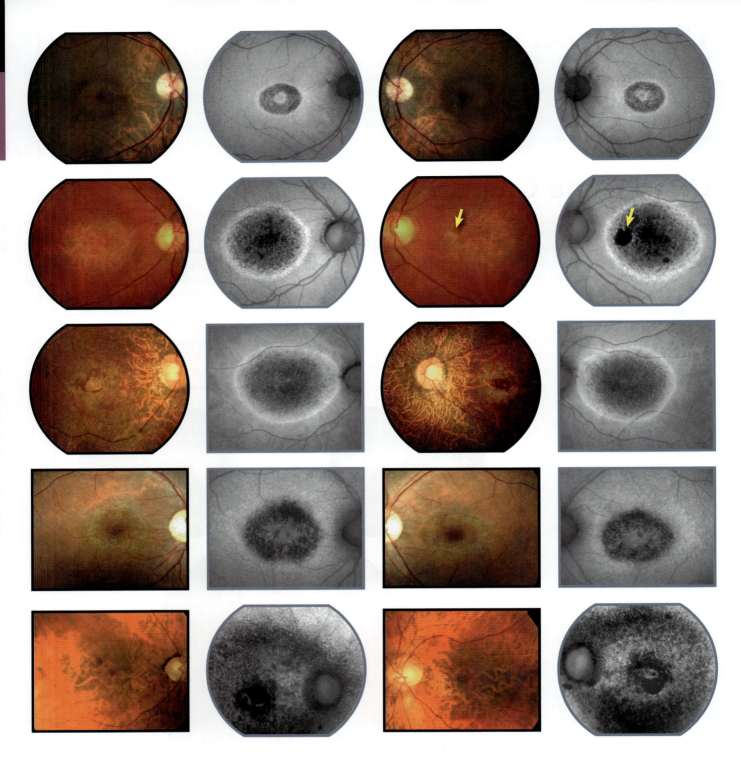

A autofluorescência do fundo às vezes é útil para estabelecer o diagnóstico clínico da distrofia de cones. A aparência de anel da maculopatia é acentuada por áreas alternadas de hipoautofluorescência e hiperautofluorescência, como se pode ver acima. Na segunda linha está começando a ocorrer a atrofia mais grave no olho esquerdo deste caso (*setas*), enquanto um grau mais brando e generalizado de perda epitelial pigmentar é evidente dentro de um anel de hiperautofluorescência em cada olho. À medida que a distrofia de cones avança, há uma hipoautofluorescência mais proeminente circundando a fóvea. Nos últimos estágios da doença, a mudança atrófica epitelial pigmentar fica granular e difusa por toda a região central, paramacular e além (*última linha*).

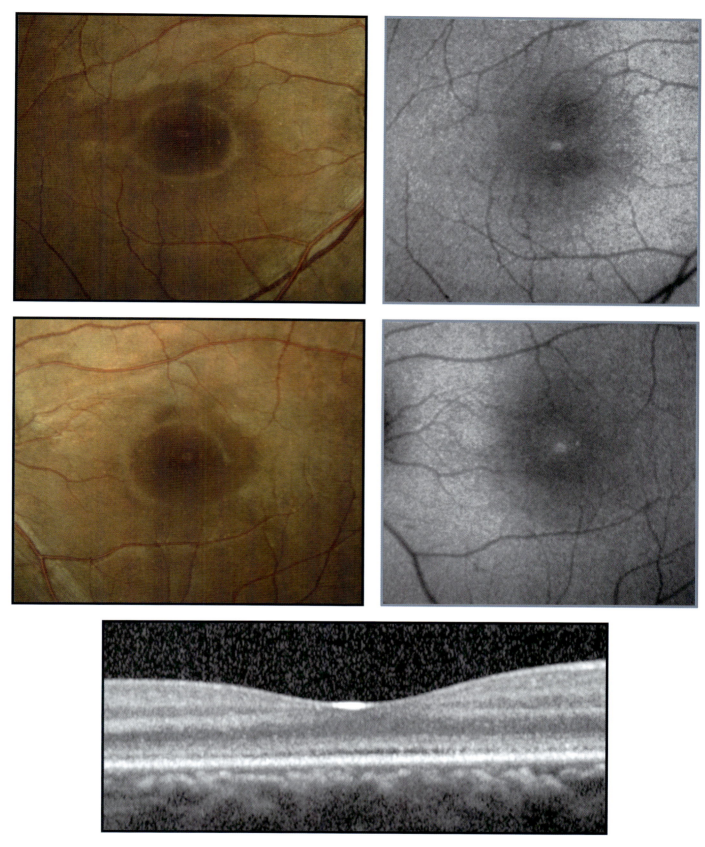

Nesta mulher de 31 anos de idade com perda de visão central o exame clínico estava normal. Estudos de autofluorescência mostram ligeira hiperautofluorescência (central e parafoveal) de natureza inespecífica, e a OCT ilustra adelgaçamento foveal com atenuação do segmento elipsoide interno. O teste de ERG confirmou o diagnóstico de uma distrofia de cones.

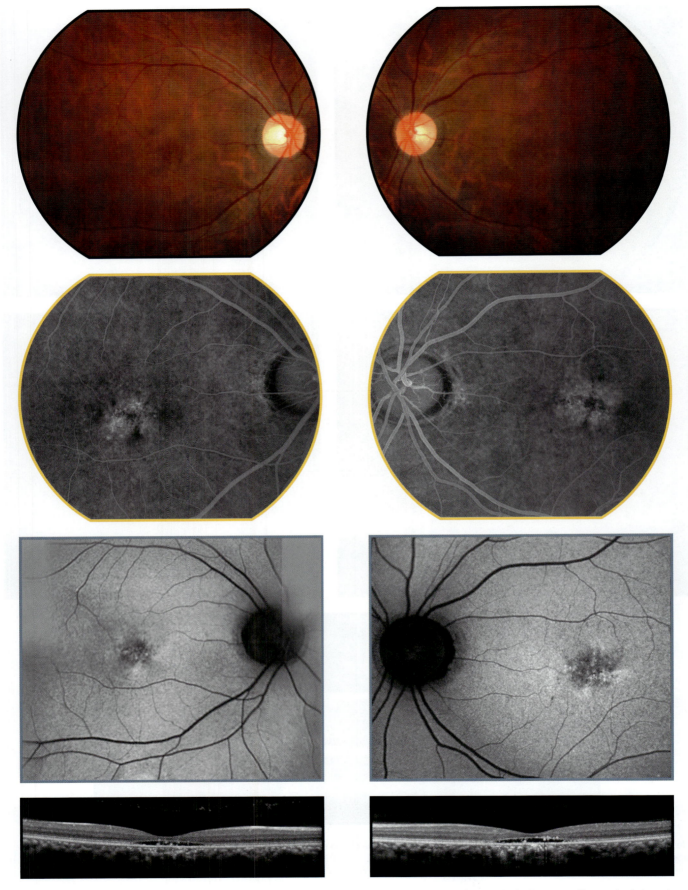

As fotografias coloridas deste paciente com distrofia de cones mostram alterações pigmentares brandas na mácula. Repare na fluorescência irregular com angiografia, além de atrofia e hipoautofluorescência predominantes na autofluorescência do fundo. A SD-OCT através da mácula revela perda subfoveal da camada elipsoide. *Imagens cortesia de SriniVas Sadda, MD*

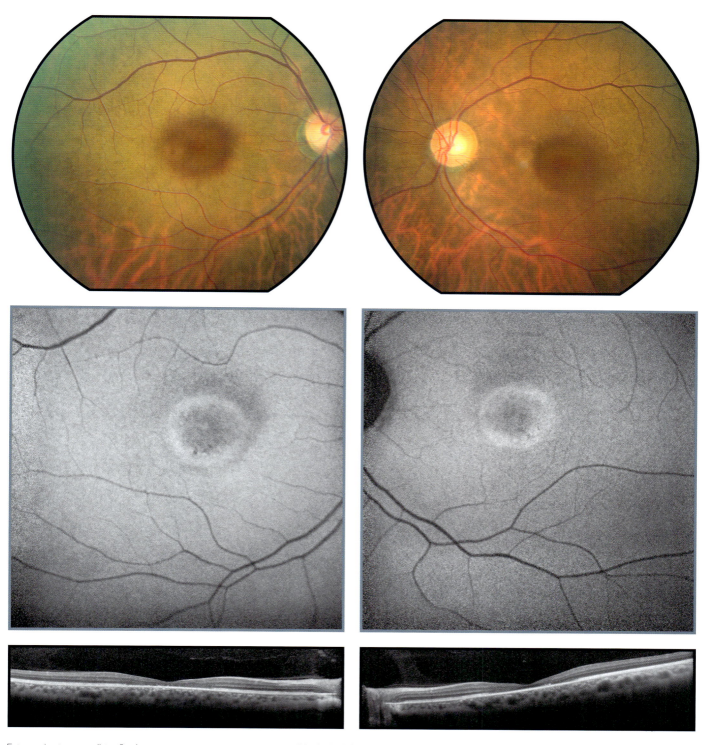

Este paciente com distrofia de cones tem uma mutação presumida do DOC1 (RPGR). Repare no reflexo dourado no fundo de olho. A SD-OCT mostra atrofia dos fotorreceptores e da zona elipsoide sob a fóvea.

# Monocromatismo dos Bastonetes (Acromatopsia Completa)

O monocromatismo dos bastonetes é um distúrbio autossômico recessivo caracterizado por uma ausência congênita completa da função do cone. Três genes, cada um deles codificando proteínas envolvidas na cascata de fototransdução dos cones, foram associados a este distúrbio: CNGA3, CNGB3 e GNAT2. Os bastonetes normais e uma redução acentuada no número de cones extrafoveais (5-10% do normal) são achados comuns. Os cones foveais geralmente estão em uma quantidade normal, mas morfologicamente são anormais. A visão é ruim no nascimento, na faixa de 20/200, com graus variados de fotofobia, perda de visualização das cores e nistagmo, que costuma estar presente na infância, mas que pode se agravar com o tempo. A visão na iluminação comum é gravemente restringida e relativamente melhor sob uma luz fraca (hemeralopia). Em geral, a fotofobia é mais debilitante do que a acuidade visual reduzida. Lentes de contato vermelhas têm sido utilizadas com grande sucesso no alívio da fotofobia. Os achados do fundo ocular podem ser normais, somente com alterações brandas e inespecíficas do epitélio pigmentar retiniano central ou um padrão de atrofia muito sutil em "olho de boi". Estudos de ERG revelam uma extinção da resposta fotópica dos cones e uma resposta escotópica normal dos bastonetes.

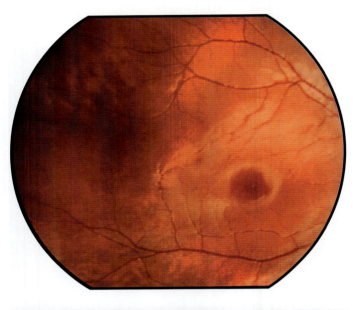

Neste paciente com monocromatismo dos bastonetes a mácula é praticamente normal, exceto por um leve grau de atrofia epitelial pigmentar.

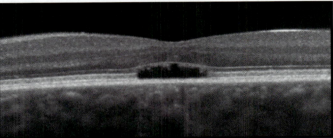

A OCT em um paciente com acromatopsia completa exibe uma ausência retangular dos fotorreceptores cones na fóvea.

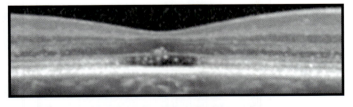

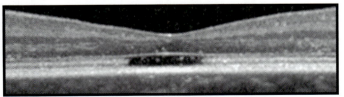

A OCT de alta resolução exibe uma degeneração dos fotorreceptores na fóvea deste paciente com acromatopsia.

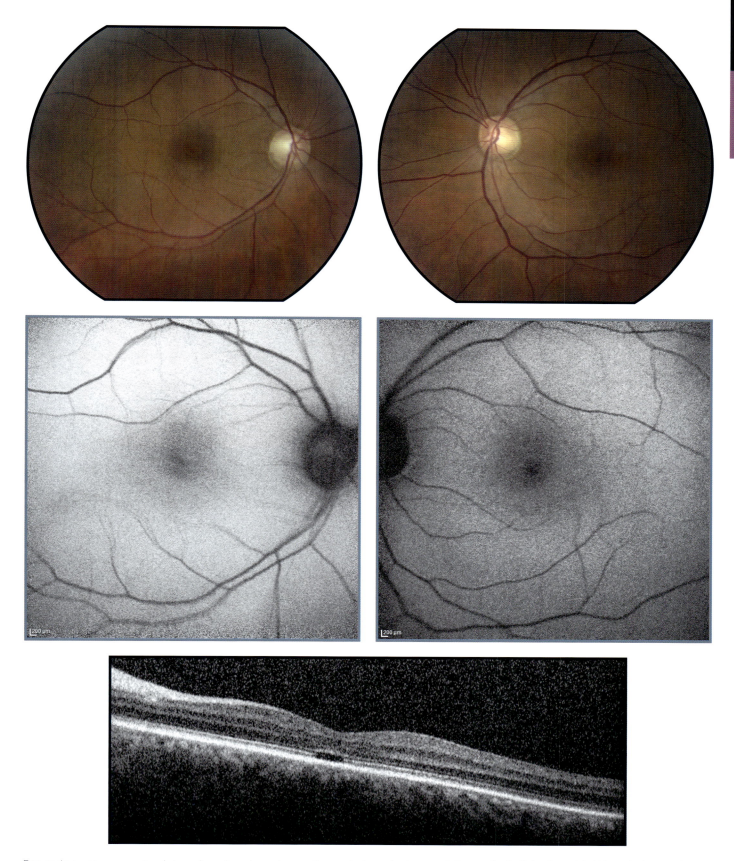

Este paciente com acromatopsia tem alterações pigmentares sutis na mácula, realçadas na autofluorescência (linha do meio). Há perda da camada elipsoide subfoveal, deixando um espaço opticamente vazio na SD-OCT. O teste genético foi positivo para mutação do CNGA3. *Imagens cortesia de Jaclyn Kovach, MD*

# Distrofia Macular Oculta

A mutação do RP1L1 pode causar um espectro diverso de doenças retinianas, incluindo a retinose pigmentar autossômica recessiva *versus* distrofia macular oculta autossômica dominante (OMD), uma maculopatia simétrica bilateral associada à perda do segmento interno da camada elipsoide central com a SD-OCT na ausência de anomalias visíveis no exame fundoscópico ou na angiografia fluoresceínica. Os pacientes com OMD normalmente estão na meia-idade, mas também revelam perda de resposta fotópica dos cones, coerente com uma distrofia de cones. O ERG macular ou multifocal revela amplitudes reduzidas, típicas de uma distrofia de cones.

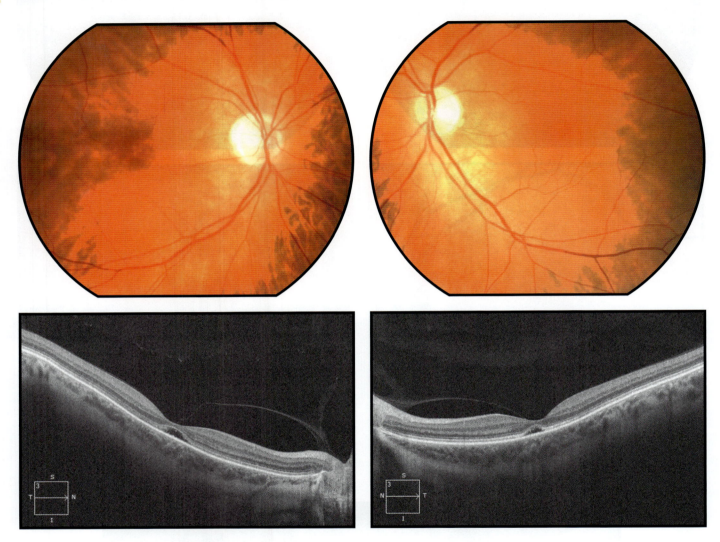

Este paciente com distrofia macular oculta não tinha anomalias clínicas aparentes no exame fundoscópico ou na angiografia fluoresceínica (não exibido). Entretanto, o teste de campo visual revelou escotoma central. A SD-OCT mostra perda subfoveal da banda elipsoide. *Imagens cortesia de Rishi Doshi, MD*

# Distrofias de Cones e Bastonetes

As distrofias de cones e bastonetes (CORD) são muito parecidas com as distrofias de cones previamente descritas, exceto em que há o envolvimento adicional dos bastonetes, com perda de resposta escotópica desses bastonetes no teste de ERG e campo total. As mutações genéticas seguintes foram associadas às síndromes CORD: GUCYRD (AD), AIPL1 (AD), RIM1 (AD), PERPHERIN/RDS (AD), GUCA1A (AD), CRX (AD), PITPNM3 (AD), HRG4 (AD), ABCA4 (AR), RPGRIP1 (AR), CRB1 (AR), RPGR (XL) e CACNA1F (XL).

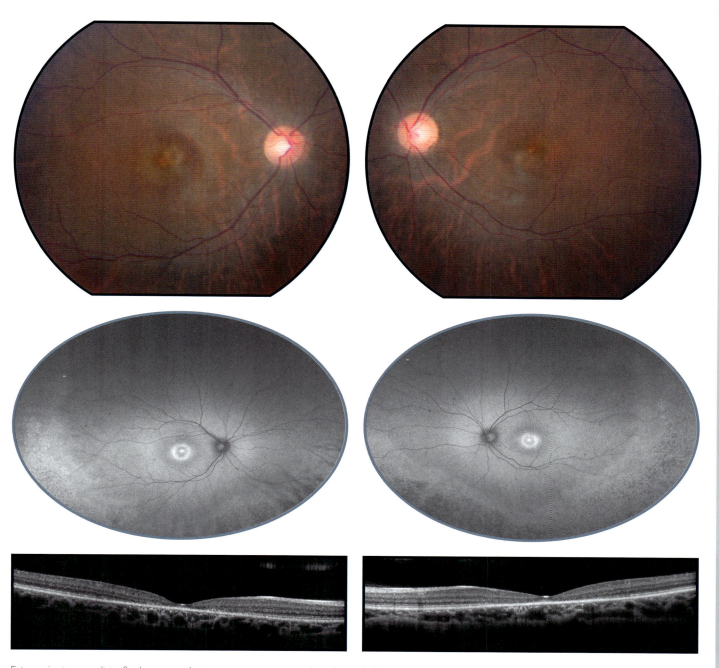

Este paciente com distrofia de cones e bastonetes tem uma maculopatia em "olho de boi" e também alterações pigmentares periféricas, que são realçadas na autofluorescência. A SD-OCT da mácula exibe perda da zona elipsoide mais pronunciada na região central.

# Síndrome de Jalili

A síndrome de Jalili é um distúrbio raro, caracterizado pela combinação de distrofia de cones e bastonetes e um transtorno do esmalte dentário que produz dentes hipoplásicos e hipomineralizados, chamados amelogênese imperfeita. O transtorno está ligado à mutação no gene CNNM4 no cromossomo 2q11, um dos locais implicados na acromatopsia. Os pacientes apresentam redução da acuidade visual, anomalias dentárias e fotofobia na primeira década de vida. O exame fundoscópico pode revelar uma maculopatia em "olho de boi" que pode ficar escavada ou estafilomatosa. Um ERG vai mostrar disfunção de cones, que pode ser grave, e uma gravidade variável de disfunção de bastonetes.

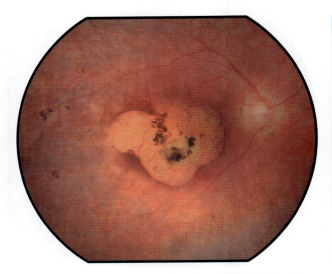
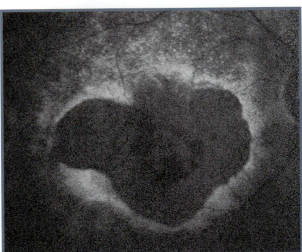
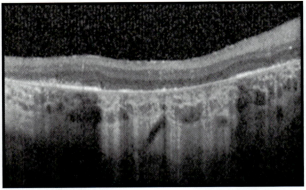

A atrofia macular central é exibida na fotografia colorida do fundo. As áreas correspondentes de hipoautofluorescência central e um anel de hiperautofluorescência, característicos de distrofia de cones, são ilustrados neste paciente com síndrome de Jalili. A varredura B da SD-OCT exibe atrofia retiniana externa. *Imagens cortesia de Ala Moshiri, MD, PhD*

Anomalias dentárias características dos pacientes com síndrome de Jalili.

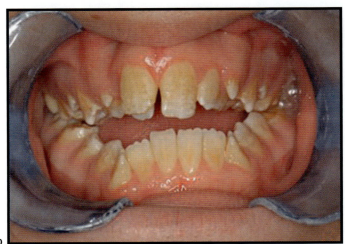

# Retinose Pigmentar (Distrofias Generalizadas de Bastonetes e Cones)

A retinose pigmentar é o nome dado a um grande grupo de degenerações retinianas hereditárias que compartilha a característica comum de dano progressivo ao complexo fotorreceptores-epitélio pigmentar. Esses distúrbios ocorrem em aproximadamente 1 em 4.000 pessoas no mundo inteiro. A RP típica é caracterizada por cegueira noturna ou nictalopia, e por problemas com adaptação à penumbra. A perturbação visual é agravada pela perda de campo visual, começando normalmente na média periferia e depois se alastrando para a extrema periferia. Um escotoma anular pode progredir para a "visão em túnel" mais no final do curso da doença. Embora a retina central seja afetada, a perda de visão não é tão importante quando a da média periferia. Com a análise de ERG, a resposta escotópica dos bastonetes é gravemente reduzida ou extinta, e a resposta fotópica dos cones é menos reduzida.

A retinose pigmentar tem vários padrões de herança, que incluem um padrão autossômico dominante (30-40%), um padrão autossômico recessivo (50-60%) e um padrão ligado ao X (10-15%). A retinose pigmentar exibe heterogeneidade genética considerável, com mutações identificadas em mais de 100 genes diferentes até agora. Além disso, muitas dessas mutações conferem fenótipos diferentes, até mesmo dentro da mesma família. Embora haja muitas exceções, a idade de início e o grau de perda de visão central podem estar relacionados com o modo de transmissão familiar, com as formas autossômicas dominantes conferindo frequentemente um fenótipo menos grave do que as formas ligadas ao X e recessivas.

As características clínicas comuns da RP incluem atenuação arteriolar retiniana e um padrão generalizado e difuso de EPR manchado e "roído por traças". Um padrão de espículas ósseas do pigmento intrarretiniano situado na média periferia nem sempre está presente (i.e., RP sem pigmento), mas é típico. A palidez cerosa do disco óptico e a atrofia macular são sinais normais da doença mais avançada. As complicações vítreas e retinianas associadas incluem opacidades vítreas e células pigmentadas, edema macular cistoide, formação de membrana epirretiniana e uma resposta vascular retiniana tipo Coats. As reações tipo Coats podem incluir neovascularização retiniana e hemorragia pré-retiniana e até mesmo tumores vasoproliferativos. Outras complicações oculares podem incluir catarata subcapsular posterior e drusa do disco óptico. Em termos gerais, a RP pode ser agrupada nas formas não sindrômica e sindrômica, com outras manifestações sistêmicas que podem incluir perda de audição, transtornos metabólicos, síndromes neurológicas e anomalias renais ou hepáticas, dentre outras anomalias sistêmicas.

## Retinose Pigmentar não Sindrômica

A retinose pigmentar pode existir como um distúrbio oftalmológico isolado. Este grupo é genética e fenotipicamente heterogêneo, sendo subdividido mais facilmente de acordo com o padrão de herança. Embora as frequências exatas possam variar de acordo com a etnia e a geografia, os genes mais identificados e envolvidos na forma autossômica recessiva são EYS, RPE65, PDE6A, PDE6B e ABCA4. Os genes mais identificados e envolvidos na forma autossômica dominante são RHO (rodopsina), PRPF31, PRPH2/RDS e RP1. Os genes mais identificados na RP ligada ao X são RPGR e RP2.

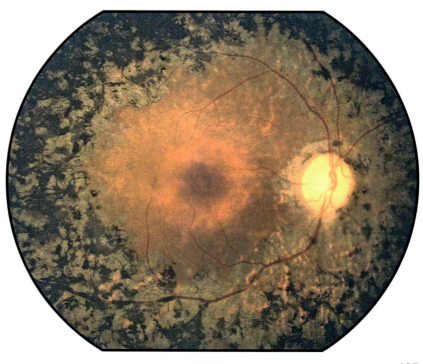

Esta é a imagem de polo posterior típica de um paciente com retinose pigmentar. Repare na alteração hiperplásica de circunferência do epitélio pigmentar. O pigmento migrou para a retina e em algumas áreas para o espaço perivenular, tudo dentro de uma área de atrofia epitelial pigmentar irregular. Há estreitamento arteriolar generalizado e alguma palidez cerosa em relação ao nervo óptico. A fóvea demonstra uma granularidade epitelial pigmentar. Esta é uma das muitas mudanças que podem ocorrer centralmente nesta doença. *Cortesia de Mark Croswell*

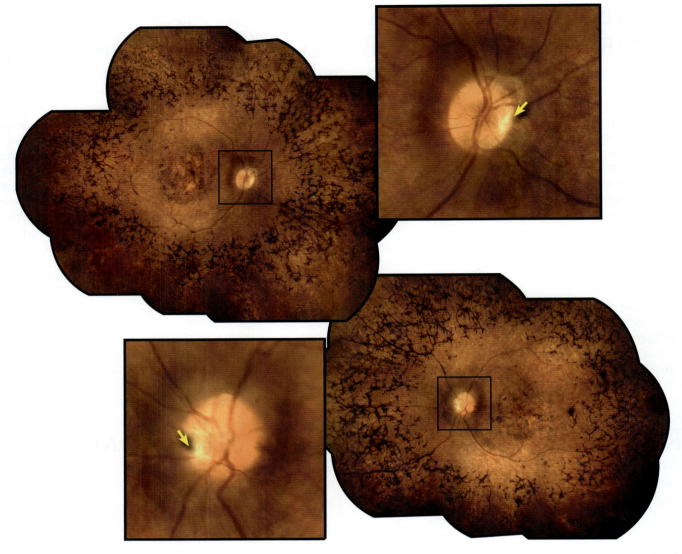

Fotomontagens dos dois olhos de um paciente com retinose pigmentar (RP). Repare nas espículas em laço da hiperplasia epitelial pigmentar em torno do polo posterior e se estendendo para a retina em periferias média e extrema. Há uma simetria bilateral impressionante, típica da RP. Repare na presença de drusas na cabeça do nervo óptico em cada olho (setas). A atrofia macular é observada mais caracteristicamente nos estágios finais da doença, como neste caso.

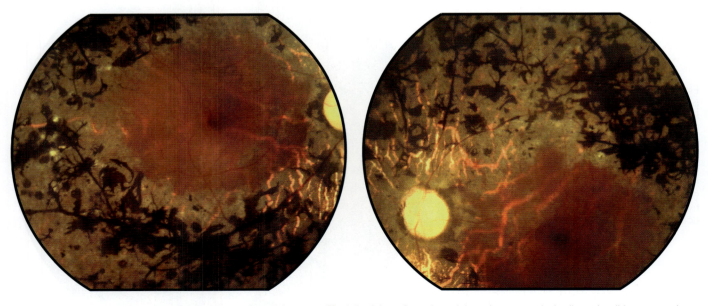

Espiculação pigmentar densa neste paciente com retinose pigmentar. Também há atrofia coriorretiniana densa a partir do disco. A palidez cerosa do disco é evidente nos dois lados, outro achado do estágio terminal.

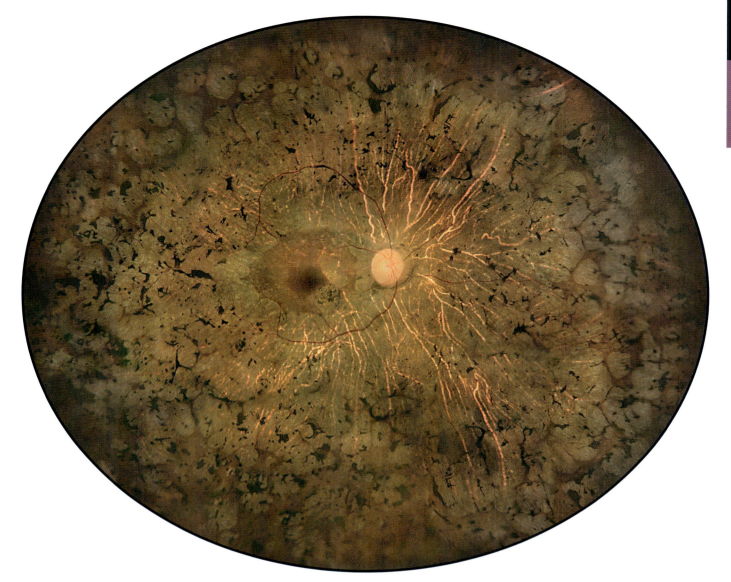

Esta montagem de grande angular deste paciente com retinose pigmentar mostra uma variação na morfologia e migração da hiperplasia epitelial pigmentar. Há um padrão quase reticular, delineado pelo pigmento e zonas demarcadoras de atrofia do EPR. Em outras áreas do fundo da média periferia, o epitélio pigmentar é mais homogeneamente atrófico, e existe uma proeminência da arquitetura coroidiana que parece ser esclerótica.

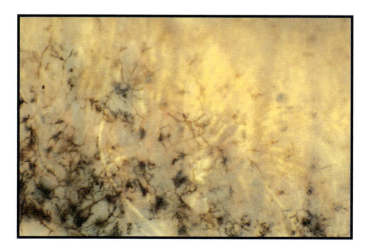

Nesta amostra histopatológica, há uma hiperplasia epitelial pigmentar proeminente com extensões parecidas com aranhas e atrofias generalizadas do epitélio pigmentar retiniano. É possível ver os vasos coroidianos.

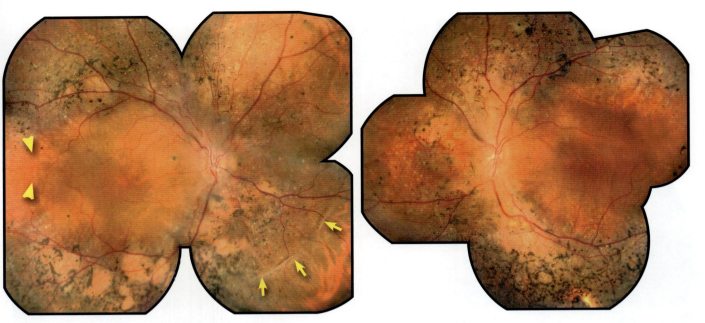

Neste paciente com retinose pigmentar, há uma área da média periferia à extrema periferia de hiperplasia epitelial pigmentar, atrofia e várias manchas drusenoides. No olho direito há manchas levemente evidentes orientadas radialmente na mácula temporal (*pontas de seta*) e também uma área curvilínea de fibrose pré-retiniana exibindo tração na retina (*setas*). A mácula tem apenas um grau menor de atrofia, mas tem uma formação de membrana epirretiniana translúcida.

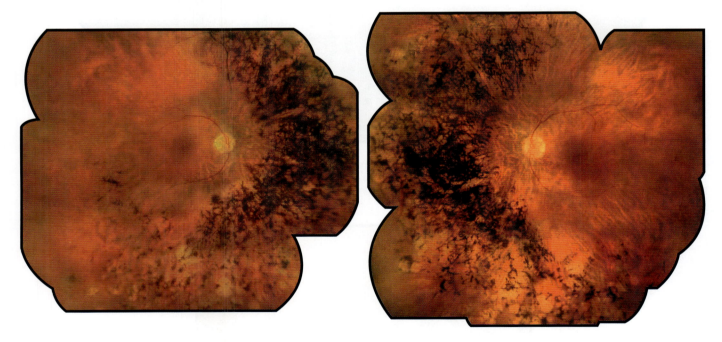

Este paciente com retinose pigmentar também ilustra a propensão a achados simétricos com pigmentação densa nasalmente em um padrão arqueado, com preservação relativa no aspecto temporal de cada olho.

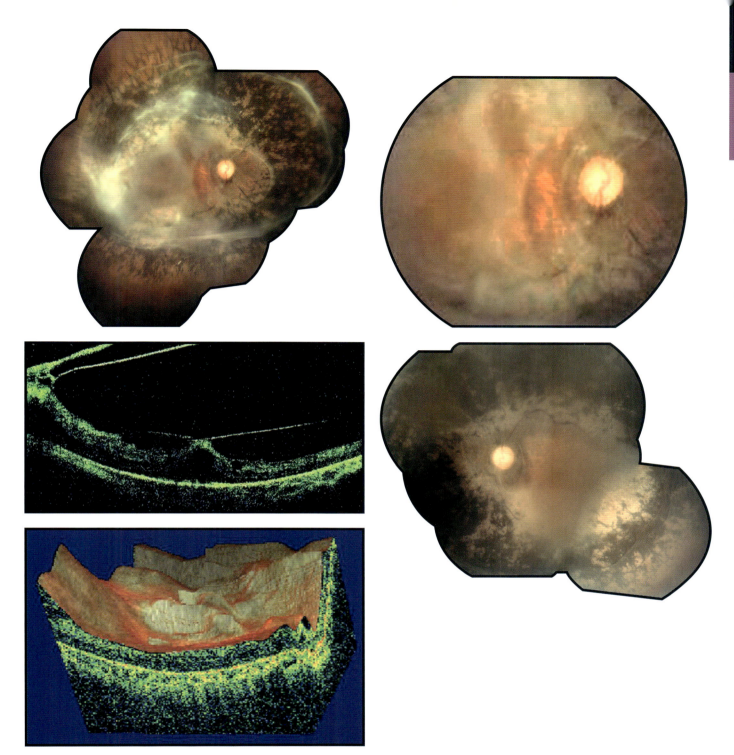

Neste paciente com retinose pigmentar avançada e herdada em um padrão dominante, como mostra a montagem colorida de cada olho, há uma lâmina fibrótica vitrorretiniana proeminente no olho direito. A imagem de OCT demonstra a tração vitrorretiniana e alteração cística. Com a OCT tridimensional, o contorno da retina é demonstrado claramente, conforme induzido pela condensação e tração vítrea. *Cortesia do Dr. Iñigo Corcóstegui*

# Mulheres Portadoras de Retinose Pigmentar Ligada ao X

As mulheres portadoras de retiretinose pigmentar ligada ao X podem exibir mosaicismo com manifestações variáveis no fundo de olho, frequentemente periféricas e zonais, sem anomalias clínicas ou eletrorretinográficas (ERG). Em alguns pacientes, essas mudanças são suficientes para induzir alterações maculares e eletrofisiológicas e podem ser visualizadas até mesmo as formas mais graves de RP, com um ERG extinto. Um reflexo dourado no fundo de olho pode ser bem sugestivo.

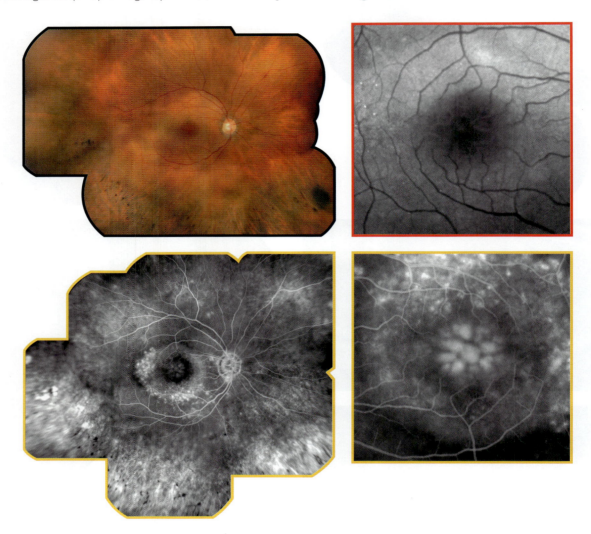

Mulher portadora de retinose pigmentar ligada ao X. A montagem fotográfica colorida exibe hiperplasia epitelial pigmentar periférica irregular e atrofia, mais perceptível inferiormente. A fotografia com refletância próxima ao infravermelho demonstra um padrão cistoide na mácula. A angiografia fluoresceínica exibe vazamento petaloide ou edema macular cistoide. Há edema retiniano circundando o vazamento foveal central.

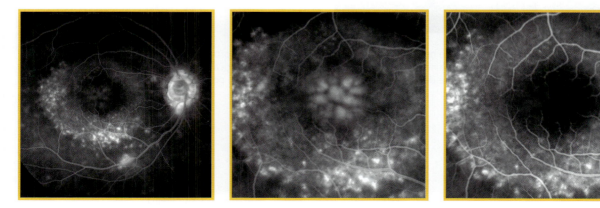

Repare na resolução do edema macular após o tratamento com um inibidor de anidrase carbônica tópica. Um componente do vazamento pode ser uma consequência da incontinência da barreira hematorretiniana externa do EPR.

# Anomalias Maculares na Retinose Pigmentar

Ocorrem muitas complicações maculares na retinose pigmentar, como atrofia, degeneração pigmentar, formação de membrana epirretiniana, edema macular e formação de buraco macular.

## Buraco

Estes dois pacientes com RP demonstram um buraco macular de espessura total. A atrofia em "olho de boi" é observada na montagem colorida devido a cronicidade do buraco e margem concêntrica de fluido sub-retiniano. O buraco macular do caso à esquerda normalmente é grande. Repare na pigmentação e atrofia do fundo temporal ao buraco, indicativas de RP.

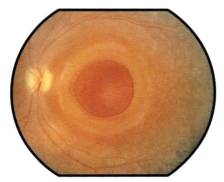
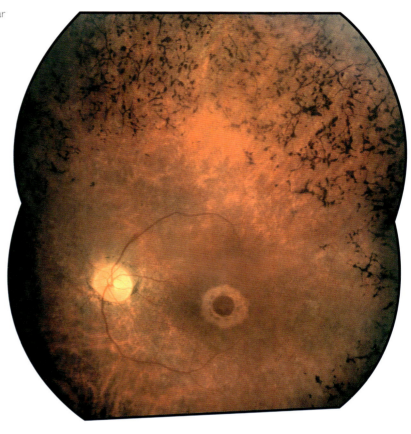

## Atrofia

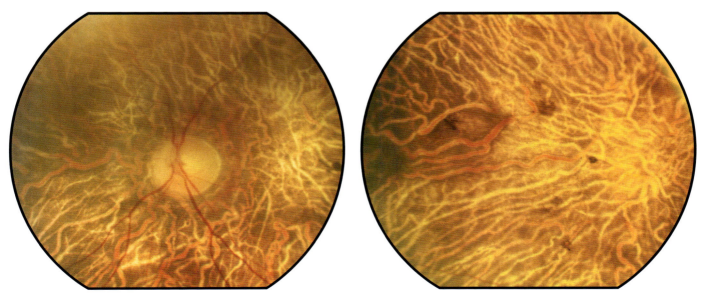

Este paciente tem atrofia coriorretiniana generalizada que inclui a mácula central.

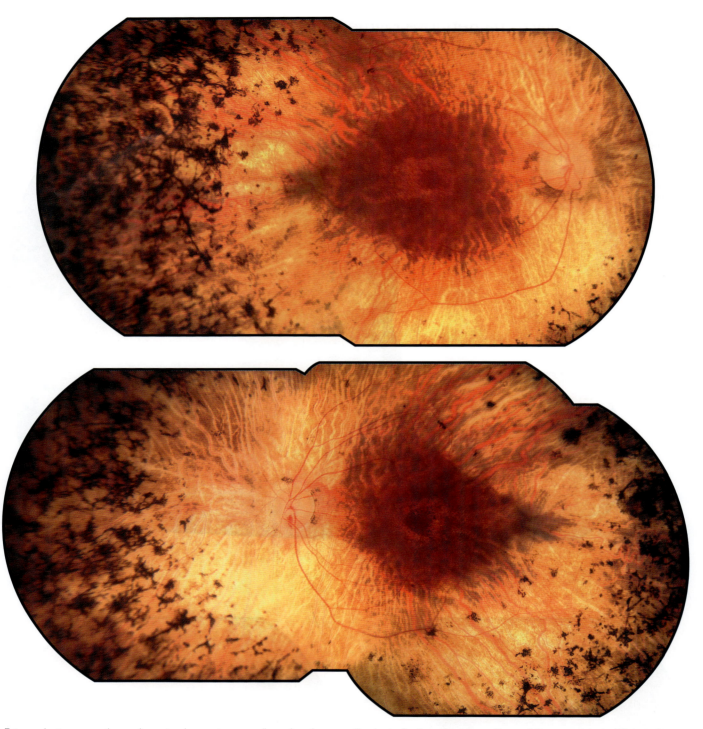

Estes pacientes com retinose pigmentar demonstram uma "maculopatia em anel" pela atrofia circundando uma fóvea relativamente intacta. Margeando o anel de atrofia vemos o epitélio pigmentar, que ainda não está implicado na patologia. *Imagens cortesia dos Drs. J.B. Bateman, G.E. Lang e Irene Maumenee*

## Edema

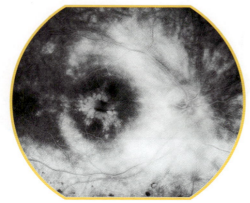

Edema macular e edema retiniano difuso podem complicar a RP. Um padrão cistoide de vazamento está presente no centro, e observam-se também vasamento vascular retiniano e peripapilar difuso.

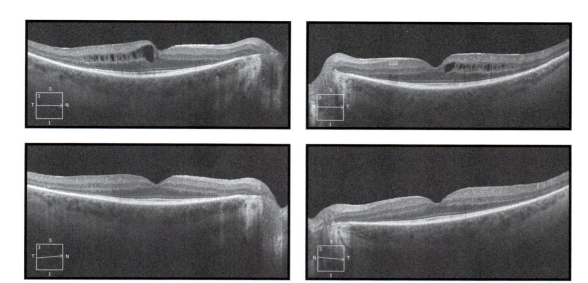

Este paciente com retinose pigmentar tem edema macular cistoide. Repare na perda paramacular de fotorreceptores e segmentos internos em cada olho, característica de RP. O edema melhorou significativamente após o tratamento com dorzolamida tópica. *Imagens cortesia de Susan M. Malinowski, MD*

## Autofluorescência em Anel

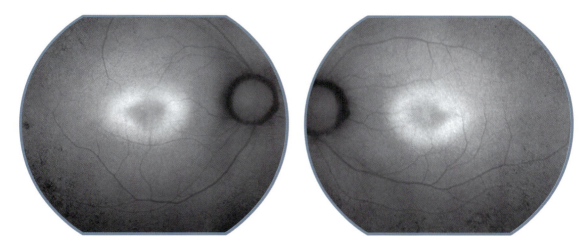

Um anel de hiperautofluorescência, chamado anel de Robson-Holder, pode ser visto na mácula dos pacientes com retinose pigmentar.

## Membrana Epirretiniana

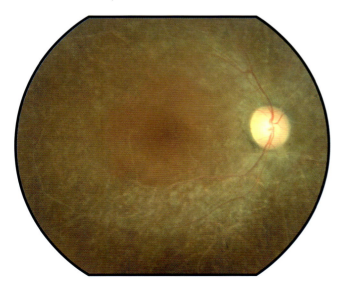

A formação de membrana epirretiniana (MER) é comum na RP e pode se manifestar como um brilho ou franzido macular, com tração e distorção. Este paciente com retinose pigmentar tem uma MER. A SD-OCT é mais sensível na detecção de MERs e complicações associadas, como tração vitreomacular e edema macular.

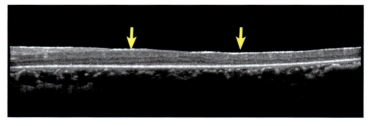

# Proliferação Angiomatosa na Retinose Pigmentar

Os pacientes com retinose pigmentar podem exibir um espectro de anomalias vasculares retinianas, incluindo telangiectasia retiniana tipo Coats com exsudação lipídica. Isquemia retiniana periférica com neovascularização pré-retiniana, vazamento grave e hemorragia pré-retiniana, e até mesmo tumores vasoproliferativos, também podem complicar a RP.

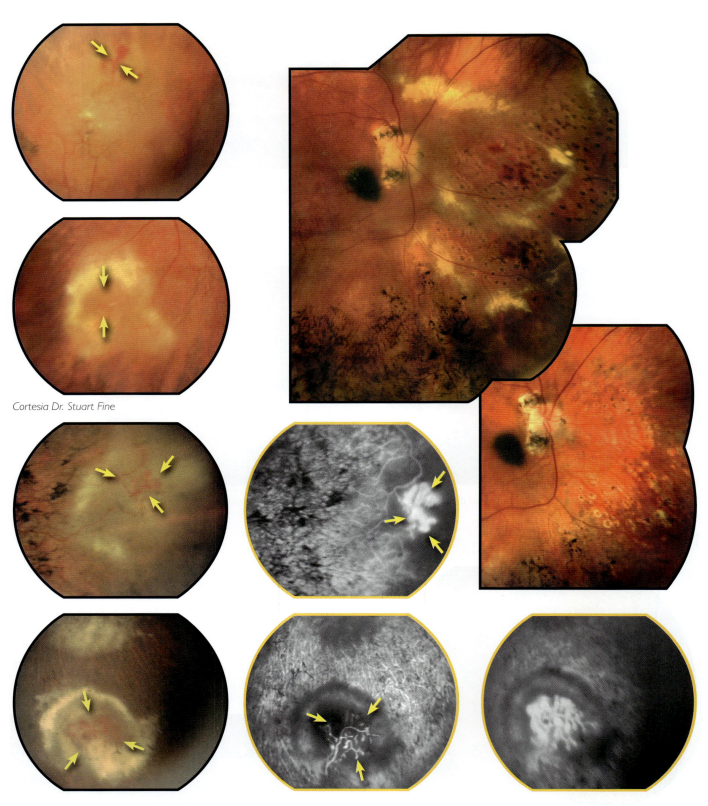

*Cortesia Dr. Stuart Fine*

Os pacientes com retinose pigmentar são propensos a desenvolver proliferação angiomatosa com exsudação lipídica. Repare na presença de proliferação vascular (*setas*), evidente na angiografia fluoresceínica inicial e tardia.

# Retinose Pigmentar Setorial

A retinose pigmentar (RP) raramente pode se situar em quadrantes isolados da retina. Os quadrantes mais envolvidos são os inferiores, e os pacientes costumam ter doença simétrica bilateral. Apesar da aparência do fundo, o ERG de campo total pode revelar disfunção global, embora o prognóstico geralmente seja melhor com as formas regional ou localizada da retinose pigmentar, como a RP setorial. A etiologia genética mais comum da RP setorial é a mutação do gene da rodopsina.

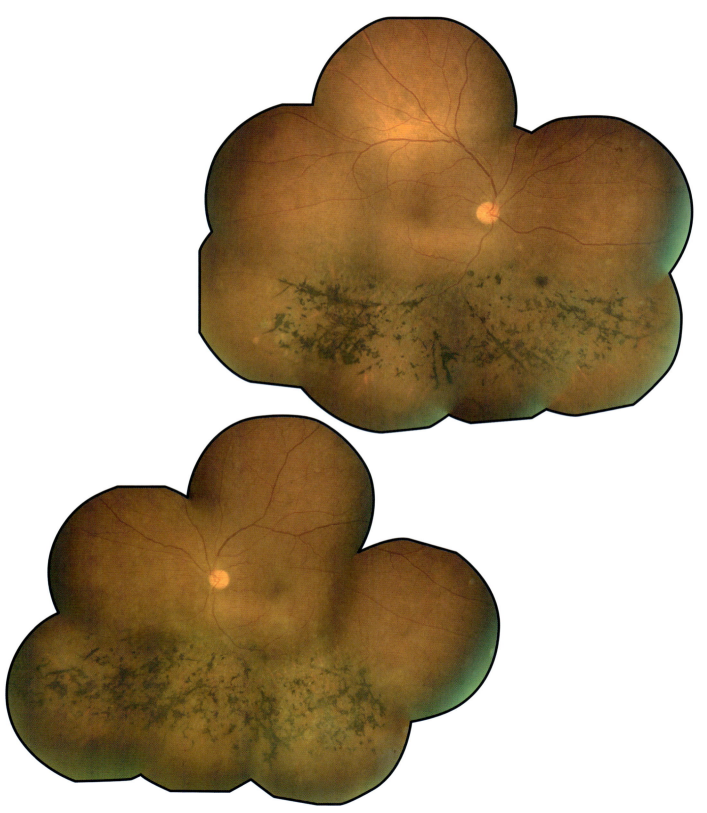

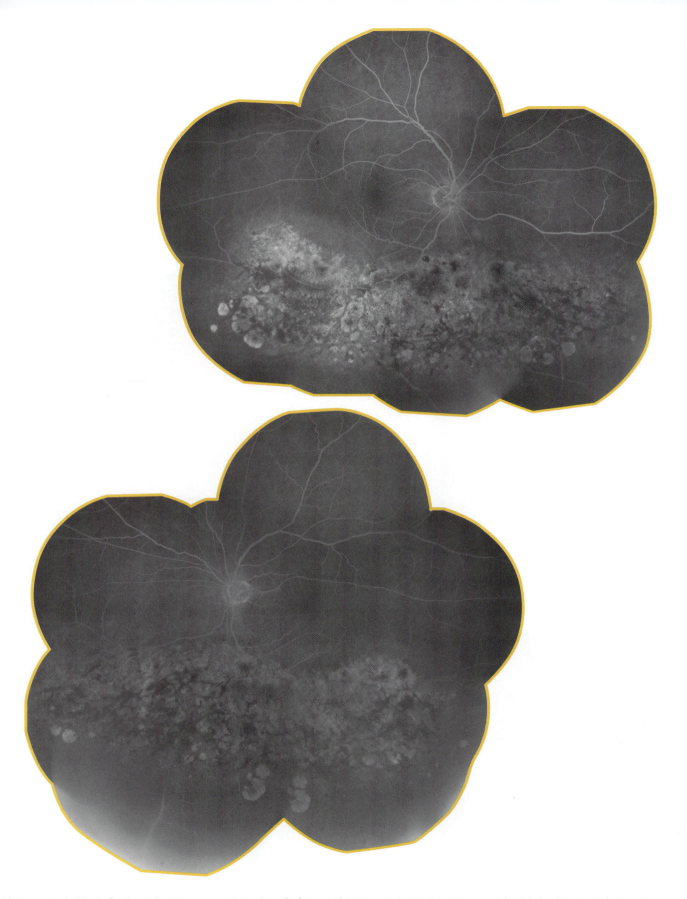

Montagem colorida do fundo ocular e montagem do angiografia fluoresceínica com retinose pigmentar setorial exibindo alterações pigmentares de espículas ósseas e atrofia do EPR nos quadrantes inferiores dos dois olhos.

# Atrofia Retinocoroidiana Paravenosa Pigmentada (PPRCA)

A Atrofia Retinocoroidiana Paravenosa Pigmentada (PPRCA) é uma doença bilateralmente simétrica, em geral, estacionária, caracterizada por aglomeração de pigmentos e espículas em uma distribuição predominantemente paravenosa com quantidades variáveis de atrofia retinocoroidiana ao longo da mesma distribuição. A etiologia da condição não está clara. Tem sido observada uma predileção masculina, além de relatos de casos familiares, mas a maioria dos casos é esporádica. Foi postulado que a doença pode ser uma resposta a uma etiologia inflamatória ou infecciosa, com casos notificados após esses distúrbios. Os pacientes normalmente são assintomáticos e relativamente estáveis ao longo do tempo, embora a progressão tenha sido notificada em um dos casos. O disco óptico, a mácula e os vasos retinianos geralmente são normais, embora alguns casos tenham demonstrado atenuação vascular, palidez do disco óptico, edema macular e alterações de EPR na mácula. Os achados de eletrorretinograma e eletrocoagulograma são variáveis: na literatura, há relatos normais, no limite da normalidade e anormais dos dois testes os quais tendem a permanecer estáveis, mesmo com o acompanhamento de longo prazo. Na angiografia fluoresceínica, as áreas hiperfluorescentes de atrofia do EPR podem se estender para além dos vasos retinianos, e em alguns casos pode demonstrar atrofia associada da coriocapilar. Foi observado em um relato que a mutação no gene CRB1, associada na maioria das vezes à síndrome do EPR para-arteriolar preservado, causa PPRCA.

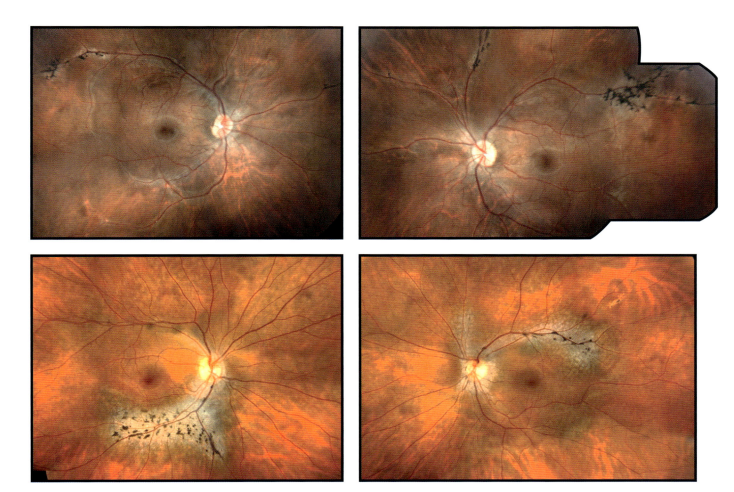

A PPRCA é visualizada aqui em dois pacientes. Estes dois casos demonstram a variabilidade na atrofia circundante às arcadas venosas, tanto em distribuição quanto em gravidade. Esta condição frequentemente é congênita e estacionária, embora haja relatos de famílias em que o processo começa perifericamente e se estende posteriormente.

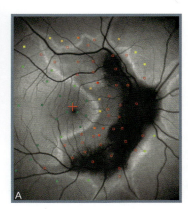 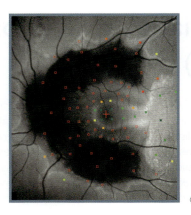 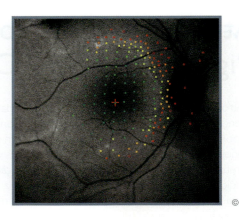

O paciente à esquerda mostra análise microperimétrica superposta à autofluorescência do fundo em cada olho (*imagens da esquerda e direita*) e em um olho de outro paciente (*imagem da direita*). Repare que a maior sensibilidade está presente nas regiões paramaculares, enquanto a sensibilidade é reduzida onde há hipofluorescência relativa do fundo e mais reduzida onde há hipofluorescência mas grave do fundo.

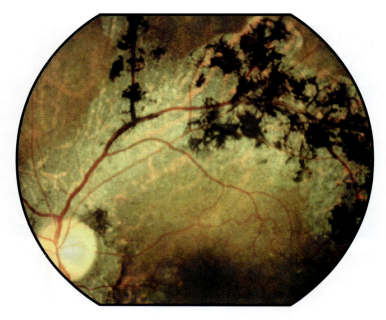

Este paciente com atrofia retinocoroidian paravenosa pigmentada têm um padrão mais proeminente de hiperplasia epitelial pigmentar e espiculação, estendendo-se para além do sistema venoso e envolvendo também a vasculatura arteriolar. *Imagem © 64 disponível exclusivamente, em inglês, em* expertconsult.inkling.com/redeem

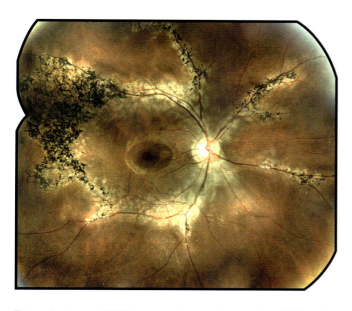
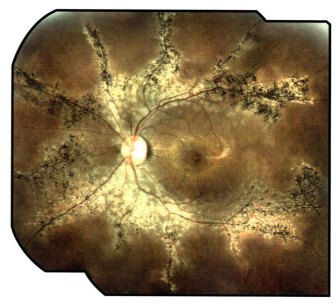

Este paciente com PPRCA tem uma impressionante simetria bilateral, com a típica preservação do polo posterior e boa visão.

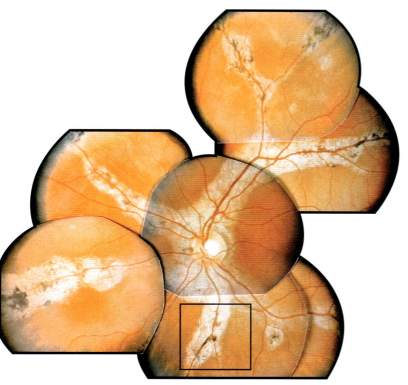

Neste paciente com PPRCA, o processo tem natureza predominantemente atrófica, talvez relacionada com o "fundo loiro" subjacente.

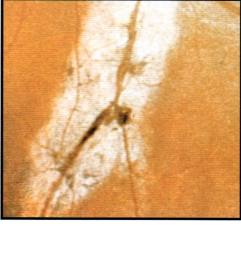

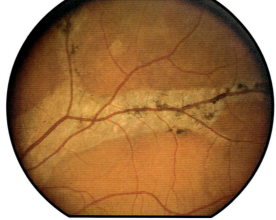

# Epitélio Pigmentar Retiniano Para-arteriolar Preservado na Retinose Pigmentar

Em alguns casos de retinose pigmentar há preservação do EPR adjacente e ao longo da distribuição das arteríolas retinianas. Isso fica mais evidente nas áreas equatorial e periférica da retina. Foi relatada uma associação a mutação do CRB1, e os achados relacionados com esta síndrome incluem drusas do disco óptico, aglomeração densa do pigmento sub-retiniano, respostas tipo Coats com telangiectasia retiniana e exsudação lipídica e tumor vasoproliferativo. A mutação do CRB1 é uma das muitas associações genéticas da Amaurose Congênita de Leber.

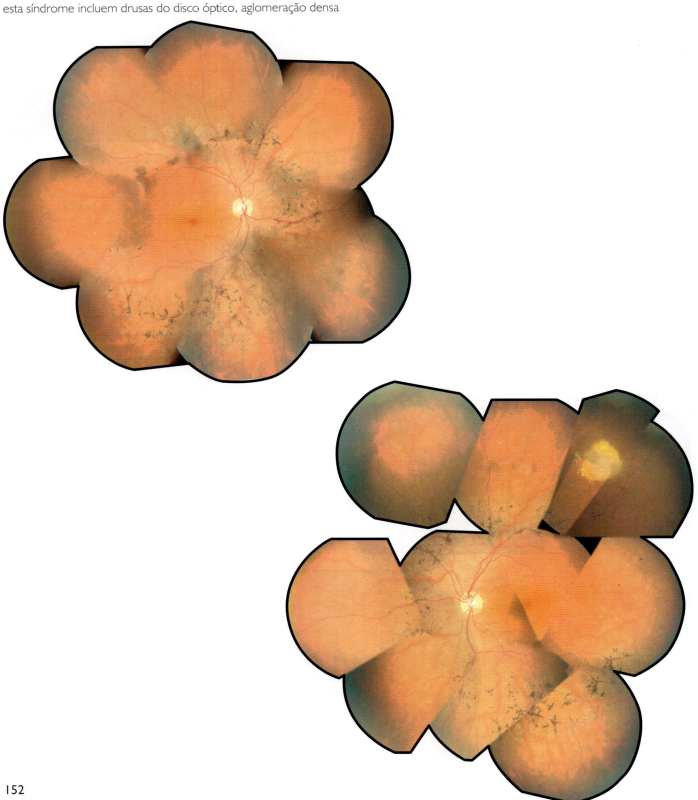

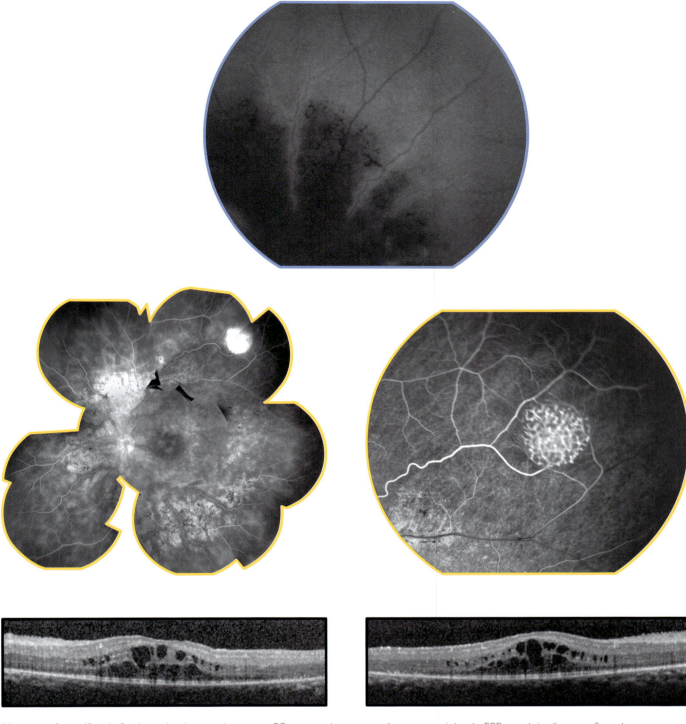

Montagem fotográfica do fundo ocular deste paciente com RP, mostrando preservação para-arteriolar do EPR nos dois olhos, confirmada com autofluorescência do fundo. No quadrante superotemporal do olho esquerdo também há uma massa amarela elevada que mostra preenchimento capilar na fase inicial da angiografia fluoresceínica, coerente com um tumor vasoproliferativo. A SD-OCT ilustra edema macular nos dois olhos e perda de fotorreceptores paramaculares e da zona elipsoide. O teste genético confirmou mutação do CRB1. *Imagens cortesia de Amani A. Fawzi, MD*

# RETINOSE PIGMENTAR SINDRÔMICA

A retinose pigmentar pode fazer parte de um distúrbio multissistêmico e, portanto, uma análise de sistemas abrangente é um componente essencial de qualquer paciente que se apresente com RP. As doenças sistêmicas associadas incluem distúrbios mitocondriais, condições com erros inatos do metabolismo (Capítulo 3) e outras síndromes sistêmicas.

## DISTÚRBIOS MITOCONDRIAIS

O DNA mitocondrial codifica 37 genes essenciais para fosforilação oxidativa e produção de energia; no entanto, não possui mecanismos de reparação do DNA que protegem o DNA nuclear e, portanto, é pelo menos dez vezes mais propenso à mutação. Essas mutações são herdadas em um padrão materno e são responsáveis por uma miríade de anomalias multissistêmicas. Muitas dessas doenças afetam o olho, e na maioria das vezes causam neuropatia óptica e retinopatia pigmentar. Como cada célula no corpo contém uma série de mitocôndrias do tipo selvagem e mitocôndrias que sofreram mutação, um fenômeno chamado heteroplasmia, os fenótipos da doença variam amplamente, dependendo da proporção de mitocôndrias normais e modificadas. Os sintomas clínicos se manifestam apenas depois que a mitocôndria do tipo selvagem não consegue mais acompanhar as demandas energéticas do tecido. Muitas mutações foram associadas a essas doenças, e embora mutações específicas quase sempre estejam presentes em certos distúrbios, como a mutação mitocondrial A3243G na MIDD ou MELAS, outras são caracterizadas por várias mutações diferentes.

## Síndrome de Kearns-Sayre

A síndrome de Kearns-Sayre é um distúrbio mitocondrial caracterizado classicamente pela tríade de oftalmoplegia externa progressiva crônica (CPEO), retinopatia pigmentar e início antes dos 20 anos de idade. Além disso, bloqueio da condução cardíaca, aumento das proteínas no fluido cerebrospinal ou ataxia cerebelar devem estar presentes. A CPEO é anomalia clínica mais presente. Os achados retinianos podem incluir uma retinopatia pigmentar "sal e pimenta" e atrofia numular do EPR limitadas à região macular ou até mesmo uma retinopatia periférica similar à retinose pigmentar. O diagnóstico pode ser confirmado por biópsia muscular que mostra "fibras desarrumadas" na coloração tricrômica.

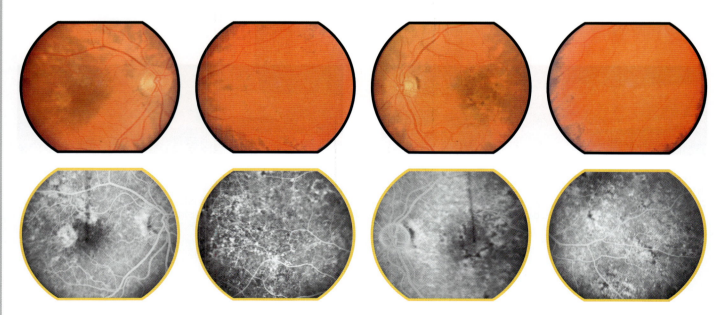

Fotos do fundo e angiografia fluoresceínica de um paciente com uma grande deleção mitocondrial e oftalmoplegia externa progressiva crônica, com atrofia macular em olho direito e manchas no EPR do olho esquerdo, além de retinopatia pigmentar difusa em ambos os olhos.

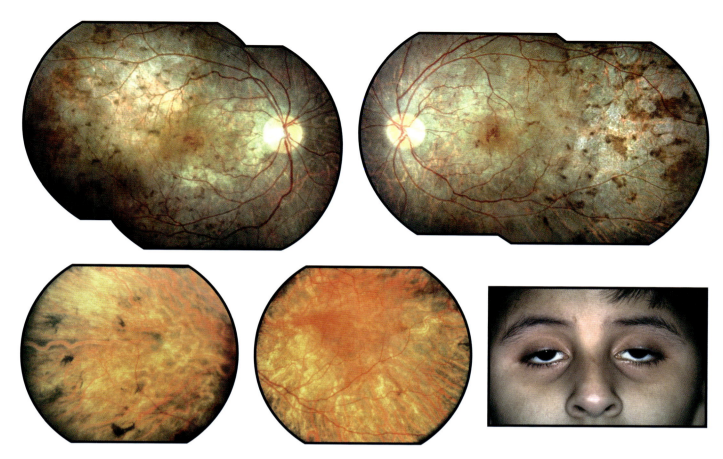

Estes dois pacientes têm síndrome de Kearns-Sayre. Há atrofia difusa do EPR com pequenas ilhas de epitélio pigmentar preservado e hiperplasia epitelial pigmentar irregular (*montagens em cores, imagens inferior esquerda e central*). Repare na presença de ptose no segundo paciente (*inferior direita*). *Montagens e fotografia externa cortesia do Dr. Richard Gieser*

# Síndromes MELAS e MIDD (Retinopatia devido à Mutação Mitocondrial A3243G)

A mutação mitocondrial A3243G causa várias síndromes, incluindo MELAS (encefalopatia mitocondrial, acidose lática e episódios similares ao AVC) e MIDD (diabetes e surdez herdadas maternamente), ambas associadas a achados retinianos característicos. Os sinais e sintomas desses distúrbios aparecem geralmente na segunda década de vida, após um período de desenvolvimento normal. Clinicamente, a MELAS é caracterizada por cefaleia, vômito e episódios similares ao AVC, afetando principalmente os lombos occipital e temporal e causando hemianopia e hemiplegia, e devido principalmente à falha mitocondrial em vez de eventos vasculares. Outros sintomas podem incluir surdez, baixa estatura e diabetes melito. Como seu nome sugere, a MIDD é caracterizada clinicamente por surdez e diabetes melito resultante da má secreção de insulina. Assim como em todos os distúrbios mitocondriais, há uma grande variação fenotípica nesses dois distúrbios devido a heteroplasmia e segregação mitótica, com carga de mutação variável nos diferentes tecidos e membros da família, sendo que alguns deles poderiam ser assintomáticos e com apenas achados retinianos. A mutação mitocondrial A3243G está associada a uma distrofia macular distinta, caracterizada por manchas discretas orientadas em uma circunferência de atrofia parafoveal que coalescem ao longo do tempo, mas poupam a fóvea até a fase final do processo da doença. Manchas do EPR com depósitos epiteliais pigmentares pálidos e aglomeração de pigmento também podem ser observadas. Diferente da doença de Stargardt, com quem ela se parece, a região peripapilar não é preservada neste distúrbio. Outra característica distintiva em relação a outras distrofias maculares é que a imagem por autofluorescência revela anomalia epitelial pigmentar muito mais generalizada do que se poderia esperar em relação à aparência fundoscópica.

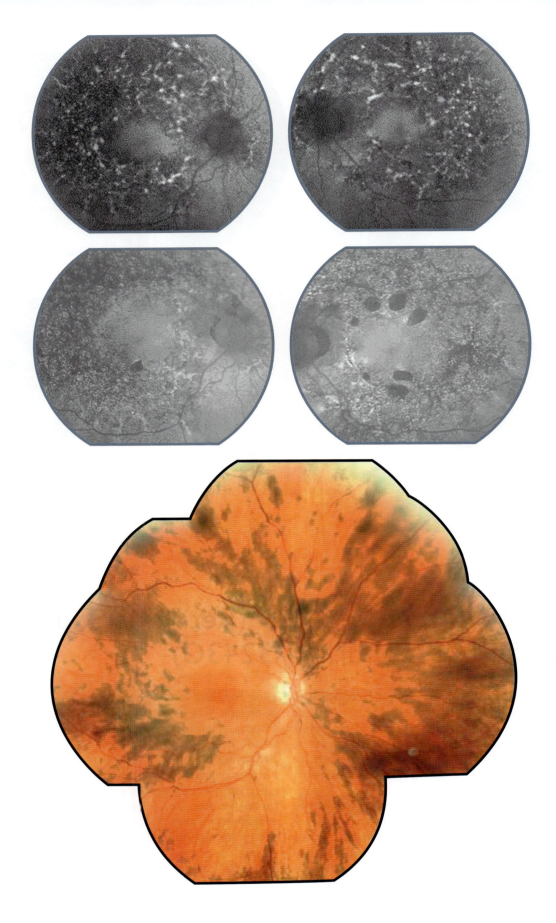

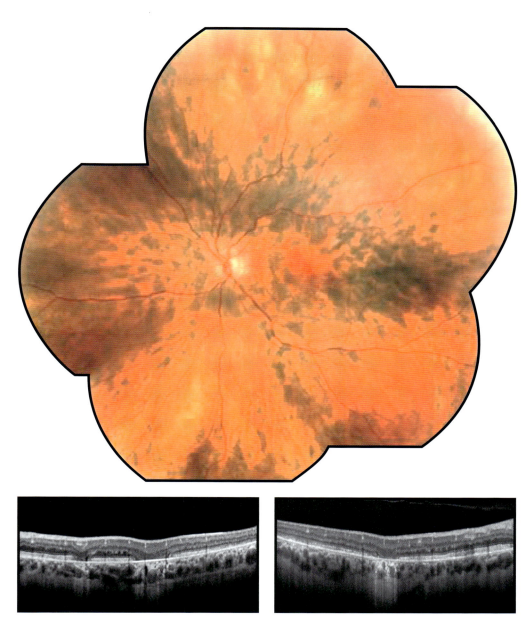

Este paciente com síndrome MELAS teve demência progressiva, perda auditiva, uma anomalia cardíaca, paraplegia espástica e uma retinopatia pigmentar com predileção macular. O paciente apresentou inicialmente um padrão peculiar de alteração reticular circundando o polo posterior e se estendendo até a área peripapilar, diferente da doença de Stargardt, bem ilustrado com autofluorescência do fundo (*primeira linha*). A autofluorescência do fundo (*segunda linha*) e a montagem fotográfica colorida (*terceira linha*) quatro anos mais tarde demonstram atrofia progressiva e multifocal do EPR paramacular e da retina externa. A SD-OCT mostra adelgaçamento da camada nuclear externa, atenuação elipsoide e áreas de grave atrofia retiniana externa e do EPR (*última linha*). Imagens cortesia de Daniela C. Ferrara, MD, PhD

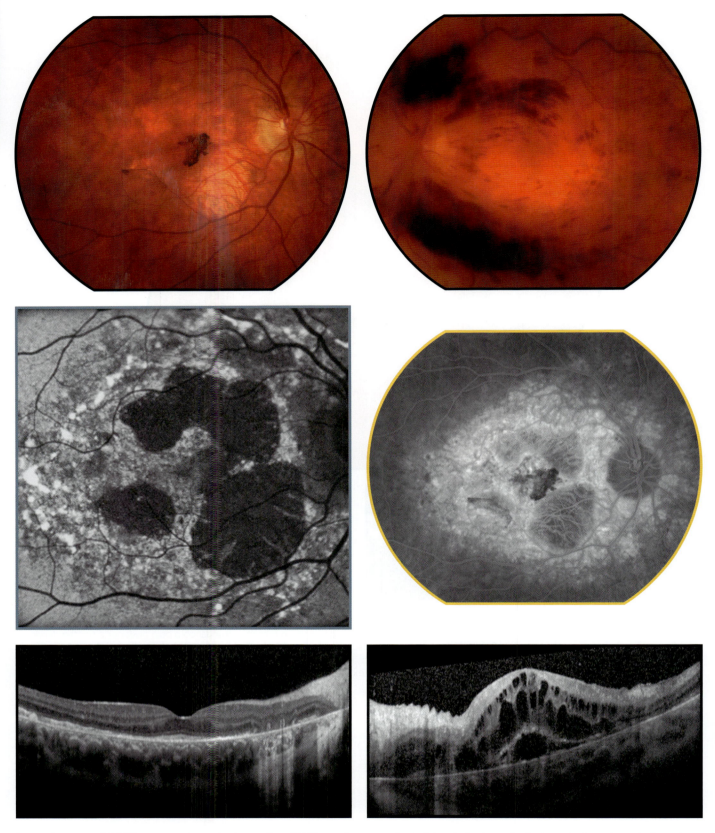

Este paciente com MELAS se apresentou após desenvolver OVCR no olho esquerdo. As fotos do fundo ocular ilustram atrofia perimacular irregular do olho direito e OVCR hemorrágica do olho esquerdo (*primeira linha*). A autofluorescência do fundo e a angiografia fluoresceínica confirmam a presença de atrofia macular externa irregular no olho direito (*linha do meio*). A SD-OCT do olho direito exibe atrofia retiniana externa em uma distribuição perifoveal, há edema macular grave no olho esquerdo devido à OVCR. *Imagens cortesia de Amani A. Fawazi, MD*

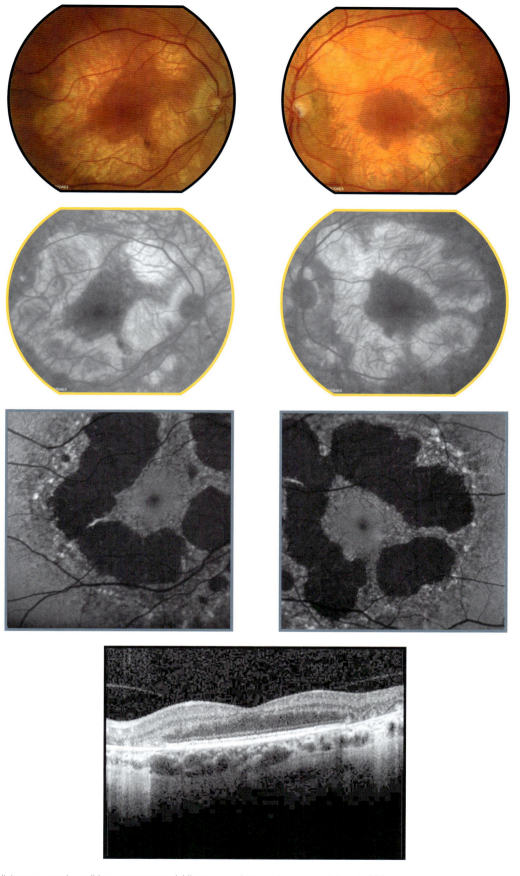

Este paciente com diabetes e perda auditiva neurossensorial ilustra o padrão anelar característico da EPR perimacular irregular e de atrofia da retina externa. O teste genético mostrou mutação 3243 no DNA mitocondrial, confirmando o diagnóstico de MIDD. *Imagens cortesia de Herbert L. Cantrill, MD*

# Síndrome de Ataxia com Fraqueza Neurogênica e Retinose Pigmentar (NARP)

A Síndrome de Ataxia com Fraqueza Neurogênica e Retinose Pigmentar (NARP) é um distúrbio mitocondrial raro provocado pela mutação no nucleotídeo 8993 do gene da ATPase 6 do DNAmt. Como o nome sugere, a doença é caracterizada primariamente por ataxia, fraqueza motora progressiva e degeneração retiniana. No entanto, como em muitas doenças mitocondriais, as apresentações clínicas são variáveis, e os sintomas também podem incluir comprometimento cognitivo, convulsões epiléticas, perda auditiva neurossensorial, diabetes e cardiomiopatia. Dependendo da gravidade da doença, os pacientes podem apresentar sintomas sistêmicos no início da infância, ou continuar assintomáticos até o início da vida adulta, quando podem apresentar queixas de nictalopia ou diminuição da visão. Como outros aspectos da doença, a retinopatia é variável. Têm sido relatados casos de retinose pigmentar típica, bem como de distrofia e cones e bastonetes e distrofia de cones, frequentemente com grande variabilidade dentro das famílias afetadas. O exame fundoscópico pode revelar achados de espículas ósseas periféricas da RP com atenuação vascular e palidez cerosa do nervo óptico. No entanto, também foi descrita maculopatia em "olho de boi" com palidez do nervo óptico temporal e com ou sem alterações pigmentares periféricas. Do mesmo modo, a eletrorretinografia pode revelar déficits que são predominantemente de bastonetes *versus* cones e bastonetes *versus* mediados por cones.

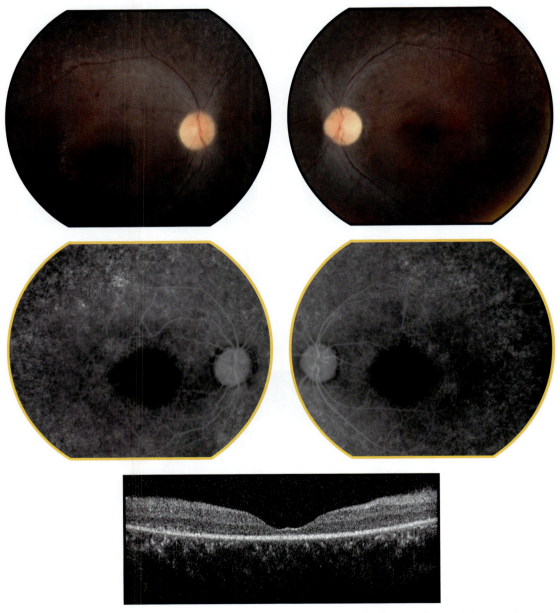

Este paciente tinha uma história de surdez neurossensorial, atraso no desenvolvimento e ataxia. O exame fundoscópico, a angiografia fluoresceínica e o ERG (não ilustrado) foram coerentes com distrofia de cones e bastonetes. A SD-OCT ilustra atrofia retiniana externa. A análise do DNA mitocondrial mostrou mutação no gene da ATPase 6, que confirmou o diagnóstico de síndrome NARP. *Imagens cortesia de Adam S. Berger, MD*

# Síndrome de Epilepsia Mioclônica e Fibras Vermelhas Irregulares (MERRF)

A epilepsia mioclônica e fibras vermelhas irregulares é um distúrbio mitocondrial raro, ocasionado na maioria das vezes por uma mutação no nucleotídeo 8344 do gene mitocondrial MT-TK. A MERRF é um distúrbio multissistêmico caraterizado por mioclonia, ataxia, epilepsia e fibras vermelhas irregulares na biópsia muscular. Outras características podem incluir perda auditiva neurossensorial, baixa estatura e cardiomiopatia com síndrome de Wolf-Parkinson-White. As manifestações oculares incluem atrofia óptica e às vezes uma retinopatia pigmentar ocorrendo em aproximadamente 20% dos pacientes, com uma aparência similar à observada na síndrome de Kearns-Sayer.

# TRANSTORNOS DE CILIOPATIA

As ciliopatias retinianas são um grupo diverso de distúrbios caracterizados por um defeito primário na função ou estrutura dos cílios, uma organela presente na membrana celular de quase todas as células de mamíferos. Os cílios são essenciais para o funcionamento correto dos fotorreceptores na retina e estão situados na junção dos segmentos interno e externo. Além da retina, os defeitos nessas organelas causam déficits funcionais em vários tecidos sistêmicos, incluindo orelha interna, rim, pâncreas, fígado, baço, ossos e sistema nervoso central. Também são importantes no olfato e durante o desenvolvimento embrionário dos membros. Consequentemente, estas doenças têm uma ampla gama de fenótipos, com manifestações em vários sistemas orgânicos.

# Síndrome de Alström

A síndrome de Alström é um distúrbio autossômico recessivo causado por uma mutação no gene ALMS1 situado no lócus gênico 2p13. Ela se caracteriza por uma degeneração tapetorretiniana associada a obesidade infantil, hiperinsulinemia, diabetes melito tipo II, acantose maligna, perda auditiva neurossensorial, insuficiência renal, hipertrigliceridemia, cardiomiopatia dilatada, disfunção dos sistemas pulmonar, hepático e urológico e fibrose sistêmica que se desenvolve com a idade. Insuficiência renal, cardiomiopatia e disfunção hepática são as causas mais comuns de morte.

A retinopatia pigmentar é uma distrofia progressiva de cones e bastonetes, com a resultante perda precoce da visão central e perda da visão profunda na primeira década. A análise do ERG mostra inicialmente disfunção grave dos cones com progressão para extinção da resposta pré-retiniana aos 10 anos. O nistagmo resulta da perda de visão precoce grave. Esse distúrbio é similar e muitas vezes confundido com a síndrome de Bardet-Biedl, mas não há polidactilia, hipogonadismo ou déficit mental nos pacientes com síndrome de Alström.

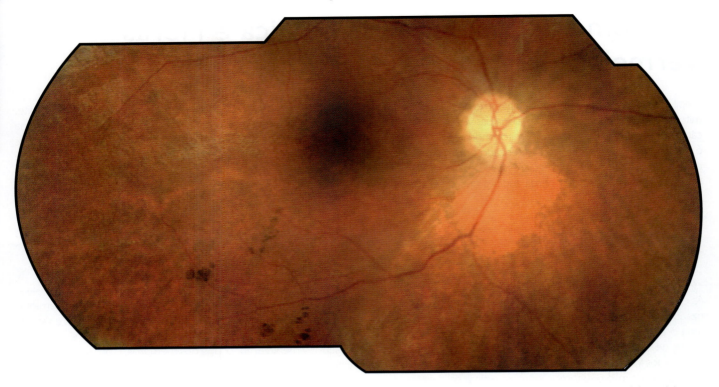

Este paciente com síndrome de Alström tem um fundo similar ao da retinose pigmentar com palidez do nervo óptico, atenuação arteriolar retiniana e áreas multifocais de hiperpigmentação dispersa. *Cortesia do Dr. Alessandro Iannaccone*

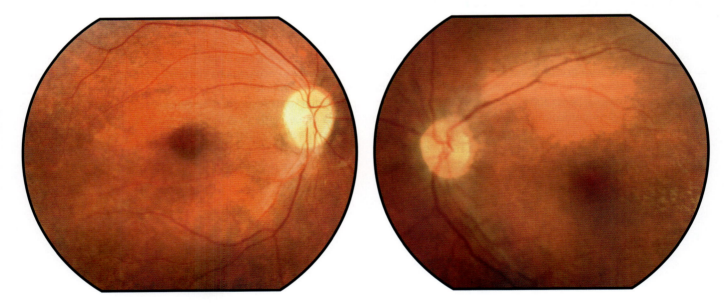

Este paciente com síndrome de Alström tem palidez do disco óptico e atrofia macular em anel ou "olho de boi", especialmente afetando o olho direito. Também havia síndrome nefrótica associada. *Cortesia do Dr. Stephen Tsang*

# Síndrome de Bardet-Biedl (Síndrome de Laurence-Moon-Biedl-Bardet)

As Síndromes de Bardet-Biedl e Laurence-Moon eram consideradas originalmente distúrbios diferentes, com a última tendo paraplegia como característica, mas sem polidactilia e obesidade. Pesquisas recentes sugerem que elas podem não ser entidades distintas. Até o momento, 14 mutações gênicas diferentes foram identificadas como causadoras da síndrome de Bardet-Biedl, a mais comum delas sendo no gene BBS1 no cromossomo 11q13. Todos os genes implicados são expressos nos cílios dos fotorreceptores e também em outras células ciliadas no corpo. Este distúrbio autossômico recessivo consiste em uma retinopatia pigmentar progressiva similar à retinose pigmentar (embora a RP sem pigmento não seja incomum) e vários achados sistêmicos, incluindo obesidade do tronco, polidactilia ou sindactilia, hipogonadismo (encontrado com mais frequência nos homens), insuficiência renal e retardamento mental e do crescimento. A distrofia retiniana frequentemente é grave, levando à cegueira legal na segunda década de vida. A aparência do fundo de olho é variável e pode não exibir a retinopatia pigmentar típica antes do final da vida. No entanto, os achados do ERG são coerentes com uma distrofia de cones e bastonetes ou de bastonetes e cones logo aos três anos de idade. As alterações maculares com uma aparência atrófica, "olho de boi", estão associadas a perda precoce da visão central em muitos casos. Também pode estar presente a membrana epirretiniana.

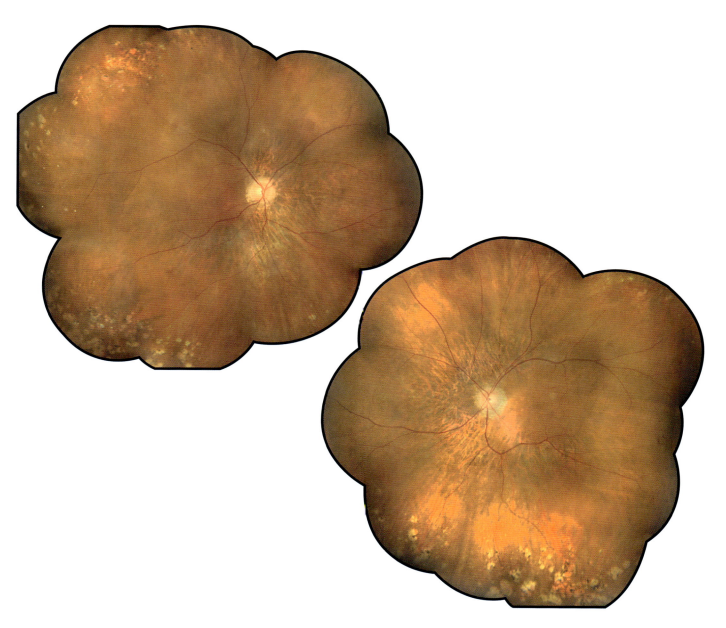

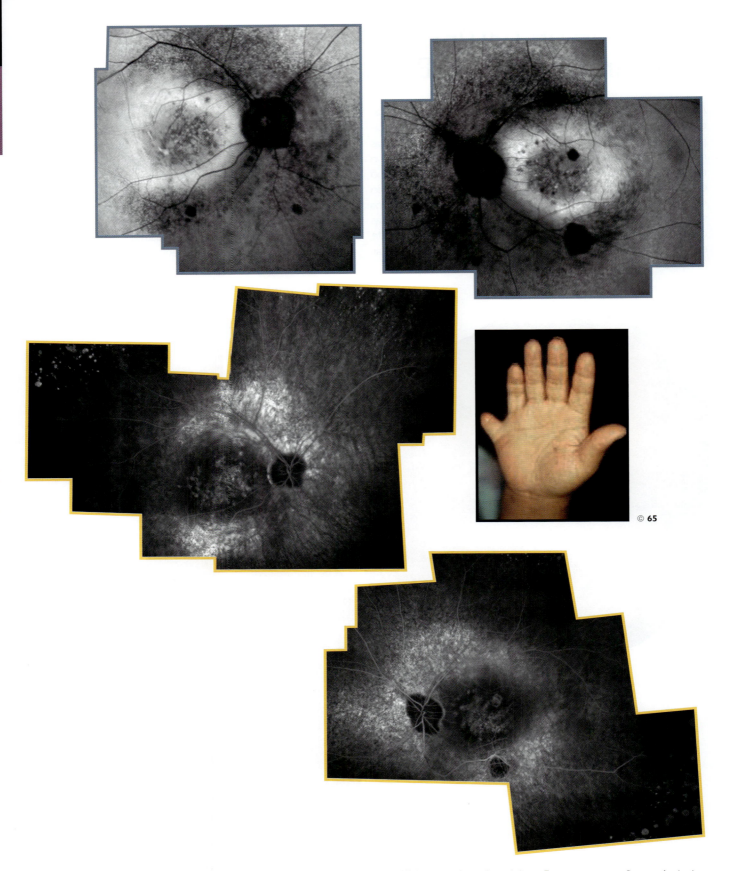

Este paciente com síndrome de Bardet-Biedl tem uma degeneração pigmentar periférica e atrofia coriorretiniana. Entretanto, a autofluorescência do fundo exibe envolvimento macular com áreas multifocais de atrofia e um padrão de células epiteliais pigmentares em grinalda, conforme indicado pelo anel de hiperautofluorescência macular. As duas fotografias inferiores são angiografias fluoresceínicas do mesmo paciente mostrando defeitos de janela na mácula central devido à atrofia. O paciente também tinha polidactilia. Um sexto dedo rudimentar foi excisado cirurgicamente de maneira incompleta. *Cortesia do Dr. Howard Fine*

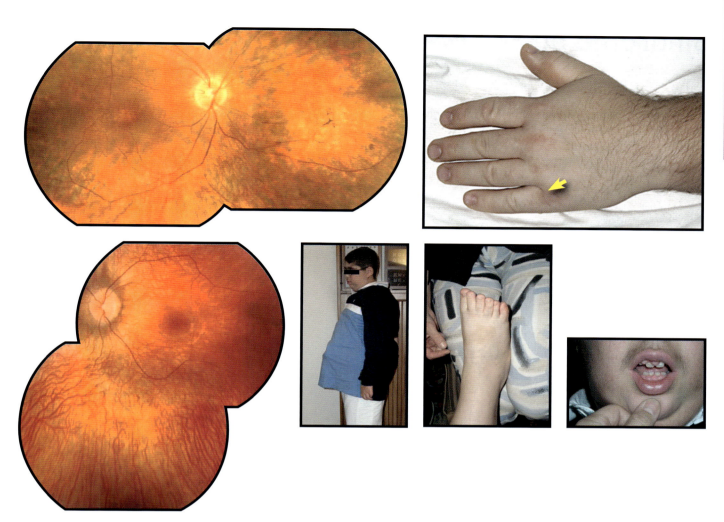

Este paciente com síndrome de Bardet-Biedl tem degeneração retiniana periférica com anomalias maculares. Um pequeno toco no lado de sua mão correspondia a um sexto dedo excisado (*seta*). Obesidade e polidactilia envolvendo os pés eram evidentes, junto com anomalias dentárias. *Cortesia do Dr. Alessandro Iannaccone*

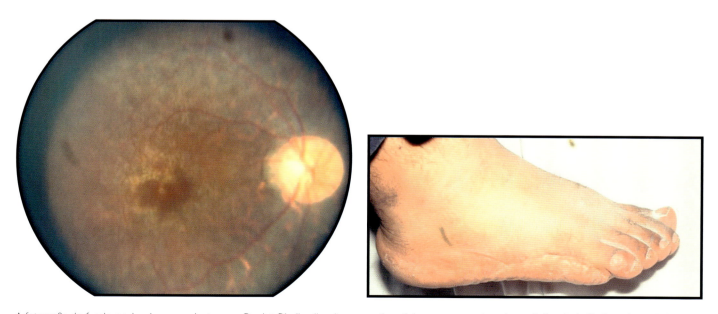

A fotografia do fundo ocular de um paciente com Bardet-Biedl exibe degeneração retiniana com maculopatia em "olho de boi". O paciente tinha polidactilia do pé direito.

# Síndrome de Senior-Loken

A síndrome de Senior-Loken é uma ciliopatia autossômica recessiva associada a degeneração tapetorretiniana e doença renal cística medular, chamada neofronoftise, que leva à insuficiência renal nos primeiros anos da adolescência. Mutações em cinco genes, NPHP1, NPHP3, NPHP4, IQCB1 e CEP290, causam a síndrome de Senior-Loken. Esse distúrbio é heterogêneo, com uma idade de início da anomalia retiniana variável. A combinação de disfunção renal e retinopatia pigmentar progressiva é fundamental para estabelecer o diagnóstico. Outros achados clínicos que podem ser vistos incluem fibrose hepática, nistagmo, ambliopia, displasia óssea, surdez neurossensorial, aplasia do verme cerebelar (síndrome de Joubert) e retardo mental.

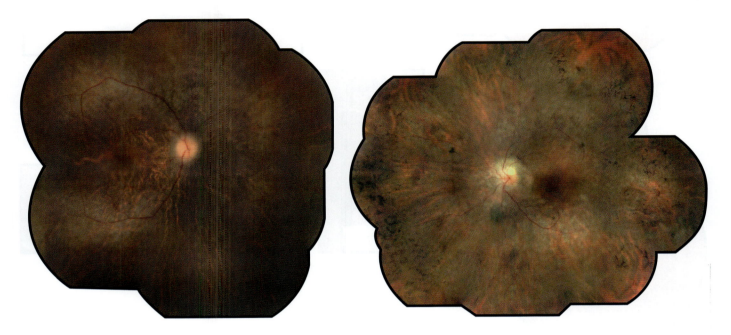

Montagens coloridas de um paciente com síndrome de Senior-Loken mostrando uma retinopatia pigmentar similar a RP.

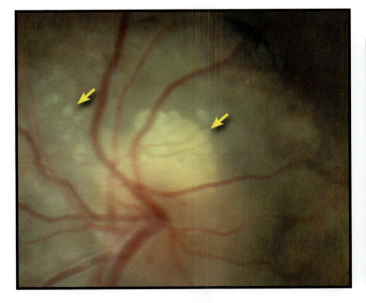
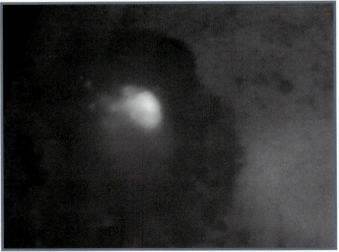

O mesmo paciente tem drusas da cabeça do nervo óptico (*setas*) confirmadas com autofluorescência do fundo.

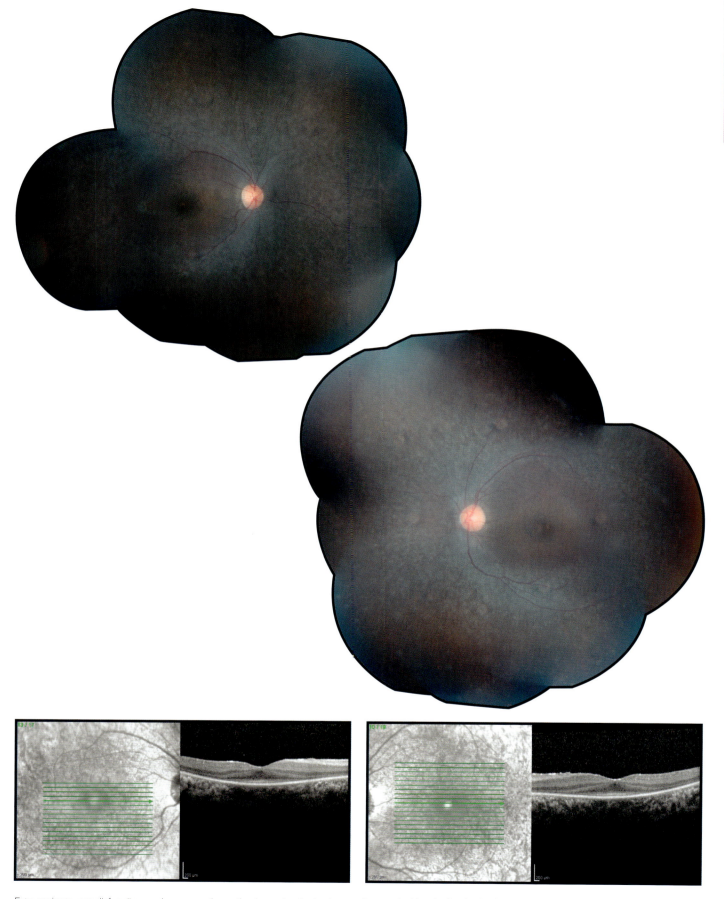

Este paciente em disfunção renal e uma retinopatia pigmentar ilustrada com fotos coloridas do fundo de olho. A SD-OCT mostra perda difusa da camada elipsoide com preservação relativa da mácula central. *Imagens cortesia de Michael Gorin, MD, PhD*

# Síndrome de Joubert

A síndrome de Joubert (JS) é uma rara ciliopatia geneticamente heterogênea, caracterizada por atraso no desenvolvimento, ataxia, hipotonia, hiperpneia episódica, várias anomalias oculares e defeitos estruturais do verme cerebelar, confirmadas por um achado patognomônico na neuroimagem, chamado "sinal do dente molar." Foram descritas anomalias oculares e oculomotoras em 70-100% dos pacientes, incluindo estrabismo, nistagmo, apraxia oculomotora, paralisia do olhar vertical e várias anomalias do fundo ocular que incluem drusas na cabeça do nervo óptico, coloboma e degeneração retiniana pigmentar que pode estar associada a perda visual profunda no início da vida. Assim como outras ciliopatias, outros órgãos frequentemente são afetados, incluindo rins, fígado e membros, e a doença pode ser subclassificada de acordo com os sistemas orgânicos afetados. Essas classificações podem ser úteis em termos clínicos e prognósticos. Por exemplo, a retinopatia pigmentar está associada a uma taxa mais alta de doença renal multicística e menor taxa de sobrevida, enquanto o coloboma é mais visto na doença que envolve o fígado.

*Imagens © 66 a ©68 disponíveis exclusivamente, em inglês, em expertconsult.inkling.com/redeem*

# Distrofia Torácica Asfixiante de Jeune

A síndrome de Jeune é uma ciliopatia rara herdada de modo autossômico recessivo, caracterizada por costelas encurtadas, membros encurtados, braquidactilia, polidactilia, insuficiência renal, disfunção hepática e distrofia retiniana. As costelas encurtadas provocam constrição da saída torácica, predispondo os neonatos a infecções respiratórias recorrentes e angústia respiratória letal em até 60% dos pacientes. A doença está associada, na maioria das vezes, à mutação no DYNC2H1, mas cinco outras mutações foram descritas, todas codificando proteínas necessárias para o transporte intraflagelar ciliar. Os sintomas oftalmológicos podem incluir nictalopia progressiva e escotoma central. O exame fundoscópcio mostra atrofia coriorretiniana irregular, manchas do EPR na mácula, anomalias pigmentares periféricas e atenuação vascular retiniana. O ERG pode demonstrar disfunção progressiva de bastonetes e cones.

# Síndrome de Usher

A síndrome de Usher é uma entidade clínica definida como a combinação de perda de audição congênita e retinose pigmentar. É a associação sistêmica de ocorrência mais comum junto com a retinose pigmentar, contribuindo para até 10-20% de todos os casos de retinose pigmentar. A síndrome de Usher é um grupo geneticamente heterogêneo de condições autossômicas recessivas que consiste em três formas principais: tipo I, com retinopatia da infância, surdez neurossensorial congênita profunda e fala ininteligível, além de sintomas vestibulares constantes; tipo II, a forma mais comum, com retinopatia mais branda de início tardio, surdez parcial não progressiva e ausência de sintomas vestibulares; e tipo III, a mais rara, com retinopatia do adulto, surdez progressiva, começando tarde, na segunda a quarta décadas de vida. Algumas formas também podem estar associadas a anosmia. Até hoje foram implicados 15 locos gênicos diferentes e, embora seus produtos genéticos identificados até agora não sejam componentes estruturais primários dos cílios, há evidências crescentes de que eles formam arcabouços essenciais para a manutenção e a função dos cílios na orelha interna (células ciliadas) e nos fotorreceptores e nas células do EPR. Os genes mais identificados até agora são o gene da miosina VIIa (subtipo USH1B), o gene da usherina (subtipo USH2A) e clarina 1 (subtipo USH3A).

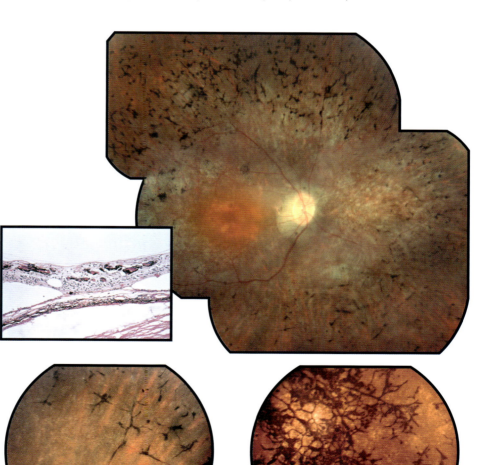

Alterações de espículas ósseas com pigmentação densa e difusa na retina e em volta dos vasos retinianos nestes pacientes com síndrome de Usher.
*Cortesia da Dra Irene Maumenee*

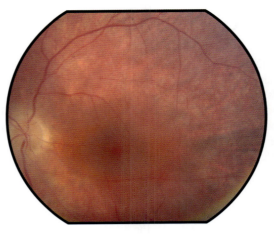 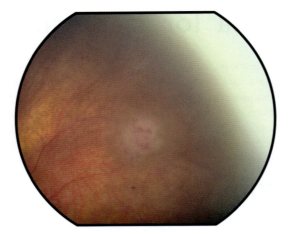

Este paciente tem síndrome de Usher com um angioma relativamente grande no quadrante superotemporal periférico do olho esquerdo. As malformações angiomatosas podem estar associadas à retinose pigmentar. *Imagens cortesia de Eric R. Holz, MD*

# Transtornos Neurológicos

Algumas distrofias coriorretinianas hereditárias estão associadas a anomalias neurológicas e também a outras anomalias sistêmicas.

## Doença de Refsum do Adulto

A doença de Refsum do adulto é um distúrbio herdado cuja causa é uma deficiência primária nos peroxissomos que leva à diminuição do catabolismo do ácido fitânico e seu subsequente acúmulo nas células que contêm gordura, mais notavelmente as do tecido nervoso. Os níveis séricos elevados de ácido fitânico são a marca registrada desta doença, embora estejam presentes em muitos outros distúrbios peroxissômicos. Clinicamente, esta doença é caracterizada por uma degeneração pan-retiniana progressiva. Se não for tratada, podem advir surdez, anosmia, neuropatia periférica, arritmia cardíaca e morte precoce. O exame fundoscópico revela frequentemente degeneração epitelial pigmentar difusa, vasculatura atenuada e palidez cerosa do nervo óptico, coerente com um fenótipo avançado de retinose pigmentar; no entanto, as espículas ósseas podem não estar presentes. A nictalopia se apresenta em quase todos os pacientes e é disparadamente o sintoma ocular mais comum, ocorrendo no início da doença. A acuidade visual diminui gradualmente junto com a constrição progressiva do campo visual. A restrição do ácido fitânico de origem alimentar é o sustentáculo do tratamento e pode reduzir a taxa de deterioração neurológica, mas não influencia a progressão da degeneração retiniana.

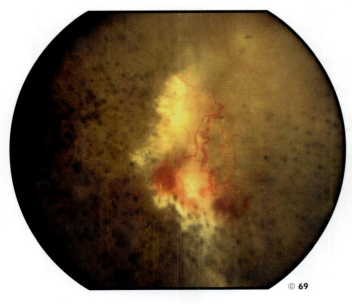 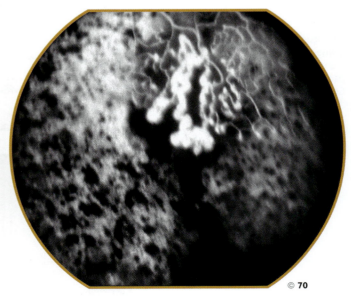

Este paciente com doença de Refsum exibe uma retinopatia pigmentar e tinha uma história de polineuropatia e ataxia cerebelar. Repare na lesão vasoproliferativa angiomatosa adquirida na periferia associada a exsudação e hemorragia. A angiografia fluoresceínica delineia a natureza vascular da anomalia.

# Síndrome de Alagille (Displasia Artério-hepática)

A síndrome de Alagille é um distúrbio autossômico dominante causado pela mutação do gene JAG1 no cromossomo 20p12-p11.23. Hipoplasia intra-hepática, icterícia neonatal, estenose da valva pulmonar, estenose arterial periférica, vértebras anormais, retardo do crescimento e mental, hipogonadismo e fácies triangular característica com fonte proeminente são características deste distúrbio. Os achados do segmento anterior incluem embriotóxon posterior, anomalia de Axenfeld e corectopia. A esotropia também pode ser observada. As manifestações fundoscópicas podem incluir hipopigmentação ou atrofia periférica difusa ou hipopigmentação ou atrofia peripapilar e macular em um padrão "máscara de sono". A degeneração pan-retiniana e o fenótipo similar ao da RP podem ser observados junto com uma maculopatia atrófica ou em "olho de boi". Outros achados incluem pregas coriorretinianas e discos elevados ou anômalos, com ou sem drusas do disco óptico. Em termos histopatológicos, há degeneração dos fotorreceptores, atrofia da camada nuclear externa e depósitos de melanina dentro da camada nuclear interna. Em termos ultraestruturais, observam-se na porção colagenosa interna da membrana de Bruch vários grânulos de lipofuscina, corpos vesiculares e material cristalino.

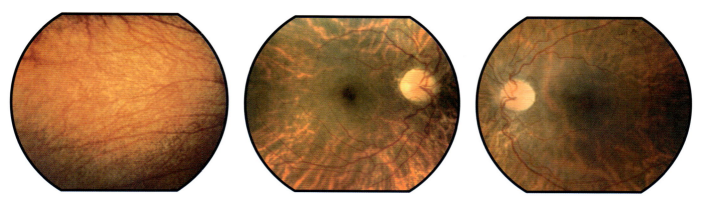

Este paciente com síndrome de Alagille tem pigmentação reduzida *versus* atrofia coriorretiniana zonal em uma distribuição multifocal no fundo ocular, característica da doença. *Cortesia da Dra. Irene Maumenee*

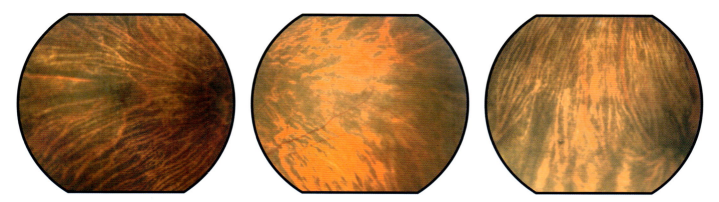

Alteração atrófica generalizada com visibilidade dos vasos coroidianos evidente neste paciente com síndrome de Alagile. *Cortesia do Dr. Anthony Moore*

# Síndrome de Bassen-Kornzweig (Abetalipoproteinemia)

A síndrome de Bassen-Kornzweig é um raro distúrbio autossômico recessivo ocasionado por uma mutação no gene da proteína de transferência de triglicérides microssômicos, situado no cromossomo 4q22-q24. Ela é caracterizada por má absorção lipídica intestinal com colesterol sérico baixo, deficiência de vitaminas A e E e ausência de betalipoproteínas plasmáticas. Os achados sistêmicos incluem acancitose (crenação dos glóbulos vermelhos), neuropatia e disfunção cerebelar (ataxia espinocerebelar do tipo Friedreich). Os achados oculares incluem uma retinopatia pigmentar que pode parecer com a retinite *punctata albescens* ou a retinose pigmentar mais característica. Também pode haver estrias angioides, além de ocorrer estrabismo, nistagmo e oftalmoplegia progressiva. As alterações retinianas são presumidamente uma consequência de deficiência de vitamina A, e o curso clínico da degeneração retiniana lembra o da deficiência em vitamina A com deterioração da função dos bastonetes antes da função dos cones. O tratamento com uma dieta de baixo teor de gordura e grandes doses de suplementos de vitaminas A E e K lipossolúveis pode retardar o avanço da condição.

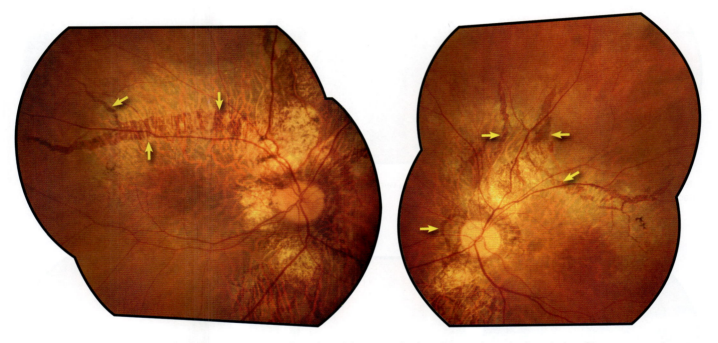

Este paciente com síndrome de Bassen-Kornzweig tem atrofia coriorretiniana em volta do polo posterior e do disco óptico. Observa-se uma larga estria angioide no aspecto supratemporal no olho direito e estrias ramificadas mais finas são observadas na mesma área do olho esquerdo (*setas*). *Cortesia do Dr. Scott Sneed*

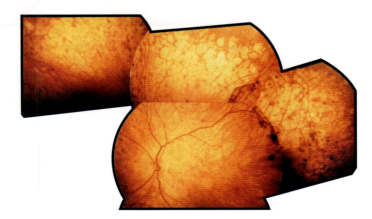

Neste paciente com syndrome Bassen-Kornzweig, observam-se atrofia coriorretiniana periférica difusa e hiperplasia pigmentar epitelial. *Cortesia do Dr. A. Rodriguez*

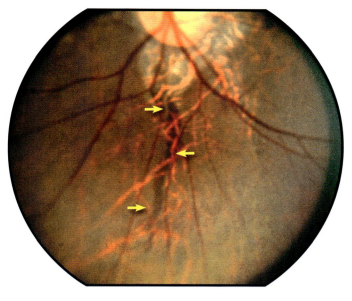

Este paciente com síndrome de Bassen-Kornzweig tem uma estria angioide (*setas*) proeminente com atrofia coriorretiniana em volta do disco óptico e, fora isso, um fundo relativamente normal. *Cortesia do Dr. A. Rodriguez*

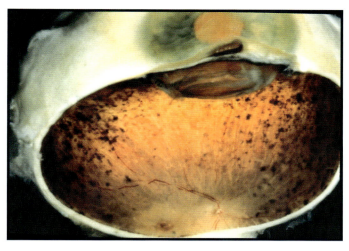

Esta amostra histopatológica exibe atrofia e pigmentação no fundo ocular, características da retinopatia pigmentar encontrada na síndrome de Bassen-Kornzweig. *Cortesia da Dra. Irene Maumenee*

# Síndrome de Cockayne

A síndrome de Cockayne é um raro distúrbio autossômico recessivo causado por um defeito primário no reparo do DNA. Clinicamente é caracterizada por retardamento do crescimento neonatal, comprometimento do desenvolvimento do sistema nervoso, perda auditiva, envelhecimento prematuro, caquexia e fácies característica, além de vários problemas oculares. As manifestações do segmento anterior incluem deficiência grave do filme lacrimal, levando a ceratopatia por exposição e catarata precoce. Uma degeneração retiniana pigmentar do tipo "sal e pimenta" pode ser documentada em mais de 60% dos pacientes, sendo considerada uma das marcas registradas da doença. Em alguns casos foi descrito um quadro parecido com o da retinose pigmentar, com espículas ósseas periféricas, atenuação vascular e atrofia óptica.

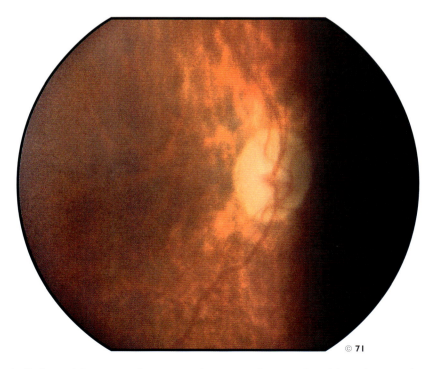

Este paciente com síndrome de Cockayne tinha ceratopatia, catarata, miose e uma degeneração retiniana pigmentar. A atrofia óptica é proeminente, junto com atenuação vascular nesta menina de 9 anos de idade.

# Doença de Hallervoden-Spatz (Neurodegeneração com Acúmulo de Ferro no Cérebro do Tipo 1 (NBAI 1), Neurodegeneração Associada a Pantotenato Cinase, Distrofia Neuroaxonal PKAN Juvenil)

A doença de Hallervoden-Spatz é um distúrbio neurodegenerativo autossômico recessivo causado por uma mutação no gene da pantotenato cinase (PANK2), sendo caracterizada pelo início precoce de sinais motores extrapiramidais, disartria, rigidez, coreoatetose, epilepsia e demência, com um curso rapidamente progressivo levando à morte no início da vida adulta. Esta condição foi classificada clinicamente em três formas, cada uma com uma idade de início e taxa de progressão diferente. Todos os pacientes com este distúrbio têm alterações características na ressonância magnética no globo pálido. Cerca de 25% desses pacientes desenvolvem degeneração retiniana, perceptível inicialmente pelas manchas do EPR, e formação de *flecks* retinianos, sendo notados mais tarde pela migração das espículas ósseas e uma maculopatia anular atrófica em "olho de boi". Os pacientes com achados retinianos tendem a ter um início mais precoce da doença, que é mais rapidamente progressiva, levando à morte no final da infância. Em termos histopatológicos, há ausência de fotorreceptores e atrofia das camadas plefixorme e nuclear externa, mas as camadas retinianas internas são normais. As alterações degenerativas e o acúmulo de melanofuscina no EPR também são observados. Há também agrupamento do EPR e pigmento extracelular em volta dos vasos sanguíneos equatoriais.

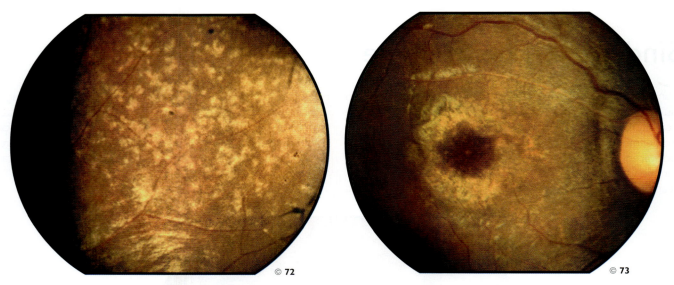

Este paciente tem demência, disartria e rigidez, coerentes com doença de Hallervorden-Spatz. Também foram observadas acantocitose e degeneração retiniana pigmentar, com esta última ocorrendo em aproximadamente um quarto desses pacientes. Os *flecks* retinianos são vistos muitas vezes no fundo periférico, como fica evidenciado na foto à esquerda. A maculopatia atrófica em "olho de boi" também está presente.

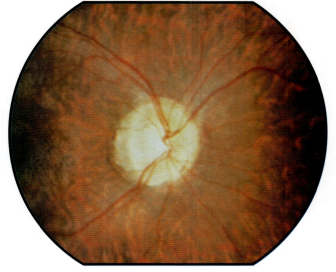

Este paciente com doença de Hallervorden-Spatz exibe atrofia óptica grave e vasos retinianos atenuados com uma retinopatia pigmentar.

# Síndrome de Kjellin (Paraplegia Espástica 11, Paraplegia Espástica 15, Paraplegia Espástica e Degeneração Retiniana)

A síndrome de Kjellin é uma síndrome autossômica recessiva causada pela mutação no gene que codifica a espastizina (ZFYVE26) no cromossomo 14q24.1 ou do gene que codifica a espatacsina (KIAA1840) no cromossomo 15. A condição é caracterizada por amiotropia distal, atrofia do corpo caloso, espasticidade progressiva afetando principalmente os membros inferiores, comprometimento cognitivo e maculopatia. Os achados do fundo são fenotipicamente similares a doença de Stargardt ou distrofia padrão, mas com diferenças distintas. Vários *flecks* amarelados redondos no nível do EPR são observados no polo posterior. Esses *flecks* podem ser bem visualizados com autofluorescência do fundo, em que exibem hiperautofluorescência central circundada por um halo hipoautofluorescente. Com a angiografia fluoresceínica, as lesões bloqueiam a fluorescência centralmente, com um halo hiperfluorescente na fase tardia. Não há uma "coroide escura". A porção central das lesões exibe coloração tardia na angiografia com indocianina verde.

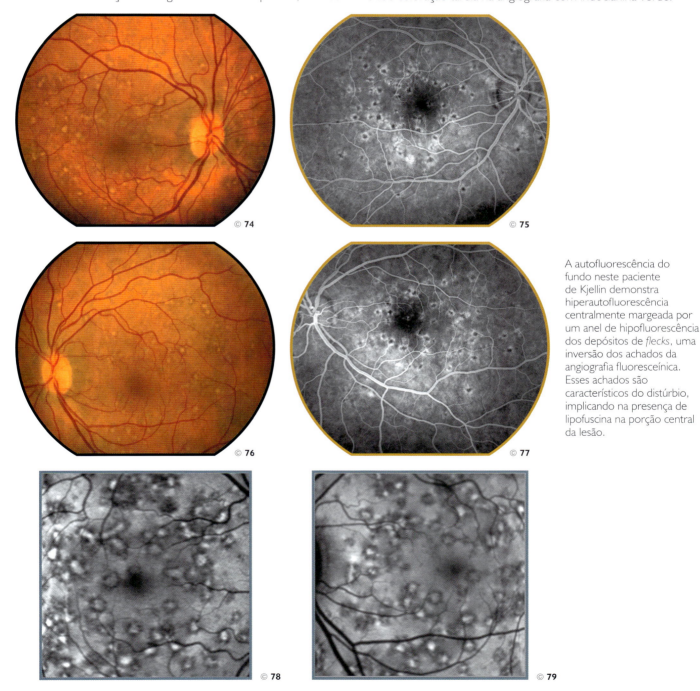

A autofluorescência do fundo neste paciente de Kjellin demonstra hiperautofluorescência centralmente margeada por um anel de hipofluorescência dos depósitos de *flecks*, uma inversão dos achados da angiografia fluoresceínica. Esses achados são característicos do distúrbio, implicando na presença de lipofuscina na porção central da lesão.

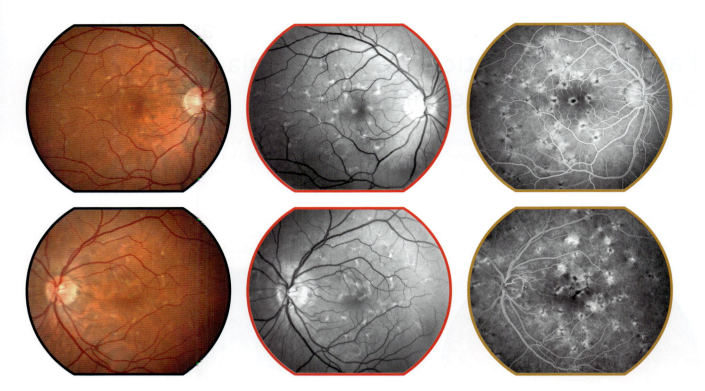

Este paciente tinha síndrome de Kjellin com manifestações típicas na mácula. As lesões na angiografia fluoresceínica são escuras com bordas de hiperfluorescência. *Cortesia do Dr. Jose Pulido*

# Ataxia Espinocerebelar (Ataxia Cerebelar Autossômica Dominante)

A ataxia espinocerebelar é um grupo grande e heterogêneo de doenças caracterizadas por atrofia cerebelar progressiva levando a má coordenação, desequilíbrio e tremores, e manifestando-se caracteristicamente na quarta década de vida. O distúrbio é geneticamente heterogêneo e muitas vezes herdado de maneira autossômica dominante com penetrância variável, e muitos desses subtipos são consequência de expansões trinucleotídicas. Enquanto pelo menos 30 tipos distintos foram descritos, os tipos 1, 2, 3, 6 e 7 representam aproximadamente 80% dos diagnósticos. Uma distrofia grave de cones e bastonetes foi bem documentada no SCA7. Os pacientes podem apresentar déficits progressivos de cor e às vezes de acuidade visual. O exame no começo do curso da doença pode revelar alterações granulares no epitélio pigmentar, ou uma maculopatia em "olho de boi", que pode evoluir para uma lesão macular atrófica bem circunscrita. O ERG multifocal e de campo total exibe disfunção grave dos cones, com disfunção menos grave dos bastonetes. A fundoscopia no SCA1 pode revelar hipopigmentação dentro da mácula e perda de fotorreceptores na tomografia por coerência óptica.

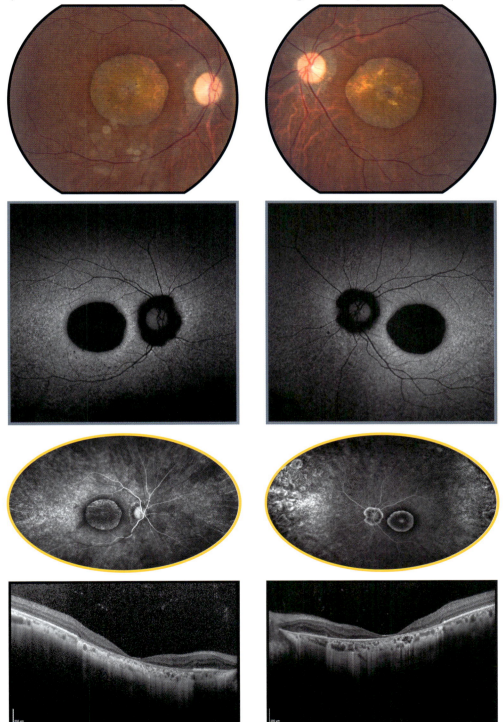

Este paciente com SCA7 tem atrofia macular central, bem visualizada na fotografia colorida do fundo e realçada por hipoautofluorescência (*segunda linha*). A angiografia fluoresceínica de grande angular (*terceira linha*) e a autofluorescência (*segunda linha*) exibem alterações difusas do EPR na retina periférica. A atrofia coriorretiniana periférica também é observada no olho esquerdo. A SD-OCT ilustra atrofia macular grave. *Imagens cortesia de Steven D. Schwartz, MD*

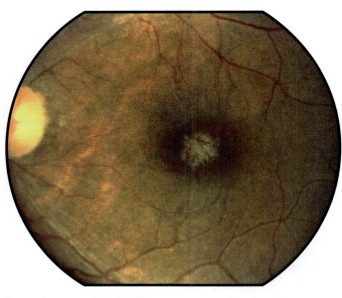

Este paciente com SCA tipo III mostra uma maculopatia atrófica.

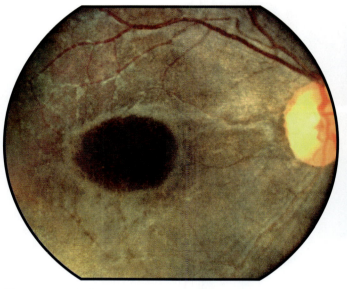

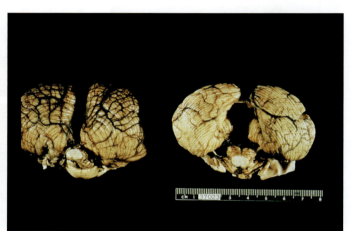

A histopatologia do cérebro mostra degeneração cerebelar.

Observa-se um brilho macular polimórfico. Esta anomalia precede frequentemente a aparência em "olho de boi" à medida que a atrofia evolui na mácula central. O nervo óptico é atrófico. *Duas primeiras linhas cortesia da Dr. Irene Maumenee*

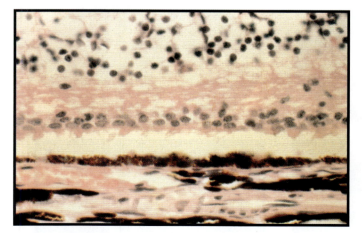

Amostra histopatológica na qual o EPR está relativamente intacto. Há perda total dos segmentos externos e perda total dos segmentos internos, com uma redução na camada nuclear externa. Essas alterações sugerem que o defeito primário está nas células fotorreceptoras.

# Pseudorretinose Pigmentar

Várias entidades podem se apresentar com uma retinopatia segmentar de aparência similar à da retinose pigmentar. Essas entidades incluem sífilis, rubéola congênita e toxicidade à fenotiazina. A sífilis congênita pode causar uma retinopatia pigmentar assimétrica, com ou sem espículas pigmentares e associada à perda de visão periférica nos pacientes com outros estigmas desta síndrome, como o nariz em sela, os dentes em forma de cavilha e a ceratite intersticial. A síndrome da rubéola congênita causa uma retinopatia "sal e pimenta" com campo visual e ERG preservados. A toxicidade à tioridazina causa perda numular do EPR e da coriocapilar que pode se estender do polo posterior para a periferia.

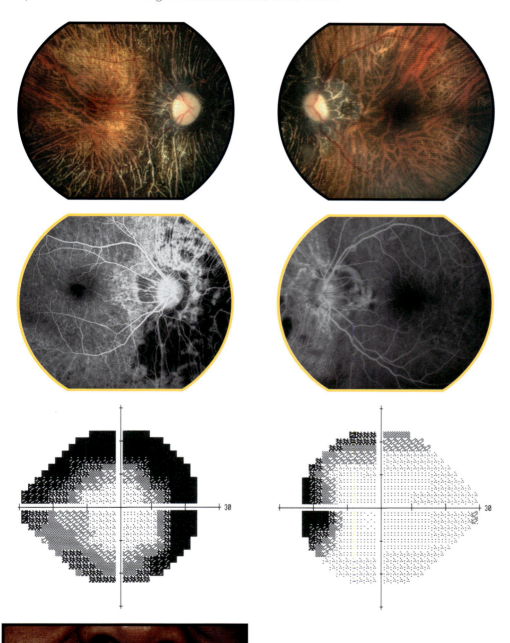

Às vezes a sífilis pode simular retinose pigmentar com atrofia do EPR e retiniana generalizada e assimétrica, vista aqui nas fotos coloridas do fundo ocular e na angiografia fluoresceínica. Repare na presença da atenuação vascular retiniana mais acentuada no olho direito. A constrição do campo visual periférico ou um escotoma anular, como o visto na retinose pigmentar, também pode ser encontrada e é observada no olho direito deste paciente sifilítico (*terceira linha*). A fotografia facial ilustra dentes em cavilha com embotamento dos incisivos, característico da sífilis congênita.

# Albinismo

## Albinismo Oculocutâneo

O albinismo oculocutâneo (OCA) é um distúrbio geneticamente heterogêneo caracterizado por diminuição ou ausência de pigmentação no cabelo, na pele e nos olhos. Os pacientes manifestam vários graus de hipopigmentação na íris e no fundo de olho, com redução associada da visão, grandes erros de refração, nistagmo, estrabismo e hipoplasia foveal. O direcionamento incorreto dos nervos ópticos e o maior entrecruzamento de fibras axonais ocorrem no quiasma. Os achados oculares incluem defeitos de transiluminação da íris e um fundo hipopigmentado com maior visualização da coroide subjacente. Alguma pigmentação no EPR se deve ao acúmulo de lipofuscina. A SD-OCT confirma o embotamento ou a ausência completa da depressão foveal e ausência da banda alongada central do segmento interno (hipoplasia foveal). O corte histopatológico através do centro da mácula exibe uma ausência de diferenciação foveal.

A maioria das formas de OCA é herdada de modo autossômico recessivo e inclui a OCA1 e OCA2. A OCA1 (tirosinase-negativa) é causada por mutação no gene da tirosinase com ausência completa (IA) ou redução (IB) na atividade da tirosinase. A OCA2 (tirosinase-positiva) também é uma forma autossômica recessiva causada pela mutação no gene OCA2, que leva à menor produção de melanina. A OCA2 é a forma mais comum de OCA na qual os pacientes têm normalmente achados mais brandos do que os da OCA1.

Síndromes sistêmicas únicas que incluem vários graus de albinismo como característica são a de Hermansky-Pudlak e a de Chédiak-Higashi. A síndrome de Hermansky-Pudlak é um distúrbio autossômico recessivo raro com albinismo oculocutâneo, sangramento relacionado à má agregação plaquetária, acumulo ceroide lisossômico em vários tecidos, fibrose pulmonar, doença enteropática granulomatosa e insuficiência renal. A síndrome de Chédiak-Higashi é caracterizada por albinismo oculocutâneo parcial, comprometimento da bacteriólise devido a uma falha da formação dos fagolisossomos, neutropenia, susceptibilidade anormal à infecção e doença linfomatosa. Os pacientes raramente vivem além de 7 anos.

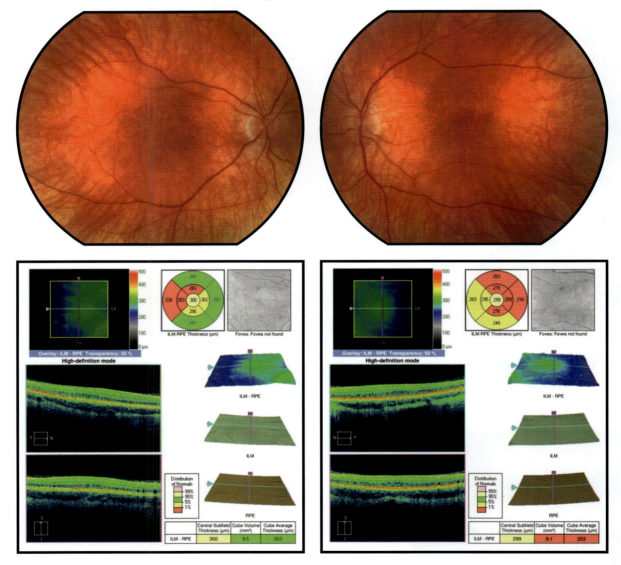

Este paciente com albinismo oculocutâneo tem um fundo pigmentado com perda do reflexo foveal normal. A SD-OCT demonstra perda quase completa do contorno foveal. O exame sistêmico revelou trombocitopenia grave e síndrome de Hermansky-Pudlak. *Imagens cortesia de SriniVas Sadda, MD*

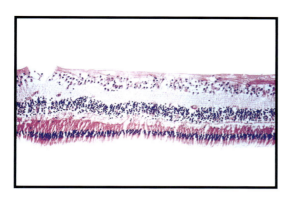
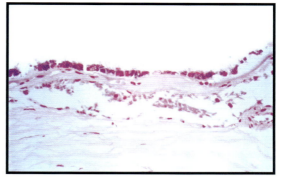

Correlação clinicopatológica de um paciente com albinismo oculocutâneo revelando ausência total do pigmento melanina. O corte histopatológico seriado através do centro da mácula em um paciente com albinismo ocular mostra ausência de diferenciação foveal. Alguma pigmentação no EPR se deve ao acúmulo de lipofuscina. *Todas as imagens cortesia do Dr. Jeffrey Shakin*

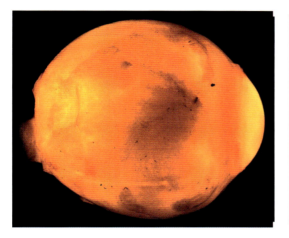
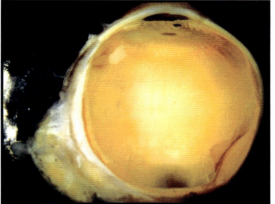

A transiluminação do globo e o exame macroscópico também mostram ausência de pigmento substancial.

## Albinismo Ocular Tipo I (Albinismo de Nettleship-Falls)

O albinismo ocular tipo I é um distúrbio ligado ao X causado por mutação no gene OA1, em que os homens afetados manifestam produção anormal de melanina limitada aos olhos. Os achados incluem perda visual, nistagmo, defeitos de transiluminação da íris, fundo hipopigmentado com vasos coroidianos facilmente visíveis e hipoplasia foveal. As mulheres portadoras exibem um padrão básico de pigmentação. Nessas portadoras podem ser visualizadas lesões em "pegada de urso". Com a angiografia fluoresceínica, áreas de pigmentação normal vão bloquear a fluorescência adjacente às áreas de maior transmissão da coroide através das áreas menos pigmentadas.

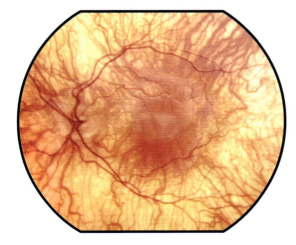
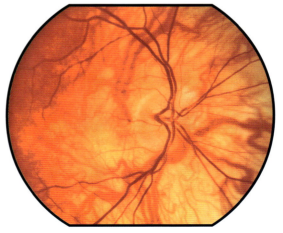

Este paciente com albinismo ocular demonstra o fundo hipopigmentado característico. Há uma maior visualização da circulação coroidiana através da camada epitelial pigmentar despigmentada.

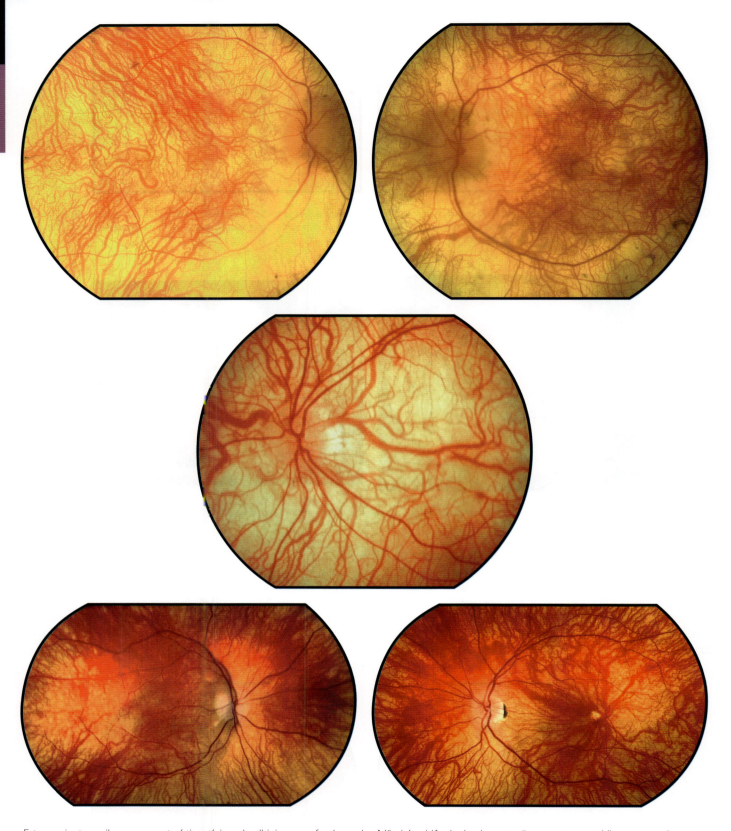

Estes pacientes exibem as características típicas do albinismo no fundo ocular. Não há evidência de pigmentação, os vasos coroidianos proeminentes são facilmente visíveis e a diferenciação da fóvea é ruim. *Última linha cortesia do Dr. Edwin Ryan*

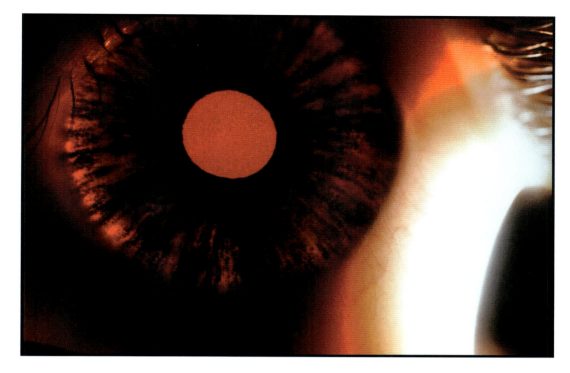

É possível observar a transiluminação da íris.

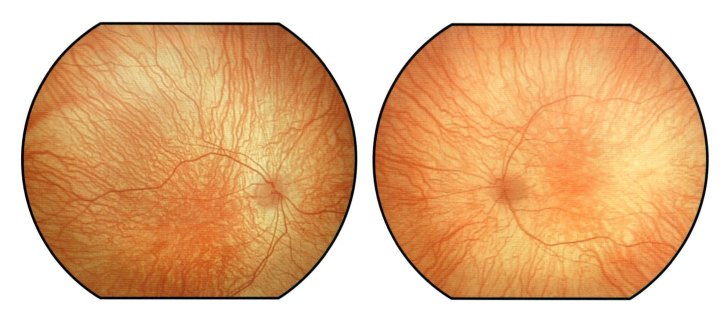

Paciente de 2 anos de idade com albinismo ocular, mostrando hipopigmentação generalizada e uma depressão foveal indistinta. Um fundo pálido como este às vezes pode ser confundido com outras anomalias pediátricas do fundo ocular.

# Albinismo – Mulher Portadora

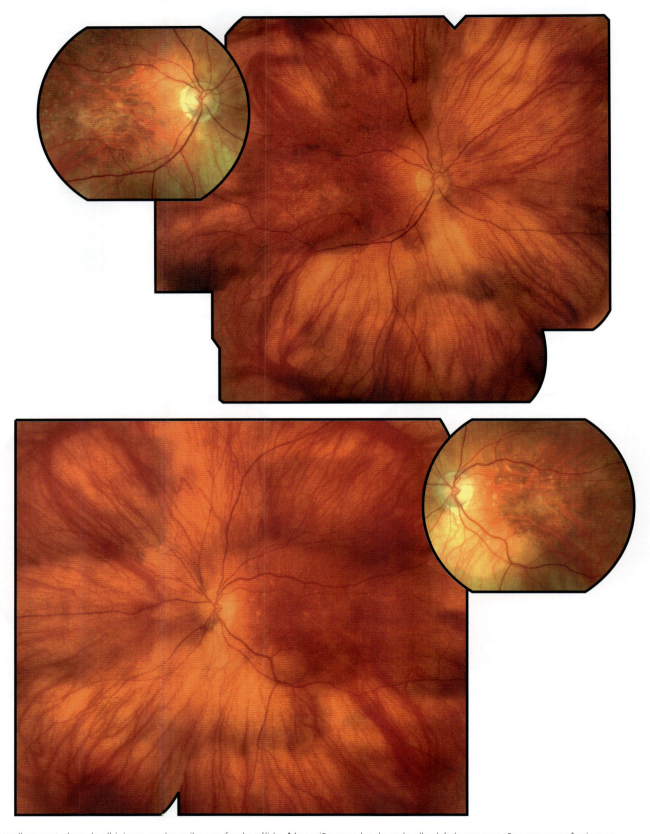

Esta mulher portadora de albinismo ocular exibe um fundo pálido. Na região macular de cada olho há drusas que são uma ocorrência rara, mas conhecida.

# Mulher Portadora de Albinismo Ocular Ligado ao X

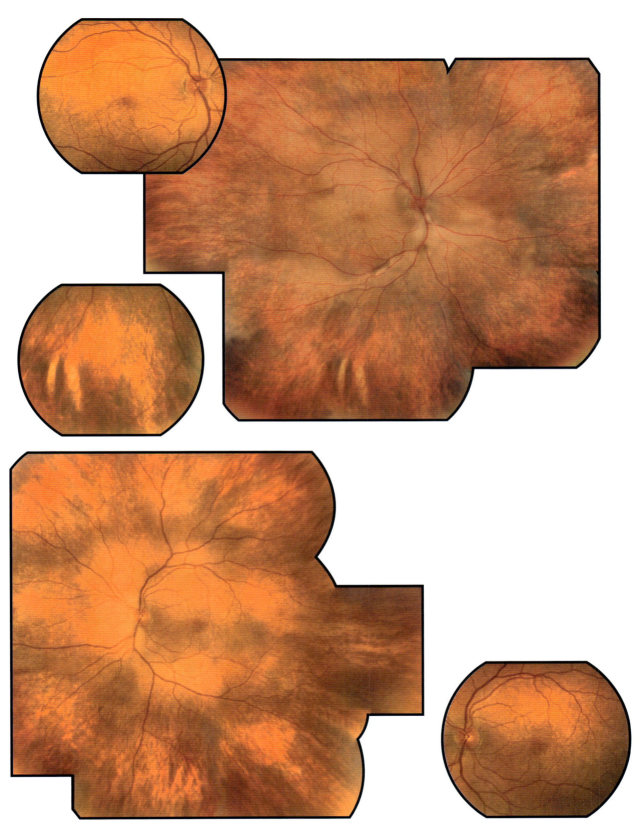

Esta paciente também é portadora de albinismo ocular ligado ao X. Este é o conhecido fundo ocular "*mud-slung*" com áreas alternadas de hipopigmentação e hiperpigmentação por todo o fundo, da área foveal central até a periferia distante.

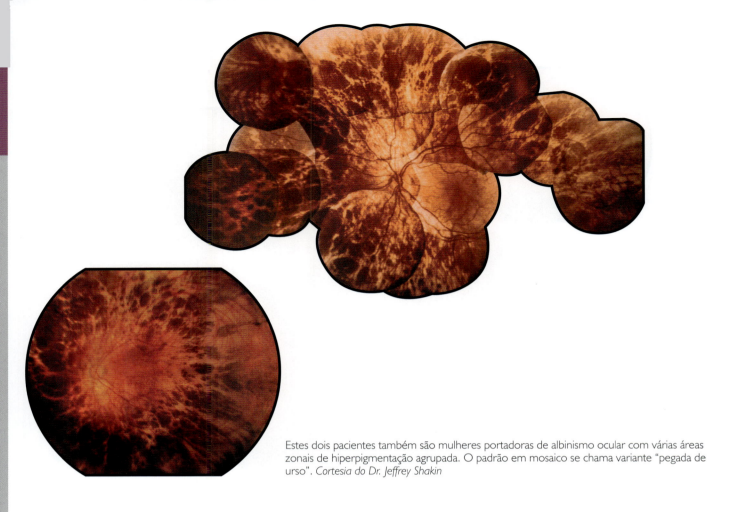

Estes dois pacientes também são mulheres portadoras de albinismo ocular com várias áreas zonais de hiperpigmentação agrupada. O padrão em mosaico se chama variante "pegada de urso". *Cortesia do Dr. Jeffrey Shakin*

## DISTROFIAS COROIDIANAS

Este grupo de distúrbios pode estar associado a perda progressiva da visão periférica e central e nictalopia similar à RP, mas se caracteriza basicamente por atrofia difusa do EPR e da coriocapilar. Espículas de pigmento migratórias e atenuação vascular não são traços proeminentes desta classe de doença.

# Coroideremia

A coroideremia é uma degeneração ligada ao X progressiva do EPR, retina e coroide. Ela é provocada por uma mutação do gene CHM situado em Xq21.2, que codifica a proteína de escolta 1 Rab (REP1), sendo a distrofia coroidiana hereditária mais encontrada no mundo ocidental. A doença segue um curso de progressão bem caracterizado, com início na primeira até a segunda década de vida. Os homens afetados apresentarão queixas de nictalopia. O exame do fundo ocular no curso da doença revela retinopatia pigmentar "sal e pimenta" envolvendo a média periferia e o polo posterior, com áreas irregulares de perda pigmentar, conferindo ao fundo subjacente um brilho metálico. Ocorre atrofia coroidiana difusa, começando na média periferia e se estendendo para a mácula, que deixa pequenas áreas dispersas de coriocapilar intacta na mácula central e na periferia. Isso leva a cegueira noturna progressiva e constrição dos campos visuais. A visão central geralmente é preservada até a parte final do curso da doença. As anomalias de ERG podem ser detectadas precocemente, exibindo uma resposta escotópica reduzida. Mais adiante no curso da doença, as respostas escotópica e fotópica se extinguem. As fêmeas heterozigotas podem exibir uma retinopatia pigmentar difusa, por exemplo, degeneração pigmentar reticular, mas normalmente demonstram preservação da função visual e da ERG. Raramente as mulheres portadoras podem demonstrar atrofia coriorretiniana difusa, similar à dos homens afetados. Acredita-se que seja o resultado da inativação aleatória do cromossomo X do tipo selvagem na mulher portadora, um fenômeno genético chamado lionização. As mulheres portadoras geralmente mantêm a visão normal por toda a vida; entretanto, alterações sutis e progressivas da ERG podem acabar se desenvolvendo. Em termos histopatológicos, observa-se atrofia coroidiana extensiva nos pacientes do sexo masculino com coroideremia. O tecido das mulheres portadoras pode exibir áreas dispersas de atrofia de fotorreceptores e EPR, agrupamento pigmentar e áreas irregulares de perda da coriocapilar.

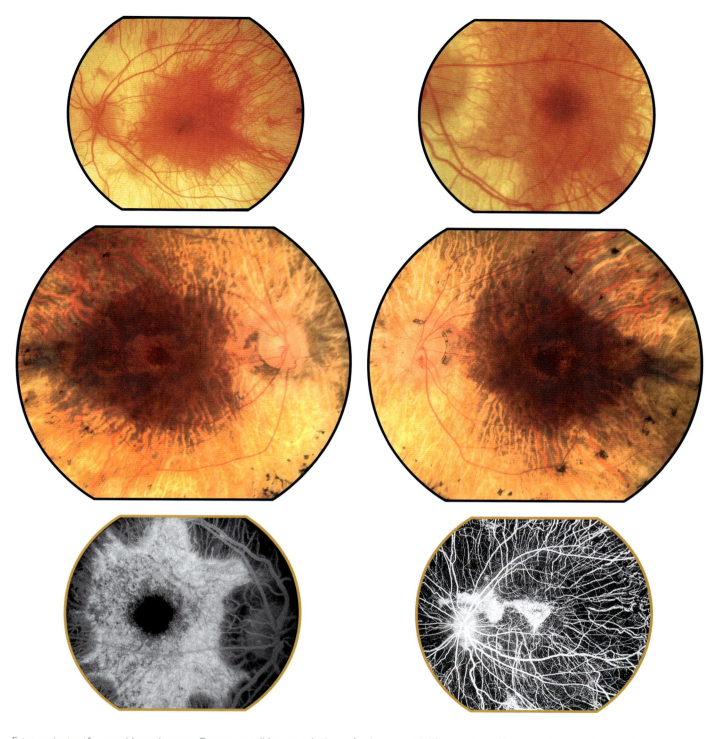

Estes pacientes têm coroideremia grave. Repare na palidez em relação ao fundo, que está difusamente atrófico em volta do polo posterior. A angiografia fluoresceínica exibe perda difusa da coriocapilar, exceto por uma ilha hiperfluorescente central preservada. São observados um anel de epitélio pigmentar perifoveal e atrofia coriocapilar na linha do meio das fotografias coloridas. *Primeira linha à direita e última linha à esquerda, cortesia do Dr. Jim Tiedeman*

CAPÍTULO

DISTROFIAS CORIORRETINIANAS HEREDITÁRIAS

Este paciente com coroideremia teve preservação relativa da mácula, mas áreas generalizadas de perda da coriocapilar e do epitélio pigmentar fora do polo posterior, claramente evidentes na angiografia fluoresceínica.

Este paciente teve coroideremia com preservação central da coriocapilar, mas desenvolveu neovascularização coroidiana — uma ocorrência muito rara na área de coriocapilar intacta (*seta*). *Cortesia do Dr. Jim Tiedeman*

As imagens de histopatologia de um paciente com coroideremia revelam perda da coroide, epitélio pigmentar retiniano e áreas da retina externa.

188

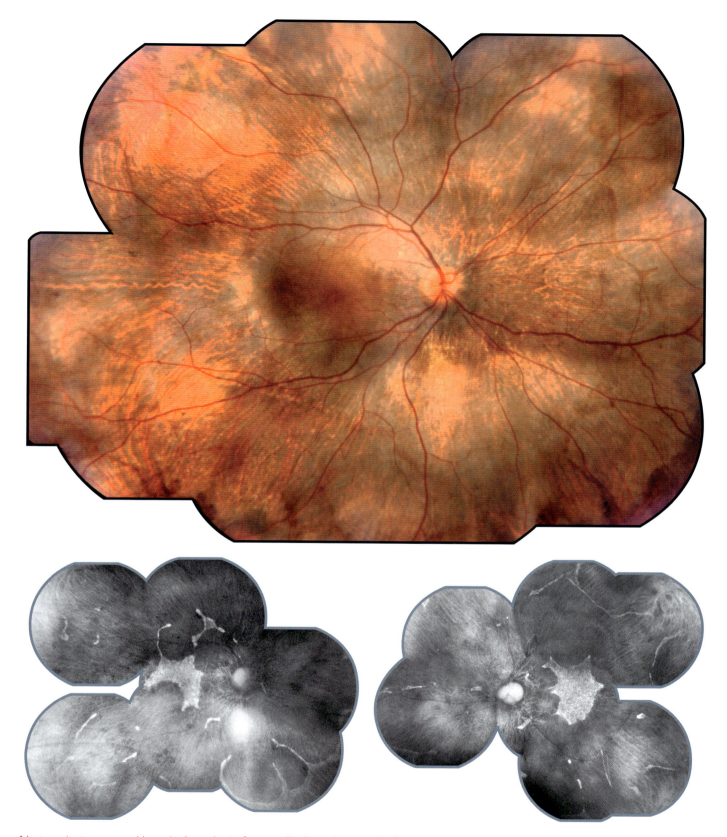

Neste paciente com coroideremia, áreas de atrofia generalizadas podem ser visualizadas por todo o fundo ocular. Repare nas finas ilhas de EPR hiperautofluorescente preservado na periferia e na região macular central.

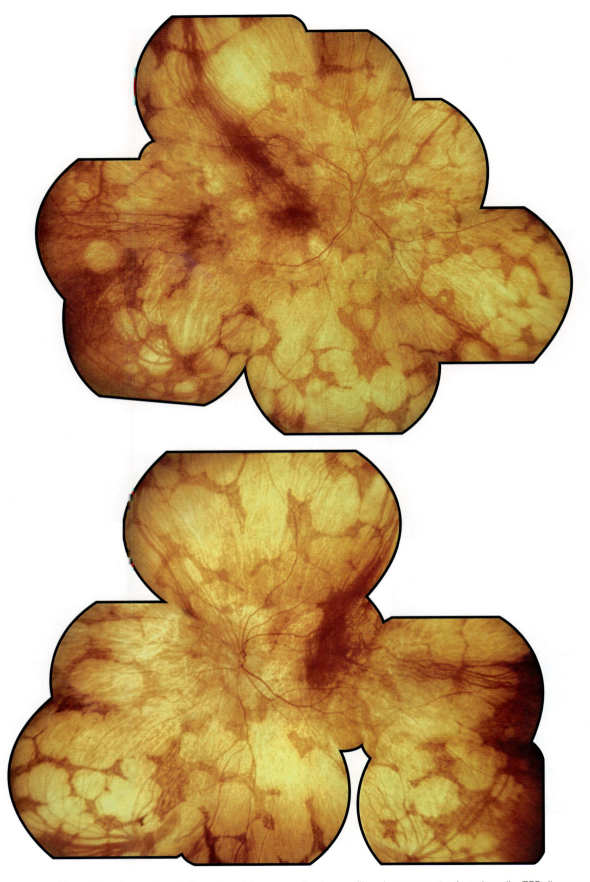

Este paciente com coroideremia também exibe atrofia coriorretiniana generalizada, com ilhas de preservação da coriocapilar/EPR dispersas pela periferia retiniana e na mácula central de cada olho. *Imagens ©80 a ©82 disponíveis exclusivamente, em inglês, em* **expertconsult.inkling.com/redeem**

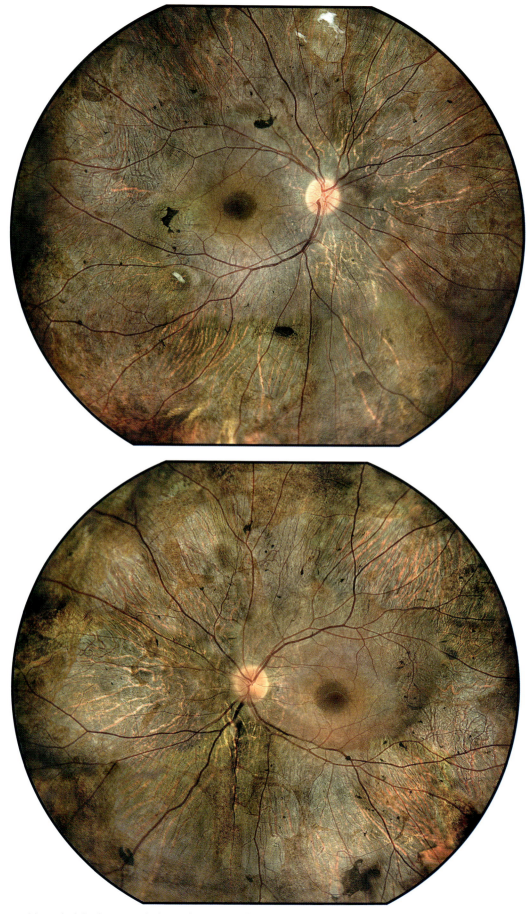

Este paciente com coroideremia tinha áreas zonais de atrofia em uma distribuição generalizada, porém irregular, por todo o fundo ocular, mas preservando a região macular central.

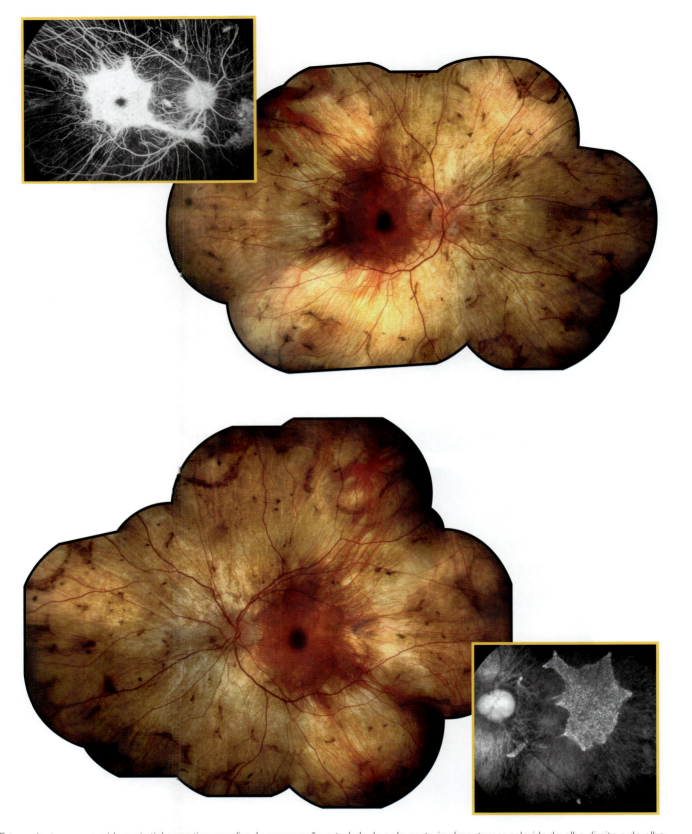

Este paciente com coroideremia tinha um tipo peculiar de preservação estrelada do polo posterior (montagem colorida do olho direito e do olho esquerdo) que é muito característica da doença. As angiografias fluoresceínicas de um paciente diferente mostram uma preservação estrelada similar na mácula. Presumivelmente, esse padrão pode se relacionar em conformidade com a estrutura arquitetônica lobular da coriocapilar. *Imagens inferiores cortesia da Dra. Anita Agarwal.*

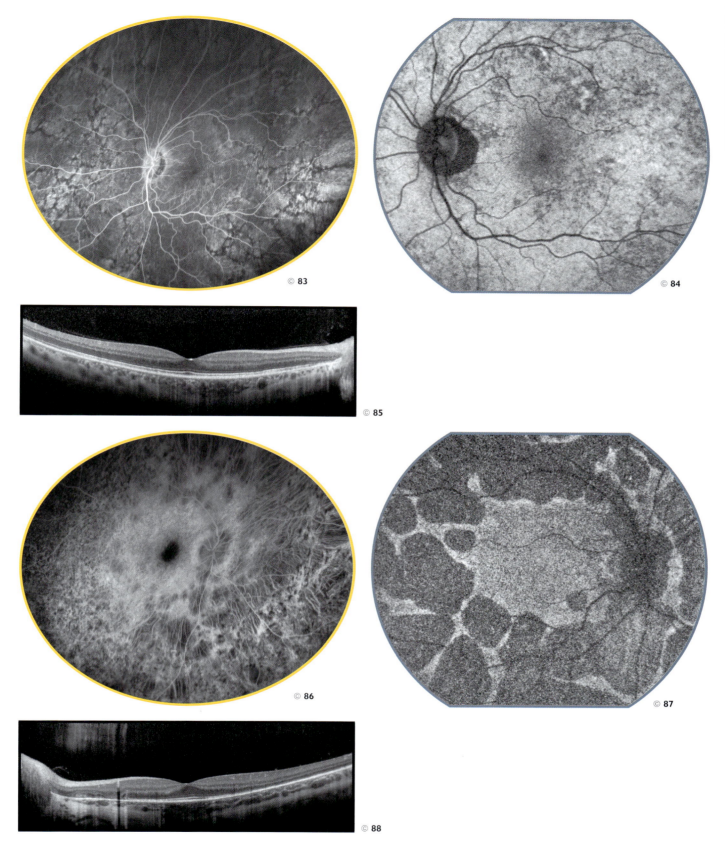

Angiografia fluoresceínica, autofluorescência de fundo correspondente e SD-OCT de uma mulher portadora de coroideremia (*primeira e segunda linha*). A angiografia fluoresceínica e a autofluorescência (*terceira linha*) de seu filho mostram atrofia coriorretiniana difusa. A SD-OCT desta paciente mostra atrofia retiniana em uma distribuição paramacular.

# Coroideremia — Mulher Portadora

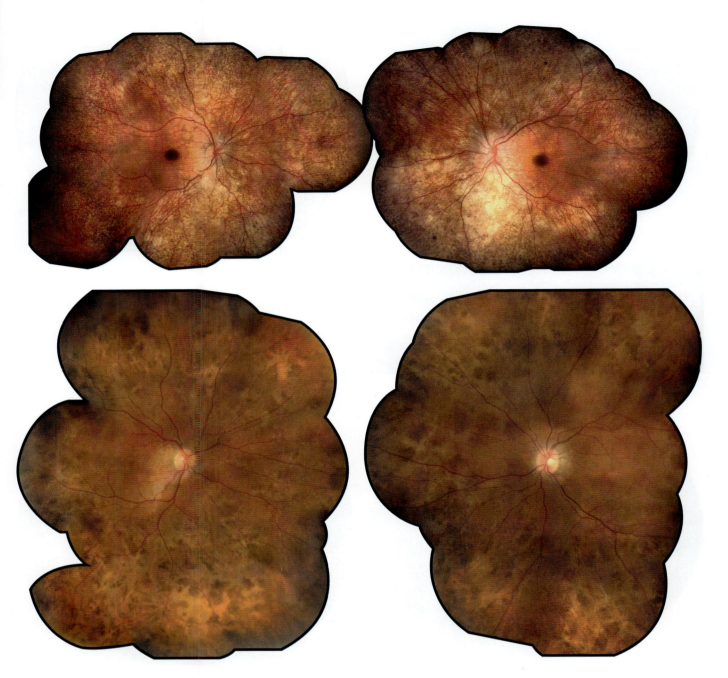

Os dois pacientes ilustrados aqui são mulheres portadoras de coroideremia. Elas demonstram manifestações similares com atrofia e granularidade do EPR irregulares e generalizadas, mas preservação relativa da mácula central em cada olho. *Cortesia da Dra. Anita Agarwal*

# Atrofia Girata (Deficiência de Ornitina Aminotransferase)

A atrofia girata é uma distrofia coriorretiniana autossômica recessiva que leva a degeneração retiniana e coroidiana progressiva. A deficiência na ornitina-delta-aminotransferase (OAT) ligada ao cromossomo 10q26 leva à hiperornitinemia com níveis plasmáticos de ornitina 10-20 vezes maiores do que os dos controles. Geralmente os pacientes apresentam nictalopia, miopia elevada e astigmatismo na primeira década de vida, com desenvolvimento subsequente de catarata subcapsular posterior na segunda década de vida. A constrição lentamente progressiva dos campos visuais e a eventual perda de acuidade visual central continuam na quarta a quinta décadas de vida. Inicialmente são observadas regiões circulares nitidamente demarcadas de atrofia coriorretiniana com margens hiperpigmentadas na média periferia que aumentam aos poucos e coalescem em um padrão "recortado", espalhando-se anterior e posteriormente, e acabando por invadir a mácula. O vazamento nas margens do tecido saudável e afetado, com hiperfluorescência dentro das lesões giratas, pode ser visto na angiografia fluoresceínica. As respostas escotópicas e fotópicas comprometidas são visualizadas no teste eletrofisiológico e se extinguem com o avanço da doença. Histopatologicamente, as primeiras mudanças são vistas nas células de EPR, com a subsequente perda de fotorreceptores e coriocapilar, sugerindo que esse dano pode ser secundário à perda de integridade do EPR. Outros achados associados incluem agregados tubulares nas fibras musculares esqueléticas do tipo II, alterações musculares esqueléticas subclínicas na tomografia computadorizada e ressonância magnética, anomalias no eletroencefalograma e atrofia prematura, além de lesões da substância branca na ressonância magnética cerebral. Esses pacientes normalmente não têm sintomas musculares, mas podem exibir comprometimento do desempenho quando a velocidade ou resistência são necessárias. A doença progride para a perda quase completa das fibras do tipo 2, mas a progressão das anomalias musculares é mais lenta do que na degeneração coriorretiniana. O tratamento da atrofia girata tem sido voltado para a redução dos níveis plasmáticos de ornitina. A redução da ornitina em modelos de camundongos consegue prevenir alterações histológicas. Nos pacientes com a forma de atrofia girata responsiva à piridoxina a suplementação com piridoxina se mostrou capaz de reduzir os níveis de ornitina. As dietas com restrição de arginina (precursora da ornitina) se mostraram capazes de retardar a progressão dos déficits visuais, embora os pacientes possam demonstrar a continuação da deterioração coriorretiniana.

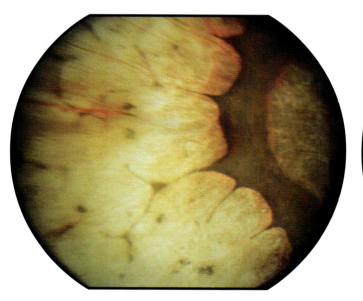
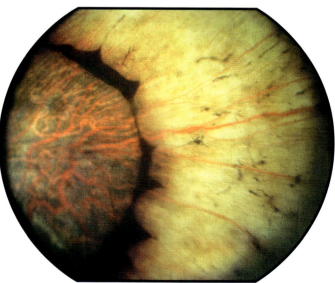

Neste paciente com atrofia girata existe uma miopia elevada e atrofia coriorretiniana periférica, com bordas recortadas bem delineadas. Assim como a coroideremia, as lesões atróficas começam na média periferia e depois se estendem em ambas as direções, anterior e posterior. *Cortesia da Dr. Irene Maumenee*

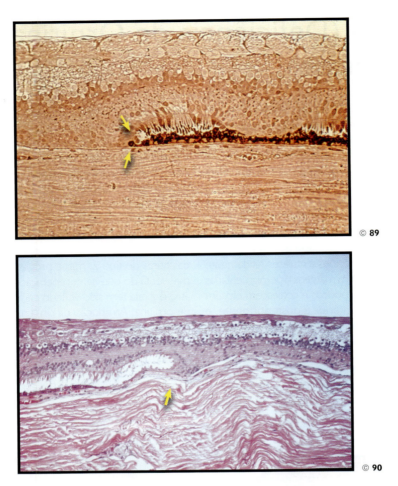

A atrofia girata visualizada neste paciente tem áreas nitidamente circunscritas de atrofia com margens recortadas. Na microscopia óptica, há uma junção claramente distinguível entre as áreas não afetada e afetada nestas fotografias de contraste de fase e microscopia óptica (setas). Também há ausência de coroide e camadas retinianas externas na área afetada.

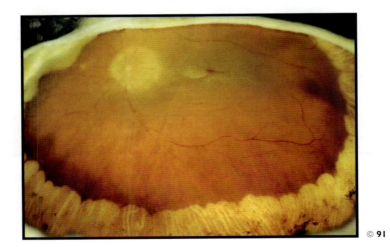

A faixa nitidamente demarcada, confluente, concêntrica e recortada de atrofia periférica nestes pacientes é bastante característica do distúrbio. Repare na preservação de poucas ilhas de EPR dentro das áreas atróficas. Drusas de nervo óptico também podem ser visualizadas.

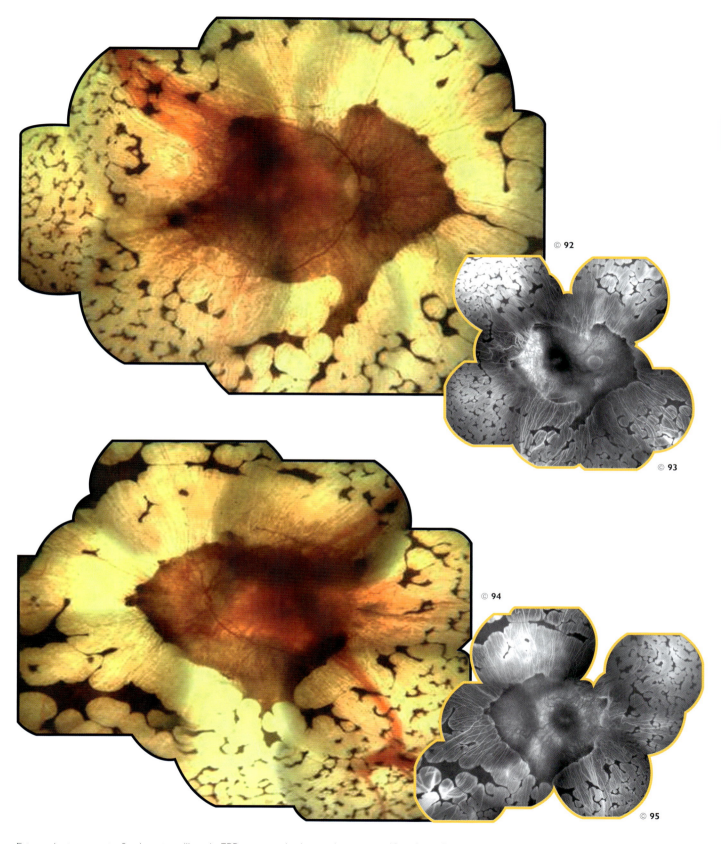

Este paciente com atrofia girara tem ilhas de EPR preservado dentro de zonas atróficas bem demarcadas perifericamente. Também há alguma hiperplasia epitelial pigmentar. O paciente também tem edema macular cistoide angiográfico nos dois olhos.

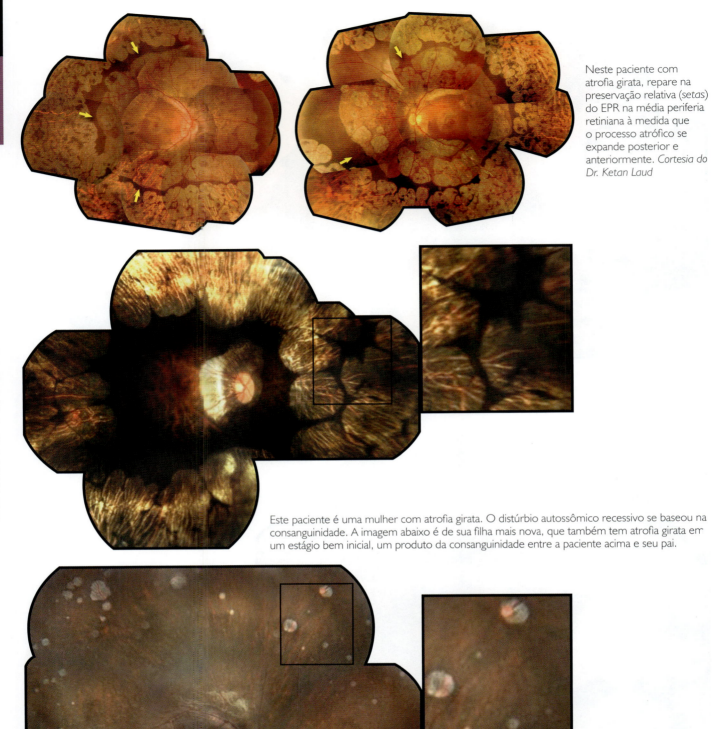

Neste paciente com atrofia girata, repare na preservação relativa (setas) do EPR na média periferia retiniana à medida que o processo atrófico se expande posterior e anteriormente. *Cortesia do Dr. Ketan Laud*

Este paciente é uma mulher com atrofia girata. O distúrbio autossômico recessivo se baseou na consanguinidade. A imagem abaixo é de sua filha mais nova, que também tem atrofia girata em um estágio bem inicial, um produto da consanguinidade entre a paciente acima e seu pai.

*Cortesia do Dr. Antonio Ciardella*

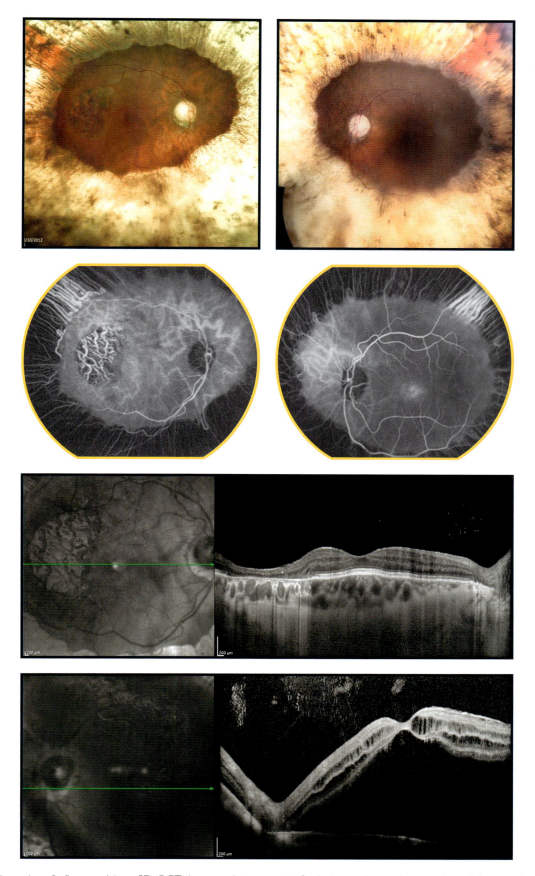

Fotografia colorida, angiografia fluoresceínica e SD-OCT de um paciente com atrofia girata que desenvolveu esquise retiniana nasal e descolamento retiniano posterior do olho esquerdo. *Imagens cortesia de Mark W. Johnson, MD*

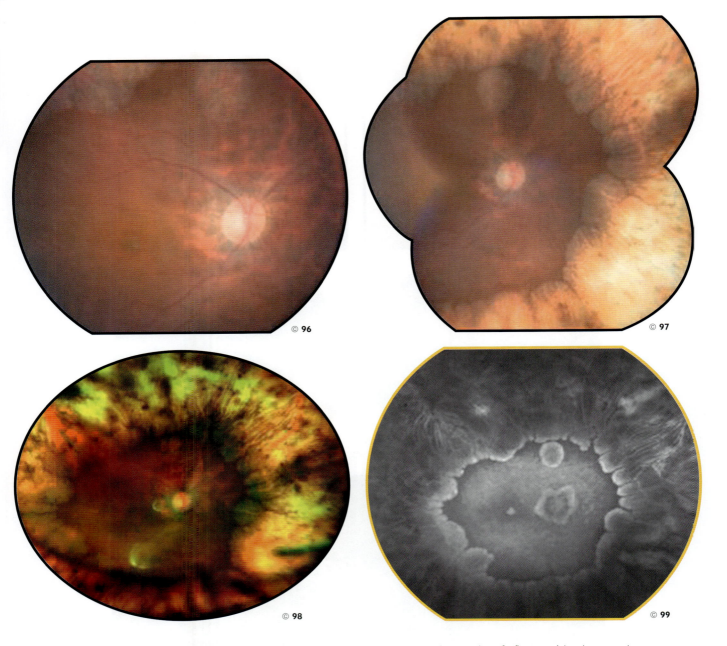

Fotografia colorida do fundo ocular, montagem fotográfica, fotografia colorida de grande angular e angiografia fluoresceínica de um paciente com atrofia girata avançada.

# Distrofia Retiniana de Início Tardio (LORD)

Enquanto a distrofia retiniana de início tardio pode começar com manchas do EPR e depósitos drusenoides no polo posterior e na periferia, observa-se nos estágios avançados a atrofia coriorretiniana generalizada mais marcada na periferia. Alguns pacientes sofrem o início tardio da doença. Os achados oculares associados incluem fusos alongados se estendendo do corpo ciliar para a posição central na cápsula do cristalino, melhor avaliados com transiluminação. O padrão de herança normalmente é autossômico dominante e ligado à mutação no gene C1QTNF5 no cromossomo 11.

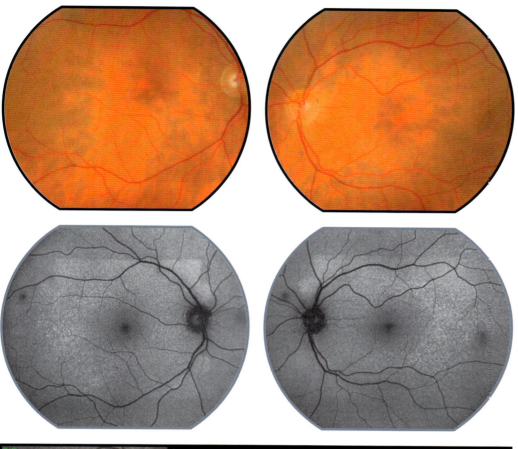

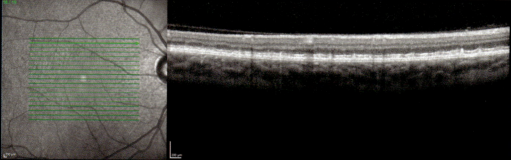

Alguns pacientes com LORD podem desenvolver depósitos drusenoides reticulares na mácula nos estágios iniciais da doença. Esses depósitos são realçados pela autofluorescência e SD-OCT.
*Imagens cortesia de Alan Bird, MD*

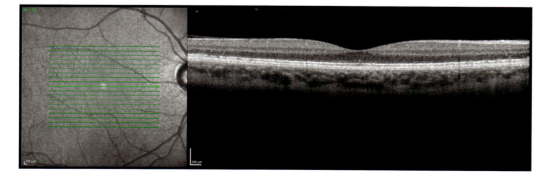

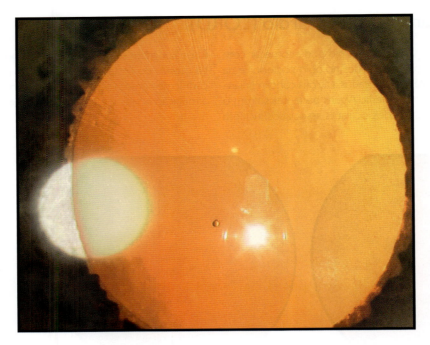

A retroiluminação do mesmo paciente com LORD revela zônulas alongadas com inserção do cristalino central e atrofia da íris. *Fotos cortesia de Alan Bird, MD*

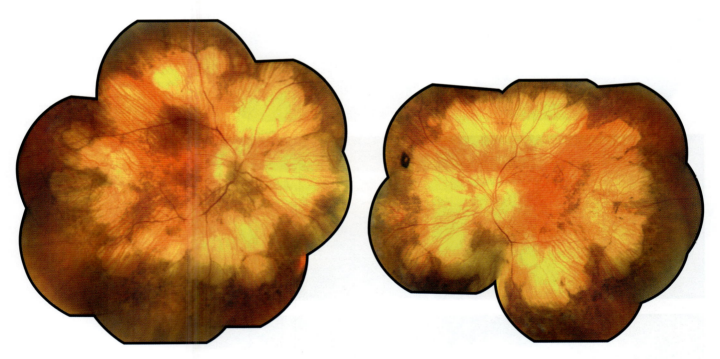

Nos estágios finais, como neste segundo paciente com LORD, desenvolve-se uma degeneração coriorretiniana periférica recortada e característica. *Fotos cortesia de Edwin Ryan, MD*

# Distrofia Coroidiana Areolar Central (CACD)

A distrofia coroidiana areolar central (CACD) é uma distrofia macular herdada que começa com granularidade pigmentar foveal inespecífica a qual evolui para regiões de atrofia centrais bem definidas e bilateralmente simétricas envolvendo o EPR e a coriocapilar. Os grandes vasos coroidianos são bem visualizados dentro dessas áreas devido à atrofia dos tecidos sobrejacentes. A ausência de drusas e *flecks* distingue a CACD de outras maculopatias que produzem atrofia geográfica central, como a degeneração macular relacionada à idade e a doença de Stargardt. Essa condição costuma ser autossômica dominante e mais frequentemente ligada à mutação no gene da periferina-2 (PRPH2), embora tenham sido descritas mutações em outros locais (p.ex., GUCY2D).

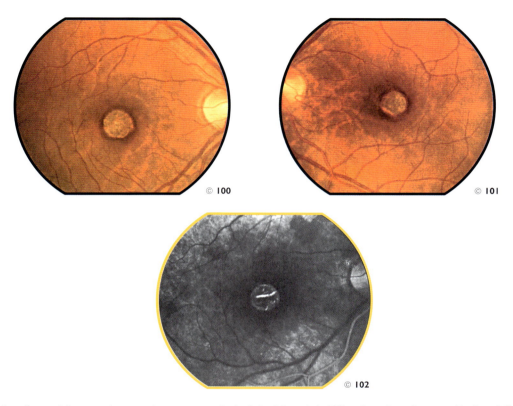

Este paciente com distrofia coroidiana areolar central tem uma perda simétrica bilateral do EPR e da coriocapilar na região foveal. Repare que a angiografia fluoresceínica mostra um defeito de janela geográfico inicial bem circunscrito, com coloração tardia devido à atrofia central. A angiografia bem tardia exibe coloração da esclera visível e a silhueta dos vasos coroidianos maiores. Não há vazamento no tecido extracoroidiano devido à ausência de coriocapilar. *Imagens © 103 e © 104 disponíveis exclusivamente, em inglês, em expertconsult.inkling.com/redeem*

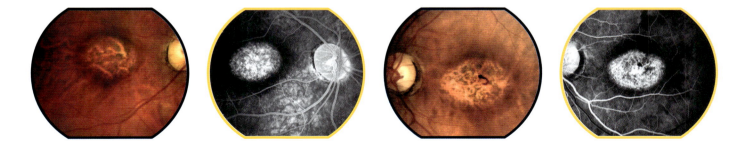

Este paciente com distrofia coroidiana areolar central tem uma maculopatia atrófica maior, ovoide e simétrica.

# Distrofia Coroidiana Central Polar Posterior

A distrofia coroidiana Central polar posterior é uma anomalia atrófica mais extensa da coroide, que envolve o polo posterior dentro das arcadas vasculares. A atrofia pode se estender até mesmo para fora das arcadas e circundar o nervo óptico.

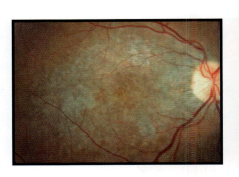
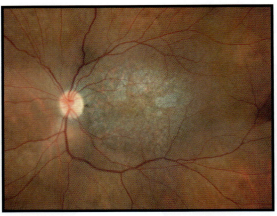
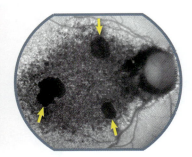

Este paciente com distrofia coroidiana central polar posterior tem uma grande zona atrófica ovoide de atrofia epitelial pigmentar. Existem várias áreas de atrofia mais pronunciada, que incluem a coriocapilar dentro da zona ovoide. Essas zonas atróficas são mais evidentes na autofluorescência do fundo, em que há áreas irregulares de hipoautofluorescência (setas).

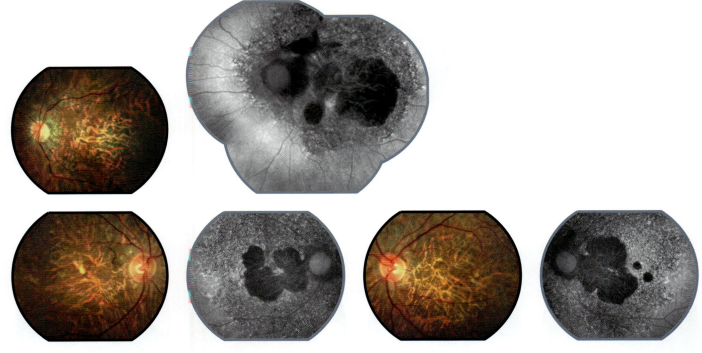

A distrofia coroidiana central polar posterior pode começar como um processo degenerativo focal na mácula central, mas a área de atrofia pode se expandir. Primeiro, pode haver atrofia irregular ou zonal, seguida pela confluência à medida que o processo inteiro se expande para as arcadas vasculares temporais, o disco óptico e além.

# Distrofia Coroidiana Anular Polar Posterior

A distrofia coroidiana anular polar posterior é uma atrofia peculiar do segmento posterior que circunda as arcadas vasculares e o nervo óptico.

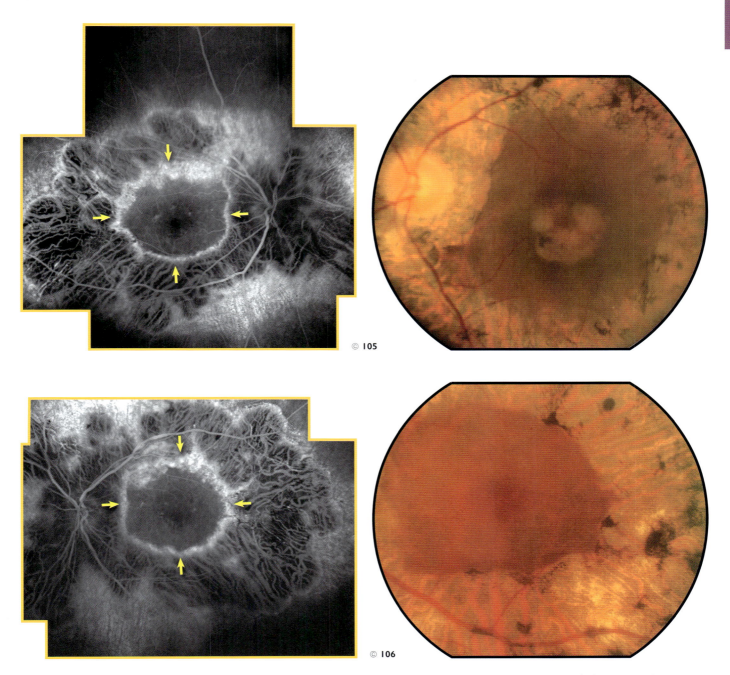

A distrofia coroidiana anular polar posterior pode estar associada à atrofia coriorretiniana progressiva que envolve o disco óptico e as arcadas vasculares, como neste paciente. Uma franja ou anel de coriocapilar hiperfluorescente preservado sob o EPR atrófico podem ser visualizados na mácula central (*setas*). A zona anular de atrofia tem margens recortadas e indistintas, mais uma vez com alguma preservação da coriocapilar na junção com a coroide normal. *Cortesia dos Drs Ron Carr e Ken Noble*

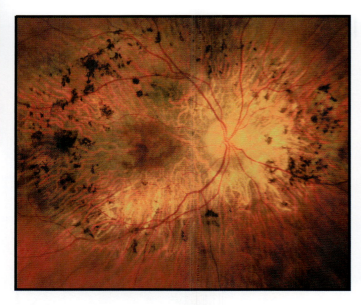
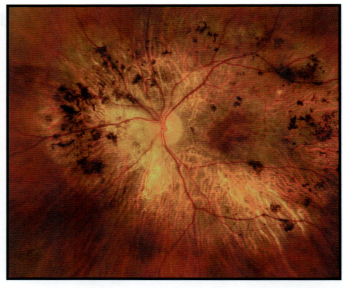

Este paciente com distrofia coroidiana anular polar posterior tem uma imensa área zonal de atrofia com pigmentação multifocal densa. Há preservação relativa da área perifoveal imediata.

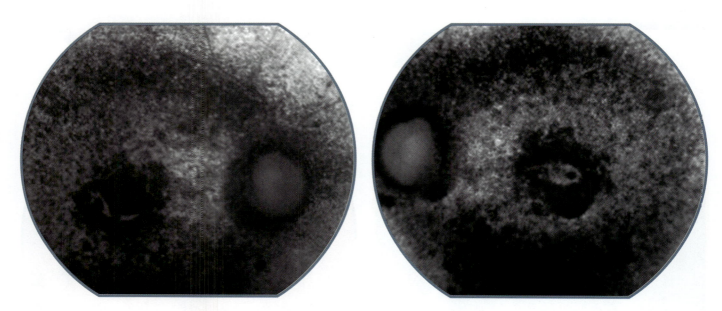

A distrofia coroidiana anular polar posterior pode evoluir em alguns pacientes. As imagens de autofluorescência do fundo mostram ampla perda de EPR e coriocapilar, que agora se estende para a periferia retiniana.

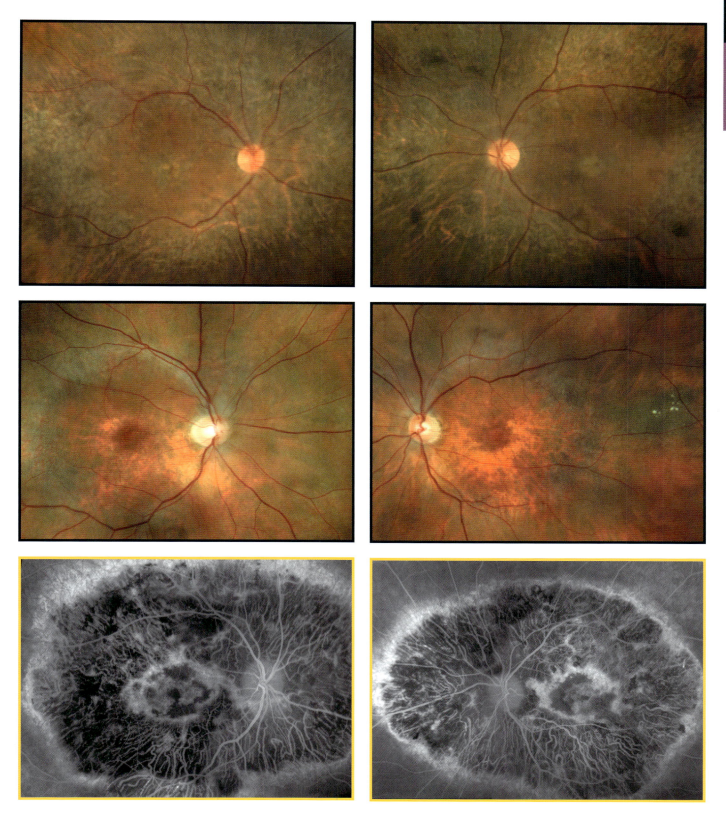

Estes dois pacientes têm distrofia coroidiana anular polar posterior. Repare no anel de atrofia circundando o polo posterior e o disco óptico. Também há evidências de atrofia macular central. A angiografia fluoresceínica mostra novamente uma franja de hiperfluorescência da coriocapilar concêntrica ao polo posterior e à região macular central.

# Distrofia Coroidiana Hemisférica Polar Posterior

Na distrofia coroidiana hemisférica polar posterior, as alterações atróficas na coroide envolvem a metade do segmento posterior, da área justafoveal para além da arcada vascular.

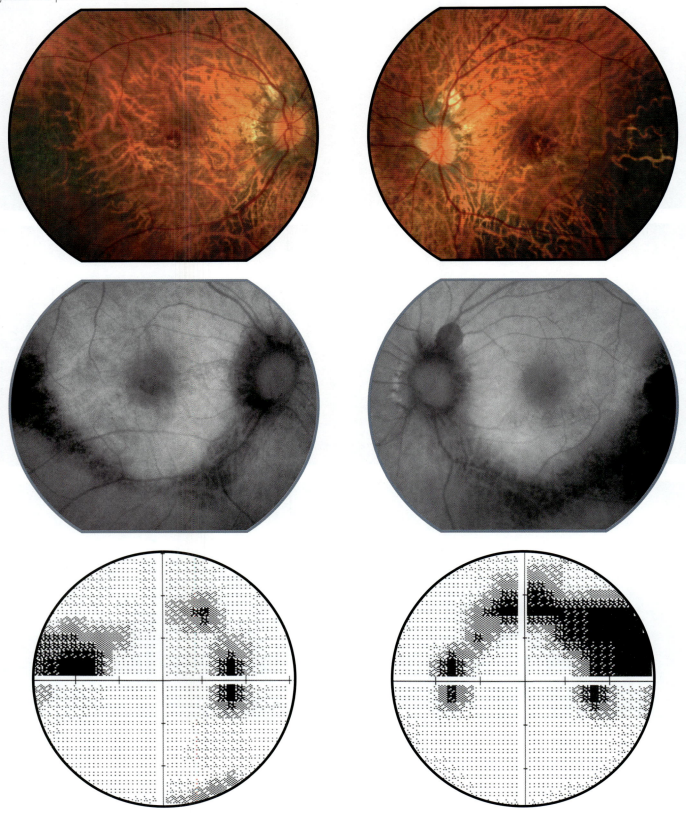

Nesta distrofia coroidiana há uma perda anular, hemisférica, de epitélio pigmentar e coriocapilar inferiormente, que é realçada com as imagens de autofluorescência do fundo. Há perda de campo superiormente, correspondendo à atrofia coroidiana. *Cortesia do Dr. Richard Spaide*

# Distrofia Coroidiana Anular Central e Periférica

Esta distrofia coroidiana muito rara é notável pela atrofia macular central, associada a um anel amplo e bem circunscrito de alterações pigmentares e atróficas no fundo periférico.

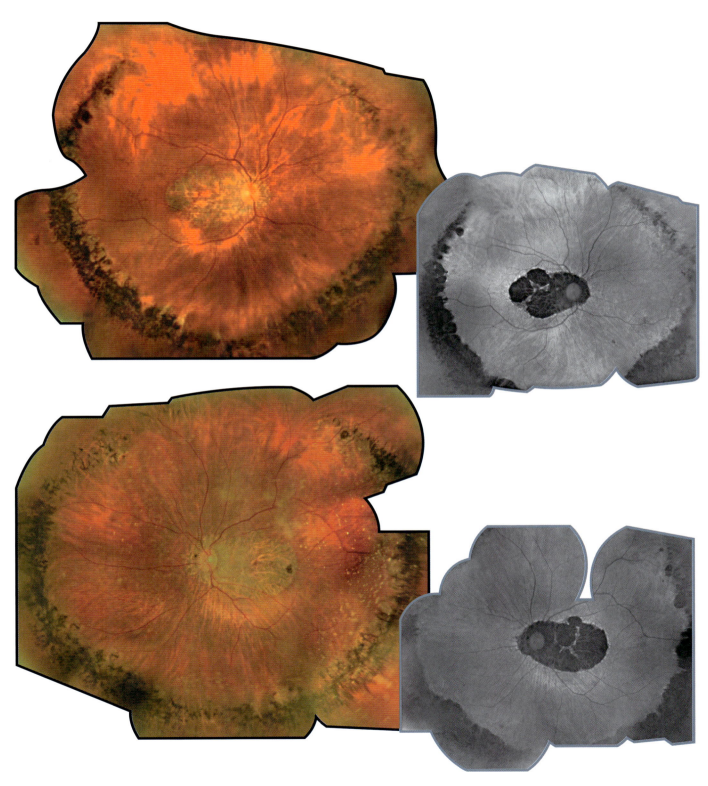

Este paciente tem uma distrofia coroidiana central bilateral e simétrica, junto com uma distrofia coroidiana anular periférica distante, que é bilateral e simétrica. A autofluorescência do fundo revela hipoautofluorescência nas áreas de atrofia coriorretiniana com ilhas de preservação na mácula central, onde há epitélio pigmentar preservado.

# Retinopatias Cristalinas

Este grupo de transtornos é caracterizado por erros inatos do metabolismo induzidos geneticamente e que levam a depósitos cristalinos refratários dentro da retina e, em certos casos, dentro de outros tecidos oculares. Estes transtornos estão todos associados a manifestações sistêmicas, mais frequentemente problemas renais.

## Distrofia Corneorretiniana de Bietti (BCD, Retinopatia Cristalina de Bietti, Distrofia Tapetorretiniana Cristalina de Bietti)

A distrofia corneorretiniana de Bietti é um raro transtorno autossômico recessivo causado pela mutação no gene CYP4V2 no cromossomo 4q35.1, sendo caracterizado por vários depósitos reluzentes, amarelos e cristalinos distribuídos por todo o fundo ocular e, em alguns casos, pela córnea superficial perto do limbo e da cápsula do cristalino. Os pacientes podem desenvolver nictalopia progressiva, constrição dos campos visuais e diminuição da acuidade visual, progredindo para cegueira, registrada oficialmente na sexta década de vida. O exame de fundo de olho revela depósitos cristalinos e áreas geográficas de atrofia do EPR e da coriocapilar, começando e sobressaindo no polo posterior. Os cristais são mais proeminentes nas áreas de EPR preservado, mas podem ser encontrados em qualquer parte no fundo. A SD-OCT revela depósitos hiper-refletivos no nível da membrana de Bruch, correspondendo aos cristais retinianos além das áreas de atrofia retiniana externa e tubulação retiniana externa. O distúrbio é mais comum no Leste Asiático, em particular na China e no Japão.

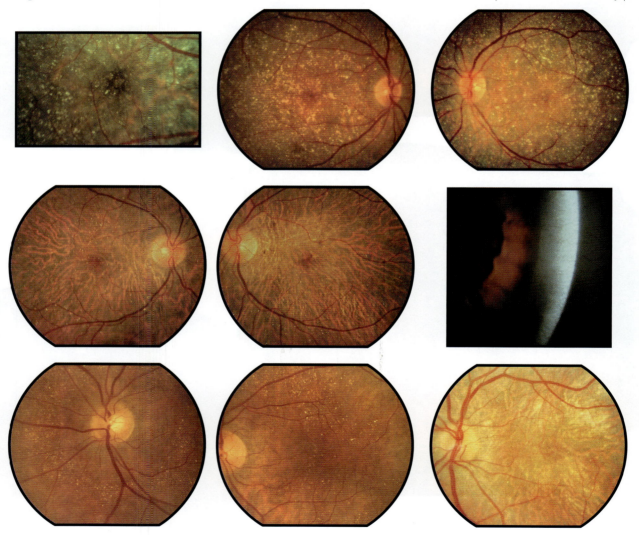

As manifestações clínicas da distrofia corneorretiniana de Bietti são visualizadas nestas imagens. Existem depósitos cristalinos no segmento posterior e na periferia. À medida que a atrofia do EPR/coriocapilar evolui nos estágios finais da doença, os depósitos cristalinos não são tão evidentes (*imagem inferior direita, cortesia da Dra. Irene Maumenee*). O depósito cristalino na córnea normalmente acontece no estroma central perto do limbo. *Cortesia do Dr. Jose Pulido*

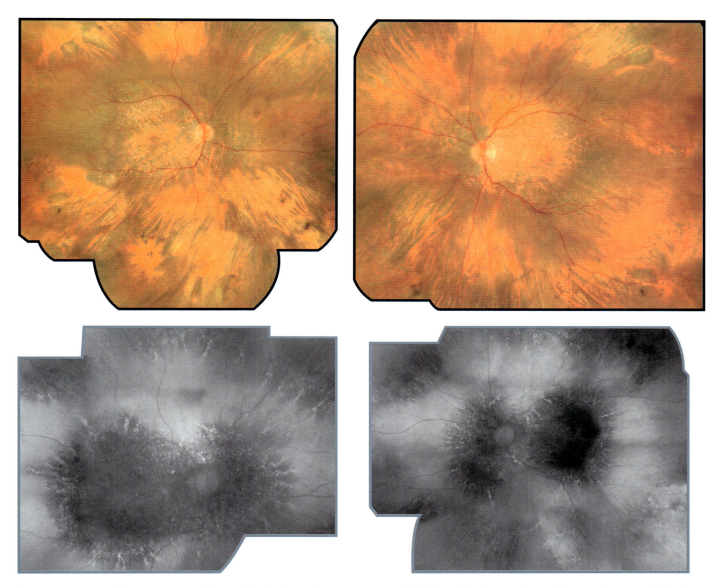

Neste paciente com distrofia corneorretiniana de Bietti, existem áreas zonais de atrofia (e hiperplasia pigmentar) no polo posterior e na periferia. A autofluorescência do fundo demonstra zonas atróficas mais proeminentes. Em suas margens existem áreas de hiperautofluorescência que podem representar hipertrofia do EPR.

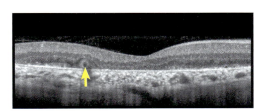
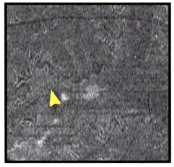
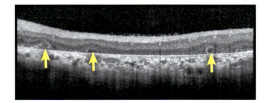

As imagens de OCT de cada olho exibem áreas de degeneração tubular retiniana externa (*setas*) associadas à atrofia macular externa difusa. Com a OCT *en face*, também ficam evidentes as áreas de degeneração tubular circular e ovoide (*ponta de seta*).

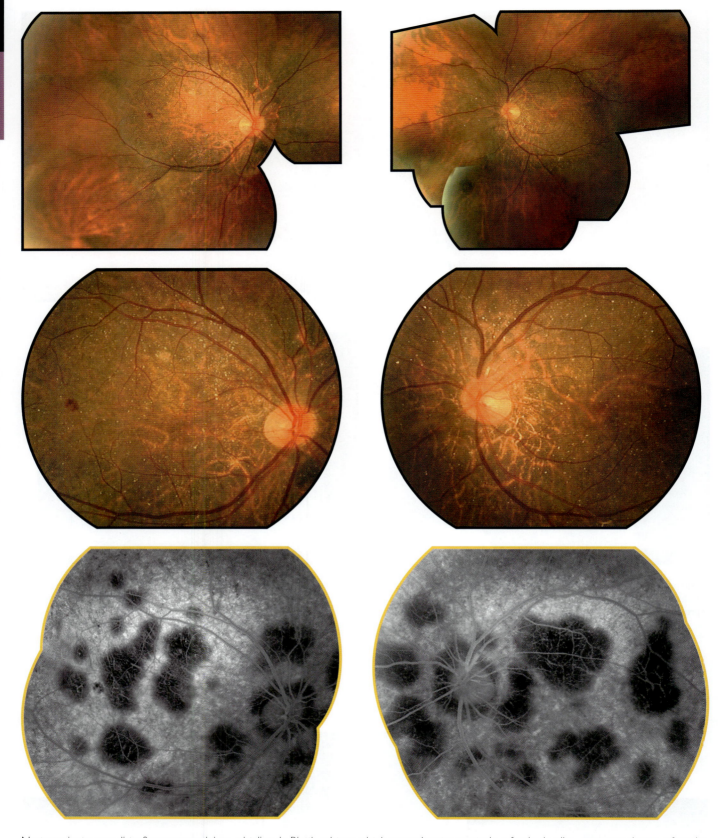

Neste paciente com distrofia corneorretiniana cristalina de Bietti, existem cristais proeminentes por todo o fundo de olho, presentes dentro e fora das áreas de atrofia do EPR e coroidiana. *Cortesia do Dr. Ketan Laud*

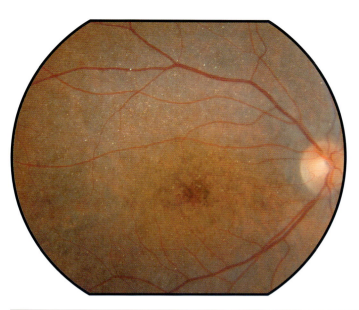
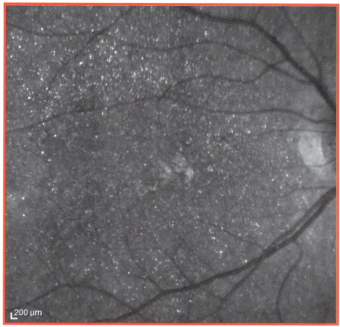
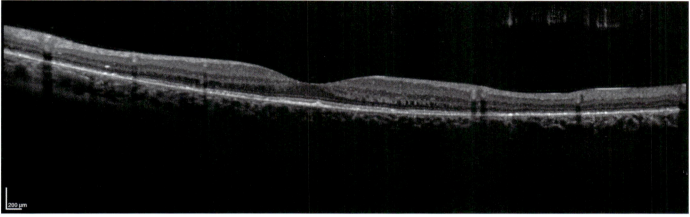

Fotografia do fundo de olho de um paciente com distrofia corneorretiniana cristalina de Bietti exibindo depósitos cristalinos realçados nas imagens com refletância próxima ao infravermelho e que podem ser visualizados como depósitos hiper-refletivos na SD-OCT. Há perda elipsoide paramacular difusa com a SD-OCT. *Imagens cortesia de Eric Souied, MD*

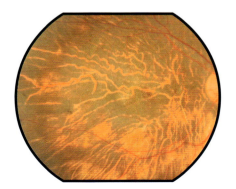
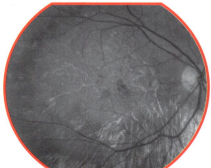
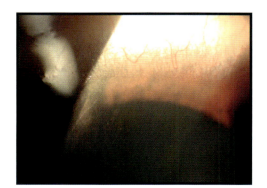

Este paciente com distrofia corneorretiniana cristalina de Biettl tem atrofia macular com depósitos cristalinos visualizados na fotografia do fundo ocular e nas imagens aneritras. O paciente também tinha depósitos de cristal na córnea, visualizados aqui no exame de lâmpada de fenda (*direita*). *Imagens cortesia de Eric Souied, MD*

# Hiperoxalúria Primária

A hiperoxalúria primária é um raro erro inato do metabolismo do glioxalato. Existe dois tipos: hiperoxalúria primária do tipo I, causada por uma mutação no gene que codifica a alanina-glioxalato aminotransferase (AGXT), localizado no cromossomo 2q36; hiperoxalúria primária do tipo II, causada pela mutação no gene da glioxalato redutase/hidroxipiruvato redutase (GRHPR) situado no cromossomo 9cen. Este transtorno é caracterizado pela excreção contínua de oxalato urinário com urolitiase bilateral progressiva do oxalato, nefrocalcinose e insuficiência renal crônica na infância ou início da vida adulta. O tipo II é uma doença mais branda e tem basicamente manifestações renais, sem achados oculares associados. Nos estágios finais da doença do tipo I ocorre depósito extrarrenal de cristais de oxalato. Aproximadamente 30% dos pacientes desenvolvem uma retinopatia cristalina, com incontáveis *flecks* refratários amarelos e discretos bem espalhados por todas as camadas da retina e do EPR e dentro dos vasos retinianos. São visualizados na mácula agrupamentos densos e irregulares de EPR hipertrofiado e hiperplásico e também metaplasia fibrosa, variando de pequenos cachos a grandes placas geográficas. A acuidade visual pode ser boa, mesmo na presença de maculopatia avançada. A atrofia óptica é a causa mais importante de cegueira nesses pacientes. Atenuação arteriolar e neovascularização coroidiana secundária também podem ser vistas.

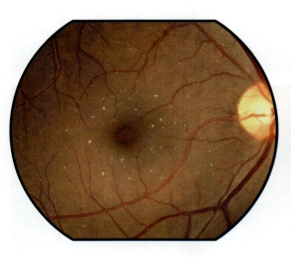
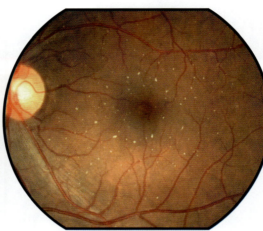

Este paciente tem hiperoxalúria primária com depósitos cristalinos na retina. *Cortesia de Michael P. Kelly, CRA*

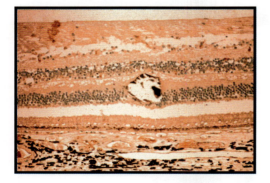

Os cristais de oxalato são visualizados nos cortes histopatológicos dentro da retina. *Imagens ©107, ©108 e ©109 disponíveis exclusivamente, em inglês, em* expertconsult.inkling.com/redeem

# Cistinose

A cistinose é um transtorno herdado, provocado pela mutação no cromossomo 17p13 no gene que codifica a cistinosima, uma proteína envolvida no transporte da cisteina lisossômica. Isso resulta no acúmulo do aminoácido cisteina. A cistinose foi classificada como um transtorno de acúmulo lisossômico com base na localização citológica e intralisossômica da cisteina armazenada. Esses pacientes sofrem atraso do crescimento, hipertireoidismo, disfunção renal tubular e glomerular e síndrome de Fanconi, resultando em doença renal de estágio terminal e exigindo transplante renal aos 10 anos de idade. Podem ser encontrados cristais anormais na conjuntiva, íris e córnea, com o depósito de cristais começando no estroma corneano superficial periférico e envolvendo subsequentemente o estroma central e mais profundo. Os sintomas de fotofobia começam no início da infância. As manchas amarelas do EPR na mácula com alterações degenerativas mais acentuadas na periferia são características da cistinose. Depósitos cristalinos amarelos finos e refratários podem ser observados no exame de fundo ocular em alguns pacientes. Em termos histopatológicos, os cristais intracelulares são visualizados dentro do EPR e da coroide, mas não na retina. A cistinose não nefropática ocular, uma variante do tipo nefropático clássico da cistinose, também é herdada em um padrão autossômico recessivo e causada por uma mutação no gene da cistinosina. Ela é caracterizada por fotofobia em virtude dos cristais corneanos de cistina, mas não resulta em doença renal. O tratamento com cisteamina oral pode reduzir os níveis teciduais e diminuir as complicações renais e visuais da doença.

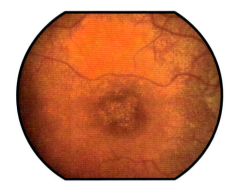
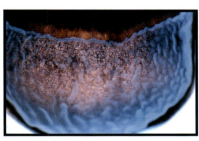
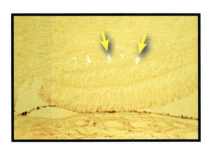

Existem depósitos cristalinos e atrofia na região macular deste paciente com cistinose. A histopatologia mostra uma alteração degenerativa pigmentar no fundo, com vários cristais na retina (*setas*). *Imagens à direita e no centro cortesia do Dr. V. G. Wong*

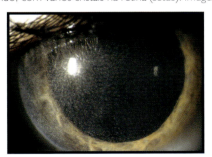
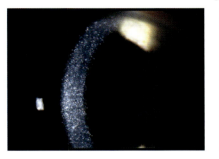
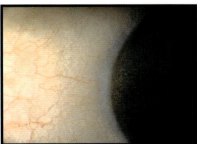

Na cistinose, os cristais podem ser visualizados na córnea e também na esclera.

No estágio final da cistinose há degeneração atrófica pigmentar, e a insuficiência renal é comum. A degeneração pigmentar no fundo periférico pode existir sem evidência de alterações cristalinas. *Cortesia do Dr. V.G. Wong*

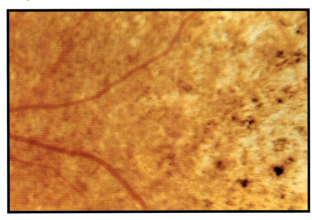
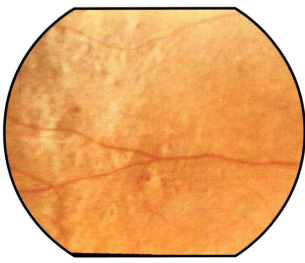

# Síndrome de Sjögren-Larsson

A síndrome de Sjörgen-Larsson é um distúrbio autossômico recessivo raro, causado pela mutação no gene que codifica uma aldeído desidrogenase gordurosa (ALDH3A2), e que leva ao acúmulo de aldeídos em vários tecidos. As características clínicas incluem ictiose, presente com frequência no nascimento, retardamento mental de brando a moderado e paresia espástica simétrica envolvendo as extremidades inferiores. Aproximadamente 30-50% destes pacientes vão manifestar alterações pigmentares amareladas na mácula central, com sutis pontos cristalinos amarelados perifoveais. A tomografia por coerência óptica pode exibir áreas hiporreflexivas representando os depósitos cristalinos, adelgaçamento característico da fóvea e atrofia retiniana interna.

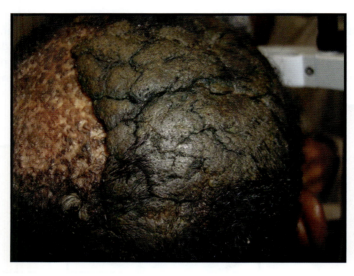

Este paciente com síndrome de Sjögren-Larsson tem ictiose com envolvimento do couro cabeludo.

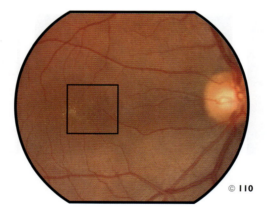

Este mesmo paciente tem maculopatia cristalina. A retinografia revela depósitos cristalinos multifocais, bem como alterações drusenoides. *Imagens ©111 a ©114 disponíveis exclusivamente, em inglês, em expertconsult.inkling.com/redeem*

# Síndromes Retinianas em Floco de Neve

As síndromes retinianas em flocos de neve se referem a um grupo diversificado de transtornos caracterizados por uma densidade uniforme generalizada de flocos na retina externa e no EPR, presentes por todo o fundo ocular. Essas doenças variam de um transtorno familiar benigno sem flocos sem déficit funcional até um transtorno mais grave associado a perda progressiva da visão, por exemplo, a retinite *punctata albescens*.

## Síndrome Retiniana Benigna em Flocos de Neve (Síndrome Familiar Benigna em Flocos de Neve)

A síndrome retiniana benigna em flocos de neve é uma anomalia congênita autossômica recessiva. Associada a lesões em flocos amarelados discretos e generalizados, bilateralmente no nível do EPR, estendendo-se até a periferia distante, mas poupando a região macular. Os flocos têm tamanho variável: de pequenos flocos no polo posterior a flocos maiores e mais confluentes na periferia, tendendo para um formato poligonal. Uma mutação recente de dois alelos no gene PLA2G5 foi associada a este transtorno. A acuidade visual é normal, sem nictalopia ou atraso na adaptação à penumbra, e um ERG normal. A angiografia fluoresceínica está dentro dos limites normais, exceto por uma hipofluorescência branda, irregular e generalizada, que não corresponde às lesões em flocos, sugerindo uma anomalia difusa do epitélio pigmentar retiniano. O aumento da autofluorescência dos flocos sugere que as lesões correspondem a um material autofluorescente que pode ser lipofuscina.

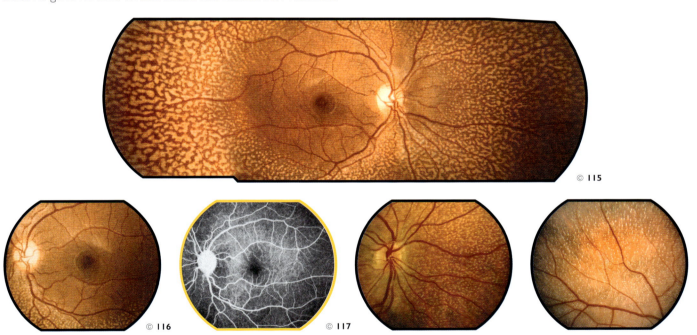

Este paciente com síndrome retiniana benigna em flocos de neve exibe flocos brancos poligonais irregulares, amplamente espalhados pelo fundo ocular, e que não demonstram qualquer déficit visual ou anomalia no ERG. A angiografia fluoresceínica mostra defeitos de janela hiperfluorescente sutis, correspondendo a alguns flocos que despigmentaram o EPR. Não há vazamento.

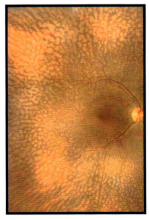
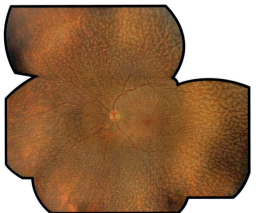

Este paciente com síndrome retiniana benigna em flocos de neve tem flocos irregulares no polo posterior e por todo o fundo de olho em um padrão homogêneo e difuso. *Cortesia do Dr. Michael Ober*

# Retina em Flocos de Neve de Kandori

A retina em flocos de neve de Kandori é um transtorno autossômico recessivo raro no qual as anomalias do EPR estão associadas a cegueira noturna estacionária. Os casos originais foram descritos em pacientes do Japão. As alterações do fundo são caracterizadas por flocos bem definidos, amarelados e irregulares, de vários tamanhos distribuídos na retina pós-equatorial e normalmente preservando a região macular. Em algumas áreas, os flocos podem coalescer, podendo haver áreas de atrofia do EPR. Os flocos são maiores, mais irregulares e em menor quantidade do que os observados no fundo *albipunctatus*.

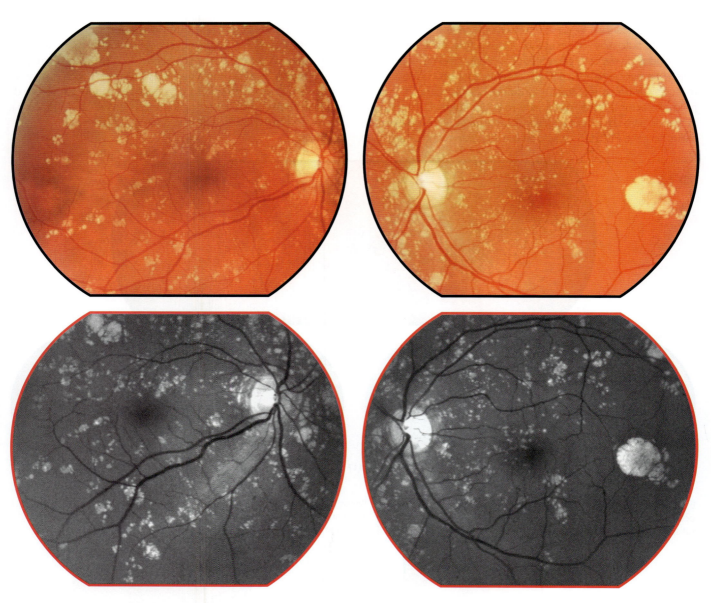

Neste paciente com retina em flocos de neve de Kandori, repare no depósito de flocos de tamanhos variados espalhados por todo o fundo de olho. Eles podem ser mais bem avaliados na fotografia aneritra, como se pode observar acima. *Cortesia do Dr. Jayme Arana*

# Fundus Albipunctatus

A cegueira noturna estacionária congênita (CSNB) pode estar presente com um espectro fenotípico diverso, incluindo um fundo miópico associado a um ERG eletronegativo devido à perturbação do sinal de transmissão entre bastonetes e células ON bipolares. O *fundus albipunctatus* é uma forma muito interessante de CSNB que se apresenta com vários pontos amarelados numulares pequenos e discretos, que são regulares e monótonos em sua uniformidade por todo o fundo ocular, da região paramacular até o equador. Foram descritos os padrões de herança autossômica dominante e autossômica recessiva. O transtorno é associado mais frequentemente a mutação no gene RDH5 que codifica a retinol desidrogenase 5, uma enzima necessária para o funcionamento correto do ciclo visual. Os bastonetes são predominantemente afetados, e o prolongamento grave da adaptação à penumbra é evidente no ERG. A autofluorescência do fundo é difusamente reduzida devido à escassez de lipofuscina. A SD-OCT pode exibir lesões hiper-refletivas presentes na retina externa.

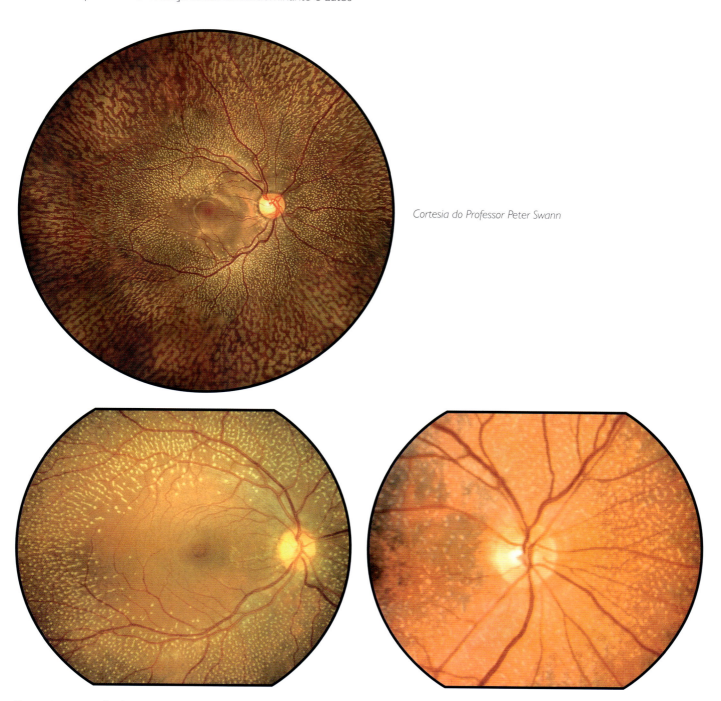

*Cortesia do Professor Peter Swann*

Estes três casos de *fundus albipunctatus* mostram as manchas típicas por todo o fundo, menores na região paramacular e maiores nos aspectos mais periféricos do fundo. As alterações eletrorretinográficas brandas eram evidentes no primeiro paciente, mas após 3 horas de adaptação à penumbra, o ERG normalizou. *Imagem inferior esquerda cortesia do Dr. Michael Ober, imagem da direita cortesia dos Drs. Sheila Margolis, Ron Carr e I. Siegel.*

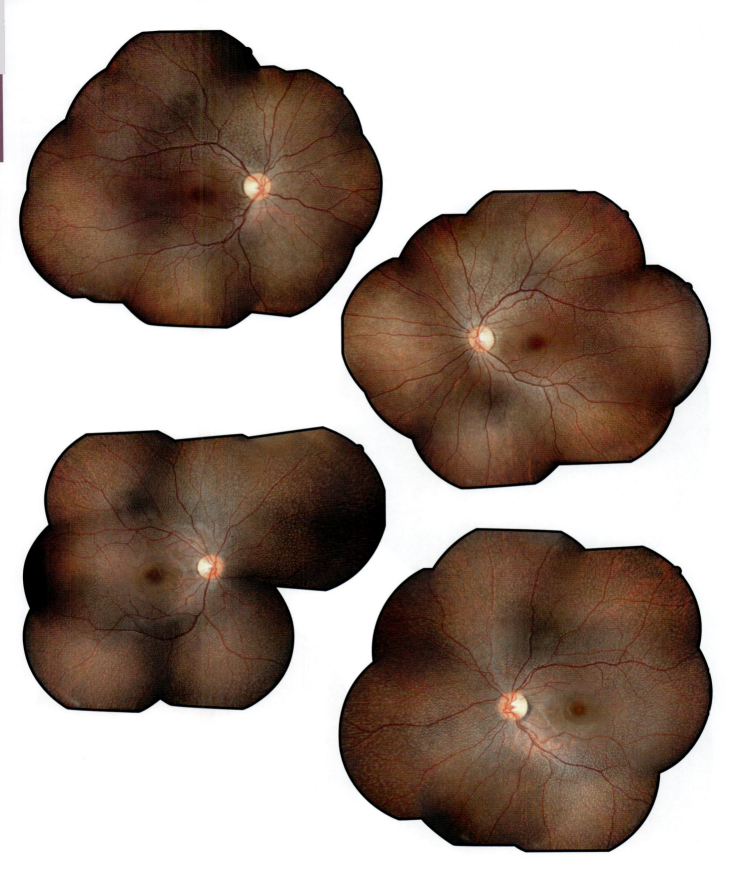

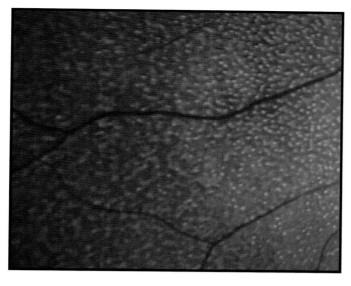
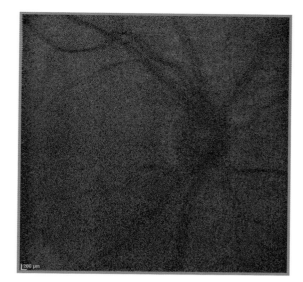
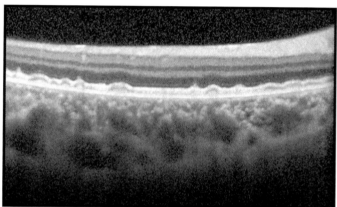
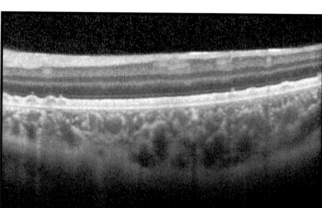

Montagens fotográficas coloridas de dois irmãos com *fundus albipunctatus*. A imagem de autofluorescência do segundo irmão mostra perda generalizada de autofluorescência. Repare que as manchas brancas características são depósitos drusenoides no nível da junção do EPR/segmento externo com a análise de SD-OCT. *Imagens cortesia de Sam Yang, MD*

# Doença de Oguchi

A doença de Oguchi, uma forma autossômica recessiva da cegueira noturna estacionária congênita, é causada por mutação no gene da arrestina (13q34) ou no gene da rodopsina cinase (2q37.1). Está associada a um brilho tapetorretiniano castanho dourado caraterístico. Os vasos se destacam contra as alterações densas do EPR que obscurecem os detalhes em segundo plano da vasculatura coroidiana, e a mácula parece anormalmente escura, ao contrário de seu entorno. A adaptação à penumbra anormalmente lenta é vista nestes indivíduos. O fenômeno de Mizuo-Nakamura descreve o brilho tapetorretiniano incomum que normaliza após a adaptação prolongada à penumbra. Após a exposição à luz a retina reverte lentamente para a sua cor metálica original. Com a adaptação prolongada à penumbra o estímulo inicial com flash único pode produzir uma resposta normal dos bastonetes, mas subsequentemente essa resposta se extingue até ocorrer novamente a adaptação prolongada à penumbra. Isso pode ser explicado pela rodopsina cinase e pela arrestina, que agem uma após a outra para deter a cascata de fototransdução. No entanto, nesses pacientes as moléculas de rodopsina são deixadas em um estado fotoativado, excitado, e estimulam continuamente a cascata de fototransdução, simulando o efeito da luz de segundo plano. Os achados de ERG nesses pacientes mostram função subnormal dos bastonetes que reverte após a adaptação prolongada à penumbra. A função dos cones é geralmente preservada. A histopatologia revelou que existem cones anormalmente grandes estendendo-se 20° temporais ao disco óptico, segmentos externos de bastonetes encurtados, presença de uma camada anormal de pigmento granular entre os segmentos externos dos fotorreceptores e o epitélio pigmentar retiniano, bem como um acúmulo anormal de lipofuscina.

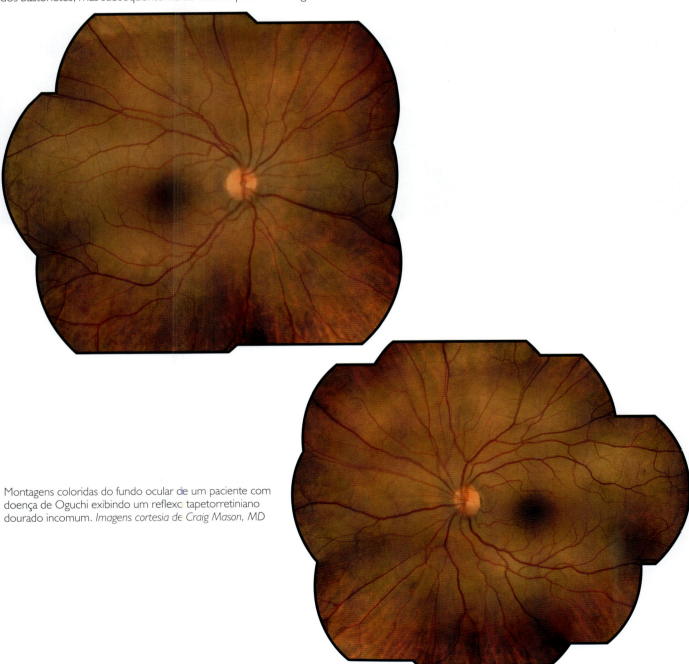

Montagens coloridas do fundo ocular de um paciente com doença de Oguchi exibindo um reflexo tapetorretiniano dourado incomum. *Imagens cortesia de Craig Mason, MD*

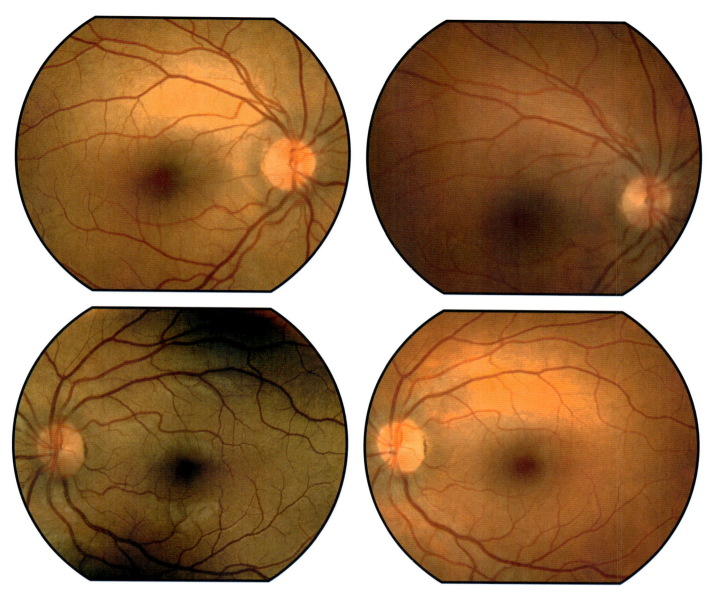

Repare no reflexo tapetorretiniano dourado (*imagens à esquerda*) que se resolve após 8 horas de adaptação à penumbra (*imagens à direita*) nos olhos direito e esquerdo. Isso se chama fenômeno de Mizuo-Nakamura. *Imagens cortesia de Craig Mason, MD*

# Fenômeno de Mizuo-Nakamura

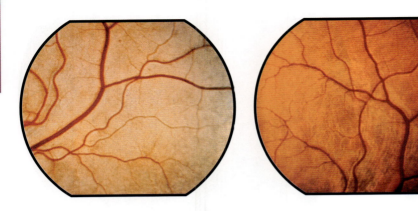

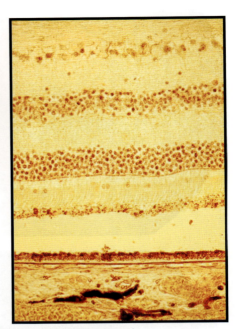

Os achados histopatológicos na doença de Oguchi revelam uma retina normal, exceto pelo acúmulo de pigmento entre os fotorreceptores e o epitélio pigmentar retiniano. Neste caso, também há migração dos núcleos dos fotorreceptores para a área do segmento interno. *Cortesia do Dr. Jeffrey Shakin*

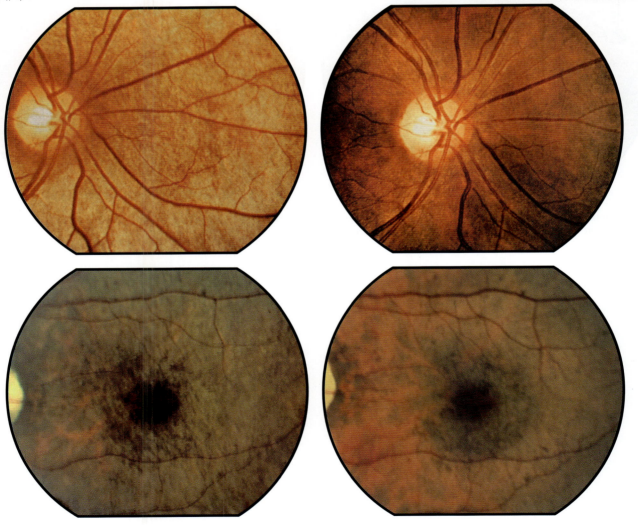

Os atributos oftálmicos característicos da doença e Oguchi são visualizados em cada um destes pacientes. Eles incluem um brilho castanho dourado na retina (*imagens da esquerda*) que normaliza com adaptação à penumbra (*imagens da direita*) em cada caso, chamado fenômeno de Mizuo-Nakamura.

# Retinite *Punctata Albescens*

A retinite *punctata albescens* (RPA) é um subtipo de retinose pigmentar causada por mutação no gene da proteína 1 de ligação do retinaldeído (RLBP1) e herdada em um padrão autossômico recessivo. Ela é caracterizada por pequenos pontos brancos (similares aos do *fundus albipunctatus*) que são dispersos por todo o fundo, podendo ou não estar associada a achados típicos da RP, incluindo agrupamento pigmentar periférico, atenuação arterial branda e atrofia coriorretiniana mesoperiférica. O envolvimento da mácula é comum. Os pacientes sofrem de nictalopia da infância com desenvolvimento posterior de escotoma paracentral progressivo, às vezes junto com constrição periférica. Os achados de ERG são coerentes com distrofia de bastonetes e cones, frequentemente com depressão pan-retiniana grave.

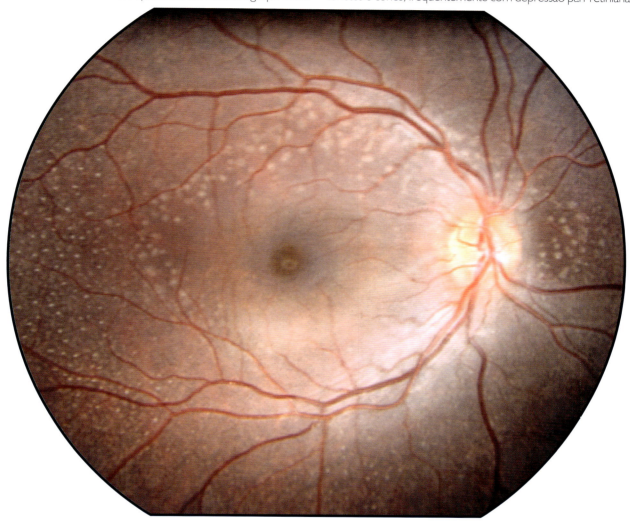

Paciente com retinite *punctata albescens*. Repare nos pontos dispersos de tamanho variável circundando o polo posterior, mas também se estendendo para a região paramacular. Lesões pequenas típicas no segmento posterior com as lesões maiores se estendendo para a periferia, como se pode ver no *fundus albipunctatus*, não são vistas nestes pacientes.

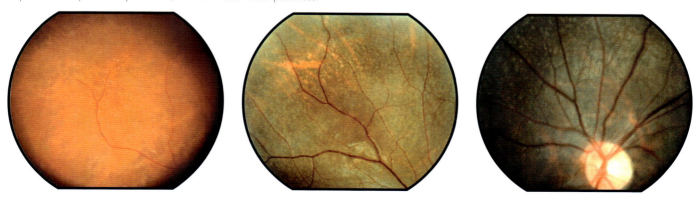

As lesões periféricas são pequenas, porém discerníveis, no fundo da retinite *punctata albescens*, como se pode ver nestes três pacientes.

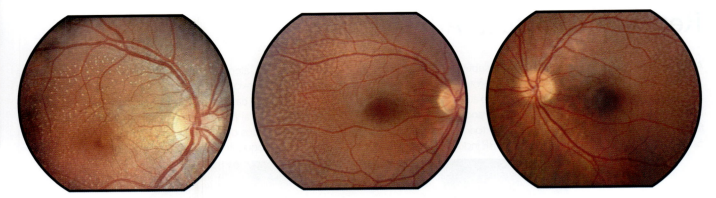

Estes pacientes com retinite *punctata albescens* têm manchas no polo posterior, mas em pouca quantidade na periferia. *Imagem da esquerda, cortesia do Dr. Michael Ober, imagens central e direita, cortesia do Dr. Alessandro Lannaccone*

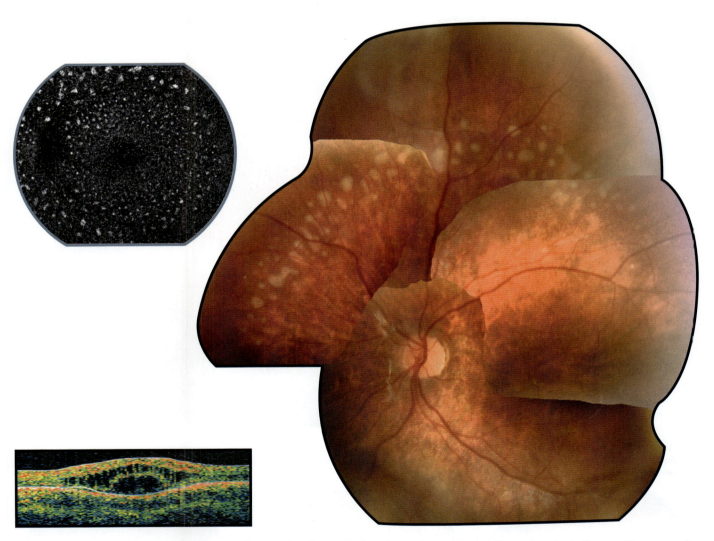

Este paciente com retinite *punctata albescens* tem *flecks* do tipo drusenoide fora das arcadas vasculares. Há uma área de atrofia na região paramacular associada a degeneração atrófica na fóvea. A OCT mostra alteração dentro da retina e um descolamento foveal decorrente de edema. A autofluorescência do fundo ocular mostra hiperfluorescência das manchas, que provavelmente contêm um cromóforo como o A2E. *Cortesia do Dr. Ulrich Kellner*

# Leituras Sugeridas

## Síndrome de Stickler

Blair, N.P., Albert, D.M., Liberfarb, R.M., et al., 1979. Hereditary progressive arthro-ophthalmopathy of Stickler. Am. J. Ophthalmol 88, 876-888.

MacRae, M.E., Patel, D.V., Richards, A.J., et al., 2006. Type I Stickler syndrome: a histological and ultrastructural study of an untreated globe. Eye (Lond. ) 20, 1061-1067.

Snead, M.P., McNinch, A.M., Poulson, A.V., et al., 2011. Stickler syndrome, ocular-only variants and a key diagnostic role for the ophthalmologist. Eye (Lond. ) 25 (11), 1389-1400.

## Síndrome de Wagner

Brown, D.M., Graemiger, R.A., Hergersberg, M., et al., 1995. Genetic linkage of Wagner disease and erosive vitreoretinopathy to chromosome 5q13-14. Arch. Ophthalmol 113, 671-675.

Graemiger, R.A., Niemeyer, G., Schneeberger, S.A., et al., 1995. Wagner vitreoretinal degeneration. Follow-up of the original pedigree. Ophthalmology 102, 1830-1839.

Hirose, T., Lee, K.Y., Schepens, C.L., 1973. Wagner's hereditary vitreoretinal degeneration and retinal detachment. Arch. Ophthalmol 89, 176-185.

Lewis, H., 2003. Peripheral retinal degenerations and the risk of retinal detachment. Am. J. Ophthalmol 136 (1), 155-160.

## Síndrome de Marfan

Allen, R.A., Straatsma, B.R., Apt, L., et al., 1967. Ocular manifestations of the Marfan syndrome. Trans. Am. Acad. Ophthalmol. Otolaryngol 71, 18-38.

Sharma. T., Gopal, L., Shanmugam, M.P., et al., 2002. Retinal detachment in Marfan syndrome: clinical characteristics and surgical outcome. Retina 22, 423-428.

## Vitreorretinocoroidopatia Autossômica Dominante

Boon, C.J., Klevering, B.J., Leroy, B.P., et al., 2009. The spectrum of ocular phenotypes caused by mutations in the BEST1 gene. Prog. Retin. Eye Res 28 (3). 187-205.

Blair, N.P., Goldberg, M.F., Fishman, G.A., et al., 1984. Autosomal dominant vitreoretinochoroidopathy (ADVIRC). Br. J. Ophthalmol 68, 2-9.

Kaufman, S.J., Goldberg, M.F., Orth, D.H., et al., 1982. Autosomal dominant. vitreoretinochoroidopathy. Arch. Ophthalmol 100, 272-278.

## Vitreorretinodegeneração em Flocos de Neve

Lee, M.M., Ritter, 3rd., R., Hirose, T., et al., 2003. Snowflake vitreoretinal degeneration: follow-up of the original family. Ophthalmology 110 (12), 2418-2426.

## Distrofia da Membrana Limitante Interna Familiar

Polk, T.D., Gass, D.M., Green, W.R., et al., 1997. Familial internal limiting membrane dystrophy: a new sheen retinal dystrophy. Arch. Ophthalmol 115, 878-885.

## Retinosquise Juvenil Ligada ao X

Dubovy, S., Puliafito, C.A., Rosenfeld, P.J., 2009. Macular spectral-domain optical coherence tomography in patients with X linked retinoschisis. Br. J. Ophthalmol 93 (3), 373-378.

Gieser, E.P., Falls, H.F., 1961. Hereditary retinoschisis. Am. J. Ophthalmol 51, 1193-1200.

Khandhadia, S., Trump, D., Menon, G., et al., 2011. X-linked retinoschisis maculopathy treated with topical dorzolamide, and relationship to genotype. Eye (Lond. ) 25 (7), 922-928.

Mooy, C.M., Van Den Born, L.I., Baarsma, S., et al., 2002. Hereditary X-linked juvenile retinoschisis: a review of the role of Müller cells. Arch. Ophthalmol 120, 979-984.

Yanoff, M., Kertesz Rahn, E., Zimmerman, L.E., 1968. Histopathology of juvenile retinoschisis. Arch. Ophthalmol 79, 49-53.

## Retinosquise Foveomacular Idiopática não Hereditária Estrelada

Ober, M.D., Freund, K.B., Shah, M., et al., 2014. Stellate nonhereditary idiopathic foveomacular retinoschisis. Ophthalmology 121 (7), 1406-1413.

## Síndrome de Preservação dos Cones-S (Síndrome de Goldmann-Favre)

Fishman, G.A., Jampol, L.M., Goldberg, M.F., 1976. Diagnostic features of the Favre-Goldmann syndrome. Br. J. Ophthalmol 60, 345-353.

Hull, S., Arno, G., Sergouniotis, P.I.. et al., 2014. Clinical and Molecular Characterization of Enhanced S-Cone Syndrome in Children. JAMA Ophthalmol 132 (11), 1341-1349.

Peyman, G.A., Fishman, G.A., Sanders, D.R., et al., 1977. Histopathology of Goldmann–Favre syndrome obtained by full-thickness eye-wall biopsy. Ann. Ophthalmol 9, 479-484.

## Tortuosidade Arterial Retiniana Hereditária ou Familiar

Goldberg, M.F., Pollack, I.P., Green, W.R., 1972. Familial retinal arteriolar tortuosity with retinal hemorrhage. Am. J. Ophthalmol 73, 183-191.

Wells, C.G., Kalina, R.E., 1985. Progressive inherited retinal arteriolar tortuosity with spontaneous retinal hemorrhages. Ophthalmology 92, 1015-1024.

## Doença de Fabry

Samiy, N., 2008. Ocular features of Fabry disease: diagnosis of a treatable life-threatening disorder. Surv. Ophthalmol 53 (4), 416-423.

## Vitreorretinopatia Exsudativa Familiar

Boldrey, E.E., Egbert, P., Gass, D.M., et al., 1985. The histopathology of familial exudative vitreoretinopathy: a report of two cases. Arch. Ophthalmol 103, 238-241.

Gow, J., Oliver, G.L., 1971. Familial exudative vitreoretinopathy: an expanded view. Arch. Ophthalmol 86, 150-155.

Kashani, A.H., Learned, D., Nudleman, E., et al., 2014. High prevalence of peripheral retinal vascular anomalies in family members of patients with familial exudative vitreoretinopathy. Ophthalmology 121 (1), 262-268.

## Incontinência Pigmentar

Bell, W.R., Green, W.R., Goldberg, M.F., 2008. Histopathologic and trypsin digestion studies of the retina in incontinentia pigmenti. Ophthalmology 115, 893-897.

O'Doherty, M., Mc Creery, K., Green, A.J., et al., 2011. Incontinentia pigmenti–ophthalmological observation of a series of cases and review of the literature. Br. J. Ophthalmol 95 (1), 11-16.

Watzke, R.C., Stevens, T.S., Carney, Jr., R.G., 1976. Retinal vascular changes of incontinentia pigmenti. Arch. Ophthalmol 94, 743-746.

## Doença de Norrie

Dickinson, J.L., Sale, M.M., Passmore, A., et al., 2006. Mutations in the NDP gene: contribution to Norrie disease, familial exudative vitreoretinopathy and retinopathy of prematurity. Clin. Exp. Ophthalmol 34, 682-688.

Drenser, K.A., Fecko, A., Dailey, W., et al., 2007. A characteristic phenotypic retinal appearance in Norrie disease. Retina 27, 243-246.

Parsons, M.A., Curits, D., Blank, C.E., et al., 1992. The ocular pathology of Norrie disease in a fetus of 11 weeks' gestational age. Graefes Arch. Clin. Exp. Ophthalmol 230, 248-251.

## Distrofia Muscular Facioescapuloumeral

Desai, U.R., Sabates, F.N., 1990. Long-term follow-up of facioscapulohumeral muscular. dystrophy and Coats' disease. Am. J. Ophthalmol 110, 568-569.

Gurwin, E.B., Fitzsimons, R.B., Sehmi, K.S., et al., 1985. Retinal telangiectasis in facioscapulohumeral muscular with deafness. Arch. Ophthalmol 103, 1695-1700.

## Síndrome de Parry-Rhomberg

Theodossiadis, P.G., Grigoropoulos, V.G., Emfietzoglou, I., et al., 2008. Parry–Romberg syndrome studied by optical coherence tomography. Ophthalmic Surg. Lasers Imaging 39, 78-80.

## Distrofia Muscular de Duchenne

Diago, T., Valls, B., Pulido, J.S., 2010. Coats' disease associated with muscular dystrophy treated with ranibizumab. Eye (Lond. ) 24 (7), 1295-1296.

Sigesmund, D.A., Weleber, R.G., Pillers, D.A.M., et al., 1994. Characterization of the ocular phenotype of Duchenne and Becker muscular dystrophy. Ophthalmology 101, 856-865.

## Disceratose Congênita

Finzi, A., Morara, M., Pichi, F., et al., 2014. Vitreous hemorrhage secondary to retinal vasculopathy in a patient with dyskeratosis congenita. Int. Ophthalmol 34 (4), 923-926.

## Síndrome de Cohen

Chandler, K.E., Biswas, S., Lloyd, I.C., et al., 2002. The ophthalmic findings in Cohen syndrome. Br. J. Ophthalmol 86, 1395-1398.

## Doença de Stargardt

Berisha, F., Feke, G.T., Aliyeva, S., et al., 2009. Evaluation of macular abnormalities in Stargardt's disease using optical coherence tomography and scanning laser ophthalmoscope microperimetry. Graefes Arch. Clin. Exp. Ophthalmol 247, 303-309.

Haji Abdollahi, S., Hirose, T., 2013. Stargardt-Fundus flavimaculatus: recent advancements and treatment. Semin. Ophthalmol 28 (5–6), 372-376.

Klien, B.A., Krill, A.E., 1967. Fundus flavimaculatus. Clinical, functional and histopathologic observations. Am. J. Ophthalmol 64, 3-23.

## Distrofia Macular Viteliforme de Best

Booij, J.C., Boon, C.J., van Schooneveld, M.J., et al., 2010. Course of visual decline in relation to the Best1 genotype in vitelliform macular dystrophy. Ophthalmology 117 (7), 1415-1422.

O'Gorman, S., Flaherty, W.A., Fishman, G.A., et al., 1988. Histopathologic findings in Best's vitelliform macular dystrophy. Arch. Ophthalmol 106 1261-1268.

Querques, G., Zerbib, J., Georges, A., et al., 2014. Multimodal analysis of the progression of Best vitelliform macular dystrophy. Mol. Vis 20, 575-592.

## Bestrofinopatia Autossômica Recessiva

Boon, C.J., van den Born, L.I., Visser, L., et al., 2013. Autosomal recessive bestrophinopathy: differential diagnosis and treatment options. Ophthalmology 120 (4), 809-820.

## Distrofia Padrão do EPR

Marmor, M.F., Byers, B., 1977. Pattern dystrophy of the pigment epithelium. Am. J. Ophthalmol 84, 32-44.

Watzke, R.C., Folk, J.C., Lang, R.M., 1982. Pattern dystrophy of the retinal pigment epithelium. Ophthalmology 89, 400-405.

## Distrofia Macular Viteliforme do Adulto

Fishman, G.A., Trimble, S., Rabb, M.F., et al., 1977. Pseudovitelliform macular degeneration. Arch. Ophthalmol 95, 73-76.

## Distrofia Padrão em Borboleta

Zhang, K., Garibaldi, D.C., Li, Y., et al., 2002. Butterfly-shaped pattern dystrophy: a genetic, clinical, and histopathological report. Arch. Ophthalmol 120 (4), 485-490.

## Distrofia Miotônica I

Kimizuka, Y., Kiyosawa, M., Tamai, M., et al., 1993. Retinal changes in myotonic dystrophy; clinical follow-up evaluation. Retina 13, 129-135.

Makino, S., Ohkubo, Y., Tampo, H., 2012. Butterfly-shaped pattern dystrophy in myotonic dystrophy. Intern. Med 51 (16), 2253-2254.

## Distrofia Padrão Reticular de Sjögren

Deutman, A.F., Rumke, A.M., 1969. Reticular dystrophy of the retinal pigment epithelium. Dystrophia reticularis laminae pigmentosa retinae of H. Sjögren. Arch. Ophthalmol 82, 4-9.

## Malattia Leventinese

Héon, E., Piguet, B., Munier, F., et al., 1996. Linkage of autosomal dominant radial drusen (malattia leventinese) to chromosome 2p16-21. Arch. Ophthalmol 114, 193-198.

Sohn, E.H., Wang, K., Thompson, S., et al., 2014. Comparison of drusen and modifying genes in autosomal dominant radial drusen and age-related macular degeneration. Retina 35 (1), 48-57.

## Glomerulonefrite Membranoproliferativa

D'Souza, Y.B., Jones, C.J., Short, C.D., et al., 2009. Oligosaccharide composition is similar in drusen and dense deposits in membranoproliferative glomerulonephritis type II. Kidney Int 75 (8), 824-827.

Leys, A., Vanrenterghem, Y., Van Damme, B., et al., 1991. Fundus changes in membranoproliferative glomerulonephritis type II: a fluorescein angiographic study of 23 patients. Graefes Arch. Clin. Exp. Ophthalmol 229, 406-410.

Ritter, M., Bolz, M., Haidinger, M., et al., 2010. Functional and morphological macular abnormalities in membranoproliferative glomerulonephritis type II. Br. J. Ophthalmol 94 (8), 1112-1114.

## Síndrome de Alport

Ahmed, F., Kamae, K.K., Jones, D.J., et al., 2013. Temporal macular thinning associated with X-linked Alport syndrome. JAMA Ophthalmol 131 (6), 777-782.

Cervantes-Coste, G., Fuentes-Paez, G., Yeshurun, I., et al., 2003. Tapetal-like sheen associated with fleck retinopathy in Alport syndrome. Retina 23, 245-247.

Colville, D.J., Savige, J., 1997. Alport syndrome. A review of the ocular manifestations. Ophthalmic Genet 18 (4), 161-173.

## Distrofia Pseudoinflamatória do Fundo de Sorsby

Capon, M.R.C., Marshall, J., Kraft, J.I., et al., 1989. Sorsby's fundus dystrophy: a light and electron microscopic study. Ophthalmology 96, 1769-1777.

Hoskin, A., Sehmi, K., Bird, A.C., 1981. Sorsby's pseudo-inflammatory macular dystrophy. Br. J. Ophthalmol 65, 859-865.

Sivaprasad, S., Webster, A.R., Egan, C.A., et al., 2008. Clinical course and treatment outcomes of Sorsby fundus dystrophy. Am. J. Ophthalmol 146, 228-234.

## Distrofia Macular da Carolina do Norte

Khurana, R.N., Sun, X., Pearson, E., et al., 2009. A reappraisal of the clinical spectrum of North

Carolina macular dystrophy. Ophthalmology 116 (10), 1976-1983.

Small, K.W., Voo, I., Flannery, J., et al., 2001. North Carolina macular dystrophy: clinicopathologic. correlation. Trans. Am. Ophthalmol. Soc 99, 233-237, discussion 237-238.

Stone, E.M., Nichols, B.E., Kimura, A.E., et al., 1994. Clinical features of a Stargardt-like dominant progressive macular dystrophy with genetic linkage to chromosome 6q. Arch. Ophthalmol 112, 765-772.

## Distrofia Macular Anular Concêntrica Benigna

Van den Biesen, P.R., Deutman, A.F., Pinckers, A.J.L.G., 1985. Evolution of benign concentric annular macular dystrophy. Am. J. Ophthalmol 100, 73-78.

Deutman, A.F., 1974. Benign concentric annular macular dystrophy. Am. J. Ophthalmol 78, 384-396.

van Lith-Verhoeven, J.J., Hoyng, C.B., van den Helm, B., et al., 2004. The benign concentric annular macular dystrophy locus maps to 6p12.3–q16. Invest. Ophthalmol. Vis. Sci 45, 30-35.

## Distrofia Macular de Brilho Fenestrado

Daily, M.J., Mets, M.B., 1984. Fenestrated sheen macular dystrophy. Arch. Ophthalmol 102, 855-856.

O'Donnell, Jr., F.E., Welch, R.B., 1979. Fenestrated sheen macular dystrophy. A new autosomal dominant maculopathy. Arch. Ophthalmol 97, 1292-1296.

## Epiteliopatia do Pigmento Retiniano Enrugado da Martinica

Jean-Charles, A., Cohen, S.Y., Merle, H., et al., 2013. Martinique (West Indies) crinkled retinal pigment epitheliopathy: clinical description. Retina 33 (5), 1041-1048.

## Distrofia de Cones

Berson, E.L., Gouras, P., Gunkel, R.D., 1968. Progressive cone degeneration, dominantly inherited. Arch. Ophthalmol 80, 77-83.

Michaelides, M., Hunt, D.M., Moore, A.T., 2004. The cone dysfunction syndromes. Br. J. Ophthalmol 88 (2), 291-297.

Wang, N.K., Chou, C.L., Lima, L.H., et al., 2009. Fundus autofluorescence in cone dystrophy. Doc. Ophthalmol 119 (2), 141-144.

Weiss, A.H., Biersdorf, W.R., 1989. Blue cone monochromatism. J. Pediatr. Ophthalmol. Strabismus 26, 218-223.

## Distrofia Macular Oculta

Ahn, S.J., Ahn, J., Park, K.H., et al., 2013. Multimocal imaging of occult macular dystrophy. JAMA Ophthalmol 131 (7), 880-890.

Miyake, Y., Horiguchi, M., Tomita, N., et al., 1996. Occult macular dystrophy. Am. J. Ophthalmol 122, 644-653.

Wildberger, H., Niemeyer, G., Junghardt, A., 2003. Multifocal electroretinogram (mfERG) in a family with occult macular dystrophy (OMD). Klin. Monatsbl. Augenheilkd 220, 111-115.

## Distrofia de Cones e Bastonetes

Thiadens, A.A., Phan, T.M., Zekveld-Vroon, R.C., et al., 2012. Clinical course, genetic etiology, and visual outcome in cone and cone-rod dystrophy. Ophthalmology 119 (4), 819-826.

## Síndrome de Jalili

Jalili, I.K., 2010. Cone-rod dystrophy and amelogenesis imperfecta (Jalili syndrome): phenotypes and environs. Eye (Lond. ) 24 (11), 1659-1668.

## Retinose Pigmentar não Sindrômica

Boon, C.J., den Hollander, A.I., Hoyng, C.B., et al., 2008. The spectrum of retinal dystrophies caused by mutations in the peripherin/RDS gene. Prog. Retin. Eye Res 27 (2), 213-235.

Ferrari, S., Di Iorio, E., Barbaro, V., et al., 2011. Retinitis pigmentosa: genes and disease mechanisms. Curr. Genomics 12 (4), 238-249.

Heckenlively, J.R., 1982. Preserved para-arteriole retinal pigment epithelium (PPRPE) in retinitis pigmentosa. Br. J. Ophthalmol 66 (1), 26-30.

Salvatore, S., Fishman, G.A., Genead, M.A., 2013. Treatment of cystic macular lesions in hereditary retinal dystrophies. Surv. Ophthalmol 58 (6), 560-584.

## Atrofia Retinocoroidiana Paravenosa Pigmentada

Bozkurt, N., Bavbek, T., Kazokolu, H., 1998. Hereditary pigmented paravenous chorioretinal atrophy. Ophthalmic Genet 19, 99-104.

McKay, G.J., Clarke, S., Davis, J.A., et al., 2005. Pigmented paravenous chorioretinal atrophy is associated with a mutation within the crumbs homolog 1 (CRB1) gene. Invest. Ophthalmol. Vis. Sci 46, 322-328.

Miller, S.A., Stevens, T.S., Myers, F., et al., 1978. Pigmented paravenous retinochoroidal atrophy. Ann. Ophthalmol 10, 867-871.

Traboulsi, E.I., Maumenee, I.H., 1986. Hereditary pigmented paravenous chorioretinal atrophy. Arch. Ophthalmol 104, 1636-1640.

## Síndrome de Kearns-Sayre

Kearns, T.P., Sayre, G.P., 1958. Retinitis pigmentosa, external ophthalmoplegia, and complete heart block; unusual syndrome with histologic study in one of two cases. Arch. Ophthalmol 60, 280-289.

Khambatta, S., Nguyen, D.L., Beckman, T.J., et al., 2014. Kearns-Sayre syndrome: a case series of 35 adults and children. Int. J. Gen. Med 7, 325-332.

Zeviani, M., Moraes, C.T., DiMauro, S., et al., 1988. Deletions of mitochondrial DNA in Kearns– Sayre syndrome. Neurology 38, 1339-1346.

## Síndrome MELAS e MIDD

de Laat, P., Smeitink, J.A., Janssen, M.C., et al., 2013. Mitochondrial retinal dystrophy associated with the m.3243A > G mutation. Ophthalmology 120 (12), 2684-2696.

Latkany, P., Ciulla, T.A., Cacchillo, P.F., et al., 1999. Mitochondrial maculopathy: geographic atrophy of the macula in the MELAS associated A to G 3243 mitochondrial DNA point mutation. Am. J. Ophthalmol 128 (1), 112-114.

Massin, P., Virally-Monod, M., Vialettes, B., et al., 1999. Prevalence of macular pattern dystrophy in maternally inherited diabetes and deafness. GEDIAM Group. Ophthalmology 106, 1821-1827.

## Síndrome de Ataxia com Fraqueza Neurogênica e Retinose Pigmentar (NARP)

Chowers, I., Lerman-Sagie, T., Elpeleg, O.N., et al., 1999. Cone and rod dysfunction in the NARP syndrome. Br. J. Ophthalmol 83 (2), 190-193.

Gelfand, J.M., Duncan, J.L., Racine, C.A., et al., 2011. Heterogeneous patterns of tissue injury in NARP syndrome. J. Neurol 258 (3), 440-448.

Rawle, M.J., Larner, A.J., 2013. NARP Syndrome: A 20-Year Follow-Up. Case Rep. Neurol 5 (3), 204-207.

## Síndrome de Alström

Millay, R.H., Weleber, R.G., Heckenlively, J.R., 1986. Ophthalmologic and systemic manifestations of Alström's disease. Am. J. Ophthalmol 102, 482-490.

Tremblay, F., LaRoche, R.G., Shea, S.E., et al., 1993. Longitudinal study of the early electroretinographic changes in Alström's syndrome. Am. J. Ophthalmol 115, 657-665.

## Síndrome de Bardet–Biedl

Green, J.S., Parfrey, P.S., Harnett, J.D., et al., 1989. The cardinal manifestations of Bardet–Biedl syndrome, a form of Laurence–Moon–Biedl syndrome. N. Engl. J. Med 321, 1002-1009.

Mockel, A., Perdomo, Y., Stutzmann, F., et al., 2011. Retinal dystrophy in Bardet-Biedl syndrome and related syndromic ciliopathies. Prog. Retin. Eye Res 30 (4), 258-274.

## Síndrome de Senior–Loken

Ronquillo, C.C., Bernstein, P.S., Baehr, W., 2012. Senior-Loken syndrome: a syndromic form of retinal dystrophy associated with nephronophthisis. Vision Res 75, 88-97.

Senior, B., Friedmann, A.I., Braudo, J.L., 1961. Juvenile familial nephropathy with tapetoretinal degeneration; a new oculo-renal dystrophy. Am. J. Ophthalmol 52, 625-633.

## Síndrome de Joubert

Khan, A.O., Oystreck, D.T., Seidahmed, M.Z., et al., 2008. Ophthalmic features of Joubert syndrome. Ophthalmology 115 (12), 2286-2289.

Sturm, V., Leiba, H., Menke, M.N., et al., 2010. Ophthalmological findings in Joubert syndrome. Eye (Lond. ) 24 (2), 222-225.

## Distrofia Torácica Asfixiante de Jeune

Schmidts, M., Vodopiutz, J., Christou-Savina, S., et al., 2013. Mutations in the gene encoding IFT dynein complex component WDR34 cause Jeune asphyxiating thoracic dystrophy. Am. J. Hum. Genet 93 (5), 932-944.

Wilson, D.J., Weleber, R.G., Beals, R.K., 1987. Retinal dystrophy in Jeune's syndrome. Arch. Ophthalmol 105 (5), 651-657.

## Síndrome de Usher

Boughman, J.A., Vernon, M., Shaver, K.A., 1983. Usher syndrome: definition and estimate of. prevalence from two high-risk populations. J. Chronic. Dis 36, 595-603.

Fishman, G.A., Kumar, A., Joseph, M.E., et al., 1983. Usher's syndrome: ophthalmic and neuro- otologic findings suggesting genetic heterogeneity. Arch. Ophthalmol 101, 1367-1374.

Sorusch, N., Wunderlich, K., Bauss, K., et al., 2014. Usher syndrome protein network functions in the retina and their relation to other retinal ciliopathies. Adv. Exp. Med. Biol 801, 527-533.

## Doenças de Refsum do Adulto

Hansen, E., Bachen, N.K., Flage, T., 1979. Refsum's disease: eye manifestations in a patient treated with low phytol low phytanic acid diet. Acta Ophthalmol. (Copenh) 57, 899-913.

Ruether, K., Baldwin, E., Casteels, M., et al., 2010. Adult Refsum disease: a form of tapetoretinal dystrophy accessible to therapy. Surv. Ophthalmol 55 (6), 531-538.

## Síndrome de Alagille

Brodsky, M.C., Cunniff, C., 1993. Ocular anomalies in the Alagille syndrome (arteriohepatic dysplasia). Ophthalmology 100, 1767-1774.

Kim, B.J., Fulton, A.B., 2007. The genetics and ocular findings of Alagille syndrome. Semin. Ophthalmol 22, 205-210.

Romanchuk, K.G., Judisch, G.F., LaBrecque, D.R., 1981. Ocular findings in arteriohepatic dysplasia (Alagille's syndrome). Can. J. Ophthalmol 16, 94-99.

## Síndrome de Bassen–Korenzweig

Chowers, I., Banin, E., Merin, S., et al., 2001. Long-term assessment of combined vitamin A and E treatment for the prevention of retinal degeneration in abetalipoproteinaemia and hypobetalipoproteinaemia patients. Eye (Lond. ) 15, 525-530.

Cogan, D.G., Rodrigues, M., Chu, F.C., et al., 1984. Ocular abnormalities in abetalipoproteinemia: a clinicopathologic correlation. Ophthalmology 91, 991-998.

Gouras, P., Carr, R.E., Gunkel, R.D., 1971. Retinitis pigmentosa in abetalipoproteinemia: Effects of vitamin A. Invest. Ophthalmol 10, 784-793.

## Síndrome de Cockayne

Levin, P.S., Green, W.R., Victor, D.I., et al., 1983. Histopathology of the eye in Cockayne's syndrome. Arch. Ophthalmol 101, 1093-1097.

Pearce, W.G., 1972. Ocular and genetic features of Cockayne's syndrome. Can. J. Ophthalmol 7, 435-444.

## Doença de Hallervorden–Spatz

Egan, R.A., Weleber, R.G., Hogarth, P., et al., 2005. Neuro-ophthalmologic and electroretinographic findings in pantothenate kinase-associated neurodegeneration (formerly Hallervorden–Spatz syndrome). Am. J. Ophthalmol 140, 267-274.

Luckenbach, M.W., Green, W.R., Miller, N.R., et al., 1983. Ocular clinicopathologic correlation of Hallervorden–Spatz syndrome with acanthocytosis and pigmentary retinopathy. Am. J. Ophthalmol 95, 369-382.

Newell, F.W., Johnson, 2nd., R.O., Huttenlocher, P.R., 1979. Pigmentary degeneration of the retina in the Hallervorden–Spatz syndrome. Am. J. Ophthalmol 88, 467-471.

## Síndrome de Kjellin

Farmer, S.G., Longstreth, Jr., W.T., Kalina, R.E., et al., 1985. Fleck retina in Kjellin's syndrome. Am. J. Ophthalmol 99, 45-50.

Frisch, I.B., Haag, P., Steffen, H., et al., 2002. Kjellin's syndrome: fundus autofluorescence, angiographic, and electrophysiologic findings. Ophthalmology 109, 1484-1491.

## Ataxia Espinocerebelar

de Jong, P.T., de Jong, J.G., Jong-Ten Doeschate, J.M., et al., 1980. Olivopontocerebellar atrophy with visual disturbances: an ophthalmologic investigation into four generations. Ophthalmology 87, 793-804.

To, K.W., Adamian, M., Jakobiec, F.A., et al., 1993. Olivopontocerebellar atrophy with retinal degeneration; an electroretinographic and histopathologic investigation. Ophthalmology 100, 15-23.

Vaclavik, V., Borruat, F.X., Ambresin, A., et al., 2013. Novel maculopathy in patients with spinocerebellar ataxia type 1 autofluorescence findings and functional characteristics. JAMA Ophthalmol 131 (4), 536-538.

## Albinismo

Falls, H.F., 1951. Sex-linked ocular albinism displaying typical fundus changes in the female heterozygote. Am. J. Ophthalmol 34 (Pt 2), 41-50.

King, R.A., Lewis, R.A., Townsend, D., et al., 1985. Brown oculocutaneous albinism; clinical, ophthalmological, and biochemical characterization. Ophthalmology 92, 1496-1505.

Mohammad, S., Gottlob, I., Kumar, A., et al., 2011. The functional significance of foveal abnormalities in albinism measured using spectral-domain optical coherence tomography. Ophthalmology 118 (8), 1645-1652.

Nusinowitz, S., Sarraf, D., 2008. Retinal function in X-linked ocular albinism (OA1). Curr. Eye Res 33, 789-803.

## Coroideremia

van Bokhoven, H., van der Hurk, J.A.J.M., Bogerd, L., et al., 1994. Cloning and characterization of the human choroideremia gene. Hum. Mol. Genet 3, 1041-1046.

Cameron, J.D., Fine, B.S., Shapiro, I., 1987. Histopathologic observations in choroideremia with emphasis on vascular changes of the uveal tract. Ophthalmology 94, 187-196.

Koenekoop, R.K., 2007. Choroideremia is caused by a defective phagocytosis by the RPE of photoreceptor disc membranes, not by an intrinsic photoreceptor defect. Ophthalmic Genet 28, 185-186.

Syed, R., Sundquist, S.M., Ratnam, K., et al., 2013. High-resolution images of retinal structure in patients with choroideremia. Invest. Ophthalmol. Vis. Sci 54 (2), 950-961.

## Atrofia Girata

Akaki, Y., Hotta, Y., Mashima, Y., et al., 1992. A deletion in the ornithine aminotransferase gene in gyrate atrophy. J. Biol. Chem 267, 12950-12955.

Kaiser-Kupfer, M.I., Caruso, R.C., Valle, D., 1991. Gyrate atrophy of the choroid and retina: long term reduction of ornithine slows retinal degeneration. Arch. Ophthalmol 109, 1539-1548.

Sergouniotis, P.I., Davidson, A.E., Lenassi, E., et al., 2012. Retinal structure, function, and molecular pathologic features in gyrate atrophy. Ophthalmology 119 (3), 596-605.

Yuan, A., Kaines, A., Jain, A., et al., 2010. Ultra-wide-field and autofluorescence imaging of choroidal dystrophies. Ophthalmic Surg. Lasers Imaging 41, e1-e5, Online.

## Distrofia Retiniana de Início Tardio

Soumplis, V., Sergouniotis, P.I., Robson, A.G., et al., 2013. Phenotypic findings in C1QTNF5 retinopathy (late-onset retinal degeneration). Acta Ophthalmol 91 (3), e191-e195.

## Distrofia Coroidiana Areolar Central

Ashton, N., 1953. Central areolar choroidal sclerosis: a histopathological study. Br. J. Ophthalmol 37, 140-147.

Boon, C.J., Klevering, B.J., Cremers, F.P., et al., 2009. Central areolar choroidal dystrophy. Ophthalmology 116, 771-782, 782.e1.

Smailhodzic, D., Fleckenstein, M., Theelen, T., et al., 2011. Central areolar choroidal dystrophy (CACD) and age-related macular degeneration (AMD): differentiating characteristics in multimodal imaging. Invest. Ophthalmol. Vis. Sci 52 (12), 8908-8918.

## Distrofia Coroidiana Polar Posterior

Chen, K.J., Iranmanesh, R., Yannuzzi, L.A., 2005. Peripheral curvilinear pigmentary clumping in posterior polar dystrophy. Retina 25, 947-948.

## Distrofia Corneorretiniana Cristalina de Bietti

Francois, J., De Laey, J.J., 1978. Bietti's crystalline fundus dystrophy. Ann. Ophthalmol 10, 709-716.

Halford, S., Liew, G., Mackay, D.S., et al., 2014. Detailed phenotypic and genotypic characterization of Bietti crystalline dystrophy. Ophthalmology 121 (6), 1174-1184.

Wilson, D.J., Weleber, R.G., Klein, M.L., et al., 1989. Bietti's crystalline dystrophy. A clinicopathologic correlative study. Arch. Ophthalmol 107, 213-221.

## Hiperoxalúria Primária

Fielder, A.R., Garner, A., Chambers, T.L., 1980. Ophthalmic manifestations of primary oxalosis. Br. J. Ophthalmol 64, 782-788.

Small, K.W., Scheinman, J., Klintworth, G.K., 1992. A clinicopathological study of ocular involvement in primary hyperoxaluria type I. Br. J. Ophthalmol 76, 54-57.

## Cistinose

Kaiser-Kupfer, M.I., Gazzo, M.A., Datiles, M.B., et al., 1990. A randomized placebo-controlled trial of cysteamine eye drops in nephropathic cystinosis. Arch. Ophthalomol 108, 689-693.

Sanderson, P.O., Kuwabara, T., Stark, W.J., et al., 1974. Cystinosis; a clinical, histopathologic, and ultrastructural study. Arch. Ophthalmol 91, 270-274.

Tsilou, E.T., Rubin, B.I., Reed, G., et al., 2006. Nephropathic cystinosis: posterior segment manifestations and effects of cysteamine therapy. Ophthalmology 113 (6), 1002-1009.

## Síndrome de Sjögren–Larsson

Bhallil, S., Chraibi, F., Andalloussi, I.B., et al., 2012. Optical coherence tomography aspect of crystalline macular dystrophy in Sjögren-Larsson syndrome. Int. Ophthalmol 32 (5), 495-498.

Sjögren, T., Larsson, T., 1957. Oligophrenia in combination with congenital ichthyosis and spastic disorders; a clinical and genetic study. Acta Psychiatr. Neurol. Scand. Suppl 113, 32-44.

## Síndrome da Retina em Flocos de Neve Benigna

Sabel Aish, S.F., Dajani, B., 1980. Benign familial fleck retina. Br. J. Ophthalmol 64, 652-659.

## Retina em Flocos de Neve de Kandori

Kandori, F., 1959. Very rare case of congenital nonprogressive nightblindness with fleck retina. J. Clin. Ophthalmol. (Tokyo) 13, 384-386.

## Fundus Albipunctatus

Levy, N.S., Toskes, P.P., 1974. Fundus albipunctatus and vitamin A deficiency. Am. J. Ophthalmol 78, 926-929.

Nakamura, M., Skalet, J., Miyake, Y., 2003. RDH5 gene mutations and electroretinogram in fundus albipunctatus with or without macular dystrophy: RDH5 mutations and ERG in fundus albipunctatus. Doc. Ophthalmol 107, 3-11.

Sekiya, K., Nakazawa, M., Ohguro, H., et al., 2003. Long-term fundus changes due to Fundus albipunctatus associated with mutations in the RDH5 gene. Arch. Ophthalmol 121, 1057-1059.

## Doença de Oguchi

Dryja, T.P., 2000. Molecular genetics of Oguchi disease, fundus albipunctatus, and other forms of stationary night blindness: LVII Edward Jackson Memorial Lecture. Am. J. Ophthalmol 130, 547-563.

Kuwakara, Y., Ishihara, K., Akiya, S., 1963. Histopathological and electron microscopic studies of the retina of Oguchi's disease. Acta. Soc. Ophthalmol. Jpn 67, 1323.

## Retinite Puntacta Albescens

Smith, B.F., Ripps, H., Goodman, G., 1959. Retinitis punctata albescens, a functional and diagnostic evaluation. Arch. Ophthalmol 61, 93-101.

# CAPÍTULO 3

## Retina Pediátrica

### ANOMALIAS CONGÊNITAS . . . . . . . . . . . . . 232
Retinopatia da Prematuridade . . . . . . . . . . . . . . . . .232
Síndrome da Vasculatura Fetal Persistente
   (Vítreo Primário Hiperplásico Persistente) . . . . . . . . . .238
Coloboma Coriorretiniano . . . . . . . . . . . . . . . . . .241

### DISTÚRBIOS SISTÊMICOS CONGÊNITOS . . . . . . . 245
Facomatoses . . . . . . . . . . . . . . . . . . . . . . . .245
Amaurose Congênita de Leber . . . . . . . . . . . . . . . .253
Síndrome de Aicardi. . . . . . . . . . . . . . . . . . . . .259

### ERROS INATOS DO METABOLISMO
### (OU ERROS METABÓLICOS HEREDITÁRIOS). . . . . . 260
Lipofuscinoses Ceroides Neuronais . . . . . . . . . . . . . .260
Mucopolissacaridoses . . . . . . . . . . . . . . . . . . . .262
Mucolipidoses. . . . . . . . . . . . . . . . . . . . . . . .264
Doença de Niemann-Pick (Lipidose por Esfingomielina) . . . . .267
Doença de Tay-Sachs (Gangliosidose GM2, Tipo I) . . . . . . .268
Doença de Sandhoff (Gangliosidose GM2, Tipo II). . . . . . . .269
Deficiência Múltipla de Sulfatases . . . . . . . . . . . . . .269
Doença de Gaucher. . . . . . . . . . . . . . . . . . . . .270

### CONDIÇÕES PEDIÁTRICAS ADQUIRIDAS . . . . . . . 273
Síndrome do Bebê Sacudido . . . . . . . . . . . . . . . . .273

Uma série de anomalias da retina é limitada ao contexto pediátrico e inclui anomalias congênitas e hereditárias. Embora muitos desses distúrbios sejam revistos no Capítulo 2, este capítulo pediátrico inclui aqueles distúrbios mais presentes no estágio congênito ou lactente. As imagens das condições pediátricas da retina, muitas de natureza rara, constituem uma ferramenta essencial de nosso acervo a fim de instruir jovens oftalmologistas pediátricos e especialistas em retina a diagnosticar e tratar as condições desafiadoras apresentadas por esses pacientes. Determinados achados representam fatores de risco para eventos que ameaçam a visão no decorrer de seu curso natural; outros podem simplesmente afetar a acuidade e o campo visuais.

# Anomalias Congênitas

O oftalmologista pediátrico pode observar várias anomalias congênitas, entre as quais aquelas da vasculatura da retina, do nervo óptico e da coroide.

## Retinopatia da Prematuridade

A retinopatia da prematuridade (ROP, na sigla em inglês) é um distúrbio vascular da retina que afeta gravemente bebês prematuros em decorrência de vascularização periférica incompleta no nascimento, seguida por uma vascularização anormal nas semanas ou nos meses subsequentes. A proliferação anormal de vasos sanguíneos pode levar à formação de redes fibrovasculares que exercem tração sobre a retina e podem evoluir para um descolamento de retina e cegueira nos casos mais avançados. Existem muitos fatores de risco para o desenvolvimento de retinopatia da prematuridade, entre os quais, baixo peso de nascimento, baixa idade gestacional, oxigenoterapia e um possível componente genético. As diretrizes de mapeamento variam nas diferentes partes do mundo em função das características da população de prematuros e os padrões de prática das unidades de terapia intensiva neonatal. Nos Estados Unidos, o exame de mapeamento de retina é recomendado para todo bebê com peso de 1.500 gramas e/ou nascido com menos de 30 semanas de idade gestacional. Em geral, quanto menor e mais prematuro o bebê, maior o risco de desenvolvimento de retinopatia da prematuridade. Nos Estados Unidos, o tratamento, quando julgado necessário, consiste na panfotocoagulação retiniana das áreas de retina avascular; entretanto, a retinopatia da prematuridade regride sem tratamento em mais de 90% dos casos. Mais recentemente, a terapia anti-VEGF intravítrea tem sido sugerida como o tratamento primário ou como um suplemento à terapia a laser. Vários estudos já demonstraram a eficácia da indução da regressão da neovascularização, especialmente em estágios mais avançados da doença. Entretanto, as indicações ideais de tratamento, o momento, a dosagem e o acompanhamento ainda devem ser determinados e, portanto, o tratamento continua sendo uma modalidade *off-label* nos Estados Unidos.

### Estágio I

No estágio I, observa-se uma fina linha de demarcação entre as regiões vascular e avascular da retina periférica. A junção é plana.

### Estágio II

No estágio II, observa-se que uma crista ampla e espessa separa claramente a retina vascular da retina avascular.

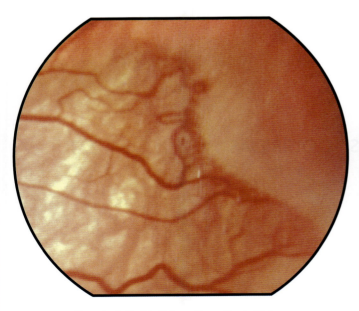

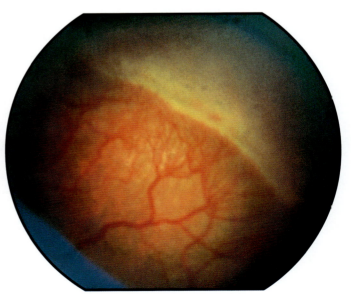

*Cortesia de Earl A. Palmer, Casey Eye Institute*

## Estágio III

No estágio III, a neovascularização está presente na borda posterior da crista, que apresenta uma aparência aveludada indistinta e uma borda irregular.

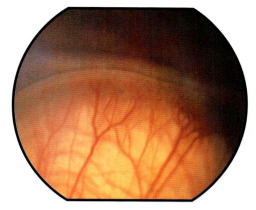
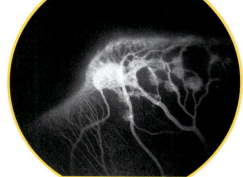

## Estágio IV-A

No estágio IV-A, há um descolamento subtotal de retina, iniciado na crista fibrovascular. A retina está sobre tração anteriormente, começando na crista e sem envolvimento da fóvea. É possível observar também o fluido subretiniano.

## Estágio IV-B

No estágio IV-B, há presença de um descolamento subtotal de retina, mas com envolvimento da fóvea.

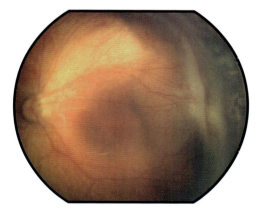
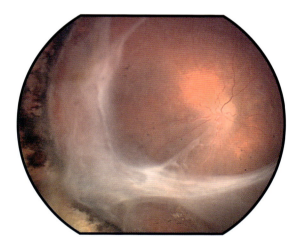

*Imagem cortesia de Audina M. Berrocal, MD e Ditte Hesse, CRA, FOPS*     *Imagem cortesia de Audina M. Berrocal, MD e Ditte Hesse, CRA, FOPS*

## Estágio V

No estágio V-A, há um descolamento total de retina que pode acabar evoluindo e assumindo a forma de um funil aberto, conforme ilustrado na imagem da esquerda a seguir. O estágio V-B é classificado como um funil fechado, ilustrado na imagem da direita a seguir.

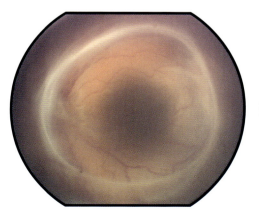
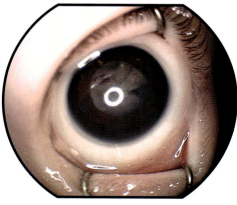

*Imagem cortesia de Audina M. Berrocal, MD e Ditte Hesse, CRA, FOPS*

# Doença Plus

A doença Plus caracteriza-se pela tortuosidade arteriolar e pelo ingurgitamento venoso no polo posterior, indicando uma forma especialmente agressiva de doença isquêmica com prognóstico desfavorável e necessidade de tratamento precoce agressivo. Também podem fazer parte dessa classificação ingurgitamento vascular da íris, rigidez da pupila e opacificação vítrea; esta última é um achado indicativo de diagnóstico desfavorável.

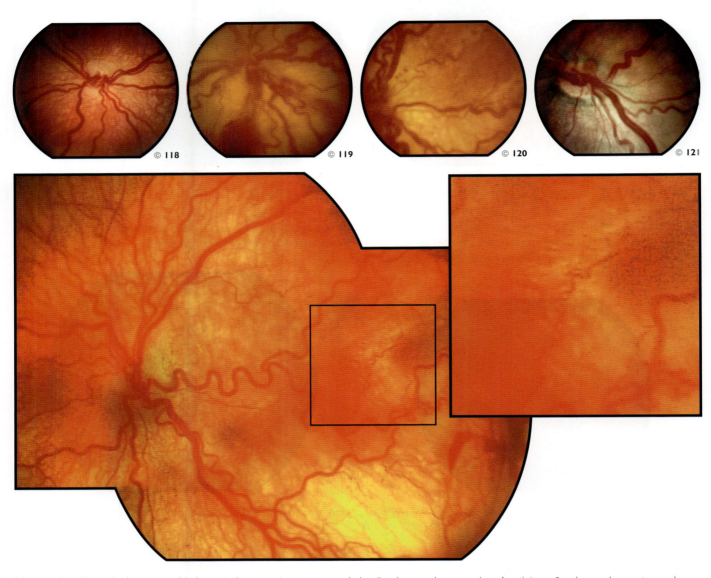

No caso de retinopatia da prematuridade posterior agressiva, a neovascularização plana e a hemorragia pré-retiniana são observadas em torno de uma crista posterior. É possível observar também os vasos proeminentemente dilatados e tortuosos da retina (doença Plus) envolvendo todas as posições "12 horas".

# Espectro da Retinopatia da Prematuridade

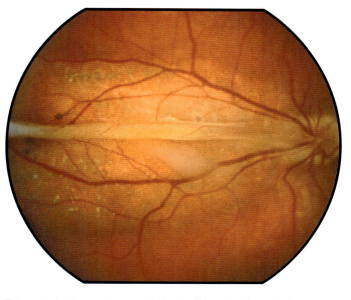

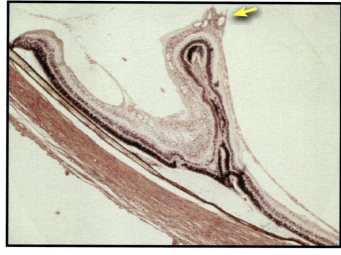

Este paciente demonstra a manifestação clínica da retinopatia da prematuridade com gravidade avançada. Há presença de uma grande dobra retiniana e tração periférica da vasculatura da retina.

A imagem histopatológica mostra a natureza da dobra retiniana e a proliferação endotelial estendendo-se para o vítreo (seta).

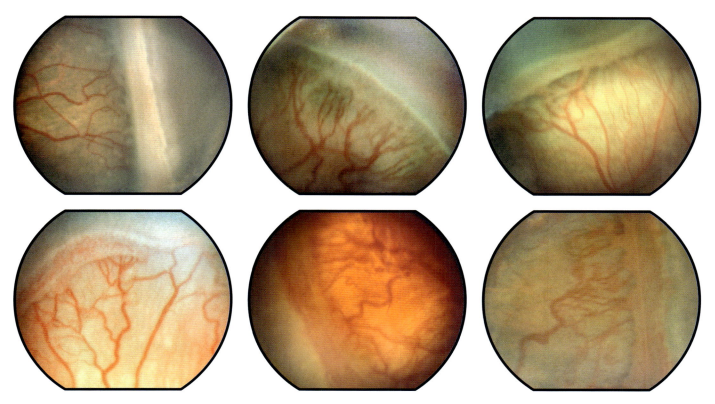

Nestes pacientes com retinopatia da prematuridade, observa-se uma crista elevada de proliferação fibrovascular margeada posteriormente por vasos proeminentes (doença Plus). Há evidência de proliferação nodular posterior de células endoteliais para a crista, conhecida como "lesões em forma de pipoca". Essas lesões podem representar tufos isolados de proliferação fibrovascular extrarretiniana deixados para trás à medida que a crista regride em sentido anterior ou, ao contrário, podem representar tufos de proliferação fibrovascular emergentes que crescem e tornam-se confluentes com uma crista em desenvolvimento.

# "Lesões em Forma de Pipoca" da Retinopatia da Prematuridade

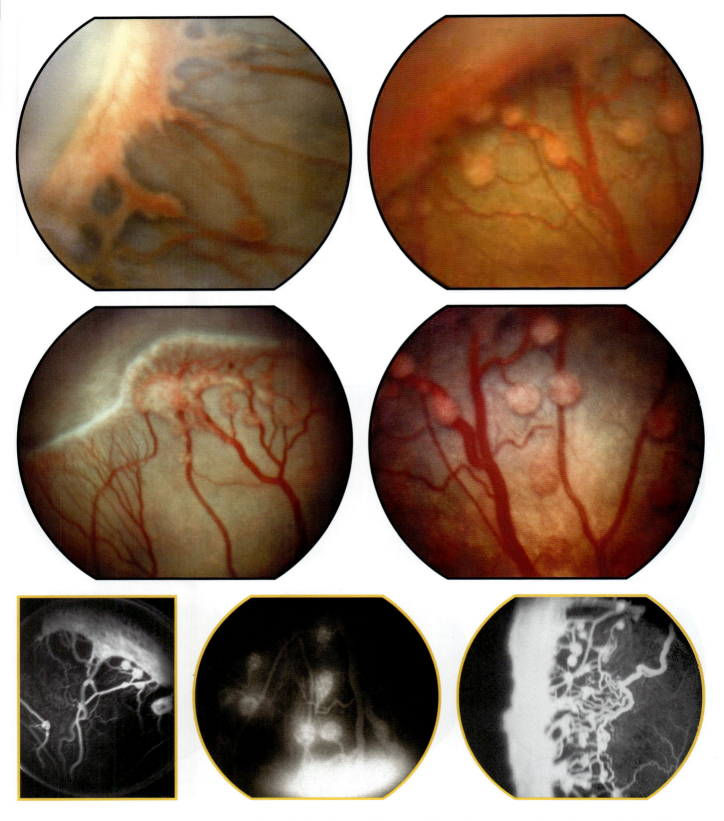

Estas imagens demonstram as chamadas "lesões em forma de pipoca" ou proliferação nodular endotelial observada na crista posterior da proliferação fibrovascular na retinopatia da prematuridade. Observa-se que as "lesões em forma de pipoca" são hiperfluorescentes, mas não apresentam vazamento muito intenso. A neovascularização na borda anterior da vasculopatia vaza intensamente, embora essa permeabilidade ativa regrida à medida que a proliferação fibrovascular se consolida.

# Retinopatia da Prematuridade e Cicatrizes Fibrosas

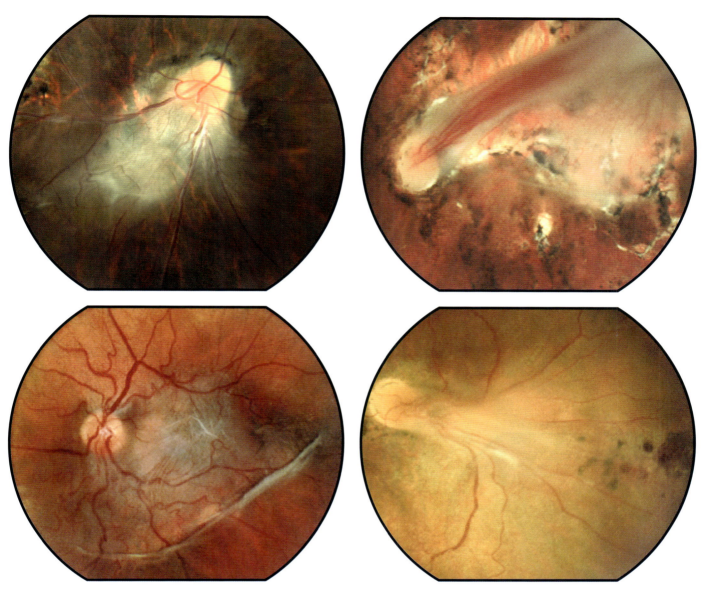

Nestes quatro casos, foi ministrado extenso tratamento periférico da retinopatia da prematuridade com modalidades ablativas, como panfotocoagulação retiniana e crioterapia. Há presença de extensa fibrose no polo posterior de cada olho e a extensão tracional dos vasos do nervo para a área periférica.

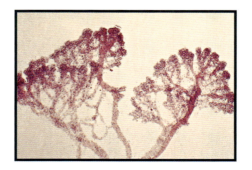

Os preparos histopatológicos para digestão da tripsina mostram a neovascularização intrarretiniana semelhante a uma configuração em formato de *sea-fan* na retinopatia da prematuridade. *Imagens* ©122 e ©123 *disponíveis exclusivamente, em inglês, em* expertconsult.inkling.com/redeem

# Síndrome da Vasculatura Fetal Persistente (Vítreo Primário Hiperplásico Persistente)

Durante a embriogênese, as estruturas oculares em desenvolvimento são alimentadas pela artéria hialoide, que se origina do nervo óptico e se estende para uma rede de vasos que circundam o cristalino, coletivamente conhecida como túnica vascular do cristalino. Esse sistema vascular fetal normalmente regride por ação de mecanismos apoptóticos; entretanto, em alguns pacientes, não involui, resultando em elementos vasculares persistentes no segmento posterior, configurando a chamada síndrome da vasculatura fetal persistente (PFVS, na sigla em inglês).

A síndrome da vasculatura fetal persistente apresenta um espectro de manifestações que dependem da extensão da involução da artéria hialoide e da túnica vascular do cristalino. O tecido fibrovascular retrolental pode obstruir o eixo visual ou causar catarata precoce. A contração dos resíduos fibrovasculares hialóideos pode resultar em hemorragias recorrentes da retina e do vítreo, e até mesmo em descolamentos tracionais de retina. A síndrome da vasculatura fetal persistente pode estar associada também a um grau variável de displasia da retina, hipoplasia do nervo óptico e proliferação fibrovascular.

A síndrome da vasculatura fetal persistente é normalmente unilateral. Na presença de síndrome da vasculatura fetal persistente bilateral, deve-se descartar a possibilidade de doença de Norrie, que pode simular a síndrome, mas com manifestações mais severas de hemorragia e displasia da retina.

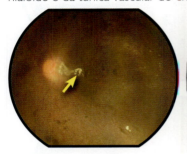
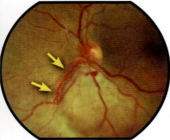
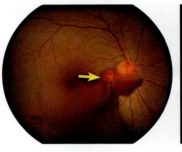
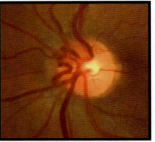

Estas imagens mostram alterações vasculares no nervo óptico e representam a porção proximal da vasculatura hialóidea. Na extremidade esquerda, observa-se um resíduo fibrótico tortuoso *(seta)*, também conhecido como papila de Bergmeister. A presença de uma alça vascular arteriolar pré-papilar está associada à oclusão de um ramo arterial inferior da retina *(setas, segunda imagem)* e a hemorragia vítrea *(seta, terceira imagem)*, que podem ser observados nesse tipo de alças vasculares congênitas. A imagem da extremidade direita mostra uma alça venular congênita, que é menos comum. *Imagem da extremidade esquerda, cortesia do dr. David Abramson*

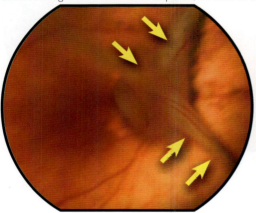
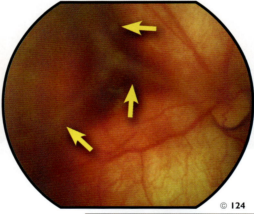

Estes pacientes têm síndrome da vasculatura fetal persistente com graus variáveis de regressão incompleta da hialoide posterior. Observa-se a presença de uma haste vascular fibrosa em ambos os pacientes, associada a uma ou mais dobras proeminentes da retina *(imagem da esquerda, setas)*. No paciente da direita, verificou-se sangramento para o vítreo *(setas)*.

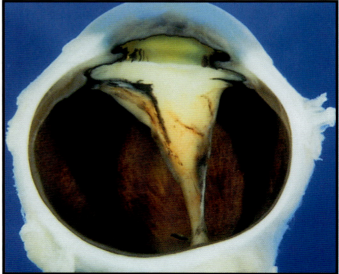

Resíduo da vasculatura hialóidea com proliferação fibrovascular associada estende-se do nervo óptico para a cápsula cristaliniana posterior do olho esquerdo deste paciente de 9 meses de idade com síndrome da vasculatura fetal persistente. *Cortesia do Dr. Mort Goldberg*

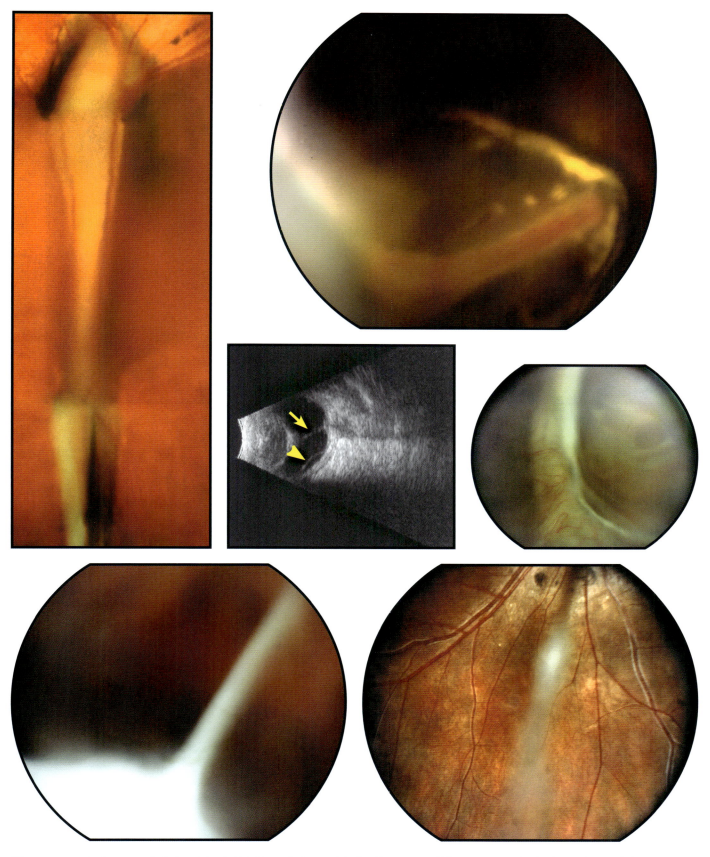

Observa-se a variação na manifestação clínica da hialoide posterior persistente. Alguns casos clínicos parecem estar basicamente associados a alterações displásicas *(fileira do meio, imagem direita)*. A ultrassonografia modo B ilustra a artéria hialoide *(seta)* e o descolamento tracional da retina *(ponta de seta)*.

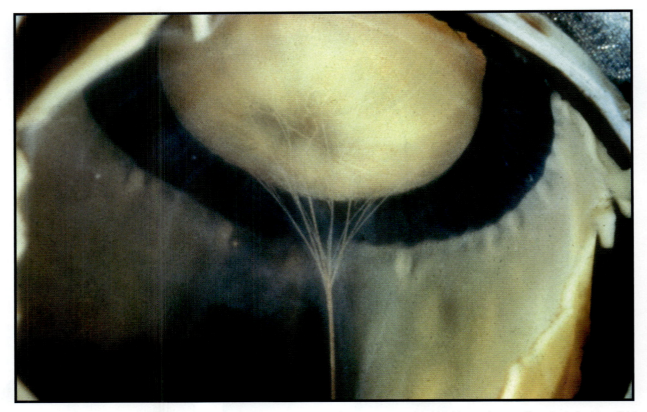

Esta imagem mostra a delicada túnica vascular cristaliniana persistente em comunicação com a artéria hialoide persistente. *Cortesia do Dr. Mort Goldberg*

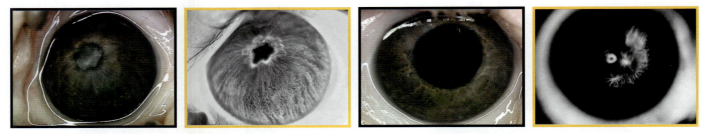

Estes pacientes apresentam persistência da túnica vascular cristaliniana anterior, que se estende para as margens da íris e é observada melhor com contraste de fluoresceína.

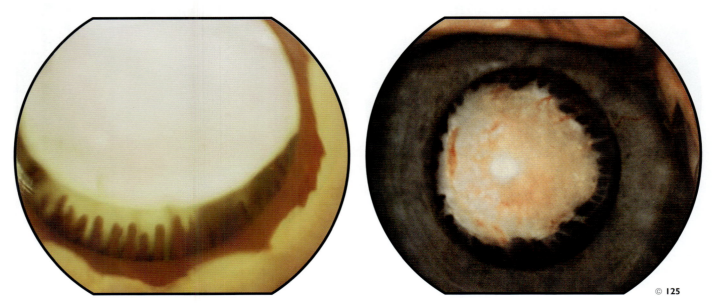

A síndrome da vasculatura fetal persistente resultou na formação de densa catarata nestes dois pacientes. Estes olhos são microftálmicos também. *Cortesia do Dr. David Abramson*

# Coloboma Coriorretiniano

O coloboma pode envolver muitas estruturas oculares, entre as quais a íris, o cristalino, o corpo ciliar, a retina, a coroide ou o nervo óptico, e resultar da fusão incompleta da fissura embrionária. Em geral, o coloboma coriorretiniano localiza-se no quadrante inferonasal, visto que este é o último segmento da fissura embrionária a se fechar durante a embriogênese. O tamanho e a localização do coloboma podem variar e, por conseguinte, a acuidade visual varia de um grau de percepção da luz de normal a inexistente, dependendo da extensão da lesão e do envolvimento do nervo óptico e da mácula. Ocasionalmente, o coloboma coriorretiniano pode fazer que a pupila pareça branca na oftalmoscopia (leucocoria), possivelmente simulando uma lesão de massa, como um retinoblastoma. Os pacientes com coloboma coriorretiniano apresentam risco de diversas complicações durante a vida, como descolamento regmatogênico da retina e formação de membrana neovascular coroidal. A esquise e o descolamento de mácula podem complicar o coloboma do nervo óptico e outras anomalias congênitas do disco óptico – essa entidade é revista de forma abrangente no Capítulo 15. Os colobomas coriorretinianos podem apresentar-se isolados ou estar associados a uma série de síndromes sistêmicas, como síndrome alcoólica fetal, infecções (p.ex., síndrome da rubéola congênita) e diversas síndromes genéricas, entre as quais, síndrome CHARGE (coloboma, anomalias cardíacas, atresia anal, anomalias renais, anomalias geniturinárias, anomalias auditivas), associada à mutação no gene CHD7 e à síndrome papilorrenal (mutação no gene PAXA2), caracterizada pela presença de coloboma coriorretiniano ou do nervo óptico associado a doença renal congênita.

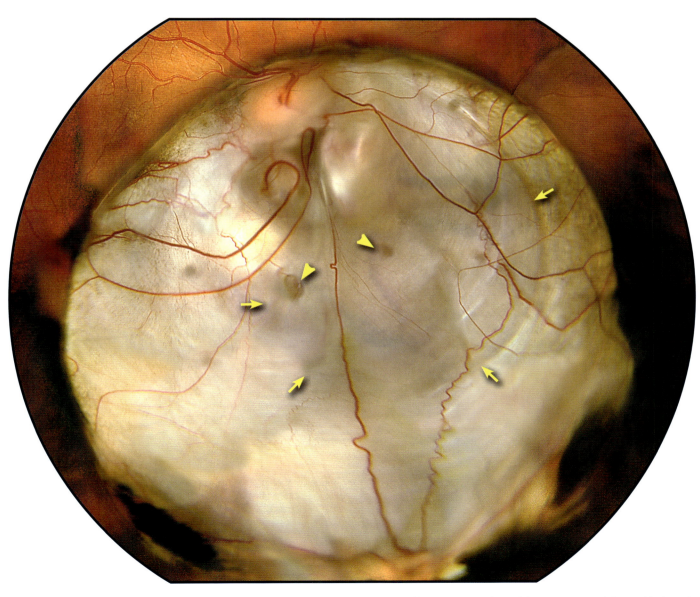

Coloboma muito grande envolvendo o nervo óptico e a coroide. Há uma anomalia estafilomatosa na região colobomatosa central da coroide *(setas)*. As anomalias circulares na região estafilomatosa *(pontas de seta)* podem representar minúsculas vias fistulosas que adentram a região retrobulbar. Uma criança com um coloboma desse tamanho pode apresentar leucocoria que simula um retinoblastoma.

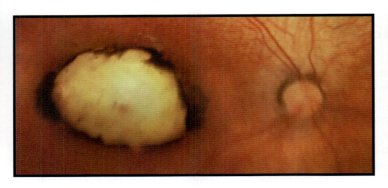 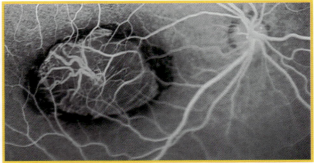

Foto de fundo e angiograma com fluoresceína de uma cicatriz macular de um menino de 14 meses com toxoplasmose congênita que simula coloboma. É escavado, delimitado por pigmentos e irregular em suas bordas.

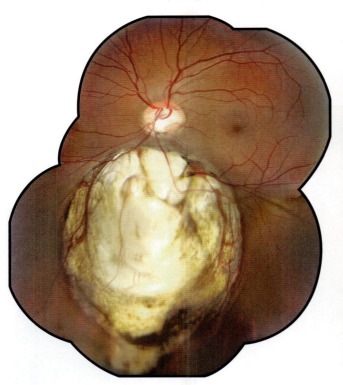 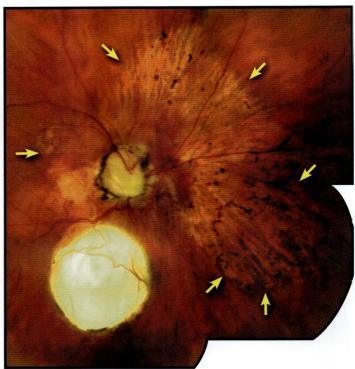

Trata-se de dois pacientes com coloboma coroidal congênito. Estes colobomas estão associados a alterações colobomatosas que envolvem o nervo óptico. Presume-se que a área de atrofia coriorretiniana e hiperplasia do epitélio pigmentar (setas) seja resultado de um descolamento anterior de retina que se resolveu espontaneamente. *Cortesia de Ophthalmic Imaging Systems, Inc*

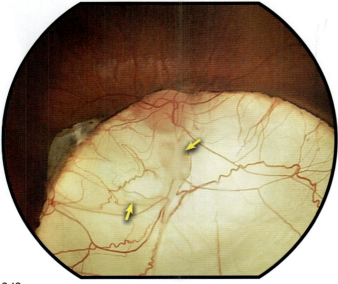

Grande coloboma posterior envolvendo o nervo óptico e a coroide. Há uma membrana fibrosa recobrindo o coloboma (setas). Estas anomalias congênitas estão localizadas inferiormente no fundo do olho. Além disso, o paciente tinha um coloboma da íris.

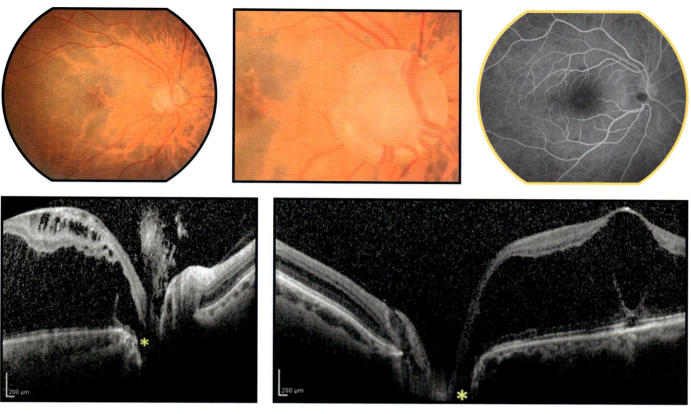
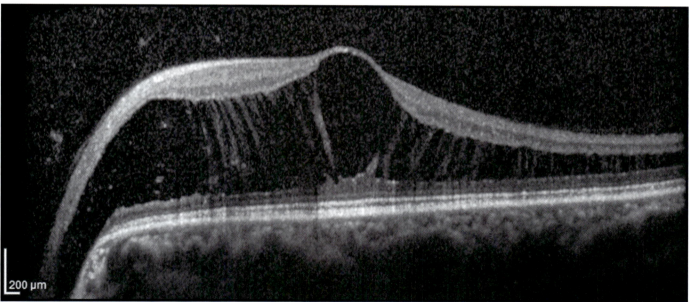

Fotografia colorida do fundo do olho de um paciente com síndrome papilorrenal mostrando um reflexo foveal diminuído e um coloboma inferotemporal do disco óptico (versus uma fosseta do nervo óptico) do olho direito (imagem superior esquerda) com vista ampliada do nervo óptico (imagem superior do meio). A angiografia fluoresceínica do olho direito realça o coloboma do nervo óptico (versus uma fosseta do nervo óptico) (imagem superior direita). A SD-OCT do nervo óptico dos olhos direito (imagem esquerda do meio) e esquerdo (imagem direita do meio) demonstra os colobomas do nervo óptico (asteriscos), enquanto a SD-OCT da mácula (imagem inferior) demonstra a presença de retinosquise. O teste genético revelou uma mutação heterozigótica no gene PAX2. O paciente apresentou também perda auditiva, que pode ser uma característica deste distúrbio. Imagens cortesia de Ricardo Japiassú, MD.

# Dobras Congênitas

A dobra retiniana congênita é uma anomalia rara que consiste em uma dobra anômala da retina e na presença de vasos associados que atravessam o segmento posterior, do disco óptico até a ora serrata. Trata-se de uma condição geralmente associada a distúrbios da vasculatura periférica da retina, como retinopatia da prematuridade, vitreorretinopatia exsudativa familiar (FEVR, na sigla em inglês), incontinência pigmentar e doença de Norrie, podendo, portanto, não representar uma entidade clínica distinta, mas existir como parte do espectro dessas doenças. Deve-se, no entanto, diferenciar uma dobra congênita da retina de uma massa glial e de uma vasculatura fetal persistente. Na ausência de outros distúrbios oculares e quando associada a hiperopia, deve-se excluir a hipótese de síndrome de microftalmia. As dobras congênitas geralmente são bilaterais e simétricas, podendo estar associadas a condições como disfunção visual e nistagmo.

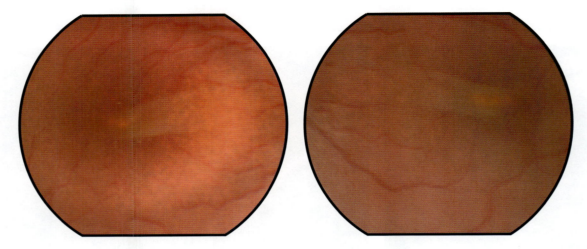

Este paciente demonstrou 18 graus de hiperopia em cada olho. As imagens ilustram a presença de microftalmia posterior e dobras retinianas congênitas bilaterais e simétricas na região macular. *Cortesia do Dr. Thomas W. Wilson*

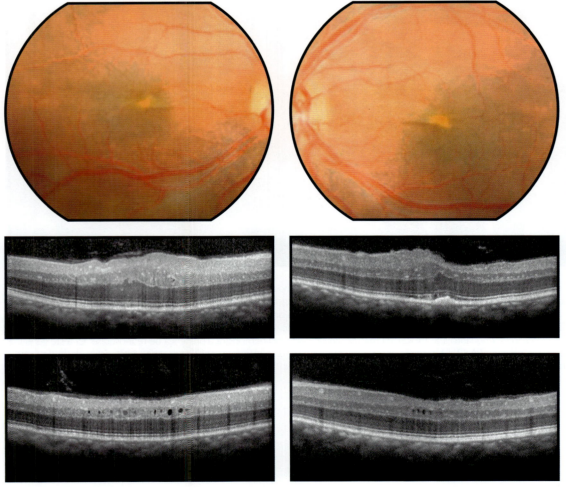

As fotografias coloridas do fundo do olho deste paciente com microftalmia posterior demonstra a presença de dobras papilomaculares sutis, reflexo foveal anormal e um disco óptico congesto. A SD-OCT demonstra a presença de dobras de retina e um edema macular cistoide leve. A extensão axial medida foi de 15,44 mm. *Imagens cortesia de Alan Bird, MD e Philip Hykin, MD*

# Distúrbios Sistêmicos Congênitos

## Facomatoses

Este grupo de distúrbios é resultante de mutações genéticas que normalmente envolvem os genes de supressão tumoral e resultam no desenvolvimento de tumores benignos e/ou malignos que normalmente envolvem o cérebro, a pele e os olhos. As lesões retinianas podem ser uma pista importante para o diagnóstico desta condição sistêmica possivelmente fatal, se não for tratada. As facomatoses geralmente se manifestam durante a fase pediátrica, embora as lesões possam ser adquiridas durante toda a vida do paciente. Embora muitas das lesões da retina sejam abordadas de forma mais abrangentes no capítulo sobre oncologia (Cap. 8), reveremos brevemente as principais características retinianas e sistêmicas neste capítulo por se tratarem de achados não de todo incomuns na população pediátrica.

## Neurofibromatose Tipo I

A neurofibromatose tipo I (NFI) é uma doença autossômica dominante causada pela mutação do gene NFI no cromossomo 17Q11.2. A NFI ocorre em aproximadamente 1 a cada 3.000 nascimentos vivos, e 50% dos casos são decorrentes de mutação espontânea. O gene NFI normalmente funciona como um supressor tumoral, e a mutação leva à proliferação anormal de múltiplos tecidos neurais. O diagnóstico é baseado na presença de uma combinação de formação de sardas axilares ou inguinais, glioma óptico, nódulos de Lisch, neurofibromas cutâneos, neurofibromas plexiformes, determinadas lesões ósseas e presença de parente de primeiro grau com NFI. O achado oftalmológico mais comum é a presença de nódulos de Lisch na íris, que afetam quase todos os pacientes até os 20 anos de idade. Mais recentemente, os hamartomas coroidais que envolvem proliferações anormais das células de Schwann foram encontrados em 78-100% dos pacientes com NFI. Essas lesões são mais bem observadas na tomografia de coerência óptica profunda com contraste ou aneritra.

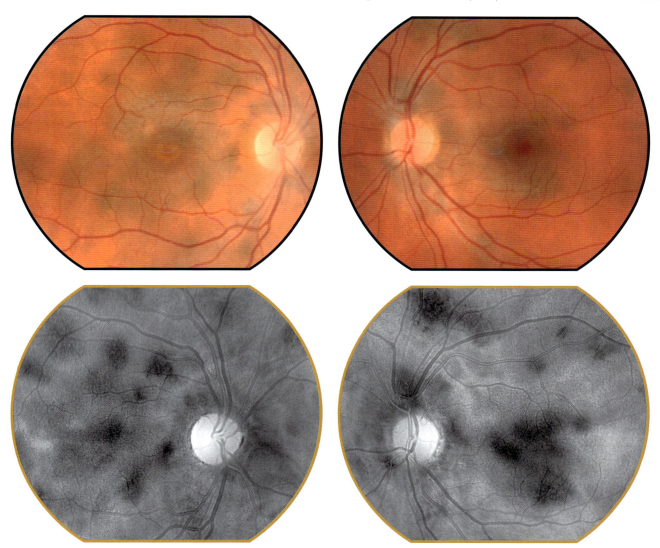

As fotografias coloridas de fundo do olho deste paciente com neurofibromatose tipo I mostram lesões hiperpigmentadas profundas e sutis no nível da coroide, as quais tornam-se muito mais aparentes por retinografia aneritra *(fileira inferior)*. Estas lesões representam proliferações hamartomatosas de células de Schwann com histologia semelhante aos neurofibromas cutâneos e os nódulos de Lisch.

# Neurofibromatose Tipo 2

A neurofibromatose tipo 2 é uma facomatose hereditária rara causada pela mutação no gene de supressão tumoral NF2 no cromossomo 22. Trata-se de uma condição herdada de maneira autossômica dominante, mas cerca de 50% dos casos são resultantes de mutações de novo. Clinicamente, a doença caracteriza-se pela presença de schwannomas vestibulares bilaterais, múltiplos tumores do sistema nervoso central e várias anomalias oculares, entre as quais a mais frequente é a catarata subcapsular posterior. As manifestações posteriores incluem o hamartoma combinado da retina e o epitélio pigmentar retiniano e a membrana epirretiniana (MER). As membranas epirretinianas que complicam a NF2 podem ter aparência semelhante à da membrana epirretiniana típica de etiologia inflamatória, ou aparência escafoide distinta com bordas dobradas em direção ao vítreo. Pode haver correlação entre a presença da membrana epirretiniana e a severidade da doença sistêmica.

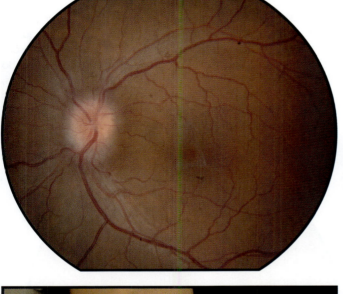
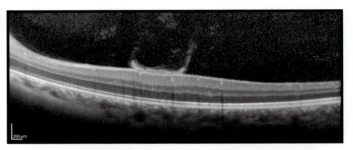
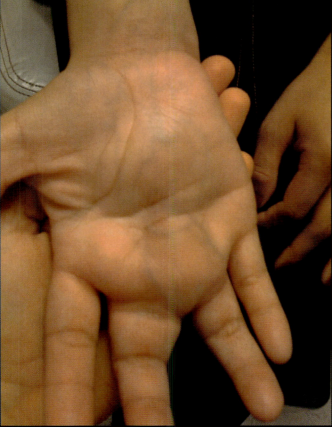
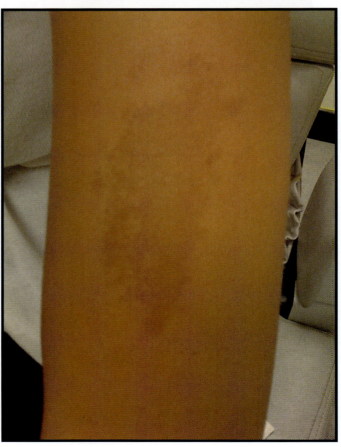

Este paciente com NF2 demonstrou ter uma membrana epirretiniana com a morfologia escafoide característica observada na NF2. As fotografias da mão e da parte inferior da perna do paciente mostram um neurofibroma na palma da mão e uma mancha cor de café com leite, respectivamente.

# Hamartoma Combinado da Retina e Epitélio Pigmentar Retiniano

O hamartoma da retina pode apresentar-se para o oftalmologista pediátrico com a alteração característica de interface vitreorretiniana, vasos retinianos proeminentes e epitélio pigmentar variavelmente reativo.

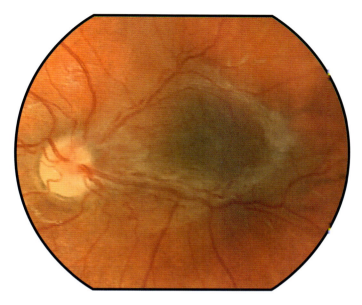

Menino de 17 meses com massa hamartomatosa pigmentada elevada e de aspecto característico envolvendo tanto a retina quanto o epitélio pigmentar da retina com um tecido glial sobrejacente.

# Malformações Arteriovenosas (Síndrome de Wyburn Mason)

A síndrome de Wyburn Mason é uma facomatose não hereditária rara que consiste em malformações arteriovenosas (MAV) da retina, do sistema nervoso central ipsilateral e da face. Os angiomas retinianos normalmente são assintomáticos e inertes e não afetam a visão, a menos que a anomalia vascular da retina seja extensa ou envolva a mácula. Em casos raros, pode haver vazamento, exsudação e hemorragia. Existem relatos de isquemia de retina resultante de desvio arterial retiniano. Mais preocupantes são as possíveis complicações das lesões intracranianas (normalmente envolvendo o mesocéfalo) e intraorbitais que, se presentes, podem resultar em neuropatia óptica compressiva, hemiplegia ou até mesmo morte por hemorragia intracraniana.

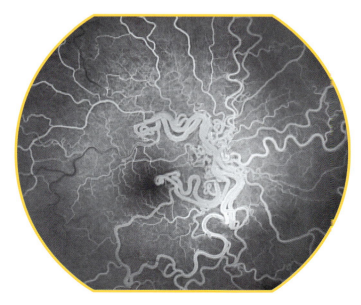

A angiografia fluoresceínica de um paciente com síndrome de Wyburn Mason demonstra o rápido preenchimento desta malformação arteriovenosa do tipo III. Não foi observada a presença de vazamento oriundo desses vasos nas fases finais do estudo *(não aparece)*.

# Macrovaso Retiniano Congênito

O macrovaso retiniano congênito é uma anomalia rara da vasculatura da retina caracterizada por um grande vaso aberrante, normalmente venoso, que atravessa a rafe horizontal. Trata-se de uma condição normalmente assintomática, podendo ocorrer eventuais complicações que resultam em redução da visão. Essas complicações incluem oclusão de ramo venoso da retina, edema macular cistoide, descolamento seroso da retina e angioescotoma, entre outras. Embora normalmente sem correlação com outras anomalias sistêmicas, existe relato de um caso de malformação venosa intracraniana coexistente.

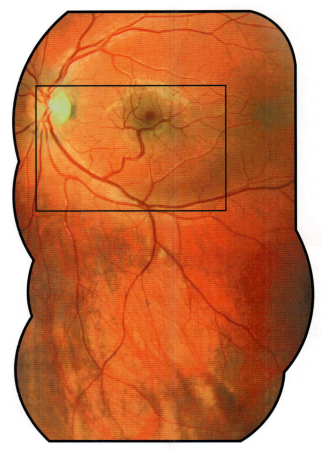

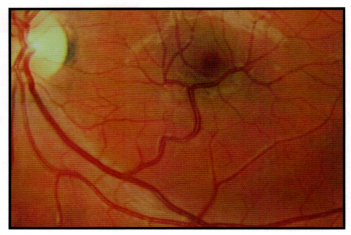

Montagem e fotografia coloridas do fundo de olho com alta ampliação de um macrovaso venoso congênito da retina.

Foto do fundo do olho de um paciente com um macrovaso venoso congênito esquerdo da retina complicado pela oclusão de uma pequena veia tributária *(seta)*. O exame de imagem por ressonância magnética do mesmo paciente revelou a presença de uma malformação venosa intracraniana congênita ipsilateral *(seta)*.

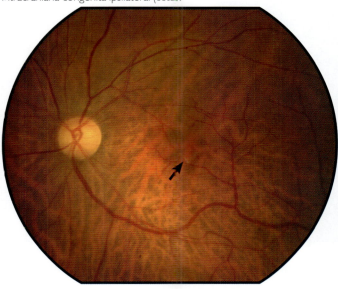

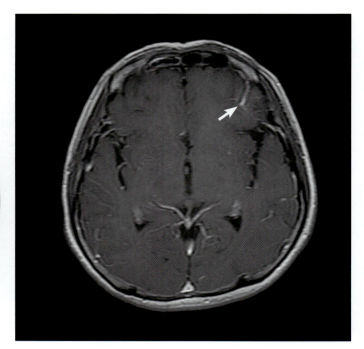

248

# Síndrome de von Hippel-Lindau (VHL)

A síndrome de von Hippel-Lindau é uma doença rara causada pela mutação do gene VHL no cromossomo 3. A mutação afeta o HIF I (fator induzível por hipoxia) que funciona na cascata angiogênica a montante de outras citocinas, como a VEGF. A VHL caracteriza-se pela formação de diversos tumores sistêmicos, incluindo hemangioblastoma do sistema nervoso central, carcinoma das células renais, cisto pancreático e feocromocitoma, entre outros. As manifestações oculares incluem hemangioblastomas capilares da retina, que são lesões vasculares hamartomatosas. Os efeitos variáveis dessas lesões sobre a visão dependem de sua localização, de seu tamanho e de seus efeitos exsudativos. O reconhecimento dessa entidade no contexto pediátrico tem implicações fundamentais. O carcinoma das células renais é a causa mais comum de mortalidade, e o manejo sistêmico das complicações cerebelares, espinais e reais pode evitar a morbidade e a mortalidade. O hemangioblastoma retiniano pode crescer progressivamente e levar a graves complicações exsudativas e à cegueira se não for tratado; portanto, a terapia profilática a laser e/ou a crioterapia podem evitar a perda da visão e a cegueira. O monitoramento frequente para a verificação de complicações sistêmicas e oculares é essencial.

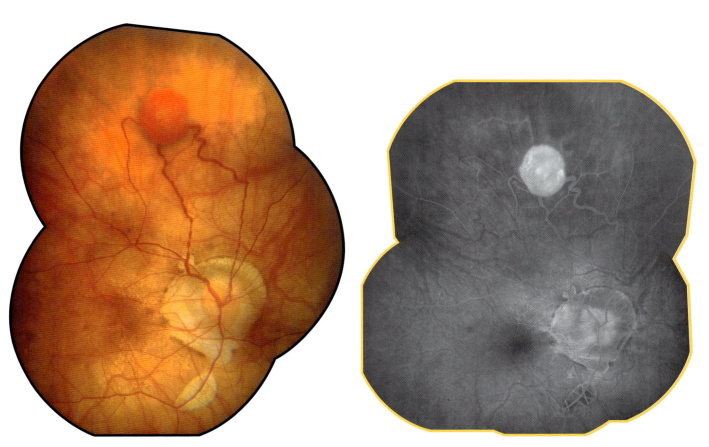

Montagem fotográfica colorida do fundo de olho mostrando um grande hemangioblastoma esporádico com vasos nutridores e drenadores dilatados e em forma de colar de contas neste paciente miópico. A lesão apresenta acúmulo na fase final da montagem com angiografia fluoresceínica.

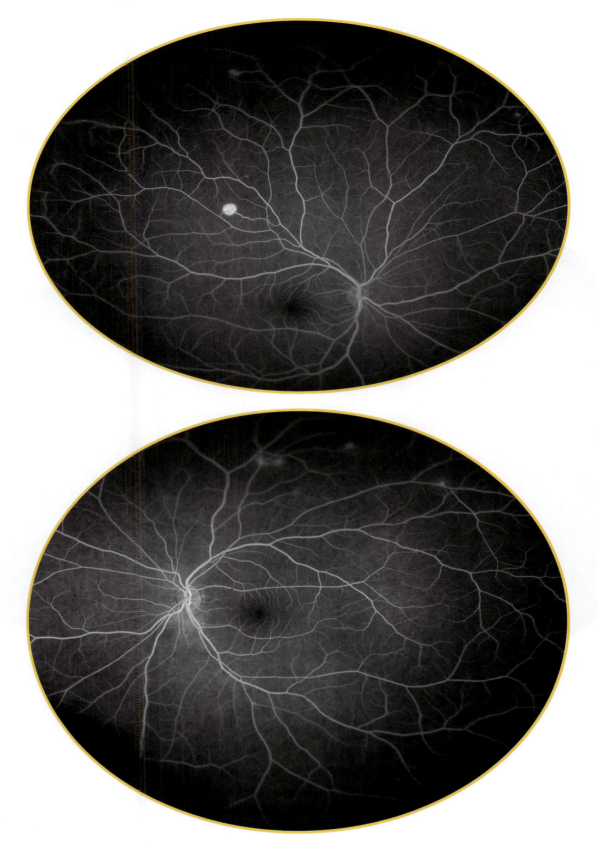

Este paciente com doença de VHL tem múltiplos hemangioblastomas, muitos dos quais pequenos e de localização periférica. A angiografia fluoresceínica de campo largo na doença de VHL pode revelar mais lesões que podem ser observadas na fundoscopia e na angiografia fluoresceínica convencional. Observa-se a presença de pequenas lesões superiores identificadas com imagem de campo largo em cada olho. *Imagens cortesia de Steven D. Schwartz, MD*

# Hemangioma Cavernoso da Retina

O hemangioma cavernoso da retina é um tumor vascular raro da retina que se apresenta clinicamente como múltiplas dilatações aneurismais (descritas como "em cacho de uvas") ao longo do trajeto de uma única veia ou como múltiplas veias da retina. A angiografia fluoresceínica é característica e demonstra a disposição dos eritrócitos plasmáticos em camadas no interior dos aneurismas. Essa anomalia vascular normalmente é inerte, benigna e esporádica, mas pode estar associada a um distúrbio autossômico dominante e ser causada por uma mutação do gene KRIT I no cromossomo 7. Em tais casos, pode haver a presença associada de angiomas cutâneos, intracranianos ou espinhais, os quais devem ser excluídos. O curso clínico dos hemangiomas cavernosos da retina não é progressivo, mas, em raros casos, pode ser complicado por hifema recorrente, hemorragia vítrea recorrente, glaucoma secundário e tísica.

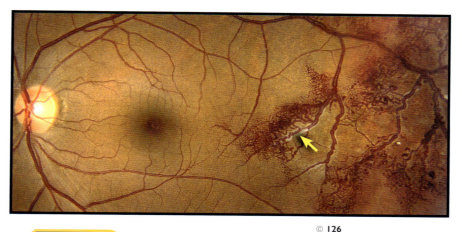

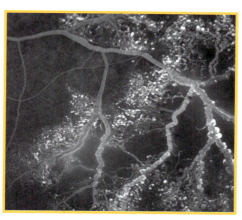

© 126

© 127

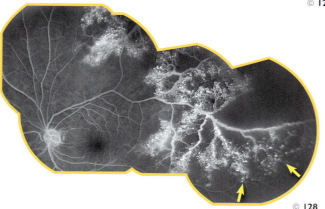

© 128

Este paciente tem um hemangioma cavernoso da retina que segue o curso de um macrovaso retiniano anômalo que atravessa a rafe horizontal. A angiografia fluoresceínica mostra a distribuição da vênula anormal e as proeminentes alterações aneurismais ao longo de seu curso. Há também presença de fibrose segmentar ou gliose observada na imagem colorida (seta amarela) e de isquemia periférica e não perfusão na montagem com angiografia fluoresceínica (setas amarelas), o que é atípico dos hemangiomas cavernosos da retina. As grandes alterações aneurismais demonstram a distribuição em camadas ou a "oclusão" dos eritrócitos plasmáticos, mas sem vazamento significativo, que é uma característica da vasculopatia.

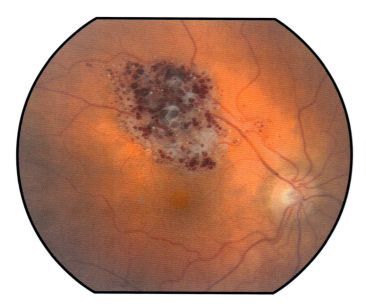

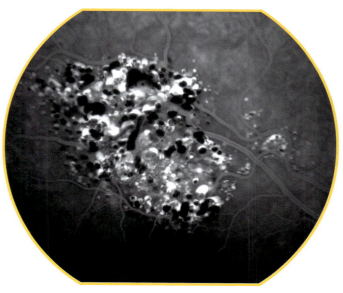

Retinografia colorida mostrando a aparência característica de "em cacho de uvas". A angiografia fluoresceínica mostra o bloqueio pela hemorragia e a característica distribuição em camadas no interior dos aneurismas.

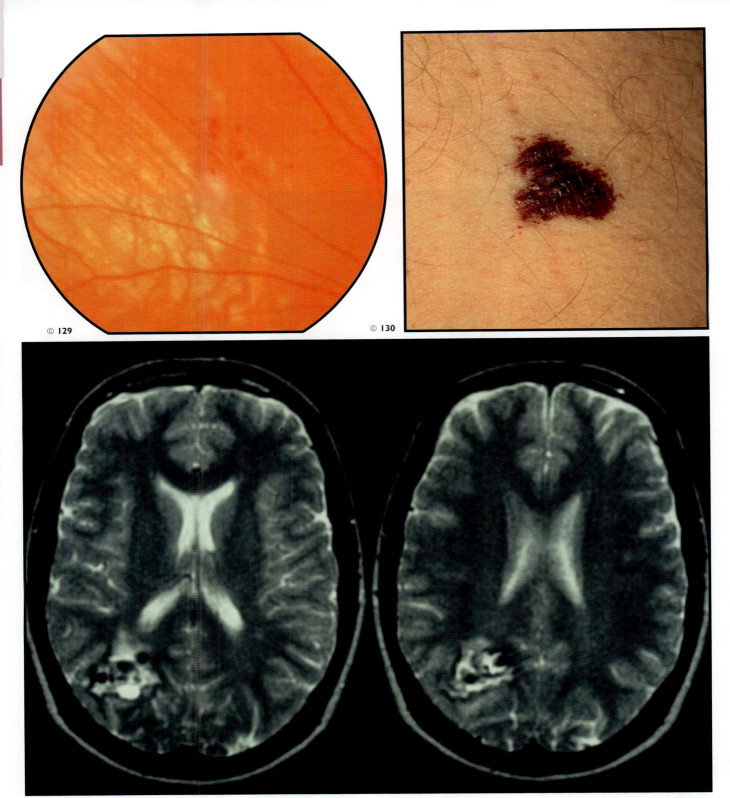

Fotografia colorida do fundo do olho de um jovem com hemangioma cavernoso da retina *(imagem superior esquerda)*. Fotografia colorida do avô do paciente mostrando um hemangioma cutâneo *(imagem superior direita)*. A ressonância magnética da tia do paciente revelou um hemangioma cavernoso cerebral *(fileira inferior)*.

# Amaurose Congênita de Leber

A amaurose congênita de Leber é um grupo genética e fenotipicamente diverso de distúrbios caracterizados por uma degeneração retiniana generalizada no nascimento, com um ERG profundamente anormal ou extinto. A maioria dos casos é herdada em um padrão autossômico recessivo. Até o momento, foram identificadas mutações em mais de 20 genes distintos com função variável, correspondendo a aproximadamente 70% casos. A frequência dos genes envolvidos varia amplamente de acordo com a etnia, mas a os genes envolvidos com mais frequência em pessoas de descendência europeia são CEP290, GUCY2D, AIPL I e RPE65. A amaurose congênita de Leber é considerada uma forma não sindrômica de retinose pigmentar; entretanto, a doença pode estar associada a retardo mental em até 20% dos casos. Existem relatos de muitas outras associações provavelmente atribuídas à diversidade da doença, entre as quais, hiperopia, anomalias esqueléticas, doença renal e uma série de anomalias neurológicas. As crianças com amaurose congênita de Leber sofrem profunda perda de visão, ou até mesmo cegueira, e apresentam nistagmo no nascimento ou no início do período neonatal. A aparência da retina pode ser inicialmente normal, com alterações variáveis, como atenuação vascular, alterações pigmentares com aparência de "sal e pimenta" e preservação para-arteriolar (mutação do gene CRB I), alterações das espículas ósseas periféricas, maculopatia pigmentar e coloboma macular. Outros sinais clínicos podem ser úteis para a emissão do diagnóstico, como reflexo oculodigital no qual as crianças pressionam compulsivamente os olhos para estimular uma resposta visual. Essas crianças podem apresentar também uma resposta pupilar paradoxal, com constrição inicial das pupilas em condições de luminosidade reduzida. O severo comprometimento visual persiste durante toda a infância, resultando na incapacidade de ler ou deambular de modo independente. Em geral, ocorre cegueira total até a terceira ou quarta décadas.

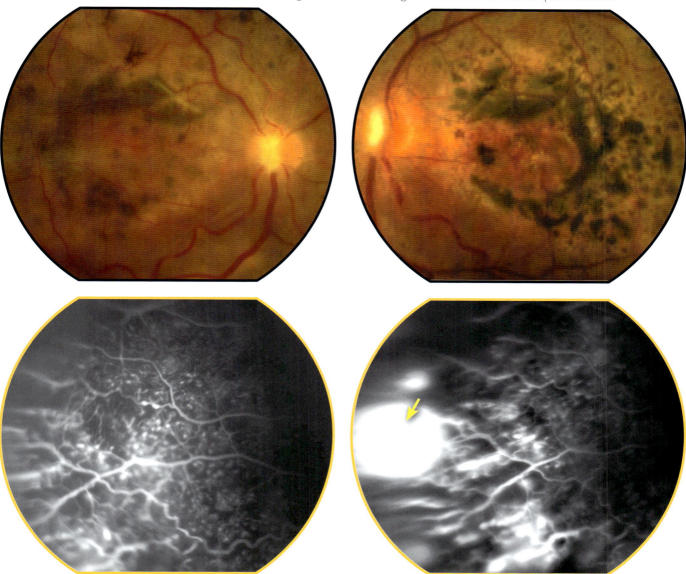

Este paciente com amaurose congênita de Leber tem uma mutação no gene CRB-I. Observa-se o denso aglomerado pigmentar na parte posterior do fundo ocular em torno da atrofia central. Há presença de uma doença generalizada do epitélio pigmentar observada com angiografia fluoresceínica. É possível observar também alterações aneurismais com presença de vazamento, semelhantes a doença de Coats, na imagem inferior esquerda, e o tumor vasoproliferativo, igualmente com presença de vazamento, na imagem inferior direita (seta). A mutação do gene CRB-I é encontrada também em pacientes com retinose pigmentar associada à presença de proliferação angiomatosa retiniana no fundo ocular e preservação do epitélio pigmentar para-arteriolar da retina. *Cortesia da Dra. Susan Lightman*

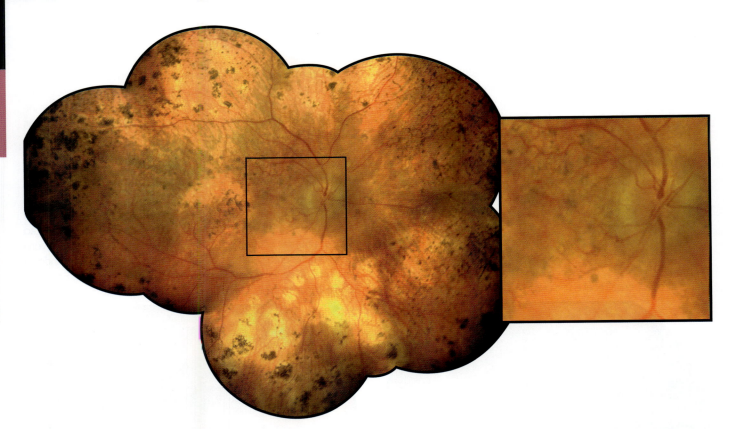

Paciente com amaurose congênita de Leber. É possível observar as alterações degenerativas generalizadas do epitélio pigmentar, bem como as manchas hiperplásicas irregulares e numulares no epitélio pigmentar do fundo de olho. Este paciente apresenta uma anomalia no cromossomo CRB-I. *Cortesia do Dr. Stephen H. Tsang*

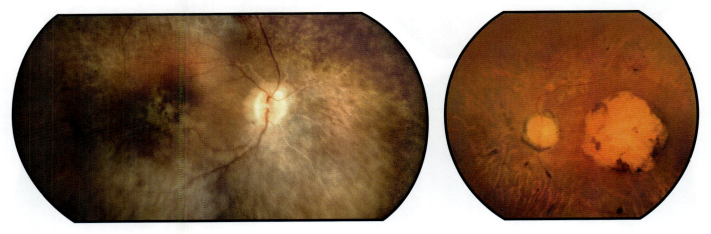

Nestes pacientes, a variação clínica do espectro da amaurose congênita de Leber é claramente visível. O paciente da figura da esquerda mostra a presença de doença degenerativa generalizada do epitélio pigmentar com atrofia irregular e hiperplasia. O mesmo vale para o paciente da direita, que demonstra um estágio mais avançado de atrofia macular.

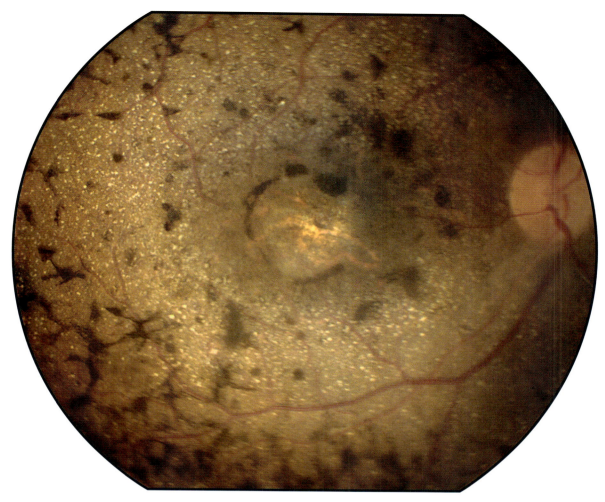

Este paciente com amaurose congênita de Leber apresenta pontos brancos dispersos e um conjunto de achados hiperplásicos no epitélio pigmentar, observados como manchas e sardas. Observa-se uma área circunscrita de atrofia central.

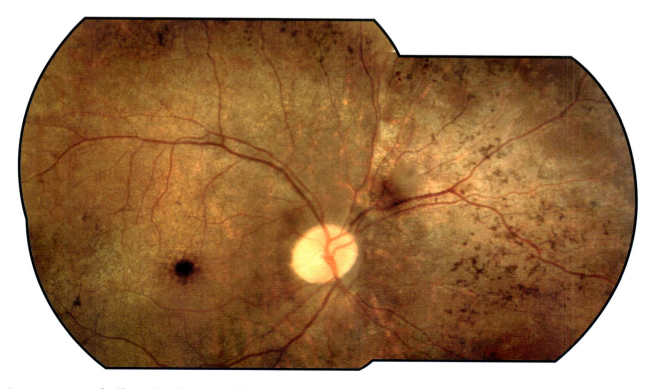

Este paciente apresenta atrofia difusa e hiperplasia do epitélio pigmentar. Há presença também de atrofia perifoveal. *Cortesia do Dr. Robert Henderson*

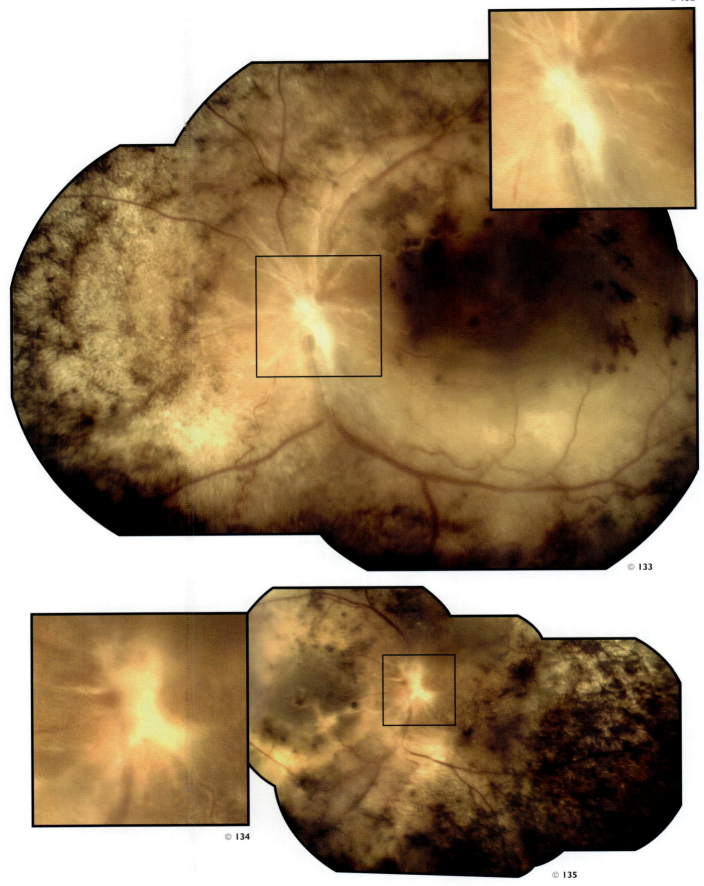

Este paciente com amaurose congênita de Leber apresenta um embainhamento vascular difuso e densa degeneração hiperplásica do epitélio pigmentar, bem como uma fibrose pré-retiniana concentrada em torno do nervo.

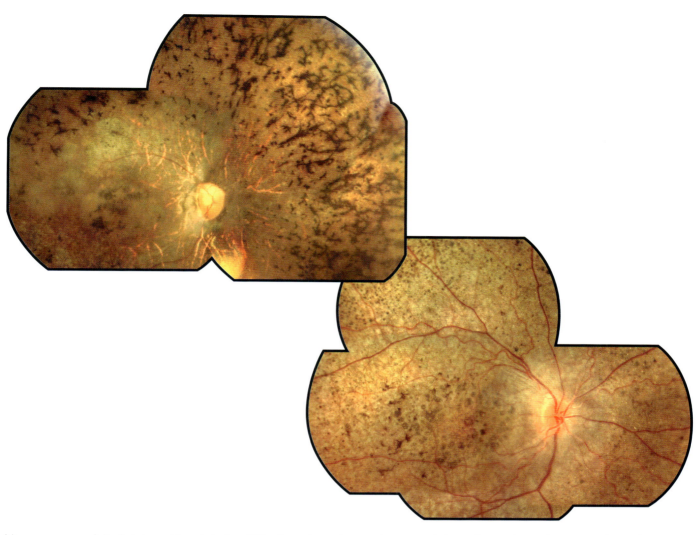

Na amaurose congênita de Leber, a hiperplasia do epitélio pigmentar pode ser muito pronunciada, conforme observado nestes pacientes. *Imagens cortesia dos Drs. Stephen H. Tsang (esquerda) e Robert Henderson (direita)*

Este paciente com amaurose congênita de Leber apresenta atrofia central com preservação para-arteriolar do epitélio pigmentar retiniano, uma condição sugestiva de mutação do gene CRB1. *Cortesia do Dr. Stephen H. Tsang*

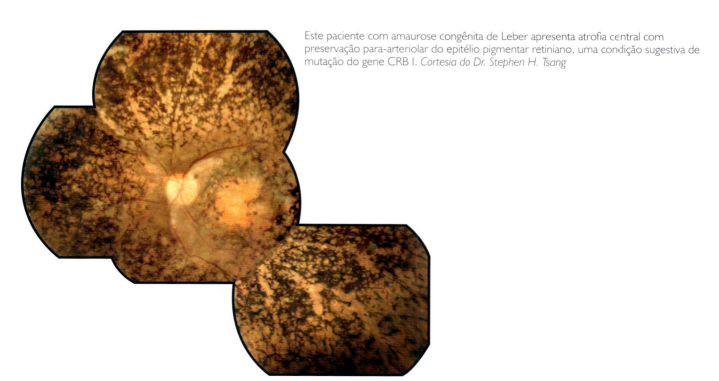

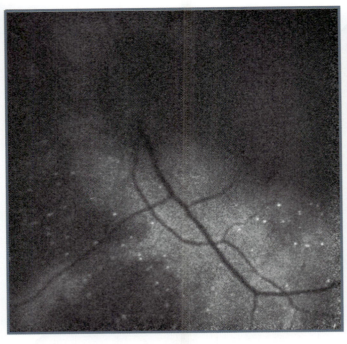 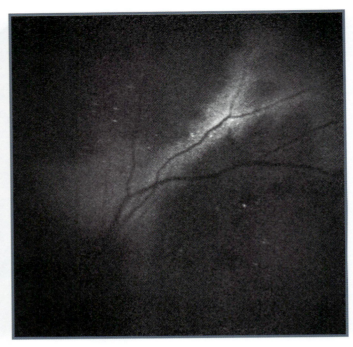

O padrão de preservação para-arteriolar do epitélio pigmentar da retina é claramente demonstrado na autofluorescência de fundo de olho deste paciente com amaurose congênita de Leber. Observa-se que há uma hiperautofluorescência em torno das arteríolas em cada olho e margeada por imensas áreas de atrofia representadas como hipoautofluorescência. *Cortesia do Dr. Joaquin Tosi*

## Atrofia Coriorretiniana Paravenosa Pigmentada

A atrofia coriorretiniana paravenosa pigmentada (PPCRA, na sigla em inglês) é um distúrbio raro de origem desconhecida, caracterizada por atrofia e pigmentação corpuscular óssea ao longo da distribuição das veias da retina. Pode haver um distúrbio atrófico associado na mácula. O gene Norrie hoje é associado a essa peculiar anomalia que pode ser observada no contexto da oftalmologia pediátrica. A anomalia já foi associada também ao gene CRB-I.

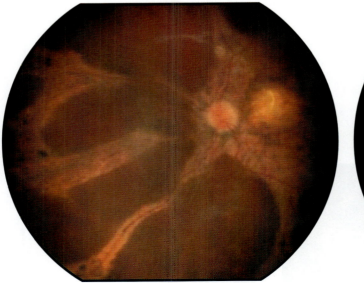 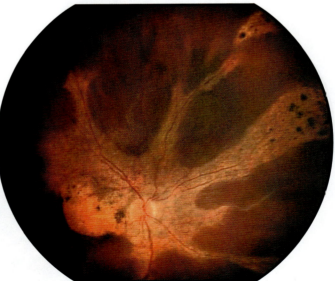

Observa-se a peculiar atrofia paravenosa presente em ambos os olhos desta criança de 3 meses. A atrofia é mais proeminente em torno do disco óptico, mas se estende para a mácula central. *Cortesia do Dr. Scott Brodie*

# Síndrome de Aicardi

A síndrome de Aicardi, um distúrbio ligado ao cromossomo X dominante, é observada nas mulheres e letal em homens homozigotos, com uma mutação localizada no cromossomo Xp22. Espasmos infantis, agenesia ou disgenesia do corpo caloso e lacunas da atrofia coriorretiniana são condições observadas na síndrome de Aicardi. Os espasmos em flexão do neonato representam o modo usual de manifestação clínica. Esses pacientes apresentam retardo mental, microcefalia, convulsões generalizadas, hipotonia e heterotopia cortical. Do ponto de vista fundoscópico, lacunas circulares brancas de tamanho variável e bem definidas, com pigmentação mínima em suas bordas, geralmente são observadas aglomeradas em torno do disco óptico. São geralmente bilaterais e distribuídas de forma simétrica, podendo ser observadas no polo posterior e na área periférica. Essas lesões coriorretinianas atróficas podem ter um diâmetro equivalente a até dois discos ópticos ou mais. Do ponto de vista histopatológico, as lesões exibem áreas de despigmentação e deficiência no epitélio pigmentar da retina e atrofia coroidal macroscópica, condições provavelmente representativas de uma disgenesia, e não de um distúrbio distrófico progressivo. Outras anomalias associadas incluem microftalmia, membrana pupilar persistente, colobomas do nervo óptico e da coroide, além de extensão do tecido glial a partir do disco óptico.

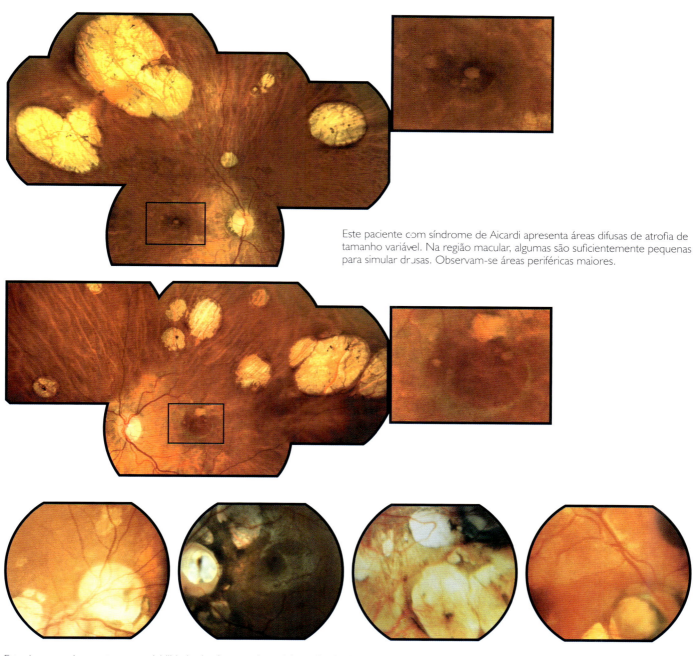

Este paciente com síndrome de Aicardi apresenta áreas difusas de atrofia de tamanho variável. Na região macular, algumas são suficientemente pequenas para simular drusas. Observam-se áreas periféricas maiores.

Estas imagens demonstram a variabilidade das áreas coriorretinianas focais observadas na síndrome de Aicardi.

# Erros Inatos do Metabolismo (ou Erros Metabólicos Hereditários)

Este grupo de distúrbios sistêmicos normalmente é resultante de uma mutação autossômica recessiva causadora de disfunção de uma proteína enzimática celular que resulta em anomalias de acúmulo lisossômico e acúmulo de mucopolissacarídeos, lipídios ou outros compostos bioquímicos. Esses distúrbios manifestam-se quase exclusivamente na população pediátrica à medida que a expectativa de vida tende a ser menor devido às complicações sistêmicas da doença. As manifestações da retina incluem diversas formas de maculopatia ou retinopatia pigmentar.

## Lipofuscinoses Ceroides Neuronais

As lipofuscinoses ceroides neuronais (CLN, na sigla em inglês) são um grupo de doenças caracterizadas pelo acúmulo de grânulos PAS e Sudão negro positivos, eletrodensos e autofluorescentes no interior dos lisossomos das células nervosas. Em geral, esses grânulos são autossômicos recessivos e, coletivamente, representam as doenças neurodegenerativas mais comuns da infância. Os indivíduos afetados normalmente sofrem severa deterioração psicomotora que resulta em convulsões, perda de visão, estado vegetativo e morte prematura. Quatorze tipos do distúrbio humano lipofuscinose ceroide neuronal já foram identificados, cada um com características clínicas ligeiramente diferentes e causado pela mutação de diferentes genes determinantes. A CLN3 é a mais comum dessas entidades e normalmente aparece entre as idades de 4 e 10 anos. É causada por uma mutação no gene CLN3. A perda de visão se deve à degeneração retiniana, notável por uma maculopatia do tipo "olho de boi" com ou sem enrugamento associado da membrana limitante interna, palidez do disco óptico, arteríolas estreitas e anomalias pigmentares periféricas. Nos estágios iniciais, a onda B do eletrorretinograma (ERG) é reduzida, e o eletro-oculograma (EOG) é normal. Mais tarde, pode-se observar um ERG escotópico e fotópico não registrável — alguns estudos demonstraram um EOG extremamente anormal. Na microscopia eletrônica, os depósitos de lipoproteínas assumem padrões característicos que são utilizados para fins de diagnóstico e classificação em subgrupos.

### Lipofuscinose Ceroide Neuronal I (CLN I, Doença de Santavuori-Haltia, Doença de Hagberg-Santavuori)

A CLN I neuronal é uma forma de manifestação neonatal da CLN causada por uma mutação do gene codificador da enzima palmitoil-proteína tioesterase-I (PPT I). A doença normalmente se manifesta entre os 8 e 24 meses de idade com severa deterioração psicomotora, microcefalia e cegueira. O embainhamento vascular e a atrofia óptica, juntamente com a degeneração retiniana, são características proeminentes desta doença.

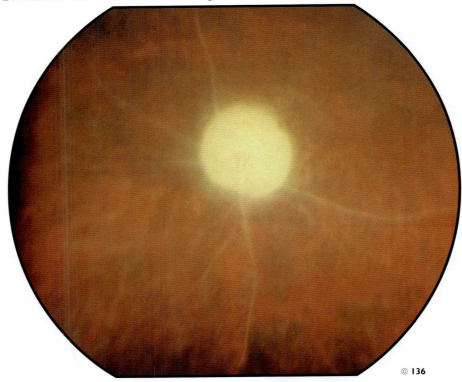

136

Este paciente com lipofuscinose ceroide neuronal I apresentou degeneração mental e motora, ataxia e hipotonia. O fundo de olho revelou a presença de embainhamento vascular, degeneração retiniana e severa atrofia óptica.

## Lipofuscinose Ceroide Neuronal 2 (CLN2, Doença de Jansky-Bielschowsky)

A CLN2 é uma forma de manifestação neonatal tardia da CLN entre 2 e 4 anos de idade com severos sintomas neurológicos, como ataxia, perda da fala, regressão dos marcos referenciais de desenvolvimento e convulsões que precedem os sintomas visuais. Há uma rápida progressão da doença com perda visual progressiva, coma e morte no espaço de alguns anos.

## Lipofuscinose Ceroide Neuronal 3 (CLN3, Doença de Batten, Doença de Vogt-Spielmeyer, Doença de Spielmeyer-Sjögren)

A CLN3 é uma forma de manifestação juvenil que ocorre entre 4 e 8 anos de idade, com sintomas visuais avançados que levam à perda da visão no espaço de 1-2 anos, seguida por sintomas neurodegenerativos. A atrofia retiniana difusa com alterações pigmentares perifoveais irregulares e uma maculopatia do tipo "olho de boi" são manifestações observadas. Ocorrem também demência, ataxia, convulsões e perda visual decorrentes de degeneração generalizada de cones e bastonetes, que culminam com a morte até os 20 anos de idade. Esse é o principal subgrupo desses distúrbios.

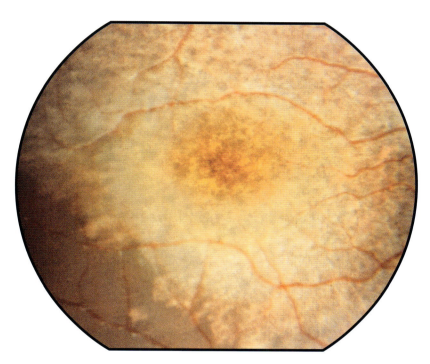

Este paciente com lipofuscinose ceroide neuronal 3 demonstra uma área atrófica difusa com alterações pigmentares perifoveais irregulares que lembram uma configuração do tipo "olho de boi". *Cortesia da Dra. Irene Maumenee*

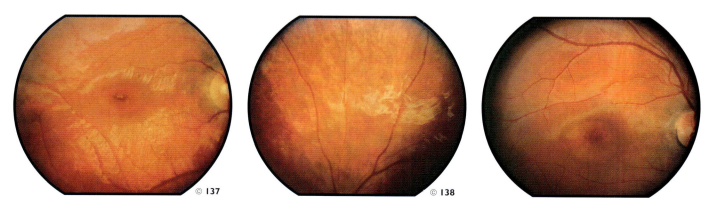

Os pacientes afetados podem apresentar alterações maculares e pigmentares, inclusive maculopatia do tipo "olho de boi", enrugamento da membrana limitante interna, alterações pigmentares e vasos atenuados. *Imagem da direita cortesia de Bateman, Lang,. Maumenee*

# Mucopolissacaridoses

Os mucopolissacaridoses são um grupo de doenças de acúmulo lisossômico hereditárias causadas por deficiências enzimáticas que levam à degeneração defeituosa dos glicosaminoglicanos. Foram identificados sete tipos clínicos distintos e vários subtipos, entre os quais a síndrome de Hurler (MPS IH) é o mais severo. Todos são herdados em um padrão autossômico recessivo, exceto a síndrome de Hunter (MPS II), que é herdada em um padrão recessivo ligado ao X. Essas doenças têm muitas características clínicas em comum, mas com graus variáveis de severidade, de acordo com o subtipo, como retardo mental, perda auditiva, feições grosseiras, anomalias esqueléticas, melanocitose dérmica, hepatoesplenomegalia, anomalias cardiorrespiratórias e expectativa de vida variável, com um período de desenvolvimento normal seguido por um declínio da função física e/ou mental. O diagnóstico pode ser feito por meio de exame de urina que indique excesso de mucopolissacarídeos com ensaios enzimáticos de leucócitos periféricos reservados a um diagnóstico mais definitivo. Os achados oculares geralmente incluem opacidade da córnea, observada na maioria dos grupos, com exceção do MPS II, bem como atrofia óptica, glaucoma e degeneração pigmentar retiniana do tipo cones e bastonetes, em que os bastonetes são mais afetados do que os cones. Não existe nenhuma correlação entre a aparência oftalmoscópica e os achados do ERG. Pode haver presença de atenuação e embainhamento vascular retiniano, mas geralmente mascarados por alterações pigmentares do fundo do olho. Os achados retinianos são observados somente na MPS dos tipos I, II e III devido ao cúmulo de sulfato de heparano. Em termos histopatológicos, é possível observar inclusões fibrilo-granulares e membranolamelares no epitélio pigmentar da retina e nas células ganglionares.

## Mucopolissacaridose Tipo I (Síndrome de Hurler, Scheie e Hurler-Scheie; MPS IH, IS, IHS)

A MPS I (síndrome de Hurler, Scheie e Hurler-Scheie) resulta de uma deficiência da enzima alfa-L-iduronidase associada ao cromossomo 4p16.3, que resulta no acúmulo de sulfato de heparano e sulfato de dermatano. As crianças com síndrome de Hurler parecem normais ao nascer e desenvolvem a fisionomia facial grosseira característica nos primeiros anos de vida. O retardo significativo do crescimento, o retardo mental e a morte ocorrem na primeira década de vida.

A síndrome de Scheie apresenta manifestações sistêmicas mais brandas, expectativa de vida normal e ausência de retardo mental e do crescimento. A opacidade da córnea é comum e progressiva e leva a uma fotofobia e comprometimento visual significativos. A ceratopatia cristalina também pode ocorrer em ambos os subtipos. Observa-se também a presença de degeneração retiniana, edema do nervo óptico e glaucoma.

## Mucopolissacaridose Tipo II (Síndrome de Hunter A, B; MPS IIA, IIB)

A MPS II (síndrome de Hunter) é herdada no padrão ligado ao X recessivo, afeta basicamente os homens e é causada por uma deficiência de iduronato sulfatase no cromossomo Xq28, resultando no acúmulo de sulfato de heparano e sulfato de dermatano. Existem dois subtipos: a forma neonatal, que se assemelha à síndrome de Hurler, e a forma mais branda, semelhante à síndrome de Scheie. Observa-se a degeneração da retina, mas a opacidade da córnea não é uma característica deste subgrupo.

## Mucopolissacaridose Tipo III (Síndrome de Sanfilippo A, B, C, D; MPS IIIA, IIIB, IIIC, IIID)

A MPS III (síndrome de Sanfilippo) caracteriza-se por uma severa degeneração do sistema nervoso central com demência progressiva, comportamento agressivo, hiperatividade e convulsões, mas doença sistêmica leve, como mão em garra moderadamente severa e visceromegalia, além de anomalias esqueléticas leves ou inexistentes. Os achados oculares incluem degeneração da retina com pouca ou nenhuma opacidade da córnea. Existem quatro tipos distintos de síndrome de Sanfilippo, cada um causado pela alteração de uma enzima diferente que leva ao comprometimento da degradação e ao acúmulo de sulfato de heparano. Existe uma diferença clínica mínima entre esses quatro tipos, mas os sintomas parecem mais severos e progressivos em crianças com síndrome de Sanfilippo do tipo A, causada por deficiência de heparano N-sulfatase. A síndrome de Sanfilippo B é causada por deficiência de alfa-N-acetilglicosaminidase. A síndrome de Sanfilippo C é causada por deficiência de acetil-CoA:alfa-glicosaminida acetiltransferase, e a síndrome Sanfilippo D, pela deficiência de N-acetilglicosamina-6-sulfatase.

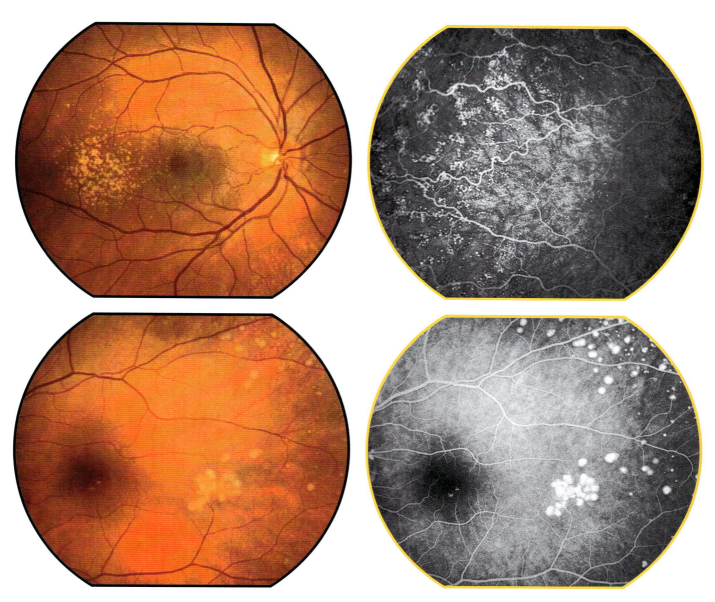

Pacientes com síndrome de Hunter ou MPS II geralmente demonstram alterações drusenoides da mácula, as quais podem variar de pequenas drusas com confluência moderada *(duas imagens superiores)* a alterações drusenoides distintas maiores na média e extrema periferia *(duas imagens inferiores)*. *Imagem ©139 disponível exclusivamente, em inglês, em* expertconsult.inkling.com/redeem

# Mucolipidoses

As mucolipidoses são um grupo de mucopolissacaridoses lisossômicas de herança autossômica recessiva. Esses distúrbios são divididos em quatro distúrbios de acúmulo com muitas características clínicas em comum com os seguintes grupos:

## Mucolipidose Tipo I (ML I, Sialidose Tipo I, Sialidose Tipo II, Deficiência de Neuraminidase, Síndrome Mioclônica com Mancha Vermelho-Cereja)

A ML I é causada por uma mutação do gene decodificador da neuraminidase, localizado no cromossoma 6p21.3, que resulta no acúmulo progressivo de glicopeptídeos sializados e oligossacarídeos no interior dos lisossomos. Os sintomas da ML I manifestam-se no nascimento ou desenvolvem-se no decorrer do primeiro ano de vida. Em muitos recém-nascidos com ML I, observa-se edema excessivo de todo o corpo no momento do nascimento. Esses recém-nascidos geralmente nascem com feições grosseiras e malformações esqueléticas e costumam desenvolver mioclonia e manchas de cor vermelho-cereja na mácula. Tremores, ataxia, comprometimento da visão, convulsões, hepatoesplenomegalia, edema abdominal extremo, hipotonia e retardo mental são características adicionais desse distúrbio. A maioria dos neonatos com ML I morre antes de completar 1 ano de idade. Uma forma mais rara de sialidose, a do tipo I, apresenta uma manifestação de sintomas durante a segunda década de vida e é uma forma mais branda da doença. A presença de mioclonia e manchas de cor vermelho-cereja na mácula geralmente é a característica inicial, seguida pelo desenvolvimento de convulsões, piora da coordenação motora e deterioração mental progressiva. Do ponto de vista histopatológico, observou-se na região macular a presença de células ganglionares aumentadas com material intracitoplasmático eosinofílico granular e núcleos deslocados excentricamente.

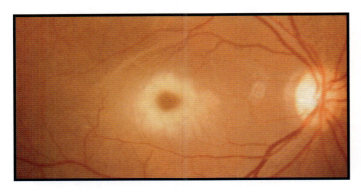
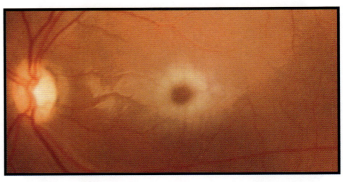

Este paciente apresenta manchas de cor vermelho-cereja com mucolipidose do tipo I (especificamente sialidose do tipo II). Essas alterações são observadas também na doença de Landing (gangliosidose), na doença de Farber (lipogranulomatose disseminada) ou na leucodistrofia metacromática.
*Cortesia do Dr. Stefanos Kokolakis*

Este paciente com mucolipidose do tipo I (especificamente sialidose do tipo II) demonstra anomalias generalizadas por todo o fundo do olho e atrofia severa associada, bem como hiperplasia do epitélio pigmentar. A angiografia fluoresceínica mostra hiperfluorescência em áreas atróficas e bloqueio pelo pigmento.
*Cortesia do Dr. Ken Wald*

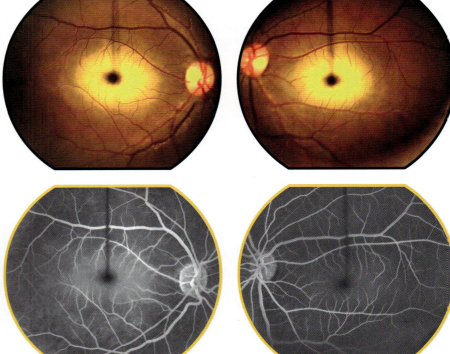
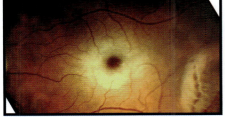
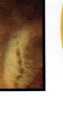

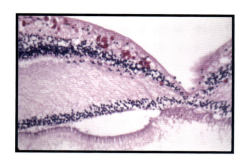

A deposição neste paciente com mucolipidose do tipo I é mais extensa e se estende para a região paramacular. A angiografia fluoresceínica não mostra nenhuma evidência de vazamento. *Cortesia do Dr. Ken Wald*

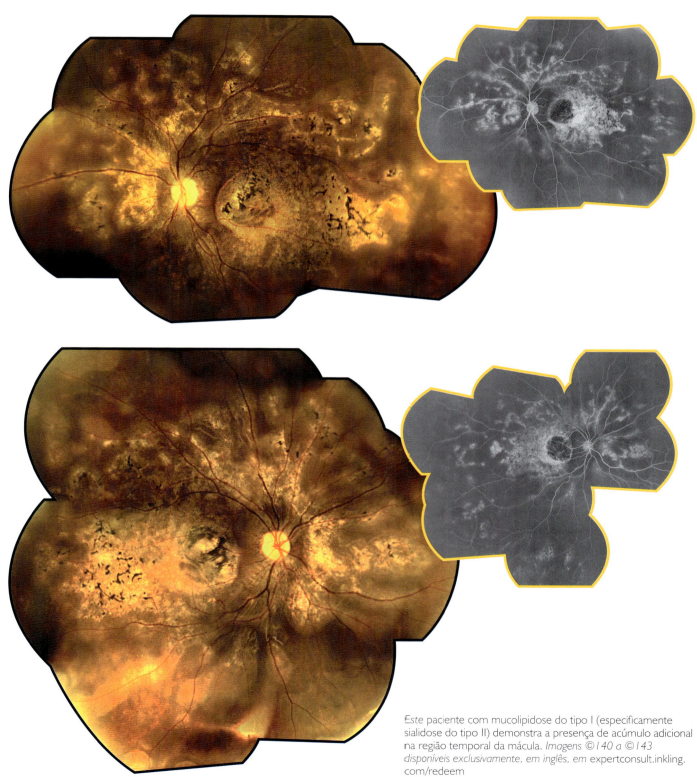

Este paciente com mucolipidose do tipo I (especificamente sialidose do tipo II) demonstra a presença de acúmulo adicional na região temporal da mácula. *Imagens ©140 a ©143 disponíveis exclusivamente, em inglês, em expertconsult.inkling.com/redeem*

## Mucolipidose Tipo II (ML II, Doença de Inclusão Celular (Célula I)) e Mucolipidose Tipo III (ML III, Polidistrofia Pseudo-Hurler)

A ML II e a ML III são causadas por uma mutação no gene GNPTAB (gene precursor das subunidades alfa/beta de GLcNAc-fosfotransferase) (lócus gênico 12q23.3), com uma variante da ML III causada por mutação de GNPTG (subunidade gamma).

## Mucolipidose Tipo II, Também Conhecida como Doença da Célula I

A denominação se deve ao acúmulo de carboidratos, lipídios e proteínas nos corpúsculos de inclusão. A detecção de corpúsculos de inclusão nos tecidos geralmente fornece o diagnóstico da doença.

Trata-se da forma mais severa de mucolipidose, a qual se assemelha clinicamente à síndrome de Hurler (mucopolissacaridose tipo I).

## Mucolipidose Tipo III (Polidistrofia Pseudo-Hurler)

A ML III está intimamente relacionada à doença da célula I. Os sintomas geralmente só são notados quando a criança atinge 3-5 anos de idade, são menos severos e progridem mais lentamente. O retardo mental normalmente é leve ou inexistente. Entretanto, os pacientes apresentam anomalias esqueléticas, feições grosseiras, baixa estrutura e opacidade da córnea. Os achados do segmento posterior incluem tortuosidade vascular retiniana, edema da cabeça do nervo óptico e membrana epirretiniana. Esses indivíduos podem sobreviver até a quarta ou quinta décadas de vida.

## Mucolipidose Tipo IV (ML IV, Sialolipidose)

A ML IV é causada por uma mutação no gene mucolipina-1 (lócus gênico 19p13.3-p13.2), um canal catiônico não seletivo, o TRPML I. As hidrolases lisossômicas na ML IV são normais, ao contrário da maioria das outras doenças de acúmulo. As manifestações oculares incluem estrabismo, opacidade da córnea, palidez do nervo óptico, atenuação vascular retiniana e moteado difuso do epitélio pigmentar da retina.

# Doença de Niemann-Pick
## (Lipidose por Esfingomielina)

A doença de Niemann-Pick é um grupo de doenças de acúmulo lisossômico normalmente herdadas de maneira autossômica recessiva. As três formas mais comuns reconhecidas são os tipos A, B e C. Os tipos A e B são causados por mutações no gene esfingomielina fosfodiesterase-I (SMPD I), que codifica o ácido esfingomieslinase (ASM, na sigla em inglês).

A doença de Niemann-Pick do tipo A acomete neonatos e caracteriza-se pela presença de hepatoesplenomegalia, icterícia, atraso na progressão do crescimento/desenvolvimento e neurodegeneração profunda que leva ao óbito até os 3 anos de idade. Os achados oculares incluem a presença de uma mancha de cor vermelho-cereja em, pelo menos, 50% dos casos, opacidade branda da córnea e descoloração granular marrom do córtex ou da cápsula anterior do cristalino. O curso clínico é semelhante ao da doença de Tay-Sachs; entretanto, a perda visual é retardada devido à preservação das células ganglionares, o que resulta em uma opacidade menos definida que se estende mais para a periferia, mas persiste. A doença de Niemann-Pick do tipo A ocorre com mais frequência entre indivíduos de descendência judaica Ashkenazi.

A doença de Niemann-Pick do tipo B é uma forma não neuropática que acomete todas as populações. Os pacientes tendem a ter visão normal, hepatoesplenomegalia e, muitas vezes, sobrevivem até a idade adulta. Em geral, observa-se a presença de um halo macular.

A doença de Niemann-Pick do tipo C é causada por mutações no gene NPCI (≈95%) ou NPC2 (≈5%). O gene NPCI produz uma proteína que se encontra localizada nas membranas contidas no interior das células e é envolvida no movimento do colesterol e dos lipídios dentro das células. A deficiência dessa proteína resulta no acúmulo anormal de lipídios e colesterol no interior das células. O gene NPC2, por sua vez, produz uma proteína que liga e transporta o colesterol, embora não se conheça totalmente a sua função exata. O tipo C caracteriza-se pela manifestação na infância, com deterioração psicomotora progressiva, envolvimento moderado dos sistemas nervosos visceral e central, oftalmoplegia vertical, visão normal e um halo macular semelhante àquele observado no tipo B. O tipo C normalmente é fatal por volta dos 20 anos de idade.

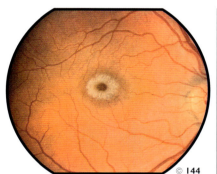
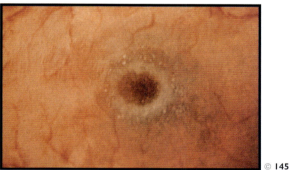

Este paciente demonstra evidência de acúmulo anormal de esfingomielina e colesterol no interior da retina, na região perifoveal, gerando uma mancha de cor vermelho-cereja. A foto da direita mostra um halo macular, que é uma manifestação clássica desse distúrbio. Há presença também de manchas multifocais produzidas pelo acúmulo anormal.

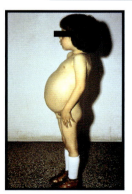
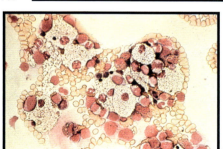
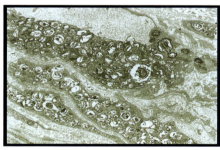

A esfingomielina e o colesterol acumulam-se também no abdome, causando uma distensão característica do plano mediano, conforme observado nesta criança. A microscopia óptica (ou microscopia de luz) e a microscopia eletrônica revelam acúmulos lipídicos na retina.

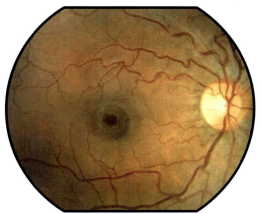
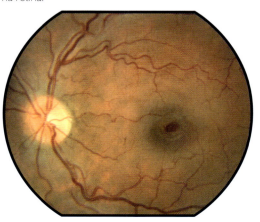

Este paciente com doença de Niemann-Pick apresenta um halo menos proeminente na região perifoveal com uma mancha de cor vermelho-cereja.

# Doença de Tay-Sachs (Gangliosidose GM2, Tipo I)

A doença de Tay-Sachs é um distúrbio neurodegenerativo progressivo de herança autossômica recessiva que tem início no período neonatal e é causado por uma mutação na subunidade alfa do gene hexosaminidase A (HEXA) que resulta no acúmulo de gangliosídeo GM2 no tecido nervoso, danificando as células. Os achados oculares incluem uma mancha vermelho-cereja causada por uma opacidade branco-acinzentada em torno da fóvea, resultante das células ganglionares carregas de lipídios. Há também atrofia óptica progressiva. Os recém-nascidos com doença de Tay-Sachs parecem desenvolver-se normalmente nos primeiros 6 meses de vida. Pouco depois, no entanto, eles manifestam cegueira e deterioração psicomotora, resultando em morte até os 2-3 anos de idade. A doença de Tay-Sachs, a exemplo da doença de Niemann-Pick, é mais prevalente na população de descendência judaica Ashkenazi.

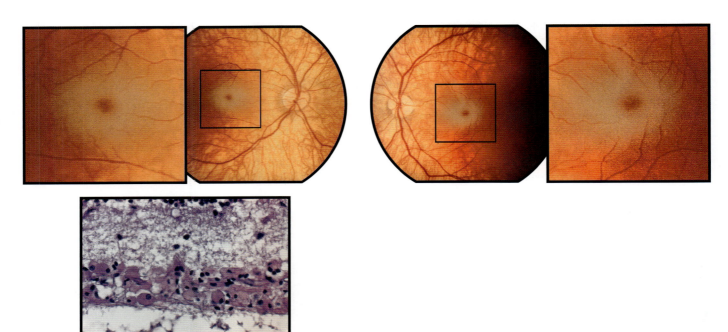

As retinografias coloridas deste paciente com doença de Tay-Sachs ilustram manchas bilaterais de cor vermelho-cereja e opacidade perifoveal branco-acinzentada. Há células ganglionares distendidas resultantes do acúmulo de gangliosídeos na retina *(imagem inferior esquerda)*. A foto inferior direita demonstra o acúmulo de gangliosídeos, formando um padrão multimembranoso. *Cortesia do Dr. Albert Aandekerk. Imagem ©205a disponível exclusivamente, em inglês, em expertconsult.inkling.com/redeem*

# Doença de Sandhoff (Gangliosidose GM2, Tipo II)

A doença de Sandhoff é um distúrbio neurodegenerativo progressivo raro difícil de distinguir clinicamente da doença de Tay-Sachs, mas que não se limita à população de descendência judaica Ashkenazi. A doença de Sandhoff é um distúrbio autossômico recessivo causado por uma mutação do gene HEXB que codifica a subunidade beta da hexosaminidase A e B, resultando em deficiência dessas enzimas lisossômicas. Isso resulta no acúmulo de gangliosídeos GM2 nos neurônios, particularmente no cérebro e na mácula, produzindo uma mancha de cor vermelho-cereja. Há envolvimento também de outros órgãos, entre os quais, o fígado, o pâncreas e os rins, enquanto na doença de Tay-Sachs, o material é limitado principalmente ao sistema nervoso central. A análise bioquímica é utilizada para diferenciar esses dois distúrbios. A morte normalmente ocorre por volta dos 3 anos de idade.

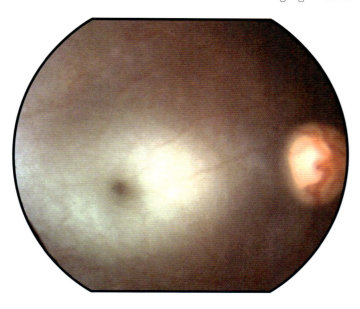

Neste paciente com doença de Sandhoff, o depósito dos gangliosídeos estende-se em torno da fóvea e adentra a região paramacular. Observa-se ainda uma fóvea proeminente clinicamente visível. *Cortesia do Dr. Mark Dailey*

# Deficiência Múltipla de Sulfatases

A deficiência múltipla de sulfatases é uma doença de acúmulo lisossômico hereditária e rara causada por mutações no gene do fator I modificador de sulfatase, resultando em deficiência de arilsulfatases A, B e C. Essas deficiências causam acúmulo anormal de ácidos mucopolissacarídeos em vários tecidos, e os cortes histopatológicos dos nervos periféricos mostram uma degeneração metacromática da mielina. Clinicamente, o distúrbio combina características da leucodistrofia metacromática e da mucopolissacaridose, incluindo anomalias faciais, surdez, hepatoesplenomegalia e anomalias esqueléticas. A deterioração neurológica é rápida, com retardo mental progressivo, demência, hipertonia, ataxia, quadriplegia espástica e morte prematura. As características oftalmológicas incluem atrofia óptica e uma retinopatia pigmentar.

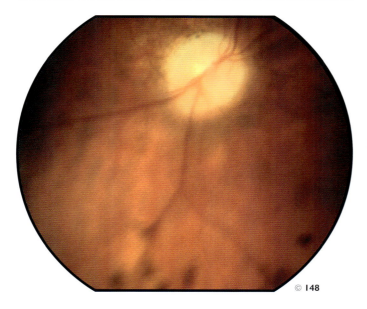

Este paciente com deficiência múltipla de sulfatases apresentou retardo psicomotor, organomegalia e ictiose. O fundo de olho evidenciou a presença de atrofia óptica e degeneração pigmentar.

# Doença de Gaucher

A doença de Gaucher é a mais comum das doenças de acúmulo lisossômico. Trata-se de um distúrbio autossômico recessivo causado por uma deficiência da enzima glicocerebrosidase (β-glicosidase), que catalisa a quebra do glicocerebrosídeos. Consequentemente, há um acúmulo desse material no baço, no fígado, nos pulmões, na medula óssea e, às vezes, no sistema nervoso central. Histopatologicamente, é possível observar os macrófagos carregados de glicolipídios que contêm um citoplasma com aspecto de "papel amarrotado"; esses macrófagos são conhecidos como "células de Gaucher". Existem três subtipos principais. O tipo I é de natureza não neuronopática, a forma mais comum e menos severa, que normalmente se manifesta na infância com hepatoesplenomegalia e pancitopenia e não afeta o cérebro. O tipo II é a forma neurcnopática neonatal aguda, que se manifesta até os 3-6 meses e causa lesões cerebrais progressivas e severas que resultam em morte geralmente por volta dos 2 anos. O tipo III é a forma neuronopática crônica que pode começar na infância ou na idade adulta e implica em hepatoesplenomegalia e envolvimento neurológico variável. As manifestações oculares da doença de Gaucher incluem a presença de depósitos esbranquiçados no epitélio da córnea, ângulo da câmara anterior, corpo ciliar e margem pupilar. Já foi descrita a presença de manchas brancas distintas, dispersas e de tamanho variável na região posterior do fundo do olho e localizadas na região superficial da retina ou em sua superfície, especialmente ao longo das arcadas vasculares inferiores. Esses depósitos são muito bem visualizados na superfície da retina com o SD OCT. A região perimacular pode apresentar uma tonalidade cinza. Existem relatos de atrofia macular e aumento da permeabilidade vascular da retira em um caso acompanhado por tempo prolongado.

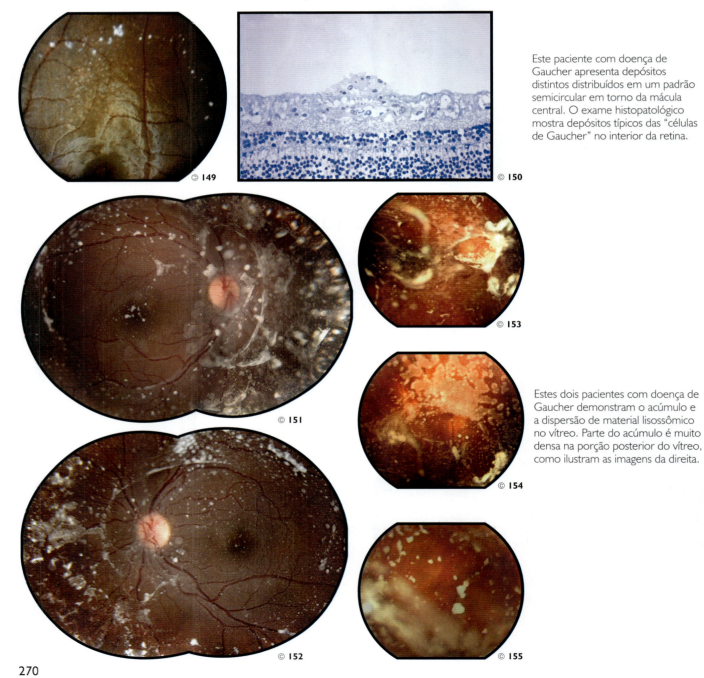

Este paciente com doença de Gaucher apresenta depósitos distintos distribuídos em um padrão semicircular em torno da mácula central. O exame histopatológico mostra depósitos típicos das "células de Gaucher" no interior da retina.

Estes dois pacientes com doença de Gaucher demonstram o acúmulo e a dispersão de material lisossômico no vítreo. Parte do acúmulo é muito densa na porção posterior do vítreo, como ilustram as imagens da direita.

# Paciente Portadora da Doença de Gaucher

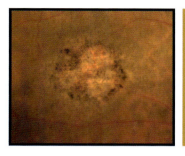
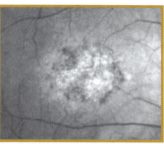
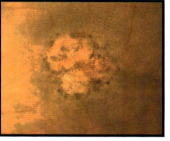
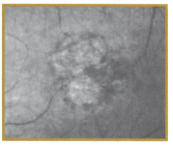

Uma paciente portadora da doença de Gaucher pode demonstrar patologia macular, conforme evidenciado aqui nesta paciente com atrofia e hiperplasia do epitélio pigmentar. Nas fotografias aneritras, é possível visualizar pontos multifocais de acúmulo no interior da retina.

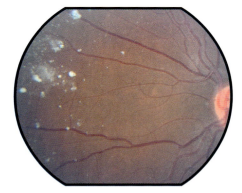
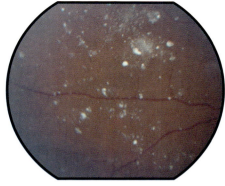
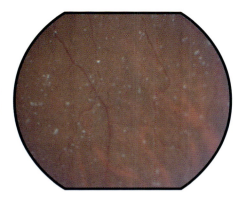

As fotografias coloridas da área periférica da retina deste paciente com doença de Gaucher mostram os depósitos brancos pré-retinianos conhecidos como células de Gaucher, por vezes observados nessa doença. *Imagens cortesia dos Drs SriniVas Sadda e Jennifer Hu*

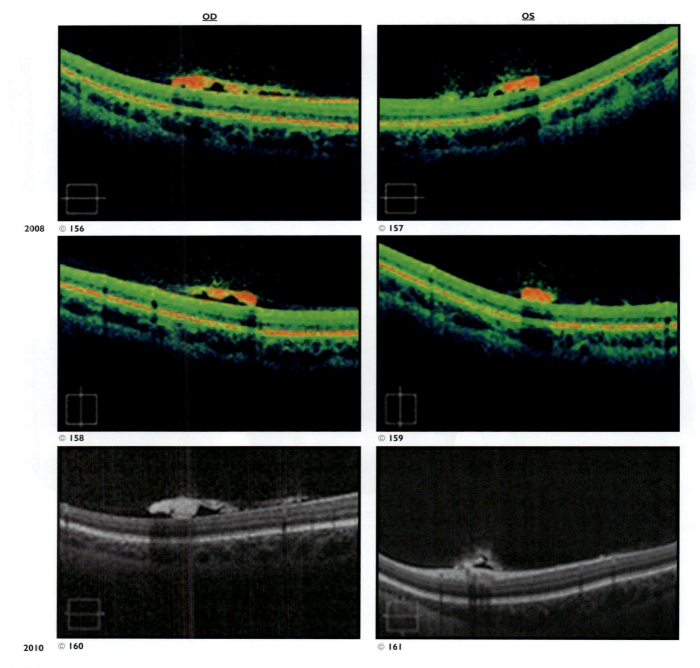

OCT das lesões pré-retinianas de um paciente com doença de Gaucher por um período de 2 anos. Imagens ©162 e ©163 disponíveis exclusivamente, em inglês, em expertconsult.inkling.com/redeem

# Condições Pediátricas Adquiridas

## Síndrome do Bebê Sacudido

A síndrome do bebê sacudido, uma entidade bem reconhecida no contexto da oftalmologia pediátrica, caracteriza-se por hemorragias pré-retinianas, intrarretinianas e subretinianas que se desenvolvem em decorrência de abuso infantil. Pode haver presença também de hemorragias com o centro branco, devendo-se excluir a hipótese de outros distúrbios, como leucemia, por exemplo. O mecanismo desse tipo de sangramento provavelmente é resultante da tração vitreorretiniana que deposita forças de cisalhamento sobre os vasos sanguíneos da retina durante a aceleração e a desaceleração repetitivas. Alguns autores já postularam também que as hemorragias podem ser resultantes do aumento das pressões intracraniana e intratorácica que causam elevação da pressão venosa no interior dos olhos. As hemorragias se resolvem espontaneamente após a adoção das medidas de intervenção destinadas a conter o ciclo de abusos. A neovascularização pré-retiniana e a hemorragia vítrea podem acontecer e, em raros casos, pode ser necessária a aplicação da fotocoagulação periférica a laser nas zonas isquêmicas. Para eliminar uma hemorragia vítrea significativa, pode-se considerar a vitrectomia, a fim de evitar a ocorrência de ambliopia.

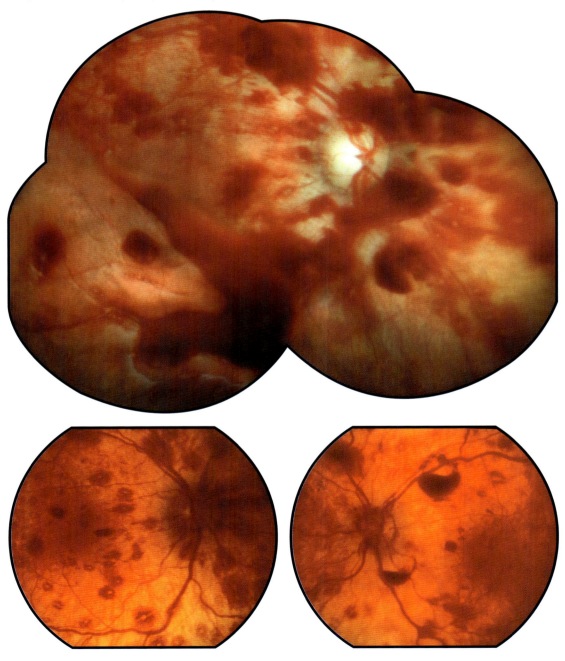

Estes pacientes com síndrome do bebê sacudido demonstram complicações hemorrágicas graves na porção posterior do fundo de olho. Observa-se a hemorragia vítrea na imagem acima e as hemorragias com o centro branco e a hemorragia pré-retiniana nas imagens abaixo. *Fileira inferior cortesia do Dr. Richard Spaide*

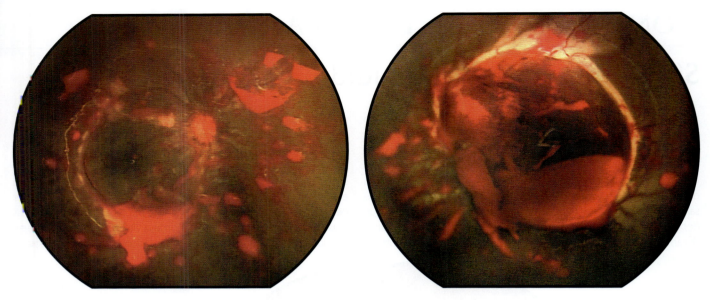

A síndrome do bebê sacudido presente neste paciente é particularmente severa. Ocorreu uma hemorragia pré-retiniana no vítreo, a qual se nivelou próximo à mácula em uma configuração em forma de barco em cada olho. *Cortesia da Dra. Suzanna Airani*

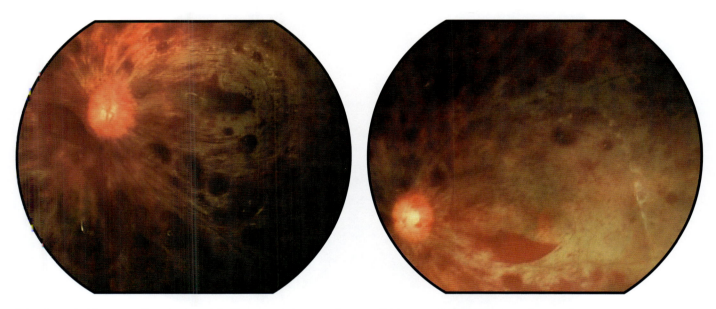

Esta criança de 14 meses, vítima de abuso infantil, apresenta hemorragias em múltiplas camadas da retina em ambos os olhos.

# Leituras Sugeridas

## Retinopatia da Prematuridade

Cryotherapy for Retinopathy of Prematurity Cooperative Group, 2005. Fifteen-year outcomes following threshold retinopathy of prematurity. Final results from the Multicenter Trial of Cryotherapy for Retinopathy of Prematurity. Arch. Ophthalmol 123, 311-318.

Hellstrom, A., Smith, L.E., Dammann, O., 2013. Retinopathy of prematurity. Lancet 382 (9902), 1445-1457.

Klufas, M.A., Chan, R.V., 2015. Intravitreal anti-VEGF therapy as a treatment for retinopathy of prematurity: what we know after 7 years. J. Pediatr. Ophthalmol. Strabismus 52 (2), 77-84.

Reynolds, J.D., Dobson, V., Quinn, G.E., et al., 2002. Evidence-based screening criteria for retinopathy of prematurity: natural history data from the CRYO-ROP and LIGHT-ROP studies. Arch. Ophthalmol 120, 1470-1476.

STOP-ROP Multicenter Study Group, 2000. Supplemental therapeutic oxygen for prethreshold retinopathy of prematurity (STOP-ROP), a randomized, controlled trial. I. Primary outcomes. Pediatrics 105, 295-310.

## Síndrome da Vasculatura Fetal Persistente

Ceron, O., Lou, P.L., Kroll, A.J., et al., 2008. The vitreo-retinal manifestations of persistent hyperplasic primary vitreous (PHPV) and their management. Int. Ophthalmol. Clin 48 (2), 53-62.

Goldberg, M.F., 1997. Persistent fetal vasculature (PFV): an integrated interpretation of signs and symptoms associated with persistent hyperplastic primary vitreous (PHPV). LIV Edward Jackson Memorial Lecture. Am. J. Ophthalmol 124, 587-626.

Jampol, L.M., 2007. Persistent fetal vasculature. Arch. Ophthalmol 125, 432.

## Distúrbios Congênitos

Khairallah, M., Messaoud, R., Zaouali, S., et al., 2002. Posterior segment changes associated with posterior microphthalmos. Ophthalmology 109, 569-574.

## Neurofibromatose Tipo I

Gallego-Pinazo, R., Sherman, J., Yannuzzi, L.A., et al., 2013. Choroidal lesions in neurofi bromatosis detected by multispectral imaging. Retin. Cases Brief Rep 7 (2), 176-178.

Goktas, S., Sakarya, Y., Ozcimen, M., et al., 2014. Frequency of choroidal abnormalities in pediatric patients with neurofi bromatosis type 1. J. Pediatr. Ophthalmol. Strabismus 51 (4), 204-208.

Yasunari, T., Shiraki, K., Hattori, H., et al., 2000. Frequency of choroidal abnormalities in neurofi bromatosis type 1. Lancet 356 (9234), 988-992.

## Neurofibromatose Tipo II

Grant, E.A., Trzupek, K.M., Reiss, J., et al., 2008. Combined retinal hamartomas leading to the diagnosis of neurofi bromatosis type 2. Ophthalmic Genet 29 (3), 133-138.

Sisk, R.A., Berrocal, A.M., Schefler, A.C., et al., 2010. Epiretinal membranes indicate a severe phenotype of neurofi bromatosis type 2. Retina 30 (4 Suppl), S51-S58.

## Hamartoma Combinado da Retina e EPR

Gass, J.D.M., 1973. An unusual hamartoma of the pigment epithelium and retina simulating choroidal melanoma and retinoblastoma. Trans. Am. Ophthalmol. Soc 71, 171-185.

Schachat, A.P., Shields, J.A., Fine, S.L., et al., 1984. Combined hamartoma of the retina and retinal pigment epithelium. Ophthalmology 91, 1609-1615.

Shields, C.L., Mashayekhi, A., Dai, V.V., et al., 2005. Optical coherence tomography fi ndings of combined hamartoma of the retina and retinal pigment epithelium in 11 patients. Arch. Ophthalmol 123, 1746-1750.

## Síndrome de Wyburn Mason

Schmidt, D., Pache, M., Schumacher, M., 2008. The congenital unilateral retinocephalic vascular malformation syndrome (Bonnet–Dechaume–Blanc syndrome or Wyburn–Mason syndrome): review of the literature. Surv. Ophthalmol 53, 227-249.

## Macrovaso Retiniano Congênito

de Crecchio, G., Alfi eri, M.C., Cennamo, G., et al., 2006. Congenital macular macrovessels. Graefes Arch. Clin. Exp. Ophthalmol 244, 1183-1187.

## Síndrome de von Hippel–Lindau

Singh, A.D., Shields, C.L., Shields, J.A., 2001. von Hippel–Lindau disease. Surv. Ophthalmo 46, 117-142.

Toy, B.C., Agron, E., Nigam, D., et al., 2012. Longitudinal analysis of retinal hemangioblastomatosis and visual function in ocular von Hippel-Lindau disease. Ophthalmology 119 (12), 2622-2630.

## Hemangioma Cavernoso da Retina

Sarraf, D., Payne, A.M., Kitchen, N.D., et al., 2000. Familial cavernous hemangioma: An expanding ocular spectrum. Arch. Ophthalmol 118 (7), 969-973.

Shields, J.A., Eagle, Jr., R.C., Ewing, M.Q., et al., 2014. Retinal cavernous hemangioma: fi fty-two years of clinical follow-up with clinicopathologic correlation. Retina 34 (6), 1253-1257.

## Amaurose Congênita de Leber

Hufnagel, R.B., Ahmed, Z.M., Correa, Z.M., et al., 2012. Gene therapy for Leber congenital amaurosis: advances and future directions. Graefes Arch. Clin. Exp. Ophthalmol 250 (8), 1117-1128.

Lambert, S.R., Kriss, A., Taylor, D., et al., 1989. Follow-up and diagnostic reappraisal of 75 patients with Leber's congenital amaurosis. Am. J. Ophthalmol 107, 624-631.

Smith, D., Oestreicher, J., Musarella, M., 1990. Clinical spectrum of Leber's congenital amaurosis in the second to fourth decades of life. Ophthalmology 97, 1156-1161.

## Lipofuscinoses Ceroides Neuronais

Hainsworth, D.P., Liu, G.T., Hamm, C.W., et al., 2009. Funduscopic and angiographic appearance in the neuronal ceroid lipofuscinoses. Retina 29 (5), 657-668.

Traboulsi, E.I., Green, W.R., Luchenbach, M.W., et al., 1987. Neuronal ceroid lipofuscinosis; ocular histopathologic and electron microscopic studies in the late infantile, juvenile, and adult forms. Graefes Arch. Clin. Exp. Ophthalmol 225, 391-402.

## Mucopolissacaridoses

Ashworth, J.L., Biswas, S., Wraith, E., et al., 2006. The ocular features of the mucopolysaccharidoses. Eye (Lond.) 20, 553-563.

Topping, T.M., Kenyon, K.R., Goldberg, M.F., et al., 1971. Ultrastructural ocular pathology of Hunter's syndrome; systemic mucopoly-saccharidosis type II. Arch. Ophthalmol 86, 164-177.

Yoon, M.K., Chen, R.W., Hedges, 3rd., T.R., et al., 2007. High-speed, ultrahigh resolution optical coherence tomography of the retina in Hunter syndrome. Ophthalmic Surg. Lasers Imaging 38, 423-428.

## Mucolipidoses

Pradhan, S.M., Atchaneeyasakul, L.O., Appukuttan, B., et al., 2002. Electronegative electroretinogram in mucolipidosis IV. Arch. Ophthalmol 120, 45-50.

Smith, J.A., Chan, C.C., Goldin, E., et al., 2002. Noninvasive diagnosis and ophthalmic features of mucolipidosis type IV. Ophthalmology 109, 588-594.

Traboulsi, E.I., Maumenee, I.H., 1986. Ophthalmologic fi ndings in mucolipidosis III (pseudo-Hurler polydystrophy). Am. J. Ophthalmol 102, 592-597.

## Doença de Niemann–Pick

McGovern, M.M., Wasserstein, M.P., Aron, A., et al., 2004. Ocular manifestations of Niemann-Pick disease type B. Ophthalmology 111, 1424-1427.

Palmer, M., Green, W.R., Maumenee, I.H., et al., 1985. Niemann-Pick disease type C; ocular histopathologic and electron microscopic studies. Arch. Ophthalmol 103, 817-822.

## Doença de Tay–Sachs

Cotlier, E., 1971. Tay-Sachs' retina. Defi ciency of acetyl hexosaminidase A. Arch. Ophthalmol 86, 352-356.

Kivlin, J.D., Sanborn, G.E., Myers, G.G., 1985. The cherry-red spot in Tay-Sachs and other storage diseases. Ann. Neurol 17, 356-360.

Tay, W., 1881. Symmetrical changes in the region of the yellow spot in each eye of an infant. Trans. Ophthalmol. Soc. UK 1, 55-57.

## Doença de Sandhoff

Brownstein, S., Carpenter, S., Polomeno, R.C., et al., 1980. Sandhoff's disease (GM2 gangliosidosis type 2). Histopathology and ultrastructure of the eye. Arch. Ophthalmol 98, 1089-1097.

Sandhoff, K., Andreae, U., Jatzkewitz, H., 1968. Deficient hexozaminidase activity in an exceptional case of Tay–Sachs disease with additional storage of kidney globoside in visceral organs. Life Sci 7, 283-288.

## Deficiência Múltipla de Sulfatases

Bateman, J.B., Philippart, M., Isenberg, S.J., 1984. Ocular features of multiple sulfatase deficiency and a new variant of metachromatic leukodystrophy. J. Pediatr. Ophthalmol. Strabismus 21, 133-139.

## Donça de Gaucher

Cogan, D.G., Chu, F.C., Gittinger, J., et al., 1980. Fundal abnormalities of Gaucher ' s Disease. Arch. Ophthalmol 98, 2202-2203.

Coussa, R.G., Roos, J.C., Aroichane, M., et al., 2013. Progression of retinal changes in Gaucher disease: a case report. Eye (Lond. ) 27 (11), 1331-1333.

Wollstein, G., Elstein, D., Strassman, I., et al., 1999. Preretinal white dots in adult-type Gaucher disease. Retina 19, 570-571.

## Síndrome do Bebê Sacudido

Buys, Y.M., Levin, A.V., Enzenauer, R.W., et al., 1992. Retinal fi ndings after head trauma in infants and young children. Ophthalmology 99, 1718-1723.

Morad, Y., Wygnansky-Jaffe, T., Levin, A.V., 2010. Retinal haemorrhage in abusive head trauma. Clin. Experiment. Ophthalmol 38 (5), 514-520.

# CAPÍTULO 4

## Inflamação

**SÍNDROMES DE PONTO BRANCO** . . . . . . . . . . . . . **278**

Síndrome de Múltiplos Pontos Brancos Evanescentes (MEWDS) . . . . . . . . .278
Coroidite Multifocal (MFC) (Coroidopatia Interna Puntiforme (PIC),
    Coroidite Multifocal e Panuveíte (MCP), Síndrome de Fibrose
    Sub-retiniana Progressiva Idiopática) . . . . . . . . . . . . . . . . .288
Retinopatia Zonal Externa Aguda Oculta (AZOOR) . . . . . . . . . . . .298
Epiteliopatia Pigmentar Placoide Multifocal Posterior Aguda (APMPPE) . . . .307
Coroidite Serpiginosa . . . . . . . . . . . . . . . . . . .319
Coriorretinite Placoide *Relentless* (Coroidite Ampiginosa) . . . . . . . . . .324
Maculopatia Placoide Persistente . . . . . . . . . . . . . . . .326
Coriorretinopatia de Tipo *Birdshot* . . . . . . . . . . . . . . . .330
Síndromes de "Ponto Branco" Sobrepostas . . . . . . . . . . . . .338

**DOENÇA SISTÊMICA COM VASCULITE RETINIANA** . . . **346**

Pars Planite . . . . . . . . . . . . . . . . . . . . . .346
Esclerose Múltipla . . . . . . . . . . . . . . . . . . . .348
Doença de Behçet . . . . . . . . . . . . . . . . . . . .349
Doença Intestinal Inflamatória . . . . . . . . . . . . . . . . .352
Espondiloartropatias Soronegativas . . . . . . . . . . . . . . .354
Doenças Reumatológicas . . . . . . . . . . . . . . . . . .355
Vasculite Retiniana Idiopática, Aneurismas e Neurorretinite (IRVAN) . . . . .358
Angeíte Idiopática de Ramos Congelados . . . . . . . . . . . . .360
Sarcoidose . . . . . . . . . . . . . . . . . . . . . .365

**DOENÇA SISTÊMICA COM COROIDOPATIA** . . . . . . **371**

Síndrome de Vogt-Koyanagi-Harada . . . . . . . . . . . . . . .371
Oftalmia Simpática . . . . . . . . . . . . . . . . . . . .383

**DOENÇA SISTÊMICA COM ESCLERITE** . . . . . . . . **388**

Esclerite . . . . . . . . . . . . . . . . . . . . . . .388

**GRANULOMA ESCLERAL UVEAL IDIOPÁTICO** . . . . . . **394**

# Síndromes de Ponto Branco

## Síndrome de Múltiplos Pontos Brancos Evanescentes (MEWDS)

A síndrome de múltiplos pontos brancos evanescentes (MEWDS, do inglês *multiple evanescent white dot syndrome*) é uma doença inflamatória aguda em que os pacientes apresentam múltiplos pequenos pontos brancos unilaterais na retina externa e no epitélio pigmentado da retina. Os pacientes tendem a ser jovens, míopes, do sexo feminino (75%) e apresentam sintomas de perda do campo visual temporal (aumento da mancha cega), visão borrada e fotopsia, geralmente após um quadro similar à gripe. A doença normalmente é autolimitante, e a recuperação da visão ocorre em semanas a meses. Durante a fase subaguda, os pontos brancos na fóvea podem conferir uma aparência granular; as lesões antigas podem desaparecer, enquanto novas lesões se desenvolvem em outras áreas. Células vítreas e papiloflebite branda podem ser observadas. A angiografia fluoresceínica (FA) mostra pontos hiperfluorescentes iniciais sobrepostos a pontos maiores (padrão em "grinalda") correspondentes às lesões fundoscópicas brancas. À angiografia com indocianina verde (ICG), os pontos e as manchas são hipofluorescentes, e à autofluorescência do fundo ocular (FAF), os pontos são hiperfluorescentes e, em alguns casos, mais extensos do que os observados à retinografia colorida ou na FA. À tomografia de coerência óptica de domínio espectral (SD-OCT), os pontos correspondem a perda ou descontinuidade da banda elipsoide segmentar interna, e as manchas correspondem a focos hiper-refletivos da retina externa; essas lesões cicatrizam rapidamente com a resolução da doença.

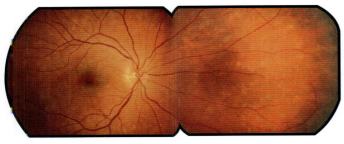 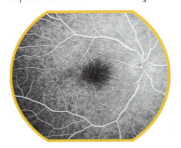 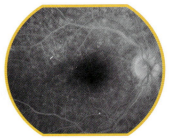

Este paciente com MEWDS apresenta lesões esbranquiçadas pequenas e discretas, características dos pontos brancos observados nesta doença. A angiografia fluoresceínica revela lesões puntiformes hiperfluorescentes em formato de grinalda, que se coram com avidez no exame tardio. Também há discreto *staining* do nervo óptico.

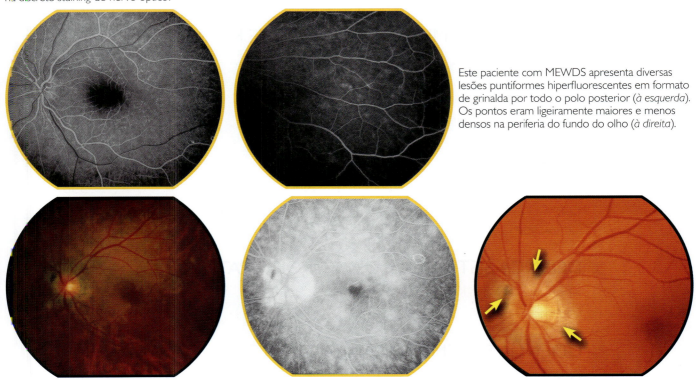

Este paciente com MEWDS apresenta diversas lesões puntiformes hiperfluorescentes em formato de grinalda por todo o polo posterior (*à esquerda*). Os pontos eram ligeiramente maiores e menos densos na periferia do fundo do olho (*à direita*).

Neste paciente com MEWDS, os pontos disseminados são maiores e mais profundos no fundo do olho, alterando a barreira hemato-ocular posterior, como evidenciado pelo extravasamento na fase tardia da angiografia fluoresceínica. Este paciente apresenta *staining* do disco óptico, um achado frequente entre os indivíduos com esta doença. Atrofia peripapilar e distúrbio pigmentar podem ser observados em alguns pacientes (*setas*). Três semanas depois, os pontos desapareceram, e houve melhora da visão. O aumento da mancha cega é observado após a resolução da manifestação aguda, como é comum em pacientes com MEWDS; no entanto, em alguns indivíduos, pode apenas melhorar, mas não desaparecer por completo, como neste caso.

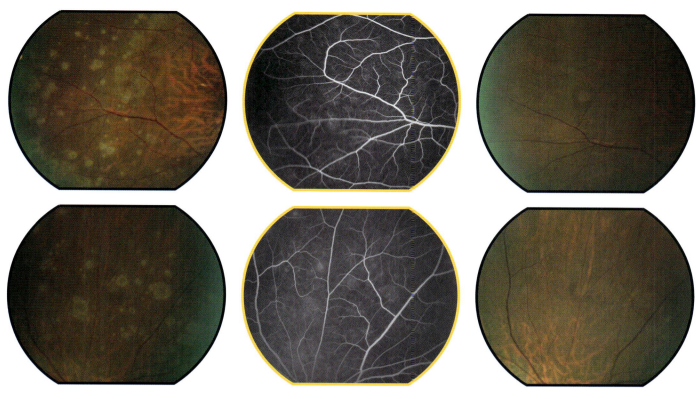

Este paciente com MEWDS apresenta pontos brancos muito evidentes. Note a distribuição e os tamanhos variáveis dos pontos na área temporal (*fileira superior, à esquerda*) e superior (*fileira inferior, à esquerda*). A angiografia fluoresceínica mostra a hiperfluorescência puntiforme e multifocal (*imagens centrais*). Após a resolução do processo agudo, o fundo do olho se normaliza, sem qualquer evidência de alteração do epitélio pigmentar ou coroide.

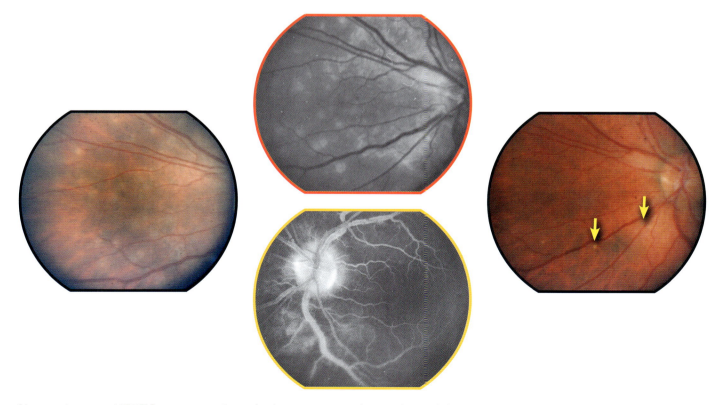

Neste paciente com MEWDS, os pontos estão predominantemente no polo posterior nasal. As lesões são mais evidentes na imagem sem a cor vermelha (*central superior*). A angiografia fluoresceínica mostra a hiperfluorescência de parte dos pontos peripapilares nasais e dilatação das veias, com *staining* venular parcial e extravasamento para o nervo óptico (*central inferior*). Após a resolução do estágio agudo da doença, há a ausência notável de anomalias coriorretinianas pigmentares e atróficas, à exceção de dois pequenos pontos atróficos, provavelmente decorrentes da inflamação do epitélio pigmentado (*setas*). A neurite óptica branda observada na MEWDS pode ser responsável pelo aumento da mancha cega.

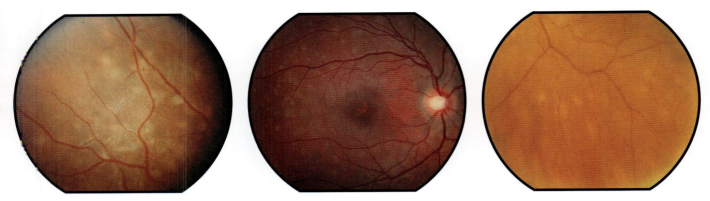

Estas fotografias clínicas são exemplos da variabilidade dos pontos brancos observados na MEWDS. Alguns são muito evidentes como extensas anomalias retinianas numulares (*à esquerda*). Alguns são discretos (*ao centro*) e, em outros casos, há apenas poucas manchas agrupadas em uma pequena área zonal (*à direita*). Novas manchas podem aparecer enquanto as lesões mais antigas desaparecem em dias.

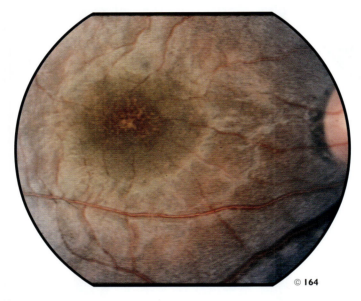

Sempre há algum grau de granularidade fóvea associada. Neste caso, os achados clínicos são bastante evidentes em um paciente afrodescendente devido à pigmentação do fundo do olho. Esta alteração da fóvea pode persistir após as manifestações agudas.

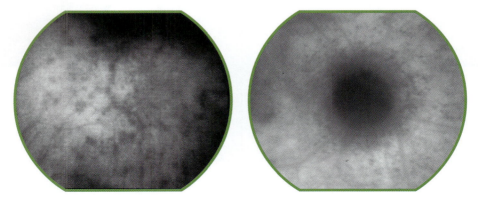

A angiografia com ICG tende a mostrar mais manchas hipofluorescentes do que o exame clínico ou a angiografia fluoresceínica. Ao redor do nervo óptico, há um colar de manchas hipofluorescentes confluentes, responsável pelo aumento da mancha cega descrita por estes pacientes (*imagem à direita*).

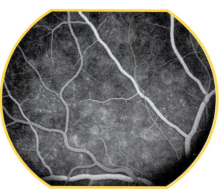

A angiografia fluoresceínica neste paciente com MEWDS mostra pontos hiperfluorescentes dispostos em grinalda, alguns sobrepostos a extensas manchas hiperfluorescentes. Estes "pontos e manchas" residem na retina externa e na retina elipsoide, respectivamente, conforme as recentes técnicas de diagnóstico por imagem *en-face*.

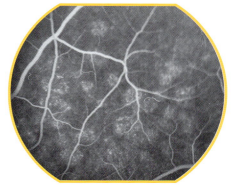

A angiografia com ICG deste paciente com MEWDS mostra numerosas lesões retinianas profundas com certa confluência. O acometimento da área peripapilar é associada ao aumento da mancha cega.

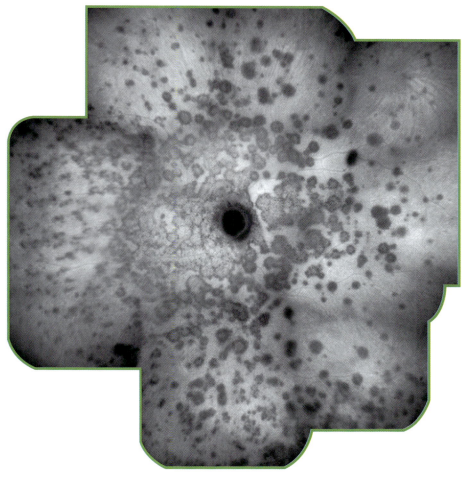

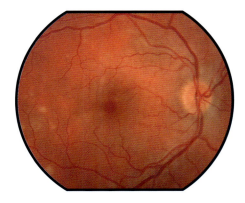
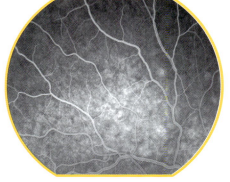
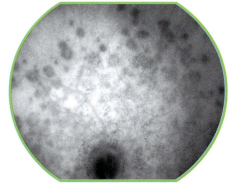

Este paciente apresenta MEWDS aguda com aumento da mancha cega. Há pontos brancos disseminados por toda a porção posterior do fundo do olho e anomalias mínimas à FA (*ao centro*). A angiografia com ICG correspondente (*à direita*) mostra manchas hipofluorescentes disseminadas.

281

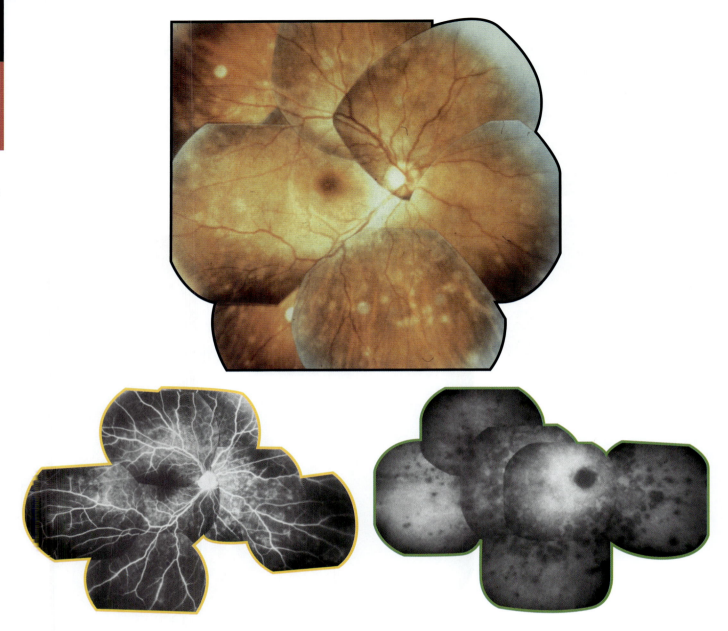

Este paciente com MEWDS apresenta pontos brancos por todo o fundo do olho. Estes pontos são maiores do que aqueles normalmente associados a esta doença. Estas lesões são hiperfluorescentes à angiografia fluoresceínica (*à esquerda*), mas são mais bem visualizadas como lesões hipofluorescentes na fase tardia da angiografia com ICG (*à direita*).

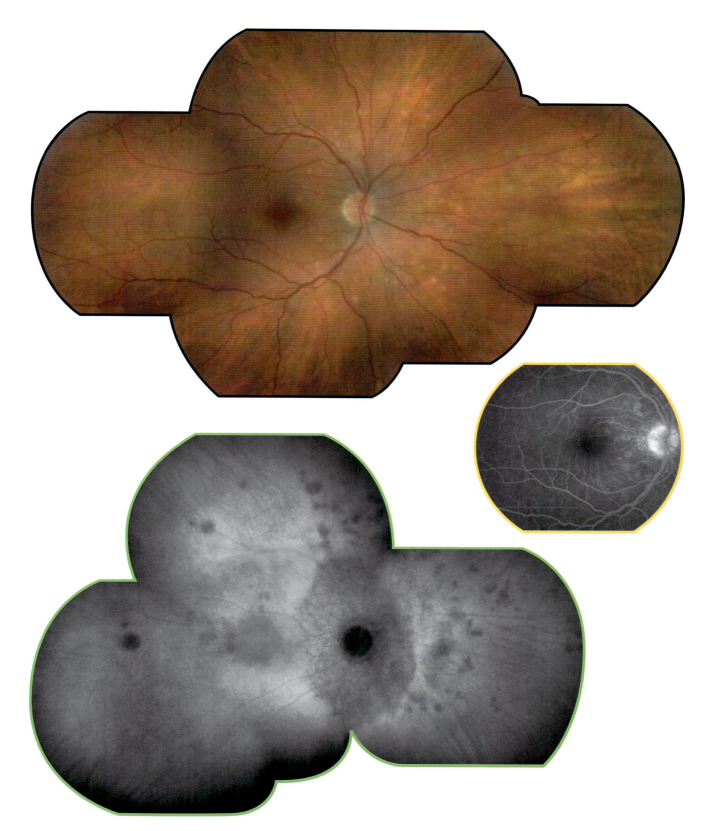

Este paciente com MEWDS apresenta lesões brancas disseminadas por todo o fundo do olho, principalmente ao redor do disco e na periferia nasal. A angiografia fluoresceínica mostra a hiperfluorescência das lesões e o *staining* do disco óptico devido à papilite branda. A fase tardia do exame com ICG mostra diversas lesões hipofluorescentes por todo o fundo do olho e hipofluorescência peripapilar confluente bastante característica de MEWDS e correlacionada ao aumento da mancha cega.

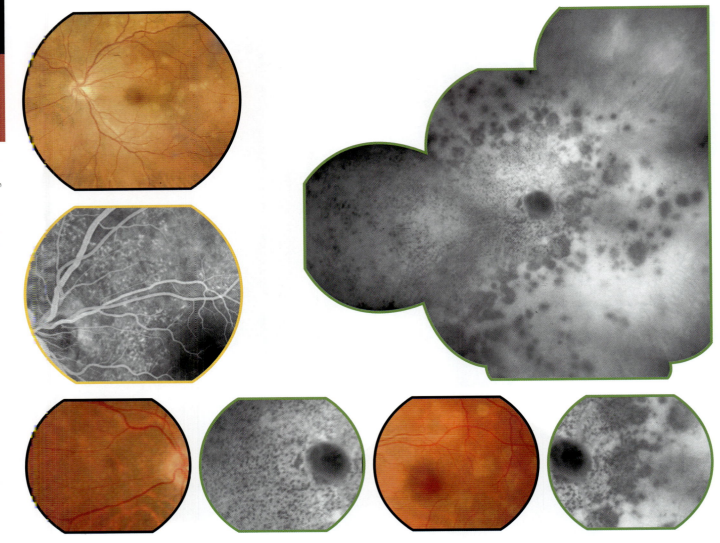

Esse paciente com MEWDS apresenta uma variante da doença, com pequenas lesões disseminadas, ou "pontos", e lesões mais profundas, ou "manchas". As fotografias clínicas mostram diversos pontos brancos. Há lesões maiores localizadas na periferia do fundo do olho. A angiografia fluoresceínica (*segunda fileira*) mostra vários pontos hiperfluorescentes dispostos em grinalda, correspondentes às lesões retinianas. A fase tardia das angiografias com ICG mostram o maior número de lesões, incluindo muitos pontos e manchas mais confluentes (*fileira inferior, segunda imagem, e fileira inferior, imagem mais à direita*).

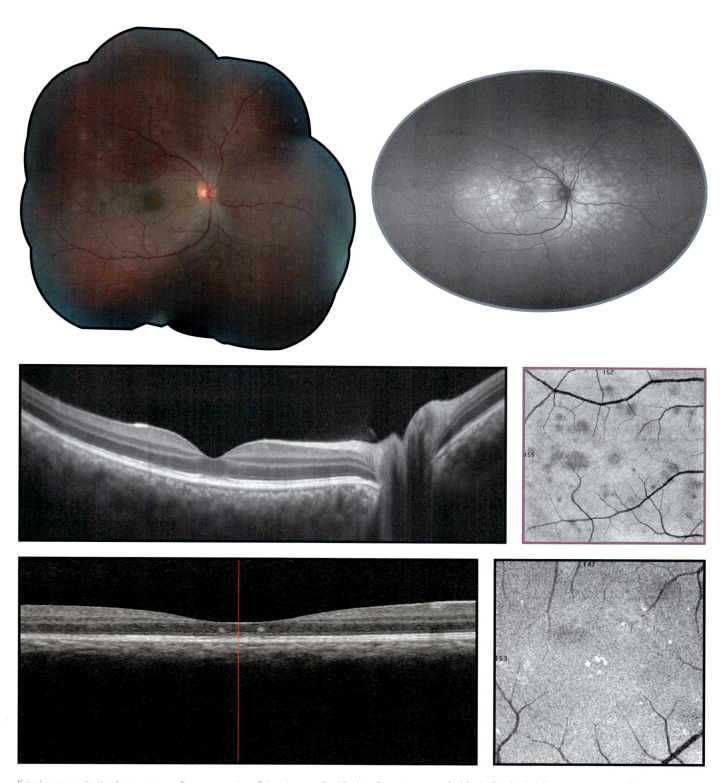

Este jovem paciente do sexo masculino apresentava fotopsias no olho direito. A montagem colorida do fundo do olho mostra pontos brancos por todo o polo posterior (*imagem superior à esquerda*). A autofluorescência de grande angular do fundo ocular mostra mais manchas hiperfluorescentes do que a fotografia colorida (*imagem superior à direita*). A tomografia de coerência óptica de domínio espectral (SD-OCT) ilustra a zona elipsoide alterada (*segunda fileira, à esquerda*). Recentemente, a OCT *en-face* localizou as manchas em nível da zona elipsoide e os pontos na camada nuclear externa. Note a perda do segmento elipsoide interno correspondente às manchas hiporrefletivas (*segunda fileira*) e os focos puntiformes hiper-refletivos na camada nuclear externa (CNE) correspondente aos pontos (*terceira fileira*).

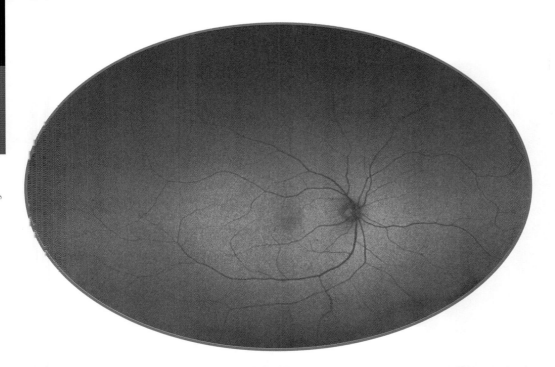

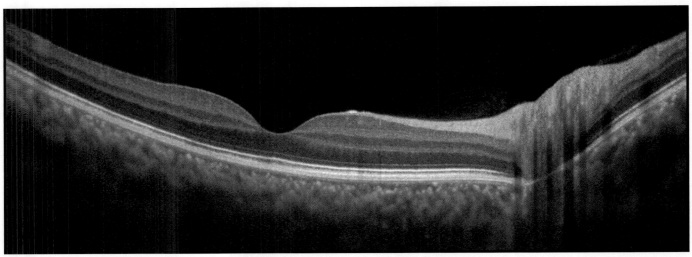

A autofluorescência (*acima*) e a SD-OCT (*abaixo*) de acompanhamento ilustram a resolução completa das manchas hiperautofluorescentes e a normalização da banda da zona elipsoide.

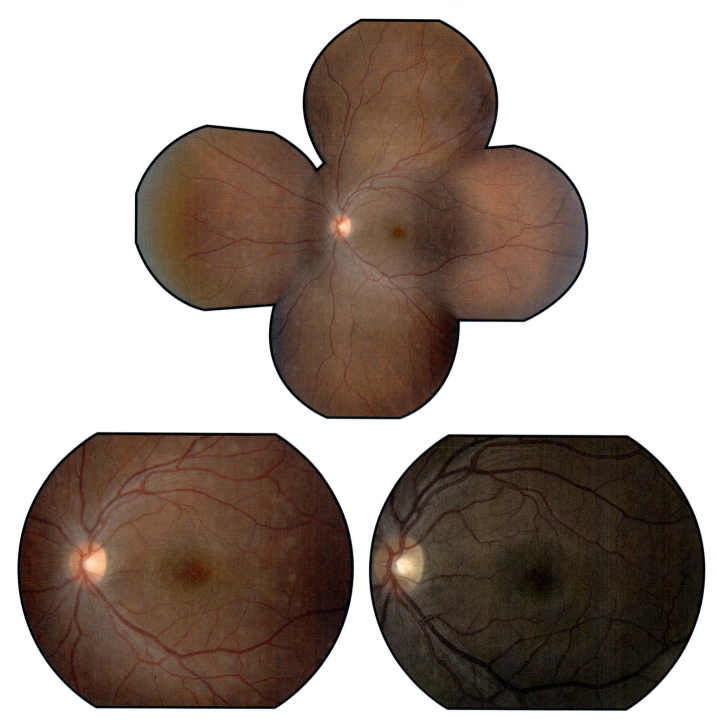

A montagem da retinografia colorida do fundo de olho deste paciente com MEWDS ilustra os pontos brancos disseminados por todo o polo posterior e na porção medial da periferia. Note a aparência granular da fóvea (*imagem inferior à esquerda*). O acompanhamento de 6 semanas mostra a resolução dos pontos brancos e a granularidade foveal persistente (*imagem inferior à direita*).

# Coroidite Multifocal (MFC) (Coroidopatia Interna Puntiforme (PIC), Coroidite Multifocal e Panuveíte (MCP), Síndrome de Fibrose Sub-retiniana Progressiva Idiopática)

A coroidopatia interna puntiforme (PIC) e a MFC são doenças parecidas. Ambas tendem a afetar mulheres jovens (< 75%), geralmente míopes. Estes pacientes desenvolvem áreas focais de inflamação na região profunda da retina e da coroide que progridem com cicatrizes coriorretinianas profundas, atróficas e pigmentadas. As lesões agudas normalmente são múltiplas, bilaterais e de cor branco-amarelada ou acinzentada. Às vezes, pode haver um descolamento neurossensorial sobrejacente. Quando essas manchas inflamatórias são pequenas e confinadas ao polo posterior com reação vítrea mínima, a doença é geralmente chamada PIC. A doença mais difusa, com lesões maiores e associada à panuveíte, é chamada MFC. Esses olhos podem apresentar fibrose peripapilar e grupos lineares de lesões na periferia do fundo do olho, formando faixas curvilíneas ou concêntricas (linha de Schlaegel) similares àquelas observadas na suposta síndrome de histoplasmose ocular (POHS). A presença de uveíte, mais comumente de células anteriores e vítreas, diferencia a MFC da POHS. A POHS, a PIC e a MFC são frequentemente associadas à CNV, que pode causar fibrose sub-retiniana. Em raros casos, essa fibrose sub-retiniana pode ser extensa e progressiva, sendo chamada síndrome de fibrose sub-retiniana progressiva idiopática.

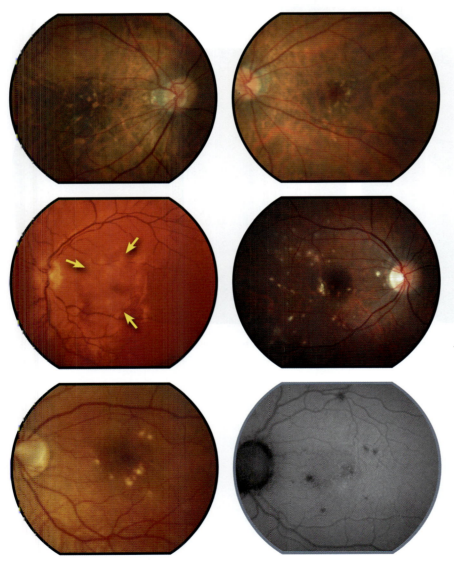

Estes pacientes apresentam múltiplas manchas inflamatórias coriorretinianas no polo posterior. Às vezes, as manchas são associadas às células no vítreo posterior ou mesmo a um descolamento exsudativo (*setas*). Evidências de uma cicatriz fibrovascular prévia podem ser observadas em alguns casos (*fileira central, à esquerda*). O número mais preciso de lesões é detectável à autofluorescência do fundo ocular (*imagem inferior à direita*). Cortesia de Dr. James Folk

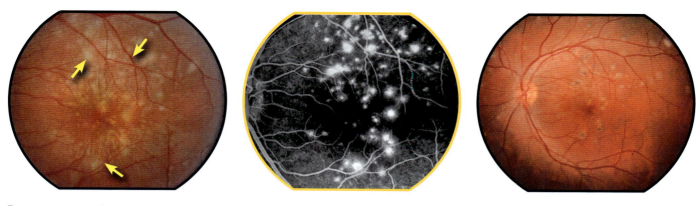

Este caso mostra as formas agudas e resolvidas da MFC no mesmo paciente. Note as lesões esbranquiçadas na fase aguda (setas) e as lesões mais hiperpigmentadas e bem definidas no estágio cicatrizado. A angiografia fluoresceínica mostra o staining e até mesmo o extravasamento das lesões agudas no polo posterior (imagem central).

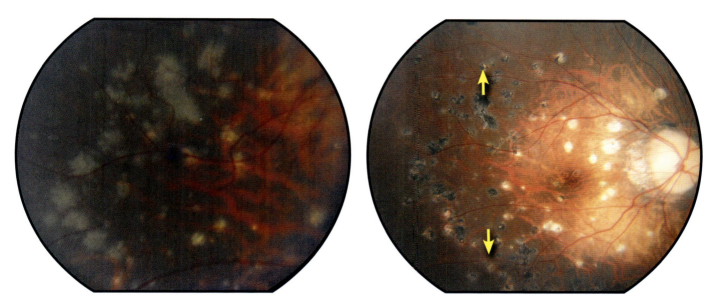

Este paciente míope apresenta lesões agudas de MFC (à esquerda). Tais lesões inflamatórias agudas se resolvem e formam cicatrizes coriorretinianas durante o acompanhamento (à direita, setas). As lesões atróficas brancas no polo posterior presentes na retina adelgaçada são associadas ao estafiloma míope.

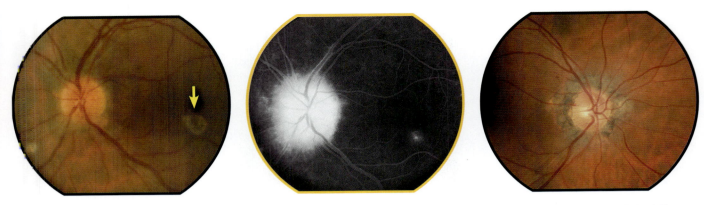

Este paciente apresenta MFC e CNV secundária (seta). A angiografia fluoresceínica mostra a hiperfluorescência puntiforme da CNV inferior à fóvea e extravasamento do disco óptico. A inflamação do disco óptico é uma importante característica da MFC não associada à histoplasmose ocular. No olho direito, houve o desenvolvimento de atrofia peripapilar e pigmentação após a inflamação aguda (à direita).

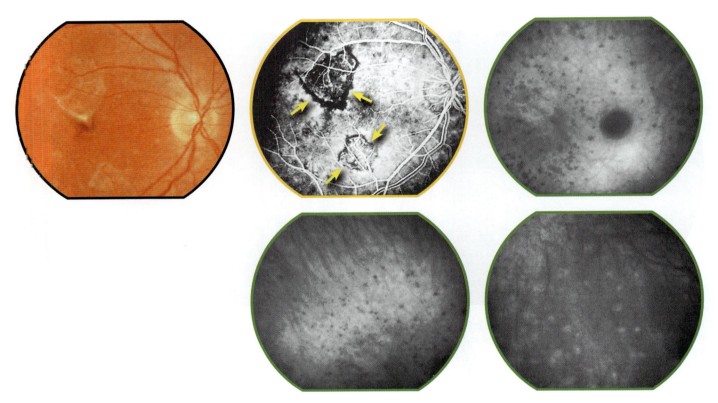

Este paciente apresenta MFC complicada pela CNV ativa (setas), observada à fotografia colorida do fundo do olho e à FA (imagens centrais e à esquerda). Note que as duas lesões neovasculares são clássicas (ou seja, de tipo 2) à FA, com aparência inicial rendada bem definida e um anel pigmentado de bloqueio. A angiografia com ICG mostra manchas multifocais disseminadas por toda a região posterior do fundo do olho (imagem superior à direita), e, na periferia, lesões hipofluorescentes multifocais e lesões hiperfluorescentes mais agudas (imagens inferiores) são observadas.

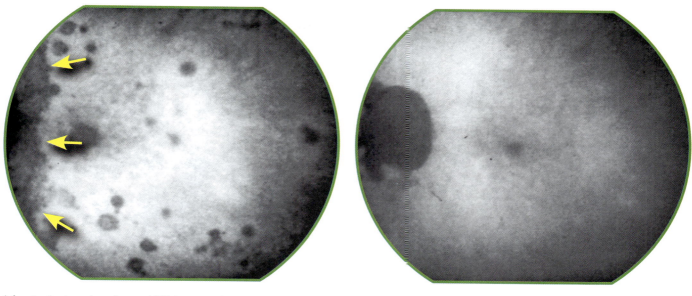

A fase tardia da angiografia com ICG de um paciente com MFC ativa e aumento da mancha cega do olho esquerdo mostra múltiplas lesões hipofluorescentes grandes, que se estendem até a periferia e confluem ao redor da borda temporal do nervo óptico (setas). O tratamento oral com prednisona foi administrado por 6 semanas. Outra fase tardia da angiografia com ICG, realizada 6 meses após o tratamento, mostra a resolução completa da hipofluorescência na mácula e ao redor do nervo óptico. A vitreíte e as alterações no campo visual também se resolveram, mas com persistência da atrofia peripapilar preexistente.

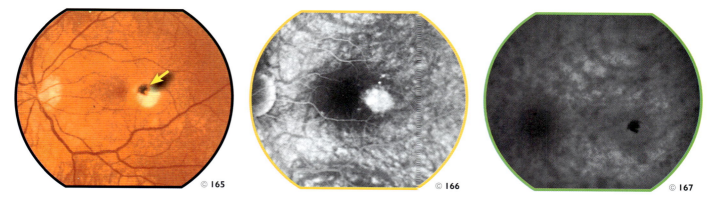

Este paciente apresentava CNV e foi submetido a fotocoagulação a laser (seta). Dois anos mais tarde, o paciente retornou, queixando-se de aumento da mancha cega no mesmo olho esquerdo. A angiografia fluoresceínica mostrou as marcas cicatriciais do laser e múltiplas novas manchas hipofluorescentes e hiperfluorescentes. A angiografia com ICG ilustra a hipofluorescência ao redor do nervo e da cicatriz coriorretiniana e áreas disseminadas de lesões hipofluorescentes na coroide, consistentes com a recidiva da MFC em um paciente com episódio anterior da doença. Note as peculiares extensões filamentosas ao redor das cicatrizes maculares, observadas às angiografias, que são características da MFC. Essa lesão pode ser relacionada à hipervascularização induzida pela inflamação prévia.

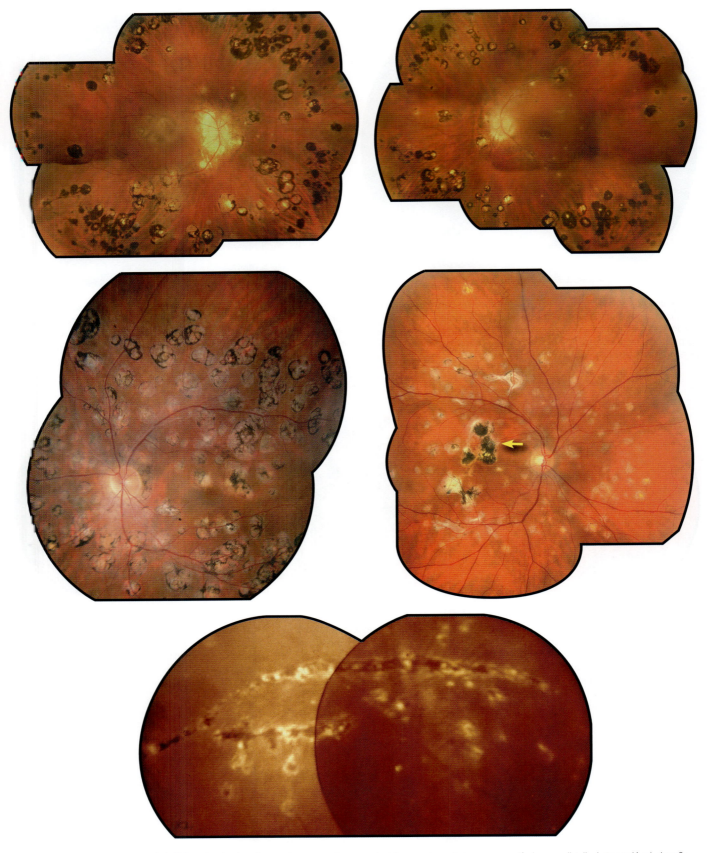

Durante o estágio quiescente da MFC, o fundo do olho pode conter diversas cicatrizes coriorretinianas na periferia, em distribuição variável. Atrofia peripapilar ou cicatrizes maculares podem ser observadas (seta). Nestes casos havia atrofia peripapilar em todos. Na periferia, havia uma ou mais linhas curvas ou concêntricas de cicatrizes coriorretinianas (linhas de Schlaegel), características da MCP e da POHS (imagem inferior).

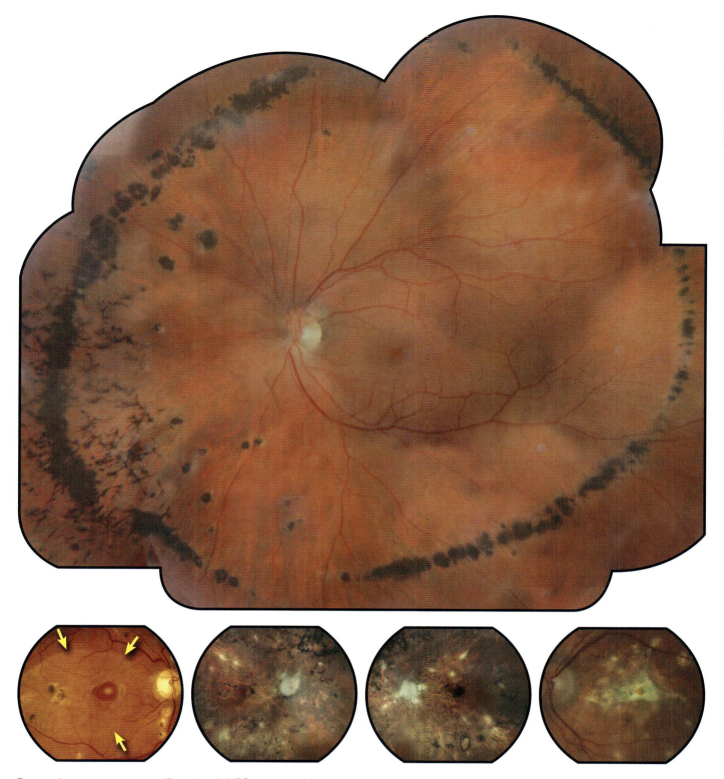

Estes pacientes apresentam manifestações da MFC em seu estágio quiescente. A montagem mostra cicatrizes pigmentares concêntricas ao redor do globo ocular. Note a presença de hiperplasia pigmentar na periferia nasal. A fotografia a esquerda mostra um buraco macular com descolamento retiniano (setas), que pode ser decorrente da tração vitreorretiniana. As imagens maculares à direita mostram cicatrizes fibrovasculares causadas pela CNV prévia.

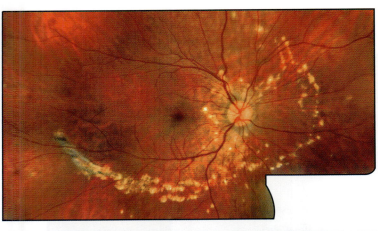

Estes casos de MFC mostram a variedade de formatos e padrões das cicatrizes pós-inflamatórias curvilíneas ou concêntricas chamadas linhas de Schlaegel.

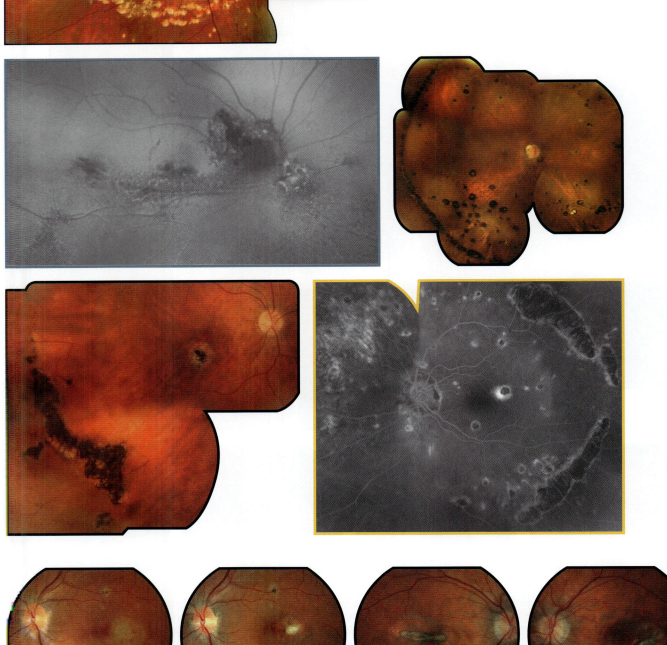

Estes dois pacientes com MFC apresentam neovascularização de tipo 2, o subtipo mais comum nesta doença. A cicatriz fibrótica cercada por atrofia foi observada no paciente à esquerda após a fotocoagulação do olho esquerdo. O paciente à direita apresenta regressão da CNV, cercada por atrofia coriorretiniana em cada um dos olhos.

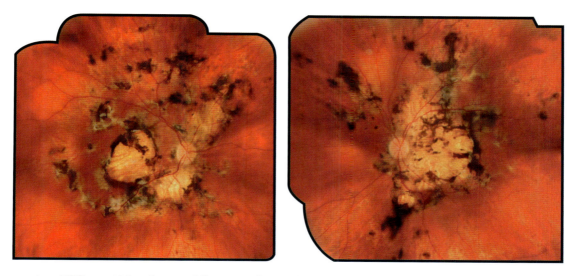

Esta montagem mostra a MFC em estágio quiescente. Há grave atrofia na região macular, bem como alterações hiperplásicas e atróficas do epitélio pigmentado, provocadas pelos estágios inflamatórios da doença.

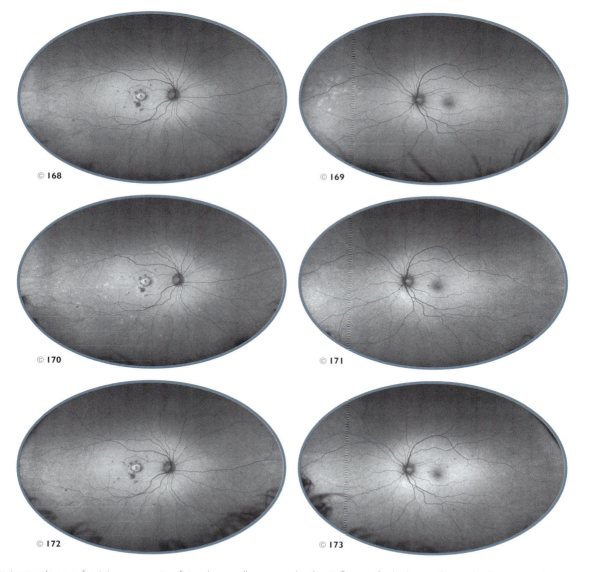

Esta paciente jovem do sexo feminino apresentou fotopsias no olho esquerdo. A autofluorescência de grande angular ilustra manchas hiperfluorescentes pequenas e discretas na periferia nasal do olho esquerdo (*imagem superior à direita*) que são consistentes com a PIC. A paciente começou o tratamento oral com anti-inflamatórios não esteroidais e retornou após 1 mês. As manchas no olho esquerdo se resolveram (*imagem central à direita*), mas novas manchas surgiram na periferia temporal do olho direito (*imagem central à esquerda*). Após 2 meses em tratamento com anti-inflamatórios não esteroidais, a paciente retornou mais uma vez, e as manchas haviam se resolvido em ambos os olhos (*fileira inferior*).

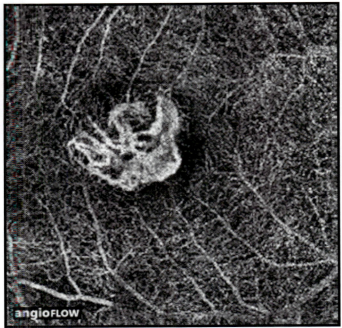

A angiografia por OCT do olho direito da mesma paciente mostra a CNV na mácula.

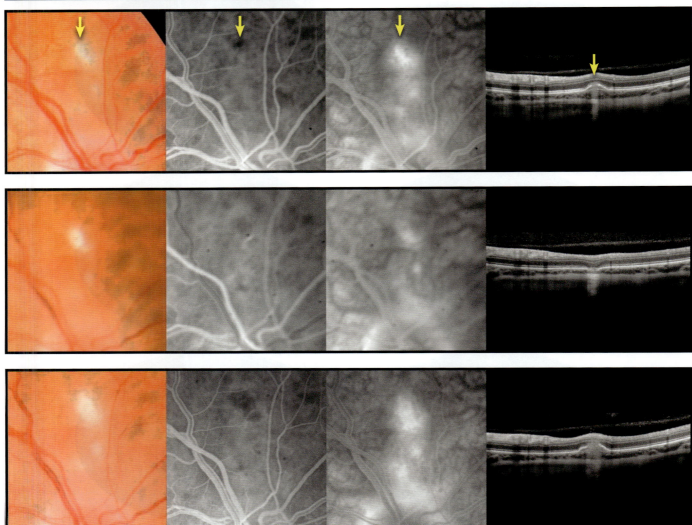

Este paciente com MFC apresentou uma exacerbação aguda e novos infiltrados coroidais (*fileira superior, setas*). A lesão apresentou bloqueio na fase inicial da angiografia fluoresceínica e impregnação na fase tardia (*fileira superior, segunda e terceira imagens*). A SD-OCT mostra o infiltrado coroidal que acomete até a retina externa. O paciente começou o tratamento oral com corticosteroides e apresentou melhora significativa (*segunda fileira*). Porém, após a redução da medicação houve recidiva do infiltrado (*fileira inferior*).

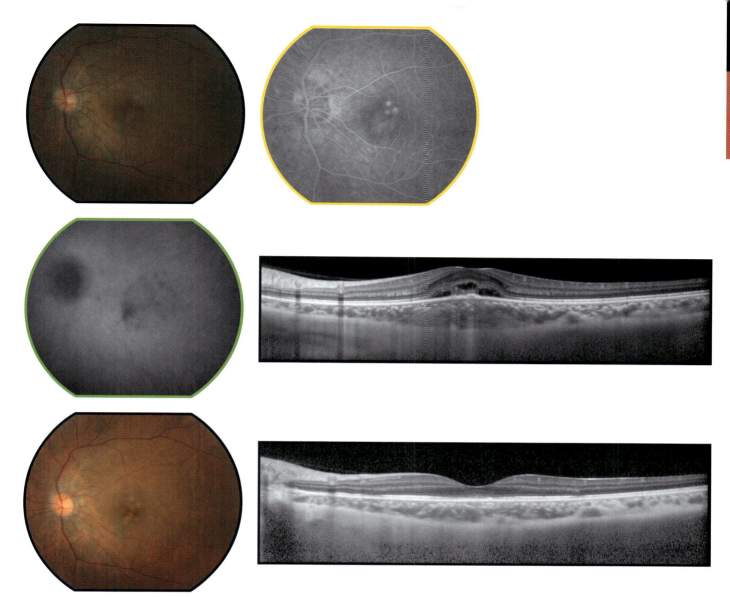

Este paciente com MFC apresentou novos infiltrados no polo posterior que foram bem identificados à fotografia colorida do fundo do olho (*acima, à esquerda*). As lesões coram na fase tardia da angiografia fluoresceínica e apresentam bloqueio na angiografia com ICG (*imagem superior à direita e segunda fileira à esquerda*). A SD-OCT realizada na primeira consulta mostra os infiltrados coroidais e o espessamento acompanhado por fluido sub-retiniano. As fotografias coloridas do fundo do olho obtidas 15 dias após o início do tratamento mostram a consolidação dos infiltrados brancos (*imagem inferior à esquerda*). A SD-OCT feita ao acompanhamento mostra a redução significativa da espessura coroidal e a resolução do fluido sub-retiniano (*imagem inferior à direita*).

# Retinopatia Zonal Externa Aguda Oculta (AZOOR)

A retinopatia zonal externa aguda oculta (AZOOR) é uma doença inflamatória idiopática que tende a afetar mulheres jovens e saudáveis que desenvolvem fotopsia e perda aguda e progressiva de campo visual em um ou ambos os olhos devido à lesão de zonas amplas da retina externa. A alteração de campo visual normalmente começa como um aumento da mancha cega, muitas vezes descrita como movimentos coloridos dentro do escotoma. A primeira fundoscopia pode ser normal, à exceção de uma vitreíte leve. No entanto, em estágios mais tardios, pode haver o desenvolvimento de atrofia do epitélio pigmentado da retina (EPR), acúmulo de pigmento e atenuação arterial. Aproximadamente um terço dos pacientes apresentam a doença recidivante. O eletrorretinograma (ERG), a autofluorescência, a angiografia fluoresceínica e ICG e a OCT localizam a anomalia no complexo fotorreceptor-EPR. Recentemente, a aparência trizonal à autofluorescência, à angiografia com ICG e à SD-OCT foi descrita como a característica definidora da AZOOR. À SD-OCT, a doença é caracterizada pela retina normal fora da lesão da AZOOR (zona 1), depósitos drusenoides sub-retinianos (zona 2) e atrofia do EPR e da coroide (zona 3) na lesão. À autofluorescência e à angiografia com ICG, esse padrão trizonal é caracterizado por uma linha hiperfluorescente que separa a lesão da AZOOR da retina normal (zona 1), manchas hiperfluorescentes na lesão da AZOOR (zona 2) e hipofluorescência correspondente à atrofia da coroide no interior da lesão (zona 3).

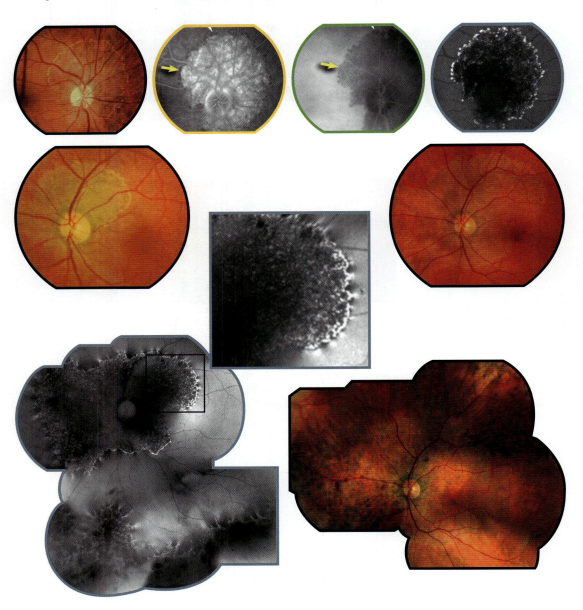

Este paciente apresentava AZOOR bilateral. Os achados eram relativamente estáveis no olho direito em comparação ao olho esquerdo. Observe a borda anular bem demarcada na junção entre a retina acometida e a saudável (setas) no olho direito. A fileira central mostra a área progressiva de inflamação peripapilar no olho esquerdo ao diagnóstico e 3 anos depois. Cinco anos depois, uma grande área zonal foi também observada na porção inferior do fundo do olho (fileira inferior, à esquerda). Sete anos depois, havia uma doença degenerativa difusa e atrófica no epitélio pigmentado do fundo do olho (imagem inferior à direita). A montagem da autofluorescência do fundo do olho e a imagem em maior aumento mostram a característica exacerbação hiperautofluorescente nas margens dos defeitos zonais (imagem inferior à esquerda) e o padrão trizonal da doença, anteriormente mencionado.

Esta montagem colorida mostra a AZOOR peripapilar com uma margem claramente delineada entre a região atrófica e a retina normal. A montagem maior mostra a região nasal inativa bem demarcada, com extensa atrofia e pigmentação, e uma grande zona ativa de inflamação progressiva que se estende pela mácula superior e é delineada por um anel externo característico (setas).

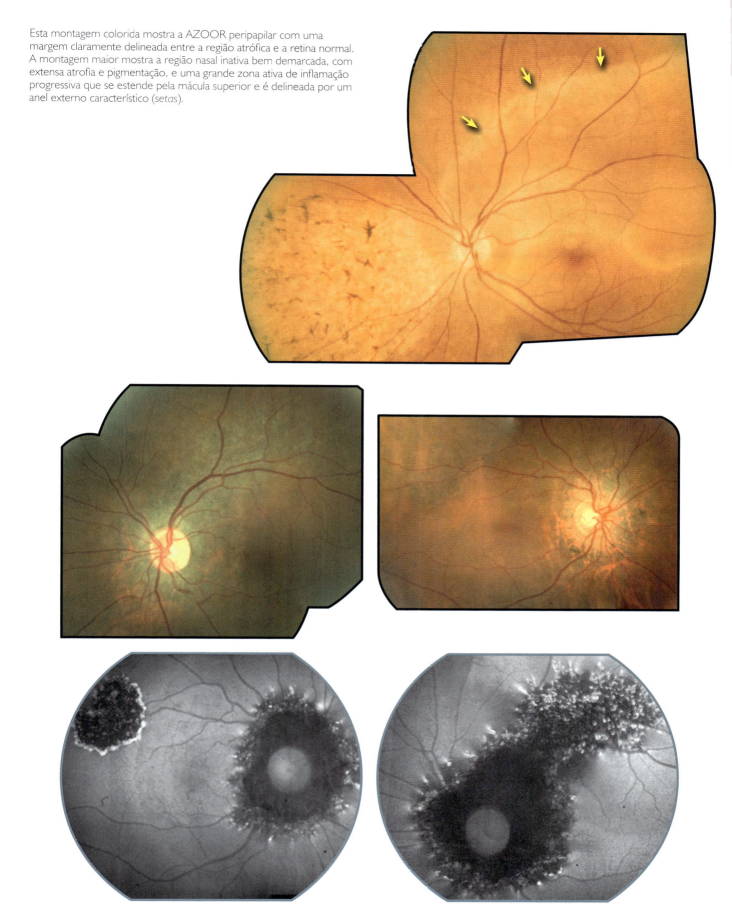

Este é um paciente assintomático diagnosticado com AZOOR em um exame de rotina. Durante o exame, observou-se perda de campo visual, correspondente às anomalias multizonais. Note o padrão trizonal de acometimento à autofluorescência. As margens da lesão mostram a exacerbação da hiperautofluorescência típica da AZOOR. Com a quiescência das áreas zonais agudas, as margens hiperautofluorescentes ficam mais normais.

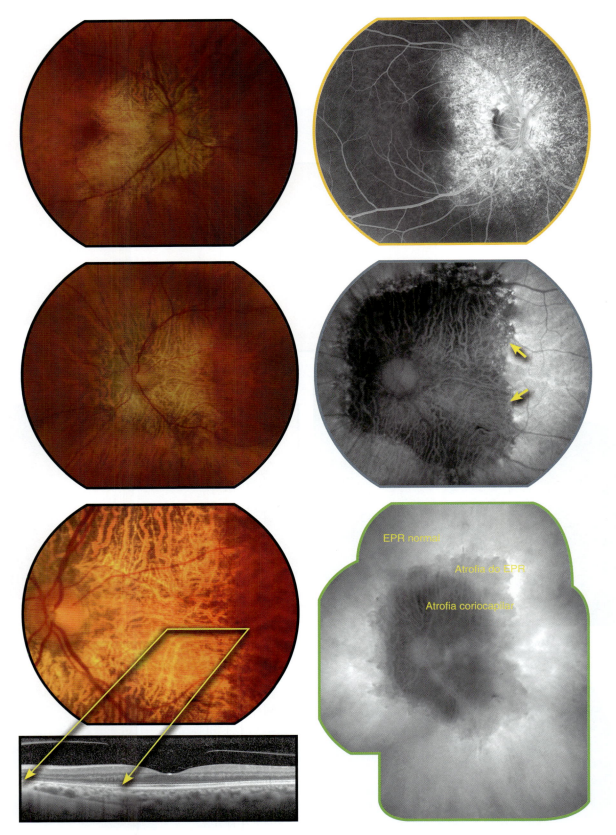

Este paciente apresenta AZOOR simétrica bilateral. A fotografia colorida de cada olho mostra atrofia peripapilar. A área atrófica é delineada na OCT como ausência do segmento elipsoide interno, começando no aspecto nasal da fóvea (*imagem inferior à esquerda, setas*). O exame com ICG revela uma anomalia trizonal. A área preta corresponde à ausência de coriocapilar, e a área cinzenta representa a atrofia do epitélio pigmentado adjacente ao EPR normal. Na borda entre o epitélio pigmentado anormal e normal, pode haver uma área distinta de hiperautofluorescência do fundo do olho, que não é observada neste paciente, embora focos de hiperautofluorescência se estendam pela junção entre o epitélio pigmentado atrófico e o epitélio pigmentado normal (*setas, fileira central à direita*).

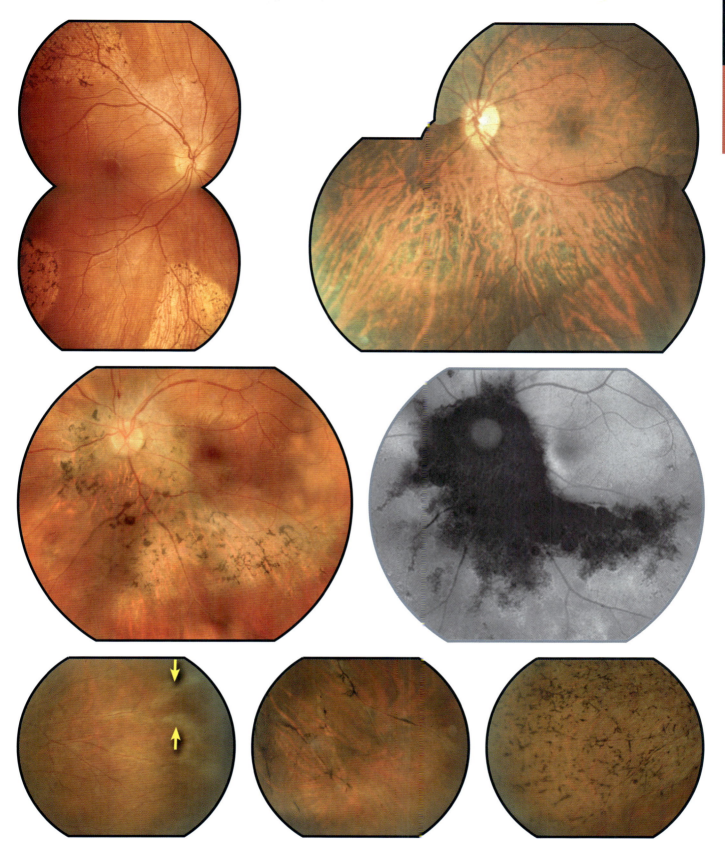

Estas imagens mostram a variabilidade da AZOOR, com zonas atróficas em diferentes locais do fundo do olho. Note a ausência de acometimento da fóvea associada à boa acuidade visual no caso mostrado na fileira superior. O paciente mostrado na fileira central apresentou fotopsia e perda progressiva do campo visual por muitos anos, mas com estabilidade nos 11 anos subsequentes. A fileira inferior mostra diversas alterações periféricas na AZOOR, incluindo embainhamento perivascular inflamatório (setas), atrofia e migração do epitélio pigmentado hiperplásico até a retina.

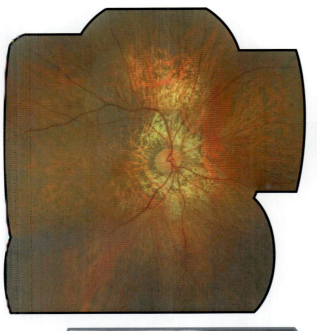
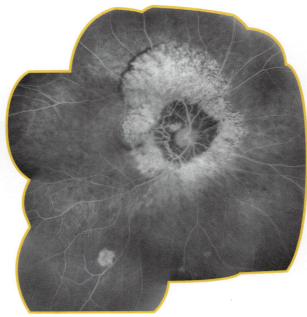
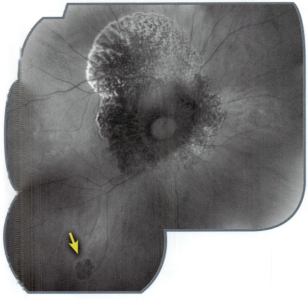

Este paciente do sexo masculino foi diagnosticado pela primeira vez com AZOOR aos 70 anos de idade. Note a margem de delineamento da degeneração coriorretiniana superior ao nervo. A montagem de alta resolução com ICG e autofluorescência demarca bem a zona de degeneração peripapilar. Há uma lesão menor na região inferior (*seta*), com margem de delineamento.

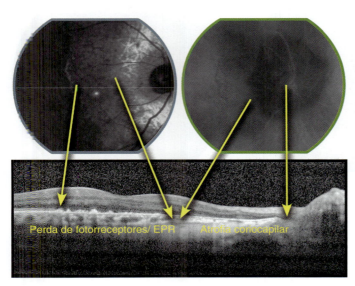

A OCT mostra a base do padrão trizonal. As seguintes características podem ser observadas: atrofia coriocapilar na área justapapilar imediata; degeneração do EPR e dos fotorreceptores adjacentes com deposição drusenoide; e complexo fotorreceptor- EPR -coriocapilar contíguo normal.

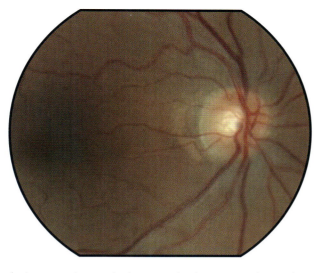
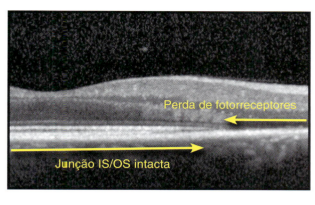

Este paciente apresentava perda de campo visual e aumento da mancha cega. Não havia achados clínicos evidentes. A única anomalia foi detectada na OCT de alta resolução, que mostrou ausência de fotorreceptores correlacionada à perda de campo visual. Note a junção clara entre o segmento elipsoide interno normal e anormal.

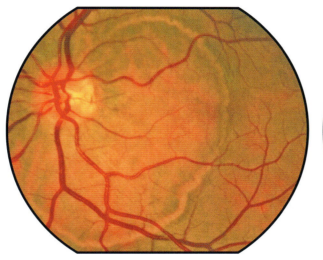
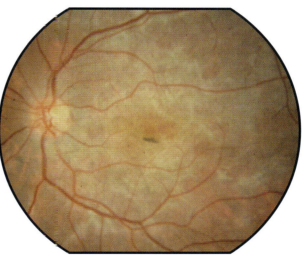

A imagem do fundo do olho ao diagnóstico é mostrada à esquerda, e a imagem de acompanhamento, obtida anos depois, está à direita. Este paciente com AZOOR apresentou fibrose sub-retiniana difusa, e não o padrão característico de pigmentação e atrofia na mácula.

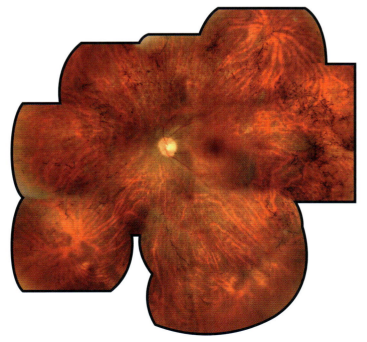

Este paciente com AZOOR apresentou degeneração progressiva e difusa de foto-receptores e do epitélio pigmentado.

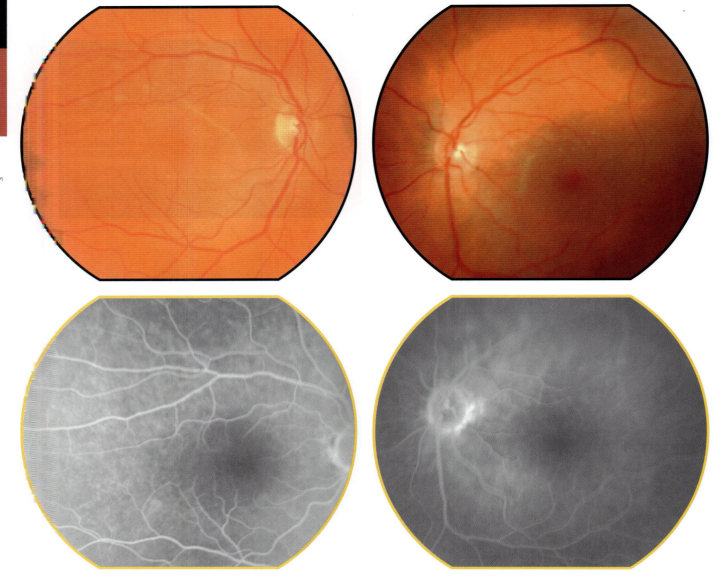

Este paciente apresentou episódios recorrentes de moscas volantes e visão borrada. As fotografias coloridas do fundo do olho mostram linhas brancas nas zonas parafoveais. A fase tardia da angiografia fluoresceínica (*abaixo*) mostra lesões hiperfluorescentes tardias. O padrão anular parcial das lesões sugere a presença de retinopatia externa anular aguda, uma variante da AZOOR. *Imagens cortesia de Amani Fawzi, MD*

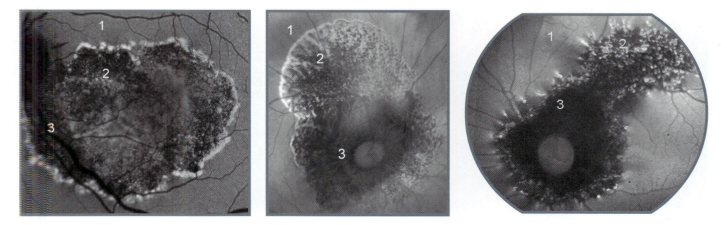

As imagens de autofluorescência destes três pacientes com AZOOR mostram o padrão trizonal característico da doença, descrito no texto acima.

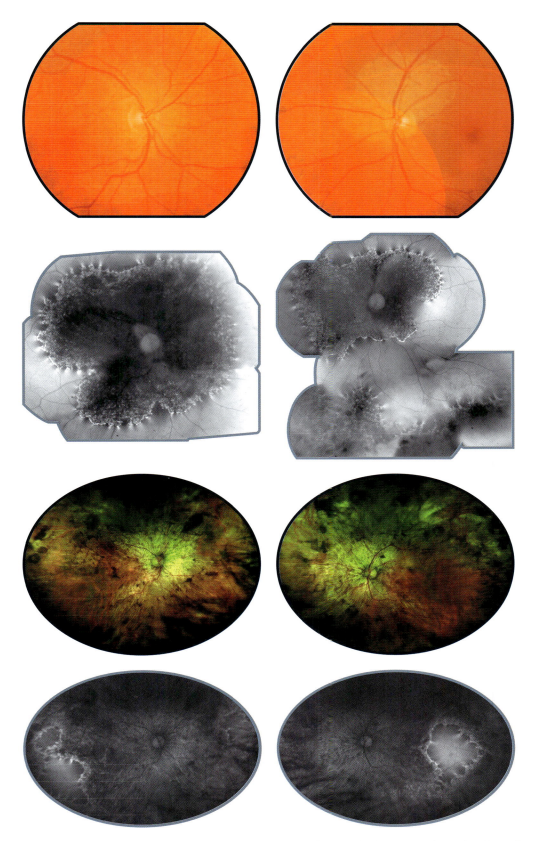

A princípio, este paciente apresentava lesões peripapilares de consistência cremosa e formato de placa, mostradas aqui na fotografia colorida do fundo do olho (*fileira superior*). Seis anos depois, as imagens de autofluorescência mostram a progressão da doença em ambos os olhos e o padrão trizonal à autofluorescência que caracteriza a AZOOR (*segunda fileira*). A progressão continuou e, 13 anos após o diagnóstico, as retinografias coloridas de grande angular mostram a atrofia disseminada da retina e do EPR (*terceira fileira*). As imagens de autofluorescência de grande angular ilustram uma ilhota de ausência de acometimento temporal, mas com doença ativa adjacente, evidenciada pela borda hiperautofluorescente próxima ao restante da retina saudável (*fileira inferior*).

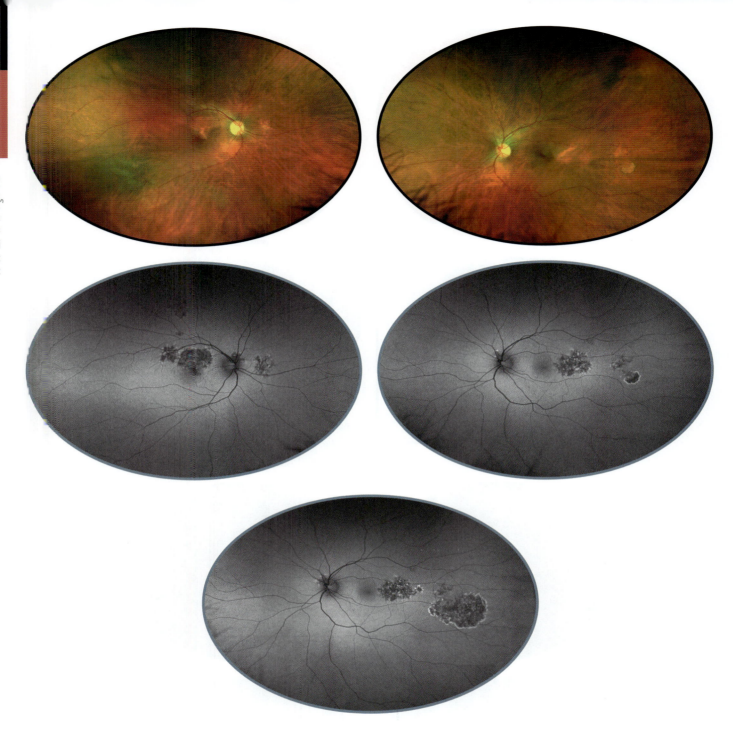

As fotografias coloridas de grande angular deste paciente com AZOOR ilustram sutis áreas de alterações pigmentares nos polos posteriores de ambos os olhos (*fileira superior*). A autofluorescência de grande angular mostra o típico padrão trizonal em ambos os olhos, característico desta doença (*segunda fileira*). A autofluorescência de grande angular de acompanhamento do olho esquerdo, realizada 4 meses após o diagnóstico, mostra a progressão das lesões (*abaixo*).

# Epiteliopatia Pigmentar Placoide Multifocal Posterior Aguda (APMPPE)

A APMPPE é uma síndrome de múltiplas lesões de consistência cremosa e formato em placa no EPR que geralmente afeta homens e mulheres jovens, saudáveis, entre a segunda e a terceira décadas de vida. Os pacientes apresentam rápida perda visual que pode ser associada a escotomas centrais ou paracentrais, fotopsia e metamorfopsia. Na maioria dos casos, a doença é bilateral, e o segundo olho é acometido em alguns dias; no entanto o acometimento tardio do segundo olho, depois de várias semanas, pode ocorrer. Cerca de um terço dos pacientes relata uma síndrome similar à gripe, apresentando principalmente cefaleia antes dos sintomas visuais. O achado clínico característico é a presença de múltiplas lesões placoides branco-amareladas no EPR, em especial no polo posterior. Novas lesões podem se desenvolver em regiões mais periféricas. O tamanho das lesões é variável, mas geralmente inferior ao diâmetro de um disco óptico. Os achados oculares associados incluem vitreíte branda, papilite, vasculite retiniana, descolamento exsudativo de retina, neovascularização retiniana e hemorragia. As lesões ativas começam a se resolver alguns dias após o aparecimento dos sintomas e são substituídas por atrofia e hiperpigmentação do EPR. Com o desaparecimento das lesões antigas, novas lesões ativas podem surgir. A acuidade visual pode voltar a valores quase normais, mas a recuperação pode ser prolongada e associada a escotomas persistentes e, com menor frequência, até mesmo grave perda da visão. Há raros relatos de AVC e até morte em decorrência da vasculite do sistema nervoso central.

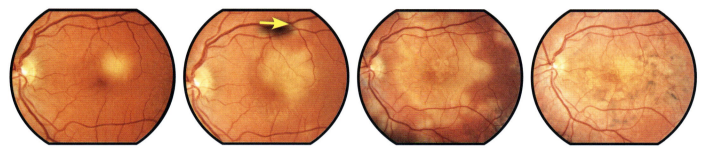

Este paciente com APMPPE apresentou uma lesão solitária profunda, amarelo-esbranquiçada, adjacente à mácula. Quatro dias depois, a lesão aumentou, e houve o desenvolvimento de uma lesão satélite (*seta*). Duas semanas após o diagnóstico, houve progressão. Três meses depois, as lesões resolvidas apresentavam atrofia e hiperpigmentação.

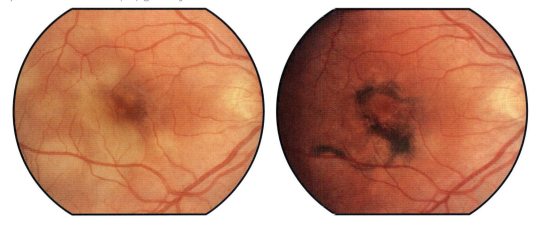

Note as lesões brancas e de consistência cremosa no EPR neste paciente com APMPPE. Embora a maioria dos casos de APMPPE se resolva com prognóstico bom, alguns pacientes podem desenvolver hiperpigmentação central e mau prognóstico visual, como neste caso.

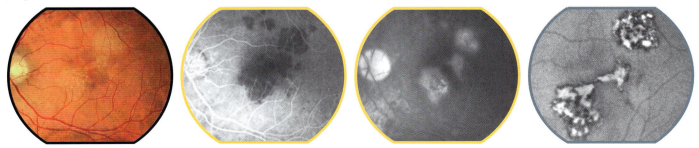

Este paciente com APMPPE mostra algumas lesões extensas no polo posterior do olho esquerdo. Note as anomalias placoides de cor creme com variação geográfica. Há também algumas manchas menores na região paramacular superior. A fase inicial da angiografia fluoresceínica mostra a hipofluorescência por bloqueio contra a anomalia de perfusão da coroide interna, com *staining* tardio das lesões. A autofluorescência do fundo ocular mostra a hiperautofluorescência que corresponde às lesões mais recentes e a hipoautofluorescência das lesões cicatrizadas.

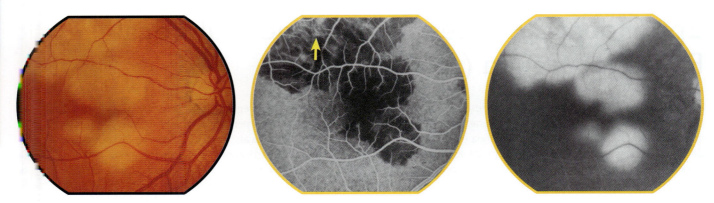

Este é um paciente com APMPPE e achados típicos à angiografia fluoresceínica (FA) de hipofluorescência inicial e *staining* tardio das lesões. A FA permite a visualização da circulação coroide na região superior da mácula, correspondente a um defeito em janela ou fluorescência coroidal transmitida (*seta*). Esta é uma lesão subaguda com atrofia do epitélio pigmentado.

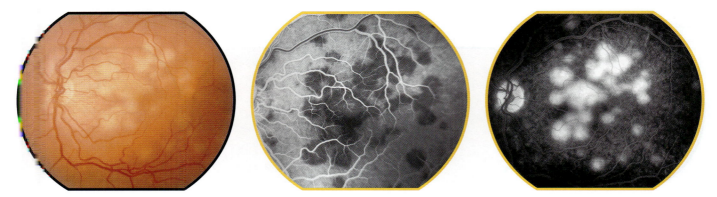

Este paciente apresenta APMPPE com achados típicos à FA de hipofluorescência inicial (*ao centro*) e *staining* tardia (*à direita*) das lesões agudas. A hipofluorescência inicial pode ser atribuída ao bloqueio do EPR contra a isquemia coroide. Evidências mais recentes obtidas com a angiografia por OCT indicam que a isquemia da coroide interna é a etiologia da APMPPE e dos distúrbios placoides relacionados. *Cortesia de Dr. Howard Schatz*

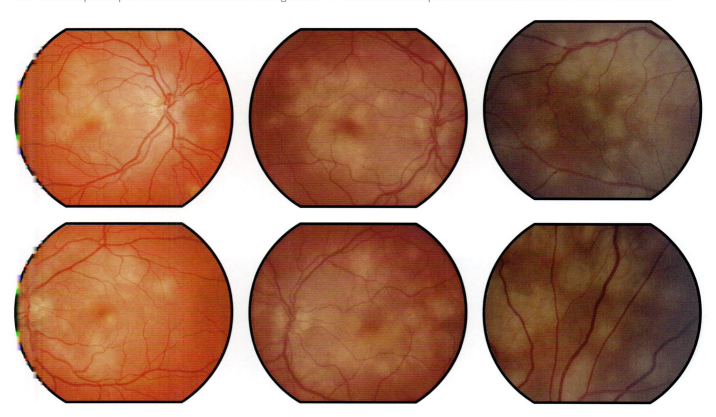

Estes são outros pacientes com APMPPE que apresentam variação na distribuição e confluência das lesões agudas. *Imagem superior e imagem inferior à direita cortesia de Dr. Frank Holz*

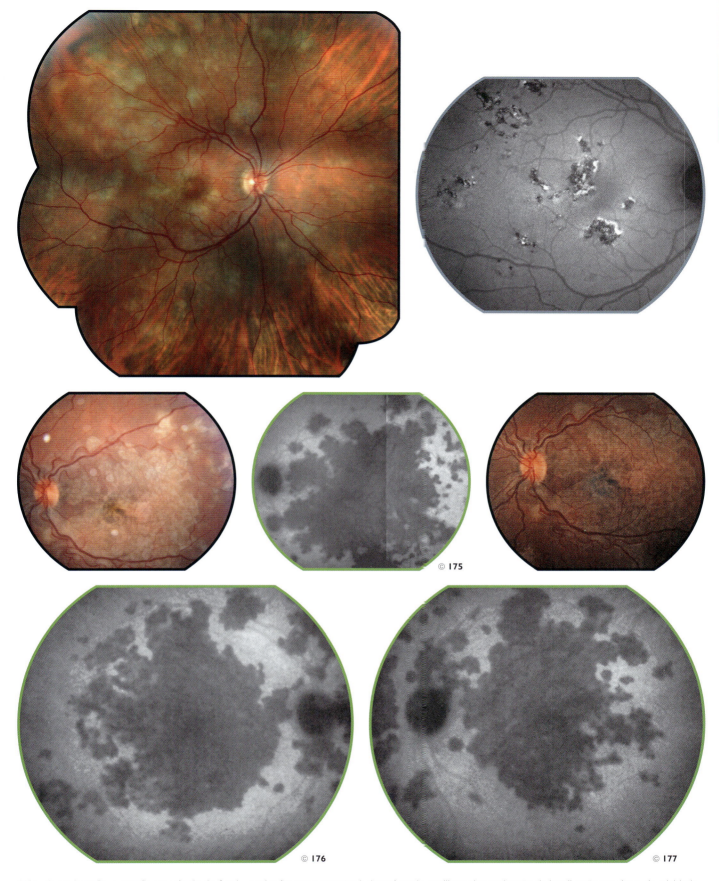

Além da angiografia, a autofluorescência do fundo ocular (*imagem superior à direita*) pode auxiliar a determinação da localização precisa e da atividade da doença nas lesões. A montagem fotográfica também ajuda na identificação de todas as lesões. A atrofia e a degeneração pigmentar podem se desenvolver e são associadas ao mau resultado visual (*imagem central à direita*). Note a lesão difusa, com acometimento agudo da mácula (*abaixo à esquerda e à direita*) e confirmada à angiografia com ICG.

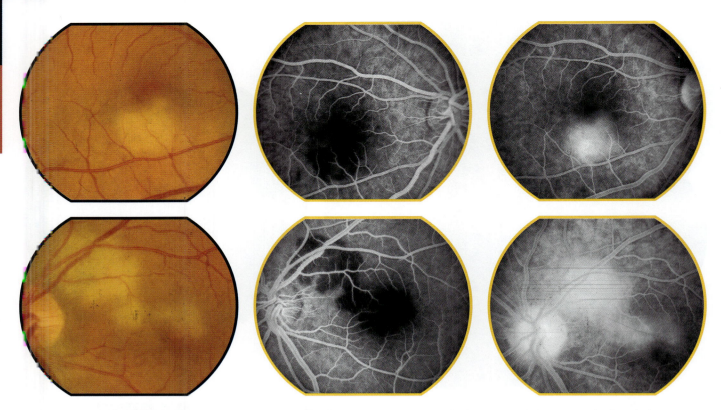

Este paciente com APMPPE apresenta lesões maculares geográficas bilaterais agudas, com papilite branda associada a *staining* do disco óptico no olho esquerdo. A resolução foi espontânea, sem recidivas por muitos anos. Esse quadro clínico deve ser diferenciado da coroidopatia serpiginosa, da doença granulomatosa e da sífilis.

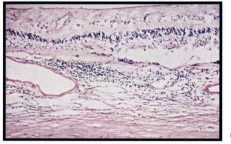

© 178

A histopatologia neste paciente que apresentou APMPPE e faleceu em decorrência da vasculite cerebral mostra um granuloma coroidal abaixo do EPR com alteração focal do tecido monocelular. A coriocapilar não foi acometida. Sistemicamente, o paciente apresentava vasculite granulomatosa e células gigantes multinucleadas nas artérias cerebrais maiores.

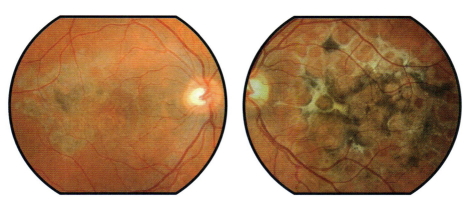

Este caso de APMPPE resolvida mostra a variação no processo de cicatrização. A atrofia comparativamente mínima e o não acometimento da fóvea são observados no olho direito (*à esquerda*), enquanto a degeneração metaplásica fibrosa e pigmentar é identificada no olho contralateral. *Cortesia de Dr. Dimitrios Karagiannis*

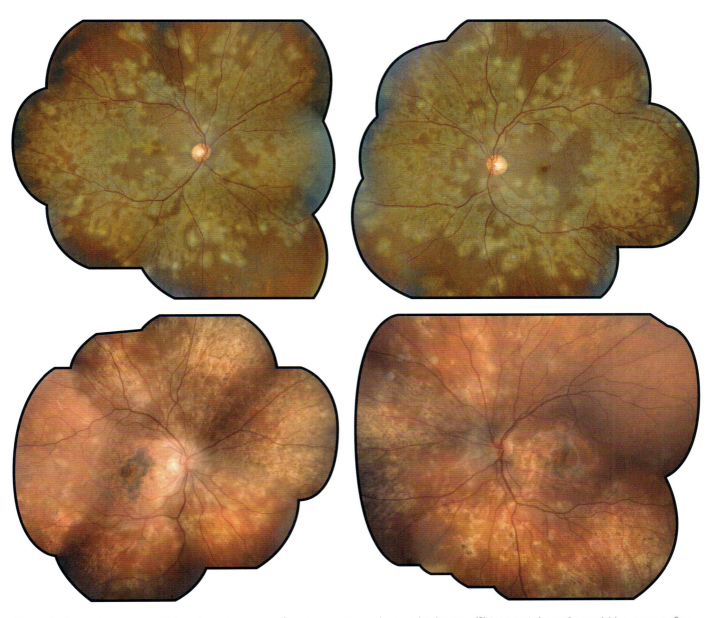

*Note* as lesões posteriores e periféricas disseminadas e confluentes que são agudas no primeiro caso (*fileira superior*) e estão resolvidas, com atrofia e cicatrização pigmentar, no segundo caso (*fileira inferior*). *Fileira inferior cortesia de Dr. Mark Blumenkranz*

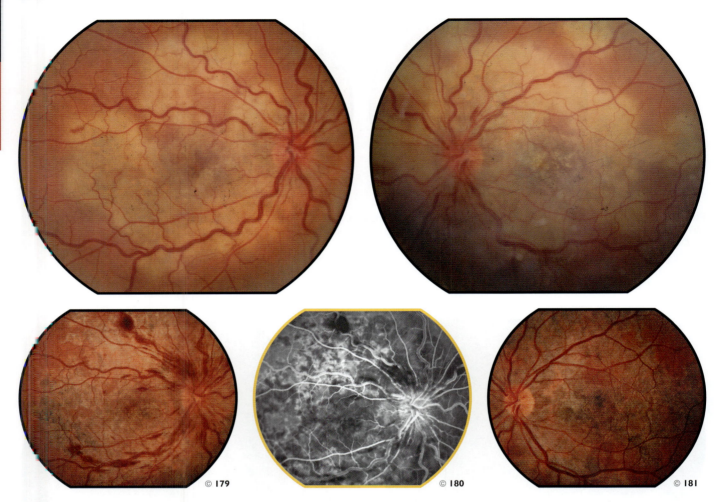

Este paciente com APMPPE apresentava edema do nervo óptico e estase venosa bilateral, com maior gravidade no olho direito. À primeira consulta, algumas hemorragias retinianas no olho esquerdo foram observadas durante o estágio agudo da doença. A seguir, houve o desenvolvimento de oclusão da veia retiniana central (OVCR) com hemorragias disseminadas (*imagem inferior à esquerda*) por todo o fundo do olho direito, apresentando bloqueio à angiografia fluoresceínica (*imagem inferior central*). As hemorragias no olho esquerdo se resolveram com menor ingurgitamento e tortuosidade venosa (*imagem inferior à direita*). Este caso ilustra a OVCR associada à APMPPE em ambos os olhos.

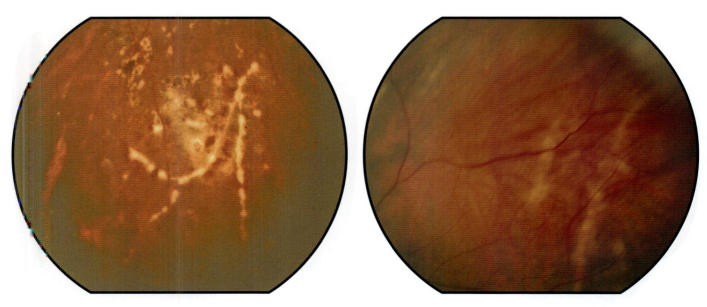

Um processo inflamatório segmentar coroidal pode ser raramente observado na periferia do fundo do olho de pacientes com APMPPE, como mostrado aqui. Esta vasculite segmentar coroidal pode não ser coincidente, já que se sabe que ocorre panvasculite na APMPPE. Pode também ser indicativa de um processo inflamatório na coroide como mecanismo primário na patogênese da doença.

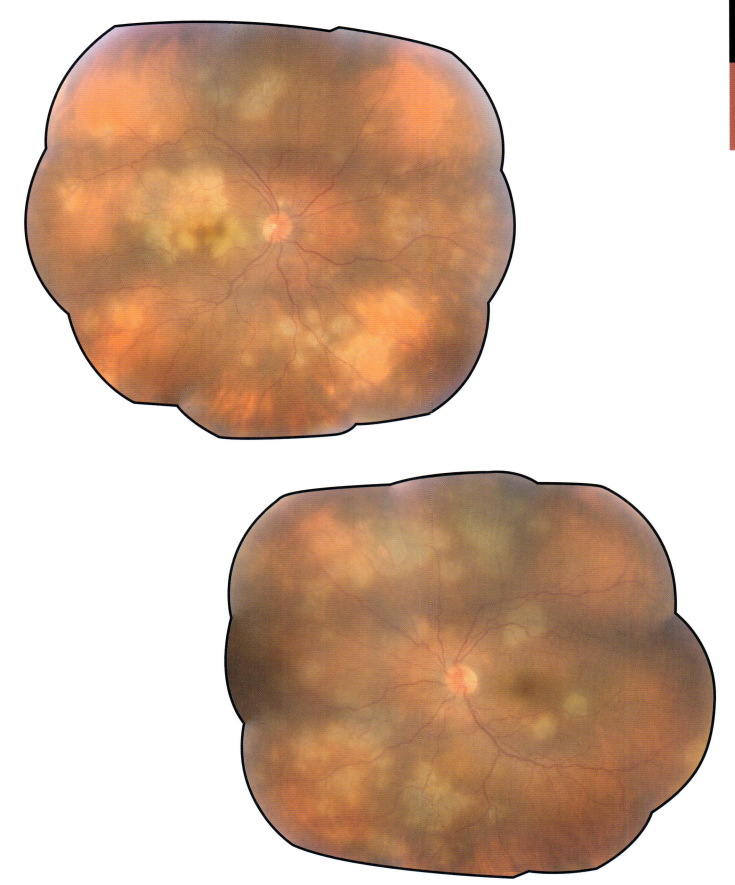

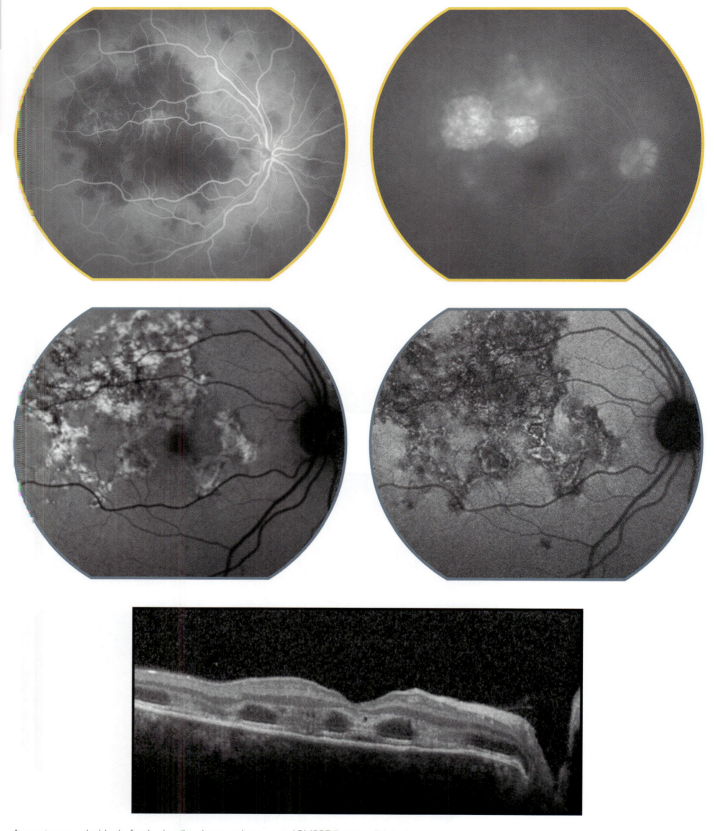

A montagem colorida do fundo do olho deste paciente com APMPPE ilustra múltiplas lesões amarelas, de consistência cremosa e em formato de placa disseminadas por todo o polo posterior e a porção média da periferia de ambos os olhos. A angiografia fluoresceínica mostra o bloqueio inicial e staining tardio das lesões. A autofluorescência do polo posterior do olho direito ao diagnóstico mostra a hiperautofluorescência das lesões. As lesões cicatrizadas ao acompanhamento apresentam hipoautofluorescência. A SD-OCT ilustra a alteração da zona elipsoide e as lesões hiper-refletivas que atravessam a retina externa e chegam à camada plexiforme externa de Henle. *Imagens cortesia de Lee Jampol, MD*

Fase aguda

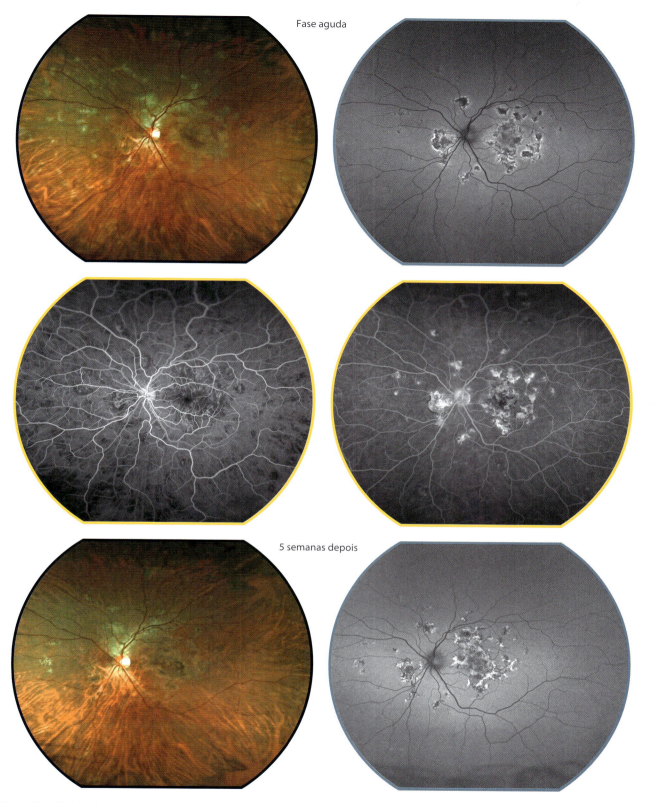

5 semanas depois

As retinografias coloridas de grande angular (*imagem superior à esquerda*), a autofluorescência de grande angular do fundo ocular (*imagem superior à direita*) e a angiografia fluoresceínica de grande angular (*fileira central*) neste paciente com APMPPE mostram que mais lesões podem ser detectadas à angiografia fluoresceínica do que nas imagens coloridas e de autofluorescência. Estas lesões apresentam bloqueio nas primeiras imagens da angiografia e apresentam *staining* na fase tardia. O bloqueio inicial pode ser decorrente da inflamação coroide, que impede o enchimento normal da vasculatura da coroide.

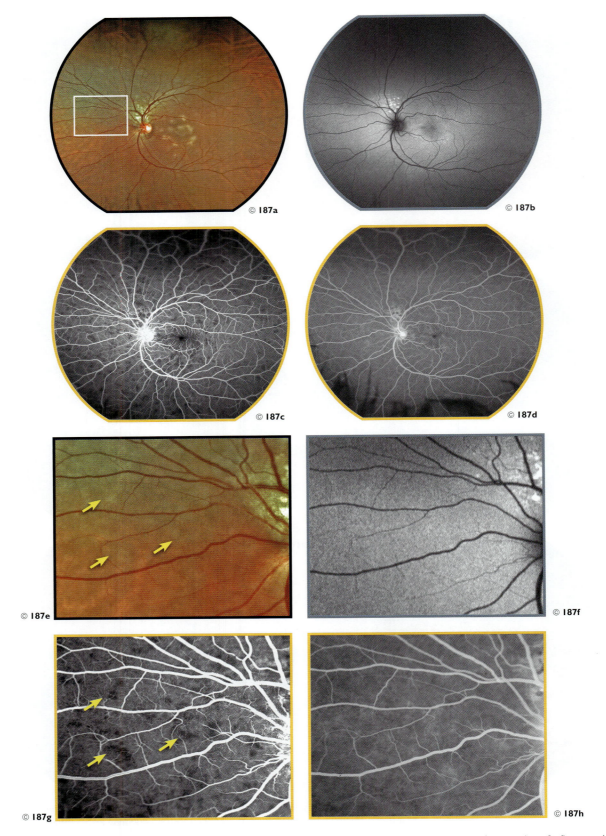

As fotografias coloridas (*primeira e terceira fileira, à esquerda*), a autofluorescência (*primeira e terceira fileira, à direita*) e a angiografia fluoresceínica (*segunda e quarta fileira*) do fundo do olho deste paciente com APMPPE também mostram que mais lesões podem ser detectadas à angiografia fluoresceínica do que nas imagens autofluorescência, provavelmente devido à localização coroidal das lesões. Essas lesões apresentam bloqueio nas fases iniciais da angiografia (*segunda e quarta fileira, à esquerda*).

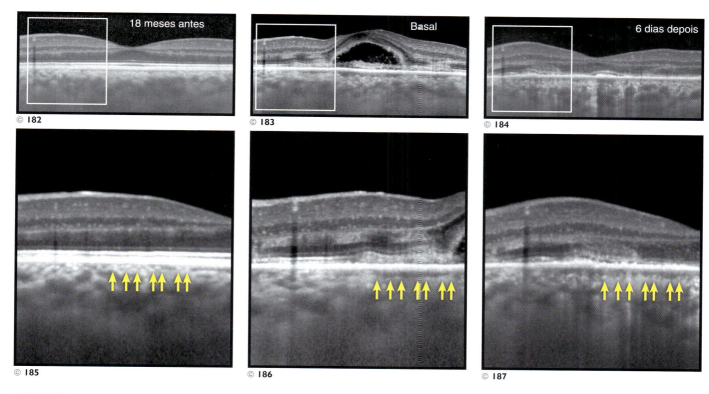

A SD-OCT deste paciente com APMPPE, obtida 18 meses antes do aparecimento da doença aguda (*coluna à esquerda*), é essencialmente normal. As setas na imagem inferior à esquerda indicam a coriocapilar normal. O paciente apresentou novos distúrbios visuais, e a SD-OCT revelou a presença de lesões hiper-refletivas na retina externa e fluido intrarretiniano (*coluna central*). Note o espessamento da coriocapilar 6 dias após o início da doença (*coluna à direita*).

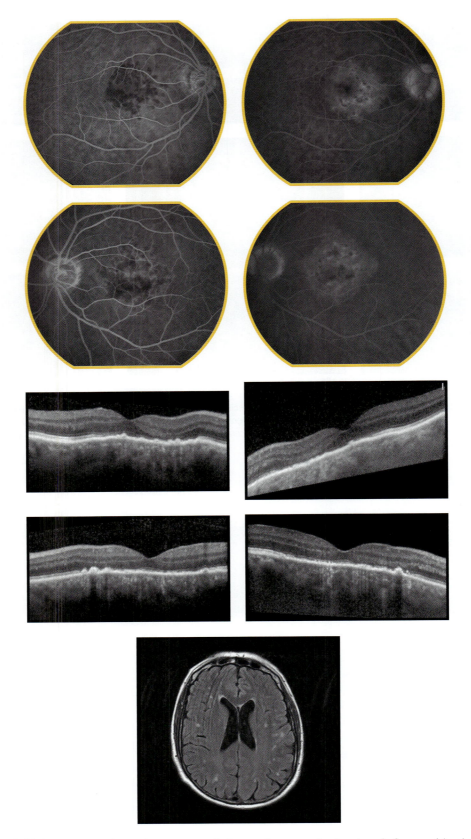

Este homem de 68 anos de idade apresentou dor ocular e moscas volantes no olho esquerdo. A angiografia fluoresceínica do olho direito e do olho esquerdo mostra as lesões maculares, que apresentam bloqueio nas fases inicias com *staining* nas fases tardias (*primeira e segunda fileira*). As imagens da SD-OCT do olho direito e do olho esquerdo mostram elevações irregulares no EPR associadas a alteração da banda elipsoide e espessamento coroidal. O paciente começou o tratamento oral com corticosteroides, mas, logo depois, foi ao pronto-socorro queixando-se de redução da coordenação motora. A ressonância magnética do cérebro mostra a presença de lesões hiperintensas disseminadas pelo órgão, mas sem evidências de vasculite cerebral. Após o início de outra terapia imunossupressora, os sintomas melhoraram. *Imagens cortesia de Nicole Benitah, MD*

# Coroidite Serpiginosa

A coroidite serpiginosa é uma coriorretinite inflamatória recidivante rara e geralmente bilateral que afeta homens e mulheres de meia-idade. A coroidite serpiginosa ainda é uma doença idiopática; no entanto, recentemente, muitos relatos demonstraram a associação à exposição à tuberculose em alguns casos. As lesões sub-retinianas agudas, de coloração branco-acinzentada, normalmente são originárias da região peripapilar e se localizam na retina externa, no EPR e na coroide. Com o passar do tempo, há uma progressão gradual, distanciando-se do nervo de maneira helicoidal ou serpiginosa, geralmente em direção à mácula. As lesões crônicas apresentam alterações pigmentares e atrofia fibrosa. As novas lesões tendem a ser originárias da margem das lesões antigas, na forma de extensões digitais. Às vezes, a doença pode ser originária da mácula, sendo denominada "serpiginosa macular". A CNV é uma complicação comum da coroidite serpiginosa. A vitreíte é observada em aproximadamente um terço dos casos. Vasculite retiniana e oclusões de ramos da artéria e da veia retiniana foram relatadas em alguns casos.

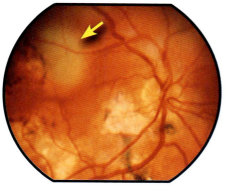
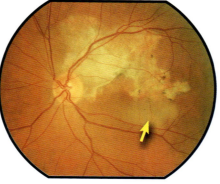

Este paciente apresenta coroidopatia serpiginosa. Note as alterações pigmentares consistentes com a doença serpiginosa crônica. Observe também a lesão macia amarelo-esbranquiçada, na região superior, que representa uma lesão ativa (*seta*).

Este paciente apresenta atrofia e fibrose originárias da área peripapilar em padrão serpiginoso. Note a lesão branca, macia e aguda na borda inferior da lesão (*seta na imagem à esquerda*), que representa uma recidiva. Aproximadamente 2 meses depois, a lesão aguda havia se resolvido, apresentando atrofia e cicatrização, e outras lesões agudas surgiram (*setas na imagem à direita*). *Cortesia de Dr. Stuart L. Fine*

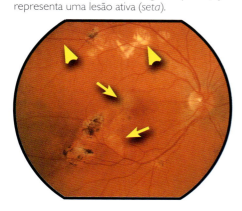
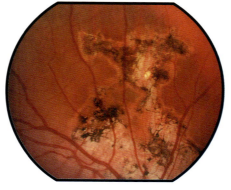
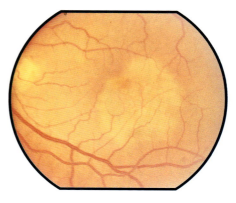

Este paciente com coroidopatia serpiginosa apresenta uma lesão aguda (*setas*) adjacente à mácula central. Há múltiplos focos de cicatrizes coriorretinianas. Note as lesões satélites ou "omitidas" (*pontas de seta*), que são comuns nesta doença.

O estágio crônico da coroidopatia serpiginosa, com cicatrizes coriorretinianas atróficas e pigmentadas, pode ser observado neste paciente. Note que a vasculatura coroide pode ser visualizada devido à atrofia associada.

A coroidopatia serpiginosa pode começar em qualquer local. Este paciente apresenta uma coroidite serpiginosa solitária que começou na região macular (serpiginosa macular). *Cortesia de Dr. Maurice Rabb, University of Illinois em Chicago, Estados Unidos*

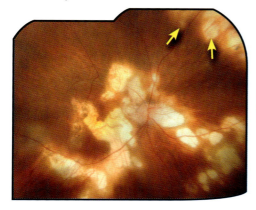
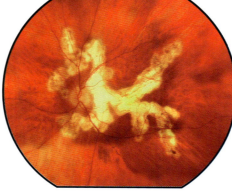

Este paciente com coroidopatia serpiginosa apresenta a característica extensão geográfica, progressiva e serpiginoide do processo do disco óptico até a mácula e além nos dois olhos. Há lesões satélites na periferia do olho direito (*imagem à esquerda, setas*).

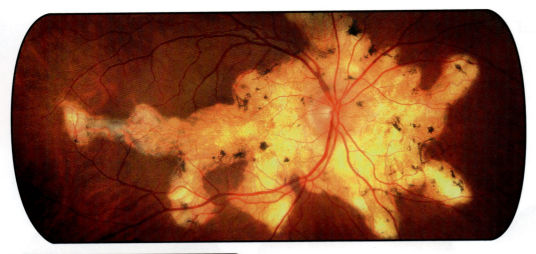

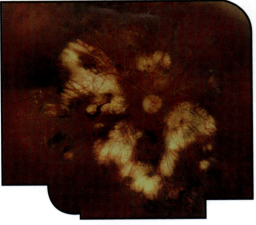

Estes são dois outros pacientes com coroidopatia serpiginosa que mostram uma variação no padrão geométrico, comumente referido como de natureza chamada "serrilhada".

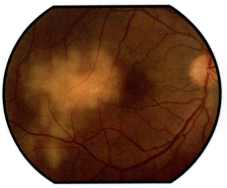 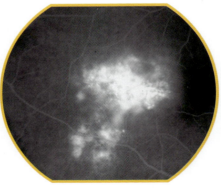 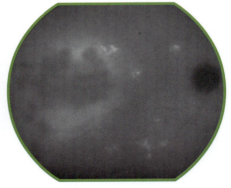

Este paciente apresenta coroidopatia serpiginosa recidivante ao redor de uma lesão primária central que cicatrizou. A angiografia fluoresceínica mostra *staining* da lesão original (*ao centro*). Uma angiografia com ICG mostra outras áreas multifocais de *staining* coroidal que poderiam representar lesões quiescentes (*à direita*).

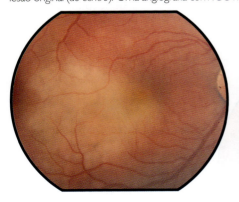 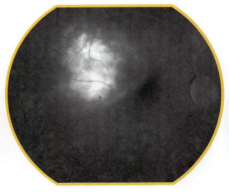 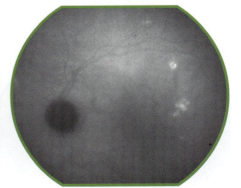

Neste paciente com coroidopatia serpiginosa aguda, há uma lesão geográfica observada à fotografia colorida do fundo do olho (*à esquerda*) e à FA (*ao centro*). A ICG mostra outras áreas multifocais de *staining* na região temporal do olho contralateral, o esquerdo, que não eram evidentes ao exame clínico ou à FA. Esses focos podem representar lesões ocultas que ainda não se tornaram ativas.

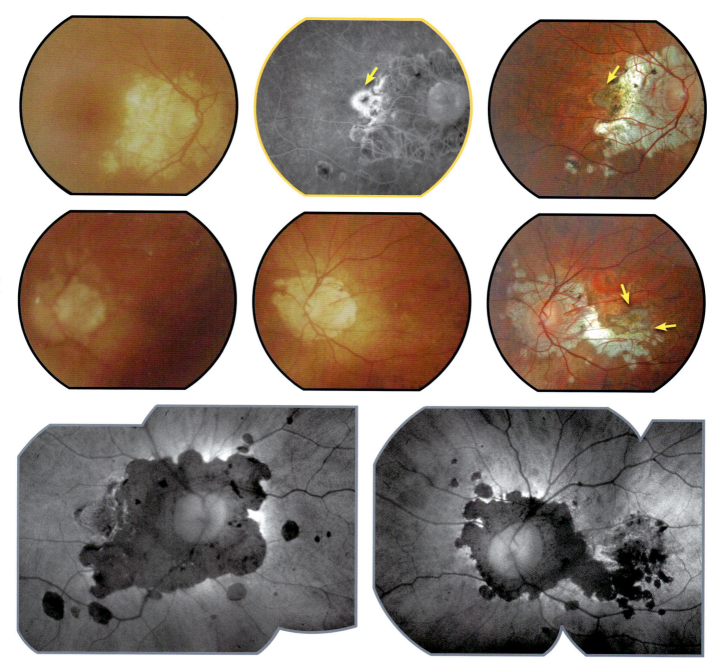

Este paciente com coroidopatia serpiginosa inicialmente apresentava uma lesão peripapilar em cada olho. Durante vários anos, o paciente apresentou crises agudas recorrentes e/ou crônicas com extensão da atrofia serpiginosa até a região macular de cada olho. Depois houve o desenvolvimento de neovascularização coroidiana (CNV) secundária (setas) em cada olho, o que não é incomum nesta doença. A autofluorescência do fundo ocular delineia o padrão atrófico hipofluorescente e as múltiplas lesões satélites por todo o fundo do olho com maior clareza.

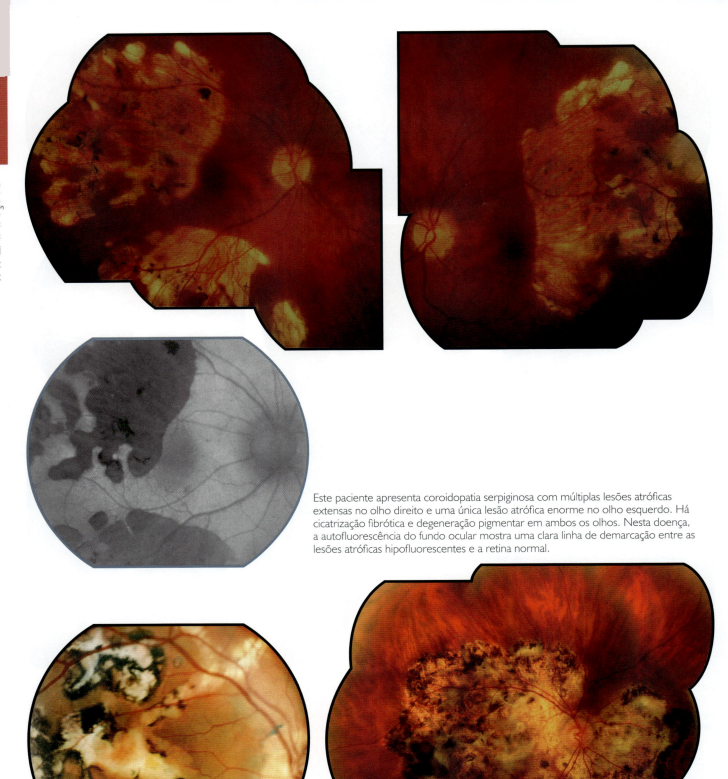

Este paciente apresenta coroidopatia serpiginosa com múltiplas lesões atróficas extensas no olho direito e uma única lesão atrófica enorme no olho esquerdo. Há cicatrização fibrótica e degeneração pigmentar em ambos os olhos. Nesta doença, a autofluorescência do fundo ocular mostra uma clara linha de demarcação entre as lesões atróficas hipofluorescentes e a retina normal.

Estes pacientes com coroidopatia serpiginosa apresentam a grave degeneração pigmentar e atrófica e a cicatrização fibrótica que podem ocorrer nesta doença inflamatória.

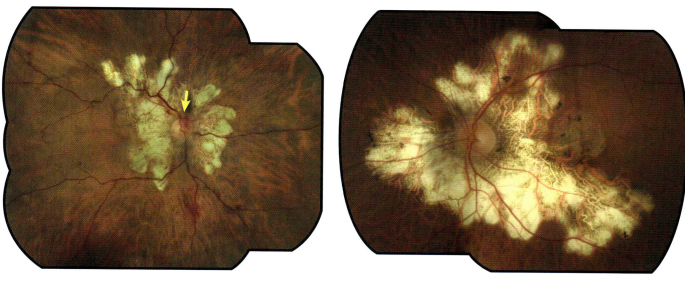

Este paciente apresentou coroidopatia serpiginosa por 33 anos. A atrofia progressiva estendeu-se até a fóvea do olho esquerdo, o que causou grave perda da visão central para 20/200. No olho direito, o paciente apresentou perda súbita da visão, secundária à OVCR. Há algumas hemorragias difusas dispersas no fundo do olho e tortuosidade das veias retinianas sobre o disco (seta). *A imagem à direita é cortesia de Dr. Edward Eagan*

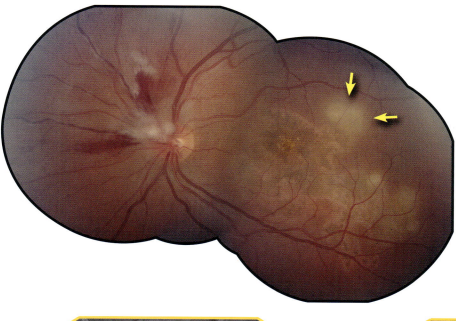

Este paciente apresenta coroidite serpiginosa recorrente (setas). Note a papilite, a flebite retiniana e a oclusão nasal da veia central da retina associadas à doença. Embora rara, a OVCR pode ser observada na coroidopatia serpiginosa, já que o processo inflamatório sub-retiniano pode se estender até a retina, causando retinite focal e obstrução vascular retiniana (não necessariamente na junção arteriolar-venular). *Cortesia de Dr. George Williams*

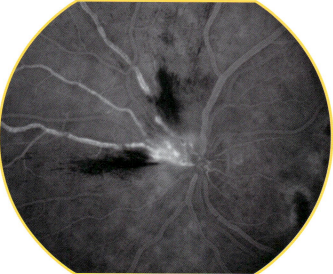
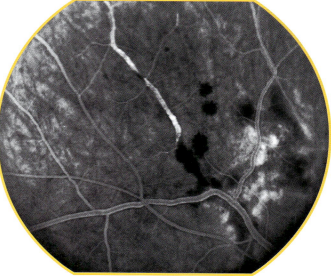

COROIDITE SERPIGINOSA

323

# Coriorretinite Placoide *Relentless* (Coroidite Ampiginosa)

A coriorretinite placoide *relentless* (RPC) é uma doença rara em que há o desenvolvimento de múltiplas lesões inflamatórias recorrentes similares às observadas na APMPPE e na coroidite serpiginosa, geralmente em ambos os olhos. Diferentemente da APMPPE, as lesões da RPC continuam a se expandir em tamanho e número de maneira progressiva durante muitos meses. Ao contrário da coroidite serpiginosa, as lesões da RPC são multifocais e acabam acometendo todas as áreas da retina, incluindo a área anterior ao equador. A vitreíte é comumente observada na RPC. A maioria dos pacientes tem entre 30 e 50 anos de idade.

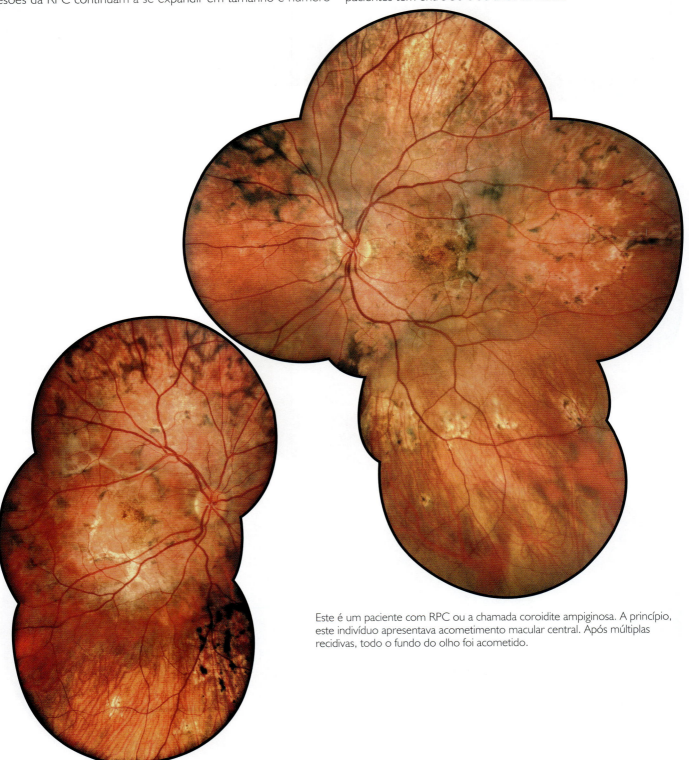

Este é um paciente com RPC ou a chamada coroidite ampiginosa. A princípio, este indivíduo apresentava acometimento macular central. Após múltiplas recidivas, todo o fundo do olho foi acometido.

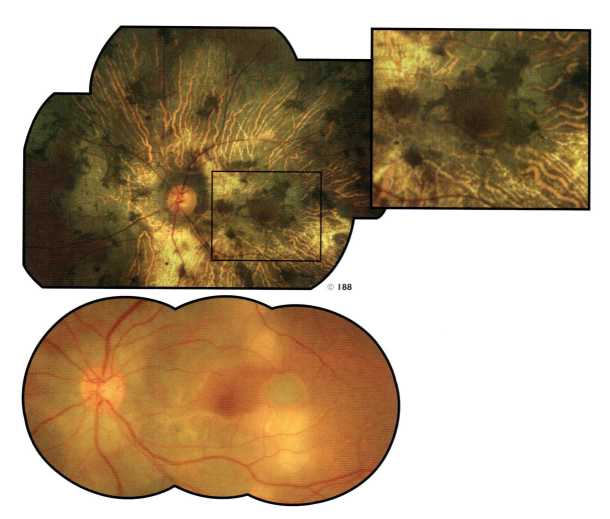

Este paciente também apresentava coriorretinite progressiva com acometimento periférico em ambos os olhos. O tratamento com corticosteroides por via oral e periocular e agentes imunossupressores não foi capaz de impedir as recidivas. A preservação da mácula central persistiu por vários anos, mas o paciente não foi mais encontrado para dar continuidade ao acompanhamento. A imagem na fileira inferior mostra a lesão aguda original no olho esquerdo.

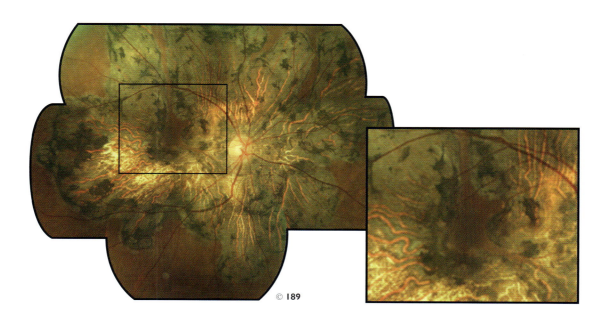

Este paciente com coriorretinite progressiva apresenta uma peculiar ausência de acometimento da fóvea de cada olho.

# Maculopatia Placoide Persistente

A maculopatia placoide persistente (PPM) é uma doença rara em que as lesões placoides centrais, bem delineadas e de coloração branca, continuam ativas, com hipofluorescência angiográfica persistente e sem resolução por semanas. Como na coroidopatia serpiginosa macular, as lesões geralmente são bilaterais, mas diferem por serem mais simétricas e por poderem permanecer estáveis por períodos prolongados. Diferentemente da coroidopatia serpiginosa macular, o acometimento visual não é grave, a não ser que haja uma complicação pela CNV secundária, que é típica nesta doença.

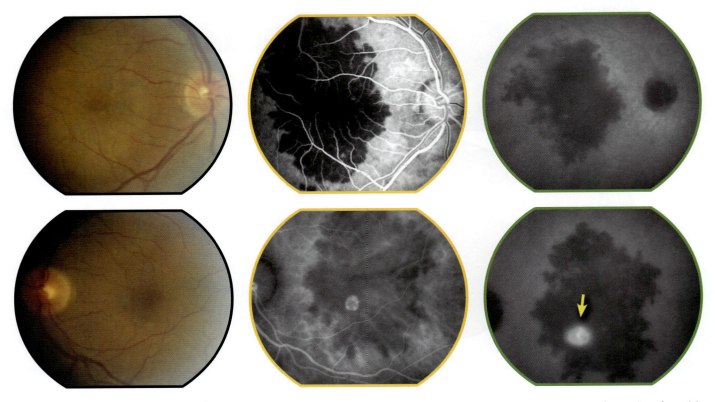

Este paciente apresentava PPM bilateral. A lesão em cada mácula era comparativamente pequena, mas começou a progredir de forma circunferencial durante vários meses em padrão serrilhado como uma recidiva placoide ao redor das bordas da lesão inicial. A mácula em si era plana, sem evidências de hemorragia. Por fim, houve o desenvolvimento de CNV no olho esquerdo, observada aqui à angiografia fluoresceínica e ICG (seta).

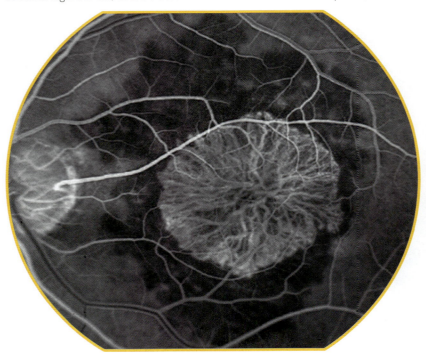

Note a membrana neovascular do tipo 2, muito extensa e agressiva, com a clássica aparência rendilhada à FA e uma área grande subjacente de hipofluorescência placoide persistente, bastante característica da PPM.
*Cortesia de Dr. David Wilson*

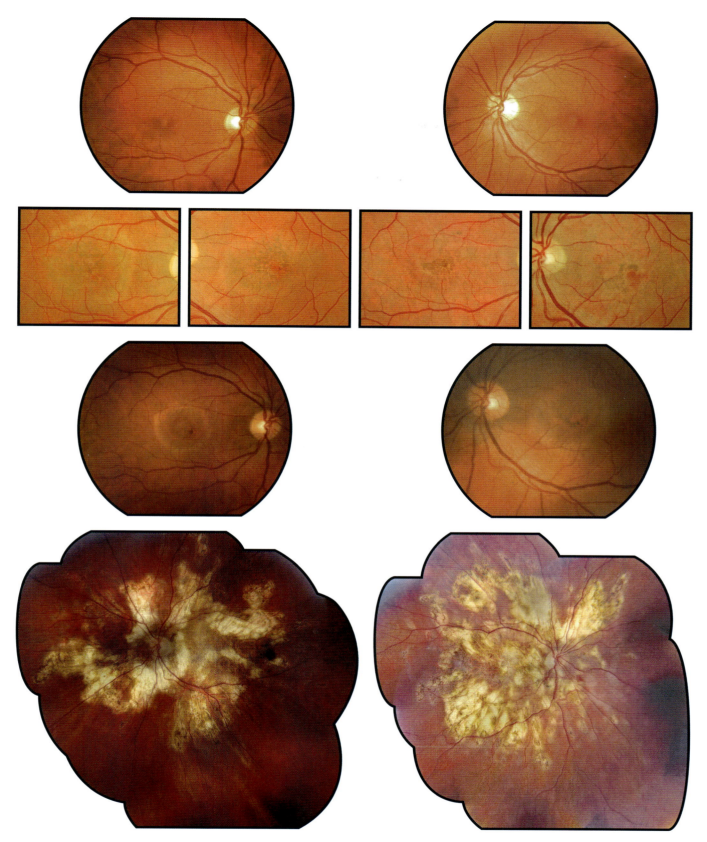

Este homem de 30 anos de idade apresentou baixa visual com anomalia focal na região foveal de cada olho. Depois de vários meses, a lesão havia se expandido com alteração do epitélio pigmentar cercada por um anel de infiltração cremosa, melhor identificada no olho direito (*duas imagens na segunda fileira à esquerda*). Estas alterações foram complicadas pela presença de neovascularização na fóvea (*duas imagens na segunda fileira à direita*). Durante diversos meses, houve o desenvolvimento de uma lesão placoide pigmentar e atrófica em cada olho (*terceira fileira*). Por fim, o paciente apresentou a doença crônica e/ou recorrente, com padrão pigmentar e atrófico serrilhado, similar ao observado na coroidopatia serpiginosa. Neste caso muito atípico, a doença inflamatória bilateral se apresentou como um distúrbio placoide bilateral similar à coroidopatia placoide persistente, mas terminou no padrão clássico da doença, como observado na coroidopatia serpiginosa. Isso enfatiza as similaridades entre as duas doenças e o desafio do estabelecimento preciso do diagnóstico em alguns pacientes. *Cortesia de Dr. Jim Vander*

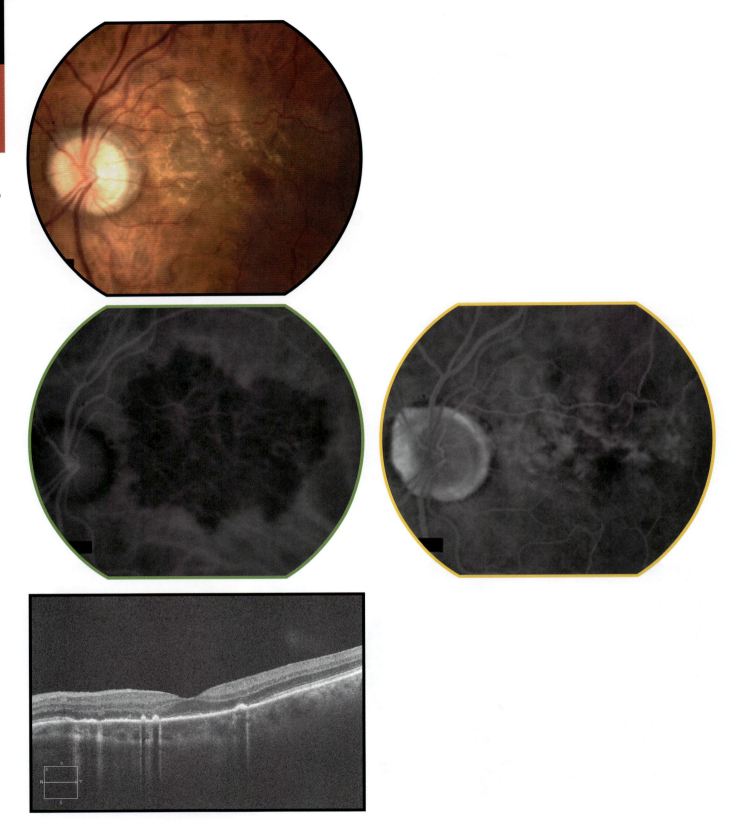

Este paciente apresentou um escotoma central no olho esquerdo. A fotografia colorida do fundo do olho à primeira consulta (*acima*) mostra uma placa amarela cremosa com acometimento da mácula. A angiografia com ICG realizada no início do quadro mostra uma lesão macular hipofluorescente com persistência na fase tardia do exame (*segunda fileira, à esquerda*). À angiografia fluoresceínica, houve bloqueio inicial e *staining* tardio (*segunda fileira, à direita*). A SD-OCT realizada ao mesmo tempo (*terceira fileira*) mostra o espessamento irregular do EPR com áreas de perda da zona elipsoide. O paciente apresentava perda persistente da visão, sem resolução da lesão macular e, portanto, uma injeção intravítrea de triancinolona foi administrada. *Imagens cortesia de Mark Walsh, MD*

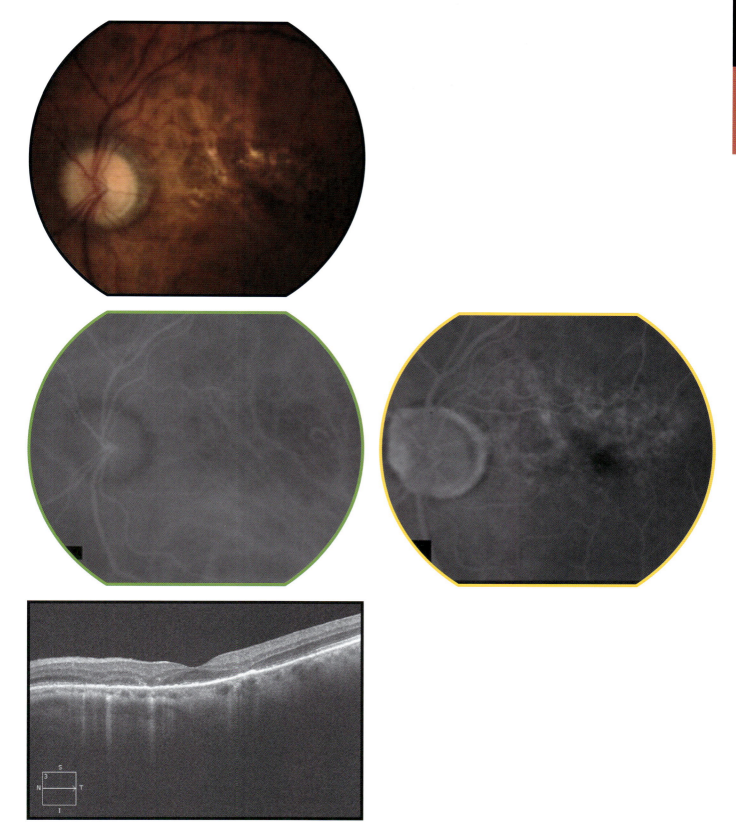

Cinco meses depois, houve melhora da acuidade visual. As fotografias coloridas do fundo do olho obtidas ao acompanhamento (*fileira superior*) mostram mais evidências de cicatrização macular. Note a hipofluorescência persistente à angiografia com ICG (*segunda fileira, à esquerda*), consistente com o diagnóstico de PPM. Há *staining* tardio da lesão à FA (*segunda fileira, à direita*) e anomalias persistentes no EPR e nos segmentos internos e externos à SD-OCT (*abaixo*). *Imagens cortesia de Mark Walsh, MD*

# Coriorretinopatia de Tipo *Birdshot*

A coriorretinopatia de tipo *birdshot* é uma rara doença inflamatória bilateral crônica em que múltiplas lesões despigmentadas difusas, de coloração creme, são observadas por todo o fundo do olho, principalmente na região pós-equatorial. Os pacientes são geralmente homens ou mulheres saudáveis entre a terceira e a sexta décadas de vida. Quase 100% dos pacientes carreiam um determinado variante do antígeno leucocitário humano (HLA) A29, fazendo que esta seja a mais importante associação conhecida entre o HLA e uma doença. Os pacientes geralmente apresentam moscas volantes e redução da visão, em especial em condições com pouca luz, mas com desconforto mínimo. As características manchas redondas ou ovoides estão localizadas na coroide e muitas vezes acompanham os vasos coroides maiores. Os pacientes podem apresentar outros achados inflamatórios oculares, incluindo vitreíte e edema do disco óptico. O segmento anterior tende a ser livre de alterações inflamatórias significativas, embora a uveíte anterior branda possa ser observada. O edema macular cistoide secundário relacionado à maior permeabilidade capilar é comumente responsável pela perda de visão nesses pacientes. A CNV secundária e a hemorragia vítrea devido à neovascularização retiniana também podem ocorrer. As roturas e os descolamentos de retina, assim como catarata subcapsular posterior, são comumente observados. Na doença crônica, pode haver atrofia coriorretiniana disseminada, embora a degeneração pigmentar seja atípica.

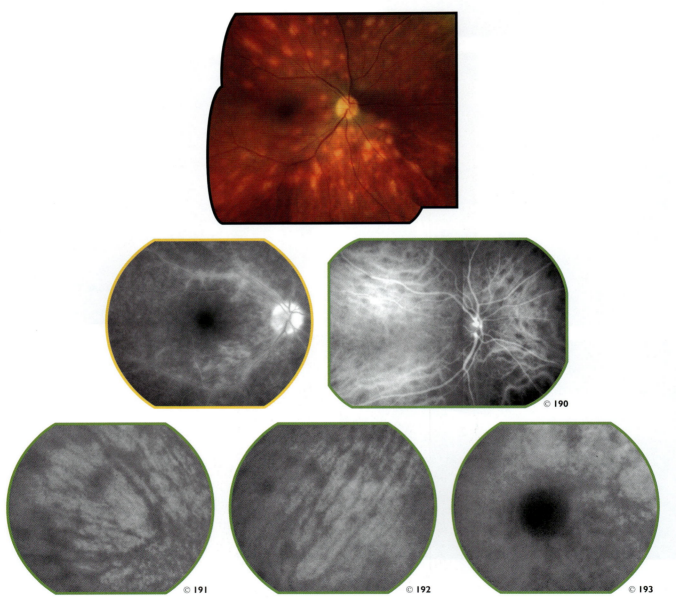

Este paciente apresenta coriorretinopatia de tipo *birdshot* com áreas ovais, circulares e planas de despigmentação. Note a ausência de fibrose associada ou de alterações hiperplásicas pigmentares nestas lesões, o que é considerado típico. Os infiltrados seguem a circulação coroide, convergindo da periferia até a mácula. A angiografia fluoresceínica (*imagem central à esquerda*) mostra o extravasamento vascular retiniano, enquanto as manchas são pouco coradas na fase tardia do exame. A angiografia com ICG mostra diversas lesões coroidais não evidentes ao exame clínico ou à angiografia fluoresceínica do mesmo paciente (*imagem central à direita*). A periferia também apresenta lesões disseminadas, que acompanham os vasos coroidais (lesões coroidotrópicas). Há também um acúmulo peripapilar irregular de manchas hipofluorescentes (papilotrópicas) (*fileira inferior à direita*).

# CORIORRETINOPATIA DE TIPO *BIRDSHOT*

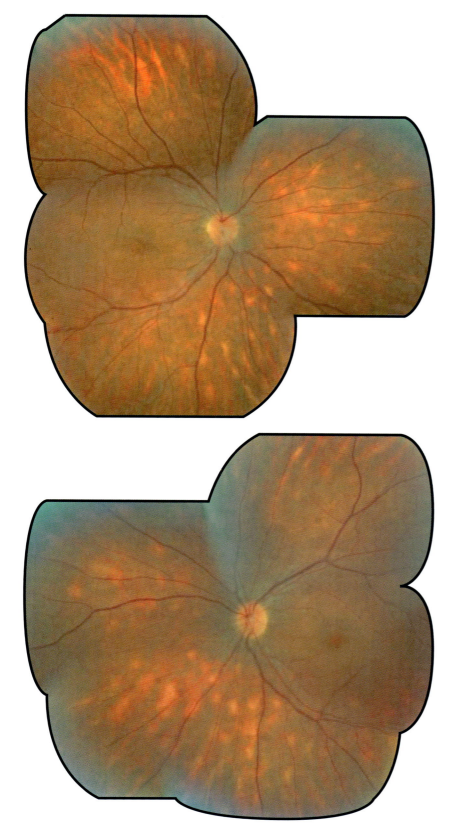

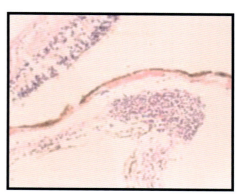

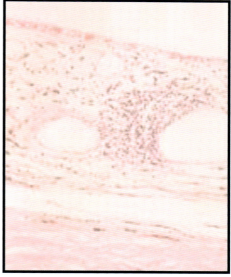

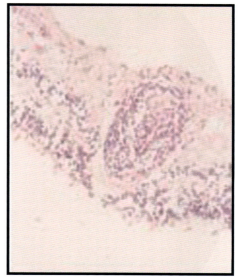

A coriorretinopatia de tipo *birdshot* é sempre bilateral, embora possa haver algum grau de assimetria. A diferença na visão entre os dois olhos, caso existente, geralmente se deve a uma patologia macular, incluindo membrana epirretiniana, edema macular cistoide e CNV.

Este paciente foi diagnosticado com coriorretinopatia de tipo *birdshot*, e a histopatologia mostra focos de agregação linfocitária na porção profunda da coroide, além de outros focos na cabeça do nervo óptico e ao longo da vasculatura retiniana, sem acometimento do EPR e da retina externa.

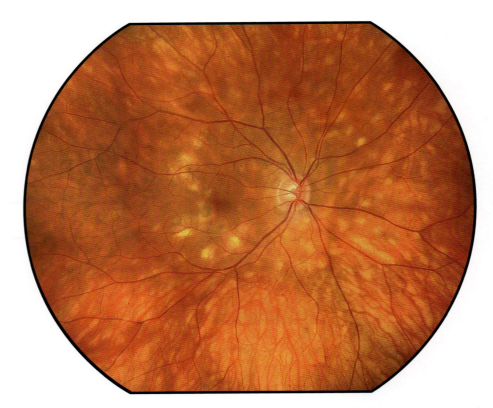

Este paciente com coriorretinopatia de tipo *birdshot* começou a desenvolver certa confluência das lesões, com formação de áreas atróficas lineares. A atrofia coriorretiniana difusa é um fator de aparecimento tardio que provoca declínio eletrorretinográfico, nictalopia e perda de campo visual. A ERG e a análise formal do campo visual podem ser modalidades importantes na avaliação da progressão da doença e da resposta ao tratamento, já que a perda progressiva da visão pode ser insidiosa.

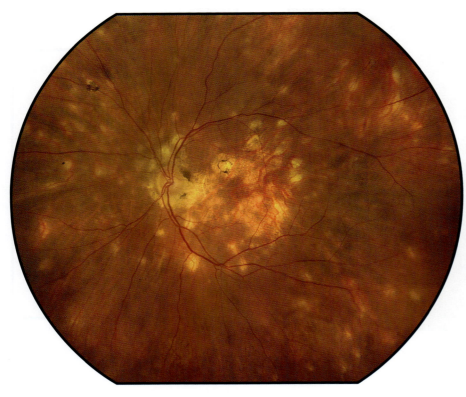

Este paciente apresenta coriorretinopatia de tipo *birdshot* com manchas atróficas coriorretinianas e pigmentação. Esta é uma apresentação atípica, observada apenas na doença crônica ou em olhos com patologias concomitantes decorrentes de outros distúrbios. Note a presença de grave atrofia macular.

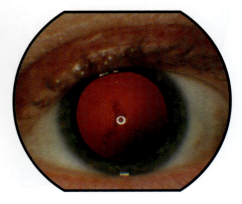

Os pacientes também podem perder a visão em virtude de catarata subcapsular posterior devido a inflamação no vítreo e/ou seu tratamento, geralmente realizado com corticosteroides, em vez de fármacos imunossupressores que costumam ser empregados no controle desta doença progressiva.

## Manifestações Maculares na Coriorretinopatia de Tipo *Birdshot*

Os pacientes podem desenvolver diversas complicações maculares na coriorretinopatia de tipo *birdshot*, incluindo membrana epirretiniana, atrofia coriorretiniana, CNV e, mais comumente, edema macular cistoide.

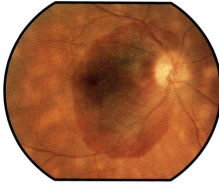

A CNV com hemorragia sub-retiniana pode ocorrer em alguns pacientes com coriorretinopatia de tipo *birdshot*.

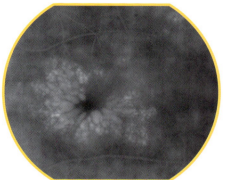 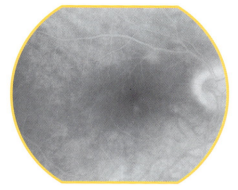 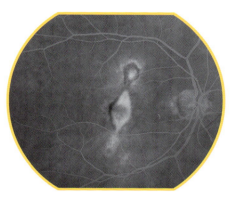

Este paciente com coriorretinopatia de tipo *birdshot* apresentou edema macular cistoide em formato petaloide (*à esquerda*). Esta é a manifestação observável mais significativa que afeta a visão, embora a membrana epirretiniana possa ser mais comum. Após o tratamento com corticosteroide, houve resolução do edema e melhora da visão (*ao centro*). O paciente à direita desenvolveu CNV.

## Doenças Similares à Coriorretinopatia de Tipo *Birdshot*

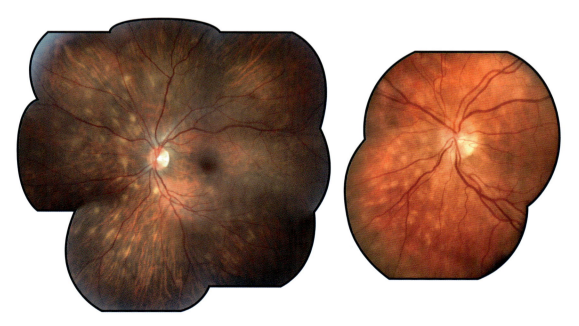

Uma patologia no fundo do olho que lembra a coriorretinopatia de tipo *birdshot*, mas é de natureza unilateral, provavelmente é causada por outro processo. O paciente à esquerda apresenta infiltrados coroidianos devido à infiltração do olho esquerdo por um tumor de tecido linfoide associado à mucosa (MALT) ou por uma hiperplasia linfoide reativa com lesões que simulam o *birdshot*. No paciente à direita, há manchas unilaterais com padrão coroidotrópico no olho esquerdo, altamente sugestivas de coriorretinopatia de tipo *birdshot*. O paciente apresentava HLA A29, mas também foi diagnosticado com sarcoidose.

# Coriorretinopatia de Tipo *Birdshot* e Atrofia Coriorretiniana

A coriorretinopatia de tipo *birdshot* crônica e prolongada pode causar atrofia difusa grave e proliferação pigmentar no fundo do olho.

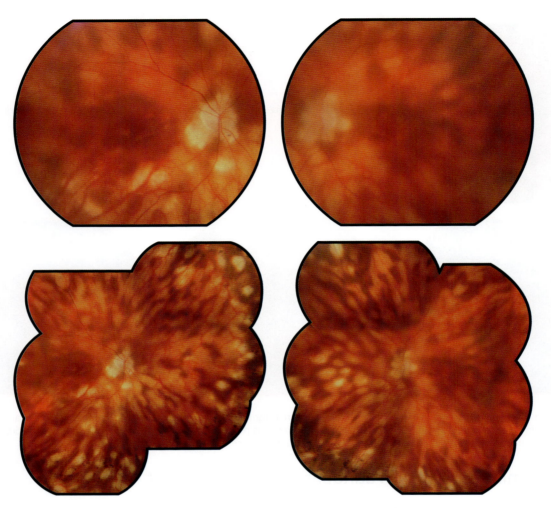

Este paciente desenvolveu coriorretinopatia de tipo *birdshot* com manchas típicas por todo o fundo dos dois olhos. O olho esquerdo também apresentava catarata. Com o passar dos anos, as lesões começaram a se expandir, com formação de atrofia confluente. O paciente apresentava nictalopia e perda de campo visual.

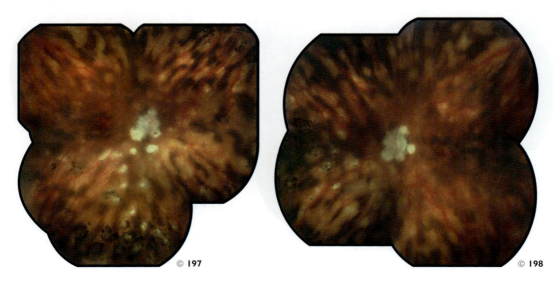

Vinte e seis anos depois, o paciente apresentava atrofia coriorretiniana disseminada e extensa hiperpigmentação, produzindo um padrão em mosaico no fundo do olho. A cicatrização pigmentar é incomum, exceto na doença prolongada, como neste paciente. Note a presença de atrofia peripapilar bilateral em decorrência da inflamação crônica.

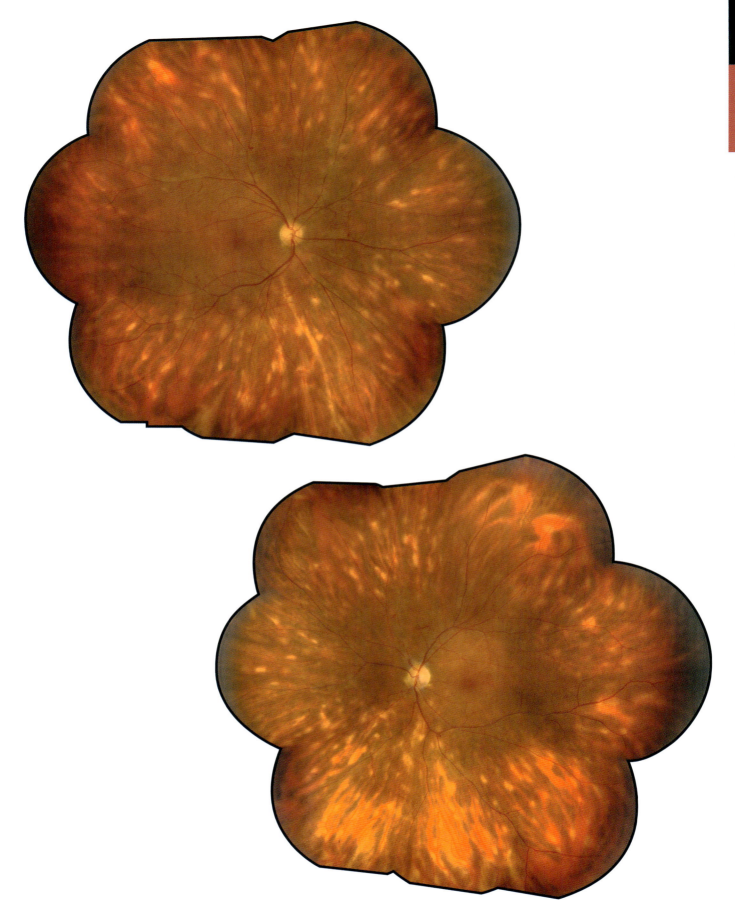

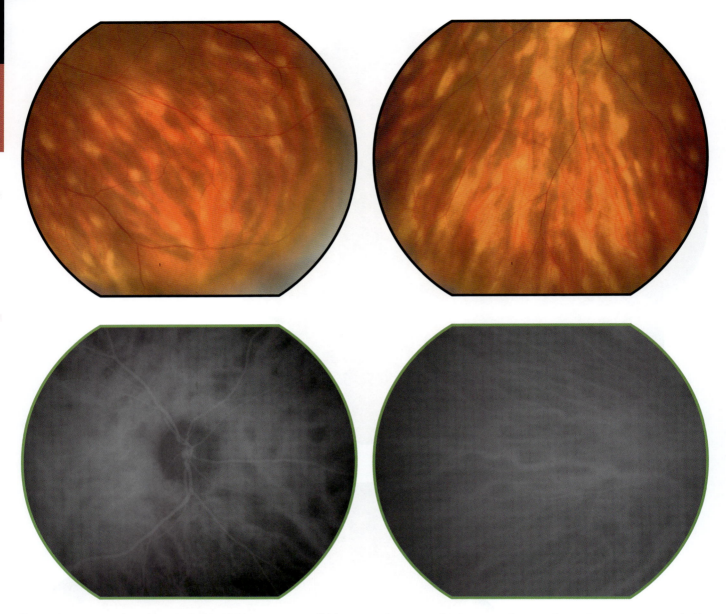

Este paciente com coriorretinopatia de tipo *birdshot* apresenta múltiplos pontos brancos profundos que podem ser observados na montagem colorida do fundo do olho. Estas lesões acompanham a vasculatura coroidiana, que é destacada nas imagens coloridas da periferia do fundo do olho e nas imagens da angiografia com ICG.

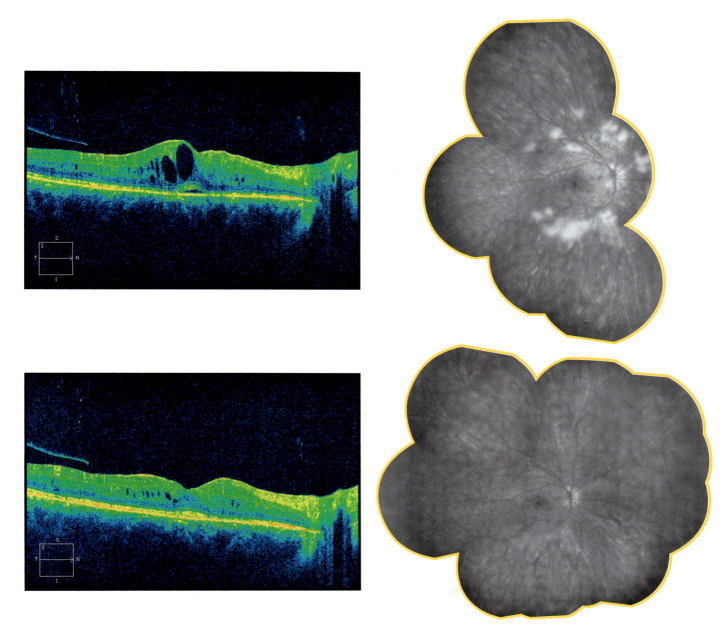

A SD-OCT mostra o edema macular cistoide e a perda irregular da zona elipsoide (*fileira superior, à esquerda*). O paciente também apresentava neovascularização ao longo das arcadas maiores do olho direito, que pode ser observada na montagem da angiografia fluoresceínica (*fileira superior, à direita*). O edema macular cistoide e a neovascularização melhoraram após a injeção de anti-VEGF (*fileira inferior*).

# Síndromes de "Ponto Branco" Sobrepostas

As doenças inflamatórias idiopáticas com pontos ou manchas brancas multifocais no fundo do olho foram chamadas síndromes de "ponto branco". Entre estas doenças, incluem-se MEWDS, MFC, AZOOR, APMPPE e coriorretinopatia de tipo *birdshot*. Há casos conhecidos em que um paciente apresenta mais de uma destas doenças raras que, combinadas, são chamadas síndromes de "ponto branco" sobrepostas. A ocorrência de uma síndrome sobreposta sugere a existência de fatores comuns de risco relacionados à patogênese das doenças. De modo geral, acredita-se que um agente infeccioso induza uma resposta imunomediada em um indivíduo geneticamente suscetível.

## Síndrome de Múltiplos Pontos Brancos Evanescentes (MEWDS) e Neurorretinopatia Macular Aguda (AMN)

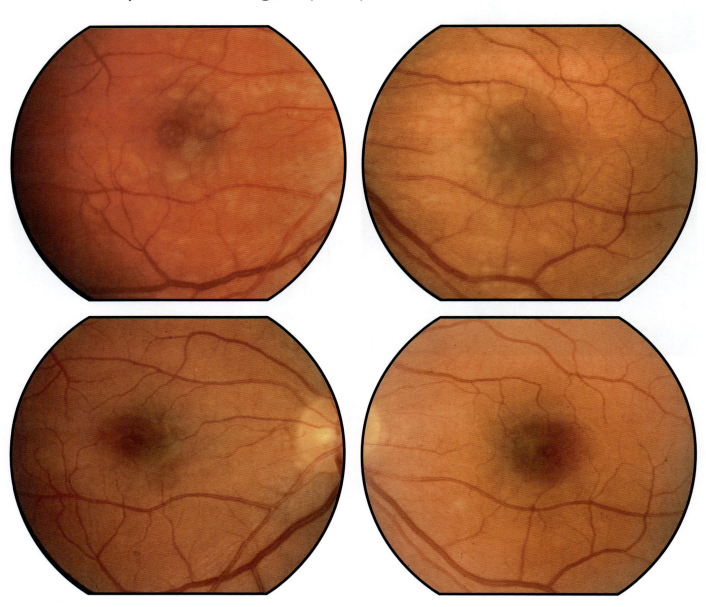

Este paciente apresentava achados característicos de MEWDS, com fotopsia, aumento da mancha cega e pontos brancos no fundo do olho de cada olho (*imagens superiores*). Após a resolução espontânea das lesões de manchas brancas, houve uma descoloração intrarretiniana avermelhada com perda correspondente do campo visual central em cada olho, característica da síndrome de neurorretinopatia macular aguda.

# MEWDS e AZOOR

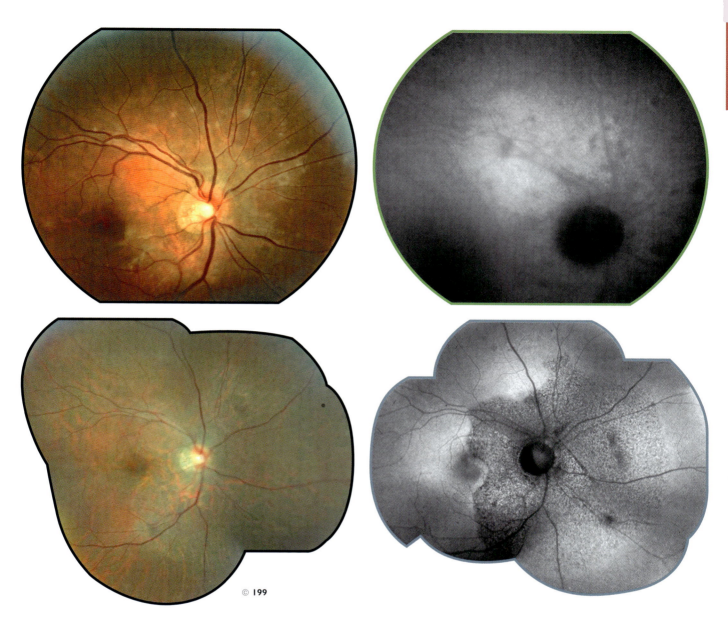

Este paciente apresentou MEWDS aguda e pontos brancos peripapilares, como observado à fotografia colorida do fundo do olho e à angiografia com ICG (*fileira superior*). Após a resolução das lesões agudas, houve atrofia peripapilar progressiva, com extensão à região mais periférica do fundo do olho, consistente com o diagnóstico de AZOOR. A fotografia colorida do fundo do olho e a montagem de autofluorescência do fundo ocular mostram a atrofia peripapilar progressiva, sem acometimento da perifóvea, que pode ser observada na AZOOR. O olho esquerdo era normal.

# MFC e MEWDS

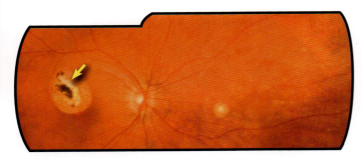
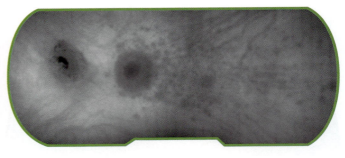

Esta paciente apresentou CNV macular, que foi tratada com fotocoagulação a *laser* (*seta*). Note a lesão coriorretiniana nasal, consistente com a coriorretinite multifocal. Três anos depois, a paciente apresentou fotopsia e perda de campo visual. Pontos brancos eram observados em toda a região peripapilar e se estendiam pela rafe horizontal até a periferia nasal, correspondendo a lesões hipofluorescentes à angiografia com ICG. Essas lesões desapareceram de forma espontânea, e houve melhora da mancha cega, sugerindo MEWDS em vez de MFC recidivante.

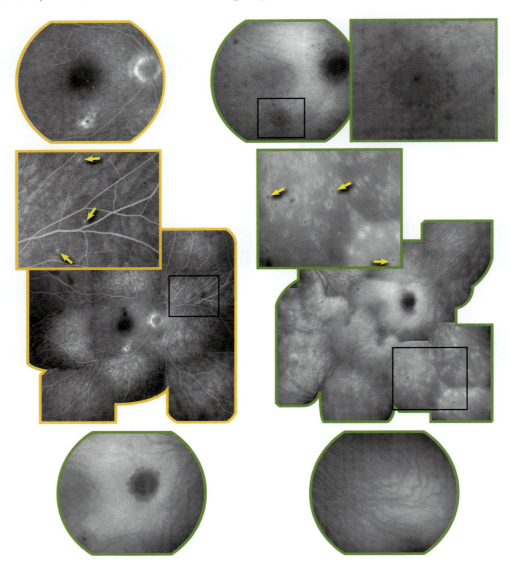

Este é um paciente com MFC. Na fileira superior, uma cicatriz coriorretiniana preexistente é observada à FA. A angiografia com ICG (com e sem aumento) mostra a hipofluorescência da cicatriz, além de áreas multifocais de pontos hipofluorescentes, que correspondem a lesões coroidianas ativas. Há também acometimento peripapilar e aumento da mancha cega. Na fileira central, a angiografia fluoresceínica mostra poucas manchas hiperfluorescentes na periferia superonasal (*fileira central à esquerda, setas*). Por outro lado, a angiografia com ICG mostra um conjunto de diversas lesões inflamatórias na coroide interna. As lesões agudas são hiperfluorescentes, enquanto as lesões em resolução começam a apresentar hipofluorescência na porção central do foco inflamatório ("lesão alvo", *setas*), assim como lesão macular. As "lesões alvos" são melhor observadas em maior aumento. Após a resolução do processo agudo, há cicatrização das lesões coroidianas à angiografia com ICG (*abaixo à esquerda e à direita*). A MFC recidivante com lesões que não acometem o EPR de forma permanente é a explicação provável, e não uma sobreposição à MEWDS.

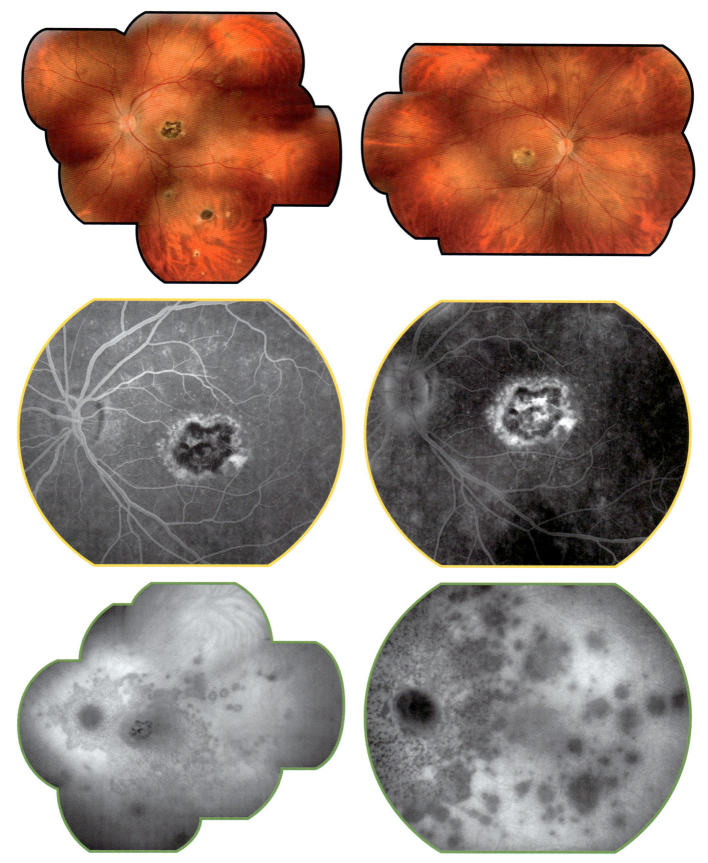

Esta paciente apresentava distrofia macular viteliforme de Best e lesões periféricas no fundo do olho, indicativas de MFC. Lesões atróficas e pigmentares no fundo do olho esquerdo eram observadas. Este olho também apresentava um distúrbio visual mais recente, e o diagnóstico de MEWDS foi estabelecido. Note a hiperfluorescência em grinalda das lesões maculares à angiografia fluoresceínica, mostrada na fileira central. A fileira inferior mostra pequenas e grandes lesões coradas por ICG, na variante da doença chamada "ponto e mancha". As lesões menores são observadas na retina externa e se sobrepõem às lesões maiores no complexo segmento elipsoide interno-epitélio pigmentado. O acometimento peripapilar era responsável pelo aumento da mancha cega. Todas as manifestações agudas se resolveram de forma espontânea em 3 meses, sem deixar qualquer efeito permanente sobre a acuidade ou o campo visual da paciente.

# AZOOR e MFC

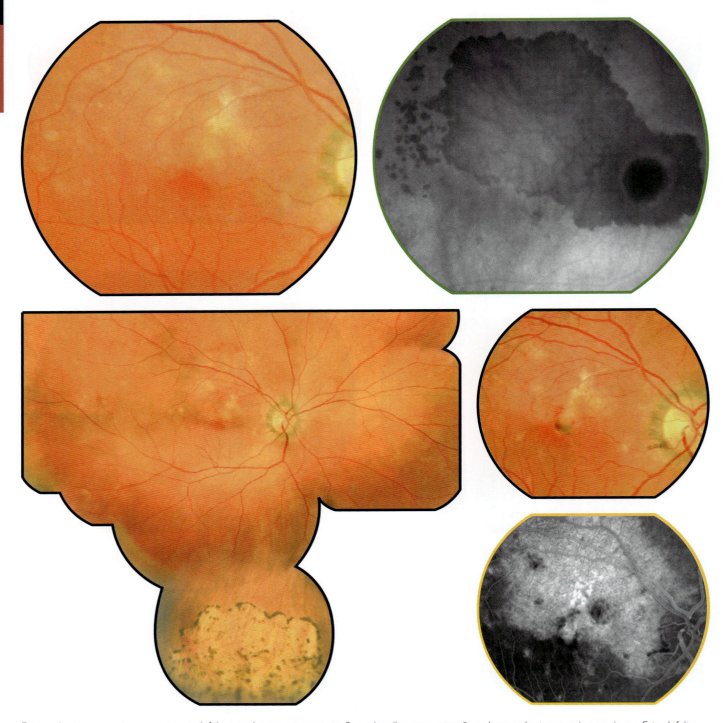

Este paciente apresentou um extenso defeito zonal composto por atrofia peripapilar com extensão pelas arcadas temporais superiores. Este defeito pode ser melhor observado à angiografia com ICG (*imagem superior à direita*). Um segundo defeito zonal foi detectado na porção inferior do fundo do olho (alternativamente, esse defeito pode representar uma hipertrofia congênita do EPR [CHRPE]), como observado na montagem. Mais tarde, houve o desenvolvimento de CNV. Note as lesões coroidianas multifocais ao início do quadro clínico e também no momento do desenvolvimento de CNV no olho direito.

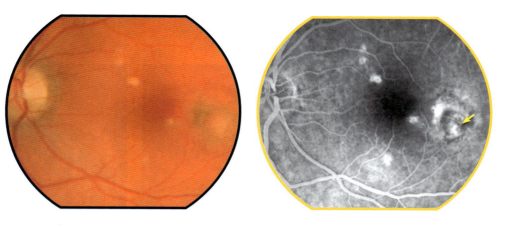

O olho esquerdo (do mesmo paciente anteriormente mostrado) apresentava áreas multifocais de cicatrização coriorretiniana atrófica. Três anos após a observação de neovascularização no olho direito, houve o desenvolvimento de CNV na mácula temporal do olho esquerdo (seta). Este é um caso de atrofia zonal peripapilar e subsequente CNV associada à MFC. A MFC seguida pela AZOOR pode explicar os achados no olho direito. A atrofia zonal em um paciente com MFC em ambos os olhos ou AZOOR em um olho e MFC no outro pode ser uma explicação alternativa para o caso.

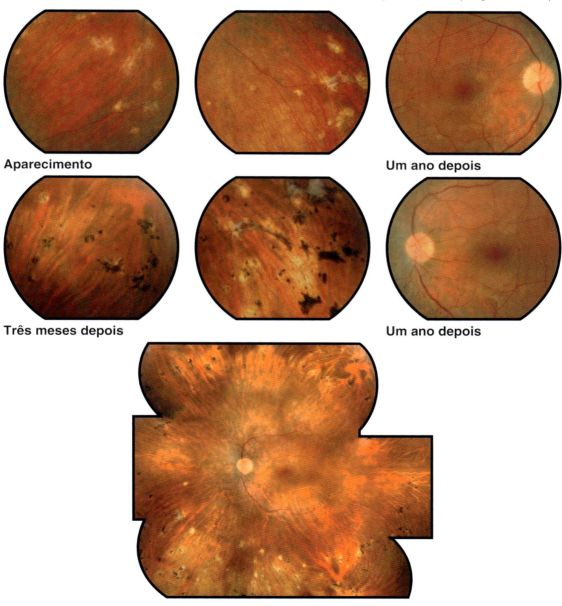

**Aparecimento**  **Um ano depois**

**Três meses depois**  **Um ano depois**

Esta mulher de 24 anos de idade com múltiplas doenças inflamatórias sistêmicas imunomediadas apresentou fotopsia e aumento da mancha cega em ambos os olhos. Note as múltiplas lesões coriorretinianas periféricas atróficas em ambos os olhos, com metaplasia fibrosa mínima. Houve perda progressiva do campo visual conforme as lesões periféricas se tornavam mais fibróticas e pigmentadas. Por fim, foram observados palidez do nervo óptico e adelgaçamento vascular generalizado da retina, associados ao ERG quase extinto. A paciente foi diagnosticada com AZOOR e MFC, uma síndrome denominada anteriormente como MFC de tipo 2A por J. Donald Gass.

# APMPPE e MEWDS

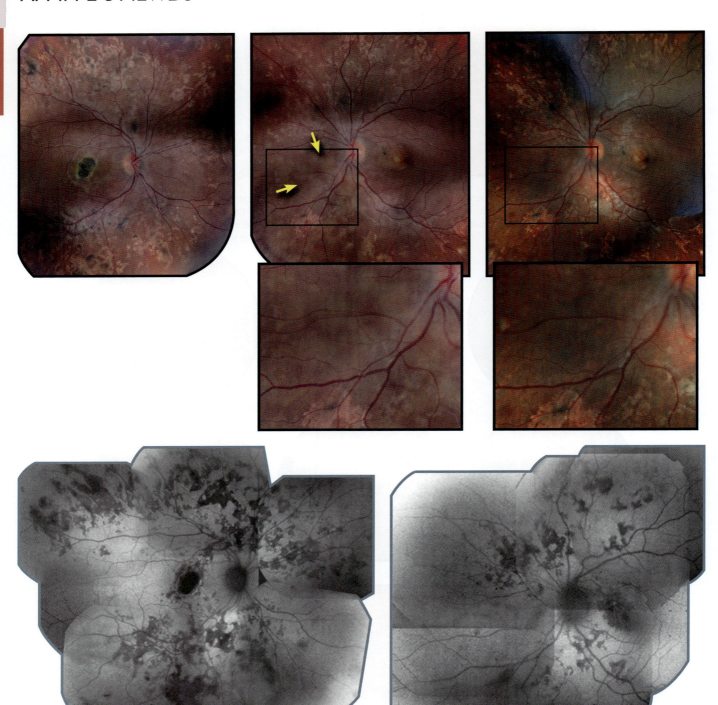

Esta criança de 9 anos de idade apresentou uma doença inflamatória aguda bilateral interpretada como APMPPE. Três anos depois, houve uma recidiva no olho esquerdo. Manchas intrarretinianas multifocais eram evidentes e consistentes com o diagnóstico de MEWDS (*setas, imagem superior central*). A resolução espontânea das lesões ocorreu sem qualquer sequela visual ou degeneração atrófica ou pigmentar (*imagem superior à direita*). A autofluorescência do fundo ocular mostra o típico padrão após a APMPPE (*imagens inferiores*). Note que as atuais pesquisas indicaram que, enquanto a APMPPE é uma doença inflamatória primariamente coriorretiniana, a MEWDS é uma doença inflamatória que acomete o complexo fotorreceptor/EPR.

# Linfoma Similar à Síndrome de "Ponto Branco"

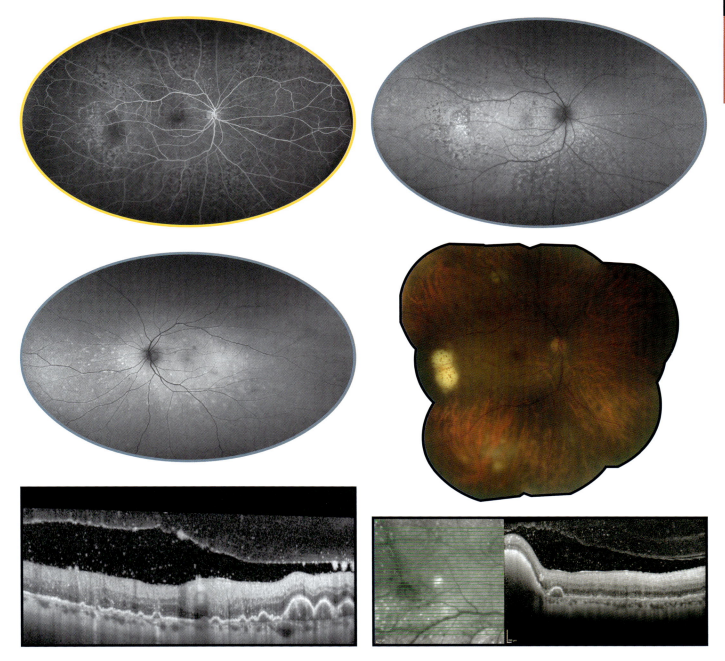

Esta mulher de 52 anos de idade apresentava histórico de fotopsias em ambos os olhos há 6 meses. A angiografia fluoresceínica de grande angular do olho direito (*imagem superior à esquerda*) mostra múltiplas manchas hiperfluorescentes e hipofluorescentes disseminadas por todo o polo posterior e periferia. As lesões hiperfluorescentes são hipoautofluorescentes à autofluorescência de grande angular, e as lesões hipofluorescentes são hiperautofluorescentes (*fileira superior à direita e segunda fileira à esquerda*). A montagem com fotografia colorida do fundo do olho de acompanhamento mostra um extenso infiltrado cremoso com pigmento ("manchas de leopardo") na região temporal medial da periferia (*segunda fileira à direita*). A SD-OCT mostra múltiplos descolamentos drusenoides do epitélio pigmentar e a aparência ondulada do EPR (*terceira fileira à esquerda*). A SD-OCT de uma das lesões infiltrativas é mostrada (*terceira fileira à direita*). A paciente foi submetida a uma biópsia do vítreo, que revelou a presença de linfócitos atípicos, consistente com o diagnóstico de linfoma intraocular. Este caso demonstra que o linfoma pode se mascarar como uma síndrome de ponto branco similar à MEWDS. *Imagens cortesia de Pradeep Prasad, MD*

# Doença Sistêmica com Vasculite Retiniana

## Pars Planite

Pars planite é o nome dado à uveíte intermediária idiopática não tipicamente associada a qualquer doença subjacente, embora possa acontecer associada a determinadas doenças, como a esclerose múltipla (EM) e a sarcoidose sistêmica. É uma síndrome inflamatória relativamente comum que afeta principalmente a pars plana e a periferia da retina de adultos jovens e crianças. A pars planite representa aproximadamente 4% a 16% de todas as uveítes. A maioria dos estudos mostra a ausência de predileção sexual, racial ou geográfica. O quadro clínico inicial pode ser assimétrico; no entanto, há acometimento bilateral em 80% dos pacientes. Os pacientes normalmente apresentam moscas volantes e diminuição da visão causada por *debris* celulares vítreos ou edema macular cistoide. De modo geral, não há dor, fotofobia ou inflamação grave do segmento anterior. No segmento posterior, há o desenvolvimento de *debris* inflamatórios vítreos, que podem se acumular como um depósito fibrocelular na base inferior do vítreo acima da pars plana e da retina anterior, comumente chamado lesão em *snowbank*. Infiltrados no vítreo anterior, denominados *snowballs*, também podem ocorrer. Edema do disco óptico, periflebite periférica, neovascularização da periferia da retina e hemorragia vítrea podem ser observados. O edema macular cistoide é a causa mais comum de diminuição da visão.

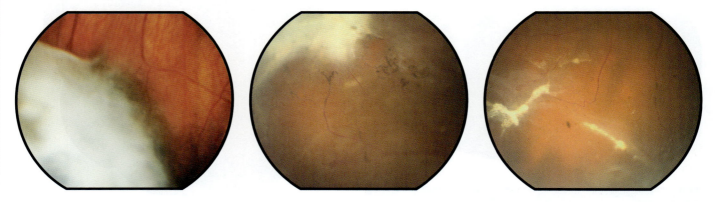

Estes pacientes apresentam pars planite e uveíte intermediária. Há o típico acúmulo de *debris* inflamatórios periféricos, chamado de *snowbank* (*imagem à esquerda* e *imagem central*). A imagem à direita mostra *debris* inflamatórios brancos na margem de uma cavidade de esquise.

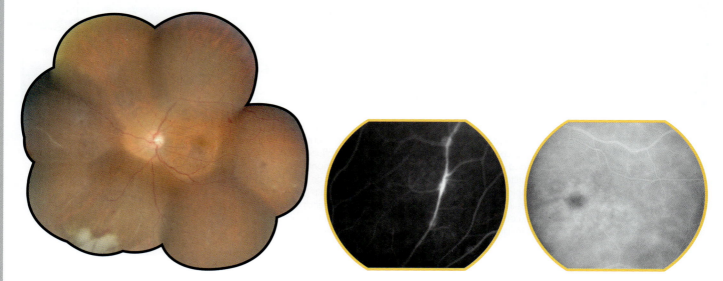

A montagem colorida mostra o vítreo opacificado devido à infiltração celular e ao exsudato inflamatório periférico (*à esquerda*). O edema macular é a principal causa de redução da visão nestes pacientes. Note a presença de edema macular cistoide difuso no olho esquerdo (*à direita*). A angiografia fluoresceínica (*ao centro*) mostra o *staining* segmentar de uma veia retiniana, consistente com uma flebite retiniana.

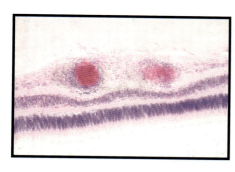 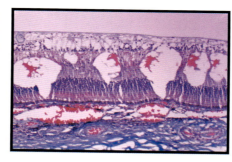 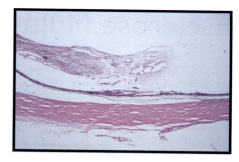

Estas ilustrações histopatológicas de um paciente com uveíte intermediária e pars planite mostram flebite retiniana (*à esquerda*), edema macular cistoide (*ao centro*) e lesões em *snowbank* compostas por vítreo colapsado e condensado, com proliferação de células da glia e neovascularização pré-retiniana precoce (*à direita*).

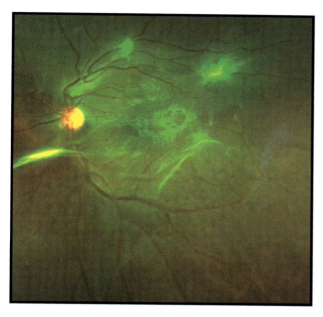

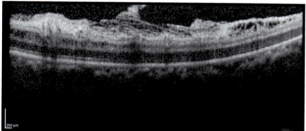

Esta mulher de 38 anos de idade com pars planite idiopática apresentou diminuição da visão no olho esquerdo por 1 ano. A fotografia colorida do fundo do olho esquerdo mostra o nervo hiperemiado, e a SD-OCT mostra uma densa membrana epirretiniana. A angiografia fluoresceínica de grande angular mostra a ausência de perfusão periférica inferior com áreas hiperfluorescentes que provavelmente representam a neovascularização decorrente da pars planite.

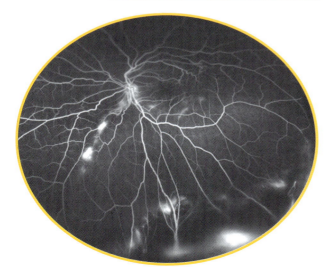

# Esclerose Múltipla

A esclerose múltipla (EM) é uma doença desmielinizante crônica do sistema nervoso central que pode ser associada a diversos problemas oculares, como a neurite óptica, a oftalmoplegia internuclear, a uveíte e a vasculite retiniana. A uveíte é relatada em até 28,5% dos pacientes com EM; a uveíte intermediária é a mais comum, seguida pela uveíte anterior granulomatosa. A flebite retiniana periférica pode ocorrer em 9% a 23% dos pacientes com MS. Também foram observados isquemia retiniana com neovascularização e edema macular cistoide.

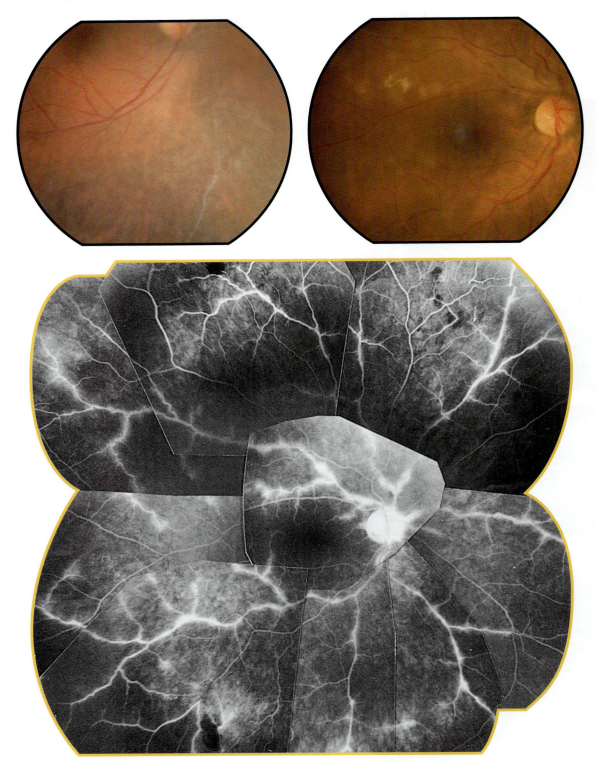

Estes pacientes com EM apresentam embainhamento vascular da retina (*imagem superior à esquerda*) e infiltrados retinianos de cor amarelo-esbranquiçada (*imagem superior à direita*). A FA mostra a presença de hiperfluorescência por extravasamento e flebite (*abaixo*). *Cortesia de Dr. Anita Leys*

# Doença de Behçet

A doença de Behçet é sistêmica, crônica e caracterizada por vasculite necrótica com acometimento de diversos órgãos. É mais comum na Ásia e no Oriente Médio, onde homens são mais afetados do que mulheres. A doença é muito menos comum nos Estados Unidos, onde a distribuição sexual é mais similar. Os achados não oculares da doença de Behçet incluem úlceras orais e genitais, poliartrite assimétrica destrutiva das articulações maiores e vasculite cutânea com eritema nodoso. Os achados oculares são geralmente bilaterais e observados em 68% a 85% dos pacientes. A uveíte e vasculite retiniana são os achados oculares mais comuns. A uveíte é uma iridociclite não granulomatosa, que às vezes se apresenta como um hipópio estéril. No segmento posterior, os achados incluem vitreíte, perivasculite, oclusão vascular de artérias e veias da retina, retinite, edema macular cistoide, papilite e atrofia óptica. Complicações secundárias, como catarata, glaucoma, hemorragia vítrea e descolamento de retina, podem ocorrer.

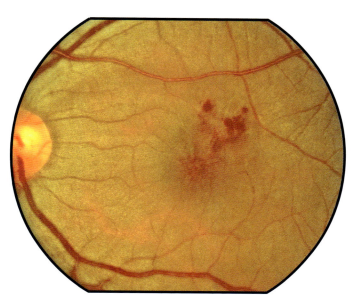

Esta fotografia do fundo do olho de um paciente com doença de Behçet mostra a vasculite retiniana localizada com hemorragia focal. *Cortesia de Dr. Douglas A. Jabs*

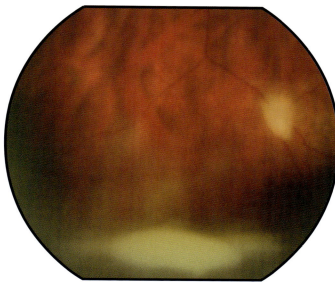

Este paciente apresenta um *snowbank* na periferia do fundo do olho, secundário à inflamação decorrente da doença de Behçet. *Cortesia de Dr. Richard Klein*

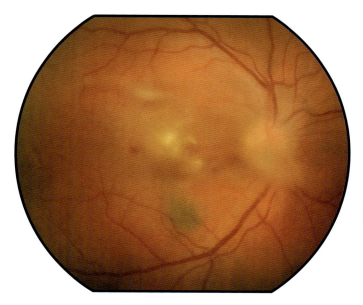

Este paciente com doença de Behçet apresenta um descolamento seroso da mácula, associado a exsudatos lipídicos. Há também opacificação do vítreo, principalmente adjacente ao disco óptico. *Cortesia de Dr. Richard Klein*

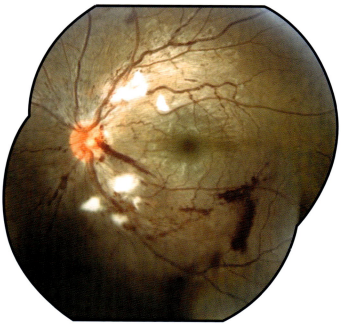

Este paciente com doença de Behçet apresenta hemorragias retinianas e múltiplas manchas em algodão.

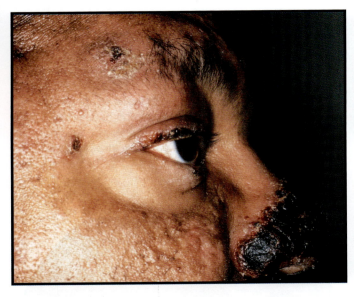

A doença de Behçet pode ter diversas manifestações sistêmicas, inclusive úlceras genitais e/ou cutâneas.

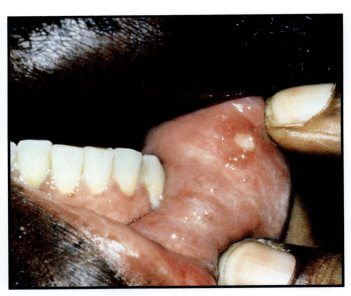

Úlceras aftosas orais também podem ser observadas na doença de Behçet. *Cortesia de Dr. W. Culbertson*

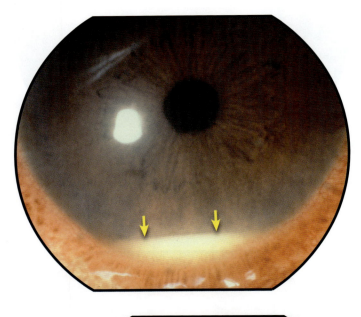

Neste paciente com doença de Behçet, observam-se uveíte anterior e hipópio (*setas*).

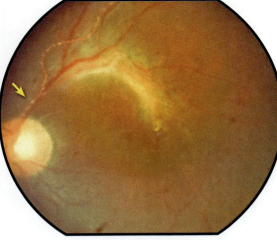
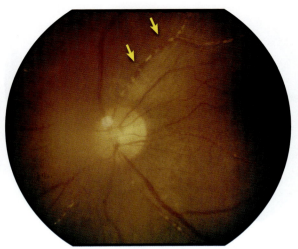

Estes dois pacientes apresentam uveíte crônica anterior e posterior em decorrência da doença de Behçet. Note a presença de fibrose pré-retiniana ao longo do vaso macular superior no olho esquerdo (*imagem à esquerda*). Há também placas calcificadas, chamadas Kyrieleis, adjacentes às artérias superiores ao disco óptico em ambos os pacientes (*setas*).

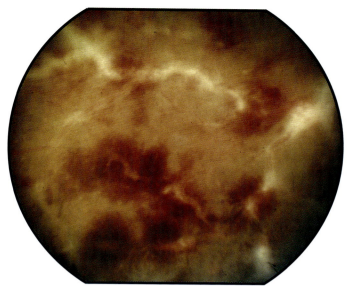

Este paciente apresenta grave angeíte de ramos congelados com flebite hemorrágica, doença oclusiva venosa, edema crônico e inflamação em decorrência da doença de Behçet.

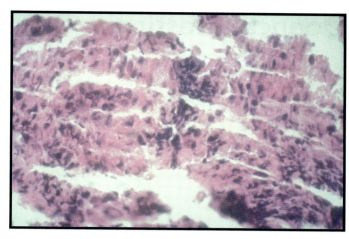

Esta amostra histopatológica mostra células inflamatórias, necrose e núcleos deformados na doença de Behçet.

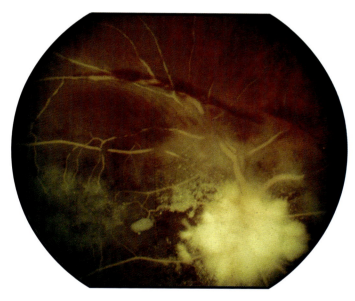

A grave doença de Behçet pode causar isquemia extensa do fundo do olho. Este paciente apresenta hemorragia pré-retiniana, vasculite disseminada com embainhamento, isquemia, edema e palidez do disco óptico.

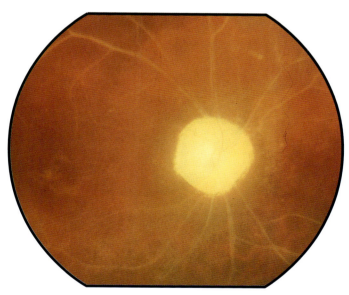

Este paciente apresenta doença de Behçet em estágio terminal, com atrofia óptica e grave embainhamento dos vasos retinianos. A degeneração progressiva da retina devido a isquemia vascular retiniana fulminante e retinite justifica a instituição da imunoterapia agressiva na maioria dos casos. *Cortesia da Dra. Leyla Atmaca*

# Doença Intestinal Inflamatória

A doença intestinal inflamatória (DII) é um espectro de distúrbios que provocam inflamação crônica do trato digestivo. A DII é primariamente composta por duas doenças distintas: colite ulcerativa e doença de Crohn. Essas duas doenças têm manifestações extraintestinais que podem afetar os olhos. As manifestações oculares mais comuns da DII são episclerite, esclerite e uveíte. A uveíte é mais comum em mulheres do que em homens e pode afetar até 17% dos pacientes com DII. Com maior frequência, a uveíte é anterior e recorrente; no entanto, em até 10% dos casos, pode-se observar acometimento do segmento posterior, na forma de panuveíte, coriorretinite ou vasculite retiniana. Oclusões vasculares retinianas, edema de retina e descolamentos serosos de retina foram descritos. Além disso, a colite ulcerativa é associada à presença de HLA-B27 e, assim, esses pacientes são suscetíveis às complicações oculares associadas à doença por HLA-B27.

## Doença de Crohn

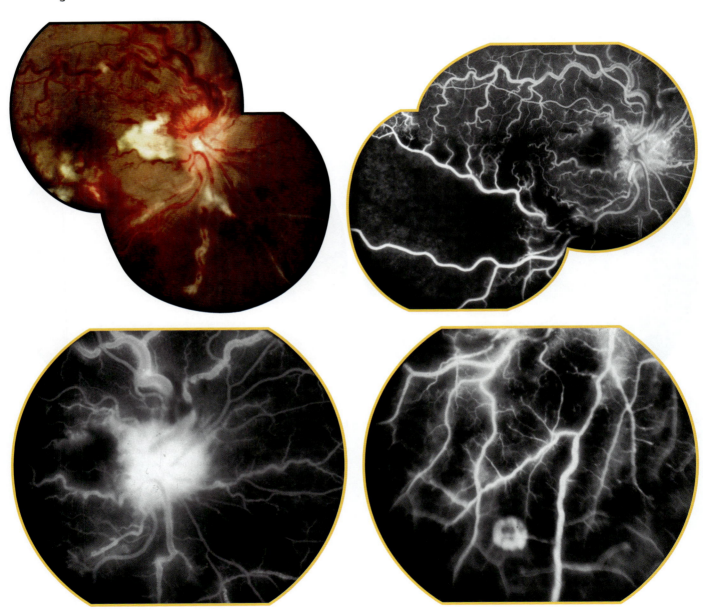

Neste paciente com doença de Crohn, observa-se a presença de vasculite retiniana hemorrágica e possível OVCR complicada com oclusão da artéria retiniana ciliar. A angiografia fluoresceínica mostra a isquemia retiniana grave e a ausência de perfusão, o *staining* dos vasos retinianos e o edema de disco. Após o tratamento houve resolução da inflamação vascular retiniana e do edema de disco. *Cortesia de Dr. Jay Duker*

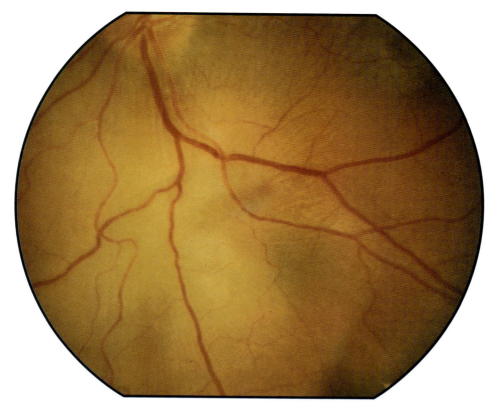

Este paciente com doença de Crohn apresentou um descolamento retiniano exsudativo inferior. Esta lesão pode ser decorrente do uso de corticosteroides, que pode causar descolamento relacionado à coriorretinopatia serosa central.

## Colite Ulcerativa

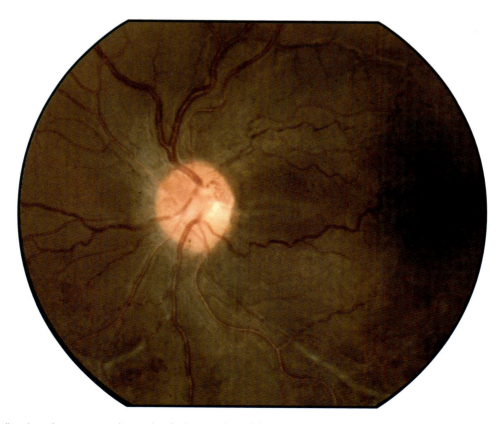

Este paciente com colite ulcerativa apresenta doença isquêmica vascular retiniana disseminada desenvolvida durante um episódio de vasculite aguda. Há embainhamento e esclerose dos vasos retinianos, assim como doença oclusiva venosa com colateralização compensatória.

# Espondiloartropatias Soronegativas

As espondiloartropatias soronegativas são um grupo de doenças inflamatórias que acometem o esqueleto axial de pacientes com fator reumatoide negativo. A doença prototípica é a espondilite anquilosante, mas as outras doenças do grupo incluem a artrite reativa, a artrite psoriática e as DIIs. A presença do complexo HLA-B27 é fortemente associada a essas doenças. Há muitas manifestações oculares, sendo a mais comum a uveíte anterior. No segmento posterior, as manifestações podem incluir uveíte intermediária, flebite retiniana e doença oclusiva vascular, edema macular e edema de disco.

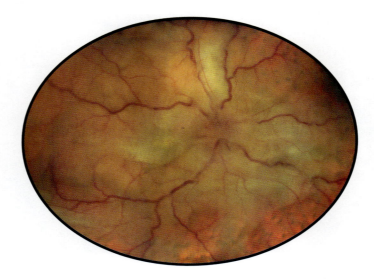

Este paciente com uveíte intermediária apresenta estase venosa disseminada com tortuosidade vascular retiniana, edema de disco e descolamento exsudativo da retina. *Cortesia do Dr. A. Edward Maumenee*

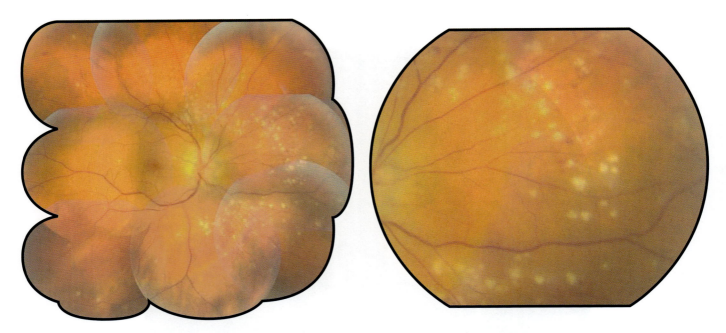

Este homem de 61 anos de idade com espondilite anquilosante apresentou redução da visão, a princípio em decorrência de uma uveíte anterior. O processo inflamatório progrediu para uma uveíte intermediária, e houve o desenvolvimento de infiltrados coriorretinianos no fundo de olho. Os exames realizados revelaram apenas a presença de espondilite anquilosante. *Cortesia de Dr. Helen Li*

# Doenças Reumatológicas

As doenças reumatológicas são distúrbios clínicos com acometimento das articulações, dos tecidos moles e dos tecidos conjuntivos. Sua patogênese não é bem compreendida, mas essas doenças são consideradas autoimunes em indivíduos com predisposição genética. As manifestações intraoculares das doenças reumatológicas geralmente são inflamatórias e incluem esclerite, mas as complicações oclusivas vasculares da retina são mais típicas. Algumas doenças reumatológicas, como o lúpus eritematoso sistêmico e a poliarterite nodosa, têm maior tendência às anomalias oclusivas vasculares retinianas. Neste atlas, estas enfermidades foram incluídas no capítulo sobre doenças vasculares da retina (Cap. 6).

## Esclerodermia

A esclerodermia é uma doença crônica do tecido conjuntivo caracterizada pela presença de pele espessada ou endurecida. A doença pode ser categorizada em dois grupos principais, a forma cutânea limitada e a forma sistêmica. A forma cutânea limitada é frequentemente associada à síndrome CREST, definida pela presença de calcinose, fenômeno de Raynaud, dismotilidade esofágica, esclerodactilia e telangiectasia. A doença sistêmica é mais grave e provoca disfunção vascular disseminada e fibrose de múltiplos órgãos. Esta última pode causar fibrose pulmonar, doença renal, hipertensão sistêmica grave e até mesmo morte. As complicações retinianas associadas à esclerodermia incluem edema macular, vasculite retiniana oclusiva, embainhamento, obstrução vascular retiniana e retinopatia isquêmica, que pode provocar neovascularização da retina.

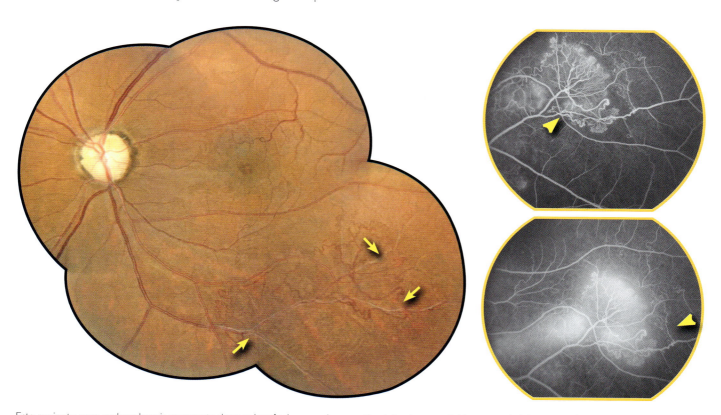

Este paciente com esclerodermia apresenta doença isquêmica vascular na retina inferotemporal. Note o embainhamento dos vasos (*setas*) e a presença de isquemia e neovascularização (*pontas de seta*) à FA.

# Síndrome de Churg-Strauss (Angeíte Granulomatosa Alérgica)

A síndrome de Churg-Strauss é uma doença sistêmica rara caracterizada por vasculite necrótica de pequenos vasos, eosinofilia e asma. O diagnóstico é estabelecido pela presença de quatro entre seis características: asma, mais de 10% de eosinófilos no esfregaço de sangue periférico, neuropatia, infiltrados pulmonares, anomalias do seio paranasal e eosinofilia tecidual confirmada à biópsia.

A vasculite é associada à detecção de anticorpos perinucleares anticitoplasma de neutrófilos (P-ANCA). Em raros casos, os olhos podem ser acometidos; as anomalias relatadas incluem amaurose fugaz, oclusão de ramos da artéria retiniana, neuropatia óptica isquêmica, uveoesclerite, pseudotumor inflamatório e paralisias de nervos cranianos.

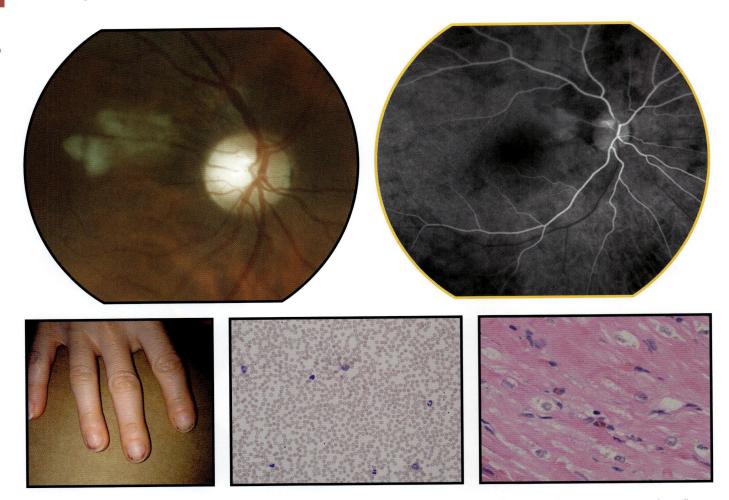

Esta mulher de 30 anos de idade foi internada no serviço de cardiologia por apresentar insuficiência cardíaca congestiva e escotoma central no olho direito. As fotografias coloridas do fundo do olho direito mostram áreas de embranquecimento da retina ao longo do trajeto de um ramo da artéria retiniana. A angiografia fluoresceínica mostra a presença de uma pequena oclusão do ramo arterial. O histórico médico era significativo para asma, sinusite e neuropatia axonal sensorial e motora. Ao exame das mãos, foram observadas hemorragias subungueais (*segunda fileira, à esquerda*), e um trombo mural foi identificado ao ecocardiograma. O esfregaço de sangue periférico mostrou a presença de 39% de eosinófilos (*segunda fileira, ao centro*). Uma biópsia do endocárdio foi realizada e demonstrou a existência de eosinófilos no tecido cardíaco (*segunda fileira, à direita*). Outros exames radiológicos e laboratoriais confirmaram a positividade de P-ANCA e a presença de infiltrados pulmonares. O diagnóstico de síndrome de Churg-Strauss foi estabelecido, e a paciente foi submetida à terapia imunossupressora, com melhora significativa. *Imagens cortesia de Robert W. Wong, MD*

## Policondrite Recidivante

A policondrite recidivante é uma doença reumatológica rara caracterizada por inflamação recorrente dos tecidos cartilaginosos do corpo. A doença possui muitas manifestações oculares, inclusive conjuntivite, episclerite, esclerite, ceratite ulcerativa periférica, uveíte anterior e inflamação do segmento posterior. Uveíte intermediária, edema do disco óptico, vasculite retiniana, oclusão vascular, edema macular e descolamento exsudativo da retina foram relatados.

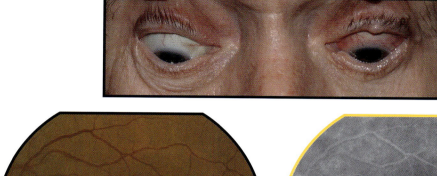

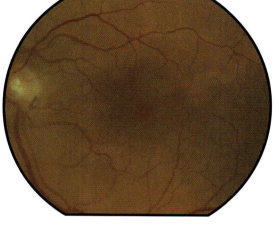
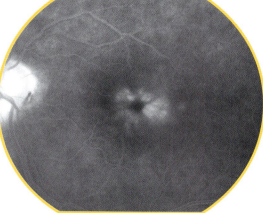

Este paciente com policondrite recidivante apresenta esclerite anterior e uveíte intermediária no olho esquerdo. Note a presença de *staining* do disco óptico e o edema macular cistoide em formato petaloide à FA. *Cortesia de Dr. R. S. Dhaliwal*

## Doença de Still de Aparecimento Adulto

A doença de Still é uma forma de artrite juvenil idiopática caracterizada por picos febris e erupções cutâneas transitórias. Embora a doença de Still tenha sido primeiramente descrita em crianças, sabe-se hoje que ocorre, de forma menos comum, em adultos, sendo então chamada doença de Still de aparecimento adulto (AOSD).

A AOSD afeta homens e mulheres de forma similar, geralmente na segunda à terceira década de vida. Os pacientes com AOSD podem desenvolver microangiopatia retiniana, incluindo retinopatia similar à de Purtscher.

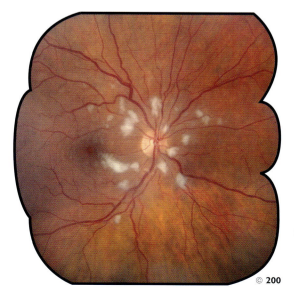
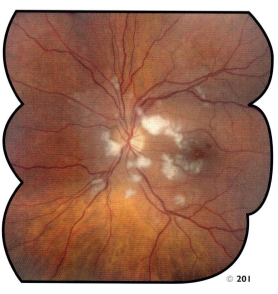

Este homem caucasiano de 27 anos de idade tem doença de Still e apresentou perda aguda da visão de ambos os olhos por 3 dias. Note o grupo de manchas em algodão causadas pela isquemia capilar decorrente da estase axoplásmica nestes olhos com retinopatia Purtscher-*like*.

# Vasculite Retiniana Idiopática, Aneurismas e Neurorretinite (IRVAN)

A IRVAN é uma doença rara clinicamente diagnosticada pela presença bilateral de macroaneurismas da artéria retiniana, vasculite retiniana e neurorretinite. Os macroaneurismas da artéria retiniana normalmente surgem em bifurcações arteriais de primeira ou segunda ordem ou ao longo do trajeto das arteríolas da cabeça do nervo óptico. A doença geralmente ocorre na terceira ou quarta décadas de vida, mas foi reportada em indivíduos mais jovens, inclusive aos 7 anos de idade. A IRVAN pode ser idiopática, mas também foi descrita em associação a sarcoidose sistêmica. A perda visual geralmente é decorrente da ausência de perfusão capilar, neovascularização retiniana e/ou edema ou exsudação macular, que frequentemente ocorrem como complicação. Embora os primeiros relatos tenham descrito a progressão autolimitada, períodos maiores de acompanhamento revelaram que a doença frequentemente causa grave perda bilateral da visão se não tratada, em decorrência da isquemia retiniana progressiva. Nesses casos graves, até mesmo hemorragia vítrea e glaucoma neovascular podem ser observados. Por isso, alguns autores aconselham o tratamento com panfotocoagulação retiniana assim que a ausência significativa de perfusão vascular na periferia da retina for observada à angiografia.

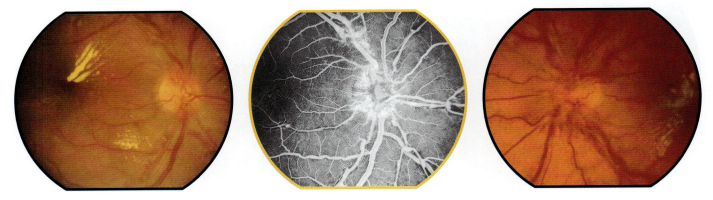

Este paciente saudável apresenta exsudação lipídica com uma estrela macular e tortuosidade vascular secundárias à síndrome muito rara chamada IRVAN bilateral. A angiografia fluoresceínica demonstra múltiplos macroaneurismas nas bifurcações vasculares. Os achados eram similares em ambos os olhos. *Imagem à esquerda e central cortesia de Johnny Justice*

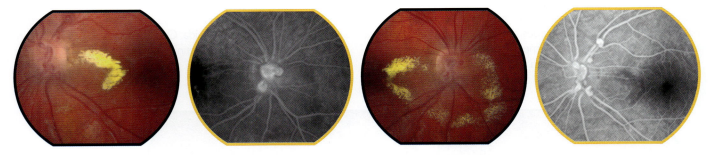

Neste paciente com IRVAN, os macroaneurismas estão predominantemente na cabeça do nervo. A deposição lipídica é muito comum e decorrente da inflamação e do extravasamento dos aneurismas. A doença era bilateral, porém simétrica, neste menino de 14 anos de idade.

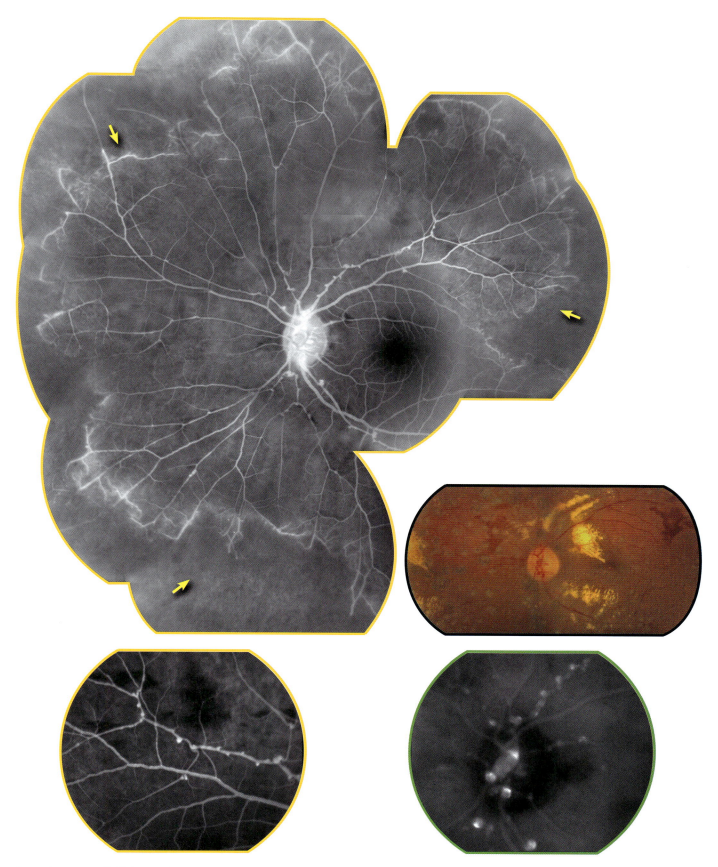

Em pacientes com IRVAN, a periferia da retina deve sempre ser examinada para exclusão da presença de isquemia e neovascularização. Este paciente apresentava lipídios na mácula e manifestações vasculares retinianas de IRVAN, claramente evidentes no polo posterior. A angiografia fluoresceínica de grande angular da periferia do fundo do olho ilustra a grave isquemia ou ausência de perfusão (*setas*). As angiografias fluoresceínicas e ICG facilitam a detecção e a documentação dos aneurismas (*fileira inferior*).

# Angeíte Idiopática de Ramos Congelados

A angeíte idiopática de ramos congelados é uma vasculite retiniana rara, geralmente bilateral, que ocorre em pacientes saudáveis e imunocompetentes. Sua etiologia é desconhecida; no entanto, é frequentemente relatada após diversas infecções virais e bacterianas sistêmicas e, portanto, acredita-se que possa ser uma reação inflamatória pós-infecciosa. A idade ao aparecimento tem distribuição bimodal, com picos na primeira e na quarta décadas de vida; no entanto, há relatos de casos em indivíduos entre 11 meses e 80 anos de idade. Os pacientes normalmente apresentam moscas volantes, fotopsias ou perda rápida da acuidade visual, que pode ser grave. Em crianças, o extenso embainhamento de artérias e veias é observado, assim como vitreíte, edema da cabeça do nervo óptico, e, raramente, descolamento exsudativo de retina. Em adultos, o embainhamento acomete predominantemente as veias retinianas. Vitreíte, irite e edema macular são comumente observados e, com menor frequência, papilite; o descolamento exsudativo de retina não foi descrito. Os pacientes geralmente são tratados com corticosteroides sistêmicos e, na maioria dos casos, recuperam a visão quase normal em algumas semanas. O fundo de olho é descrito com aparência similar a doenças como infecção ativa por citomegalovírus, tumores hematológicos malignos e também a determinadas doenças autoimunes, como o lúpus eritematoso sistêmico e a sarcoidose. Nesses casos, a aparência do fundo do olho é considerada um sinal clínico da doença subjacente, e não outra patologia. Por isso, alguns autores propuseram reservar o termo "angeíte idiopática em ramo congelado" para aqueles pacientes sem uma causa subjacente conhecida.

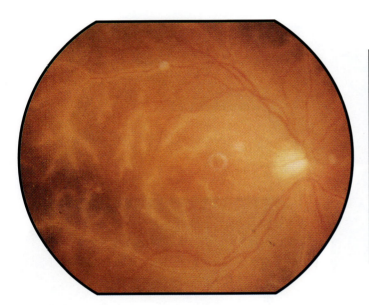
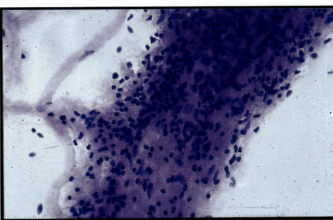

Este paciente apresenta a clássica angeíte idiopática de ramos congelados com deposição de um material branco e espesso ao longo dos vasos acometidos. A amostra histopatológica apresentou várias células inflamatórias em um vaso inflamado, que se acredita ser o mecanismo para a aparência congelada.

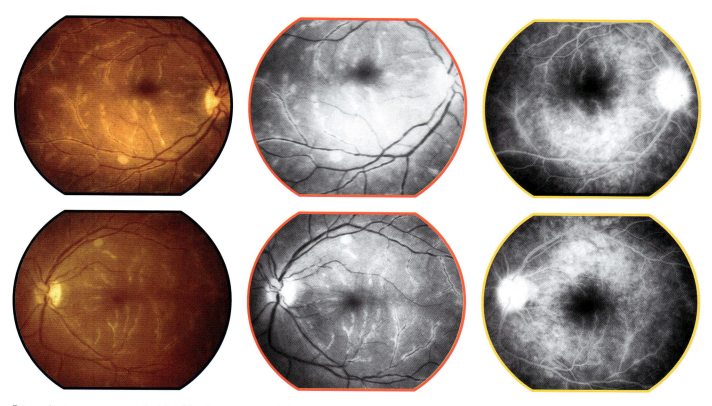

Este paciente apresenta angeíte idiopática de ramos congelados. Há deposição de exsudato inflamatório ao longo das paredes dos vasos retinianos, predominantemente das veias. As manifestações são mais dramaticamente evidentes nas fotografias aneritras (*imagens centrais*). A FA mostra o *staining* dos vasos acometidos e o extravasamento do disco óptico.

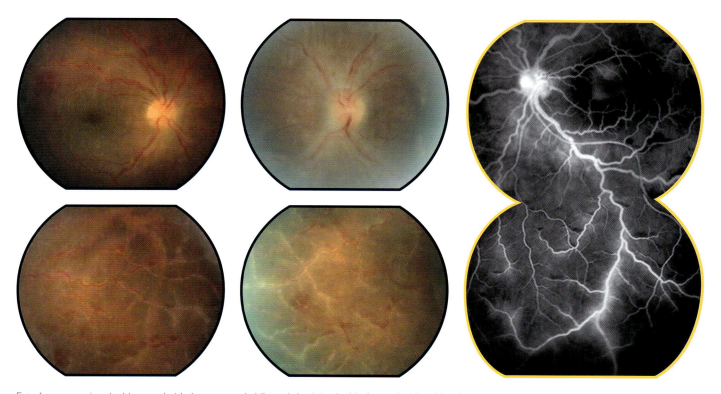

Esta é uma menina de 11 anos de idade com perda bilateral da visão devido à angeíte idiopática de ramos congelados. O polo posterior apresenta edema macular e do disco óptico. Na região mais periférica, a clássica angeíte de ramos congelados é identificada e entremeada a hemorragias. Por vários meses, esta paciente respondeu ao tratamento com corticosteroides e não apresentou recidiva por 17 anos.

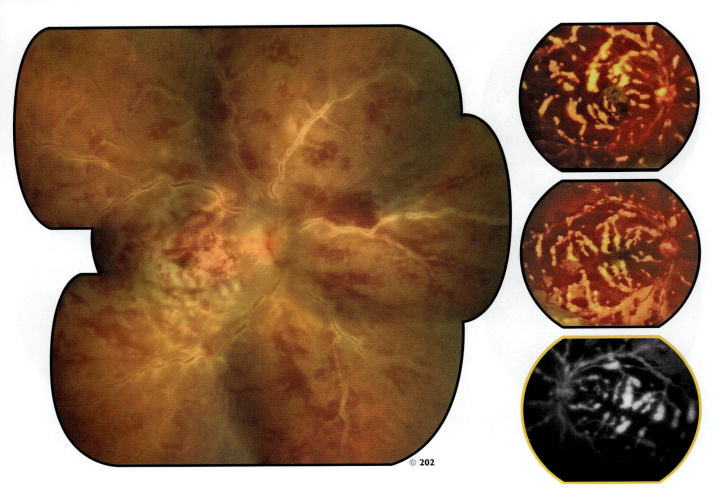

Estes três pacientes apresentam angeíte idiopática de ramos congelados com acometimento difuso da retina. Há também edema macular grave, hemorragia intrarretiniana e pré-retiniana extensa e papilite. Nenhuma anomalia sistêmica foi detectada mesmo após a extensa realização de exames diagnósticos.

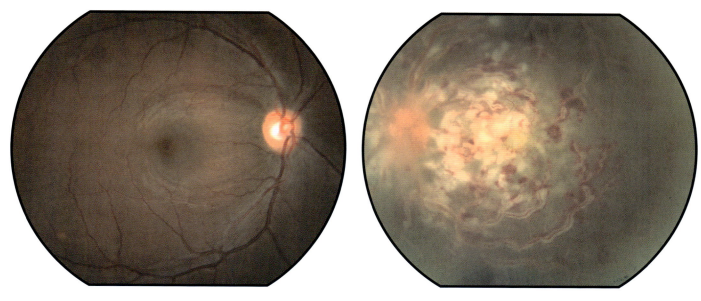

Este homem de 29 anos de idade apresentava dor nas costas, incapacidade de controle do membro inferior esquerdo e perda da visão no olho esquerdo. As fotografias coloridas do fundo do olho direito eram normais à primeira avaliação. A fotografia colorida do fundo do olho esquerdo mostra a presença de hiperemia do nervo óptico, hemorragias intrarretinianas e embainhamento dos vasos em um padrão em "ramo congelado". *Imagens cortesia de Mark J. Daily, MD*

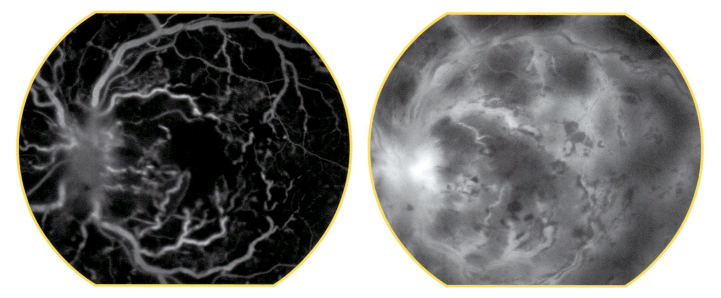

No mesmo paciente, a angiografia fluoresceínica do olho esquerdo, realizada durante a primeira avaliação, confirma o extravasamento do disco óptico, o bloqueio pelas hemorragias intrarretinianas e o *staining* e o extravasamento dos vasos da retina. *Imagens cortesia de Mark J. Daily, MD*

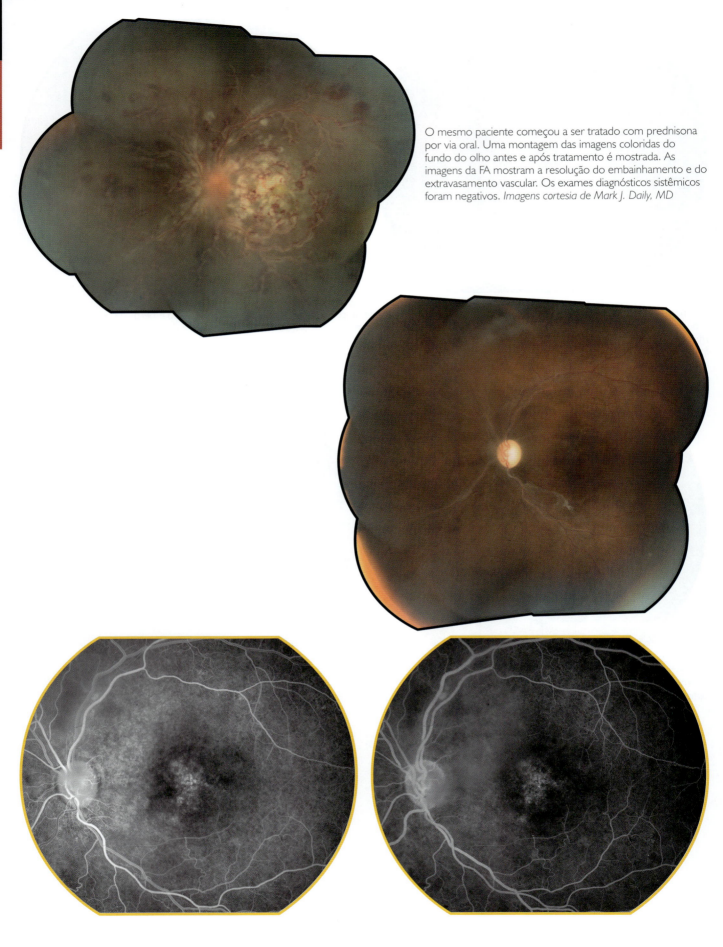

O mesmo paciente começou a ser tratado com prednisona por via oral. Uma montagem das imagens coloridas do fundo do olho antes e após tratamento é mostrada. As imagens da FA mostram a resolução do embainhamento e do extravasamento vascular. Os exames diagnósticos sistêmicos foram negativos. *Imagens cortesia de Mark J. Daily, MD*

# Sarcoidose

A sarcoidose é uma doença inflamatória multissistêmica crônica e idiopática caracterizada por granulomas não caseosos. A sarcoidose pode acometer praticamente qualquer órgão, mas tende a começar nos pulmões e nos linfonodos. A doença afeta mais comumente adultos jovens, e as mulheres são um pouco mais acometidas do que os homens. Nos Estados Unidos, a sarcoidose é mais comum em afrodescendentes do que em caucasianos, principalmente nos pacientes mais jovens. Cerca de 20% dos pacientes com sarcoidose apresentam acometimento oftalmológico. Os achados podem ser extraoculares, afetando a órbita, as glândulas lacrimais, as pálpebras e a conjuntiva. Os achados intraoculares da sarcoidose ocorrem no segmento anterior e incluem uveíte anterior granulomatosa [células e reação na câmara anterior, precipitados ceráticos do tipo *mutton-fat* e nódulos na íris (Koeppe)], ceratite intersticial e ceratopatia em faixa. No segmento posterior, os achados ocorrem em aproximadamente 28% dos pacientes com sarcoidose ocular. Os achados no segmento posterior incluem vitreíte (difusa e focal, incluindo *snowballs* e opacidades em "colar de pérolas"), pars planite, vasculite retiniana (periflebite), oclusão vascular retiniana, neovascularização retiniana, edema macular cistoide, membrana epirretiniana, infiltrados coroidianos ou granulomas, edema ou neovascularização do disco óptico e granulomas na cabeça do nervo óptico. A periflebite pode ser focal ou difusa e ter a aparência de "gotas de cera".

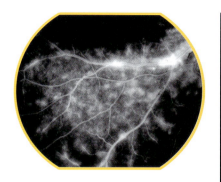 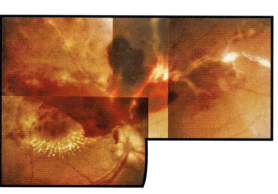 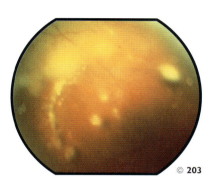

Estes pacientes com sarcoidose refletem as diversas alterações que podem ser observadas no fundo do olho. O paciente à esquerda apresenta periflebite retiniana identificada à FA. No centro, há evidências de doenças oclusivas vasculares retinianas e de doença inflamatória devido a sarcoidose. Note os exsudatos nas paredes dos vasos, produzindo a aparência em "ramo congelado". Há grave hemorragia e exsudação lipídica na mácula e edema do disco óptico (*ao centro*). O paciente à direita apresenta inflamação vítrea com exsudatos e infiltrados na retina e no vítreo posterior.

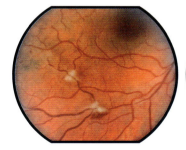 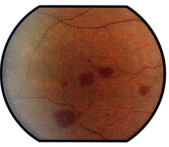 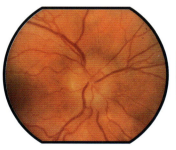 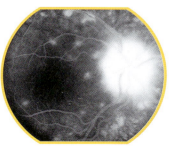

Este paciente com sarcoidose (diagnosticada por biópsia mediastinal) apresenta oclusão de um ramo da veia central da retina. Há diversas hemorragias com centros brancos ou manchas de Roth (*segunda imagem*). Note que a oclusão venosa ocorre no local da flebite, e não na junção arteriovenosa. Há uma sutil elevação ou aumento de volume do nervo óptico (*terceira imagem*). Também há manchas pouco evidentes no EPR e na coroide interna, na região peripapilar, talvez granulomas multifocais. A angiografia fluoresceínica mostra o extravasamento do nervo óptico, assim como manchas peripapilares na coroide.

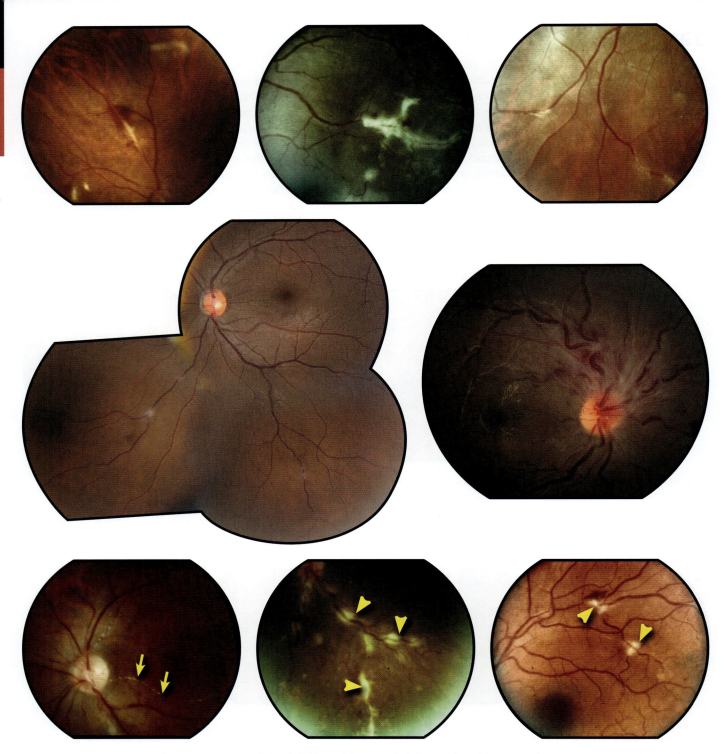

Estes pacientes apresentam variações no espectro clínico da flebite retiniana associada à sarcoidose. Note a angeíte segmentar congelada, também chamada "gotas de cera" (*fileira superior e central*). Também são observados: acúmulo de *debris* axoplásmicos (*imagem central à esquerda*), hemorragia com exsudação inflamatória (*imagem central à direita*), flebite focal (*pontas de seta*) e placas calcificadas nas arteríolas, denominadas placas de Kyrieleis (*fileira inferior à esquerda, setas*).

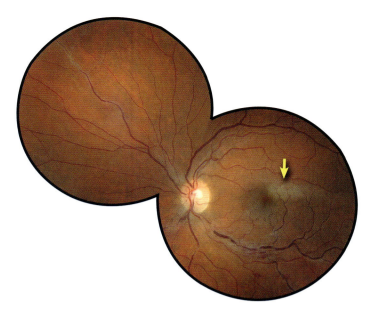
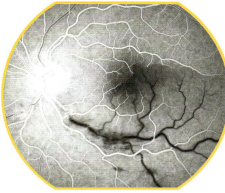
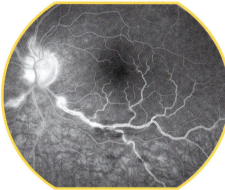

Este paciente com sarcoidose apresenta doença oclusiva vascular retiniana. Uma oclusão arteriolar é observada como o embranquecimento acinzentado na área justafoveal superotemporal associado à ausência de perfusão da arteríola (*seta*). A perfusão e o *staining* tardios da veia retiniana inferotemporal também são evidentes à angiografia fluoresceínica (*imagens à direita*).

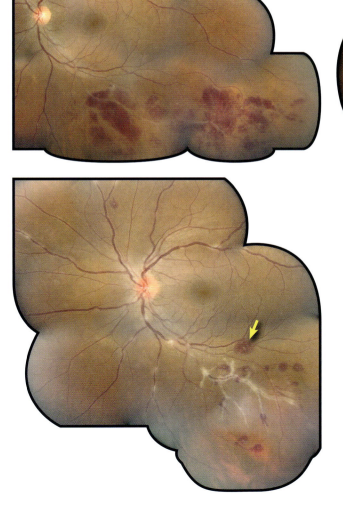
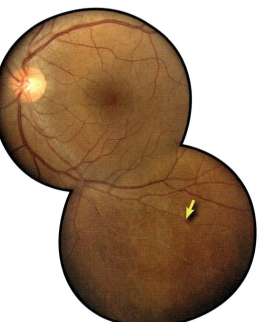

Este paciente com sarcoidose apresenta doença oclusiva venosa retiniana hemorrágica inferotemporal e flebite retiniana inflamatória (*imagem superior à esquerda*). A inflamação progrediu com o desenvolvimento de aparência congelada nas paredes das veias retinianas inferotemporais acometidas. Houve também hemorragia periférica, inclusive uma discreta hemorragia com centro branco (*seta, à esquerda*) e isquemia periférica. Após o tratamento com anti-inflamatórios, houve resolução de todas as alterações exsudativas, deixando como sequela um embainhamento vascular retiniano na periferia inferotemporal (*acima, seta*).

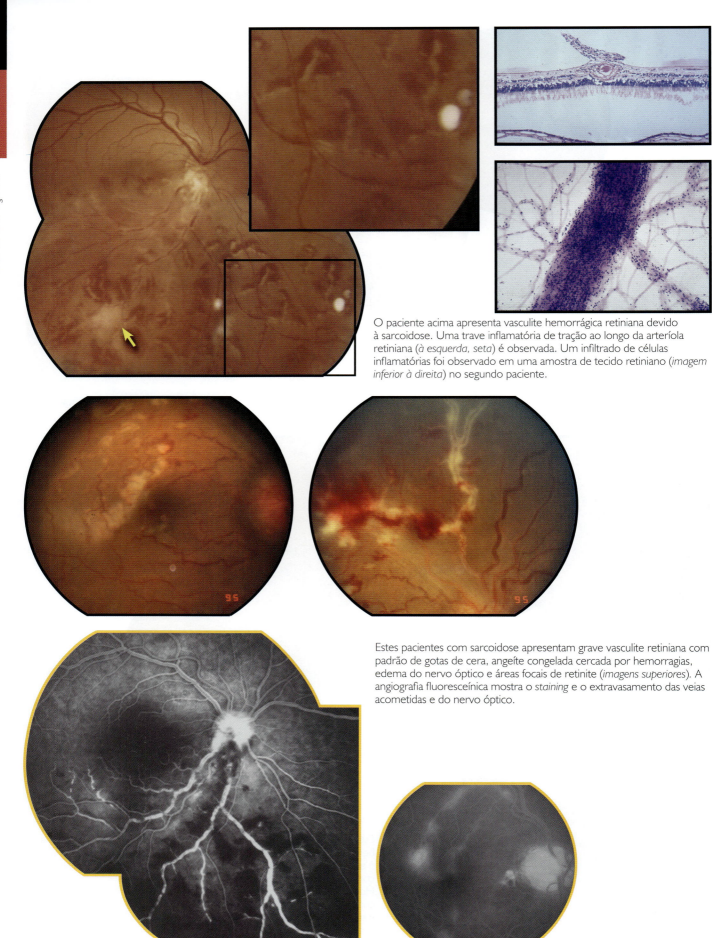

O paciente acima apresenta vasculite hemorrágica retiniana devido à sarcoidose. Uma trave inflamatória de tração ao longo da arteríola retiniana (*à esquerda, seta*) é observada. Um infiltrado de células inflamatórias foi observado em uma amostra de tecido retiniano (*imagem inferior à direita*) no segundo paciente.

Estes pacientes com sarcoidose apresentam grave vasculite retiniana com padrão de gotas de cera, angeíte congelada cercada por hemorragias, edema do nervo óptico e áreas focais de retinite (*imagens superiores*). A angiografia fluoresceínica mostra o *staining* e o extravasamento das veias acometidas e do nervo óptico.

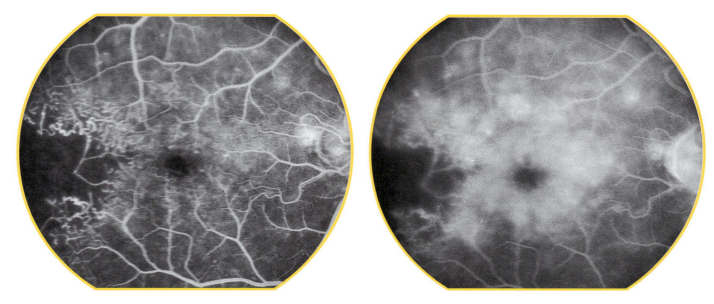

Neste paciente com sarcoidose, a angiografia fluoresceínica mostra a presença de microangiopatia, incluindo alterações vasculares telangiectásicas, microaneurismas, isquemia macular temporal e edema e extravasamento macular cistoide. *Imagens ©204 e ©205 disponíveis exclusivamente, em inglês, em* expertconsult.inkling.com/redeem

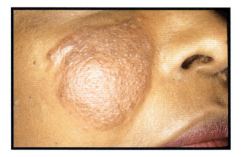

Este paciente apresenta um nódulo sarcoide na bochecha.

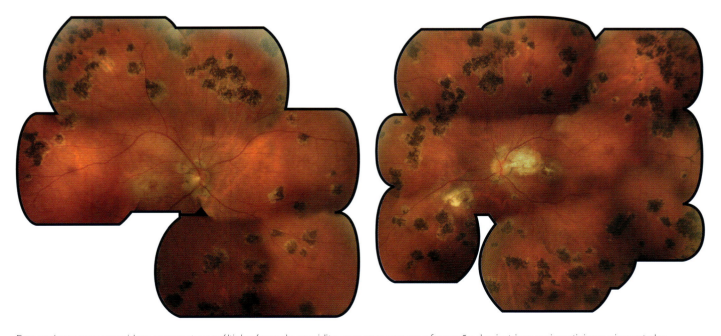

Este paciente com sarcoidose apresentava múltiplas áreas de coroidite, que provocaram a formação de cicatrizes coriorretinianas pigmentadas multifocais similares à MFC. Note também a atrofia e a cicatrização da mácula do olho esquerdo.

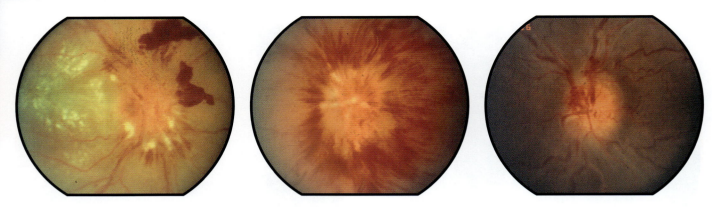

A sarcoidose pode ser associada ao edema do nervo óptico e a hemorragias e extravasamentos na mácula, como observado nestes pacientes com neurorretinite.

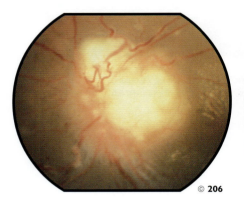
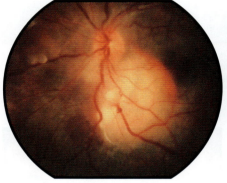
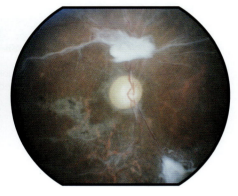

Este caso mostra uma massa no nervo óptico de um paciente com sarcoidose. Os vasos retinianos se comunicam com a lesão granulomatosa. Note as gotas em cera, que são placas inflamatórias ao longo das vênulas retinianas, mais facilmente identificadas na área inferonasal ao nervo.

Este paciente apresenta um granuloma de coroide secundário à sarcoidose. Note a hemorragia sub-retiniana e o descolamento seroso da retina. A visão era de 6/200. Este nódulo regrediu após o tratamento com corticosteroide. *Cortesia de Dr. Rollins Tindell, Jr*

O extenso embainhamento dos vasos retinianos com fibrose pode ocorrer no estágio terminal da sarcoidose ocular. Note a presença de atrofia do disco óptico, o grave embainhamento e ausência de perfusão vascular, a fibrose pré-retiniana e a atrofia do epitélio pigmentar da retina.

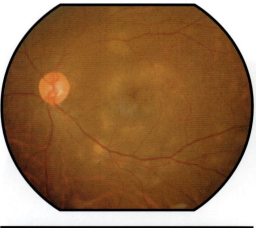
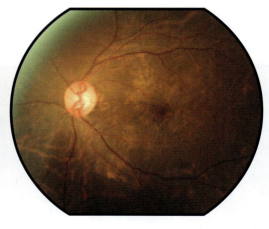
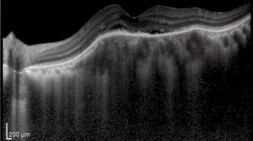
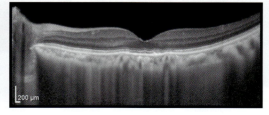

Esta mulher de 66 anos de idade com histórico de câncer de mama apresentou diminuição da visão no olho esquerdo. As fotografias coloridas do fundo do olho mostram infiltrados coroidianos profundos, cremosos e amarelos no polo posterior (*imagem superior à esquerda*). A SD-OCT das lesões, realizada durante a avaliação inicial, mostra a infiltração e o espessamento coroidiano com bolsos sobrepostos de fluido sub-retiniano e destruição do segmento elipsoide interno. Os exames diagnósticos subsequentes revelaram a presença de infiltrados pulmonares e a proeminência dos linfonodos mediastinais. A biópsia dos linfonodos revelou a existência de um granuloma não caseoso, consistente com o diagnóstico de sarcoidose. A paciente começou a ser tratada com prednisona, e houve resolução dos infiltrados coriorretinianos e do fluido sub-retiniano (*imagem superior à direita e inferior à direita*). *Imagens cortesia de Sandeep Randhawa, MD*

# Doença Sistêmica com Coroidopatia

## Síndrome de Vogt-Koyanagi-Harada

A síndrome de Vogt-Koyanagi-Harada (VKH) é uma doença imunomediada que afeta os tecidos que possuem melanócitos, inclusive a úvea. A VKH tende a acometer principalmente as etnias pigmentadas, em especial indivíduos asiáticos, hispânicos e indígenas americanos. Na maioria dos relatos, as mulheres são mais afetadas do que os homens. Classicamente, a progressão clínica da doença é bem definida e composta por quatro estágios: pródromo, uveítico agudo, crônico-recorrente e convalescente. A fase de pródromo é caracterizada por uma doença não específica semelhante à gripe, e os pacientes podem até mesmo apresentar cefaleia, rigidez cervical e distúrbios auditivos, incluindo tinido e disacusia. A seguir, há a fase uveítica aguda, composta principalmente por uveíte granulomatosa com vitreíte bilateral e espessamento da coroide posterior com múltiplas áreas de descolamento exsudativo de retina. A hiperemia e o edema da cabeça do nervo óptico são comuns nesse estágio. Mais tarde, durante o estágio crônico e recorrente da doença, há graus variáveis de alterações pigmentares do fundo do olho, que podem mimetizar a MFC ou a coriorretinopatia de tipo *birdshot*. Enquanto os descolamentos serosos de retina se resolvem, principalmente com a terapia imunossupressora, e tendem a não recidivar, a uveíte anterior crônica recorrente pode se desenvolver e persistir por anos. A fase convalescente é caracterizada predominantemente por perda pigmentar, incluindo vitiligo, poliose e também alopecia. A aparência conferida pelo nervo pálido e cercado por despigmentação coroidiana de coloração laranja-avermelhada é chamada fundo do olho em "pôr do sol", e é uma característica definidora deste estágio. Catarata, CNV, glaucoma e atrofia óptica podem ser observados em alguns pacientes. Na VKH, a inflamação ocular costuma ser muito responsiva a corticosteroides; a interrupção gradual do tratamento pode levar muitos meses. Em casos raros, os pacientes precisam da terapia imunossupressora mais agressiva. Muito raramente, a doença pode ser complicada por vasculite cerebral e até morte, e, em alguns casos, o encaminhamento neurológico deve ser indicado.

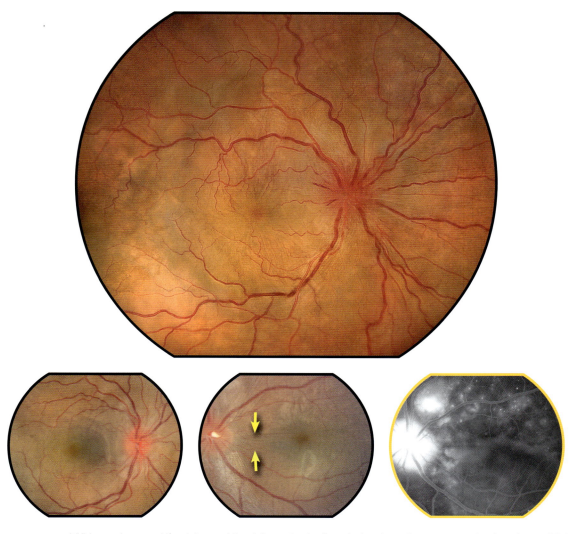

Estes pacientes apresentam VKH com áreas multifocal de coroidite, inflamação do disco óptico, ingurgitamento vascular da retina, múltiplos descolamentos serosos de retina e diversos extravasamentos puntiformes no EPR, com acúmulo de contraste no espaço retiniano subneurossensorial à FA (*à direita*). Pregas coriorretinianas radiadas também são muito comuns nesta doença e evidentes nestes pacientes (*setas*).

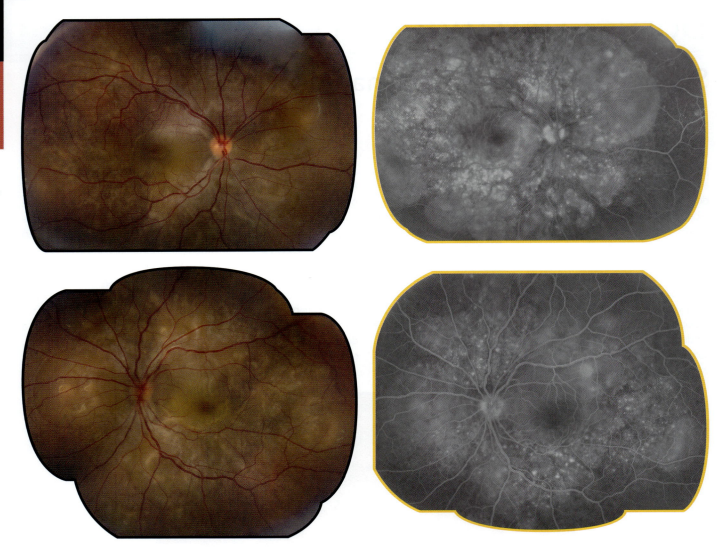

Esta mulher hispânica de 32 anos de idade apresentou VKH com descolamentos exsudativos de retina no polo posterior e na periferia de ambos os olhos. Os extravasamentos multifocais no EPR são associados a acúmulos de fluido no espaço retiniano subneurossensorial.

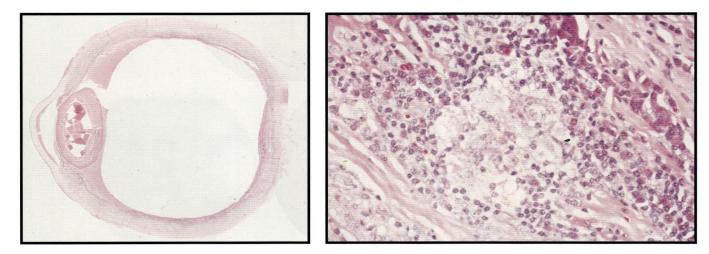

Este corte transversal de um olho com VKH mostra o espessamento extenso da coroide (à esquerda). Estas imagens de histopatologia são de um paciente com doença de Harada. Há um infiltrado granulomatoso crônico abaixo do epitélio pigmentado.

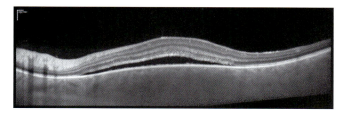
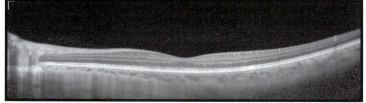

Este paciente com VKH apresenta descolamento seroso da mácula. A OCT mostra o grande espessamento da coroide (*à esquerda*) no olho esquerdo. Após o tratamento com corticosteroides, houve resolução do descolamento macular e o retorno da espessura da coroide ao normal (*à direita*).

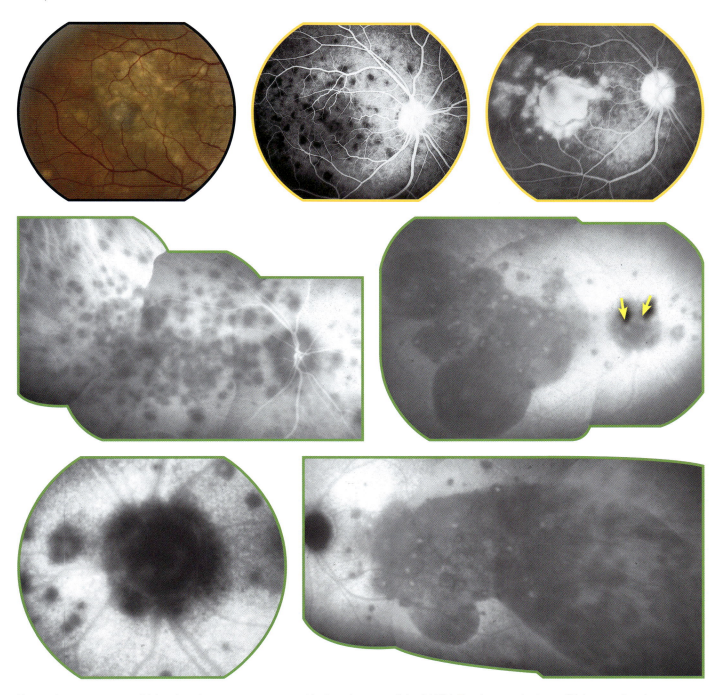

Este paciente apresenta múltiplos descolamentos neurossensoriais de retina secundários à VKH. Em alguns pacientes, múltiplas manchas de cor laranja-amarelada, abaixo dos descolamentos, são a característica clínica mais evidente; tais manchas são observadas no olho direito deste paciente. Os achados à FA neste paciente demonstram a hipofluorescência no local das manchas de cor laranja-amarelada e acúmulo de contraste nos descolamentos neurossensoriais. O intenso *staining* tardio do nervo óptico ou o extravasamento franco também é uma característica desta síndrome. A angiografia com ICG facilita a identificação das lesões coroidianas granulomatosas multifocais observadas nesta doença. Há também hipofluorescência correspondente aos descolamentos neurossensoriais e ao redor do disco (*setas*).

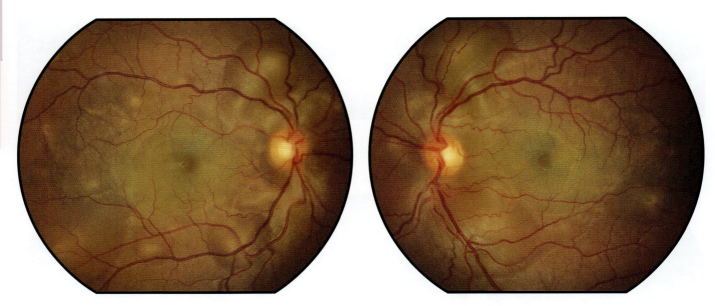

Este paciente ilustra os achados clássicos da VKH. Há múltiplos descolamentos serosos da retina neurossensorial. Note as manchas sub-retinianas esbranquiçadas, similares aos nódulos de Dalen-Fuchs observados na oftalmia simpática. Também há vitreíte branda e hiperemia do disco óptico. O extenso fluido fibrinoso sub-retiniano pode provocar lesão sub-retiniana. As alterações associadas à VKH são decorrentes da coroidopatia exsudativa e podem ocorrer em outras doenças inflamatórias, como a esclerite posterior e a oftalmia simpática. A causa mais comum da coroidopatia exsudativa é a coriorretinopatia serosa central, que pode ser facilmente excluída devido à presença de inflamação e a natureza disseminada dos extravasamentos do EPR na VKH. Outras causas de coroidopatia exsudativa incluem as doenças infiltrativas, como a leucemia, e outras doenças sistêmicas, incluindo a coagulopatia intravascular disseminada, a toxemia de gestação, a coroidopatia associada ao lúpus e a hipertensão maligna. Doenças mais raras, como a proliferação melanocítica uveal difusa bilateral (BDUMP) e o granuloma eosinofílico, também podem causar coroidopatia exsudativa e descolamento seroso de retina.

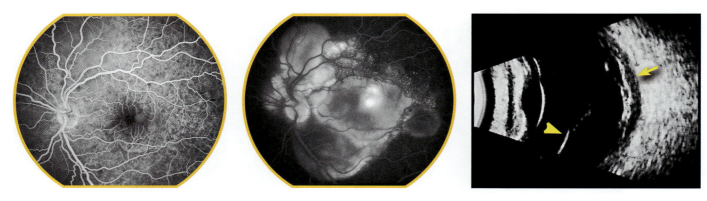

A angiografia fluoresceínica mostra áreas puntiformes de hiperfluorescência nas fases iniciais (*à esquerda*). Estes extravasamentos puntiformes causam acúmulos de contraste nos descolamentos serosos de retina (*ao centro*) em fases mais tardias do exame. A fluoresceína pode preencher o espaço retiniano subneurossensorial, dando a impressão angiográfica de um descolamento seroso do epitélio pigmentar. Na coriorretinopatia serosa central, a fluoresceína delineia ou contorna o descolamento neurossensorial e apenas preenche todo o espaço no final do exame. Nesta doença, a ultrassonografia mostra o descolamento de retina (*ponta de seta*) e o espessamento coroide (*seta*).

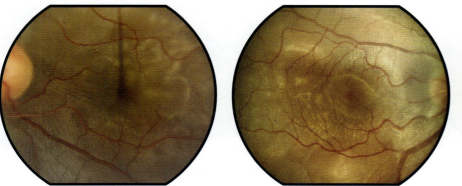 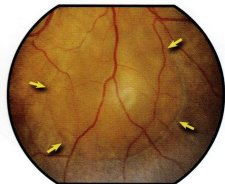

Estes pacientes com VKH apresentam descolamento macular seroso difuso e pregas coriorretinianas associadas. Há um exsudato mais proteináceo nas margens dos descolamentos, que também é característico da doença.

Extensos descolamentos dependentes também podem ocorrer de forma secundária na VKH e gravitar inferiormente, como neste descolamento em formato de gota de lágrima (*setas*).

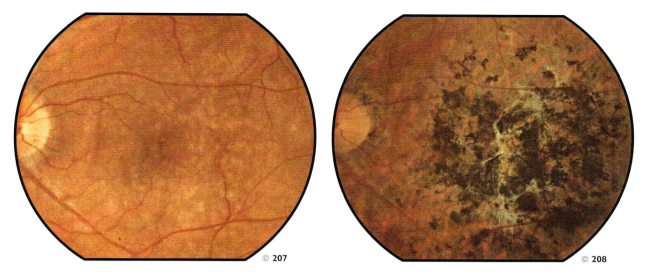

Este paciente com VKH apresentou um ataque inicial agudo, que deixou um legado de atrofia e manchas puntiformes no epitélio pigmentar (*à esquerda*). Múltiplos ataques recorrentes levaram, por fim, à extensa hiperpigmentação e à formação de uma cicatriz fibrótica, com grave perda da visão (*à direita*).

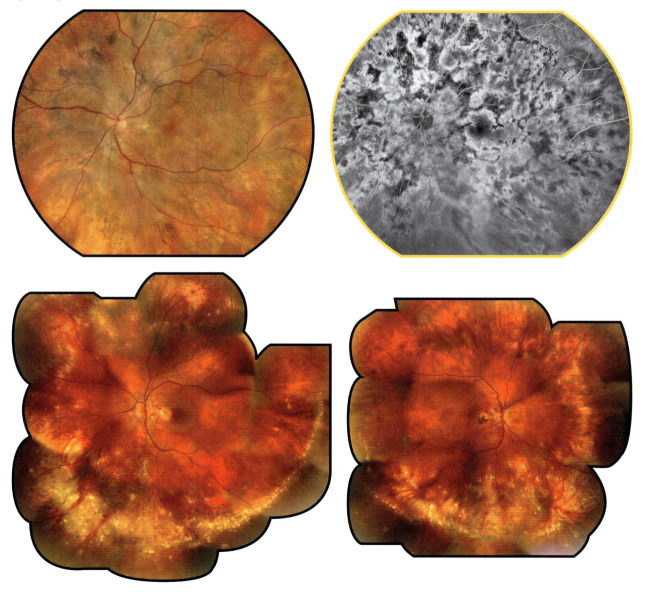

Os pacientes com VKH grave podem vir a apresentar um deslocamento crônico, provocando atrofia, hiperplasia do epitélio pigmentado, fibrose, manchas coriorretinianas e até mesmo tratos curvilíneos periféricos, como observado na MFC.

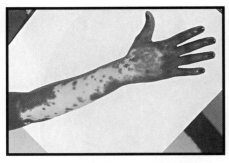 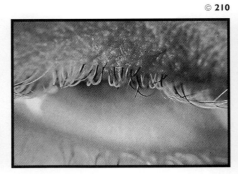 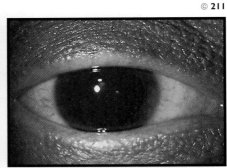

As anomalias cutâneas são parte da síndrome VKH. Note o vitiligo (*à esquerda*), a poliose (*ao centro*) e a madarose (*à direita*).

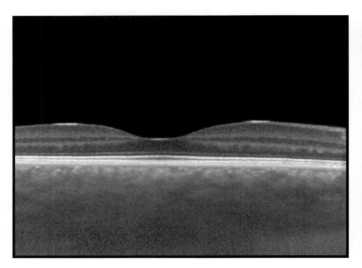 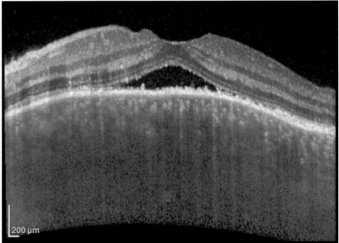

Este paciente com VKH a princípio apresentou um pequeno descolamento seroso da retina, com acometimento da mácula do olho esquerdo. Note o espessamento coroide à SD-OCT em ambos os olhos. O tratamento oral com anti-inflamatórios não esteroidais foi instituído.

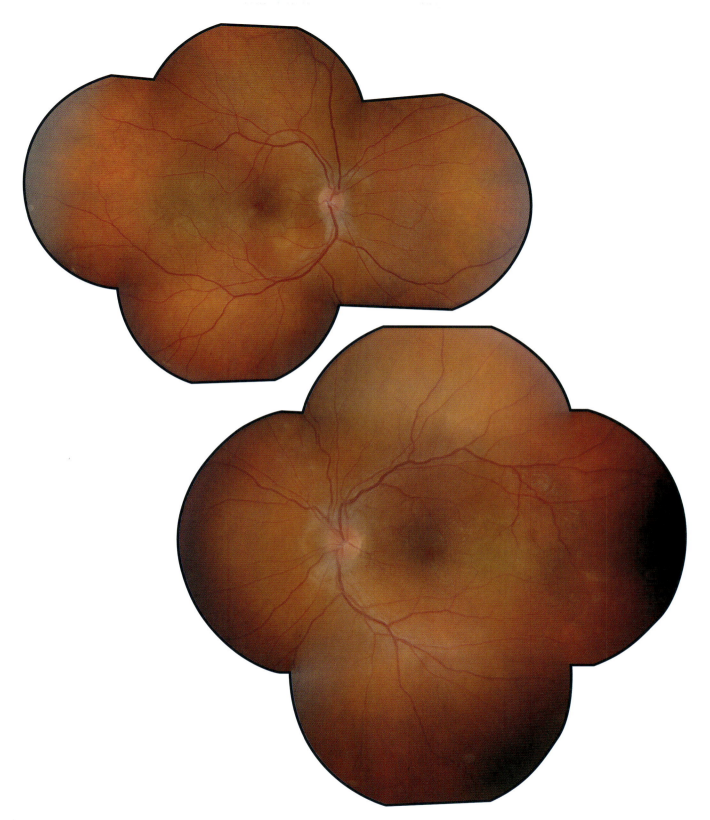

À consulta de acompanhamento de 2 semanas, o mesmo paciente apresentou um descolamento seroso de retina no olho direito e houve progressão do descolamento no olho esquerdo.

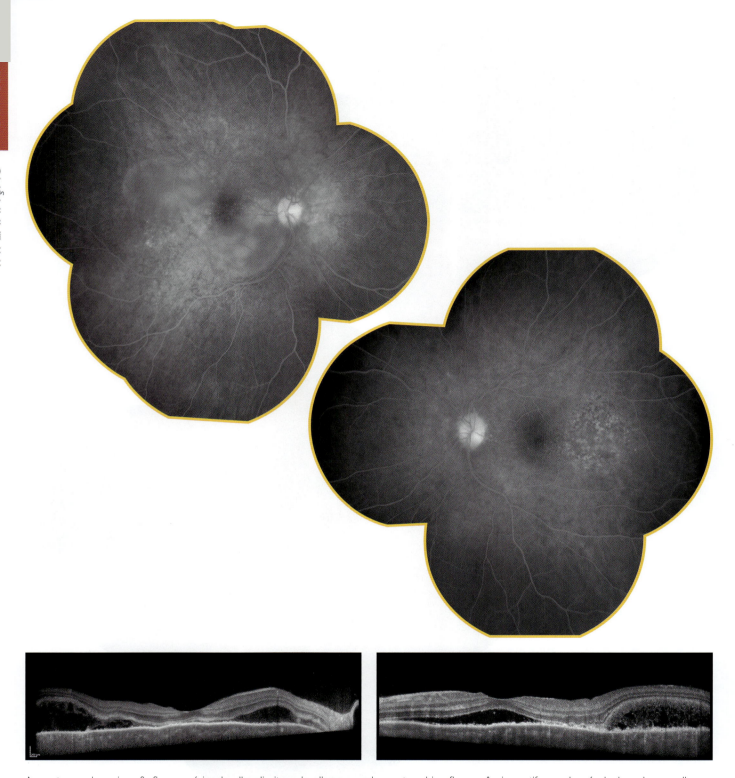

A montagem da angiografia fluoresceínica do olho direito e do olho esquerdo mostra a hiperfluorescência puntiforme da mácula de ambos os olhos com acúmulo de contraste nos descolamentos. A SD-OCT do olho direito (*imagem inferior à esquerda*) e do olho esquerdo (*imagem inferior à direita*) mostra extensos descolamentos serosos da retina com acometimento da mácula em ambos os olhos.

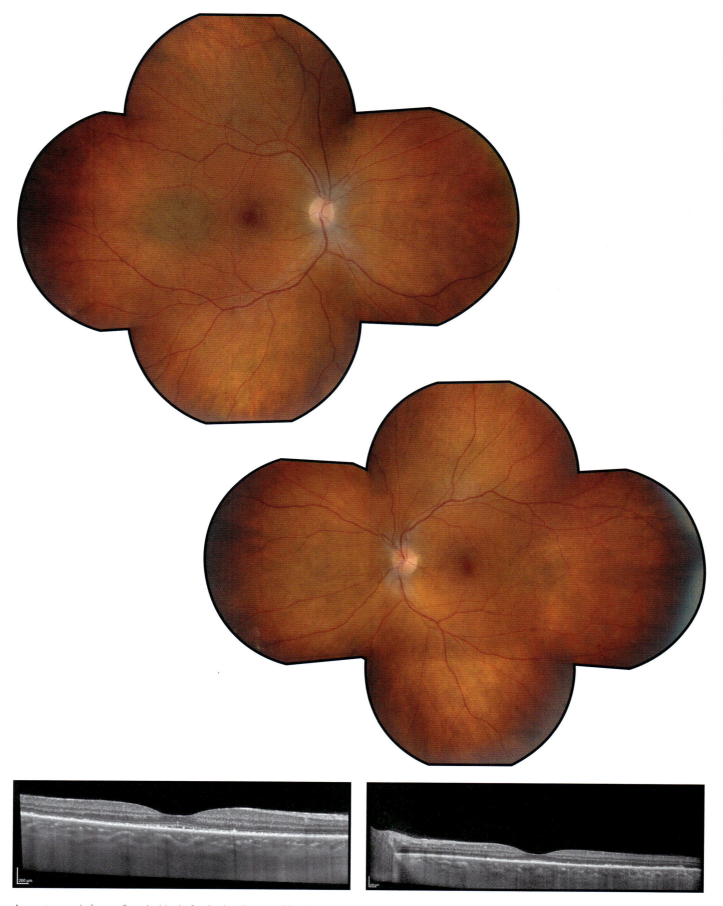

A montagem da fotografia colorida do fundo do olho e da SD-OCT em 1 mês de acompanhamento mostra a resolução dos descolamentos serosos em ambos os olhos e a grande redução da espessura coroide após a instituição do tratamento com corticosteroide.

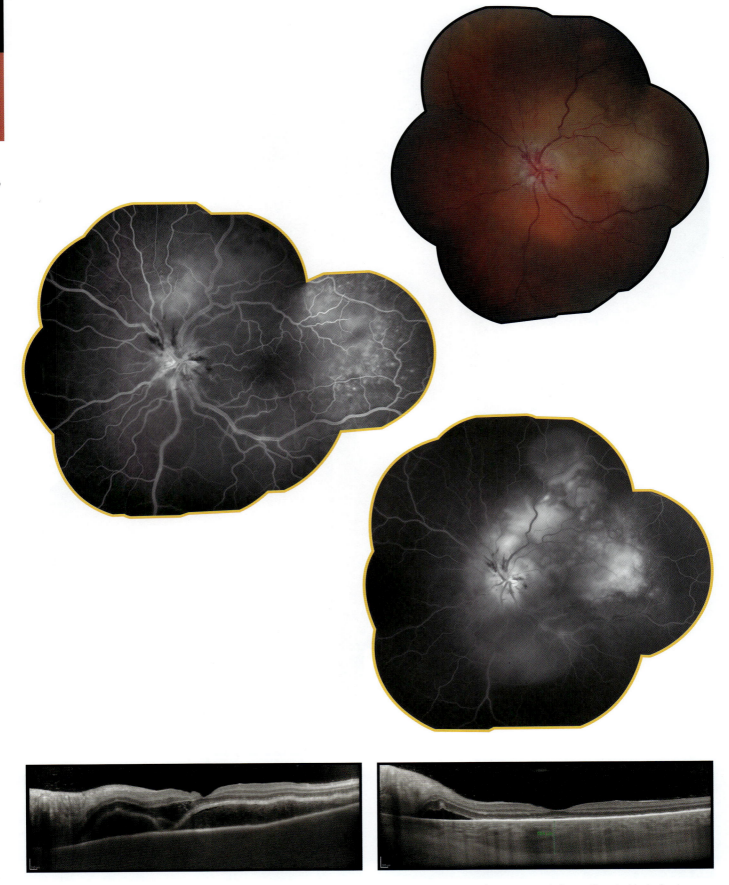

Esta mulher de 32 anos de idade apresentou redução da visão no olho esquerdo por uma semana. A montagem da fotografia colorida do fundo do olho esquerdo mostra a hiperemia e o edema do nervo, com hemorragias do disco e um grande descolamento exsudativo de retina. A fase intermediária da angiografia fluoresceínica mostra a hiperfluorescência puntiforme com acúmulo tardio de contraste no descolamento exsudativo de retina. A SD-OCT realizada no início do quadro e ao acompanhamento mostra o fluido subneurossensorial e o espessamento da coroide.

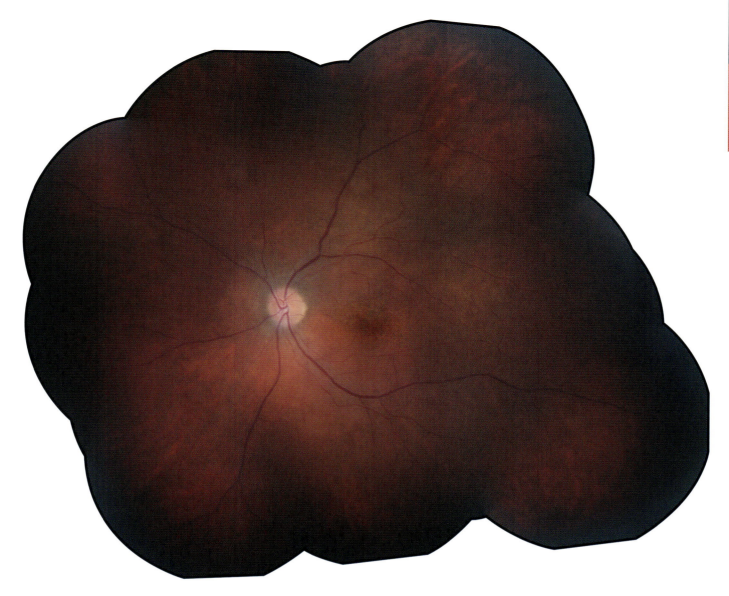
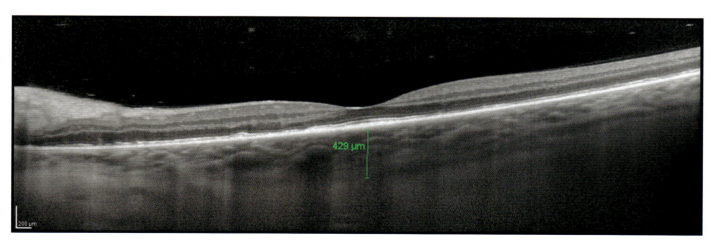

O tratamento sistêmico com corticosteroide foi instituído. As imagens coloridas e a SD-OCT durante o acompanhamento mostram a resolução do descolamento exsudativo e a melhora do espessamento da coroide. Lesões hipopigmentadas, similares às de Dalen-Fuchs, são observadas na região inferior após a resolução (*abaixo*).

# Oftalmia Simpática

A oftalmia simpática é uma uveíte granulomatosa que ocorre no olho contralateral após um trauma penetrante acidental ou cirúrgico em um olho. O aparecimento da inflamação no olho contralateral pode ocorrer dias a anos após a lesão desencadeante, mas tende a ocorrer nos primeiros meses. A princípio, os pacientes relatam desconforto ocular brando, visão borrada, fotofobia e perda de acomodação. Os achados oculares incluem células e flare na câmara anterior e precipitados ceráticos no endotélio corneano.

As alterações no segmento posterior incluem vitreíte, papilite e descolamento exsudativo neurossensorial, que podem mimetizar a doença de Harada. Pequenos pontos amarelo-esbranquiçados abaixo do EPR, conhecidos como nódulos de Dalen-Fuchs, são característicos da doença. O tratamento geralmente é realizado com corticosteroides ou outros imunossupressores e tem graus variáveis de sucesso. A enucleação do olho simpatizante após o início da inflamação ainda é controversa.

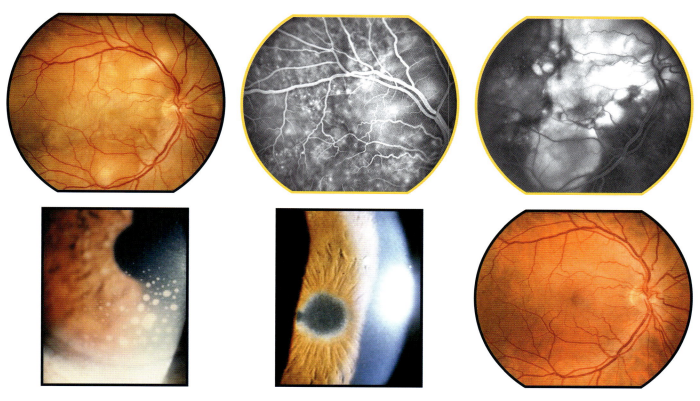

Este paciente parecia ter doença de Harada. As fotografias do segmento anterior mostram precipitados ceráticos granulomatosos do tipo *mutton-fat* e sinéquias posteriores (*fileira inferior, imagem à esquerda e central*). Note os descolamentos neurossensoriais bolhosos da retina com acúmulo puntiforme tardio de contraste à FA (*fileira central superior e fileira superior à direita*). O paciente melhorou após o tratamento com corticosteroide (*fileira inferior à direita*). O estudo histopatológico do olho contralateral indicou que o paciente apresentava, na verdade, oftalmia simpática. *Cortesia de Dr. Thomas Aaberg*

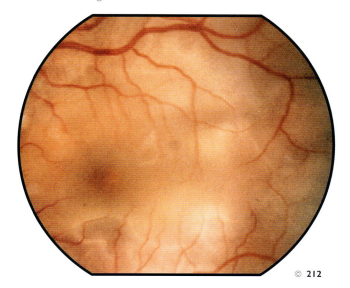

A oftalmia simpática pode lembrar a doença de Harada com múltiplos descolamentos neurossensoriais da retina, formando elevações bolhosas. Os múltiplos extravasamentos puntiformes no EPR são responsáveis pelo descolamento exsudativo subjacente. Acredita-se que as manchas esbranquiçadas sejam nódulos de Dalen-Fuchs.

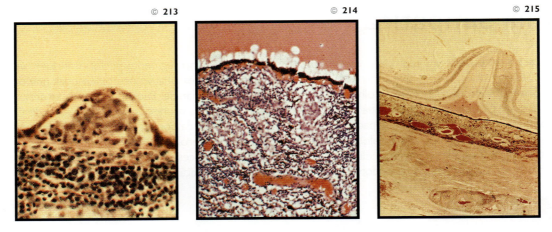

As imagens histopatológicas mostram a presença de inflamação granulomatosa na coroide. Note também a ausência de acometimento da coriocapilar e o fluido sub-retiniano (*à esquerda*). A imagem central mostra o descolamento seroso da retina sensorial, bem como células inflamatórias ao redor do vaso sanguíneo emissário na esclera. A imagem mais à direita mostra um nódulo de Dalen-Fuchs. Note a coleção de células mononucleares abaixo do epitélio pigmentado atenuado da retina.

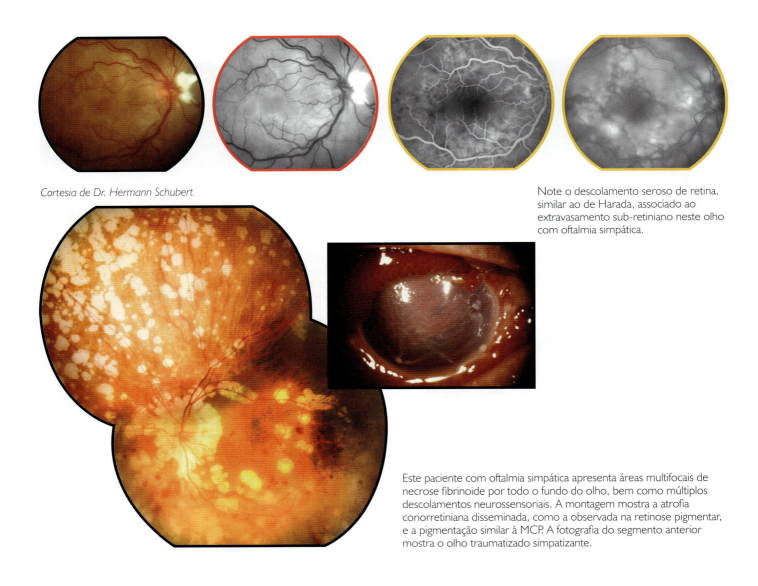

*Cortesia de Dr. Hermann Schubert*

Note o descolamento seroso de retina, similar ao de Harada, associado ao extravasamento sub-retiniano neste olho com oftalmia simpática.

Este paciente com oftalmia simpática apresenta áreas multifocais de necrose fibrinoide por todo o fundo do olho, bem como múltiplos descolamentos neurossensoriais. A montagem mostra a atrofia coriorretiniana disseminada, como a observada na retinose pigmentar, e a pigmentação similar à MCP. A fotografia do segmento anterior mostra o olho traumatizado simpatizante.

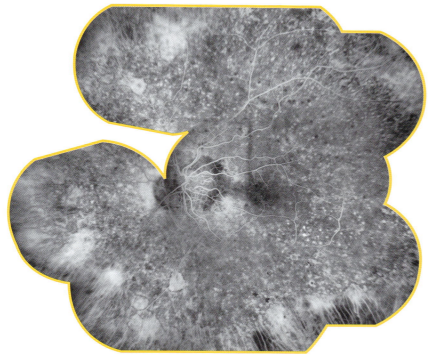

Este é um homem caucasiano, de 39 anos de idade, com oftalmia simpática. O paciente foi tratado com corticosteroides e ciclosporina, duas sessões de *laser* térmico e agentes anti-VEGF. *Cortesia de Dr. David Fischer*

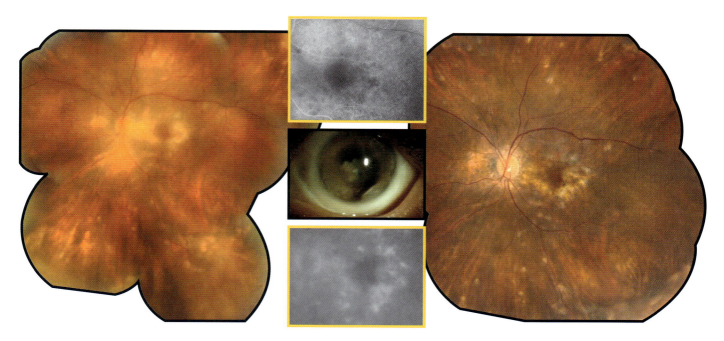

Este paciente foi submetido a múltiplos procedimentos para correção de descolamentos de retina no olho direito, com resultado muito ruim. Houve desenvolvimento de inflamação no contralateral. Após a administração de imunossupressores e de uma injeção intravítrea de triancinolona, as anomalias inflamatórias se resolveram, deixando um legado de atrofia paramacular e múltiplas manchas coriorretinianas atróficas periféricas. Estas lesões periféricas correspondiam à inflamação granulomatosa na coroide interna e no epitélio pigmentado. Também foram observadas alterações inflamatórias no segmento anterior.

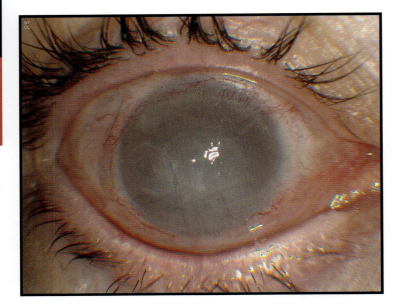
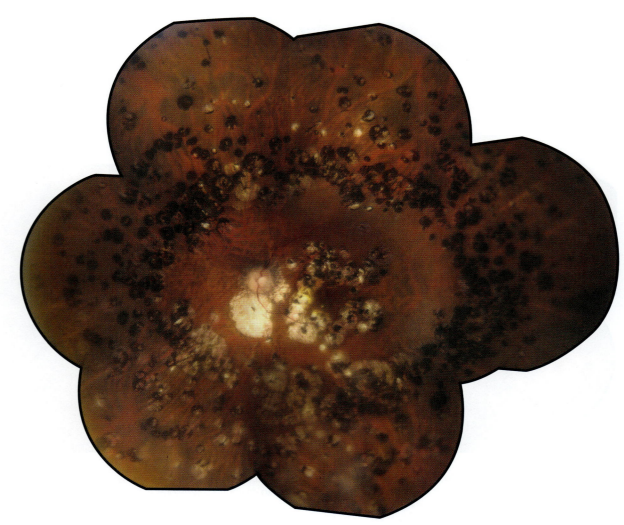

Este homem de 42 anos de idade apresentava um histórico de múltiplas cirurgias, inclusive vitrectomia, para correção de descolamentos de retina no olho direito sem sucesso. A fotografia do segmento anterior do olho direito, agora debilitado, é mostrada acima. O paciente apresentou queixa de moscas volantes no olho esquerdo. A montagem colorida do fundo do olho esquerdo mostra a cicatriz coriorretiniana pigmentada no polo posterior e na periferia da retina. O padrão circunferencial das lesões é similar ao da coroidite multifocal e da panuveíte.

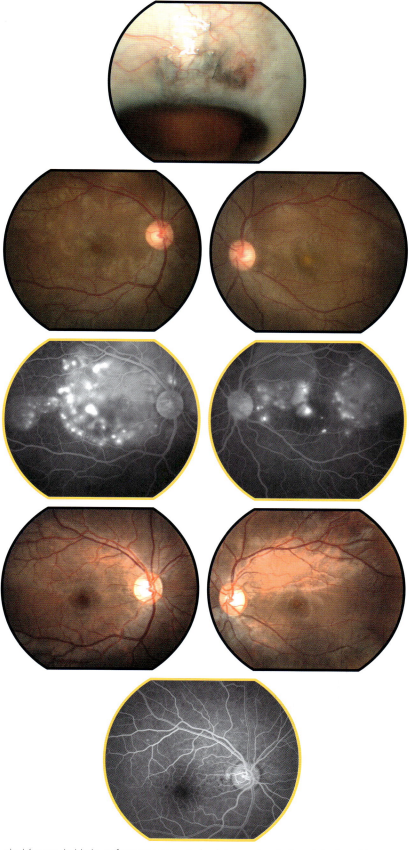

Esta paciente do sexo feminino, de 16 anos de idade, sofreu uma ruptura do globo ocular direito e foi submetida ao reparo cirúrgico. A fotografia do segmento anterior do olho traumatizado é mostrada (*fileira superior*). Em 1 mês de acompanhamento, a paciente se queixou de cefaleia, e a acuidade visual caiu para 20/400 no olho direito e à contagem de dedos no olho esquerdo. As imagens coloridas da fundoscopia mostram o fluido sub-retiniano e o descolamento neurossensorial com acometimento do polo posterior de ambos os olhos (*segunda fileira*). A angiografia fluoresceínica mostra a hiperfluorescência puntiforme com acúmulo tardio de contraste nos descolamentos neurossensoriais (*terceira fileira*). O tratamento oral com corticosteroides foi instituído. As fotografias coloridas do fundo do olho e a angiografia fluoresceínica 6 semanas após o início do tratamento com corticosteroides mostra a resolução dos descolamentos e do fluido sub-retiniano (*quarta e quinta fileiras*). *Imagens cortesia de Amani Fawzi, MD*

# Doença Sistêmica com Esclerite

## Esclerite

Esclerite é a inflamação da esclera, que pode ser associada a uma doença autoimune sistêmica subjacente. A esclerite é classificada como anterior (difusa, nodular ou necrótica, com ou sem inflamação) ou posterior, que é responsável por apenas 2% a 7% dos casos. A esclerite posterior é definida como a inflamação escleral posterior à ora serrata e geralmente é associada a doenças inflamatórias anteriores. É comum o acometimento de estruturas contíguas, como a órbita, a coroide, a retina e o disco óptico. Os pacientes, geralmente mulheres de meia-idade, apresentam dor ocular unilateral e diminuição da visão. Em cerca de 70% dos indivíduos acometidos, não há uma associação conhecida a uma doença sistêmica. A esclerite necrosante sem inflamação (*escleromalacia perforans*) é uma doença bilateral rara, geralmente indolor, que ocorre predominantemente em mulheres idosas com artrite reumatoide crônica grave. Essas pacientes podem apresentar uveíte e edema macular além de áreas indolores de adelgaçamento profundo da esclera, com áreas de exposição da coroide e prolapso da úvea com alto risco de ruptura traumática. O adelgaçamento posterior pode ocorrer e provocar estafiloma.

No segmento posterior, os achados incluem edema do disco óptico, pregas coroides, descolamento exsudativo de retina, e, às vezes, uma área bem delimitada de espessamento sub-retiniano que simula uma massa ou um tumor coroide. A ultrassonografia mostra o espessamento escleral e da coroide, com acúmulo de fluido abaixo da cápsula de Tenon, achatando a interface entre o nervo óptico e a esclera e formando o chamado sinal em "T". Em raros casos, a esclerite pode ser associada a doenças imunes com risco de vida, como a poliangeíte com granulomatose (anteriormente denominada granulomatose de Wegener) e, portanto, os pacientes devem ser avaliados de maneira adequada à apresentação.

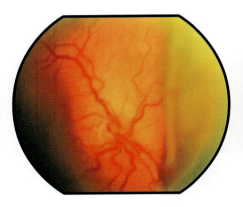

Este paciente apresenta uma efusão coroide secundária à esclerite posterior.

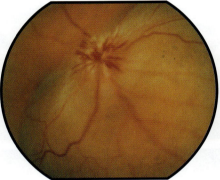

Este adulto jovem apresentou edema e hemorragia do disco óptico e uma massa na coroide, na porção nasal do fundo do olho, com extensão até a mácula. Após o tratamento com corticosteroide, houve resolução do edema de disco e regressão da massa, com desenvolvimento de atrofia e pigmentação devido à resolução da esclerite posterior.

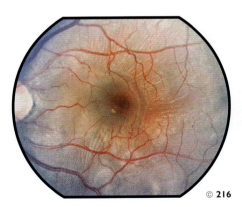
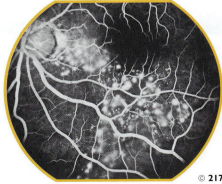
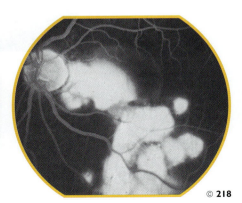

Clínica e angiograficamente, a esclerite pode lembrar a doença de Harada, com múltiplos descolamentos serosos de retina, pregas de coroide e extravasamentos puntiformes no EPR com acúmulo de contraste no espaço sub-retiniano à FA.

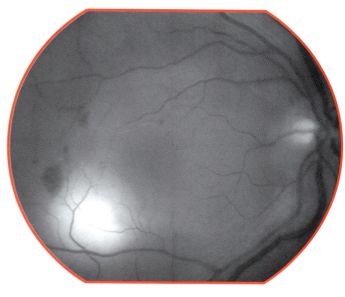

Esta é uma mulher hispânica, de 56 anos de idade, que foi atendida no pronto-socorro com queixa de cefaleia e dor ao movimento no olho direito e associada a um ponto amarelo-esverdeado no centro da visão, além de sintomas de fotopsia no olho direito há uma semana. Note o granuloma sub-retiniano focal na região paramacular inferotemporal, associado a um ponto de hemorragia e um descolamento macular exsudativo nesta paciente com esclerite posterior. *Cortesia de Dr. Ramin Sarrafizadeh*

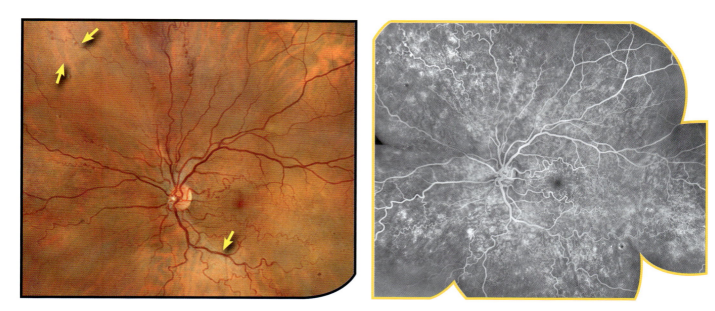

Este paciente apresentava duas áreas focais de esclerite posterior: inferior ao disco e superonasal, na periferia do fundo do olho (*setas*). Há uma microangiopatia retiniana associada, com microaneurismas e extravasamento capilar na lesão periférica e um descolamento plano da retina neurossensorial sobre cada lesão.

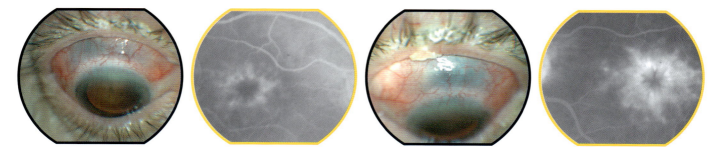

Este paciente com artrite reumatoide apresenta esclerite necrotizante em ambos os olhos. Note a presença do edema macular cistoide em formato petaloide em ambos os olhos.

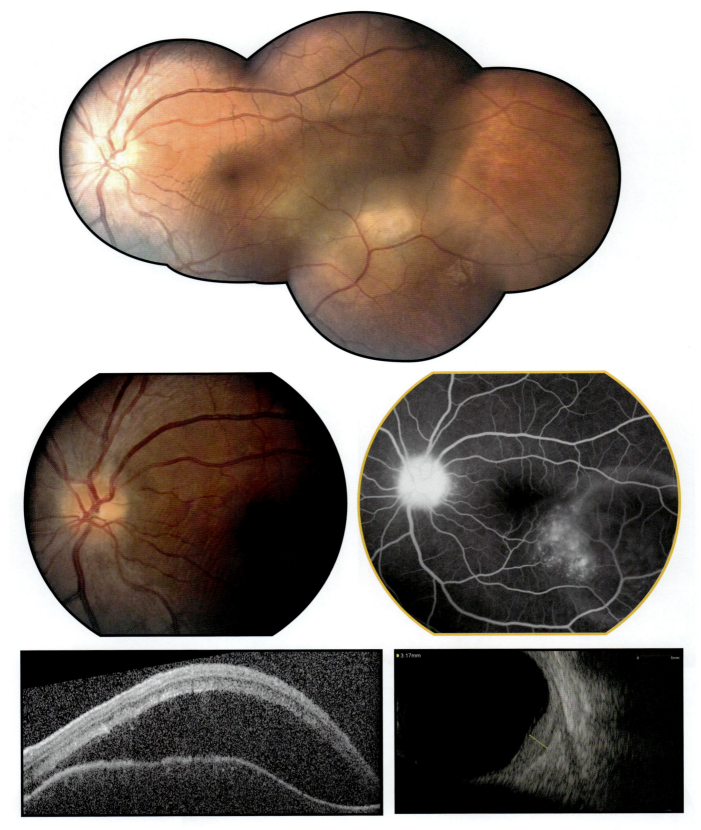

Esta mulher de 23 anos de idade foi encaminhada devido a uma massa coroide no olho esquerdo. A paciente relatou diminuição da visão no olho esquerdo, cefaleia e dor no olho esquerdo, com piora aos movimentos oculares. A montagem da fotografia colorida do fundo do olho revelou a presença de pregas de coroide e de uma elevação sub-retiniana aparentemente sólida sobreposta a um descolamento seroso da retina (*acima*). A fase tardia da angiografia fluoresceínica mostra a hiperfluorescência do nervo óptico e a hiperfluorescência puntiforme com acúmulo de contraste no descolamento seroso (*segunda fileira, à direita*). A imagem de SD-OCT da lesão confirmou a presença da elevação da coroide com fluido sub-retiniano sobreposto (*imagem inferior à esquerda*). A ultrassonografia em modo B do olho esquerdo revelou o espessamento da esclera posterior com refletividade interna média a alta (*imagem inferior à direita*). O diagnóstico de esclerite nodular posterior foi estabelecido. A paciente apresentou grande melhora após a instituição do tratamento oral com corticosteroides.

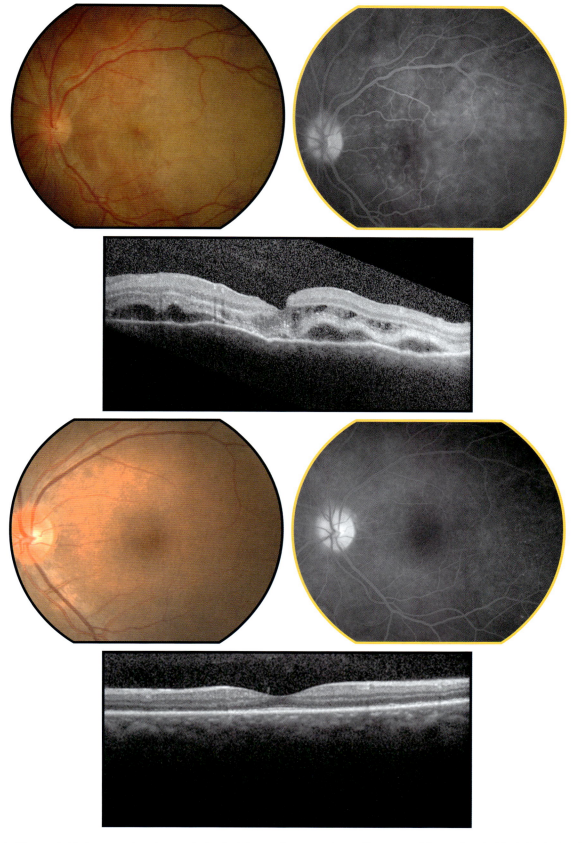

Esta mulher de 38 anos de idade apresentou dor e redução da visão no olho esquerdo por 3 semanas. A fotografia colorida do fundo do olho esquerdo, obtida durante a avaliação inicial, mostra o fluido sub-retiniano na mácula e sutis dobras de coroide inferiores (*fileira superior, à esquerda*). A angiografia fluoresceínica mostra a hiperfluorescência puntiforme com acúmulo de contraste no descolamento seroso de retina (*fileira superior, à direita*). A SD-OCT confirma a presença de fluido sub-retiniano e intrarretiniano (*segunda fileira*). O diagnóstico de esclerite posterior foi estabelecido, e o tratamento oral com corticosteroides foi instituído. A fotografia colorida do fundo do olho (*terceira fileira, à esquerda*), a angiografia fluoresceínica (*terceira fileira, à direita*) e a SD-OCT (*fileira inferior*) realizadas durante o acompanhamento de 1 mês mostram a resolução do descolamento seroso de retina. *Imagens cortesia de Mark J. Daily, MD*

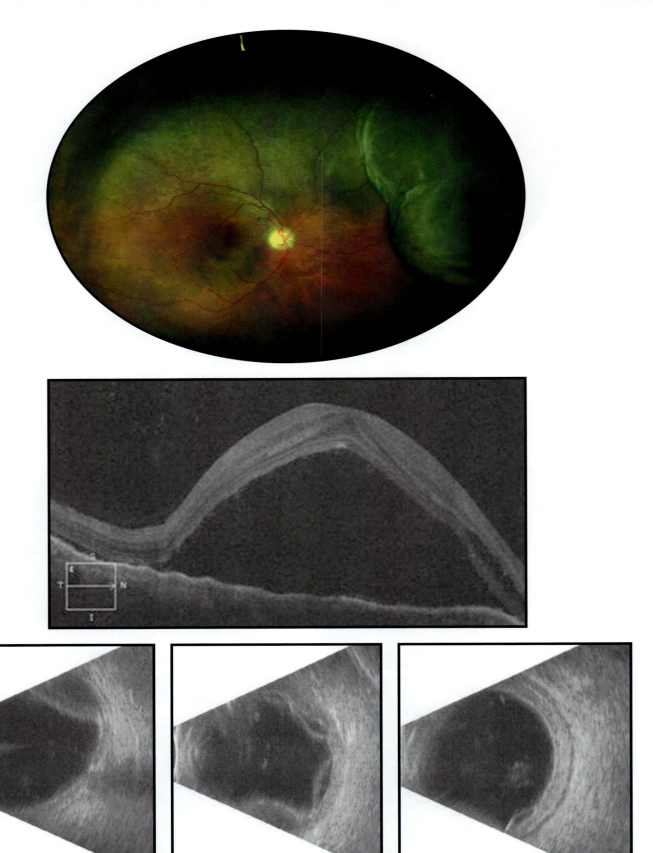

Este homem de 78 anos de idade apresentava visão borrada, dor e hiperemia do olho direito há dias. A retinografia colorida de grande angular mostra o descolamento seroso de retina com acometimento da mácula do olho direito e uma massa de aparência sólida na periferia nasal da retina, sobreposta por fluido sub-retiniano (*fileira superior*). A SD-OCT confirma a presença de um grave descolamento macular exsudativo (*segunda fileira*). A ultrassonografia em modo B mostra o espessamento esclerocoroidal associado à coroide e o descolamento exsudativo de retina (*terceira fileira*).
*Imagens cortesia de Calvin Mein, MD*

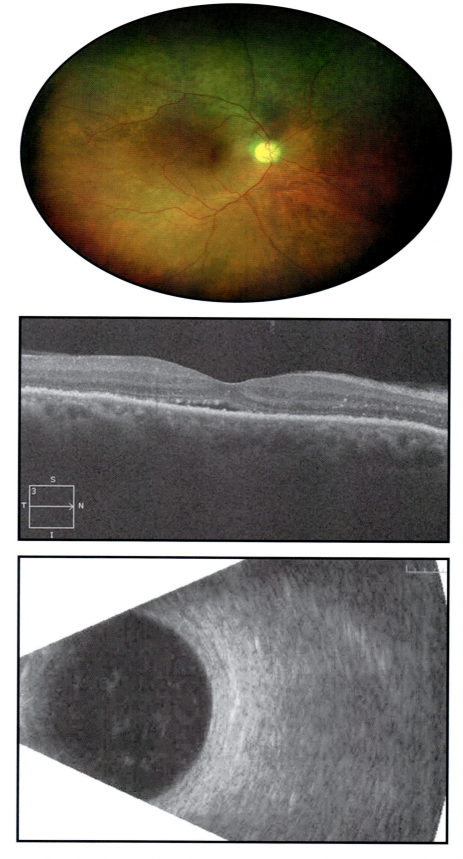

O mesmo paciente começou o tratamento oral com prednisona. Em uma semana de acompanhamento, a retinografia colorida de grande angular mostra a resolução da massa esclerocoroidal. O SD-OCT demonstra a resolução parcial do fluido sub-retiniano central e na ultrassonografia em modo B há normalização dos achados. *Imagens cortesia de Calvin Mein, MD*

# Granuloma Escleral Uveal Idiopático

Um granuloma escleral uveal idiopático, também conhecido como granuloma helioide solitário ou granuloma idiopático solitário, é uma massa de cor amarela brilhante do tecido uveoescleral e associada a alterações vasculares retinianas e, às vezes, descolamento exsudativo de retina. O granuloma escleral uveal idiopático é tipicamente uma doença inflamatória idiopática; no entanto, deve-se fazer uma investigação meticulosa para exclusão de doenças inflamatórias e infecciosas subjacentes, como a sarcoidose e tuberculose. Depois da exclusão desses diagnósticos, a doença é tratada com corticosteroides sistêmicos.

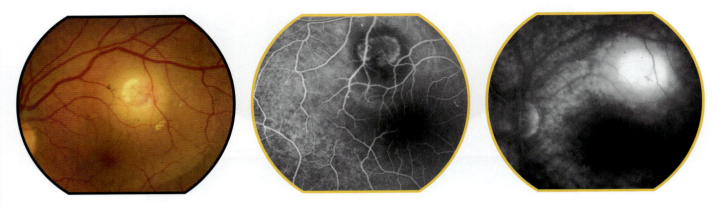

Este paciente apresenta um granuloma escleral uveal idiopático com um extenso descolamento seroso turvo da retina, que se estende até a mácula. A angiografia fluoresceínica mostra a CNV sobre a massa, com extravasamento tardio.

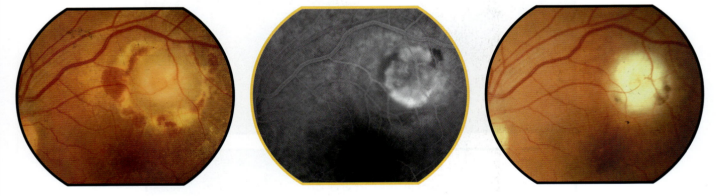

A ablação por fotocoagulação a *laser* do complexo neovascular foi realizada, mas houve maior proliferação de novos vasos, com hemorragia. O tratamento com corticosteroide foi, então, administrado, e o granuloma regrediu, com resolução completa do descolamento serossanguinolento e da membrana neovascular (*à direita*).

# Leituras Sugeridas

## Síndrome de Múltiplos Pontos Brancos Evanescentes

Gross, N.E., Yannuzzi, L.A., Freund, K.B., et al., 2006. Multiple evanescent white dot syndrome. Arch. Ophthalmol 124, 493-500.

Jampol, L.M., Sieving, P.A., Pugh, D., et al., 1984. Multiple evanescent white dot syndrome. I Clinical findings. Arch. Ophthalmol 102, 671-674.

Li, D., Kishi, S., 2009. Restored photoreceptor outer segment damage in multiple evanescent white dot syndrome. Ophthalmology 116, 762-770.

Pichi, F., Srvivastava, S.K., Chexal, S., et al., 2016. En face optical coherence tomography and optical coherence tomography angiography of multiple evanesceny white dot syndrome: new insights into pathogenesis. Retina, [Epub ahead of print].

Sieving, P.A., Fishman, G.A., Jampol, L.M., et al., 1984. Multiple evanescent white dot syndrome. II. Electrophysiology of the photoreceptors during retinal pigment epithelial disease. Arch. Ophthalmol 102, 675-679.

Sikorski, B.L., Wojtkowski, M., Kaluzny, J.J., et al., 2008. Correlation of spectral optical coherence tomography with fluorescein and indocyanine green angiography in multiple evanescent white dot syndrome. Br. J. Ophthalmol 92, 1552-1557.

## Coroidite Multifocal (MFC) (Coroidopatia Interna Puntiforme (PIC), Coroidite Multifocal e Panuveíte (MCP), Síndrome de Fibrose Sub-retiniana Progressiva Idiopática)

Dreyer, R.F., Gass, J.D.M., 1984. Multifocal choroiditis and panuveitis: a syndrome that mimics ocular histoplasmosis. Arch. Ophthalmol 102, 1776-1784.

Gass, J.D.M., Margo, C.E., Levy, M.H., 1996. Progressive subretinal fibrosis and blindness in patients with multifocal granulomatous chorioretinitis. Am. J. Ophthalmol 122, 76-85.

Haen, S.P., Spaide, R.F., 2008. Fundus autofluorescence in multifocal choroiditis and panuveitis. Am. J. Ophthalmol 145, 847-853.

Kedhar, S.R., Thorne, J.E., Wittenberg, S., et al., 2007. Multifocal choroiditis with panuveitis and punctate inner choroidopathy: comparison of clinical characteristics at presentation. Retina 27, 1174-1179.

Palestine, A.G., Nussenblatt, R.B., Parver, L.M., et al., 1985. Progressive subretinal fibrosis and uveitis. Br. J. Ophthalmol 68, 667-673.

Parnell, J.R., Jampol, L.M., Yannuzzi, L.A., et al., 2001. Differentiation between presumed ocular histoplasmosis syndrome and multifocal choroiditis with panuveitis based on morphology of photographed fundus lesions and fluorescein angiography. Arch. Ophthalmol 119, 208-212.

Slakter, J.S., Giovannini, A., Yannuzzi, L.A., et al., 1997. Indocyanine green angiography of multifocal choroiditis. Ophthalmology 104, 1813-1819.

Spaide, R.F., Yannuzzi, L.A., Freund, K.B., 1991. Linear streaks in multifocal choroiditis and panuveitis. Retina 11, 229-231.

Thorne, J.E., Wittenberg, S., Jabs, D.A., et al., 2006. Multifocal choroiditis with panuveitis incidence of ocular complications and of loss of visual acuity. Ophthalmology 113, 2310-2316.

Watzke, R.C., Packer, A.J., Folk, J.C., et al., 1984. Punctate inner choroidopathy. Am. J. Ophthalmol 98, 572-584.

## Retinopatia Zonal Externa Aguda Oculta

Fekrat, S., Wilkinson, C.P., Chang, B., et al., 2000. Acute annular outer retinopathy: report of four cases. Am. J. Ophthalmol 130, 636-644.

Francis, P.J., Marinescu, A., Fitzke, F.W., et al., 2005. Acute zonal occult outer retinopathy: towards a set of diagnostic criteria. Br. J. Ophthalmol 89, 70-73.

Gass, J.D., 2003. Acute zonal occult outer retinopathy: Donders Lecture: The Netherlands Ophthalmological Society, Maastricht, Holland, June 19, 1992. 1993. Retina 23, 79-97.

Gass, J.D., Agarwal, A., Scott, I.U., 2002. Acute zonal occult outer retinopathy: a long-term follow-up study. Am. J. Ophthalmol 134, 329-339.

Jacobson, D.M., 1996. Acute zonal occult outer retinopathy and central nervous system inflammation. J. Neuroophthalmol 16, 172-177.

Li, D., Kishi, S., 2007. Loss of photoreceptor outer segment in acute zonal occult outer retinopathy. Arch. Ophthalmol 125, 1194-1200.

Mrejen, S., Khan, S., Gallego-Pinazo, R., et al., 2014. Acute zonal occult outer retinopathy: a classification based on multimodal imaging. JAMA Ophthalmol 132 (9), 1089-1098.

Spaide, R.F., Koizumi, H., Freund, K.B., 2008. Photoreceptor outer segment abnormalities as a cause of blind spot enlargement in acute zonal occult outer retinopathy-complex diseases. Am. J. Ophthalmol 146, 111-120.

## Epiteliopatia Pigmentar Placoide Multifocal Posterior Aguda

Deutman, A.F., Oosterhuis, J.A., Boen-Tan, T.N., et al., 1972. 1545 Acute posterior multifocal placoid pigment epitheliopathy. Pigment epitheliopathy of choriocapillaritis? Br. J. Ophthalmol 56, 863-874.

Dhaliwal, R.S., Maguire, A.M., Flower, R.W., et al., 1993. Acute posterior multifocal placoid pigment epitheliopathy. An indocyanine green angiographic study. Retina 13, 317-325.

Fishman, G.A., Rabb, M.F., Kaplan, J., 1974. Acute posterior multifocal placoid pigment epitheliopathy. Arch. Ophthalmol 92, 173-177.

Gass, J.D., 1968. Acute posterior multifocal placoid pigment epitheliopathy. Arch. Ophthalmol 80, 177-185.

Spaide, R.F., 2006. Autofluorescence imaging of acute posterior multifocal placoid pigment epitheliopathy. Retina 26, 479-482.

Spaide, R.F., Yannuzzi, L.A., Slakter, J., 1991. Choroidal vasculitis in acute posterior multifocal placoid pigment epitheliopathy. Br. J. Ophthalmol 75, 685-687.

## Coroidite Serpiginosa

Cardillo Piccolino, F., Grosso, A., Savini, E., 2009. Fundus autofluorescence in serpiginous choroiditis. Graefes Arch. Clin. Exp. Ophthalmol 247, 179-185.

Cordero-Coma, M., Benito, M.F., Hernández, A.M., et al., 2008. Serpiginous choroiditis. Ophthalmology 115, 1633, e1-1633.e2.

Giovannini, A., Mariotti, C., Ripa, E., et al., 1996. Indocyanine green angiographic findings in serpiginous choroidopathy. Br. J. Ophthalmol 80, 536-540.

Mackensen, F., Becker, M.D., Wiehler, U., et al., 2008. QuantiFERON TB-Gold—a new test strengthening long-suspected tuberculous involvement in serpiginous-like choroiditis. Am. J. Ophthalmol 146, 761-766.

## Coriorretinite Placoide Relentless (Coroidite Ampiginosa)

Amer, R., Florescu, T., 2008. Optical coherence tomography in relentless placoid chorioretinitis. Clin. Experiment. Ophthalmol 36, 388-390.

Jones, B.E., Jampol, L.M., Yannuzzi, L.A., et al., 2000. Relentless placoid chorioretinitis: a new entity or an unusual variant of serpiginous chorioretinitis? Arch. Ophthalmol 118, 931-938.

## Maculopatia Placoide Persistente

Golchet, P.R., Jampol, L.M., Wilson, D., et al., 2007. Persistent placoid maculopathy: a new clinical entity. Ophthalmology 114, 1530-1540.

## Coriorretinopatia de Tipo Birdshot

Fardeau, C., Herbort, C.P., Kullmann, N., et al., 1999. Indocyanine green angiography in birdshot chorioretinopathy. Ophthalmology 106, 1928-1934.

Fuerst, D.J., Tessler, H.H., Fishman, G.A., et al., 1984. Birdshot retinochoroidopathy. Arch. Ophthalmol 102, 214-219.

Gaudio, P.A., Kaye, D.B., Crawford, J.B., 2002. Histopathology of birdshot retinochoroidopathy. Br. J. Ophthalmol 86, 1439-1441.

Koizumi, H., Pozzoni, M.C., Spaide, R.F., 2008. Fundus autofluorescence in birdshot chorioretinopathy. Ophthalmology 115, e15-e20.

Nussenblatt, R.B., Mittal, K.K., Ryan, S., et al., 1982. Birdshot retinochoroidopathy associated with HLA-A29 antigen and immune responsiveness to retinal S-antigen. Am. J. Ophthalmol 94, 147-158.

Trinh, L., Bodaghi, B., Fardeau, C., et al., 2009. Clinical features, treatment methods, and evolution of birdshot chorioretinopathy in 5 different families. Am. J. Ophthalmol 147 (6), 1042-1047, 1047.e1.

## Pars Planite

Oruc, S., Duffy, B.F., Mohanakumar, T., et al., 2001. The association of HLA class II with pars planitis. Am. J. Ophthalmol 131, 657-659.

Tang, W.M., Pulido, J.S., Eckels, D.D., et al., 1997. The association of HLA-DR15 and intermediate uveitis. Am. J. Ophthalmol 123, 70-75.

Wetzig, R.P., Chen, C.C., Nussenblatt, R.B., et al., 1988. Clinical and immunopathological studies of pars planitis in a family. Br. J. Ophthalmol 75, 5-10.

## Esclerose Múltipla

Birch, M.K., Barbosa, S., Blumhardt, L.D., et al., 1996. Retinal venous sheathing and the bloodretinal barrier in multiple sclerosis. Arch. Ophthalmol 114, 34-39.

Gordon, L.K., Goldstein, D.A., 2014. Gender and uveitis in patients with multiple sclerosis. J. Ophthalmol 2014, 565262.

Kerrison, J.B., Flynn, T., Green, W.R., 1994. Retinal pathologic changes in multiple sclerosis. Retina 14, 445-451.

Vine, A.K., 1992. Severe periphlebitis, peripheral retinal ischemia, and preretinal neovascularization in patients with multiple sclerosis. Am. J. Ophthalmol 113, 28-32.

## Doença de Behçet

Tugal-Tutkun, I., Onal, S., Altan-Yaycioglu, R., et al., 2004. Uveitis in Behçet disease: an analysis of 880 patients. Am. J. Ophthalmol 138, 373-380.

Yang, P., Fang, W., Meng, Q., et al., 2008. Clinical features of Chinese patients with Behçet ' s disease. Ophthalmology 115, 312-318, e4.

## Doença Intestinal Inflamatória/ Doença de Crohn/Colite Ulcerativa

Ernst, B.B., Lowder, C.Y., Meisler, D.M., et al., 1991. Posterior segment manifestations of inflammatory bowel disease. Ophthalmology 98, 1272-1280.

Ghanchi, F.D., Rembacken, B.J., 2003. Inflamatory bowel disease and the eye. Surv. Ophthalmol 48 (6), 663-676.

Keyser, B.J., Hass, A.N., 1994. Retinal vascular disease in ulcerative colitis. Am. J. Ophthalmol 118, 395-396.

Ruby, A.J., Jampol, L.M., 1990. Crohn ' s disease and retinal vascular disease. Am. J. Ophthalmol 110, 349-353.

## Espondiloartropatias Soronegativas

Zagora, S.L., McCluskey, P., 2014. Ocular manifestations of seronegative spondyloarthropathies. Curr. Opin. Ophthalmol 25 (6), 495-501.

## Esclerodermia

Farkas, T.G., Sylvester, V., Archer, D., 1972. The choroidopathy of progressive systemic sclerosis (scleroderma). Am. J. Ophthalmol 74, 875-886.

Tailor, R., Gupta, A., Herrick, A., et al., 2009. Ocular manifestations of scleroderma. Surv. Ophthalmol 54, 292-304.

West, R.H., Barnett, A.J., 1979. Ocular involvement in scleroderma. Br. J. Ophthalmol 63, 845-847.

## Síndrome de Churg-Strauss (Angeíte Granulomatosa Alérgica)

Takanashi, T., Uchida, S., Arita, M., et al., 2001. Orbital inflammatory pseudotumor and ischemic vasculitis in Churg-Strauss syndrome: report of two cases and review of the literature. Ophthalmology 108 (6), 1129-1133.

## Policondrite Recidivante

Yoo, J.H., Chodosh, J., Dana, R., 2011. Relapsing polychondritis: systemic and ocular manifestations, differential diagnosis, management, and prognosis. Semin. Ophthalmol 26 (4-5), 261-269.

## Doença de Still de Aparecimento Adulto

Okwuosa, T.M., Lee, E.W., Starosta, M., et al., 2007. Purtscher-like retinopathy in a patient with adult-onset Still ' s disease and concurrent thrombotic thrombocytopenic purpura. Arthritis Rheum 57, 182-185.

Semple, H.C., Landers, 3rd., M.B., Morse, L.S., 1990. Optic disk neovascularization in juvenile rheumatoid arthritis. Am. J. Ophthalmol 110, 210-212.

## Vasculite Retiniana Idiopática, Aneurismas e Neurorretinite

Chang, T.S., Aylward, G.W., Davis, J.L., et al., 1995. Idiopathic retinal vasculitis, aneurysms, and neuro-retinitis. Retinal Vasculitis Study. Ophthalmology 102, 1089-1097.

Samuel, M.A., Equi, R.A., Chang, T.S., et al., 2007. Idiopathic retinitis, vasculitis, aneurysms, and neuroretinitis (IRVAN): new observations and a proposed staging system. Ophthalmology 114, 1526-1529.

## Angeíte Idiopática em Ramo Congelado

Kleiner, R.C., 1997. Frosted branch angiitis: clinical syndrome or clinical sign? Retina 17 (5), 370-371.

Walker, S., Iguchi, A., Jones, N.P., 2004. Frosted branch angiitis: a review. Eye (Lond. ) 18, 527-533.

## Sarcoidose

Chan, C.C., Wetzig, R.P., Palestine, A.G., et al., 1987. Immunohistopathology of ocular sarcoidosis. Arch. Ophthalmol 105, 1398-1402.

Jabs, D.A., Johns, C.J., 1986. Ocular involvement in chronic sarcoidosis. Am. J. Ophthalmol 102, 297-301.

Spalton, D.J., Sanders, M.D., 1981. Fundus changes in histologically confirmed sarcoidosis. Br. J. Ophthalmol 65, 348-358.

## Síndrome de Vogt-Koyanagi-Harada

Beniz, J., Forster, D.J., Lean, J.S., et al., 1991. Variations in clinical features of the Vogt–Koyanagi–Harada syndrome. Retina 11, 275-280.

Bouchenaki, N., Herbort, C.P., 2001. The contribution of indocyanine green angiography to the appraisal and management of Vogt–Koyanagi–Harada disease. Ophthalmology 108, 54-64.

Bykhovskaya, I., Thorne, J.E., Kempen, J.H., et al., 2005. Vogt–Koyanagi–Harada disease: clinical outcomes. Am. J. Ophthalmol 140, 674-678.

da Silva, F.T., Damico, F.M., Marin, M.L., et al., 2009. Revised diagnostic criteria for Vogt–Koyanagi–Harada disease: considerations on the different disease categories. Am. J. Ophthalmol 147, 339-345, e5.

Perry, H.D., Font, R.L., 1997. Clinical and histopathologic observations in severe Vogt–Koyanagi–Harada syndrome. Am. J. Ophthalmol 83, 242-254.

Rao, N.A., Marak, G.E., 1983. Sympathetic ophthalmia simulating Vogt–Koyanagi–Harada's disease: a clinic-pathologic study of four cases. Jpn J. Ophthalmol 27, 506-511.

## Esclerite

Akpek, E.K., Thorne, J.E., Qazi, F.A., et al., 2004. Evaluation of patients with scleritis for systemic disease. Ophthalmology 111, 501-506.

Calthorpe, C.M., Watson, P.G., McCartney, A.C., 1988. Posterior scleritis: a clinical and histological survey. Eye (Lond. ) 2, 267-277.

McCluskey, P.J., Watson, P.G., Lightman, S., et al., 1999. Posterior scleritis: clinical features, systemic associations, and outcome in a large series of patients. Ophthalmology 106, 2380-2386.

Singh, G., Guthoff, R., Foster, C.S., 1986. Observations on long-term follow-up of posterior scleritis. Am. J. Ophthalmol 101, 570-575.

Wald, K.J., Spaide, R., Patalano, V.J., et al., 1992. Posterior scleritis in children. Am. J. Ophthalmol 113, 281-286.

## Granuloma Escleral Uveal Idiopático

Feldman, R.B., Moore, D.M., Hood, C.I., et al., 1985. Solitary eosinophilic granuloma of the lateral orbital wall. Am. J. Ophthalmol 100, 318-323.

Margo, C., Zimmerman, L.E., 1984. Idiopathic solitary granuloma of the uveal tract. Arch. Ophthalmol 102, 732-735.

# CAPÍTULO 5

## Infecção

| | |
|---|---|
| Vírus | 398 |
| Protozoários | 423 |
| Bactérias | 429 |
| Espiroquetas | 450 |
| Fungos | 460 |
| Nematódeos | 470 |

# Vírus
## Retinopatia Associada ao Vírus da Imunodeficiência Humana (HIV)

A manifestação retiniana mais comum da infecção pelo vírus da imunodeficiência humana (HIV) é a microvasculopatia retiniana, também conhecida como retinopatia não infecciosa da síndrome de imunodeficiência humana (AIDS). Essa microvasculopatia é caracterizada por achados similares aos da retinopatia diabética, incluindo manchas algodonosas e hemorragias ou microaneurismas retinianos no polo posterior e/ou na periferia. As infecções oportunistas, como a retinite por citomegalovírus (CMV), a necrose retiniana aguda (ARN) e a necrose progressiva da retina externa (PORN), são infecções virais retinianas associadas ao HIV com maior gravidade visual e requerem a administração emergencial de terapia antiviral sistêmica e/ou local. Muito raramente, o HIV pode causar infecção retiniana primária.

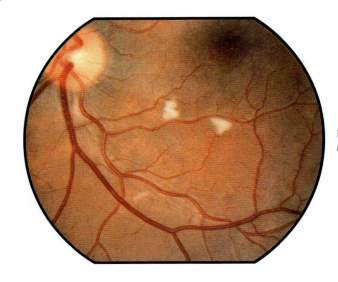

Manchas algodonosas devido à retinopatia não infecciosa pelo HIV. *Cortesia de Dr. Jay Pepose*

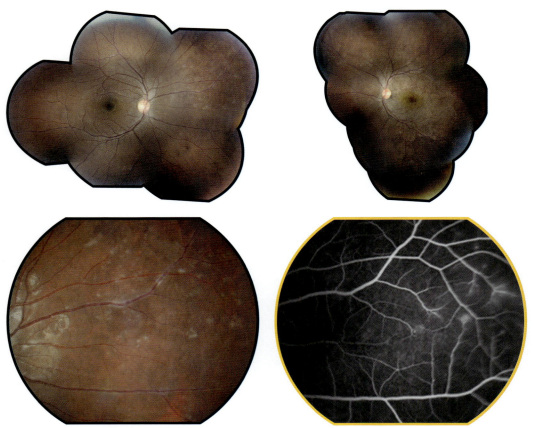

Este paciente com AIDS apresenta infiltrados retinianos associados à infecção pelo HIV. Note a pequena periferia multifocal branca dos infiltrados retinianos em cada olho, observada na angiografia fluoresceínica (FA). *Cortesia de Dr. Robin Vora e Dr. Emmett Cunningham*

# Retinite por Citomegalovírus

A retinite por citomegalovírus (CMV) é a infecção oportunista ocular mais comum na AIDS e também pode ocorrer em outros pacientes imunocomprometidos, principalmente naqueles com contagens de CD4 abaixo de 50/mm$^3$. Após a disseminação da terapia antirretroviral altamente ativa, a condição imunológica dos pacientes com AIDS melhorou de forma dramática, e as infecções oportunistas da retina, como a retinite por CMV, passaram a ser mais raramente observadas. Os sintomas são variáveis, já que a doença periférica (zona 3) pode não ser perceptível aos pacientes. As alterações visuais são percebidas pelos pacientes quando a infecção acomete o polo posterior (zona 1).

A câmara anterior e o vítreo podem apresentar inflamação branda. Os achados retinianos clássicos da retinite por CMV incluem retinite hemorrágica em distribuição setorial ou perivascular.

Pode ser observada uma "angiite de ramos congelados" em áreas com e sem retinite. A doença oclusiva venosa retiniana e a neovascularização do disco óptico podem complicar a evolução. Os pacientes devem ser cuidadosamente monitorados quanto ao desenvolvimento de descolamento de retina regmatogênico, com possível necessidade de intervenção cirúrgica para impedir perda visual grave e cegueira.

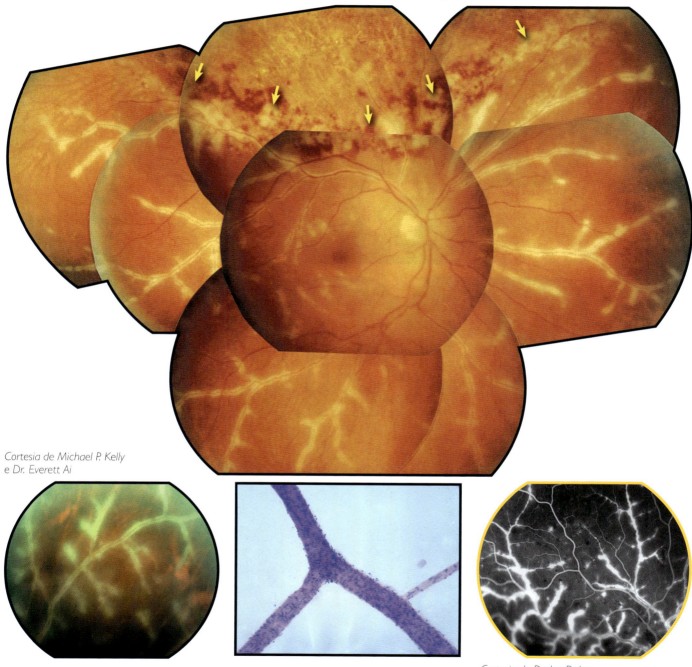

*Cortesia de Michael P. Kelly e Dr. Everett Ai*

*Cortesia de Dr. Jay Duker*

Estes pacientes apresentam retinite por CMV. A retinite hemorrágica é observada na porção superior da montagem colorida e acompanhada por áreas irregulares de necrose de aparência similar a queijo, associada a hemorragias retinianas em distribuição perivascular (*setas*). Note o padrão disseminado em "angiite de ramos congelados" por todo o fundo do olho (*acima*) e na fotografia colorida da periferia. A histopatologia mostra a presença de células inflamatórias ao longo das paredes de um vaso retiniano. A angiografia fluoresceínica mostra o *staining* ativo dos vasos retinianos inflamados em padrão de angiite de ramos congelados.

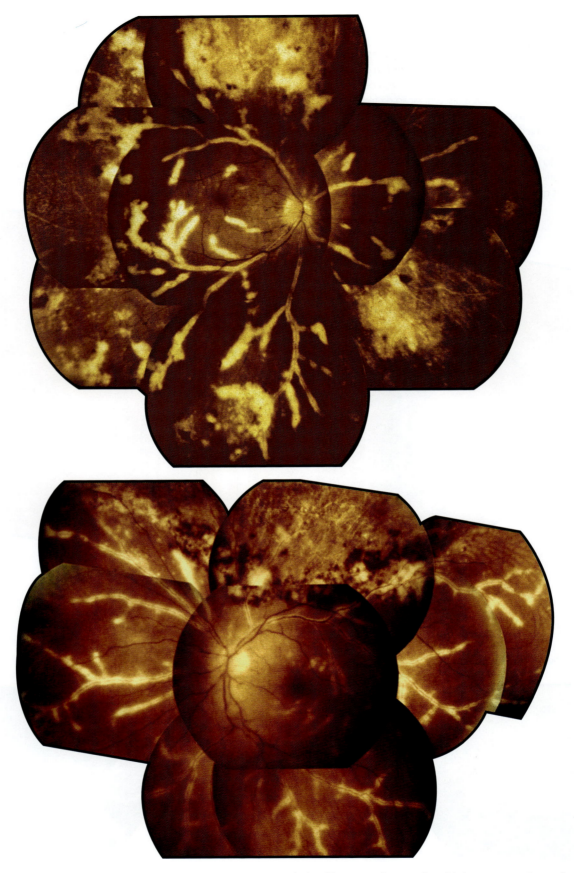

Esta paciente apresenta retinite bilateral por CMV. Há angiite de ramos congelados difusa em ambos os olhos. Na imagem superior, o olho direito apresenta opacificação fibrosa da área coriorretiniana superior. Na imagem inferior, o olho esquerdo apresenta uma região de atrofia zonal superior em decorrência da infecção anterior e delimitada pela hemorragia causada pela retinite necrosante ativa. O acometimento da região paramacular é bem menos intenso.

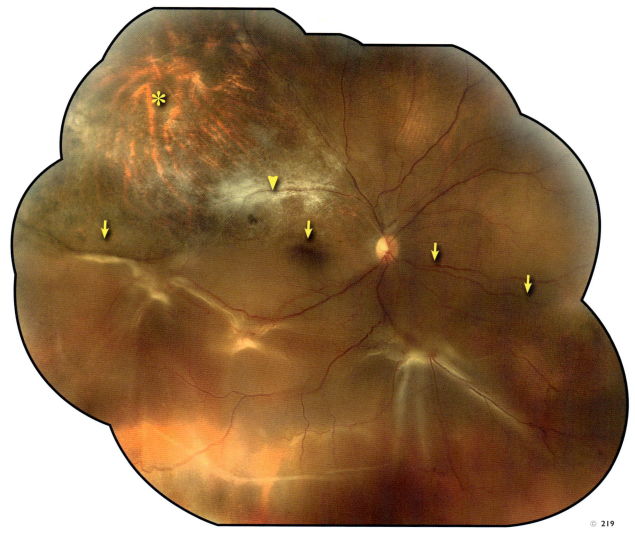

Este paciente apresenta retinite por CMV em fase de resolução, com atrofia zonal na região superotemporal (*asterisco*) e retinite ativa com opacificação da retina ao longo da arcada superotemporal (*ponta de seta*). Há um descolamento hemisférico de retina (*setas*) na porção inferior do fundo do olho. Múltiplas áreas de pregas retinianas e vitreorretinopatia proliferativa fibrosa complicaram o descolamento.

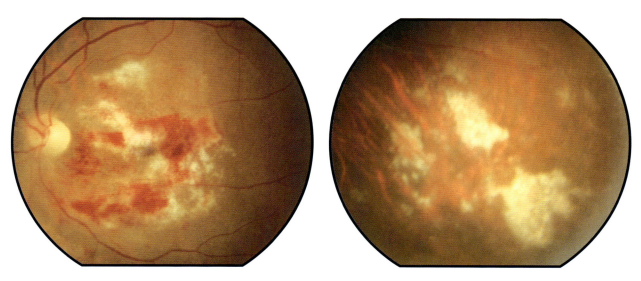

Note a presença de retinite macular por CMV na fotografia colorida do fundo do olho à esquerda. A fotografia à direita mostra áreas irregulares ativas de retinite periférica em outro paciente.

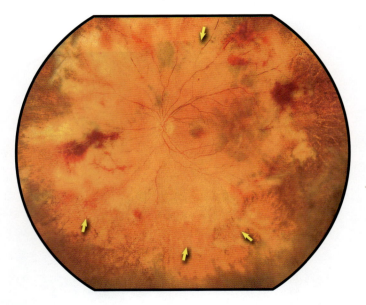

Este paciente apresenta retinite ativa por CMV com necrose perivascular difusa da periferia da retina. Há hemorragias irregulares ao redor do tecido infectado. Observa-se também atrofia da periferia retiniana, onde há cicatrização de áreas com infecção previamente ativa (setas).

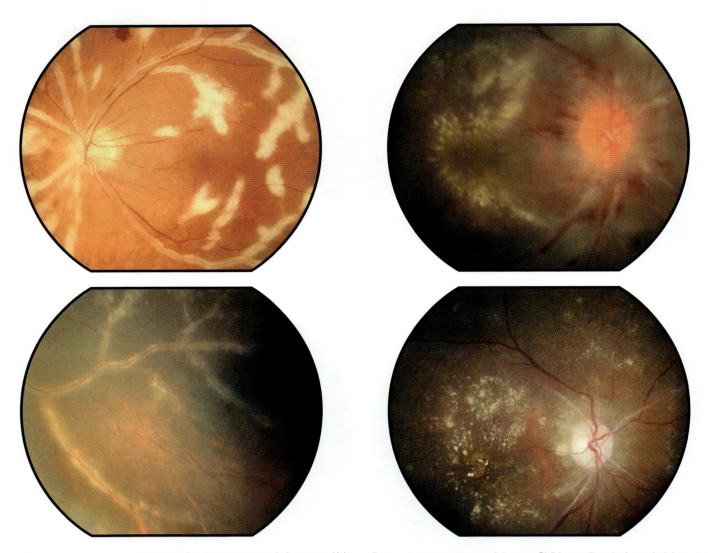

Estes dois pacientes apresentam angiite de ramos congelados secundária à infecção pelo CMV. *Imagem superior, cortesia de Michael P. Kelly e Dr. Everett Ai*

Este paciente apresenta retinite por CMV e papilite. Após a administração da medicação antiviral houve resolução da infecção, mas note a presença de atrofia óptica, embainhamento dos vasos retinianos e exsudatos maculares persistentes. *Cortesia de Dr. Richard Spaide*

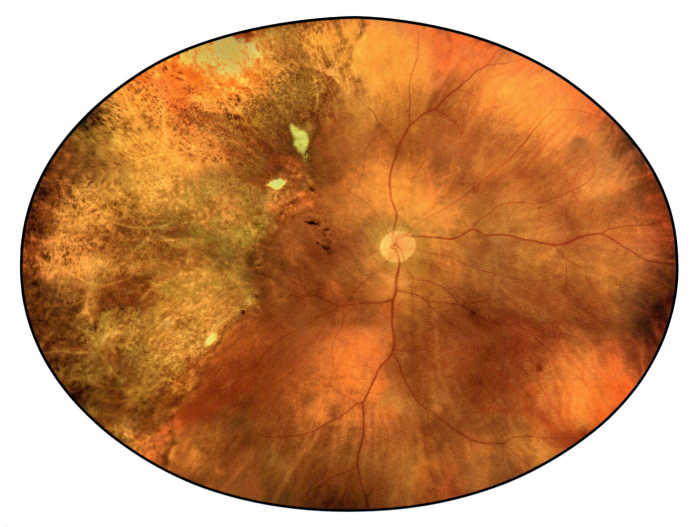

Esta montagem mostra uma zona bem demarcada de atrofia periférica na região temporal do fundo do olho após retinite por CMV.

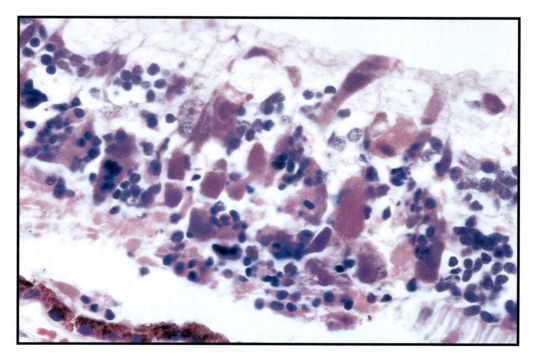

A microscopia óptica de um caso de retinite necrótica aguda causada pelo CMV mostra células grandes (neurônios) com inclusões intranucleares e intracitoplasmáticas eosinofílicas.

# Síndrome de Necrose Retiniana Aguda

A síndrome de necrose retiniana aguda (ARN) pode afetar pacientes imunocomprometidos ou imunocompetentes e geralmente ocorre em indivíduos saudáveis. As características clínicas incluem (1) áreas concêntricas de necrose retiniana periférica com bordas discretas; (2) progressão posterior inexorável da doença ou desenvolvimento de novos focos na ausência de terapia antiviral; (3) acometimento macular final na ausência de terapia antiviral; (4) presença de angiopatia oclusiva; e (5) extensa inflamação anterior e vítrea. Atrofia óptica e descolamento regmatogênico de retina decorrentes de múltiplas roturas retinianas na borda da doença em resolução podem ocorrer em um número significativo de pacientes. A ARN é causada por um grupo de herpes-vírus que acometem todas as camadas da retina. Os herpes-vírus simples dos tipos 1 e 2 (HSV-1, HSV-2) e o vírus da varicela-zóster (VZV) são os principais agentes etiológicos da doença. Os pacientes com HIV ou AIDS são suscetíveis ao desenvolvimento de ARN após a infecção oftálmica pelo herpes-zóster, mesmo depois da resolução das lesões cutâneas.

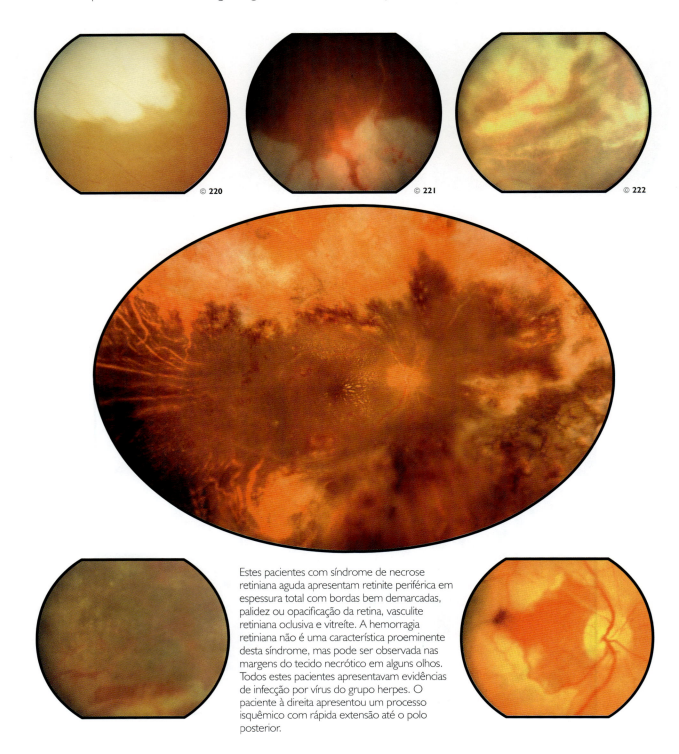

Estes pacientes com síndrome de necrose retiniana aguda apresentam retinite periférica em espessura total com bordas bem demarcadas, palidez ou opacificação da retina, vasculite retiniana oclusiva e vitreíte. A hemorragia retiniana não é uma característica proeminente desta síndrome, mas pode ser observada nas margens do tecido necrótico em alguns olhos. Todos estes pacientes apresentavam evidências de infecção por vírus do grupo herpes. O paciente à direita apresentou um processo isquêmico com rápida extensão até o polo posterior.

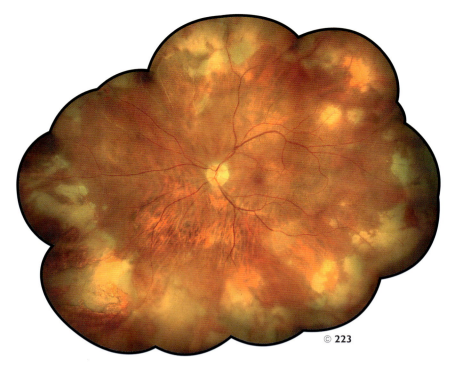

Este paciente apresenta necrose retiniana periférica difusa em padrão concêntrico com inflamação vítrea, consistente com o diagnóstico de ARN. Note a ausência de hemorragia retiniana, que é característica das lesões. A aparência branco-amarelada confluente com margens posteriores onduladas irregulares e a transição brusca entre as áreas acometidas ou não da retina é típica. *Cortesia de Dr. Alex Aizman*

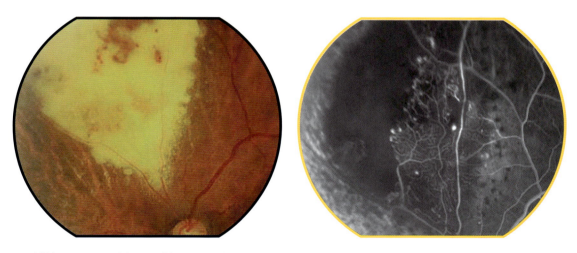

Este paciente com ARN apresenta retinite necrótica com angiopatia obliterativa na área de infecção retiniana. A FA mostra a isquemia retiniana associada a esta angiopatia obliterativa necrótica. *Cortesia de Dr. Tatiana Forofonova*

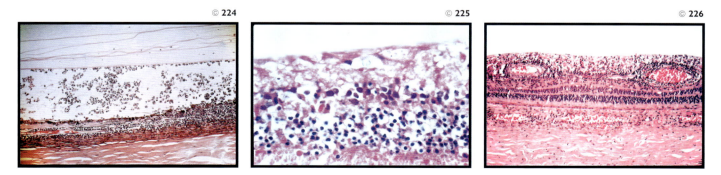

Estes pacientes com síndrome de ARN apresentam inclusões intranucleares eosinofílicas (*imagens à esquerda e central*). Células inflamatórias podem ser observadas ao redor dos vasos retinianos (*imagem à direita*) e são predominantemente mononucleares. As zonas de proliferação e migração do epitélio pigmentado da retina (EPR) abaixo da retina necrótica e afinada também são evidentes.

## Síndrome de Necrose Retiniana Aguda: Herpes Simples do Tipo 1

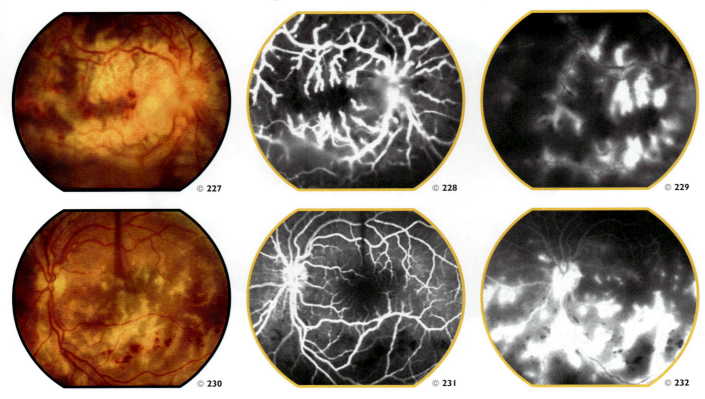

Na síndrome de ARN secundária à infecção por herpes-vírus há algumas alterações características, mas não patognomônicas, observadas durante a infecção por herpes simples dos tipos 1 e 2. Neste paciente com ARN bilateral causada por herpes simples do tipo 1, há uma retinite predominantemente caracterizada por alterações inflamatórias (angiite de ramo congelado) ao redor dos vasos infectados.

## Síndrome de Necrose Retiniana Aguda: Herpes Simples do Tipo 2

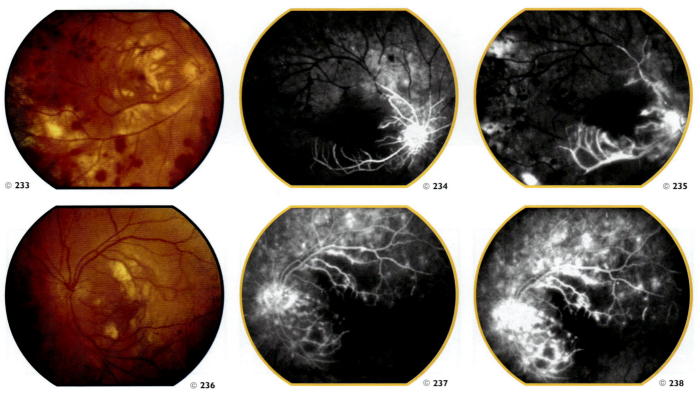

Neste paciente com ARN bilateral causada pela infecção por herpes simples de tipo 2, a característica predominante é a isquemia ou a vasculite necrótica oclusiva.

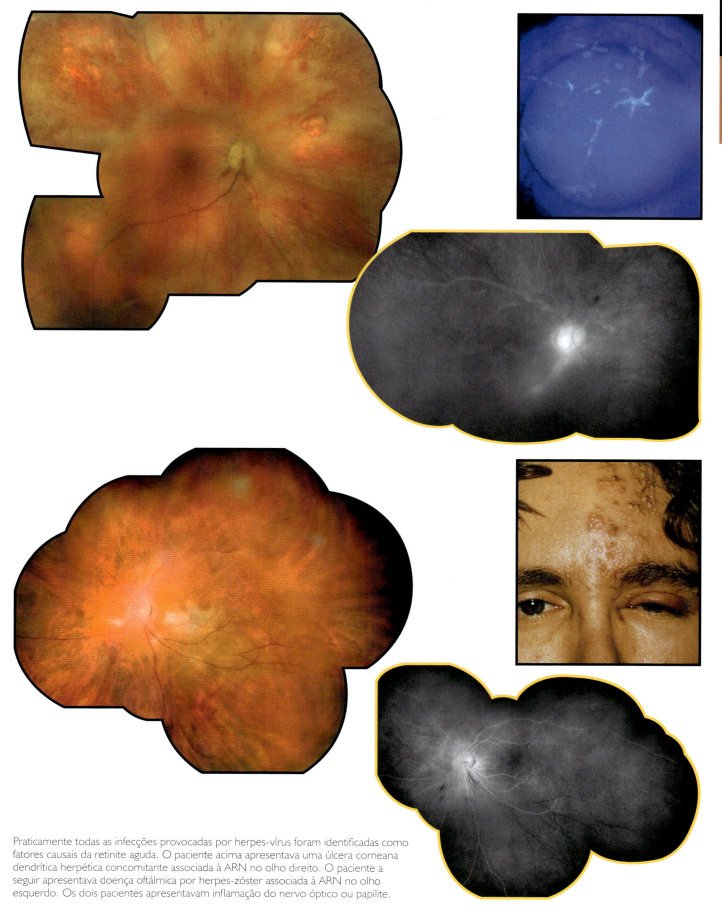

Praticamente todas as infecções provocadas por herpes-vírus foram identificadas como fatores causais da retinite aguda. O paciente acima apresentava uma úlcera corneana dendrítica herpética concomitante associada à ARN no olho direito. O paciente a seguir apresentava doença oftálmica por herpes-zóster associada à ARN no olho esquerdo. Os dois pacientes apresentavam inflamação do nervo óptico ou papilite.

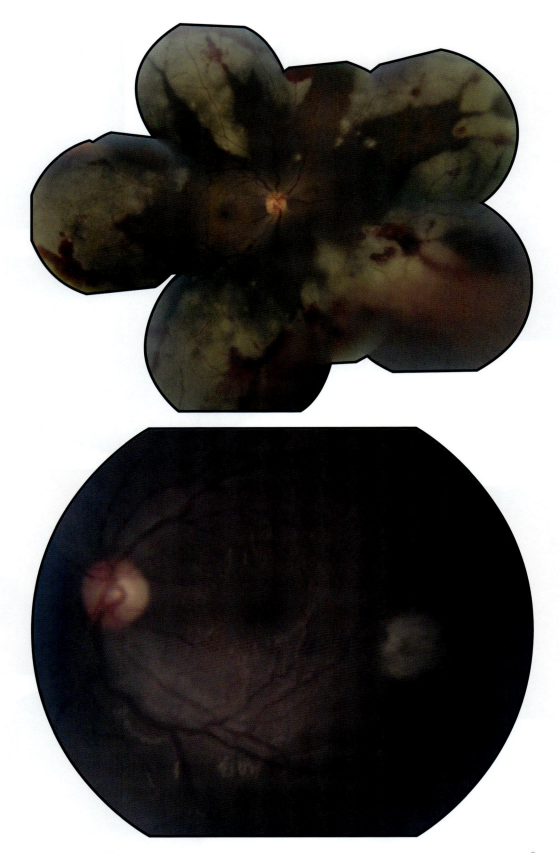

Este paciente imunossuprimido com hipogamaglobulinemia apresentou ARN bilateral logo após a administração da vacina Varivax® (vacina de vírus vivo atenuado contra varicela) e durante o tratamento com múltiplos imunossupressores. Note a necrose retiniana periférica de espessura total com hemorragias retinianas no olho direito e a necrose focal na mácula temporal do olho esquerdo. A cepa vacinal do herpes-zóster foi isolada por meio de reação em cadeia de polimerase (PCR) de uma amostra do vítreo. *Cortesia de Dr. Ashleigh Levinson*

# Necrose Progressiva da Retina Externa

A necrose progressiva da retina externa (PORN) é uma variante grave da retinopatia herpética necrosante em pacientes gravemente comprometidos e que apresentam contagens de CD4 inferiores a $5/mm^3$. Acredita-se que seja a segunda infecção oportunista retiniana mais frequente depois da retinite por CMV em pacientes com AIDS. As evidências laboratoriais clínicas sugerem que o vírus da varicela-zóster é o agente etiológico. As primeiras manifestações clínicas incluem lesões retinianas irregulares e profundas no polo posterior e na periferia do fundo do olho, diferentemente do que é observado na ARN, que é periférica em seus estágios iniciais. Essas áreas discretas de opacificação retiniana geralmente são múltiplas e podem variar em tamanho desde 50 a vários milhares de micrômetros de diâmetro. A retinite é caracterizada pelo acometimento primário da retina externa, mas não da retina interna, até os estágios tardios da doença. As lesões agudas progridem com rapidez, formando áreas confluentes de necrose de espessura total com inflamação mínima ou ausente no aquoso ou vítreo. A vasculopatia retiniana não é característica da PORN. A transparência perivascular, que se acredita representar a remoção inicial de *debris* necróticos ou edema, pode gerar um padrão de lesão em aparência de "lama seca". Pode ocorrer acometimento do nervo óptico, incluindo aumento de volume e atrofia. A PORN em estágio terminal pode causar descolamento de retina e cegueira.

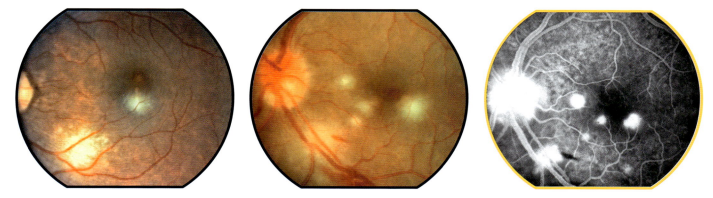

Estes pacientes apresentam PORN e áreas focais e multifocais iniciais de retinite externa com acometimento da mácula. O extravasamento é observado com a FA.

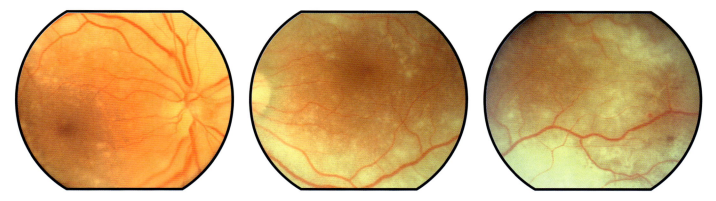

Este paciente com PORN apresenta confluência progressiva da necrose da retina externa. Os vasos retinianos são superficiais à infecção da retina externa. *Imagem à esquerda, cortesia de Dr. Richard Spaide*

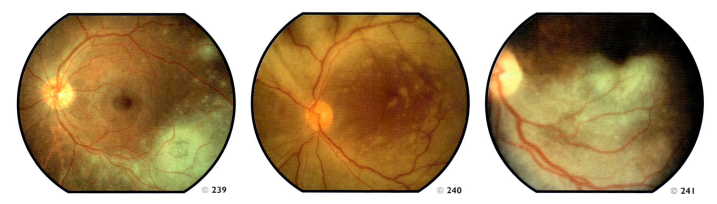

A infecção mais disseminada e difusa é observada quando a lesão inicial passa a apresentar maior densidade e confluência e, em algumas áreas, acomete a espessura completa da retina, como nestes pacientes com PORN.

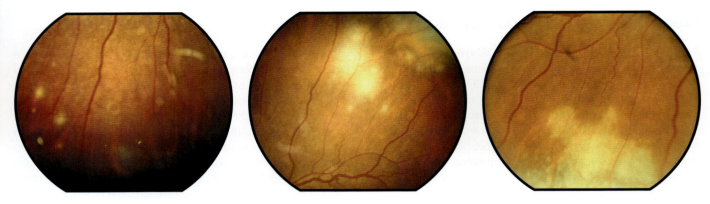

Diversas manifestações das áreas multifocais de infecção com progressão até a retina externa são observadas nestes pacientes com PORN.

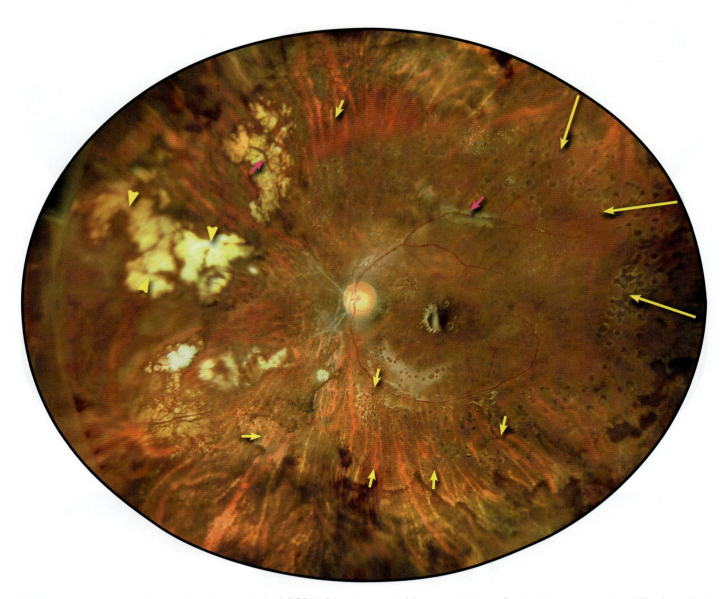

Esta montagem mostra as diversas alterações associadas à PORN. Primeiramente, há áreas zonais de atrofia da retina externa e do epitélio pigmentar em regiões de infecção aguda anterior (*setas curtas*). A infecção aguda também é observada em outros pontos, principalmente no quadrante nasal (*pontas de seta*). Este paciente também foi submetido à fotocoagulação a *laser* na periferia temporal e superotemporal (*setas longas*). Extensas alterações isquêmicas e embainhamento vascular são também observados, principalmente na região justapapilar nasal. A aparência em "lama seca" é observada ao redor de alguns vasos (*setas rosa*). Acredita-se que esta translucência ao redor dos vasos se deva a *debris* necróticos ou ao edema em resolução.

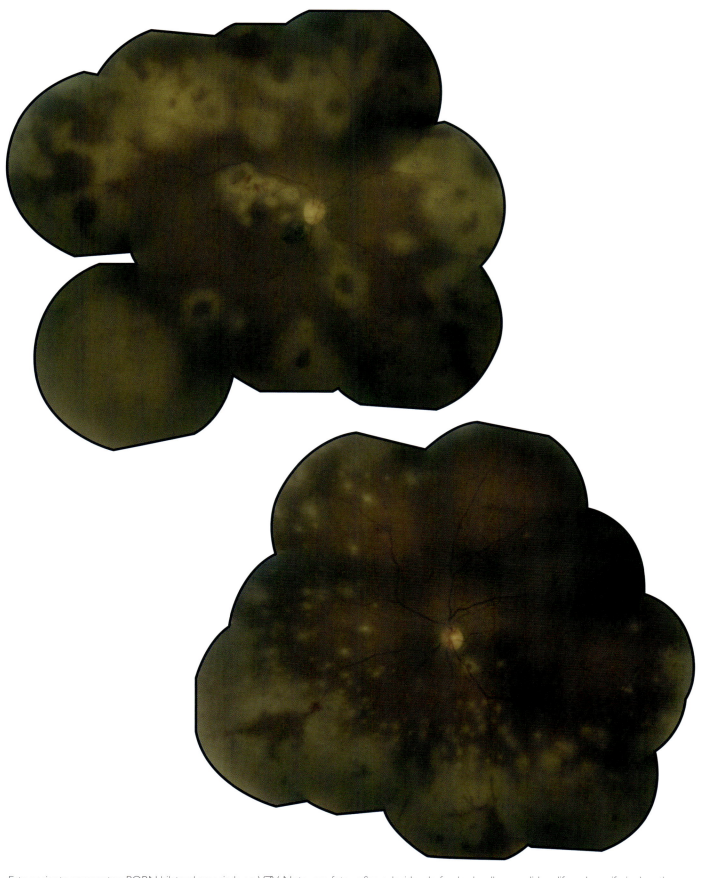

Este paciente apresentou PORN bilateral associada ao VZV. Note, nas fotografias coloridas do fundo do olho, a palidez difusa da periferia da retina externa com hemorragias retinianas disseminadas.

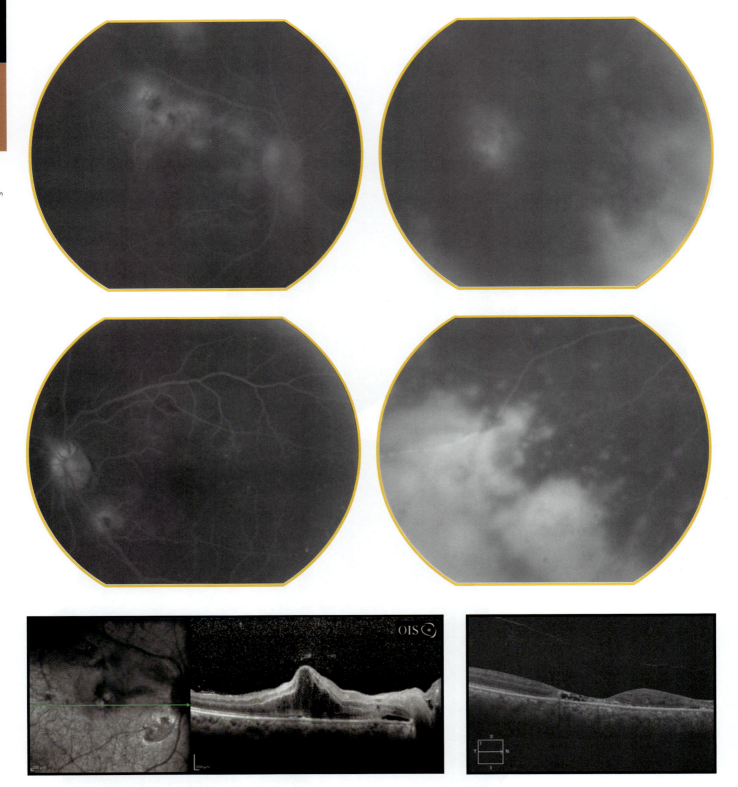

Na FA, observa-se o extravasamento nas áreas de infecção confluente na mácula do olho direito e na periferia de ambos os olhos. A tomografia de coerência óptica de domínio espectral (SD-OCT) do olho direito (*fotografia inferior à esquerda*) mostra a presença de retinite e edema macular cistoide (EMC). A SD-OCT realizada após a administração intravenosa do tratamento antiviral (*fotografia inferior à direita*) para VZV (o paciente apresentava PCR positivo) mostra a atrofia retiniana difusa e a cavitação, com resolução do EMC e da retinite. *Cortesia de Dr. Purnima Patel*

# Retinite Associada ao Vírus Epstein-Barr

Muito raramente, o vírus Epstein-Barr (EBV) pode causar uma retinite que produz palidez da retina com padrões em margens indistintas, hemorragia e inflamação bastante discretas.

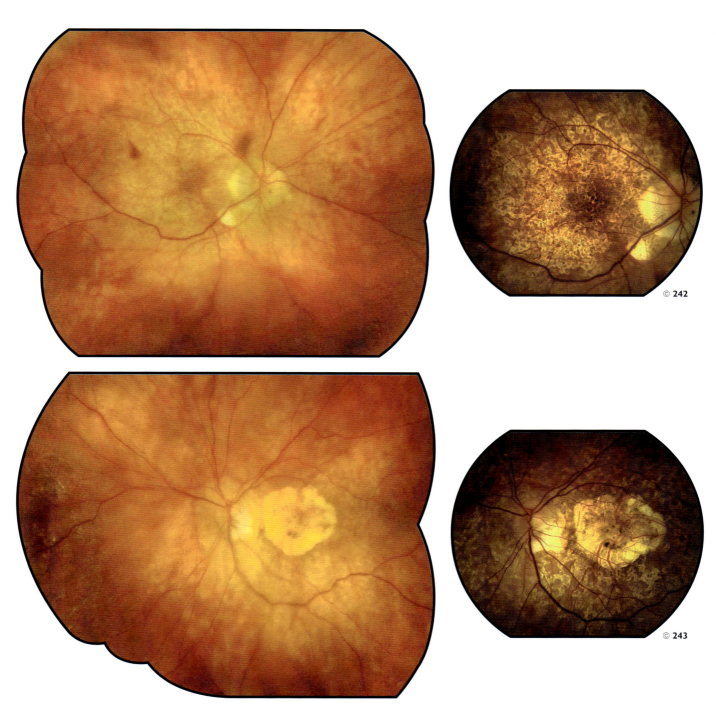

Este paciente apresentou retinite difusa no polo posterior e na periferia de ambos os olhos, com suspeita de infecção por EBV (*imagens à esquerda*). Após a resolução, o polo posterior e a periferia de ambos os olhos apresentam atrofia difusa e pigmentação puntiforme. Na mácula do olho esquerdo há uma densa cicatriz atrófica (*imagens à direita*). *Cortesia de Drs. Stephen Jae Kim e Daniel F. Martin*

# Vírus do Sarampo: Panencefalite Esclerosante Subaguda (SSPE)

O vírus do sarampo pode, muito raramente, causar encefalite progressiva crônica e retinite, que afetam, sobretudo, crianças e adultos jovens. A doença resulta da infecção persistente do vírus do sarampo imunorresistente. Diversas anomalias do sistema nervoso central (SNC) são associadas a esta infecção; as manifestações oculares podem causar cegueira.

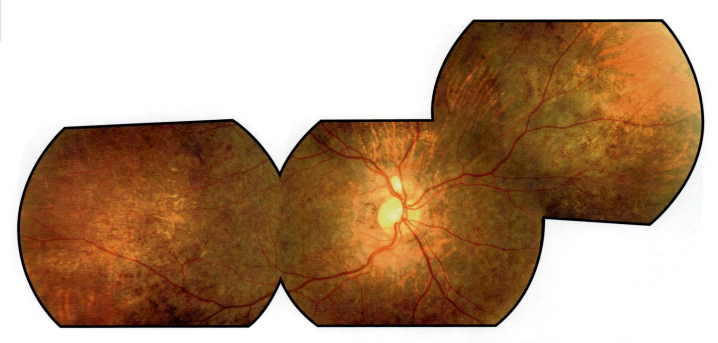

Este paciente apresenta atrofia difusa e manchas puntiformes no epitélio pigmentado da retina (EPR) devido à SSPE, que progrediu de forma inexorável. *Imagens ©244 e ©245 disponíveis exclusivamente, em inglês, em* expertconsult.inkling.com/redeem

## Síndrome de Rubéola Congênita

A síndrome de rubéola congênita, causada pelo vírus da rubéola, pode ser associada a microftalmia, catarata congênita, anomalias da íris e formação de coloboma de diversas estruturas oculares. As crianças nascidas de mães que contraíram rubéola no primeiro trimestre de gestação são bastante suscetíveis à surdez e ao desenvolvimento de uma retinopatia pigmentar composta por atrofia irregular do EPR, além de manchas puntiformes e hiperplasia no epitélio pigmentar, chamada retinopatia em "sal e pimenta". Esta síndrome não causa inflamação ocular e/ou retinite ativa. Mais tarde, estes pacientes podem apresentar neovascularização de coroide e lesão disciforme da mácula.

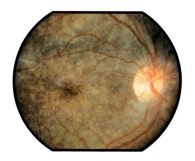
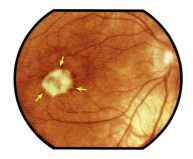
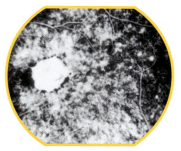

Este paciente apresenta retinopatia congênita por rubéola, com atrofia irregular do EPR e manchas puntiformes e hiperplasia no epitélio pigmentar por todo o fundo do olho.

Este paciente apresentou neovascularização de coroide secundária na mácula central. A proliferação vascular evoluiu, causando uma lesão disciforme fibrosa (*à esquerda, setas*) com *staining* na FA.

## Coxsackievírus

### Epitelite Pigmentar Retiniana Aguda

Os coxsackievírus podem ser a etiologia de doenças infecciosas da retina e do epitélio pigmentado, com predileção pela mácula central. Uma reação perifoveal multifocal associada a alterações do epitélio pigmentar e edema macular, além de papilite, é um quadro clínico muito raro relacionado a este vírus. A associação mais comum é feita com a síndrome de maculopatia idiopática aguda (AIM), em que há mais evidências de que os coxsackievírus são os agentes etiológicos.

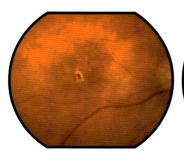
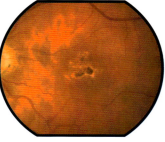
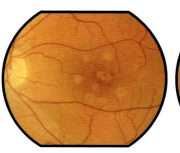
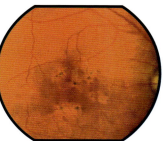

Os coxsackievírus foram implicados na epitelite pigmentar perifoveal, uma patologia muito rara chamada doença de Krill. Note as lesões pigmentares cercadas por halos na mácula de ambos os olhos deste paciente (*duas imagens à esquerda*) com histórico de doença febril e úlceras orais (não mostradas). As duas imagens à direita são de casos unilaterais. *As duas imagens à esquerda são cortesia de Dr. Richard G. Gieser*

## Maculopatia Idiopática Aguda

A maculopatia idiopática aguda (AIM) é uma doença rara que afeta adultos jovens saudáveis. Os pacientes apresentam perda súbita da visão central, geralmente em um olho. Os sintomas geralmente ocorrem após um pródromo viral; acredita-se que este pródromo seja causado pelo coxsackievírus, o agente etiológico da febre aftosa. Durante a fase aguda, há um descolamento neurossensorial sobre uma placa acinzentada no nível do EPR, geralmente excêntrica à fóvea, que pode simular a aparência da neovascularização de coroide. Hemorragias intrarretinianas, algumas células vítreas e papiloflebite branda podem ser observadas, e a FA mostra o extravasamento sub-retiniano grave e rápido. A maioria dos casos se resolve de forma espontânea com o passar de várias semanas e a recuperação da visão é quase completa. Uma maculopatia persistente do epitélio pigmentar, em *bull's-eye*, é comumente vista após a resolução da lesão aguda.

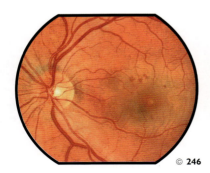
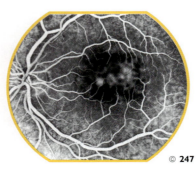
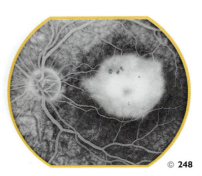

Este homem de 45 anos de idade com AIM apresentou perda de visão por 3 dias. A acuidade visual era de 20/200. Um descolamento exsudativo irregular da retina neurossensorial é observado. Há uma área de hemorragia intrarretiniana superior à mácula e espessamento placoide subfoveal no EPR. A FA mostra o bloqueio inicial e o extravasamento tardio rápido e grave no descolamento macular neurossensorial. A lesão se resolveu de forma espontânea.

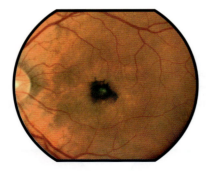
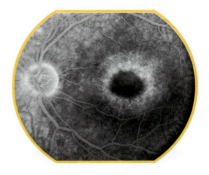

Um ano depois, a hiperpigmentação irregular do epitélio pigmentar cerca uma área central de suposta fibrose sub-retiniana na região fóvea.

A FA correspondente do mesmo paciente mostra uma área concêntrica de atrofia do EPR consistente com a maculopatia em *bull's-eye*. A acuidade visual melhorou para 20/25.

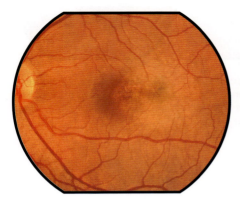
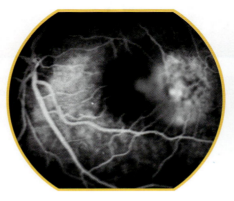
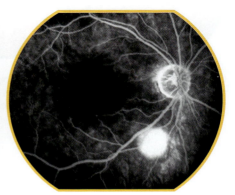

Esta paciente com AIM apresenta um descolamento excêntrico da retina neurossensorial com hemorragias intrarretinianas correspondentes a múltiplas áreas focais de hipofluorescência na angiografia fluoresceínica na região destacada. Há também uma área placoide subjacente de fluorescência que corresponde à alteração inflamatória e achatada do EPR. Há um extravasamento significativo no descolamento neurossensorial, que simula a neovascularização de coroide ou uma doença inflamatória. Esta paciente apresentou outra lesão de AIM inferior ao disco (*imagem à direita*) no olho contralateral. A paciente, cuja filha teve uma infecção por coxsackievírus, apresentou um pródromo febril similar antes do aparecimento dos sintomas visuais.

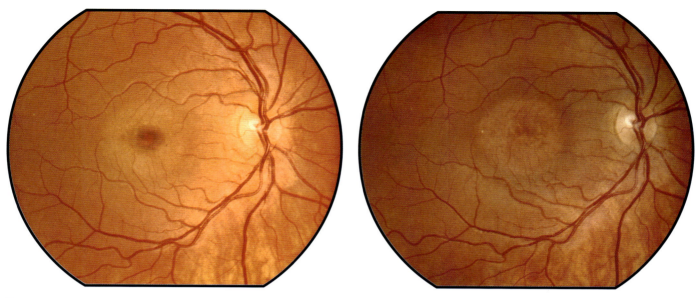

Este paciente com AIM apresenta uma área circunscrita de descolamento de tamanho e transferência variáveis. Esta manifestação singular no fundo do olho foi associada a um declínio súbito e profundo da visão, com recuperação de forma espontânea.

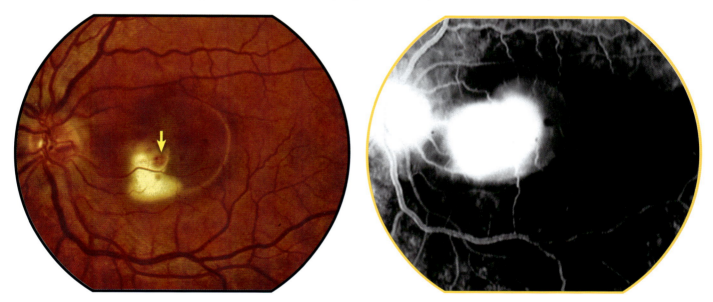

Este paciente apresentava AIM com uma área irregular de palidez sub-retiniana abaixo do descolamento neurossensorial. Note a hemorragia intrarretiniana associada (seta). Extravasamento sub-retiniano grave é observado à FA. O nervo óptico também estava inflamado e apresentou staining nas fases tardias da FA, o que indica a presença de papilite.

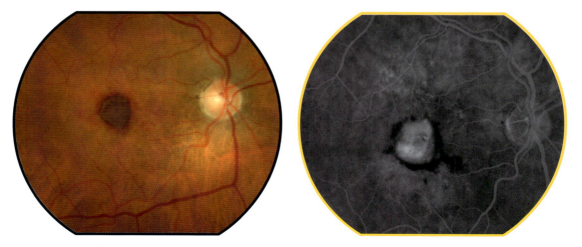

Este paciente apresentou AIM e, 18 meses após a resolução das manifestações agudas, houve o desenvolvimento de neovascularização de coroide. A lesão neovascular é delimitada por uma margem de hemorragia sub-retiniana e demonstra a aparência "clássica" à FA (neovascularização do tipo 2).

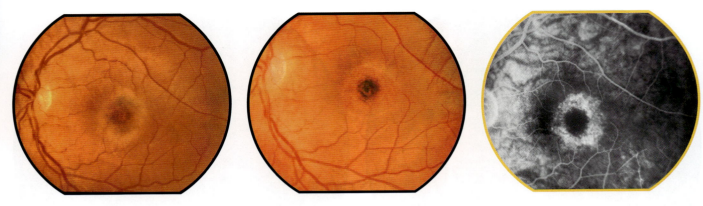

Após a resolução das manifestações agudas, a aparência em *bull's-eye* da mácula é comumente observada nos pacientes com AIM. Há hiperpigmentação no local da lesão inflamatória sub-retiniana placoide aguda. O padrão concêntrico, ou em *bull's-eye*, da atrofia corresponde a um descolamento macular anterior.

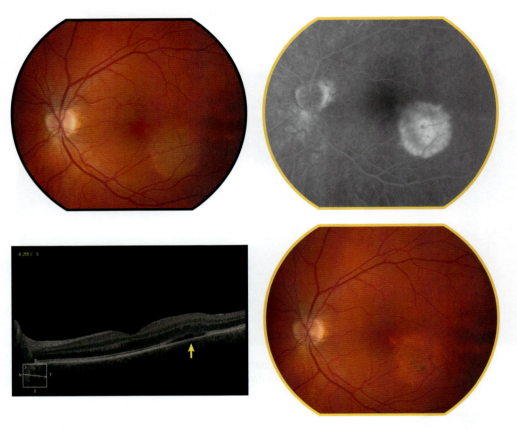

Este paciente com maculopatia idiopática aguda (AIM) apresentou uma lesão branco-amarelada bem demarcada com pigmentação acinzentada intrarretiniana central puntiforme sutil (*imagem superior à esquerda*). A FA mostra o acúmulo significativo de contraste no descolamento neurossensorial. A tomografia de coerência óptica (OCT) da lesão confirma a presença de fluido sub-retiniano (*seta*). Oito meses após o início do quadro clínico, a acuidade visual era estável, de 20/20. A fotografia inferior direita mostra a hiperpigmentação e despigmentação do EPR em padrão em *bull's-eye*, com resolução das hemorragias. *Cortesia de Dr. Yannis Paulus*

## Vírus do Vale do Rift

A febre do vale do Rift é uma zoonose viral que afeta principalmente animais, mas também pode infectar seres humanos. O vírus é membro do gênero *Phlebovirus* e foi identificado pela primeira vez no Vale do Rift, no Quênia. A doença é transmitida aos humanos por meio do contato direto ou indireto com o sangue de um animal infectado ou uma picada de inseto, mais comumente o mosquito *Aedes*. Pode ocorrer doença sistêmica, com febre hemorrágica e meningoencefalite. Nos olhos, geralmente há acometimento vascular da retina, que pode incluir hemorragia, vasculite e doença oclusiva.

## Vírus do Oeste do Nilo

O vírus do oeste do Nilo, um membro da família flavivírus, é transmitido por mosquitos e pode causar graves manifestações sistêmicas, oculares e do SNC. No fundo do olho, pode haver o desenvolvimento de vitreíte com lesões coriorretinianas disseminadas circulares ou redondas, de cor bege-amarelada, que lembram a coroidite multifocal. Ao cicatrizarem, as lesões deixam áreas atróficas. Cicatrizes lineares são características. Hemorragias retinianas e exsudatos também podem ser observados.

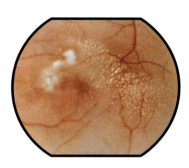

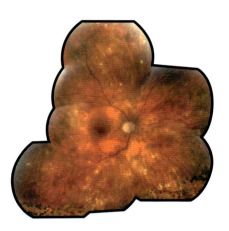

A infecção pelo vírus do vale do Rift neste paciente causou retinite com manchas algodonosas e exsudação lipídica em padrão estrelado na mácula. *Cortesia de Dr. Maurice Luntz*

Este paciente infectado pelo vírus do oeste do Nilo apresenta lesões coriorretinianas multifocais profundas, em distribuição difusa, após a infecção aguda. *Cortesia de Dr. Nicole Hauptman-Siegel*

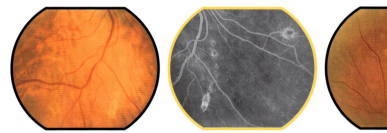 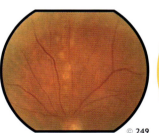 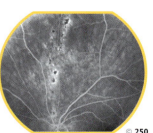

Estes dois pacientes apresentaram a doença sistêmica causada pelo vírus do oeste do Nilo. Nos dois casos, houve o desenvolvimento de áreas curvilíneas multifocais de anomalias atróficas e pigmentares similares às observadas na coroidite multifocal. As lesões são, na verdade, aleatórias e não seguem o que parece ser a via vascular coroidal. *Imagens à esquerda cortesia de Dr. Ron Adelman*

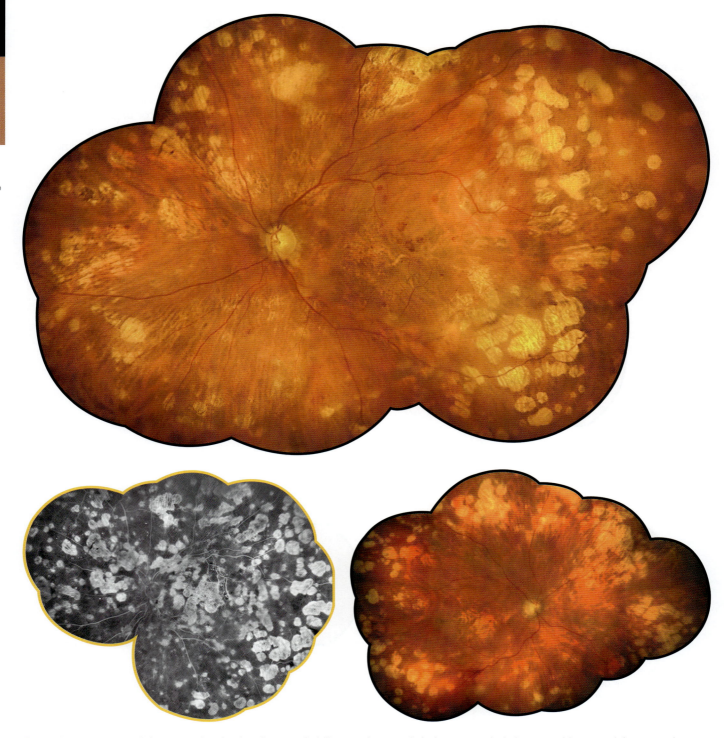

Este paciente apresentou infecção aguda pelo vírus do oeste do Nilo com sintomas sistêmicos graves, inclusive coma. Houve também acometimento ocular bilateral. Após a infecção aguda, que afetou a retina, foram observadas áreas multifocais de atrofia coriorretiniana com certa confluência das lesões contíguas. A FA, realizada posteriormente, mostra o *staining* de muitas cicatrizes coriorretinianas atróficas. A distribuição aleatória destas lesões lembra a coroidite multifocal sem fibrose ou hiperpigmentação significativa. Na montagem colorida inferior à direita, do olho contralateral, as manifestações são similares. *Cortesia de Dr. Mark Johnson*

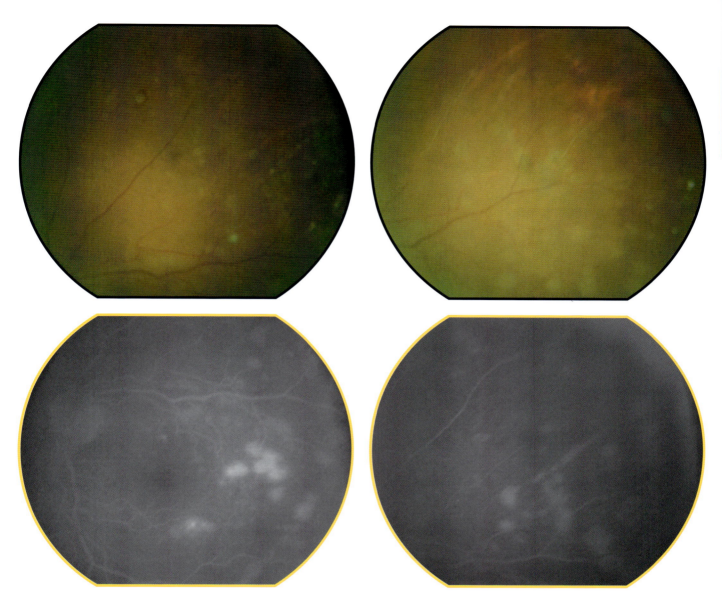

Este é um caso de coriorretinite causada pelo vírus do oeste do Nilo. As fotografias coloridas do fundo do olho mostram numerosas lesões coriorretinianas redondas, de cor creme (algumas com configuração em halo) na região periférica medial e que são marcadas à FA. Anticorpos IgM e IgG específicos para o vírus do oeste do Nilo foram detectados. *Cortesia de Dr. Susan Anderson-Nelson*

# Maculopatia Associada à Dengue

O vírus da dengue é um vírus de RNA (da família flavivírus), com quatro sorotipos distintos, que é disseminado em locais de clima tropical. É o agente etiológico da dengue, caracterizada por febres altas, dor articular e óssea, cefaleia e erupções cutâneas. Em sua forma mais grave, os pacientes apresentam dengue hemorrágica, caracterizada pelos sintomas anteriormente mencionados, trombocitopenia e, com frequência, falência múltipla de órgãos. O vírus da dengue pode causar uma maculopatia associada à visão borrada e/ou a um escotoma. No fundo do olho, os achados incluem edema macular e/ou do disco óptico, hemorragias retinianas, embainhamento venoso e pontos sub-retinianos de coloração amarela. Recentemente, os achados típicos da neurorretinopatia macular foram descritos nestes pacientes. Os corticosteroides de administração oral e intravenosa são os pilares do tratamento, já que a patogênese é considerada imunomediada.

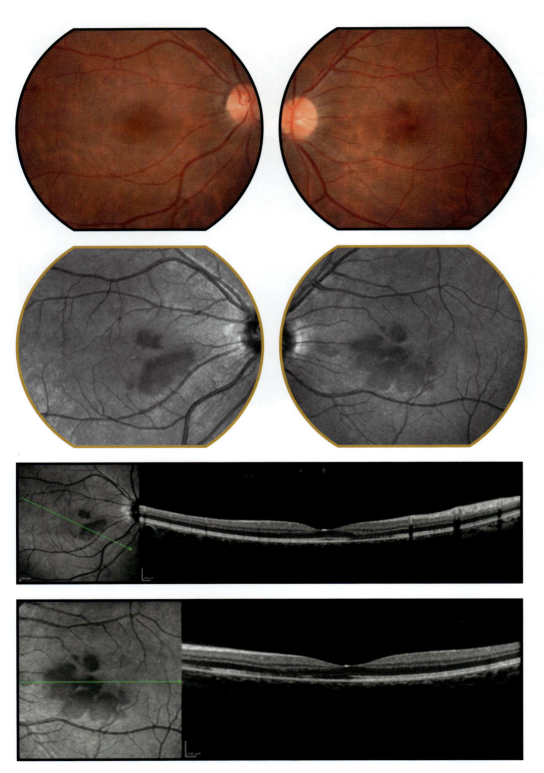

Neste paciente com dengue, o fundo do olho parece normal nas fotografias coloridas, mas as imagens em infravermelho revelam a presença de lesões paracentrais hiporrefletivas características da neurorretinopatia macular aguda (AMN). A SD-OCT mostra a perda da zona de interdigitação e a atenuação da zona elipsoide segmentar interna e da membrana limitante externa (MLE), com correspondente hiper-reflexividade da camada de Henle. A visão melhorou para 20/30 no olho direito após o tratamento sistêmico com corticosteroide. *Cortesia de Dr. Eduardo Cunha de Souza e Munk, M.R., Jampol, L.M., Cunha Souza, E., et al., 2016. New associations of classic AMN. Br. J. Ophthalmol. 100(3), 389-394*

# Protozoários
## Toxoplasmose

A toxoplasmose é causada pelo protozoário intracelular obrigatório *Toxoplasma gondii*. Dois estágios do ciclo de vida do protozoário ocorrem em seres humanos. Os taquizoítos, que medem cerca de 6 μm de comprimento, formam o primeiro estágio, e os bradizoítos, dos quais milhares podem ser contidos em cistos com até 200 μm de diâmetro, compõem o segundo estágio. A retinite por toxoplasmose é a infecção retiniana mais comum e normalmente é ativa em apenas um olho por vez.

Em pacientes imunocomprometidos, o SNC é o local preferido da infecção; a toxoplasmose cerebral é relatada em até 40% dos olhos à necropsia. A toxoplasmose ocular é muito menos comum do que a toxoplasmose cerebral, sendo responsável por menos de 1% das infecções retinianas relacionadas à AIDS nos Estados Unidos. A infecção sistêmica pelo *T. gondii* tende a ser assintomática e aproximadamente 500 milhões de pessoas, em todo o mundo, apresentam anticorpos contra o protozoário.

A maioria das infecções por toxoplasmose ocorre em indivíduos saudáveis e os sintomas se devem à reativação dos microrganismos. Cicatrizes coriorretinianas preexistentes indicam a infecção anterior. A toxoplasmose primariamente adquirida da retina, com ausência de cicatrizes coriorretinianas preexistentes, é mais típica em pacientes com AIDS. As lesões agudas da doença (primária ou reativada) são áreas focais, de cor branco-amarelada, de retinite necrótica associada a uma vitreíte grave ("farol no nevoeiro"). As lesões apresentam contornos mal definidos com algumas hemorragias dispersas. O embainhamento vascular pode estar presente (placas de Kyrieleis).

### Cicatrizes Congênitas da Toxoplasmose

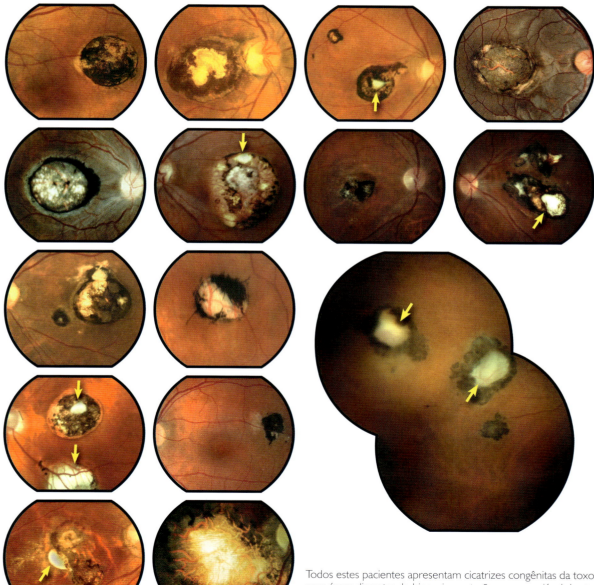

Todos estes pacientes apresentam cicatrizes congênitas da toxoplasmose com áreas discretas de hiperpigmentação e grau variável de atrofia associada. Também há fibrose em algumas destas lesões (*setas*). *Imagem superior à direita cortesia de Alan Campbell, CRA*

## Lesões Agudas da Toxoplasmose

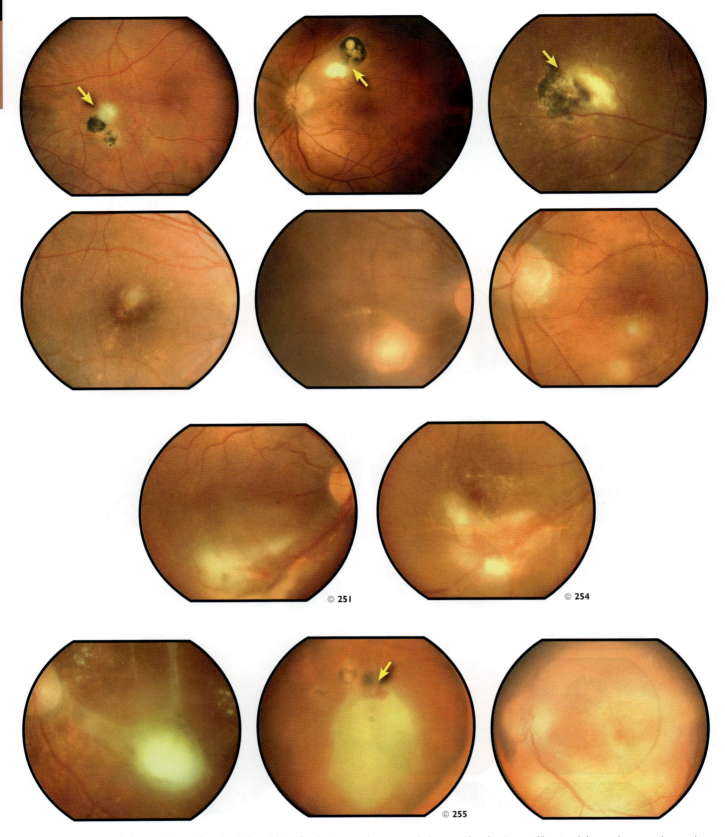

A toxoplasmose aguda é associada a infiltrados inflamatórios focais, de cor cinza-amarelada, na retina. Lesões satélites também podem ser observadas. Um grau variável de inflamação vítrea é caracteristicamente presente e papilite também pode ser observada. As lesões agudas tendem a ser vistas na área contígua a uma antiga cicatriz pigmentar (*setas*), indicando a reativação da doença. *Imagens* ©252 e ©253 *disponíveis exclusivamente, em inglês, em* expertconsult.inkling.com/redeem

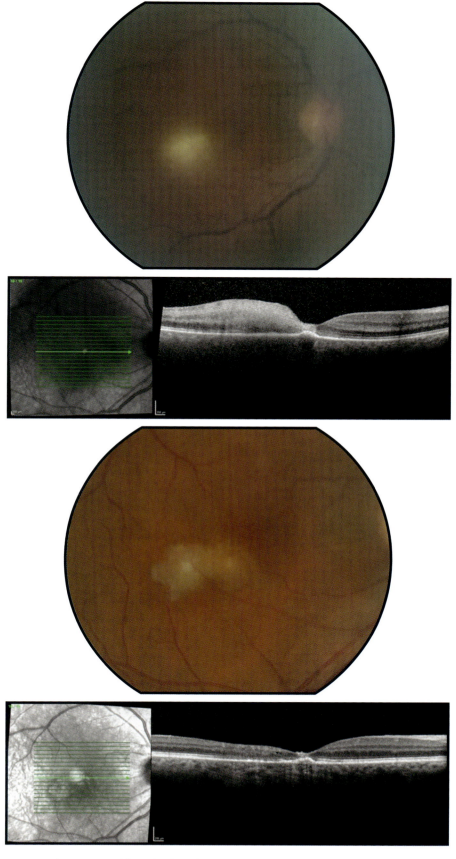

Este paciente com toxoplasmose aguda apresentou irite e vitreíte, além de uma lesão inflamatória de cor creme na mácula (*fotografia superior*). A SD-OCT revelou a presença de opacificação na retina interna. A vitreíte e a retinite interna foram resolvidas com a administração intravítrea e oral de antibióticos e o tratamento oral com corticosteroides.

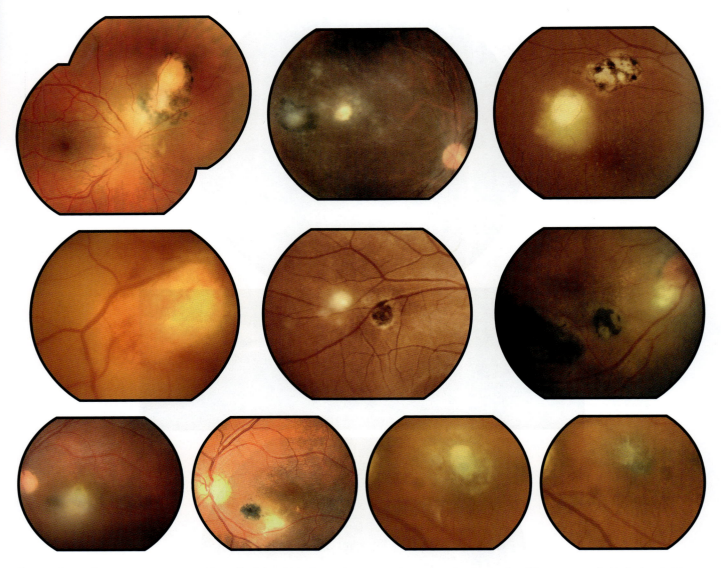

Estes pacientes demonstram a apresentação variável de uma lesão aguda por toxoplasmose no fundo do olho. Observe a proximidade das cicatrizes pigmentares coriorretinianas e o grau de alteração inflamatória no fundo. A cicatrização da lesão é mostrada nos dois casos da fileira inferior. *Imagem central superior cortesia de Dr. Emmett Cunningham*

## Toxoplasmose Miliar

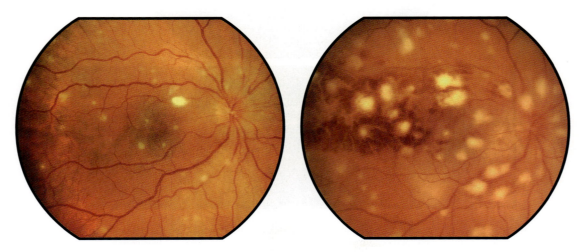

Este paciente com HIV apresentou retinite miliar por toxoplasmose. A retinite multifocal de cor branco-amarelada é mostrada (*à esquerda*). A hemorragia macular foi observada 5 semanas depois, em decorrência de doença venosa oclusiva. Naquele momento, numerosas lesões infecciosas também eram evidentes. *Cortesia de Dr. William Freeman*

# Toxoplasmose com Placas de Kyrieleis

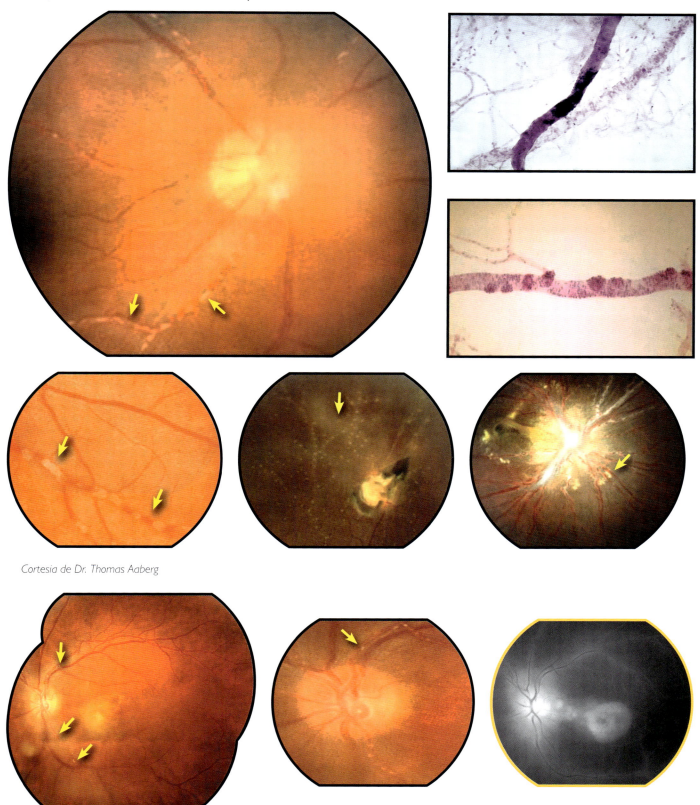

*Cortesia de Dr. Thomas Aaberg*

Embora descritas pela primeira vez em associação à retinite tuberculosa pelo Dr. Werner Kyrieleis, as placas calcificadas nas paredes dos vasos sanguíneos são uma complicação bastante conhecida da retinite por toxoplasmose. Note as lesões refrativas de aparência calcificada (*setas*) ao longo do trajeto dos vasos inflamados nestes pacientes. A histopatologia não correlacionada sugere a presença de células inflamatórias que se agregam nas paredes dos vasos e produzem a mineralização clinicamente observada. As imagens inferiores (*à esquerda* e *ao centro*) mostram uma lesão aguda da toxoplasmose com placas de Kyrieleis adjacentes ao disco óptico. A retinite é associada ao *staining* do nervo óptico e ao descolamento neurossensorial da retina, como mostra a FA (*imagem inferior à direita*). As placas de Kyrieleis também são observadas em diversas outras doenças infecciosas, inflamatórias e infiltrativas associadas à vasculite retiniana. *A fileira inferior é cortesia de Dr. Ketan Laud*

## Toxoplasmose e Neovascularização de Coroide

Os pacientes com retinite por toxoplasmose podem apresentar declínio significativo da visão devido à infecção recorrente ou à neovascularização de coroide secundária.

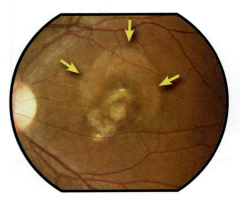 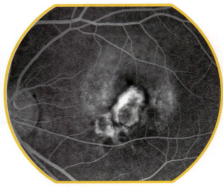 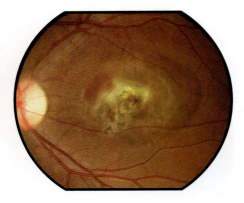

Este paciente apresenta um descolamento macular exsudativo agudo (setas) devido à neovascularização de coroide, que emergiu da borda de uma cicatriz de toxoplasmose congênita. A FA mostra a clássica neovascularização de tipo 2 na mácula central, limitada inferiormente por uma cicatriz coriorretiniana. Infelizmente, houve o desenvolvimento de neovascularização recorrente com hemorragia sub-retiniana e fluido (à direita), gerando uma cicatriz disciforme. *A imagem à direita é cortesia de Dr. Alan Berger*

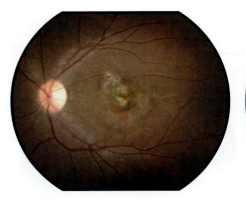 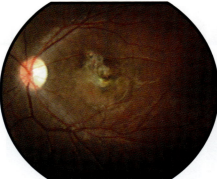 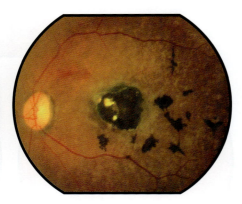

Esta paciente apresentava uma cicatriz da toxoplasmose congênita. Aos 11 anos de idade, houve o desenvolvimento de neovascularização de coroide com hemorragia sub-retiniana e descolamento macular exsudativo (à esquerda). A paciente foi submetida à terapia antiangiogênica, que induziu a consolidação da lesão fibrovascular e a resolução do descolamento sero-hemorrágico com uma cicatriz macular residual.

Esta paciente apresentava toxoplasmose congênita, com o desenvolvimento de neovascularização de coroide na margem nasal da cicatriz e descolamento retiniano sero-hemorrágico.

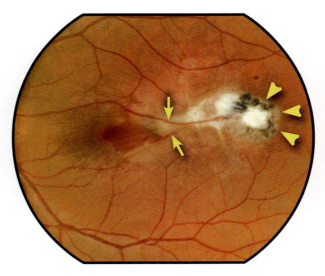 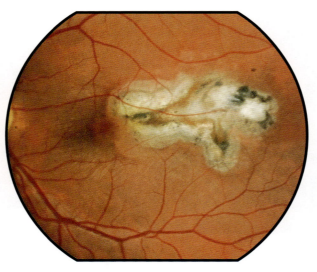

Este paciente apresenta uma cicatriz por toxoplasmose antiga, fibrótica e pigmentar. Há fibrose (pontas de seta) temporal a um vaso ocluído, cercada por pigmentação. Observa-se neovascularização coroide (CNV) no lado foveal da cicatriz (setas), com sangramento na fóvea. O tratamento com *laser* foi realizado para ablação da lesão neovascular, tendo resultado em obliteração da membrana e no desenvolvimento de uma cicatriz atrófica ao redor da lesão, sem acometimento da fóvea (imagem à direita).

## Giardíase

A *Giardia* é um protozoário que pode causar complicações oculares, como alterações do epitélio pigmentar no padrão em "sal e pimenta". A giardíase também pode ser associada à inflamação intraocular branda e não específica.

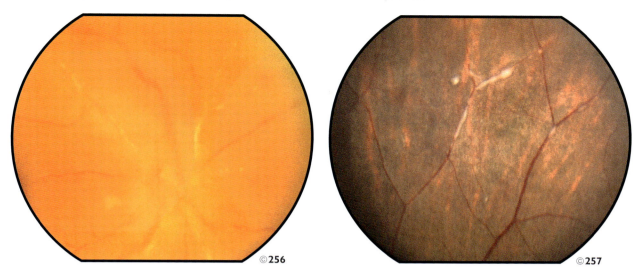

Estes pacientes apresentam giardíase crônica associada à vasculite retiniana. Note a presença de embainhamento e infiltração dos vasos retinianos em cada caso.

# Bactérias
## Lepra

A lepra ou hanseníase é causada pelo *Mycobacterium leprae*. As manifestações sistêmicas são decorrentes do dano nervoso, que leva ao desenvolvimento de deformidades estruturais das mãos e dos pés. A escarificação cutânea, que inclui a aparência de face leonina, é característica desta doença. As manifestações oculares incluem escleroceratite e formação de catarata. As manifestações retinianas são muito raras, já que a bactéria tem tropismo por tecidos de ambientes mais frios.

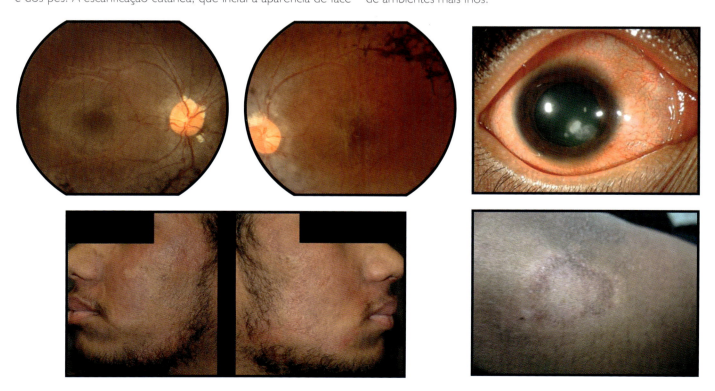

Este paciente apresenta lepra com infiltração corneana e múltiplas lesões cutâneas. Observa-se uma antiga flebite retiniana com atrofia retiniana perivascular, hiperpigmentação e escarificação. *Cortesia de Dr. Karen M. Gehrs*

# Tuberculose

A tuberculose continua sendo uma importante causa de morbidade e mortalidade em todo o mundo. A população infectada pelo HIV é responsável pela maior parte do aumento da prevalência desta infecção. Tuberculomas de coroide são as manifestações mais comuns da tuberculose ocular. Uveíte, neurite óptica e vasculite retiniana no polo posterior e na periferia do fundo do olho também podem ser observadas.

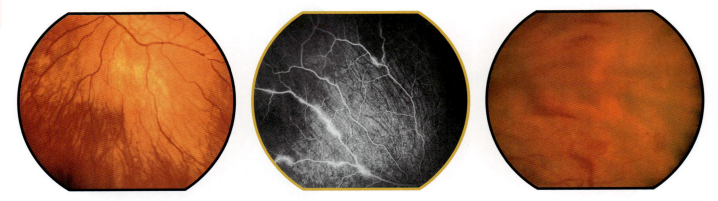

A tuberculose pode causar vasculite retiniana. Neste caso, em que há isquemia periférica, observam-se na FA sinais de *staining* e extravasamento vascular retiniano. Pode ocorrer hemorragia vítrea pela proliferação de neovasos (*imagem à direita*).

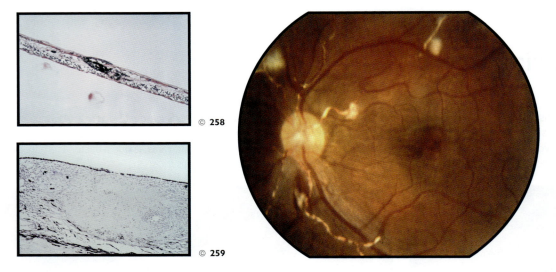

As imagens de histopatologia mostram a presença de células inflamatórias nas paredes dos vasos e a mineralização associada. Na imagem à direita, observam-se placas de aparência calcificada nas paredes das arteríolas, denominadas placas de Kyrieleis, que constituem uma alteração não específica da vasculatura da retina após inflamações ou infecções.

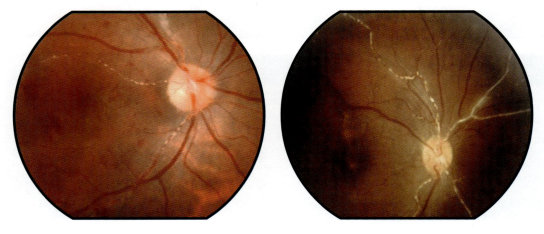

Este paciente com retinite por tuberculose apresenta depósitos calcificados nas paredes das arteríolas (placas de Kyrieleis) após a inflamação aguda. A tuberculose foi a primeira doença descrita em associação a estas placas calcificadas, pelo Dr. Werner Kyrieleis. *Cortesia de Dr. Richard Rosen*

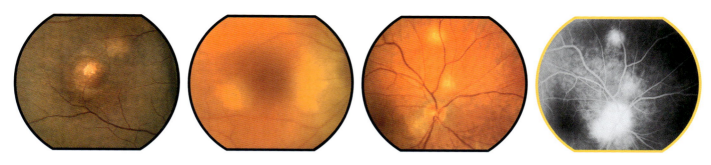

A tuberculose pode causar granulomas de coroide focais e multifocais. Pequenos granulomas são observados neste paciente (*à esquerda*). Lesões multifocais maiores são observadas com inflamação vítrea no segundo caso (*segunda imagem à esquerda*). O terceiro paciente apresenta coriorretinite multifocal e neurite óptica decorrentes da tuberculose. A imagem da FA mostra o extravasamento na retina e no nervo óptico. *Cortesia de Dr. Richard Spaide*

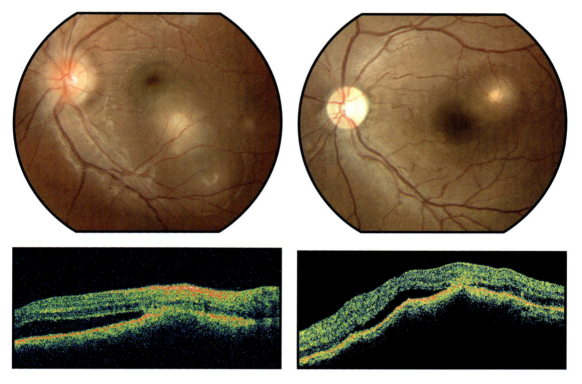

Estes são dois casos de coroidite tuberculosa focal com descolamento macular exsudativo localizado. As imagens de OCT mostram a aderência fibrosa entre a retina descolada e o epitélio pigmentado da retina e o fluido sub-retiniano associado. *Cortesia de Amjad Salman, MS*

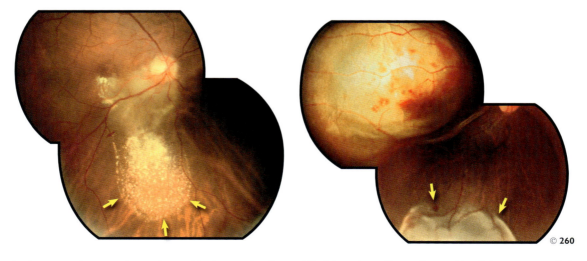

Estes dois pacientes apresentam granulomas de coroide decorrentes da coroidite tuberculosa. O granuloma está próximo ao nervo óptico (*à esquerda*). Há exsudação macular e, concomitantemente, descolamento exsudativo secundário (*setas*). A segunda montagem colorida inclui imagens de um grande granuloma de coroide fibrótico associado à hemorragia ativa. O sangue e o exsudato gravitaram inferiormente para formar um descolamento dependente (*setas*). *A imagem à esquerda é cortesia de Dr. Scott Sneed*

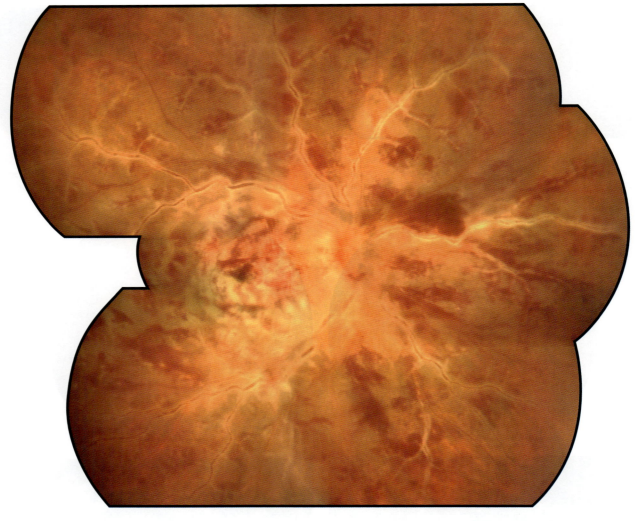

Este paciente apresenta inflamação vascular retiniana disseminada com angiite de ramos congelados, doença oclusiva venosa com hemorragias disseminadas e neurite óptica em decorrência da tuberculose.

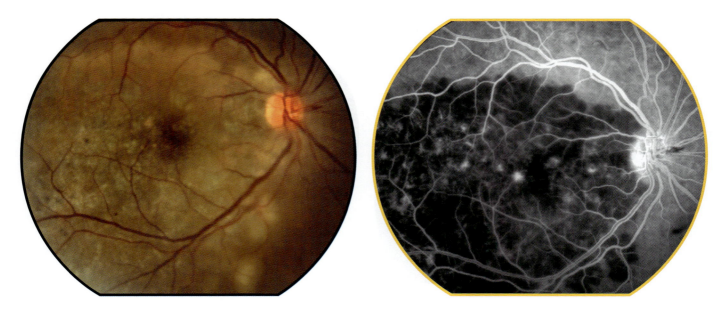

Este paciente apresenta tuberculose similar à coroidopatia placoide. A FA mostra o bloqueio da fluorescência coroide com marcação puntiforme multifocal no interior da lesão placoide aguda. Esta suposta variante da coroidopatia serpiginosa, com curso progressivo que lembra a coriorretinite placoide *relentless* ou coriorretinopatia ampiginosa, é comum em pacientes com tuberculose na Índia. *Cortesia de Dr. Benjamin Freilich*

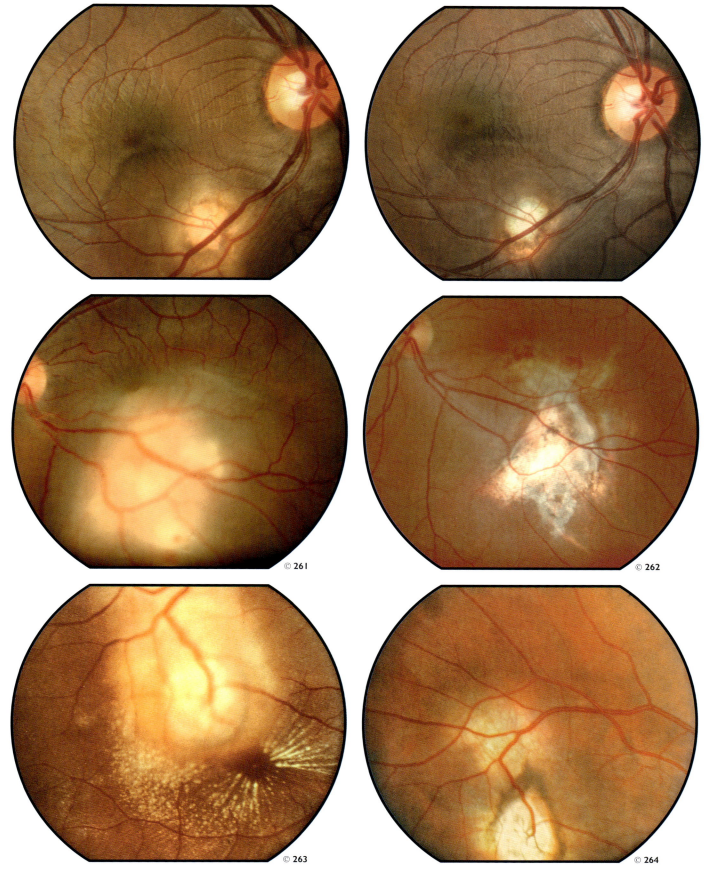

Estes são três pacientes com granulomas de coroide agudos devido à tuberculose, com graus variáveis de descolamento exsudativo de retina (*imagens à esquerda*). Após o tratamento, houve resolução do exsudato e regressão do granuloma coroide, com o desenvolvimento de atrofia coriorretiniana e cicatrização fibrótica em todos os três casos (*imagens à direita*).

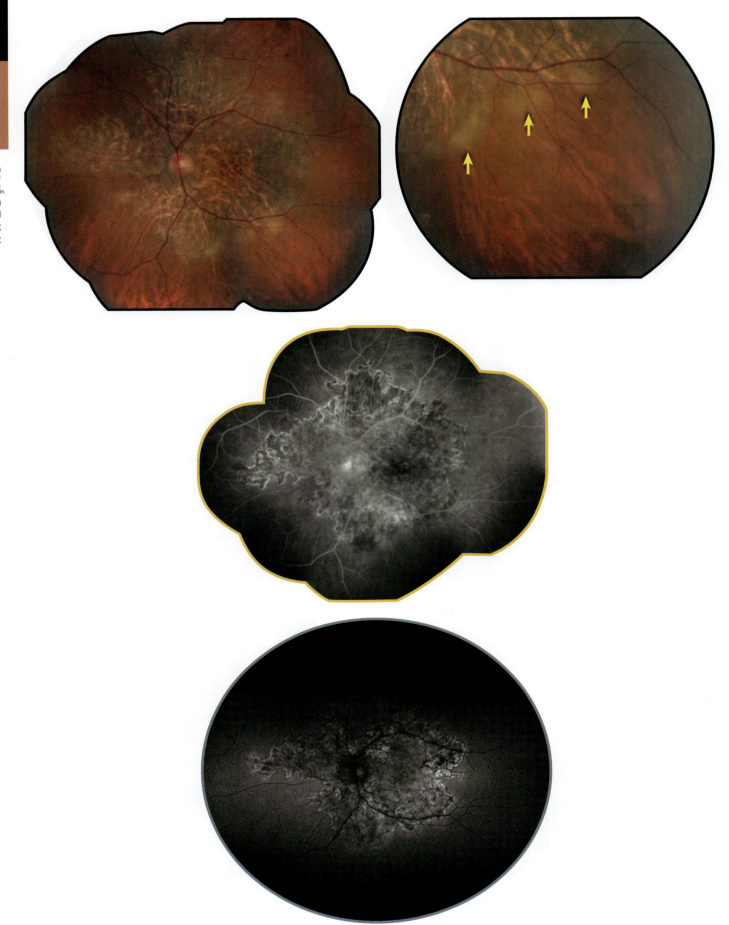

Este é um caso de tuberculose que se apresenta como coroidite serpiginosa. As fotografias coloridas do fundo do olho mostram uma grande cicatriz coriorretiniana por todo o polo posterior, com uma borda ativa de subinfiltrados retinianos de cor amarelo-acinzentada (*setas*). A fluorescência puntiforme da lesão é observada à FA e à autofluorescência de fundo.

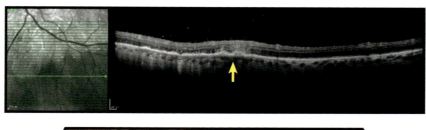
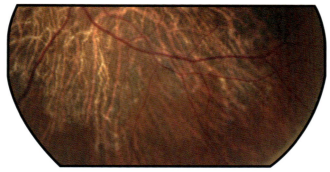

A SD-OCT mostra um corte transversal do infiltrado sub-retiniano ativo (seta). Com o tratamento à base de isoniazida, rifampina, etambutol e pirazinamida, houve resolução dos infiltrados coriorretinianos, como observado na imagem colorida final do fundo do olho.

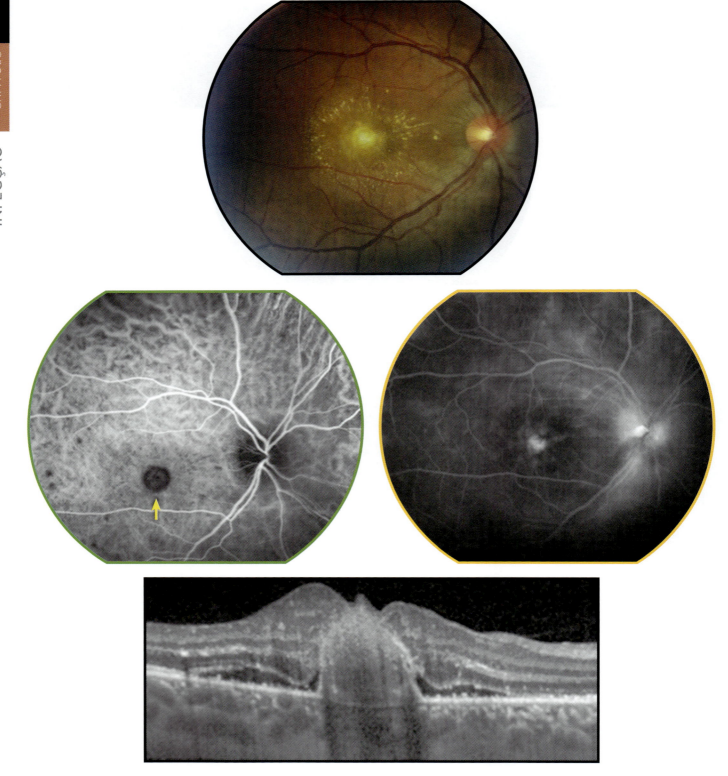

Este paciente com tuberculose apresentou estrela macular, hiperemia do disco e opacificação do vítreo, como observado na fotografia colorida do olho direito (*acima*). A angiografia com indocianina verde (ICG) revela a presença de um nódulo coroide macular (*seta*) e a FA mostra a marcação do nódulo e o extravasamento tardio do disco. A SD-OCT revela um grande granuloma de coroide subfoveal com fluido sub-retiniano associado. A visão piorou devido à não adesão ao tratamento. *Cortesia de John A. Gonzales, MD*

# Nocardiose

A *Nocardia* é uma bactéria Gram-positiva em formato de bastonete. Algumas espécies são patogênicas, causando um amplo espectro de anomalias sistêmicas, incluindo o acometimento ocular. A infecção ocorre por meio da inalação das bactérias ou por introdução traumática. Uma massa localizada e granulomatosa, de cor amarelada, associada a hemorragia e descolamento exsudativo sobrejacente, pode ser observada no fundo do olho. A infecção também pode ocorrer na córnea.

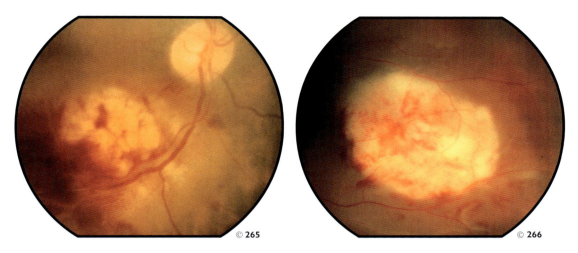

Lesões infecciosas infiltrativas agudas, causadas por *Nocardia*, com hemorragia intensa devido à extensão hematógena pelos vasos retinianos.

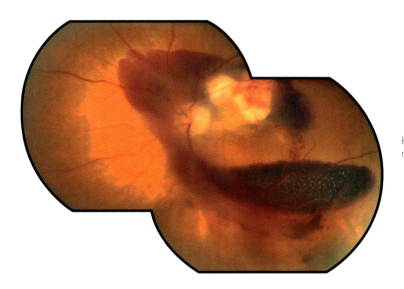

Há hemorragia ao lado desta lesão infecciosa aguda por *Nocardia*, mas também no vítreo, com acúmulo de sangue sub-hialóideo.

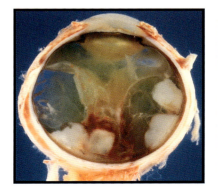

A anatomia patológica de um olho com *Nocardia* mostra uma massa amorfa multifocal com hemorragia e descolamento de retina. O exame histopatológico deste caso revelou a presença de um abscesso esbranquiçado no epitélio pigmentar sub-retiniano e microrganismos ao longo da porção interna da membrana de Bruch (seta). *Cortesia de Dr. Ramon LeFont*

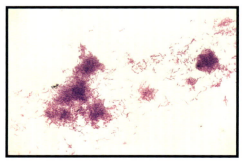

A biópsia aspirativa com agulha revelou a presença de microrganismos do gênero *Nocardia*.

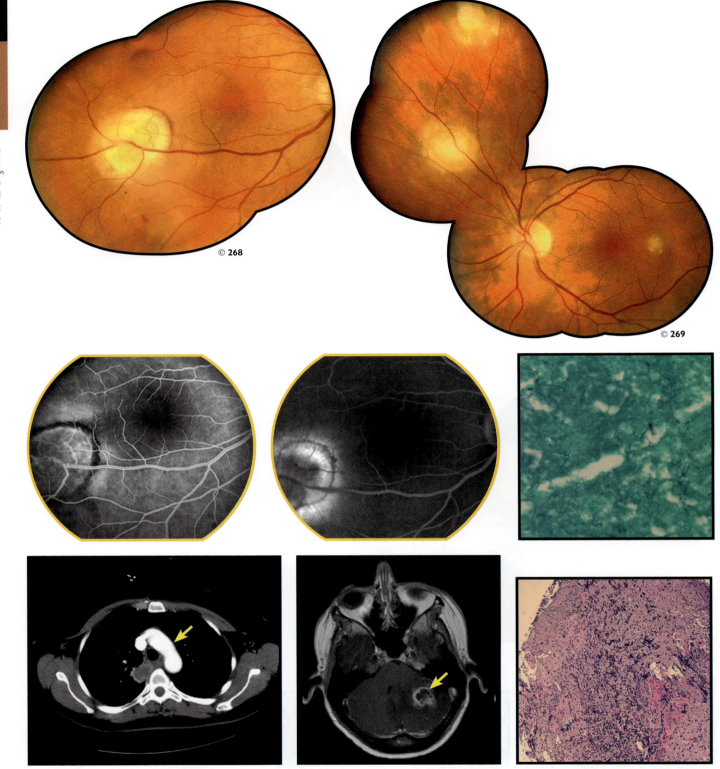

Este paciente apresenta lesões granulomatosas bilaterais causadas por *Nocardia*. As imagens clínicas e da FA do olho direito mostram um tumor de coroide de cor amarela que infiltra a retina e é margeado por sangue e descolamento exsudativo. A FA mostra os vasos comunicantes entre a retina e a coroide em uma lesão vascular ao longo da vasculatura temporal inferior. No olho esquerdo (*fileira central, à esquerda*), as lesões são mais periféricas em relação à região central macular. A tomografia computadorizada (TC) mostra uma grande lesão por *Nocardia* no tórax e no cérebro (*setas*). A histopatologia mostra a infecção crônica, com células inflamatórias e numerosos microrganismos Gram-positivos filamentosos ramificados no espaço sub-retiniano, além de infiltração neutrofílica e linfocítica. *As imagens das duas fileiras inferiores são cortesia de Dr. Lawrence Singerman*

# Doença de Whipple

A doença de Whipple é uma rara enfermidade infecciosa sistêmica causada por *Tropheryma whipplei,* uma bactéria Gram-positiva em formato de bastonete. É uma doença principalmente gastrointestinal, que pode afetar qualquer parte do corpo com alterações inflamatórias. A biópsia de jejuno é realizada para a detecção de grânulos positivos à coloração com ácido periódico-Schiff (PAS) em macrófagos da lâmina própria. As alterações oculares podem ser bilaterais e incluem irite, opacidades inflamatórias no vítreo, panuveíte e pequenas lesões retinianas redondas e acinzentadas.

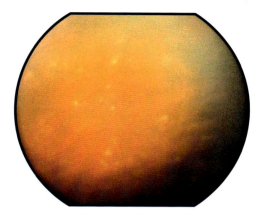

Este paciente apresentava perda crônica de visão associada a um distúrbio gastrointestinal. Há hipercelularidade vítrea e pontos branco-acinzentados multifocais coriorretinianos. *Cortesia de Dr. Alan Friedman*

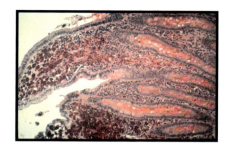

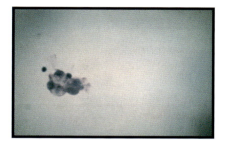

*Cortesia de Dr. Alan Friedman*

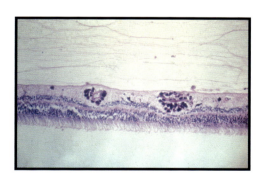

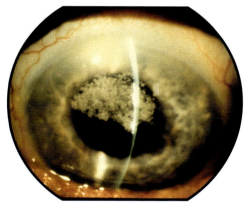

A histopatologia do jejuno mostra grânulos PAS-positivos nos macrófagos da lâmina própria e uma típica célula envolvida com grânulos basofílicos. A imagem do segmento anterior direito mostra a característica infiltração anterior do vítreo em um paciente com doença de Whipple.

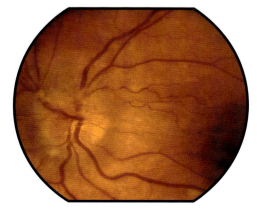

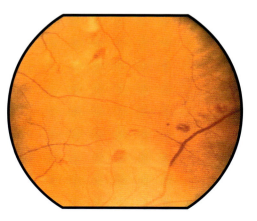

Este paciente com doença de Whipple apresenta vasculite retiniana branda, edema do nervo óptico e hemorragias retinianas disseminadas.

## *Bartonella:* Doença da Arranhadura do Gato

A doença da arranhadura do gato é causada pelo bastonete Gram-negativo *Bartonella henselae,* que pode causar diversas manifestações no fundo do olho, que incluem neurite óptica associada a descolamento macular e retinite focal com ou sem oclusão vascular.

A resolução da lesão inflamatória com precipitação lipídica radial ou estrelada na mácula (e no vítreo) é característica da progressão desta doença.

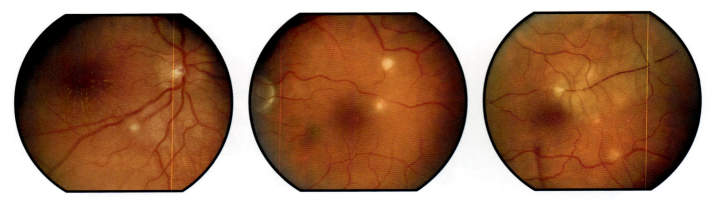

Estes pacientes apresentam retinite focal causada pela infecção por *Bartonella*. A retinite pode ocorrer em uma arteríola (*à esquerda*) ou ser multifocal (*ao centro*). Pode ocorrer oclusão arteriolar retiniana focal, produzindo palidez da retina devido à obstrução do vaso (*à direita*). *Cortesia de Dr. Emmett Cunningham*

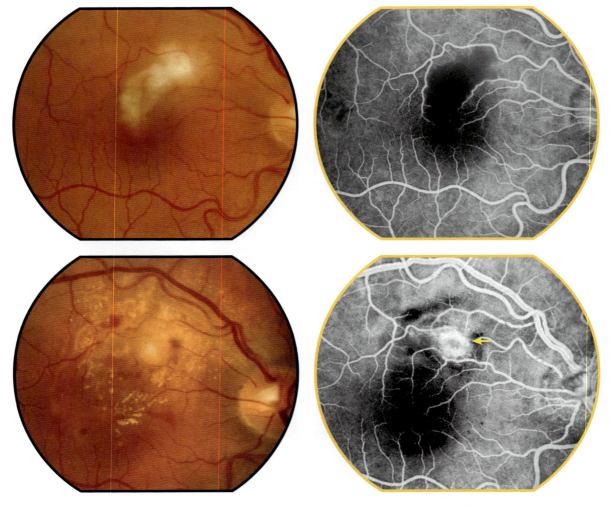

Este paciente com *Bartonella* apresentou retinite focal em uma arteríola, que provocou oclusão arteriolar retiniana (*imagem superior à esquerda*). A FA mostra o bloqueio decorrente da palidez e da ausência de perfusão da retina (*imagem superior à direita*). Houve o desenvolvimento de maculopatia exsudativa estrelada. Com a resolução do processo houve reperfusão, mas marcação do sítio infeccioso à FA (*seta*). Com o passar do tempo, houve resolução das alterações inflamatórias e isquêmicas agudas, bem como reperfusão dos vasos obstruídos.

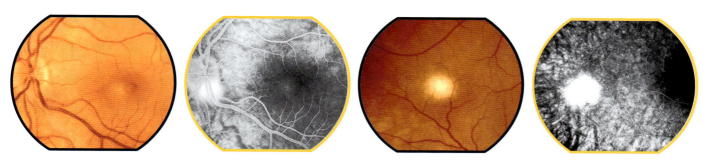

Este paciente com *Bartonella* apresentou alteração da visão no olho esquerdo. Note a presença de inflamação branda na região inferotemporal do nervo, que se cora à FA (*segunda imagem à esquerda*). No olho contralateral, há uma lesão focal infecciosa da coroide com descolamento exsudativo. Esta lesão também se cora à FA (*à direita*). *As duas imagens à esquerda são cortesia de Dr. Thomas Aaberg*

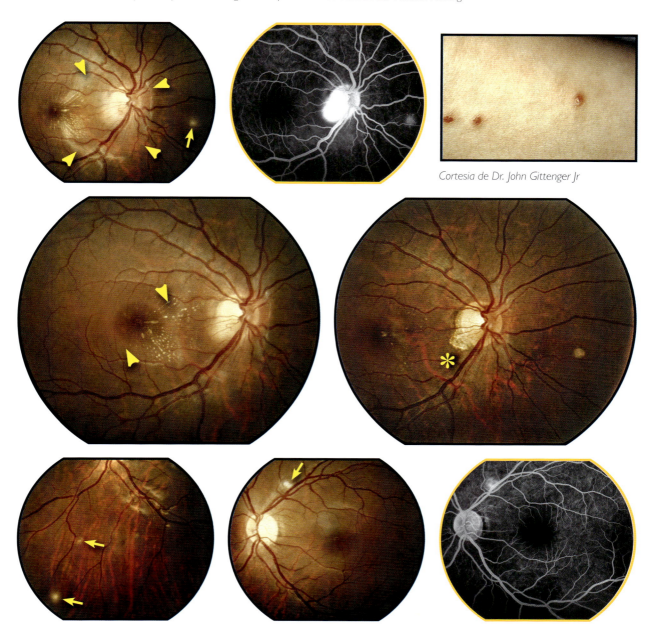

*Cortesia de Dr. John Gittenger Jr*

Este paciente apresentou uma infecção bilateral por *Bartonella*. No olho direito, há papilite com descolamento exsudativo peripapilar e evidência de precipitação lipídica radial (*pontas de seta, imagem superior à esquerda*). A FA mostra o *staining* do nervo óptico (*fileira superior, ao centro*). Uma retinite focal na área justapapilar nasal (*seta, imagem superior à esquerda*) que se cora com fluoresceína foi também observada. Ao longo de um período de 3 meses, houve resolução do descolamento, mas com persistência de precipitado lipídico brando (*pontas de seta, fileira central*). A inflamação do nervo óptico foi associada a uma alteração fibrótica subsequente (*asterisco*). A retinite focal deixou uma pequena cicatriz atrófica nasal ao disco óptico. O olho esquerdo apresentava retinite multifocal (*setas, abaixo*). A FA mostrou a marcação das lesões retinianas após a resolução da inflamação aguda. Este paciente também apresentava múltiplas lesões cutâneas (*imagem superior à direita*) de natureza aparentemente vascular. *Cortesia de Dr. J. Arch McNamara*

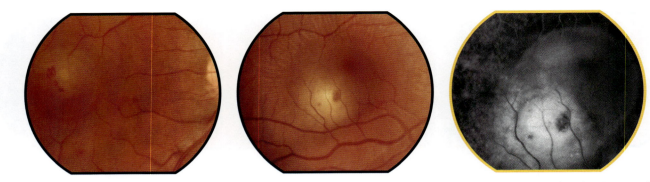

Este paciente com infecção por *Bartonella* apresenta uma área focal de coroidite com hemorragias retinianas puntiformes e descolamento exsudativo da mácula. A lesão e o descolamento coram com fluoresceína.

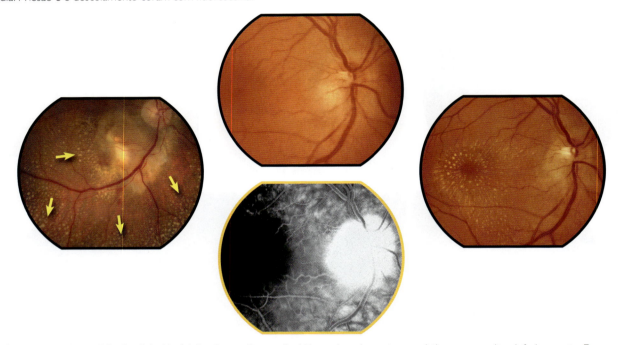

Este paciente apresenta coroidite focal devido à infecção por *Bartonella*. Há um descolamento exsudativo, que gravitou inferiormente. Em seu estado resolvido, a precipitação lipídica também se difundiu até o vítreo sobrejacente, bem como ao espaço sub-retiniano (*setas*). O segundo caso (*imagens ao centro e à direita*) apresenta uma lesão coriorretiniana justapapilar inferotemporal com extravasamento difuso do disco à FA e precipitação lipídica subsequente com uma estrela macular.

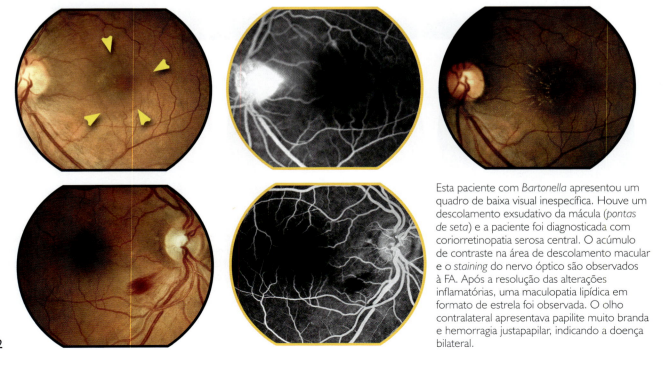

Esta paciente com *Bartonella* apresentou um quadro de baixa visual inespecífica. Houve um descolamento exsudativo da mácula (*pontas de seta*) e a paciente foi diagnosticada com coriorretinopatia serosa central. O acúmulo de contraste na área de descolamento macular e o *staining* do nervo óptico são observados à FA. Após a resolução das alterações inflamatórias, uma maculopatia lipídica em formato de estrela foi observada. O olho contralateral apresentava papilite muito branda e hemorragia justapapilar, indicando a doença bilateral.

# Nocardiose

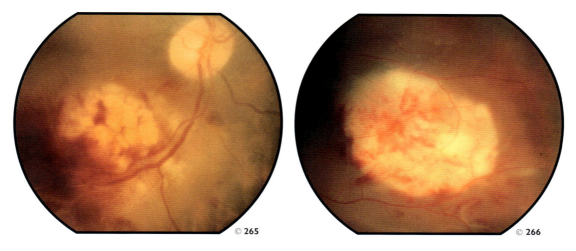

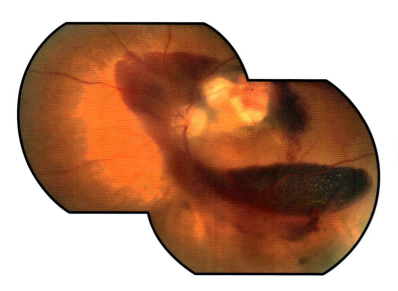

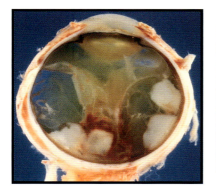
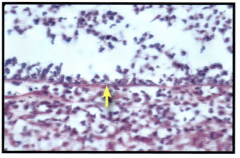
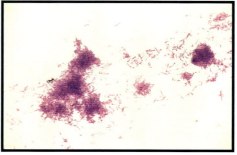

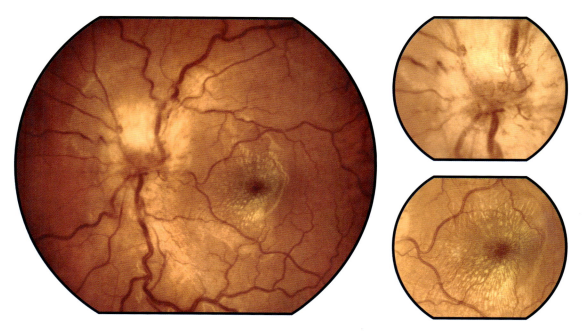

Este paciente com *Bartonella* apresentou infecção do nervo e da coroide justapapilar. Com a resolução da infecção, houve o desenvolvimento de precipitação lipídica na mácula (*à esquerda e abaixo à direita*). Observou-se uma anomalia coincidente do vaso retiniano, que é típica da doença. *Imagem à esquerda cortesia de Dr. John M. Gittenger*

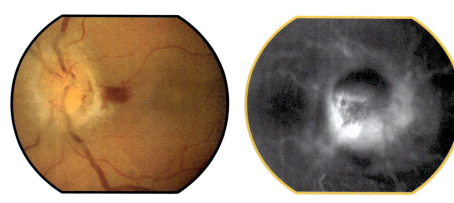
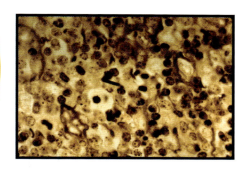

Note a papilite e a hemorragia justapapilar neste paciente. Ao redor do nervo óptico há *staining* e extravasamento na AF. *A imagem à direita é cortesia de Dr. Michael Cooney e Dr. Sunil Srivastava*

A histopatologia mostra a presença de *Bartonella* e células inflamatórias associadas.

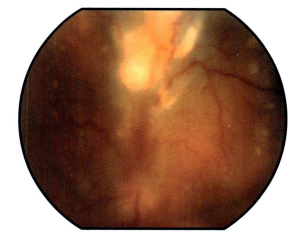
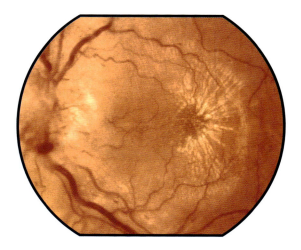

Este paciente com infecção por *Bartonella* apresentou infiltração coriorretiniana grave associada a vasculite retiniana, hemorragia e descolamento de retina. Células inflamatórias são observadas no vítreo. *Cortesia de Dr. Mark Hatfield*

Este paciente apresenta uma infecção por *Bartonella* em resolução, com papilite, descolamento peripapilar e exsudato lipídico precipitado em padrão radial na mácula.

CAPÍTULO 5 — INFECÇÃO

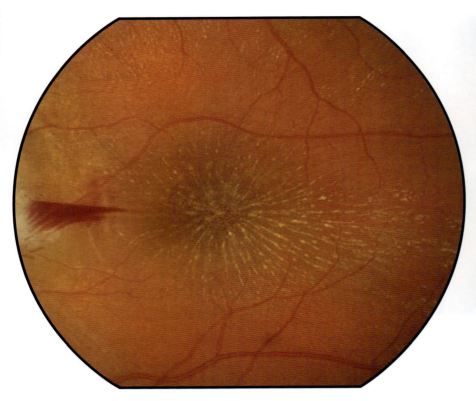

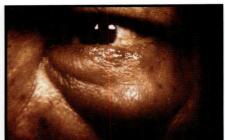

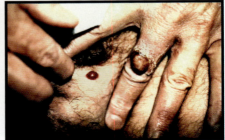

Estes pacientes apresentam granulomatose bacilar, que é observada em pacientes com AIDS e infecção por *Bartonella*. *Cortesia de Dr. Murray Meltzer*

A característica maculopatia lipídica estrelada é bem ilustrada neste paciente com infecção por *Bartonella*.

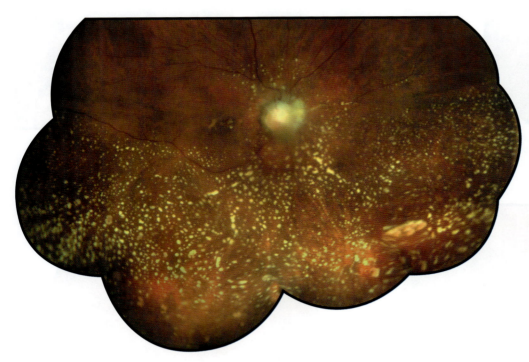

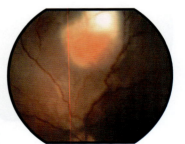

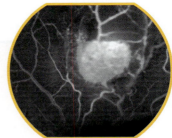

O extenso exsudato lipídico se precipitou na porção inferior da cavidade vítrea com a melhora do processo inflamatório neste caso de infecção por *Bartonella*, causando neurite óptica. *Cortesia de Ophthalmic Imaging Systems, Inc*

Este paciente apresenta uma massa de cor laranja-avermelhada superior ao disco. A FA mostra o componente vascular da lesão, com *staining* tardio e microvasculopatia associada. Este caso demonstra a natureza angiomatosa do processo infeccioso causado por *Bartonella*. *Cortesia de Dr. Mark Hatfield*

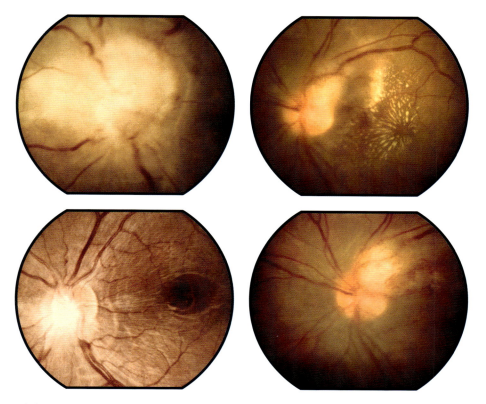

Estes pacientes apresentam infecção por *Bartonella* com neurite óptica (*fileira superior*). Note a infiltração na cabeça do nervo e os vasos proeminentes. A maculopatia lipídica estrelada é observada com a resolução da infecção. Conforme a infecção continua a se resolver, o exsudato macular diminui e o nervo apresenta margens mais distintas com possível desenvolvimento de cicatrização fibrótica sobre o disco (*fileira inferior*). *Cortesia de Dr. Michael Cooney e Dr. Sunil Srivastava*

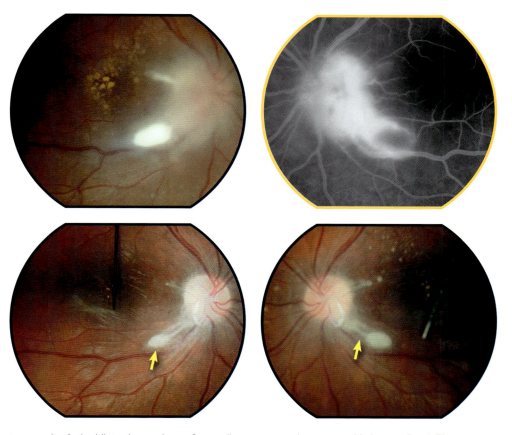

Este paciente apresentava neurite óptica bilateral causada por *Bartonella* com acometimento coroide justapapilar. A FA mostra o *staining* do nervo óptico e dos vasos da retina e coroide peripapilares. Com a resolução do processo houve o desenvolvimento de proliferação fibrosa, com extensão até a região macular (*setas*). *Cortesia de Dr. Richard Hamilton*

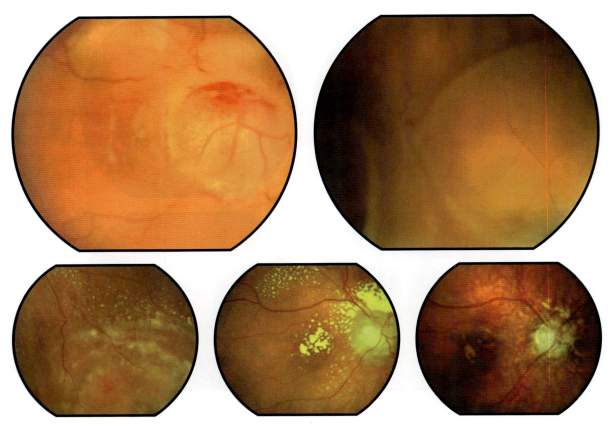

Este paciente apresenta uma massa no disco, com hemorragia e exsudação adjacente, em decorrência da infecção por *Bartonella* (*imagem superior à esquerda*). É observado descolamento exsudativo gravitacional de retina, de aspecto bolhoso (*imagem superior à direita*). Por fim, o descolamento começou a regredir, assumindo consistência turva (*imagem inferior à esquerda*). No polo posterior, há precipitação lipídica na mácula (*imagem inferior ao centro*). Houve resolução completa do exsudato (*imagem inferior à direita*), mas persistência da atrofia do nervo óptico. *Cortesia de Dr. Sunil Srivastava*

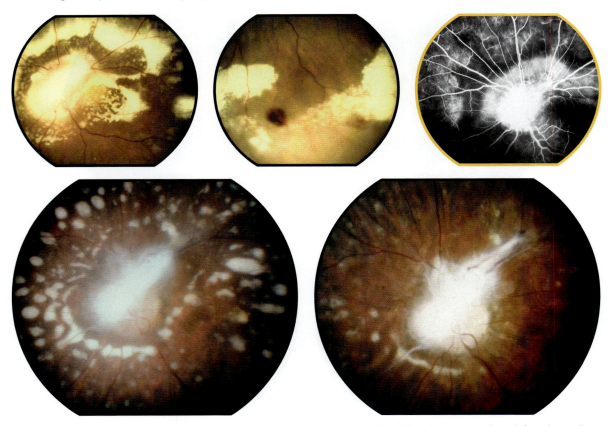

Note a enorme massa no disco, com exsudação lipídica espiralada e descolamento dependente de retina neste paciente infectado por *Bartonella*. Com a resolução do exsudato macular, áreas multifocais de glóbulos lipídicos se precipitaram sobre o vítreo. Com o passar do tempo a exsudação se resolveu, mas houve proliferação fibrosa no nervo e na área contígua, além de atrofia óptica (*imagem inferior à direita*).

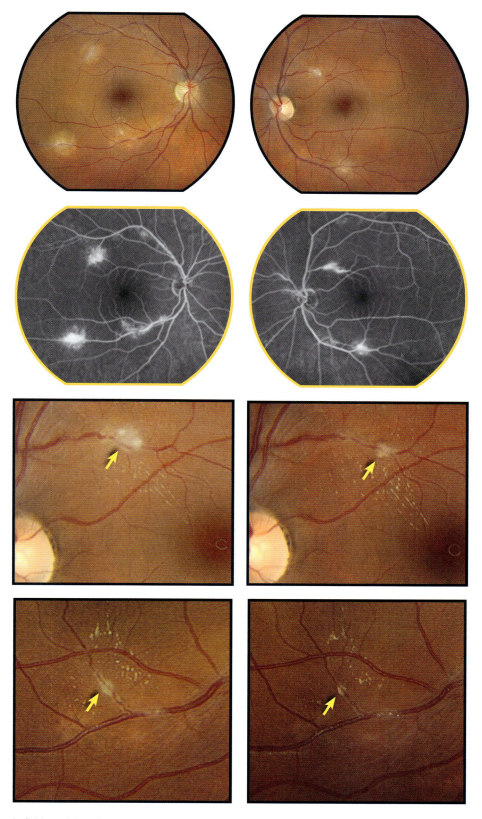

A figura mostra um caso de flebite retiniana focal bilateral por *Bartonella* (*fileira superior*). A FA mostra o extravasamento bilateral nas áreas de flebite. As fotografias coloridas em maior aumento (*terceira e quarta fileiras*) mostram a flebite (*setas*) antes e após a terapia sistêmica com doxiciclina (*as fotografias à direita foram obtidas após o tratamento*). Cortesia de Dr. Emmett T. Cunningham

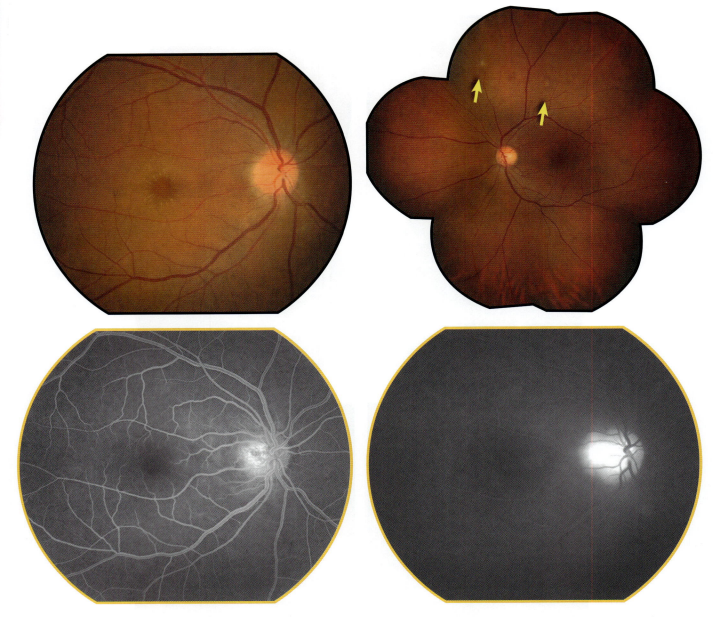

Este paciente apresentou neurorretinite por *Bartonella* no olho direito. A fotografia superior mostra a característica maculopatia lipídica estrelada ou "estrela macular" associada ao edema temporal do disco óptico. A montagem colorida do olho esquerdo mostra diversos infiltrados retinianos na porção medial da periferia (*setas*). A FA mostra o extravasamento tardio no disco óptico.

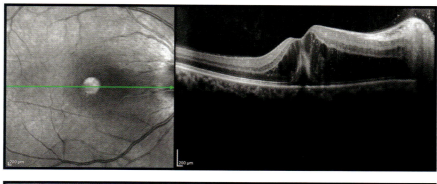

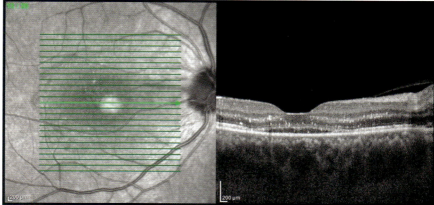

A OCT da mácula (*acima*), do mesmo paciente, mostra o grave edema macular cistoide (EMC). A maculopatia lipídica, o edema de disco e a EMC observados na OCT (*abaixo*) melhoraram significativamente com a antibioticoterapia sistêmica.

# Espiroquetas
## Sífilis

A sífilis recentemente ressurgiu como um problema de saúde pública global. O agente etiológico da sífilis é o *Treponema pallidum*, um membro da família Spirochaetaceae. Sua transmissão ocorre principalmente por contato sexual, mas também pelo contato com sangue ou uma lesão infectada. Seus estágios clássicos são a sífilis primária, secundária e terciária. Esta última pode incluir o estágio de neurossífilis. A sífilis ocular é considerada equivalente à neurossífilis. As manifestações no segmento posterior incluem vitreíte, vasculite retiniana, infiltrado externo focal ou placoide na retina (ou coriorretinite placoide posterior sifilítica aguda), retinite multifocal, infiltrados retinianos superficiais e neurite óptica.

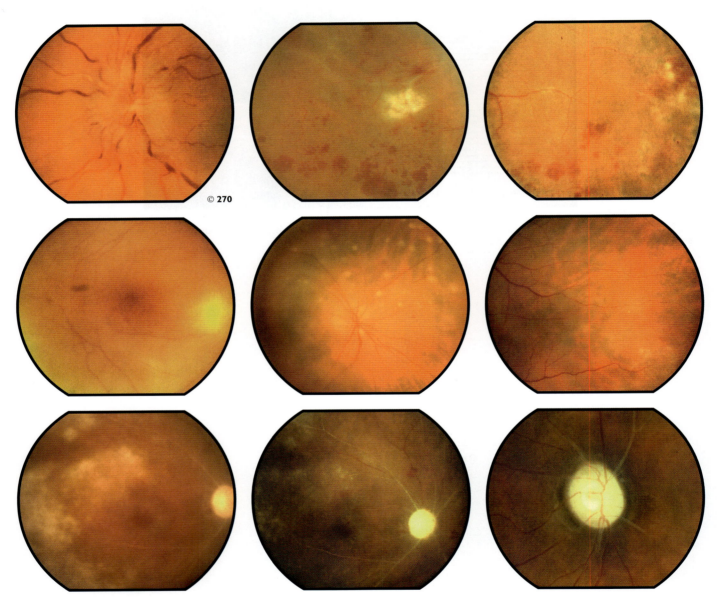

A sífilis pode causar diversas alterações no fundo do olho, mimetizando praticamente qualquer doença inflamatória ou infecciosa. Note a presença de flebite e papilite (*imagem superior à esquerda*). Também pode ocorrer hemorragia retiniana e vítrea (*imagem superior ao centro e à direita*). A vitreíte (*imagem central à esquerda*), a retinite multifocal (*imagem medial ao centro*) e um grau variável de opacificação retiniana e atrofia óptica (*imagem inferior à esquerda*) são observados nestes casos. Note a grave atrofia óptica e o embainhamento vascular da retina observada nestes pacientes com extenso comprometimento visual (*imagem inferior ao centro e à direita*).

## Coriorretinite Placoide Posterior Sifilítica Aguda

A sífilis pode ser associada a uma área zonal de retinite externa e epitelite pigmentar.

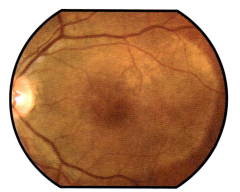
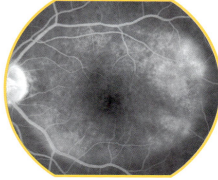
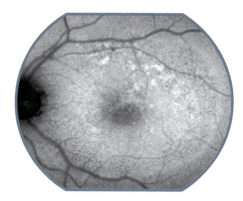

Este paciente apresenta retinite placoide externa (ou seja, coriorretinite placoide posterior sifilítica aguda) e epitelite pigmentar. Note a lesão placoide branca que se estende em formato ovoide pela fóvea. A FA mostra o *staining* da retina externa e do epitélio pigmentado, principalmente na borda da lesão placoide. A autofluorescência do fundo de olho mostra áreas irregulares de hiperautofluorescência devido ao acúmulo de *debris* celulares no espaço sub-retiniano e no epitélio pigmentado.

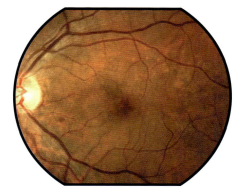
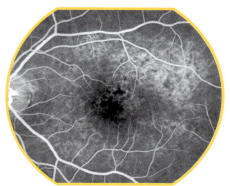
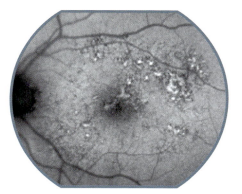

Após o tratamento, este paciente apresentou atrofia e lesões puntiformes no epitélio pigmentar, mais dramaticamente evidentes à FA. Houve resolução da palidez placoide. A autofluorescência do fundo ocular mostra a hiperautofluorescência irregular, característica do estágio de resolução desta inflamação. As áreas hiperautofluorescentes podem se resolver sem sequelas ou ser associadas à atrofia do epitélio pigmentar e de fotorreceptores.

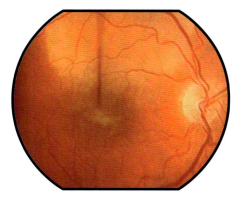
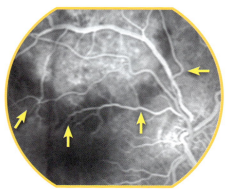
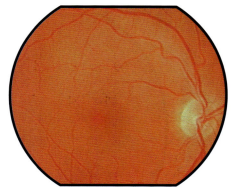

Este paciente apresenta retinite placoide externa aguda e epitelite pigmentar (ou seja, coriorretinite placoide posterior sifilítica aguda), como observado à esquerda como uma área zonular de palidez da retina externa. A FA mostra a área curvilínea de hipofluorescência delimitando a margem inferior da lesão placoide (*setas*) e correlacionada ao descolamento exsudativo da retina. Após o tratamento, todos esses achados se resolveram, à exceção da atrofia branda do epitélio pigmentar e das lesões puntiformes na área paramacular superior. *Cortesia de Dr. Frederick Davidof*

## Neurite Óptica

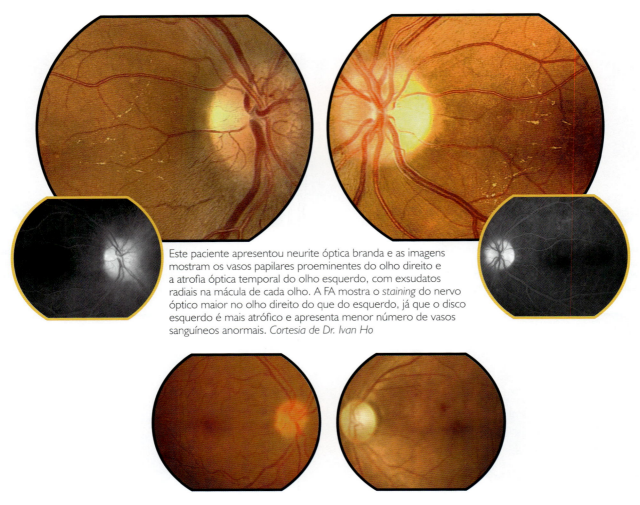

Este paciente apresentou neurite óptica branda e as imagens mostram os vasos papilares proeminentes do olho direito e a atrofia óptica temporal do olho esquerdo, com exsudatos radiais na mácula de cada olho. A FA mostra o *staining* do nervo óptico maior no olho direito do que do esquerdo, já que o disco esquerdo é mais atrófico e apresenta menor número de vasos sanguíneos anormais. *Cortesia de Dr. Ivan Ho*

Este paciente apresenta papilite branda no olho direito e atrofia do nervo óptico no olho esquerdo em decorrência de inflamação crônica. Há também inflamação vítrea branda bilateral.

## Coriorretinite

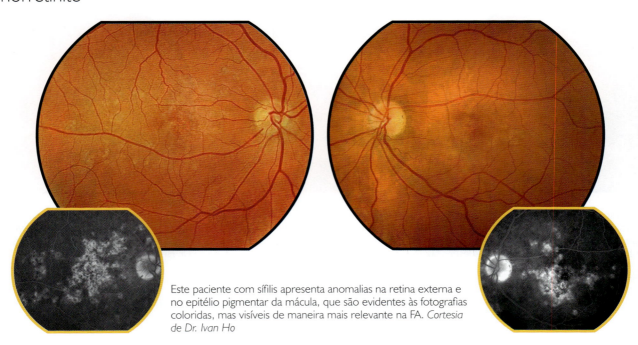

Este paciente com sífilis apresenta anomalias na retina externa e no epitélio pigmentar da mácula, que são evidentes às fotografias coloridas, mas visíveis de maneira mais relevante na FA. *Cortesia de Dr. Ivan Ho*

## Vasculite

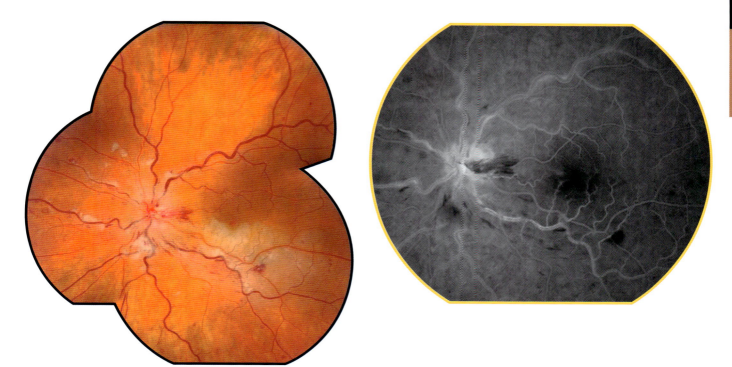

O sistema venoso da retina é bastante tortuoso neste paciente com sífilis e flebite retiniana. A palidez isquêmica da retina, causada por uma oclusão arteriolar associada, pode ser observada. Também há edema do nervo óptico. *Cortesia de Dr. Ivan Ho*

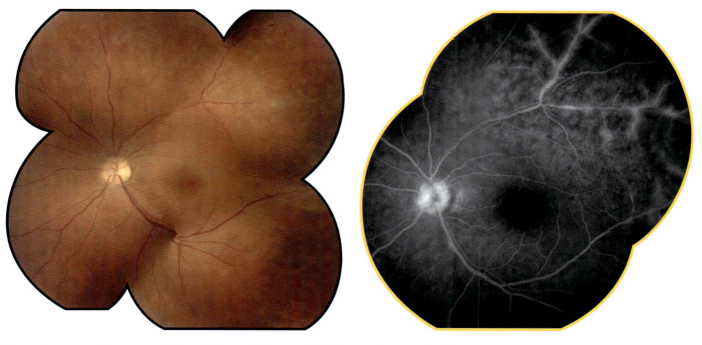

Este paciente com sífilis apresenta flebite retiniana periférica e neurite óptica no olho esquerdo. Note o *staining* e o extravasamento da veia retiniana acometida na região superotemporal. *Cortesia de Dr. Ivan Ho*

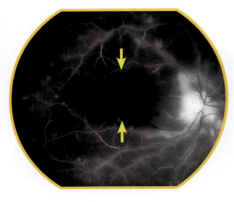

Este paciente apresenta papilite e vasculite retiniana, além de isquemia macular grave (*setas*).

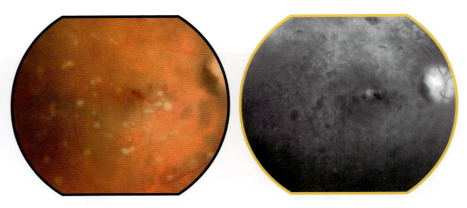

Este paciente apresenta retinite multifocal associada a hemorragia retiniana e papilite branda em decorrência da sífilis. Essas lesões inflamatórias brancas multifocais parecem superficiais e são muito características da infecção retiniana sifilítica. *Cortesia de Dr. Ivan Batlle*

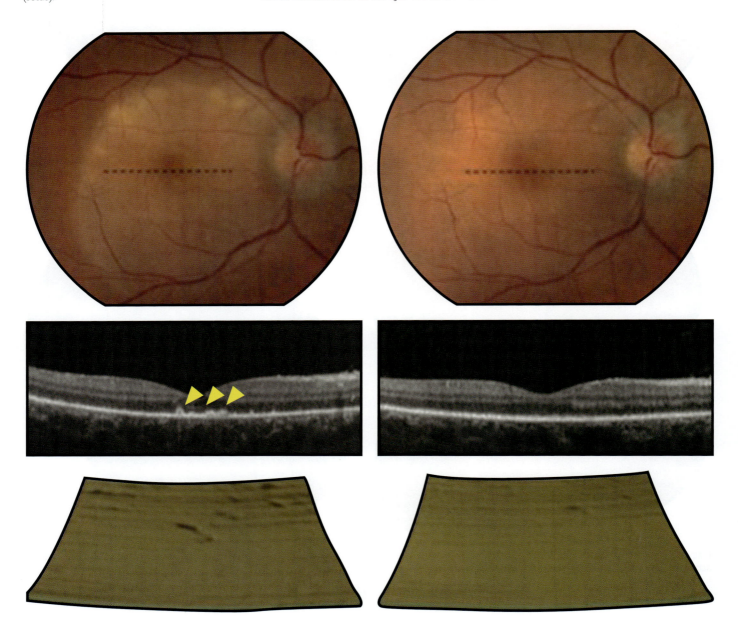

Montagem de um paciente com coriorretinite sifilítica placoide posterior aguda com acometimento da mácula (*imagem superior à esquerda*). A SD-OCT correspondente mostra perda difusa da zona elipsoide com irregularidade nodular do complexo retina externa/EPR, muito característica desta infecção (*pontas de seta*). As elevações correspondentes são observadas à análise de mapa topográfico. A fotografia colorida, a OCT e o mapa topográfico à direita foram obtidos 30 dias após o tratamento intravenoso com penicilina e mostram a resolução dos achados na retina externa/EPR. *Cortesia de Dr. Francesco Pichi. Imagens disponíveis exclusivamente, em inglês, em expertconsult.inkling.com/redeem*

## Vitreíte

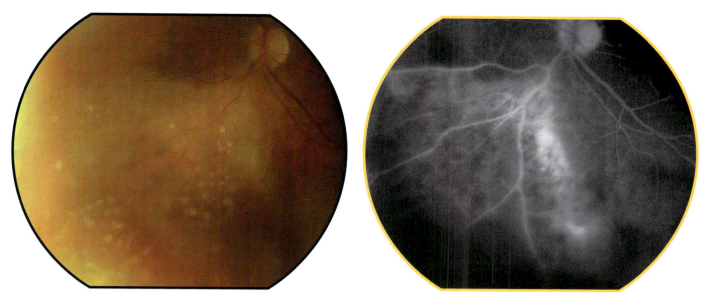

Note a retinite multifocal associada a retinite placoide (ou triangular) que converge para o polo posterior, mais bem ilustrada à FA, que mostra o *staining* do tecido infectado, principalmente na borda em avanço. *Cortesia de Dr. Ivan Ho*

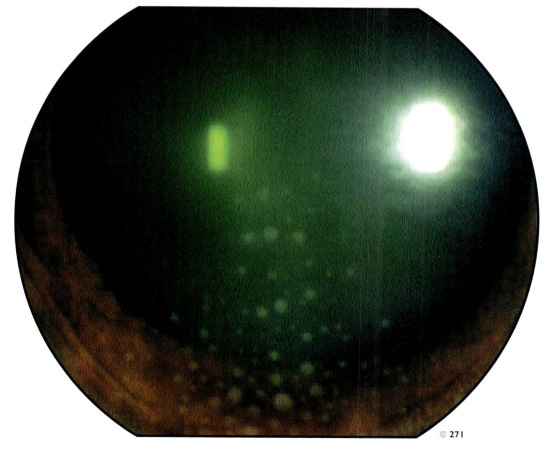

Este paciente apresenta uveíte anterior granulomatosa com depósitos de *debris* inflamatórios no endotélio da córnea em decorrência da sífilis.

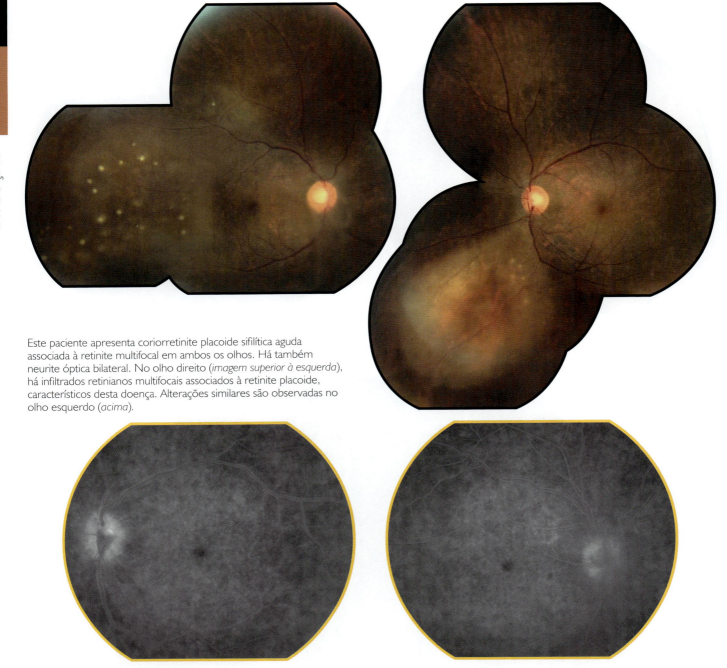

Este paciente apresenta coriorretinite placoide sifilítica aguda associada à retinite multifocal em ambos os olhos. Há também neurite óptica bilateral. No olho direito (*imagem superior à esquerda*), há infiltrados retinianos multifocais associados à retinite placoide, característicos desta doença. Alterações similares são observadas no olho esquerdo (*acima*).

*Cortesia de Dr. Daniel Martin e Dr. Sunil Srivastava*

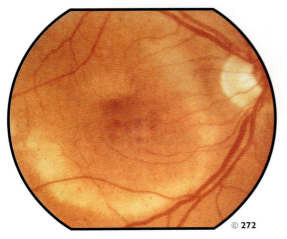

Este paciente com retinite externa placoide (ou seja, coriorretinite placoide posterior sifilítica aguda) apresentou resolução central gradual da lesão com a progressão da infecção aguda.

## Angiite de Ramo Congelado

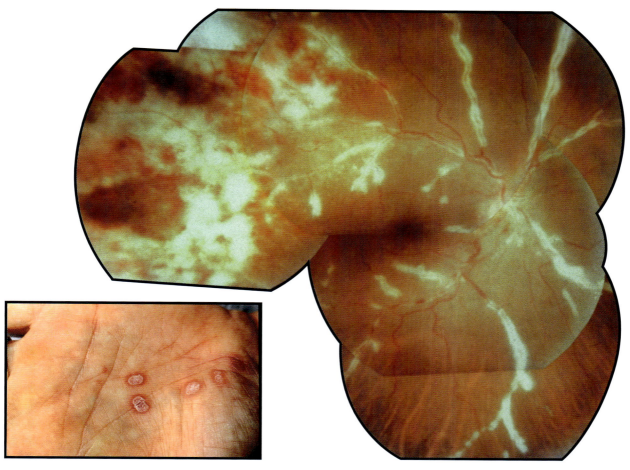

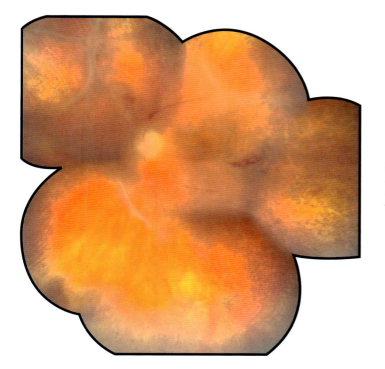

As palmas das mãos deste paciente com sífilis secundária apresentam as lesões típicas do cancro.
*Cortesia de Dr. R.G.*

Este paciente com retinite sifilítica apresenta angiite de ramos congelados. Note a área superotemporal da infecção com hemorragia associada.
*Cortesia de Dr. Stephanie Sugin*

Este paciente sifilítico apresenta retinite grave, com desenvolvimento de atrofia e fibrose. Há papilite com atrofia do nervo óptico. O embainhamento de vasos retinianos e a proliferação fibrótica do vítreo também são identificados.

## Coriorretinite Resolvida

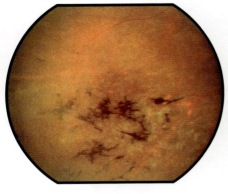
*Cortesia de Dr. Irene Maumenee*

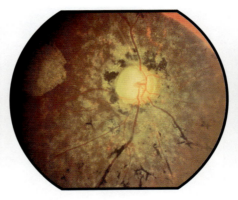
*Cortesia de Dr. David Knox*

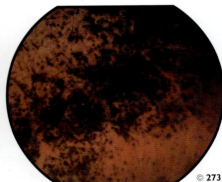

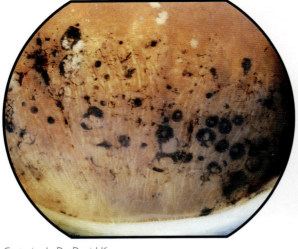
*Cortesia de Dr. David Knox*

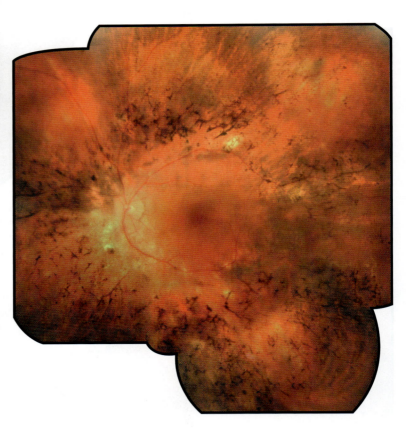

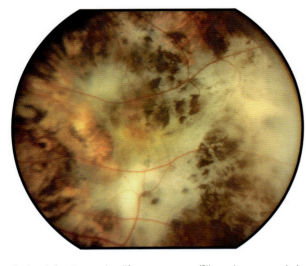

Após a infecção aguda, difusa e grave, a sífilis pode ser associada a alterações cicatriciais no epitélio pigmentado, na retina e no nervo óptico. Note as anomalias hiperplásicas do epitélio pigmentar (*fileira superior*), a fibrose disseminada (*imagem inferior à esquerda*) e a atrofia óptica (*imagem superior ao centro*) presentes nestes múltiplos casos de sífilis. As alterações pigmentares são também evidentes no espécime anatômico (*imagem central à esquerda*). Na montagem colorida há extensa hiperplasia do epitélio pigmentado e atrofia coriorretiniana por todo o fundo do olho, com aparência similar à da retinite pigmentosa.

# Leptospirose

A leptospirose é causada por uma bactéria incomum, denominada *Leptospira*, de formato espiralado e móvel. A transmissão ocorre por meio da exposição humana à água contaminada por fluidos uterinos ou urina. A doença é comumente observada em climas tropicais, durante os períodos chuvosos, na Índia, no Brasil e no estado de Louisiana, nos Estados Unidos. Pode haver o desenvolvimento de uveíte grave. Outras associações oculares incluem papilite e vasculite retiniana com edema macular.

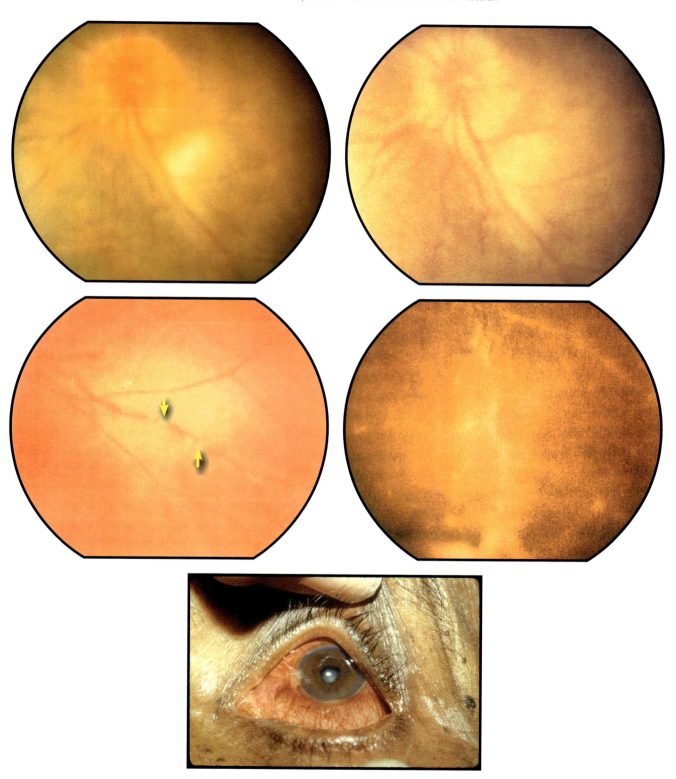

A leptospirose pode causar inflamação em todo o olho, inclusive conjuntivite e ceratite, como observado neste paciente. São observados uveíte grave e depósitos calcificados nas paredes de alguns vasos (placas de Kyrieleis) (*setas*). Papilite e áreas irregulares de retinite também são identificadas.

# Fungos
## Coriorretinite por *Candida albicans*

A *Candida albicans* é um dos patógenos oculares mais comuns que causam endoftalmite fúngica. As infecções exógenas por *Candida* podem ocorrer após cirurgias intraoculares ou traumas oculares penetrantes. A infecção endógena pode ser associada a antibioticoterapia sistêmica prolongada, procedimentos cirúrgicos (principalmente gastrointestinais), tumores hematológicos malignos, diabetes mal controlado ou cateteres intravenosos permanentes.

As manifestações clínicas da infecção endógena por *Candida* são variáveis e incluem coriorretinite focal com infiltrados algodonosos no vítreo e um abscesso intravítreo, que podem ser observados como lesões arredondadas de cor branca ("*puff ball*") ou em "colar de pérolas". A hemorragia retiniana geralmente cerca a coriorretinite focal e pode ser associada a papilite, esclerite ou uveíte anterior.

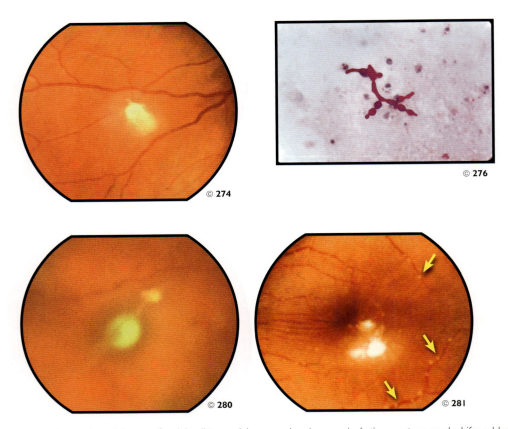

Todos estes pacientes apresentam coriorretinite por *Candida albicans*. A imagem da microscopia óptica mostra pseudo-hifas e blastóforos em brotamento, que são característicos da *Candida*. A lesão aguda geralmente é focal (*imagem superior à esquerda*). A papilite não é incomum nestes pacientes. Às vezes, um abscesso vítreo pode ser observado (*imagem inferior à esquerda*) e alguns dos vasos retinianos podem apresentar áreas multifocais de mineralização ou placas de Kyrieleis (*imagem inferior à direita, setas*). Imagens ©275, @277 a @279 e @282 disponíveis exclusivamente, em inglês, em expertconsult.inkling.com/redeem

# Aspergilose

O *Aspergillus fumigatus* é um fungo que pode causar complicações intraoculares, inclusive endoftalmite e coriorretinite. O microrganismo é disseminado na natureza e normalmente reside no nariz ou na nasofaringe, onde pode haver o desenvolvimento de infecção e a disseminação para a órbita. O fungo pode infectar o tecido periocular, sobretudo em pacientes idosos com doenças debilitantes. A inflamação na órbita pode induzir compressão do nervo óptico, causando edema de disco óptico, ingurgitamento venoso e até mesmo oclusões vasculares centrais. O *Aspergillus* também pode provocar infecção focal ou multifocal no fundo do olho, por vezes com grave coriorretinite, que pode ter predileção pela mácula e ser associada a hemorragia.

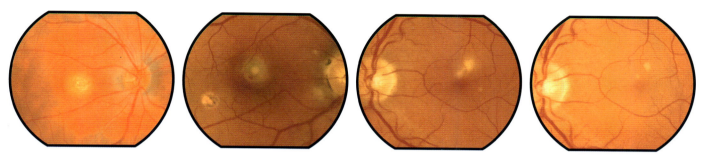

Estes são exemplos de infecção ocular por *Aspergillus*. As duas fotografias à direita mostram a infecção multifocal branda que se resolveu com o tratamento e deixou uma cicatriz atrófica mínima na mácula.

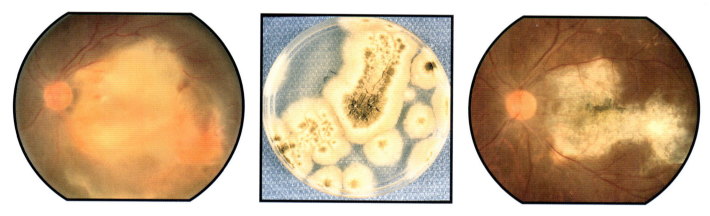

Este paciente apresenta endoftalmite grave causada por *Aspergillus* e com um grande abscesso macular. Os microrganismos são evidentes à cultura. Após a vitrectomia, houve o desenvolvimento de uma cicatriz atrófica e fibrótica na mácula central (*à direita*). *Cortesia de Dr. Charles Barr*

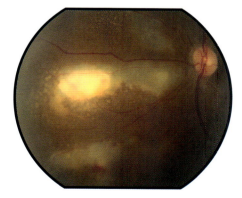

Este paciente apresenta uma infecção multifocal por *Aspergillus* no fundo do olho, com uma área nodular de necrose no aspecto periférico da lesão central. *Imagens ©283 e ©284 disponíveis exclusivamente, em inglês, em expertconsult.inkling.com/redeem*

# Criptococose

O *Cryptococcus neoformans* é uma levedura de formato redondo a ovalado de distribuição mundial e comumente encontrada em altas concentrações em fezes de pombos. A levedura entra pelo trato respiratório, se dissemina por via hematogênica e tem predileção pelo SNC. É um dos fungos possivelmente fatais mais comuns em pacientes com AIDS. Uma lesão coriorretiniana focal pode ser observada como uma massa no fundo do olho, acompanhada por hemorragia e necrose. O acometimento do nervo óptico é característico.

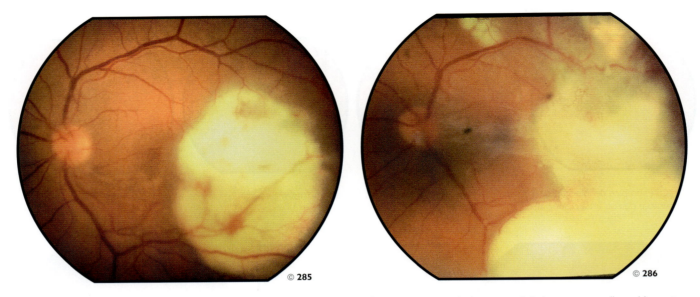

Este paciente apresenta uma única massa coriorretiniana extensa, causada por *Cryptococcus*, na mácula temporal. A doença progrediu rapidamente, acometendo a porção temporal e periférica do fundo do olho, e infiltrou a retina até chegar ao vítreo.

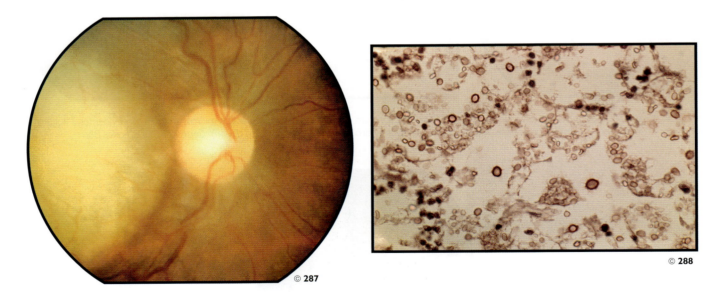

Este paciente apresenta uma infecção por *Cryptococcus* que começou na borda temporal do disco e se estendeu de forma periférica. Houve sangramento mínimo, que é típico desta infecção (*à esquerda*). Os fungos, com sua característica cápsula de mucopolissacarídeo, são observados à histopatologia (*à direita*).

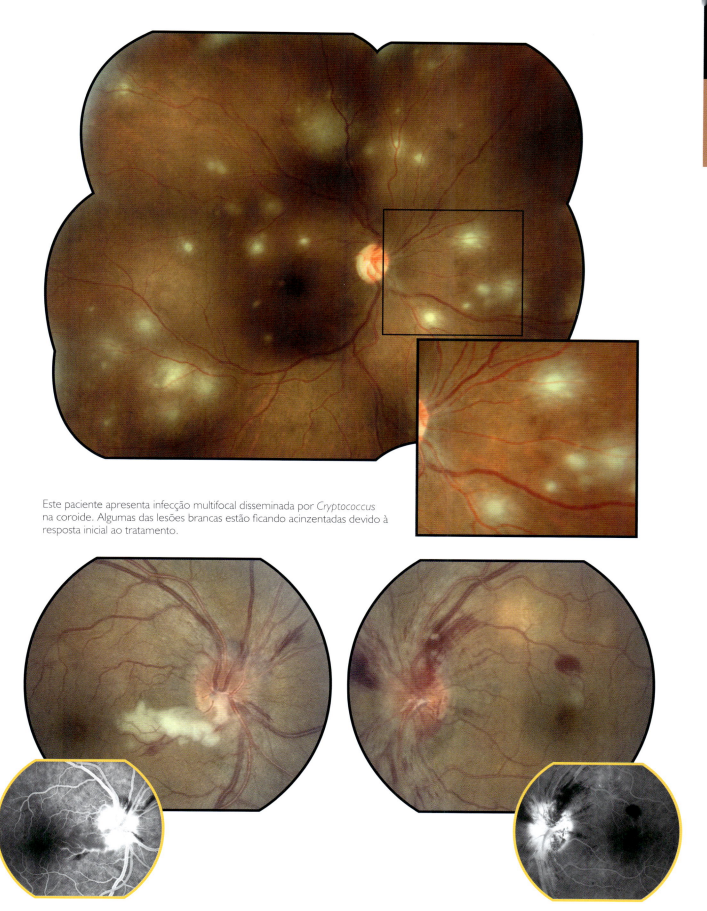

Este paciente apresenta infecção multifocal disseminada por *Cryptococcus* na coroide. Algumas das lesões brancas estão ficando acinzentadas devido à resposta inicial ao tratamento.

Este paciente apresenta coroidite e retinite bilaterais causadas por *Cryptococcus*. Note a palidez da retina do olho direito, o infiltrado de coroide no olho esquerdo e o edema bilateral de disco com pregas de Paton no olho esquerdo. A FA mostra extravasamento difuso em ambos os discos e arterite retiniana na mácula do olho direito. A pesquisa sérica de antígeno criptocóccico foi positiva e a punção lombar revelou a presença de *Cryptococcus* por meio da coloração com tinta da Índia. *Cortesia de Dr. SriniVas Sadda*

## Suposta Síndrome de Histoplasmose Ocular (POHS)

O *Histoplasma capsulatum* é um fungo endêmico em determinadas partes do mundo, principalmente no centro-oeste e sudeste dos Estados Unidos (regiões dos vales dos rios Mississippi e Ohio). Cicatrizes coriorretinianas profundas, pigmentadas, atróficas e disseminadas, na região periférica medial, são os achados típicos na ausência de uveíte. A atrofia peripapilar também é observada e os olhos são muito suscetíveis ao desenvolvimento de neovascularização de coroide na mácula, com cicatrização disciforme. Os pacientes geralmente estão na segunda ou terceira décadas de vida quando esta doença, que tende a ser bilateral, é diagnosticada pela primeira vez. Em adultos o principal problema não é a inflamação recorrente, mas sim a neovascularização secundária na mácula.

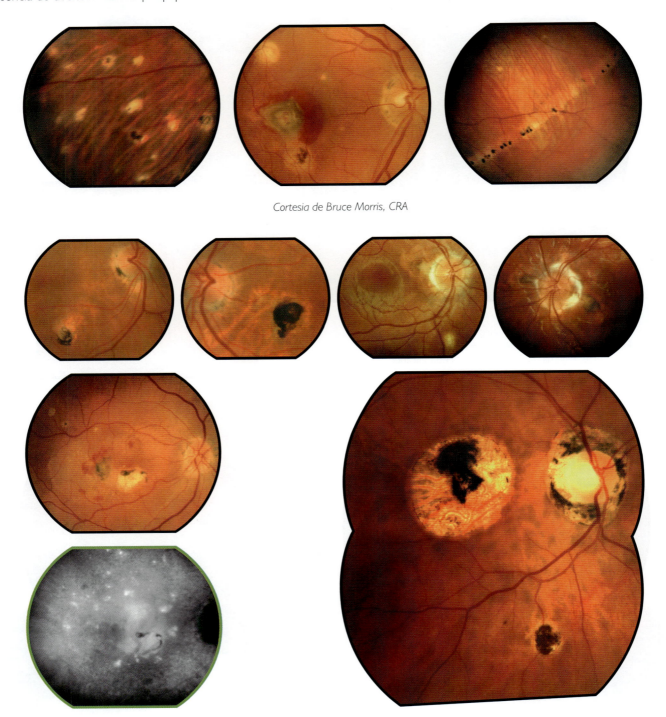

*Cortesia de Bruce Morris, CRA*

Estes pacientes apresentam as manifestações típicas da POHS. Há cicatrizes coriorretinianas atróficas, pigmentadas e profundas; atrofia peripapilar; neovascularização de coroide cercada por hemorragia (*fileira superior, ao centro*); e lesões pigmentares e atróficas no fundo do olho, em padrão curvilíneo concêntrico, que constituem o sinal de Schaelgel (*fileira superior, à direita*). Outras manifestações incluem hiperpigmentação e escarificação peripapilar (*segunda fileira*); descolamento hemorrágico macular decorrente da neovascularização de coroide (*terceira fileira, à esquerda*); *staining* de cicatrizes coriorretinianas, denominadas "manchas da histoplasmose", à angiografia com ICG (*fileira inferior, à esquerda*); e atrofia após a fotocoagulação a *laser* da neovascularização de coroide ativa (*imagem inferior à direita*). *Cortesia de Bruce Morris, CRA*

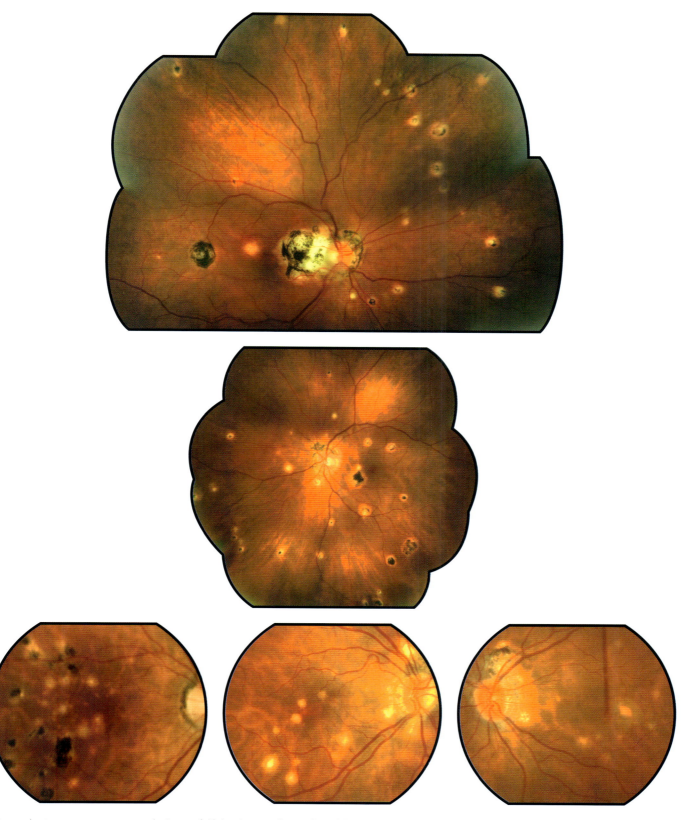

Estes pacientes apresentam uma variação morfológica das manchas coriorretinianas da histoplasmose e da atrofia peripapilar observadas na POHS. Há também cicatrização fibrótica e pigmentar na região macular devido à neovascularização de coroide (*imagem superior*). As lesões coriorretinianas profundas ou manchas da histoplasmose podem ser identificadas na periferia e na área macular central. *A imagem inferior central e à direita são cortesia de Dr. Calvin Mein*

## Blastomicose

A blastomicose é uma infecção fúngica granulomatosa crônica observada em seres humanos e animais inferiores e causada pelo fungo dimórfico *Blastomyces dermatitidis*. Esta doença é bastante comum nos estados do centro-oeste do vale do rio Mississippi, nos Estados Unidos. Manifestações pulmonares e cutâneas são típicas da doença. Pneumonia e lesões cutâneas similares a úlceras verrucosas, com margens elevadas, são características. No fundo do olho, um ou mais granulomas de coroide podem ser observados, ou mesmo a panoftalmite. A lesão granulomatosa amarelada da coroide, associada ao descolamento exsudativo da retina, é o quadro típico.

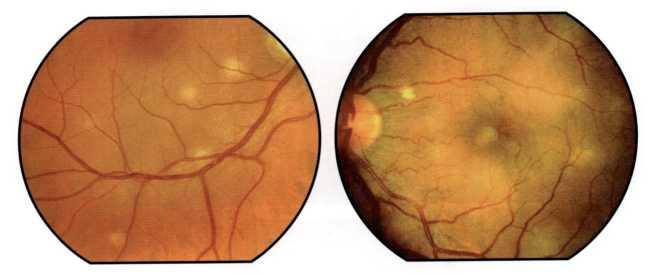

*Cortesia de Dr. Froncie Gutman. Imagens ©289 a ©293 disponíveis exclusivamente, em inglês, em expertconsult.inkling.com/redeem*

# Coccidioidomicose Ocular

O *Coccidioides immitis* é um fungo dimórfico endêmico nos solos áridos e semiáridos da América Central e da América do Sul, bem como no sudoeste dos Estados Unidos. O microrganismo se reproduz em duas fases. A fase saprofítica reside no solo, seu *habitat* natural, e contém hifas septadas. Esta fase culmina na produção de estruturas de paredes delgadas (artroconídias), que são liberadas no ar e inaladas com a poeira, iniciando a infecção. A coccidioidomicose ocular pode afetar o segmento anterior ou posterior do olho. A coroidite multifocal ou a coriorretinite, ou até mesmo uma endoftalmite, podem ocorrer como complicações deste fungo.

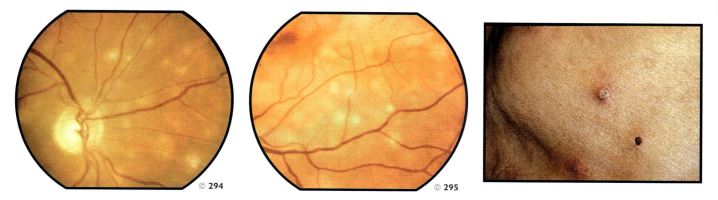

Estes pacientes apresentam lesões de coroide disseminadas, causadas por *Coccidioides immitis*, no fundo do olho. As lesões cutâneas demonstram a erupção eritematosa, nodular e umbilicada da coccidioidomicose.

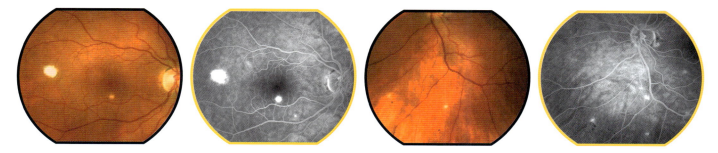

Esta mulher caucasiana de 42 anos de idade percebeu uma mancha borrada no olho direito por alguns dias, enquanto estava hospitalizada. A paciente também apresentava tontura, vertigem e confusão; e havia sido hospitalizada por elevação da pressão intracraniana. Note que as lesões multifocais da coroide são disseminadas de forma aleatória por todo do fundo do olho de cada olho e se coram à FA. *Cortesia de Dr. Hua Gao*

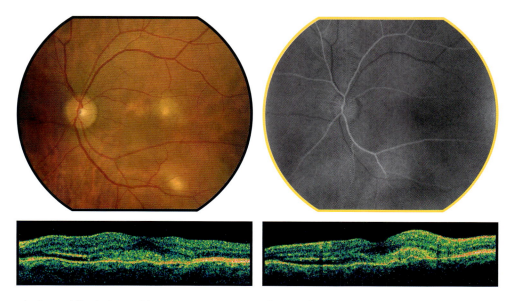

Este paciente apresenta lesões multifocais da coroide que não se coram com fluoresceína nos estágios agudos. Na OCT de domínio temporal há evidência de acometimento do espaço sub-retiniano e da coroide. Há aderência do epitélio pigmentado à retina adjacente. A OCT mostra um infiltrado sub-retiniano com elevação da retina neurossensorial. *Cortesia de Dr. Matthew MacCumber*

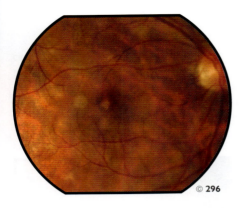

Este paciente apresenta coccidioidomicose bilateral com lesões coriorretinianas disseminadas em olho direito. Na FA essas lesões não apresentam *staining*; ao invés disso, elas são hipofluorescentes. No entanto, o nervo óptico de cada olho apresenta *staining* devido à associação à papilite. *Imagens ©297 a @299 disponíveis exclusivamente, em inglês, em expertconsult.inkling.com/redeem*

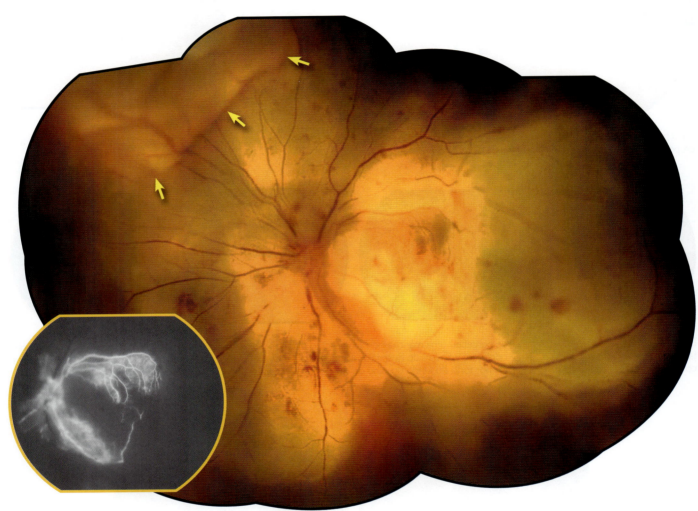

Este paciente apresenta coccidioidomicose disseminada grave com uma enorme área de acometimento coriorretiniano por toda a região posterior e periférica do fundo do olho. Um descolamento exsudativo da retina é clinicamente evidente (*setas*). A FA mostra isquemia grave e ausência de perfusão decorrentes da retinite necrosante e obliterativa e da vasculite retiniana. *Cortesia de Dr. Gurav Shah*

# Ceratite, Vitreíte e Papilite Retiniana por *Fusarium*

O *Fusarium* é um dos fungos mais comumente associados à ceratite micótica. O microrganismo é ubíquo no ar, no solo e em dejetos orgânicos. Em raros casos, pode causar endoftalmite ou uveíte grave associada a alterações inflamatórias vasculares retinianas e edema do nervo óptico.

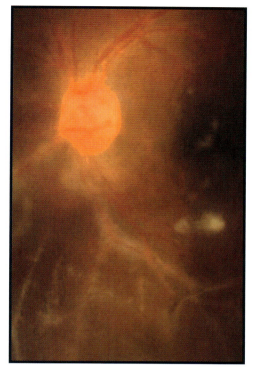
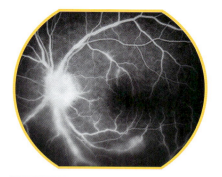
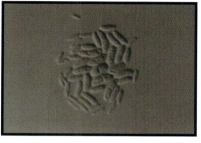

Neste paciente com vasculite retiniana e papilite por *Fusarium* a angiite de ramos congelados é observada, já que as células inflamatórias revestem os vasos infectados. Esses vasos e o nervo óptico (indicando a presença de papilite) apresentam *staining* na FA. A imagem inferior à direita é impressionante e mostra o microrganismo em cultura. Note o alinhamento peculiar do fungo.

# *Pneumocystis carinii*

A pneumonia por *Pneumocystis carinii* (PCP) é uma infecção sistêmica oportunista rara, observada em pacientes com AIDS. A infecção geralmente afeta os pulmões, mas os sítios extrapulmonares incluem os linfonodos, o baço, o fígado, a medula óssea, o intestino delgado, o miocárdio e a coroide. Lesões coroidais multifocais, de cor acinzentada, podem ser observadas na região posterior e periférica do fundo do olho. Essas lesões podem aumentar de forma lenta e assumir formato redondo a oval, provocando o desenvolvimento de necrose de coroide. Há pouquíssima inflamação vítrea.

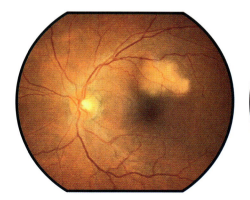
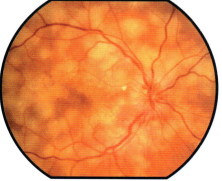
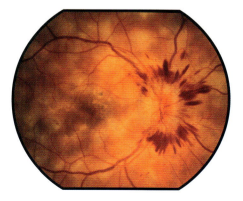

Note a infecção por *Pneumocystis* nestes pacientes. Lesões focais (*à esquerda*) e disseminadas são observadas em toda a coroide. Nestes casos, os infiltrados inflamatórios estão distribuídos no segmento posterior e são muito numerosos (*ao centro*). Os infiltrados também podem ser associados a edema e hemorragia do nervo óptico (*à direita*). *Cortesia de Dr. Murk-Hein Heinemann e Dr. Maria Berrocal*

# Nematódeos
## Cisticercose

A infestação por *Cysticercus cellulosae,* a forma larval da tênia dos suínos, *Taenia solium,* é o agente etiológico da cisticercose ocular. A ingestão de ovos de *Taenia solium* em alimentos contaminados ou, com menor frequência, a autoinfecção por meio da ingestão das próprias fezes infectadas são os métodos de transmissão em humanos. Ao emergir do ovo, as larvas penetram pela parede intestinal e seguem, através dos vasos linfáticos e do sistema vascular, até os músculos e o SNC. A cisticercose do segmento posterior é geralmente observada no corpo vítreo ou no espaço sub-retiniano, mas também pode ocorrer no nervo óptico.

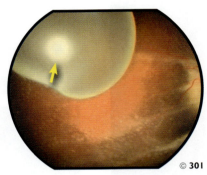

*Cortesia de Dr. Veeral Sheth. Imagem @300 disponível exclusivamente, em inglês, em expertconsult.inkling.com/redeem*

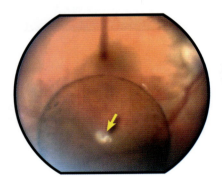
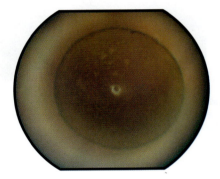

Estes dois pacientes apresentam cisticercose ocular no vítreo. Na imagem *à esquerda* e *ao centro,* um pequeno organismo pode ser visto no interior da cavidade cística (*setas*).

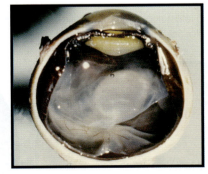

Esta é a aparência macroscópica da cisticercose ocular no vítreo de um homem de 42 anos de idade. *Imagens ©302 e ©303 disponíveis exclusivamente, em inglês, em expertconsult.inkling.com/redeem*

## Cisticercose Sub-retiniana

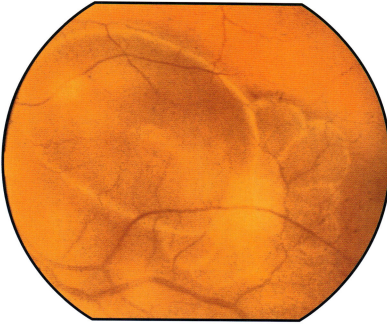

*Cortesia de Dr. Joseph Olk*

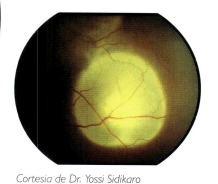

*Cortesia de Dr. Yossi Sidikaro*

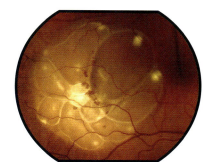
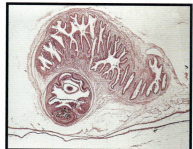
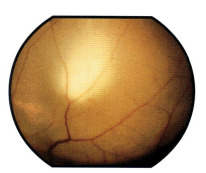

Estes pacientes apresentam cisticercose ocular. O exame revelou a presença de um organismo encistado abaixo da retina (*imagem superior à esquerda*). Em outro paciente, o escólex emerge da cavidade cística (*imagem inferior à direita*). A histopatologia mostra o organismo, incluindo a parede do cisto, o escólex e o corpo. Imagens ©305 e ©307 disponíveis exclusivamente, em inglés, em expertconsult.inkling.com/redeem

## Neurocisticercose

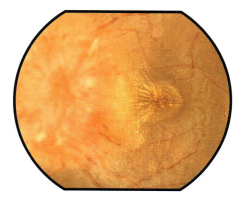

Esta mulher de 20 anos de idade apresenta extenso aumento de volume do nervo óptico, exsudatos radiais, estrela macular e descolamento exsudativo de retina associados à neurocisticercose (*à esquerda*). *Cortesia de Rachelle Benner*

# Neurorretinite Subaguda Unilateral Difusa ou Disseminada

A neurorretinite subaguda unilateral difusa ou disseminada (DUSN) é uma síndrome causada por um nematódeo que se move pelo espaço sub-retiniano ou vítreo. O nematódeo ainda não foi identificado com precisão. Seu tamanho varia entre 400 e 2.000 μm. Acredita-se que o nematódeo menor seja o *Ancylostoma caninum*, e o maior, o *Baylisascaris procyonis*, um verme intestinal de carnívoros inferiores, como guaxinins e esquilos. Os principais sintomas de DUSN incluem moscas volantes, escotoma e desconforto ocular. Vitreíte branda a moderada, edema ou atrofia do disco óptico, estenose de arteríolas retinianas e grupos de manchas inflamatórias brancas na porção profunda da retina ou do EPR podem ser observados. Em casos com inflamação mais grave, podem ocorrer áreas focais de fibrose e descolamento tracional.

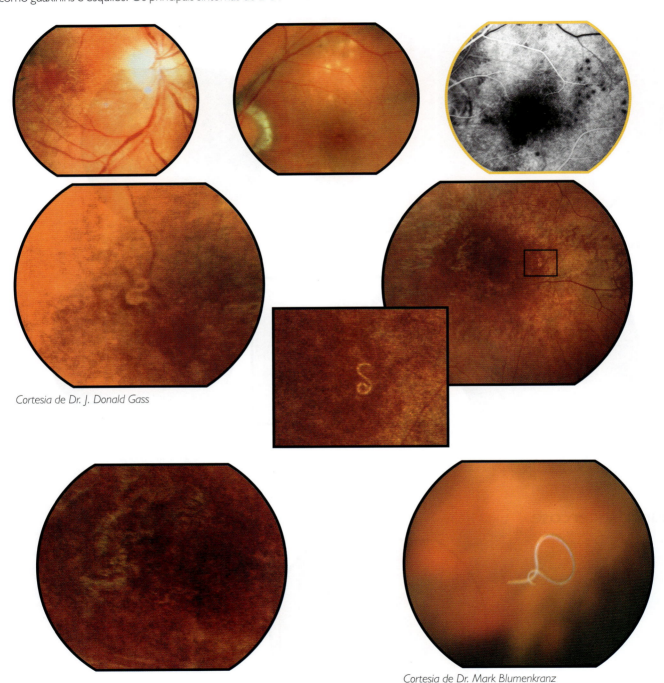

*Cortesia de Dr. J. Donald Gass*

*Cortesia de Dr. Mark Blumenkranz*

Estes pacientes apresentam DUSN. As manifestações clínicas geralmente são unilaterais, com múltiplos pontos brancos de inflamação, como aqueles observados nas duas fotografias acima à esquerda. Os pontos brancos coriorretinianos tendem a ser agrupados. A degeneração pigmentar, a atrofia coriorretiniana progressiva e a atrofia óptica provocam grave perda visual. Os infiltrados inflamatórios apresentam bloqueio na FA (*imagem superior à direita*). Os nematódeos têm configuração espiralada, com 500 a 1.500 μm de tamanho, e sua movimentação pelo vítreo pode ser observada (*imagem inferior à direita*).

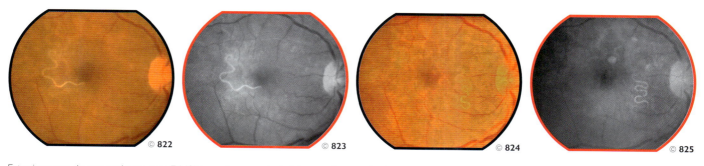

Estas imagens de um paciente com DUSN mostram um helminto esquivo e móvel no espaço sub-retiniano. Este verme pertence a uma das variantes maiores.

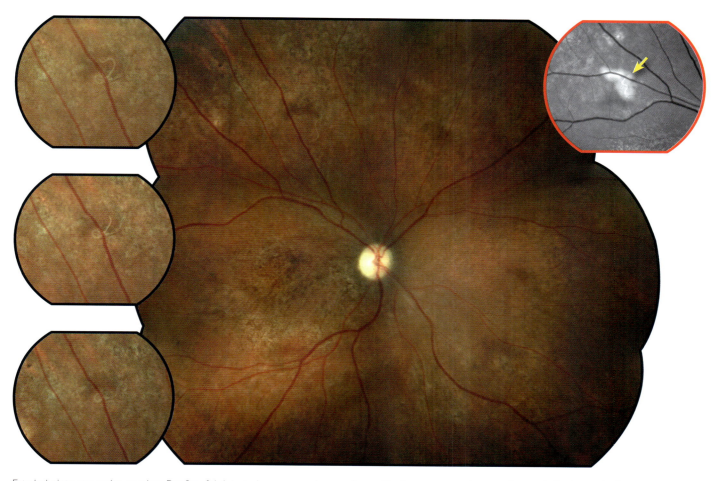

Este helminto era muito esquivo. Por fim, foi detectado por um colega muito motivado com o uso de uma câmera de fundoscopia. Suas diversas posições no espaço sub-retiniano são vistas nas imagens em maior aumento. A fotografia monocromática mostra a marca da fotocoagulação, de coloração branca, realizada para destruir o parasita. O verme em si pode ser visto como uma silhueta na lesão branca intensa de fotocoagulação (*seta*). O epitélio pigmentado sofreu degeneração e atrofia disseminada e este paciente também apresentou atrofia óptica e grave perda da visão.

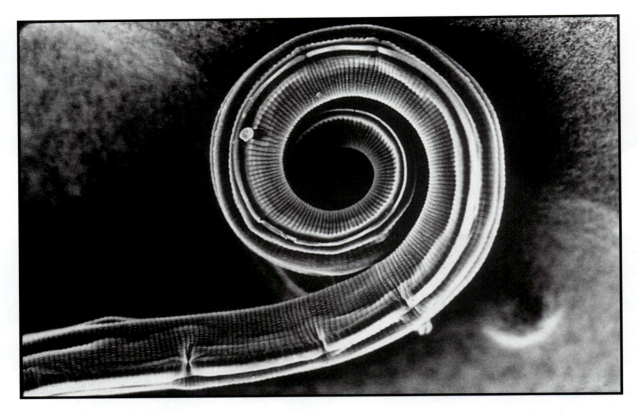

A imagem da microscopia eletrônica mostra a aparência deste verme após sua remoção do vítreo. *Cortesia de Dr. Mark Blumenkranz*

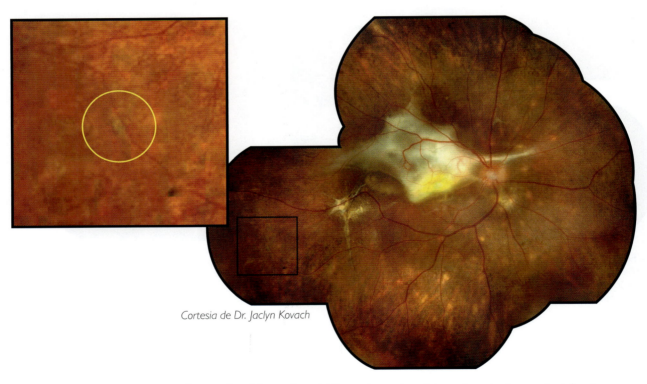

*Cortesia de Dr. Jaclyn Kovach*

Este paciente com DUSN apresentou extensa fibrose sub-retiniana unilateral. Há manchas coriorretinianas disseminadas, que também são características da doença. Um pequeno helminto foi observado na região temporal à mácula (inserto).

# Toxocaríase

A toxocaríase ocular é causada pelo nematelminto *Toxocara canis*. O hospedeiro natural de *T. canis* é o cão. A maturação sexual até as larvas produtoras de ovos (terceiro estágio) ocorre apenas em filhotes infectados pela transmissão pré-natal transplacentária. A aquisição pós-natal pode ocorrer após a ingestão do leite de cadelas infectadas ou por transmissão orofecal. A migração transtraqueal ocorre em filhotes infectados; as larvas de terceiro estágio são expelidas pela tosse, deglutidas e, então, amadurecem em formas com diferenciação sexual no intestino delgado. As larvas em estágio 2 avançado são, então, eliminadas nas fezes. A toxocaríase ocular pode ocorrer por disseminação linfática ou hematogênica durante a infecção sistêmica inicial ou após a reativação tardia de larvas dormentes no tecido periférico. As larvas entram no olho por meio das artérias ciliares, coróideas ou retinianas. A larva do nematódeo é envelopada em um granuloma ou abscesso eosinofílico, que apresenta uma área central de eosinófilos, cercada por células mononucleares, histiócitos, células epitelioides e algumas células gigantes. A doença é predominantemente observada na população pediátrica, embora haja exceções. Os achados característicos ao exame oftalmoscópico incluem (1) granuloma periférico; (2) granuloma do polo posterior; ou (3) endoftalmite crônica. Uma banda fibrosa ou gliótica com uma prega retiniana falciforme é normalmente observada entre o granuloma periférico e o disco óptico.

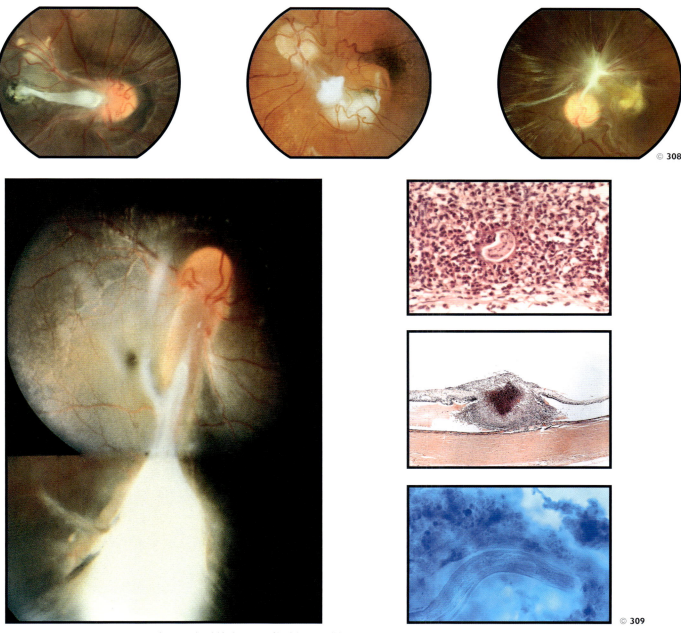

Estes pacientes apresentam toxocaríase ocular. Há alteração fibrótica ou gliótica extensa, tração macular e descolamento de retina. A tração da vasculatura retiniana do nervo até a cicatriz fibrótica é muito característica. A histologia mostra o helminto no centro da inflamação granulomatosa no espaço sub-retiniano. As larvas de segundo estágio estão envelopadas em um abscesso eosinofílico. A correlação com a patologia clínica revelou a presença de um *Toxocara* intacto. Há numerosos neutrófilos, células epitelioides e células gigantes multinucleadas ao redor do parasita.

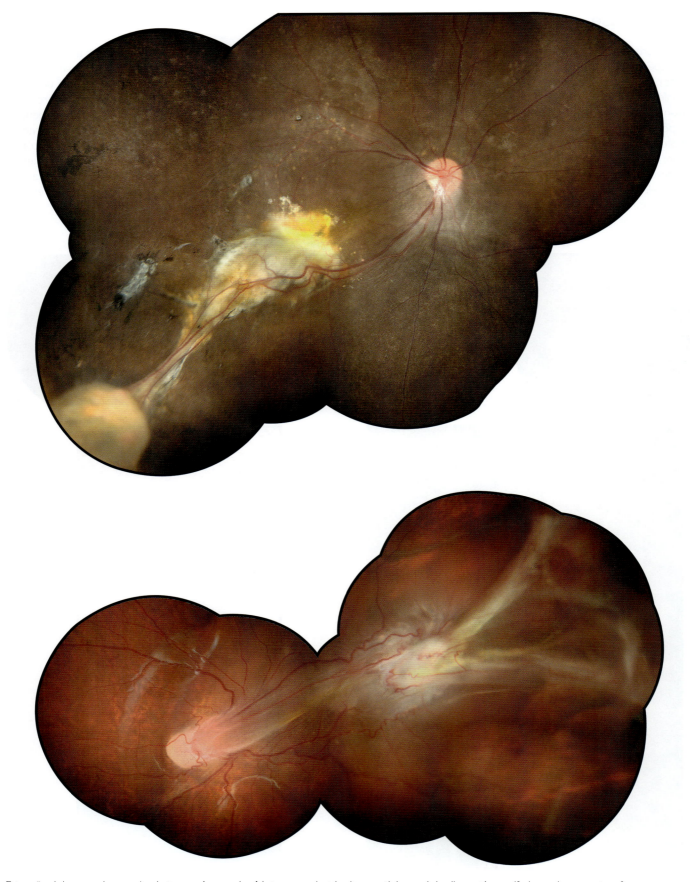

Estes são dois casos de suspeita de toxocaríase ocular. Note que a cicatriz vitreorretiniana vai do disco até a periferia, onde aumenta e forma uma lesão fibrótica extensa. Os vasos retinianos estão unidos ao tecido fibrovascular. No segundo caso, observa-se descolamento retiniano tracional localizado.

# Filaríase

A filaríase ocular é uma doença infecciosa do olho causada por um nematódeo. Os agentes etiológicos incluem *Onchocerca volvulus*, *Loa loa* e *Wuchereria bancrofti*. Os pacientes podem apresentar vitreíte branda a moderada, edema do disco óptico e surtos recorrentes de lesões coriorretinianas multifocais e evanescentes, de cor branco-acinzentada ou amarela, na periferia do fundo do olho. O parasita pode sobreviver por até 4 anos no espaço sub-retiniano. Atrofia óptica e degeneração coriorretiniana, além de glaucoma secundário, catarata e sinéquias anteriores, podem ser observados.

O tratamento de escolha é a fotocoagulação do parasita, já que a farmacoterapia anti-helmíntica geralmente não o erradica.

O *Onchocerca volvulus* é responsável por um tipo de filaríase humana que é endêmica em algumas áreas da África Central. As microfilárias geralmente são encontradas em alto número na pele e no olho de indivíduos infectados. As anomalias no fundo do olho são atrofia do EPR e coroide, neurite óptica e atrofia óptica. O segmento posterior do olho parece apresentar degeneração generalizada de cones e bastonetes.

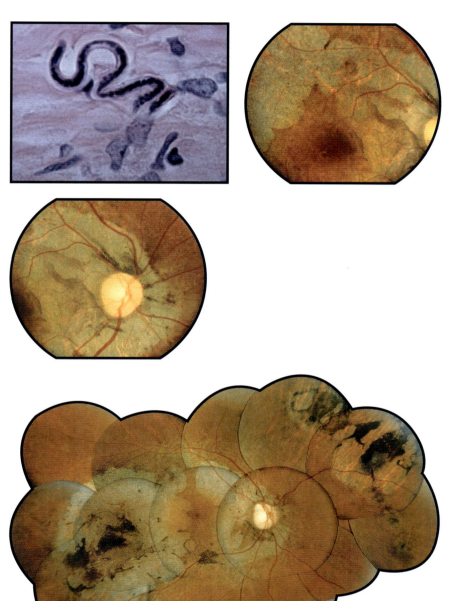

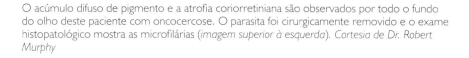

O acúmulo difuso de pigmento e a atrofia coriorretiniana são observados por todo o fundo do olho deste paciente com oncocercose. O parasita foi cirurgicamente removido e o exame histopatológico mostra as microfilárias (*imagem superior à esquerda*). *Cortesia de Dr. Robert Murphy*

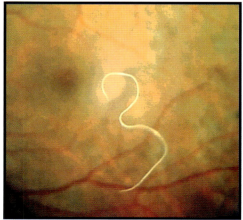

A filaríase ocular causada por *Wuchereria bancrofti* pode ser associada à panuveíte. Nesta imagem, o nematódeo é observado no vítreo de uma menina de 10 anos de idade na Índia. *Cortesia de Dr. Subina Narang, Government Medical College and Hospital*

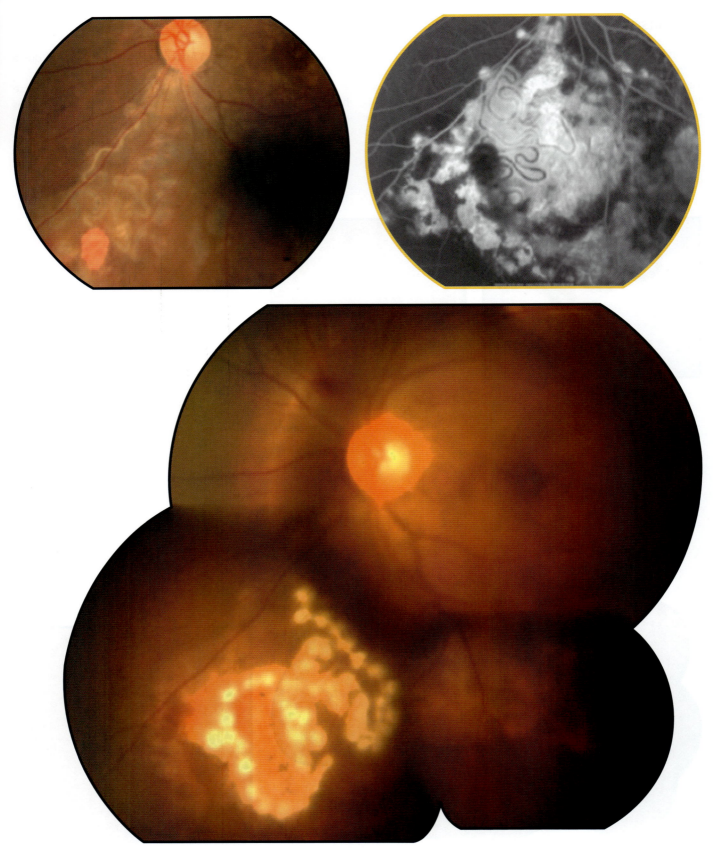

Este paciente com suspeita de filaríase apresentava múltiplos vermes no espaço sub-retiniano inferonasal ao disco óptico (*imagem superior à esquerda*). A FA mostra atrofia coriorretiniana difusa, com *staining* tardio. A imagem inferior mostra uma área tratada por fotocoagulação a *laser*. *Cortesia de Dr. Jose Roca*

# Mesocercárias *Alaria*

As espécies do gênero *Alaria* são trematódeos da família Diplostomatidae que, quando adultos, residem no intestino delgado de mamíferos. Caramujos, rãs e os terceiros hospedeiros definitivos (os carnívoros) participam de seu ciclo de vida. Os seres humanos são infectados ao ingerirem hospedeiros intermediários ou paratênicos que contenham mesocercárias (p. ex., rãs malcozidas).

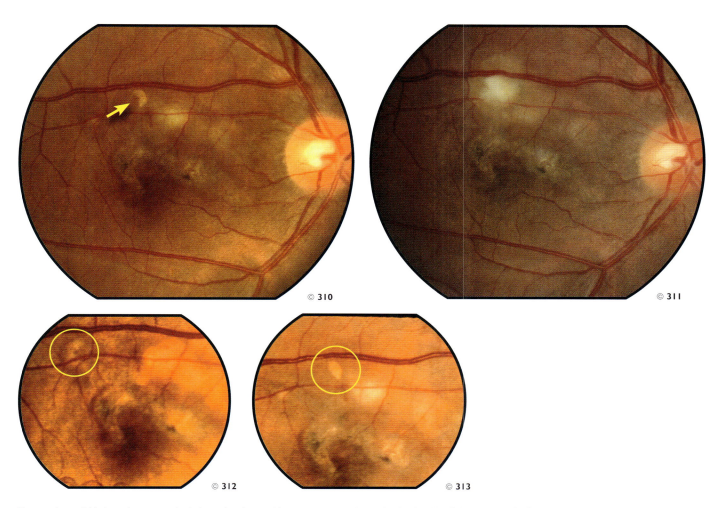

Este paciente foi infectado por um helminto do gênero *Alaria*, que se movia no fundo do olho (*círculos e seta*). O tratamento com fotocoagulação foi eficaz (*imagem superior à direita*). O paciente apresentava a doença unilateral, com apresentação clínica muito similar à da DUSN ou mesmo da toxocaríase. O diagnóstico foi feito por um fotógrafo que percebeu o movimento no fundo do olho.

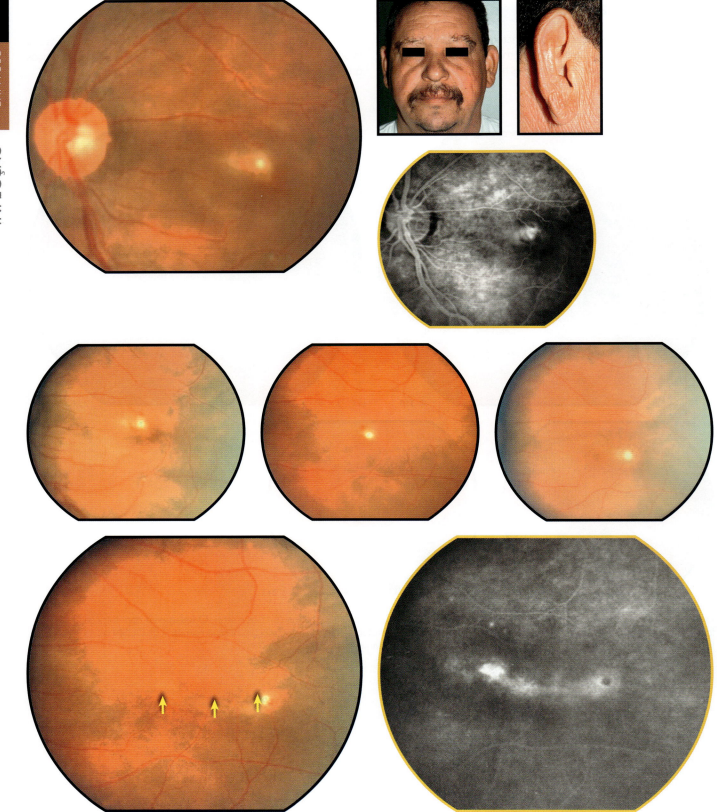

Este paciente com histórico de lepra (*sobrancelhas escassas e face leonina, duas fotografias superiores à direita*) apresentou uma mancha amarela na mácula (*imagem superior à esquerda*) com extravasamento tardio à FA. A lesão migrou pela mácula durante 1 semana (*imagem central medial*) e 1 mês (*imagem central à direita*). A aparência clínica e o padrão de migração foram consistentes com infecção por *Alaria*. A via de migração pode ser observada na fotografia colorida inferior à esquerda (*setas*) e à FA (*imagem inferior à direita*).

# Oftalmomiíase

A oftalmomiíase é causada pela invasão intraocular, no segmento posterior, por larvas de algumas moscas da ordem Diptera. As larvas da mosca de roedores, *Cuterebra*, podem ser encontradas no vítreo, no espaço sub-retiniano e até mesmo na câmara anterior. Os ovos ou as formas larvais da mosca são depositados na córnea ou na superfície da conjuntiva de seres humanos por moscas adultas. As larvas atravessam a esclera e chegam ao interior do olho. No espaço sub-retiniano as larvas migram de forma aleatória, deixando rastros atróficos em zigue-zague no EPR; esta manifestação é considerada patognomônica da doença.

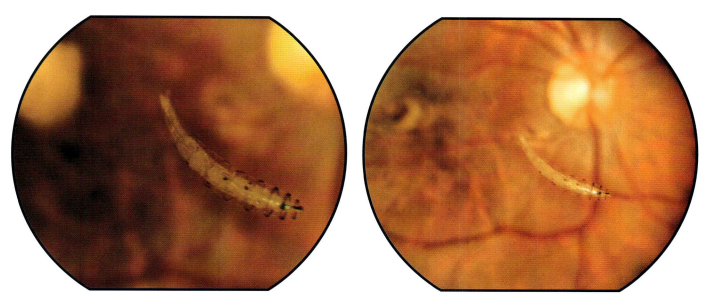

Note as larvas de Diptera no vítreo. A região macular apresenta inflamação e anomalias pigmentares. *Cortesia de Kenneth Julian, CRA, FOPS*

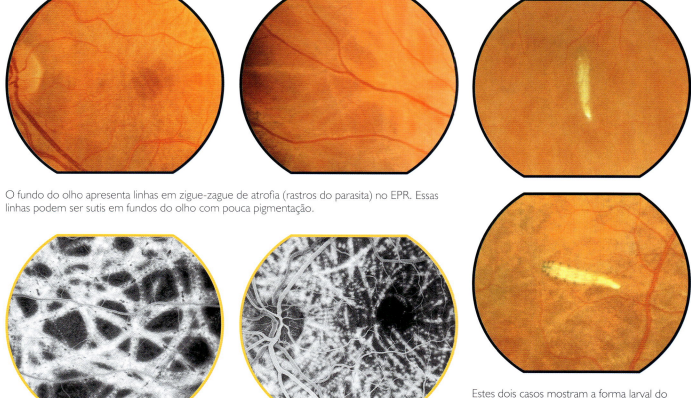

O fundo do olho apresenta linhas em zigue-zague de atrofia (rastros do parasita) no EPR. Essas linhas podem ser sutis em fundos do olho com pouca pigmentação.

A FA de um caso crônico mostra numerosas lesões em zigue-zague ou rastros de parasitas no fundo do olho, em um padrão associado apenas à oftalmomiíase. *Cortesia de Dr. Miriam Ridley*

Estes dois casos mostram a forma larval do parasita no vítreo. Estes pacientes também apresentam discretas linhas atróficas em zigue-zague no EPR.

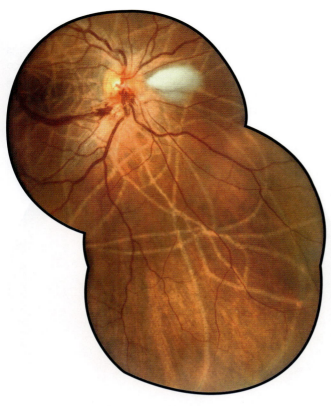

Este paciente apresenta hemorragia no disco, linhas atróficas em zigue-zague no EPR e uma reação branca decorrente da ablação a *laser* de larvas de Diptera.

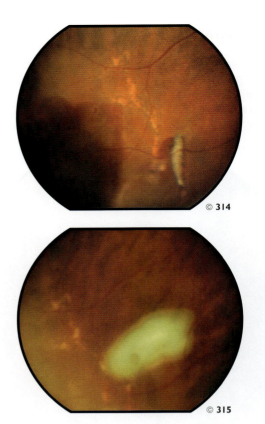

A fotografia superior mostra a hemorragia decorrente do distúrbio coriocapilar causado pela larva de Diptera ao trafegar pelo espaço sub-retiniano. A imagem inferior mostra a reação ao *laser* após a ablação do nematódeo.

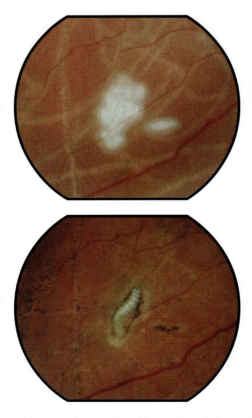

Estas duas imagens mostram a reação à fotocoagulação após a ablação a *laser* de larvas de Diptera (*imagem superior*) e, ao fundo, as linhas atróficas em zigue-zague, ou rastros do parasita, são observadas no epitélio pigmentar. A imagem inferior mostra o nematódeo após a obliteração a *laser*. A silhueta de sua estrutura é evidente pela margem de pigmentação.
*Imagens ©316 e ©317 disponíveis exclusivamente, em inglês, em expertconsult.inkling.com/redeem*

# Gnatostomiíase

A gnatostomiíase é uma doença causada pela migração e secreção metabólica de larvas do gênero *Gnathostoma*. Estes parasitas apresentam um bulbo cefálico distinto, recoberto por quatro fileiras de ganchos. A via de entrada no olho não foi esclarecida, embora o verme possa ganhar acesso pela retina e pela coroide, causando hemorragias sub-retinianas, escoriações retinianas e até mesmo roturas de retina. O parasita vivo pode ser encontrado na câmara anterior ou no vítreo. Inflamação localizada, hemorragias e exsudatos retinianos, e até mesmo a inflamação do nervo óptico, podem ser observados.

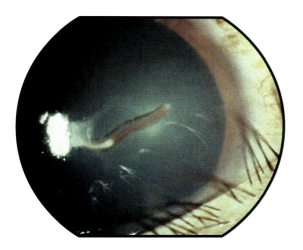

Note o *Gnathostoma* na câmara anterior deste olho.

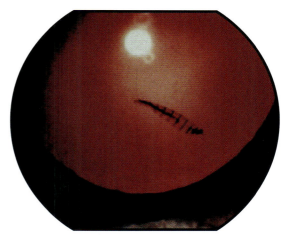

Este paciente apresenta oftalmomiíase, simulando o diagnóstico de gnatostomiíase. *Imagens ©318 e ©319 disponíveis exclusivamente, em inglês, em* expertconsult.inkling.com/redeem

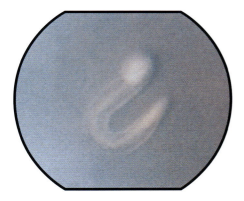
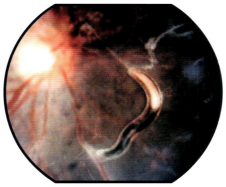
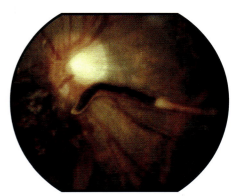

Nestes pacientes, o *Gnathostoma* pode ser observado no vítreo enevoado (*à esquerda*) e adjacente ao nervo óptico, onde causou hemorragia retiniana (*ao centro e à direita*). Pode ser visto sangue no lúmen digestório do nematódeo. Os dejetos expelidos pelo parasita também podem ser visualizados. *A imagem à esquerda é cortesia de Dr. Prut Hanutsaha, e a imagem central é cortesia de Dr. Charles Mango. Imagens ©320 a ©322 disponíveis exclusivamente, em inglês, em* expertconsult.inkling.com/redeem

## Ascaríase

O *Porrocaecum heteropterum* e o *Ascaris lumbricoides* são nematelmintos pertencentes a gêneros da subfamília Ascarididae da classe Nematoda. Os vermes adultos são encontrados no estômago e no intestino de répteis, aves e mamíferos carnívoros. Os ovos, de parede espessa, são excretados nas fezes e amadurecem no solo ou na água no estágio larval, que é infeccioso quando ingerido por um hospedeiro intermediário, como um pequeno mamífero. As larvas, então, infectam o hospedeiro final. Os humanos são infectados pelo consumo de carne crua ou água contaminada por fezes com ovos do hospedeiro final carnívoro.

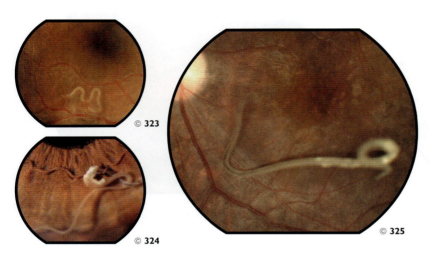

Um parasita imaturo é observado na câmara anterior (*imagem inferior à esquerda*) e no vítreo; sua cabeça está encravada na retina (*imagem superior à esquerda*). Na imagem à direita, o parasita é identificado no vítreo e no espaço sub-retiniano.

## Angiostrongilíase

O *Angiostrongylus cantonensis* é a causa mais comum de meningite eosinofílica no sudeste da Ásia. Ratos, caramujos, lesmas e crustáceos são os hospedeiros intermediários. Os humanos são infectados por meio do consumo de alimentos crus, como pila (uma espécie de molusco), lesmas, peixes e crustáceos. As larvas migram pela circulação até o cérebro e o olho. As manifestações oculares incluem diminuição da visão, exoftalmia e edema palpebral. Os vermes do gênero *Angiostrongylus* podem ser encontrados na câmara anterior, no vítreo ou no espaço sub-retiniano. Inflamação intraocular, anomalias degenerativas do epitélio pigmentar e edema ou palidez do nervo óptico podem ser observados.

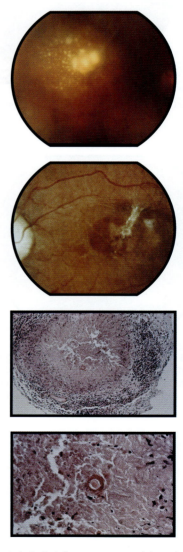

O *Ascaris* induziu inflamação nestes dois pacientes. Na segunda imagem colorida, podem ser observadas atrofia óptica e degeneração atrófica e pigmentar da mácula. A histopatologia mostra a infecção granulomatosa difusa e a localização central do nematódeo, mais evidente na fotografia em maior aumento.

# Leituras Sugeridas

## Retinopatia Associada ao HIV

Dunn, J.P., Yamashita, A., Kempen, J.H., et al., 2005. Retinal vascular occlusion in patients infected with human immunodeficiency virus. Retina 25, 759-766.

Faber, D.W., Wiley, C.A., Bergeron-Lynn, G., et al., 1992. Role of human immunodeficiency virus and cytomegalovirus in the pathogenesis of retinitis and retinal vasculopathy in AIDS patients. Invest. Ophthalmol. Vis. Sci 33, 2345-2353.

Falkenstein, I., Kozak, I., Kayikcioglu, O., et al., 2006. Assessment of retinal function in patients with HIV without infectious retinitis by multifocal electroretinogram and automated perimetry. Retina 26, 928-934.

Freeman, W.R., O'Connor, G.R., 1984. Acquired immune deficiency syndrome retinopathy, Pneumocystis, and cotton-wool spots. Am. J. Ophthalmol 98, 235-237.

Freeman, W.R., Chen, A., Henderly, D., et al., 1987. Prognostic and systemic significance of non-infectious AIDS associated retinopathy. Invest. Ophthalmol. Vis. Sci 28, 9.

Goldberg, D.E., Smithen, L.M., Angelilli, A., et al., 2005. HIV-associated retinopathy in the HAART era. Retina 25, 633-649, quiz 682–683.

Gonzalez, C.R., Wiley, C.A., Arevalo, J.F., et al., 1996. Polymerase chain reaction detection of cytomegalovirus and human immunodeficiency virus-1 in the retina of patients with acquired immune deficiency syndrome with and without cotton-wool spots. Retina 16, 305-311.

Holland, G.N., 2008. AIDS and ophthalmology: the first quarter century. Am. J. Ophthalmol 145, 397-408.

Kuppermann, B.D., Petty, J.G., Richman, D.D., et al., 1992. Cross-sectional prevalence of CMV retinitis in AIDS patients: correlation with CD4 counts. Invest. Ophthalmol. Vis. Sci 33, 750.

Palestine, A.G., Rodrigues, M.M., Macher, A.M., et al., 1984. Ophthalmic involvement in acquired immune deficiency syndrome. Ophthalmology 91, 1092-1099.

Sadun, A.A., Pepose, J.S., Madigan, M.C., et al., 1995. AIDS-related optic neuropathy: a histological, virological and ultrastructural study. Graefes Arch. Clin. Exp. Ophthalmol 233, 387-398.

Schuman, J.S., Friedman, A.H., 1983. Retinal manifestations of the acquired immune deficiency syndrome (AIDS): Cytomegalovirus, *Candida albicans, Cryptococcus,* toxoplasmosis and *Pneumocystis carinii*. Trans. Ophthalmol. Soc. UK 103, 177-190.

Shah, K.H., Holland, G.N., Yu, F., et al., 2006. Contrast sensitivity and color vision in HIV-infected individuals without infectious retinopathy. Am. J. Ophthalmol 142, 284-292.

## Retinite por Citomegalovírus

Buchi, E.R., Fitting, P.L., Michel, A.E., 1988. Long-term intravitreal ganciclovir for cytomegalovirus retinitis in a patient with AIDS. Case report. Arch. Ophthalmol 106, 1349-1350.

D'Amico, D.J., Skolnik, P.R., Kosloff, B.R., et al., 1988. Resolution of cytomegalovirus retinitis with zidovudine therapy. Arch. Ophthalmol 106, 1168-1169.

Freeman, W.R., Quiceno, J.K., Crapotta, J.A., et al., 1992. Surgical repair of rhegmatogenous retinal detachment in immunosuppressed patients with cytomegalovirus retinitis. Ophthalmology 99, 446-474.

Geier, S.A., Nasemann, J., Klauss, V., et al., 1992. Frosted branch angiitis associated with cytomegalovirus retinitis. Am. J. Ophthalmol 114, 514-516.

Guyer, Dr, Jabs, D.A., Brant, A.M., et al., 1989. Regression of cytomegalovirus retinitis with zidovudine: a clinicopathologic correlation. Arch. Ophthalmol 107, 868-874.

Henderly, D.E., Freeman, W.R., Causey, D.M., et al., 1987. Cytomegalovirus retinitis and response to therapy with ganciclovir. Ophthalmology 94, 425-434.

Holland, G.N., Tufail, A., 1995. New therapies for cytomegalovirus retinitis. N. Engl. J. Med 333, 658-659.

Holland, G.N., Vaudaux, J.D., Shiramizu, K.M., et al., 2008. Characteristics of untreated AIDS-related cytomegalovirus retinitis. II. Findings in the era of highly active antiretroviral therapy (1997 to 2000). Am. J. Ophthalmol 145, 12-22.

Jabs, D.A., Van Natta, M.L., Thorne, J.E., et al., 2004. Course of cytomegalovirus retinitis in the era of highly active antiretroviral therapy: 2. Second eye involvement and retinal detachment. Ophthalmology 111, 2232-2239.

Marx, J.L., Kapusta, M.A., Patel, S.S., et al., 1996. Use of the ganciclovir implant in the treatment of recurrent cytomegalovirus retinitis. Arch. Ophthalmol 114, 815-820.

Patel, S.S., Rutzen, A.R., Marx, J.L., et al., 1996. Cytomegalovirus papillitis in patients with acquired immune deficiency syndrome. Visual prognosis of patients treated with ganciclovir and/or foscarnet. Ophthalmology 103, 1476-1482.

Schrier, R.D., Song, M.K., Smith, I.L., et al., 2006. Intraocular viral and immune pathogenesis of immune recovery uveitis in patients with healed cytomegalovirus retinitis. Retina 26, 165-169.

Spaide, R.F., Vitale, A.T., Toth, I.R., et al., 1992. Frosted branch angiitis associated with cytomegalovirus retinitis. Am. J. Ophthalmol 113, 522-528.

Wren, S.M., Fielder, A.R., Bethell, D., et al., 2004. Cytomegalovirus retinitis in infancy. Eye (Lond. ) 18, 389-392.

## Síndrome de Necrose Retiniana Aguda

Almeida, D.R., Chin, E.K., Tarantola, R.M., et al., 2015. Long-term outcomes in patients undergoing vitrectomy for retinal detachment due to viral retinitis. Clin. Ophthalmol 9, 1307-1314.

Ando, F., Kato, M., Goto, S., et al., 1983. Platelet function in bilateral acute retinal necrosis. Am. J. Ophthalmol 96, 27-32.

Blair, M.P., Goldstein, D.A., Shapiro, M.J., 2007. Optical coherence tomography of progressive outer retinal necrosis. Retina 27, 1313-1314.

Blumenkranz, M., Clarkson, J., Culbertson, W.W., et al., 1988. Vitrectomy for retinal detachment associated with acute retinal necrosis. Am. J. Ophthalmol 106, 426-429.

Blumenkranz, M., Clarkson, J., Culbertson, W.W., et al., 1989. Visual results and complications after retinal reattachment in the acute retinal necrosis syndrome. The influence of operative technique. Retina 9, 170-174.

Browning, D.J., Blumenkranz, M.S., Culbertson, W.W., et al., 1987. Association of varicella zoster dermatitis with acute retinal necrosis syndrome. Ophthalmology 94, 602-606.

Ciulla, T.A., Rutledge, B.K., Morley, M.G., et al., 1998. The progressive outer retinal necrosis syndrome: successful treatment with combination antiviral therapy. Ophthalmic Surg. Lasers 29, 198-206.

Culbertson, W.W., Blumenkranz, M.S., Pepose, J.S., et al., 1986. Varicella zoster virus is a cause of the acute retinal necrosis syndrome. Ophthalmology 93, 559-569.

Cunningham, Jr., E.T., Short, G.A., Irvine, A.R., et al., 1996. Acquired immunodeficiency syndrome associated herpes simplex virus retinitis. Clinical description and use of a polymerase chain reaction-based assay as a diagnostic tool. Arch. Ophthalmol 114, 834-840.

Engstrom, R.J., Holland, G.N., Margolis, T.P., et al., 1994. The progressive outer retinal necrosis syndrome. A variant of necrotizing herpetic retinopathy in patients with AIDS. Ophthalmology 101, 1488-1502.

Freeman, W.R., Thomas, E.L., Rao, N.A., et al., 1986. Demonstration of herpes group virus in acute retinal necrosis syndrome. Am. J. Ophthalmol 102, 701-709.

Friedlander, S., Rahhal, F.M., Ericson, L., et al., 1996. Optic neuropathy preceding acute retinal necrosis in acquired immunodeficiency syndrome. Arch. Ophthalmol 114, 1481-1485.

Gain, P., Chiquet, C., Thuret, G., et al., 2002. Herpes simplex virus type 1 encephalitis associated with acute retinal necrosis syncrome in an immunocompetent patient. Acta Ophthalmol. Scand 80, 546-549.

Gariano, R.F., Berreen, J.P., Cooney, E.L., 2001. Progressive outer retinal necrosis and acute retinal necrosis in fellow eyes of a patient with acquired immunodeficiency syndrome. Am. J. Ophthalmol 132, 421-423.

Gaynor, B.D., Wade, N.K., Cunningham, Jr., E.T., 2001. Herpes simplex virus type 1 associated acute retinal necrosis following encephalitis. Retina 21, 688-690.

Gonzales, J.A., Levison, A.L., Stewart, J.M., et al., 2012. Retinal necrosis following varicella-zoster vaccination. Arch. Ophthalmol 130, 1355-1356.

Holland, G.N., 1994. Standard diagnostic criteria for the acute retinal necrosis syndrome. Executive Committee of the American Uveitis Society. Am. J. Ophthalmol 117, 663-667.

Jabs, D.A., Schachat, A.P., Liss, R., et al., 1987. Presumed varicella zoster retinitis in immunocompromised patients. Retina 7, 9-13.

Kramer, S., Brummer, C., Zierhut, M., 2001. Epstein–Barr virus associated acute retinal necrosis. Br. J. Ophthalmol 85, 114.

Meffert, S.A., Kertes, P.J., Lim, P., et al., 1997. Successful treatment of progressive outer retinal necrosis using high-dose intravitreal ganciclovir. Retina 17, 560-562.

Pepose, J.S., 1984. Skin test with varicella-zoster virus antigen for ophthalmic herpes zoster. Am. J. Ophthalmol 98, 825-827.

Pepose, J.S., Flowers, B., Stewart, J.A., et al., 1992. Herpesvirus antibody levels in the etiologic diagnosis of the acute retinal necrosis syndrome. Am. J. Ophthalmol 113, 248-256.

Perez-Blasquez, E., Traspas, R., Marin, I.M., et al., 1997. Intravitreal ganciclovir treatment in progressive outer retinal necrosis. Am. J. Ophthalmol 124, 418-421.

Scott, I.U., Luu, K.M., Davis, J.L., 2002. Intravitreal antivirals in the management of patients with acquired immunodeficiency syndrome with progressive outer retinal necrosis. Arch. Ophthalmol 120, 1219-1222.

Sellitti, T.P., Huang, A.J., Schiffman, J., et al., 1993. Association of herpes zoster ophthalmicus with acquired immunodeficiency syndrome and acute retinal necrosis. Am. J. Ophthalmol 116, 297-301.

Sergott, R.C., Belmont, J.B., Savino, P.J., et al., 1985. Optic nerve involvement in the acute retinal necrosis syndrome. Arch. Ophthalmol 103, 1160-1162.

Sergott, R.C., Anand, R., Belmont, J.B., et al., 1989. Acute retinal necrosis neuropathy. Clinical profile and surgical therapy. Arch. Ophthalmol 107, 692-696.

Spaide, R.F., Martin, D.F., Teich, S.A., et al., 1996. Successful treatment of progressive outer retinal necrosis syndrome. Retina 16, 479-487.

Van Gelder, R.N., Willig, J.L., Holland, G.N., et al., 2001. Herpes simplex virus type 2 as a cause of acute retinal necrosis syndrome in young patients. Ophthalmology 108, 869-876.

## Maculopatia Associada à Dengue

Bacsal, K., Chee, S., Cheng, C., et al., 2007. Dengue-associated maculopathy. Arch. Ophthalmol 125, 501-510.

Munk, M.R., Jampol, L.M., Cunha Souza, E., et al., 2016. New associations of classic acute macular neuroretinopathy. Br. J. Ophthalmol 100 (3), 389-394.

## Toxoplasmose

Abrahams, I.W., Gregerson, D.S., 1982. Longitudinal study of serum antibody responses to retinal antigens in acute ocular toxoplasmosis. Am. J. Ophthalmol 93, 224-231.

Akstein, R.B., Wilson, L.A., Teutsch, S.M., 1982. Acquired toxoplasmosis. Ophthalmology 89, 1299-1301.

Baarsma, G.S., Luyendijk, L., Kijlstra, A., et al., 1991. Analysis of local antibody production in the vitreous humor of patients with severe uveitis. Am. J. Ophthalmol 112, 147-150.

Burnett, A.J., Shortt, S.G., Isaac-Renton, J., et al., 1998. Multiple cases of acquired toxoplasmosis retinitis presenting in an outbreak. Ophthalmology 105, 1032-1037.

Chan, C., Palestine, A.G., Li, Q., et al., 1994. Diagnosis of ocular toxoplasmosis by the use of immunocytology and the polymerase chain reaction. Am. J. Ophthalmol 117, 803-805.

Doft, B.H., Gass, J.D.H., 1985. Punctate outer retinal toxoplasmosis. Arch. Ophthalmol 103, 1332-1336.

Engstrom, Jr., R.E., Holland, G.N., Nussenblatt, R.B., et al., 1991. Current practices in the management of ocular toxoplasmosis. Am. J. Ophthalmol 111, 601-610.

Fish, R.H., Hoskins, J.C., Kline, L.B., 1993. Toxoplasmosis neuroretinitis. Ophthalmology 100, 1177-1182.

Folk, J.C., Lobes, L.A., 1984. Presumed toxoplasmic papillitis. Ophthalmology 91, 64-67.

Gilbert, R.E., Stanford, M.R., 2000. Is ocular toxoplasmosis caused by prenatal or postnatal infection? Br. J. Ophthalmol 84, 224-226.

Holland, G.N., Engstrom, R.E., Glasgow, B.J., et al., 1988. Ocular toxoplasmosis in patients with the acquired immunodeficiency syndrome. Am. J. Ophthalmol 106, 563-667.

Johnson, M.W., Greven, C.M., Jaffe, G.J., et al., 1997. Atypical, severe toxoplasmic retinochoroiditis in elderly patients. Ophthalmology 104, 48-57.

Mets, M.B., Holfels, E., Boyer, K.M., et al., 1996. Eye manifestations of congenital toxoplasmosis. Am. J. Ophthalmol 122, 309-324.

Ronday, M.J., Ongkosuwito, J.V., Rothova, A., et al., 1999. Intraocular anti-*Toxoplasma gondii* IgA antibody production in patients with ocular toxoplasmosis. Am. J. Ophthalmol 127, 294-300.

Silveira, C., Belfort, Jr., R., Burnier, Jr., M., et al., 1988. Acquired toxoplasmic infection as the cause of toxoplasmic retinochoroiditis in families. Am. J. Ophthalmol 106, 362-364.

## Giardíase

Anderson, M.L., Griffith, D.G., 1985. Intestinal giardiasis associated with ocular inflammation. J. Clin. Gastroenterol 7, 169-172.

Knox, D.L., King, Jr., J., 1982. Retinal arteritis, iridocyclitis, and giardiasis. Ophthalmology 89, 1303-1308.

## Lepra

Dana, M.R., Hochman, M.A., Viana, M.A., et al., 1994. Ocular manifestations of leprosy in a noninstitutionalized community in the United States. Arch. Ophthalmol 112, 626-629, Erratum in: Arch Ophthalmol 1995;113: 24.

Johnstone, P.A., George, A.D., Meyers, W.M., 1991. Ocular lesions in leprosy. Ann. Ophthalmol 23, 297-303.

Michelson, J.B., Roth, A.M., Waring, 3rd, G.O., 1979. Lepromatous iridocyclitis diagnosed by anterior chamber paracentesis. Am. J. Ophthalmol 88, 674-679.

Nepal, B.P., Shrestha, U.D., 2004. Ocular findings in leprosy patients in Nepal in the era of multidrug therapy. Am. J. Ophthalmol 137, 888-892.

## Tuberculose

Babu, R.B., Sudharshan, S., Kumarasamy, N., et al., 2006. Ocular tuberculosis in acquired immunodeficiency syndrome. Am. J. Ophthalmol 142, 413-418.

Bansal, R., Gupta, A., Gupta, V., et al., 2008. Role of anti-tubercular therapy in uveitis with latent/manifest tuberculosis. Am. J. Ophthalmol 146, 772-779.

Chong, Y.Y., Kodati, S., Kosmin, A., 2007. Ocular tuberculosis. Ann. Ophthalmol. (Skokie) 39, 243-245.

Cimino, L., Herbort, C.P., Aldigeri, R., et al., 2009. Tuberculous uveitis, a resurgent and underdiagnosed disease. Int. Ophthalmol 29, 67-74.

Daley, C.L., Small, P.M., Schecter, G.F., et al., 1992. An outbreak of tuberculosis with accelerated progression among persons infected with the human immunodeficiency virus. N. Engl. J. Med 326, 231-235.

Fountain, J.A., Werner, R.B., 1984. Tuberculous retinal vasculitis. Retina 4, 48-50.

Gupta, V., Gupta, A., Arora, S., et al., 2003. Presumed tubercular serpiginouslike choroiditis. Ophthalmology 110, 1744-1749.

Sharma, P.M., Singh, R., Kumar, A., et al., 2003. Choroidal tuberculoma in miliary tuberculosis. Retina 23, 101-104.

Thompson, M.J., Albert, D.M., 2005. Ocular tuberculosis. Arch. Ophthalmol 123, 844-849.

## Nocardiose

Gregor, R.J., Chong, C.A., Augsburger, J.J., et al., 1989. Endogenous *Nocardia asteroides* subretinal abscess diagnosed by transvitreal fine-needle aspiration biopsy. Retina 9, 118-121.

Phillips, W.B., Shields, C.L., Shields, J.A., et al., 1992. *Nocardia* choroidal abscess. Br. J. Ophthalmol 76, 694-696.

Rafiei, N., Tabandeh, H., Bhatti, M.T., et al., 2006. Retinal fibrovascular proliferation associated with *Nocardia* subretinal abscess. Eur. J. Ophthalmol 16, 641-643.

Yin, X., Liang, S., Sun, X., et al., 2007. Ocular nocardiosis: HSP65 gene sequencing for species identification of *Nocardia* spp. Am. J. Ophthalmol 144, 570-573.

Yu, E., Laughlin, S., Kassel, E.E., et al., 2005. Nocardial endophthalmitis and subretinal abscess: CT and MR imaging features with pathologic correlation: a case report. AJNR Am. J. Neuroradiol 26, 1220-1222.

## Doença de Whipple

Nubourgh, I., Vandergheynst, F., Lefebvre, P., et al., 2008. An atypical case of Whipple's disease: case report and review of the literature. Acta Clin. Belg 63, 107-111.

Relman, D.A., Schmidt, T.M., MacDermott, R.P., et al., 1992. Identification of the uncultured bacillus of Whipple's disease. N. Engl. J. Med 327, 293-301.

Rickman, L.S., Freeman, W.R., Green, W.R., et al., 1995. Brief report: uveitis caused by *Tropheryma whippelii* (Whipple's bacillus). N. Engl. J. Med 332, 363-366.

## *Bartonella:* Doença da Arranhadura do Gato

Berguiga, M., Abouzeid, H., Bart, P.A., et al., 2008. Severe occlusive vasculitis as a complication of cat scratch disease. Klin. Monatsbl. Augenheilkd 225, 486-487.

Curi, A.L., Machado, D.O., Heringer, G., et al., 2006. Ocular manifestation of cat-scratch disease in HIV-positive patients. Am. J. Ophthalmol 141, 400-401.

Gray, A.V., Michels, K.S., Lauer, A.K., et al., 2004. *Bartonella henselae* infection associated with neuroretinitis, central retinal artery and vein occlusion, neovascular glaucoma, and severe vision loss. Am. J. Ophthalmol 137, 187-189.

Patel, S.J., Petrarca, R., Shah, S.M., et al., 2008. Atypical *Bartonella hensalae* chorioretinitis in an immunocompromised patient. Ocul. Immunol. Inflamm 16, 45-49.

Roe, R.H., Michael Jumper, J., Fu, A.D., et al., 2008. Ocular *Bartonella* infections. Int. Ophthalmol. Clin 48, 93-105.

Wimmersberger, Y., Baglivo, E., 2007. *Bartonella henselae* infection presenting as a unilateral acute maculopathy. Klin. Monatsbl. Augenheilkd 224, 311-313.

## Sífilis

Anshu, A., Cheng, C.L., Chee, S.P., 2008. Syphilitic uveitis: an Asian perspective. Br. J. Ophthalmol 92, 594-597.

Browning, D.J., 2000. Posterior segment manifestations of active ocular syphilis, their response to a neurosyphilis regimen of penicillin therapy, and the influence of human immunodeficiency virus status on response. Ophthalmology 107, 2015-2023.

Chao, J.R., Khurana, R.N., Fawzi, A.A., et al., 2006. Syphilis: reemergence of an old adversary. Ophthalmology 113, 2074-2079.

Curi, A.L., Sarraf, D., Cunningham, Jr., E.T., 2015. Multimodal imaging of syphilitic multifocal retinitis. Retin Cases Brief Rep 9, 277-280.

Díaz-Valle, D., Allen, D.P., Sánchez, A.A., et al., 2005. Simultaneous bilateral exudative retinal detachment and peripheral necrotizing retinitis as presenting manifestations of concurrent HIV and syphilis infection. Ocul. Immunol. Inflamm 13, 459-462.

Gass, J.D., Braunstein, R.A., Chenoweth, R.G., 1990. Acute syphilitic posterior placoid chorioretinitis. Ophthalmology 97, 1288-1297.

Joseph, A., Rogers, S., Browning, A., et al., 2007. Syphilitic acute posterior placoid chorioretinitis in non-immunocompromised patients. Eye (Lond. ) 21, 1114-1119.

Krishnamurthy, R., Cunningham, Jr., E.T., 2008. Atypical presentation of syphilitic uveitis associated with Kyrieleis plaques. Br. J. Ophthalmol 92, 1152-1153.

Müller, M., Ewert, I., Hansmann, F., et al., 2007. Detection of *Treponema pallidum* in the vitreous by PCR. Br. J. Ophthalmol 91, 592-595.

Pichi, F., Ciardella, A.P., Cunningham, Jr., E.T., et al., 2014. Spectral domain optical coherence tomography findings in patients with acute syphilitic posterior placoid chorioretinopathy. Retina 34 (2), 373-384.

Reddy, S., Cunningham, Jr., E.T., Spaide R.F., 2006. Syphilitic retinitis with focal inflammatory accumulations. Ophthalmic Surg. Lasers Imaging 37, 429-431.

Tran, T.H., Cassoux, N., Bodaghi, B., et al., 2005. Syphilitic uveitis in patients infected with human immunodeficiency virus. Graefes Arch. Clin. Exp. Ophthalmol 243, 863-869.

Westeneng, A.C., Rothova, A., de Boer J.H., et al., 2007. Infectious uveitis in immunocompromised patients and the diagnostic value of polymerase chain reaction and Goldmann–Witmer coefficient in aqueous analysis. Am. J. Ophthalmol 144, 781-785.

## *Pneumocystis carinii*

Dugel, P.U., Rao, N.A., Forster, D.J., et al., 1990. Pneumocystis carinii choroiditis after long-term aerosolized pentamidine therapy. Am. J. Ophthalmol 110, 113-117.

Gupta, A., Hustler, A., Herieka, E., et al , 2010. *Pneumocystis* choroiditis. Eye (Lond. ) 24 (1), 178.

Koser, M.W., Jampol, L.M., MacDonell, K., 1990. Treatment of *Pneumocystis carinii* choroidopathy. Arch. Ophthalmol 108, 1214-1215.

Sneed, S.R., Blodi, C.F., Berger, B.B., et al., 1989. *Pneumocystis carinii* choroiditis in patients receiving

inhaled pentamidine. N. Engl. J. Med 322, 936-937.

Yeh, S., Lam, H.Y., Albini, T.A., et al., 2008. Central retinal vein occlusion in an AIDS patient with presumed *Pneumocystis carinii* pneumonia. Can. J. Ophthalmol 43, 372-373.

## Coriorretinite por *Candida albicans*

Blumenkranz, M.S., Stevens, D.A., 1980. Therapy of endogenous fungal endophthalmitis: miconazole or amphotericin B for coccidioidal and candidal infection. Arch. Ophthalmol 98, 1216-1220.

Breit, S.M., Hariprasad, S.M., Mieler, W.F., et al., 2005. Management of endogenous fungal endophthalmitis with voriconazole and caspofungin. Am. J. Ophthalmol 139, 135-140.

Cantrill, H.L., Rodman, W.P., Ramsay, R.C., et al., 1980. Postpartum Candida endophthalmitis. JAMA 243, 1163-1165.

Chakrabarti, A., Shivaprakash, M.R., Singh, R., et al., 2008. Fungal endophthalmitis: fourteen years' experience from a center in India. Retina 28, 1400-1407.

Doft, B.H., Clarkson, J.G., Rebell, G., et al., 1980. Endogenous *Aspergillus* endophthalmitis in drug abusers. Arch. Ophthalmol 98, 859-862.

Donahue, S.P., Hein, E., Sinatra, R.B., 2003. Ocular involvement in children with candidemia. Am. J. Ophthalmol 135, 886-887.

Feman, S.S., Nichols, J.C., Chung, S.M., et al., 2002. Endophthalmitis in patients with disseminated fungal disease. Trans. Am. Ophthalmol. Soc 100, 67-70.

Griffin, J.R., Pettit, T.H., Fishman, L.S., et al., 1973. Blood-borne *Candida* endophthalmitis. A clinical and pathologic study of 21 cases. Arch. Ophthalmol 89, 450-456.

Kaburaki, T., Takamoto, M., Araki, F., et al., 2010. Endogenous *Candida albicans* infection causing subretinal abscess. Int. Ophthalmol 30 (2), 203-206.

Khan, F.A., Slain, D., Khakoo, R.A., 2007. *Candida* endophthalmitis: focus on current and future antifungal treatment options. Pharmacotherapy 27, 1711-1721.

Pasqualotto, A.C., Denning, D.W., 2008. New and emerging treatments for fungal infections. J. Antimicrob. Chemother 61, i19-i30.

Scherer, W.J., Lee, K., 1997. Implications of early systemic therapy on the incidence of endogenous fungal endophthalmitis. Ophthalmology 104, 1593-1598.

Schuman, J.S., Friedman, A.H., 1983. Retinal manifestations of the acquired immune deficiency syndrome (AIDS): cytomegalovirus, *Candida albicans*, *Cryptococcus*, toxoplasmosis and *Pneumocystis carinii*. Trans. Ophthalmol. Soc. UK 103, 177-190.

Shah, C.P., McKey, J., Spirn, M.J., et al., 2008. Ocular candidiasis: a review. Br. J. Ophthalmol 92, 466-468.

Weinstein, O., Levy, J., Lifshitz, T., 2007. Recurrent *Candida albicans* endophthalmitis in an immunocompromised host. Can. J. Ophthalmol 42, 154-155.

Wykoff, C.C., Flynn, Jr., H.W., Miller, D., et al., 2008. Exogenous fungal endophthalmitis: microbiology and clinical outcomes. Ophthalmology 115, 1501-1507.

Yilmaz, S., Ture, M., Maden, A., 2007. Efficacy of intracameral amphotericin B injection in the

management of refractory keratomycosis and endophthalmitis. Cornea 26, 398-402.

## Aspergilose

Demicco, D.D., Reichman, R.C., Violette, E.J., et al., 1984. Disseminated aspergillosis presenting with endophthalmitis. A case report and a review of the literature. Cancer 53, 1995-2001.

Doft, B.H., Clarkson, J.G., Rebell, G., et al., 1980. Endogenous *Aspergillus* endophthalmitis in drug abusers. Arch. Ophthalmol 98, 859-862.

Hunt, K.E., Glasgow, B.J., 1996. *Aspergillus* endophthalmitis. An unrecognized endemic disease in orthotopic liver transplantation. Ophthalmology 103, 757-767.

Jampol, L.M., Dyckman, S., Maniates, V., et al., 1988. Retinal and choroidal infarction from *Aspergillus*: clinical diagnosis and clinicopathologic correlations. Trans. Am. Ophthalmol. Soc 86, 422-440.

Kramer, M., Kramer, M.R., Blau, H., et al., 2006. Intravitreal voriconazole for the treatment of endogenous *Aspergillus* endophthalmitis. Ophthalmology 113, 1184-1186.

McGuire, T.W., Bullock, J.D., Bullock, Jr., J.D., et al., 1991. Fungal endophthalmitis. An experimental study with a review of 17 human ocular cases. Arch. Ophthalmol 109, 1289-1296.

Rao, N.A., Hidayat, A.A., 2001. Endogenous mycotic endophthalmitis: variations in clinical and histopathologic changes in candidiasis compared with aspergillosis. Am. J. Ophthalmol 132, 244-251.

Weishaar, P.D., Flynn, Jr., H.W., Murray, T.G., et al., 1998. Endogenous *Aspergillus* endophthalmitis. Clinical features and treatment outcomes. Ophthalmology 105, 57-65.

## Criptococose

Andreola, C., Ribeiro, M.P., de Carli, C.R., et al., 2006. Multifocal choroiditis in disseminated *Cryptococcus neoformans* infection. Am. J. Ophthalmol 142, 346-348.

Babu, K., Murthy, K.R., Rajagopalan, N., 2008. Primary bilateral multifocal choroiditis as an initial manifestation of disseminated cryptococcosis in a HIV-positive patient. Ocul. Immunol. Inflamm 16, 191-193.

Carney, M.D., Combs, J.L., Waschler, W., 1990. Cryptococcal choroiditis. Retina 10, 27-32.

Crump, J.R., Elner, S.G., Elner, V.M., et al., 1992. Cryptococcal endophthalmitis: case report and review. Clin. Infect. Dis 14, 1069-1073.

Henderly, D.E., Liggett, P.E., Rao, N.A., 1987. Cryptococcal chorioretinitis and endophthalmitis. Retina 7, 75-79.

Kestelyn, P., Taelman, H., Bogaerts, J., et al., 1993. Ophthalmic manifestations of infections with *Cryptococcus neoformans* in patients with the acquired immunodeficiency syndrome. Am. J. Ophthalmol 116, 721-727.

Nakamura, S., Izumikawa, K., Seki, M., et al., 2008. Reversible visual disturbance due to cryptococcal uveitis in a non-HIV individual. Med. Mycol 46, 367-370.

## Histoplasmose

Adán, A., Navarro, M., Casaroli-Marano, R.P., et al., 2007. Intravitreal bevacizumab as initial treatment for choroidal neovascularization associated with presumed ocular histoplasmosis syndrome. Graefes Arch. Clin. Exp. Ophthalmol 245, 1873-1875.

Almony, A., Thomas, M.A., Atebara, N.H., et al., 2008. Long-term follow-up of surgical removal of extensive peripapillary choroidal neovascularization in presumed ocular histoplasmosis syndrome. Ophthalmology 115, 540-545.

Bass, E.B., Gilson, M.M., Mangione, C.M., et al., 2008. Surgical removal vs observation for idiopathic or ocular histoplasmosis syndrome-associated subfoveal choroidal neovascularization: Vision Preference Value Scale findings from the randomized SST Group H Trial: SST Report No. 17. Arch. Ophthalmol 126, 1626-1632.

Bottoni, F.G., Deutman, A.F., Aandekerk, A.L., 1989. Presumed ocular histoplasmosis syndrome and linear streak lesions. Br. J. Ophthalmol 73, 528-535.

Craig, E.L., Suie, T., 1974. *Histoplasma capsulatum* in human ocular tissue. Arch. Ophthalmol 91, 285-289.

Gonzales, C.A., Scott, I.U., Chaudhry, N.A., et al., 2000. Endogenous endophthalmitis caused by *Histoplasma capsulatum var. capsulatum*: a case report and literature review. Ophthalmology 107, 725-729.

Klintworth, G.K., Hollingsworth, A.S., Lusman, P.A., et al., 1973. Granulomatous choroiditis in a case of disseminated histoplasmosis. Histologic demonstration of Histoplasma capsulatum in choroidal lesions. Arch. Ophthalmol 90, 45-48.

Schadlu, R., Blinder, K.J., Shah, G.K., et al., 2008. Intravitreal bevacizumab for choroidal neovascularization in ocular histoplasmosis. Am. J. Ophthalmol 145, 875-878.

## Coccidioidomicose Ocular

Blumenkranz, M.S., Stevens, D.A., 1980. Endogenous coccidioidal endophthalmitis. Ophthalmology 87, 974-984.

Glasgow, B.J., Brown, H.H., Foos, R.Y., 1987. Miliary retinitis in coccidioidomycosis. Am. J. Ophthalmol 104, 24-27.

## Blastomicose

Font, R.L., Spaulding, A.G., Green, W.R., 1967. Endogenous mycotic panophthalmitis caused by *Blastomyces dermatitidis*. Report of a case and a review of the literature. Arch. Ophthalmol 77, 217-222.

Gottlieb, J.L., McAllister, I.L., Guttman, F.A., et al., 1995. Choroidal blastomycosis. A report of two cases. Retina 15, 248-252.

Lewis, H., Aaberg, T.M., Fary, D.R., et al., 1988. Latent disseminated blastomycosis with choroidal involvement. Arch. Ophthalmol 106, 527-530.

Pariseau, B., Lucarelli, M.J., Appen, R.E., 2007. Unilateral *Blastomyces dermatitidis* optic neuropathy case report and systematic literature review. Ophthalmology 114, 2090-2094.

## Ceratite, Vitreíte e Papilite Retiniana por *Fusarium*

Alfonso, E.C., 2008. Genotypic identification of *Fusarium* species from ocular sources: comparison to morphologic classification and antifungal sensitivity testing (an AOS thesis). Trans. Am. Ophthalmol. Soc 106, 227-239.

Bagyalakshmi, R., Therese, K.L., Prasanna, S., et al., 2008. Newer emerging pathogens of ocular non-sporulating molds (NSM) identified by polymerase chain reaction (PCR)-based DNA sequencing technique targeting internal transcribed spacer (ITS) region. Curr. Eye Res 33, 139-147.

Glasgow, B.J., Engstrom, Jr., R.E., Holland, G.N., et al., 1996. Bilateral endogenous *Fusarium* endophthalmitis associated with acquired immunodeficiency syndrome. Arch. Ophthalmol 114, 873-877.

Oechsler, R.A., Feilmeier, M.R., Ledee, D.R., et al., 2009. Utility of molecular sequence analysis of the its rRNA region for identification of *Fusarium* spp from ocular sources. Invest. Ophthalmol. Vis. Sci 50 (5), 2230-2236.

## Cisticercose

Balakrishnan, E., 1961. Bilateral intra-ocular cysticerci. Br. J. Ophthalmol 45, 150-151.

Danis, P., 1974. Intraocular cysticercus. Arch. Ophthalmol 91, 238-239.

Hamed, S.A., El-Metaal, H.E., 2007. Unusual presentations of neurocysticercosis. Acta Neurol. Scand 115, 192-198.

Madigubba, S., Vishwanath, K., Reddy, G., et al., 2007. Changing trends in ocular cysticercosis over two decades: an analysis of 118 surgically excised cysts. Indian J. Med. Microbiol 25, 214-219.

Venkatesh, R., Ravindran, R.D., Bharathi, B., et al., 2008. Optic nerve cysticercosis. Ophthalmology 115, 2094.

Zinn, K.M., Guillory, S.L., Friedman, A.H., 1980. Removal of intravitreous cysticerci from the surface of the optic nerve head. A pars plana approach. Arch. Ophthalmol 98, 714-716.

## Neurorretinite Subaguda Unilateral Difusa ou Disseminada

de Souza, E.C., Abujamra, S., Nakashima, Y., et al., 1999. Diffuse bilateral subacute neuroretinitis: first patient with documented nematodes in both eyes. Arch. Ophthalmol 117, 1349-1351.

de Souza, E.C., da Cunha, S.L., Gass, J.D., 1992. Diffuse unilateral subacute neuroretinitis in South America. Arch. Ophthalmol 110, 1261-1263.

Fox, A.S., Kazacos, K.R., Gould, N.S., et al., 1985. Fatal eosinophilic meningoencephalitis and visceral larva migrans caused by the raccoon ascarid *Baylisascaris procyonis*. N. Engl. J. Med 312, 1619-1623.

Garcia, C.A., Sabrosa, N.A., Gomes, A.B., et al., 2008. Diffuse unilateral subacute neuroretinitis–DUSN. Int. Ophthalmol. Clin 48, 119-129.

Gass, J.D.M., 1996. Subretinal migration of a nematode in a patient with diffuse unilateral subacute neuroretinitis. Arch. Ophthalmol 114, 1526-1527.

Gass, J.D., Gilbert, Jr., W.R., Guerry, R.K., et al., 1978. Diffuse unilateral subacute neuroretinitis. Ophthalmology 85, 521-545.

Mets, M.B., Noble, A.G., Basti, S., et al., 2003. Eye findings of diffuse unilateral subacute neuroretinitis and multiple choroidal infiltrates associated with neural larva migrans due to *Baylisascaris procyonis*. Am. J. Ophthalmol 135, 888-890.

Vedantham, V., Vats, M.M., Kakade, S.J., et al., 2006. Diffuse unilateral subacute neuroretinitis with unusual findings. Am. J. Ophthalmol 142, 880-883.

## Toxocaríase

Altcheh, J., Nallar, M., Conca, M., et al., 2003. Toxocariasis: clinical and laboratory features in 54 patients. An. Pediatr. (Barc. ) 58, 425-431.

Amin, H.I., McDonald, H.R., Han, D.P., et al., 2000. Vitrectomy update for macular traction in ocular toxocariasis. Retina 20, 80-85.

de Visser, L., Rothova, A., de Boer, J.H., et al., 2008. Diagnosis of ocular toxocariasis by establishing intraocular antibody production. Am. J. Ophthalmol 145, 369-374.

Ellis, Jr., G.S., Pakalnis, V.A., Worley, G., et al., 1986. *Toxocara canis* infestation: clinical and epidemiological associations with seropositivity in kindergarten children. Ophthalmology 93, 1032-1037.

Glickman, L.T., Magnaval, J., 1993. Zoonotic roundworm infections. Infect. Dis. Clin. North Am 7, 717-732.

Maguire, A.M., Green, W.R., Michels, R.G., et al., 1990. Recovery of intraocular *Toxocara canis* by pars plana vitrectomy. Ophthalmology 97, 675-680.

Pivetti-Pezzi, P., 2009. Ocular toxocariasis. Int. J. Med. Sci 6, 129-130.

Schantz, P.M., 1994. Of worms, dogs, and human hosts: continuing challenges for veterinarians in prevention of human diseases. J. Am. Vet. Med. Assoc 204, 1023-1028.

Werner, J.C., Ross, R.D., Green, W.R., et al., 1999. Pars plana vitrectomy and subretinal surgery for ocular toxocariasis. Arch. Ophthalmol 117, 532-534.

## Filaríase

Etya'ale, D., 2008. Onchocerciasis and trachoma control: what has changed in the past two decades? Community Eye Health 21, 43-45.

Gorezis, S., Psilla, M., Asproudis, I., et al., 2006. Intravitreal dirofilariasis: a rare ocular infection. Orbit 25, 57-59.

Gungel, H., Kara, N., Pinarci, E.Y., et al., 2009. An uncommon case with intravitreal worm. Intravitreal Dirofilaria infection. Br. J. Ophthalmol 93, 573-574, 697.

Hopkins, A.D., 2007. Onchocerciasis control: impressive achievements not to be wasted. Can. J. Ophthalmol 42, 13-15.

Kluxen, G., Hoerauf, A., 2008. The significance of some observations on African ocular onchocerciasis described by Jean Hissette (1888-1965). Bull. Soc. Belge Ophtalmol 307, 53-58.

Winthrop, K.L., Proaño, R., Oliva, O., et al., 2006. The reliability of anterior segment lesions as indicators of onchocercal eye disease in Guatemala. Am. J. Trop. Med. Hyg 75, 1058-1062.

## Miíase (Oftalmomiíase/ Gnatostomiíase/Angiostrongilíase/ Mesocercárias *Alaria*)

Alhady, M., Zabri, K., Chua, C.N., 2008. Ophthalmomyiasis from *Chrysomyia bezziana* (screwworm fly). Med. J. Malaysia 63, 269-270.

Bhattacharjee, H., Das, D., Medhi, J., 2007. Intravitreal gnathostomiasis and review of literature. Retina 27, 67-73.

Funata, M., Custis, P., de la Cruz, Z., et al., 1993. Intraocular gnathostomiasis. Retina 13, 240-244.

McDonald, H.R., Kazacos, K.R., Schatz, H., et al., 1994. Two cases of intraocular infection with *Alaria* mesocercaria (Trematoda). Am. J. Ophthalmol 117, 447-455.

Price, K.M., Murchison, A.P., Bernardino, C.R., et al., 2007. Ophthalmomyiasis externa caused by *Dermatobia hominis* in Florida. Br. J. Ophthalmol 91, 695.

Samarasinghe, S., Weerakoon, U., 2007. External ophthalmomyiasis caused by sheep botfly *(Oestrus ovis)* larvae. Ceylon Med. J 52, 31-32.

Sawanyawisuth, K., Kitthaweesin, K., 2008. Optic neuritis caused by intraocular angiostrongyliasis. Southeast Asian J. Trop. Med. Public Health 39, 1005-1007.

Sharifipour, F., Feghhi, M., 2008. Anterior ophthalmomyiasis interna: an ophthalmic emergency. Arch. Ophthalmol 126, 1466-1467.

Sinawat, S., Sanguansak, T., Angkawinijwong, T., et al., 2008. Ocular angiostrongyliasis: clinical study of three cases. Eye (Lond. ) 22, 1446-1448.5.

# CAPÍTULO 6

## Doenças Vasculares Retinianas

**ANOMALIAS CONGÊNITAS** . . . . . . . . . . . . . **493**
Macrovaso . . . . . . . . . . . . . . . . . . . . . . . . . .493
Alça Vascular Pré-papilar . . . . . . . . . . . . . . . . . . .493
Tortuosidade Arterial Retiniana Familiar . . . . . . . . . . . .494

**OCLUSÕES ARTERIAIS RETINIANAS** . . . . . . . . . **495**
Oclusão da Artéria Oftálmica . . . . . . . . . . . . . . . .495
Oclusão da Artéria Central da Retina . . . . . . . . . . . .496
Oclusão de Ramo Arterial da Retina . . . . . . . . . . . . .499
PAMM (Maculopatia Média Aguda Paracentral) . . . . . . . .502
Oclusão da Artéria Ciliorretiniana . . . . . . . . . . . . . .505

**OCLUSÕES VENOSAS RETINIANAS** . . . . . . . . . **507**
Oclusão da Veia Central da Retina . . . . . . . . . . . . . .507
Oclusão do Ramo da Veia Central da Retina . . . . . . . . .516
Macroaneurisma Arteriolar Retiniano . . . . . . . . . . . .522
Doença de Coats e Telangiectasia Macular do Tipo 1
   (Telangiectasia Congênita, Aneurismas Miliares de Leber) . . . .525
Telangiectasia Macular do Tipo 2 (Telangiectasia Perifoveal Idiopática,
   Telangiectasia Justafoveal Idiopática do Tipo 2) . . . . . . . .538
Retinopatia por Radiação . . . . . . . . . . . . . . . . . .551
Doença de Eales (Doença Oclusiva Vascular Periférica Idiopática) . . . . . . .555

**MANIFESTAÇÕES VASCULARES RETINIANAS
DE DOENÇA SISTÊMICA** . . . . . . . . . . . **560**
Retinopatia Hipertensiva . . . . . . . . . . . . . . . . . .560
Retinopatia Diabética . . . . . . . . . . . . . . . . . . . .564
Retinopatia Falciforme . . . . . . . . . . . . . . . . . . .593
Hiperlipidemia . . . . . . . . . . . . . . . . . . . . . . .600
Síndrome Ocular Isquêmica . . . . . . . . . . . . . . . . .601

Arterite de Takayasu (Doença de Takayasu) . . . . . . . . . . . . . . . . . . .604

Policitemia Vera . . . . . . . . . . . . . . . . . . . . . . . . . . . . . . .607

Trombocitose Essencial . . . . . . . . . . . . . . . . . . . . . . . . .608

Síndrome de Hiperviscosidade da Leucemia . . . . . . . . . . . . . . . . .608

Macroglobulinemia de Waldenström . . . . . . . . . . . . . . . . .609

Mieloma Múltiplo . . . . . . . . . . . . . . . . . . . . . . . . . . . .610

Síndrome Hipereosinofílica . . . . . . . . . . . . . . . . . . . . . . .613

Polineuropatia, Organomegalia, Endocrinopatia, Gamopatia
Monoclonal, Alterações Cutâneas (Síndrome POEMS) . . . . . . . . . .613

Hiper-homocisteinemia . . . . . . . . . . . . . . . . . . . . . . . . . .614

Deficiência de Proteínas C e S. . . . . . . . . . . . . . . . . . . . . .614

Deficiência de Antitrombina III. . . . . . . . . . . . . . . . . . . . . .616

Fator V de Leiden . . . . . . . . . . . . . . . . . . . . . . . . . . . .616

Púrpura Trombocitopênica Trombótica . . . . . . . . . . . . . . . . .617

Coagulação Intravascular Disseminada. . . . . . . . . . . . . . . . . .618

Lúpus Eritematoso Sistêmico . . . . . . . . . . . . . . . . . . . . . .619

Arterite de Células Gigantes (Arterite Temporal). . . . . . . . . . . . .626

Poliarterite Nodosa . . . . . . . . . . . . . . . . . . . . . . . . . . .628

Síndrome de Churg-Strauss . . . . . . . . . . . . . . . . . . . . . . .628

Dermatomiosite. . . . . . . . . . . . . . . . . . . . . . . . . . . . . .629

Granulomatose com Poliangiite (Granulomatose de Wegener). . . . . . . .629

Doença de Weber-Christian (Paniculite Nodular) . . . . . . . . . . . . .631

Esclerose Sistêmica . . . . . . . . . . . . . . . . . . . . . . . . . . .631

Síndrome do Anticorpo Antifosfolipídeo (Síndrome de Hughes) . . . . . . . .632

Mixomas Cardíacos . . . . . . . . . . . . . . . . . . . . . . . . . . .633

Síndrome de Susac . . . . . . . . . . . . . . . . . . . . . . . . . . .634

Retinopatia de Purtscher. . . . . . . . . . . . . . . . . . . . . . . . .635

## GRAVIDEZ . . . . . . . . . . . . . . . . . . . . 636

Coriorretinopatia Serosa Central . . . . . . . . . . . . . . . . . . . .636

Pré-eclâmpsia . . . . . . . . . . . . . . . . . . . . . . . . . . . . . .638

Lúpus Eritematoso . . . . . . . . . . . . . . . . . . . . . . . . . . . .640

Deficiência de Proteína S . . . . . . . . . . . . . . . . . . . . . . . .640

## EMBOLIZAÇÃO IATROGÊNICA . . . . . . . . . . . . . . 641

# Anomalias Congênitas

As anomalias vasculares retinianas congênitas são incomuns e normalmente benignas. A anomalia congênita mais comum é um grande vaso aberrante de origem arterial ou venosa, conhecido como macrovaso, situado no polo posterior, onde pode seguir pela fóvea e atravessar a rafe horizontal.

## Macrovaso

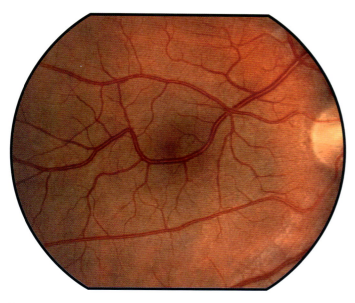

Este grande macrovaso retiniano é uma veia aberrante que atravessa a fóvea e a rafe horizontal. *Cortesia do Dr. Rama Jager*

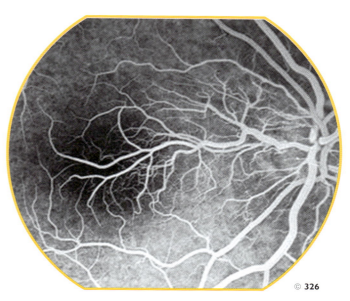

A angiografia fluoresceínica em um outro paciente revela um grance macrovaso venoso anômalo e um plexo capilar anormal associado. A acuidade visual diminuiu para 20/40.

## Alça Vascular Pré-papilar

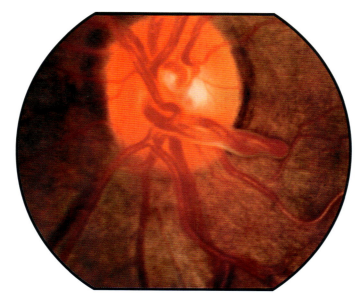

Este é um exemplo de alça vascular congênita, que normalmente é unilateral nos pacientes assintomáticos. Raramente as alças arteriolares sangram no vítreo ou levam a uma oclusão de ramo venoso ou arterial retiniano.

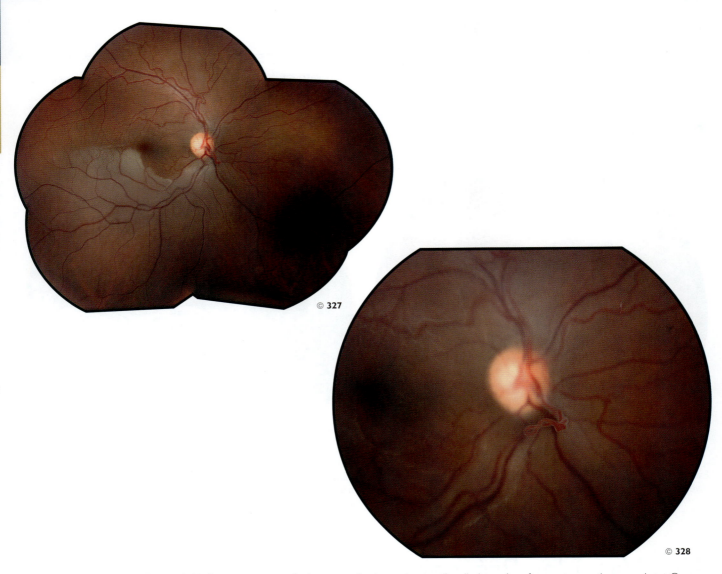

Este homem saudável de 17 anos de idade apresentou perda de campo visual superior no olho direito após sofrer um traumatismo craniano. O exame revelou uma oclusão do ramo da artéria central da retina (ORACR) (*superior*) associada a uma alça vascular congênita que espiralou, impedindo o fluxo sanguíneo distal (*imagem inferior*). *Imagens cortesia de Ehsan Rahimy, MD*

# Tortuosidade Arterial Retiniana Familiar

A tortuosidade retiniana congênita afeta as artérias, embora a tortuosidade das veias retinianas também possa ser observada. Esses vasos tortuosos estão sujeitos a complicações oclusivas e hemorrágicas.

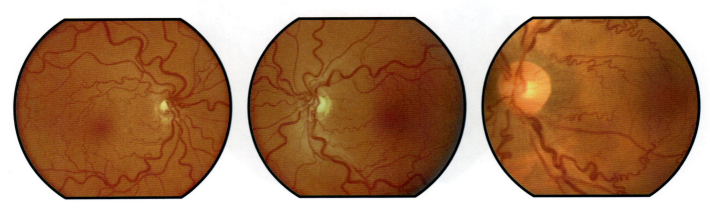

Estes dois pacientes têm tortuosidade arterial familiar tanto das artérias quanto das veias retinianas. Este transtorno ocorre bilateralmente.

# Oclusões Arteriais Retinianas

A doença obstrutiva da artéria retiniana inclui oclusões da artéria oftálmica, oclusões da artéria retiniana central, oclusões do ramo arterial da retina, oclusões arteriais coriorretinianas e obstruções arteriais e venosas combinadas. As manchas algodonosas (CWS, do inglês *cotton-wool spots*) também se enquadram na ampla categoria das doenças oclusivas, pois representam obstruções arteriolares pré-capilares do plexo capilar superficial.

## Oclusão da Artéria Oftálmica

Um paciente com uma oclusão da artéria oftálmica apresenta-se caracteristicamente com uma visão sem percepção da luz. Uma mancha "vermelho-cereja" não está presente em quase a metade dos casos em virtude da insuficiência coroidiana. Após a reperfusão da circulação obstruída, podem se desenvolver anomalias do epitélio pigmentar retiniano (EPR).

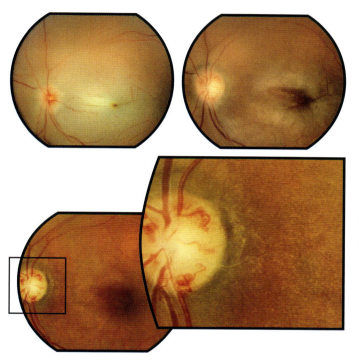

Este paciente tinha uma oclusão da artéria oftálmica. No estágio agudo há uma palidez difusa no fundo posterior, mas nenhuma mancha "vermelho-cereja" (*imagem superior à esquerda*). Dois meses mais tarde, a isquemia retiniana externa praticamente regrediu, deixando uma descoloração castanho-avermelhada na região foveal. Ainda há algum branqueamento perifoveal da retina interna (*imagem superior à direita*). Após a resolução da palidez aguda da retina, a retina apresenta alterações difusas do EPR, menor calibre vascular retiniano e irregularidades de embainhamento (*imagem inferior à esquerda*). Repare os vasos compensatórios em torno da circunferência da cabeça do nervo óptico (*destaque ampliado*), os colaterais entre as circulações retiniana e ciliar, denominados colaterais de Nettleship.

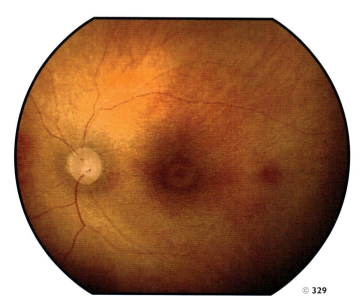
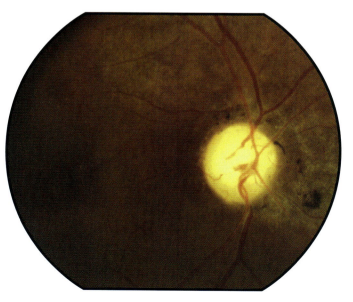

Dois casos de oclusão antiga da artéria oftálmica. Notam-se atrofia difusa do EPR e alguma pigmentação granular (*imagem à esquerda*). O nervo óptico está pálido, e os vasos retinianos são estreitos a partir da isquemia antecedente. Repare os vasos sanguíneos constritos, as alterações pigmentares difusas e a atrofia óptica à direita.

# Oclusão da Artéria Central da Retina

As oclusões da artéria central da retina são observadas com mais frequência nos idosos. Esses pacientes frequentemente apresentam sinais de doença cardiovascular. A causa mais comum é a embolia proveniente de uma placa da artéria carótida. Na fase aguda há opacificação da retina superficial, exceto na fóvea, em que há uma mancha "vermelho-cereja". Em alguns casos, há segmentação ou *boxcarring* da vasculatura retiniana.

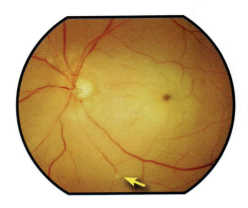
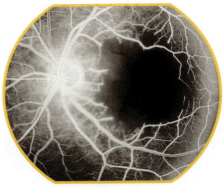

Este paciente tem uma oclusão aguda da artéria central da retina com uma mancha vermelho-cereja. Observe a placa inferiormente (*seta*). A angiografia fluoresceínica neste caso revela isquemia macular.

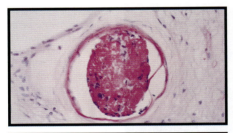
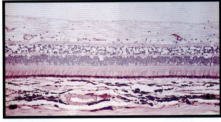

A histopatologia mostra uma oclusão recente da artéria central da retina com um trombo intravascular recente e edema das camadas retinianas internas.

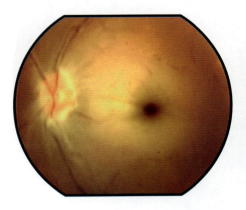
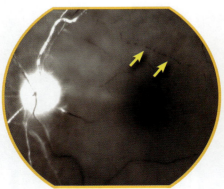
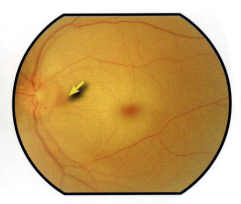

Este paciente tem uma oclusão aguda da artéria central da retina com palidez da retina e uma mancha "vermelho-cereja". Há uma não perfusão grave da retina com *boxcarring* na angiografia fluoresceínica (FA) (*setas*). *Cortesia do Dr. Pawan Bhatnagar*

Este paciente tem uma oclusão da artéria central da retina com uma mancha "vermelho-cereja" e palidez retiniana. Há preservação mínima da retina peripapilar temporal pelos vasos ciliares perfundidos (*seta*).

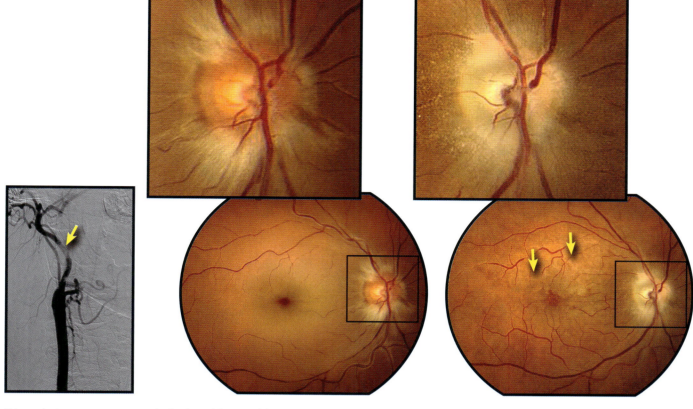

Este paciente apresentou uma oclusão da artéria central da retina com palidez difusa da retina interna e uma mancha de cor vermelho-cereja. Observe a presença de palidez peripapilar representando estase axoplasmática. Três semanas mais tarde (*imagem à direita*), a maior parte da palidez retiniana se resolveu com alguma persistência na mácula superior (*setas*). O nervo óptico ficou pálido, e a visão não melhorou. O angiograma carotídeo (*imagem à esquerda*) exibe obstrução do sistema carotídeo (*seta*). *Cortesia do Dr. Robert Mittra*

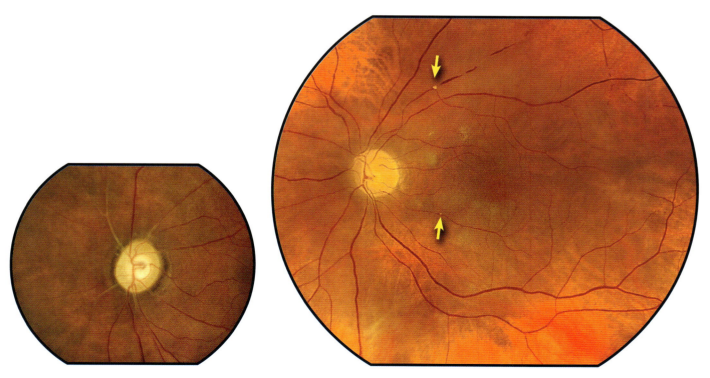

Este paciente tinha uma oclusão antiga da artéria central da retina. Há atrofia resultante e embainhamento peripapilar da vasculatura arteriolar.

Este paciente apresentou oclusão parcial da artéria central da retina, com várias CWS. Há *boxcarring* dos vasos retinianos e êmbolos residuais que passaram para a vasculatura distal (*setas*). O nervo óptico está pálido.

# Oclusão da Artéria Central da Retina com Preservação da Artéria Ciliorretiniana

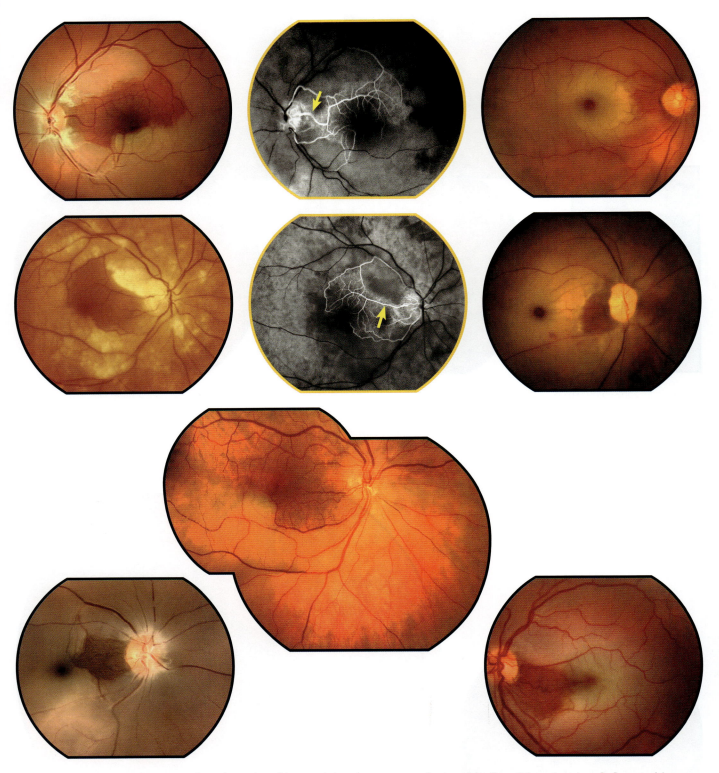

Todos estes pacientes apresentaram todos oclusão da artéria central da retina e preservação da artéria ciliorretiniana. A angiografia fluoresceínica documentou perfusão persistente da artéria ciliorretiniana, preservando parcialmente a fóvea (*setas*). Observe a presença de preenchimento venoso retiniano emanando da circulação ciliar. *Imagens cortesia da Ophtalmic Imaging Systems, Inc*

# Oclusão de Ramo Arterial da Retina

Uma oclusão do ramo da artéria central da retina (ORACR) apresenta-se com palidez retiniana superficial em uma distribuição geográfica da arteríola obstruída. Assim como acontece nas oclusões da artéria central da retina, a maioria dos pacientes tem doença cardiovascular preexistente. A causa mais comum é a embolia a partir da artéria carótida. A ausência de uma placa intravascular visível não implica necessariamente uma causa não embólica, pois as placas podem seguir em uma direção distal. O prognóstico visual é relativamente bom, a menos que haja algum fator sistêmico subjacente que aumente o risco de recorrência.

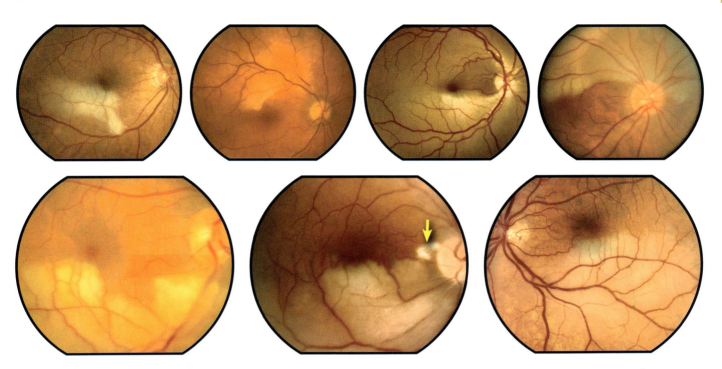

Estes são exemplos de oclusões agudas do ramo da artéria central da retina. Repare a palidez aguda da retina interna que segue o curso do vaso obstruído. O grau de palidez depende do tamanho da arteríola. Em aproximadamente um terço dos casos, um êmbolo ou uma placa no nervo óptico podem ser identificados (*imagem superior à direita*). A embolia deste paciente originou-se do prolapso da valva mitral. Há uma mancha algodonosa proveniente de oclusão capilar superficial na imagem inferior central (*seta*).

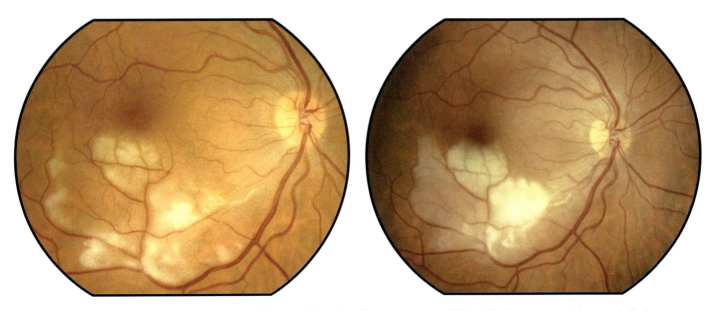

Este paciente tem oclusão progressiva do ramo da artéria central da retina. A imagem à esquerda foi obtida 2 anos antes da imagem à direita.

# Múltiplas Oclusões do Ramo Arterial da Retina

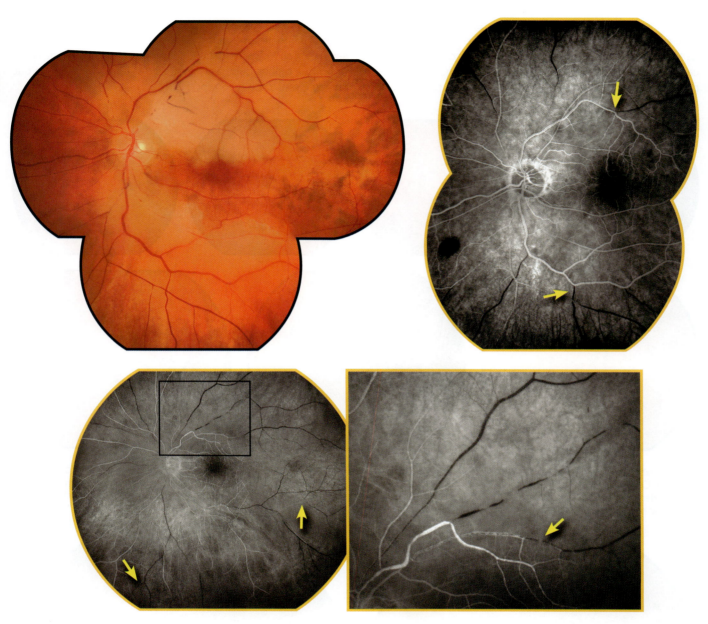

Repare nas múltiplas oclusões do ramo da artéria central da retina nestes dois pacientes. As imagens superiores são de um paciente que sofreu doença embólica no momento da cirurgia cardíaca. As imagens inferiores são de um paciente com vários êmbolos vasculares retinianos provenientes de doença vascular. Repare os sítios obstruídos na FA (*setas*). Ainda há boa perfusão da mácula central.

# Oclusões Recorrentes do Ramo da Artéria Central da Retina

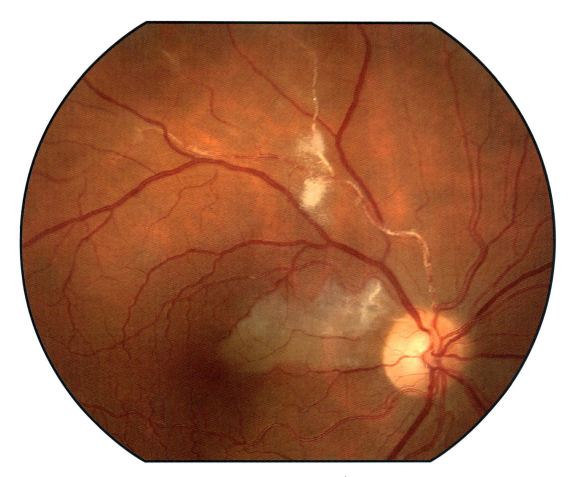

Este paciente apresentou uma oclusão recorrente do ramo da artéria central da retina. É apresentada uma oclusão mais antiga do ramo superotemporal com embainhamento e mineralização da arteríola retiniana, e também observa-se uma oclusão aguda do ramo da artéria central da retina na mácula nasal. *Imagens de Distalização do Êmbolo, ©345 a @348, disponíveis exclusivamente, em inglês, em* expertconsult.inkling.com/redeem

# PAMM (Maculopatia Média Aguda Paracentral)

A maculopatia média aguda paracentral (PAMM) é uma entidade recentemente descoberta com uma banda característica de hiper-refletividade no nível da camada nuclear interna na tomografia de coerência óptica em domínio espectral (SD-OCT). Também pode haver a palidez associada na retinografia colorida e a hiporrefletividade na imagem de refletância infravermelha proximal. O infarto da camada nuclear interna (CNI) devido à isquemia do plexo capilar retiniano profundo é a etiologia provável. Muitas condições oculares e sistêmicas podem estar associadas à PAMM, incluindo oclusão da veia retiniana, oclusão da artéria retiniana, retinopatia diabética, retinopatia de Purtscher e retinopatia falciforme.

## PAMM *versus* CWS

A mancha algodonosa (CWS) é mais superficial, com aspecto de giz branco, e associada à hiper-refletividade no nível da célula ganglionar e das camadas de fibras nervosas (com a OCT) e devido a isquemia ou infarto do plexo capilar retiniano superficial.

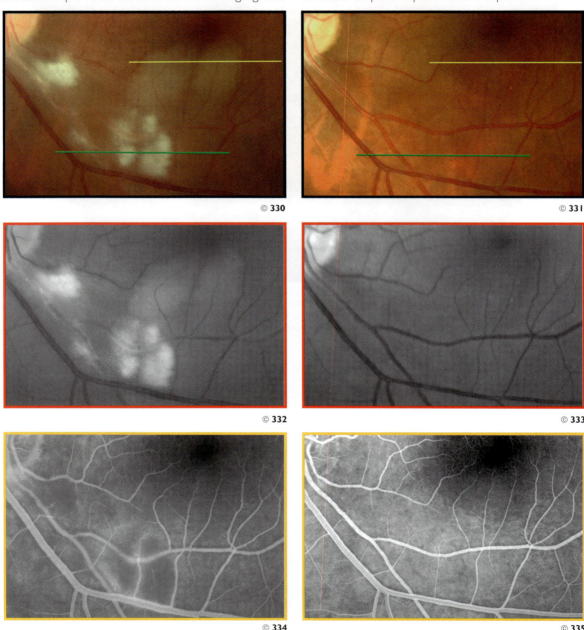

Esta figura ilustra a diferença entre exsudatos algodonosos e uma lesão PAMM. As imagens à direita são de acompanhamento, ilustrando a resolução dos exsudatos algodonosos e da PAMM. Observe a aparência de uma cor branca mais brilhante e superficial do exsudato algodonoso (*imagem superior à esquerda, linha verde*) na foto colorida do fundo, comparada com a aparência mais profunda e acinzentada da lesão PAMM (*imagem superior à esquerda, linha amarela*). As imagens com reflectância próxima ao vermelho também podem realçar essa diferença, com os exsudatos algodonosos mais uma vez aparecendo de cor branca brilhante em comparação com a aparência de cor cinza profundo das lesões PAMM (*imagem do meio à esquerda*). Na FA, os exsudatos algodonosos exibem hipofluorescência, enquanto as lesões PAMM aparecem normais (*imagem inferior à esquerda*).

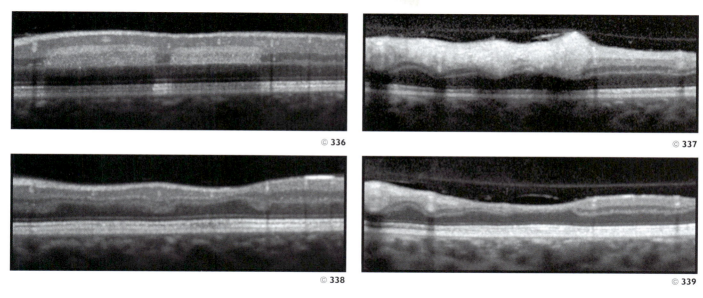

Na tomografia por coerência óptica em domínio espectral (SD-OCT) as lesões PAMM são caracterizadas por hiperrefletividade nas camadas retinianas intermediárias na fase aguda (*imagem superior à esquerda*) com subsequente adelgaçamento dessas camadas na fase crônica (*imagem inferior à esquerda*). Os exsudatos algodonosos são caracterizados por hiperrefletividade e espessamento da CFN e das camadas de células ganglionares na fase aguda (*imagem superior à direita*) com subsequente adelgaçamento dessas camadas na fase crônica (*imagem inferior à direita*).

## PAMM Associada a ORACR

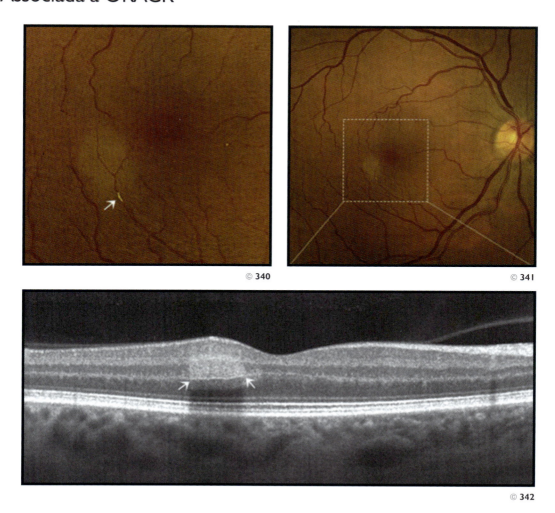

Este paciente tem uma pequena oclusão do ramo da artéria central da retina, com uma placa de Hollenhorst visível (*imagem superior à esquerda, seta*) causando um infarto branco-acinzentado profundo (*imagem superior à direita*). A OCT correspondente demonstra PAMM devido à isquemia do plexo capilar retiniano profundo e infarto da camada nuclear interna. *Cortesia de Brandon Lujan, MD*

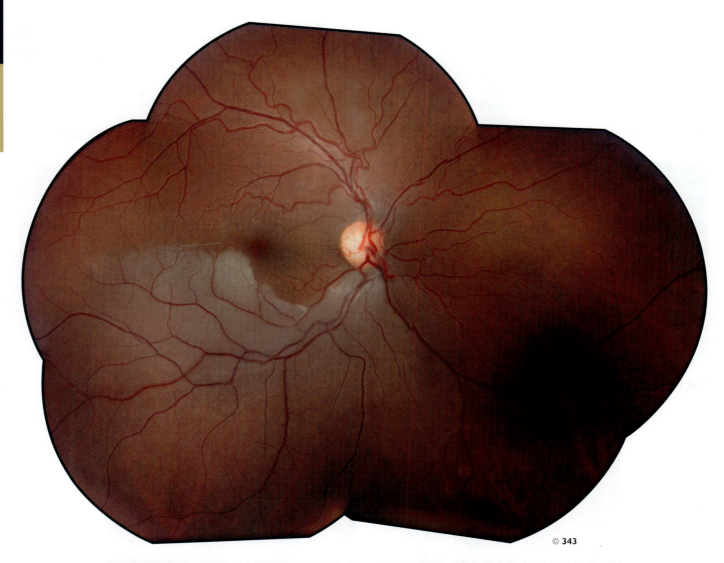

© 343

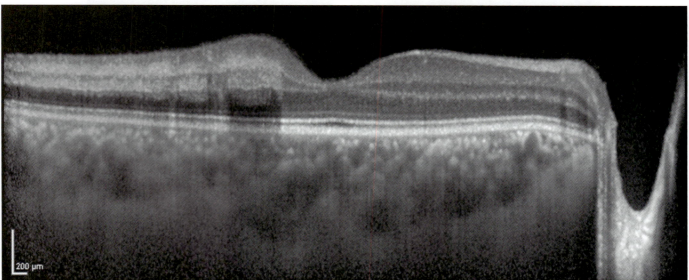

© 344

Este paciente, descrito anteriormente na seção "Alça Vascular Pré-papilar", sofreu uma ORACR secundária à torsão de uma alça vascular pré-papilar (*imagem superior*). A SD-OCT através da mácula revela lesões PAMM difusas, secundárias à isquemia do plexo capilar retiniano profundo. *Imagem cortesia de Ehsan Rahimy, MD*

# Oclusão da Artéria Ciliorretiniana

As oclusões da artéria ciliorretiniana podem ocorrer isoladamente ou junto com arterite de células gigantes e oclusão da veia central da retina. Geralmente elas causam uma perda súbita da visão central, já que esses vasos perfundem a mácula central. Há uma palidez retiniana aguda correspondente à distribuição geográfica do vaso. Uma FA pode mostrar obstrução ou perfusão tardia, como no caso a seguir.

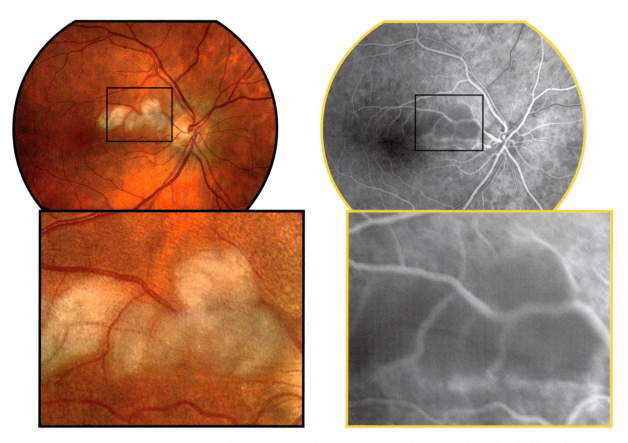

Este paciente tinha uma oclusão do ramo superior da artéria ciliorretiniana. Repare a palidez isquêmica na retinografia colorida e a hipofluorescência correspondente com a FA.

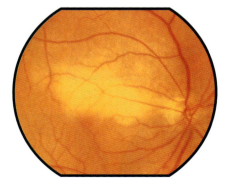

Observa-se uma oclusão da artéria ciliorretiniana neste paciente com palidez isquêmica correspondente na mácula.

# Placas

Cerca de um terço de todas as oclusões arteriolares retinianas é observado em associação a placas, algumas das quais reluzentes ou mineralizadas. Normalmente elas são encontradas nas bifurcações, mas nem sempre. Os êmbolos retinianos originam-se na artéria carótida ou no coração.

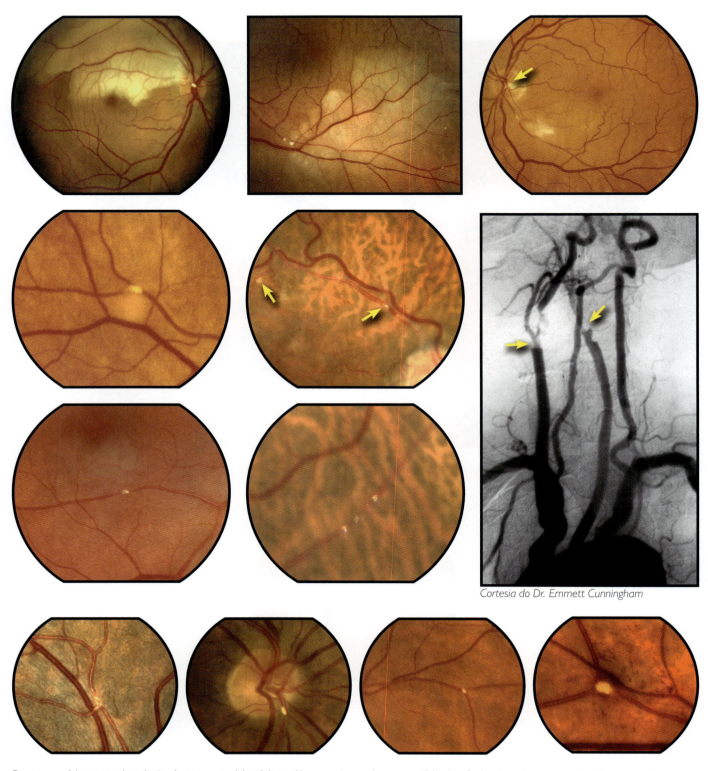

*Cortesia do Dr. Emmett Cunningham*

Repare os vários casos de oclusão do ramo arterial retiniano. Algumas são agudas, com palidez isquêmica da retina, enquanto outras se resolveram. Raramente há hemorragia circundando a placa, como se pode notar na imagem inferior à direita. O angiograma carotídeo à direita exibe várias constrições dos vasos extracranianos que perfundem o olho (*setas*).

# Oclusões Venosas Retinianas

A oclusão venosa retiniana é uma das anomalias vasculares retinianas mais comuns no olho, depois da retinopatia diabética. As oclusões da veia central da retina (OVCR) normalmente são vistas nos pacientes com mais de 50 anos de idade com outros fatores de risco, como hipertensão e diabetes. Os pacientes mais novos com OVCR devem ser avaliados quanto a distúrbios de hipercoagulação. Uma oclusão da veia central da retina deve ocorrer posteriormente à lâmina cribrosa. Existem duas formas: oclusão venosa retiniana não isquêmica *versus* isquêmica. Essas designações se baseiam na área de não perfusão capilar identificada com angiografia fluoresceínica de campo largo e pode ser prevista pela má acuidade visual ou pela presença de um defeito papilar aferente. As oclusões isquêmicas podem evoluir com hemorragia vítrea, neovascularização do segmento anterior e glaucoma neovascular. As oclusões do ramo da veia central da retina (ORVCR) são mais comuns do que a OVCR. Elas são observadas normalmente em pacientes com hipertensão ou diabetes, mas podem ocorrer sem anomalias sistêmicas conhecidas. A ORVCR desenvolve-se devido à compressão de uma veia pela artéria em um cruzamento arteriolar-venular encapsulado por uma bainha adventícia comum.

## Oclusão da Veia Central da Retina

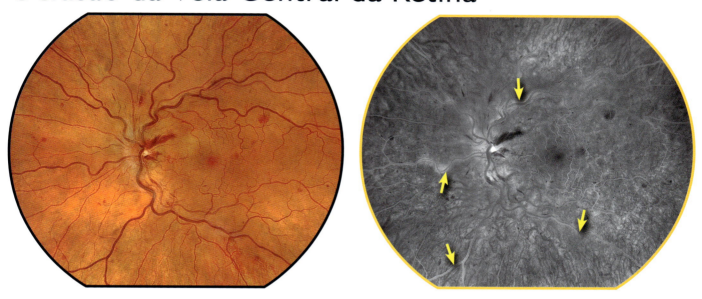

Este paciente tem oclusão da veia central da retina não isquêmica com tortuosidade venosa retiniana e algumas hemorragias no disco e em cada quadrante da periferia média. A FA mostra coloração segmentar das vênulas (*setas*) e vazamento mínimo no nervo óptico. Não há evidência de isquemia capilar retiniana significativa ou de não perfusão.

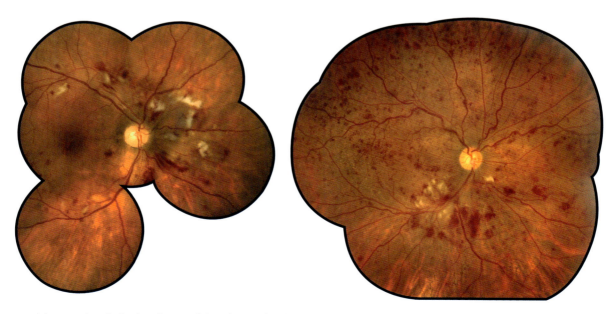

Repare nesses dois casos de oclusão da veia central da retina não isquêmica mais grave com hemorragia retiniana mais importante. As hemorragias retinianas são mais evidentes no hemisfério superior (*imagem à direita*). *A montagem da esquerda é cortesia do Dr. Matthew Benz*

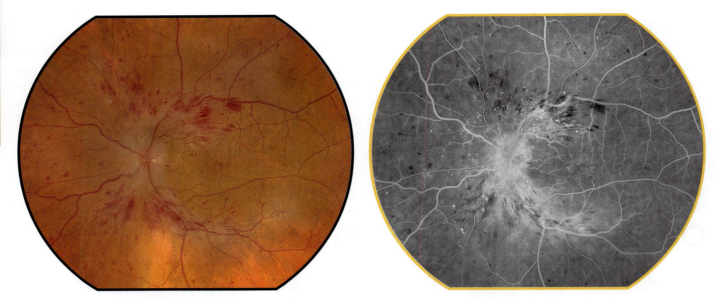

Observe a OVCR não isquêmica neste paciente jovem de 30 anos, sem histórico de diabetes ou hipertensão sistêmica. Há edema do disco, hemorragias intrarretinianas e microaneurismas e nenhuma evidência de isquemia retiniana significativa ou não perfusão com a FA.

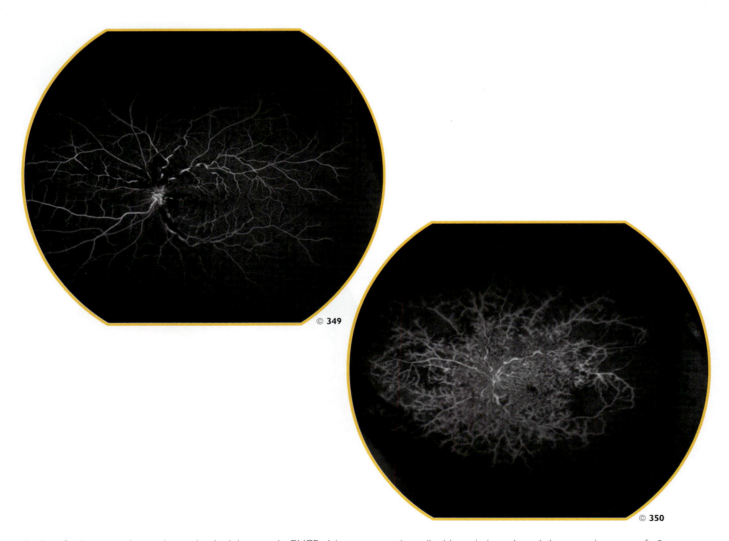

Angiografia de campo de grande angular de dois casos de OVCR. A imagem superior exibe bloqueio irregular pela hemorragia, mas perfusão periférica preservada. A imagem inferior exibe não perfusão capilar grave.

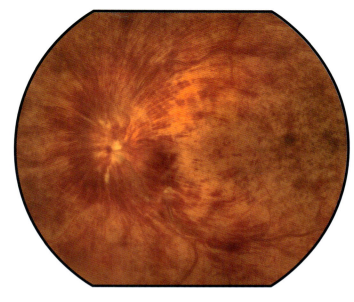

Correlação clínica de uma oclusão da veia central da retina hemorrágica aguda dentro de 24 horas. *Imagens ©351 e @352 disponíveis exclusivamente, em inglês, em* expertconsult.inkling.com/redeem

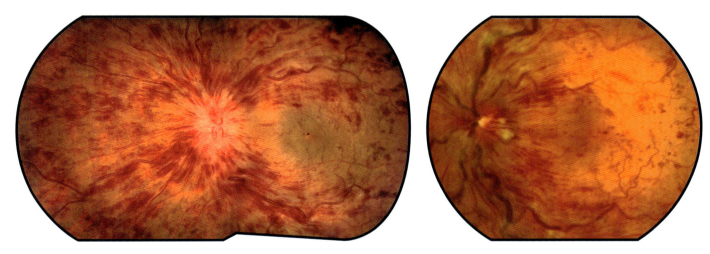

Dois casos de oclusão da veia central da retina isquêmica. Há dilatação acentuada e tortuosidade do sistema venoso retiniano, hemorragias retinianas generalizadas e edema macular.

# Síndrome de Mason-Wyburn e Oclusão da Veia Retiniana Central

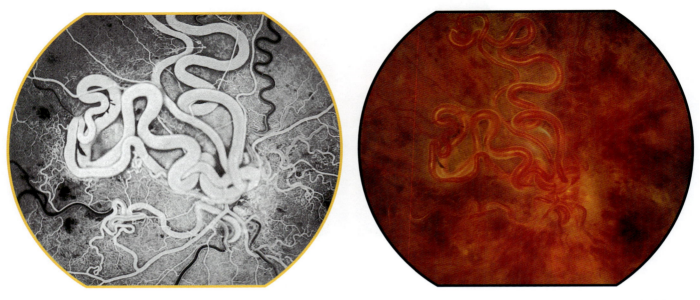

Repare na presença de vasos retinianos tortuosos e dilatados e derivação arteriolar-venular neste caso de síndrome de Wyburn-Mason. A FA foi obtida 3 anos antes do desenvolvimento de uma oclusão hemorrágica aguda da veia central da retina (*imagem à direita*). Não é incomum que essas derivações congênitas desenvolvam doença oclusiva e isquemia secundária, além de neovascularização.

# OVCR e Oclusão da Artéria Ciliorretiniana

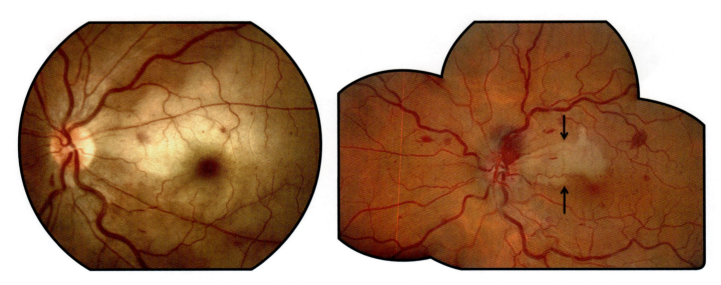

Exemplos de OVCR não isquêmica com oclusões da artéria ciliorretiniana associadas. *A imagem à direita é cortesia de West Coast Retina*

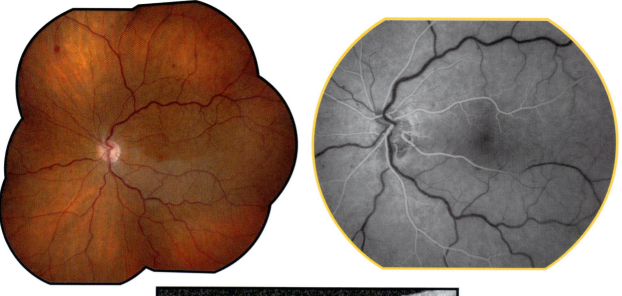

Este paciente desenvolveu uma oclusão da veia retiniana central com oclusão da artéria ciliorretiniana. Observe a palidez da mácula inferior na distribuição da artéria ciliorretiniana (*imagem à esquerda*) e o preenchimento retardado e incompleto da artéria ciliorretiniana na FA obtida 18 segundos após a injeção (*imagem do alto à direita*). A SD-OCT através da mácula ilustra PAMM com lesões semelhantes a uma banda hiper-refletiva no nível da camada nuclear interna devido à isquemia do plexo capilar retiniano profundo.

## OVCR e PAMM

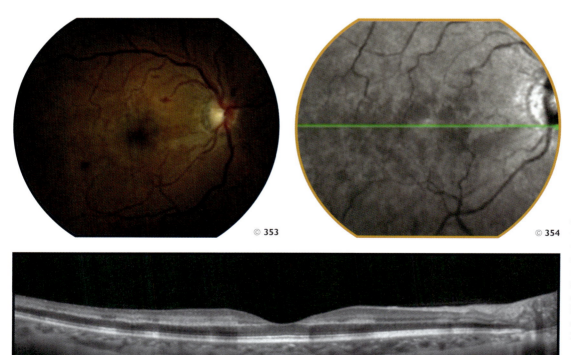

© 353

© 354

© 355

Esta mulher de 56 anos de idade desenvolveu oclusão da veia central da retina com PAMM. Repare no sistema venoso ingurgitado com hemorragias intrarretinianas e lesões cinzentas profundas na mácula (*imagem do alto à esquerda*). As lesões cinzentas aparecem escuras em um padrão perivenular similar a um feto no infravermelho proximal (*imagem do alto à direita*) e corresponde às lesões hiper-refletivas no nível da camada nuclear interna na SD-OCT (*fundo*).

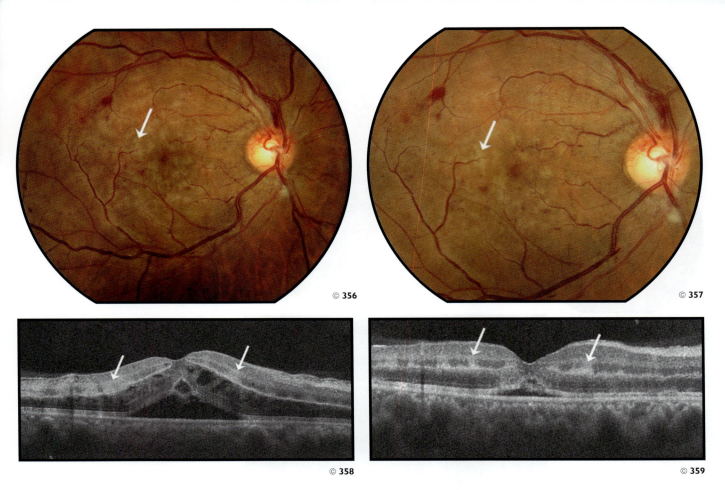

Observe a presença da PAMM (*setas*) nas imagens coloridas e na OCT (*imagem à esquerda*) neste paciente com OVCR. Há melhora significativa do edema macular após a terapia (*imagem à direita*, OCT) com anti-VEGF.

## Colateralização

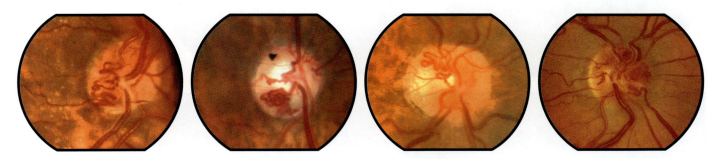

Estes quatro exemplos de colaterais optociliares se desenvolvem nos casos de OVCR para contornar a oclusão da veia retiniana central. Eles se desenvolvem no lado venoso da circulação e não vazam na FA.

# Fístula Carotídeo-cavernosa e Oclusão da Veia Retiniana Central

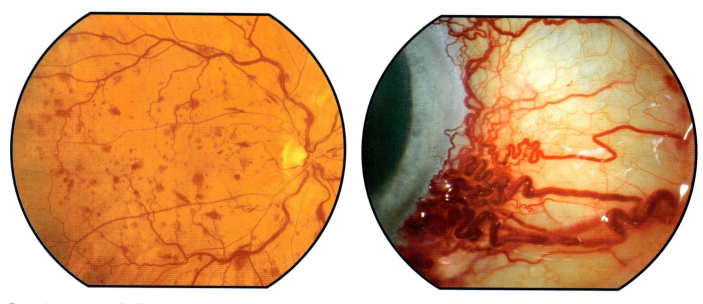

Este paciente tem uma OVCR com hemorragias intrarretinianas e vasos tortuosos, além de vasos conjuntivais dilatados devido a uma fístula carotídeo-cavernosa que deve ser considerada no diagnóstico diferencial de OVCR. *Cortesia de Robert Hammond*

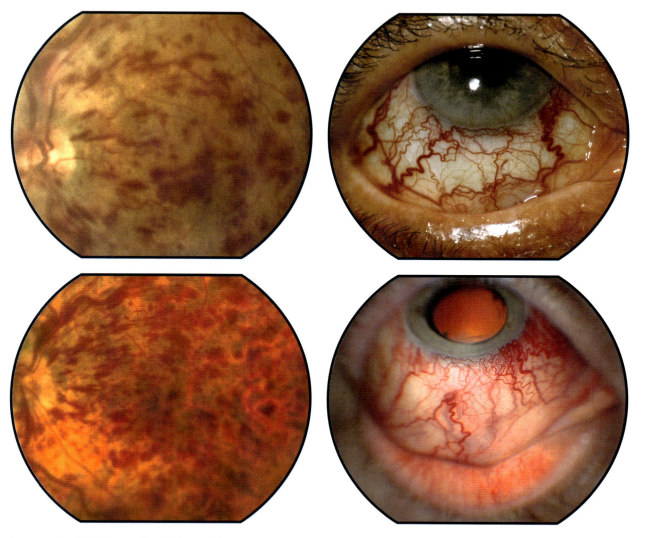

Dois outros casos de OVCR associada a fístula carotídeo-cavernosa.

## Curso Natural

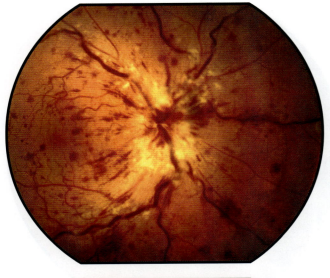

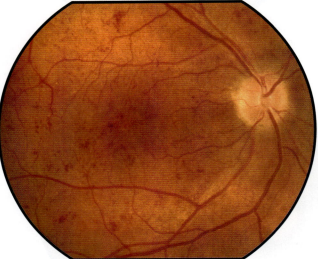

Oclusão aguda da veia central da retina com edema grave do disco óptico e hemorragias intrarretinianas (*imagem superior*). Houve resolução espontânea da obstrução com melhoria da visão (*imagem inferior*).

## Tratamento: Fotocoagulação a *Laser*

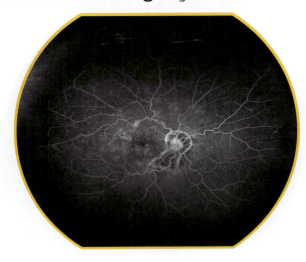
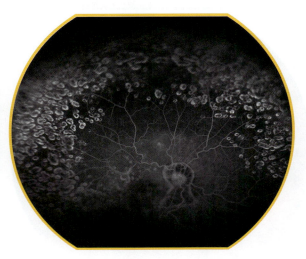

Este paciente apresentou oclusão da veia central da retina com não perfusão capilar periférica generalizada, ilustrada com angiografia fluoresceínica de campo de grande angular. A FA de campo de grande angular 6 meses após o tratamento com panfotocoagulação retiniana (PRP) para a ablação da retina isquêmica é exibida à direita. *Imagem cortesia de Richard Spaide*

# Tratamento: Terapia com Anti-VEGF Intravítreo

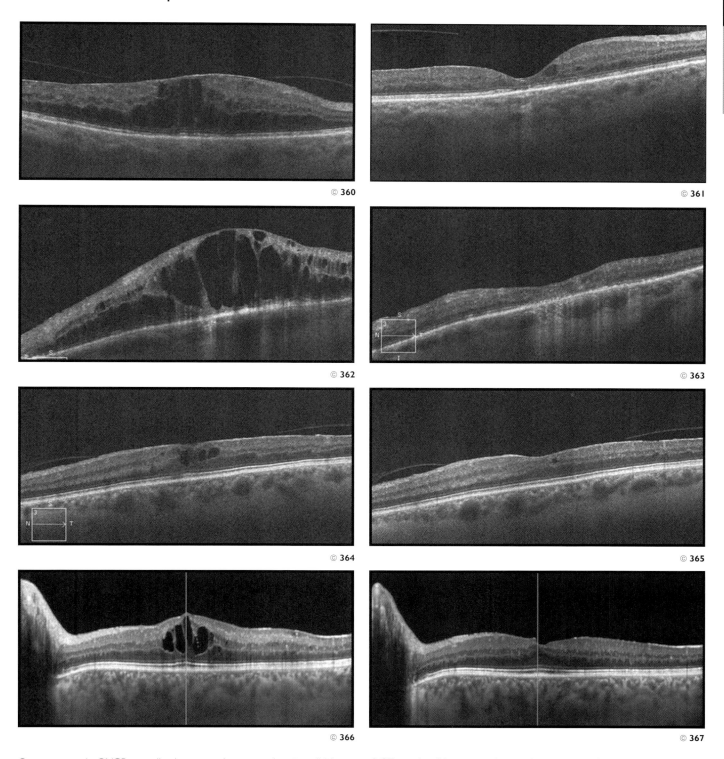

Quatro casos de OVCR complicados com edema macular são exibidos com OCT em domínio espectral antes do tratamento (*imagens à esquerda*). Um mês depois da terapia com anti-VEGF intravítreo, o edema macular melhorou significativamente em cada caso (*imagens à direita*).

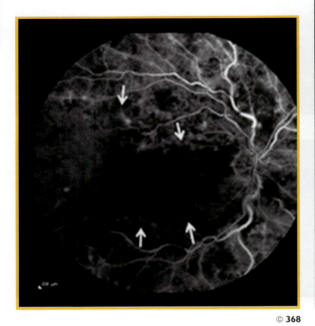
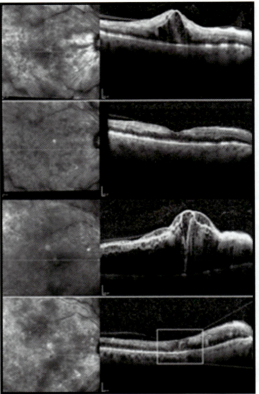

Oclusão isquêmica da veia retiniana central com edema. À *esquerda*, a FA mostra isquemia macular (*setas*) e bloqueio irregular decorrente de hemorragia retiniana. A OCT no alto à esquerda mostra edema macular na linha de referência. Um mês após a injeção de Ozurdex®, houve resolução do edema (*segunda imagem a partir de cima*), com recorrência 5 meses após a injeção (*terceira imagem a partir de cima*). A OCT inferior mostra melhora 1 mês após a administração do segundo implante de Ozurdex®.

# Oclusões do Ramo da Veia Central da Retina

A ORVCR ocorre com mais frequência em pacientes com história de hipertensão ou diabetes. A oclusão ocorre no local de um cruzamento arteriolar-venular, a menos que haja um processo inflamatório focal na parede do vaso. A ORVCR pode ser complicada pela hemorragia vítrea, não perfusão capilar, neovascularização do disco ou retina, proliferação fibrovascular com descolamento retiniano por tração e/ou edema macular. A recanalização e reperfusão da veia com colateralização compensatória da venosa retiniana para venosa é típica da fase crônica da doença. As oclusões do ramo da veia central da retina variam de pequenas obstruções tributárias, que se tornam assintomáticas quando incluem a mácula, até oclusões hemisféricas que envolvem pelo menos a metade do fundo de olho.

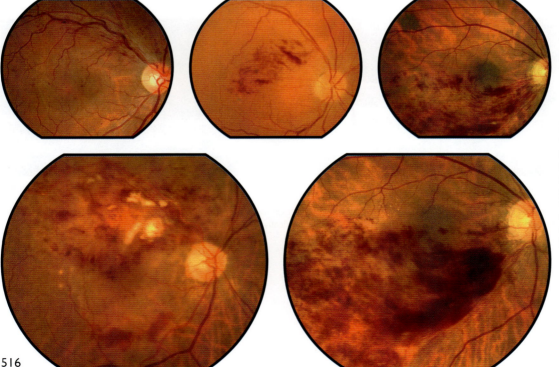

Exemplos de pacientes com ORVCR. A imagem superior central mostra uma pequena ORVCR macular que se estende para a área foveal. Os outros casos são grandes ORVCRs com distribuição quadrática do edema e hemorragia.

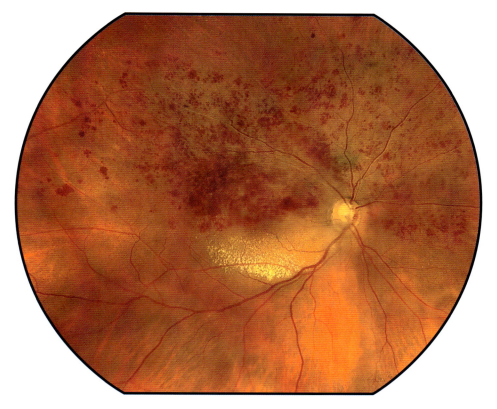

Este paciente tem exsudação crônica na mácula, com precipitados lipídicos secundários à oclusão hemisférica da veia retiniana. *Cortesia de Ophtalmic Imaging Systems, Inc*

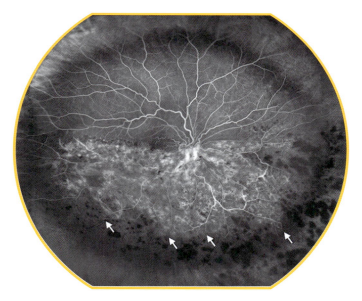

Exemplo de oclusão hemisférica da veia retiniana. Há uma oclusão capilar generalizada na periferia inferior (*setas*) com extenso vazamento e bloqueio pela hemorragia. *Imagem cortesia de Richard Spaide. Imagens ©370 a @372 disponíveis exclusivamente, em inglês, em* expertconsult.inkling.com/redeem

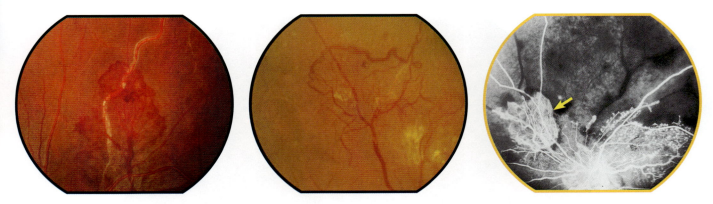

Observe a presença de neovascularização retiniana associada à ORVCR nestes três casos. A FA exibe não perfusão capilar periférica e isquemia, além de neovascularização (seta).

## Colateralização Compensatória

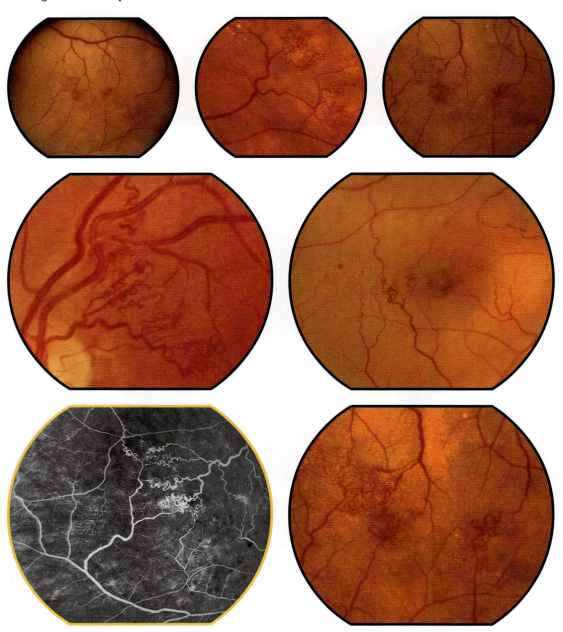

Pacientes que desenvolveram colateralização (venovenosa) para compensar uma oclusão do ramo da veia central da retina. Os colaterais passam pela rafe horizontal, ligam o sítio obstruído ou se conectam às veias adjacentes na periferia distante do fundo. Os colaterais não vazam na FA.

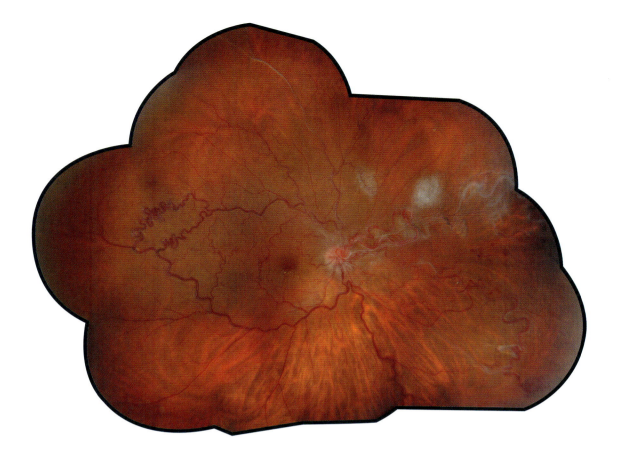

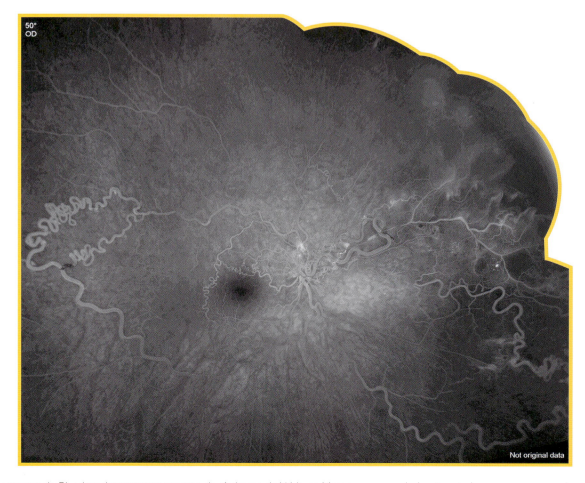

A imagem colorida e a montagem de FA acima demonstram um caso de síndrome de Wyburn-Mason com uma derivação arteriovenosa superonasal fora do disco óptico. Note a ORVCR superotemporal com colaterais proeminentes através da rafe temporal.

## Tratamento: Fotocoagulação a *Laser*

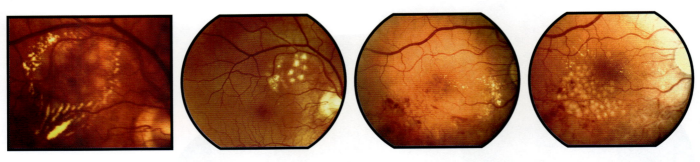

O tratamento de fotocoagulação a *laser* pode ser utilizado para a ablação focal dos microaneurismas hemorrágicos dentro da zona de oclusão do ramo venoso (*à esquerda*). Os lipídios apresentavam extensão para a fóvea e o tratamento com fotocoagulação induziu gradualmente a resolução da exsudação. O paciente à direita tinha edema macular difuso crônico. Um tratamento de fotocoagulação em *grid* macular a *laser* foi feito e resultou na resolução do edema central e na melhora da visão.

## Tratamento: Farmacoterapia Intravítrea

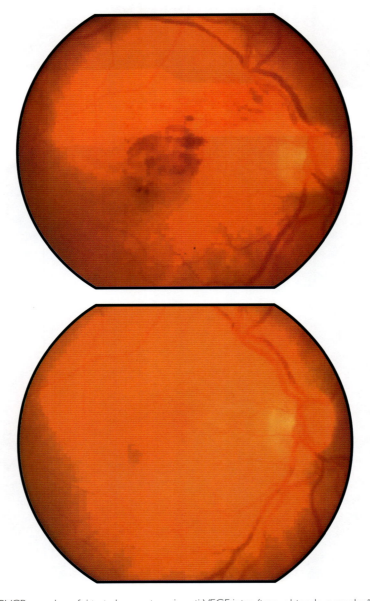

Este paciente desenvolveu uma ORVCR macular e foi tratado com terapia anti-VEGF intravítrea, obtendo a resolução do edema.

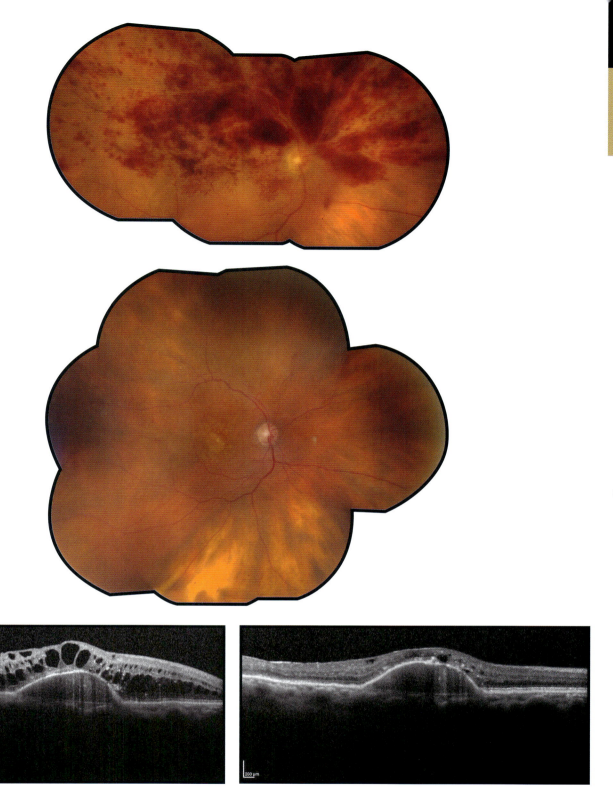

Este paciente com degeneração macular relacionada à idade (forma seca) sofreu uma oclusão hemisférica superior da veia central da retina, que foi tratada com anti-VEGF intravítreo. A montagem colorida do fundo antes (*superior*) e depois (*segunda fileira*) mostra resolução nítida das hemorragias intrarretinianas, revelando drusas maculares subjacentes. A SD-OCT obtida no momento da apresentação revelou edema macular e também várias drusas, além de um grande descolamento drusenoide do epitélio pigmentar retiniano (*imagem da terceira fileira*). Com a terapia anti-VEGF, o fluido intrarretiniano melhorou bastante (*imagens da última fileira*).

# Macroaneurisma Arteriolar Retiniano

O macroaneurisma arteriolar retiniano é uma dilatação fusiforme ou redonda adquirida que afeta uma artéria retiniana dentro dos três primeiros ramos do disco e que ocorre caracteristicamente no polo posterior. Essas anomalias são observadas primeiramente na quinta década de vida e estão associadas a descolamento exsudativo da retina, deposição lipídica e hemorragia embaixo, dentro e acima da retina. Os macroaneurismas podem ser recorrentes ou múltiplos, ao longo do curso do mesmo vaso ou em qualquer parte em outra arteríola no mesmo olho.

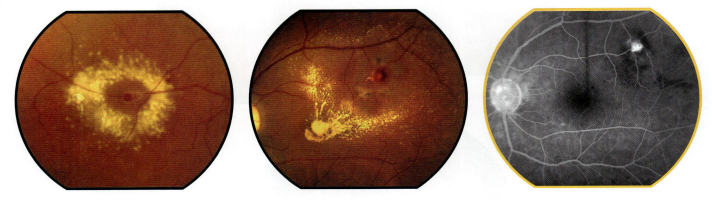

Estes casos representam macroaneurismas arteriolares retinianos. À *esquerda*, há um aneurisma bilobado ao longo do curso da arteríola envolvida, circundado por exsudação lipídica circinada densa. A imagem *central* mostra descolamento exsudativo com deposição lipídica, que passa para a fóvea. À *direita*, uma FA mostra coloração aneurismática do macroaneurisma arteriolar.

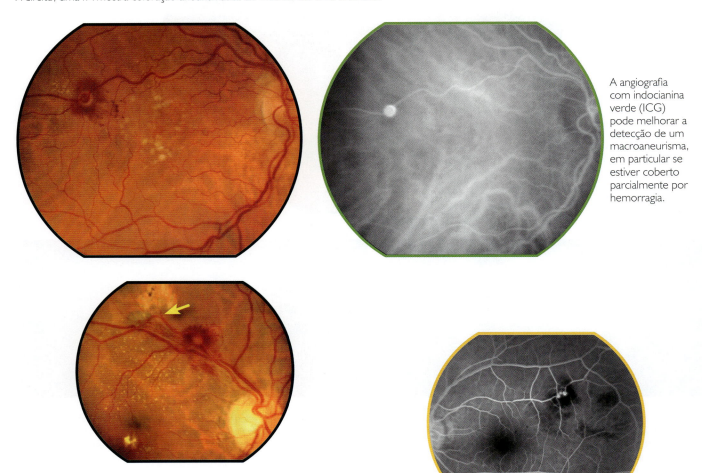

A angiografia com indocianina verde (ICG) pode melhorar a detecção de um macroaneurisma, em particular se estiver coberto parcialmente por hemorragia.

Este paciente demonstra que os macroaneurismas podem ser múltiplos e recorrentes. Um macroaneurisma agudo é visto ao longo do curso da arteríola superotemporal com hemorragia concêntrica. Um macroaneurisma antigo que foi tratado com *laser* é observado mais distalmente. Repare a cicatriz atrófica e o estreitamento do vaso envolvido (*seta*).

Este paciente tem um macroaneurisma duplo bilobado ao longo do mesmo vaso com hemorragia associada e exsudação.

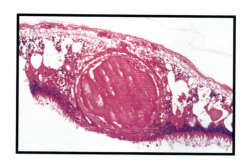

A amostra histopatológica mostra um macroaneurisma arteriolar trombosado com hemorragia retiniana e edema cistoide dentro da retina.

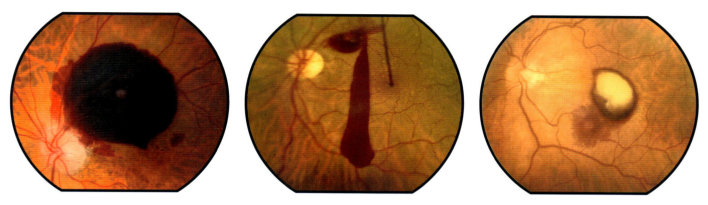

Os macroaneurismas retinianos podem apresentar hemorragia pré-retiniana, intrarretiniana ou sub-retiniana. Eles podem formar uma configuração em ampulheta, com mais sangue na frente e abaixo do que dentro da retina (*imagem à esquerda*). O sangramento pode se estender para o vítreo, onde pode gravitar inferiormente (*imagem do meio*). À medida que a hemorragia de um macroaneurisma se resolve, torna-se desemoglobinizado, com uma cor amarelada (*imagem à direita*).

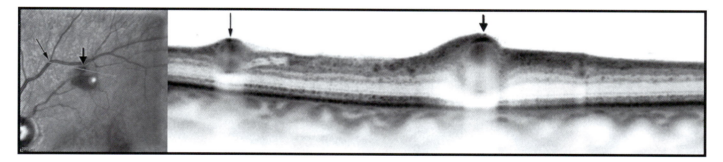

A SD-OCT, através deste macroaneurisma na arcada superotemporal (*seta grossa*), exibe um contorno do vaso acentuadamente aumentado, com hemorragia branda na retina interna adjacente. A *seta fina* indica a veia normal da arcada superotemporal. *Imagem cortesia de Anat Loewenstein e David Goldstein*

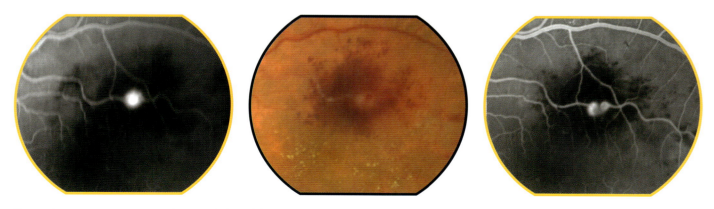

Este paciente tem um macroaneurisma arteriolar retiniano, como se pode ver na FA *à esquerda*. Após o tratamento, houve recorrência do sangramento (*imagem do meio*). Uma nova FA mostrou regressão da lesão inicial, mas é observado um macroaneurisma recorrente no lado nasal da lesão original.

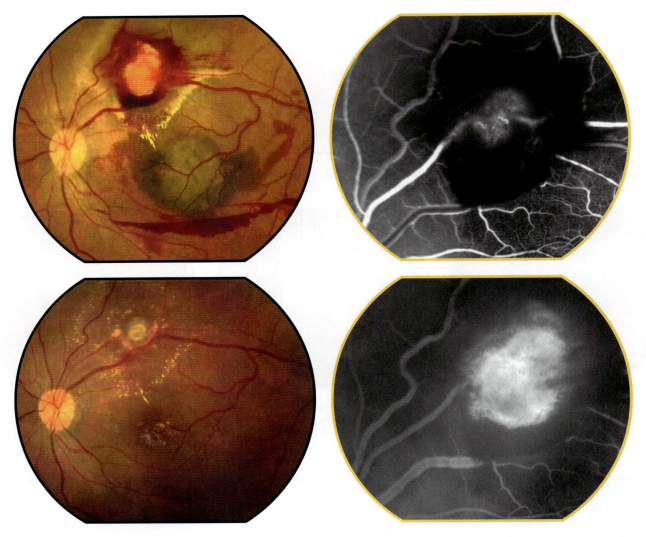

Repare a hemorragia superotemporal, que é tanto pré-retiniana quanto sub-retiniana ("sangramento em ampulheta"). Hemorragia sub-retiniana central também está presente. Há hiperplasia vascular reativa no sítio do macroaneurisma superotemporal simulando uma proliferação angiomatosa que cora com angiografia fluoresceínica. A imagem colorida inferior à esquerda mostra resolução espontânea da hemorragia e do macroaneurisma arteriolar retiniano, que agora tem uma cápsula fibrosa. Repare no grande macrovaso venular retiniano associado, que se estende na direção superotemporal e depois inferiormente através da rafe horizontal.

## Tratamento: *Laser*

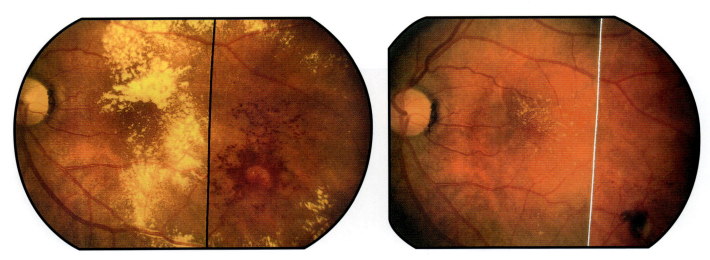

Este paciente tinha deposição lipídica central importante associada a um macroaneurisma arteriolar retiniano inferotemporal. Após a fotocoagulação focal a *laser* do macroaneurisma, houve resolução da exsudação ao longo de um período de muitos meses. O macroaneurisma regrediu para uma cicatriz hiperplásica epitelial pigmentada. *Cortesia de Dr. Maurice Rabb*

# Tratamento: Terapia Anti-VEGF

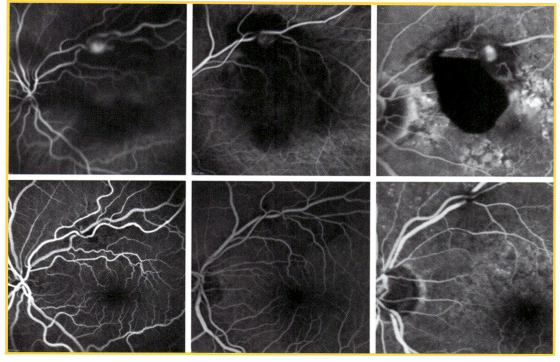

A terapia com anti-VEGF intravítreo pode ser considerada para diminuir o edema macular associado aos macroaneurismas da artéria retiniana. Repare nestes três casos de macroaneurismas (*linha superior*) complicados pela hemorragia. As imagens inferiores mostram resolução da hemorragia após a injeção de bevacizumab intravítreo em cada caso, que pode refletir a história natural deste transtorno.

# Doença de Coats e Telangiectasia Macular do Tipo I (Telangiectasia Congênita, Aneurismas Miliares de Leber)

A doença de Coats é um distúrbio unilateral com uma predileção maior pelos homens e caracterizada por telangiectasia retiniana e exsudação lipídica. A exsudação pode ser tão grave a ponto de causar leucocoria e descolamento retiniano exsudativo nos pacientes jovens. A telangiectasia macular do tipo I é uma variação da doença de Coats que afeta os homens adultos e consiste em capilares unilaterais dilatados e aneurismáticos com isquemia e exsudação associadas limitadas caracteristicamente à região macular central.

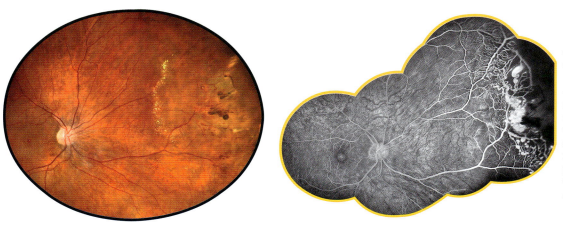

Este paciente tem doença de Coats. O descolamento exsudativo periférico da retina nasal é observado com deposição lipídica na borda posterior. A rede capilar dilatada é vista posteriormente aos aneurismas maiores. Há uma zona de isquemia periférica a essas alterações vasculares, que é uma característica do transtorno.

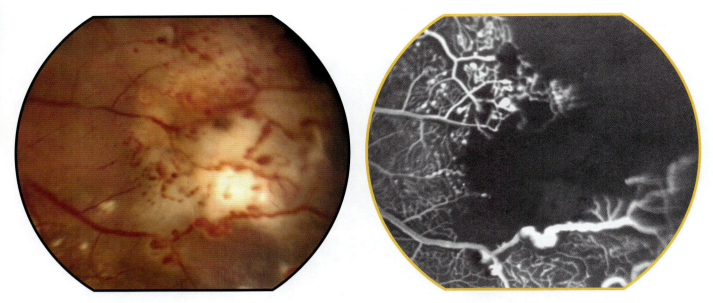

Este paciente tem doença de Coats com capilares dilatados e aneurismas "em lâmpada", macroaneurismas venosos e isquemia periférica.

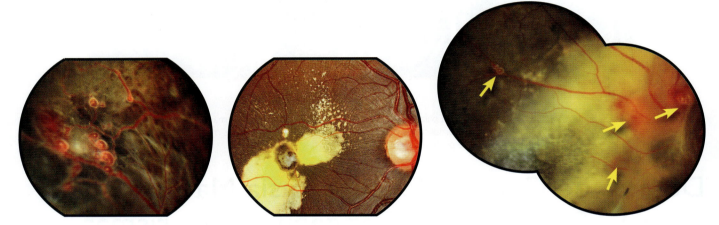

Estes três pacientes com doença de Coats apresentam manifestações típicas. Na periferia existem vários aneurismas (*imagem à esquerda*). Na região macular (*imagem do meio*), a deposição lipídica crônica resultou em uma cicatriz pigmentada fibrosa na fóvea. A imagem à direita mostra macroaneurismas, que são evidentes na periferia, mas obscurecidos pela deposição lipídica densa no polo posterior (*setas*).

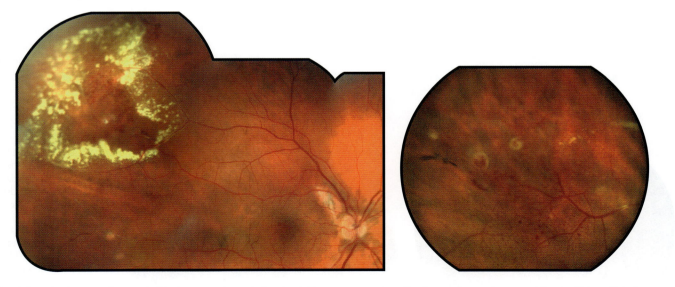

Estes dois pacientes com doença de Coats apresentaram baixa visual. Em um exame de rotina foram observados vasos telangiectásicos dilatados, associados a várias lesões aneurismáticas de vários tamanhos. A isquemia periférica com embainhamento vascular e um padrão circinado dos exsudatos também estão presentes. Repare no halo de proliferação fibrosa em volta de alguns aneurismas maiores. Curiosamente, nem hemorragia nem neovascularização pré-retiniana são características desta vasculopatia, embora os tumores vasoproliferativos possam ocorrer neste distúrbio.

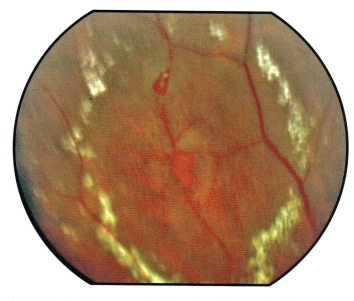

Este paciente tem uma área zonal de lesões telangiectásicas e aneurismáticas devido à doença de Coats e circundada por deposição lipídica circinada.

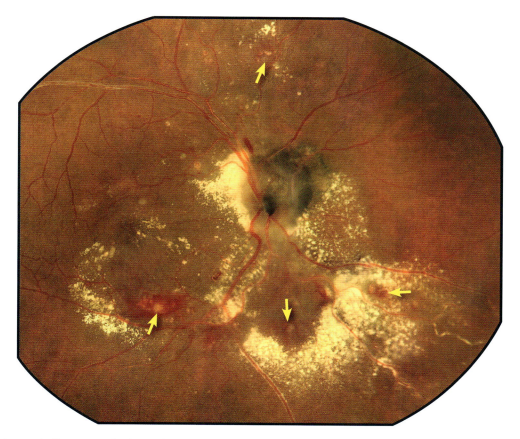

Este paciente tem doença de Coats generalizada envolvendo a retina central e periférica. Os macroaneurismas (*setas*) são observados em associação a hemorragia e deposição lipídica circinada generalizada. O embainhamento vascular também é visto neste paciente, o que não é incomum neste transtorno. A cicatrização pigmentar peripapilar provém de tratamento prévio com fotocoagulação a *laser*.

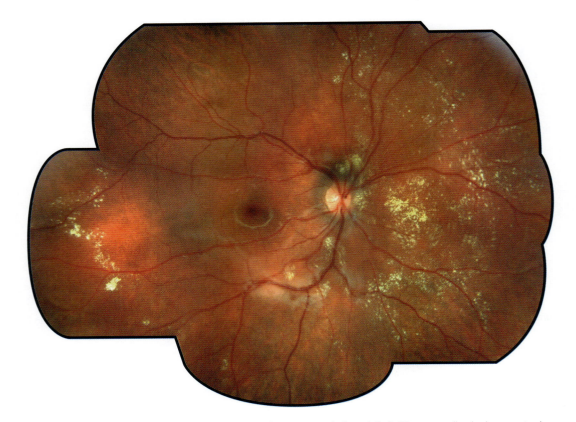

Este paciente jovem apresentou doença de Coats, que foi diagnosticada por acaso. A deposição lipídica generalizada decorrente de anomalias vasculares telangiectásicas é evidente na retina periférica.

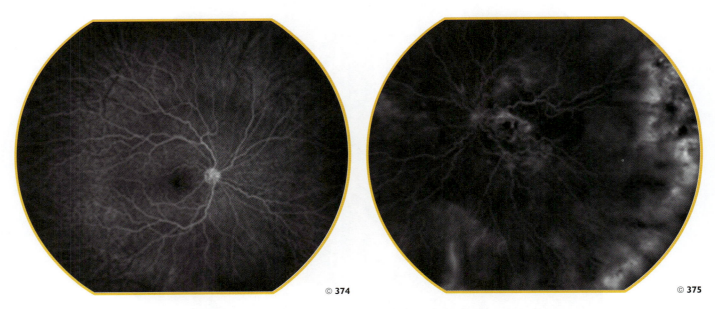

A angiografia fluoresceínica de campo de grande angular deste paciente com doença de Coats exibe olho direito normal. O olho esquerdo tem tortuosidade vascular acentuada, edema macular e exsudatos. A telangiectasia capilar periférica com não perfusão e vazamento também está presente.

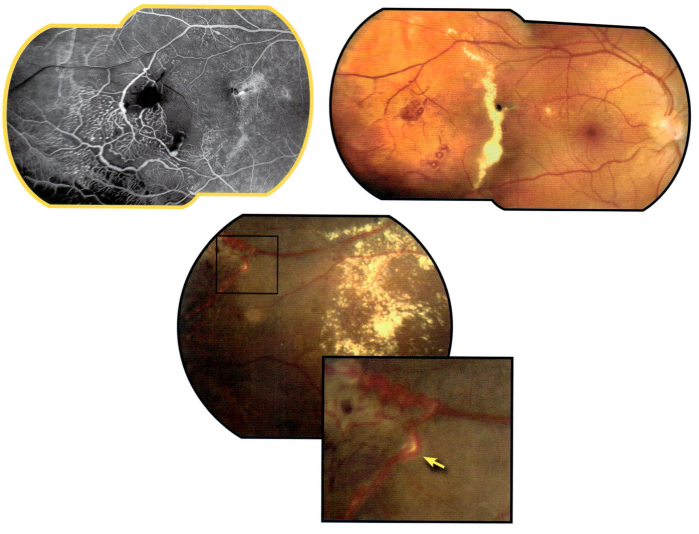

Estes pacientes apresentam o espectro de achados clínicos da doença de Coats. Na *fileira superior*, uma franja de deposição lipídica está invadindo o polo posterior e está associada à telangiectasia periférica. Isquemia, telangiectasia, formação aneurismática e vazamento estão presentes sem hemorragia pré-retiniana ou neovascularização, o que não é um achado incomum neste distúrbio. Há uma formação aneurismática na imagem inferior à direita e até mesmo um inchaço semelhante a uma salsicha em uma vênula (*seta*).

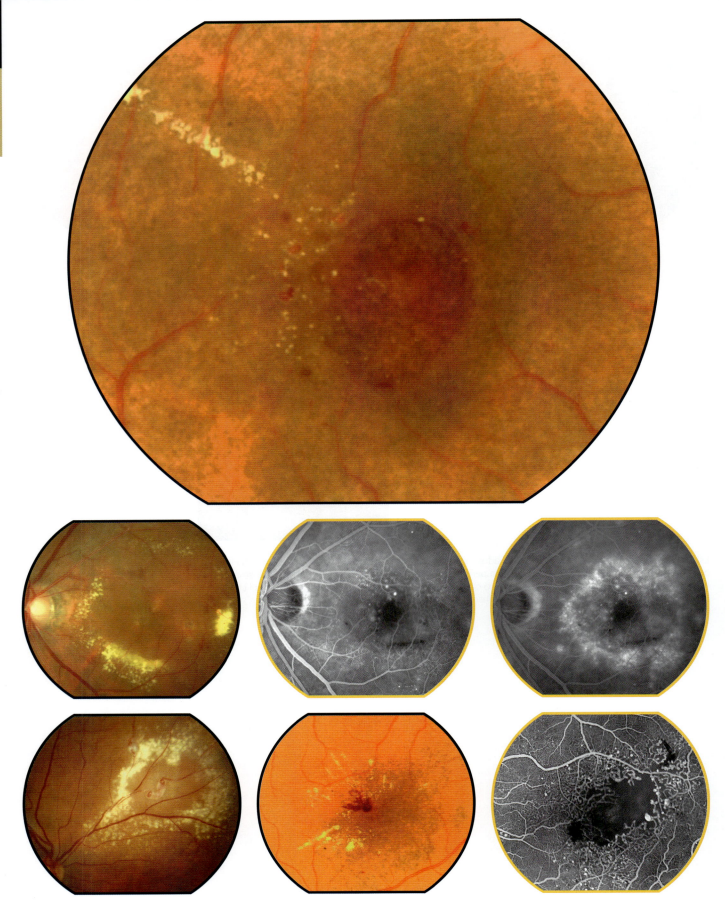

Pacientes com telangiectasia macular do tipo 1 ou doença de Coats no adulto. Os aneurismas podem ter tamanhos que variam de pequenos capilares a macroaneurismas com deposição lipídica associada, hemorragia, isquemia e vazamento. Uma configuração radial dos lipídios pode ser observada, particularmente na área macular central, como mostra a imagem inferior central.

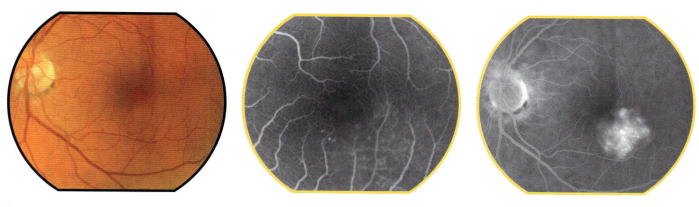

Este paciente com telangiectasia macular do tipo 1 tem capilares proeminentes e microaneurismas vistos na FA inicial (*imagem do meio*) com vazamento tardio (*imagem à direita*) na região justafoveal.

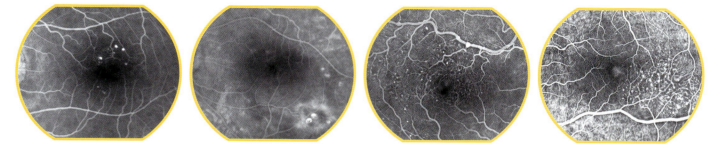

Estes pacientes adultos têm telangiectasia macular do tipo 1 ou doença de Coats no adulto. Repare que os microaneurismas unilaterais podem ter tamanho, distribuição e densidade variáveis.

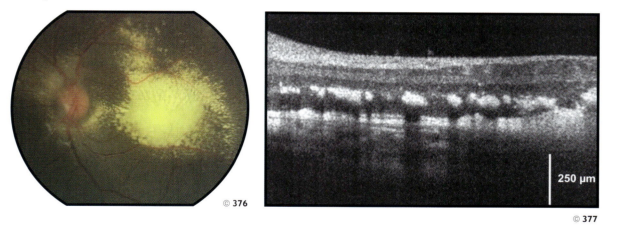

Este menino com doença de Coats apresentou exsudação sub-retiniana e intrarretiniana densa na mácula. A OCT em domínio espectral demonstra exsudatos hiper-refletivos no nível da camada plexiforme externa (imediatamente abaixo do plexo capilar retiniano profundo) e exsudatos sub-retinianos temporalmente.

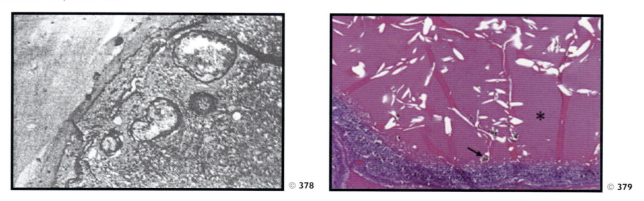

À *esquerda*, uma imagem histopatológica da telangiectasia macular do tipo 1. Repare nos vasos retinianos grandes e de paredes finas consistindo em capilares e arteríolas. Existem poucas células endoteliais e praticamente nenhum pericito. À *direita*, uma amostra de um paciente com doença de Coats. O espaço sub-retiniano está preenchido com cristais de colesterol (*asterisco*) e macrófagos carregados de pigmento (*seta*).

# Tratamento: *Laser*

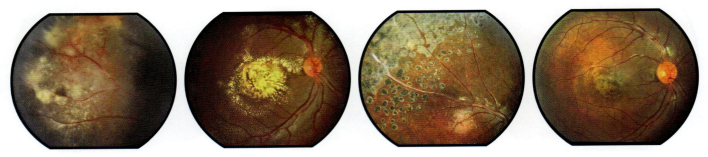

Este paciente tem exsudação lipídica macular grave secundária à doença de Coats na retina periférica. Repare nos lipídios densos na mácula central (*segunda imagem*) e na telangiectasia periférica e aneurismas com exsudação associada (*primeira imagem*). O tratamento com fotocoagulação a *laser* foi aplicado na periferia (*terceira imagem*). Após o tratamento com *laser* houve a resolução lenta, porém progressiva, dos lipídios na periferia e na mácula.

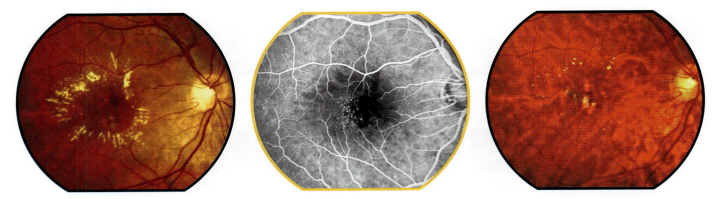

Este paciente tinha telangiectasia macular do tipo 1 com uma configuração estrelada de deposição lipídica circinada circundando as lesões telangiectásicas. Um agrupamento de pequenos aneurismas estava presente e foi observado na FA. Após a fotocoagulação local a *laser*, os exsudatos se resolveram com poucas cicatrizes atróficas.

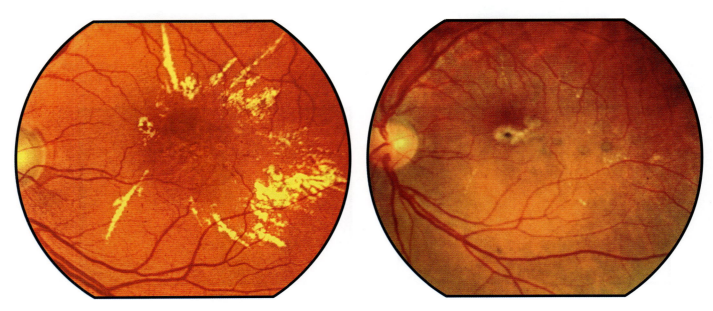

Este paciente desenvolveu telangiectasia macular do tipo 1 na vida adulta. A deposição lipídica radial está associada a microaneurismas. Após a fotocoagulação local a *laser*, os lipídios se resolveram gradualmente em vários meses, com poucas cicatrizes pigmentadas.

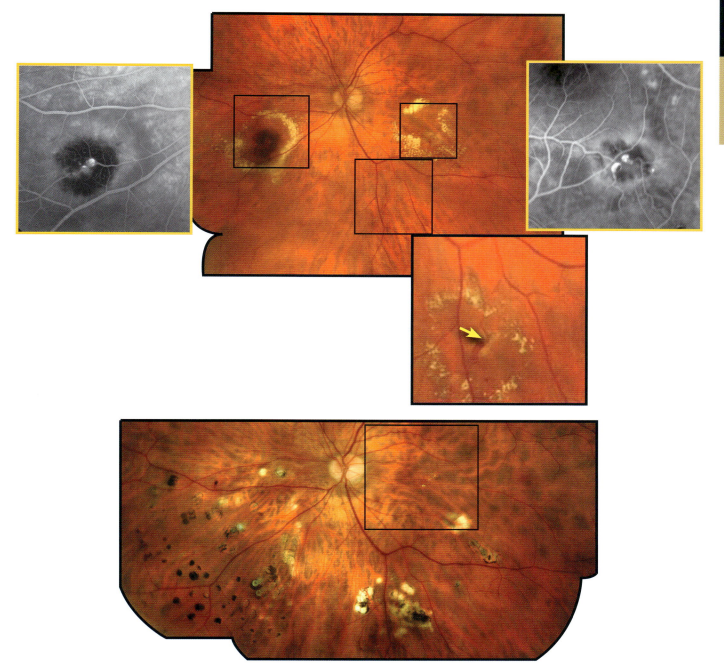

Este homem jovem apresentou telangiectasia envolvendo a mácula e a periferia inferonasal. As FAs mostram as lesões aneurismáticas. A fotocoagulação a *laser* dessas áreas levou à resolução da exsudação. O paciente desenvolveu uma nova lesão aneurismática na retina periférica inferior (*seta, imagem colorida central*). A lesão também foi fotocoagulada, e os lipídios circinados se resolveram.

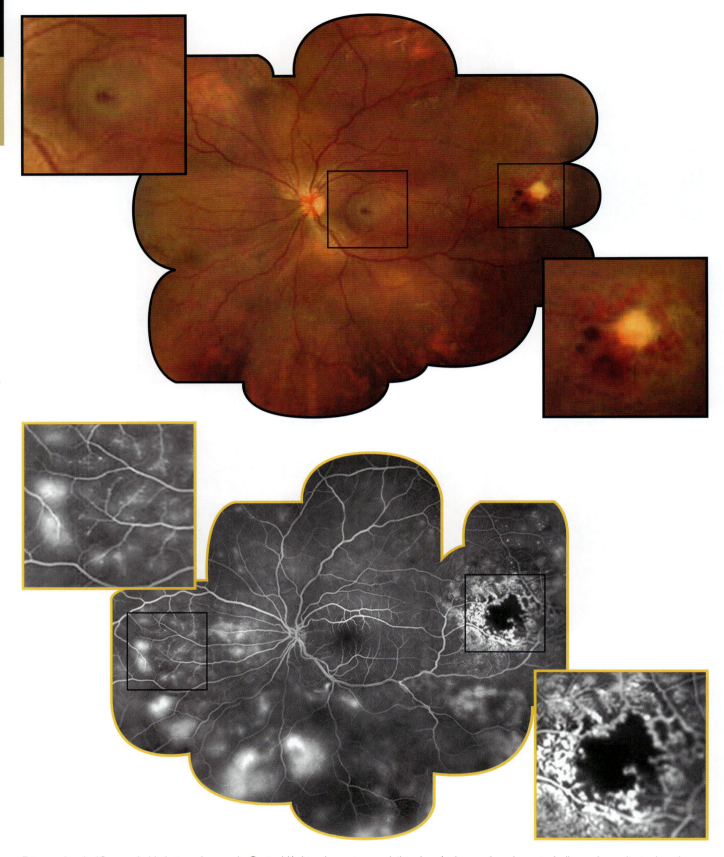

Esta menina de 13 anos de idade tem doença de Coats. Há descolamento exsudativo da mácula, um descolamento bolhoso dependente da retina inferior e uma área focal de hemorragia e exsudação temporal. A descoloração amarelada pode representar sangue parcialmente degenerado. A FA exibe isquemia e lesões telangiectásicas com vários aneurismas temporais. Não há vazamento na mácula onde o exsudato acumulou no espaço subneurossensorial. A retina inferior inteira descolada exibiu evidências de vazamento nas áreas de capilares dilatados.

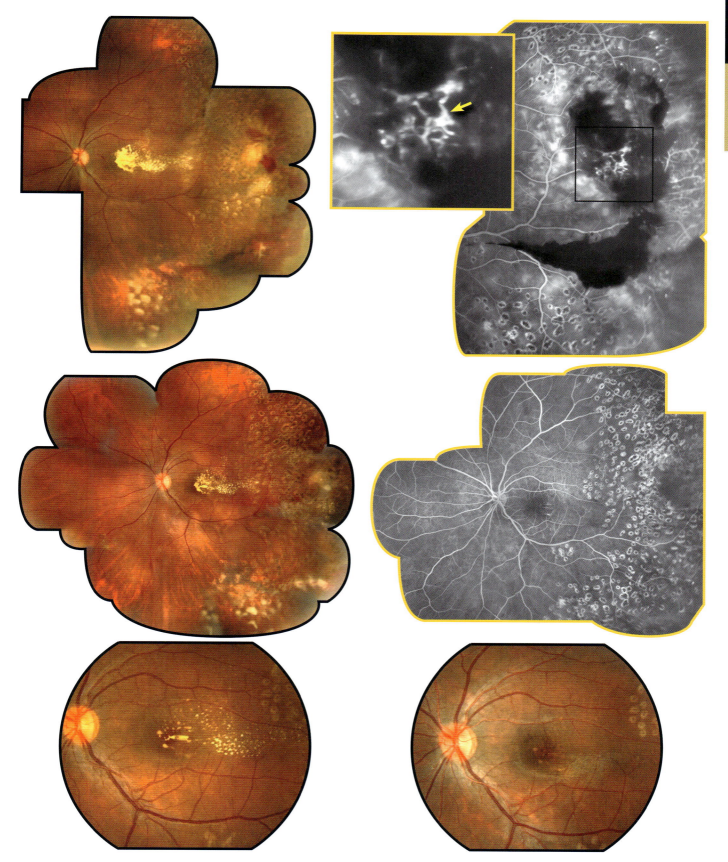

As lesões telangiectásicas foram tratadas com *laser* na mesma paciente mostrada anteriormente, resultando na resolução do descolamento inferior, mas com aumento no exsudato macular. A hemorragia pré-retiniana também ocorreu inferior e temporalmente em virtude da neovascularização pré-retiniana (*seta*). Foi feita outra fotocoagulação a *laser*, tendo sido observadas a regressão da neovascularização e a resolução do vazamento (*fileira do meio*). Gradualmente, os lipídios na área macular desapareceram em um período de 6 meses (*imagem inferior à esquerda*) e 3 anos (*imagem inferior à direita*).

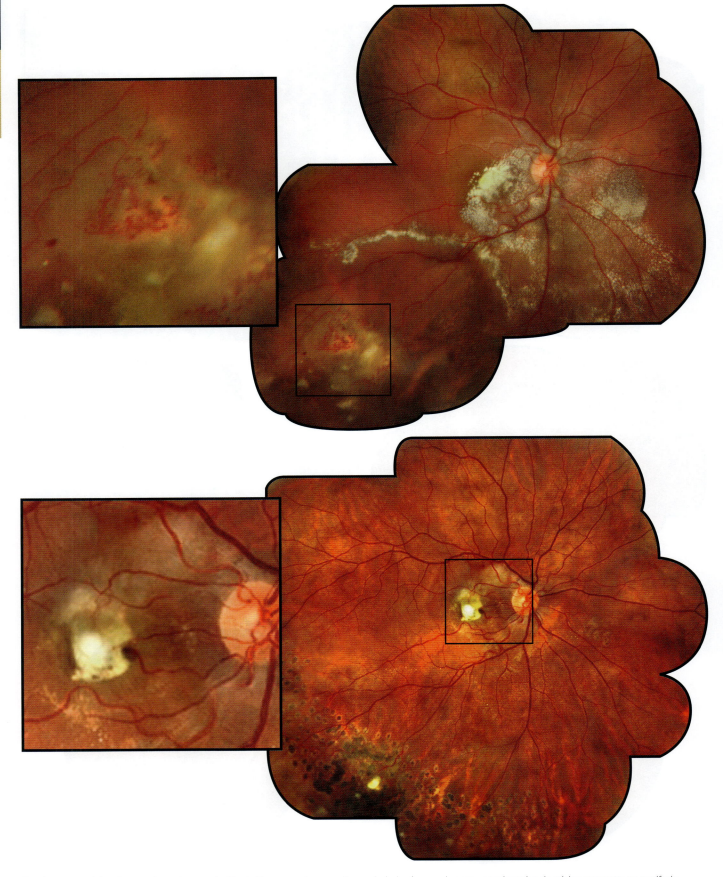

Este homem adulto desenvolveu doença de Coats (*i.e.*, aneurismas miliares de Leber) com doença vascular telangiectásica presente na periferia infratemporal. Havia exsudação lipídica densa na mácula. A fotocoagulação a *laser* foi bem-sucedida. O descolamento se revolveu, mas a mácula desenvolveu uma cicatriz fibrótica devido à deposição lipídica prévia.

# Tratamento: Terapia Anti-VEGF

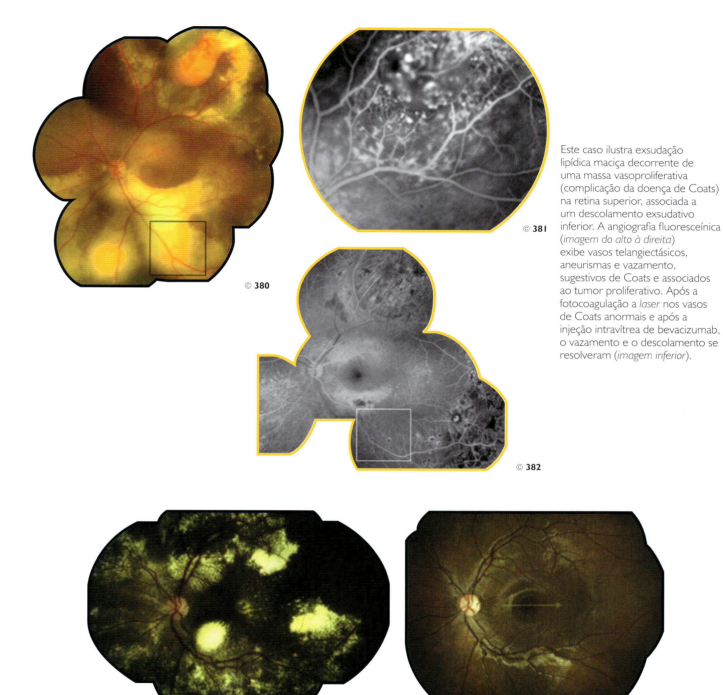

Este caso ilustra exsudação lipídica maciça decorrente de uma massa vasoproliferativa (complicação da doença de Coats) na retina superior, associada a um descolamento exsudativo inferior. A angiografia fluoresceínica (*imagem do alto à direita*) exibe vasos telangiectásicos, aneurismas e vazamento, sugestivos de Coats e associados ao tumor proliferativo. Após a fotocoagulação a *laser* nos vasos de Coats anormais e após a injeção intravítrea de bevacizumab, o vazamento e o descolamento se resolveram (*imagem inferior*).

Este paciente tinha exsudação lipídica difusa por todo o fundo, envolvendo a mácula (*imagens à esquerda*) e associada a edema macular cistoide visualizado na OCT em domínio espectral (*imagem inferior esquerda*). Após a fotocoagulação a *laser* dos vasos que estavam vazando e após uma única injeção intravítrea de bevacizumab, houve melhora nos exsudatos e no edema macular (*imagens à direita*).

# Telangiectasia Macular do Tipo 2 (Telangiectasia Perifoveal Idiopática, Telangiectasia Justafoveal Idiopática do Tipo 2)

A telangiectasia macular do tipo 2 (Mactel tipo 2) também foi denominada como telangiectasia perifoveal idiopática ou telangiectasia justafoveal idiopática do tipo 2. É um distúrbio perifoveal bilateral lentamente progressivo, com características vasculopáticas e neurodegenerativas. Embora a patogênese ainda seja desconhecida, a evidência histológica aponta para uma degeneração das células de Müller. Os primeiros achados incluem perda de pigmento macular, alterações telangiectásicas na fóvea temporal e descontinuidades na zona elipsoide. À medida que a doença avança, esses achados se propagam em uma circunferência para além da fóvea temporal, com maior vazamento, formação de vênulas em ângulo reto e rompimento posterior da arquitetura retiniana com formação de cavitações na OCT. Em alguns casos, há depósitos cristalinos intrarretinianos e alterações pigmentares. As alterações vasculares surgem inicialmente no plexo capilar retiniano profundo, mas nos casos avançados pode ocorrer neovascularização sub-retiniana, levando à cicatrização disciforme.

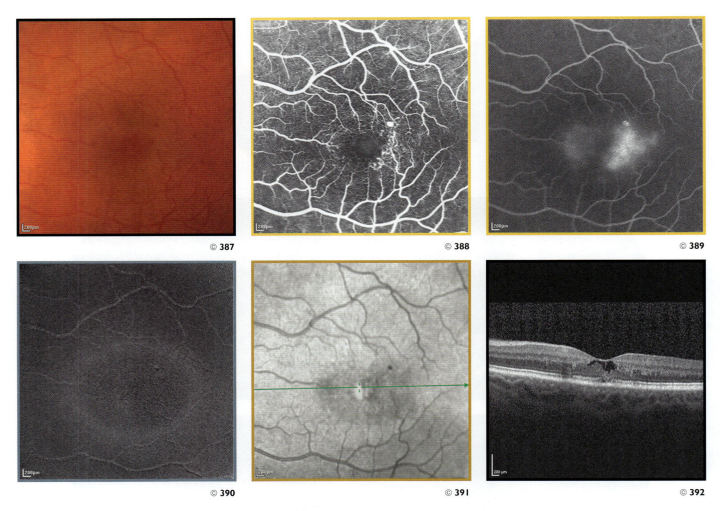

© 387  © 388  © 389
© 390  © 391  © 392

A Mactel tipo 2 tem achados de imagem multimodal característicos. A retinografia colorida exibe sutil acinzentamento perifoveal. A FA exibe capilares telangiectásicos dilatados, mais predominantes na fóvea temporal com hiperfluorescência tardia. O pigmento macular está difusamente diminuído, como se pode ver na autofluorescência. A OCT em domínio espectral exibe perda da zona elipsoide com um cisto interno retiniano.

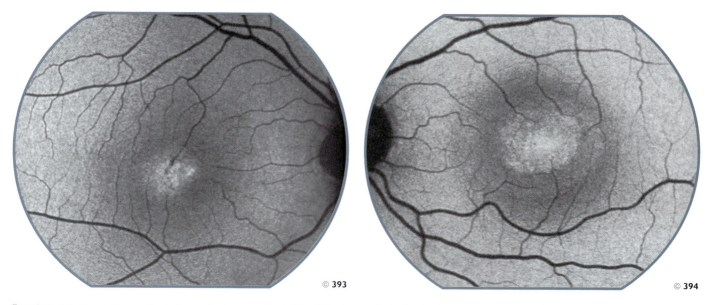

Estas imagens de autofluorescência dos pacientes com Mactel tipo 2 ilustram a depleção do pigmento macular que desvenda o sinal de autofluorescência da região foveal.

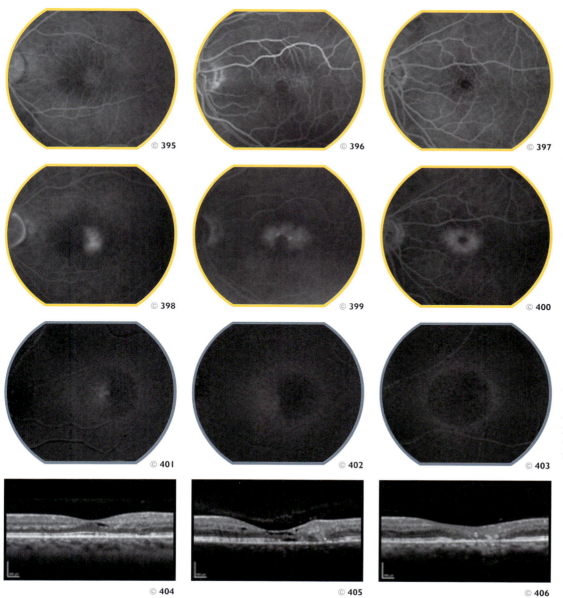

Estas imagens demonstram o espectro da gravidade da doença em três casos diferentes de Mactel tipo 2. As duas linhas superiores exibem FAs inicial e tardia. A terceira linha ilustra a autofluorescência e a densidade do pigmento macular. Há uma perda limitada da zona elipsoide e cavitação intrarretiniana branda. A coluna do meio é mais avançada, com envolvimento nasal e temporal e alterações atróficas e cavitárias mais difusas na OCT. A coluna da direita mostra um caso avançado com atrofia retiniana externa grave, mas sem evidência de neovascularização sub-retiniana.

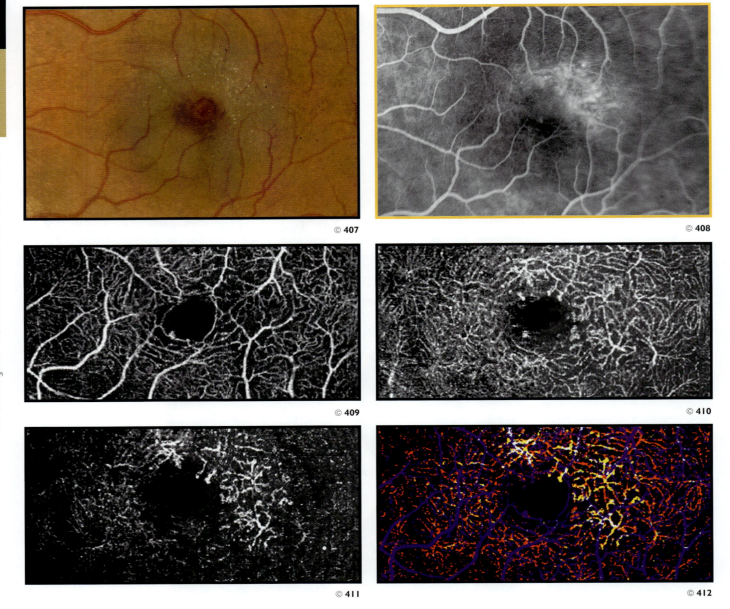

A angiografia por OCT fornece uma visualização aprimorada dos capilares retinianos anormais na Mactel tipo 2. A imagem em cores mostra o acinzentamento perifoveal clássico e a deposição de cristais. Repare na coloração hiperfluorescente temporal, que borra a anatomia vascular com a angiografia fluoresceínica. A angiografia por OCT do plexo capilar retiniano superficial (*imagem do centro à esquerda*) exibe uma rede microvascular dilatada com segmentação através do plexo capilar profundo (PCP; imagens do *centro à direita e inferior à esquerda*). A montagem em cores realça os vasos do PCP anormais em amarelo.

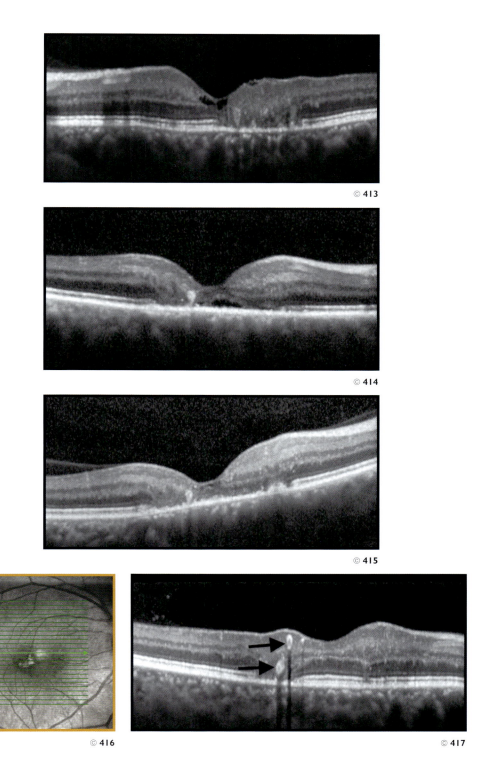

A SD-OCT ilustra as alterações típicas encontradas na Mactel tipo 2, incluindo a atrofia da retina externa e as cavitações retinianas císticas. A imagem inferior à direita ilustra duas dilatações aneurismáticas dos vasos na perifóvea temporal (setas).

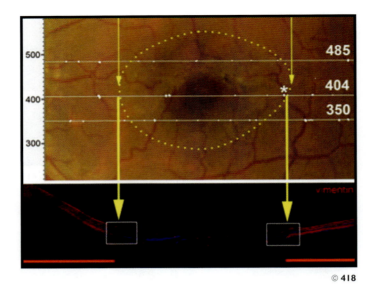

© 418

Esta é uma correlação clinicopatológica pós-morte de um paciente com Mactel tipo 2. A retinografia colorida mostra depleção do pigmento macular e alterações pigmentares perifoveais. Após o processamento histológico da retina, os cortes foram corados com um anticorpo vimentina que cora as células de Müller. Há depleção notável das células de Müller na área central afetada.

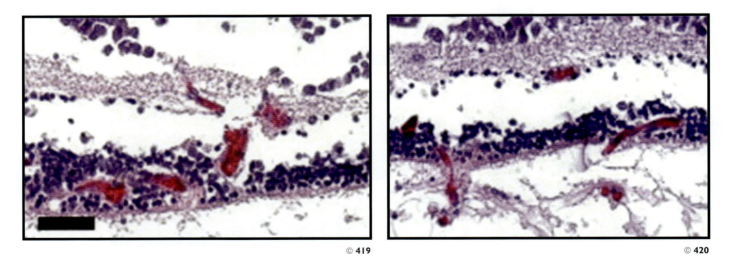

© 419                © 420

Esta é outra análise clinicopatológica pós-morte que exibe vasos anormais no nível do plexo capilar profundo.

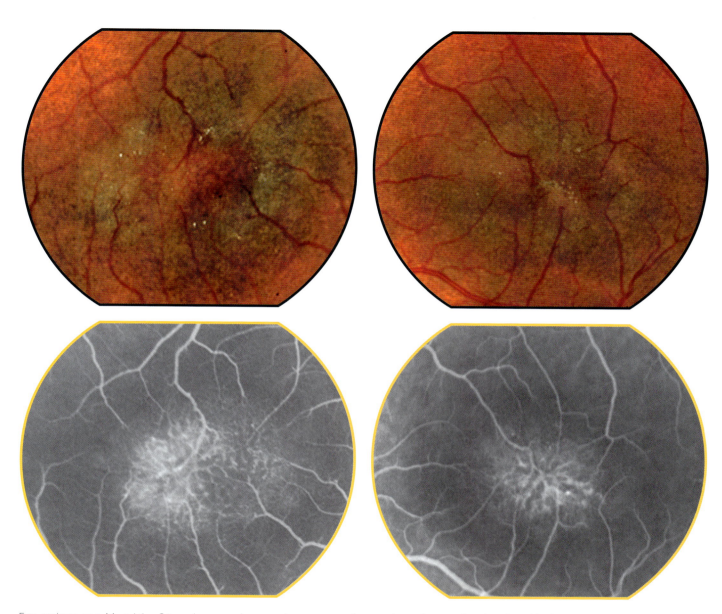

Este paciente com Mactel tipo 2 tem doença mais avançada, com anomalias vasculares abrangendo a área foveal inteira.

## Hiperplasia Pigmentar

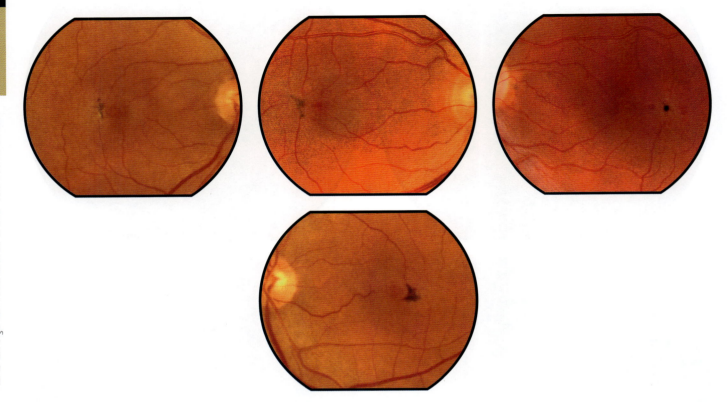

À medida que os vasos retinianos (p.ex., vênulas em ângulo reto) descem do plexo capilar profundo para o epitélio pigmentar a hiperplasia epitelial pigmentar reativa pode se desenvolver, como é possível observar nestes pacientes com Mactel tipo 2.

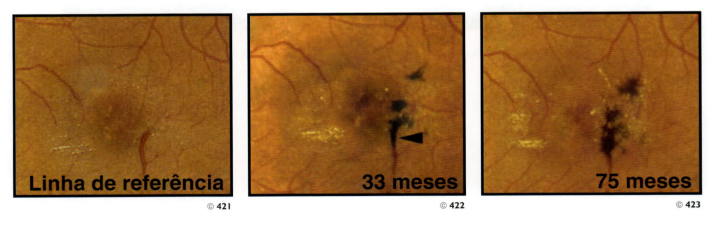

Este paciente desenvolveu aglomeração pigmentar progressiva associada a uma vênula em ângulo reto durante um período de observação de 6 anos.

# Cristais

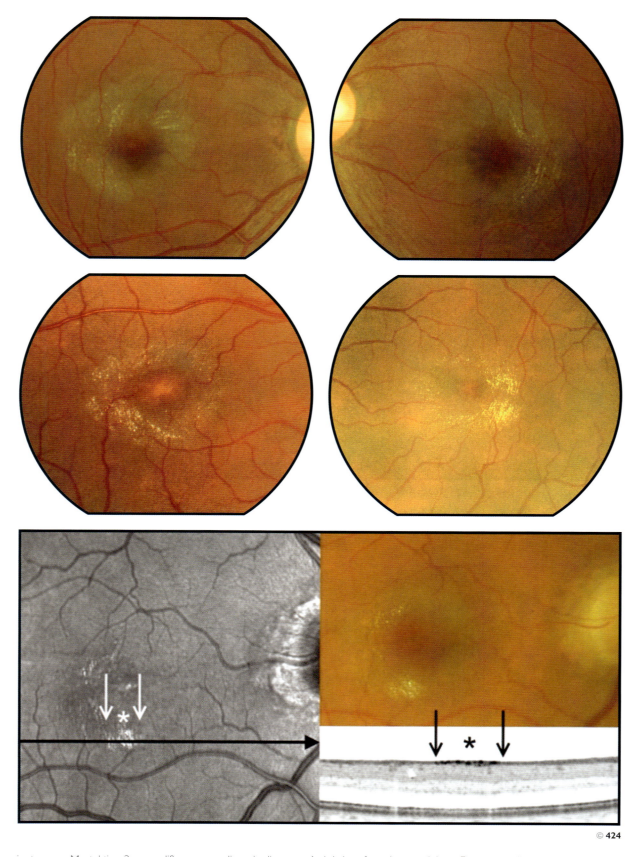

Estes pacientes com Mactel tipo 2 exemplificam anomalias cristalinas no nível da interface vitreorretiniana. Essas anomalias são mais proeminentes na região justafoveal temporal, onde o processo começa. As *imagens inferiores* ilustram os cristais hiper-refletivos na SD-OCT no nível da membrana limitante interna. *A linha superior é cortesia de Dr. Y. Sato*

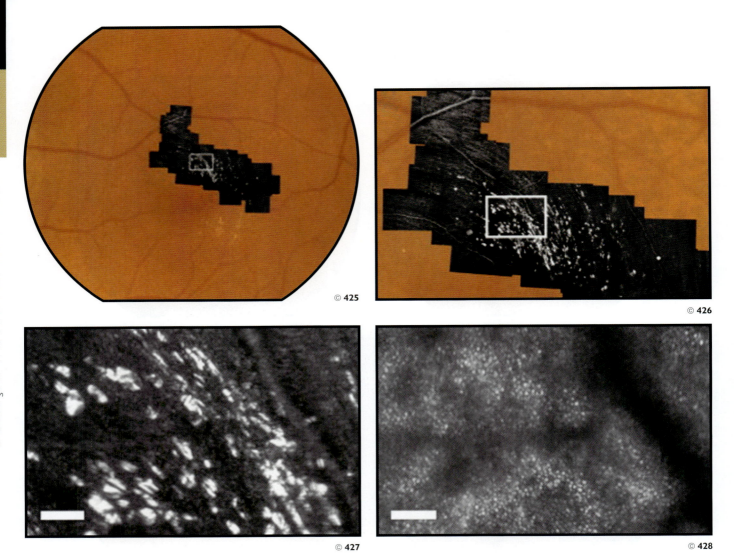

Imagens de oftalmoscopia a *laser* por varredura óptica adaptativa de um paciente com Mactel tipo 2. Repare que os cristais assumem uma distribuição paralela à camada de fibras nervosas. Não há evidências de cristais no nível do mosaico de cone (*imagem inferior à direita*).

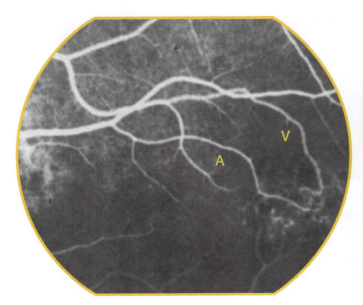

Esta FA de um paciente com Mactel tipo 2 ilustra uma arteríola (A) perfundida proeminente e uma vênula (V) de drenagem em uma comunicação em alça dentro da retina.

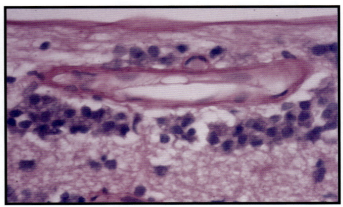

Esta amostra histopatológica da Mactel tipo 2 exibe uma grande vênula intrarretiniana. Há laminação das camadas endoteliais e aumento na deposição da membrana basal. Muito poucas células endoteliais estão presentes, e os pericitos estão proeminentemente ausentes.

# Neovascularização Sub-retiniana

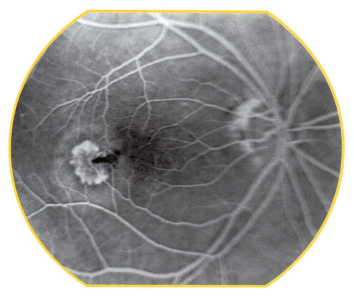

Este paciente com Mactel tipo 2 tem neovascularização sub-retiniana. Os vasos no espaço sub-retiniano são brilhantes em comparação com a grinalda de vasos telangiectásicos que forma um halo em volta da lesão neovascular.

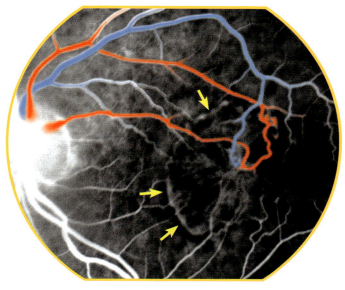

Este paciente tem neovascularização sub-retiniana (*setas*) perfundida por duas arteríolas (*vermelho*) e uma vênula (*azul*).

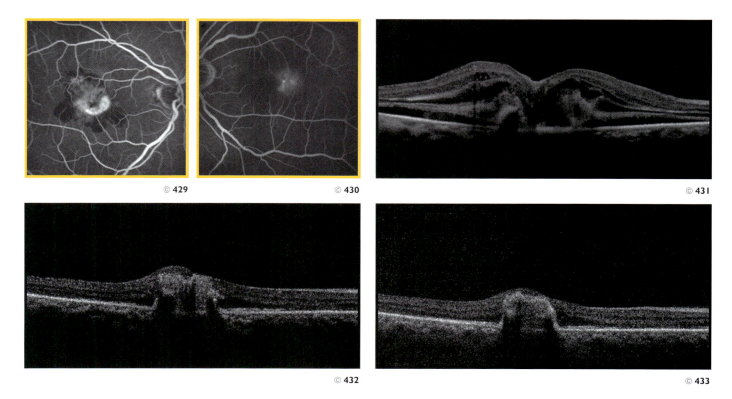

© 429   © 430   © 431
© 432   © 433

Este paciente com Mactel tipo 2 desenvolveu neovascularização sub-retiniana no olho direito com vazamento e fluorescência bloqueada circundante devido à hemorragia. A OCT (*imagem superior à direita*) ilustra resolução da lesão neovascular 1 mês (*imagem inferior à esquerda*) e 3 meses (*imagem inferior à direita*) após a terapia intravítrea com bevacizumab e uma cicatriz macular associada.

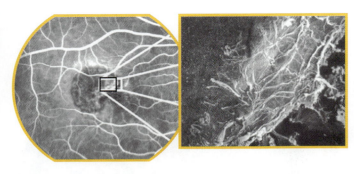
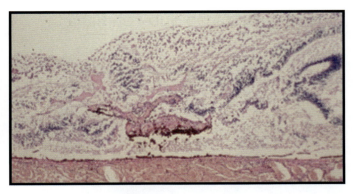

Repare na presença de neovascularização sub-retiniana, que foi excisada e estudada histopatologicamente neste paciente com Mactel tipo 2.
*Cortesia de Dr. Fred Davidoff*

Nesta amostra histopatológica de Mactel tipo 2, há extensão do processo vasogênico intrarretiniano por todas as camadas da retina, incluindo o espaço sub-retiniano. O epitélio pigmentar retiniano está intacto.

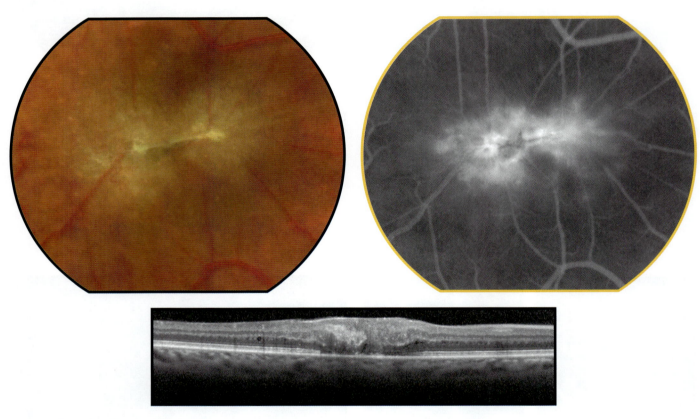

A Mactel tipo 2 é complicada pela proliferação fibrovascular na retina, que pode ocorrer mais tarde no curso da doença. Apesar da fibrose, há alteração cística mínima dentro da retina, conforme evidenciado na SD-OCT. A acuidade visual era surpreendentemente boa, de 20/40.

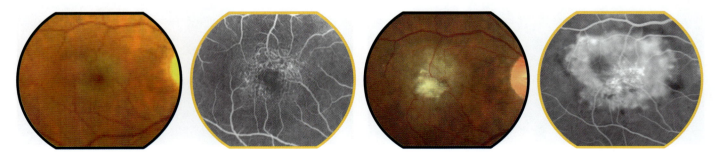

Este paciente passou por todos os estágios da Mactel tipo 2. Nas *imagens à esquerda* os achados iniciais típicos da Mactel 2 estão ilustrados, incluindo o acinzentamento perifoveal e a telangiectasia. Nas *imagens à direita*, o paciente passou para o estágio proliferativo. Desenvolveu-se uma cicatriz fibrovascular 3 anos após o diagnóstico inicial. Repare que a fibrose se estende do espaço pré-retiniano para o sub-retiniano com várias anastomoses retinianas–sub-retinianas.

## Tratamento

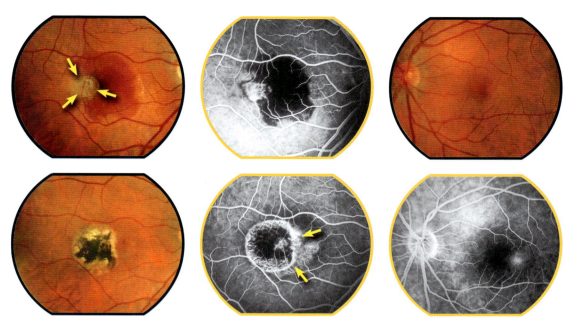

No passado era utilizada a fotocoagulação a *laser* para inibir a neovascularização sub-retiniana nos pacientes com Mactel tipo 2, mas essa abordagem foi praticamente abandonada com o advento da terapia anti-VEGF. Este paciente apresentou hemorragia macular secundária à neovascularização sub-retiniana (*setas no alto à esquerda*) e Mactel tipo 2. Há uma arteríola perfundida e uma vênula de drenagem vistas na FA no lado foveal da membrana. O tratamento com fotocoagulação a *laser* foi realizado sobre o complexo neovascular. Adveio uma cicatriz pigmentada densa e atrófica com a preservação foveal central. A FA exibiu regressão da neovascularização sub-retiniana com um aro concêntrico de coloração. Sob a fóvea e além, há alterações telangiectásicas (*setas no centro à esquerda*). O outro olho é exibido nas imagens superior e inferior à direita. Um acompanhamento de 12 anos deste paciente não exibiu progressão em nenhum dos olhos após o tratamento com fotocoagulação a *laser*.

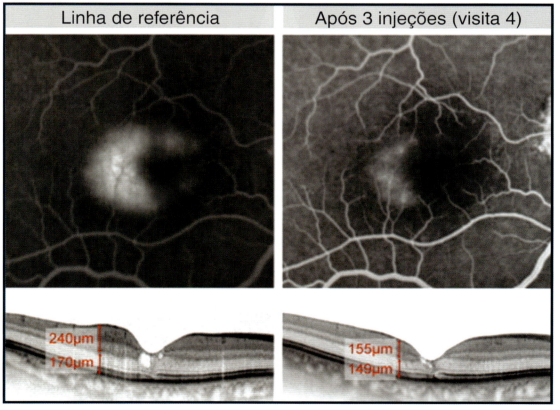

A terapia com anti-VEGF intravítreo também foi tentada para reverter as anomalias vasculares e o vazamento nos estágios não proliferativos da Mactel tipo 2, mas parece que não há benefício de longo prazo no bloqueio com VEGF. Aqui temos um exemplo de paciente tratado com ranibizumab intravítreo, apresentando menos vazamento e menor espessura retiniana após três injeções.

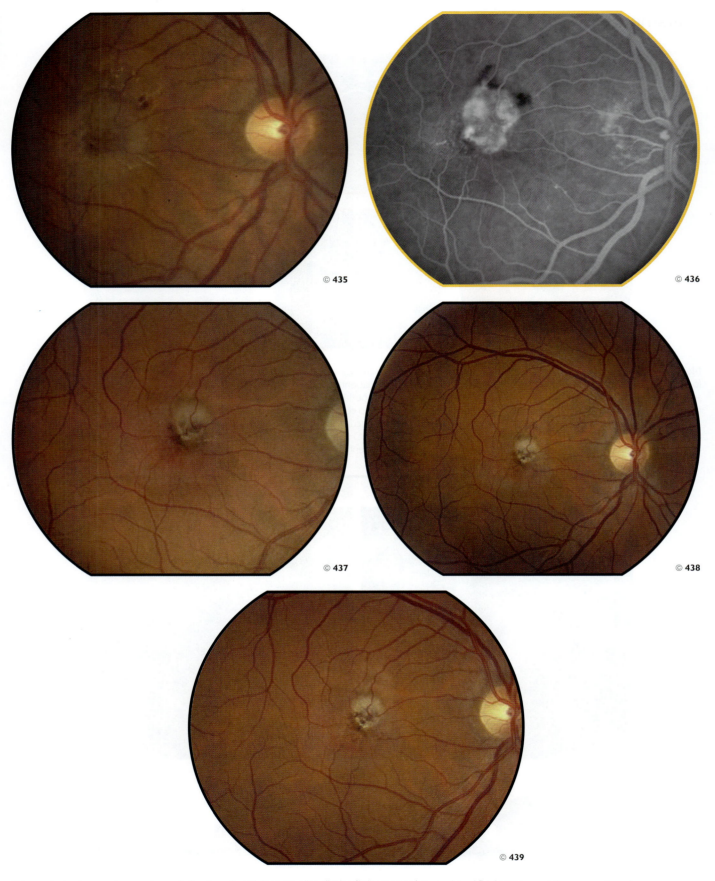

Este paciente desenvolveu neovascularização sub-retiniana no olho direito (*linha superior*) e recebeu 15 injeções mensais consecutivas de bevacizumab. Após 12 meses houve resolução da exsudação, junto com uma cicatriz macular. Após 2 anos (*imagem do centro à direita*) e 3 anos (*inferior*), a cicatriz estabilizou sem evidenciar recorrência.

# Retinopatia por Radiação

A retinopatia por radiação pode ocorrer a partir do tratamento com radiação direta na cabeça, pescoço ou no corpo inteiro. As anomalias retinianas induzidas pela radiação são similares aos achados microvasculares de outras doenças, como diabetes, doença oclusiva venosa e até mesmo distúrbios telangiectásicos primários. Podem ocorrer hemorragias retinianas, CWS, embainhamento perivascular, edema macular e neovascularização retiniana. Em alguns pacientes, a radiação também pode induzir complicações coroidianas e do nervo óptico.

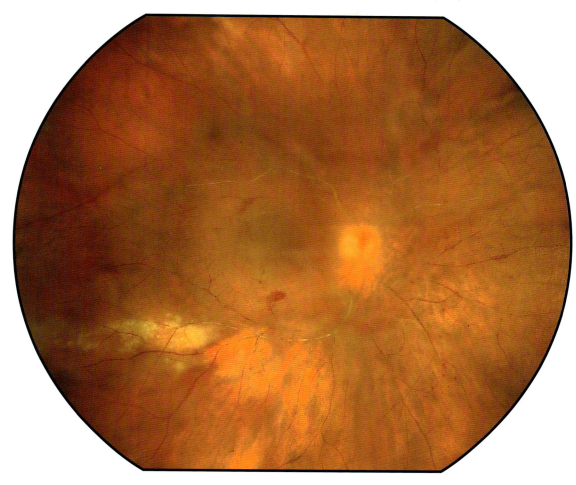

Este paciente recebeu radiação para um tumor cerebral. Repare nas hemorragias retinianas e exsudatos, vasos embainhados e anomalias telangiectásicas e aneurismáticas. Também pode haver atrofia inicial do nervo óptico.

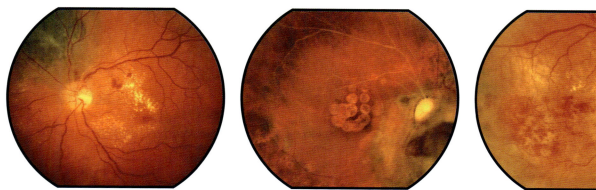

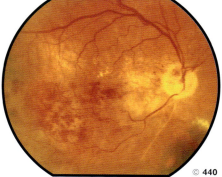

Este paciente (*imagem à esquerda*) recebeu radiação com feixe de prótons para um melanoma coroidiano. A radioterapia apresentou hemorragias intrarretinianas, exsudação lipídica e edema macular. Repare no melanoma coroidiano irradiado, supernasal ao disco óptico (*imagem à esquerda*). Observe o embainhamento secundário à retinopatia por radiação (*imagem à direita*) no segundo caso. A atrofia da cabeça do nervo óptico está presente, e se observa um melanoma coroidiano tratado na borda inferonasal do nervo. *Cortesia do Dr. Evangelos Gragoudas*

Este paciente desenvolveu um disco óptico pálido, hemorragias intrarretinianas, edema macular e possível ORVCR inferotemporal após radiação com feixe de prótons de um melanoma coroidiano. Repare no vaso embainhado inferiormente, perto do melanoma coroidiano irradiado.

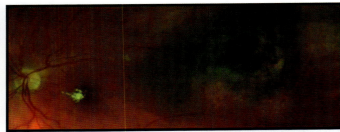

© 441

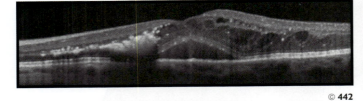

© 442

Este paciente desenvolveu edema macular importante e exsudatos lipídicos após receber braquiterapia para um melanoma coroidiano na periferia temporal do olho esquerdo (*imagens do topo e centro*). A imagem de OCT inferior exibe melhora acentuada do edema após uma injeção intravítrea de bevacizumab, embora os exsudatos persistentes ainda sejam notados no nível da camada plexiforme externa imediatamente abaixo do plexo capilar profundo.

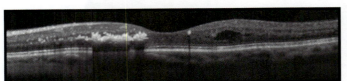

© 443

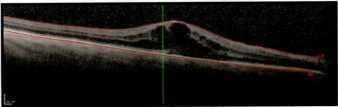

© 444

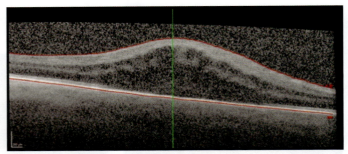

© 445

Observe a presença de edema macular cistoide grave neste paciente após braquiterapia para melanoma uveal (*imagem do topo*). Após 5 meses de tratamento intravítreo com bevacizumab, não houve melhora (*imagem do centro*). Após a terapia intravítrea com triancinolona, o edema macular foi resolvido e a visão melhorou (*imagem inferior*).

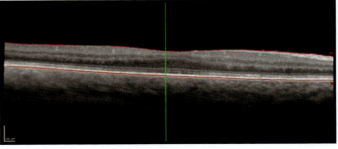

© 446

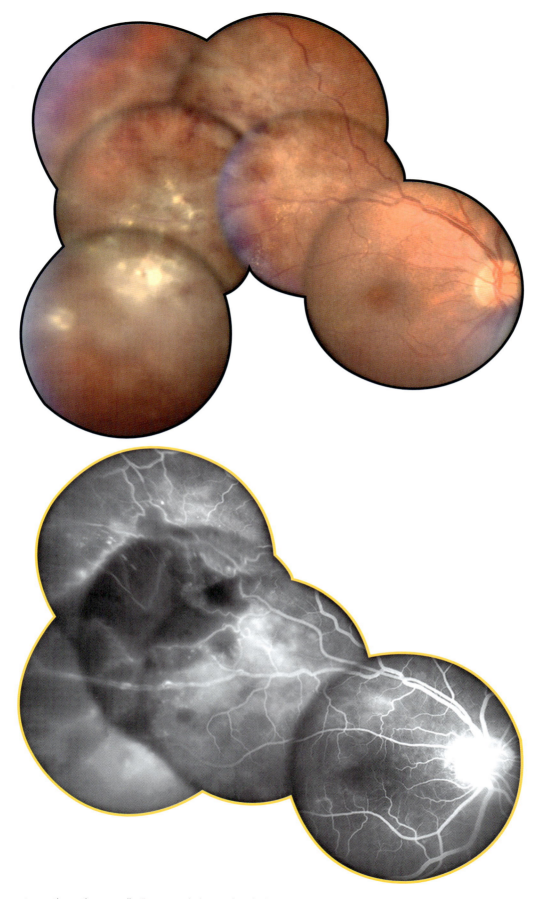

Este paciente apresentou retinopatia por radiação grave. A doença isquêmica e exsudativa é generalizada com uma grande área zonal de não perfusão vascular retiniana. O vazamento do nervo óptico também está presente na angiografia fluoresceínica. *Cortesia de Dr. Sanjay Logani*

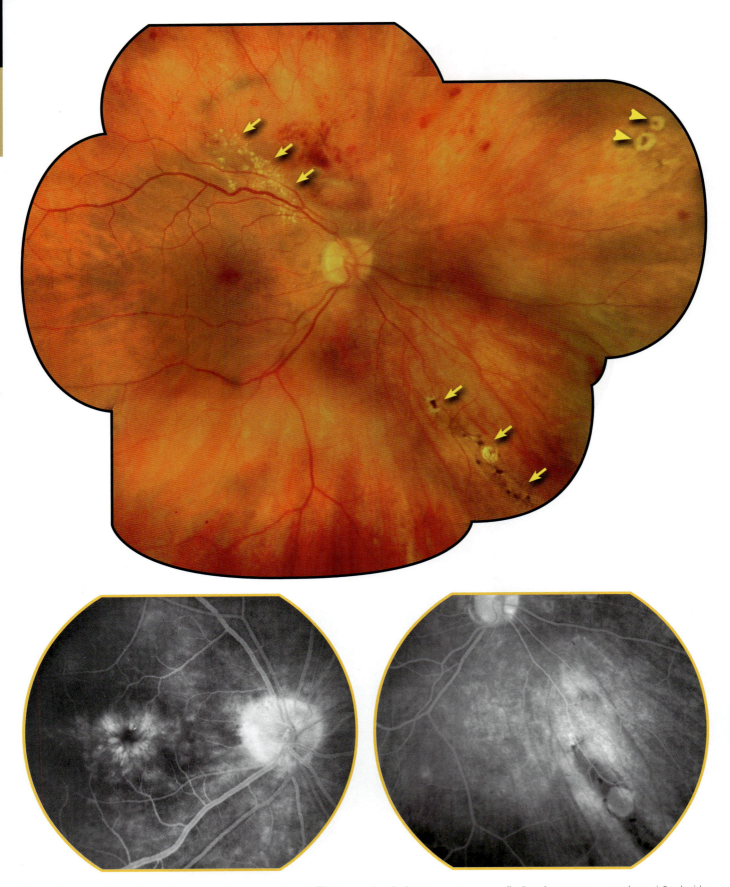

Este paciente recebeu radioterapia para um tumor nasossinusal. Trinta anos depois do tratamento com radiação, ele começou a perder a visão devido a papilite branda e edema macular, observados na FA (*imagem inferior à esquerda*). O fundo exibiu outras anomalias, incluindo ORVCR ao longo da arcada superotemporal com deposição lipídica associada (*setas superiores*). Também há anomalias coroidianas visíveis, incluindo uma cicatriz atrófica linear e pigmentar ou estria de Siegrist (*setas inferiores*) e manchas de Elschnig (*pontas de seta*), visualizadas também na FA (*imagem inferior direita*).

# Doença de Eales (Doença Oclusiva Vascular Periférica Idiopática)

A doença de Eales afeta a vascualtura periférica, que causa não perfusão periférica e isquemia, que podem ser complicadas pela neovascularização pré-retiniana e hemorragia vítrea. O espectro da doença pode incluir perivasculite ou flebite, aneurismas capilares, vasos de derivação e edema macular.

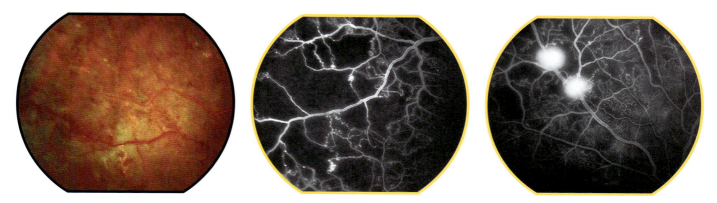

Este paciente tem hemorragia retiniana em virtude da doença de Eales com não perfusão capilar, isquemia e neovascularização retiniana demonstradas na FA. Não há junção distinta entre a retina perfundida e a não perfundida, como se vê caracteristicamente na retinopatia falciforme.

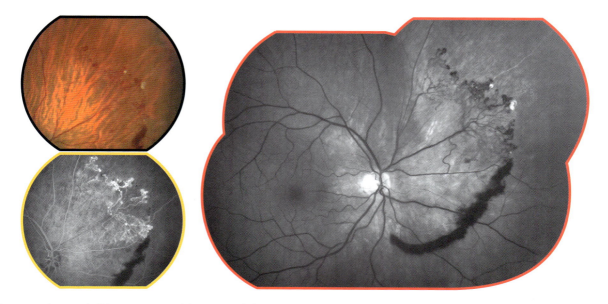

Este paciente tem doença de Eales com um anel de neovascularização retiniana nasal e hemorragia pré-retiniana. A fotografia aneritra demonstra essas anomalias melhor do que a retinografia colorida (*imagem superior à esquerda*). A FA (*imagem inferior à esquerda*) ilustra neovascularização e isquemia periférica, além de não perfusão.

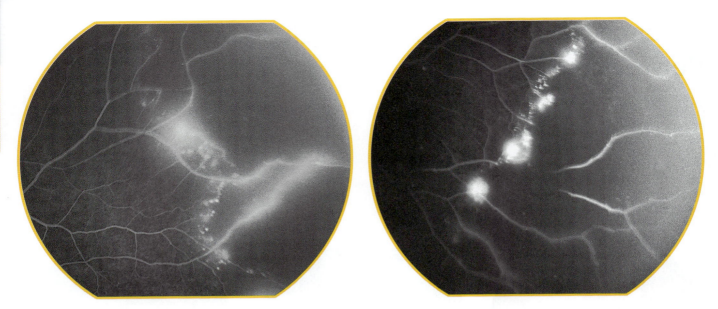

A angiografia em estágio final nestes dois pacientes com doença de Eales exibe neovascularização retiniana inicial e isquemia vascular retiniana periférica, além de não perfusão. A coloração dos vasos retinianos, não observada nas hemoglobinopatias como a retinopatia falciforme, é apreciada e também pode ser visualizada nos distúrbios proliferativos secundários às doenças sistêmicas não granulomatosas, como sarcoidose ou tuberculose.

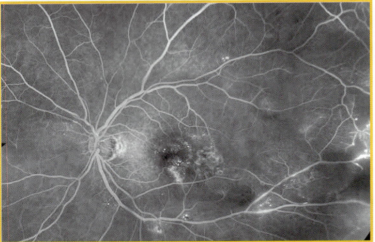

Esta FA de campo de grande angular ilustra um caso de doença oclusiva vascular periférica idiopática ou doença de Eales.

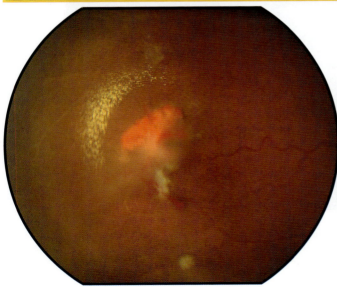

Neste caso de doença de Eales, há neovascularização periférica associada a um anel de exsudação lipídica.

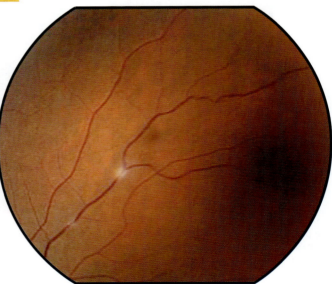

Neste caso de doença de Eales há embainhamento da veia retiniana, sugestivo de uma flebite multifocal. Essas lesões são similares aos "pingos de cera de vela" da sarcoidose retiniana. Este caso pode ser classificado alternativamente como uma uveíte intermediária com flebite. *Cortesia de Dr. Joseph Terry*

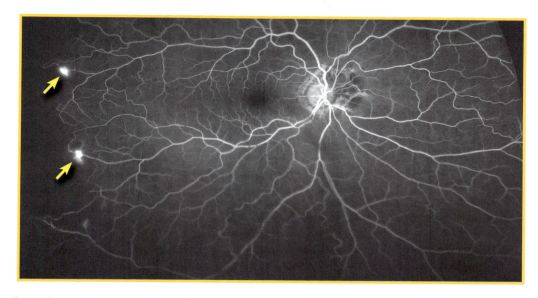

Esta FA de campo de grande angular ilustra isquemia periférica, não perfusão e neovascularização retiniana (setas) neste paciente com doença oclusiva vascular periférica idiopática ou doença de Eales.

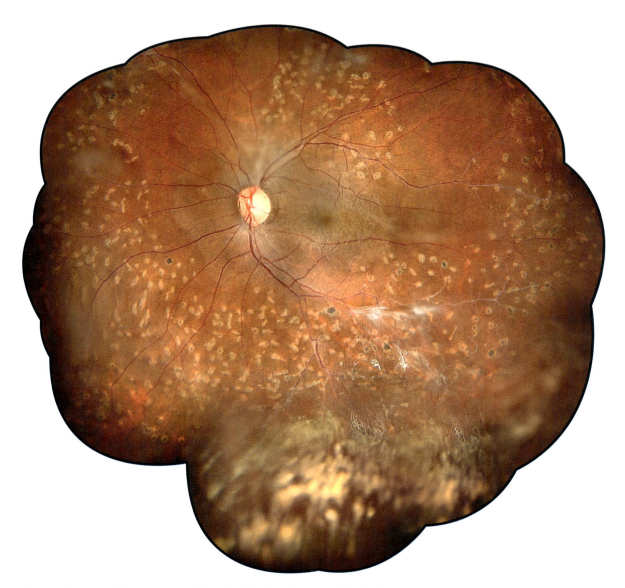

Neste paciente com doença oclusiva vascular periférica idiopática (ou doença de Eales), a fotocoagulação a laser foi administrada para tratar retinopatia isquêmica. Repare na presença da hemorragia vítrea inferior em processo de resolução.

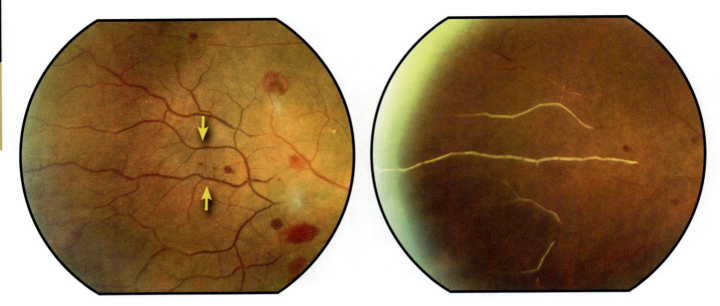

Repare nos vasos retinianos periféricos ingurgitados neste paciente com doença de Eales (*setas*). Também há algumas hemorragias retinianas associadas (*imagem à esquerda*). No acompanhamento, os vasos dilatados assumiram uma aparência amarelada devido ao sangue aprisionado que ficou desemoglobinizado dentro do lúmen.

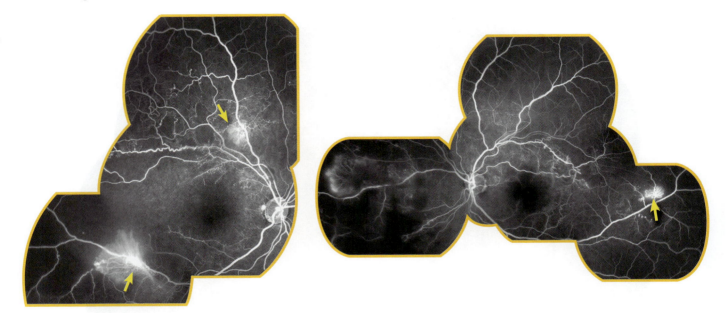

Angiografia fluoresceínica de campo largo de um paciente com doença de Eales, que ilustra isquemia periférica e não perfusão, além de neovascularização. A neovascularização na doença oclusiva vascular periférica idiopática não ocorre necessariamente na junção entre a retina periférica perfundida e a não perfundida. Ela pode estar presente ao longo dos vasos perfundidos no polo posterior e na periferia (*setas*). *Cortesia da Dra. Irene Barbazetto*

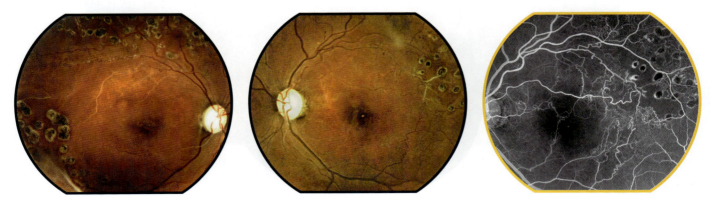

O mesmo paciente com doença de Eales demonstrou resolução da neovascularização com fotocoagulação a *laser*. Repare na presença de atrofia óptica associada. *Cortesia da Dra. Irene Barbazetto*

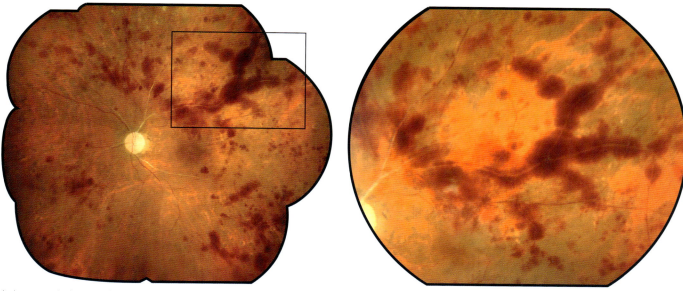

A doença oclusiva vascular periférica idiopática ou doença de Eales pode estar associada a hemorragia retiniana importante, como neste paciente. A imagem ampliada mostra isquemia presumida presente entre áreas de sangue grandes e irregularmente ramificadas. O nervo óptico está pálido e os vasos retinianos peripapilares estão embainhados.

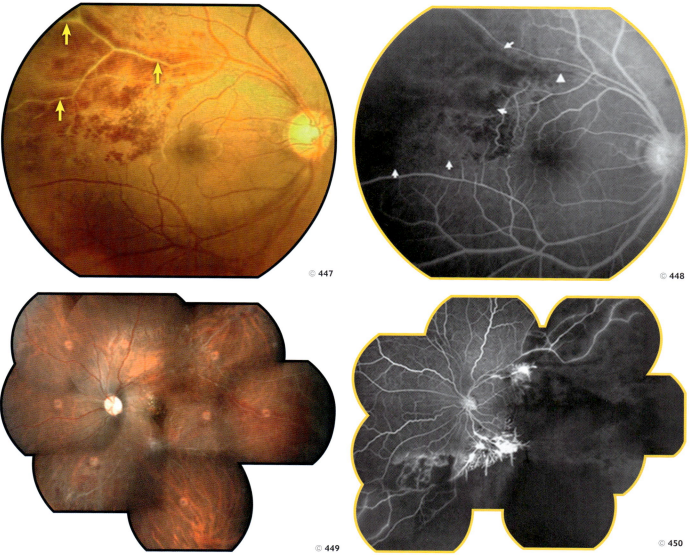

Este paciente com doença de Eales tem achados bilaterais típicos da doença. O olho direito (*imagens superiores*) tem um vaso apagado com uma área correspondente de não perfusão capilar (*setas, imagem superior à esquerda, e pontas de seta, imagem superior à direita*). As montagens inferiores de campo de grande angular ilustram vários vasos escleróticos no olho esquerdo. A angiografia de campo de grande angular correspondente revela uma grande zona de não perfusão capilar e neovascularização retiniana adjacente.

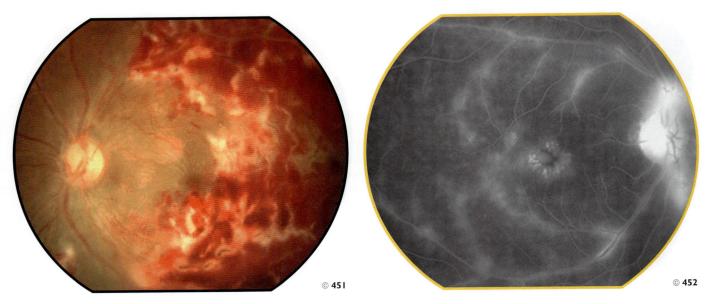

A doença de Eales pode envolver frequentemente o polo posterior, como neste paciente. Observa-se vasculite retiniana hemorrágica no olho esquerdo. A FA do olho direito exibe coloração dos vasos e edema macular cistoide.

# Manifestações Vasculares Retinianas de Doença Sistêmica

Uma série de doenças sistêmicas pode estar associada às complicações vasculares retinianas. Essas doenças variam de distúrbios encontrados com frequência, como a hipertensão arterial sistêmica e o diabetes, a entidades encontradas mais raramente, como as que afetam os sistemas hematológico e reumatológico. Qualquer doença sistêmica associada a achados inflamatórios, trombóticos ou hemorrágicos pode causar manifestações similares no fundo.

## Retinopatia Hipertensiva

A retinopatia hipertensiva é uma anomalia vascular retiniana comum que pode ser o resultado de hipertensão arterial sistêmica crônica (graus 1, 2 e 3) ou hipertensão maligna mais aguda (grau 4). Essas manifestações podem afetar a retina, a coroide e o nervo óptico.

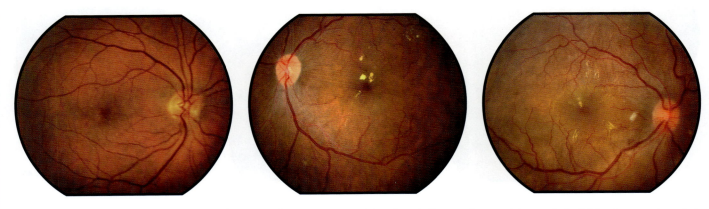

Estes pacientes têm retinopatia hipertensiva crônica com dilatação venosa retiniana branda (*imagem à esquerda*), exsudação lipídica (*imagem do centro*) e anomalias vasculares, incluindo hemorragias retinianas, exsudatos algodonosos e edema retiniano (*imagem à direita*).

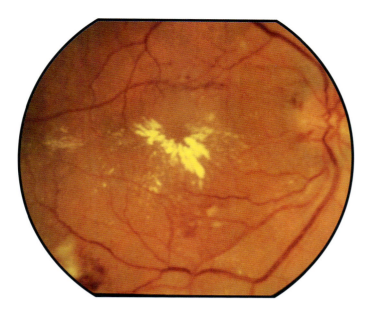

Este paciente apresentou retinopatia hipertensiva grau 4 com elevação aguda grave da pressão arterial, provocando hemorragias intrarretinianas, exsudatos algodonosos, exsudação lipídica ("estrela macular"), edema macular e edema do nervo óptico.

Este homem de 30 anos de idade com retinopatia hipertensiva grau 4 tinha pressão arterial sistêmica de 220/170 mmHg. Ele demonstrou múltiplos exsudatos algodonosos, hemorragia intrarretiniana e edema macular, incluindo estrela macular. A acuidade visual era de 20/100 nos dois olhos. O paciente exibiu melhora após a sua pressão arterial ficar normalizada. *Cortesia de Dr. Wendall Bauman*

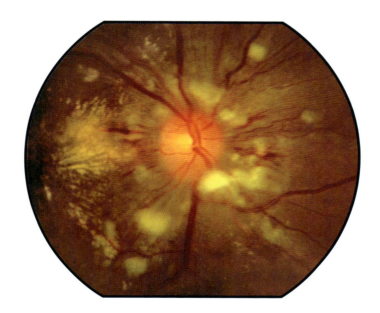

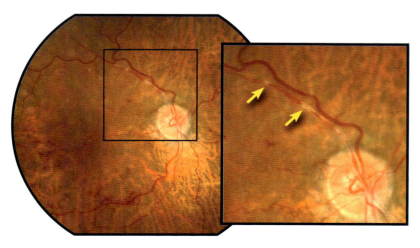

Este paciente apresenta hipertensão arterial sistêmica crônica com anomalias da vasculatura arteriolar. Existem áreas focais de embainhamento, irregularidades no calibre dos vasos, defeitos de cruzamento arteriovenoso e algumas hemorragias retinianas. No destaque, observe as áreas de embainhamento arteriolar (*setas*). Há, também, uma zona de palidez da cabeça do nervo óptico inferotemporal devido à doença isquêmica.

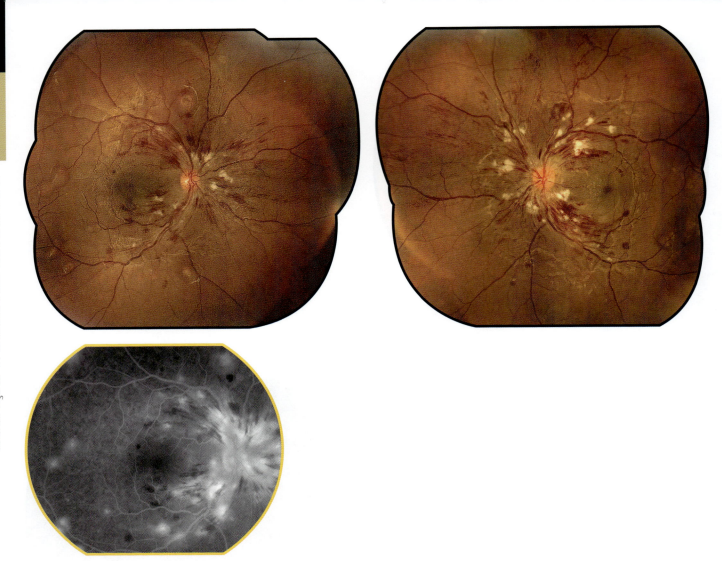

Este paciente tem hipertensão maligna e retinopatia hipertensiva grau 4 com vários exsudatos algodonosos e hemorragias retinianas espalhadas pelo fundo de olho, assim como edema e vazamento do nervo óptico na angiografia fluoresceínica. *Cortesia da Dra. Jaclyn Kovach*

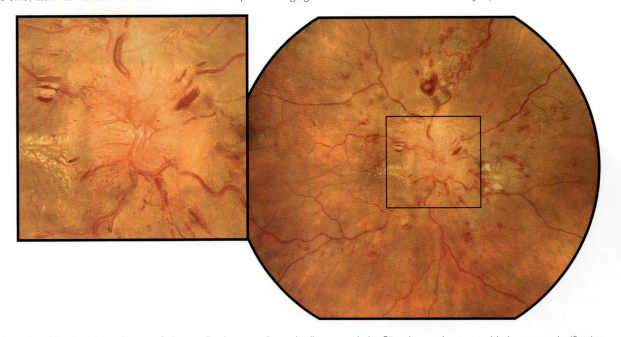

Este paciente tem hipertensão na forma crônica agudizada com edema de disco associado. São observados tortuosidade venosa significativa, estreitamento arteriolar e edema do nervo óptico.

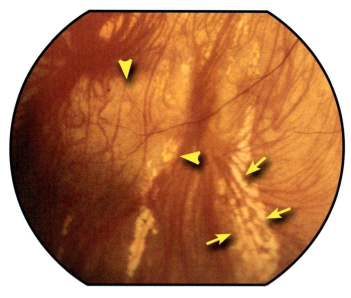
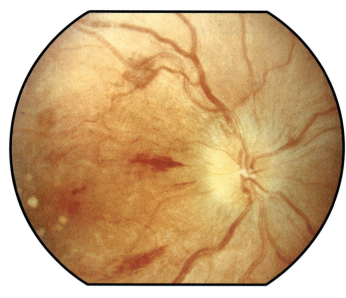

Este paciente desenvolveu vários infartos triangulares coroidianos de Amalric (*setas*) durante um episódio hipertensivo agudo, indicando oclusão dos vasos ciliares posteriores. As pontas de seta podem indicar manchas de Elschnig devido ao infarto coriocapilar.

Este paciente tem hipertensão maligna e retinopatia hipertensiva grau 4 com edema do disco óptico e hemorragias em forma de chama.

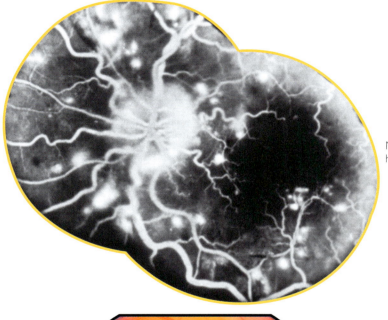

Note a presença de edema de disco e vazamento neste caso de hipertensão maligna.

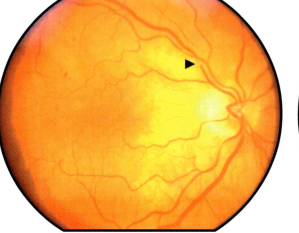
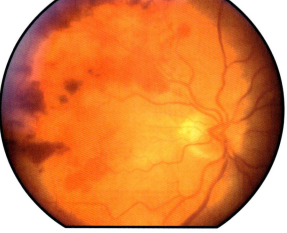

Este paciente com retinopatia hipertensiva exibiu entalhe arteriolar-venoso (AV) proeminente (*ponta de seta*) e, subsequentemente, sofreu uma ORVCR deste ramo da veia retiniana.

# Retinopatia Diabética

A retinopatia diabética é a principal causa de cegueira nos Estados Unidos e no mundo. Ela se manifesta clinicamente por uma microvasculopatia retiniana que depende da duração da doença. Hipertensão, doença renal, discrasias sanguíneas e hiperlipidemia podem exacerbar a doença retiniana, mas o controle glicêmico é o principal fator realmente importante na progressão da doença. A hiperglicemia causa o progresso da disfunção microvascular, levando a alterações aneurismáticas e isquemia da retina. A produção do VEGF leva à exsudação devido ao rompimento na barreira hematorretiniana interna e à eventual vasoproliferação. Hemorragia vítrea, fibrose pré-retiniana e descolamento por tração podem complicar a neovascularização retiniana, levando à perda grave da visão e até mesmo à cegueira. Enquanto a hemorragia vítrea é a causa mais importante de cegueira, o edema macular é a causa mais comum de perda moderada da visão.

## Retinopatia Diabética não Proliferativa

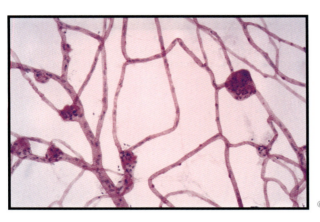

O preparo com tripsina neste paciente com retinopatia diabética não proliferativa (RDNP) ilustra a presença de microaneurismas e a ausência de pericitos.

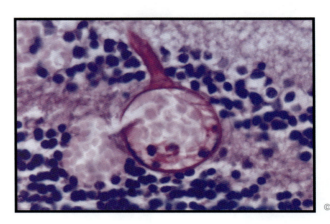

Os microaneurismas capilares são a principal característica da retinopatia diabética e a primeira manifestação de doença retiniana. O exame histopatológico mostra um microaneurisma associado a uma área de hemorragia.

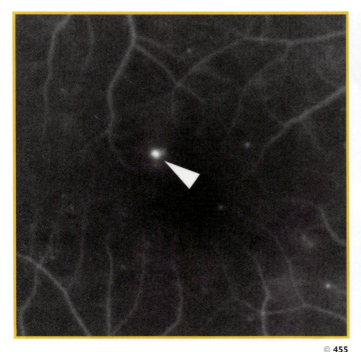

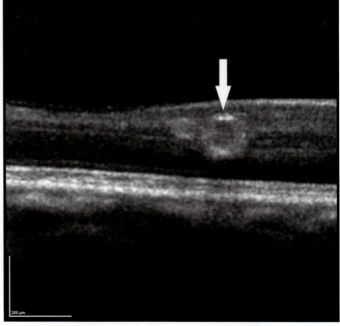

Os microaneurismas aparecem como focos hiperfluorescentes que vazam na angiografia fluoresceínica (*ponta de seta, imagem à esquerda*). O mesmo microaneurisma na OCT em domínio espectral aparece como uma lesão oval intrarretiniana hiper-refletiva (*seta, imagem à direita*).

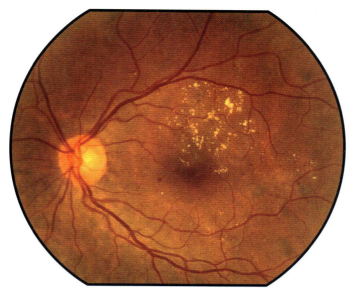

Este paciente tem RDNP com microaneurismas, complicada por edema macular clinicamente significativo, além de exsudação lipídica.

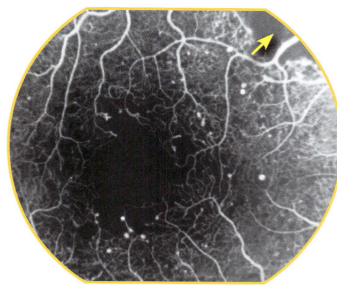

Repare nos microaneurismas perifoveais proeminentes e no aumento da zona avascular foveal (ZAF) nesta FA de um paciente com RDNP. A isquemia retiniana também é observada no aspecto superotemporal (*seta*).

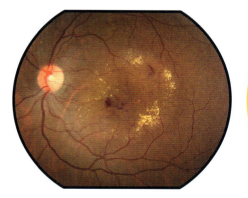
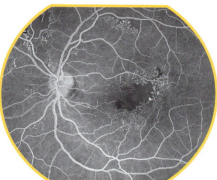
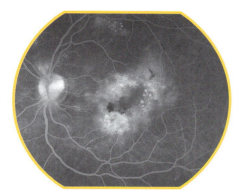

Este paciente com RDNP e edema macular diabético demonstra maculopatia lipídica (*imagem à esquerda*). A FA exibe isquemia macular (*imagem do centro*) com aumento da ZAF e edema macular tardio (*imagem à direita*). As anomalias microvasculares intrarretinianas também podem ser avaliadas com a FA. *Cortesia de Ophtalmic Imaging Systems, Inc*

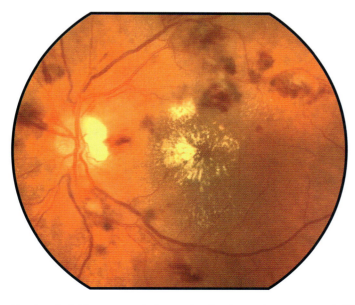
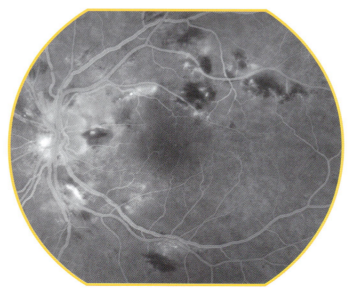

Maculopatia lipídica e uma estrela macular são observadas neste caso de RDNP. A angiografia fluoresceínica mostra bloqueio pela hemorragia retiniana e vazamento dos microaneurismas.

# DOENÇAS VASCULARES RETINIANAS

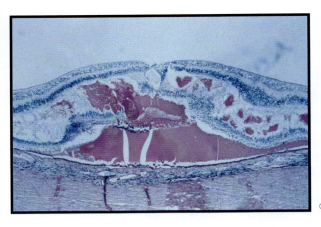

A amostra histopatológica exibe edema macular diabético acentuado com exsudação sub-retiniana.

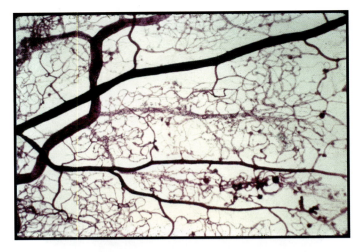

Preparo histológico da retina de um paciente com retinopatia diabética. Podem ser observados capilares dilatados e microaneurismas junto com destruição capilar ou não perfusão.

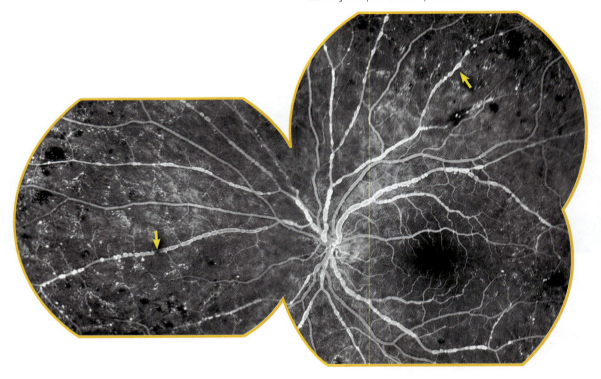

Este paciente com RDNP tem vários microaneurismas e hemorragias retinianas por todo o fundo de olho e sangramento venoso (*setas*), além de sinais de RDNP grave ou retinopatia diabética pré-proliferativa. Isquemia retiniana periférica irregular também pode ser observada.

A RDNP pode ser visualizada nestes pacientes. À esquerda há dois exsudatos algodonosos proeminentes com uma grande hemorragia associada. Também se observa o *beading* venoso. Na *imagem à direita*, a FA neste paciente revela muitos microaneurismas e não perfusão capilar grave, além de isquemia.

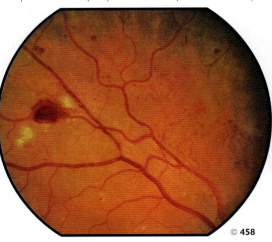
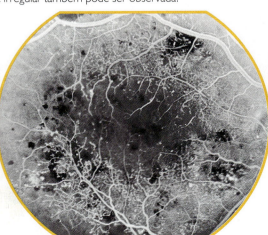

# Retinopatia Diabética Proliferativa
## Isquemia e Neovascularização Periférica

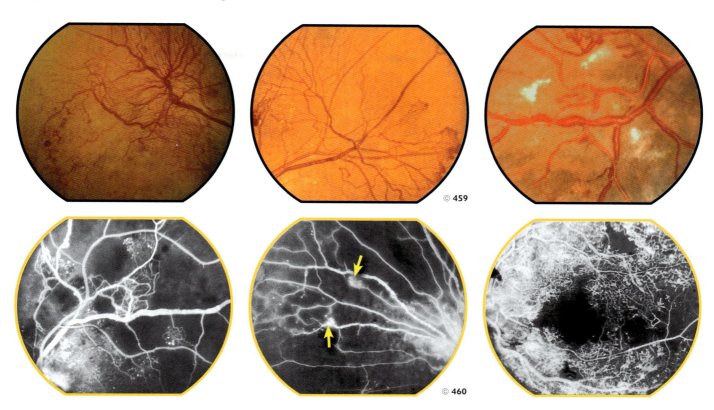

A isquemia retiniana leva à neovascularização pré-retiniana, como é possível observar nestes pacientes. O *beading* venoso é proeminente (*imagem do alto à direita*). A neovascularização retiniana franca é ilustrada (*imagens do alto à esquerda e centro*), enquanto a neovascularização pré-retiniana inicial (*setas*) e a isquemia capilar retiniana e a não perfusão são exibidas na FA.

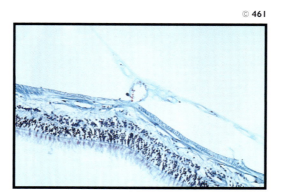

Esta amostra histopatológica ilustra retinopatia diabética proliferativa e neovascularização retiniana aderida à borda da hialoide posterior.

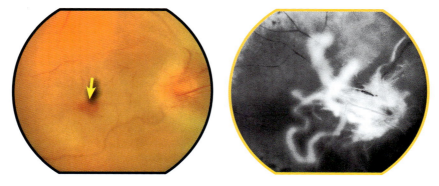

Este paciente tem retinopatia diabética proliferativa, neovascularização do disco óptico (NVD) e oclusão da artéria central da retina. Repare na mancha "vermelho-cereja" (*seta*), a área perfundida da circulação ciliar. A NVD e o vazamento do disco são ilustrados com a FA.

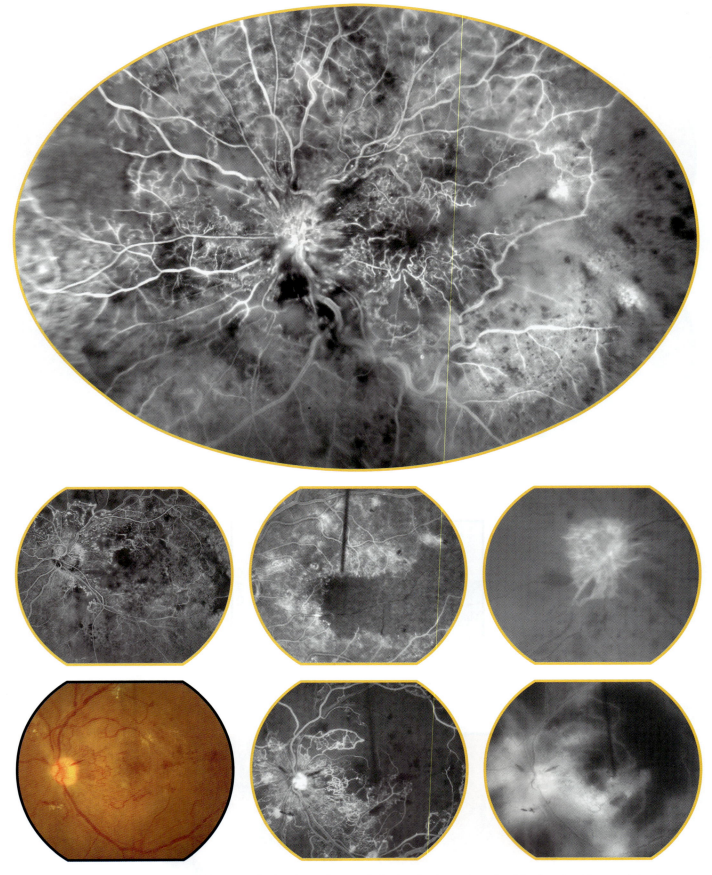

Estes pacientes têm microangiopatia diabética generalizada e isquemia grave, indicada pelas áreas não perfundidas da retina. Neovascularização inicial do disco e isquemia macular grave, além de não perfusão, são observadas (*imagem do centro e linhas inferiores*). Também é observado amplo vazamento na retina e no vítreo (*linha inferior à direita*). Uma retina infartada com perfusão exposta do nervo (*linha central à direita*) é ilustrada. *As imagens central e esquerda da última linha são cortesia da Ophtalmic Imaging Systems, Inc*

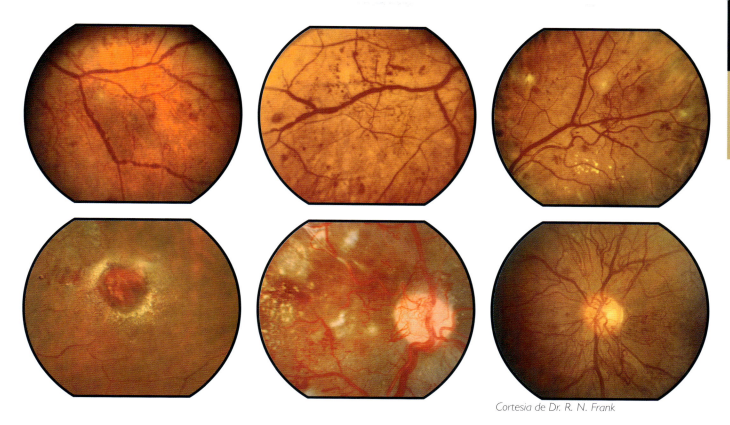

*Cortesia de Dr. R. N. Frank*

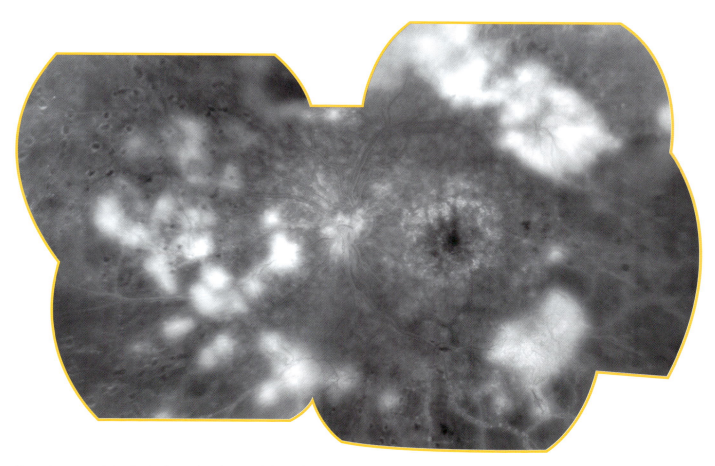

Casos de neovascularização do disco e da retina associados ao *beading* venoso são observados nestes pacientes com retinopatia diabética proliferativa (RDP). A NVD é ilustrada (*imagens central e à direita da linha intermediária*). Repare na presença de neovascularização retiniana (NVE) circundada por exsudação lipídica concêntrica (*linha central à esquerda*). A montagem da FA exibe vazamento generalizado da NVE no vítreo. O edema macular cistoide e a NVD também estão presentes.

# Neovascularização do Disco

Cortesia de Bruce Morris, CRA

Cortesia de Vispath: Aris Retinal Imaging

Cortesia de Vispath: Aris Retinal Imaging

Repare nas muitas ilustrações de neovascularização do disco, variando de mínima (*seta*) a grave com extensão peripapilar.

# Hemorragia Vítrea

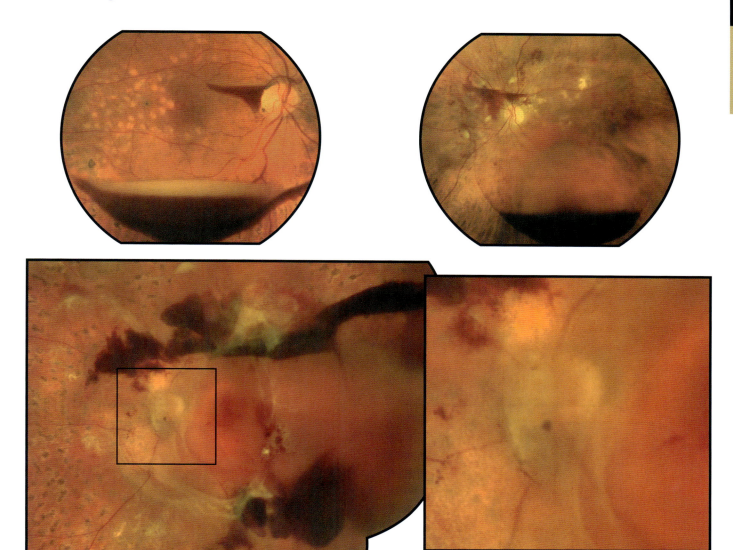

Cortesia da Ophtalmic Imaging Systems, Inc

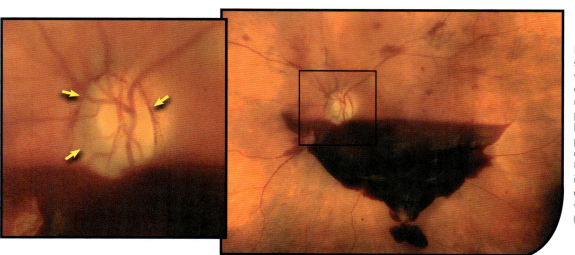

Estes pacientes sofreram hemorragia vítrea grave do disco e neovascularização retiniana. A tração provocada pelo hialoide posterior pode ser a causa dessas hemorragias. Um descolamento incompleto do vítreo em volta do nervo é visto no caso de baixo (*setas*).

## Proliferação Fibrovascular

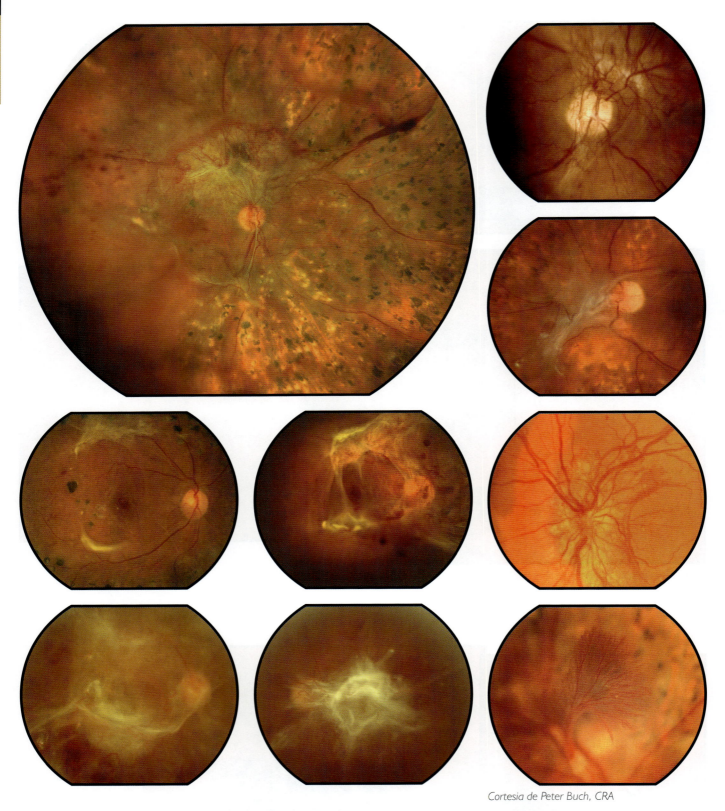

*Cortesia de Peter Buch, CRA*

A proliferação fibrovascular pode complicar a RDP por induzir sangramento e descolamento por tração. Uma área circunscrita de formação de cicatriz pode envolver o polo posterior com alguma frequência.

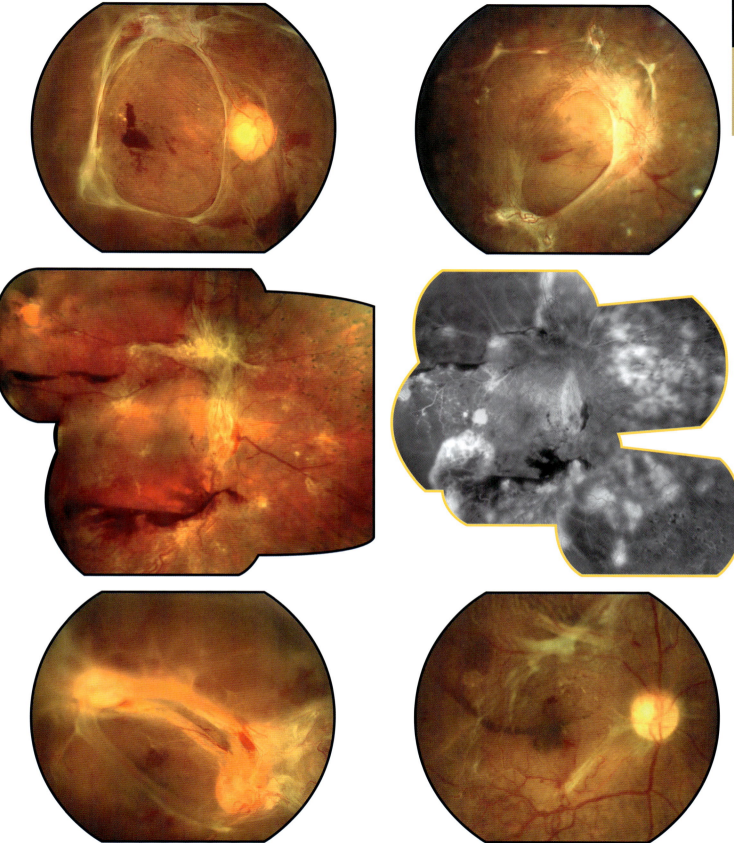

Os pacientes com retinopatia diabética proliferativa grave podem ter crescimento fibrovascular de gravidade variável. Em alguns casos, a fibrose pode impedir a visualização do nervo óptico (*imagens superior à direita, do centro à esquerda e inferior à esquerda*). Há sangramento ativo do componente vascular dessas membranas. A FA exibe neovascularização generalizada e isquemia periférica.

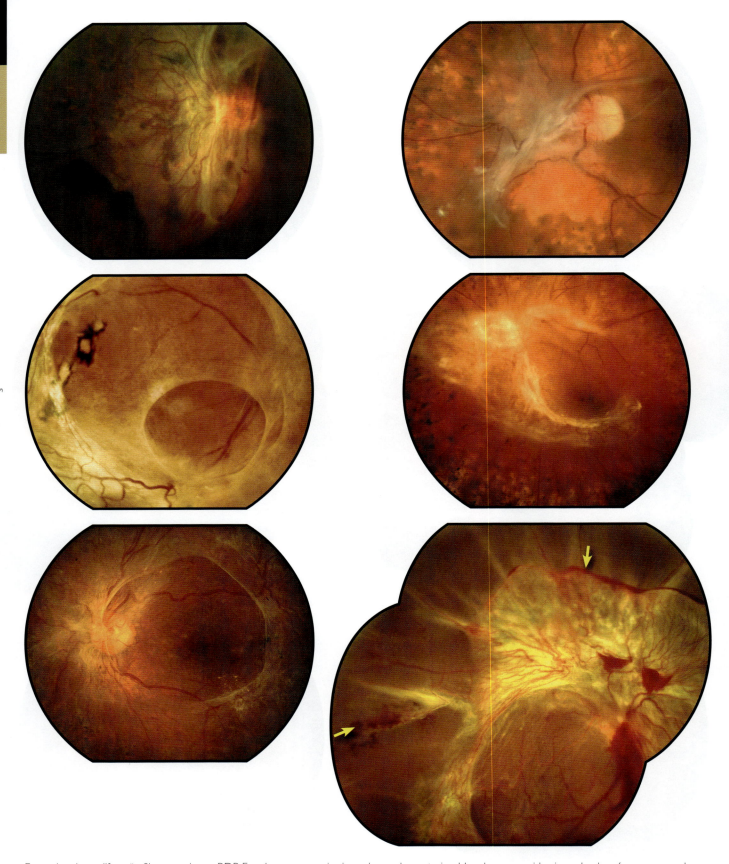

Exemplos de proliferação fibrovascular na RDP. Em alguns casos, ela circunda o polo posterior. Uma lacuna ovoide circundando a área paramacular pode não ser notada, e é possível que corresponda a uma bolsa vítrea pré-cortical ou bursa pré-macular. A proliferação fibrovascular pode exercer tração no vítreo, provocando descolamento macular em uma configuração "tampo de mesa". Em alguns casos, o tecido fibrovascular tem componentes vasculares proliferando ativamente que causam sangramento vítreo, como se pode ver na imagem inferior à direita (setas).

## Papilopatia Diabética

Os pacientes com diabetes podem sofrer papilopatia diabética que, em alguns casos, pode dificultar a sua diferenciação de uma neuropatia óptica isquêmica anterior não arterítica (NOIA-NA) ou NVD.

Essa neuropatia óptica pode ou não estar associada a redução da acuidade visual e perda de campo e visão.

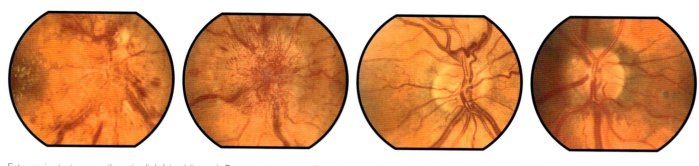

Este paciente tem papilopatia diabética bilateral. Repare que as manifestações agudas exibem inchaço do nervo e NVD nos dois olhos (*imagens à esquerda*). A resolução espontânea da papilopatia em cada olho ocorreu 10 semanas mais tarde (*imagens à direita*). *Cortesia de Dr. Sohan Sing-Hayreh*

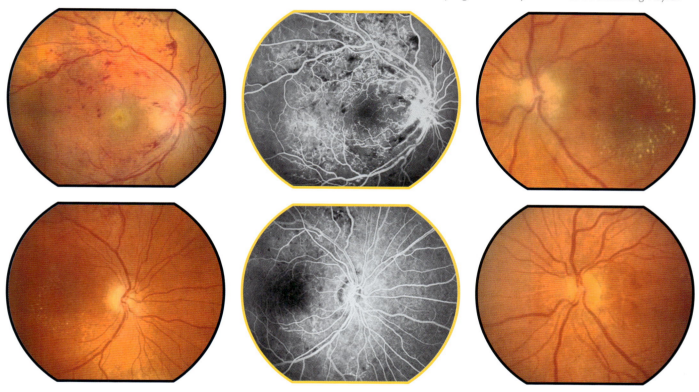

Este paciente apresentou papilopatia diabética bilateral. Houve edema do nervo e edema macular associado, além de RDNP grave (*linha superior*). Dez semanas mais tarde, houve resolução espontânea da papilopatia em cada olho (*linha inferior*), com subsequente atrofia óptica e melhora da retinopatia, conforme ilustrado na FA na linha inferior, após panfotocoagulação a *laser* da retina. *Cortesia de Dr. Sohan Sing-Hayreh*

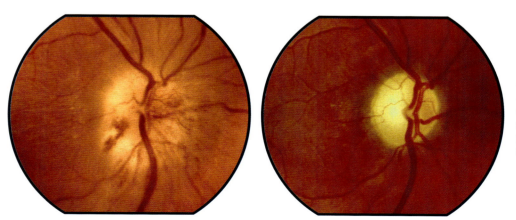

Observe a presença de NOIA-NA neste paciente. Há edema da cabeça do nervo óptico, com hemorragias associadas. Após a resolução da papilopatia, houve a consequente atrofia óptica (*imagem à direita*).

# Manifestações Maculares da Retinopatia Diabética

Na retinopatia diabética não proliferativa e proliferativa, várias complicações maculares podem causar perda de visão. Algumas podem ser tratadas, enquanto outras estão associadas a perda permanente e/ou progressiva da visão.

## Edema Macular

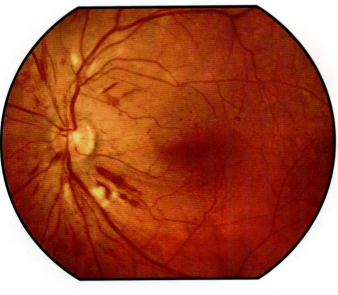
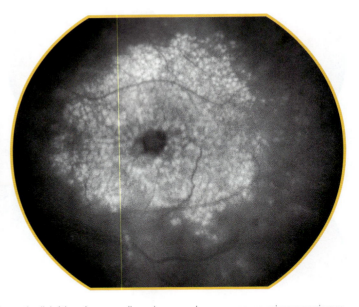

O edema macular é a principal causa de baixa visão nos pacientes com retinopatia diabética. As anomalias microvasculares, como os microaneurismas ou a telangiectasia, ou os vasos incompetentes dilatados, podem vazar devido ao dano à célula endotelial vascular retiniana e ao rompimento da barreira hematocular interna. Repare no edema macular diabético ilustrado na FA. A barreira hematorretiniana externa no nível do EPR também pode estar comprometida. O fator de crescimento endotelial vascular é um colaborador importante para o edema macular nos diabéticos.

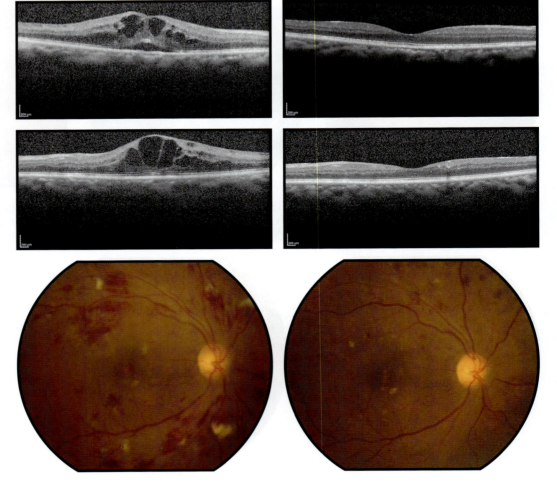

SD-OCT do olho direito (*linha superior*) e esquerdo (*linha inferior*) exibindo edema macular cistoide diabético grave na apresentação (*imagens à esquerda*). O paciente foi tratado com injeções intravítreas de anti-VEGF, com resolução do edema macular em cada olho (*imagens à direita*) e também melhora significativa da hemorragia intrarretiniana, conforme as fotos coloridas do fundo do olho direito (*linha inferior*).

## Isquemia Macular

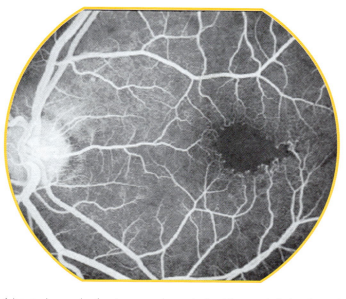 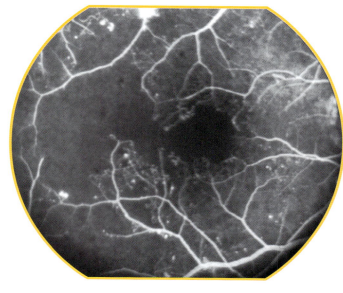

A isquemia macular é outra causa de perda de visão associada à retinopatia diabética. Aumento ou supressão da ZAF são identificados em cada FA, e as zonas de não perfusão são exibidas no angiograma à direita.

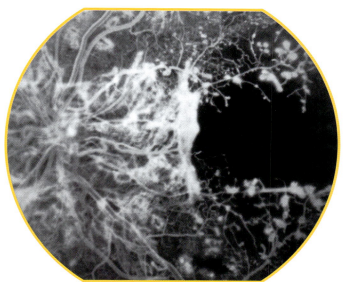

A NVD florida é observada nesta FA associada a isquemia macular grave e não perfusão.

## Buraco Macular

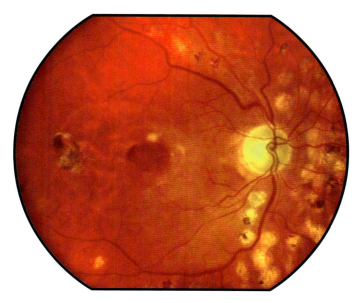

Os pacientes com diabetes podem desenvolver buracos maculares, como se pode ver neste caso, devido à tração anterior pelo vítreo.

## Neovascularização Coroidiana

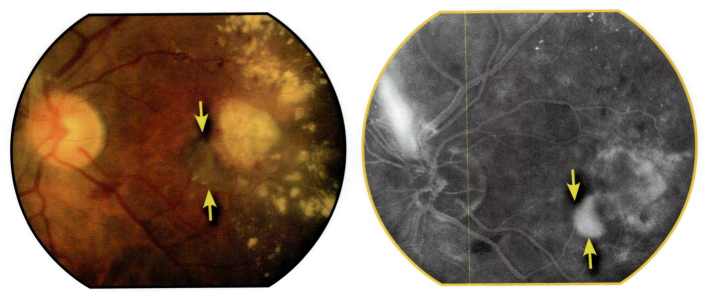

A maculopatia exsudativa crônica é observada na imagem colorida. Uma membrana neovascular coroidiana verde-acinzentada pode ser visualizada adjacente à cicatriz fibrótica (*setas*). A angiografia fluoresceínica ilustra vazamento hiperfluorescente da neovascularização coroidiana (*setas*). A NVD também está presente na borda superior do disco.

## Hemorragia Retiniana

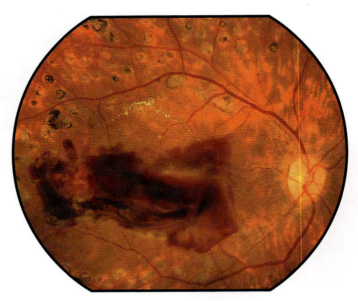

A hemorragia macular pré-retiniana aguda pode complicar a retinopatia diabética, normalmente a RDP, devido a neovascularização e tração, causando perda súbita de visão. *Cortesia de Ophtalmic Imaging Systems, Inc*

## Maculopatia Lipídica Exsudativa

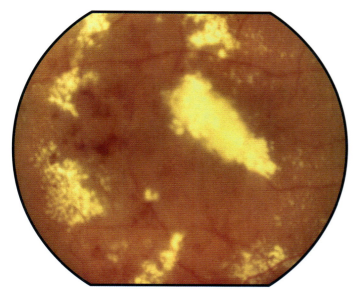

Deposição lipídica grave associada a edema macular pode causar perda permanente da visão e evoluir para anomalias cicatriciais. O perfil lipídico sistêmico deve ser avaliado e otimizado.

## Cicatriz Macular

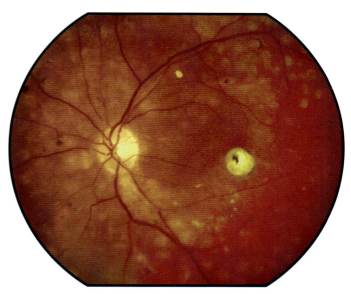

Repare na cicatriz fibrosa central neste paciente diabético. As cicatrizes maculares diabéticas podem resultar de deposição lipídica crônica, proliferação fibrovascular, tração ou hemorragia.

## Descolamento Exsudativo

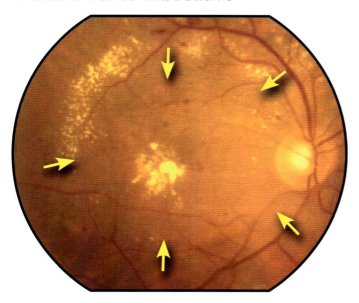

O descolamento macular seroso (*setas*) raramente pode complicar o edema macular diabético grave.

# Fibrose Pré-retiniana

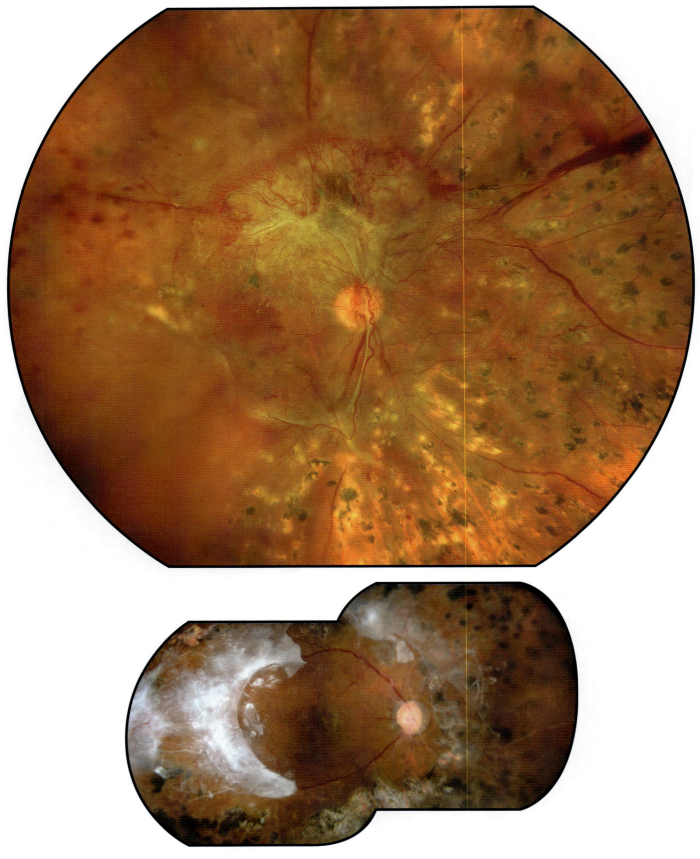

A proliferação fibrovascular que leva a hemorragia vítrea ou descolamento retiniano por tração pode complicar a RDP. Na imagem superior, há evidências de proliferação fibrovascular e neovascularização com hemorragia vítrea sobrejacente. Uma vitrectomia aliviou a tração na imagem inferior. Fibrose considerável com tração permanece na mácula temporal e no fundo periférico.

## Descolamento Retiniano por Tração

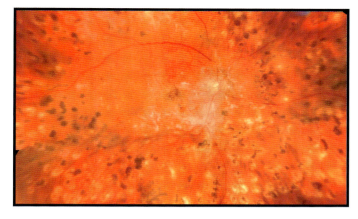

O descolamento crônico por tração da mácula se desenvolveu neste paciente com *status* de RDP pós-PRP.

## Retinopatia Diabética e Doença Sistêmica

A retinopatia diabética pode ser exacerbada por outra doença sistêmica, incluindo hipertensão, doença renal e discrasias sanguíneas, levando à perda da visão.

## Hipertensão

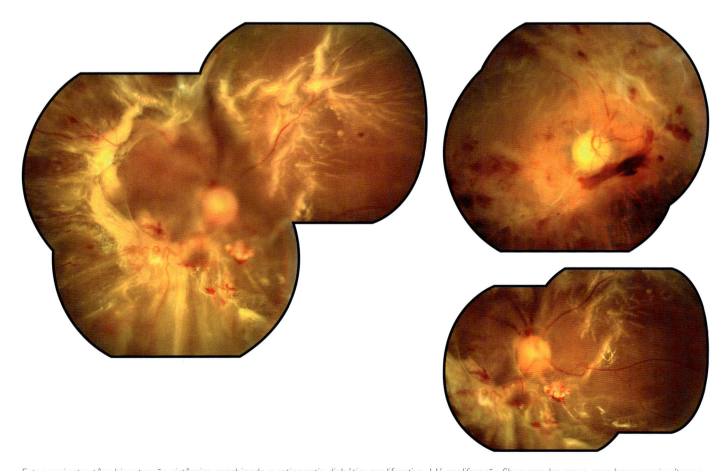

Estes pacientes têm hipertensão sistêmica combinada e retinopatia diabética proliferativa. Há proliferação fibrovascular grave com hemorragia vítrea e descolamento da retina por tração.

## Diabetes e Discrasia Sanguínea

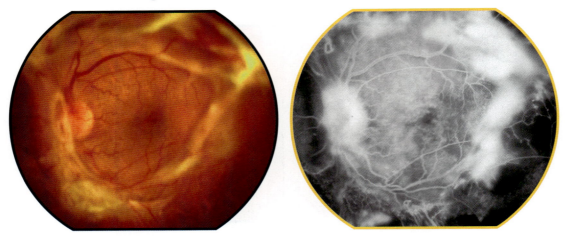

O diabetes e a leucemia aguda podem produzir proliferação fibrovascular devastadora em um curto período de tempo. Este paciente foi diagnosticado como portador de leucemia mieloide aguda e anemia. Há uma neovascularização agressiva no polo posterior, ilustrada nas imagens angiográficas. *Cortesia de Dr. Kurt Gitter*

## Diabetes e Macroglobulinemia de Waldenström

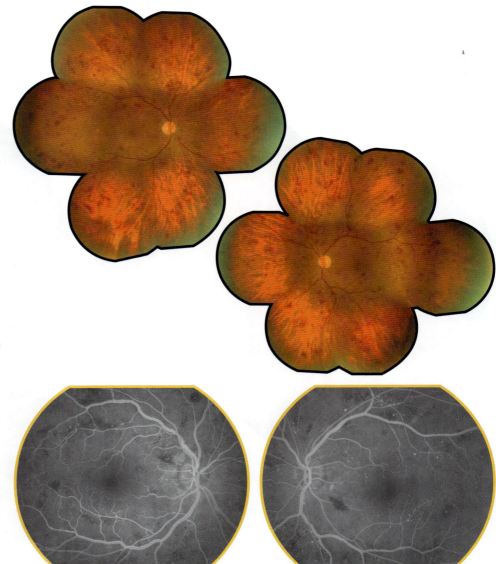

Este paciente diabético de 60 anos de idade apresentou diminuição da visão nos dois olhos. O exame fundoscópico revelou hemorragias intrarretinianas difusas e um sistema venoso ingurgitado com as imagens da montagem colorida do fundo de cada olho. A OCT no momento da apresentação revelou descolamentos maculares serosos (*imagens não exibidas*), angiograficamente silenciosos (*imagens inferiores*). O paciente subsequentemente foi diagnosticado com macroglobulinemia de Waldenström.

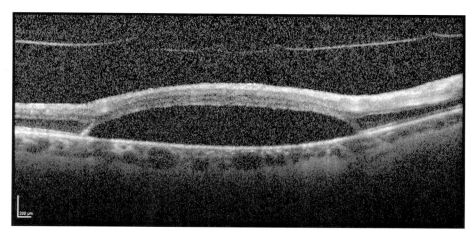

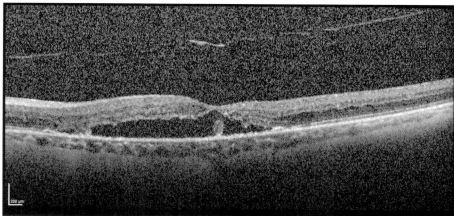

Repare no descolamento macular seroso bilateral neste paciente com macroglobulinemia de Waldenström.

## Lipemia Retiniana

*Imagens ©462 e @463 disponíveis exclusivamente, em inglês, em expertconsult.inkling.com/redeem*

## Tratamento: Fotocoagulação a *Laser*

A otimização do controle da pressão arterial e da glicemia sérica é a intervenção mais importante na prevenção da perda de visão devido ao diabetes. A otimização do colesterol sistêmico e do *status* renal também é importante. A administração intravítrea de medicamentos antiangiogênicos, terapia de fotocoagulação a *laser*, vitrectomia *pars plana* e combinações dessas modalidades terapêuticas são importantes no gerenciamento da retinopatia diabética.

## Lipídio e Edema Macular

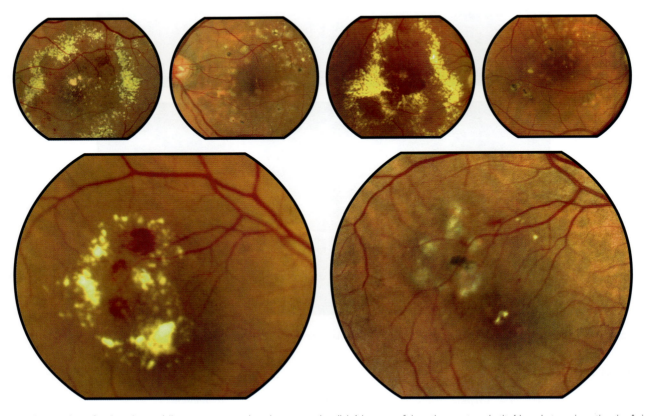

A fotocoagulação a *laser* focal pode ser útil no tratamento do edema macular diabético, mas foi praticamente substituída pela terapia antiangiogênica intravítrea como padrão de excelência de cuidado. A imagem colorida à esquerda de cada par representa o estado clínico pré-*laser* e a imagem colorida à direita representa o estado pós-*laser*, 3 a 6 meses mais tarde. Repare na resolução do edema e dos exsudatos lipídicos circinados em cada um dos três casos.

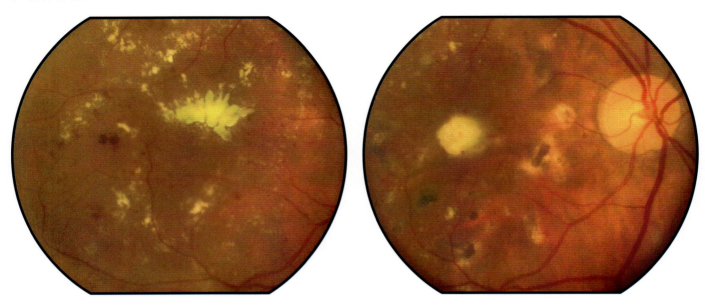

Este paciente apresentou edema macular diabético e exsudação lipídica (*imagem à esquerda*). A fotocoagulação a *laser* focal e em *grid* foi feita com resolução do edema e dos lipídios. No entanto, formou-se uma cicatriz fibrosa (*imagem à direita*) em virtude da deposição lipídica grave.

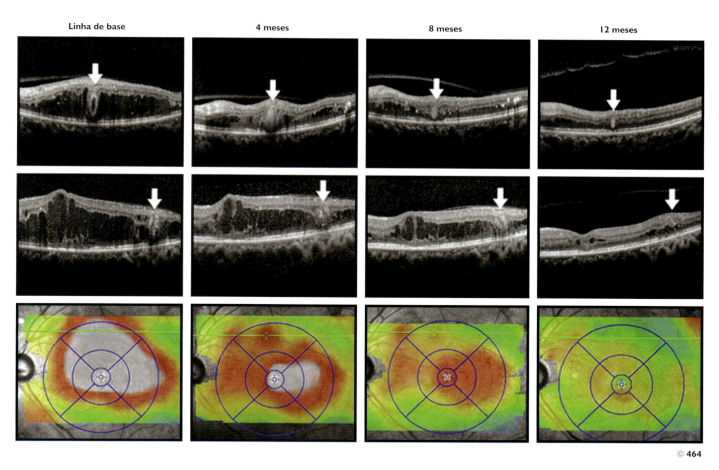

A SD-OCT ajudou a identificar microaneurismas hemorrágicos neste paciente com retinopatia diabética (*setas*). O tratamento com *laser* focal nos aneurismas levou à resolução progressiva do edema macular cistoide neste paciente.

## Rompimento Retiniano

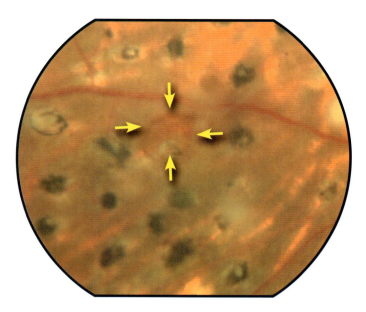

O tratamento com *laser* também pode ser utilizado para bloquear rompimentos retinianos, mesmo dentro de uma área de tratamento prévio com PRP (*setas*). Outro *laser* foi utilizado para circundar uma rotura retiniana localizada neste paciente com retinopatia diabética proliferativa.

# Neovascularização

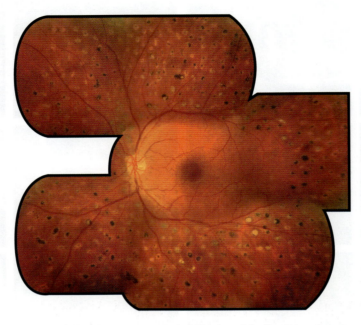

Este paciente apresentou neovascularização retiniana agressiva. A terapia de PRP a *laser* foi utilizada para induzir a regressão dos vasos anormais. A montagem colorida ilustra o padrão típico de cicatrizes da PRP.

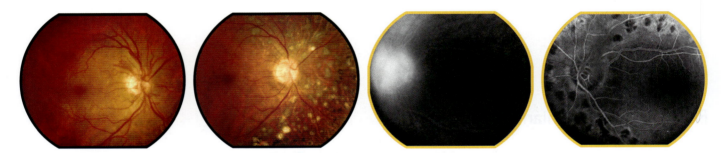

A imagem colorida à esquerda mostra a NVD pré-tratamento. A regressão da NVD pós-tratamento é ilustrada na imagem colorida adjacente. As duas imagens da FA mostram a NVD pré-tratamento com vazamento e regressão do vazamento após terapia de PRP.

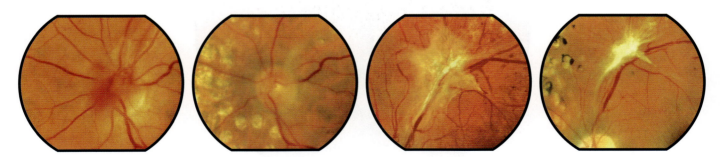

Estas imagens coloridas ilustram a terapia pré e pós-PRP da retinopatia diabética proliferativa. A NVD é visualizada à esquerda. Três meses mais tarde, a neovascularização regrediu e as cicatrizes de fotocoagulação a *laser* podem ser identificadas (*segunda imagem a partir da esquerda*). A neovascularização fibrosa (*segunda imagem a partir da direita*) se desenvolveu após o tratamento de PRP (*mais à direita*).

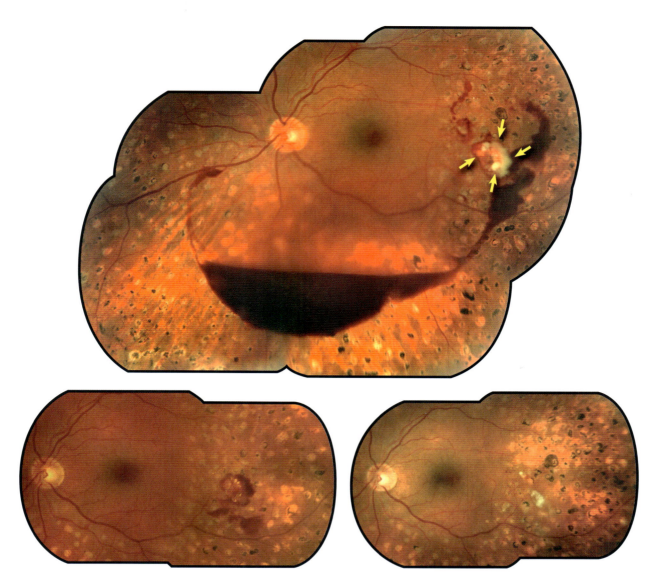

Hemorragia pré-retiniana e vítrea observada na montagem colorida acima. Terapia adicional de preenchimento de PRP foi administrada devido à neovascularização persistente na mácula temporal (*setas*). Na *imagem inferior à esquerda*, a hemorragia pré-retiniana melhorou, e a regressão inicial da neovascularização foi observada 3 meses mais tarde. A *imagem inferior à direita* mostra regressão completa 2 anos após o tratamento adicional com fotocoagulação.

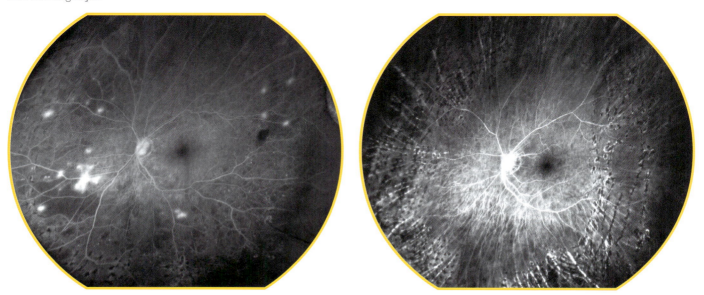

FA de campo de grande angular mostrando neovascularização em outra parte neste paciente com retinopatia diabética proliferativa. Após PRP, há regressão da NVE. *Cortesia de Dr. Mark Blumenkranz*

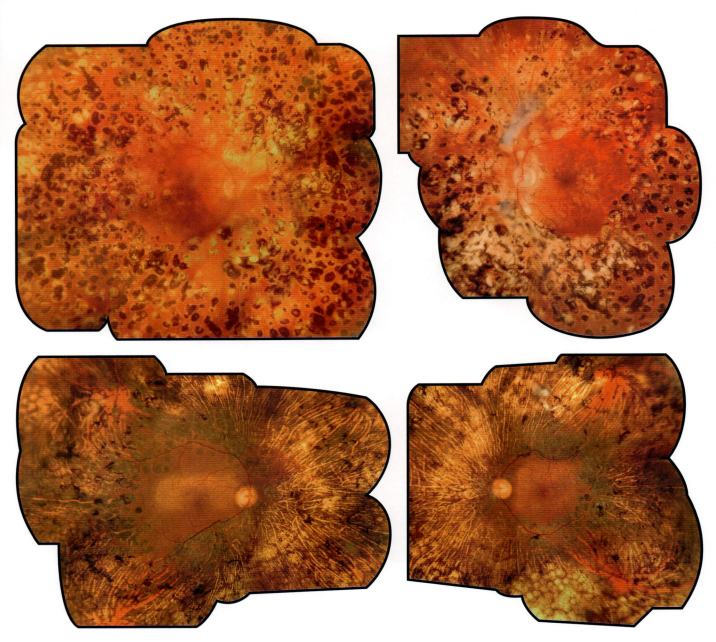

Montagem de imagens coloridas dos olhos com regressão da RDP após terapia de PRP. Repare nas cicatrizes pigmentares e atróficas generalizadas da fotocoagulação distribuídas difusamente pelo fundo periférico.

## Tratamento: Cirurgia Vitreorretiniana

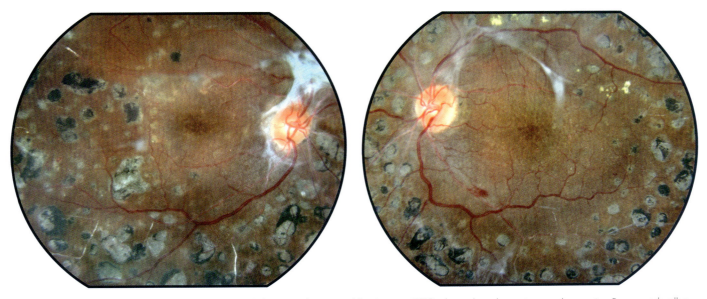

Imagens coloridas do paciente após vitrectomia e endofotocoagulação combinadas para RDP ativa e descolamento macular por tração em cada olho. Repare nos restos de tecido fibroso no disco e no polo posterior. A mácula é plana em cada um dos olhos.

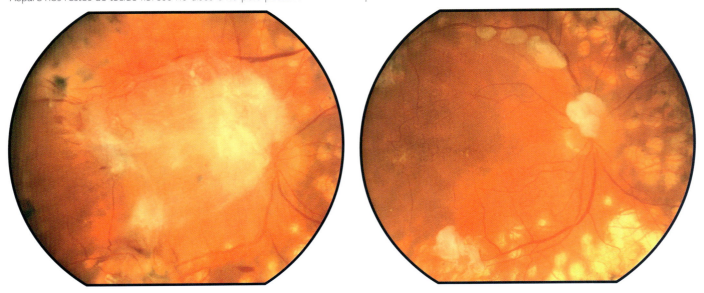

Este paciente recebeu tratamento de PRP para RDP ativa. Adveio proliferação fibrosa do polo posterior (*imagem à esquerda*). Foi feita uma vitrectomia *pars plana* para remover o tecido fibroso. Após a cirurgia a mácula estava plana e seca, mas são observados cotos residuais de tecido fibroso ao longo das arcadas vasculares e no disco. *Cortesia de Dr. Yale Fisher*

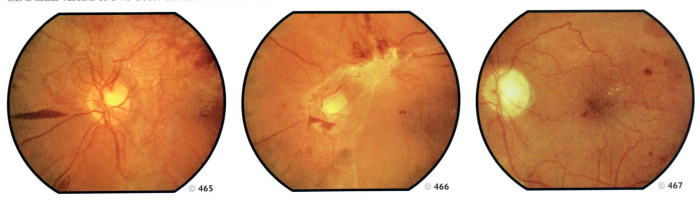

Este paciente exibe NVD grave (*imagem à esquerda*). Foi feita uma PRP, e o paciente obteve uma redução acentuada na acuidade visual. A contração do tecido fibroso causou descolamento macular (*imagem do meio*). Foi feita a vitrectomia com consequente resolução do descolamento macular, e houve melhora na acuidade visual para 20/30 (*imagem à direita*).

# Tratamento: Terapia Intravítrea com Anti-VEGF

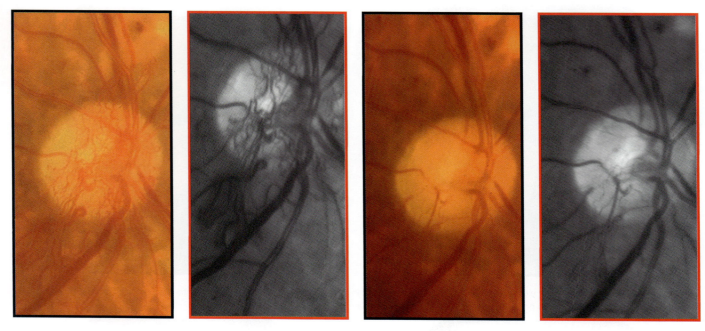

Este paciente apresentou NVD grave (*cor, imagem à esquerda*). A neovascularização é mais bem avaliada com a retinografia aneritra (*filtro vermelho, imagem à esquerda*). Após a administração intravítrea de bevacizumab, houve regressão da neovascularização (*colorida e com filtro vermelho, imagem à direita*). *Cortesia de Dr. Robert Avery*

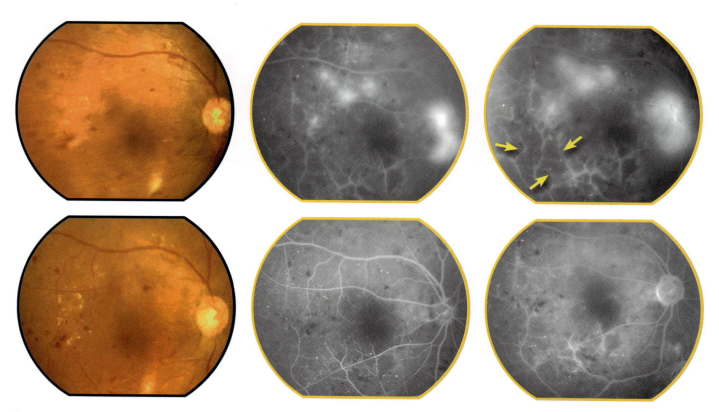

Repare na presença de NVD e NVE neste paciente (*linha superior*). A isquemia macular inferotemporal também é observada (*setas*). Após a administração intravítrea de bevacizumab (*linha inferior*), houve regressão completa da NVD e NVE. Também houve remodelação do leito capilar isquêmico com reperfusão quase completa.

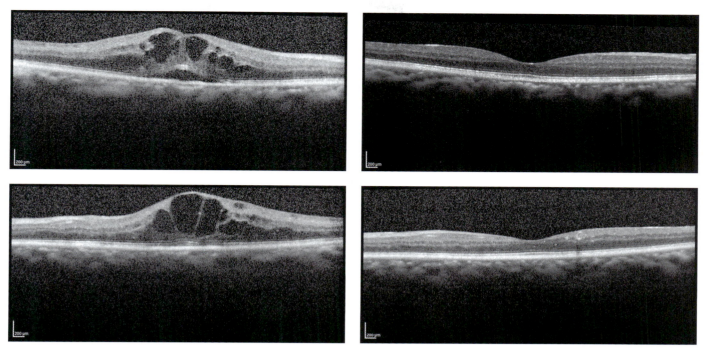

SD-OCT dos olhos direito (*linha superior*) e esquerdo (*linha inferior*) de um paciente exibindo edema macular cistoide diabético na apresentação (*imagens à esquerda*). O paciente foi tratado com injeções intravítreas de anti-VEGF, com resolução do edema macular (*imagens à direita*).

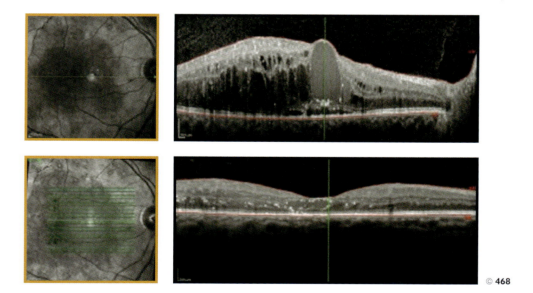

Este paciente tem edema macular diabético persistente após terapia anti-VEGF. Três meses após a injeção intravítrea de dexametasona (Ozurdex®), o edema se resolveu. Existem focos hiper-refletivos persistentes que provavelmente representam exsudatos, macrófagos carregados de lipídios ou micróglia.

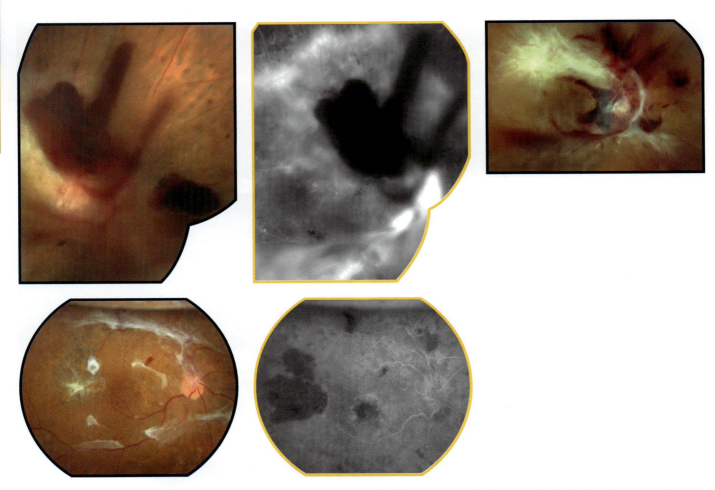

Hemorragia vítrea e RDP observadas neste paciente (*linha superior à esquerda*). A FA mostra um anel de neovascularização circundando o polo posterior (*linha superior, imagem central*) e bloqueio da hemorragia. Foi administrado bevacizumab intravítreo e em 10 dias a neovascularização de proliferação ativa se converteu em hastes fibrosas de tecido se estendendo para o vítreo (*linha superior à direita*). Foi realizada vitrectomia *pars plana*. Após a excisão do tecido fibroso avascular, o descolamento macular se resolveu (*imagem inferior à esquerda*), e a acuidade visual melhorou para 20/30. A FA pós-operatória exibe resolução do vazamento no disco e no polo posterior. *Cortesia de Dr. Michael Cooney*

## Rubeose da Íris

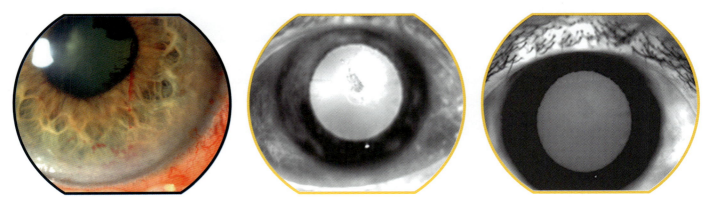

A rubeose da íris devido a isquemia vascular retiniana e RDP é observada neste paciente. Os vasos são observados na margem pupilar e no ângulo (*fotografia colorida*), além da presença de ectrópio uveal. A FA mostra vazamento desses vasos da íris (*imagem do centro*). Após uma injeção de bevacizumab, houve regressão radical da neovascularização (*imagem à direita*). O vazamento na angiografia fluoresceínica da íris se resolveu após a administração deste medicamento.

# Retinopatia Falciforme

A anemia falciforme é um espectro de hemoglobinopatias que causam anemia hemolítica e vasculopatia sistêmica. Dependendo da herança da anomalia específica da cadeia polipeptídica de β-globina podem surgir vários genótipos, incluindo: traço falciforme AS ou AC, anemia falciforme SS ou SC e beta-talassemia. As pessoas com traço falciforme são assintomáticas, sem morbidez ou mortalidade associada, mas podem correr um risco maior de complicações retinianas associadas a outras doenças vasculares retinianas. Os pacientes com anemia falciforme (SS ou SC) estão sujeitos a morbidade importante e até mesmo mortalidade. Quando exposta a hipóxia, hiperosmolaridade ou acidose, a hemoglobina S polimeriza dentro do eritrócito e reduz a maleabilidade celular. Isso aumenta a hemólise e a viscosidade sanguínea, resultando em oclusão e isquemia vascular. Os genótipos SC e Sβ-talassemia são mais propensos a exibir complicações retinianas, incluindo isquemia vascular retiniana periférica e neovascularização, hemorragia vítrea e descolamento de retina por tração. Os achados de retinopatia falciforme não proliferativa incluem hemorragias focais denominadas *salmon patch*, manchas iridescentes e *black sun-burst*. Um *salmon patch* é uma hemorragia retiniana redonda. Inicialmente, essas hemorragias são avermelhadas e mais tarde mudam para a cor salmão. Macrófagos carregados de hemossiderina produzem as manchas iridescentes características. A retinopatia falciforme proliferativa ocorre na retina periférica, começando com uma oclusão arteriolar, seguida por uma derivação AV e neovascularização retiniana (NV) na junção entre a retina perfundida e a não perfundida. Pode ocorrer sangramento no vítreo (ou no espaço da membrana limitadora subinterna). A NV fibrovascular pode se desenvolver e induzir alterações e descolamento por tração.

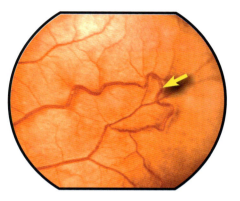 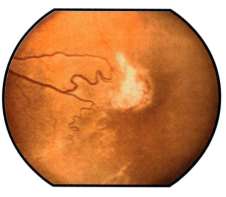 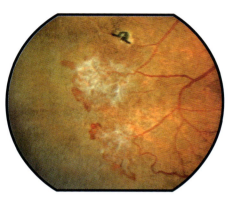

Pacientes com isquemia vascular retiniana periférica e NV devido à retinopatia falciforme. A imagem à esquerda exibe uma derivação arteriovenosa na junção entre a retina perfundida e a não perfundida (*seta*). As imagens central e à direita exibem NV retiniana com um componente fibrótico significativo. A borda do leito vascular anormal no lado não perfundido da retina exibe botões de NV em proliferação ativa.

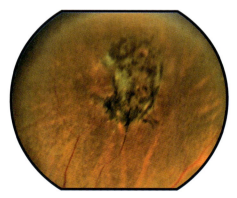 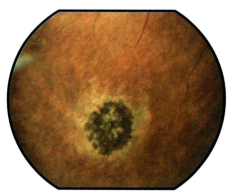 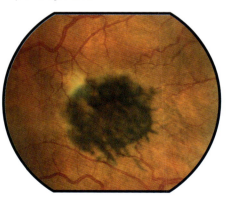

Lesões em *black sun-burst* são hemorragias sub-retinianas reabsorvidas com hipertrofia epitelial pigmentar retiniana secundária e hiperplasia.

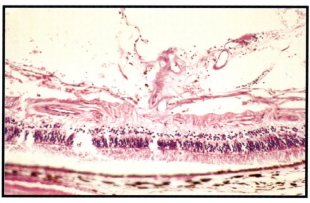

Um corte histopatológico de um paciente com retinopatia falciforme mostra NV pré-retiniana. Há descontinuidade da membrana limitadora interna devido à extensão dos vasos para o vítreo. Tecido fibroglial, alguns linfócitos e muitos eritrócitos falciformes estão presentes perto da formação coraliforme (*parte superior da imagem*).

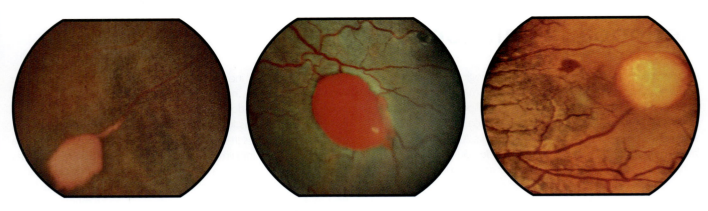

Estas imagens ilustram hemorragias retinianas em *salmon patch*.

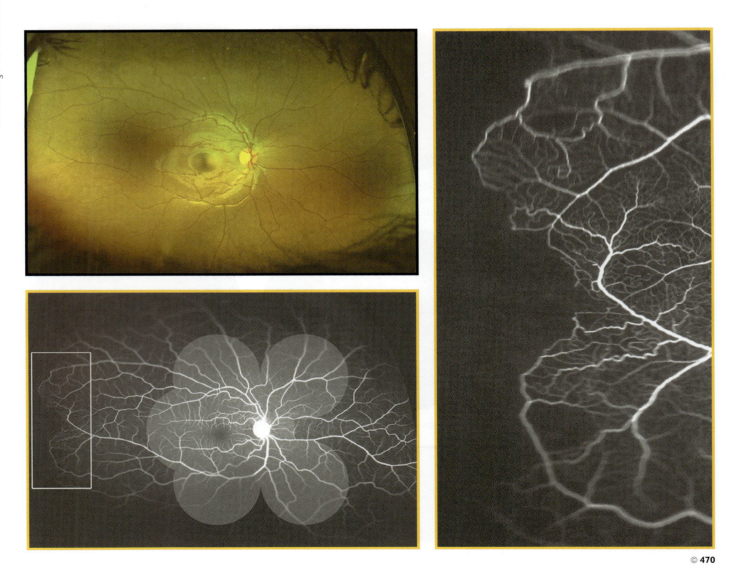

Menina de 10 anos de idade com anemia falciforme. Sua retinografia colorida de grande angular é pouco interessante (*imagem do alto à esquerda*). A angiografia fluoresceínica de grande angular revela grandes áreas de isquemia capilar e não perfusão na periferia bem além dos sete campos padrão (*área sombreada*). À direita, uma visualização ampliada da área demarcada mostrando anastomose arteriovenosa na junção da retina perfundida com a não perfundida.

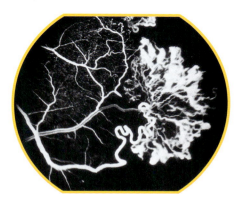 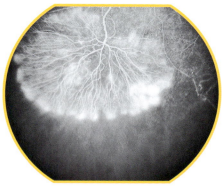 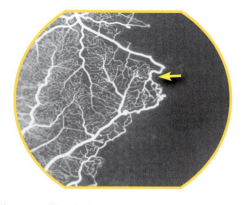

Repare na angiografia fluoresceínica a presença da NV em um padrão coraliforme na retinopatia falciforme proliferativa (*imagens à esquerda e do centro*). Esses vasos anormais proliferam em uma junção discreta entre a retina perfundida e a não perfundida. A imagem de FA à direita mostra uma anastomose arteriolar-venular (*seta*) na junção entre a retina perfundida e a não perfundida. O infarto arteriolar pode ser seguido por anastomose arteriolar-venular e NV pré-retiniana.

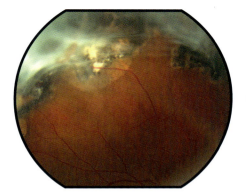 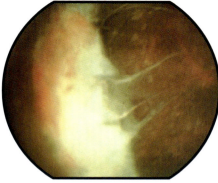 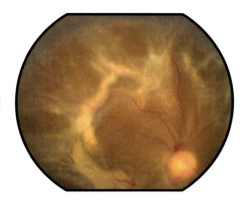

A NV retiniana periférica na retinopatia falciforme pode resultar em hemorragia, fibrose, tração vitreorretiniana e descolamento retiniano por tração. Pode ocorrer até mesmo um descolamento regmatogênico. Repare na proliferação fibrosa grave limitada à periferia nas duas imagens coloridas (*à esquerda e do meio*). A fibrose pré-retiniana se estende ao polo posterior e está associada a descolamento retiniano por tração (*imagem colorida à direita*). Foi realizada fotocoagulação a *laser* para induzir a regressão do complexo neovascularizar (*imagem à esquerda*). A NV pode autoinfartar, induzindo uma lesão avascular fibrosa espontânea.

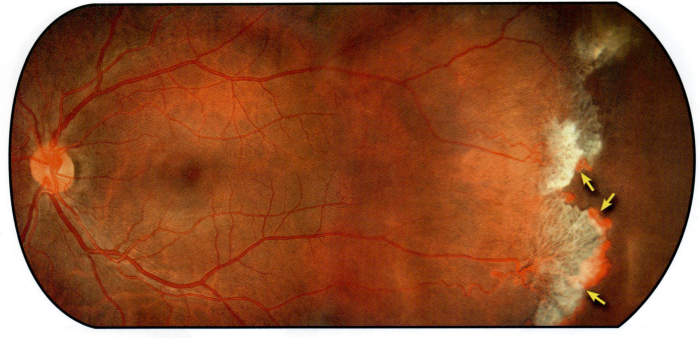

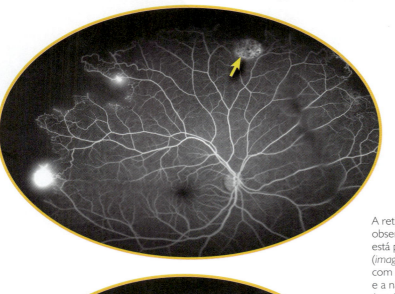

A retinopatia falciforme proliferativa com NV fibrovascular é observada na montagem em cores. Uma franja neovascular ativa está presente na junção entre a retina perfundida e a não perfundida (*imagem superior, setas*). A FA de grande angular em outro paciente com anemia falciforme exibe NV na junção entre a retina perfundida e a não perfundida. Existe uma área autoinfartada na imagem central (*seta*) com coloração de uma cicatriz epitelial pigmentar. *Imagens cortesia de Michael P. Kelly, CRA*

## Manifestações Maculares

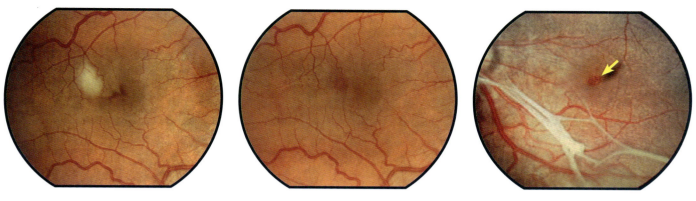

Uma série de anomalias vasculares retinianas pode ser vista no segmento posterior na retinopatia falciforme. Um grande exsudato algodonoso é visualizado na imagem colorida (*à esquerda*). Com a resolução, há o sinal característico de depressão retiniana interna (*imagem ao centro*). A imagem à direita mostra fibrose com tração macular e pequeno buraco macular (*seta*).

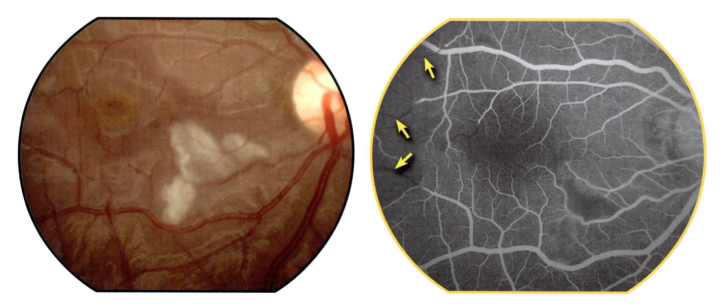

Um infarto retiniano interno grande (ou grande exsudato algodonoso) é ilustrado (*à direita*), com isquemia capilar na FA correspondente. Os vasos mais periféricos também estão obstruídos (*setas*).

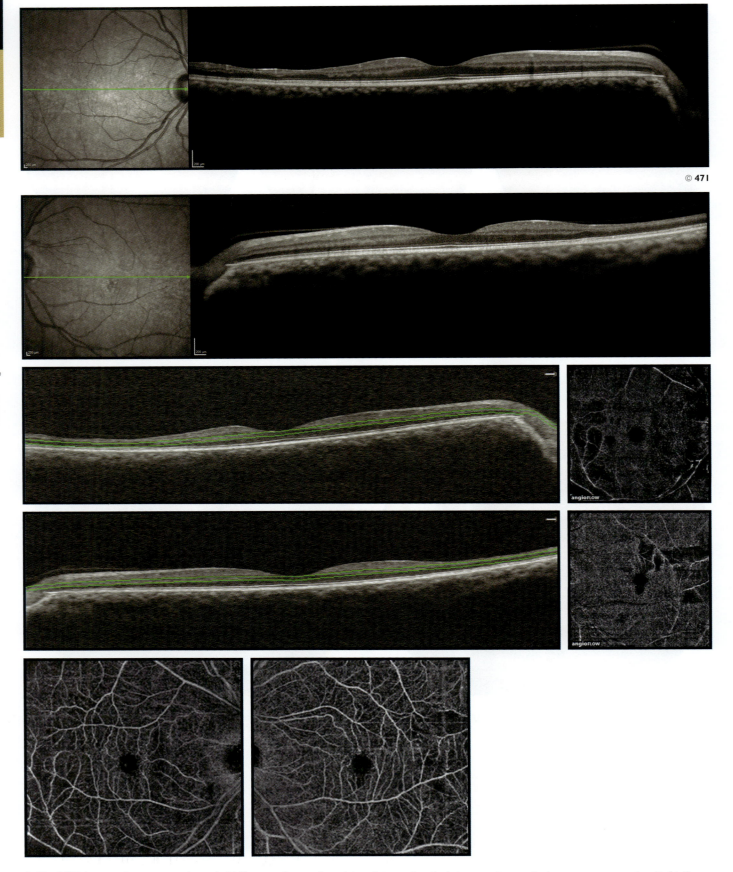

A SD-OCT deste paciente com retinopatia falciforme exibe atrofia retiniana interna da mácula temporal, um achado comum na maculopatia falciforme (*primeira e segunda linhas, e imagens à esquerda na terceira e quarta linhas*). A angiografia por OCT do mesmo paciente exibiu uma redução de fluxo mais significativa no plexo capilar retiniano profundo (*imagens à direita na terceira e quarta linhas*) *versus* plexo capilar superficial (*linha inferior*). *Imagens inferiores cortesia da Dra. Irena Tsui, MD*

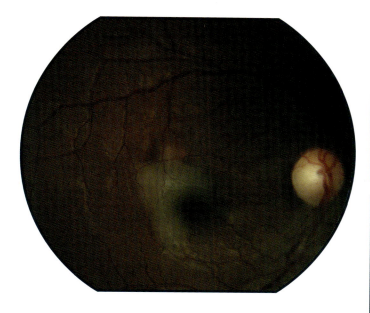
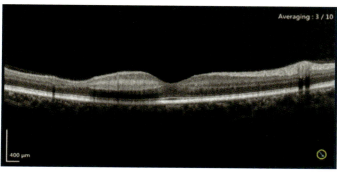
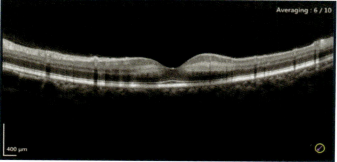

Retinografia colorida do olho direito de um paciente com retinopatia falciforme mostrando um infarto retiniano acinzentado temporal à fóvea do olho direito. A SD-OCT correspondente ilustrou lesões similares a bandas hiporrefletivas dentro da camada nuclear interna, compatíveis com PAMM devido ao infarto da camada nuclear interna. *Imagens cortesia de Suzanne Yzer*

## Descolamento

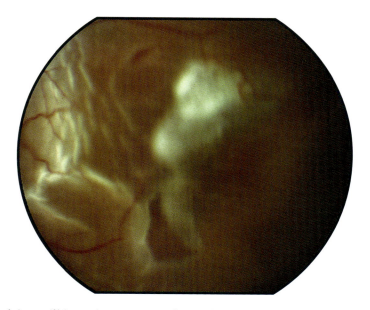

O descolamento retiniano regmatogênico periférico pode ser uma complicação da retinopatia falciforme. Repare no descolamento retiniano associado às roturas retinianas em boca de peixe e às pregas retinianas, além da vitreorretinopatia proliferativa inicial.

# Hiperlipidemia

A hiperlipidemia grave pode produzir lipidemia retiniana, um transtorno associado a níveis de triglicérides extremamente elevados (acima de 2.000 mg/dL). À medida que os níveis de triglicérides se aproximam de 4.000 ou mais, há uma coloração progressivamente cremosa dos vasos no polo posterior (bem como na periferia) e o fundo pode assumir uma cor salmão. A lipidemia retiniana pode estar associada a anomalias vasculares retinianas, como ORVCR e exsudação lipídica, causando redução da acuidade visual.

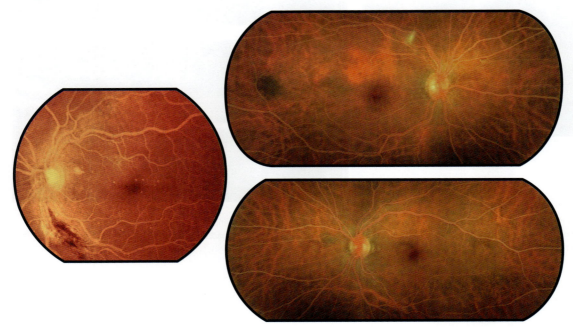

Estes dois pacientes têm lipidemia retiniana com níveis de triglicérides acentuadamente elevados. A descoloração da vasculatura retiniana dificulta a diferenciação entre artérias e veias. Repare nas hemorragias retinianas ao longo do curso dos vasos retinianos inferotemporais, compatível com uma ORVCR associada (*imagem à esquerda*). *Cortesia de Scott Oliver*

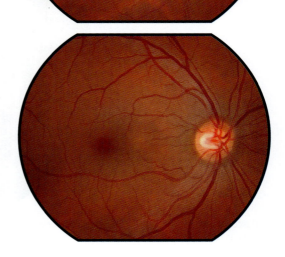

Observe a normalização da aparência da retina após redução dos altos níveis séricos de triglicérides neste paciente com lipidemia retiniana. *As imagens são cortesia de Michael Fikhman, MD*

# Síndrome Ocular Isquêmica

A síndrome ocular isquêmica é um transtorno vascular retiniano, previamente chamado retinopatia por estase venosa, que resulta de insuficiência da artéria carótida. Ela ocorre geralmente após os 50 anos de idade nos indivíduos com estenose significativa do sistema arterial carotídeo. Pode ser unilateral ou bilateral. Os sinais retinianos cardinais incluem dilatação venosa retiniana (mas não tortuosidade), com microaneurismas mesoperiféricos dispersos e hemorragias pontuais e em borrão. O *beading* venoso e a isquemia periférica associada são típicos. A perda de visão pode ser consequência de edema macular, NV retiniana, hemorragia vítrea e/ou rubeose da íris. A perfusão tardia da circulação retiniana e coroidiana, edema macular e coloração do disco são vistos com a angiografia fluoresceínica. Ao contrário da oclusão venosa retiniana central, a pressão venosa central é acentuadamente reduzida.

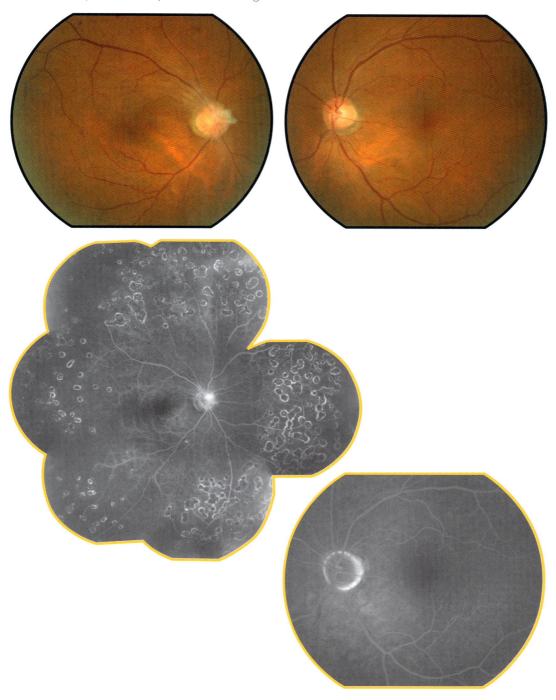

Retinografias coloridas deste paciente com diabetes ilustram retinopatia assimétrica, com neovascularização fibrovascular do disco óptico (NVD) e hemorragias intrarretinianas mesoperiféricas no lado direito. A retinografia colorida é normal à esquerda. A angiografia fluoresceínica exibe enchimento tardio das arteríolas, NVD, não perfusão periférica e coloração tardia do sistema venoso retiniano à direita. A coloração das cicatrizes de PRP também é observada. A FA estava normal à esquerda. A ultrassonografia carotídea confirmou o diagnóstico de síndrome ocular isquêmica secundária a doença oclusiva carotídea direita grave.

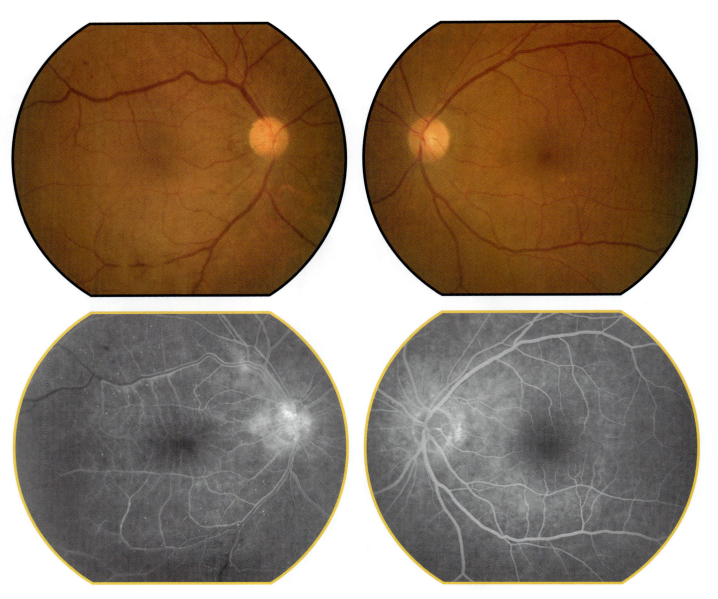

Este paciente com diabetes e doença oclusiva da carótida direita apresentou retinopatia assimétrica. Repare na presença de NVD no lado direito associada a hemorragias mesoperiféricas. A FA confirmou a presença de NVD e enchimento arteriovenoso tardio. A retinografia colorida e a angiografia estavam normais no olho esquerdo.

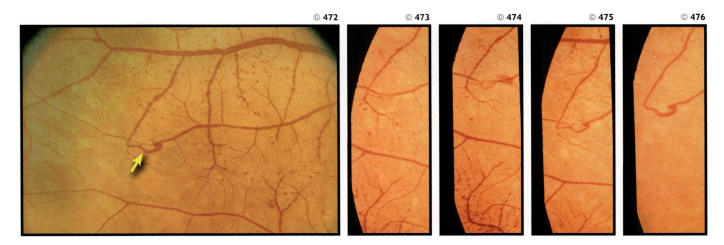

Repare nas irregularidades do calibre vascular retiniano, incluindo dilatação e *beading* venoso neste paciente com síndrome ocular isquêmica e doença carotídea. Vários microaneurismas estão presentes, e é possível observar derivação vascular entre as circulações arterial e venosa retiniana (*seta*). Observe o desenvolvimento desta derivação ao longo do tempo (*imagem à direita*).

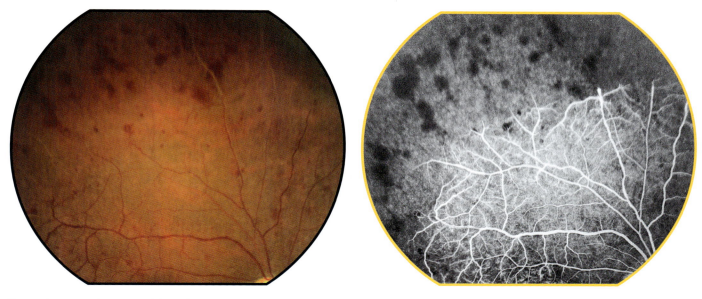

Este paciente tem doença arterial carotídea grave. Repare nas várias hemorragias mesoperiféricas em pontos de borrão e na presença de não perfusão capilar. A presença das hemorragias na área isquêmica revela que houve perfusão capilar prévia.

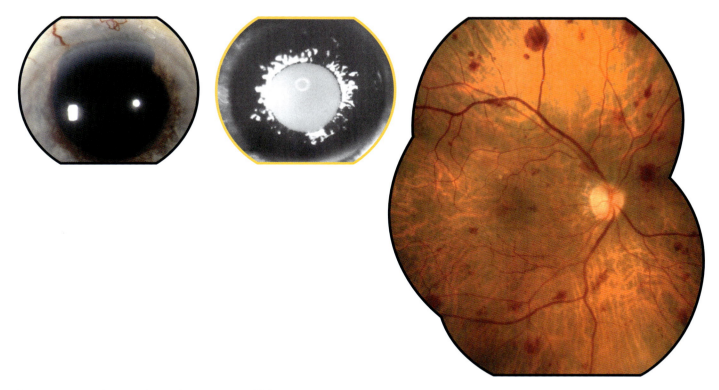

Este paciente tem hemorragias em borrão mesoperiféricas devido a doença oclusiva carotídea e síndrome ocular isquêmica (*imagem à direita*). Repare nas veias retinianas dilatadas, porém não tortuosas. O olho desenvolveu rubeose da íris e glaucoma neovascular. A neovascularização é identificada na margem pupilar na retinografia colorida (*imagem à esquerda*). Em outro paciente, a FA demonstra NV da íris em virtude da síndrome ocular isquêmica (*imagem ao centro*).

# Arterite de Takayasu (Doença de Takayasu)

A arterite de Takayasu ou doença de Takayasu é um distúrbio inflamatório crônico dos grandes vasos sanguíneos, incluindo a aorta e seus ramos, visto mais frequentemente em mulheres jovens orientais. O distúrbio se apresenta entre os 10 e os 30 anos de idade, e as extremidades frias e sem pulso são o achado sistêmico clássico. A pressão arterial elevada pode ser um fator complicador neste distúrbio sistêmico. Podem ser necessários esteroides e agentes imunossupressores para controlar a natureza progressiva da doença e as várias complicações sistêmicas. No olho, a arterite de Takayasu pode se apresentar como síndrome ocular isquêmica com microaneurismas generalizados, oclusões vasculares retinianas e conexões anastomóticas em alça e até mesmo NV retiniana.

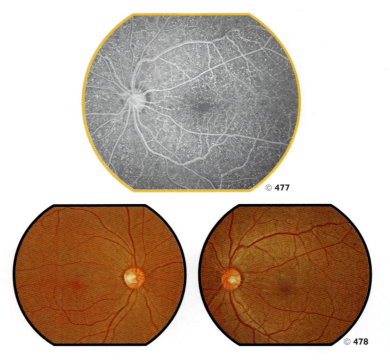

Este paciente com arterite de Takayasu tem formação generalizada de microaneurismas, sem doença importante dos grandes vasos, mais bem ilustrada com a FA de cada olho. *Imagem disponível exclusivamente, em inglês, em* expertconsult.inkling.com/redeem

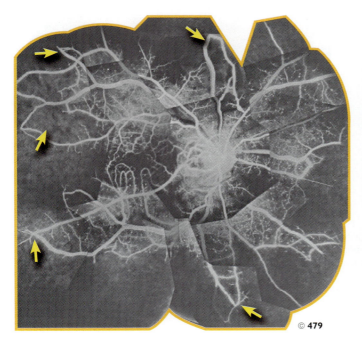

A montagem de FA de outro paciente com arterite de Takayasu ilustra isquemia retiniana periférica difusa. Observam-se várias derivações arteriovenosas (*setas*).

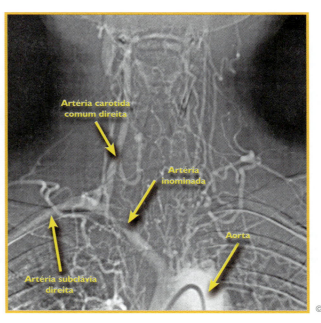

Angiografia fluoresceínica dos grandes vasos provenientes do coração através do pescoço. Há estenose grave da artéria inominada (*seta*). A artéria carótida esquerda e a artéria subclávia não são visualizadas devido à trombose neste paciente com arterite de Takayasu.

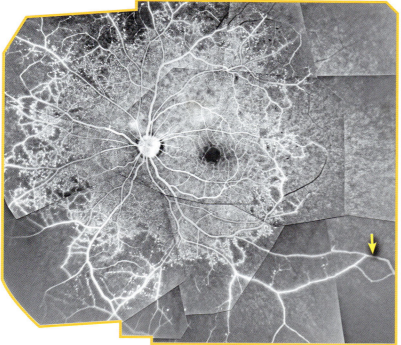

Neste paciente com arterite de Takayasu grave há perfusão do polo posterior, mas isquemia retiniana periférica generalizada e não perfusão. Observa-se um *shunt* arteriovenoso na periferia (*seta*). *Cortesia de Dr. Koichi Shimizu*

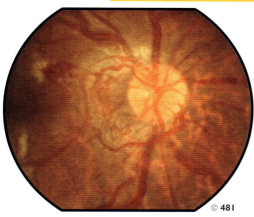

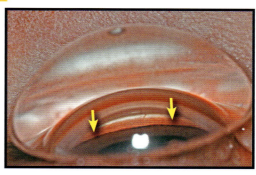

A isquemia significativa do segmento posterior causou rubeose da íris (*setas*) e glaucoma neovascular neste paciente com doença de Takayasu. *Cortesia de Dr. Koichi Shimizu*

Em outro paciente com doença de Takayasu, a NV grave do disco óptico é observada. Um grande *shunt* arteriovenoso é visualizado na região pepipapilar, secundário à isquemia retiniana.

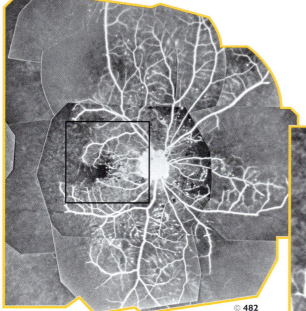

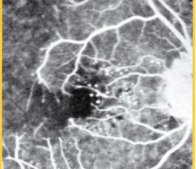

Este paciente tem isquemia retiniana periférica grave, não perfusão e isquemia macular com ZAF dilatada devido à doença de Takayasu.

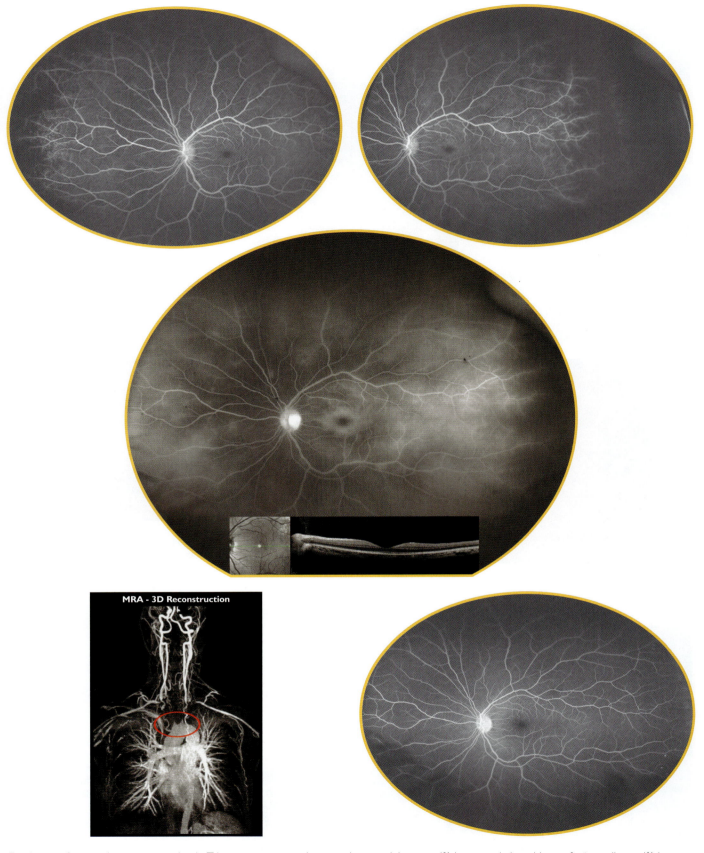

Esta jovem afro-americana com arterite de Takayasu apresenta microaneurismas retinianos periféricos associados a hipoperfusão capilar periférica e isquemia observadas na angiografia fluoresceínica de grande angular. A angiografia fluoresceínica na fase tardia demonstra vazamento angiográfico difuso, mas sem edema macular cistoide na SD-OCT. Uma angiografia por ressonância magnética exibe estenose acentuada dos ramos supra-aórticos proximais. Cinco meses após a revascularização cirúrgica houve resolução radical da isquemia capilar e vazamento, além de apenas alguns microaneurismas residuais observados. *As imagens são cortesia de Steven D. Schwartz, MD*

# Policitemia Vera

A policitemia vera é um distúrbio mieloproliferativo crônico associado à maior produção de células sanguíneas pela medula óssea. As contagens de glóbulos vermelhos e brancos causam hiperviscosidade e doença oclusiva vascular retiniana.

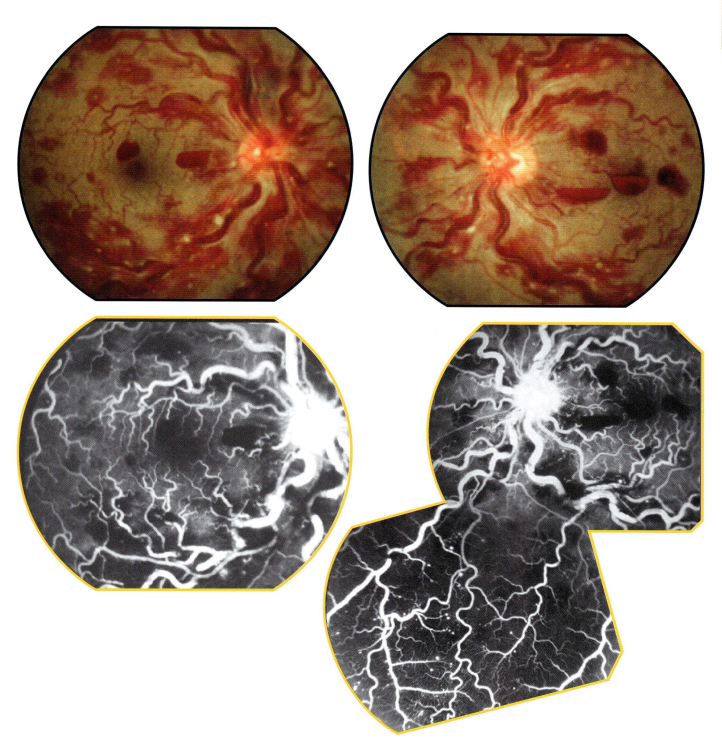

Este paciente demonstra síndrome de hiperviscosidade pela policitemia vera. O edema de disco óptico bilateral com tortuosidade venosa retiniana e microaneurismas retinianos associados estão ilustrados na FA associada à hemorragia pré-retiniana, intrarretiniana e até mesmo sub-retiniana.

# Trombocitose Essencial

A trombocitose essencial ou trombocitemia essencial é um distúrbio mieloproliferativo crônico associado à alta contagem plaquetária. O estado pré-trombótico causa doença oclusiva vascular e retinopatia isquêmica.

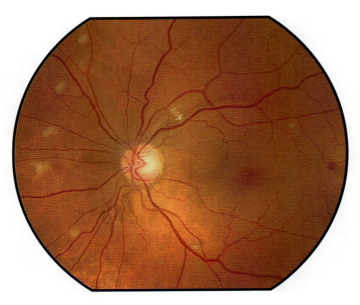

Este paciente tem trombocitose essencial com alterações isquêmicas no fundo, incluindo vários exsudatos algodonosos no quadrante nasal.

# Síndrome de Hiperviscosidade da Leucemia

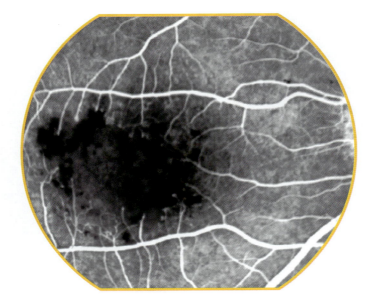

A síndrome de hiperviscosidade também pode ser causada por glóbulos brancos. A isquemia macular é observada neste caso de leucemia. *Cortesia de Dr. Richard Spaide*

# Macroglobulinemia de Waldenström

A macroglobulinemia de Waldenström resulta de uma proliferação de linfócitos B clonais, que provoca imunogamopatia monoclonal IgM. A síndrome de hiperviscosidade pode complicar este distúrbio e está associada ao *sludging* venoso, que provoca hemorragias intrarretinianas, microaneurismas, ingurgitamento venoso retiniano e tortuosidade. A não perfusão capilar periférica também pode ser observada. O descolamento macular seroso bilateral com fluido intrarretiniano sem evidência de vazamento na angiografia ("FA silenciosa") é um achado característico. Muitos argumentam que a IgM no espaço sub-retiniano resulta em um gradiente osmótico que leva fluido para o compartimento sub-retiniano.

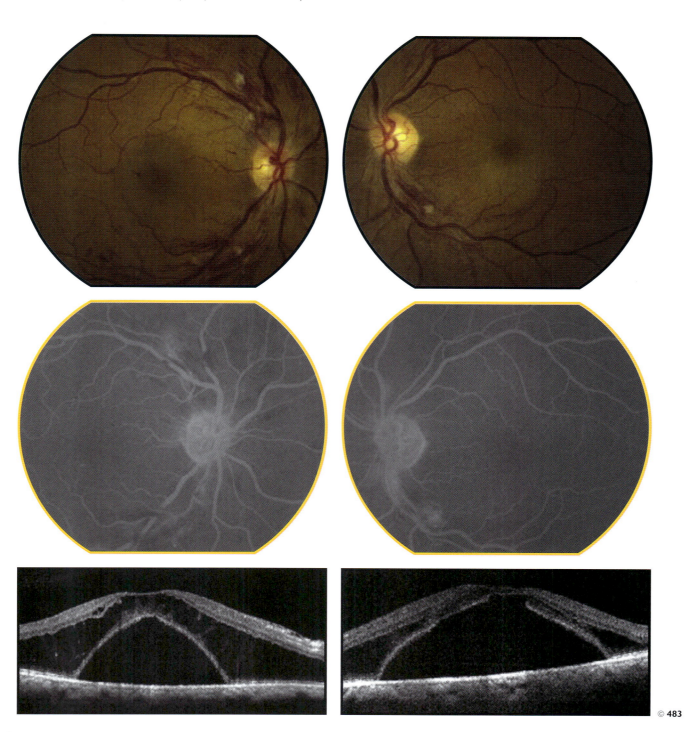

Este paciente com macroglobulinemia de Waldenström e síndrome de hiperviscosidade apresentou hemorragias intrarretinianas bilaterais, exsudatos algodonosos e descolamento macular associado à tortuosidade venosa retiniana (*linha superior*). A FA tardia ilustra microaneurismas dispersos e bloqueio da hemorragia retiniana, mas nenhum vazamento significativo na mácula central (*linha do meio*). As imagens de SD-OCT, no entanto, exibem o descolamento macular seroso característico associado ao fluido intrarretiniano em cada olho (*linha inferior*).

# Mieloma Múltiplo

O mieloma múltiplo é caracterizado pela proliferação clonal das células plasmáticas malignas que formam plasmacitomas em vários sítios orgânicos. Uma eletroforese proteica do sangue ou urina pode exibir a presença de uma faixa monoclonal, mais frequentemente IgG. Pode haver hipercalcemia associada, insuficiência renal, anemia e lesões ósseas. As manifestações retinianas incluem retinopatia por hiperviscosidade com hemorragia e complicações oclusivas, além de descolamento macular seroso, como se pode observar na macroglobulinemia de Waldenström.

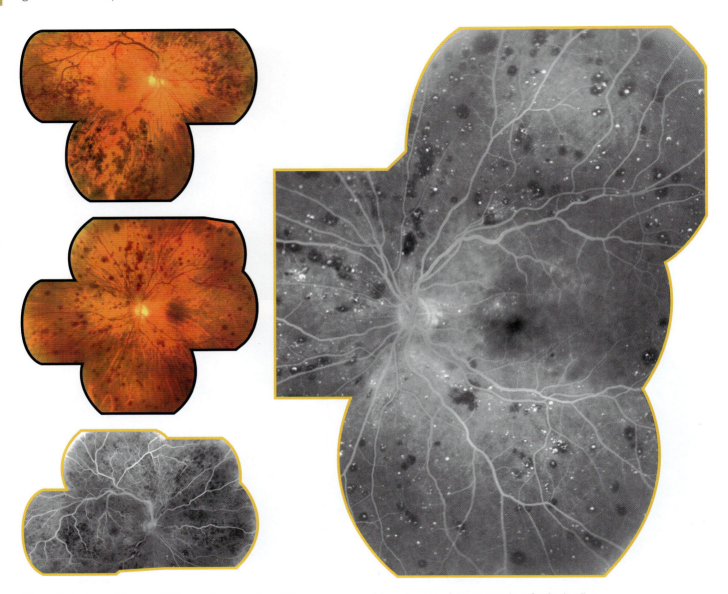

Este paciente tem mieloma múltiplo com hemorragias retinianas esparsas e vários microaneurismas por todo o fundo de olho.

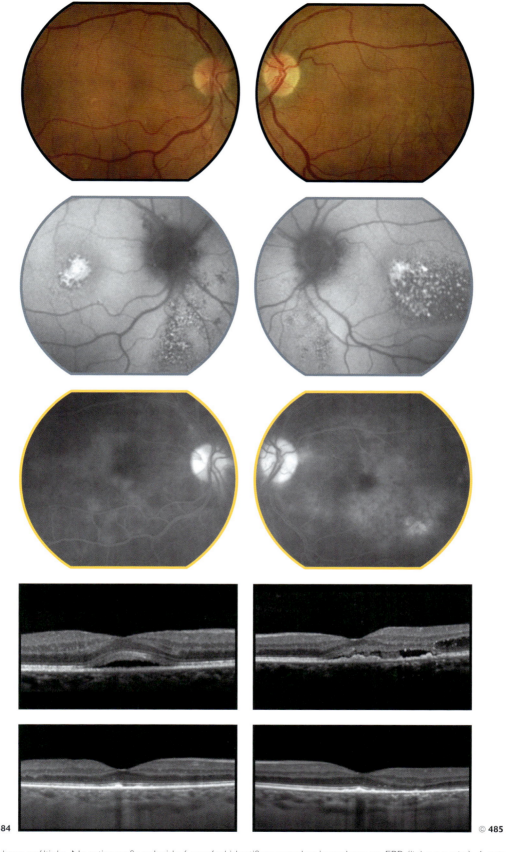

Este paciente tem mieloma múltiplo. Na retinografia colorida é possível identificar manchas irregulares no EPR (*linha superior*). A autofluorescência do fundo ilustra lesões maculares hiperautofluorescentes associadas ao pontilhamento granular (*segunda linha*). Traços gravitacionais podem ser visualizados abaixo do disco nos dois olhos. A FA exibe edema macular difuso (*terceira linha*). A SD-OCT ilustra descolamentos maculares serosos com material viteliforme sub-retiniano (*quarta linha*). A resolução dos descolamentos maculares é observada após o tratamento com quimioterapia (*última linha*).

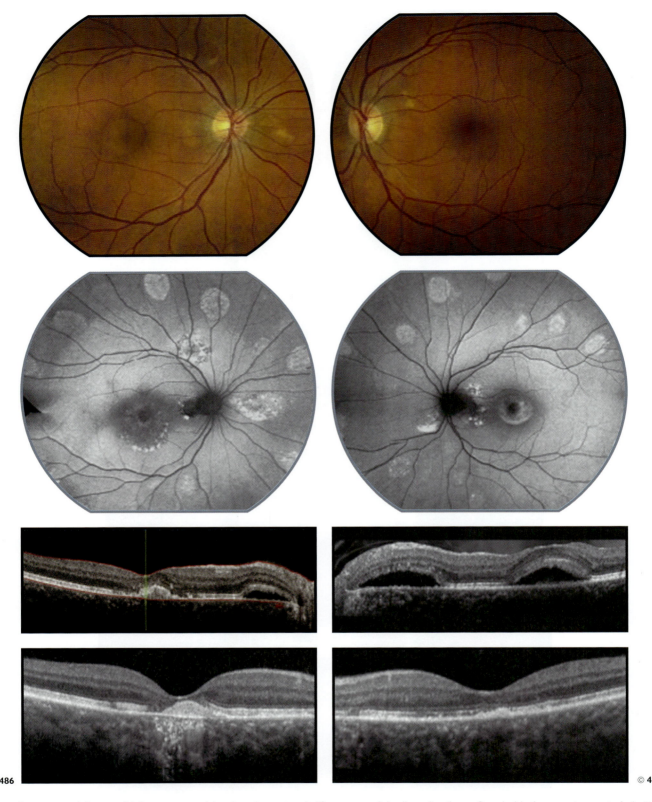

Este paciente com mieloma múltiplo apresenta vários descolamentos viteliformes nos dois olhos. A retinografia colorida é marcante quanto às lesões sub-retinianas amarelas dispersas no polo posterior e na mesoperiferia (*linha superior*). As lesões sub-retinianas são hiperautofluorescentes devido à presença de lipofuscina, coerente com uma retinopatia viteliforme adquirida (*segunda linha*). A OCT ilustra descolamento macular seroso com lesões viteliformes sub-retinianas nos dois olhos (*terceira linha*). Após a realização de um transplante de medula óssea, o fluido sub-retiniano e os descolamentos serosos se resolveram com fibrose sub-retiniana residual no olho direito.

# Síndrome Hipereosinofílica

A síndrome hipereosinofílica é um distúrbio mieloproliferativo caracterizado por eosinofilia periférica persistente associada a danos a órgãos-alvo. Ela deve ser diferenciada da eosinofilia secundária, que se deve a outro processo de doença subjacente, como uma malignidade, e a eosinofilia familiar, que é um distúrbio autossômico dominante.

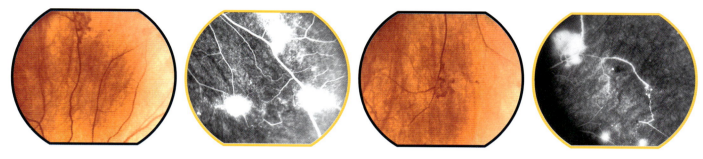

Este paciente tem síndrome hipereosinofílica associada a um estado de hipercoagulabilidade complicado por isquemia periférica bilateral, não perfusão e NV retiniana.

# Polineuropatia, Organomegalia, Endocrinopatia, Gamopatia Monoclonal, Alterações Cutâneas (Síndrome POEMS)

A síndrome POEMS é um distúrbio paraneoplásico raro secundário a uma discrasia de células plasmáticas. Há um envolvimento sistêmico de múltiplos órgãos, sendo a polineuropatia periférica uma característica comum. As alterações do fundo de olho incluem edema do disco óptico e edema macular cistoide. Também pode ocorrer doença oclusiva venosa retiniana.

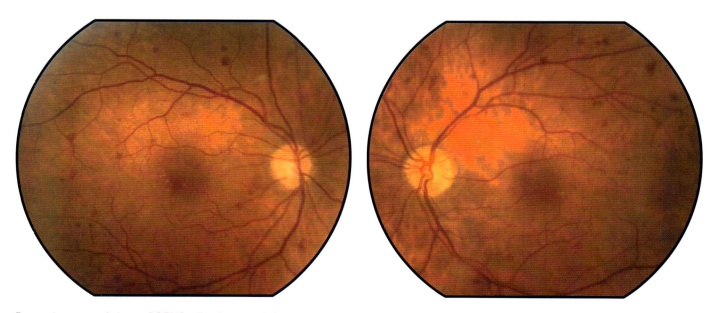

Este paciente com síndrome POEMS exibe doença oclusiva venosa retiniana bilateral com edema de disco óptico brando. *Cortesia de Dr. Joseph Maguire*

# Hiper-homocisteinemia

A hiper-homocisteinemia é caracterizada por um estado de hipercoagulabilide devido a altos níveis de homocisteína. Ela tem sido associada a doença cardíaca isquêmica, embolia pulmonar e outros eventos trombóticos. As manifestações oculares incluem doença oclusiva arterial ou venosa retiniana.

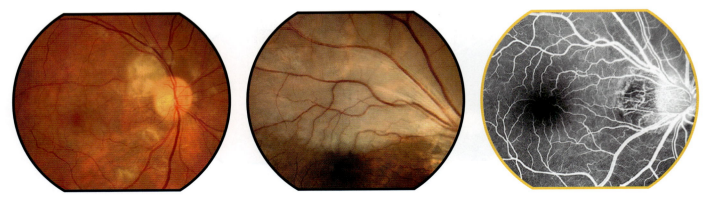

Estes dois pacientes têm hiper-homocisteinemia. Repare nos exsudatos algodonosos no paciente da imagem à esquerda. Uma oclusão do ramo arterial retiniano é ilustrada no segundo paciente (*imagem do meio*). A ORACR se resolveu imediatamente com tratamento, conforme evidenciado na FA subsequente, que exibiu perfusão normal (*imagem à direita*).

# Deficiência de Proteínas C e S

A doença oclusiva vascular retiniana pode se desenvolver em consequência de várias anormalidades na cascata de coagulação. As proteínas C e S são fatores anticoagulação, cujos níveis ou atividade podem ser significativamente reduzidos devido a mutações genéticas raras que levam ao estado de hipercoagulabilidade.

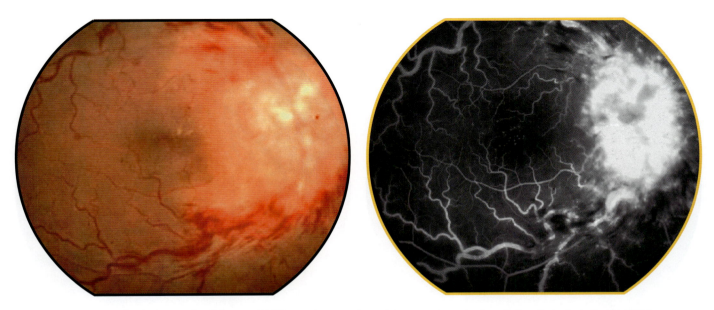

Este paciente com deficiência de proteína C ilustra a OVCR com hemorragias retinianas e edema de disco óptico. *Cortesia de Dr. Wendall Bauman*

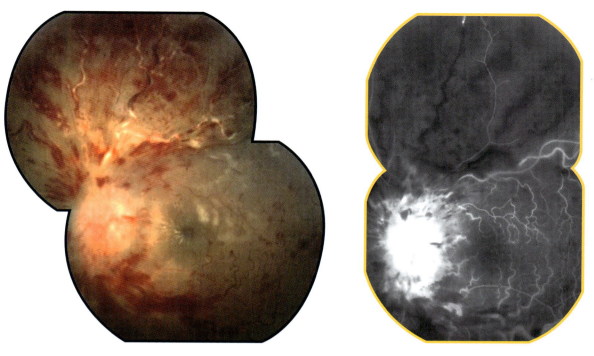

A oclusão venosa retiniana hemorrágica é observada neste paciente com deficiência de proteína C. A FA mostra vazamento do disco e isquemia retiniana generalizada, além de não perfusão no olho esquerdo (*imagem inferior à direita*). *Cortesia de Dr. Jay Duker*

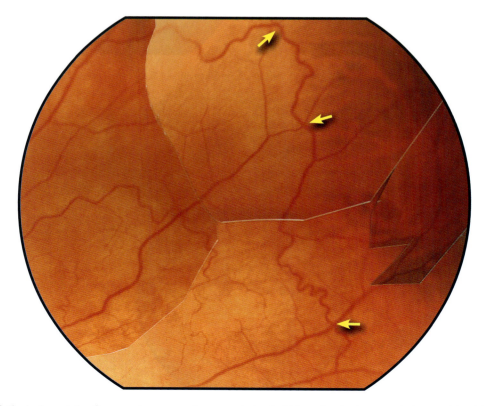

Este paciente com deficiência de proteína C apresenta uma anastomose arterioarterial (*setas*) após doença oclusiva arterial retiniana periférica.

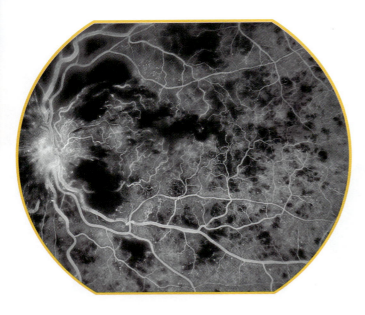

Repare na presença de OVCR com hemorragias retinianas e edema de disco óptico neste paciente com deficiência de proteína S.

# Deficiência de Antitrombina III

A antitrombina III é uma proteína anticoagulante cuja deficiência pode levar a eventos trombóticos do coração, veias periféricas e vasculatura retiniana.

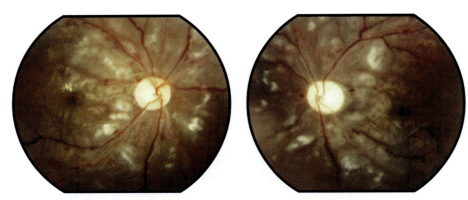

Vários exsudatos algodonosos são observados neste paciente com deficiência de antitrombina III. O estreitamento arteriolar e a palidez do nervo óptico também são identificados.

# Fator V de Leiden

O fator V de Leiden é a mutação genética mais comum associada à trombofilia. O risco de trombose venosa aumenta de 5 a 10 vezes nos heterozigotos, e chega a 50 a 100 vezes nos homozigotos, sendo uma causa rara de oclusão venosa retiniana.

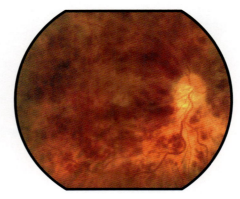

Repare na OVCR hemorrágica neste paciente com fator V de Leiden e trombose venosa profunda.

# Púrpura Trombocitopênica Trombótica

A púrpura trombocitopênica trombótica (PTT) é um transtorno raro que causa anemia hemolítica microangiopática e trombocitopenia. As anomalias neurológicas e os danos terminais nos órgãos podem surgir em fases tardias. Como se pode observar em outras anemias hemolíticas microangiopáticas, a PTT é ocasionada pela agregação espontânea das plaquetas e pela ativação da coagulação nos pequenos vasos sanguíneos. A patogênese envolve uma deficiência ou inibição da enzima ADAMTS13. Outras microangiopatias trombóticas podem ser mediadas pelo complemento, pela toxina Shiga (síndrome urêmica hemolítica) e por medicações.

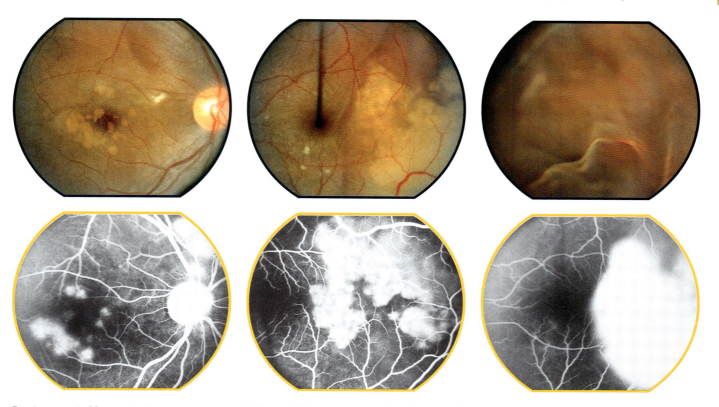

Este homem de 32 anos de idade apresentou um histórico de fadiga, desorientação, palpitações, hematêmese e redução da visão. O descolamento macular seroso com exsudação sub-retiniana é ilustrado em cada um dos olhos. Inferiormente, estão evidentes as pregas retinianas onduladas associadas a um descolamento periférico. A FA ilustra vazamento sub-retiniano multifocal com acúmulo no descolamento retiniano exsudativo em cada olho. Os pacientes com PTT desenvolvem anemia, trombocitopenia e anomalias neurológicas devido à oclusão trombótica dos vasos sanguíneos. *Cortesia de Dr. Richard Spaide*

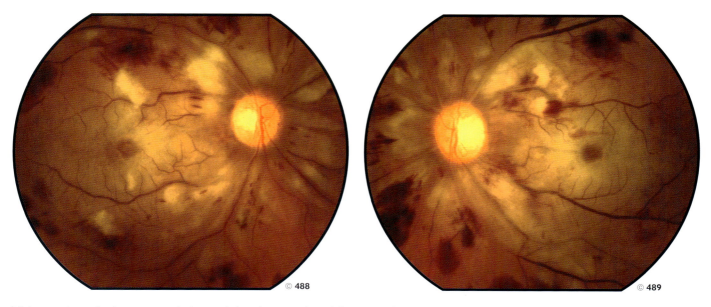

Vários exsudatos algodonosos na mácula associados a hemorragias retinianas no polo posterior e na periferia devido à oclusão vascular são identificados neste paciente com PTT.

# Coagulação Intravascular Disseminada

A coagulação intravascular disseminada (CIVD) é uma ativação patológica dos mecanismos de coagulação em resposta a uma série de estados de doença, causando extensa trombose microvascular e hemorragia. A CIVD pode ser ocasionada por malignidade, descolamento prematuro de placenta, trauma, queimaduras ou sepse.

Podem ser identificadas complicações isquêmicas, exsudativas e hemorrágicas da retina e da coroide nos pacientes com este distúrbio. *Imagens disponíveis exclusivamente, em inglês, em expert-consult.inkling.com/redeem*

# Lúpus Eritematoso Sistêmico

O lúpus eritematoso sistêmico (LES) é uma doença autoimune crônica que pode afetar muitos sistemas orgânicos, tipicamente pele, articulações, rins, coração, pulmões, fígado, vasos sanguíneos e sistema nervoso. A disfunção orgânica terminal pode ser uma consequência da deposição do complexo imune e da ativação do complemento. O LES é mais comum em mulheres e na população afrodescendente. A vasculite retiniana, que causa hemorragias retinianas, exsudatos algodonosos e complicações vaso-oclusivas podem ocorrer neste distúrbio. A coroidopatia por lúpus, menos comum do que a retinopatia por lúpus, pode causar descolamento retiniano exsudativo e normalmente está associada a doença vascular sistêmica, como hipertensão devido à nefrite lúpica.

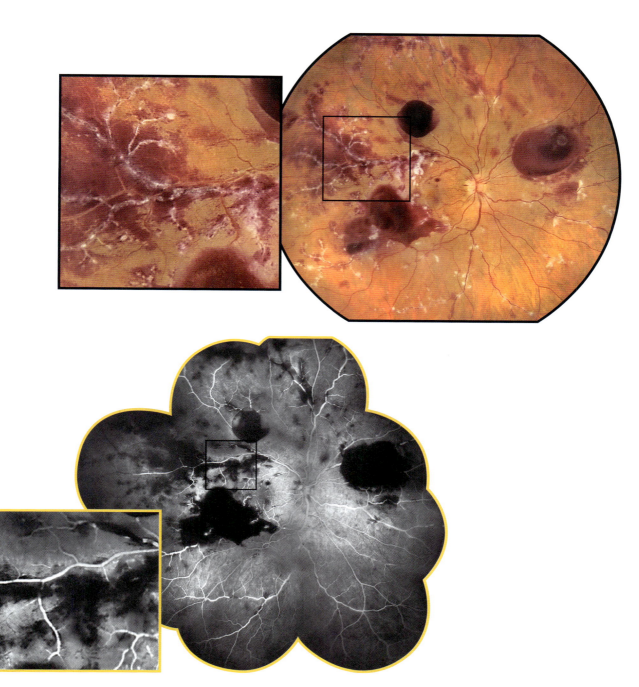

Este paciente tinha LES. Repare nas hemorragias pré-retiniana, intrarretiniana e sub-retiniana. A angiite de ramos congelados também é ilustrada (*destaque superior*). A FA exibe isquemia vascular retiniana periférica grave e não perfusão (*destaque inferior*).

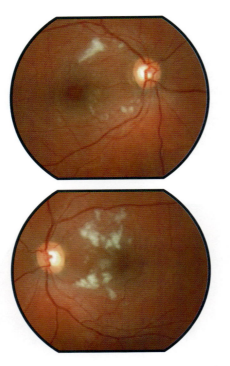

Os exsudatos algodonosos são achados típicos na retinopatia por lúpus. Repare na retinopatia Purtscher-*like* nos dois olhos deste paciente com LES. *Cortesia da Dra. Millie Fell*

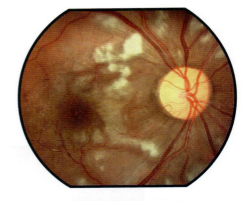

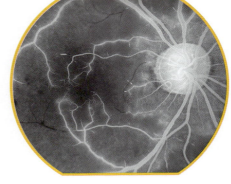

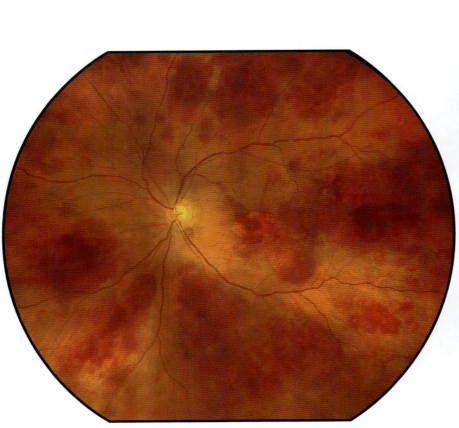

A hemorragia retiniana difusa é ilustrada neste paciente com LES, provavelmente consequência de vasculite retiniana e/ou complicação vaso-oclusiva.

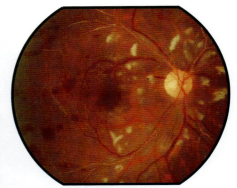

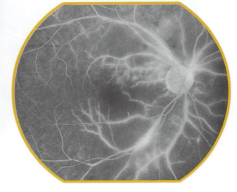

A isquemia macular e a não perfusão associadas a exsudatos algodonosos e hemorragias retinianas são ilustradas nesses dois pacientes com LES.

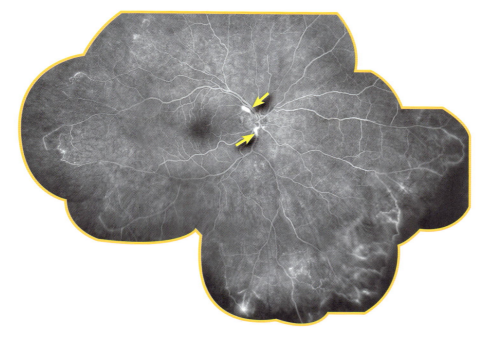

A FA de grande angular deste paciente com LES exibe isquemia retiniana periférica, vasos de derivação e NV inicial na periferia e no disco (setas).

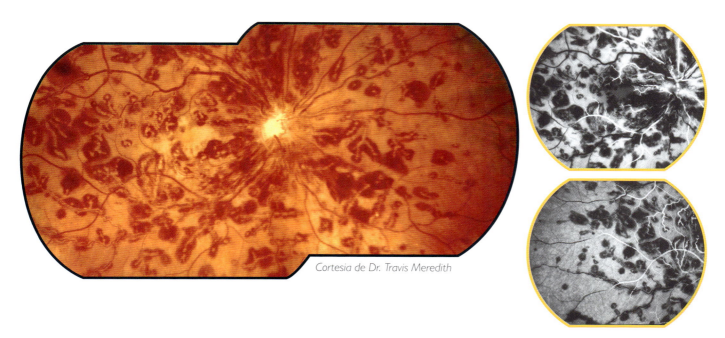

*Cortesia de Dr. Travis Meredith*

Vasculite retiniana hemorrágica observada neste paciente com LES. Estas duas imagens ilustram o bloqueio pelo sangue, a isquemia vascular retiniana associada e a não perfusão.

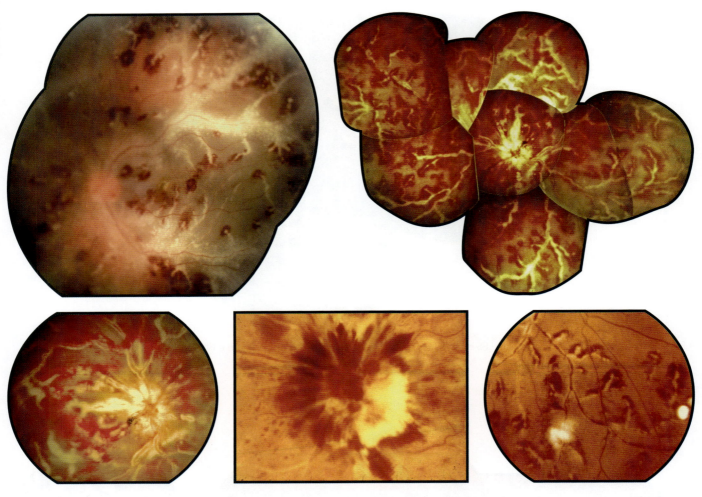

Estes pacientes ilustram a retinopatia por lúpus. A vasculite retiniana hemorrágica e o edema de disco são exibidos. Observa-se uma angiite de ramos congelados em cada caso.

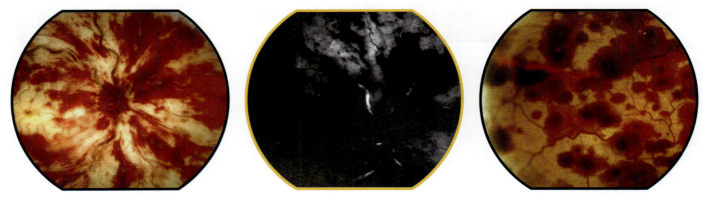

Uma vasculite hemorrágica isquêmica é ilustrada neste paciente jovem com LES. Repare no bloqueio do sangue e na não perfusão vascular retiniana grave com a FA. *Cortesia de Dr. Lee Jampol*

Este paciente também tem um fundo hemorrágico do LES.

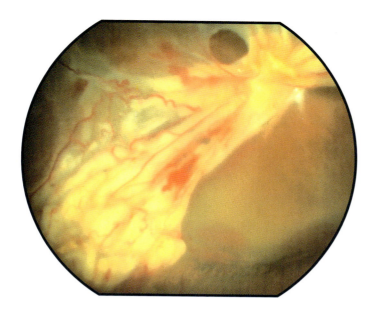

Extensa proliferação fibrovascular com hemorragia vítrea, tração retiniana e rotura retiniana são observadas neste paciente com LES.

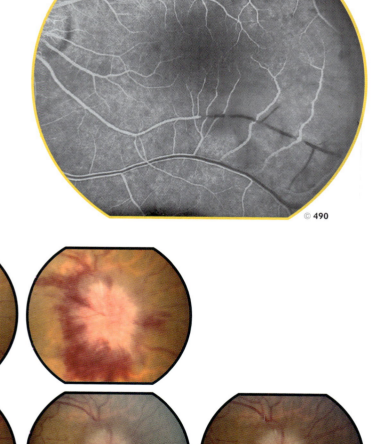

Este paciente com LES tem uma oclusão arteriolar retiniana.

Este paciente com LES tem neurite óptica bilateral. Estas fotografias representam imagens em estéreo do disco, que está elevado e com hemorragia circundante (*linha superior*). Em 1 semana houve resolução parcial do edema e do sangue (*imagem inferior à esquerda*). Em 1 mês o edema persistiu, mas a maior parte do sangue se resolveu (*imagem inferior à direita*).

# Coroidopatia por Lúpus

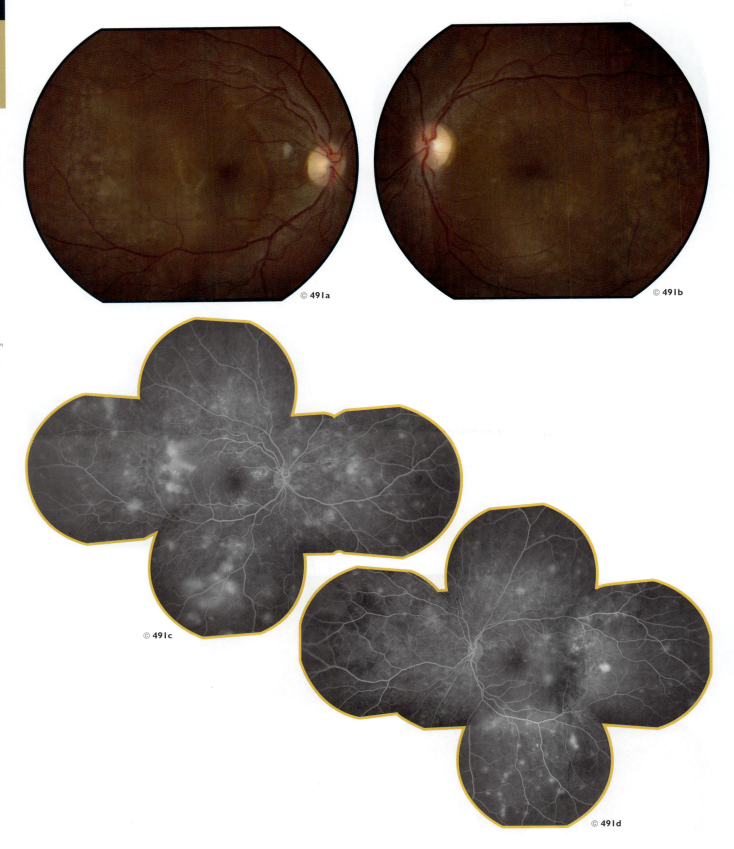

Coroidopatia por Lúpus

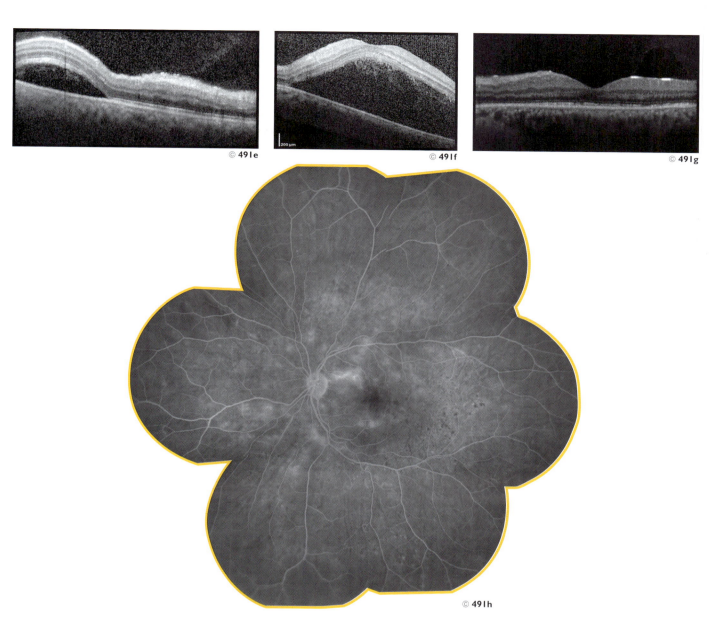

Este paciente apresentou coroidopatia por lúpus associada a glomerulonefrite lúpica e hipertensão arterial descontrolada. O descolamento macular exsudativo bilateral associado a exsudatos algodonosos e manchas de Elschnig (mácula temporal de cada olho) está ilustrado nas retinografias coloridas. As montagens da FA exibem isquemia coroidiana irregular e focos hiperfluorescentes sub-retinianos multifocais que vazam (manchas de Elschnig). As imagens de OCT confirmam a presença de descolamento macular seroso em cada olho. Após a normalização da pressão arterial e da administração de rituximab e terapia de corticosteroides, o descolamento macular se resolveu (OCT direita) com melhora radical na acuidade visual. Várias manchas de Elschnig pigmentadas (*última linha*) na mácula temporal e estrias de Siegrist periféricas (*inferiores*) estão ilustradas na montagem de FA (*última linha*) do olho esquerdo.

# Lúpus e Hipertensão Maligna

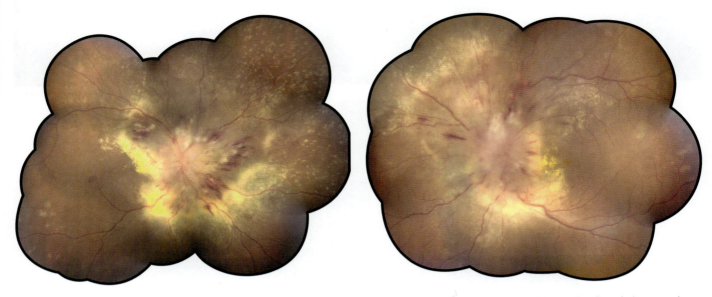

Este paciente tem LES e hipertensão maligna. São exibidos edema grave de disco óptico associado ao exsudato lipídico peripapilar e às hemorragias retinianas em forma de chama. *Cortesia de Dr. Theodore Lin*

# Arterite de Células Gigantes (Arterite Temporal)

A arterite de células gigantes ou arterite temporal é uma vasculite inflamatória das artérias grandes e médias. Ela está associada à doença oclusiva súbita que afeta os ramos da artéria carótida, sendo vista com mais frequência em mulheres do que em homens, em uma proporção de 3:1, com idade média de início de 70 anos. A oclusão da artéria oftálmica, da artéria central da retina ou a neuropatia óptica isquêmica anterior arterítica podem causar cegueira aguda nesta doença. O diagnóstico rápido e o tratamento emergencial são críticos para prevenir a perda permanente da visão.

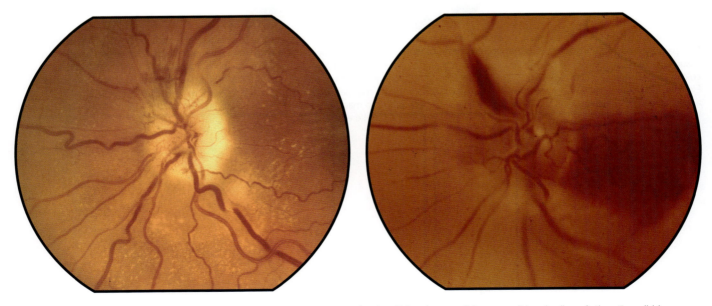

Neuropatia óptica isquêmica anterior arterítica em dois pacientes com arterite de células gigantes. Edema e palidez do disco óptico são exibidos em cada caso. Também se observa hemorragia do disco óptico na retinografia colorida da imagem à direita.

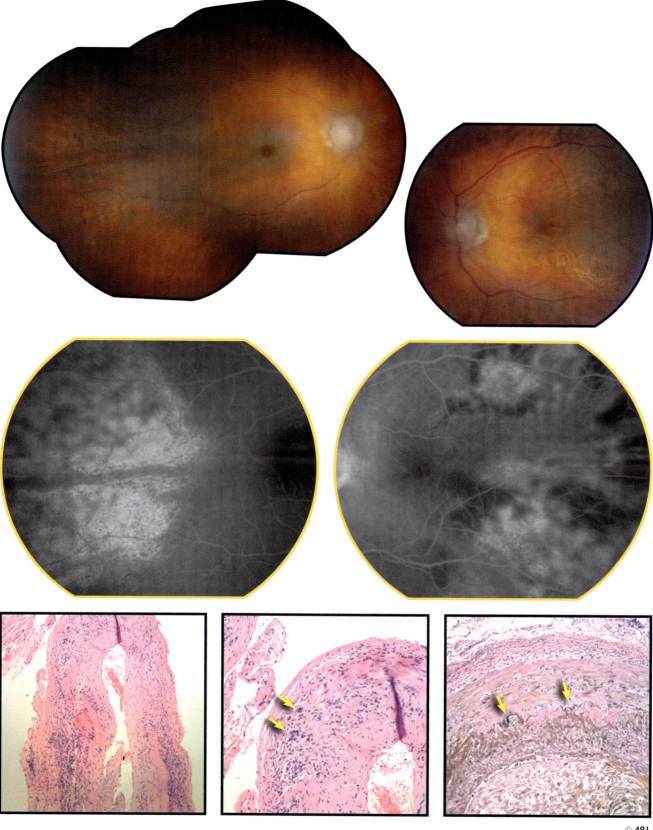

Esta mulher idosa com arterite de células gigantes apresentou neuropatia óptica isquêmica anterior arterítica, oclusão da artéria central da retina no olho direito e infartos coroidianos bilaterais. A montagem da retinografia colorida do olho direito exibe descoloração acinzentada da mácula central e temporal com uma mancha vermelho-cereja. A retinografia colorida do olho esquerdo exibe aparência acinzentada normal na mácula temporal. Na angiografia fluoresceínica tardia esses infartos coroidianos causam coloração em uma distribuição triangular, coerente com o sinal triangular de Amalric (*linha do meio*). A análise histopatológica da biópsia da artéria temporal no paciente revelou infiltração disseminada da parede do vaso pelas células inflamatórias (*imagem inferior à esquerda*), células gigantes multinucleadas (*seta, imagem inferior central*) e perda generalizada da lâmina elástica interna, com apenas dois pequenos segmentos remanescentes (*setas, imagem inferior à direita*).

# Poliarterite Nodosa

A poliarterite nodosa é uma vasculite necrotizante dos vasos pequenos e médios que afeta, na maioria das vezes pele, articulações, nervos periféricos, trato gastrintestinal e rins. O envolvimento ocular é raro, mas pode incluir oclusão vascular retiniana, infarto coroidiano e neuropatia óptica isquêmica.

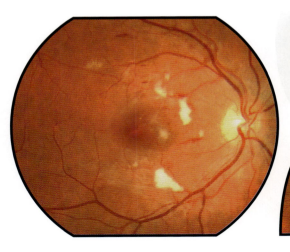
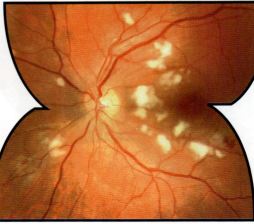

Este paciente tem poliarterite nodosa com vários exsudatos algodonosos em cada olho, similar à retinopatia de Purtscher.

# Síndrome de Churg-Strauss

A síndrome de Churg-Strauss é uma vasculite necrotizante sistêmica caracterizada por eosinofilia, asma, infiltrados pulmonares, neuropatia periférica e sinusite. Esta vasculite pequena e média pode evoluir com doença oclusiva vascular retiniana com NV secundária.

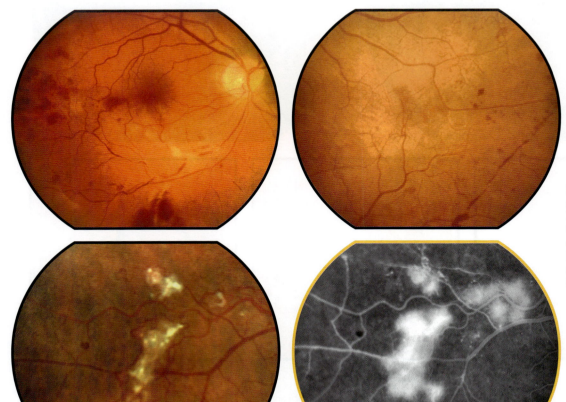

Estes pacientes têm síndrome de Churg-Strauss. Repare nas hemorragias retinianas dispersas e nos exsudatos algodonosos. A NV retiniana é ilustrada na retinografia colorida e na FA (*imagens inferiores*).

# Dermatomiosite

A dermatomiosite é um distúrbio inflamatório do tecido conjuntivo, caracterizado por fraqueza muscular próxima simétrica, uma erupção em girassol sobre as pálpebras e pápulas de Gottron sobre as proeminências ósseas. A dermatomiosite pode se sobrepor a outras doenças autoimunes, como LES ou esclerodermia, e pode evoluir com vasculite retiniana.

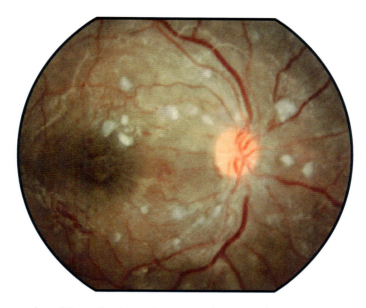

Vários exsudatos algodonosos e hemorragias retinianas são observados neste paciente com dermatomiosite e poliarterite nodosa.

# Granulomatose com Poliangiite (Granulomatose de Wegener)

A granulomatose com poliangiite (granulomatose de Wegener) é uma vasculite granulomatosa sistêmica associada aos granulomas necrotizantes dos tratos respiratórios superior e inferior e à glomerulonefrite. Complicações retinianas raras incluem edema macular, retinite, doença oclusiva e descolamento retiniano exsudativo.

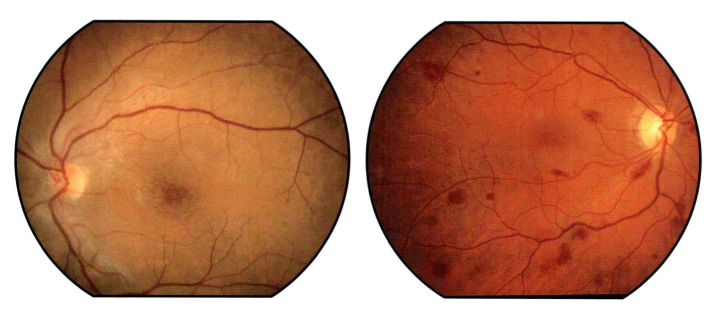

Membrana epirretiniana e edema macular são observados neste paciente com granulomatose de Wegener (*imagem à esquerda*). A oclusão da veia central da retina não isquêmica é ilustrada em um segundo paciente (*imagem à direita*).

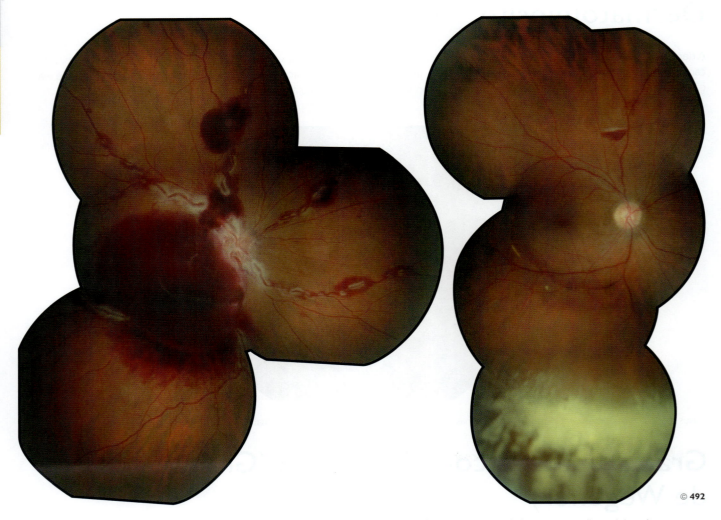

Este paciente com granulomatose de Wegener apresentou hemorragia pré-macular e retiniana grave, associada a uma vasculite retiniana (*imagem à esquerda*). Três meses após o tratamento com corticosteroides intravenosos e ciclofosfamida, a hemorragia retiniana e a angiite se resolveram. A hemorragia vítrea desemoglobinizada é observada inferiormente (*imagem à direita*).

# Doença de Weber-Christian (Paniculite Nodular)

A doença de Weber-Christian, ou paniculite nodular, é um distúrbio de pele que apresenta inflamação recorrente na gordura cutânea. Nódulos subcutâneos recorrentes eritematosos, por vezes doloridos, podem surgir na doença. Ela também pode afetar a medula óssea, pulmão, coração, trato intestinal, baço e rins. Os complexos imunes circulantes foram observados em alguns pacientes. Pode raramente evoluir com alterações do nervo óptico e da coroide.

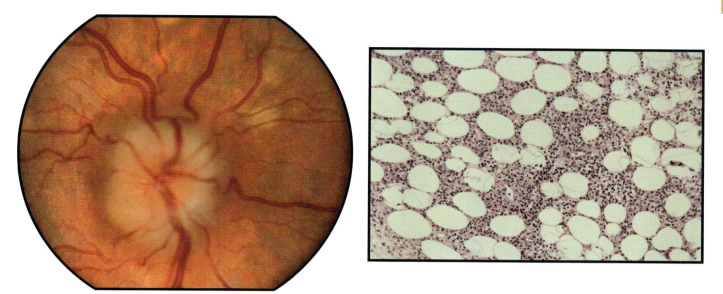

Este paciente com doença de Weber-Christian tem lesões sub-retinianas amareladas e edema do disco óptico (*imagem à esquerda*). A biópsia foi compatível com uma paniculite histiocítica (*imagem à direita*).

# Esclerose Sistêmica

A esclerose sistêmica é um distúrbio do tecido conjuntivo que leva à fibrose progressiva de alguns órgãos. Normalmente ela afeta a pele e os vasos sanguíneos, bem como o trato digestivo, coração e pulmões. Raramente a oclusão arterial e venosa retiniana central pode complicar esta doença.

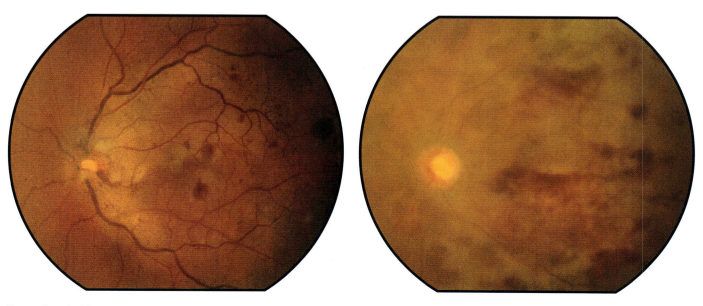

Esta mulher de 60 anos de idade com esclerodermia desenvolveu oclusões combinadas da artéria e veia centrais da retina. Repare na hemorragia retiniana progressiva e na palidez retiniana isquêmica do olho esquerdo. *Cortesia de Dr. John Sorenson*

# Síndrome do Anticorpo Antifosfolipídeo (Síndrome de Hughes)

A síndrome do anticorpo antifosfolipídio, também conhecida como síndrome de Hughes, é um distúrbio caracterizado pela presença de anticorpos e associado a oclusão arterial ou venosa. Os três anticorpos primários associados a este distúrbio são (1) o anticorpo anticardiolipina, (2) o anticoagulante lúpico e (3) o anticorpo anti-β2 glicoproteína-1. A síndrome do anticorpo antifosfolipídio secundária se refere aos pacientes que têm uma doença autoimune subjacente *versus* a síndrome do anticorpo antifosfolipídio primária nos pacientes que não têm doença subjacente. Aproximadamente 30% dos pacientes com LES vão desenvolver uma síndrome do anticorpo antifosfolipídio. O mecanismo exato pelo qual esses anticorpos induzem um estado de hipercoagulabilidade é desconhecido.

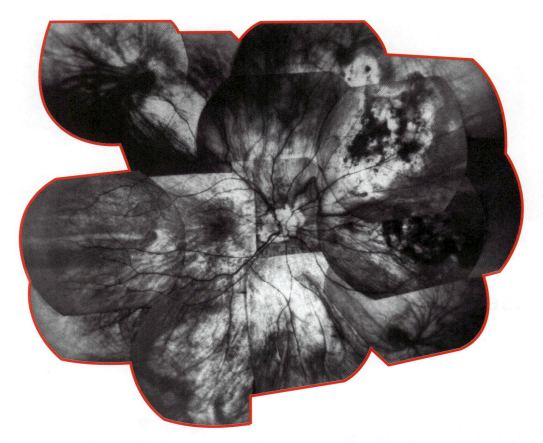

Este paciente tem síndrome do anticorpo antifosfolipídio com doença oclusiva venosa coroidiana generalizada. A montagem das retinografias aneritras mostra ausência de perfusão na coroide e bloqueio (*devido à cicatrização pigmentar*) associados aos antigos infartos coroidianos triangulares. *Imagens ©493 a @497 disponíveis exclusivamente, em inglês, em expertconsult.inkling.com/redeem*

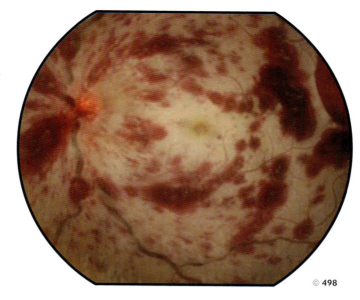

Oclusão venosa retiniana central (OVCR) e oclusão central da artéria central da retina (OACR) combinadas são ilustradas nesta paciente de lúpus eritematoso sistêmico (LES) com síndrome antifosfolipídio secundária. Repare na presença de tortuosidade venosa retiniana, hemorragia retiniana difusa e isquemia macular com uma mancha vermelho-cereja. A paciente teve resultado positivo no teste para anticorpos anticardiolipina.

# Mixomas Cardíacos

Os mixomas cardíacos são os tumores benignos do coração mais comuns, surgindo normalmente no átrio esquerdo. Os fragmentos desses tumores podem embolizar para as circulações retinianas e coroidianas.

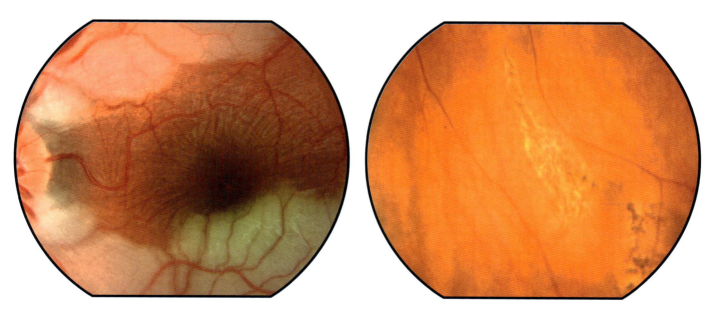

Estes dois pacientes apresentaram um mixoma cardíaco no átrio esquerdo. Notam-se as múltiplas ORACR na retinografia colorida da esquerda e no antigo infarto coroidiano triangular de Amalric na retinografia colorida da direita. *Cortesia de Dr. Richard Spaide*

# Síndrome de Susac

A síndrome de Susac é uma doença oclusiva microvascular sistêmica que causa perda auditiva e comprometimento da visão. Pequenos infartos do corpo caloso são patognomônicos. A perda auditiva das frequências mais baixas é também um achado característico.

As manifestações oculares incluem oclusões bilaterais recorrentes do ramo da artéria central da retina. A etiologia autoimune é desconhecida, mas há evidências que sugerem vasculite autoimune.

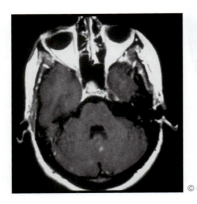
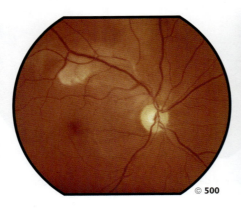
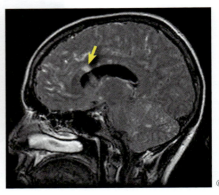

Este paciente tem síndrome de Susac. Uma oclusão do ramo arteriolar retiniano supratemporal é observada na retinografia colorida. A tomografia cerebral exibe vários infartos do cérebro (*imagem à esquerda*) com envolvimento do corpo caloso (*seta à direita*).

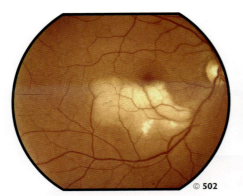
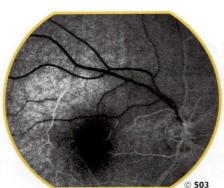
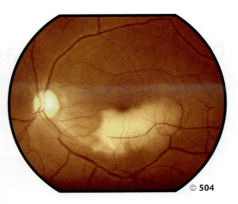

Nove meses mais tarde, o paciente apresentou ORACR bilateral recorrente. A FA ilustra não perfusão na artéria retiniana ocluída.

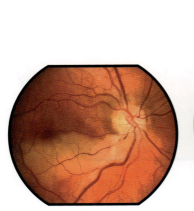
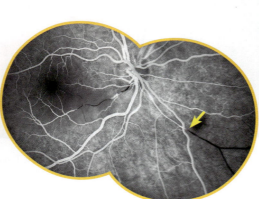

Uma ORACR infratemporal aguda é ilustrada neste paciente com síndrome de Susac. A FA mostra não perfusão arterial infratemporal. Uma oclusão arteriolar prévia é identificada nasalmente (*seta*).

Este paciente apresentou duas oclusões arteriais retinianas, superotemporal e inferotemporal, em virtude da síndrome de Susac.

# Retinopatia de Purtscher

A retinopatia de Purtscher é um distúrbio hemorrágico e oclusivo vascular causado por vários mecanismos. Traumatismo craniano grave ou trauma dos ossos longos, além de lesão torácica contusa, podem resultar em isquemia capilar retiniana, evidenciada por vários exsudatos algodonosos no polo posterior. Uma retinopatia Purtscher-*like* também é descrita em associação a pancreatite aguda, embolização gordurosa, embolização do fluido amniótico e doenças vasculíticas.

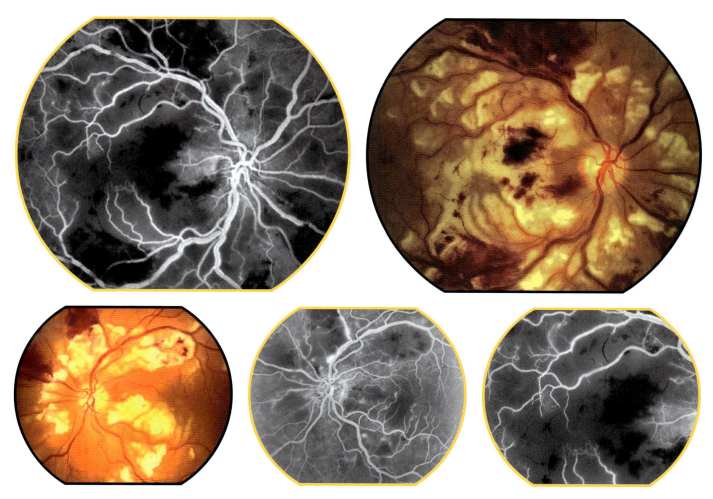

Este paciente com pancreatite alcoólica grave apresentou retinopatia de Purtscher. Note os exsudatos algodonosos, as hemorragias retinianas e a isquemia grave, além da não perfusão na FA. *Cortesia de Dr. Murray J. Erasmus. Imagens ©505 a @508 disponíveis exclusivamente, em inglês, em* expertconsult.inkling.com/redeem

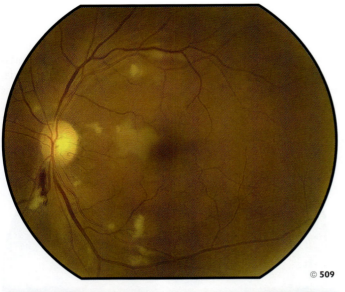

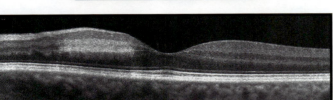

Este paciente com câncer pancreático metastático apresentou retinopatia bilateral Purtscher-*like*. Os exsudatos algodonosos (indicando isquemia capilar superficial) são vistos ao longo das arcadas e em uma distribuição peripapilar. Adjacente à fóvea há uma zona poligonal mais profunda de palidez, denominada mancha de Purtscher, que corresponde a uma zona de faixas de hiper-refletividade no nível da camada nuclear interna na OCT em domínio espectral, denominada PAMM ou maculopatia média aguda paracentral. A PAMM pode estar associada a um amplo espectro de doenças vasculares retinianas.

# Gravidez

Várias complicações coroidianas ou retinianas da gravidez foram descritas, incluindo coriorretinopatia serosa central, NV coroidiana, descolamento retiniano exsudativo e coroidopatia (p.ex., manchas de Elschnig), retinopatia do tipo Purtscher e exacerbação de condições preexistentes, como a retinopatia diabética. Raramente foram relatadas lesões como a proliferação melanocítica uveal e até mesmo o osteoma coroidiano durante a gravidez.

## Coriorretinopatia Serosa Central

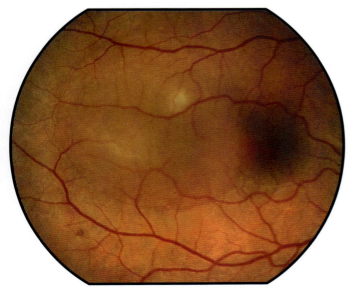

Repare na presença de descolamento macular seroso devido à coriorretinopatia serosa central nesta paciente grávida. Há uma maior incidência de fibrina associada à coriorretinopatia serosa central (CSC) nas pacientes grávidas, conforme ilustrado (superotemporal à fóvea) neste caso.

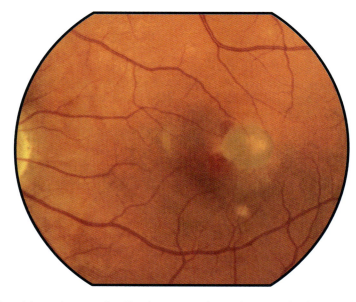

Este paciente desenvolveu fluido sub-retiniano e hemorragia, além de uma membrana cinza-esverdeada compatível com NV coroidiana. Não está claro se a gravidez é um fator de risco de NV coroidiana.

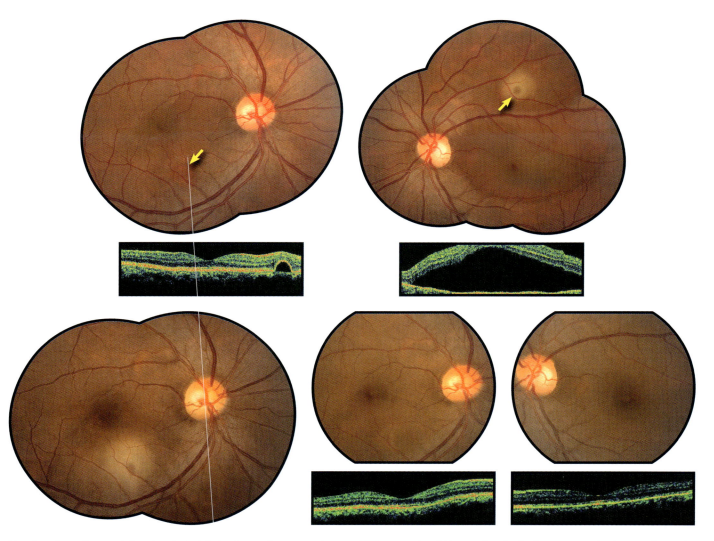

Um descolamento exsudativo da mácula é ilustrado no olho esquerdo e um DEP seroso é exibido no olho direito (*imagem superior à esquerda, seta*) nesta mulher grávida de 23 anos de idade. A OCT no domínio temporal confirmou um descolamento macular seroso de fibrina perto da arcada superotemporal (*imagem superior à direita*). A OCT confirmou um descolamento macular seroso. Um mês depois, desenvolveu-se CSC ativa, com fluido sub-retiniano e fibrina, no olho direito (*imagem inferior à esquerda*). Dois meses após o parto, os descolamentos maculares e a fibrina apresentaram resolução espontânea em ambos os olhos.

# Pré-eclâmpsia

A toxemia da gravidez ou pré-eclâmpsia é caracterizada por hipertensão e sinais de danos terminais aos órgãos, como proteinúria, insuficiência renal, anomalias neurológicas, edema pulmonar, disfunção hepática e trombocitopenia. A pré-eclâmpsia pode evoluir para eclâmpsia com o desenvolvimento de convulsões tônico-clônicas. As pacientes com doenças trombofílicas subjacentes, como a síndrome antifosfolipídio, correm um risco maior de desenvolver pré-eclâmpsia e eclâmpsia. Até 40% das mulheres com pré-eclâmpsia podem desenvolver sintomas visuais. As complicações oculares incluem descolamento macular seroso devido à coroidopatia, retinopatia Purtscher-*like* e hemorragia retiniana.

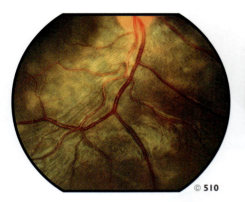
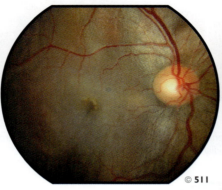
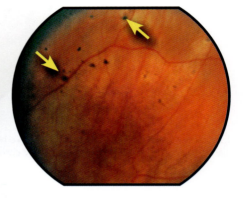

Este paciente ilustra um descolamento retiniano neurossensorial com manchas de Elschnig amareladas devido à toxemia da gravidez.

Descolamento retiniano exsudativo com manchas brancas pouco detectáveis no nível do epitélio pigmentar retiniano, observado nesta paciente com toxemia da gravidez.

Várias manchas pigmentadas com uma orientação coroidiana, conhecidas como manchas de Elschnig (*setas*), são observadas neste paciente. Quando associadas a linhas atróficas ou pigmentares, elas são denominadas estrias de Siegrist e indicam isquemia coroidiana anterior, que pode ser identificada em pacientes com toxemia da gravidez. *Cortesia de Dr. Lee Jampol*

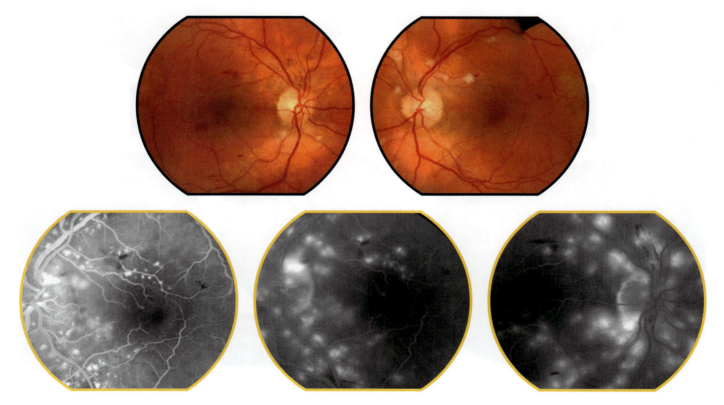

Hemorragias retinianas e exsudatos algodonosos associados a descolamento macular seroso são ilustrados (*linha superior*) nesta paciente grávida. A FA mostra vazamentos sub-retinianos multifocais (manchas de Elschnig) com acúmulo no descolamento retiniano subneurossensorial dos dois olhos. *Cortesia de Dr. Joseph Maguire e Dr. Justis Ehlers*

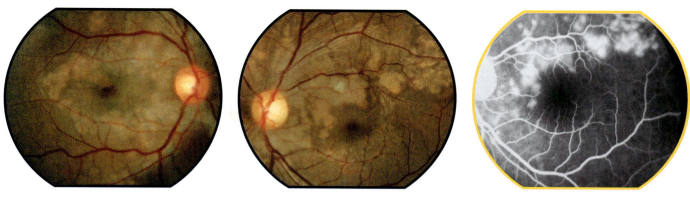

Esta paciente com toxemia notou perda aguda da visão nos dois olhos após o parto. É observado descolamento macular exsudativo bilateral, associado a depósitos amarelados no nível do epitélio pigmentar retiniano. A FA realizada após o parto ilustra vários focos sub-retinianos de vazamento, compatíveis com coroidopatia induzida pela gravidez. *As imagens à esquerda e do meio são cortesia de Dr. Gaetano Barile; a imagem à direita é cortesia de Dr. Gaetano Barile e do Sr. José Martinez*

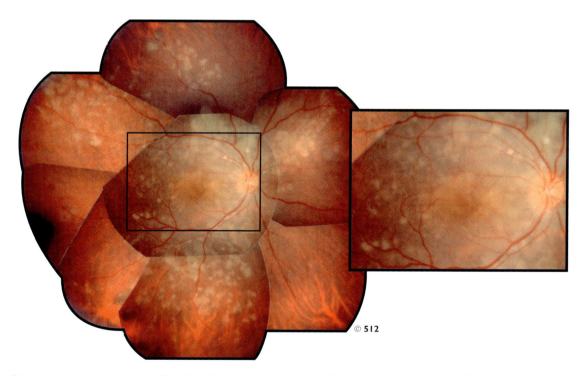

Os achados clínicos nesta paciente com pré-eclâmpsia incluem descolamento macular exsudativo e manchas de Elschnig sub-retinianas multifocais. *Imagens ©513 e @514 disponíveis exclusivamente, em inglês, em expertconsult.inkling.com/redeem*

# Lúpus Eritematoso

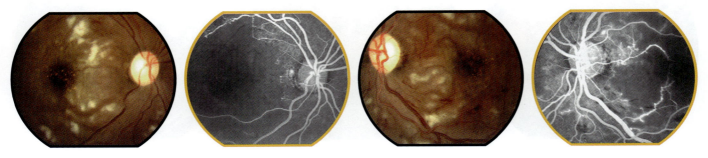

Repare nos vários exsudatos algodonosos e hemorragias retinianas associadas a isquemia macular e não perfusão nesta paciente grávida com lúpus eritematoso. O estado trombótico da combinação destas duas doenças pode ter levado a essas complicações oculares. *Cortesia de Dr. Emmett Cunningham*

# Deficiência de Proteína S

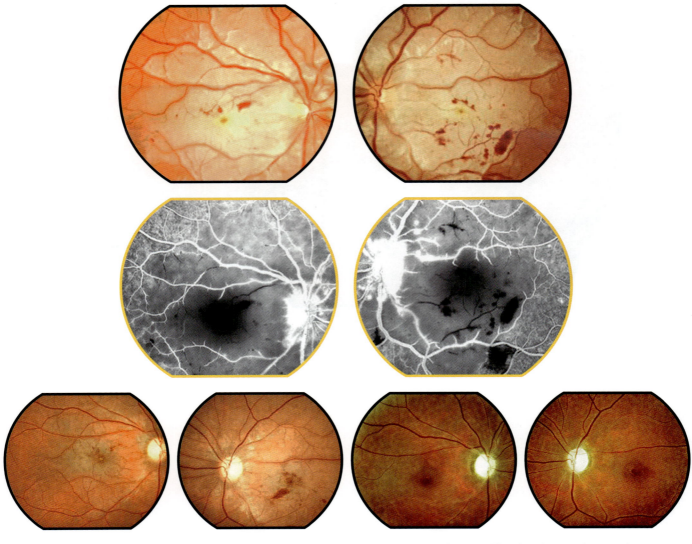

Infarto macular grave ilustrado nesta paciente grávida com deficiência de proteína S coexistente. Há palidez difusa do polo posterior com algumas hemorragias retinianas dispersas. A FA mostra isquemia macular grave e não perfusão, além de vazamento do disco em ambos os olhos. Após 2 meses, a palidez melhorou (*imagens inferiores à esquerda*) com algumas hemorragias residuais. Após 4 meses a palidez macular se resolveu, mas repare na atrofia óptica e no estreitamento arteriolar retiniano generalizado (*duas imagens inferiores à direita*) associados à recuperação mínima da visão.

# Embolização Iatrogênica

É definida como uma embolização involuntária do material através dos ramos da artéria oftálmica, podendo causar doença oclusiva retiniana e coroidiana disseminada. Isso foi relatado com preenchimentos faciais estéticos e vários outros agentes cosméticos ou com embolização de fístulas intracranianas.

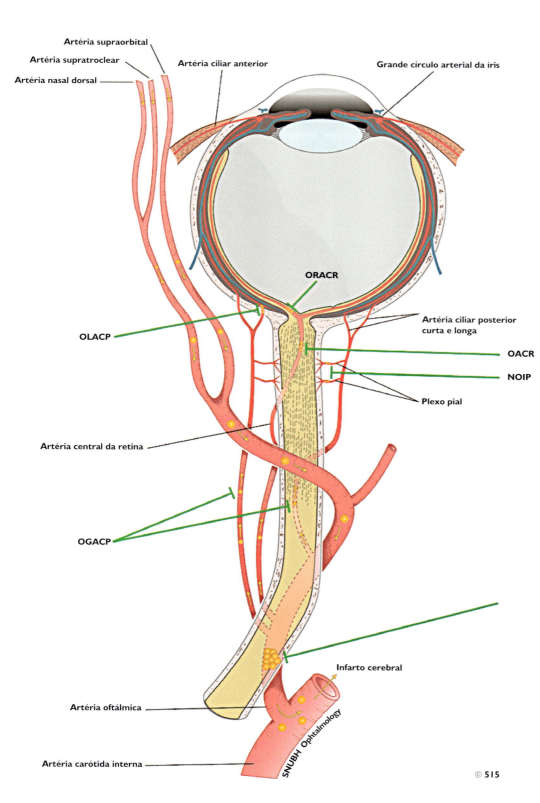

Este diagrama detalha os possíveis pontos de entrada pelos quais as injeções de enchimento facial estético podem entrar e obstruir a vasculatura retiniana ou coroidiana e o cérebro. Postula-se que a força da injeção possa causar fluxo retrógrado das artérias superficiais para as artérias mais proximais, como a artéria oftálmica. As linhas verdes indicam possíveis pontos de obstrução: OAO (oclusão da artéria oftálmica); OGACP (oclusão generalizada da artéria ciliar posterior); NOIP (neuropatia óptica isquêmica posterior); OACR (oclusão da artéria central da retina); OLACP (oclusão localizada da artéria ciliar posterior); e ORACR (oclusão do ramo da artéria central da retina).

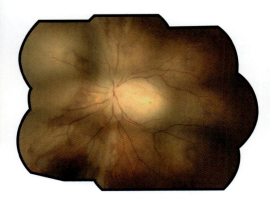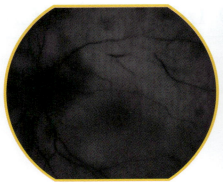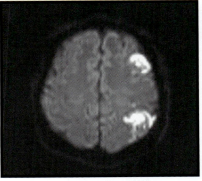

Este paciente apresentou palidez retiniana irregular difusa no olho esquerdo após injeção de gordura autóloga na glabela e na prega nasolabial. Uma FA em fases tardias exibe déficit grave da perfusão da retina e coroide (*imagem central*). Este paciente também sofreu infartos multifocais agudos nos ramos da artéria cerebral média esquerda, mostrados na ressonância magnética ponderada por difusão (*imagem à direita*).

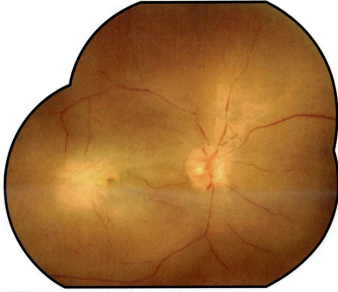

Este paciente sofreu oclusão da artéria oftálmica após injeção cutânea de silicone estético ao longo da sobrancelha. Foi considerada a hipótese de injeção inadvertida em uma artéria supraorbital. *Cortesia de Dr. Duangnate Rojanaporn*

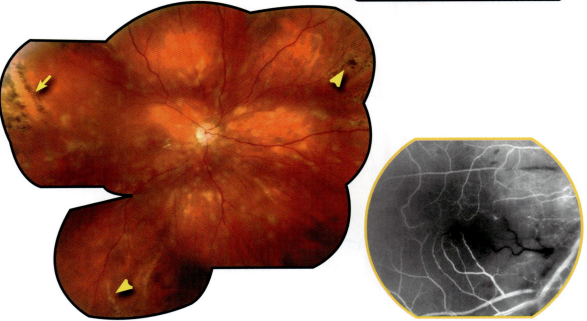

Este paciente foi diagnosticado com uma fístula intracraniana. Uma tentativa de embolizar a fístula com N-butil-cianoacrilato e um polímero líquido, Onyx®, causou doença oclusiva retiniana e coroidiana. A montagem em cores mostra oclusões triangulares de Amalric da coroide (*seta*) e linhas de Siegrist e manchas de Elschnig (*pontas de seta*), indicativas de infarto coroidiano. A FA mostra oclusão das arteríolas retinianas. *Cortesia de Dr. Lee Jampol*

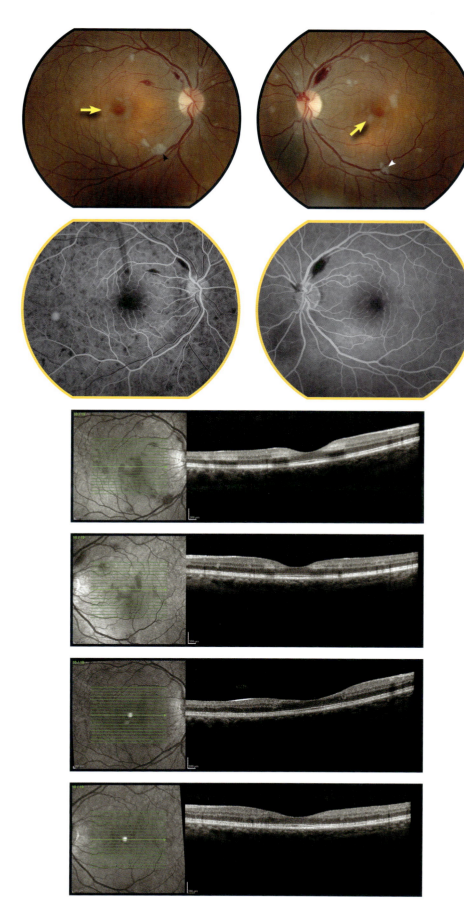

Esta mulher de 35 anos de idade, previamente saudável, foi submetida a injeções estéticas de PMMA no glúteo máximo e 5 dias depois desenvolveu cefaleia, febre, dores no corpo e diminuição da visão. As retinografias coloridas dos olhos direito e esquerdo ilustram infartos retinianos internos ou exsudatos algodonosos (*pontas de seta*) e infartos retinianos médios ou PAMM (*setas*) e hemorragias intrarretinianas. A FA em fase inicial exibe defeitos de perfusão de coroide dispersos, especialmente no olho direito (*segunda linha*). As lesões discretas hiper-refletivas da camada nuclear interna na SD-OCT foram compatíveis com PAMM. A repetição da OCT no acompanhamento mostrou resolução dessas lesões, com resultante atrofia da camada nuclear interna. *As imagens são cortesia de Dr. Azdeh Khatibi*

# Leituras Sugeridas

## Macrovasos

de Crecchio, G., Alfieri, M.C., Cennamo, G., et al., 2006. Congenital macular macrovessels. Graefes Arch. Clin. Exp. Ophthalmol 244 (9), 1183-1187.

Jager, R.D., Timothy, N.H., Coney, J.M., et al., 2005. Congenital retinal macrovessel. Retina 25, 538-540.

Petropoulos, I.K., Petkou, D., Theoulakis, P.E., et al., 2008. Congenital retinal macrovessels: description of three cases and review of the literature. Klin. Monatsbl. Augenheilkd 225, 469-472.

## Tortuosidade Retiniana

See Hereditary Chorioretinal Dystrophies Section for Suggested Reading.

## Alça Vascular Pré-papilar

Mireskandari, K., Aclimandos, W.A., 2001. Probably the longest prepapillary loop in the world. Retina 21 (4), 393-395.

## Oclusões da Artéria Retiniana

Augsburger, J.J., Magargal, L.E., 1980. Visual prognosis following treatment of acute retinal artery obstruction. Br. J. Ophthalmol 64, 913-917.

Biousse, V., Calvetti, O., Bruce, B.B., et al., 2007. Thrombolysis for central retinal artery occlusion. J. Neuroophthalmol 27, 215-230.

Brown, G.C., Magargal, L.E., 1988. The ocular ischemic syndrome. Clinical, fluorescein angiographic and carotid angiographic features. Int. Ophthalmol 11, 239-251.

Brown, G.C., Moffat, K., Cruess, A.F., et al., 1983. Cilioretinal artery obstruction. Retina 3, 182-187.

Brown, G.C., Shields, J.A., 1979. Cilioretinal arteries and retinal arterial occlusion. Arch. Ophthalmol 97, 84-92.

Chapin, J., Carlson, K., Christos, P.J., et al., 2015. Risk factors and treatment strategies in patients with retinal vascular occlusions. Clin. Appl. Thromb. Hemost 21 (7), 672-677.

Dunlap, A.B., Kosmorsky, G.S., Kashyap, V.S., 2007. The fate of patients with retinal artery occlusion and Hollenhorst plaque. J. Vasc. Surg 46, 1125-1129.

Hayreh, S.S., Podhajsky, P.A., Zimmerman, M.B., 2009. Retinal artery occlusion: associated systemic and ophthalmic abnormalities. Ophthalmology 116 (10), 1928-1936.

Justice, Jr., J., Lehmann, R.P., 1976. Cilioretinal arteries. A study based on review of stereo fundus photographs and fluorescein angiographic findings. Arch. Ophthalmol 94, 1355-1358.

Klein, R., Klein, B.E.K., Moss, S.E., et al., 2003. Retinal emboli and cardiovascular disease. The Beaver Dam Eye Study. Arch. Ophthalmol 121, 1446-1451.

Schatz, H., Fong, A.O., McDonald, H.R., et al., 1991. Cilioretinal artery occlusion in young adults with central retinal vein occlusion. Ophthalmology 98, 594-601.

Yu, S., Pang, C.E., Gong, Y., et al., 2015. The spectrum of superficial and deep capillary ischemia in retinal artery occlusion. Am. J. Ophthalmol 159 (1), 53-63, e1-e2.

## PAMM *versus* CWS

Chen, X., Rahimy, E., Sergott, R.C., et al., 2015. Spectrum of retinal vascular diseases associated with paracentral acute middle maculopathy. Am. J. Ophthalmol 160 (1), 26-34, e1.

Rahimy, E., Sarraf, D., 2014. Paracentral acute middle maculopathy spectral-domain optical coherence tomography feature of deep capillary ischemia. Curr. Opin. Ophthalmol 25 (3), 207-212.

Rahimy, E., Sarraf, D., Dollin, M.L., et al., 2014. Paracentral acute middle maculopathy in nonischemic central retinal vein occlusion. Am. J. Ophthalmol 158 (2), 372-380.

Sarraf, D., Rahimy, E., Fawzi, A.A., et al., 2013. Paracentral acute middle maculopathy: a new variant of acute macular neuroretinopathy associated with retinal capillary ischemia. JAMA Ophthalmol 131 (10), 1275-1287.

Yu, S., Pang, C.E., Gong, Y., et al., 2015. The spectrum of superficial and deep capillary ischemia in retinal artery occlusion. Am. J. Ophthalmol 159 (1), 53-63, e1-e2.

Yu, S., Wang, F., Pang, C.E., et al., 2014. Multimodal imaging findings in retinal deep capillary ischemia. Retina 34 (4), 636-646.

## Oclusões Venosas Retinianas

Branch Vein Occlusion Study Group, 1984. Argon laser photocoagulation for macular edema in branch vein occlusion. Am. J. Ophthalmol 98, 271-282.

Christoffersen, N.L.B., Larsen, M., 1999. Pathophysiology and hemodynamics of branch retinal vein occlusion. Ophthalmology 106, 2054-2062.

Cugati, S., Wang, J.J., Rochtchina, E., et al., 2006. Ten-year incidence of retinal vein occlusion in an older population: the Blue Mountains Eye Study. Arch. Ophthalmol 124, 726-732.

Elman, M.J., Bhatt, A.K., Quinlan, P.M., et al., 1990. The risk for systemic vascular diseases and mortality in patients with central retinal vein occlusion. Ophthalmology 97, 1543-1548.

Epstein, D.L., Algvere, P.V., von Wendt, G., et al., 2012. Bevacizumab for macular edema in central retinal vein occlusion: a prospective, randomized, double-masked clinical study. Ophthalmology 119 (6), 1184-1189.

Eye Disease Case-Control Study Group, 1993. Risk factors for branch retinal vein occlusion. Am. J. Ophthalmol 116, 286-296.

Green, W., Chan, C., Hutchins, G., et al., 1981. Central retinal vein occlusions: a prospective histopathologic study of 29 eyes in 28 cases. Retina 1, 27-55.

Hayreh, S.S., Fraterrigo, L., Jonas, J., 2008. Central retinal vein occlusion associated with cilioretinal artery occlusion. Retina 28, 581-594.

Hayreh, S.S., Zimmerman, M.B., 2015. Fundus changes in central retinal vein occlusion. Retina 35 (1), 29-42.

Heier, J.S., Clark, W.L., Boyer, D.S., et al., 2014. Intravitreal aflibercept injection for macular edema due to central retinal vein occlusion: two-year results from the COPERNICUS study. Ophthalmology 121 (7), 1414-1420.

Ip, M.S., Gottlieb, J.L., Kahana, A., et al., 2004. Intravitreal triamcinolone for the treatment of macular edema associated with central retinal vein occlusion. Arch. Ophthalmol 122, 1131-1136.

Klein, R., Klein, B.E., Moss, S.E., et al., 2000. The epidemiology of retinal vein occlusion: the Beaver Dam Eye Study. Trans. Am. Ophthalmol. Soc 98, 133-141, discussion 41-43.

Kuppermann, B.D., Haller, J.A., Bandello, F., et al., 2014. Onset and duration of visual acuity improvement after dexamethasone intravitreal implant in eyes with macular edema due to retinal vein occlusion. Retina 34 (9), 1743-1749.

Lahey, J.M., Tunc, M., Kearney, J., et al., 2002. Laboratory evaluation of hypercoagulable states in patients with central retinal vein occlusion who are less than 56 years of age. Ophthalmology 109, 126-131.

Ogura, Y., Roider, J., Korobelnik, J.F., et al., 2014. Intravitreal aflibercept for macular edema secondary to central retinal vein occlusion: 18-month results of the phase 3 GALILEO study. Am. J. Ophthalmol 158 (5), 1032-1038.

Prasad, P.S., Oliver, S.C., Coffee, R.E., et al., 2010. Ultra wide-field angiographic characteristics of branch retinal and hemicentral retinal vein occlusion. Ophthalmology 117 (4), 780-784.

Rahimy, E., Sarraf, D., Dollin, M.L., et al., 2014. Paracentral acute middle maculopathy in nonischemic central retinal vein occlusion. Am. J. Ophthalmol 158 (2), 372-380.

Ramchandran, R.S., Fekrat, S., Stinnett, S.S., et al., 2008. Fluocinolone acetonide sustained drug delivery device for chronic central retinal vein occlusion: 12-month results. Am. J. Ophthalmol 146, 285-291.

Spaide, R.F., 2013. Prospective study of peripheral panretinal photocoagulation of areas of nonperfusion in central retinal vein occlusion. Retina 33 (1), 56-62.

The Eye Disease Case-Control Study Group, 1996. Risk factors for central retinal vein occlusion. Arch. Ophthalmol 114, 545-554.

Tsui, I., Kaines, A., Havunjian, M.A., et al., 2011. Ischemic index and neovascularization in central retinal vein occlusion. Retina 31 (1), 105-110.

## Macroaneurisma Arteriolar Retiniano

Goldenberg, D., Soiberman, U., Loewenstein, A., et al., 2012. Heidelberg spectral-domain optical coherence tomographic findings in retinal artery macroaneurysm. Retina 32 (5), 990-995.

Pichi, F., Morara, M., Torrazza, C., et al., 2013. Intravitreal bevacizumab for macular complications from retinal arterial macroaneurysms. Am. J. Ophthalmol 155 (2), 287-294.

Robertson, D.M., 1973. Macroaneurysms of the retinal arteries. Trans. Am. Acad. Ophthalmol. Otolaryngol 77, 55-67.

## Doença de Coats e Telangiectasia Macular do Tipo 1 (Telangiectasia Congênita, Aneurismas Miliares de Leber)

Chang, M., McLean, I.W., Merritt, J.C., 1984. Coats' disease: a study of 62 histologically confirmed cases. J. Pediatr. Ophthalmol. Strabismus 21, 163-168.

Pauleikhoff, D., Kruger, K., Heinriech, T., et al., 1988. Epidemiologic features and therapeutic results in Coats' disease. Invest. Ophthalmol. Vis. Sci 29, 335.

Reese, A.B., 1956. Telangiectasis of the retina and Coats' disease. Am. J. Ophthalmol 42, 1-8, 215–218.

Sigler, E.J., Randolph, J.C., Calzada, J.I., et al., 2014. Current management of Coats disease. Surv. Ophthalmol 59 (1), 30-46.

Takayama, K., Ooto, S., Tamura, H., et al., 2010. Intravitreal bevacizumab for type 1 idiopathic macular telangiectasia. Eye (Lond. ) 24 (9), 1492-1497.

## Telangiectasia Macular do Tipo 2 (Telangiectasia Perifoveal Idiopática, Telangiectasia Justafoveal Idiopática do Tipo 2)

Balaskas, K., Leung, I., Sallo, F.B., et al., 2014. Associations between autofluorescence abnormalities and visual acuity in idiopathic macular telangiectasia type 2: MacTel project report number 5. Retina 34 (8), 1630-1636.

Charbel Issa, P., Finger, R.P., Kruse, K., et al., 2011. Monthly ranibizumab for nonproliferative macular telangiectasia type 2: a 12-month prospective study. Am. J. Ophthalmol 151 (5), 876-886, e1.

Charbel Issa, P., Helb, H.M., Holz, F.G., et al., 2008. Correlation of macular function with retinal thickness in nonproliferative type 2 idiopathic macular telangiectasia. Am. J. Ophthalmol 145, 169-175.

Chew, E., Gillies, M., Bird, A., 2006. Macular telangiectasia: a simplified classification. Arch. Ophthalmol 124, 573-574.

Engelbert, M., Yannuzzi, L.A., 2012. Idiopathic macular telangiectasia type 2: the progressive vasculopathy. Eur. J. Ophthalmol, doi:10. 5301/ ejo. 5000163; [Epub ahead of print]; 2012 Nov 6:0.

Gass, J.D.M., Blodi, B.A., 1993. Idiopathic juxtafoveolar retinal telangiectasis: update of classification and follow-up study. Ophthalmology 100, 1536-1546.

Gass, J.D., Oyakawa, R.T., 1982. Idiopathic juxtafoveolar retinal telangiectasis. Arch. Ophthalmol 100, 769-780.

Narayanan, R., Chhabiani, J., Sinha, M., et al., 2012. Efficacy of anti-vascular endothelial growth factor therapy in subretinal neovascularization secondary to macular telangiectasia type 2. Retina 32 (10), 2001-2005.

Powner, M.B., Gillies, M.C., Zhu, M., et al., 2013. Loss of Müller's cells and photoreceptors in macular telangiectasia type 2. Ophthalmology 120 (11), 2344-2352.

Sallo, F.B., Leung, I., Clemons, T.E., et al., 2015. on behalf of the MACTEL Study group, 2015. Multimodal imaging in type 2 idiopathic macular telangiectasia. Retina 35 (4), 742-749.

Sallo, F.B., Leung, I., Chung, M., et al., 2011. Retinal crystals in type 2 idiopathic macular telangiectasia. Ophthalmology 118 (12), 2461-2467.

Wu, L., Evans, T., Arevalo, J.F., 2013. Idiopathic macular telangiectasia type 2 (idiopathic juxtafoveolar retinal telangiectasis type 2A, Mac Tel 2). Surv. Ophthalmol 58 (6), 536-559.

Yannuzzi, L.A., Bardal, A.M., Freund, K.B., et al., 2006. Idiopathic macular telangiectasia. Arch. Ophthalmol 124, 450-460.

## Retinopatia por Radiação

Avery, R.B., Diener-West, M., Reynolds, S.M., et al., 2008. Histopathologic characteristics of choroidal melanoma in eyes enucleated after iodine 125 brachytherapy in the collaborative ocular melanoma study. Arch. Ophthalmol 126, 207-212.

Conway, R.M., Poothullil, A.M., Daftari, I.K., et al., 2006. Estimates of ocular and visual retention following treatment of extra-large uveal melanomas by proton beam radiotherapy. Arch. Ophthalmol 124, 838-843.

Finger, P.T., Chin, K., 2007. Anti-vascular endothelial growth factor bevacizumab (Avastin) for radiation retinopathy. Arch. Ophthalmol 125, 751-756.

Grimm, S.A., Yahalom, J., Abrey, L.E., et al., 2006. Retinopathy in survivors of primary central nervous system lymphoma. Neurology 67, 2060-2062.

Groenewald, C., Konstantinidis, L., Damato, B., 2013. Effects of radiotherapy on uveal melanomas and adjacent tissues. Eye (Lond. ) 27 (2), 163-171.

Kinyoun, J.L., Lawrence, B.S., Barlow, W.E., 1996. Proliferative radiation retinopathy. Arch. Ophthalmol 114, 1097-1100.

Shah, N.V., Houston, S.K., Markoe, A., et al., 2013. Combination therapy with triamcinolone acetonide and bevacizumab for the treatment of severe radiation maculopathy in patients with posterior uveal melanoma. Clin. Ophthalmol 7, 1877-1882.

## Doença de Eales (Doença Oclusiva Vascular Periférica Idiopática)

Das, T., Pathengay, A., Hussain, N., et al., 2010. Eales' disease: diagnosis and management. Eye (Lond. ) 24 (3), 472-482.

## Retinopatia Hipertensiva

Ashton, N., 1969. Pathological and ultrastructural aspect of the cotton-wool spot. Proc. R. Soc. Med 62, 1271-1276.

Duncan, B.B., Wong, T.Y., Tyroler, H.A., et al., 2002. Hypertensive retinopathy and incident coronary heart disease in high risk men. Br. J. Ophthalmol 86, 1002-1006.

Wong, T.Y., Shankar, A., Klein, R., et al., 2004. Prospective cohort study of retinal vessel diameters and risk of hypertension. Br. Med. J 329, 79.

## Retinopatia Diabética

Aiello, L.P., Avery, R.L., Arrigg, P.G., et al., 1994. Vascular endothelial growth factor in ocular fluid of patients with diabetic retinopathy and other retinal disorders. N. Engl. J. Med 331, 1480-1487.

Brown, D.M., Nguyen, Q.D., Marcus, D.M., et al., 2013. Long-term outcomes of ranibizumab therapy for diabetic macular edema: the 36-month results from two phase III trials: RISE and RIDE. Ophthalmology 120, 2013-2022.

Chew, E.Y., Klein, M.L., Murphy, R.P., et al., 1995. Effects of aspirin on vitreous/preretinal hemorrhage in patients with diabetes mellitus. ETDRS report no. 20. Arch. Ophthalmol 113, 52-55.

Chew, E.Y., Mills, J.L., Metzger, B.E., et al., 1995. Metabolic control and progression of retinopathy. The Diabetes in Early Pregnancy Study. National Institute of Child Health and Human Development Diabetes in Early Pregnancy Study. Diabetes Care 18, 631-637.

Cogan, D., Toussaint, D., Kuwabara, T., 1961. Retinal vascular patterns. IV. Diabetic retinopathy. Arch. Ophthalmol 66, 366-378.

Cogan, D.G., Toussaint, D., Kuwabara, T., 1961. Retinal vascular patterns. IV. Diabetic retinopathy. Arch. Ophthalmol 66, 366-378.

Davis, M., Fisher, M., Gangnon, R., et al., 1998. Risk factors for high-risk proliferative diabetic retinopathy and severe visual loss: Early Treatment of Diabetic Retinopathy Study report no. 18. Invest. Ophthalmol. Vis. Sci 39, 233-252.

Davis, M.D., Fisher, M.R., Gangnon, R.E., et al., 1998. Risk factors for high-risk proliferative diabetic retinopathy and severe visual loss: ETDRS report no. 18. Invest. Ophthalmol. Vis. Sci 39, 233-252.

DCCT Research Group, 1993. The effect of intensive treatment of diabetes in the development and progression of long-term complications in insulin-dependent diabetes. N. Engl. J. Med 329, 977-986.

deBustros, S., Thompson, J., Michels, R., et al., 1987. Vitrectomy for progressive proliferative diabetic retinopathy. Arch. Ophthalmol 105, 196-199.

deVenecia, G., Davis, M., Engerman, R., 1976. Clinicopathologic correlations in diabetic retinopathy. I. Histology and fluorescein angiography of microaneurysms. Arch. Ophthalmol 94, 1766-1773.

Diabetes Control and Complications Trial Research Group, 1996. Perspectives in diabetes: the relationship of glycemic exposure (HbAlc) to the risk of development and progression of retinopathy in the Diabetes Control and Complications Trial. Diabetes 44, 968-983.

Diabetes Control and Complications Trial Research Group, 1998. Early worsening of diabetic retinopathy in the diabetes control and complications trial. Arch. Ophthalmol 116, 874-886.

Diabetic Retinopathy Clinical Research Network (DRCR. net), 2009. Three-year follow-up of a randomized trial comparing focal/grid photocoagulation and intravitreal triamcinolone for diabetic macular edema. Arch. Ophthalmol 127, 245-251.

Diabetic Retinopathy Study Research Group, 1978. Photocoagulation treatment of proliferative diabetic retinopathy. DRS report no 2. Ophthalmology 85, 82-105.

Diabetic Retinopathy Study Research Group, 1981. Photocoagulation treatment of proliferative diabetic retinopathy: clinical application of Diabetic Retinopathy Study (DRS) findings. DRS report number 8. Ophthalmology 88, 583-600.

Diabetic Retinopathy Vitrectomy Study Research Group, 1988. Early vitrectomy for severe proliferative diabetic retinopathy in eyes with useful vision: results of a randomized trial, Diabetic Retinopathy Vitrectomy Study report no. 3. Ophthalmology 95, 1307-1320.

Diabetic Retinopathy Vitrectomy Study Research Group, 1988. Early vitrectomy for severe proliferative diabetic retinopathy in eyes with useful vision: clinical application of results of a randomized trial. Diabetic Retinopathy Study report no. 4. Ophthalmology 95, 1321-1334.

Diabetic Retinopathy Vitrectomy Study Research Group, 1990. Early vitrectomy for severe vitreous hemorrhage in diabetic retinopathy: four-year results of a randomized trial. Diabetic Retinopathy Study report no. 5. Arch. Ophthalmol 108, 958-964.

Du, Y., Smith, M.A., Miller, C.M., et al., 2002. Diabetes-induced nitrative stress in the retina, and correction by aminoguanidine. J. Neurochem 80, 771-779.

Early Treatment Diabetic Retinopathy Study Research Group, 1995. Photocoagulation for diabetic macular edema: relationship of treatment effect to fluorescein angiographic and other retinal characteristics at baseline. ETDRS report no. 19. Arch. Ophthalmol 113, 1144-1155.

Frank, R.N., Amin, R., Kennedy, A., et al., 1997. An aldose reductase inhibitor and aminoguanidine prevent vascular endothelial growth factor expression in rats with long-term galactosemia. Arch. Ophthalmol 115, 136-147.

Gillies, M.C., Lim, L.L., Campain, A., et al., 2014. A randomized clinical trial of intravitreal bevacizumab versus intravitreal dexamethasone for diabetic macular edema: the BEVORDEX study. Ophthalmology 121 (12), 2473-2481.

Klein, R., Klein, B.E.K., Moss, S.E., et al., 1984. The Wisconsin Epidemiologic Study of Diabetic Retinopathy. IV. Diabetic macular edema. Ophthalmology 91, 1464-1474.

Klein, R., Klein, B.E., Moss, S.E., et al., 1998. The Wisconsin Epidemiologic Study of Diabetic Retinopathy: XVII. The 14-year incidence and progression of diabetic retinopathy and associated risk factors in type 1 diabetes. Ophthalmology 105, 1801-1815.

Kuppermann, B.D., Blumenkranz, M.S., Haller, J.A., et al., 2007. Randomized controlled study of an intravitreous dexamethasone drug delivery system in patients with persistent macular edema. Arch. Ophthalmol 125, 309-317.

Martidis, A., Duker, J.S., Greenberg, P.B., et al., 2002. Intravitreal triamcinolone for refractory diabetic macular edema. Ophthalmology 109, 920-927.

Massin, P., Audren, F., Haouchine, B., et al., 2004. Intravitreal triamcinolone acetonide for diabetic diffuse macular edema. Ophthalmology 111, 218-225.

Muraoka, K., Shimizu, K., 1984. Intraretinal neovascularization in diabetic retinopathy. Ophthalmology 91, 1440-1446.

Nguyen, Q.D., Tatlipinar, S., Shah, S.M., et al., 2006. Vascular endothelial growth factor is a critical stimulus for diabetic macular edema. Am. J. Ophthalmol 142, 961-969.

The Diabetes Control and Complications Trial/Epidemiology of Diabetes Intervention and Complications Study Research Group, 2002. Effects of intensive therapy on the microvascular complications of type 1 diabetes mellitus. JAMA 287, 2563-2569.

The Diabetes Control and Complications Trial Research Group, 2000. Effect of pregnancy on the microvascular complications. Diabetes Care 23, 1084-1091.

The Eye Disease Prevalence Research Group, 2004. The prevalence of diabetic retinopathy among adults in the United States. Arch. Ophthalmol 122, 552-563.

UK Prospective Diabetes Study Group, 1998. Tight blood pressure control and risk of macrovascular and microvascular complications in type 2 diabetes UKPDS 38. Br. Med. J 317, 703-713.

UK Prospective Diabetes Study (UKPDS) Group, 1998. Intensive blood-glucose control with sulphonylureas or insulin compared with conventional treatment and risk of complications in patients with type 2 diabetes (UKPDS 33). Lancet 352, 837-853.

Vander, J.F., Duker, J.S., Benson, W.E., et al., 1991. Long-term stability and visual outcome after favorable initial response of proliferative diabetic retinopathy to panretinal photocoagulation. Ophthalmology 98, 1575-1579.

White, N.H., Sun, W., Cleary, P.A., et al., 2008. Prolonged effect of intensive therapy on the risk of retinopathy complications in patients with type 1 diabetes mellitus: 10 years after the Diabetes Control and Complications Trial. Arch. Ophthalmol 126, 1707-1715.

Yanoff, M., 1966. Diabetic retinopathy. N. Engl. J. Med 274, 1344-1349.

## Retinopatia Falciforme

Cho, M., Kiss, S., 2011. Detection and monitoring of sickle cell retinopathy using ultra wide-field color photography and fluorescein angiography. Retina 31 (4), 738-747.

Downes, S.M., Hambleton, I.R., Chuang, E.L., et al., 2005. Incidence and natural history of proliferative sickle cell retinopathy: observations from a cohort study. Ophthalmology 112 (11), 1869-1875.

Elagouz, M., Jyothi, S., Gupta, B., et al., 2010. Sickle cell disease and the eye: old and new concepts. Surv. Ophthalmol 55 (4), 359-377.

Goldbaum, M.H., Peyman, G.A., Nagpal, K.C., et al., 1976. Vitrectomy in sickling retinopathy: report of five cases. Ophthalmic Surg 7, 92-102.

Lim, J.I., 2012. Ophthalmic manifestations of sickle cell disease: update of the latest findings. Curr. Opin. Ophthalmol 23 (6), 533-536.

Witkin, A.J., Rogers, A.H., Ko, T.H., et al., 2006. Optical coherence tomography demonstration of macular infarction in sickle cell retinopathy. Arch. Ophthalmol 124, 746-747.

## Hiperlipidemia

Orlin, C., Lee, K., Jampol, L.M., et al., 1988. Retinal arteriolar changes in patients with hyperlipidemias. Retina 8, 6-9.

Sassa, Y., Matsui, K., Yoshikawa, N., et al., 2005. Lipemia retinalis: low-density lipoprotein apheresis improved the appearance of retinal vessels in a patient with type 5 hyperlipoproteinemia. Retina 25, 803-804.

Shah, G.K., Sharma, S., Walsh, A., 2001. Lipemia retinalis. Ophthalmic Surg. Lasers 32, 77-78.

## Síndrome Ocular Isquêmica

Amselem, L., Montero, J., Diaz-Llopis, M., et al., 2007. Intravitreal bevacizumab (Avastin) injection in ocular ischemic syndrome. Am. J. Ophthalmol 144, 122-124.

Chuah, J.L., Ghosh, Y.K., Richards, D., et al., 2006. Ocular ischaemic syndrome: a medical emergency. Lancet 367, 1370.

Costa, V.P., Kuzniec, S., Molnar, L.J., et al., 1999. The effects of carotid endarterectomy on the retrobulbar circulation of patients with severe occlusive carotid artery disease. An investigation by color Doppler imaging. Ophthalmology 106, 306-310.

Mendrinos, E., Machinis, T.G., Pournaras, C.J., 2010. Ocular ischemic syndrome. Surv. Ophthalmol 55 (1), 2-34.

## Arterite de Takayasu (Doença de Takayasu)

Chun, Y.S., Park, S.J., Park, I.K., et al., 2001. The clinical and ocular manifestations of Takayasu arteritis. Retina 21, 132-140.

Fraga, A., Medina, F., 2002. Takayasu's arteritis. Curr. Rheum. Rep 4, 30-38.

Peter, J., David, S., Danda, D., et al., 2011. Ocular manifestations of Takayasu arteritis: a cross-sectional study. Retina 31 (6), 1170-1178.

## Policitemia Vera

Krishnan, R., Goverdhan, S., Lochhead, J., 2009. Peripheral retinal neovascularization associated with polycythemia rubra vera. Jpn J. Ophthalmol 53 (2), 188-189.

## Trombocitemia Essencial

Imasawa, M., Iijima, H., 2002. Multiple retinal vein occlusions in essential thrombocythemia. Am. J. Ophthalmol 133, 152-155.

Yoshizumi, M.O., Townsend-Pico, W., 1996. Essential thrombocythemia and central retinal vein occlusion with neovascular glaucoma. Am. J. Ophthalmol 121, 728-730.

## Síndrome de Hiperviscosidade da Leucemia

Davies, C.E., Whitelocke, R.A., Agrawal, S., 2008. Retinal complications associated with hyperviscosity in chronic lymphocytic leukaemia. Intern. Med. J 38, 140.

Duke, J.R., Wilkinson, C.P., Sigelman, S., 1968. Retinal microaneurysms in leukaemia. Br. J. Ophthalmol 52, 368-374.

Mansour, A.M., Arevalo, J.F., Badal, J., et al., 2014. Paraproteinemic maculopathy. Ophthalmology 121 (10), 1925-1932.

## Macroglobulinemia de Waldenström

Ackerman, A.L., 1962. The ocular manifestations of Waldenstrom's macroglobulinemia and its treatment. Arch. Ophthalmol 67, 701-707.

Baker, P.S., Garg, S.J., Fineman, M.S., et al., 2013. Serous macular detachment in Waldenström macroglobulinemia: a report of four cases. Am. J. Ophthalmol 155 (3), 448-455.

Koutsandrea, C., Kotsolis, A., Georgalas, I., et al., 2010. Peripheral capillary non-perfusion in asymptomatic Waldenström's macroglobulinemia. BMC Ophthalmol 10, 30.

Saffra, N., Rakhamimov, A., Solomon, W.B., et al., 2013. Monoclonal gammopathy of undetermined significance maculopathy. Can. J. Ophthalmol 48 (6), e168-e170.

## Mieloma Múltiplo

Fung, S., Selva, D., Leibovitch, I., et al., 2005. Ophthalmic manifestations of multiple myeloma. Ophthalmologica 219, 43-48.

Khan, J.M., McBain, V., Santiago, C., et al., 2010. Bilateral 'vitelliform-like' macular lesions in a patient with multiple myeloma. BMJ Case Re, p2010.

Priluck, J.C., Chalam, K.V., Grover, S., 2012. Spectral-domain optical coherence tomography of Roth spots in multiple myeloma. Eye (Lond.) 26 (12), 1588-1589.

Rusu, I.M., Mrejen, S., Engelbert, M., et al., 2014. Immunogammopathies and acquired vitelliform detachments: a report of four cases. Am. J. Ophthalmol 157 (3), 648-657, e1.

## Síndrome Hipereosinofílica

Bozkir, N., Stern, G.A., 1992. Ocular manifestations of the idiopathic hypereosinophilic syndrome. Am. J. Ophthalmol 113, 456-458.

Chaine, G., Davies, J., Kohner, E.M., et al., 1982. Ophthalmologic abnormalities in the hypereosinophilic syndrome. Ophthalmology 89, 1348-1356.

Gupta, O.P., Zegere, E., Maguire, J.I., 2009. Purtscher-like retinopathy associated with primary hypereosinophilic syndrome. Retin. Cases Brief Rep 3 (2), 193-196.

## Polineuropatia, Organomegalia, Endocrinopatia, Gamopatia Monoclonal (Síndrome POEMS)

Kaushik, M., Pulido, J.S., Abreu, R., et al., 2011. Ocular findings in patients with polyneuropathy, organomegaly, endocrinopathy, monoclonal gammopathy, and skin changes syndrome. Ophthalmology 118 (4), 778-782.

## Hiper-homocisteinemia

Chua, B., Kifley, A., Wong, T.Y., et al., 2006. Homocysteine and retinal emboli: the Blue Mountains Eye Study. Am. J. Ophthalmol 142, 322-324.

Di Crecchio, L., Parodi, M.B., Sanguinetti, G., et al., 2004. Hyperhomocysteinemia and the methylenetetrahydrofolate reductase 677C-T mutation in patients under 50 years of age affected by central retinal vein occlusion. Ophthalmology 111, 940-945.

Parodi, M.B., Di Crecchio, L., 2003. Hyperhomocysteinemia in central retinal vein occlusion in young adults. Semin. Ophthalmol 18, 154-159.

Vine, A.K., 2000. Hyperhomocysteinemia: a risk factor for central retinal vein occlusion. Am. J. Ophthalmol 129, 640-644.

Wright, A.D., Martin, N., Dodson, P.M., 2008. Homocysteine, folates, and the eye. Eye (Lond. ) 22, 989-993.

## Deficiência de Proteínas C e S

Cassels-Brown, A., Minford, A.M., Chatfield, S.L., et al., 1994. Ophthalmic manifestations of neonatal protein C deficiency. Br. J. Ophthalmol 78, 486-487.

Churchill, A.J., Gallagher, M.J., Bradbury, J.A., et al., 2001. Clinical manifestations of protein C deficiency: a spectrum within one family. Br. J. Ophthalmol 85, 241-242.

Hattenbach, L.O., Beeg, T., Kreuz, W., et al., 1999. Ophthalmic manifestation of congenital protein C deficiency. J. AAPOS 3, 188-190.

Greven, C.M., Weaver, R.G., Owen, J., et al., 1991. Protein S deficiency and bilateral branch retinal artery occlusion. Ophthalmology 98, 33-34.

Mintz-Hittner, H.A., Miyashiro, M.J., Knight-Nanan, D.M., et al., 1999. Vitreoretinal findings similar to retinopathy of prematurity in infants with compound heterozygous protein S deficiency. Ophthalmology 106, 1525-1530.

Vela, J.I., Diaz-Cascajosa, J., Crespi, J., et al., 2007. Protein S deficiency and retinal arteriolar occlusion in pregnancy. Eur. J. Ophthalmol 17, 1004-1006.

## Deficiência de Antitrombina III

Acheson, J.F., Sanders, M.D., 1994. Coagulation abnormalities in ischaemic optic neuropathy. Eye (Lond. ) 8 (Pt 1), 89-92.

Tekeli, O., Gürsel, E., Buyurgan, H., 1999. Protein C, protein S and antithrombin III deficiencies in retinal vein occlusion. Acta Ophthalmol. Scand 77, 628-630.

## Fator V de Leiden

Czerlanis, C., Jay, W.M., Nand, S., 2008. Inherited thrombophilia and the eye. Semin. Ophthalmol 23, 111-119.

Johnson, T.M., El-Defrawy, S., Hodge, W.G., et al., 2001. Prevalence of factor V Leiden and activated protein C resistance in central retinal vein occlusion. Retina 21, 161-166.

Nagy, V., Steiber, Z., Takacs, L., et al., 2006. Trombophilic screening for nonarteritic anterior ischemic optic neuropathy. Graefes Arch. Clin. Exp. Ophthalmol 244, 3-8.

Weger, M., Renner, W., Pinter, O., et al., 2003. Role of factor V Leiden and prothrombin 20210A in patients with retinal artery occlusion. Eye (Lond. ) 17, 731-734.

## Púrpura Trombocitopênica Trombótica

George, J.N., Nester, C.M., 2014. Syndromes of thrombotic microangiopathy. N. Engl. J. Med 371 (7), 654-666.

Titah, C., Abisror, N., Affortit, A., et al., 2014. Bilateral serous detachment of retina: an unusual mode of revelation of thrombotic thrombocytopenic purpura of favorable outcome with plasma exchange. Graefes Arch. Clin. Exp. Ophthalmol 252 (1), 181-183.

## Coagulopatia Intravascular Disseminada

Cogan, D.G., 1975. Ocular involvement in disseminated intravascular coagulopathy. Arch. Ophthalmol 93, 1-8.

Cogan, D.G., 1976. Fibrin clots in the choriocapillaris and serous detachment of the retina. Ophthalmologica 172, 298-307.

## Lúpus Eritematoso Sistêmico

Gold, D.H., Morris, D.A., Henkind, P., 1972. Ocular findings in systemic lupus erythematosus. Br. J. Ophthalmol 56, 800-804.

Graham, E.M., Spalton, D.J., Barnard, R.O., et al., 1985. Cerebral and retinal vascular changes in systemic lupus erythematosus. Ophthalmology 92, 444-448.

Jabs, D.A., Hanneken, A.M., Schachat, A.P., et al., 1988. Choroidopathy in systemic lupus erythematosus. Arch. Ophthalmol 106, 230-234.

Kleiner, R.C., Nigerian, L.V., Schattten, S., et al., 1989. Vaso-occlusive retinopathy associated with anti phospholipid antibodies (lupus anticoagulant retinopathy). Ophthalmology 96, 896-904.

Maumenee, A.E., 1940. Retinal lesions in lupus erythematosus. Am. J. Ophthalmol 23, 971-981.

Rosove, M.H., Brewer, P.M.C., 1992. Antiphospholipid thrombosis: clinical course after the first thrombotic event in 70 patients. Ann. Intern. Med 117, 303-308.

Wu, C., Dai, R., Dong, F., et al., 2014. Purtscher-like retinopathy in systemic lupus erythematosus. Am. J. Ophthalmol 158 (6), 1335-1341.

Yen, Y.C., Weng, S.F., Chen, H.A., et al., 2013. Risk of retinal vein occlusion in patients with systemic lupus erythematosus: a population-based cohort study. Br. J. Ophthalmol 97 (9), 1192-1196.

## Arterite de Células Gigantes (Arterite Temporal)

Cullen, J.F., Coleiro, J.A., 1976. Ophthalmic complications of giant cell arteritis. Surv. Ophthalmol 20, 247-260.

Kansu, T., Corbett, J.J., Savino, P., et al., 1977. Giant cell arteritis with normal sedimentation rate. Arch. Neurol 34, 624-625.

Lie, J.T., 1990. Illustrated histopathologic classification criteria for selected vasculitis syndromes. Arthritis Rheum 33, 1074-1087.

McDonnell, P.J., Moore, G.W., Miller, N.R., et al., 1986. Temporal arteritis: a clinicopathologic study. Ophthalmology 93, 518-530.

McLeod, D., Kohner, E.M., Marshall, J., 1978. Fundus signs in temporal arteritis. Br. J. Ophthalmol 62, 591-594.

## Poliarterite Nodosa

Akova, Y.A., Jabbur, N.S., Foster, C.S., 1993. Ocular presentation of polyarteritis nodosa. Clinical course and management with steroid and cytotoxic therapy. Ophthalmology 100, 1775-1781.

Gaynon, I.E., Asbury, M.K., 1943. Ocular findings in a case of periarteritis nodosa. Am. J. Ophthalmol 26, 1072-1076.

Goar, E.L., Smith, L.S., 1952. Polyarteritis nodosa of the eye. Am. J. Ophthalmol 35, 1619-1625.

Hsu, C.T., Kerrison, J.B., Miller, N.R., et al., 2001. Choroidal infarction, anterior ischemic optic neuropathy, and central retinal artery occlusion from polyarteritis nodosa. Retina 21 (4), 348-351.

## Síndrome de Churg-Strauss

Cooper, B.J., Bacal, E., Patterson, R., 1978. Allergic angiitis and granulomatosis. Arch. Intern. Med 138, 367-374.

Miesler, D.M., Stock, E.L., Wertz, R.D., et al., 1981. Conjunctival inflammation and amyloidosis in allergic granulomatosis and angiitis (Churg–Strauss syndrome). Am. J. Ophthalmol 91, 216-219.

Takanashi, T., Uchida, S., Arita, M., et al., 2001. Orbital inflammatory pseudotumor and ischemic vasculitis in Churg–Strauss syndrome: report of two cases and review of the literature. Ophthalmology 108, 1129-1133.

## Dermatomiosite

Bruce, G.M., 1938. Retinitis in deramatomyositis. Trans. Am. Ophthalmol. Soc 36, 282-303.

Yan, Y., Shen, X., 2013. Purtscher-like retinopathy associated with dermatomyositis. BMC Ophthalmol 13, 36.

## Granulomatose com Poliangiite (Granulomatose de Wegner)

Androudi, S., Dastiridou, A., Symeonidis, C., et al., 2013. Retinal vasculitis in rheumatic diseases: an unseen burden. Clin. Rheumatol 32 (1), 7-13.

Bullen, C.L., Liesegang, T.J., McDonald, T.J., et al., 1983. Ocular complications of Wegener's granulomatosis. Ophthalmology 90, 279-290.

Iida, T., Spaide, R.F., Kantor, J., 2002. Retinal and choroidal arterial occlusion in Wegener's granulomatosis. Am. J. Ophthalmol 133 (1), 151-152.

Straatsma, B.R., 1957. Ocular manifestations of Wegener's granulomatosis. Am. J. Ophthalmol 44, 789-799.

Tarabishy, A.B., Schulte, M., Papaliodis, G.N., et al., 2010. Wegener's granulomatosis: clinical manifestations, differential diagnosis, and management of ocular and systemic disease. Surv. Ophthalmol 55 (5), 429-444.

## Esclerose Sistêmica

Busquets, J., Lee, Y., Santamarina, L., et al., 2013. Acute retinal artery occlusion in systemic sclerosis: a rare manifestation of systemic sclerosis fibroproliferative vasculopathy. Semin. Arthritis Rheum 43 (2), 204-208.

See INFLAMMATION for other Suggested Reading

## Síndrome do Anticorpo Antifosfolipídio (Síindrome de Hughes)

Hong-Kee, N., Mei-Fong, C., Azhany, Y., et al., 2014. Antiphospholipid syndrome in lupus retinopathy. Clin. Ophthalmol 8, 2359-2363.

## Mixomas Cardíacos e Oclusões Coriorretinianas

Cogan, D.G., Wray, S.H., 1975. Vascular occlusions in the eye from cardiac myxomas. Am. J. Ophthalmol 80, 396-403.

Jampol, L.M., Wong, A.S., Albert, D.M., 1973. Atrial myxoma and central retinal artery occlusion. Am. J. Ophthalmol 75, 242-249.

Porrini, G., Scassellati-Sforzolini, B., Mariotti, C., et al., 2000. Plurifocal cilioretinal occlusion as the presenting symptom of cardiac myxoma. Retina 20 (5), 550-552.

## Síndrome de Susac

Dörr, J., Krautwald, S., Wildemann, B., et al., 2013. Characteristics of Susac syndrome: a review of all reported cases. Nat. Rev. Neurol 9 (6), 307-316.

Egan, R.A., Ha Nguyen, T., Gass, J.D., et al., 2003. Retinal arterial wall plaques in Susac syndrome. Am. J. Ophthalmol 135 (4), 483-486.

Martinet, N., Fardeau, C., Adam, R., et al., 2007. Fluorescein and indocyanine green angiographies in Susac syndrome. Retina 27 (9), 1238-1242.

## Retinopatia de Purtscher

Axer-Sieger, R., Hod, M., Fink-Cohen, S., et al., 1996. Diabetic retinopathy during pregnancy. Ophthalmology 103, 1815.

Bedrossian, R.H., 1974. Central serous retinopathy and pregnancy. Am. J. Ophthalmol 78, 152.

Coady, P.A., Cunningham, Jr., E.T., Vora, R.A., et al., 2015. Spectral domain optical coherence tomography findings in eyes with acute ischaemic retinal whitening. Br. J. Ophthalmol 99 (5), 586-592.

Errera, M.H., Kohly, R.P., da Cruz, L., 2013. Pregnancy-associated retinal diseases and their management. Surv. Ophthalmol 58 (2), 127-142.

Lazzeri, S., Figus, M., Nardi, M., et al., 2013. Iatrogenic retinal artery occlusion caused by cosmetic facial filler injections. Am. J. Ophthalmol 155 (2), 407-408.

Lin, P., Hahn, P., Fekrat, S., 2012. Peripheral retinal vascular leakage demonstrated by ultra-widefield fluorescein angiography in preeclampsia with HELLP syndrome. Retina 32 (8), 1689-1690.

Park, S.W., Woo, S.J., Park, K.H., et al., 2012. Iatrogenic retinal artery occlusion caused by cosmetic facial filler injections. Am. J. Ophthalmol 154 (4), 653-662, e1.

Shaikh, S., Ruby, A.J., Piotrowski, M., 2003. Pre-eclampsia related chorioretinopathy with Purtscher's-like findings and macular ischemia. Retina 23, 247-250.

# CAPÍTULO 7

## Degeneração

**VÍTREO** . . . . . . . . . . . . . . . . . . . . . . **651**
Sínquise e Sinérese Vítreas . . . . . . . . . . . . . . . . . .651
Descolamento do Vítreo Posterior . . . . . . . . . . . . . . .652
Hialose Asteroide . . . . . . . . . . . . . . . . . . . . . . .654
Amiloidose Vítrea . . . . . . . . . . . . . . . . . . . . . . .657
Cisto Vítreo . . . . . . . . . . . . . . . . . . . . . . . . . .659

**ESTRIAS ANGIOIDES** . . . . . . . . . . . . . . . . . . **660**

**PSEUDOXANTOMA ELÁSTICO** . . . . . . . . . . . . . **661**
Distrofia em Padrão . . . . . . . . . . . . . . . . . . . . . .665
Fluido Sub-retiniano e Lesões Viteliformes Adquiridas . . . . . .667
Neovascularização Coroidiana. . . . . . . . . . . . . . . . . .668
Trauma . . . . . . . . . . . . . . . . . . . . . . . . . . . .669
Cicatrização Fibrosa . . . . . . . . . . . . . . . . . . . . . .670

**MIOPIA PATOLÓGICA** . . . . . . . . . . . . . . . . . **672**
Estafiloma . . . . . . . . . . . . . . . . . . . . . . . . . . .674
Tratos Radiais e Estafiloma Miópico . . . . . . . . . . . . . .679
Mácula em Dome-Shaped . . . . . . . . . . . . . . . . . . .680
Degeneração Macular Miópica . . . . . . . . . . . . . . . . .681
Retinosquise Miópica . . . . . . . . . . . . . . . . . . . . .683
*Lacquer Cracks* . . . . . . . . . . . . . . . . . . . . . . . .684
Linhas de Estiramento Miópicas . . . . . . . . . . . . . . . .686
Hemorragias Sub-retinianas . . . . . . . . . . . . . . . . . .687
Neovascularização Coroidiana (NVC) . . . . . . . . . . . . . .688
Coroidite Multifocal . . . . . . . . . . . . . . . . . . . . . .690
Espessamento Peripapilar Coroidal e Cavitação . . . . . . . . .693

# DEGENERAÇÃO MACULAR ASSOCIADA À IDADE . . . 694

DMRI não Neovascular . . . . . . . . . . . . . . . . . . . . . . . . .695

Drusas . . . . . . . . . . . . . . . . . . . . . . . . . . . . . . . .695

Descolamento Epitelial Pigmentar . . . . . . . . . . . . . . . . . . .709

Lesões Viteliformes Adquiridas. . . . . . . . . . . . . . . . . . . . .713

Atrofia Geográfica. . . . . . . . . . . . . . . . . . . . . . . . . . .720

Tubulação Retiniana Externa . . . . . . . . . . . . . . . . . . . . . .722

Atrofia Coroidiana Relacionada à Idade . . . . . . . . . . . . . . . . .723

Ondulações Retinianas Externas . . . . . . . . . . . . . . . . . . . .724

Degeneração Macular Neovascular Associada à Idade . . . . . . . . . .725

Neovascularização do Tipo 1 . . . . . . . . . . . . . . . . . . . . . .727

Variantes Vascularizadas do DEP . . . . . . . . . . . . . . . . . . . .732

Vasculopatia Polipoidal da Coroide. . . . . . . . . . . . . . . . . . .737

Neovascularização do Tipo 2 . . . . . . . . . . . . . . . . . . . . . .751

Neovascularização do Tipo 3 . . . . . . . . . . . . . . . . . . . . . .752

Cicatrização Disciforme . . . . . . . . . . . . . . . . . . . . . . . .756

Neovascularização Coroidiana Idiopática . . . . . . . . . . . . . . . .757

# VÍTREO

## Sínquise e Sinérese Vítreas

A degeneração vítrea é um processo fisiológico que ocorre com a idade e que pode ser acelerado nos olhos com maior comprimento axial. À medida que o vítreo se degenera há liquefação do gel vítreo, conhecida como "sínquise", resultando em pequenas bolsas de vítreo liquefeito dentro do vítreo mais rígido. Isso leva à desestabilização do vítreo e promove seu colapso, conhecido como "sinérese". Os limites entre cada bolsa liquefeita e o gel vítreo podem formar manchas opacas que mais tarde podem se manifestar como moscas volantes sintomáticas. Essas opacidades vítreas podem se tornar visíveis nos pacientes e aparecer como manchas, cordas ou teias de aranha, na ausência de um deslocamento do vítreo posterior (DVP). Existem quatro graus de degeneração vítrea fisiológica, conforme documentado pela *swept-source* OCT (SS-OCT).

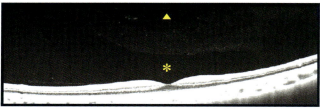 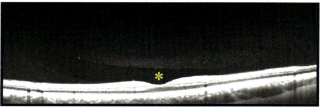

No grau 0, há presença de uma bursa pré-macular (*asterisco*) com ou sem uma lacuna central (*triângulo*).

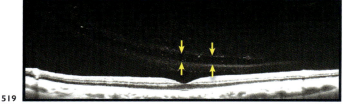 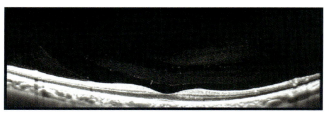

No grau 1, há presença de um espaço superficial vizinho sem ligação com a bursa pré-macular, com maior hiper-refletividade salpicada ao longo dos limites deste espaço superficial (*setas*).

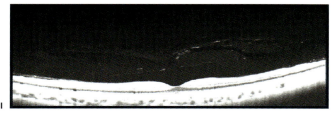 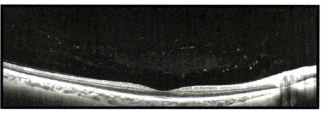

No grau 2, há comunicação entre os espaços superficiais e a bursa pré-macular.

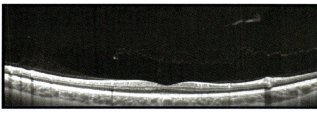 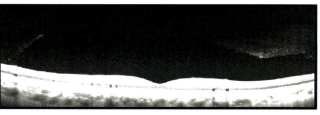

No grau 3, há comunicação com um grande espaço adjacente ou lacuna central.

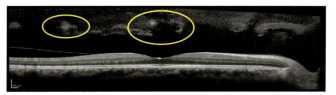 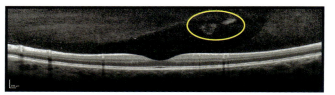

As opacidades vítreas (*círculos*) podem ser vistas com a OCT de imagem vítrea (EVI-OCT) ou SS-OCT nos pacientes com moscas volantes sintomáticas sem um DVP completo. *Imagens cortesia do Dr. Michael Engelbert.*

# Descolamento do Vítreo Posterior

O descolamento do vítreo posterior (DVP) é uma consequência comum do envelhecimento que ocorre com a degeneração vítrea. À medida que o corpo vítreo encolhe com a sinérese, ocorre a separação do córtex vítreo ou da hialoide posterior da retina. O DVP também pode resultar de lesão ocular traumática ou doenças inflamatórias, ou pode ser induzido cirurgicamente. O processo do DVP pode ocorrer em estágios, começando com o DVP perimacular e perifoveal, seguido pela separação vitreofoveal, com ou sem rompimento da parede posterior da bursa pré-macular e, finalmente, a separação do vítreo e do disco óptico. A liquefação do gel vítreo sem deiscência simultânea na interface vitreorretiniana leva a um DVP anômalo e suas complicações.

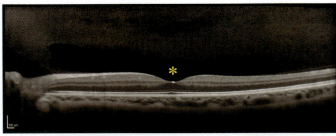 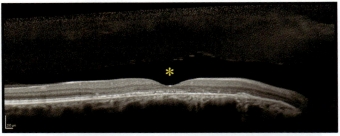

Antes da ocorrência de um DVP, há uma adesão completa do vítreo (estágio 0). A EVI-OCT ou SS-OCT mostram a hialoide posterior ou vítreo cortical aderidos à retina em todas as áreas, com visualização da bursa pré-macular (*asterisco*) e o espaço da cabeça do nervo óptico (área de Martegiani). A parede anterior da bursa pré-macular pode exibir hiper-refletividade manchada e não deve ser mal interpretada como o hialoide posterior (*imagem à direita*).

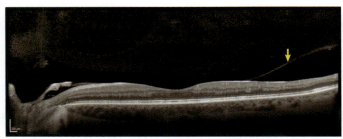 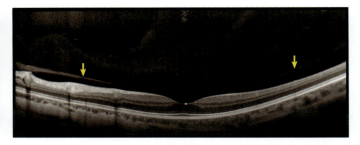

© 525

O DVP começa com o DVP perimacular focal (estágio 1), em que o hialoide posterior (*setas*) se descola em uma área (*imagem à esquerda*) e progride para um DVP perifoveal (estágio 2), em que o hialoide posterior se descola nos quadrantes nasal e temporal, com adesão vitreofoveal e adesão persistente no disco óptico.

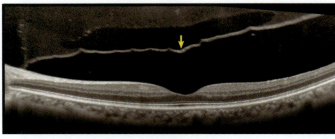 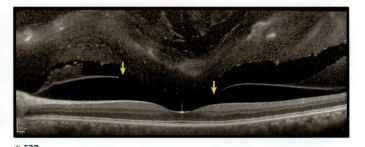

© 526   © 527

Com a separação vitreofoveal (estágio 3), a parede posterior da bursa pré-macular (*setas*) pode continuar intacta (estágio 3A, *imagem à esquerda*) ou se romper (estágio 3B, *imagem à direita*). Neste estágio, há adesão persistente do vítreo no disco óptico.

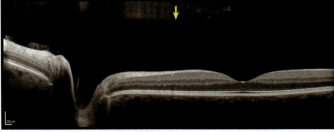 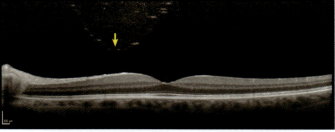

Com a separação completa do vítreo no disco óptico (estágio 4), a área acima da retina aparece opticamente vazia, e o hialoide posterior (*setas*) pode ser visível. *Imagens por cortesia do Dr. Michael Engelbert*

Com a separação completa do vítreo e do disco óptico, um anel de Weiss correspondente ao sítio de adesão prévia ao disco óptico pode aparecer como uma mosca volante sintomática em forma de anel. O anel de Weiss pode assumir muitas formas, como a exibida aqui, ou pode ser fragmentado durante o processo de separação vítrea.

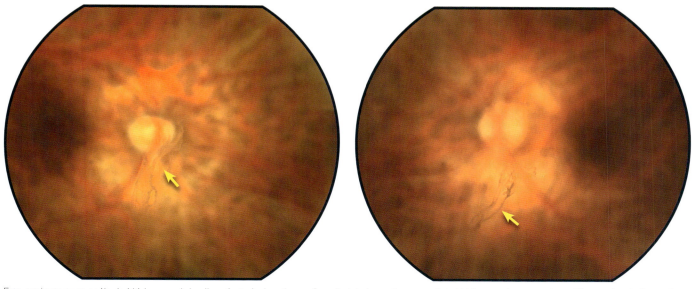

Este paciente tem anéis de Weiss nos dois olhos (setas). A retinografia colorida focando no anel de Weiss revela um anel em "forma de oito" no olho direito e um anel de Weiss elíptico no olho esquerdo. A retina está fora de foco na retinografia colorida.

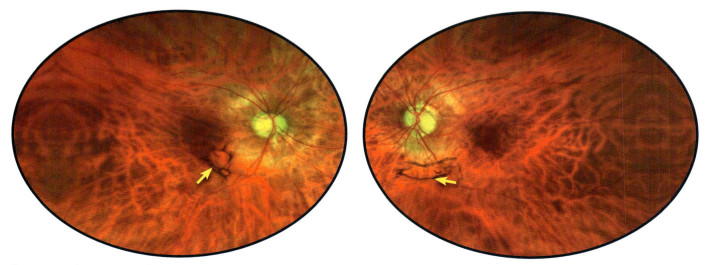

O mesmo paciente teve suas imagens capturadas com a retinografia colorida de grande angular. Repare como é possível retinografar o anel de Weiss (setas) com a retina ainda em foco.

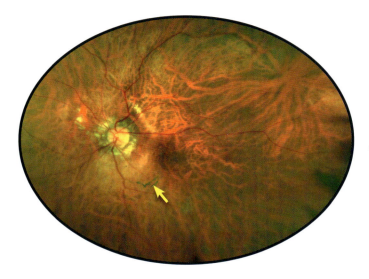

Este paciente tem um DVP com anel de Weiss visível (seta) e partes do vítreo separadas visualizadas na cavidade vítrea inferior.

# Hialose Asteroide

A hialose asteroide é uma condição degenerativa do vítreo com prevalência de 1,2% nos adultos. Constatou-se que ela é mais frequente com o envelhecimento, com prevalência de 0,2% nos pacientes de 43 a 54 anos de idade e 2,9% nos pacientes de 75 a 86 anos de idade. Vários depósitos brancos pequenos, que possuem tipicamente uma aparência refrativa semelhante a estrelas (ou asteroides) brilhando no céu noturno sem nuvens, se formam no vítreo. A etiologia da hialose asteroide ainda é desconhecida. Pode haver associação com diabetes melito, hiperlipidemia, aterosclerose e hipertensão arterial sistêmica. Os corpos asteroides são compostos principalmente de hidroxiapatita e fosfolipídios. A hialose asteroide é unilateral em 75-90% dos casos. Tipicamente, o transtorno não produz sintomas ou redução na acuidade visual. Por vezes, os pacientes podem apresentar sintomas de moscas volantes. O tratamento raramente é necessário, mas, nos casos altamente sintomáticos, ou quando for necessário para a visualização da retina, pode ser indicada uma vitrectomia posterior.

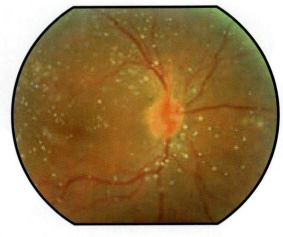
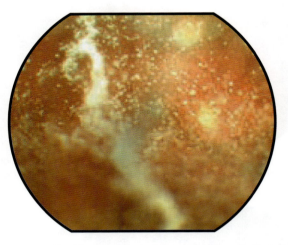

Estes pacientes têm graus variados de hialose asteroide. Corpos asteroides pequenos são vistos no paciente à esquerda. No paciente à direita há um agregado mais denso de corpos asteroides, que coalesceram em faixas parecidas com cordas. Os corpos asteroides estão situados na cavidade vítrea posterior e média neste caso.

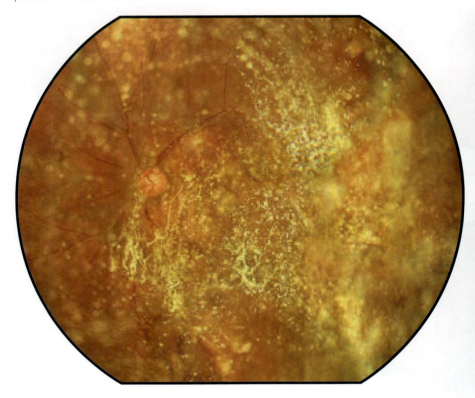
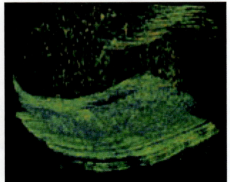
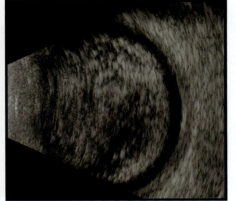

Esta retinografia colorida mostra um extenso grau de corpos asteroides e uma zona clara acusticamente característica, anterior à retina. A acuidade visual pode ser surpreendentemente boa, mesmo com este grau de opacificação vítrea. A imagem 3-D OCT mostra a refletância de cordões e flecks de corpos de asteroides. A ultrassonografia B-Scan mostra intensa reflexividade dos corpos de asteroides e uma zona acústica característica anterior à retina. *Imagem de ultrassom por cortesia do Dr. Yale Fisher*

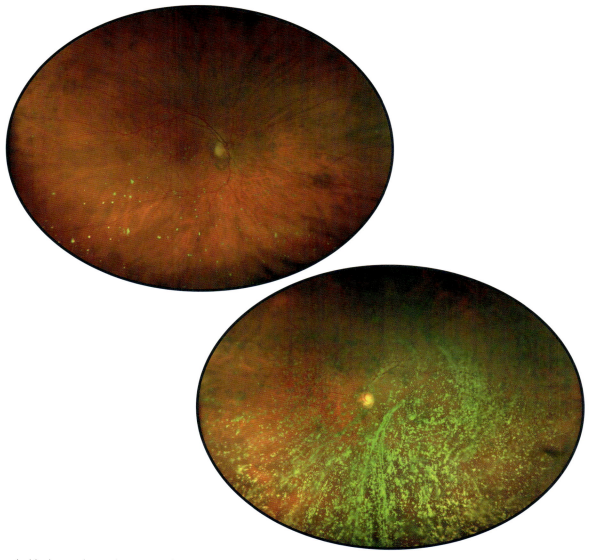

Retinografia colorida de grande angular mostrando a extensão total dos corpos asteroides dentro do vítreo, variando da dispersão dos corpos asteroides (*imagem superior*) até manchas densas e cordões de corpos asteroides (*imagem inferior*). O paciente à direita tem acuidade visual de 20/30.

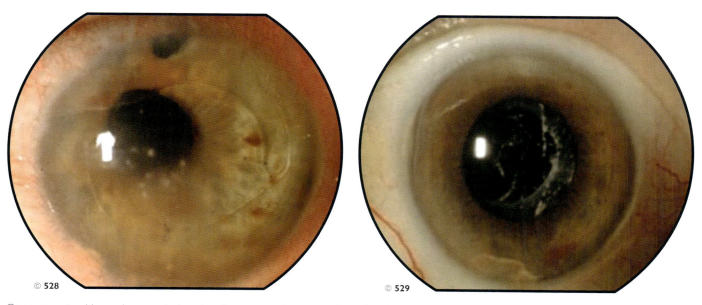

Os corpos asteroides podem eventualmente migrar para a câmara anterior após a cirurgia de catarata e simular quadro de metástase de íris. *Imagens por cortesia da Dra. Carol Shields*

A hialose asteroide deve ser diferenciada da sínquise cintilante, que é um acúmulo extremamente raro de cristais de colesterol no vítreo liquefeito que tende a decantar ou gravitar inferiormente, causando um efeito de globo de neve. Como a sínquise cintilante é uma condição degenerativa de estágio terminal que ocorre nos olhos com ampla inflamação, hemorragia ou trauma, em geral não é visível clinicamente, sendo diagnosticada na maioria das vezes após a enucleação pelo patologista.

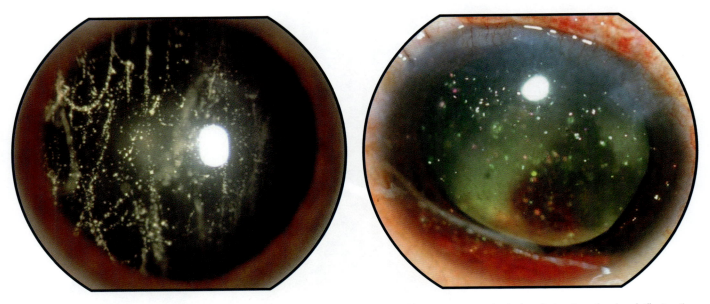

Os corpos asteroides tipicamente são aderidos ao arcabouço vítreo (*imagem à esquerda*), enquanto os cristais de colesterol na sínquise cintilante não o são (*imagem à direita*).

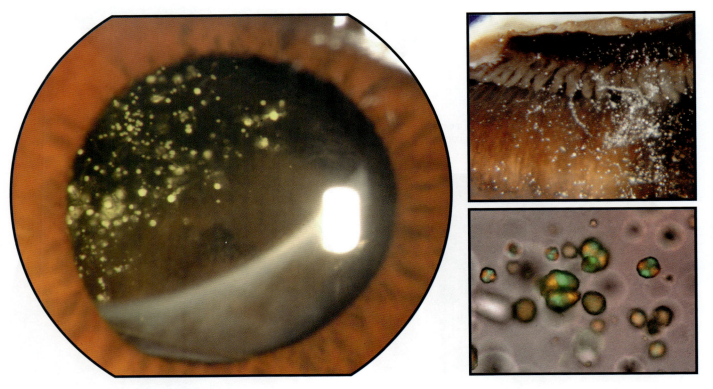

A histopatologia deste paciente com corpos asteroides mostra esférulas leitosas, com a típica birrefringência em cruz de malta sob luz polarizada.
*Imagens por cortesia do Dr. Ralph Eagle*

# Amiloidose Vítrea

A amiloidose abrange um grupo de transtornos caracterizados pela deposição extracelular das proteínas amiloides em vários órgãos e tecidos do corpo. Pelo menos 24 proteínas diferentes são reconhecidamente amiloidogênicas; entretanto, as formas mais comuns são a imunoglobulina de cadeia leve (proteína AL) na amiloidose primária e a amiloide A sérica (proteína AA) vista nas doenças inflamatórias crônicas. As proteínas amiloides consistem em agregados fibrilares insolúveis dispostos em uma configuração característica de folha-beta pregueada, que é responsável pela capacidade de ligar o vermelho Congo e exibir birrefringência em luz polarizada. A amiloidose do vítreo é uma condição rara que pode ser primária, adquirida ou familiar. Na maioria das vezes está relacionada com polineuropatia amiloide familiar (FAP); no entanto, muito raramente pode ocorrer de forma esporádica.

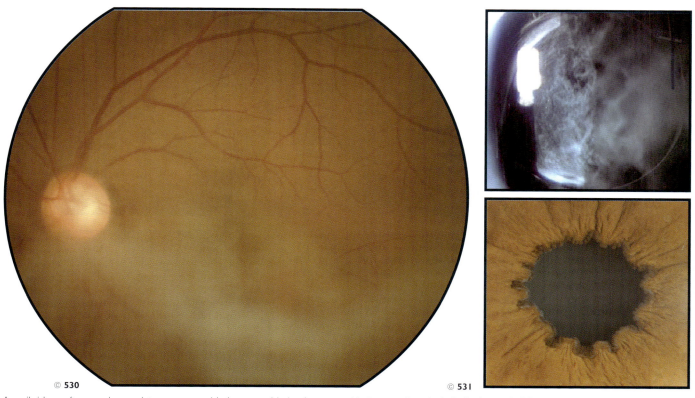

A amiloidose vítrea pode ser vista como opacidades na cavidade vítrea, opacidades retrolentais de "teia de aranha" (*imagem superior à direita*) ou como depósitos amiloides causando irregularidade na borda pupilar (*imagem inferior à direita*). Imagens por cortesia do Dr. Stanley Chang (*alto à direita*) e *Dr. Ryuhei Hara* (*esquerda e inferior direita*)

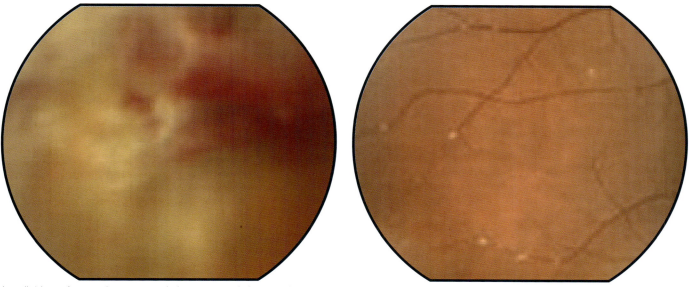

A amiloidose vítrea pode estar associada a neovascularização e hemorragia vítrea devido ao envolvimento da retina. Nesses casos, a vitrectomia e a panfotocoagulação retiniana são indicadas, embora possa haver recorrência. A fotografia pós-vitrectomia revela depósitos amiloides periféricos amarelados em volta dos vasos sanguíneos retinianos. *Imagens por cortesia da Dra. Anita Agarwal*

As polineuropatias amiloides (FAPs) são formas raras de amiloidose associadas ao acúmulo amiloide no vítreo. As FAPs são herdadas de modo autossômico dominante com penetrância variável, sendo causadas por mutação no gene transtirretina (TTR) no lócus 18q11.2-q12.1. O envolvimento do vítreo é visto normalmente em associação a amiloidose sistêmica e características clínicas que incluem neuropatia periférica, disfunção renal e cardiomiopatia. A deposição amiloide no vítreo aparece como um material difuso cinza-esbranquiçado ou amarelado, com um aspecto de "teia de aranha" ou "algodoado". Outros achados no fundo de olho incluem depósitos perivasculares, depósitos retinianos superficiais acinzentados e oclusões dos pequenos vasos com achados angiográficos associados, tanto na angiografia fluoresceínica quanto na angiografia com verde de indocianina. A amiloidose vítrea deve ser considerada no diagnóstico diferencial de qualquer opacificação ou névoa do vítreo. O diagnóstico se baseia na suspeição clínica e na coloração das amostras de biópsia vítrea com corante vermelho do Congo. A vitrectomia continua a ser o tratamento preferido para a opacificação vítrea sintomática.

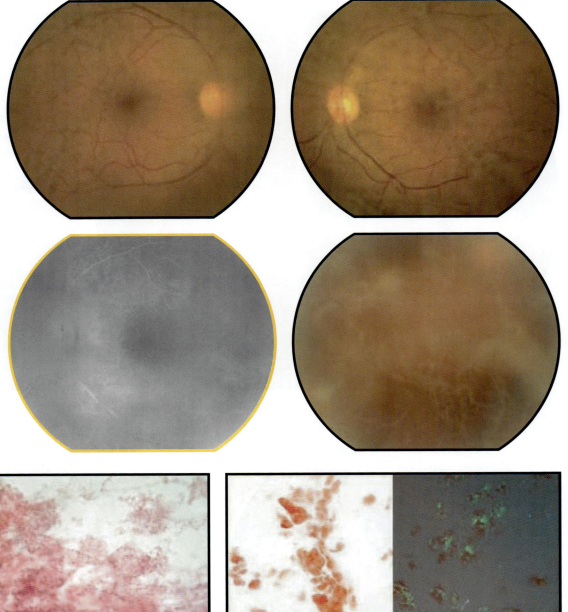

Este é um homem saudável de 43 anos de idade que notou a presença de moscas volantes nos dois olhos. Houve opacificação do fundo de olho, com resíduos no vítreo. A angiografia fluoresceínica mostrou hiperfluorescência da vasculatura retiniana (*imagem inferior à esquerda*). Seis meses mais tarde, apesar do uso de esteroides tópicos e perioculares, a opacificação vítrea progrediu e formou a aparência de "teia de aranha" (*imagem inferior à direita*).

A biópsia do vítreo corada com hematoxilina e eosina revelou uma grande quantidade de material eosinofílico, mas nenhuma evidência de infiltração celular, como linfócitos (*imagem à esquerda*). O corante vermelho do Congo mostrou a presença de amiloide, que foi acentuada no exame com polarização (*imagem à direita*).

# Cisto Vítreo

Os cistos intravítreos são curiosidades oculares raras encontradas normalmente por acidente no exame oftalmológico de rotina. Os pacientes podem ser assintomáticos ou se queixar de moscas volantes ou de visão turva transitória. Os cistos vítreos podem ser classificados como congênitos ou adquiridos. Acredita-se que os cistos congênitos estão associados a vasos hialoides remanescentes e normalmente são não pigmentados, lisos, sésseis ou pedunculados. Os cistos congênitos estão situados tipicamente anteriores ao disco óptico e podem ter movimento limitado devido aos cordões vítreos presos ao disco óptico. Os cistos adquiridos são encontrados nas doenças degenerativas ou inflamatórias, incluindo retinose pigmentar, atrofia coroidiana, descolamento retiniano, retinosquise, uveíte parasitária, endoftalmite por nematódeo e trauma. Geralmente são pigmentados e acredita-se que surjam da degeneração de um adenoma do corpo ciliar rompendo na cavidade vítrea ou de uma reação vítrea a uma degeneração retiniana ou coroidiana subjacente. Os cistos vítreos são benignos e podem ser observados sem tratamento. Os cistos sintomáticos podem ser tratados com fotocistotomia a *laser* ou vitrectomia posterior por meio de *pars plana* com excisão do cisto.

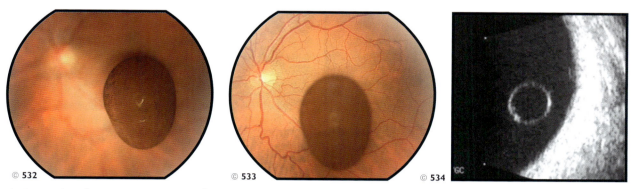

Este paciente tem cistos flutuantes, transparentes, lisos e marrons na cavidade vítrea. O ultrassom mostra uma massa hipoecogênica esférica com bordas hiper-refletivas finas de livre movimentação no vítreo posterior, sem adesão a quaisquer outras estruturas oculares. *Imagens por cortesia do Dr. Noel Padron-Perez*

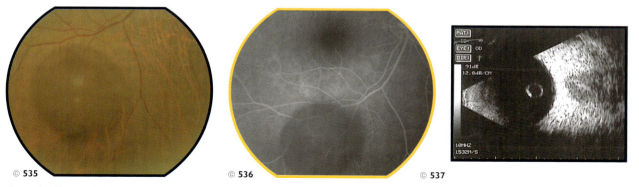

Este paciente de 50 anos de idade apresentou moscas volantes em seu olho direito. A retinografia colorida mostra um cisto vítreo liso e livremente flutuante na região inferior. A angiografia fluoresceínica mostra uma área circular de hipofluorescência devido ao efeito de mascaramento pré-retiniano e nenhuma vascularização própria do cisto. A imagem de ultrassom mostra um cisto de livre flutuação no vítreo posterior. *Imagens por cortesia do Dr. Yasin Toklu*

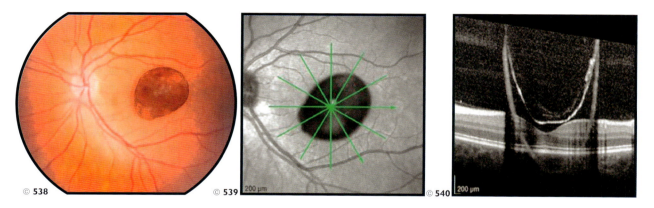

Este paciente tem um cisto vítreo de livre flutuação com alguma pigmentação. A OCT no domínio espectral mostra o cisto localizado sobre a mácula. *Imagens por cortesia do Dr. Shani Reich*

# Estrias Angioides

As estrias angioides são deiscências irregulares visíveis, similares a rachaduras, na membrana de Bruch e que estão associadas à degeneração atrófica do epitélio pigmentar retiniano sobrejacente. Knapp cunhou o termo "estrias angioides" porque a sua aparência lembra a vasculatura retiniana. As estrias angioides estão mais associadas ao pseudoxantoma elástico, embora também possa haver relação com doença de Paget óssea, síndrome de Ehler-Danlos, hemoglobinopatias como a anemia falciforme ou talassemia, acromegalia e diabetes melito. Os pacientes com estrias angioides geralmente são assintomáticos, a menos que desenvolvam complicações como a rotura traumática da membrana de Bruch ou a neovascularização coroidiana (NVC).

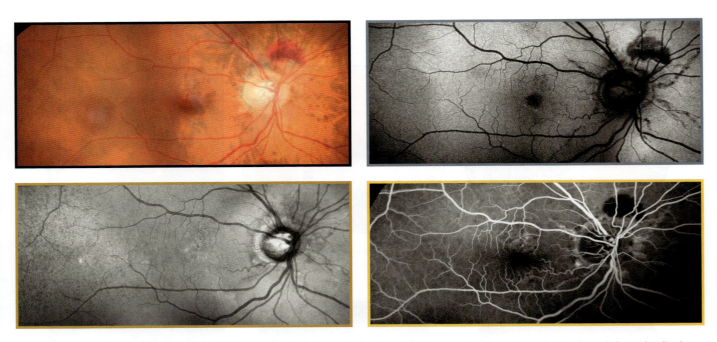

Este paciente com talassemia tem estrias angioides, aparência de "casca de laranja" e NVC peripapilar. As estrias angioides são mais bem visualizadas com autofluorescência do fundo e refletância próxima ao vermelho, como linhas escuras irradiando em volta do disco. A "casca de laranja" é visualizada na refletância próxima ao vermelho, que permite a avaliação da zona entre a membrana de Bruch calcificada e a não calcificada. Por meio da angiografia fluoresceínica, as estrias angioides são visualizadas como linhas hiperfluorescentes brilhantes em volta do disco óptico.

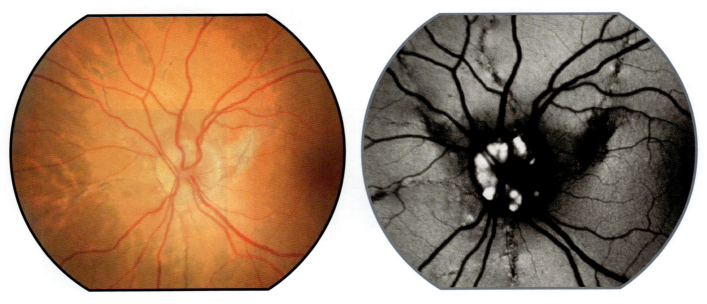

Este paciente com talassemia tem estrias angioides e drusas do disco óptico. As drusas do disco óptico são hiperautofluorescentes na autofluorescência do fundo. *Imagens por cortesia da Dra. Francesca Viola e do Dr. Giulio Barteselli*

# Pseudoxantoma Elástico

O pseudoxantoma elástico (PXE) é um transtorno multissistêmico autossômico recessivo associado a achados dermatológicos, gastrointestinais, cardiovasculares e oculares. O PXE tem sido associado a mutações no gene ABCC6 no cromossomo 16p13.1. As alterações características da pele afetam tipicamente o pescoço, a axila e outras áreas de flexão. Os achados do fundo de olho incluem estrias angioides, distrofia macular reticular, uma aparência manchada temporal à mácula, conhecida como *casca de laranja*, drusas da cabeça do nervo óptico, corpos cristalinos periféricos em forma de cometa e manchas atróficas periféricas no EPR. Um descolamento com exsudato amarelado e claro entre a zona elipsoide e o epitélio pigmentar retiniano pode produzir uma lesão viteliforme adquirida no PXE. A NVC ocorre em 72-86% dos olhos e frequentemente é bilateral. O tratamento da NVC no PXE usando fotocoagulação térmica a *laser* ou tratamento fotodinâmico com veteporfin é complicado, muitas vezes, por recorrências e maus resultados visuais. Recentemente, as injeções intravítreas de fator do crescimento endotelial antivascular se mostraram promissoras no tratamento desses pacientes.

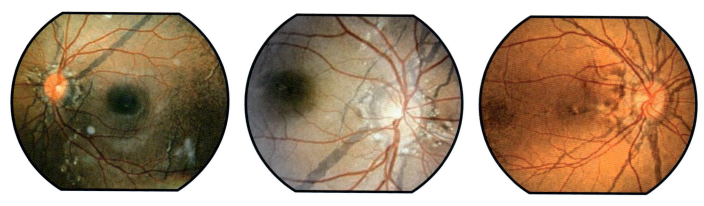

As estrias angioides aparecem como linhas vermelhas, marrons ou alaranjadas, representando rompimentos na membrana de Bruch, e tipicamente irradiam do nervo óptico em um padrão regular, que pode simular a aparência de vasos sanguíneos retinianos. As estrias angioides não estão presentes ao nascimento, mas são vistas em 90% dos pacientes de PXE. As estrias angioides podem atravessar a região macular, frequentemente sem redução na acuidade visual.

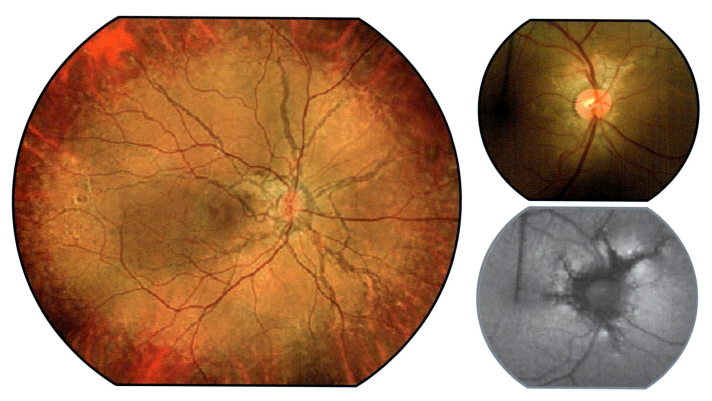

Estes pacientes têm atrofia peripapilar e estrias angioides que emergem da borda da atrofia e seguem radialmente para a periferia, por vezes através da própria fóvea. A autofluorescência do fundo pode exibir estrias angioides como linhas de hipoautofluorescência que por vezes são indetectáveis no exame clínico (*imagem inferior à direita*).

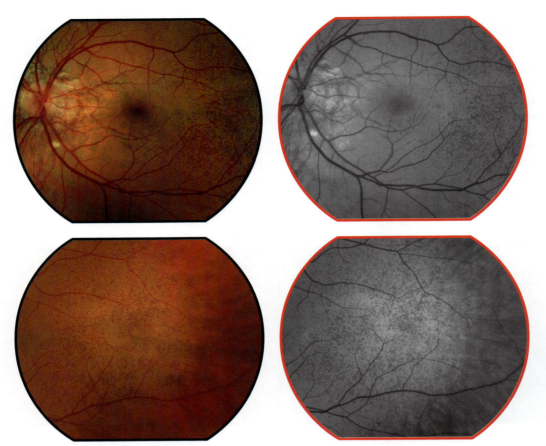

A "casca de laranja" ou manchas amarelas no nível do epitélio pigmentar retiniano começa na região macular e, com o advento da atrofia, se estende mais na direção temporal. As lesões maculares desaparecem com o envelhecimento e são vistas com o tempo mais na direção temporal. Este paciente tem estrias angioides e "casca de laranja" temporal que podem ser acentuadas com a retinografia em *red-free* (*imagens à direita*).

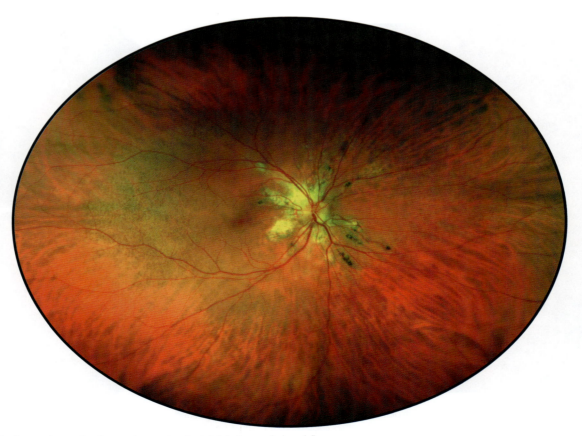

A retinografia de grande angular demonstra a extensão total da "casca de laranja".

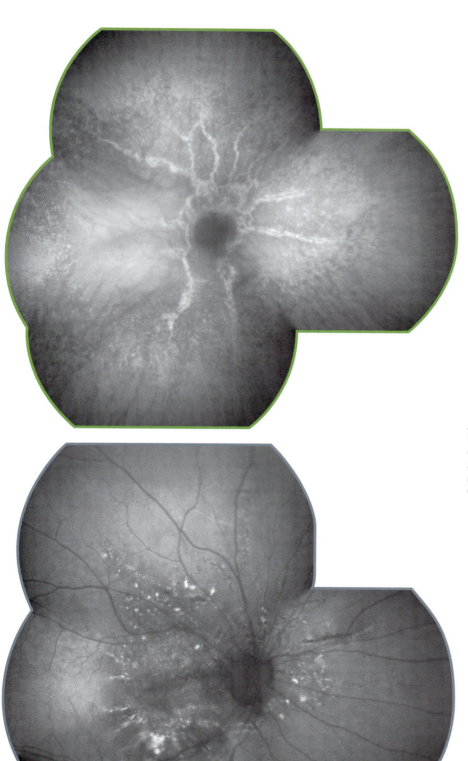

A fase tardia da angiografia com ICG demonstra bem as estrias angioides e frequentemente delineia melhor as estrias do que a imagem de autofluorescência do fundo. Neste caso de PXE, a hiperfluorescência também está correlacionada com sítios de "casca de laranja" na periferia.

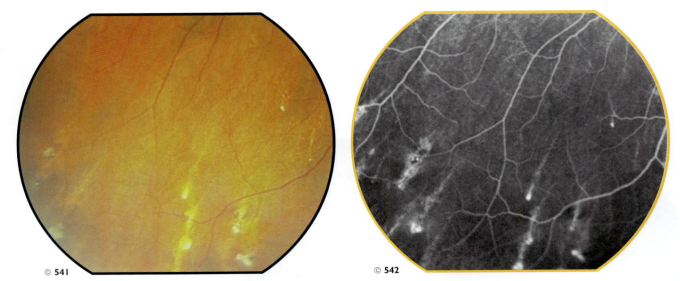

© 541  © 542

Corpos cristalinos, com ou sem cauda de cometa, podem ocorrer na retina periférica e representar lesões calcificadas. Estas lesões aparecem como corpos solitários, sub-retinianos, nodulares, brancos, com ou sem a cauda branca afunilada apontando para o disco óptico. Pode haver mudanças atróficas do EPR e pigmentação na margem deste achado. Por vezes um *spray* de cometas pode ser observado, criando a aparência de uma "chuva de meteoros". *Imagens por cortesia do Dr. Martin Gliem*

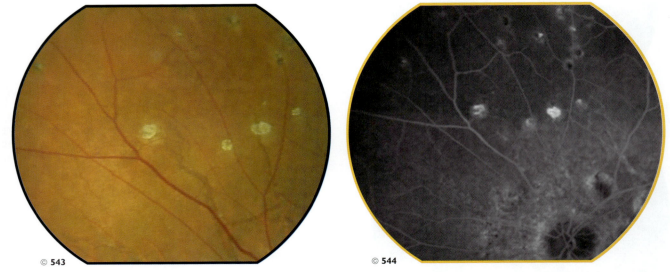

© 543  © 544

As lesões atróficas do EPR, que aparecem como cicatrizes pequenas, redondas, amarelas, rosadas ou discretamente pontilhadas de branco com quantidades variadas de pigmento, podem ocorrer no fundo periférico e são denominadas *salmon spots*. *Imagens por cortesia do Dr. Martin Gliem*

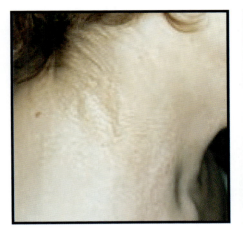

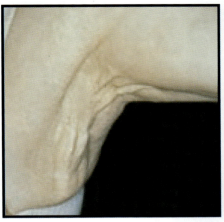

© 545

Os achados sistêmicos característicos do pseudoxantoma elástico incluem alterações de pele (aparência de frango depenado). As anomalias gastrointestinais e cardíacas também podem estar associadas a essa condição. *Imagens por cortesia do Dr. Mark Lebwohl*

Drusas do disco óptico são comumente associadas com PXE. *Cortesia do Dr. Martin Gliem*

# Distrofia em Padrão

Uma alteração do tipo "distrofia em padrão" da mácula pode se desenvolver bilateralmente em cerca de 65% dos pacientes com PXE e se manifestar como qualquer uma das cinco subclasses da distrofia em padrão, incluindo distrofia reticular, fundo pulverulento, *fundus flavimaculatus*, distrofia em borboleta e distrofia viteliforme. A aparência distrófica em padrão pode ser uma combinação de quaisquer das cinco subclasses e pode evoluir de um tipo para o outro ao longo do tempo. Como essa condição não está relacionada com a distrofia em padrão autossômica dominante herdada, descrita pela primeira vez por Sjögren, o uso continuado do termo "distrofia em padrão" no PXE é controverso. Clinicamente, é importante reconhecer que o PXE pode aparecer como alterações distróficas em padrão, em especial nos casos em que as estrias angioides são muito estáveis.

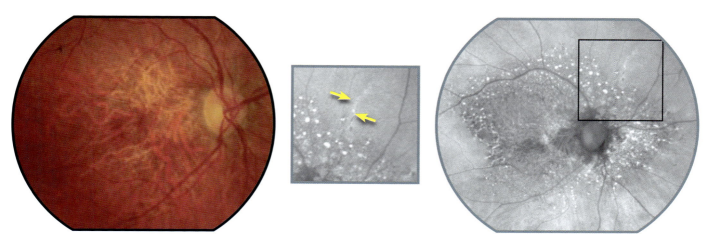

Este paciente com PXE não possui estrias demonstráveis no exame clínico, embora haja uma sugestão de atrofia na mácula. A autofluorescência do fundo exibe uma distrofia em padrão circundando o polo posterior, com atrofia peripapilar e atrofia macular mínima. O destaque mostra que há uma estria angioide periférica à anomalia em padrão (*setas*). As estrias podem não ser evidentes em um olho que desenvolveu atrofia difusa. O PXE neste caso está associado a uma distrofia em padrão sem preservação da área peripapilar.

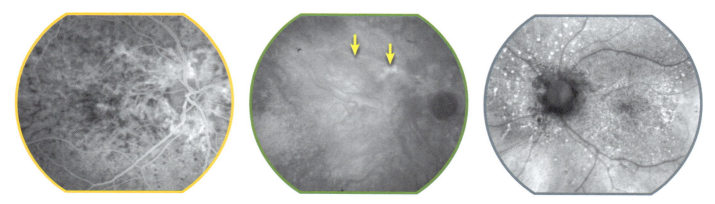

A angiografia fluoresceínica do mesmo paciente mostra áreas multifocais de hipofluorescência correspondendo à hiperfluorescência vista na autofluorescência do fundo (fenômeno inverso). Essas áreas numulares de hiperplasia do epitélio pigmentar são características, mas não patognomônicas de PXE. As estrias no polo posterior são mais óbvias (*setas*) na angiografia com ICG. Existe hipoautofluorescência na mácula central do olho esquerdo (*imagem à direita*), onde há uma cicatriz clinicamente evidente. A autofluorescência do fundo mostra uma anormalidade em padrão similar, com atrofia peripapilar, como se pode ver no olho direito.

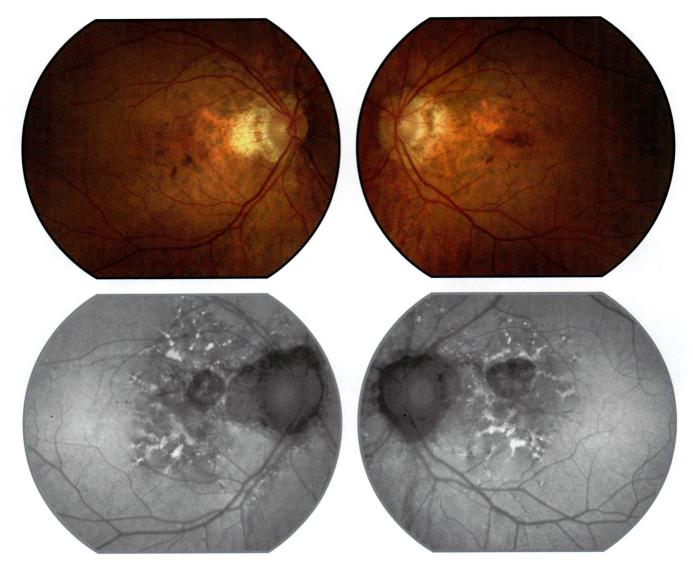

Este paciente com PXE tem atrofia no polo posterior e uma alteração distrófica em padrão na autofluorescência do fundo. Repare na atrofia central e na atrofia peripapilar nos dois olhos.

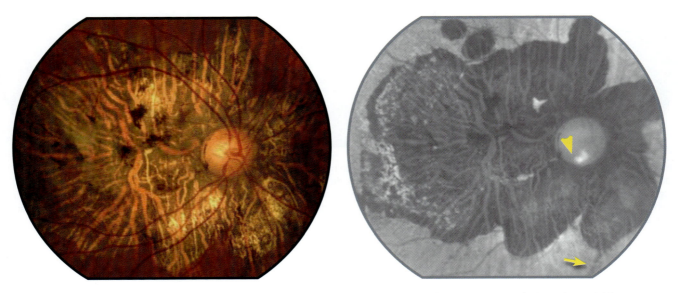

Este paciente com PXE exibe atrofia extensa por todo o polo posterior, com hiperpigmentação (*imagem à esquerda*). As estrias angioides são evidentes na média periferia, anterior à atrofia central (*seta*). Repare na área focal de hiperautofluorescência no disco. Isso corresponde à drusa da cabeça do nervo óptico (*ponta de seta*). A autofluorescência do fundo é útil para detectar as estrias angioides, além da atrofia central e da drusa da cabeça do nervo óptico no PXE.

# Fluido Sub-retiniano e Lesões Viteliformes Adquiridas

O fluido sub-retiniano não relacionado à neovascularização coroidiana (NVC) pode ocorrer em pacientes com PXE. O fluido sub-retiniano pode ser encontrado nos olhos com a neovascularização detectável ou nas áreas do fundo remotas em relação ao tecido neovascular. Esta forma de fluido sub-retiniano é clinicamente mais sutil do que a exsudação vista com o tecido neovascular. Acredita-se que o fluido sub-retiniano acumule devido à disfunção do EPR precedente à morte de suas células. Ele é tipicamente estável ao longo do tempo e não exibe mudança com o tratamento anti-VEGF intravítreo.

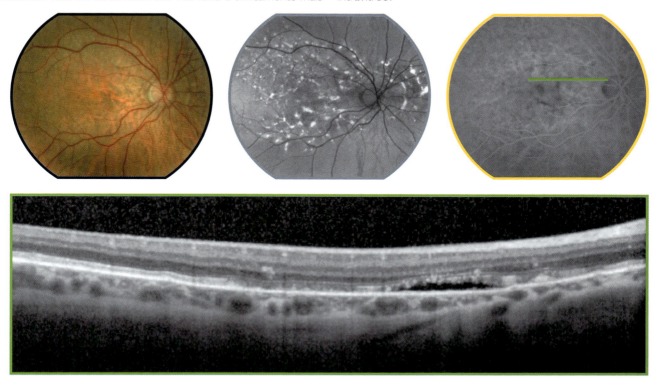

Este paciente com alterações distróficas em padrão na mácula, como se pode ver nas retinografias coloridas e na autofluorescência de fundo, tem fluido sub-retiniano na OCT. A angiografia fluoresceínica não mostrou vazamento ativo e não tinha evidências de NVC.

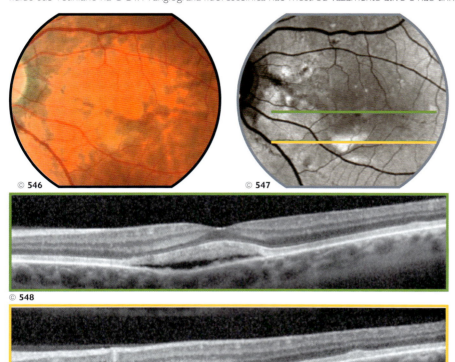

© 546
© 547

Esta retinografia colorida e a autofluorescência de fundo correspondente mostra um material amarelado localizado que é hiperautofluorescente. A OCT correspondente mostra uma lesão viteliforme adquirida com fluido acumulando entre a zona elipsoide e o epitélio pigmentar retiniano. O PXE é uma das muitas anomalias que podem causar uma lesão viteliforme adquirida. A lesão viteliforme adquirida pode ocorrer com ou sem fluido sub-retiniano e na ausência de NVC. No entanto, há risco de NVC devido à natureza do PXE.

© 548

© 549

# Neovascularização Coroidiana

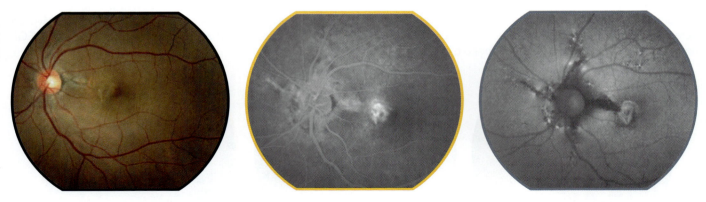

Os pacientes com PXE correm um alto risco de desenvolver NVC. Estima-se que 72-86% dos pacientes com estrias angioides possam desenvolver NVC. Os novos vasos patológicos são quase sempre do tipo 2 (sub-retinianos) e se originam tipicamente das estrias angioides. Sua origem nas estrias nem sempre é visível por meio da angiografia fluoresceínica, mas é mais evidente com a autofluorescência do fundo e/ou angiografia com ICG. Neste caso, há uma NVC subfoveal. O tratamento com anti-VEGF vai levar a consolidação e regressão da NVC.

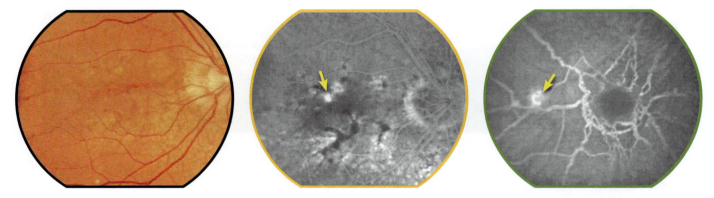

Este paciente com PXE tem estrias angioides e exsudação sub-retiniana secundária à NVC. A angiografia fluoresceínica em fase tardia mostra hiperfluorescência focal para neovascularização do tipo 2 (seta, imagem central). Algumas áreas irregulares de hiperfluorescência e hipofluorescência são coerentes com anomalias do EPR, mas as estrias angioides não são bem visualizadas na angiografia fluoresceínica. A angiografia com ICG em fase tardia demonstra vazamento focal correspondente à NVC (seta, imagem à direita). As linhas de hiperfluorescência irregulares radiais representam as estrias angioides. A NVC geralmente ocorre ao longo do curso de uma das estrias angioides.

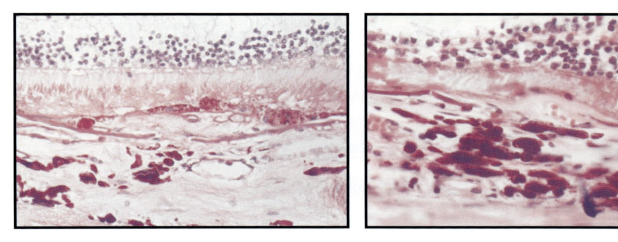

Esta amostra histopatológica do PXE mostra tecido fibrovascular surgindo da coroide e se estendendo pelos defeitos na membrana de Bruch e no epitélio pigmentar retiniano sobrejacente.

# Trauma

Os pacientes com PXE são suscetíveis a hemorragias intraoculares secundárias à rotura traumática do EPR, da membrana de Bruch e da coroide. Isso poderia ser o resultado de uma fraqueza intrínseca da membrana de Bruch ou de uma anomalia de coagulação associada. Os pacientes podem apresentar hemorragias sub-retinianas ou intrarretinianas sobrejacentes à linha de rotura, que com frequência se desenvolvem concentricamente ao disco ou, com menos frequência, em um padrão radial. Em pouco tempo, as hemorragias desaparecem e podem deixar uma cicatriz fibrótica. A área com o rompimento na membrana de Bruch corre um alto risco de NVC.

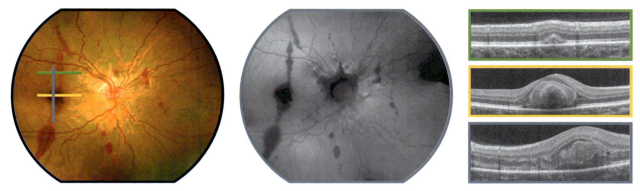

Este paciente sofreu trauma contuso no olho direito por uma bola de tênis. A OCT não revela rotura visível na membrana de Bruch ou na coroide. Repare que, além de hemorragias sub-retinianas, também podem ocorrer hemorragias intrarretinianas na camada nuclear externa. *Imagens por cortesia do Dr. Roberto Gallego-Pinazo*

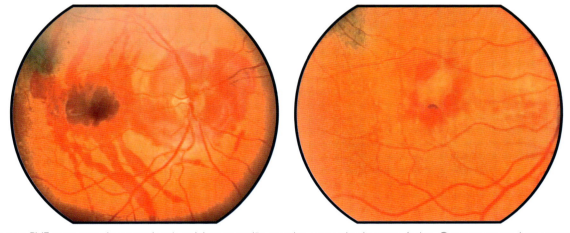

Este paciente com PXE apresentou hemorragia sub-retiniana na região macular e em volta do nervo óptico. O sangue se resolveu espontaneamente, e foram reveladas várias estrias angioides. Repare que enquanto a aparência de "casca de laranja" poderia ser vista temporalmente à mácula, as estrias angioides foram obscurecidas inicialmente pela hemorragia. Mais tarde, o sangue sub-retiniano residual circundou uma área localizada da NVC. A aparência de "casca de laranja" não é vista nas áreas de atrofia.

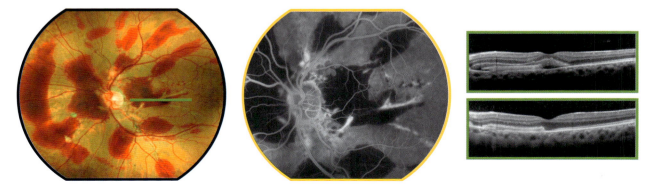

Este paciente sofreu trauma ocular contuso. Repare nas hemorragias sub-retinianas generalizadas com envolvimento foveal. A angiografia fluoresceínica mostra hipofluorescência devido ao bloqueio das hemorragias e hiperfluorescência devido à neovascularização do tipo 2 originária das roturas traumáticas na mácula. A OCT (*imagem superior à direita*) mostra material hiper-refletivo compatível com neovascularização do tipo 2 e hemorragia sub-retiniana sobrejacente com um rompimento visível na membrana de Bruch. Três meses mais tarde (*imagem inferior à direita*), outra OCT da mesma área mostra resolução da hemorragia sub-retiniana, mas persistência do tecido fibrovascular.

# Cicatrização Fibrosa

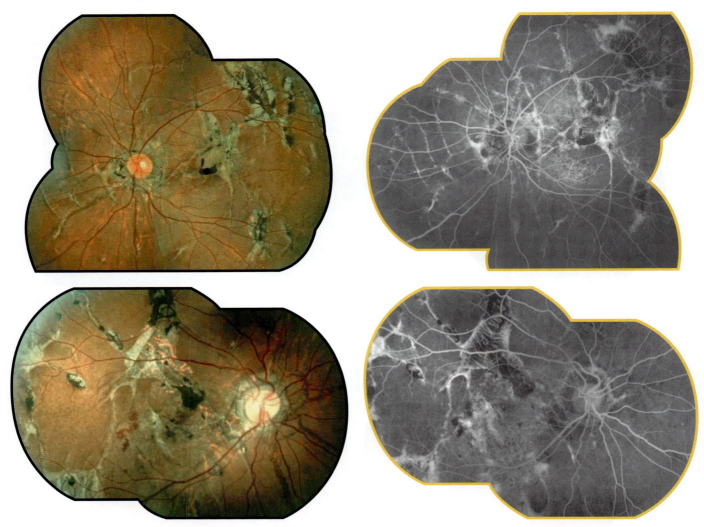

Esses dois pacientes com PXE sofreram trauma ocular grave. Repare nas roturas coroidianas generalizadas em conjunto com as estrias angioides. Há cicatrização fibrótica, que é observada como coloração na angiografia fluoresceínica. Também há hiperplasia epitelial pigmentar considerável, que é característica dos olhos com maior pigmentação do fundo de olho.

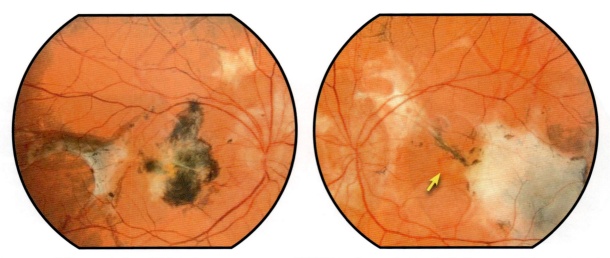

Nos pacientes com PXE, antes da disponibilidade do tratamento com anti-VEGF intravítreo, a cicatrização disciforme ocorria frequentemente nos olhos que desenvolveram NVC. Este paciente com várias estrias angioides exibe ampla cicatrização decorrente da NVC (*imagem à esquerda*). Outro paciente com estrias angioides e PXE desenvolveu uma grande cicatriz disciforme (*imagem à direita*). Repare que a cicatrização é mais fibrótica na região inferotemporal. Além disso, uma pequena área de NVC ativa com hemorragia sub-retiniana está presente inferiormente a uma ilha de fibrose que conecta as duas áreas maiores de cicatrização (*seta*).

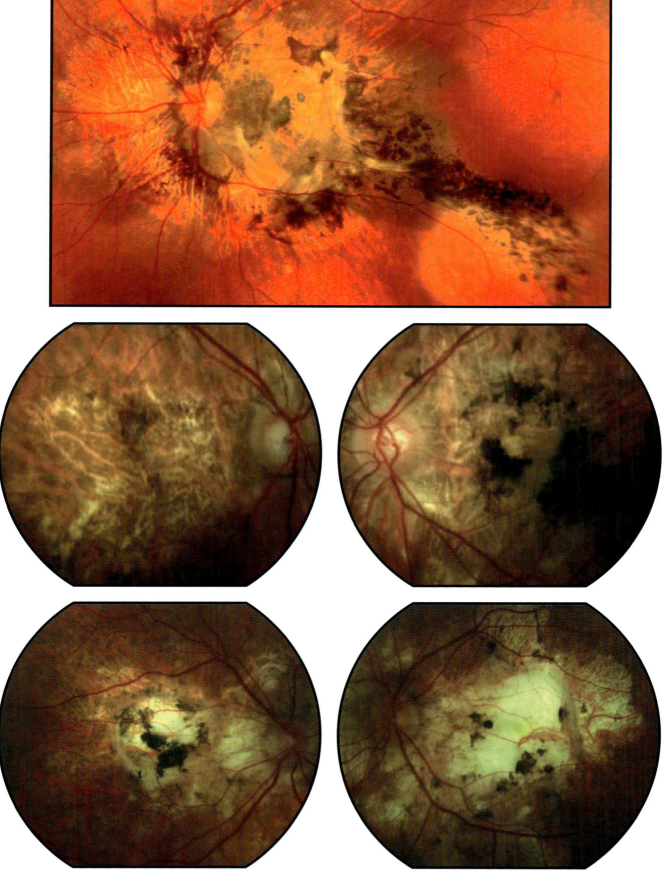

Cicatrização fibrovascular grave com pigmentação e atrofia pode ocorrer como consequência do curso natural desta maculopatia neovascular difusa.

# Miopia Patológica

A miopia patológica ou degenerativa é uma causa importante de comprometimento visual no mundo inteiro. Ela é mais comum na Ásia, onde a prevalência pode ser superior a 10% em certas populações. Embora não haja definição padronizada, os critérios mais utilizados incluem o erro refracional esférico acima de –6 D e o comprimento axial acima de 26,5 mm. Esta entidade tem sido ligada a fatores de risco genéticos, ambientais e socioeconômicos.

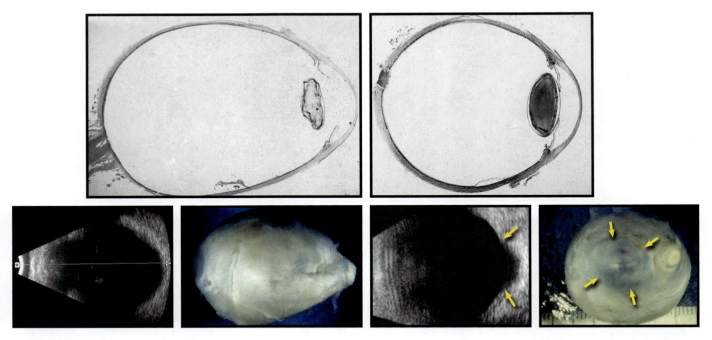

Os cortes histológicos dos dois globos oculares mostram a diferença no tamanho e na forma entre um olho míope patológico (*imagem do alto à esquerda*) e um olho emétrope (*imagem do alto à esquerda*). A miopia patológica pode ser uma consequência do alongamento, com ou sem estafilomas (evaginações do globo). O ultrassom e as amostras patológicas do mesmo olho demonstram alongamento simples (*duas imagens inferiores à esquerda*) e alongamento com um estafiloma (*duas imagens inferiores à direita*). As setas demarcam as margens do estafiloma.

A degeneração macular, frequentemente associada a um estafiloma posterior, consiste em adelgaçamento progressivo do epitélio pigmentar retiniano e corioidiano, roturas finas amareladas na membrana de Bruch, conhecidas como *lacquer cracks*, hemorragias sub-retinianas e NVC secundária. Outros achados oculares na miopia patológica incluem buraco macular, retinosquise macular, perturbações da interface vitreorretiniana, DVP, degenerações retinianas periféricas, descolamento retiniano, catarata e glaucoma de pressão normal.

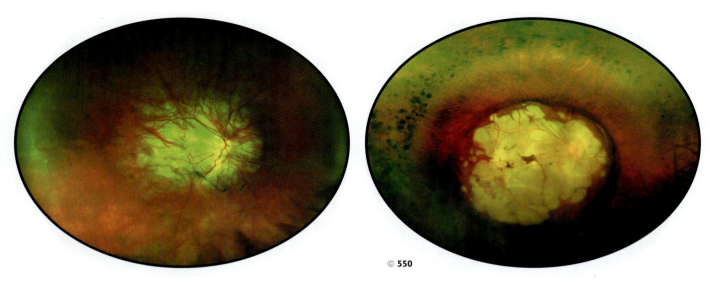

O paciente à esquerda tem um estafiloma difuso associado ao adelgaçamento coroidiano e aos vasos coroidianos proeminentes posteriormente. Os fragmentos de um anel de Weiss e moscas volantes vítreas relacionadas a um DVP podem ser vistos na cavidade vítrea inferior. O paciente da direita é um homem míope de –34 D com um estafiloma posterior bem definido associado a atrofia coriorretiniana e degeneração pigmentar periférica.

# CICATRIZAÇÃO FIBROSA

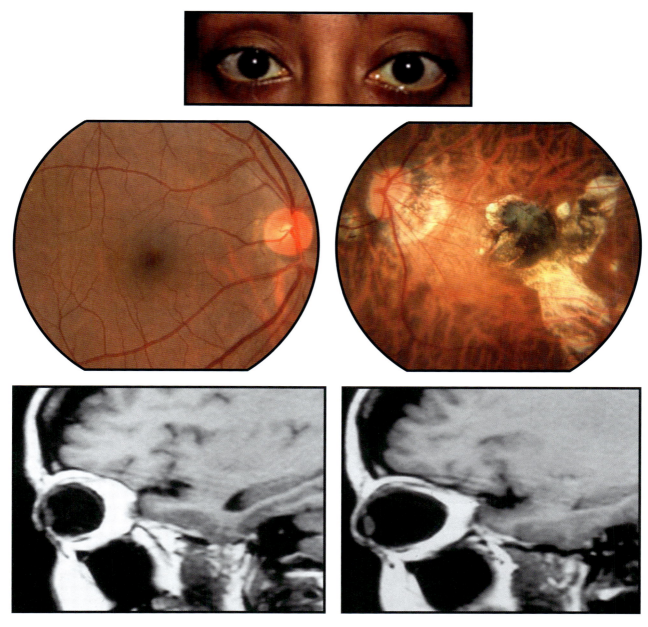

A paciente tem um alto grau de anisometropia com miopia patológica apenas no olho esquerdo. Existe um pseudoexoftalmo no olho esquerdo devido ao alongamento axial do globo. Repare nas diferenças entre as fotografias clínicas dos segmentos posteriores. O olho direito é emétrope, com fundo de aparência normal, enquanto o olho esquerdo tem adelgaçamento do EPR e atrofia, além de uma área focal de hiperpigmentação e proliferação fibrosa, conhecida como mancha de Fuchs. As varreduras de ressonância magnética mostram a diferença no tamanho e formato dos globos, que é normal no olho direito (*imagem à esquerda*) e alongada no olho esquerdo patologicamente míope (*imagem à direita*). *Imagens por cortesia do Dr. Jerry Sherman*

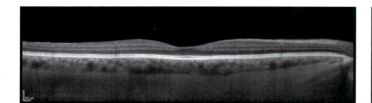
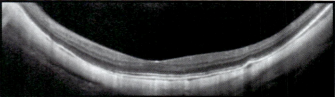

Este paciente tem anisometropia extrema, conforme demonstrado pela imagem de SD-OCT. Repare na espessura coroidiana relativamente normal no olho direito e no adelgaçamento coroidiano grave no olho esquerdo, também conhecido como leptocoroide. A leptocoroide, definida como adelgaçamento extremo da coroide para menos de 20 mícrons na região subfoveal, pode ser compatível com a boa acuidade visual em alguns pacientes com miopia elevada.

# Estafiloma

O estafiloma é definido como uma evaginação da parede ocular, cujo raio é menor do que a curvatura circundante do globo. O número e a localização dos estafilomas podem variar em cada olho. A classificação original de Curtin dos subtipos de estafiloma utilizava achados oftalmoscópicos e se baseava na morfologia das irregularidades dentro do estafiloma. No entanto, o advento da OCT permitiu a visualização precisa de todas as irregularidades estafilomatosas dentro do globo e resultou na formulação de uma nova classificação que se baseia na morfologia da borda mais externa do estafiloma. Os estafilomas hoje são divididos em cinco subtipos.

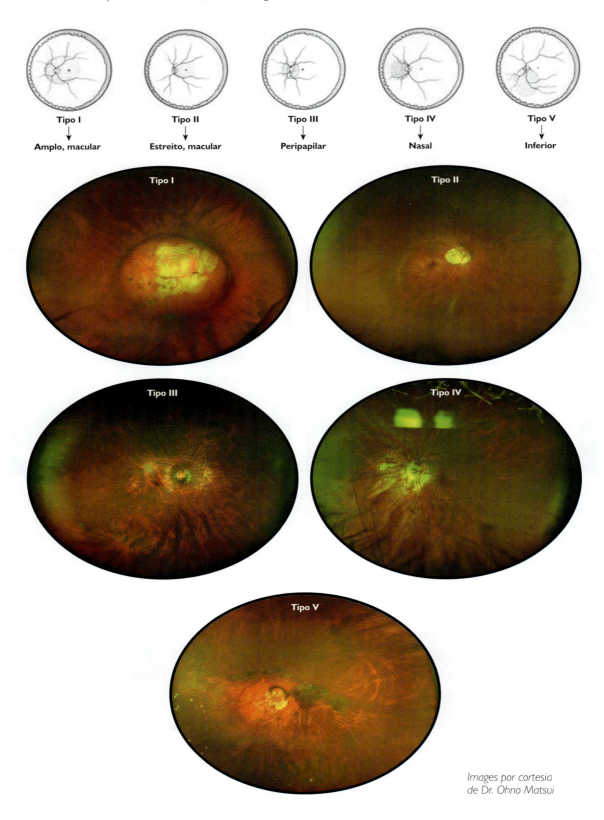

*Images por cortesia de Dr. Ohno Matsui*

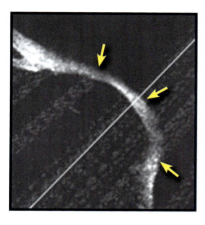 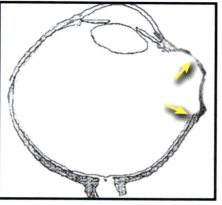 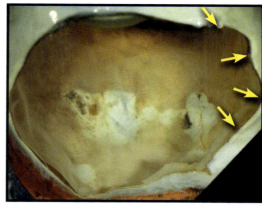

Um estafiloma também pode ocorrer mais anteriormente no globo. Repare no ultrassom (*imagem à esquerda*), na amostra patológica (*imagem à direita*) e no diagrama esquemático (*imagem central*), que ilustram a localização deste estafiloma anterior (*setas*). Olhos como esses correm risco de penetração durante a injeção retrobulbar se o médico não estiver ciente da presença deste estafiloma.

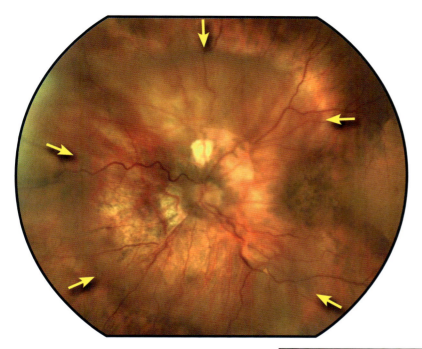

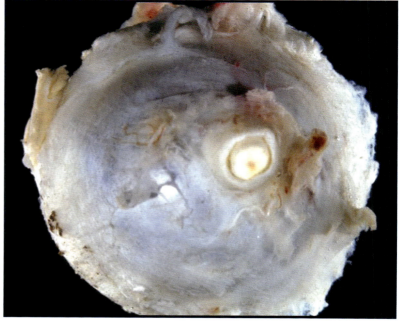

Este estafiloma do tipo I envolve o polo posterior (*setas*). A amostra pós-morte (*imagem da direita*) é de um paciente com miopia patológica e mostra um estafiloma posterior similar.

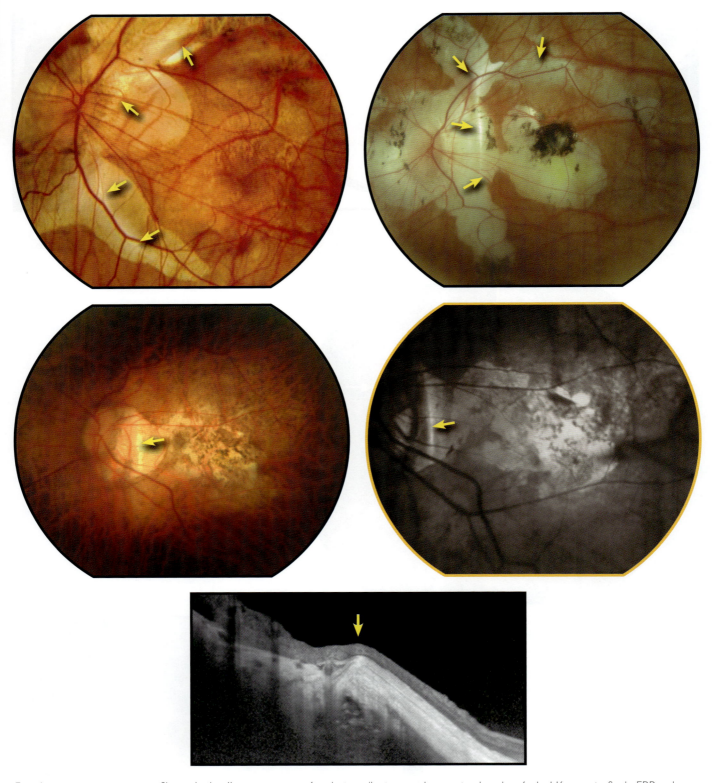

Estas imagens mostram um estafiloma do tipo II que começa na área justapapilar temporal e se estende pela mácula. Há uma atrofia do ERP ao longo da vasculatura temporal (*imagens superiores*). Repare na crista miópica brilhante vista nas áreas de atrofia que correspondem à margem do estafiloma (*imagem central à esquerda*). A crista miópica brilhante aparece como uma linha hiper-refletiva na refletância no infravermelho proximal e na OCT, correspondendo à angulação acentuada da esclera (*imagens central à direita e inferior*).

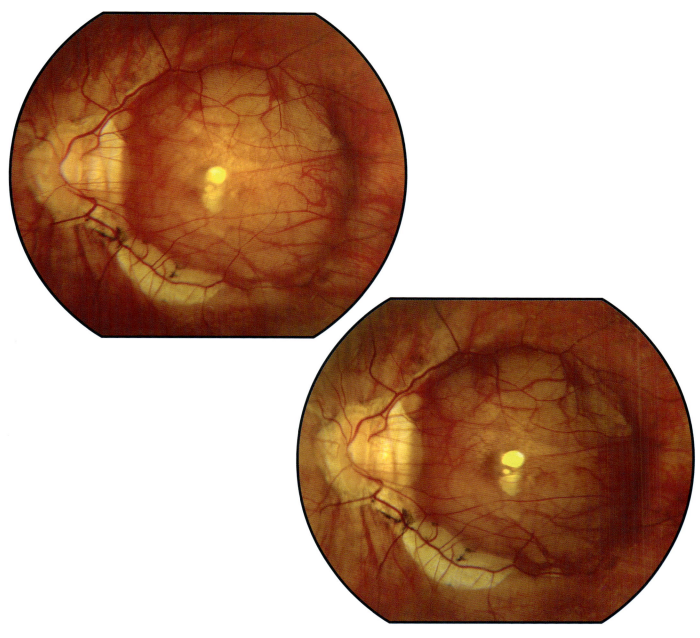

Estas imagens em estéreo mostram um olho com miopia patológica se manifestando com um estafiloma do tipo II, envolvendo a maior parte da mácula. Há uma zona de atrofia ao longo da vasculatura temporal inferior que pode representar uma laceração epitelial pigmentar.

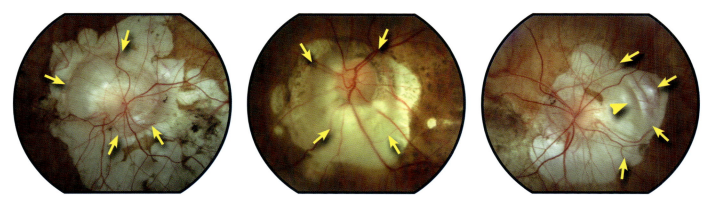

Estes três pacientes têm estafilomas posteriores do tipo III com protuberâncias circundando o nervo. As cristas miópicas brilhantes ajudam a demarcar a borda do estafiloma (setas). A imagem à direita mostra pregas onduladas dentro do estafiloma (ponta de seta), mais provavelmente devido ao alongamento progressivo dentro da protuberância do estafiloma. Imagens por cortesia de Marian McVicker

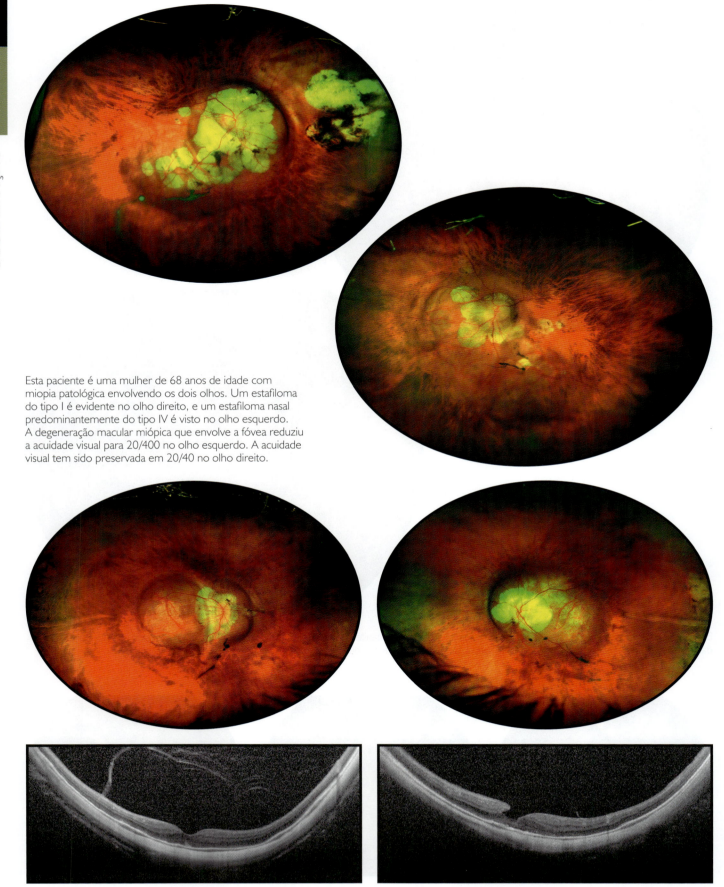

Esta paciente é uma mulher de 68 anos de idade com miopia patológica envolvendo os dois olhos. Um estafiloma do tipo I é evidente no olho direito, e um estafiloma nasal predominantemente do tipo IV é visto no olho esquerdo. A degeneração macular miópica que envolve a fóvea reduziu a acuidade visual para 20/400 no olho esquerdo. A acuidade visual tem sido preservada em 20/40 no olho direito.

Esta paciente é uma mulher de 63 anos de idade com um estafiloma do tipo II no olho direito e um estafiloma do tipo I no olho esquerdo. Um buraco macular lamelar é visto no olho esquerdo pela tomografia de coerência óptica no domínio espectral. A acuidade visual é de 20/30 em ambos os olhos.

# Tratos Radiais e Estafiloma Miópico

Uma linha única ou ramificada que surge da borda posterior do estafiloma é vista em aproximadamente 8% dos olhos com estafiloma posterior miópico. Conforme ilustrado no caso a seguir, essas alterações (*setas amarelas*) demonstram características clínicas que são comparáveis às da coriorretinopatia serosa central; entretanto, elas costumam ter uma orientação antigravitacional. Propõe-se que elas representem sítios de descolamento retiniano seroso prévio ou existente devido a lesão do EPR na borda abrupta do estafiloma. As mudanças na curvatura do globo são mais bem avaliadas nas imagens de ressonância magnética tridimensional. As imagens de OCT dessas regiões demonstram frequentemente rotura retiniana externa e do EPR. (A orientação e o sítio das imagens de OCT são representados pela seta azul.)

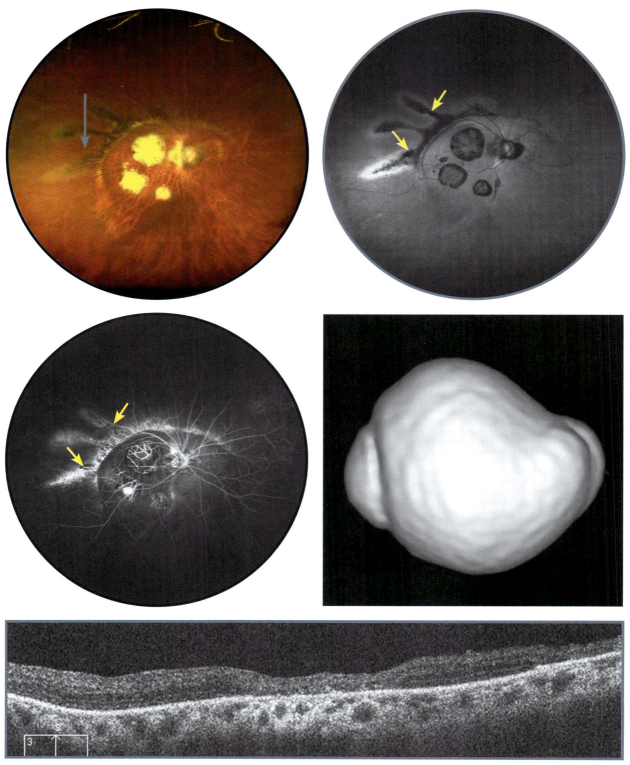

*Imagens por cortesia de Dr. Ohno Matsui*

# Mácula em Dome-Shaped

A mácula abobadada (DSM, do inglês *dome-shaped macula*) é um atributo morfológico que passou a ser descrito recentemente por meio da OCT. Esta entidade é caracterizada por uma convexidade da mácula para dentro que, na maioria dos casos, está associada a miopia elevada, mas que também pode ser encontrada nos olhos com hipermetropia, distrofias retinianas herdadas e coriorretinopatia serosa central. A causa é desconhecida, embora postule-se que esteja relacionada a um aumento localizado na espessura da esclera na área da DSM e poderia ser uma consequência do processo de expansão ocular na miopia. As complicações maculares da DSM incluem NVC em 12% dos olhos. O descolamento macular seroso sem NVC é encontrado em até 44% dos olhos na parte superior da DSM, possivelmente devido à obstrução do fluxo de saída coroidiano por uma esclera espessa e/ou mudanças abruptas na espessura coroidiana. A esquise extrafoveal é encontrada em 18% dos casos; no entanto, ela é incomum, sugerindo que a DSM pode proteger contra o seu desenvolvimento.

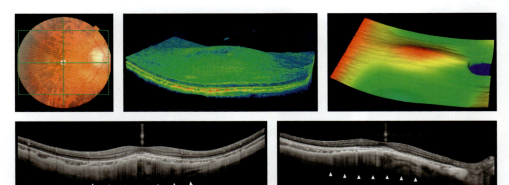

Imagem de OCT com reconstrução tridimensional mostrando a protuberância macular da DSM e demonstrando que a persistência de uma espessura escleral quase normal na região macular e o espessamento escleral-coroidiano do estafiloma circundante causam a protrusão interna da mácula. *Imagem por cortesia de Dr. Ohno Matsui*

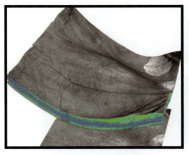
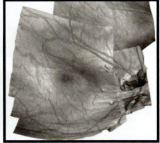
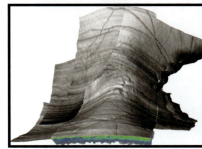

O formato em abóbada da DSM tem principalmente uma forma horizontal-oval (*imagem à esquerda*), mas pode assumir uma forma redonda (*imagem central*) ou vertical-oval (*imagem à direita*). O diagnóstico pode facilmente passar despercebido se a OCT não for feita nas duas direções, horizontal e vertical.

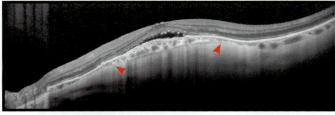

O descolamento retiniano seroso, sem NVC, pode estar associado à DSM (*imagem à esquerda*). Repare como a espessura coroidiana muda abruptamente nas bordas da DSM (*setas*), possivelmente contribuindo para a obstrução do fluxo de saída coroidiano.

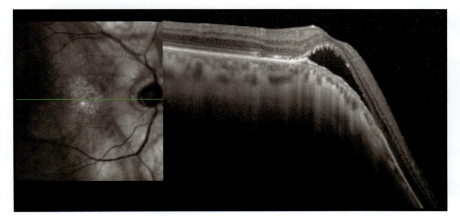

Achados de OCT similares podem ser vistos na borda superior do estafiloma inferior na síndrome do disco inclinado. *Imagens por cortesia da Dra. Suzanne Yzer*

# Degeneração Macular Miópica

Os pacientes com miopia patológica podem desenvolver perda visual grave por atrofia retiniana e NVC. Com frequência essas alterações ocorrem na mácula central, dentro de um estafiloma posterior. A atrofia avança insidiosamente, enquanto a neovascularização e a cicatrização disciforme resultantes podem causar perda súbita da visão central.

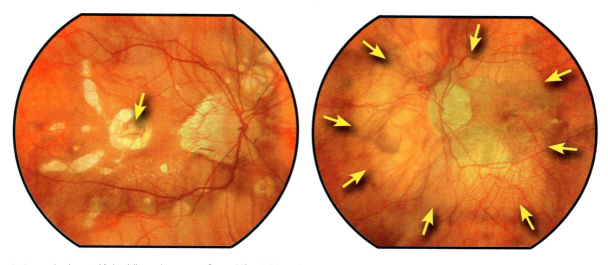

Este paciente tem miopia patológica bilateral com atrofia multifocal. Uma cicatriz disciforme (*imagem à esquerda, seta*) é vista com atrofia circundante no olho direito. A hipopigmentação difusa do EPR é evidente no olho esquerdo dentro do estafiloma (*imagem à direita, setas*).

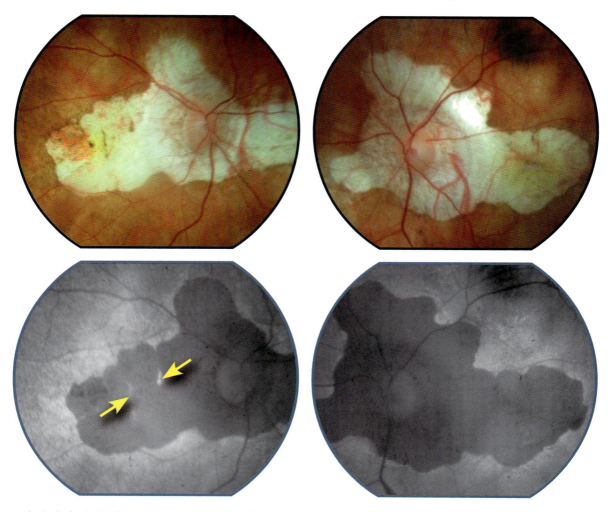

A autofluorescência do fundo é útil para delinear o grau de atrofia, conforme ilustrado neste paciente. No olho direito há duas ilhas de preservação na mácula central (*setas*), contribuindo para uma acuidade ligeiramente melhor comparada com a do olho esquerdo.

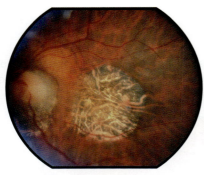
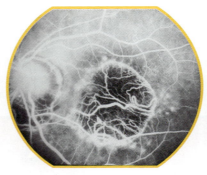
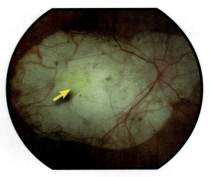

A atrofia geográfica na miopia patológica pode se limitar ao polo posterior (*imagens à esquerda e central*) ou envolver difusamente a área peripapilar e a mácula central (*imagem à direita*). A imagem à direita também mostra alguma coloração amarelada pelo pigmento lúteo macular (*seta*) e atrofia acentuada dos coriocapilares e do epitélio pigmentar retiniano.

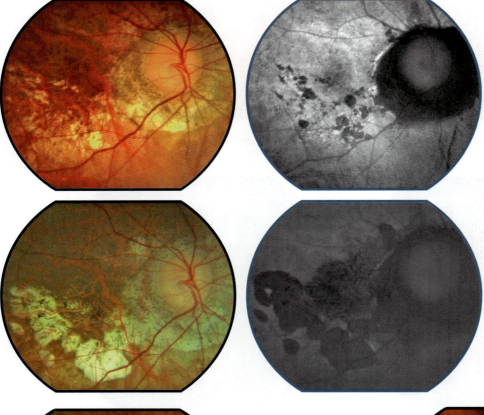

A atrofia progressiva em um paciente com miopia patológica pode ser monitorada com autofluorescência do fundo. As duas imagens superiores mostram os estágios iniciais da atrofia (acuidade visual de 20/50). Dezoito meses mais tarde (duas imagens inferiores), a acuidade visual caiu para 20/100 devido ao aumento progressivo das áreas de atrofia.

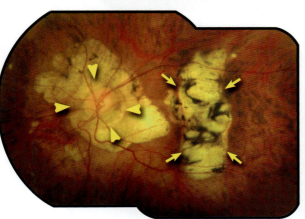

Este paciente com miopia patológica tinha rotura do EPR vertical (*setas*) através da mácula central. Alguma hiperplasia epitelial pigmentar também se desenvolveu dentro do defeito. Há uma protuberância peripapilar dentro de um estafiloma maior, alongado (*pontas de seta*).

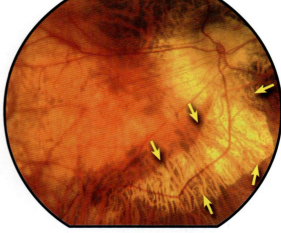

Este paciente tem uma laceração epitelial pigmentar (*setas*) relacionada a um estafiloma posterior. Uma margem bem delineada de atrofia é vista ao longo da arcada vascular inferior. A rotura do EPR expõe a circulação coroidiana. Roturas do EPR como essa provavelmente são mais comuns nos olhos com miopia patológica do que se pensava anteriormente.

# Retinosquise Miópica

A retinosquise miópica, também conhecida como maculopatia por tração miópica, é caracterizada por retinosquise da retina posterior e ocorre em 9-34% dos pacientes altamente míopes com estafiloma posterior. A patogênese é multifatorial, envolvendo a tração tangencial da retina interna, rigidez da membrana limitante interna (ILM), adelgaçamento da retina, tração dos vasos retinianos e progressão do estafiloma posterior. Geralmente, o curso natural na maioria dos pacientes pode ser considerado estável, mas alguns pacientes avançam para a formação de buracos maculares, com ou sem descolamento retiniano. Em geral, o tratamento envolve vitrectomia com *peeling* da membrana limitante interna e tamponamento a gás. Embora as recorrências da retinosquise miópica possam ocorrer, os resultados após uma nova vitrectomia podem ainda ser favoráveis.

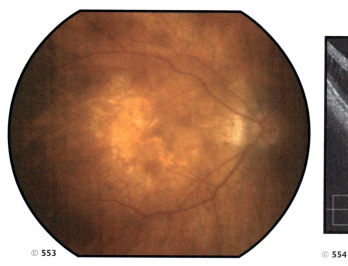
© 553

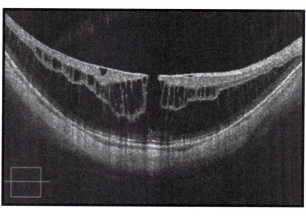
© 554

Este paciente tem miopia patológica com um estafiloma posterior, um cônus miópico e um disco óptico inclinado. A imagem de OCT mostra retinosquise miópica com uma membrana epirretiniana, mas com um buraco macular de espessura total ou descolamento retiniano.

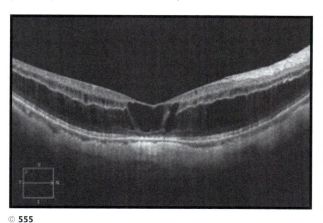
© 555

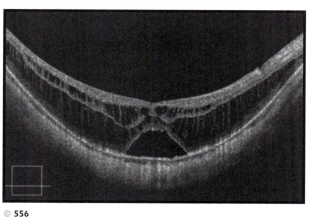
© 556

Estes dois pacientes têm retinosquise miópica. A imagem à direita mostra um defeito da camada elipsoide subfoveal com fluido sub-retiniano. *Imagens por cortesia do Dr. Stanley Chang*

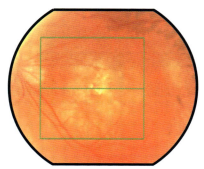
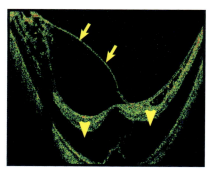
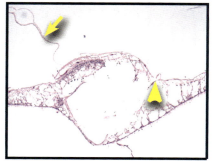

Este paciente tem miopia patológica com tração vítrea decorrente de vítreo cortical persistente (*setas*), retinosquise miópica (*pontas de seta*) e deslocamento foveal. Muitas dessas mudanças são avaliadas somente na OCT (*imagem central*). A amostra histopatológica (*imagem à direita*) mostra uma grande cavidade cística dentro da retina e as células de Müller delineando as alterações de esquise menos proeminentes. As alterações de esquise por tração podem ser vistas em qualquer parte na retina patologicamente míope, mas são mais comuns dentro do estafiloma.

# Lacquer Cracks

As *lacquer cracks* (rachaduras em laca) se referem a roturas no complexo EPR-membrana de Bruch e têm prevalência de 4-9% nos olhos altamente míopes. O estiramento coroidiano e escleral, devido ao aumento no comprimento axial, é o mecanismo postulado para essas lesões. Elas são vistas com mais frequência no polo posterior, dentro do estafiloma posterior, mas também podem ser encontradas na média ou extrema periferia retinana. As *lacquer cracks* podem ser precursoras da NVC miópica e da atrofia coriorretiniana irregular. Também podem estar associadas a hemorragia sub-retiniana, na ausência de NVC, devido ao sangramento dos coriocapilares.

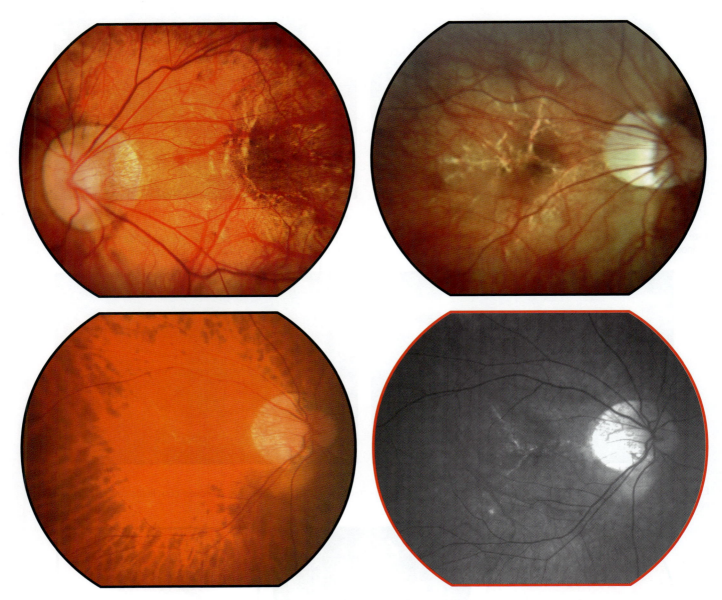

As *lacquer cracks* aparecem como linhas pálidas, amareladas e radiais. Elas podem ser distribuídas em um padrão concêntrico ao nervo óptico, em um padrão aleatório ou determinado pela estrutura morfológica do estafiloma. Elas aparecem brancas nas retinografias aneritras (*imagem inferior à direita*).

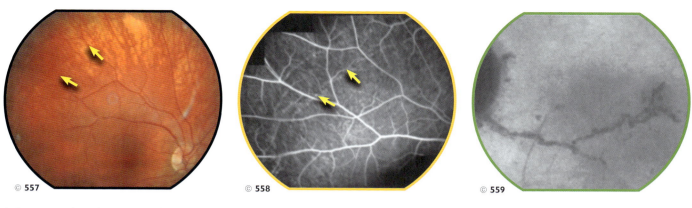

As *lacquer cracks* podem ser de difícil visualização por meio da angiografia fluoresceínica devido à preservação relativa do EPR. Quando elas aparecem, são hiperfluorescentes (*imagem central, setas*). As *lacquer cracks* são mais evidentes pela angiografia com ICG (*imagem à direita*) e aparecem como linhas irregulares hipofluorescentes escuras, que as distinguem das estrias angioides hiperfluorescentes brilhantes. *Imagens por cortesia da Dra. Irene Pecorella*

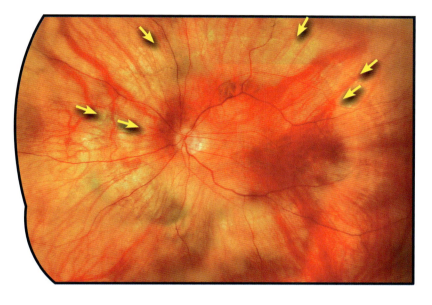

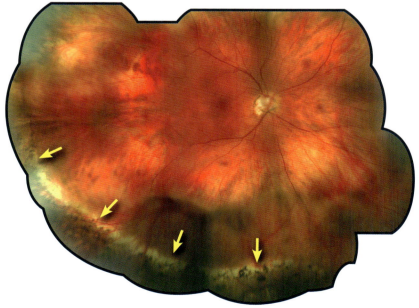

As *lacquer cracks* podem ocorrer em qualquer parte no segmento posterior no olho com miopia patológica, mas geralmente estão confinadas ao estafiloma posterior. Se um olho alto míope estiver simplesmente alongado sem um estafiloma específico ou protuberância, as rachaduras podem ser concêntricas, circundando a região macular posterior (*setas na imagem superior*) ou na retina periférica (*setas na imagem inferior*).

# Linhas de Estiramento Miópicas

As linhas de estiramento miópicas são irregulares, ramificadas, localizadas no fundo posterior dos olhos altamente míopes e devem ser diferenciadas das rachaduras em laca. Elas aparecem hipofluorescentes com a angiografia com ICG, similares às *lacquer cracks*. Entretanto, podem ser distinguidas por sua aparência pigmentada marrom na oftalmoscopia, hiperautofluorescência com autofluorescência do fundo e hipofluorescência na angiografia fluoresceínica. As linhas de estiramento miópicas representam o epitélio pigmentar retiniano sob estresse e podem ser precursoras das *lacquer cracks*.

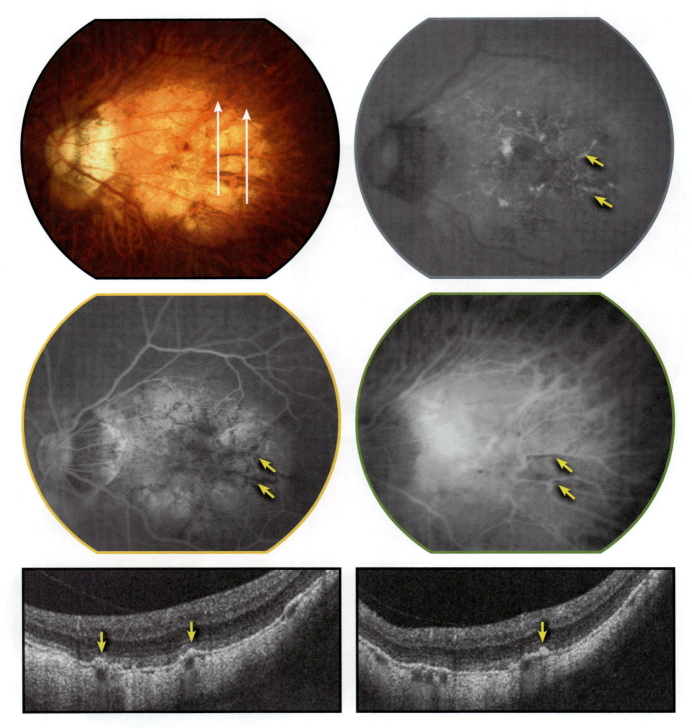

Neste paciente as linhas de estiramento miópicas são vistas como linhas marrons, pigmentadas, passando ao longo dos grandes vasos coroidianos (*setas amarelas*). Elas são mais evidentes na autofluorescência do fundo como linhas hiperautofluorescentes. Elas aparecem como linhas hipoautofluorescentes na angiografia fluoresceínica e na ICG. A imagem de OCT mostra uma aglomeração irregular de células do EPR nos grandes vasos coroidianos e em volta deles. (As *setas amarelas* indicam o sítio de linhas de estiramento miópicas em cada modalidade de imagem. As regiões retratadas pela OCT são indicadas pelas setas brancas na imagem colorida.) *Imagens por cortesia de Dr. Ohno Matsui*

# Hemorragias Sub-retinianas

Os pacientes com miopia patológica podem sofrer hemorragias sub-retinianas decorrentes de NVC ou devido à extensão do estafiloma posterior com sangramento dos coriocapilares. Os dois tipos de hemorragias costumam coincidir com *lacquer cracks*.

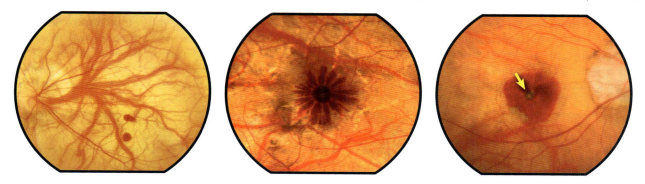

Miopia patológica e hemorragia sub-retiniana em três pacientes. As hemorragias demonstraram uma natureza não neovascular nos dois primeiros pacientes (*imagem à esquerda e centro*). A hemorragia no último paciente (*imagem à direita*) ocorreu devido a uma área focal de NVC (*seta*).

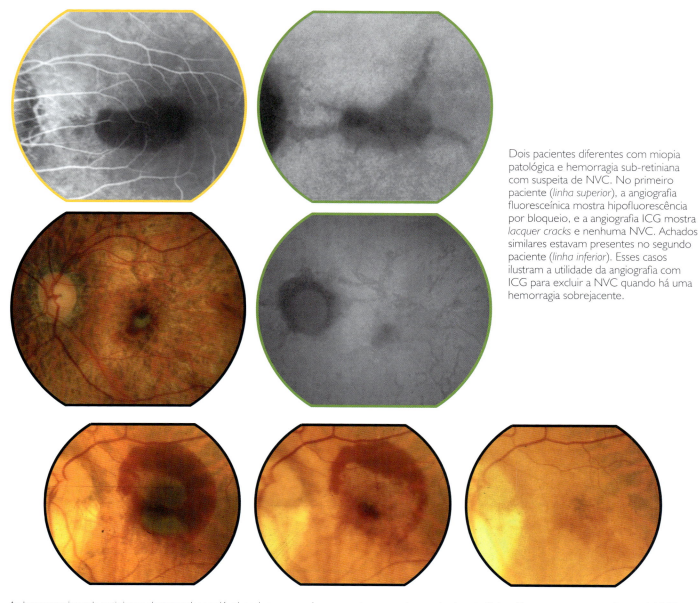

Dois pacientes diferentes com miopia patológica e hemorragia sub-retiniana com suspeita de NVC. No primeiro paciente (*linha superior*), a angiografia fluoresceínica mostra hipofluorescência por bloqueio, e a angiografia ICG mostra *lacquer cracks* e nenhuma NVC. Achados similares estavam presentes no segundo paciente (*linha inferior*). Esses casos ilustram a utilidade da angiografia com ICG para excluir a NVC quando há uma hemorragia sobrejacente.

As hemorragias sub-retinianas de tamanho variável podem se resolver espontaneamente na miopia patológica. Elas nem sempre se devem à NVC como se pode ver aqui, em que houve resolução da hemorragia sem deixar mancha de Fuchs.

# Neovascularização Coroidiana (NVC)

A prevalência de NVC miópica na miopia patológica é de 5-11%, sendo bilateral em aproximadamente 15% dos pacientes. As características associadas a um maior risco de NVC miópica incluem *lacquer cracks*, atrofia irregular, adelgaçamento dos coriocapilares e da coroide e NVC no olho contralateral. A neovascularização do tipo 2 é a manifestação mais comum de proliferação dos vasos coroidianos na degeneração macular miópica. A membrana neovascular normalmente é pigmentada, sendo vista com frequência associada a uma margem de hemorragia. Normalmente ela se desenvolve em uma *lacquer crack* discernível, embora por vezes não seja evidente clinicamente. À medida que a NVC regride, uma cicatriz pigmentada fibrosa, denominada mancha de Fuchs ou mancha de Foster-Fuchs, pode se formar e acabar ficando circundada por atrofia. Ainda mais importante, a NVC miópica deve ser diferenciada das outras formas de NVC, em particular da coroidite multifocal ou da coroidopatia interna pontilhada, que tendem a ocorrer também nos míopes.

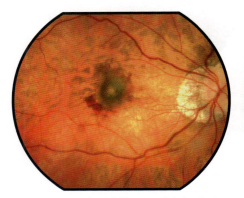
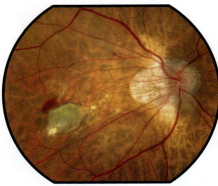
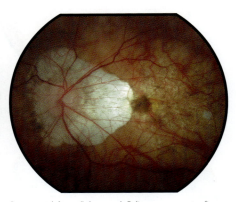

Estes pacientes têm NVC secundária à miopia patológica. A NVC pode aparecer pigmentada (*imagem à esquerda*) ou "cinza suja" (*imagem central*) e frequentemente está associada a hemorragia. O crescimento neovascular muitas vezes se estende para a área perfundida dos coriocapilares em vez de para a região de atrofia (*imagem à direita*).

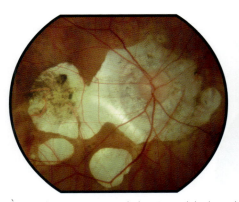
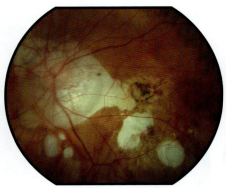
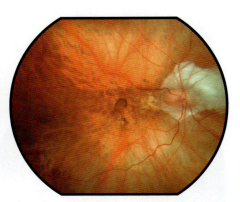

À medida que a neovascularização evolui, ela pode ser detectada como uma membrana pigmentar e fibrótica discreta (*imagens à esquerda e central*). A pigmentação pode assumir a forma de um "anel" circundando o tecido neovascular, e a recorrência pode acontecer na área onde o anel está incompleto (*imagem à direita*). A hiperplasia do EPR é responsável pela aparência pigmentada circundando uma membrana neovascular regredida, também conhecida como mancha de Fuchs.

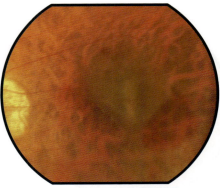
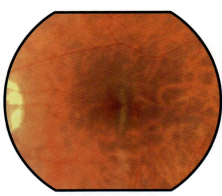
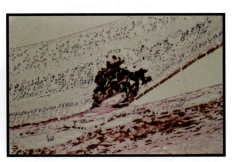

Neste caso, uma *lacquer crack* é orientada verticalmente, e há NVC e hemorragia em suas bordas. Quando o descolamento exsudativo se resolve, a hiperplasia epitelial pigmentar é vista margeando as bordas (*imagem central*). A amostra histopatológica exibe a aparência de uma mancha de Fuchs perto da fóvea, com tecido neovascular circundado por EPR hiperplásico.

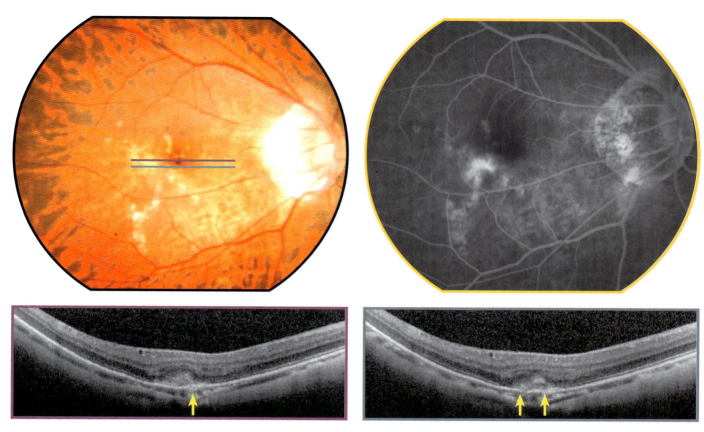

Este paciente com *lacquer cracks* proeminentes desenvolveu uma neovascularização do tipo 2 que exibiu intensa hiperfluorescência na angiografia fluoresceínica. A OCT de domínio espectral exibiu tecido neovascular acima do epitélio pigmentar retiniano, penetrando as rachaduras visíveis na membrana de Bruch (setas).

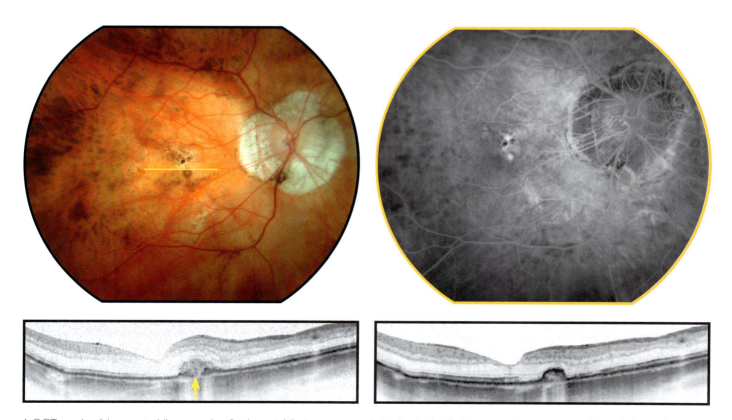

A OCT em domínio espectral (branco sobre fundo preto) ilustra a neovascularização do tipo 2 de um rompimento na membrana de Bruch (seta). Um mês após o tratamento com um anti-VEGF intravítreo, o tecido neovascular fica circundado por epitélio pigmentar retiniano hiperplásico.

# Coroidite Multifocal

A coroidite multifocal (CMF) pode ser de difícil distinção em relação à NVC miópica e ocorre frequentemente nas mulheres míopes jovens até a meia-idade.

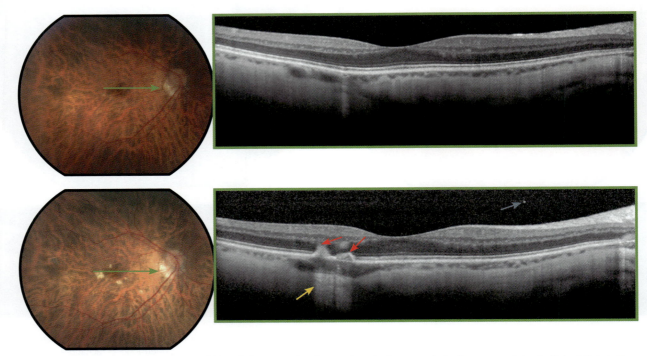

Esta mulher apresentou degeneração macular miópica (*linha superior*) e desenvolveu lesões amareladas 2 meses mais tarde (*linha inferior*). Com a OCT em domínio espectral, as lesões aparecem hiper-refletivas e estão situadas entre o epitélio pigmentar retiniano (EPR) e a membrana de Bruch (*setas vermelhas*). Na CMF, o material hiper-refletivo pode erodir através do EPR na direção da retina interna e aparecer como projeções similares a dedos. Isso é conhecido como sinal de *pitch-fork*. Essas lesões estão associadas a espessamento coroidiano subjacente e hipertransmissão (*seta amarela*). As células vítreas (*seta azul*) também sugerem um processo inflamatório.

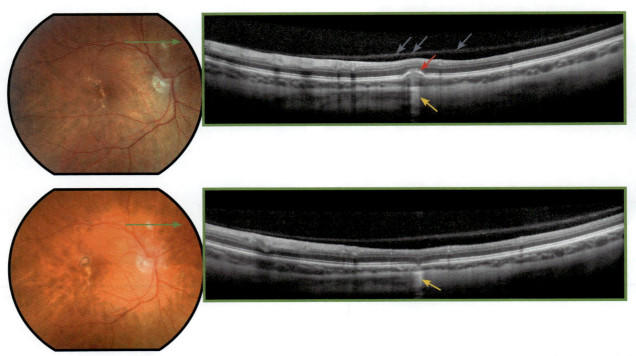

Uma mulher de 32 anos de idade previamente diagnosticada com NVC miópica desenvolveu uma nova lesão amarelada superior ao nervo óptico (*linha superior*). A OCT em domínio espectral mostrou um material sub-EPR (*seta vermelha*) associado ao espessamento coroidal subjacente e hipertransmissão (*setas amarelas*). As células vítreas também foram observadas (*setas azuis*). Dois anos mais tarde (*linha inferior*), a lesão aparece atrófica. A SD-OCT mostra resolução do material sub-EPR. No entanto, a hipertransmissão permanece (*seta amarela*).

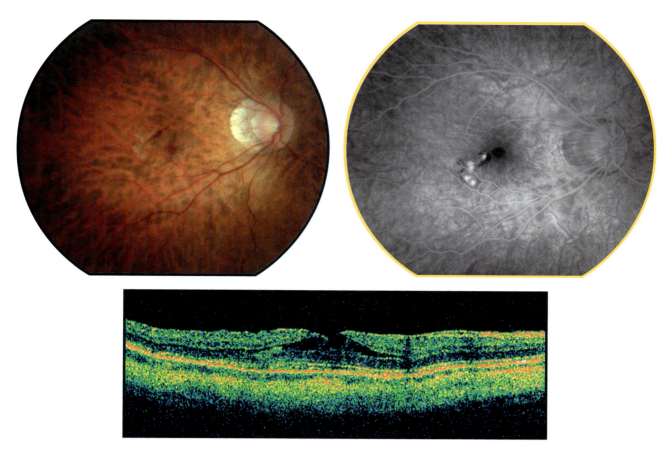

Esta mulher de 36 anos de idade foi diagnosticada inicialmente com NVC miópica no olho direito e tratada. Havia neovascularização do tipo 2 associada a hemorragia nas margens que exibiram hiperfluorescência inicial na angiografia fluoresceínica.

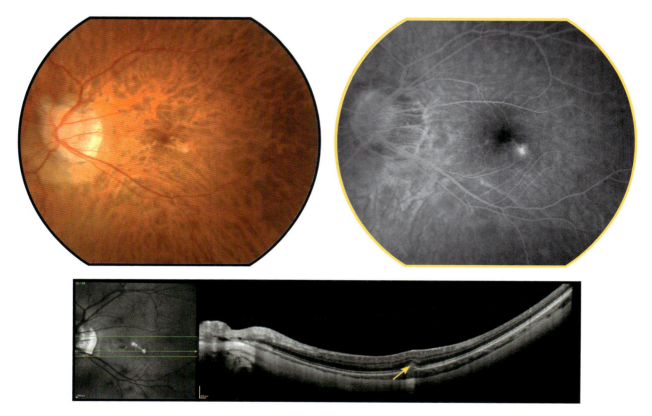

Seis anos mais tarde, a mesma paciente desenvolveu uma nova lesão amarelada no olho esquerdo. A lesão está situada adjacente a uma *lacquer crack* e exibe hiperfluorescência inicial na angiografia fluoresceínica. Entretanto, a SD-OCT exibe traços característicos de uma lesão inflamatória, que incluem material hiper-refletivo sub-EPR e hipertransmissão subjacente (*seta*).

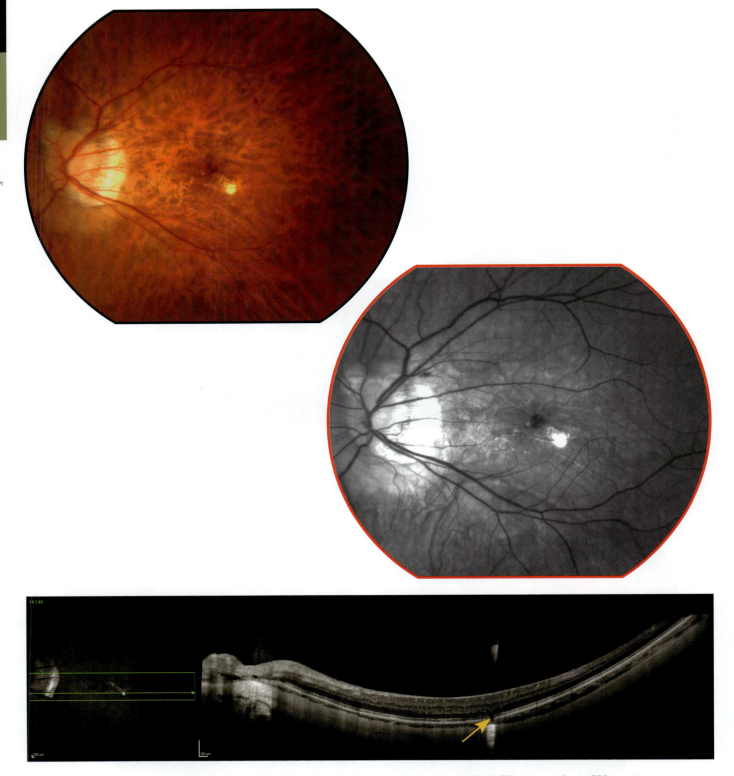

Com o tempo, uma lesão atrófica plana, característica de coroidite multifocal, se desenvolveu. A SD-OCT exibe atrofia do EPR e retina externa com hipertransmissão (seta).

# Espessamento Peripapilar Coroidal e Cavitação

Os olhos com miopia patológica frequentemente apresentam alterações morfológicas características que envolvem a cabeça do nervo óptico e o tecido peripapilar. Cônus miópico é um termo utilizado para definir a presença de um disco óptico inclinado e crescente escleral. Com menos frequência, as anomalias do disco óptico, como os macrodiscos e os buracos no nervo óptico, também podem ser vistos na miopia patológica. O espessamento coroidiano peripapilar e a cavitação são achados descritos mais recentemente, observados em 5% dos olhos com miopia patológica, e raramente podem ser complicados pelo descolamento retiniano macular e pelos defeitos do campo visual. Também podem ser mascarados como uma retina manchada. Esse achado também tem sido chamado cavitação intracoroidiana, embora a cavitação nem sempre esteja presente.

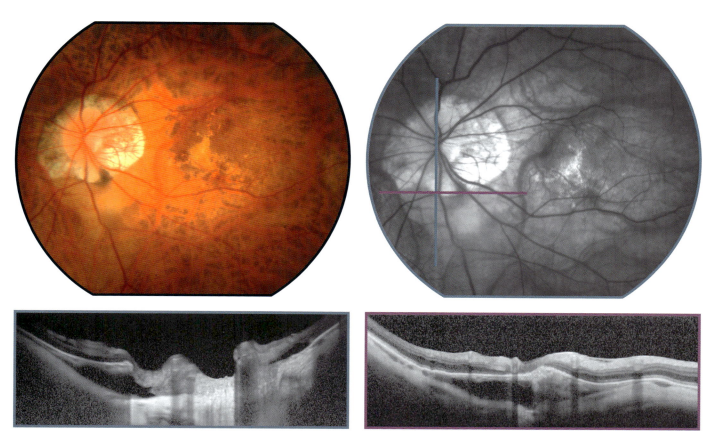

O espessamento coroidiano peripapilar e a cavitação aparecem como uma lesão alaranjada bem circunscrita, encontrada normalmente em posição inferior ao cônus miópico. A OCT em domínio espectral nos cortes horizontal e vertical revela o espessamento coroidiano e a cavitação.

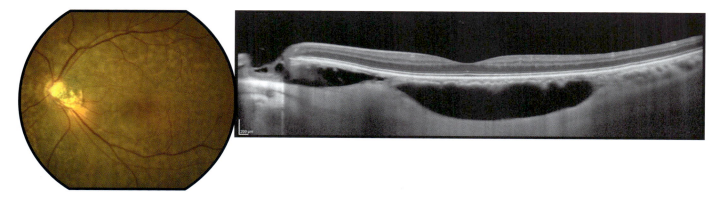

O espessamento coroidiano peripapilar e a cavitação podem ser unilaterais e se estender temporalmente, mascarando-se como retina manchada.
*Imagens por cortesia do Dr. James Palmer*

# Degeneração Macular Associada à Idade

A degeneração macular associada à idade (DMRI) é a causa principal de cegueira legal irreversível (20/200 ou pior), afetando 10-13% dos adultos com mais de 65 anos de idade na América do Norte, Europa, Austrália e Ásia. Nos Estados Unidos, estima-se que mais de 8 milhões de indivíduos sejam afetados em um ou nos dois olhos pelas formas intermediária e/ou avançada da DMRI. Nos indivíduos com mais de 75 anos de idade, a incidência é de aproximadamente 30%. Os fatores de risco da DMRI incluem idade, sexo feminino, tabagismo, doença cardiovascular, obesidade, hipertensão sistêmica e hipercolesterolemia. Os fatores alimentares, como a alta ingestão de gorduras e o baixo consumo de vegetais de folhas verdes e frutas, têm sido ligados a um maior risco de DMRI. Os dados relativos à ingestão de ácidos graxos ômega-3 poli-insaturados, o grau de exposição à luz solar e os níveis de melanina ocular são conflitantes. Mais recentemente, várias associações genéticas passaram a ser identificadas, sendo as mais importantes delas as variantes alélicas na codificação do gene do fator H do complemento (CFH) e o gene 2 de suscetibilidade à maculopatia associada à idade (ARMS2). Embora a DMRI seja descrita de forma mais precisa como um espectro de doenças, tradicionalmente ela foi dividida em dois subtipos principais: DMRI não neovascular ou "seca" e DMRI neovascular ou "molhada".

*DMRI não neovascular:* Olhos com drusas, alterações pigmentares maculares, descolamentos epiteliais pigmentares não neovasculares (DEPs) e atrofia do epitélio pigmentar retiniano (EPR) e da coroide.

*DMRI neovascular:* Olhos com neovascularização, que são subdivididos em neovascularização dos tipos 1, 2 e 3.

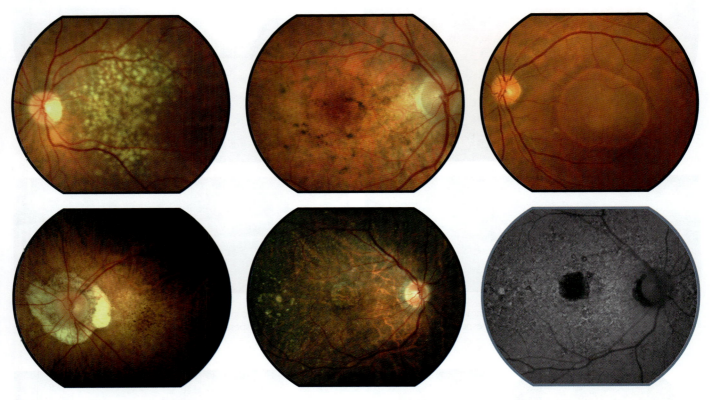

Estas imagens mostram o espectro de DMRI não neovascular, incluindo drusas (*imagem do alto à esquerda*), alterações pigmentares maculares (*imagem do alto no centro*), DEP não neovascular (*imagem do alto à direita*), atrofia coroidiana relacionada à idade (*imagem inferior à esquerda*) e atrofia geográfica (*imagens inferior central e direita*)

# DMRI não Neovascular

## Drusas

As drusas constituem o achado clinicopatológico mais característico da DMRI não neovascular, que também é caracterizada por alterações do EPR, incluindo a hiperplasia do EPR, DEP e atrofia do EPR. A atrofia do EPR associada à atrofia coroidiana em áreas bem delimitadas com mais de 175 μm geralmente é classificada como atrofia geográfica. Foram descritos vários tipos de drusas, incluindo as pequenas ou duras, grandes ou moles, laminares basais ou cuticulares, mineralizadas ou calcificadas e as pseudodrusas reticulares. Certos tipos de drusas e alterações do EPR podem apresentar um maior risco de progressão para DMRI neovascular.

O tamanho da drusa é importante na avaliação da DMRI. As drusas pequenas, também chamadas *drupelets* ou drusas duras, são definidas por um tamanho menor que 63 μm e aparecem como lesões amareladas pequenas com bordas distintas situadas no nível da membrana de Bruch. As drusas de tamanho médio têm de 63 a 124 μm de tamanho. As drusas grandes, também chamadas drusas moles, têm um tamanho maior ou igual a 125 μm e frequentemente apresentam bordas não definidas. Elas podem coalescer com drusas grandes adjacentes e formar um DEP drusenoide, que geralmente é considerado com um tamanho de 350 μm ou mais.

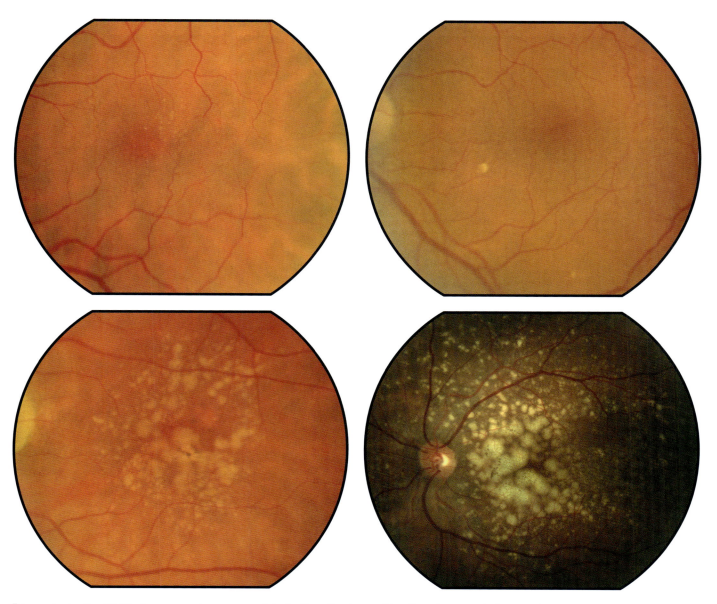

Estes pacientes têm DMRI não neovascular com uma série de alterações drusenoides. O paciente no alto à esquerda apresenta um agrupamento de pequenas drusas. A imagem superior direita mostra uma única drusa grande. A imagem inferior esquerda mostra drusas médias e grandes. As duas imagens inferiores mostram como as drusas grandes podem coalescer e formar DEPs drusenoides.

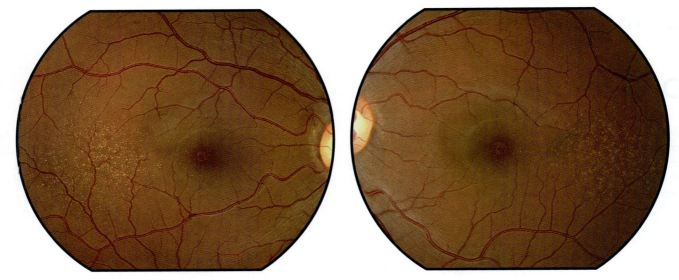

Este paciente tem drusas pequenas ou duras bilaterais simétricas, predominantemente na mácula temporal. Essas lesões representam risco mínimo de progressão para formas avançadas de DMRI.

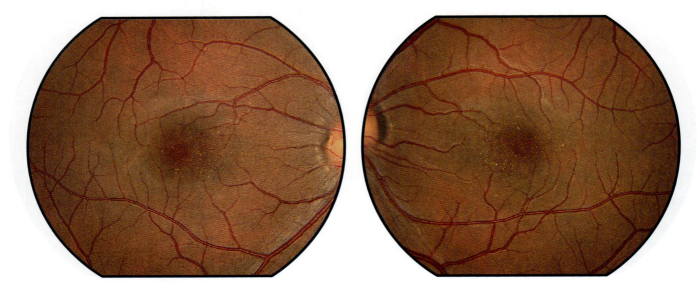

As alterações do fundo neste paciente com drusas pequenas permaneceram estáveis por 25 anos de acompanhamento.

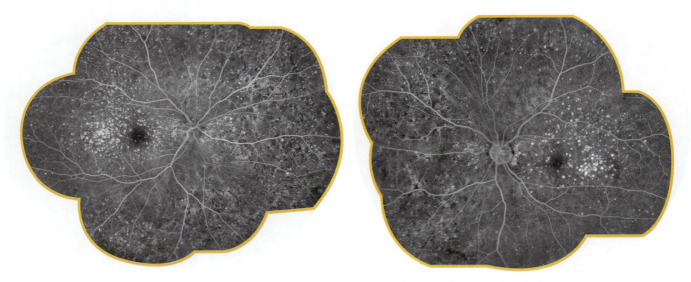

Este paciente tem drusas pequenas bilaterais espalhadas por todo o polo posterior e retina periférica. Na angiografia fluoresceínica, as drusas desse tipo exibem hiperfluorescência ou "defeito de janela" decorrente do adelgaçamento do epitélio pigmentar e coriocapilar intacta. Há simetria do envolvimento das drusas e preservação relativa da mácula central.

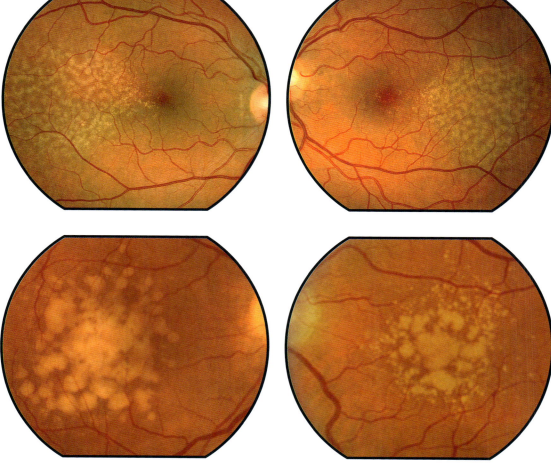

Este é um paciente com drusas generalizadas, a maioria de tamanho pequeno. As drusas vão além da região paramacular central e das arcadas vasculares, entrando na retina periférica próxima.

Este paciente tem grandes drusas bilaterais distribuídas em um padrão simétrico que preserva em grande parte a fóvea, onde existem apenas algumas drusas pequenas. Os pacientes com a fóvea preservada podem continuar com uma boa visão central por toda a vida. O curso natural das drusas na maioria dos pacientes tende à bilateralidade e simetria.

Este paciente tem grandes drusas que estão confluindo em cada olho. Esses achados representam um risco de progressão para atrofia geográfica e também de neovascularização coroidiana, particularmente quando associados à hiperplasia epitelial pigmentar.

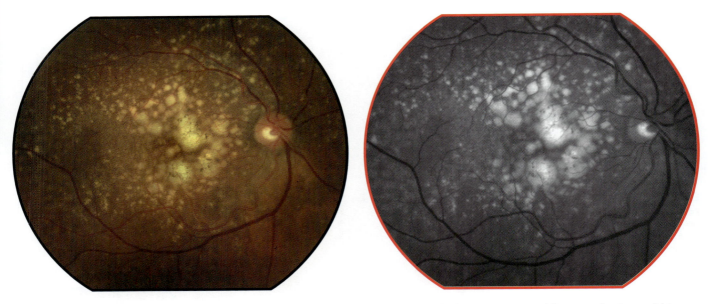

Este paciente tem drusas espalhadas por todo o fundo de olho, consistindo em uma mistura de drusas pequenas, médias e grandes, bem exibidas na retinografia aneritra.

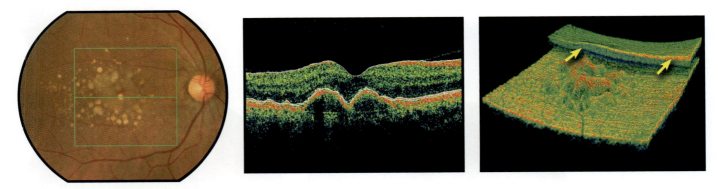

Este paciente tem drusas de tamanho variável com confluência perto da fóvea. A OCT mostra elevações abobadadas do epitélio pigmentar que são essencialmente DEPs drusenoides. A OCT tridimensional exibe as elevações do epitélio pigmentar abaixo da retina neurossensorial, que foi removida com o processamento de imagem (*setas*).

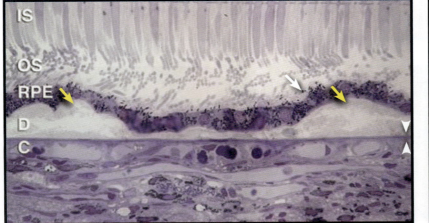 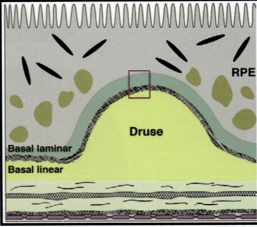

As drusas (*D*) estão relacionadas com um espessamento difuso da região interna da membrana de Bruch (*pontas de seta*), conhecido como depósitos lineares basais. Este corte histológico mostra duas drusas (*setas amarelas*), mas uma alteração mínima na morfologia do EPR (*seta branca*). O depósito linear basal deve ser diferenciado do depósito laminar basal, que está situado acima da lâmina basal do EPR, como mostra o esquema. *C*, coroide; *IS*, segmento interno dos fotorreceptores; *OS*, segmento externo dos fotorreceptores. *Imagens por cortesia da Dr. Christine Curcio*

## Drusas com Anomalias Pigmentares

As anomalias pigmentares, incluindo hiperpigmentação e hipopigmentação, podem ocorrer junto com as drusas na DMRI não neovascular. Essas alterações são fatores de risco para a progressão para doença atrófica e neovascular. A atrofia geográfica é precedida frequentemente pelo aparecimento de hiperpigmentação sobrejacente às drusas confluentes, seguido por regressão das drusas e pigmento e surgimento de hipopigmentação.

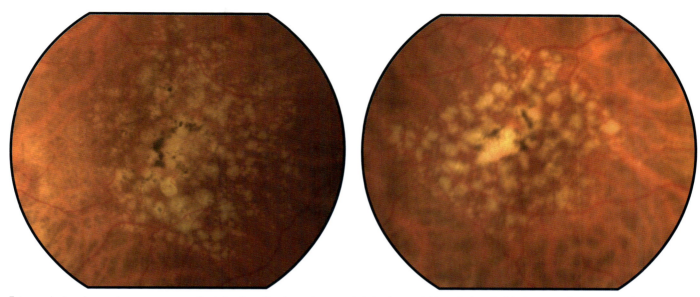

Estes pacientes demonstram um grau variável de alteração pigmentar associada às drusas. A hiperplasia epitelial pigmentar é vista em posição sobrejacente às drusas confluentes.

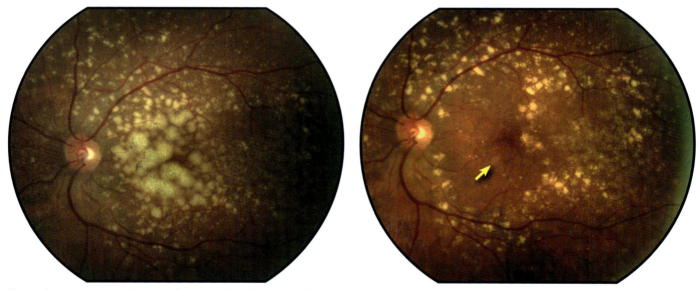

Este paciente apresentou drusas confluentes e hiperpigmentação (*imagem à esquerda*) e demonstrou regressão desses achados ao longo de um curso de 4 anos (*imagem à direita*). Uma área de hipopigmentação é vista inferiormente à fóvea (*seta*).

Um sistema de classificação do risco de progressão da DMRI baseado nas lesões de fundo, incluindo drusas e alterações pigmentares, avaliado dentro dos diâmetros de disco da fóvea nas pessoas com mais de 55 anos de idade, foi proposto da seguinte forma:

| Classificação da DMRI | Definição |
|---|---|
| Nenhuma alteração de envelhecimento aparente | Nenhuma drusa e nenhuma anomalia pigmentar da DMRI |
| Alterações normais do envelhecimento | Apenas pequenas drusas (*drupelets*) e nenhuma anomalia pigmentar da DMRI |
| DMRI inicial | Drusas médias e nenhuma anomalia pigmentar da DMRI |
| DMRI intermediária | DMRI intermediária |
| DMRI tardia | DMRI neovascular e/ou qualquer atrofia geográfica |

## Drusas com Depósitos Refráteis

As drusas podem estar associadas ao surgimento de depósitos refráteis, particularmente em relação à regressão delas nos sítios de futura atrofia geográfica. Esses depósitos refráteis presumivelmente representam calcificação ou mineralização lipídica do material lipofílico residual dentro das drusas crônicas que não foram removidos pelos macrófagos.

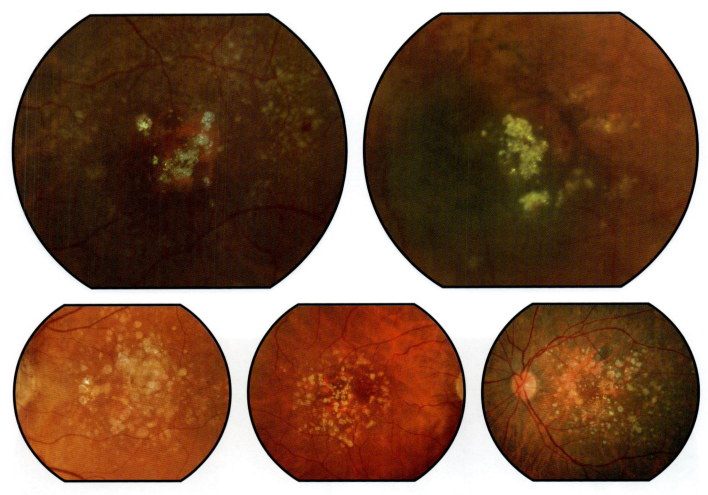

Estes pacientes demonstram depósitos refráteis típicos que contêm material que reflete fortemente a luz, produzindo uma aparência reluzente.

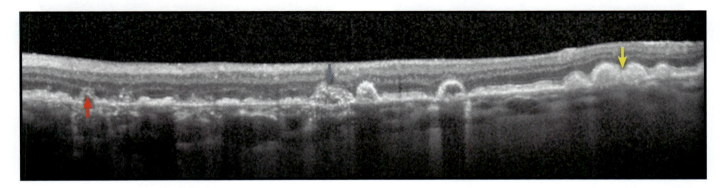

Esta OCT em domínio espectral mostra que as drusas com depósitos refráteis podem conter pontos hiper-refletivos (*setas vermelhas e azuis*), comparadas às drusas sem depósitos refráteis (*seta amarela*).

## Drusas Unilaterais

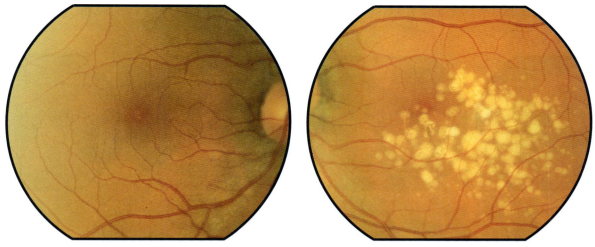

As drusas normalmente são bilaterais e simétricas. Entretanto, neste caso, a simetria acentuada das drusas pode ser vista praticamente sem alterações em um olho (*imagem à esquerda*) e várias drusas grandes no olho contralateral (*imagem à direita*). Este paciente foi acompanhado por mais de duas décadas sem qualquer alteração importante na aparência dos fundos de olho.

## Drusas Periféricas

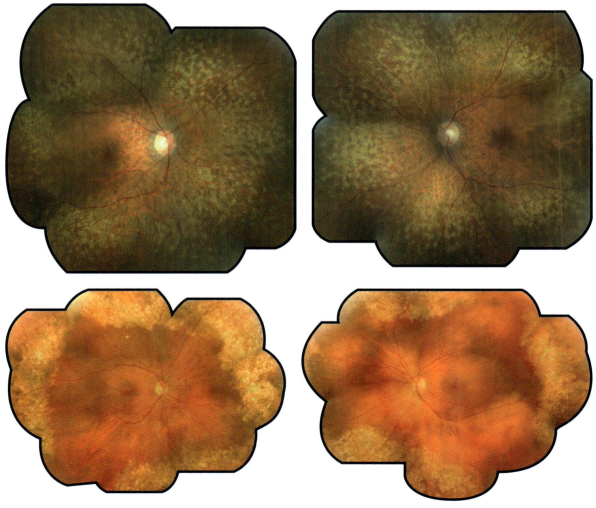

As drusas podem ocorrer na retina periférica e ter uma natureza muito extensa. Estes pacientes têm preservação relativa do polo posterior e não têm necessariamente um alto risco de perda da visão central, a menos que se desenvolvam alterações drusenoides na mácula central. A caracterização mais precisa dessas drusas é possível com a imagem multimodal, incluindo a refletância próxima ao infravermelho, autofluorescência do fundo e OCT de alta resolução.

# Resolução Espontânea das Drusas

A formação das drusas e a sua reabsorção são processos dinâmicos que podem ocorrer simultaneamente no curso natural da DMRI.

Quando ocorre a regressão espontânea das grandes drusas, muitas vezes ela é seguida pela progressão para uma atrofia geográfica.

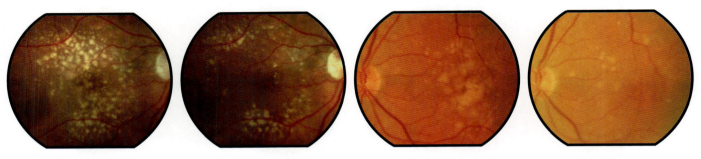

Estes pacientes exibem resolução das drusas sem o surgimento de atrofia geográfica. As fotografias com regressão das drusas foram tiradas aproximadamente 2 anos (*imagem à esquerda*) e 3,5 anos (*imagem à direita*) após as fotografias iniciais.

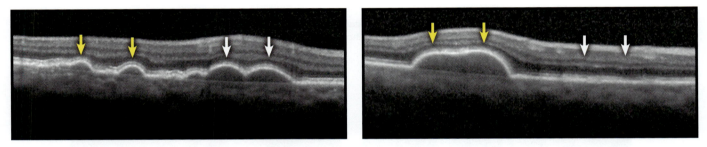

Estas duas OCTs são varreduras seriais sucessivas com acompanhamento ocular tiradas com 5 anos de diferença. Repare como as duas drusas pequenas à esquerda coalesceram e formaram um DEP drusenoide (*setas amarelas*), enquanto as duas drusas à direita regrediram sem atrofia (*setas brancas*).

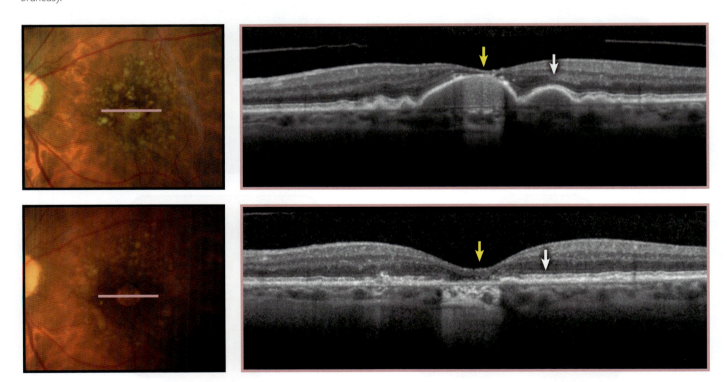

Este paciente com drusas grandes e um DEP drusenoide na mácula exibiu regressão espontânea das drusas, resultando em atrofia geográfica central (*seta amarela*), mas ausência de atrofia em uma área adjacente situada mais temporalmente (*seta branca*). A OCT em domínio espectral (*superior*) mostra que a perda dos fotorreceptores e as alterações epiteliais pigmentares retinianas, incluindo adelgaçamento, migração e aglomeração, estavam presentes antes do achatamento do DEP drusenoide. Essas mudanças, associadas a uma "coluna" hiper-refletiva vertical dentro do DEP drusenoide, estavam relacionadas com a transmissão da luz através do tecido defeituoso (hipertransmissão) e podem ser preditivas da subsequente ocorrência de atrofia geográfica. Não há alteração observável do EPR sobrejacente às drusas que se resolveram sem atrofia.

# Drusas Cuticulares

As drusas cuticulares (por vezes chamadas drusas laminares basais) surgem como vários acúmulos pontilhados uniformes, redondos e amarelados sob o EPR em um arranjo densamente compactado. Tipicamente, elas têm 50-75 μm de diâmetro e estão presentes dos 40 aos 60 anos de idade. Com a angiografia fluoresceínica, elas demonstram um padrão clássico em "céu estrelado" ou "via láctea", com muitos pontos hiperfluorescentes contra um fundo escuro. Esses pontos aparecem hiperfluorescentes com um anel de hiperautofluorescência na autofluorescência do fundo, atribuída ao adelgaçamento do EPR sobrejacente ao ápice da drusa, produzido por sua protrusão no EPR. Isso pode ser avaliado com a imagem de OCT, que mostra um padrão característico em "dente de serra". Os olhos com drusas cuticulares podem desenvolver lesões viteliformes adquiridas. Esses olhos também podem desenvolver grandes drusas mais tarde durante o seu curso e, então, correm um risco maior de desenvolver neovascularização coroidiana.

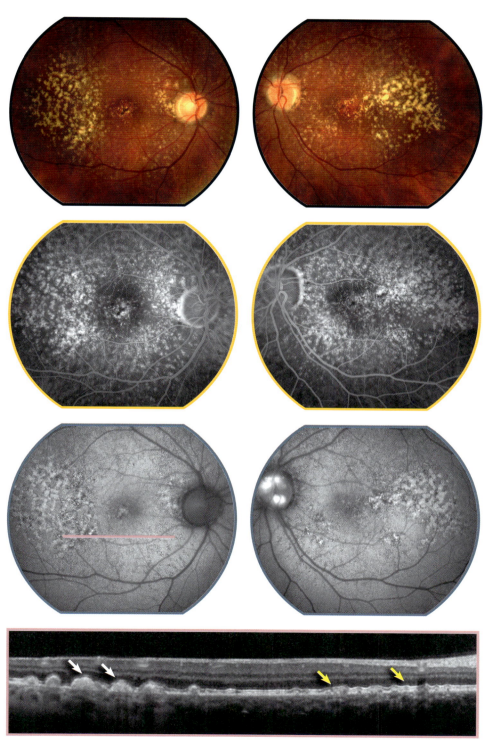

Este paciente tem drusas cuticulares generalizadas e uma grande drusa na mácula temporal. A angiografia fluoresceínica exibe uma aparência de céu estrelado e a autofluorescência do fundo mostra uma infinidade de pontos hipoautofluorescentes com um anel de hiperautofluorescência. A OCT do olho direito mostra uma aparência clássica de dente de serra das drusas cuticulares nasais em relação à fóvea (setas amarelas) e elevações abobadadas do EPR das grandes drusas temporais (setas brancas). As drusas do disco óptico também são vistas no olho esquerdo neste caso. Atualmente, não há uma associação reconhecida entre as drusas do disco óptico e as drusas cuticulares.

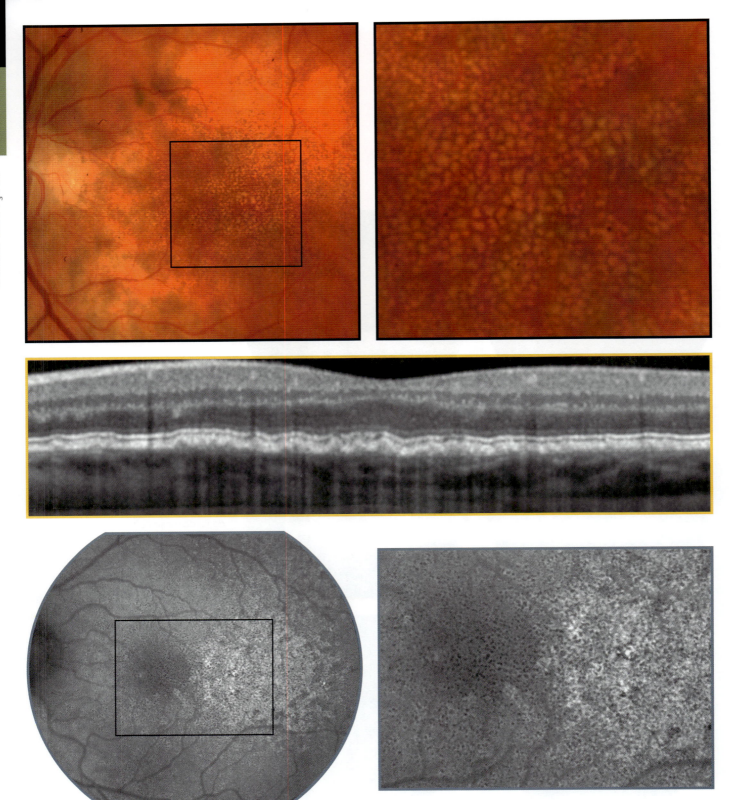

Estes pacientes têm drusas cuticulares envolvendo a fóvea. As imagens de OCT mostram a aparência em dente de serra de várias protrusões na faixa de EPR sobrejacente. Repare no adelgaçamento do EPR sobre o ápice das drusas cuticulares. Com a autofluorescência do fundo, as drusas cuticulares são evidentes como pontos de hipoautofluorescência circundados por um anel de hiperautofluorescência.

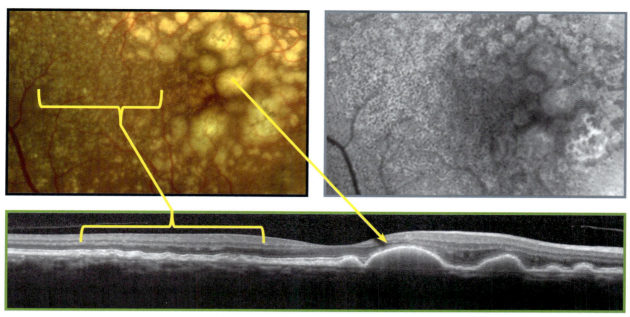

Este paciente apresenta uma mistura de drusas cuticulares e grandes na mácula. Ele corre risco de desenvolver uma lesão viteliforme adquirida, neovascularização coroidiana e atrofia.

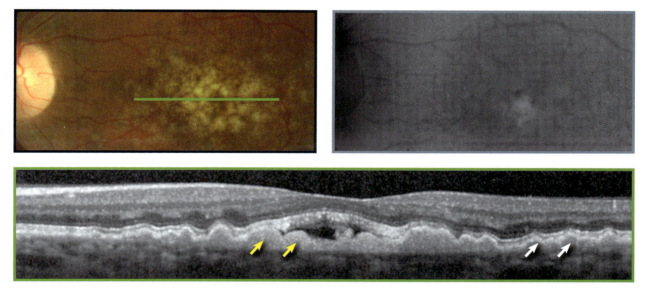

Este paciente tem drusas cuticulares generalizadas e drusas grandes. A autofluorescência de fundo mostra pontos de hipoautofluorescência característicos das drusas cuticulares. A OCT mostra drusas grandes (setas amarelas) e fluido sub-retiniano dentro de uma lesão viteliforme adquirida. Um padrão em dente de serra (setas brancas), correspondendo às drusas cuticulares, é visto temporalmente.

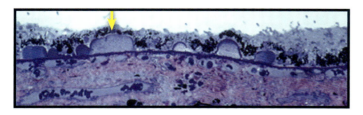

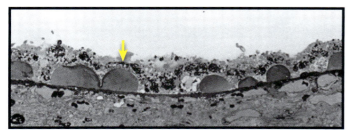

A microscopia óptica (imagem superior) e a microscopia eletrônica (imagem inferior) das drusas cuticulares exibem vários acúmulos ovoides projetando-se para a monocamada do EPR, criando adelgaçamento do EPR no ápice (seta) e espessamento do EPR na base entre cada drusa. Imagens por cortesia do Dr. John Sarks

# Drusas Grandes Coloidais

As grandes drusas coloides (LCD, do inglês *large colloid drusen*) são um subtipo incomum de drusas de início precoce com preponderância feminina. A idade média do diagnóstico é de 35 anos. Assim como as drusas moles, as LCD estão situadas no espaço epitelial pigmentar sub-retiniano, mas são muito maiores e têm diâmetro médio de aproximadamente 400 mícrons. Elas podem ocorrer isoladamente ou demonstrar confluência, sendo mais frequentes bilateralmente. Existem dados limitados quanto ao curso de longo prazo da LCD, mas estão reconhecidamente associados a atrofia ou neovascularização. A genética da LCD ainda não foi esclarecida.

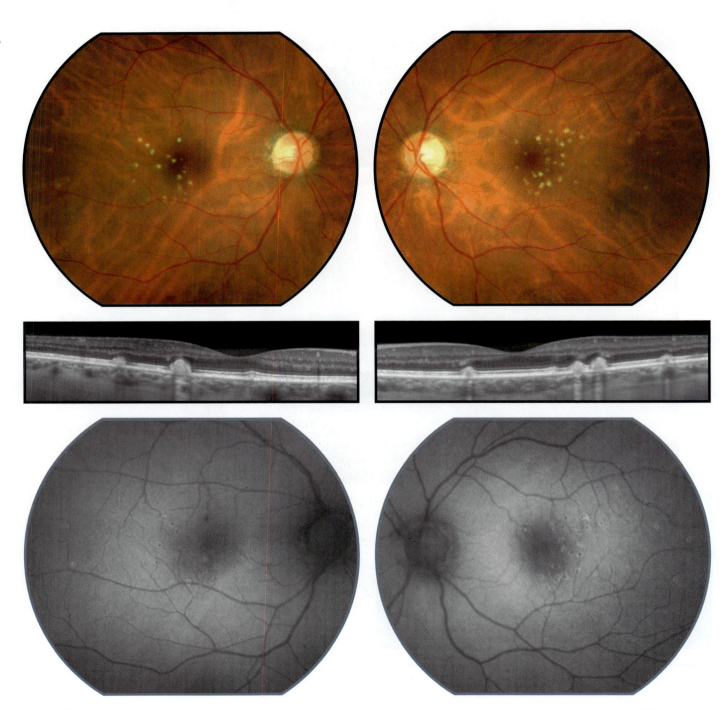

Uma mulher assintomática de 49 anos de idade com grandes drusas bilaterais localizadas predominantemente parafoveal temporal. A OCT demonstra lesões homogêneas, hiper-refletivas, no espaço epitelial pigmentar sub-retiniano. As drusas coloidais são hiperautofluorescentes na autofluorescência de fundo, conforme demonstrado.

# Pseudodrusas Reticulares

As pseudodrusas reticulares descrevem um padrão de entrelaçamento de material sub-retiniano amarelado que parece mais branco do que as drusas típicas. Este material é mais bem visualizado com refletância próxima ao vermelho, luz azul e aneritra e pode passar despercebido na angiografia fluoresceínica. As pseudodrusas reticulares são vistas facilmente nos pacientes pseudofácicos nos quais há uma maior transmissão de luz azul no fundo. As pseudodrusas reticulares aparecem primeiro na mácula externa superior e podem evoluir e envolver a periferia e a mácula central. Elas estão associadas a um maior risco de neovascularização do tipo 2 do que outros tipos de drusas. A aparência da OCT das pseudodrusas reticulares é conhecida como depósitos drusenoides sub-retinianos.

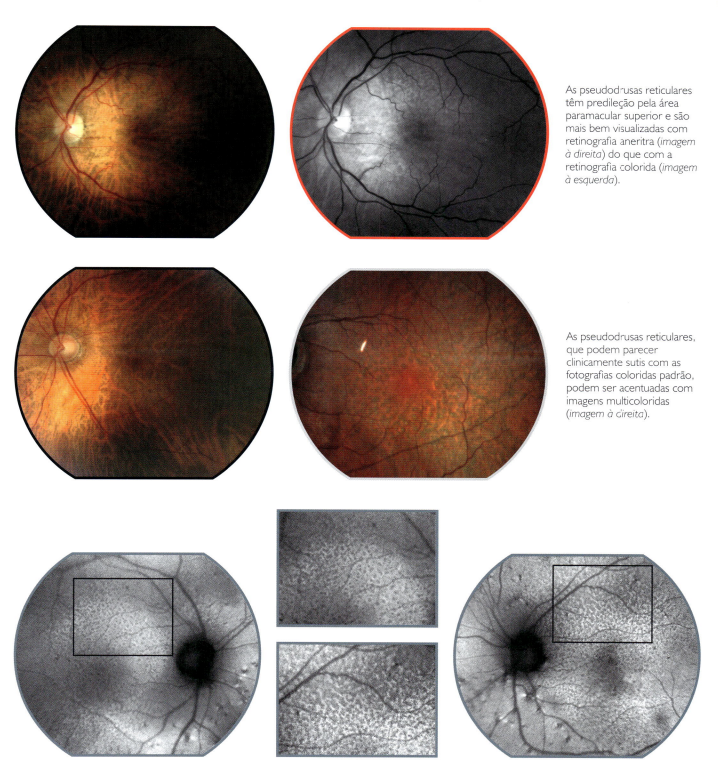

As pseudodrusas reticulares têm predileção pela área paramacular superior e são mais bem visualizadas com retinografia aneritra (*imagem à direita*) do que com a retinografia colorida (*imagem à esquerda*).

As pseudodrusas reticulares, que podem parecer clinicamente sutis com as fotografias coloridas padrão, podem ser acentuadas com imagens multicoloridas (*imagem à direita*).

Este paciente tem pseudodrusas reticulares por todo o fundo central e além. A autofluorescência do fundo mostra pontos de hipoautofluorescência circundados por um padrão reticular de hiperautofluorescência.

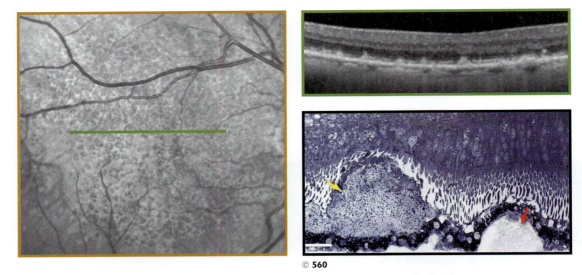

Com a refletância próxima ao infravermelho, as pseudodrusas reticulares aparecem com um "padrão de rosquinha" com um centro hiper-refletivo e um halo escuro. A imagem de OCT mostra depósitos drusenoides sub-retinianos situados acima da faixa de EPR de formas e espessuras variadas que podem violar a membrana limitante externa. A histologia mostra o depósito drusenoide sub-retiniano (*seta amarela*) acima do EPR, ao contrário da drusa mole adjacente, que está abaixo do EPR (*seta vermelha*).

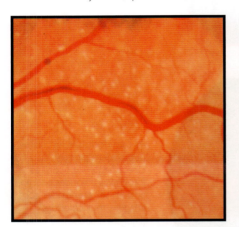
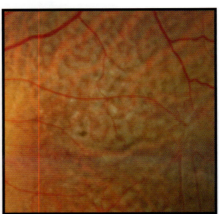
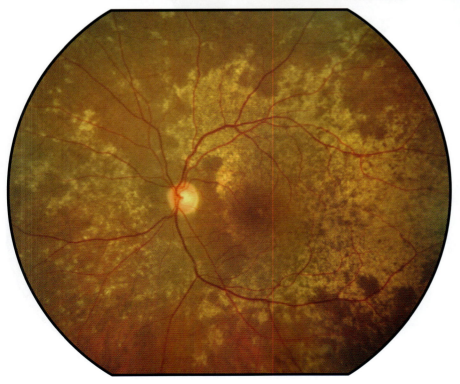

As pseudodrusas reticulares podem aparecer em três formas diferentes: pseudodrusas em pontos, que são mais aparentes com a refletância próxima ao vermelho do que a retinografia colorida (*imagem superior à esquerda*); as pseudodrusas em fita, que são mais aparentes na retinografia colorida do que na refletância próxima ao vermelho (*imagem superior à direita*); e, com menos frequência, as pseudodrusas reticulares periféricas, que aparecem como glóbulos amarelos situados na periferia da região perifoveal (*imagem inferior*).

# Descolamento Epitelial Pigmentar

O descolamento epitelial pigmentar (DEP) é uma separação do EPR e da membrana de Bruch subjacente que ocorre tanto na DMRI não neovascular quanto na neovascular. A classificação dos DEPs pode ser dividida em drusenoide, seroso, vascularizado ou mista. Os DEPs drusenoides são primariamente um atributo da DMRI neovascular.

Os DEPs serosos podem ocorrer na ausência de neovascularização clínica ou angiograficamente detectável, embora alguns possam estar associados à DMRI neovascular. Os DEPs vascularizados estão associados à neovascularização do tipo 1 e são discutidos em mais detalhes na parte sobre DMRI neovascular deste capítulo.

## DEP Drusenoide

Um DEP drusenoide é uma forma de DMRI não neovascular de alto risco que se desenvolve em associação a grandes drusas confluentes. Embora estejam mais relacionados com DMRI, os DEPs drusenoides também podem ocorrer em outros transtornos retinianos com achados similares aos da DMRI, como *malattia leventinese*, drusas cuticulares, maculopatia associada à glomerulonefrite membranoproliferativa do tipo 2 e nevos coroidianos sobrejacentes. Não há um critério estabelecido para distinguir as grandes drusas dos DEPs drusenoides, embora o AREDS (*Age-Related Eye Disease Study*) tenha definido um DEP drusenoide medindo 350 μm ou mais.

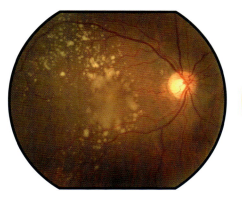
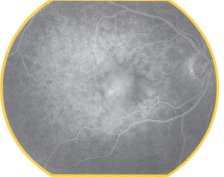
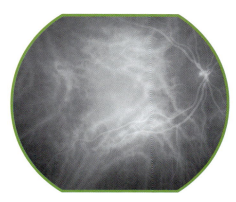

Os DEPs drusenoides aparecem como elevações amarelas bem circunscritas do EPR na mácula e frequentemente são circundados por grandes drusas moles. A angiografia fluoresceínica dos DEPs drusenoides exibe uma hiperfluorescência leve sem vazamento, enquanto a angiografia com ICG mostra isofluorescência ou ligeira hipofluorescência devido a um efeito bloqueador.

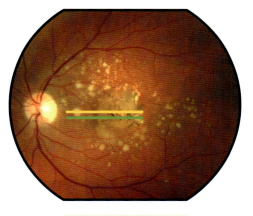
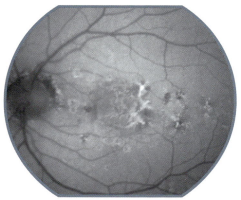

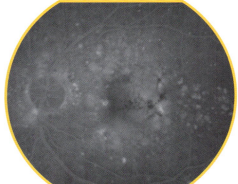
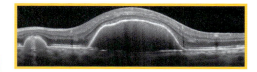
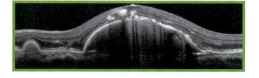

Um padrão estrelado de hiperpigmentação aparece gradualmente na superfície dos DEPS drusenoides maiores. Na autofluorescência do fundo o DEP drusenoide aparece relativamente isoautofluorescente, enquanto as alterações pigmentares dentro dele podem aparecer hiperautofluorescentes. Na angiografia fluoresceínica, as alterações pigmentares aparecem hipofluorescentes. A OCT mostra um sub-EPR denso homogêneo e ligeiramente hiper-refletivo com migração do pigmento intrarretiniano sobrejacente à abóbada do DEP.

## Variantes do DEP Drusenoide

Os DEPs drusenoides podem estar associados ao fluido sub-retiniano sobrejacente ou a uma lesão viteliforme adquirida. Quando o fluido sub-retiniano está presente, a angiografia ICG é particularmente útil para excluir a presença de tecido neovascular. O mecanismo preciso do desenvolvimento de fluido sub-retiniano ou material viteliforme é desconhecido, mas provavelmente está relacionado com a disfunção do EPR, que resulta no acúmulo de segmentos externos dos fotorreceptores e grânulos de EPR no espaço sub-retiniano.

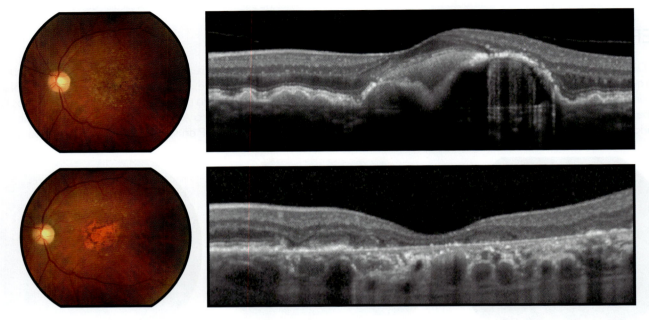

Estas imagens mostram um DEP drusenoide com uma lesão viteliforme adquirida sobrejacente que apresentou resolução espontânea em 4 anos (*imagens inferiores*), deixando como sequela atrofia geográfica do EPR e perda da retina externa.

## DEP Misto Drusenoide e Seroso

Um DEP drusenoide pode evoluir para DEP misto com um componente seroso. Com a OCT de alta resolução, frequentemente a base do material drusenoide é vista oposta à membrana de Bruch. Com o tempo, a forma e os contornos definidores das drusas costumam permanecer estáveis, apesar do desenvolvimento de um componente seroso hiporrefletivo sobrejacente. O desenvolvimento de um componente seroso não indica necessariamente transformação neovascular.

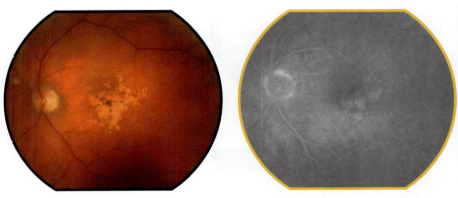

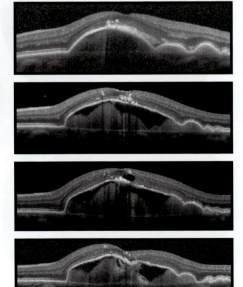

Este paciente tinha um DEP drusenoide que se transformou em misto com um componente seroso em um período de 2 anos. O material drusenoide continuou aderido à membrana de Bruch e manteve sua forma original (*imagem de OCT na segunda linha*). Dois anos mais tarde, há uma rotura visível no EPR no ápice do DEP, com as consequentes alterações císticas intrarretinianas (*imagem na terceira linha*). Não havia neovascularização. As alterações císticas apresentaram resolução espontânea, com o colapso do ápice do DEP (*imagem inferior*).

## DEP Seroso

Os DEPs serosos são elevações transparentes ou amarelo-alaranjadas, circulares ou ovais, do EPR com bordas nitidamente demarcadas. Eles ocorrem na maioria das vezes na coriorretinopatia serosa central (CSC) e na DMRI. Embora os DEPs serosos estejam associados normalmente a DMRI neovascular, apenas cerca de 1% dos pacientes com DMRI neovascular apresenta um DEP seroso, enquanto 30% apresentam um DEP vascularizado.

Com a angiografia fluoresceínica, os DEPs serosos exibem hiperfluorescência inicial intensa e acúmulo progressivo rápido dentro do espaço do sub-ERP bem definido. A coloração hiperfluorescente intensa na fase tardia dificulta a diferenciação entre um DEP seroso e um DEP vascularizado apenas por meio da angiografia fluoresceínica, situação em que pode ser útil a angiografia com indocianina verde.

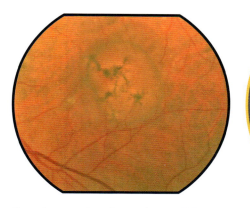
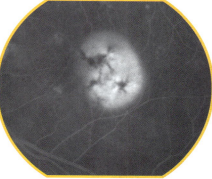
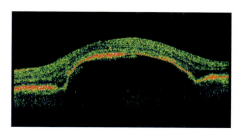

Os pacientes podem desenvolver um DEP seroso com ou sem outras manifestações de DMRI seca. Este paciente tem um DEP discreto com alterações hiperplásicas epiteliais pigmentares crônicas. Não há descolamento neurossensorial, sangue, lipídios ou outras evidências de neovascularização. Trata-se essencialmente de um DEP seroso crônico. Se não houver alterações de DMRI e o paciente tiver menos de 50 anos de idade, a etiologia mais comum do DEP seroso é a CSC. Um DEP seroso com subsequente descolamento neurossensorial é a marca registrada da CSC.

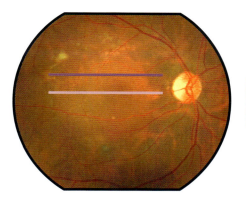
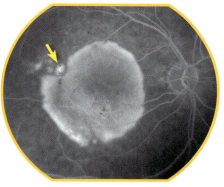
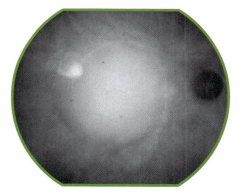

A presença de uma incisura hiperfluorescente (*seta*) na angiografia fluoresceínica na borda de um DEP seroso pode indicar a presença de tecido neovascular ou lesões polipoidais. A angiografia com ICG é particularmente útil porque o DEP é tipicamente hipofluorescente, e o vazamento tardio da neovascularização será revelado mais facilmente do que com a angiografia fluoresceínica.

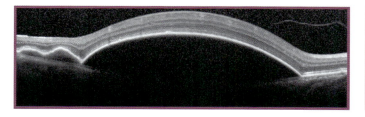
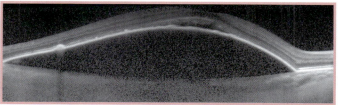
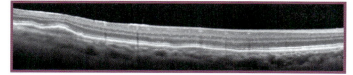
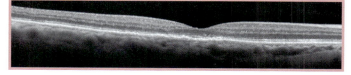

OCT mostrando o DEP seroso no nível da incisura e da fóvea (*imagens superiores*). Três meses após o tratamento com terapia fotodinâmica e aflibercept intravítreo, há resolução completa (*imagens inferiores*). O paciente teve uma melhora visual radical de 20/100 para 20/25.

## Variantes do DEP Seroso

Os DEPs serosos podem estar associados a fluido sub-retiniano sobrejacente e lesões viteliformes adquiridas. O fluido sub-retiniano pode ocorrer na ausência de neovascularização. Esses achados podem ser confundidos com um DEP vascularizado com um descolamento exsudativo sobrejacente. Pode ser razoável observar um DEP seroso com material viteliforme sobrejacente porque os agentes de fator de crescimento endotelial antivascular intravítreo (anti-VEGF) tipicamente não resolvem esses achados. A resolução espontânea pode ocorrer com alguma perda resultante de visão devido à atrofia da retina externa e do EPR.

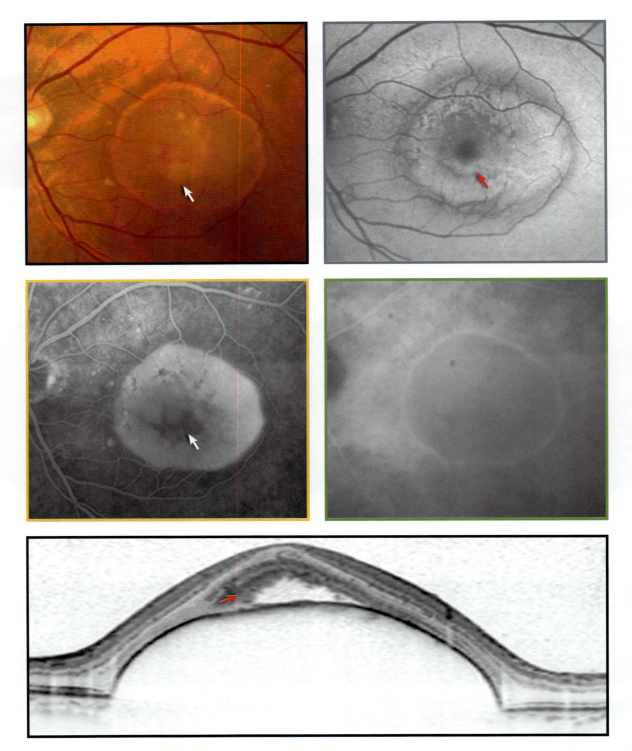

Este paciente tem um grande descolamento do EPR seroso com uma lesão viteliforme adquirida em posição sobrejacente com aspecto amarelo clinicamente (*seta*). Na autofluorescência do fundo a lesão viteliforme aparece hiperautofluorescente, enquanto na angiografia fluoresceínica ela é hipofluorescente. A angiografia com indocianina verde não exibe neovascularização coroidiana. A OCT em domínio espectral mostra material viteliforme hiper-refletivo por baixo da zona elipsoide e fluido sub-retiniano sobrejacente ao DEP seroso. *Imagens por cortesia de Masaaki Saito*

# Lesões Viteliformes Adquiridas

As lesões viteliformes adquiridas (LVAs) são acúmulos de material amarelo no espaço sub-retiniano que podem ocorrer junto com uma série de entidades, incluindo a distrofia foveomacular no adulto, grandes drusas ou DEPs na DMRI seca, drusas cuticulares, pseudodrusas reticulares, coriorretinopatia serosa central, tração vitreomacular e pseudoxantoma elástico. As LVAs foram assim denominadas para evitar confusão com as lesões viteliformes que ocorrem na distrofia macular vitelifome de Best. As LVAs são lesões redondas amarelas que exibem hiperautofluorescência intensa na autofluorescência do fundo. Acredita-se que o material contenha quantidades variáveis de lipofuscina, grânulos de melanofuscina nos macrófagos e material extracelular derivado dos discos dos segmentos externos dos fotorreceptores que acumulam no espaço sub-retiniano devido a disfunção do EPR ou perda de aposição entre as pontas dos fotorreceptores e a superfície apical do EPR.

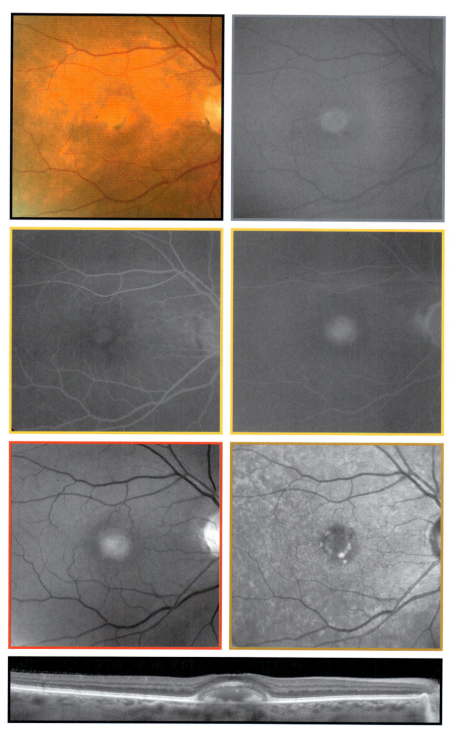

Este paciente tem lesões viteliformes bilaterais adquiridas, mas apenas os atributos de imagem multimodais do olho direito são apresentados. As LVAs são hiperautofluorescentes e coram nos últimos quadros da FA. O acúmulo do material viteliforme ocorre no espaço sub-retiniano, como se pode ver na SD-OCT. Na ausência de outras características da DMRI, o diagnóstico de distrofia foveomacular no adulto deve ser considerado.

# Lesões Viteliformes Adquiridas nas Drusas e no DEP

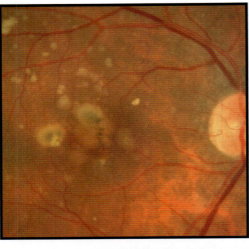
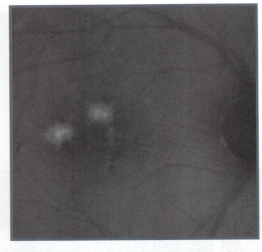

Este paciente tem drusas moles confluentes no centro da mácula, com material viteliforme sobrejacente que é hiperautofluorescente na autofluorescência de fundo. Uma OCT através da fóvea mostra o material viteliforme hiper-refletivo sobrejacente às drusas grandes (*seta*).

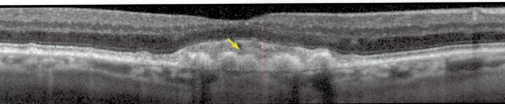

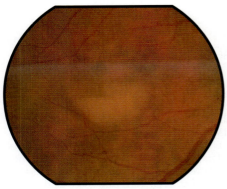
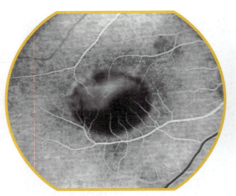
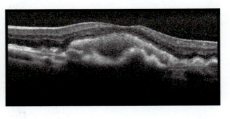

Este paciente tem uma LVA antiga. O fluido sub-retiniano é transparente superiormente e expõe o EPR. O vazamento de fluoresceína para o espaço sub-retiniano é evidente. A OCT através da fóvea demonstra o material viteliforme hiper-refletivo, adelgaçamento da retina sobrejacente e elevações drusenoides irregulares do EPR abaixo do material viteliforme.

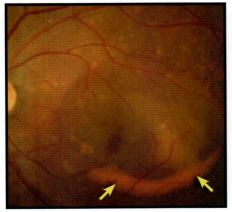
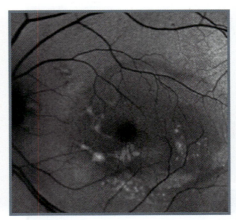
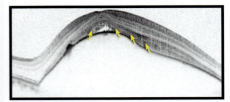

Este paciente tem um grande DEP seroso com uma lesão viteliforme adquirida sobrejacente. A maior parte do material viteliforme gravitou inferiormente no espaço sub-retiniano (*setas*). A autofluorescência de fundo mostra vários focos hiperautofluorescentes dentro do material viteliforme gravitante. A OCT mostra algum material viteliforme hiper-refletivo residual sobre a abóbada do DEP. *Imagens por cortesia de Masaaki Saito*

# Lesões Viteliformes Adquiridas nas Drusas Cuticulares

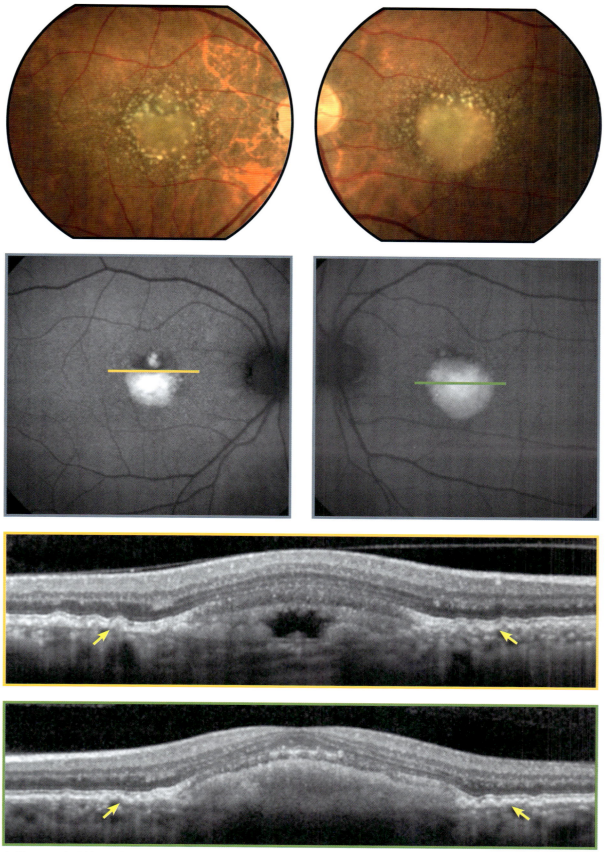

As lesões viteliformes adquiridas podem ocorrer junto com as drusas cuticulares. A imagem de OCT mostra fluido sub-retiniano e material viteliforme hiper-refletivo no espaço sub-retiniano. A aparência em "dente de serra" característica da OCT das drusas cuticulares é claramente evidente em ambos os lados da lesão viteliforme (setas).

## Lesões Viteliformes Adquiridas nas Pseudodrusas Reticulares

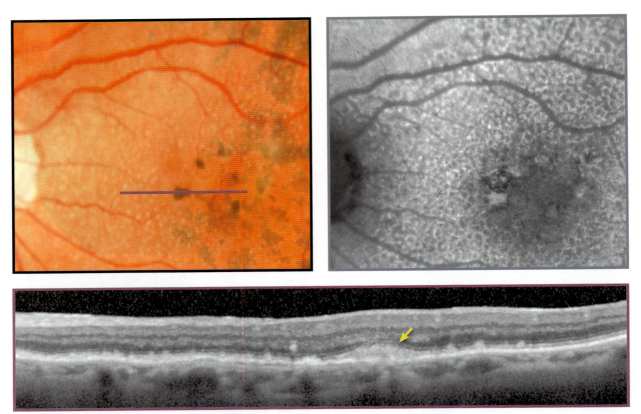

Este paciente tem uma lesão viteliforme adquirida associada a pseudodrusas reticulares. Na autofluorescência de fundo, as pseudodrusas reticulares aparecem como pontos de hipoautofluorescência circundados por um padrão reticular de hiperautofluorescência. A OCT mostra material viteliforme hiper-refletivo sub-retiniano (*seta*) limitado em ambos os lados por depósitos drusenoides sub-retinianos que são visíveis acima do EPR. *Imagens por cortesia do Dr. Richard Spaide*

## Lesões Viteliformes Adquiridas nas Entidades não DMRI

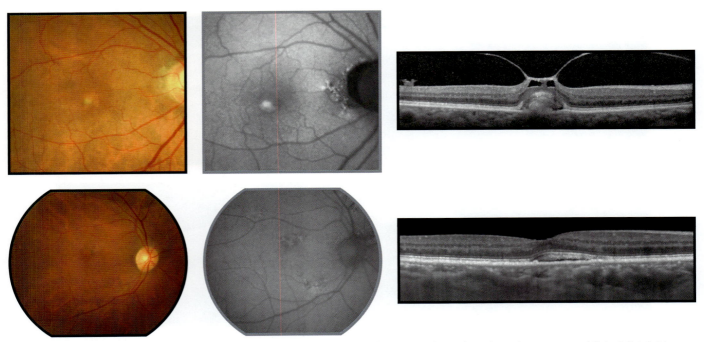

As lesões viteliformes adquiridas podem ocorrer junto com tração vitreomacular (*linha superior*) e coriorretinopatia serosa central (*linha inferior*). Nesses casos, a perda de aposição entre as pontas dos fotorreceptores e a superfície apical do EPR pode ser o mecanismo primário de formação da LVA.

# Curso Natural das Lesões Viteliformes Adquiridas

O curso natural de uma lesão viteliforme adquirida é altamente variável. Estudos histopatológicos revelaram graus variados de atenuação/perda do EPR, migração intrarretiniana de células carregadas de pigmento e adelgaçamento da camada nuclear externa com graus variados de adelgaçamento segmentar externo e perda.

Após a resolução de uma lesão viteliforme adquirida, a recuperação visual pode ser limitada por uma sequela de pigmentação persistente, atrofia e metaplasia fibrosa. Os olhos com lesões viteliformes adquiridas também correm risco de desenvolver neovascularização coroidiana.

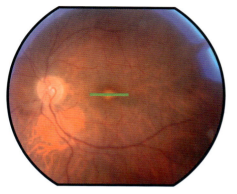
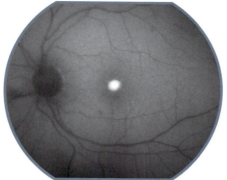
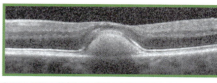
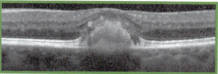
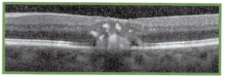

A OCT no domínio espectral desta lesão viteliforme adquirida demonstrou migração intrarretiniana de material hiper-refletivo dependente do tempo. As imagens de OCT no início do acompanhamento (*imagem superior*), em 3 anos (*imagem central*) e em 5 anos (*imagem inferior*) são fornecidas.

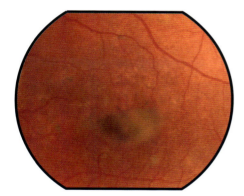
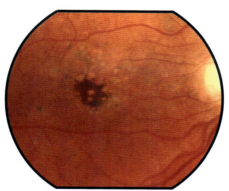
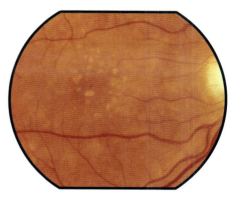

Este paciente teve uma lesão viteliforme adquirida com um grau acentuado de pigmentação intrarretiniana (*imagem à esquerda*). No olho contralateral, a resolução de um descolamento da retina neurossensorial devido a uma lesão viteliforme adquirida resultou na formação de uma lesão hiperplásica epitelial pigmentar na mácula central (*imagem central*). Um ano mais tarde houve resolução espontânea da lesão hiperplásica, deixando apenas um agrupamento de drusas moles (*imagem à direita*).

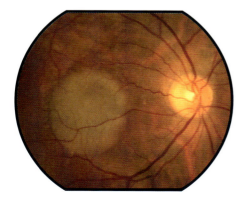
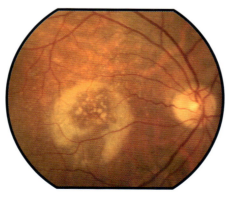
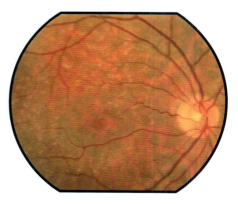

Neste paciente, uma lesão viteliforme adquirida permaneceu estável durante o período inicial de observação (*imagem à esquerda*), após o que o material viteliforme começou a se resolver (*imagem central*). Quando completamente resolvida, houve excelente recuperação visual apesar da atrofia epitelial pigmentar perifoveal irregular (*imagem à direita*).

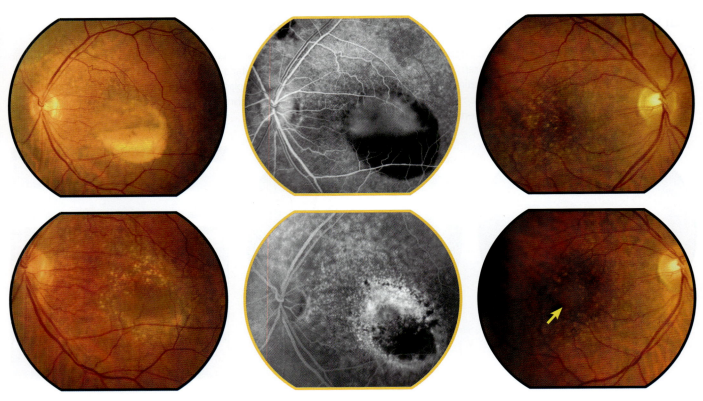

Na apresentação inicial (*imagens superiores*), este paciente tinha uma grande lesão viteliforme adquirida no olho esquerdo, com uma linha de pseudo-hipópio. Pequenas drusas e drusas cuticulares também foram visualizadas nos dois olhos. Dois anos e meio mais tarde (*imagens inferiores*), houve a resolução da lesão viteliforme adquirida no olho esquerdo e uma nova lesão viteliforme pequena no olho direito (*seta*).

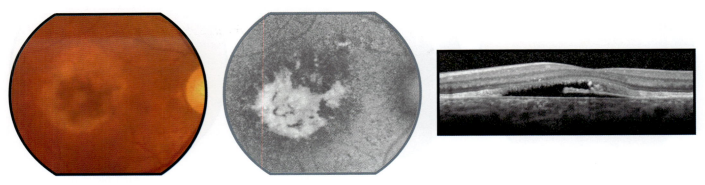

Este paciente tinha uma lesão viteliforme adquirida de longa data. Há hiperautofluorescência de fundo neste local e descolamento neurossensorial superficial. A acuidade visual ainda é boa (20/50) devido à preservação parcial da retina externa.

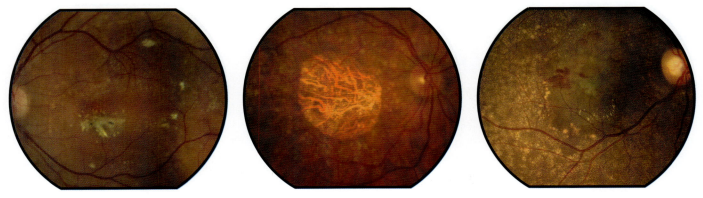

Os pacientes podem desenvolver metaplasia fibrosa (*imagem à esquerda*) ou atrofia (*imagem central*) após a resolução da lesão viteliforme adquirida. Os pacientes com lesões viteliformes adquiridas também correm risco de desenvolver neovascularização coroidiana. A imagem à direita mostra hemorragia sub-retiniana indicativa de neovascularização em um paciente com uma lesão viteliforme adquirida em resolução.

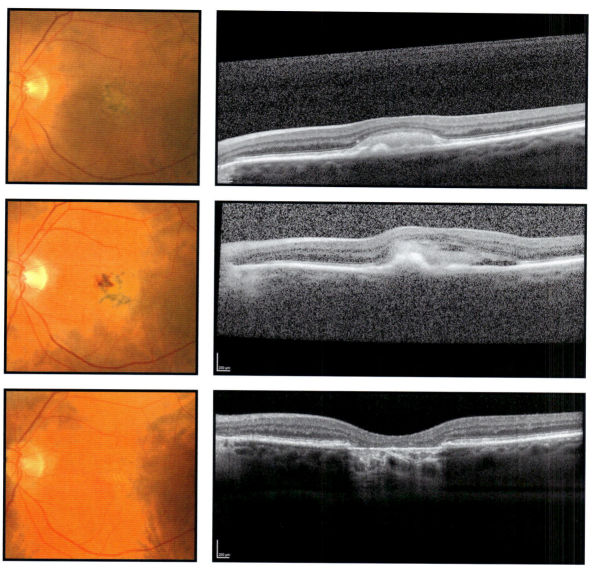

Neste paciente foi identificada uma lesão viteliforme adquirida no exame basal (*linha superior*). Dois anos mais tarde (*linha do meio*) houve consolidação do material viteliforme e o desenvolvimento de neovascularização, conforme evidenciado pela hemorragia na margem nasal da lesão e do fluido sub-retiniano na OCT. A elevação do EPR, sugestiva de neovascularização do tipo 1, também é vista na OCT. O tratamento com terapia anti-VEGF intravítreo resultou na reabsorção do material viteliforme e no desenvolvimento de atrofia em 6 meses (*linha inferior*).

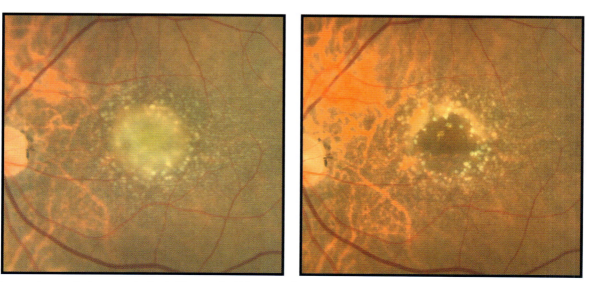

Este paciente com drusa cuticular e uma lesão viteliforme adquirida progrediu para atrofia ao longo de 4 anos. O curso natural desta lesão não foi associado a neovascularização.

# Atrofia Geográfica

A definição atual de atrofia geográfica indica as áreas de EPR e perda dos coriocapilares com 175 μm ou mais de diâmetro. A definição de atrofia geográfica atualmente está sendo revista para incorporar os achados de imagem multimodal, como a SD-OCT e a autofluorescência do fundo. As áreas de atrofia geográfica frequentemente são redondas ou ovais, com predileção pela mácula central. A atrofia geográfica pode ser precedida por anomalias pigmentares focais e pseudodrusas reticulares ou pode ocorrer após a regressão de grandes drusas, DEP ou lesões viteliformes adquiridas. Os vasos coroidianos maiores frequentemente são visíveis dentro da lesão devido à perda do EPR sobrejacente e das camadas coroidianas superficiais. A autofluorescência do fundo é a melhor maneira de documentar o estado do EPR na doença macular atrófica. As áreas de EPR ausente e fotorreceptores sobrejacentes aparecem hipoautofluorescentes com essa técnica de imagem. Essas áreas de atrofia geográfica podem exibir uma margem de hipoautofluorescência que pode indicar células em risco de ficar atróficas no futuro. Com a angiografia fluoresceínica, a hiperfluorescência inicial bem delineada, representando um defeito de janela, tipicamente é aparente. Se houver atrofia dos coriocapilares, apenas os grandes vasos coroidianos serão vistos passando pela zona atrófica nos estágios iniciais do estudo. A coloração posterior da esclera visível com uma silhueta dos vasos coroidianos maiores pode ser vista quando o corante de fluoresceína não estiver mais na circulação.

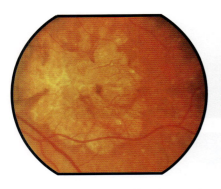
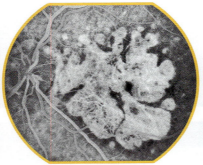
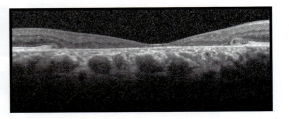

A atrofia geográfica é considerada parte do espectro da DMRI seca, mas também pode ocorrer nos olhos com neovascularização coroidiana nas áreas não contíguas à lesão neovascular. A atrofia epitelial pigmentar retiniana pode ser vista, correspondendo aos defeitos de janela na angiografia fluoresceínica e áreas de adelgaçamento retiniano externo devido à perda de fotorreceptores e EPR na OCT (*imagem à direita*).

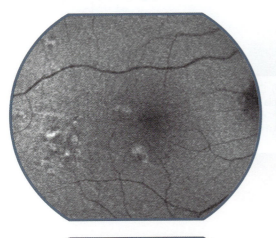
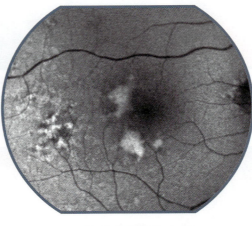

Este paciente apresenta uma área de hiperautofluorescência crescente ao longo de um período de 2 anos e meio que provavelmente é atribuída a um aumento na lipofuscina do EPR. As células dentro desta área correm risco de atrofia.

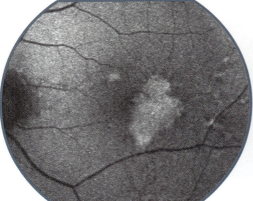
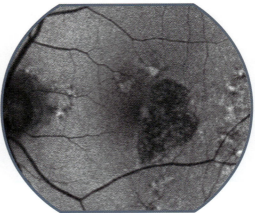

Este paciente apresenta uma área de hiperautofluorescência que mais tarde ficou hipoautofluorescente devido à atrofia geográfica.

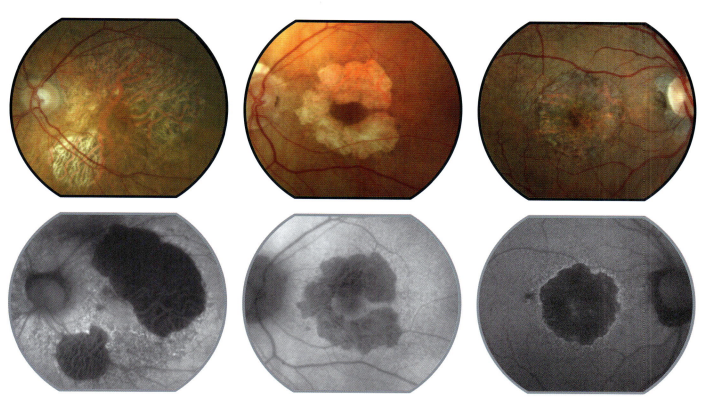

Os pacientes com atrofia geográfica exibem padrões variados de hipoautofluorescência zonal e multizonal. A atrofia geográfica na DMRI pode estar associada a perda visual grave quando há envolvimento foveal. Pode haver áreas de hiperautofluorescência circundando o perímetro dessas zonas atróficas devido às células do EPR que estejam acumulando lipofuscina excessiva e/ou formação de múltiplas camadas destas células (*imagem inferior à direita*). Essas áreas marginais de hiperautofluorescência correm risco de atrofia progressiva. A autofluorescência do fundo pode, em alguns casos, detectar áreas centrais de EPR e preservação dos fotorreceptores, contribuindo para a boa acuidade visual devido à preservação foveal (*imagem central inferior*).

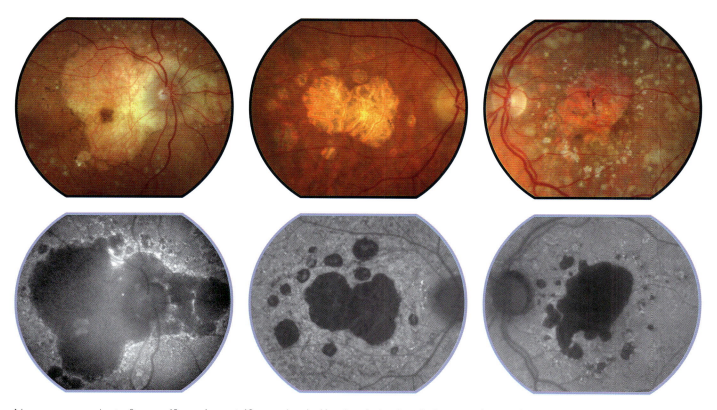

Nos casos graves de atrofia geográfica as áreas atróficas podem ir além da mácula, disco óptico e arcadas vasculares temporais. Esses olhos exibem atrofia geográfica central, áreas multifocais de atrofia e uma aparência epitelial pigmentar granular, indicando células em risco de progressão para atrofia.

# Tubulação Retiniana Externa

A tubulação retiniana externa (TER) é um achado da OCT de domínio espectral de uma banda hiper-refletiva espessa circundando uma cavidade hiporrefletiva ramificada, tudo dentro da camada nuclear externa. A TER ocorre frequentemente na DMRI avançada, sobre as áreas de epitélio pigmentar degenerado ou ausente. Constatou-se que ela ocorre também em outros distúrbios retinianos degenerativos, incluindo retinopatia externa oculta zonal aguda, retinose pigmentar, doença de Stargardt, atrofia girata, coroideremia e distrofia cristalina de Bietti. Embora a patogênese não seja completamente compreendida, a TER contém fotorreceptores degenerados e células de Müller; acredita-se que seja um sinal de sobrevivência das células fotorreceptoras nas regiões de lesão da retina externa. É importante reconhecer a TER porque ela pode ser facilmente mal interpretada como fluido cístico, com implicações equivocadas no tratamento.

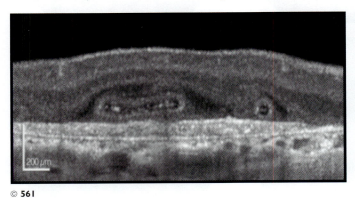
© 561

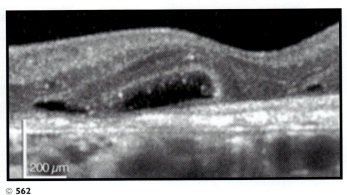
© 562

A TER pode surgir em formas e tamanhos variados na imagem de OCT em corte transversal. A imagem à esquerda mostra uma TER oval e circular dentro da camada nuclear externa. Ambas estão em uma configuração fechada, ao contrário de uma configuração aberta (*imagem à direita*), em que há descontinuidade da banda hiper-refletiva circundando a cavidade.

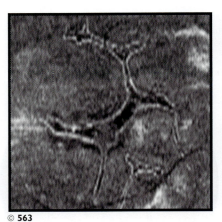
© 563

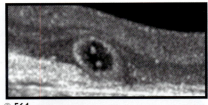
© 564

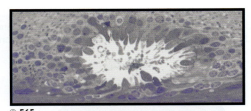
© 565

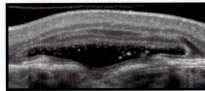
© 566

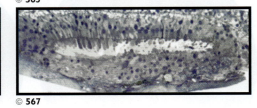
© 567

Os padrões de ramificação da TER são mais bem visualizados com a imagem de OCT *en face* (*imagem à esquerda*). A aparência da SD-OCT de uma TER fechada e circular (*linha superior, centro*) e TER aberta e oval (*linha inferior, centro*) está bem correlacionada com a histologia, que mostra que a TER é composta de cones e células de Müller orientadas radialmente. A histologia identifica quatro fases da TER, dependendo do seu conteúdo no lúmen, incluindo a fase nascente, quando os segmentos interno e externo ainda estão presentes dentro do lúmen, fase madura, quando há apenas segmentos internos, fase degenerada, quando há segmentos internos remanescentes ou ausentes e fase final, quando há apenas células de Müller. *As imagens histológicas são cortesia da Dra. Christine Curcio*

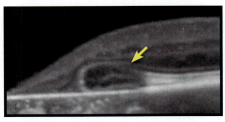
© 568

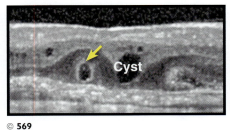
© 569

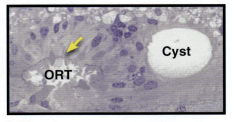
© 570

Uma "borda livre" de fotorreceptores para "rolar" normalmente é necessária para a formação da TER. A borda hiper-refletiva vista na SD-OCT sempre inclui a membrana limitante externa (*seta*) e pode incluir o segmento interno dos fotorreceptores à medida que ela retrai e volta para a membrana limitante externa enquanto os fotorreceptores degeneram (*imagem à esquerda*). A SD-OCT (*imagem central*) e a imagem histológica correspondente (*imagem à direita*) mostram a diferença entre a TER com aparência hiper-refletiva da membrana limitante externa (*setas*) e um espaço cístico adjacente e cheio de fluido que carece desta borda hiper-refletiva. *As imagens histológicas são cortesia da Dra. Christine Curcio*

# Atrofia Coroidiana Relacionada à Idade

Com o advento da OCT de profundidade aumentada (EDI-OCT), é possível obter uma melhor visualização e caracterização da coroide, incluindo as medições da espessura coroidiana. Cada vez mais se reconhece que a degeneração macular relacionada à idade pode envolver atrofia das camadas coroidianas, além das camadas retinianas. Embora a espessura coroidiana reconhecidamente diminua com a idade, os pacientes com atrofia coroidiana relacionada à idade (ARCA) têm uma perda acelerada de espessura coroidiana ao longo do tempo. Esses pacientes podem ter imagens normais na autofluorescência de fundo, implicando um EPR relativamente normal, ao contrário dos olhos com atrofia geográfica. A ARCA é caracterizada por adelgaçamento global da coroide, conhecido também como leptocoroide, com vasos coroidianos rarefeitos e perda de pigmentação na coroide. Esses olhos frequentemente apresentam pseudodrusas reticulares e agrupamentos numulares de hiperplasia pigmentar. Esses pacientes parecem correr um maior risco de glaucoma.

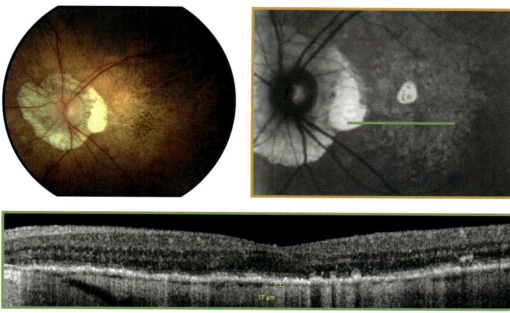

Este paciente com ARCA tem pigmentação macular com áreas de despigmentação e escassez de vasos coroidianos visíveis na retinografia colorida e na retinografia com refletância próxima ao vermelho. A SD-OCT demonstra uma leptocoroide com espessura coroidiana subfoveal de 17 μm.

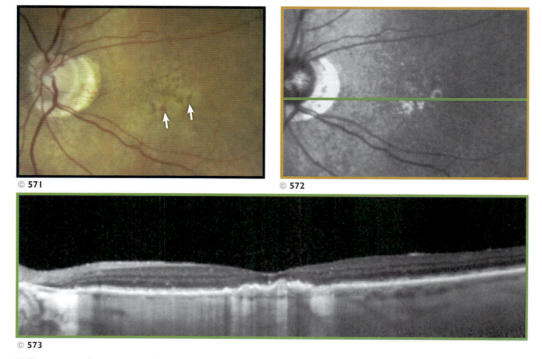

Este paciente tem ARCA com uma hemorragia sub-retiniana (setas) indicativa de neovascularização. A refletância próxima ao infravermelho mostra pseudodrusas reticulares no polo posterior, e a imagem de EDI-OCT mostra elevação do EPR e uma coroide fina.

# Ondulações Retinianas Externas

As ondulações retinianas externas são um achado de SD-OCT recentemente descoberto, representando material curvilíneo, ondulado e hiper-refletivo acima da membrana de Bruch, que ocorre dentro das áreas de atrofia macular. Foram observadas pela primeira vez nos olhos com atrofia geográfica, e acredita-se que representem depósitos residuais sub-EPR e drusas regredidas. Subsequentemente, também foi observada a sua ocorrência nas áreas de neovascularização coroidiana. Histologicamente, as ondulações retinianas externas são representadas pela camada ondulada de depósitos laminares basais que persistem nas áreas de atrofia do EPR. Foi proposto que as ondulações retinianas externas se formam após a perda do EPR e do depósito linear basal, deixando para trás uma camada enrugada de depósito laminar basal persistente.

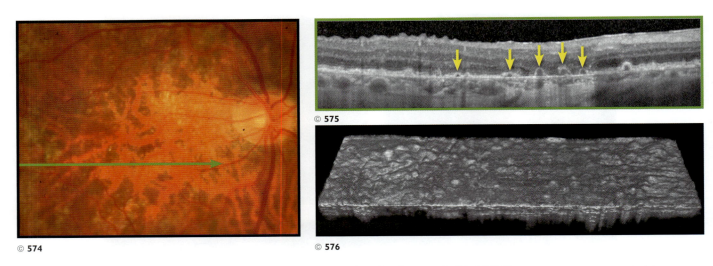

Este paciente com atrofia geográfica exibe ondulações retinianas externas (*setas*) na imagem de SD-OCT. Elas aparecem como um material hiper-refletivo ondulado acima da membrana de Bruch. Uma imagem de OCT com reconstrução superficial do volume (*imagem inferior à direita*) demonstra as características topológicas das ondulações externas. (A orientação e o sítio onde a imagem de OCT foi adquirida são indicados por uma seta verde.)

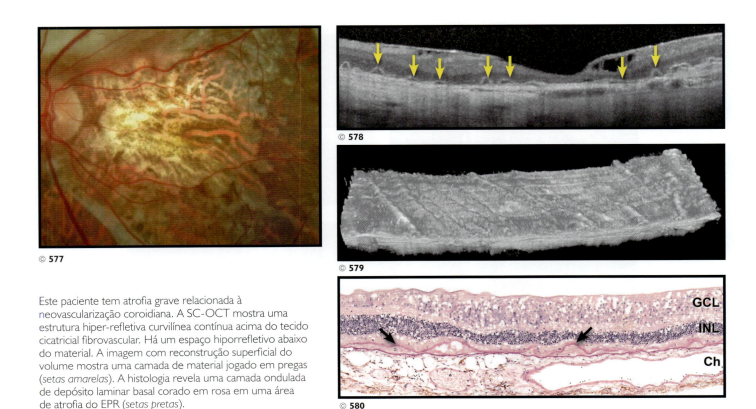

Este paciente tem atrofia grave relacionada à neovascularização coroidiana. A SC-OCT mostra uma estrutura hiper-refletiva curvilínea contínua acima do tecido cicatricial fibrovascular. Há um espaço hiporrefletivo abaixo do material. A imagem com reconstrução superficial do volume mostra uma camada de material jogado em pregas (*setas amarelas*). A histologia revela uma camada ondulada de depósito laminar basal corado em rosa em uma área de atrofia do EPR (*setas pretas*).

# Degeneração Macular Neovascular Associada à Idade

A DMRI neovascular é caracterizada pela presença de neovascularização coroidiana e/ou intrarretiniana com complicações serosas e hemorrágicas associadas. A classificação da neovascularização coroidiana (NVC) é complexa e se baseia tradicionalmente na interpretação da angiografia fluoresceínica. No entanto, a aplicação mais ampla da angiografia com indocianina verde (ICG), autofluorescência de fundo e OCT facilitou uma maior compreensão das relações anatômicas envolvidas no processo neovascular. Por sua vez, isso levou à formulação de uma classificação baseada anatomicamente que foi descrita originalmente pelo Dr. J. Donald M. Gass. Com base em suas interpretações dessas características histopatológicas e angiográficas fluoresceínicas da NVC, Gass sugeriu que a neovascularização que prolifera sob o EPR era menos distinta em suas margens, menos permeável e menos ativamente proliferativa do que os outros tipos de neovascularização. Ele denominou essa entidade como neovascularização do tipo 1. Com a angiografia fluoresceínica, a neovascularização do tipo 1 normalmente vai exibir uma NVC mal definida ou "oculta". O DEP fibrovascular ou as elevações irregulares mais planas do EPR também vão se manifestar como pontos com margens distintas na angiografia fluoresceínica. Gass descreveu uma segunda forma, a neovascularização do tipo 2, na qual os vasos coroidianos penetraram o complexo membrana basal-EPR, ganhando acesso ao espaço sub-retiniano. A neovascularização do tipo 2 prolifera ativamente embaixo da retina neurossensorial e demonstra um padrão bem definido ou "clássico" de fluorescência na angiografia fluoresceínica. Nota-se um vazamento intenso inicial e bem demarcado, associado ao acúmulo de corante nos espaços sub-retiniano e intrarretiniano. O vazamento tipicamente fica mais fluorescente durante a fase de recirculação da angiografia. Mais recentemente, foi descrito um terceiro tipo anatômico de neovascularização na DMRI, associado à proliferação de neovasos dentro da própria retina, denominada neovascularização do tipo 3 (também chamada de proliferação angiomatosa retiniana). A neovascularização intrarretiniana ocorre junto com uma resposta telangiectásica compensatória que é caracterizada pela perfusão das arteríolas, drenagem das vênulas e eventual formação de anastomoses entre a proliferação intrarretiniana e a neovascularização sub-EPR. A neovascularização do tipo 3 pode, em alguns casos, ter um componente coroidiano inicial ou simultâneo, mas o aspecto principal é a proliferação ativa dentro da retina neurossensorial. Outra forma de neovascularização é a vasculopatia polipoidal da coroide (VPC), que é considerada uma variante da neovascularização do tipo 1 porque reside no espaço epitelial subpigmentar. Com a VPC, pode haver uma ramificação do tipo 1 da rede neovascular com alterações aneurismáticas terminais (pólipos).

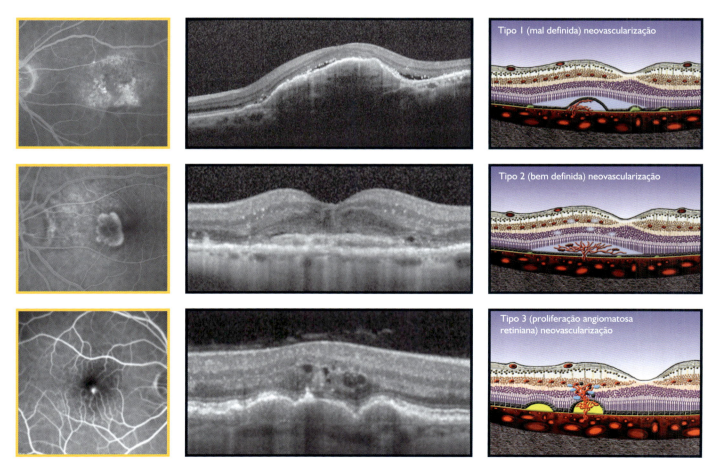

A frequência relativa dos subtipos neovasculares na DMRI neovascular recém-diagnosticada nos pacientes brancos é de aproximadamente 40% do tipo 1 (*linha superior*), 9% do tipo 2 (*linha intermediária*), 34% do tipo 3 (*linha inferior*) e 17% mista.

# Angiografia por Tomografia de Coerência Óptica da Neovascularização

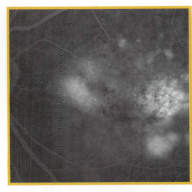
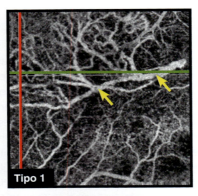
Tipo 1

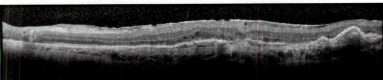

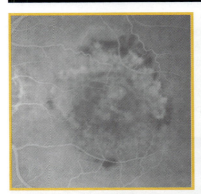
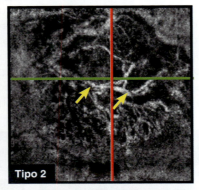
Tipo 2

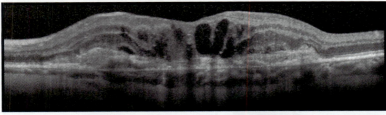

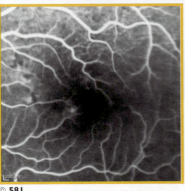
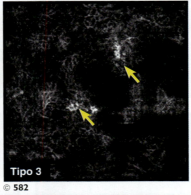
Tipo 3

A angiografia por tomografia de coerência óptica (OCTA) é uma técnica sem contato e relativamente nova que permite a visualização da circulação retiniana e coroidiana sem utilização de corantes. A OCTA usa características de fluxo dentro de um tecido definido para reconstruir uma imagem da rede vascular. Como permite a visualização seletiva da vasculatura em relação à profundidade retiniana, ela é especialmente adequada para estudar a morfologia e as relações espaciais dos diferentes subtipos de neovascularização. As características da FA, OCTA e OCT estrutural da neovascularização do tipo 1, 2 e 3 são fornecidas. O campo de visão da OCTA mede tipicamente 3 × 3 mm e, portanto, é menor do que a maioria das angiografias fluoresceínicas. A interseção das miras vermelhas e verdes na OCTA representa a fóvea central. Repare nos vasos tronculares de grosso calibre (*setas amarelas*) abaixo do EPR na neovascularização do tipo 1 e acima do EPR na do tipo 2. A neovascularização do tipo 3 é caracterizada por pontos focais de maior intensidade de sinal no plexo capilar retiniano profundo, proporcionando evidências que apoiam uma origem predominantemente intrarretiniana deste subtipo neovascular.

# Neovascularização do Tipo I

A neovascularização do tipo I origina-se da coroide e se estende sob o EPR. Descolamentos subsequentes do EPR e da retina sobrejacente podem ocorrer eventualmente. Esta forma de neovascularização é mal delimitada com a angiografia fluoresceínica e cora nos estágios finais com margens irregulares.

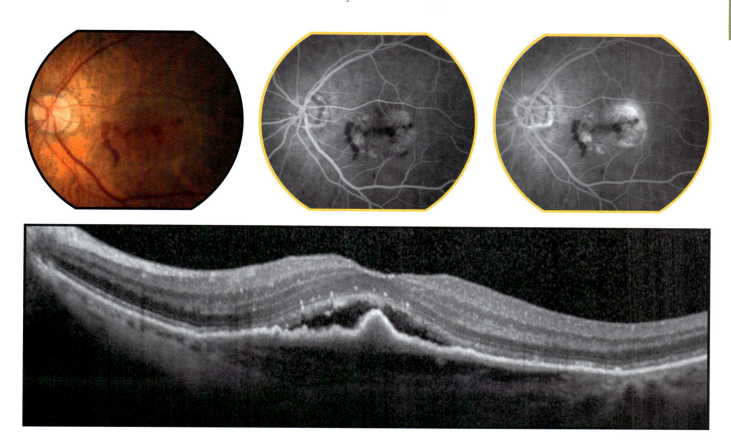

Este é um exemplo de neovascularização do tipo I. Há um DEP vascularizado com elevação secundária da retina sobrejacente e hemorragia sub-retiniana. No início da angiografia fluoresceínica, há uma área indistinta de coloração epitelial subpigmentar (*linha superior, imagem central*). No estágio final da angiografia há coloração do complexo neovascular epitelial subpigmentar e vazamento para o descolamento neurossensorial (*linha superior, imagem à direita*). A OCT mostra que a neovascularização está confinada ao espaço epitelial subpigmentar com uma área sobrejacente de fluido sub-retiniano. O DEP vascularizado pode se apresentar com altura e forma irregulares, como mostrado aqui. Pode haver graus variados de material hiper-refletivo sub-EPR, composto de tecido neovascular, exsudação e hemorragia.

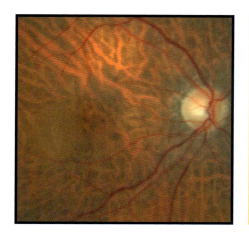
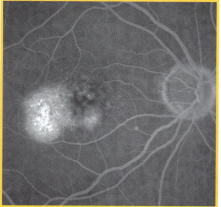
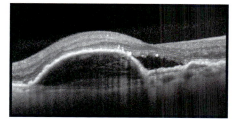

O DEP vascularizado também pode se apresentar liso e bem circunscrito, com uma borda nivelada ou dentada. Esta última é um sinal de neovascularização escondida ou "oculta". Esta retinografia colorida mostra um DEP liso e bem circunscrito, amarelo-laranja, que demonstra acúmulo na fase tardia da angiografia fluoresceínica. A OCT mostra um DEP vascularizado com sinais heterogêneos sub-EPR e fluido sub-retiniano.

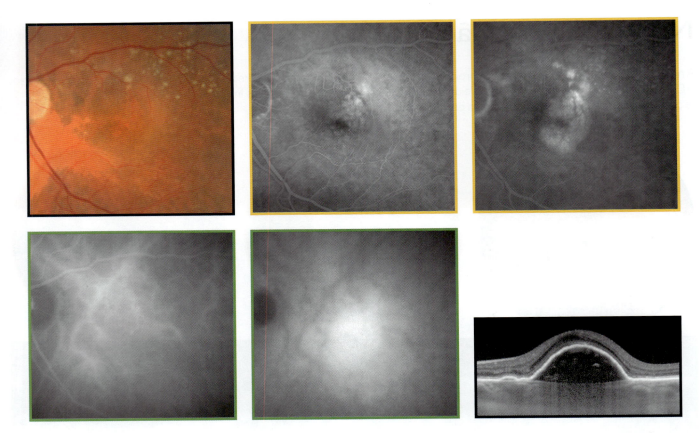

Este DEP vascularizado se apresenta como uma elevação amarelo-laranja lisa e bem circunscrita do EPR na retinografia colorida. A angiografia fluoresceínica revela hiperfluorescência mínima pontilhada e irregular na fase inicial e coloração do DEP fibrovascular com áreas de vazamento nas fases finais, coerente com a aparência de uma membrana neovascular coroidiana. A angiografia com indocianina verde não demonstra um delineamento claro do complexo neovascular na fase inicial, mas revela uma área bem definida de hiperfluorescência, denominada "placa", na fase tardia. A OCT mostra uma elevação abobadada do EPR com sinais heterogêneos de sub-EPR coerentes com um DEP vascularizado.

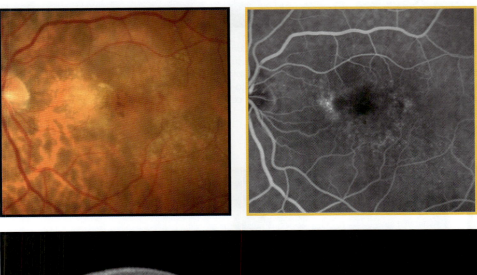

Os DEPs vascularizados podem ocorrer com uma mistura de componentes serosos, drusenoides e vascularizados. A angiografia fluoresceínica revela áreas pontilhadas irregulares de vazamento na fase tardia, e a OCT exibe elevação do epitélio pigmentar, além de fluido sub-retiniano e exsudação. O material sub-EPR pode ser uma mistura de componentes serosos, drusenoides e vasculares.

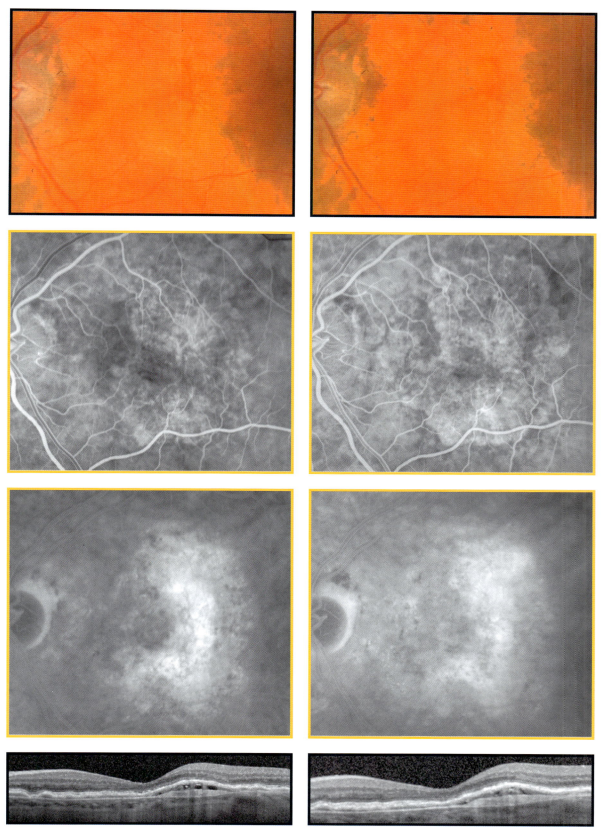

O DEP antigo e vascularizado deste paciente seguiu um curso relativamente benigno ao longo de 6 anos sem tratamento. A retinografia colorida mostra uma pigmentação mosqueada e hipopigmentação sem evidência de lipídios ou hemorragia (*imagem superior à esquerda*), que estava praticamente inalterada 6 anos mais tarde (*imagem superior à direita*). A angiografia fluoresceínica mostra um padrão um tanto atípico para uma lesão do tipo 1 com a neovascularização aparecendo bem delineada devido à pigmentação do EPR sobrejacente (*segunda linha*). As imagens tardias mostram coloração tardia mal definida (*terceira linha*). Nota-se um crescimento lento da lesão do tipo 1 ao longo do intervalo de 6 anos. A OCT no domínio espectral tirada na apresentação mostra um DEP vascularizado com arquitetura retiniana externa preservada e nenhuma evidência de fluido sub-retiniano ou exsudação (*imagem inferior à esquerda*). Há uma cicatriz lamelar organizada, observada dentro do compartimento sub-DEP. Seis anos mais tarde, a SD-OCT permanece praticamente inalterada (*imagem inferior à direita*). A acuidade visual ainda é de 20/30.

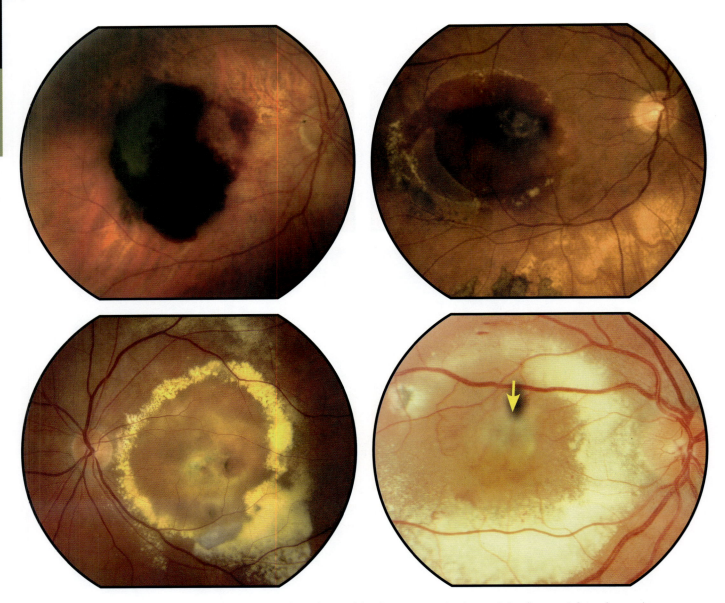

Um descolamento vascularizado do epitélio pigmentar pode ser hemorrágico (*imagens superiores*), exsudativo (*imagens inferiores*) ou ambos. Uma membrana neovascular coroidiana acinzentada (*seta*) é vista dentro do exsudato. No início do processo exsudativo, podem ser observados fluido sub-retiniano, hemorragia e lipídios. Geralmente, o grau de exsudação dos lipídios está relacionado com a cronicidade da lesão, a natureza dos componentes vasculares e possivelmente também o nível sistêmico dos lipídios séricos. *A imagem inferior à esquerda é cortesia da Ophthalmic Imaging Systems, Inc*

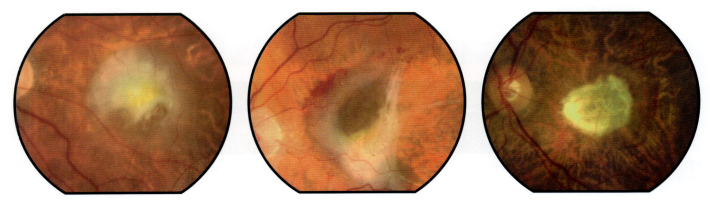

Os DEPs vascularizados podem acabar ficando fibróticos. Nestes pacientes, há predominantemente uma exsudação serosa (*imagem à esquerda*), um DEP vascularizado hemorrágico e fibrótico combinado (*imagem central*) e um DEP vascularizado fibrótico ou cicatriz disciforme (*imagem à direita*). *A imagem à esquerda é cortesia da Ophthalmic Imaging Systems, Inc*

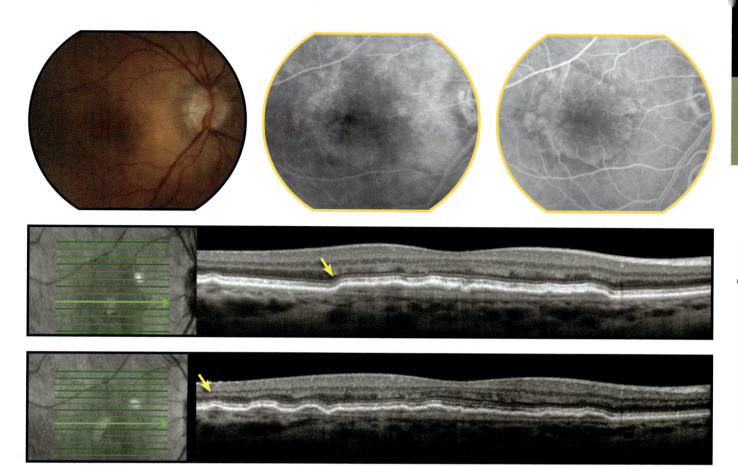

A neovascularização do tipo 1 pode se desenvolver anos antes de qualquer evidência clínica de exsudação. A retinografia colorida não mostra evidências de hemorragia sub-retiniana ou exsudação. A angiografia fluoresceínica tirada na apresentação mostra uma área quiescente mal definida de coloração hiperfluorescente (*imagem superior central*), que não mudou significativamente de tamanho após 3 anos (*imagem superior à direita*). Há um vazamento angiográfico mínimo do tecido neovascular. As imagens de SD-OCT mostram que a área do tecido vascular do tipo 1 cresceu em sua borda temporal (*setas*) quando a OCT da apresentação foi comparada com a imagem mais recente 3 anos depois (*imagem da linha inferior*).

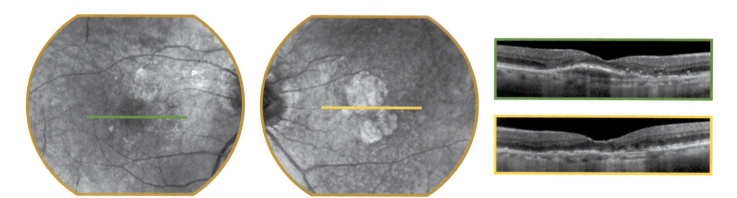

Embora o curso clínico seja variável, as lesões neovasculares do tipo 1 tendem a se comportar menos agressivamente do que as lesões dos tipos 2 e 3, que provavelmente estão mais associadas a perda rápida da visão e exsudação ativa. Além disso, os olhos com tecido neovascular do tipo 1 parecem ser mais resistentes à ocorrência de atrofia geográfica quando comparados com o olho contralateral não neovascular no mesmo paciente. Essas imagens de refletância próxima ao infravermelho tiradas do mesmo paciente mostram ausência de atrofia geográfica no olho direito e uma grande mancha central de atrofia geográfica no olho esquerdo. A OCT correspondente através da fóvea do olho direito mostra neovascularização do tipo 1 (DEP vascularizado). Este olho recebeu tratamento anti-VEGF intravítreo em um regime de 5 anos do tipo "tratar e estender". A OCT através da fóvea no olho esquerdo mostra áreas de adelgaçamento retiniano externo e perda de fotorreceptores e EPR dentro das áreas de atrofia.

# Variantes Vascularizadas do DEP

O advento da tomografia por coerência óptica no domínio espectral permitiu a caracterização detalhada dos DEPs vascularizados, aumentando com isso a nossa compreensão sobre a fisiopatologia e o curso natural das lesões.

## DEP Multicamadas

Os olhos com DEPs fibrovasculares crônicos tratados com anti-VEGF seriado podem demonstrar camadas organizadas de faixas hiper-refletivas entre a monocamada do EPR e a membrana de Bruch. Essa aparência na SD-OCT foi descrita como um "DEP multicamadas". Foi proposto que essas faixas lamelares multicamadas consistem em tecido fibrocelular com propriedades contráteis. São organizadas tipicamente em uma configuração fusiforme. Com o tratamento contínuo, muitos pacientes com DEPs multicamadas crônicos permanecem com boa acuidade visual a longo prazo e correm um menor risco de roturas do EPR.

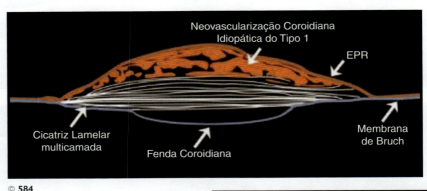

© 584

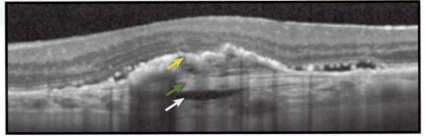

Diagrama esquemático e SD-OCT correspondente a um DEP multicamadas mostrando (1) um complexo fusiforme característico de faixas altamente organizadas em camadas, lamelares e hiper-refletivas (*seta verde*); (2) uma rede vascular sobrejacente (*seta amarela*); e (3) um espaço hiporrefletivo subjacente, denominado fenda pré-coroidiana, que representa contração, exsudação ou ambos (*seta branca*).

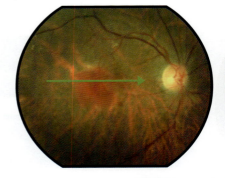
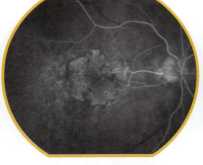
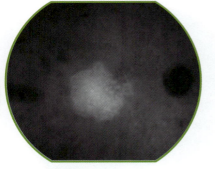

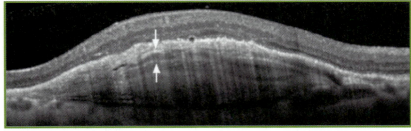

A retinografia colorida mostra um DEP vascularizado avermelhado que poderia ser atribuído ao ingurgitamento do complexo neovascular dentro do compartimento sub-EPR. A angiografia fluoresceínica e com indocianina verde exibem uma placa hiperfluorescente, compatível com membrana neovascular do tipo 1. A imagem correspondente de SD-OCT exibe um complexo fusiforme de faixas hiper-refletivas bem abaixo do EPR e dentro do DEP fibrovascular. Abaixo do EPR, nota-se uma rede vascular heterogênea ampliada (*setas*). Subjacente à estrutura lamelar multicamadas, há uma fenda pré-coroidiana hiporrefletiva separando o complexo do tecido neovascular da membrana de Bruch.

## O "Sinal da Cebola"

O "sinal da cebola" é uma aparência característica da SD-OCT na qual faixas curvilíneas hiper-refletivas estão organizadas em um padrão lamelar dentro de um DEP vascularizado. Essas faixas estão clinicamente correlacionadas com sítios de exsudação lipídica sub-EPR e histologicamente correlacionadas com sítios onde se formam fendas de colesterol.

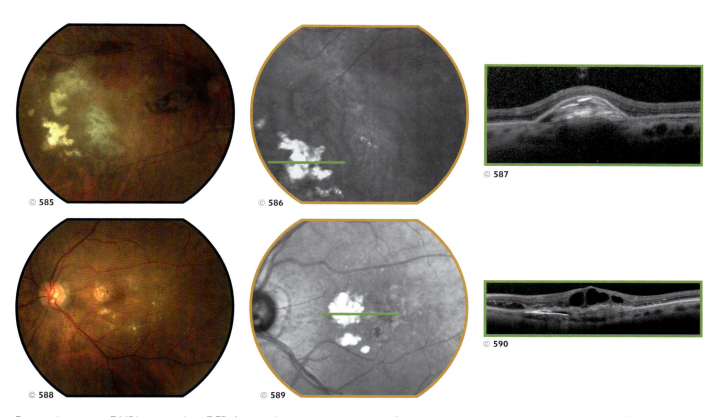

Estes pacientes com DMRI neovascular e DEP têm uma lesão amarela na retinografia colorida que corresponde a uma lesão hiper-refletiva na imagem de refletância próxima ao infravermelho. Através dessas lesões, a SD-OCT revela linhas hiper-refletivas.

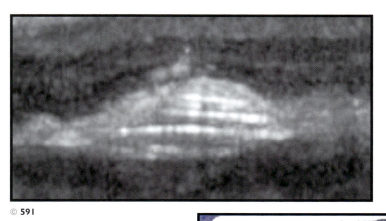

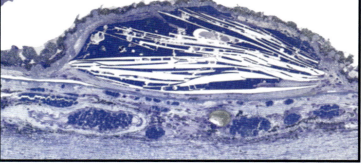

A configuração dos planos hiper-refletivos nas imagens de SD-OCT está correlacionada com o padrão das fendas de colesterol vistas nas amostras histológicas. As fendas de colesterol se formam após a extração dos cristais de colesterol durante o processamento do tecido pós-morte. Clinicamente, os cristais de colesterol representam precipitação de lipídios durante o processo exsudativo.

## Roturas do Epitélio Pigmentar da Retina

As roturas do EPR podem complicar a história natural dos DEPs fibrovasculares na DMRI neovascular. O risco de roturas do EPR é de 5-17% maior nas pessoas que recebem tratamento anti-VEGF. As roturas do EPR podem ser grandes e visualmente catastróficas, mas também podem ser compatíveis com a visão central preservada quando são pequenas ou ocorrem excentricamente. Um sistema de classificação baseado na medida do maior diâmetro linear da laceração do EPR foi desenvolvido para prever os resultados visuais e anatômicos.

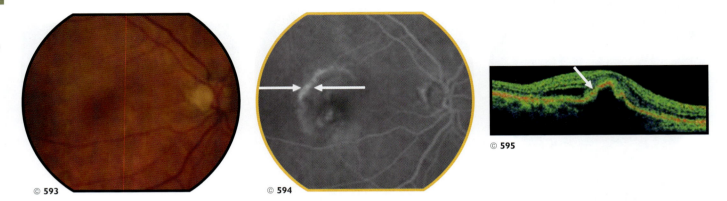

Rotura do EPR de grau 1 — maior diâmetro linear menor que 200 μm. A angiografia fluoresceínica mostra um anel hiperfluorescente fino sutil na borda do DEP (setas). A OCT mostra um DEP em tenda ou irregular com um defeito microscópico semelhante a um ponto no nível do EPR (seta). As roturas do EPR de grau 1 têm resultados visuais melhores e uma resposta melhor ao tratamento anti-VEGF do que as lacerações grandes. As pequenas lacerações do EPR podem evoluir para uma rotura de maior grau ao longo do tempo.

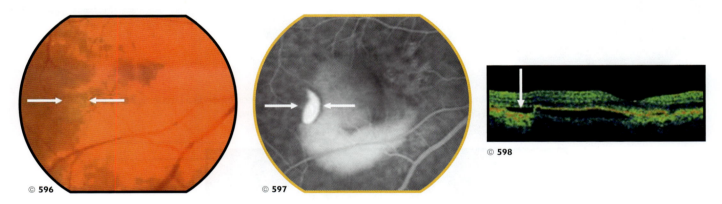

Rotura do EPR de grau 2 — entre 200 μm e 1 disco de diâmetro. A angiografia fluoresceínica mostra um defeito de janela oval com coloração tardia do tecido circundante. Há hipofluorescência ao longo da margem da rotura devido ao bloqueio provocado pela borda enrolada. A OCT mostra um defeito visível no EPR.

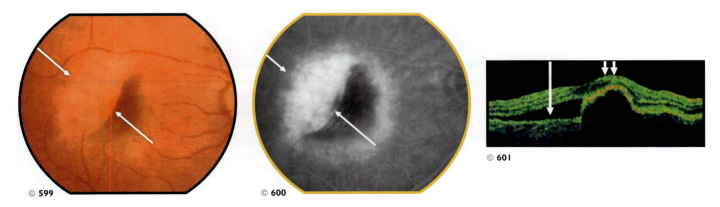

Rotura do EPR de grau 3 — maior que 1 disco de diâmetro. A angiografia fluoresceínica mostra um defeito de transmissão grande em forma de crescente com uma mancha de hipofluorescência adjacente devido ao bloqueio. Pregas radiais irregulares também estão presentes. A OCT mostra um grande defeito de EPR adjacente a um DEP espesso e irregular.

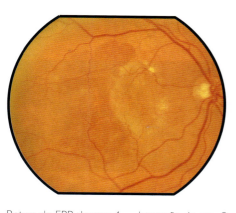
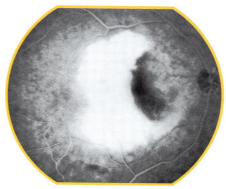
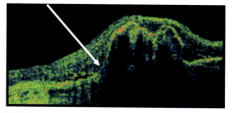

Rotura do EPR de grau 4 — laceração de grau 3 que envolve a fóvea. Este paciente tem uma grande rotura do EPR em forma de meia-lua na mácula temporal, com consolidação do epitélio pigmentar temporal retraído na direção nasal. As roturas de grau 4 têm um prognóstico visual muito ruim, com ou sem tratamento anti-VEGF.

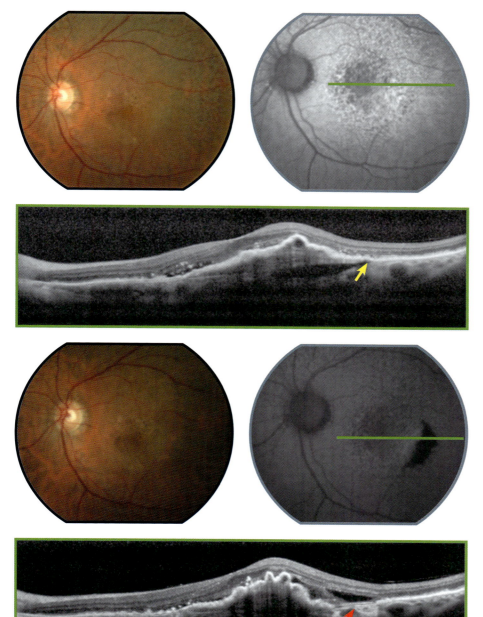

As imagens nas duas linhas superiores foram obtidas antes da rotura do EPR, e as imagens nas duas linhas inferiores foram obtidas logo após a rotura do EPR. Antes da rotura do EPR, o tecido neovascular adere à subsuperfície do EPR e parece contrair, exercendo tensão no EPR na junção aderida-descolada do EPR (*seta amarela*). A presença do espaço hiporrefletivo ou da fenda pré-coroidiana na OCT é um achado característico dos DEPs vascularizados, que correm um alto risco de rotura do EPR. Uma rotura do EPR é evidente no sítio de tração na visita subsequente (*seta vermelha*). O EPR rolado no ápice do DEP também é evidente na OCT. O sítio de rotura do EPR é hipoautofluorescente na imagem de autofluorescência do fundo, e o EPR enrolado é hiperautofluorescente.

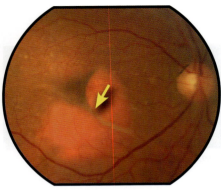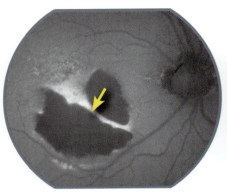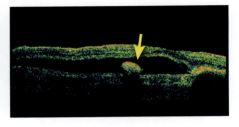

Este paciente tinha uma rotura bilobada incomum no epitélio pigmentar. Existe uma aba de ligação de epitélio pigmentar preservado estendendo-se pelo defeito. Há hiperpigmentação epitelial pigmentar devido à consolidação dessa camada de tecido. A imagem de OCT mostra uma área nodular de epitélio pigmentar correspondente ao tecido de ligação (seta), com ausência de EPR em ambos os lados. A autofluorescência do fundo mostra hipoautofluorescência na área de epitélio pigmentar desnudado e hiperautofluorescência do tecido de ligação de epitélio pigmentar espiralado e retraído.

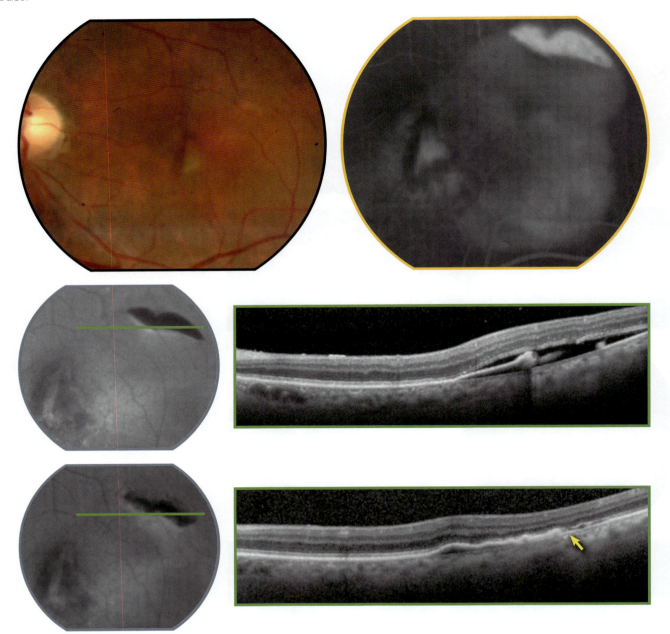

A retinografia colorida e a angiografia fluoresceínica mostram o início de uma rotura do EPR. São exibidas a autofluorescência de fundo e a SD-OCT na apresentação (linha intermediária) e 6 meses após a continuação do tratamento anti-VEGF (linha inferior). Como é possível notar aqui, algumas roturas do EPR passam por uma renovação superficial do EPR devido a migração ou repovoamento (seta).

# Vasculopatia Polipoidal da Coroide

A vasculopatia polipoidal da coroide (VPC) é reconhecida atualmente como uma forma de neovascularização do tipo 1 porque os pólipos parecem se originar do tecido neovascular acima da membrana de Bruch em vez da coroide interna, como foi descrito originalmente. A VPC também foi denominada síndrome de sangramento uveal posterior e síndrome dos múltiplos DEPs sero-hemorrágicos retinianos recorrentes. Esta síndrome foi descrita originalmente como uma entidade distinta que ocorre predominantemente nos indivíduos afro-americanos e orientais entre 50 e 65 anos de idade sem outros achados típicos da DMRI (drusas e anomalias pigmentares). Evidências crescentes sugerem que a VPC está associada a anomalias coroidianas, como maior espessura, hiperpermeabilidade e paquivasos. A genética da VPC é uma questão não definida. A neovascularização do tipo 1 com pólipos, na ausência de outros atributos fenotípicos e demográficos característicos da VPC, é denominada frequentemente neovascularização polipoidal.

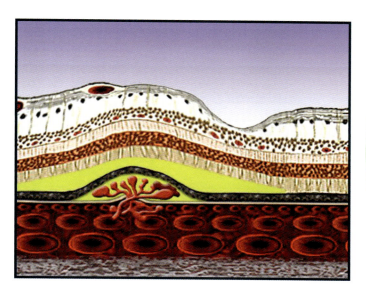
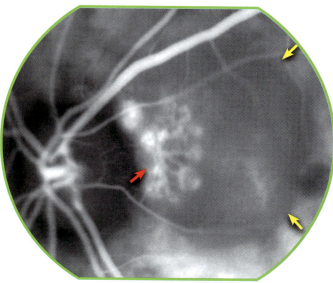

O diagrama esquemático (*painel esquerdo*) ilustra uma anomalia vascular polipoidal abaixo de um descolamento do epitélio pigmentar, característico de neovascularização do tipo 1. A angiografia com ICG é superior à FA na obtenção e imagens da VPC, já que os comprimentos de onda excitatórios no *near-infrared* e os comprimentos de onda fluorescentes utilizados na angiografia ICG penetram mais no fundo do olho através do EPR e das complicações seros-hemorrágicas. Há um DEP (*setas amarelas*) e uma rede vascular ramificada, terminando em dilatações aneurismáticas ou pólipos no espaço sub-EPR (*seta vermelha*).

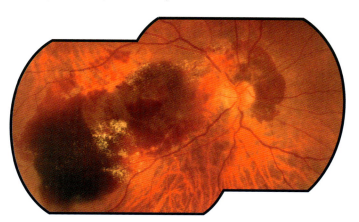
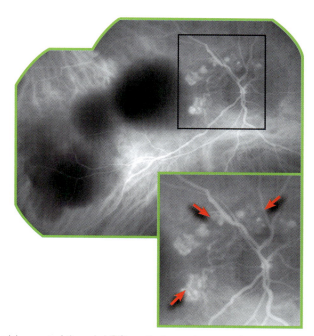
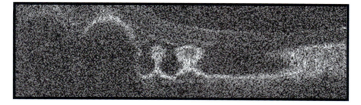

Grandes descolamentos hemorrágicos do epitélio pigmentar e da retina neurossensorial, característicos de VPC, particularmente em pacientes com hipertensão sistêmica. A angiografia ICG, à direita, mostra uma rede vascular ramificada com elementos polipoidais na região peripapilar (*setas*). A OCT mostra lesões polipoidais circulares ou, neste caso, uma aparência de "haltere" do EPR devido a protrusões anteriores do tecido neovascular do epitélio pigmentar.

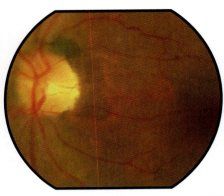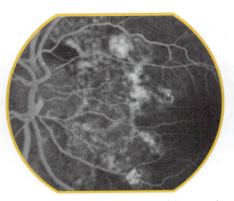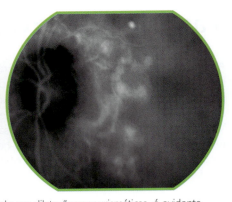

Esta paciente é afro-americana e apresenta VPC peripapilar. O padrão de ramificação típico, terminando em dilatações aneurismáticas, é evidente através do EPR despigmentado sobrejacente. A angiografia fluoresceínica mostra uma área de hiperfluorescência correspondente à anomalia vascular (*imagem central*), mas a angiografia com ICG delimita claramente todas as características das lesões polipoidais.

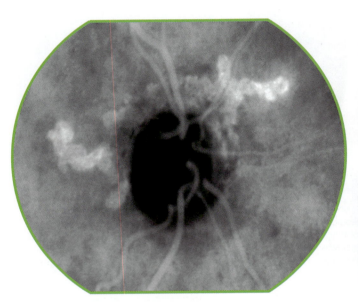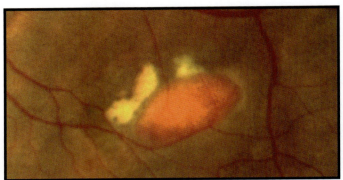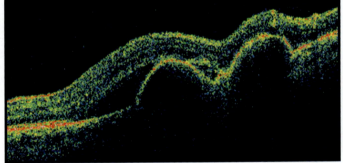

Nos Estados Unidos, a VPC é mais comum nos pacientes afro-americanos do que nos pacientes caucasianos e envolve frequentemente a área peripapilar, em vez da região macular central. As lesões polipoidais podem aparecer alaranjadas, simulando um hemangioma, e podem ter uma borda de deposição lipídica (*imagem superior à direita*). A OCT (*imagem inferior à direita*) mostra vários DEPs com descolamento neurossensorial sobrejacente. Em alguns casos, uma "dupla camada" de refletância pode ser vista correspondendo ao pólipo.

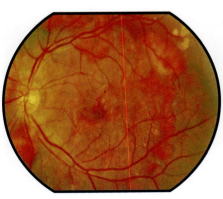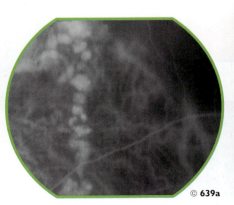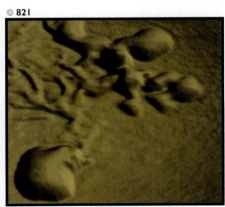

Este paciente japonês apresenta uma área de VPC generalizada na mácula central. Há um alinhamento vertical das lesões vasculares polipoidais, mais bem visualizadas na angiografia com ICG (*imagem central*). A VPC é bem comum nos pacientes japoneses e do sudeste asiático, nos quais o envolvimento macular central não é incomum. A OCT *en face* mostra elevações do tipo bolha, correspondentes a rede vascular ramificada, DEPs e os próprios pólipos.

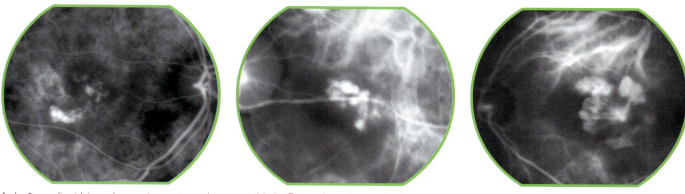

As lesões polipoidais podem variar em tamanho e quantidade. Estes três pacientes têm lesões polipoidais centrais de tamanhos variados.

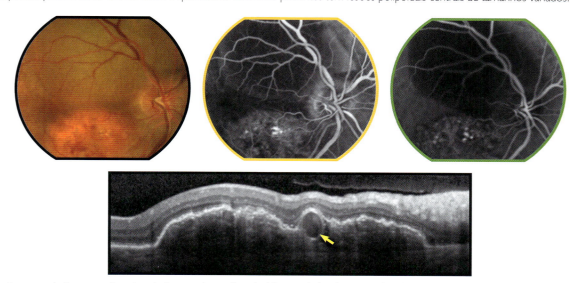

Este paciente tem uma lesão vermelho-alaranjada na retinografia colorida associada a hemorragia sub-retiniana e DEP seroso. A angiografia fluoresceínica mostra hiperfluorescência na área de uma membrana neovascular do tipo 1 e um DEP seroso bem definido acima dela. O angiografia com ICG mostra pólipos hiperfluorescentes discretos dentro do tecido neovascular do tipo 1 e uma área hipofluorescente separada, correspondente ao DEP seroso adjacente. A OCT em domínio espectral revela padrões reflexivos heterogêneos dentro do DEP vascularizado. Uma lesão ovoide bem definida (seta) é uma visão em corte de um dos pólipos. Os pólipos se encontram tipicamente abaixo do EPR, dentro de uma lesão do tipo 1 acima da membrana de Bruch e não na coroide embaixo.

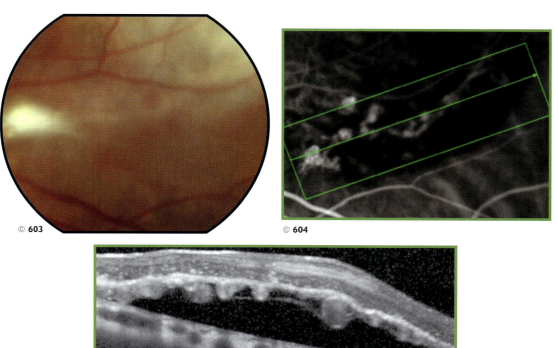

As lesões polipoidais, que aparecem como uma série de lesões vermelho-alaranjadas na retinografia colorida, podem corresponder a uma rede vascular ramificada mais bem visualizada na angiografia com ICG. As lesões polipoidais podem ser aderidas à superfície do EPR e formar um "colar de pérolas" na imagem de SD-OCT.

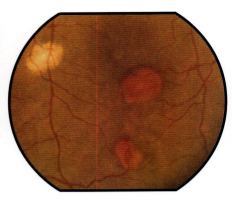 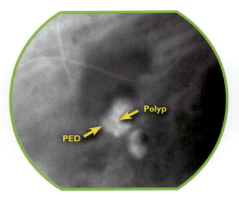 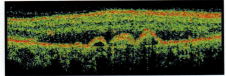

As lesões polipoidais podem aparecer como DEPs alaranjados (*imagem à esquerda*); no entanto, a angiografia com ICG vai revelar anomalia vascular polipoidal por baixo do EPR, que pode corar devido a um vazamento (*imagem central*). A OCT mostra várias elevações em corcova do DEP e refletância embaixo dele, decorrente dos elementos vasculares (*imagem à direita*).

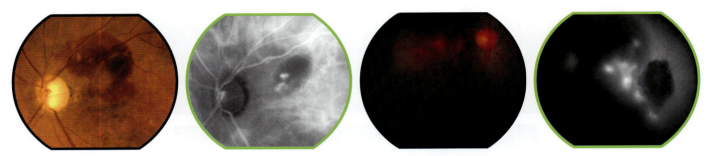

É possível que as lesões polipoidais não sejam evidentes clinicamente, pois elas podem ser mascaradas por complicações sero-hemorrágicas sobrejacentes. Na retinografia colorida, as hemorragias sub-retinianas e/ou vítreas graves (*terceira imagem a partir da esquerda*) podem dificultar a avaliação da anomalia vascular, mas o agrupamento de VPC peripapilar frequentemente é bem demonstrado na angiografia com ICG (*imagem à direita*).

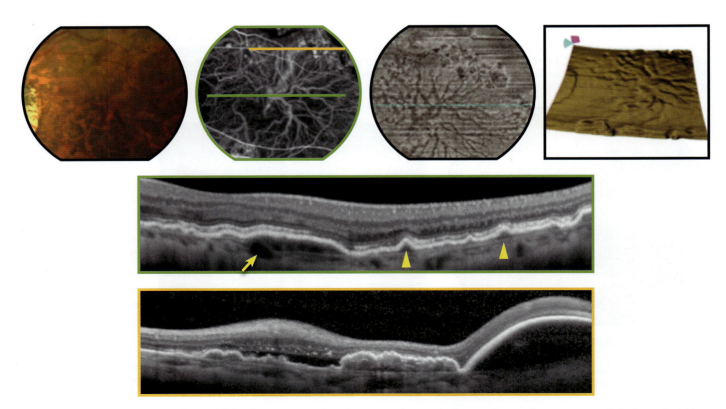

A retinografia colorida e a angiografia com ICG exibem uma grande rede neovascular na mácula central que se liga a um grupo de lesões polipoidais na direção superotemporal. A SD-OCT demonstra uma rede vascular ramificada situada inteiramente acima da membrana de Bruch (*seta*), causando várias elevações do EPR, o conhecido sinal da dupla camada (*pontas de seta*). A SD-OCT, através da lesão polipoidal, mostra elevações em corcova do EPR, com refletância heterogênea por baixo dele devido aos elementos vasculares polipoidais.

# Curso Natural

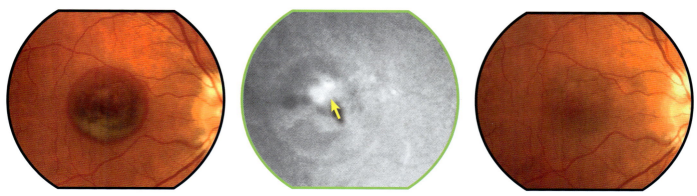

O curso natural da NV polipoidal é altamente variável. Esta mulher caucasiana jovem sofreu sangramento na mácula central (*imagem à esquerda*). A imagem de ICG mostra lesões polipoidais vazando (*seta*) junto com hipofluorescência decorrente de sangramento. Após várias semanas de observação, houve desaparecimento completo da hemorragia sub-retiniana (*imagem à direita*).

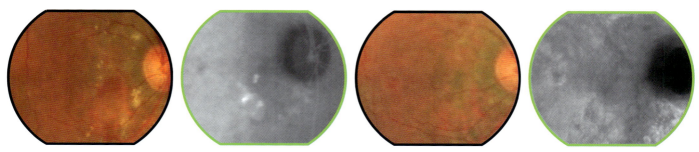

Este paciente tinha um grupo de lesões polipoidais pequenas perto do nervo óptico (*duas imagens à esquerda*). Após 5 meses de observação, as complicações sero-hemorrágicas se resolveram (*duas imagens à direita*) e praticamente não havia evidências de anomalias polipoidais preexistentes. Acredita-se que o autoinfarto das lesões faça parte do curso natural da NV polipoidal em uma pequena porcentagem de pacientes.

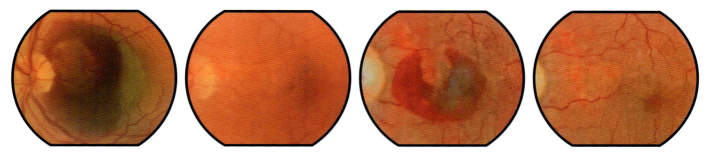

Alguns pacientes com NV polipoidal evoluem melhor do que aqueles com outras formas de DMRI neovascular. Esses dois pacientes apresentaram hemorragia sub-retiniana que invadiu a área subfoveal e ameaçou a fóvea. Após vários meses, o sangramento se resolveu espontaneamente. (As imagens na apresentação e as imagens finais do paciente 1 são exibidas como as duas imagens à esquerda, e as duas à direita são do paciente 2.)

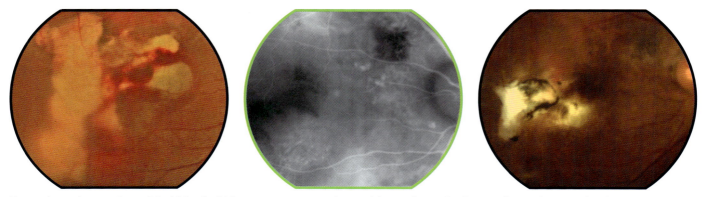

Este paciente afro-americano tinha NV polipoidal com componentes ativos no feixe papilomacular. A anomalia vascular era maior do que o esperado quando foram obtidas as imagens com angiografia ICG. A resolução do descolamento sero-hemorrágico ocorreu em um período de 14 meses. Há cicatrização residual na mácula, em sua maioria precedendo o sangramento recente.

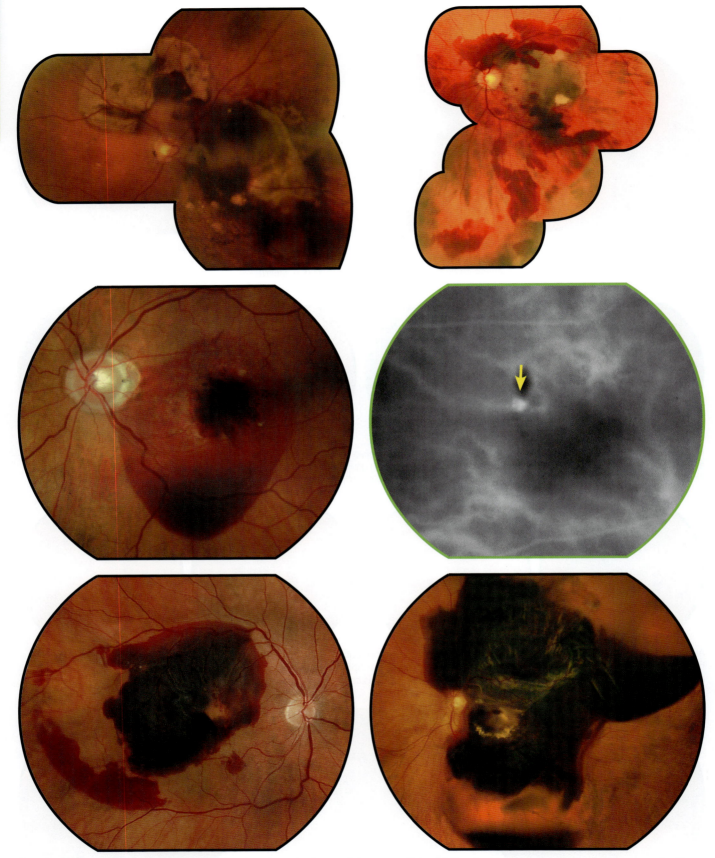

Estes pacientes caucasianos adultos têm grandes descolamentos hemorrágicos secundários à NV polipoidal. Repare na hemorragia (*imagem do alto à direita*) no polo posterior. O olho contralateral tinha um evento parecido (*imagem do alto à esquerda*), exceto por haver preservação da mácula central. As fotografias do meio exibem uma grande hemorragia central que parece ser uma lesão polipoidal única (*seta*). Isso não é incomum nos pacientes que tomam anticoagulantes ou que têm hipertensão sistêmica grave. As duas imagens inferiores representam descolamentos hemorrágicos graves em pacientes caucasianos sem drusas moles associadas. Os pacientes com NV polipoidal podem apresentar drusas em qualquer um dos olhos, ao contrário da neovascularização dos tipos 1 ou 2 na DMRI.

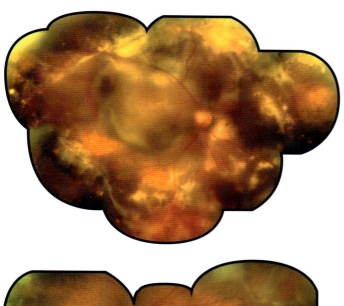
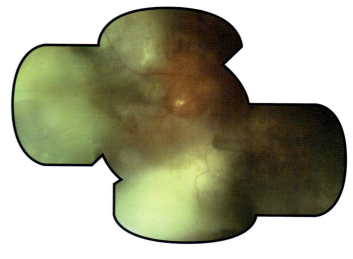
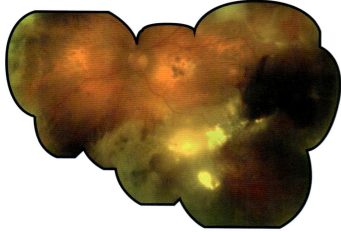

Estes três pacientes caucasianos com hipertensão sistêmica têm VPC generalizada. Cada um teve descolamento hemorrágico recorrente e proliferação fibrótica secundária na periferia.

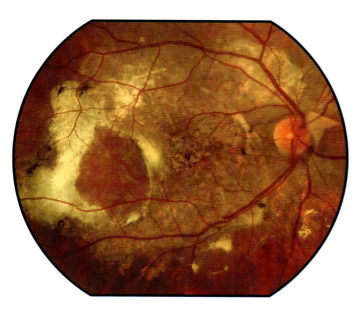

A VPC difusa e antiga pode resultar em atrofia generalizada, degeneração pigmentar, fibrose e cicatrização disciforme. Neste estágio da VPC, a cicatrização disciforme vista é indistinguível de qualquer outra forma de neovascularização.

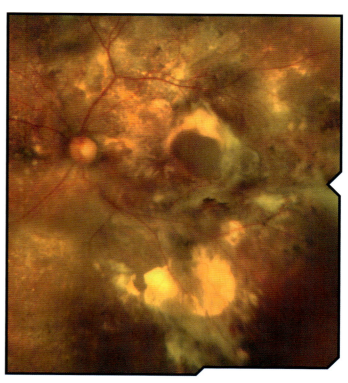

Os descolamentos globais ocorreram na VPC, levando à rubeose de íris e exigindo enucleação. Repare na cicatrização generalizada neste paciente.

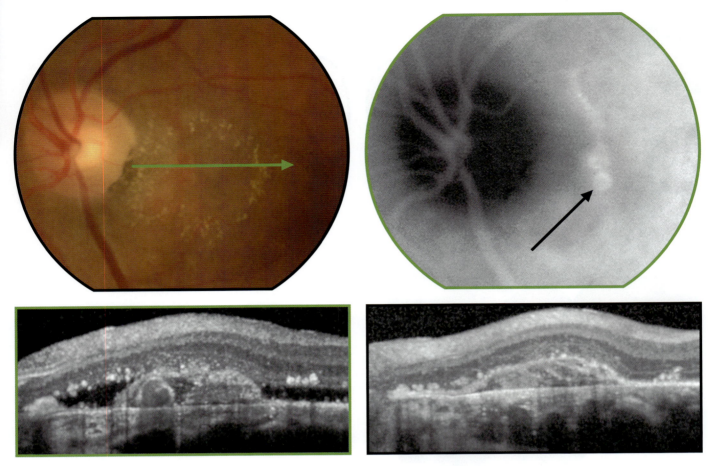

Este paciente com VPC tinha lesões vermelho-alaranjadas com um anel circinado de exsudação lipídica na retinografia colorida e lesões polipoidais hiperfluorescentes na angiografia com ICG (*seta negra*). A imagem de SD-OCT mostra um elemento polipoidal circular dentro do complexo neovascular sub-EPR e vários focos hiper-reflexivos intrarretinianos que correspondem à exsudação lipídica (*imagem inferior à esquerda*). Foi realizada fotocoagulação térmica com *laser* guiada pela ICG. Após o tratamento, houve regressão dos elementos polipoidais, conforme demonstrado pela imagem de SD-OCT (*imagem inferior à direita*).

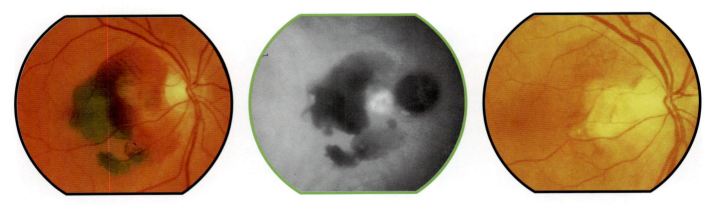

Este paciente tinha hemorragia sub-retiniana envolvendo a fóvea com uma queda aguda na visão para 20/200. A angiografia com ICG exibe uma lesão focal bem definida. Esta área passou por fotocoagulação guiada pela ICG, com resolução da hemorragia sub-retiniana e neovascularização. Isso resultou em uma melhora radical na acuidade visual para 20/30.

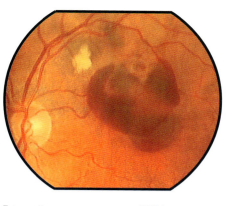 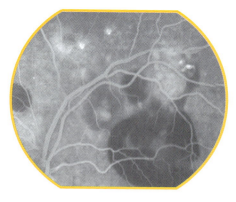 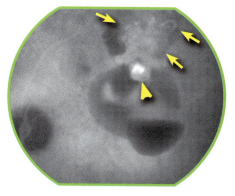

Este paciente apresentou um DEP hemorrágico. Havia um DEP que não foi capturado claramente pela angiografia fluoresceínica (*imagem do meio*). Várias manchas hiperfluorescentes eram indicativas de NV polipoidal. A angiografia com ICG mostrou uma lesão polipoidal ativa distinta (*ponta de seta*). Uma anomalia polipoidal generalizada estava evidente acima do componente polipoidal ativo (*setas*).

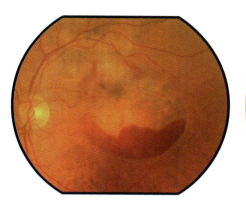 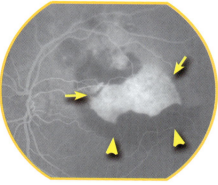 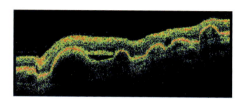
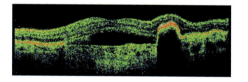

O tratamento com *laser* térmico foi feito na lesão polipoidal ativa. O paciente teve resolução do DEP, mas 3 meses mais tarde ele sofreu uma grande rotura do EPR (*setas*) com hemorragia (*pontas de seta*). A angiografia fluoresceínica demonstrou desnudamento do epitélio pigmentar, que estava se consolidando e contraindo superiormente na direção da anomalia de VPC. A OCT pré-tratamento (*imagem superior à direita*) mostrou vários DEPs em corcova e um descolamento da retina neurossensorial superficial, compatível com VPC. A OCT pós-tratamento (*imagem inferior direita*) mostrou descontinuidade no epitélio pigmentar abaixo de um descolamento da retina neurossensorial; elevação marginal vertical para o epitélio pigmentar, característica de rotura do EPR; e consolidação da VPC.

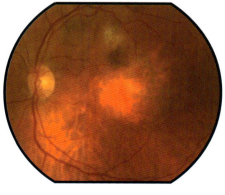 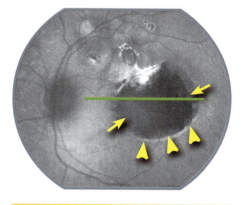 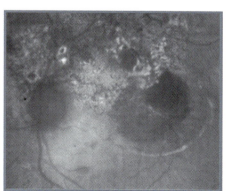
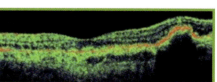 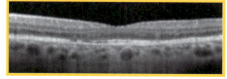

Seis meses mais tarde, o EPR regenerado estava desprovido de pigmento e mostrou uma mácula central relativamente pálida. No entanto, a acuidade visual voltou para 20/30. A autofluorescência de fundo em 6 meses (*imagem superior central*) demonstrou a ausência do EPR, que agora está desprovido de lipofuscina e apareceu hipoautofluorescente. Houve consolidação das anomalias vasculares coroidianas superiormente, com a hiperautofluorescência de fundo na margem do epitélio pigmentar (*setas*). A borda da rotura do EPR exibiu um anel de hiperautofluorescência de fundo, mais provavelmente devido à reduplicação espiralada, representando a reconstituição do epitélio pigmentar. A autofluorescência do fundo e a OCT 6 anos mais tarde (*imagens superior e inferior à direita*) mostram renovação e reconstituição do EPR. *Todas as imagens são cortesia do Dr. John Sorenson*

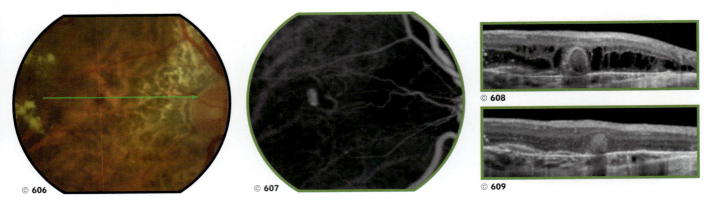

Este paciente com VPC recebeu terapia fotodinâmica (TFD) com verteporfina. A SD-OCT mostra uma estrutura polipoidal oval antes do tratamento (*imagem superior à direita*) que regrediu e consolidou após o tratamento (*imagem inferior à direita*). Recentemente, passaram a surgir estudos que demonstram os benefícios de usar tratamento anti-VEGF intravítreo adjuvante antes de usar TFD na esperança de diminuir a suprarregulação do fator de crescimento endotelial vascular que ocorre após a TFD.

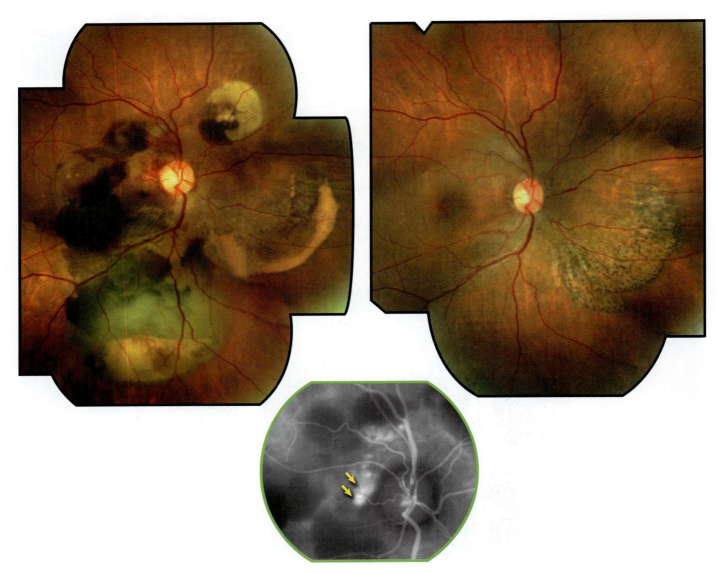

Este paciente tem descolamento hemorrágico maciço de NV polipoidal. A angiografia com ICG mostra lesões polipoidais perto do disco (*setas*). A terapia fotodinâmica foi feita no vazamento ativo e nas lesões polipoidais hemorrágicas. Quatro meses mais tarde, houve resolução completa do sangue (*imagem à direita*). Somente uma sequela de hiperplasia epitelial pigmentar e atrofia pelo sangramento antecedente eram evidentes.

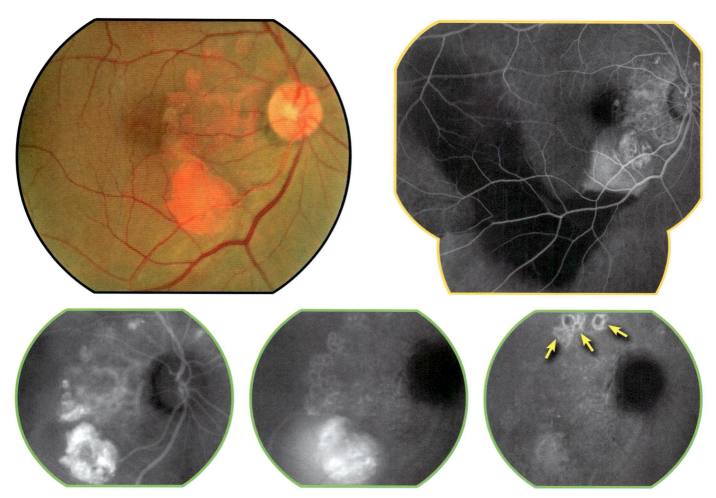

Este paciente afro-americano tinha uma enorme anomalia vascular coroidiana polipoidal no feixe papilomacular e na região peripapilar do olho direito. A angiografia fluoresceínica documentou vazamento e sangramento que circundaram o polo posterior. O estudo de ICG mostrou a lesão polipoidal e um grupo de pólipos no espaço epitelial subpigmentar (*imagem inferior à esquerda*). Na fase final da angiografia, os pólipos apresentaram vazamento embaixo do DEP (*imagem inferior central*). Ao longo de um período de 18 meses, a neovascularização regrediu, e somente pequenos componentes polipoidais inativos eram evidentes superiormente (*setas*). A rede vascular ramificada restante regrediu, ficando pouco evidente no estágio final da angiografia (*imagem inferior à direita*).

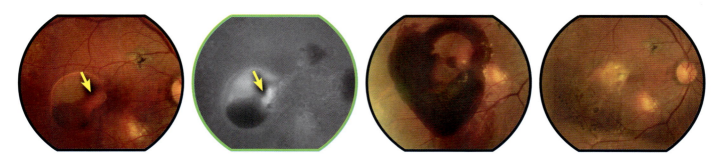

Vários anos mais tarde, o paciente apresentou neovascularização polipoidal ativa recorrente perto da fóvea. Repare no vazamento e nas lesões polipoidais hemorrágicas (*setas*). Inicialmente ele foi observado sem tratamento, mas 2 meses mais tarde ocorreu uma hemorragia grave. As lesões polipoidais ativas foram tratadas, então, com terapia fotodinâmica, resultando na resolução total do sangue e do exsudato, com recuperação da visão. *Imagens por cortesia do Dr. Richard Spaide*

# Vasculopatia Polipoidal da Coroide e Neovascularização Polipoidal

Novas informações anatômicas sobre a coroide obtidas por meio de dispositivos de OCT de última geração permitiram o refinamento do fenótipo da VPC. VPC era um termo utilizado originalmente para definir qualquer lesão neovascular que demonstrasse alterações morfológicas polipoidais; no entanto, há evidências crescentes sugerindo que a VPC é uma entidade distinta que ocorre no contexto da paquicoroide. VPC, coriorretinopatia serosa central e epiteliopatia pigmentar paquicoroidiana estão associadas frequentemente ao fenótipo paquicoroidiano, e se acredita que essas condições representem uma continuidade do mesmo processo patológico. Ao contrário da VPC, a neovascularização polipoidal é um novo termo que está sendo utilizado para definir lesões neovasculares que demonstram mudanças morfológicas polipoidais características paquicoroidianas.

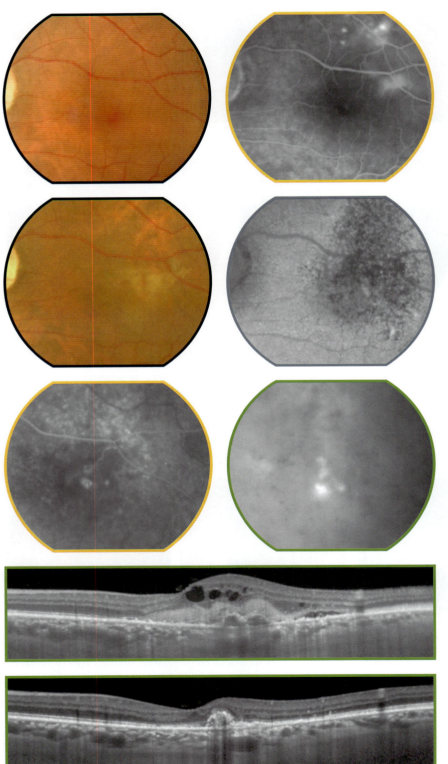

Este paciente tinha coriorretinopatia serosa central 13 anos antes, com descolamento seroso e áreas multifocais de vazamento na angiografia fluoresceínica (*imagens da linha superior*). Treze anos depois (*segunda linha*), o paciente desenvolveu lesões circulares alaranjadas circundadas por exsudação amarela coerente com neovascularização. A autofluorescência do fundo demonstrou alterações de hiperautofluorescência granular e hipoautofluorescência nas áreas de fluido sub-retiniano crônico. A grande ampliação da angiografia fluoresceínica e ICG nesse estágio mostra lesões polipoidais características (*terceira linha*). A imagem de SD-OCT mostra a rede vascular ramificada com duas elevações em corcova do EPR, compatível com elementos polipoidais. Há exsudação hiper-refletiva sub-retiniana e edema macular cistoide compatíveis com neovascularização ativa. Após o tratamento com anti-VEGF intravítreo, há resolução das alterações exsudativas e uma elevação remanescente em forma de abóbada na lesão polipoidal.

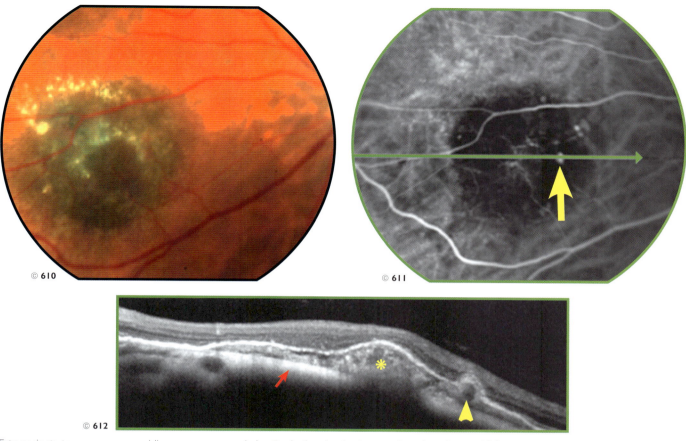

Este paciente tem um nevo coroidiano com neovascularização do tipo 1 sobrejacente. A angiografia com ICG mostra uma área de hipofluorescência por bloqueio devido a um nevo e um "ponto crítico" hiperfluorescente compatível com uma lesão polipoidal (*seta amarela*) sobre ele. A SD-OCT mostra a borda hiper-refletiva do nevo causando sombreamento da coroide subjacente e da esclera (*seta vermelha*), um complexo neovascular do tipo 1 sobrejacente (*asterisco*) e uma lesão polipoidal circular elevando o EPR (*ponta de seta*). Esta lesão é definida como neovascularização polipoidal.

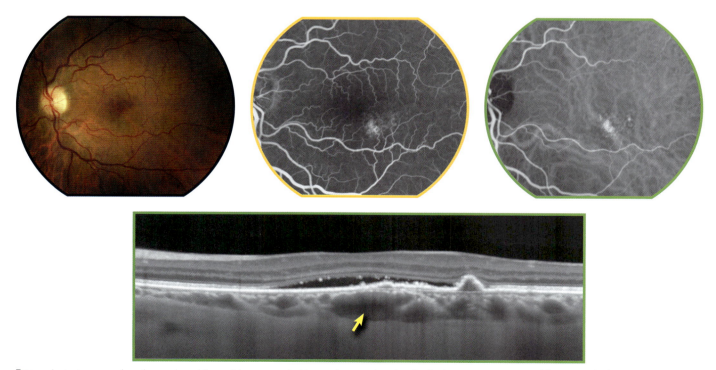

Este paciente tem vasculopatia paquicoroidiana. A imagem colorida mostra uma área localizada de espessamento coroidiano na mácula central, evidente pelo número reduzido de pigmento do fundo. Repare na falta de outras alterações degenerativas, como drusas ou achados miópicos. A angiografia fluoresceínica mostra vazamento hiperfluorescente compatível com neovascularização, e a angiografia ICG mostra um "ponto crítico" hiperfluorescente compatível com lesões polipoidais. A SD-OCT revela espessamento coroidiano localizado, com um grande vaso coroidiano dilatado (*seta*) subjacente ao complexo neovascular do tipo 1, que inclui uma elevação abobadada compatível com um elemento polipoidal. Esta lesão se encaixa na definição de VPC.

# Coriorretinopatia Hemorrágica Exsudativa Periférica

A coriorretinopatia hemorrágica exsudativa periférica (PEHCR), também chamada doença disciforme extramacular ou periférica, é uma lesão elevada periférica que se forma após a hemorragia sub-retiniana ou sub-EPR. A hemorragia é quase sempre devida à neovascularização coroidiana periférica, e a aparência pigmentada da PEHCR pode ser confundida com melanoma coroidiano. Os pólipos são identificados frequentemente nos sítios de hemorragia na PEHCR, e evidências crescentes sugerem que a PEHCR é um subgrupo da neovascularização coroidiana polipoidal que envolve preferencialmente a retina periférica. Devido ao envolvimento da retina periférica, a PEHCR costuma ter um prognóstico favorável e geralmente pode ser observada. Quando a hemorragia é progressiva ou ameaça a fóvea, o tratamento com *laser*, a terapia fotodinâmica, a terapia anti-VEGF intravítrea e, raramente, a intervenção cirúrgica devem ser considerados.

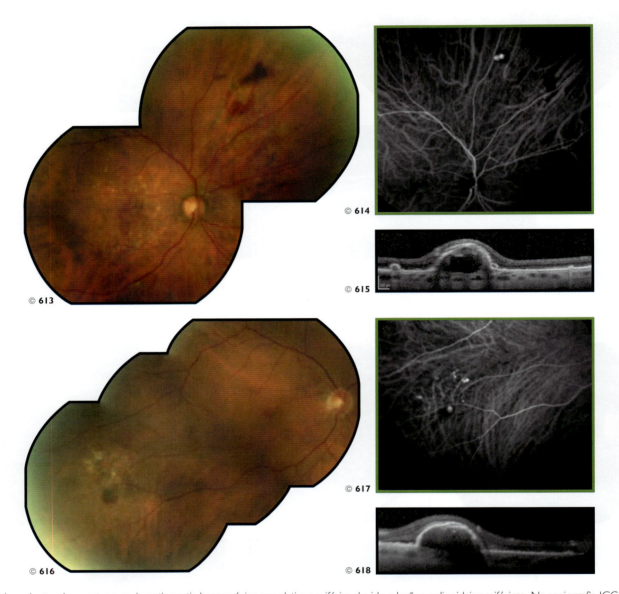

Estes dois pacientes demonstram coriorretinopatia hemorrágica exsudativa periférica devido a lesões polipoidais periféricas. Na angiografia ICG, as lesões polipoidais aparecem circulares e hiperfluorescentes. A imagem de SD-OCT mostra o complexo neovascular sub-EPR com elementos polipoidais em cada caso.

# Neovascularização do Tipo 2

A neovascularização do tipo 2 consiste em um tecido neovascular que penetrou o complexo EPR-membrana de Bruch e está proliferando no espaço sub-retiniano acima da monocamada de EPR. Ela pode ser vista como um padrão vascular inicial bem definido ou "clássico" na angiografia fluoresceínica com vazamento posterior à medida que o corante permeia a retina sobrejacente e o espaço sub-retiniano. As lesões neovasculares puras do tipo 2 ocorrem em apenas 10% dos casos de DMRI neovascular recém-diagnosticados, mas o tipo 2 é o tipo de lesão mais comum nas outras maculopatias, incluindo miopia patológica, coroidite multifocal e pseudoxantoma elástico com estrias angioides.

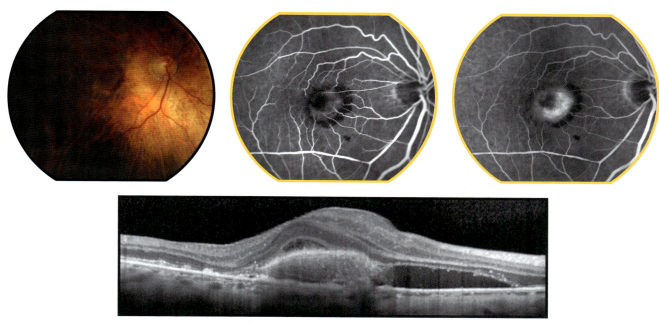

Este é um exemplo de neovascularização do tipo 2 com hemorragia sub-retiniana. A angiografia fluoresceínica na fase inicial mostra uma lesão hiperfluorescente bem demarcada, circundada por um anel de hipofluorescência por bloqueio (*imagem superior central*). Na fase tardia, há vazamento ativo com margens menos distintas. A SD-OCT mostra um complexo neovascular atravessando uma rotura no EPR e situada acima do EPR com outro material hiper-refletivo sub-retiniano de hemorragia e exsudação.

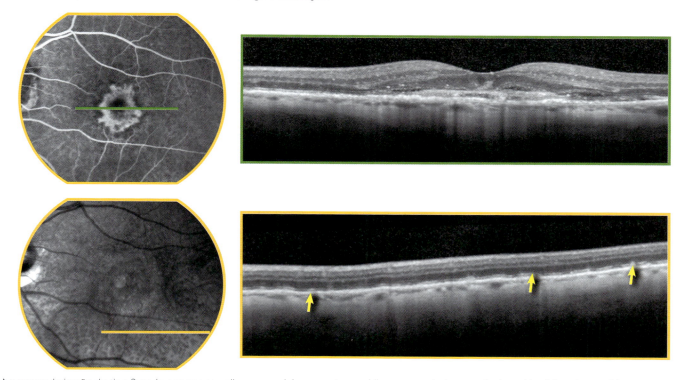

A neovascularização do tipo 2 pode ocorrer nos olhos com adelgaçamento coroidiano e pseudodrusas reticulares (depósitos drusenoides sub-retinianos), como mostram as imagens deste paciente. As pseudodrusas reticulares são mais bem visualizadas com refletância próxima ao infravermelho e SD-OCT (*setas*).

# Neovascularização do Tipo 3

A neovascularização do tipo 3, antes chamada proliferação angiomatosa retiniana ou anastomose coroidorretiniana, é uma neovascularização que ocorre na DMRI neovascular. Continua havendo um debate considerável sobre as origens da neovascularização do tipo 3 e se ela surge da circulação retiniana ou da circulação coroidiana. Com o advento da SD-OCT foi demonstrado que a DEP drusenoide, a migração pigmentar intrarretiniana e a atrofia retiniana focal externa precedem normalmente o desenvolvimento dos vasos do tipo 3. As lesões do tipo 3 estão associadas normalmente a edema intrarretiniano e raramente a fluido sub-retiniano, ao contrário da neovascularização dos tipos 1 ou 2. As lesões do tipo 3 tendem a regredir rapidamente após a terapia anti-VEGF, sem fibrose resultante, o que torna essas lesões altamente passíveis de detecção e tratamento precoces. As lesões do tipo 3 têm uma alta taxa de envolvimento do olho contralateral (perto de 100% em 3 anos).

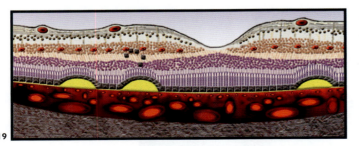

### Sequência vasogênica (à esquerda)

Foi proposto que a neovascularização do tipo 3 surge dentro de uma zona de adelgaçamento retiniano externo e hipóxia, onde há excesso de VEGF. Essas mudanças se devem provavelmente a uma combinação de fatores, incluindo a presença de DEP drusenoide, coroide relativamente mais fina e migração de células do EPR (*imagem superior*). A produção local de VEGF estimula o crescimento dos vasos do tipo 3 a partir do plexo capilar profundo (*segunda imagem*). Os vasos intrarretinianos podem se estender pelo EPR roto e entrar no espaço sub-EPR, com a lesão vazando fluido intrarretiniano (*terceira imagem*), seguido por fluido sub-EPR, que pode resultar em um DEP seroso (*quarta imagem*). Finalmente, os vasos intrarretinianos podem se estender até o plexo capilar superficial, e a lesão pode desenvolver uma hemorragia mais extensa, além de exsudação (*quinta imagem*).

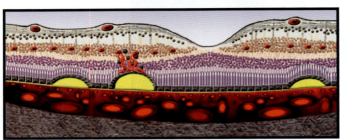

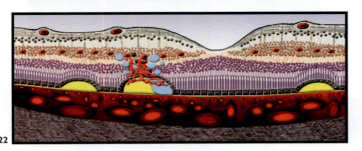

### Hipótese alternativa (abaixo)

Uma hipótese alternativa é de que os vasos do tipo 3 surjam dos vasos neovasculares "ocultos" do tipo 1 presentes embaixo do epitélio pigmentar retiniano. Essa teoria propõe a possibilidade de os vasos neovasculares penetrarem o epitélio pigmentar para entrar na retina, produzindo uma série de achados similares.

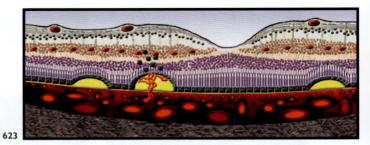

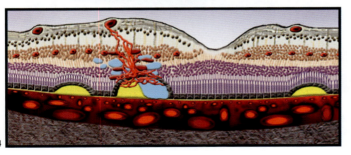
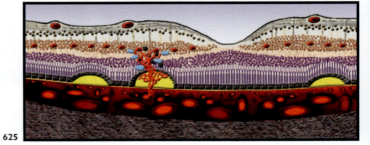

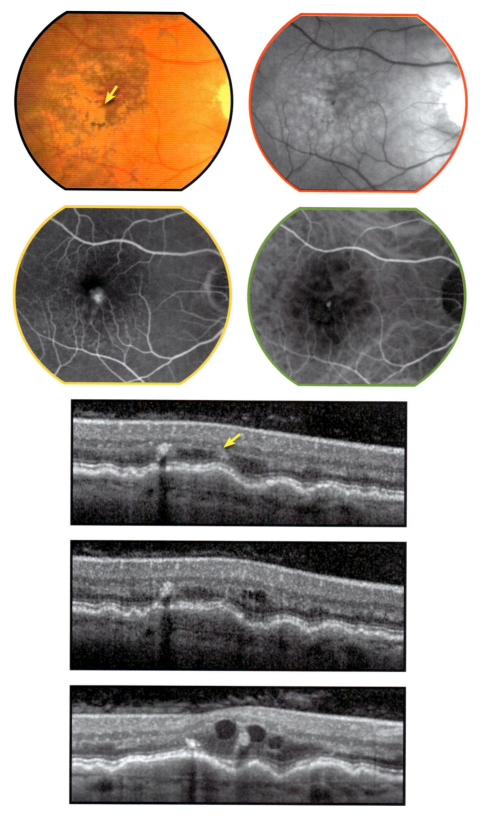

Este paciente tem uma pequena hemorragia retiniana (*seta*) com drusas ao redor que podem ser mais bem visualizadas na retinografia com filtragem aneritra. A angiografia fluoresceínica mostra uma área bem definida de hiperfluorescência inicial que poderia facilmente ser mal interpretada como uma pequena lesão do tipo 2. A angiografia ICG mostra uma área focal de hiperfluorescência ou "ponto crítico" representando a neovascularização do tipo 3. A SD-OCT sequencial mostra a progressão das mudanças na área dos vasos do tipo 3. A primeira OCT (*terceira linha*) mostra uma lesão hiper-refletiva intrarretiniana (*seta*) no nível da camada plexiforme externa representando células do EPR ou vasos do tipo 3 sobrejacentes a um DEP drusenoide. A segunda OCT (*quarta linha*) mostra o desenvolvimento do fluido intrarretiniano em volta da área dos vasos do tipo 3. A terceira OCT (*quinta linha*) mostra um volume crescente de fluido intrarretiniano associado a uma lesão intrarretiniana crescente do tipo 3.

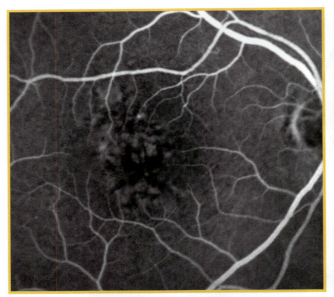
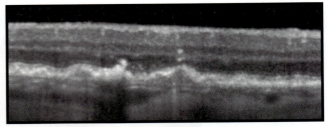
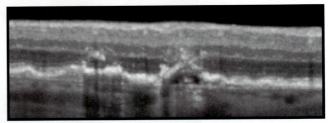
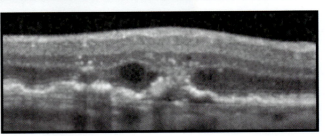

Esta angiografia fluoresceínica mostra vazamento focal no sítio de neovascularização inicial do tipo 3 em um paciente com drusas maculares circundantes. A OCT inicial mostra a refletância correspondente dentro da retina no nível das camadas nucleares externa e interna sobrejacentes ao DEP drusenoide (*imagem superior à direita*). A segunda OCT, obtida 10 meses mais tarde, mostra aumento do DEP subjacente e desenvolvimento de um componente seroso dentro do DEP (*imagem central à direita*). A terceira OCT, obtida 1 mês depois, mostra desenvolvimento de fluido cístico intrarretiniano em volta da lesão do tipo 3 (*imagem inferior à direita*).

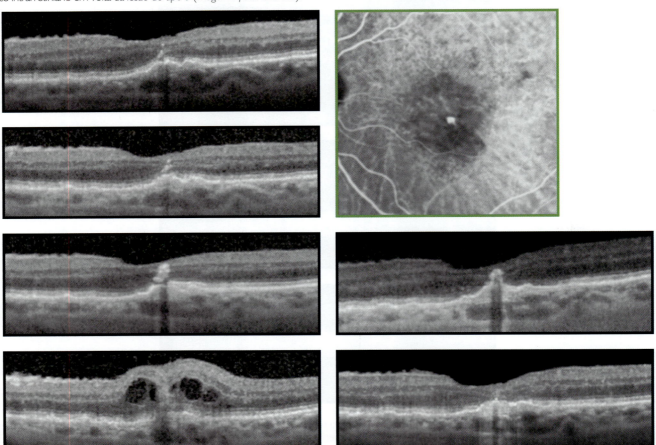

A SD-OCT sequencial demonstra o crescimento de uma lesão do tipo 3 sobre um DEP drusenoide. A primeira OCT (*imagem superior à esquerda*) mostra hiper-refletividade pontilhada sobre uma membrana limitante externa intacta que aumentou 2 meses depois (*à esquerda, segunda imagem a partir do topo*) e cresceu outros 6 meses depois (*à esquerda, terceira imagem a partir do topo*). A OCT obtida 2 meses mais tarde (*imagem inferior à esquerda*) mostra desenvolvimento do fluido intrarretiniano associado a um ponto crítico observado na angiografia com ICG (*imagem superior à direita*). O tratamento com terapia anti-VEGF intravítreo resultou na resolução do edema macular cistoide (*imagem central à direita*) com regressão e colapso da lesão do tipo 3 (*imagem inferior à direita*).

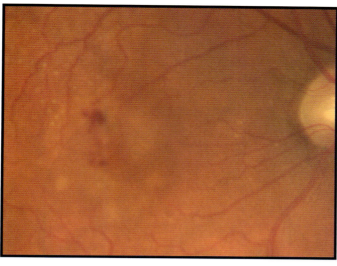
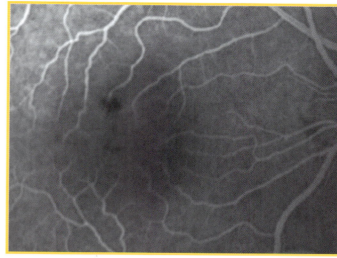
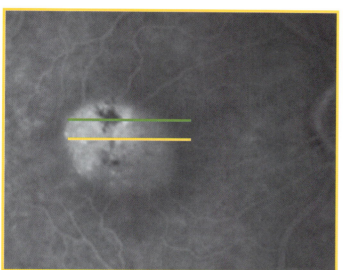
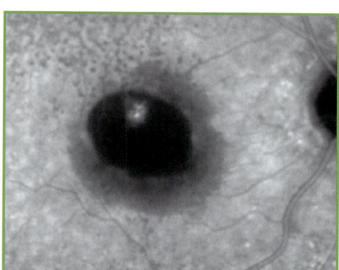
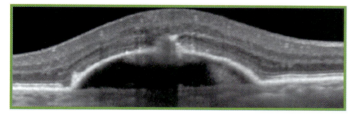
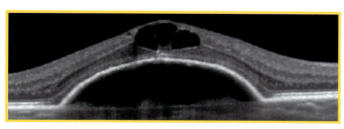
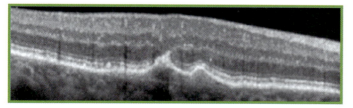

Este paciente tem neovascularização do tipo 3 sobrejacente a um grande DEP seroso/drusenoide misto. A imagem colorida (*imagem superior à esquerda*) mostra um DEP central com hemorragia sobrejacente e drusas adjacentes. A angiografia fluoresceínica inicial (*imagem superior à direita*) mostra hipofluorescência difusa no sítio do DEP e hipofluorescência por bloqueio nas áreas de hemorragia. A angiografia fluoresceínica em fases tardias (*segunda linha à esquerda*) mostra uma área de vazamento acima e acumulando dentro do DEP. A angiografia com ICG (*segunda linha à direita*) mostra uma área de vazamento focal da neovascularização do tipo 3 e a presença de pseudodrusas reticulares na mácula superotemporal. A OCT inicial (*terceira linha*) mostra uma grande lesão do tipo 3 no ápice do DEP com material amorfo dentro do DEP representando material drusenoide. Uma varredura com OCT (*quarta linha*) mostra grandes espaços cistoides intrarretinianos. Após o tratamento com uma injeção única de terapia anti-VEGF intravítrea, houve colapso do DEP com depósitos drusenoides persistentes e perda de fotorreceptores no sítio dos vasos do tipo 3 (*linha inferior*).

# Cicatrização Disciforme

Os pacientes com DMRI neovascular em estágio final podem desenvolver cicatrização disciforme a partir de qualquer tipo de neovascularização. Frequentemente, o tipo de neovascularização responsável pela fibrose e cicatrização é indistinguível. Algumas pessoas usam o termo "cicatrização fibrovascular" em vez de cicatrização disciforme.

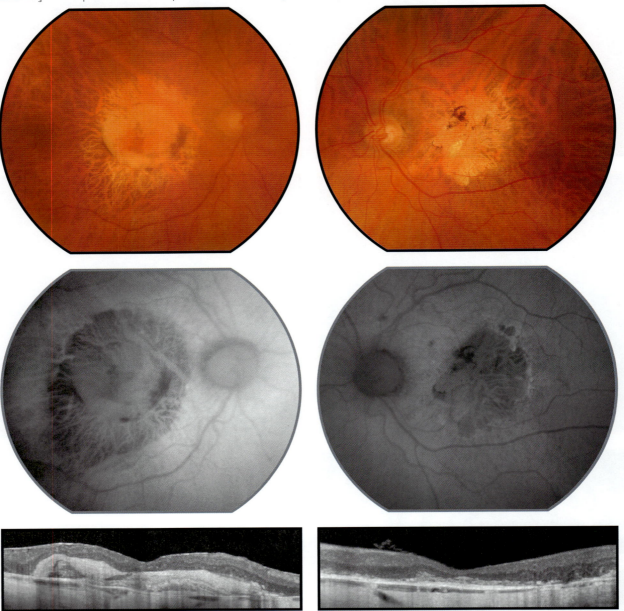

Este paciente tem DMRI neovascular bilateral que resultou em fibrose crônica e cicatrização disciforme. Na SD-OCT, o tecido fibrótico sobrejacente às áreas de atrofia coroidiana e do EPR é visto mais extensivamente no olho direito do que no esquerdo.

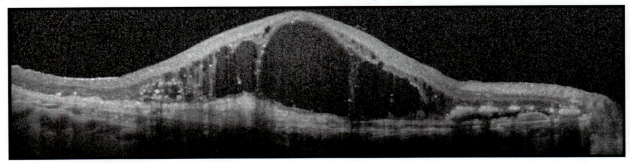

Em alguns olhos, como o mostrado aqui, a exsudação crônica com fluido intrarretiniano proeminente pode ocorrer nos sítios de atrofia e cicatrização disciforme. Esses achados podem ser confundidos com fluido sub-retiniano no exame clínico.

# Neovascularização Coroidiana Idiopática

Neovascularização coroidiana idiopática é um termo utilizado para definir a neovascularização coroidiana nos pacientes jovens que não manifestam quaisquer características clínicas que predisponham a esta complicação. Alguns desses pacientes podem desenvolver subsequentemente doença coriorretiniana inflamatória, como a coroidite multifocal/coroidopatia interna pontilhada ou a síndrome dos múltiplos pontos brancos evanescentes no olho ipsilateral ou contralateral. Nesses casos, a neovascularização normalmente é do tipo 2. Com o advento da OCT de maior profundidade, está ficando evidente que alguns casos diagnosticados com neovascularização coroidiana idiopática podem, na realidade, ter vasculopatia paquicoroidiana, uma entidade distinta associada a maior espessura coroidiana, hiperpermeabilidade coroidiana e dilatação do grande vaso coroidiano. Nesses casos, a neovascularização normalmente é do tipo I e pode progredir até mesmo para vasculopatia coroidiana polipoidal no final da vida.

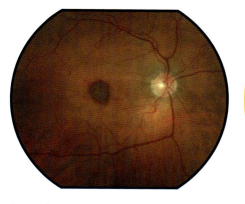
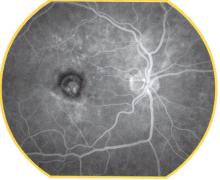
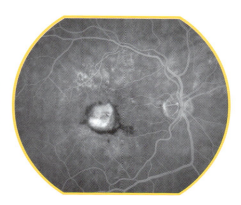

Este paciente apresentou mudança na visão central no olho direito. Houve neovascularização coroidiana e hemorragia na área subfoveal. A angiografia fluoresceínica mostrou neovascularização do tipo 2, que foi bem demarcada no estágio inicial do estudo e vazou no espaço retiniano subneurossensorial no quadro final (*imagem à direita*). Este paciente desenvolveu mais achados típicos de coroidite multifocal vários anos mais tarde.

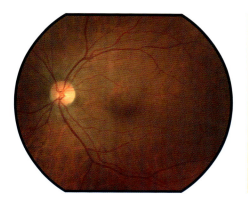
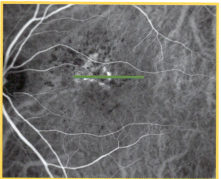
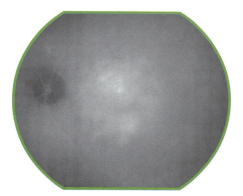

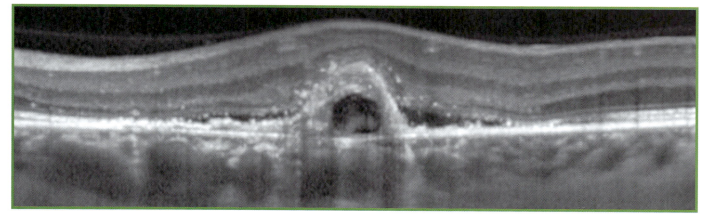

Este paciente recebeu inicialmente o diagnóstico de neovascularização coroidiana idiopática. A imagem colorida mostra menor pigmentação do fundo e ausência de drusas e outras mudanças degenerativas. A angiografia fluoresceínica revelou hiperfluorescência por vazamento, compatível com neovascularização do tipo I. A angiografia com ICG mostrou hiperpermeabilidade coroidiana na área do vazamento. A SD-OCT mostrou um complexo neovascular do tipo I com um elemento polipoidal oval sobrejacente a uma área localizada de espessamento coroidiano e dilatação dos vasos coroidianos. O paciente tem vasculopatia coroidiana polipoidal.

# Leituras Sugeridas

Agarwal, A. (Ed.), 2012. Gass' Atlas of Macular Diseases. fifth ed. Saunders.

Arnold, J.J., Sarks, J.P., Killingsworth, M.C., et al., 2003. Adult vitelliform macular degeneration: a clinicopathological study. Eye (Lond. ) 17, 717-726.

Balaratnasingam, C., Lee, W.K., Koizumi, H., et al., 2016. Polypoidal choroidal vasculopathy: a distinct disease or manifestation of many? Retina 36 (1), 1-8.

Barteselli, G., Dell'arti, L., Finger, R.P., et al., 2014. The spectrum of ocular alterations in patients with β-thalassemia syndromes suggests a pathology similar to pseudoxanthoma elasticum. Ophthalmology 121 (3), 709-718.

Bhatnagar, P., Freund, K.B., Spaide, R.F., et al., 2007. Intravitreal bevacizumab for the management of choroidal neovascularization in pseudoxanthoma elasticum. Retina 27, 897-902.

Boon, C.J., Jeroen Klevering, B., Keunen, J.E., et al., 2008. Fundus autofluorescence imaging of retinal dystrophies. Vision Res 48 (26), 2569-2577.

Boon, C.J., den Hollander, A.I., Hoyng, C.B., et al., 2008. The spectrum of retinal dystrophies caused by mutations in the peripherin/RDS gene. Prog. Retin. Eye Res 27 (2), 213-235.

Boon, C.J., van de Ven, J.P., Hoyng, C.B., et al., 2013. Cuticular drusen: stars in the sky. Prog. Retin. Eye Res 37, 90-113.

Bressler, N.M., Munoz, B., Maguire, M.G., et al., 1995. Five-year incidence and disappearance of drusen and retinal pigment epithelial abnormalities. Waterman study. Arch. Ophthalmol 113 (3), 301-308.

Bruè, C., Mariotti, C., De Franco, E., et al., 2012. Pigmented free-floating posterior vitreous cyst. Case Rep. Ophthalmol. Med 2012, 470289.

Caillaux, V., Gaucher, D., Gualino, V., et al., 2013. Morphologic characterization of dome-shaped macula in myopic eyes with serous macular detachment. Am. J. Ophthalmol 156 (5), 958-967.

Cukras, C., Agrón, E., Klein, M.L., et al., 2010. Natural history of drusenoid pigment epithelial detachment in age-related macular degeneration: Age-Related Eye Disease Study Report No. 28. Ophthalmology 117 (3), 489-499.

Dansingani, K.K., Naysan, J., Freund, K.B., 2015. En face OCT angiography demonstrates flow in early type 3 neovascularization (retinal angiomatous proliferation). Eye (Lond. ) 29 (5), 703-706.

de Carlo, T.E., Bonini Filho, M.A., Chin, A.T., et al., 2015. Spectral-domain optical coherence tomography angiography of choroidal neovascularization. Ophthalmology 122 (6), 1228-1238.

Dreyer, R., Green, W.R., 1978. Pathology of angioid streaks. Trans. Penn. Acad. Ophthalmol Otolaryngol 31, 158-167.

Ellabban, A.A., Tsujikawa, A., Muraoka, Y., et al., 2014. Dome-shaped macular configuration: longitudinal changes in the sclera and choroid by swept-source optical coherence tomography over two years. Am. J. Ophthalmol 158 (5), 1062-1070.

Ferris, 3rd, F.L., Wilkinson, C.P., Bird, A., et al., 2013. Clinical classification of age-related macular degeneration. Ophthalmology 120 (4), 844-851.

Freund, K.B., Zweifel, S.A., Engelbert, M., 2010. Do we need a new classification for choroidal neovascularization in age-related macular degeneration? Retina 30 (9), 1333-1349.

Freund, K.B., Ho, I.V., Barbazetto, I.A., et al., 2008. Type 3 neovascularization: the expanded spectrum of retinal angiomatous proliferation. Retina 28 (2), 201-211.

Freund, K.B., Laud, K., Lima, L.H., et al., 2011. Acquired Vitelliform Lesions: correlation of clinical findings and multiple imaging analyses. Retina 31 (1), 13-25.

Freund, K.B., Mukkamala, S.K., Cooney, M.J., 2011. Peripapillary choroidal thickening and cavitation. Arch. Ophthalmol 129 (8), 1096-1097.

Gass, J.D., Jallow, S., Davis, B., 1985. Adult vitelliform macular detachment occurring in patients with basal laminar drusen. Am. J. Ophthalmol 99 (4), 445-459.

Gliem, M., Zaeytijd, J.D., Finger, R.P., et al., 2013. An update on the ocular phenotype in patients with pseudoxanthoma elasticum. Front. Genet 4, 14.

Goldberg, N., Freund, K.B., 2012. Progression of an acquired vitelliform lesion to a full-thickness macular hole documented by eye-tracked spectral-domain optical coherence tomography. Arch. Ophthalmol 130 (9), 1221-1223.

Goldman, D.R., Freund, K.B., McCannel, C.A., et al., 2013. Peripheral polypoidal choroidal vasculopathy as a cause of peripheral exudative hemorrhagic chorioretinopathy: a report of 10 eyes. Retina 33 (1), 48-55.

Grossniklaus, H.E., Green, W.R., 1992. Pathologic findings in pathologic myopia. Retina 12, 127-133.

Hamada, S., Jain, S., Sivagnanavel, V., et al., 2006. Drusen classification in bilateral drusen and fellow eye of exudative age-related macular degeneration. Eye (Lond. ) 20, 199-202.

Hariri, A., Nittala, M.G., Sadda, S.R., 2015. Outer retinal tubulation as a predictor of the enlargement amount of geographic atrophy in age-related macular degeneration. Ophthalmology 122 (2), 407-413.

Holz, F.G., Strauss, E.C., Schmitz-Valckenberg, S., et al., 2014. Geographic atrophy: clinical features and potential therapeutic approaches. Ophthalmology 121 (5), 1079-1091.

Hu, X., Plomp, A.S., van Soest, S., et al., 2003. Pseudoxanthoma elasticum: a clinical, histopathological, and molecular update. Surv. Ophthalmol 48, 424-438.

Imamura, Y., Engelbert, M., Iida, T., et al., 2010. Polypoidal choroidal vasculopathy: a review. Surv. Ophthalmol 55 (6), 501-515.

Ishida, T., Moriyama, M., Tanaka, Y., et al., 2015. Radial tracts emanating from staphyloma edge in eyes with pathologic myopia. Ophthalmology 122 (1), 215-216.

Johnson, D.A., Yannuzzi, L.A., Shakin, J.L., et al., 1998. Lacquer cracks following laser treatment of choroidal neovascularization in pathologic myopia. Retina 18, 118-124.

Jung, J.J., Chen, C.Y., Mrejen, S., et al., 2014. The incidence of neovascular subtypes in newly diagnosed neovascular age-related macular degeneration. Am. J. Ophthalmol 158 (4), 769-779.

Klein, M.L., Ferris, 3rd, F.L., Armstrong, J., et al., 2008. Retinal precursors and the development of geographic atrophy in age-related macular degeneration. Ophthalmology 115, 1026-1031.

Klein, R., Cruickshanks, K.J., Nash, S.D., et al., 2010. The prevalence of age-related macular degeneration and associated risk factors. Arch. Ophthalmol 128 (6), 750-758.

Lengyel, I., Csutak, A., Florea, D., et al., 2015. A population-based ultra-widefield digital image grading study for age-related macular degeneration-like lesions at the peripheral retina. Ophthalmology 122 (7), 1340-1347.

Liang, I.C., Shimada, N., Tanaka, Y., et al., 2015. Comparison of clinical features in highly myopic eyes with and without a dome-shaped macula. Ophthalmology 122 (8), 1591-1600.

Litts, K.M., Messinger, J.D., Dellatorre, K., et al., 2015. Clinicopathological correlation of outer retinal tubulation in age-related macular degeneration. JAMA Ophthalmol 133 (5), 609-612.

Malagola, R., Pecorella, I., Teodori, C., et al., 2006. Peripheral lacquer cracks as an early finding in pathological myopia. Arch. Ophthalmol 124 (12), 1783-1784.

Mantel, I., Schalenbourg, A., Zografos, L., 2012. Peripheral exudative hemorrhagic chorioretinopathy: polypoidal choroidal vasculopathy and hemodynamic modifications. Am. J. Ophthalmol 153 (5), 910-922.

Mieler, W.F., Williams, D.F., Levin, M., 1988. Vitreous amyloidosis. Case report. Arch. Ophthalmol 106, 881-883.

Milch, F.A., Yannuzi, L.A., Rudick, A.J., 1987. Pathologic myopia and subretinal hemorrhages. Ophthalmology 94, 117.

Moss, S.E., Klein, R., Klein, B.E., 2001. Asteroid hyalosis in a population: the Beaver Dam eye study. Am. J. Ophthalmol 132, 70-75.

Mrejen, S., Sarraf, D., Mukkamala, S.K., et al., 2013. Multimodal imaging of pigment epithelial detachment: a guide to evaluation. Retina 33 (9), 1735-1762.

Neelam, K., Cheung, C.M., Ohno-Matsui, K., et al., 2012. Choroidal neovascularization in pathological myopia. Prog. Retin. Eye Res 31 (5), 495-525.

Ohno-Matsui, K., 2014. Proposed classification of posterior staphylomas based on analyses of eye shape by three-dimensional magnetic resonance imaging and wide-field fundus imaging. Ophthalmology 121 (9), 1798-1809.

Ohno-Matsui, K., Akiba, M., Moriyama, M., et al., 2012. Intrachoroidal cavitation in macular area of eyes with pathologic myopia. Am. J. Ophthalmol 154 (2), 382-393.

Ohno-Matsui, K., Kawasaki, R., Jonas, J.B., et al., 2015. International photographic classification and grading system for myopic maculopathy. Am. J. Ophthalmol 159 (5), 877-883.

Ooto, S., Vongkulsiri, S., Sato, T., et al., 2014. Outer retinal corrugations in age-related macular degeneration. JAMA Ophthalmol 132 (7), 806-813.

Pang, C.E., Freund, K.B., Engelbert, M., 2014. Enhanced vitreous imaging technique with spectral-domain optical coherence tomography for evaluation of posterior vitreous detachment. JAMA Ophthalmol 132 (9), 1148-1150.

Pang, C.E., Schaal, K.B., Engelbert, M., 2015. Association of prevascular vitreous fissures and cisterns with vitreous degeneration as assessed by swept source optical coherence tomography. Retina 35 (9), 1875-1882.

Pece, A., Yannuzzi, L., Sannace, C., et al., 2000. Chorioretinal involvement in primary systemic nonfamilial amyloidosis. Am. J. Ophthalmol 130, 250-253.

Querques, G., Souied, E.H., Freund, K.B., 2013. Multimodal imaging of early stage 1 type 3 neovascularization with simultaneous eye-tracked spectral-domain optical coherence tomography and high-speed real-time angiography. Retina 33 (9), 1881-1887.

Rahimy, E., Freund, K.B., Larsen, M., et al., 2014. Multilayered pigment epithelial detachment in neovascular age-related macular degeneration. Retina 34 (7), 1289-1295.

Rudolf, M., Clark, M.E., Chimento, M.F., et al., 2008. Prevalence and morphology of druse types in the macula and periphery of eyes with age-related maculopathy. Invest. Ophthalmol. Vis. Sci 49, 1200-1209.

Russell, S.R., Mullins, R.F., Schneider, B.L., et al., 2000. Location, substructure, and composition of basal laminar drusen compared with drusen associated with aging and age-related macular degeneration. Am. J. Ophthalmol 129, 205-214.

Saito, M., Iida, T., Freund, K.B., et al., 2014. Clinical findings of acquired vitelliform lesions associated with retinal pigment epithelial detachments. Am. J. Ophthalmol 157 (2), 355-365.

Sarks, S., Cherepanoff, S., Killingsworth, M., et al., 2007. Relationship of basal laminar deposit and membranous debris to the clinical presentation of early age-related macular degeneration. Invest. Ophthalmol. Vis. Sci 48, 968-977.

Sarraf, D., Reddy, S., Chiang, A., et al., 2010. A new grading system for retinal pigment epithelial tears. Retina 30 (7), 1039-1045.

Sawa, M., Ober, M.D., Freund, K.B., et al., 2006. Fundus autofluorescence in patients with pseudoxanthoma elasticum. Ophthalmology 113, 814-820.

Schmitz-Valckenberg, S., Bindewald-Wittich, A., Dolar-Szczasny, J., et al., 2006. Correlation between the area of increased autofluorescence surrounding geographic atrophy and disease progression in patients with AMD. Invest. Ophthalmol. Vis. Sci 47 (6), 2648-2654.

Sepúlveda, G., Chang, S., Freund, K.B., et al., 2014. Late recurrence of myopic foveoschisis after successful repair with primary vitrectomy and incomplete membrane peeling. Retina 34 (9), 1841-1847.

Shah, V.P., Shah, S.A., Mrejen, S., et al., 2014. Subretinal hyperreflective exudation associated with neovascular age-related macular degeneration. Retina 34 (7), 1281-1288.

Shields, C.L., Romanelli-Gobbi, M., Lally, S.E., et al., 2012. Vitreous asteroid hyalosis prolapse into the anterior chamber simulating iris metastasis. Middle East Afr. J. Ophthalmol 19 (3), 346-348.

Shinohara, K., Moriyama, M., Shimada, N., et al., 2014. Myopic stretch lines: linear lesions in fundus of eyes with pathologic myopia that differ from lacquer cracks. Retina 34 (3), 461-469.

Spaide, R., Donsoff, R., Lam, D.L., et al., 2002. Treatment of polypoidal choroidal vasculopathy with photodynamic therapy. Retina 22, 529-535.

Spaide, R.F., Curcio, C.A., 2010. Drusen characterization with multimodal imaging. Retina 30 (9), 1441-1454.

Spaide, R.F., Noble, K., Morgan, A., et al., 2006. Vitelliform macular dystrophy. Ophthalmology 113, 1392-1400.

Spaide, R.F., Yannuzzi, L.A., Slakter, J.S., et al., 1995. Indocyanine green videoangiography of idiopathic chroidal vasculopathy. Retina 15, 100-110.

Spaide, R.F., Yannuzzi, L.A., Slakter, J.S., et al., 1997. The expanding clinical spectrum of idiopathic choroidal vasculopathy. Arch. Ophthalmol 115, 478-485.

Spaide, R.F., 2015. Optical coherence tomography angiography signs of vascular abnormalization with antiangiogenic therapy for choroidal neovascularization. Am. J. Ophthalmol 160 (1), 6-16.

Spaide, R.F., Akiba, M., Ohno-Matsui, K., 2012. Evaluation of peripapillary intrachoroidal cavitation with swept source and enhanced depth imaging optical coherence tomography. Retina 32 (6), 1037-1044.

Spaide, R.F., 2009. Age-related choroidal atrophy. Am. J. Ophthalmol 147 (5), 801-810.

Suzuki, M., Curcio, C.A., Mullins, R.F., et al., 2015. Refractile drusen: clinical imaging and candidate histology. Retina 35 (5), 859-865.

Toklu, Y., Raza, S., Cakmak, H.B., et al., 2013. Free-floating vitreous cyst in an adult male. Korean J. Ophthalmol 27 (6), 463-465.

Wang, J.J., Foran, S., Smith, W., et al., 2003. Risk of age-related macular degeneration in eyes with macular drusen or hyperpigmentation: the Blue Mountains Eye Study cohort. Arch. Ophthalmol 121, 658-663.

Yannuzzi, L., Nogueira, F., Spaide, F., et al., 1998. Idiopathic polypoidal choroidal vasculopathy. Arch. Ophthalmol 116, 382-384.

Yannuzzi, L.A., Freund, K.B., Goldbaum, M., et al., 2000. Polypoidal choroidal vasculopathy masquerading as central serous chorioretinopathy. Ophthalmology 107, 767-777.

Yannuzzi, L.A., Freund, K.B., Takahashi, B.S., 2008. Review of retinal angiomatous proliferation or type 3 neovascularization. Retina 28, 375-384.

Yannuzzi, L.A., Negrao, S., Iida, T., et al., 2001. Retinal angiomatous proliferation in age-related macular degeneration. Retina 21, 416-434.

Yannuzzi, L.A., Sorenson, J.A., Spaide, R.F., et al., 1990. Idiopathic polypoidal choroidal vasculopathy. Retina 10, 1-8.

Yannuzzi, L.A., Wong, D., Scassellati-Sforzolini, B., et al., 1999. Polypoidal choroidal vasculopathy and neovascularized age-related macular degeneration. Arch. Ophthalmol 117, 1503-1510.

Zweifel, S.A., Imamura, Y., Freund, K.B., et al., 2011. Multimodal fundus imaging of pseudoxanthoma elasticum. Retina 31 (3), 482-491.

Zweifel, S.A., Imamura. Y., Spaide, T.C., et al., 2010. Prevalence and significance of subretinal drusenoid deposits (reticular pseudodrusen) in age-related macular degeneration. Ophthalmology 117 (9), 1775-1781.

Zweifel, S.A., Spaide, R.F., Curcio, C.A., et al., 2010. Reticular pseudodrusen are subretinal drusenoid deposits. Ophthalmology 117 (2), 303-312.

Zweifel, S.A., Spaide, R.F., Yannuzzi, L.A., 2011. Acquired vitelliform detachment in patients with subretinal drusenoid deposits (reticular pseudodrusen). Retina 31 (2), 229-234.

# CAPÍTULO 8

# Oncologia

Lesões Pediátricas em Massa do Fundo de Olho. . . . . . . . . . . . . . . . . . .762
Retinoblastoma . . . . . . . . . . . . . . . . . . . . . . . . . . . . . . . . . . . .763
Teratoma . . . . . . . . . . . . . . . . . . . . . . . . . . . . . . . . . . . . . . .776
Síndrome de Klippel-Trenaunay-Weber . . . . . . . . . . . . . . . . . . . . . .777
Meduloepitelioma. . . . . . . . . . . . . . . . . . . . . . . . . . . . . . . . . . .778
Hamartoma Astrocítico Retiniano . . . . . . . . . . . . . . . . . . . . . . . . . .780
Astrocitoma Retiniano Adquirido . . . . . . . . . . . . . . . . . . . . . . . . . .783
Hemangioblastoma Retiniano (Hemangioma Capilar) . . . . . . . . . . . . . . .785
Hemangioma Cavernoso Retiniano . . . . . . . . . . . . . . . . . . . . . . . . .794
Hemangioma Racemoso Retiniano . . . . . . . . . . . . . . . . . . . . . . . . .797
Tumor Vasoproliferativo Retiniano . . . . . . . . . . . . . . . . . . . . . . . . .802
Hamartoma Combinado da Retina e do Epitélio Pigmentar Retiniano . . . . . .806
Hipertrofia Congênita do Epitélio Pigmentar Retiniano (CHRPE). . . . . . . . .813
Hamartoma Simples Congênito do Epitélio Pigmentar Retiniano. . . . . . . . .820
Adenoma/Adenocarcinoma (Epitelioma) do Epitélio Pigmentar Retiniano. . . . .821
Maculopatia em Torpedo do Epitélio Pigmentar Retiniano . . . . . . . . . . . .822
Disgenesia Unilateral do Epitélio Pigmentar Retiniano . . . . . . . . . . . . . .823
Nevo de Coroide. . . . . . . . . . . . . . . . . . . . . . . . . . . . . . . . . . .824
Melanoma de Coroide . . . . . . . . . . . . . . . . . . . . . . . . . . . . . . . .832
Metástase de Coroide. . . . . . . . . . . . . . . . . . . . . . . . . . . . . . . .845
Proliferação Melanocítica Uveal Difusa Bilateral . . . . . . . . . . . . . . . . .852
Hemangioma de Coroide . . . . . . . . . . . . . . . . . . . . . . . . . . . . . .856
Osteoma de Coroide . . . . . . . . . . . . . . . . . . . . . . . . . . . . . . . .862
Calcificação Esclerocoroidiana Idiopática. . . . . . . . . . . . . . . . . . . . . .868
Leiomioma Coroidiano . . . . . . . . . . . . . . . . . . . . . . . . . . . . . . .870
Linfoma Intraocular . . . . . . . . . . . . . . . . . . . . . . . . . . . . . . . . .871
Tumores do Disco Óptico. . . . . . . . . . . . . . . . . . . . . . . . . . . . . .887
Leucemia . . . . . . . . . . . . . . . . . . . . . . . . . . . . . . . . . . . . . .898

# Lesões Pediátricas em Massa do Fundo de Olho

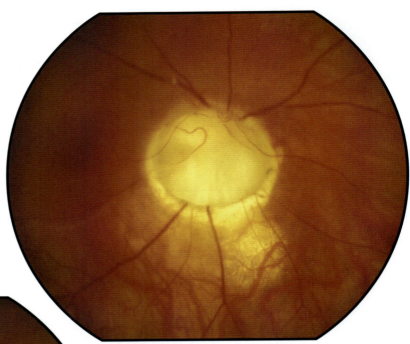

### Granuloma Idiopático
Um granuloma idiopático do disco ou da coroide pode ser visto raramente no fundo de olho. Trata-se de um granuloma idiopático no nervo, que foi diagnosticado pela primeira vez na infância e acompanhado sem alterações durante alguns anos.

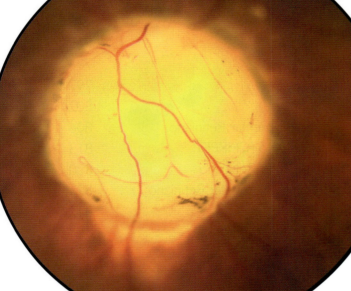

### Histiocitoma Fibroso Benigno
O histiocitoma fibroso benigno pode ser visto na órbita e raramente no trato uveal. Por vezes, o diagnóstico só é possível mediante biópsia com agulha ou enucleação. Esta abordagem só deve ser adotada se a lesão exibir progressão. Este paciente foi diagnosticado com granuloma uveal idiopático até um crescimento futuro e, então, precisou ser submetido a biópsia com agulha, que exibiu histiocitoma.

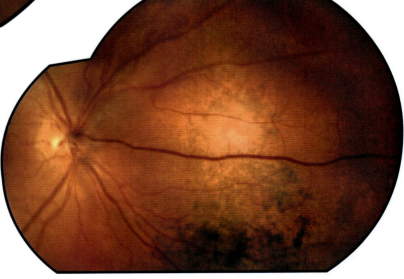

### Xantogranuloma Juvenil
O xantogranuloma juvenil é um transtorno histiocítico benigno e raro. A maioria dos pacientes também apresenta uma doença de pele caracterizada por alterações cutâneas nodulares castanho-avermelhadas ou pápulas. Geralmente, é necessária uma biópsia para chegar a um diagnóstico definitivo. A ultrassonografia do olho por vezes é útil para identificar a lesão.

# Retinoblastoma

O retinoblastoma é a doença maligna intraocular mais comum da infância. Afeta aproximadamente 250 a 300 crianças anualmente nos Estados Unidos e cerca de 7.000 crianças no mundo inteiro. Se for detectada enquanto o tumor estiver contido dentro do olho, a sobrevida é excelente. Os riscos de metástase incluem invasão do nervo óptico, da coroide, da esclera, da câmara anterior e invasão orbital. Nos países desenvolvidos, como na América do Norte, Europa e Japão, a sobrevivência é de 95%-97%, enquanto nas regiões em desenvolvimento a sobrevida é pior: aproximadamente 80% na América Latina, 60% na Ásia e 30% na África. A baixa sobrevida está relacionada geralmente com a doença avançada e de apresentação tardia no que diz respeito aos cuidados médicos.

O retinoblastoma apresenta classicamente características de leucocoria ou estrabismo. As características clínicas variam de acordo com o grau do tumor e o grau de atraso no diagnóstico. Nos Estados Unidos, a maioria das crianças manifesta leucocoria, estrabismo ou baixa acuidade visual. Nos países em desenvolvimento, particularmente nas regiões remotas da Ásia e África, as características de buftalmia, proptose e leucocoria são comuns. Estão sendo feitos esforços internacionais para educar médicos, enfermeiras, pacientes e populações em geral para detectar o retinoblastoma.

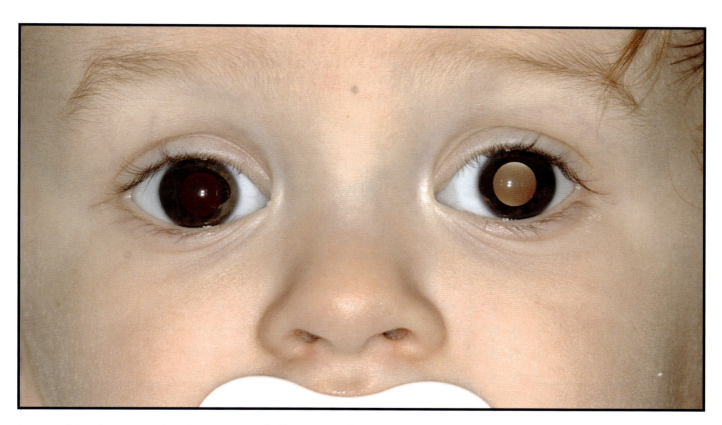

As características de apresentação mais comuns no retinoblastoma são a leucocoria e o estrabismo, exibidos aqui.

# Classificação do Retinoblastoma

Foram propostas várias classificações para o retinoblastoma intraocular, incluindo a Classificação de Ellsworth Reese, a Classificação de Essen, a Classificação da Filadélfia e, mais recentemente, a Classificação Internacional do Retinoblastoma. A Classificação Internacional do Retinoblastoma é prática e especificamente aplicável aos resultados da quimioterapia, já que tem sido considerada preditiva do sucesso do tratamento após a quimioterapia endovenosa.

| Classificação Internacional do Retinoblastoma | | |
|---|---|---|
| Grupo | Versão Filadélfia | Versão Los Angeles |
| A | Rb ≤ 3 mm | Rb ≤ 3 mm, pelo menos 3 mm da fovéola e 1,5 mm do nervo óptico. Sem semeadura. |
| B | Rb > 3 mm ou<br>• Localização macular ou<br>• Localização justapapilar [<1,5 mm até o disco] ou<br>• SRF presente | Olhos sem semeadura vítrea ou sub-retiniana e tumores retinianos de qualquer tamanho ou localização não incluídos no grupo A. Pequeno acúmulo de fluido sub-retiniano ≤ 5 mm da margem do tumor. |
| C | Rb com<br>• SRS ≤ 3 mm do Rb ou<br>• VS ≤ 3 mm do Rb | Olhos com semeadura vítrea ou sub-retiniana e tumor discreto de qualquer tamanho ou localização. A semeadura deve ser local, fina e limitada para que seja teoricamente tratável com uma placa radioativa. No máximo, um quadrante de fluido sub-retiniano pode estar presente. |
| D | Rb com<br>• SRS > 3 mm do Rb ou<br>• VS > 3 mm do Rb | Olhos com semeadura vítrea ou sub-retiniana difusa e/ou doença endofítica ou exofítica não discreta, maciça. A semeadura é mais ampla do que no Grupo C. Descolamento retiniano > 1 quadrante. |
| E | Rb com<br>• Tamanho > 50% do globo ou<br>• Glaucoma neovascular ou<br>• Opacidade de meios ou<br>• Invasão do nervo óptico, coroide, esclera, órbita, câmara anterior | Rb maciço com destruição anatômica ou funcional do olho com um ou mais dos seguintes fatores<br>• Glaucoma neovascular<br>• Hemorragia intraocular maciça<br>• Celulite orbital asséptica<br>• Tumor anterior à face vítrea anterior<br>• Tumor tocando o cristalino<br>• Tumor infiltrativo difuso<br>• Atrofia ou pré-atrofia ocular |

Rb, retinoblastoma; SRF, fluido sub-retiniano; SRS, sementes sub-retinianas; VS, sementes vítreas.

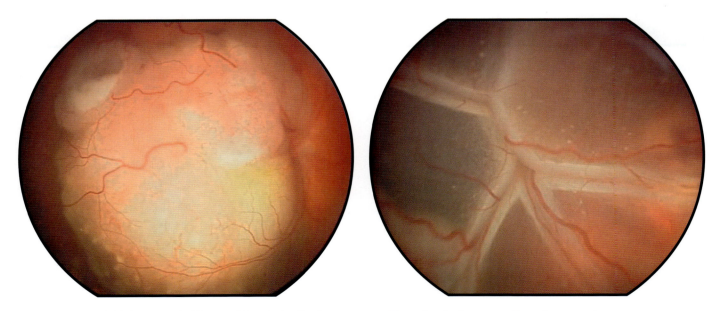

Criança de 1 ano de idade com retinoblastoma bilateral, classificado como grupo D no olho direito e grupo E no olho esquerdo.

# Classificação Internacional do Retinoblastoma

## Retinoblastoma do Grupo A

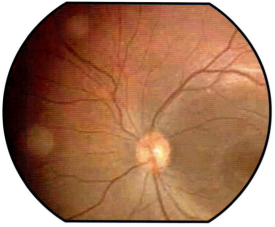

Pequeno tumor extramacular com menos de 3 mm de diâmetro. Um pequeno retinoblastoma aparece como uma lesão intrarretiniana transparente ou cinzenta, além de vascularização mínima.

## Retinoblastoma do Grupo B

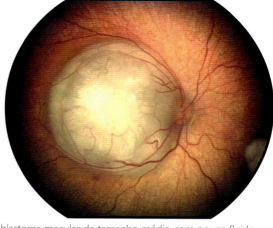

Retinoblastoma macular de tamanho médio com pouco fluido sub-retiniano ao redor. Os tumores ligeiramente maiores são menos transparentes e aparecem branco-sólidos com vasos de nutridores.

## Retinoblastoma do Grupo C

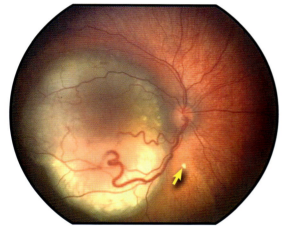

Retinoblastoma maior com sementes sub-retinianas localizadas (seta), demonstrando artérias e veias retinianas tortuosas dilatadas e também calcificação intralesional.

## Retinoblastoma do Grupo D

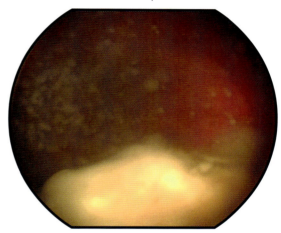

Grande retinoblastoma com sementes vítreas e sub-retinianas extensas, difusas, remotas em relação ao tumor.

## Retinoblastoma do Grupo E

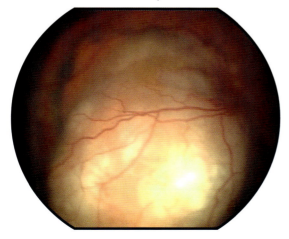

Retinoblastoma exofítico/endofítico amplo com massa sólida de 14 mm de espessura e envolvendo >50% do globo ocular.

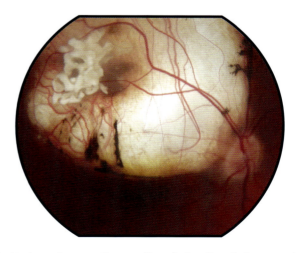

Retinoblastoma de regressão espontânea (retinocitoma) não categorizado pela Classificação Internacional do Retinoblastoma.

# Padrões de Crescimento do Retinoblastoma

As características clínicas comuns de uma massa retiniana amarelada, frequentemente com fluido sub-retiniano circundante, semeadura sub-retiniana e semeadura vítrea, estabelecem o diagnóstico de retinoblastoma. O retinoblastoma pode demonstrar três padrões de crescimento, incluindo o exofítico, endofítico e o infiltrativo difuso. Em alguns casos, o tumor exibe parada ou regressão espontânea do crescimento, também conhecido como retinoma ou retinocitoma, que se acredita representar uma forma benigna do retinoblastoma.

O diagnóstico é estabelecido com base apenas nas características clínicas. Apesar das manifestações clássicas, o retinoblastoma também pode exibir um espectro de atributos incomuns que se sobrepõem a outras condições (pseudorretinoblastoma) que podem levar à confusão do diagnóstico. O diagnóstico clínico preciso do retinoblastoma é importante para evitar o tratamento equivocado. Os principais simuladores do retinoblastoma incluem doença de Coats, persistência da vasculatura fetal (PFV), hemorragia vítrea, toxocaríase e vitreorretinopatia exsudativa familiar.

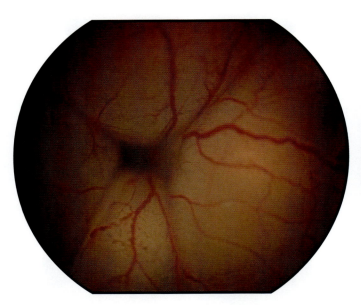

Retinoblastoma exofítico exibindo descolamento retiniano proeminente e tumor subjacente, lembrando a doença de Coats.

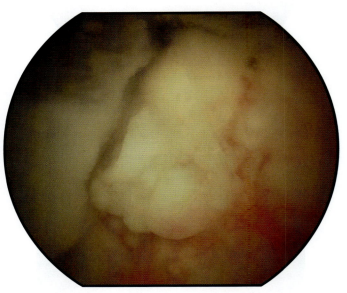

Retinoblastoma endofítico exibindo semeadura vítrea proeminente do tumor subjacente, semelhante à endoftalmite.

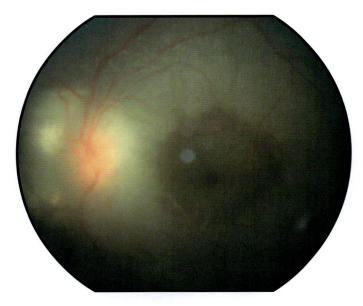

Retinoblastoma infiltrativo difuso com crescimento nivelado dentro da retina e massa tumoral mínima, semelhante à uveíte.

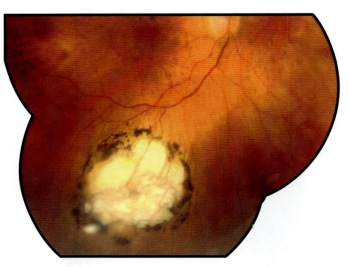

Retinocitoma (retinoblastoma de regressão espontânea) apresentando-se como uma pequena cicatriz calcificada com atrofia e hiperplasia epitelial pigmentar retiniana circundantes.

# Variações do Retinoblastoma

O retinoblastoma pode apresentar diversas variações fenotípicas. O tumor aparece tipicamente como uma massa retiniana branca e evidente, dentro ou sob a retina. No entanto, por vezes ela pode ficar escondida atrás de uma condensação de sementes vítreas, suaves e brancas. O retinoblastoma é um tumor friável, com tendência a produzir sementes à medida que cresce. Alguns retinoblastomas exibem fluido sub-retiniano e sementes sub-retinianas, enquanto outros apresentam hemorragia vítrea e semeadura. A semeadura pode ser ampla, com cada semente correndo risco de produzir uma massa sólida se não for tratado. Após o tratamento, o retinoblastoma exibe regressão em 1 de 5 padrões de regressão. Esses padrões incluem o tipo 0, com desaparecimento do tumor; o tipo I, com uma cicatriz completamente calcificada; o tipo II, com uma cicatriz não calcificada; o tipo III, com uma cicatriz parcialmente calcificada; e o tipo IV, com uma cicatriz coriorretiniana atrófica.

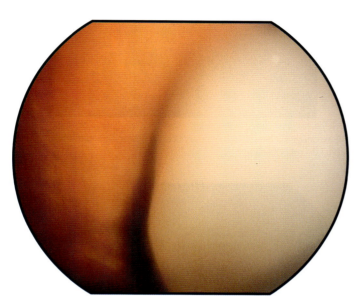

Grande retinoblastoma com uma massa amorfa sólida na cavidade vítrea.

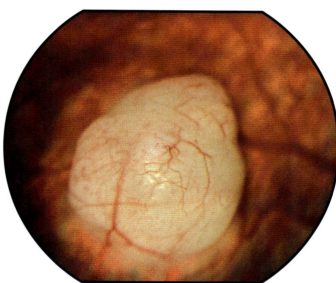

Pequeno retinoblastoma com vascularidade proeminente.

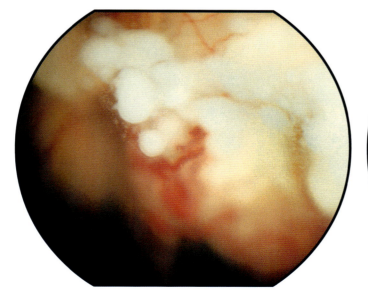
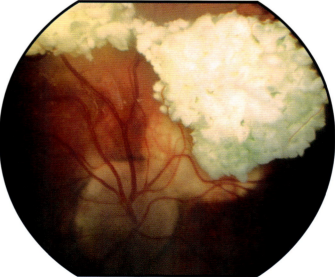

Após o tratamento, o retinoblastoma demonstra regressão do tipo III (*imagem à esquerda*), com componentes calcificados e não calcificados. A imagem à direita exibe regressão do tipo I, com uma massa completamente calcificada.

# Testes de Diagnóstico do Retinoblastoma

Os pacientes com suspeita de retinoblastoma precisam de um histórico e exame clínico cuidadosos e frequentemente de uma série de estudos de diagnóstico de apoio, como a angiografia fluoresceínica, ultrassonografia, tomografia de coerência óptica (OCT) e RNM ou TC.

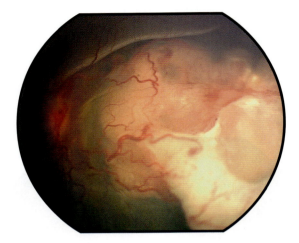

Retinoblastoma exofítico com descolamento retiniano.

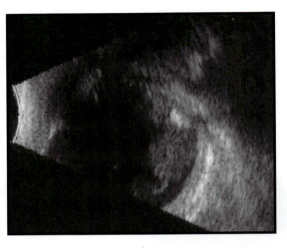

Ultrassonografia ocular exibindo calcificação profunda e sombreamento orbital do retinoblastoma.

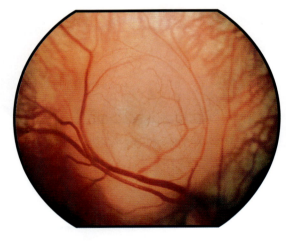

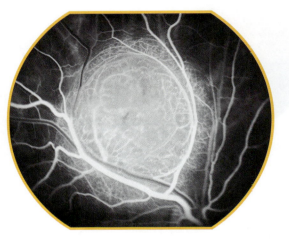

Por vezes, o retinoblastoma pode ficar confinado à retina e ao espaço sub-retiniano, conforme demonstrado neste menino brancc de 8 anos de idade. A hipervascularização do tumor é demonstrada na angiografia fluoresceínica (*imagem à direita*).

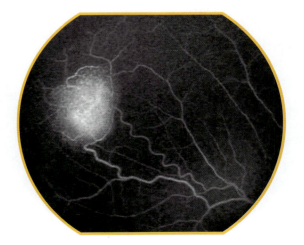

Outro paciente com hipervascularização na angiografia fluoresceínica.

# Características do Retinoblastoma

As características dos retinoblastomas podem ser variáveis. Muitas vezes há um atraso no diagnóstico do retinoblastoma, a menos que a criança tenha acesso a um oftalmologista experiente. Aproximadamente 20% das crianças com retinoblastoma exibem neovascularização da íris. Frequentemente há uma semeadura sub-retiniana e vítrea e, por vezes, semeadura da câmara anterior.

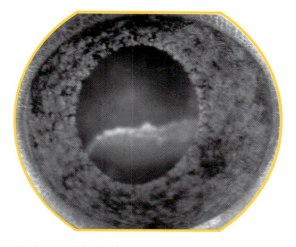

Angiografia fluoresceínica da íris exibindo neovascularização difusa em um olho, com retinoblastoma avançado e descolamento retiniano total.

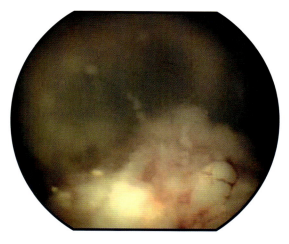

Padrão de crescimento endofítico com hemorragia vítrea branda pode lembrar frequentemente a endoftalmite.

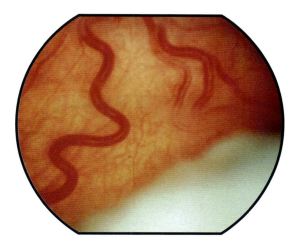

Geralmente os retinoblastomas são nutridos por arteríolas dilatadas, tortuosas, retinianas e drenados por vênulas dilatadas.

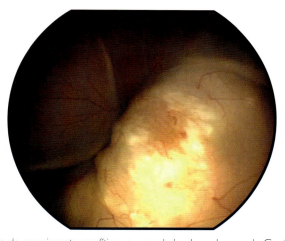

Padrão de crescimento exofítico, que pode lembrar doença de Coats.

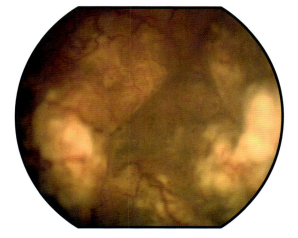

Padrão de crescimento difuso do retinoblastoma, que pode lembrar inflamação aguda ou uveíte crônica.

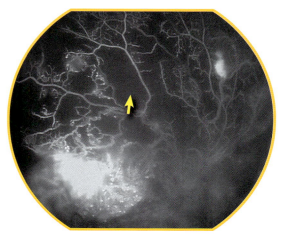

Padrão de crescimento difuso mostrando má perfusão (seta) no sítio do tumor intrarretiniano na angiografia fluoresceínica.

# Regressão do Retinoblastoma após Braquiterapia

Um retinoblastoma situado aproximadamente 18 mm ou menos na dimensão basal e com 10 mm ou menos de espessura é passível de braquiterapia. No entanto, muitos desses olhos são tratados primeiramente com quimioterapia e a braquiterapia fica reservada para a recorrência tumoral. A braquiterapia corretamente projetada e posicionada pode proporcionar controle tumoral de longo prazo em 95% dos casos. O alcance desta alta taxa de controle depende da escolha correta do tumor e da precisão na aplicação da radioterapia.

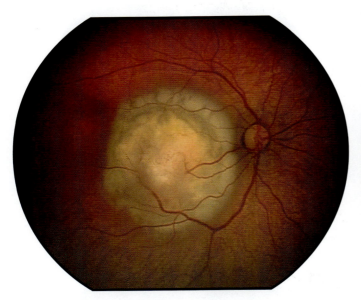

Retinoblastoma antes da braquiterapia.

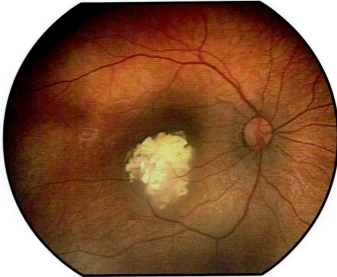

Após a braquiterapia.

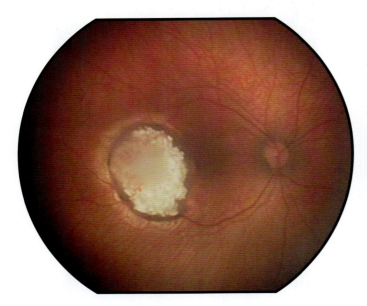

Recorrência de retinoblastoma gelatinoso após quimiorredução.

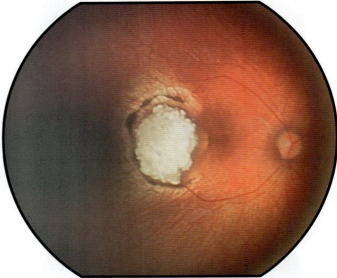

Após a braquiterapia, o tumor regrediu.

# Regressão do Retinoblastoma após Quimioterapia Endovenosa

A quimiorredução é um método de diminuir o tamanho do tumor para que ele possa ser tratado com um método mais conservador. Olhos que teriam sofrido enucleação ou radiação com feixe externo no passado hoje estão sendo tratados com sucesso por meio da quimiorredução, frequentemente junto com um tratamento definitivo, como as placas radioativas, terapia térmica ou crioterapia.

Com base na Classificação Internacional do Retinoblastoma, este tratamento é bem-sucedido, evitando a enucleação e a radioterapia com feixe externo nos olhos com doença do grupo A (100%), grupo B (93%), grupo C (90%), grupo D (47%) e grupo E (23%). A adição de quimioterapia intra-arterial e/ou quimioterapia intravítrea aumentou a taxa de preservação do globo ocular nos grupos D e E.

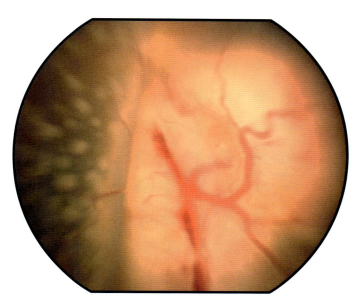

Retinoblastoma antes da quimiorredução (grupo E).

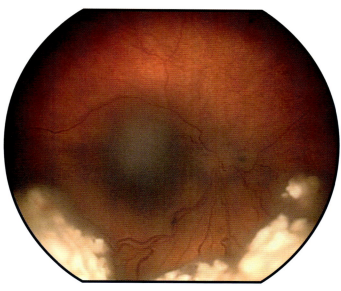

Após a quimiorredução, há regressão tumoral com preservação macular.

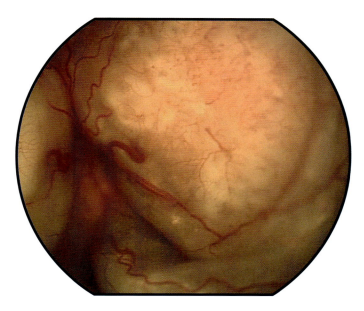

Retinoblastoma (grupo D) com tumor maciço antes da quimiorredução.

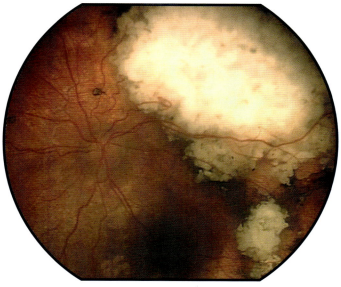

Após a quimiorredução, há regressão tumoral e calcificação acentuada na mácula.

# Regressão do Retinoblastoma após Quimioterapia Intra-arterial

O retinoblastoma pode ser tratado com quimioterapia intra-arterial direcionada por meio de uma técnica neurocirúrgica de cateterização da artéria oftálmica com injeção de uma minúscula dose de melfalano, topotecano e/ou carboplatina. Os resultados são impressionantes. Em geral, são necessárias 3 a 5 sessões para alcançar o controle tumoral, mas alguns olhos respondem completamente em 1 ou 2 sessões. Este tratamento pode ser tóxico para a vasculatura retiniana, com esclerose imediata ou incipiente dos vasos, levando à perda de visão.

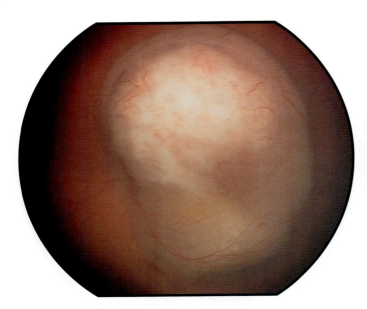

Retinoblastoma (grupo C) antes da quimioterapia intra-arterial.

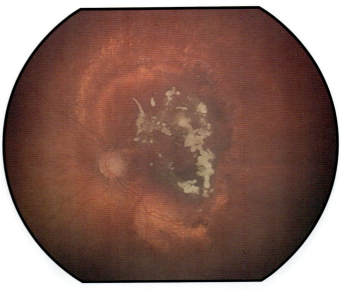

Após dois ciclos de quimioterapia intra-arterial usando melfalano, há regressão completa do tumor.

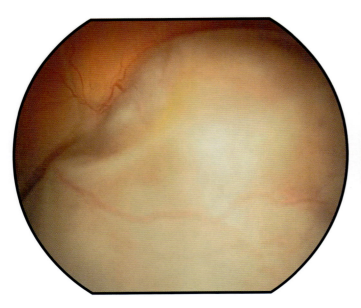

Retinoblastoma (grupo D) antes da quimioterapia intra-arterial.

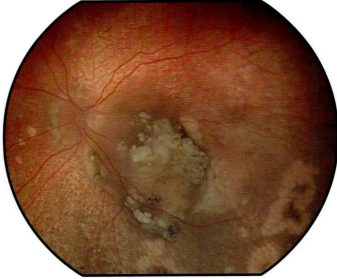

Após três ciclos de quimioterapia intra-arterial usando melfalano, há regressão completa do tumor e alterações do epitélio pigmentar retiniano circundante.

# Tratamento do Retinoblastoma com Enucleação

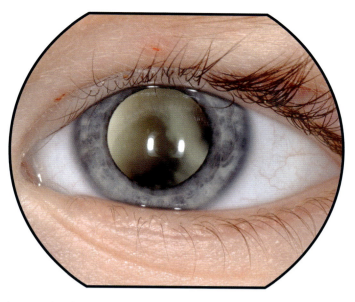

Leucocoria unilateral do retinoblastoma.

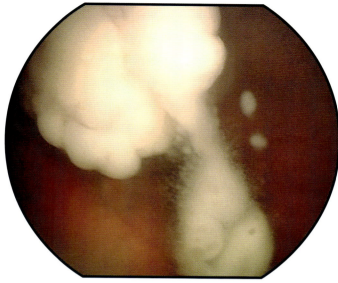

Grande retinoblastoma esporádico endofítico unilateral do grupo D com semeadura vítrea extensa.

Patologia macroscópica (*imagem à direita*) mostrando o tumor retiniano branco com semeadura vítrea extensa.

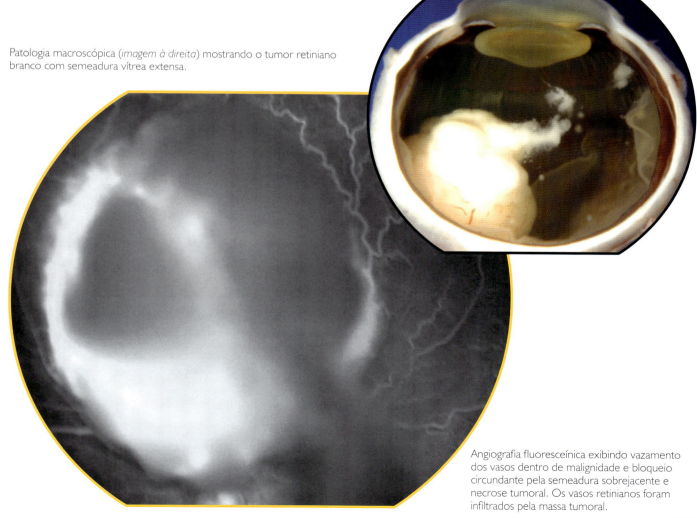

Angiografia fluoresceínica exibindo vazamento dos vasos dentro de malignidade e bloqueio circundante pela semeadura sobrejacente e necrose tumoral. Os vasos retinianos foram infiltrados pela massa tumoral.

# Patologia do Retinoblastoma

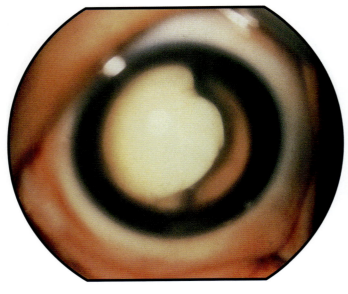

O exame transpupilar revela uma lesão branca no fundo.

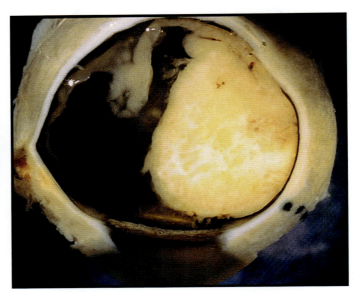

Após a enucleação, o globo seccionado exibiu retinoblastoma.

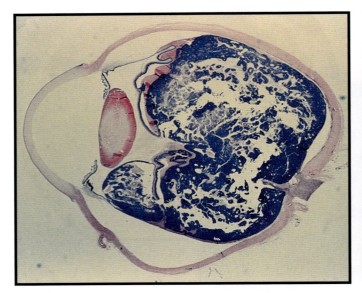

Microscopia de baixa potência mostrando que o retinoblastoma preencheu a maior parte do conteúdo intraocular. *Cortesia da Dr. Irene Maumenee*

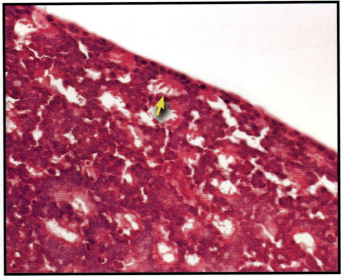

Rosetas e floretas de Flexner-Wintersteiner (*seta*) presentes. Elas são características do retinoblastoma, mas por vezes são vistas em outros tumores oftálmicos, como o meduloepitelioma. A floreta é ligeiramente eosinofílica e composta de células tumorais com processos eosinofílicos em forma de pera que se projetam através de uma membrana fenestrada.

# Patologia do Retinoblastoma — Alto Risco de Metástase

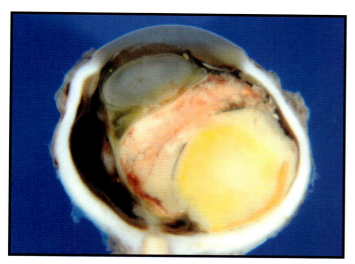

Globo enucleado de uma criança com retinoblastoma e suspeita de invasão da coroide.

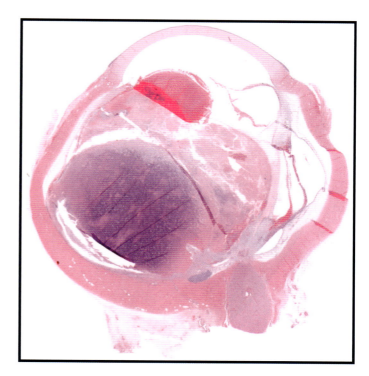

A histologia macroscópica demonstra invasão maciça da coroide, que aparece em azul na coloração.

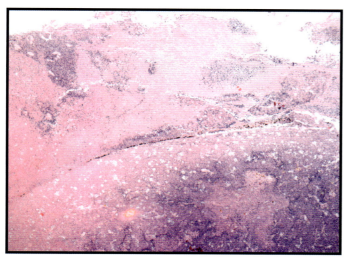

Retinoblastoma necrótico com tumor residual na retina e tumor maciço, parcialmente necrótico, bem abaixo da membrana de Bruch, visto como uma linha escura seguindo horizontalmente através da amostra.

# Teratoma

O teratoma intraocular congênito pode ser visualizado em recém-nascidos saudáveis nascidos a termo, podendo estar associado a outros tumores císticos que envolvam outras partes do corpo. A grande massa amorfa (ou massas) no fundo de olho pode lembrar um retinoblastoma. A lesão pode estar associada a alterações angiográficas discretas e há alterações císticas na ultrassonografia em modo *B-scan*, achados que não são característicos de retinoblastoma.

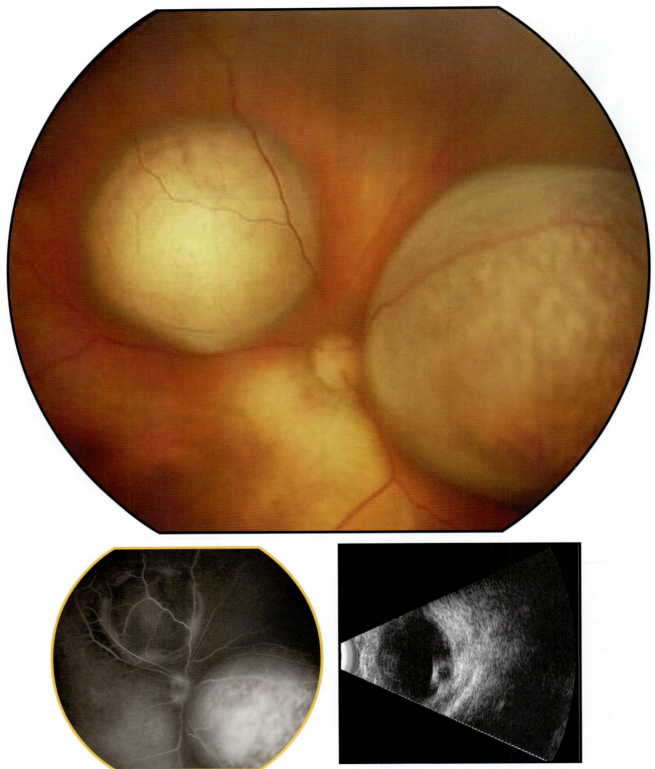

Esta criança tinha duas grandes massas em forma de abóbada que se assemelhavam a um retinoblastoma. A angiografia fluoresceínica exibe alterações vasculares retinianas discretas. A natureza cística é evidente com a ultrassonografia em modo *B-scan*. O paciente também tinha um teratoma sacral.
*Cortesia do Dr. David Abramson*

# Síndrome de Klippel-Trenaunay-Weber

A síndrome de Klippel-Trenaunay-Weber é uma anomalia congênita rara dos vasos sanguíneos e tecidos moles. Neste transtorno pode haver malformações da pele a anomalias do sistema venoso, sistema linfático e membros devido à hipertrofia do tecido mole e ossos.

Podem ser vistas anomalias vasculares oculares, incluindo coloração de vinho do Porto (*nevus flammeus*), hemangioma coroidiano difuso e malformações vasculares retinianas.

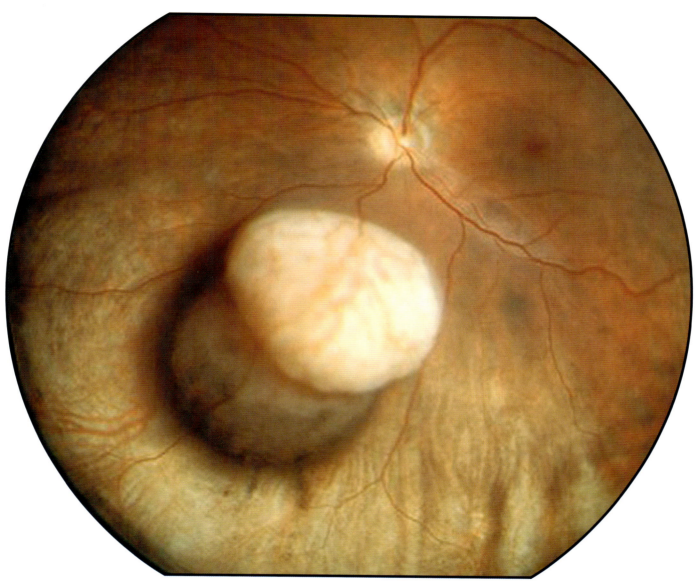

Este paciente com síndrome de Klippel-Trenaunay-Weber apresentava um melanoma maligno. A base é melanótica, enquanto a extensão similar a um cogumelo para dentro do vítreo é amelanótica. A tortuosidade vascular retiniana e o hemangioma coroidiano difuso são as anomalias mais comuns do fundo vistas nesta entidade.

# Meduloepitelioma

Um meduloepitelioma é um tumor ocular congênito que se origina do corpo ciliar não pigmentado. Pode ser benigno ou maligno. Apresenta crescimento lento nos primeiros anos de vida, com manifestação por volta dos 4 anos de idade como uma massa visível. Manifestações associadas incluem coloboma de cristalino, neovascularização da íris e glaucoma secundário. Um meduloepitelioma pequeno em geral é assintomático e de difícil detecção clinicamente. Uma lesão maior aparece como uma massa amelanocítica branco-rosada, que pode estar associada a subluxação do cristalino.

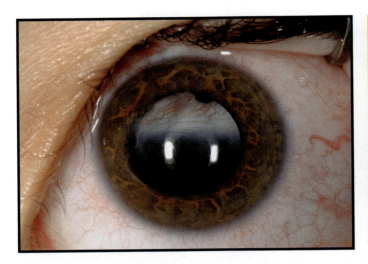

Meduloepitelioma do epitélio ciliar não pigmentado com uma membrana ciclítica vascular. A massa branca do corpo ciliar com vascularização intrínseca é observada superiormente atrás do cristalino transparente.

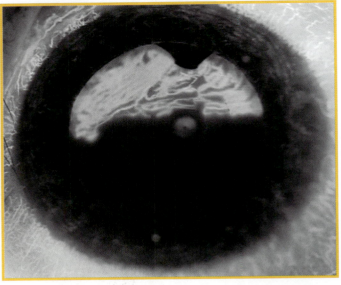

A angiografia fluoresceínica confirma a vascularização do tumor. O bloqueio pelo epitélio pigmentar arrastado superiormente é visível.

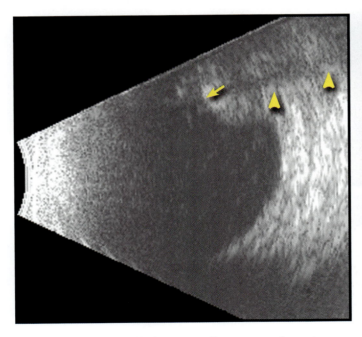

Ultrassonografia ocular exibindo o corpo ciliar com ecos altamente reflexivos em seu ápice (*seta*) e sombreamento profundo (*pontas de seta*).

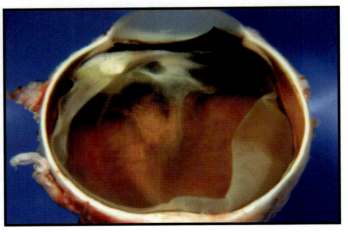

Após a enucleação, observa-se um meduloepitelioma com fibrose. Repare no amplo crescimento do tumor ao longo da interface hialoide superiormente por trás do cristalino e posteriormente ao longo da retina.

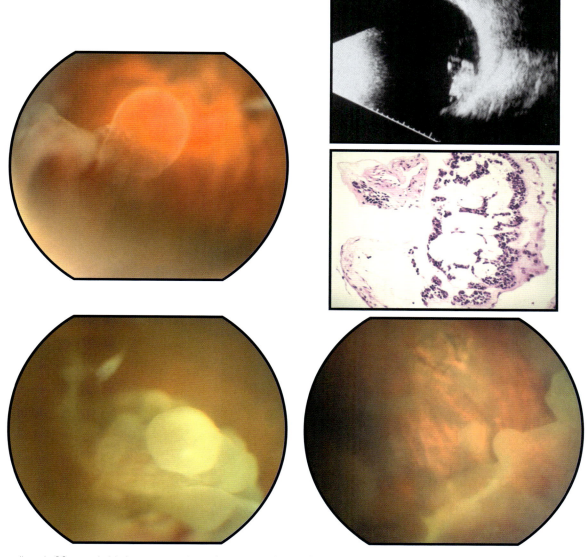

Esta é uma mulher de 28 anos de idade que se queixava de moscas volantes. O exame periférico do fundo mostrou alterações policísticas no vítreo. A ultrassonografia mostrou alta refletância da massa com alterações reativas no vítreo circundante. A patologia mostrou meduloepitelioma. Histologicamente, havia várias bainhas e cordões de células neuroepiteliais pouco diferenciadas que pareciam com a retina embrionária e o epitélio ciliar.

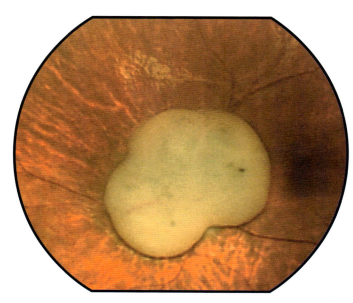

Esta é a fotografia de um meduloepitelioma originário do nervo óptico.
*Cortesia do Dr. James Augsberger*

# Hamartoma Astrocítico Retiniano

O hamartoma astrocítico retiniano é um tumor de origem glial e pode ser encontrado em pacientes com esclerose tuberosa ou neurofibromatose. Em alguns casos, ele ocorre como uma condição esporádica. O hamartoma astrocítico tende a se desenvolver na camada de fibras nervosas e pode provocar ligeira tração com dilatação mínima dos vasos retinianos. Os pequenos hamartomas astrocíticos retinianos podem ser extremamente sutis, aparecendo como um espessamento translúcido mal definido da camada de fibras nervosas. Tumores ligeiramente maiores ficam mais opacos e aparecem como lesões brancas sésseis no nível da camada de fibras nervosas da retina. A lesão contém frequentemente uma calcificação refrativa, amarela e densa característica que se parece com ovas de peixe ou tapioca.

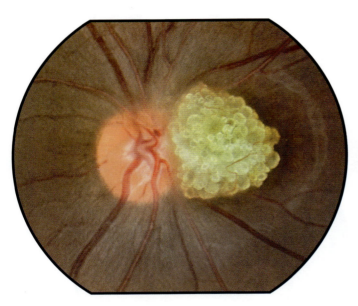

Hamartoma astrocítico tocando o disco óptico com nódulos calcificados.

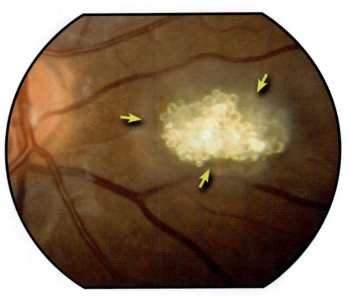

Hamartoma astrocítico com zona central calcificada e zona periférica não calcificada (setas).

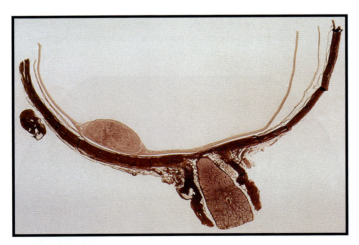

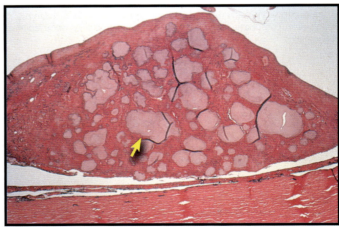

Aparência macroscópica de uma amostra enucleada exibida na imagem à esquerda. Histopatologicamente, o hamartoma astrocítico retiniano não calcificado típico aparece como uma lesão ligeiramente eosinofílica oriunda da camada de fibras nervosas da retina, composta de astrócitos fibrosos alongados e bem diferenciados com citoplasma ligeiramente eosinofílico e núcleos redondos a ovais. Quando calcificado, são observadas células fusiformes dentro das áreas de calcificação (seta, imagem à direita). Os tumores mais calcificados exibem fossilização e alterações laminadas redondas, basofílicas, parecidas com corpos arenáceos. *Cortesia do Dr. Sergio Cunha*

# HAMARTOMA ASTROCÍTICO RETINIANO

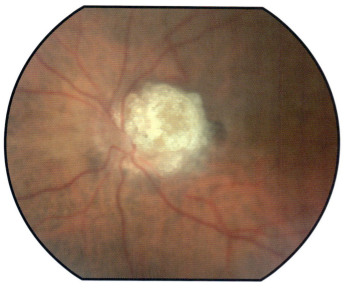
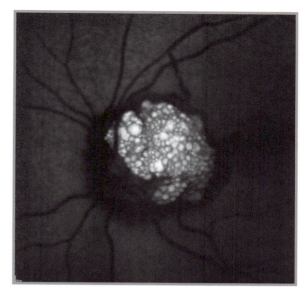
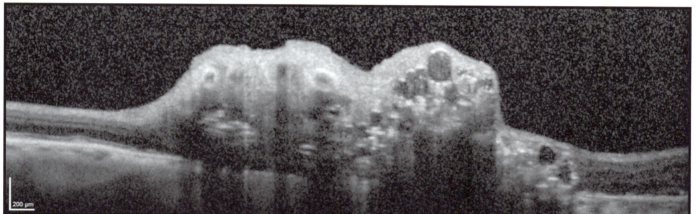
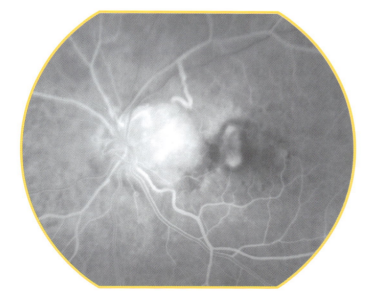
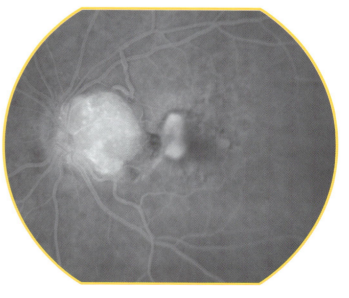

Hamartoma astrocítico calcificado na cabeça do nervo óptico em uma mulher de 87 anos de idade. A hiperautofluorescência destacada é visualizada dentro da lesão (*painel superior à direita*). A OCT em domínio espectral através da lesão demonstra transição da retina normal para uma massa intrarretiniana hiper-refletiva com perda da organização anatômica e sombreamento óptico posterior. Repare nos espaços opticamente vazios "comidos por traças" representando calcificação. Esta paciente desenvolveu neovascularização do tipo 2 na borda temporal do tumor, como se pode ver na angiografia fluoresceínica. A neovascularização coroidiana raramente está associada ao hamartoma astrocítico.

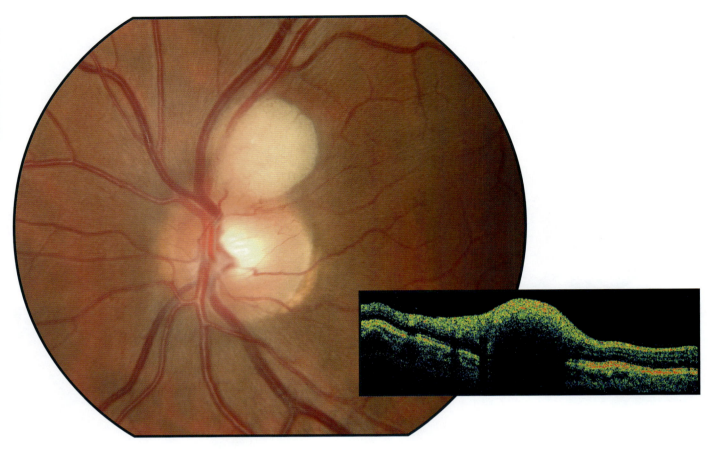

Hamartoma astrocítico retiniano não calcificado em um homem de 38 anos de idade. A massa envolve a camada de fibras nervosas e se sobrepõe aos vasos retinianos. A OCT exibe transição da retina normal para uma massa intrarretiniana densa com perda da organização retiniana. Há ausência de padrão "comido por traças" na OCT, que se vê com as lesões calcificadas.

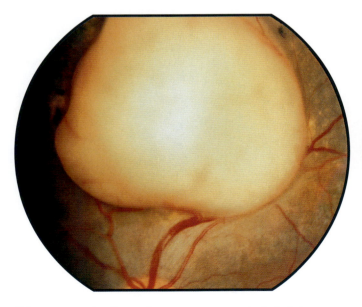

O hamartoma astrocítico pode ocorrer como uma lesão isolada em um paciente sem esclerose tuberosa. Esta massa amarelada e elevada estava surgindo na retina sem calcificação. *Cortesia do Dr. Sergio Cunha*

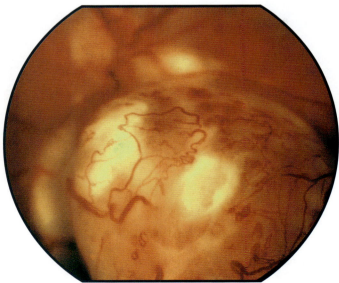

Este paciente não tinha esclerose tuberosa e massa retiniana vascular amarelada. A histopatologia revelou hamartoma astrocítico. *Cortesia do Dr. Robert Ramsay*

# Astrocitoma Retiniano Adquirido

O astrocitoma retiniano adquirido é um tumor que se apresenta na meia-idade ou antes, classicamente na região peripapilar ou perimacular. Esta forma de tumor glial não está relacionada com o complexo de esclerose tuberosa. Ao contrário do hamartoma astrocítico da retina, este tumor não calcifica tipicamente e se comporta de modo mais agressivo, demonstrando aumento progressivo, exsudação e descolamento retiniano, levando, por vezes, à perda do olho. O astrocitoma retiniano pode causar semeadura vítrea.

O tratamento do astrocitoma retiniano adquirido pode ser difícil, já que este tumor pode ser resistente ao tratamento. Vários relatos documentaram sucesso com a aplicação de 1 ou 2 sessões de terapia fotodinâmica com verteporfina. Além disso, a braquiterapia pode trazer benefícios em alguns casos.

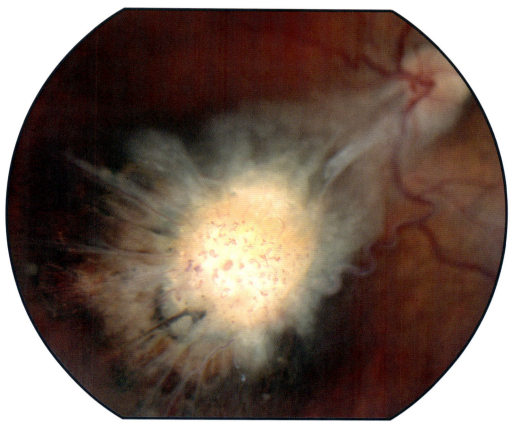

Astrocitoma retiniano com semeadura vítrea amplamente localizada e vasos nutridores proeminentes.

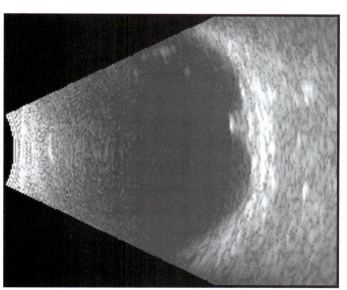

A ultrassonografia revela uma massa retiniana não calcificada.

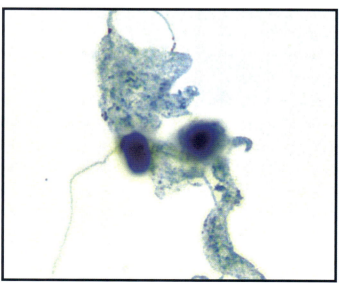

A citopatologia por biópsia com aspiração de agulha fina exibe células gliais fusiformes benignas, compatíveis com astrocitoma.

# Astrocitoma Retiniano Adquirido com Retinopatia Exsudativa

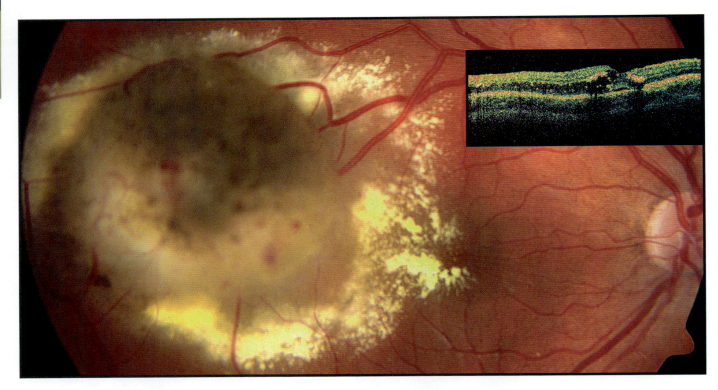

Astrocitoma retiniano adquirido com exsudação retiniana circundante e perda de acuidade visual para 20/70. A OCT mostra edema intrarretiniano.

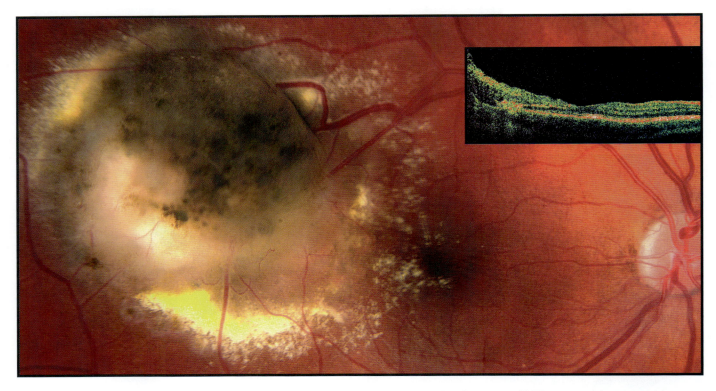

Após terapia fotodinâmica, a massa exibiu uma ligeira redução de tamanho e a acuidade visual melhorou para 20/30 com a resolução parcial da exsudação. A OCT mostra resolução parcial do edema foveal.

# Hemangioblastoma Retiniano (Hemangioma Capilar)

O hemangioblastoma retiniano é um tumor vascular laranja-avermelhado que pode ser unifocal ou multifocal, ocorrendo como uma condição unilateral ou bilateral. Este tumor é diagnosticado com mais frequência em crianças ou adultos jovens. O hemangioblastoma pode envolver a mácula, a retina equatorial ou periférica e, mais raramente, é encontrado no disco óptico. Este tumor é reconhecido pela artéria nutridora nitidamente dilatada e tortuosa e pela veia de drenagem. O hemangioblastoma pode permanecer quiescente sem baixa visual ou pode aparecer ativo e produzir fluido sub-retiniano e exsudação, edema intrarretiniano e exsudação e membrana epirretiniana com tração vitreorretiniana. Em alguns casos, o hemangioblastoma periférico pode causar edema macular remoto e exsudação, levando à piora da acuidade visual. O hemangioblastoma retiniano é composto de células tumorais estromais que produzem fator de crescimento endotelial vascular (VEGF), levando ao desenvolvimento de uma massa altamente vascular.

O hemangioblastoma retiniano pode ocorrer como um tumor esporádico ou como parte da doença de von Hippel-Lindau. Pacientes com dois ou mais hemangioblastomas são classificados como portadores da doença de von Hippel-Lindau. Aqueles com apenas um hemangioblastoma têm um risco de 50% de desenvolver doença de von Hippel-Lindau se forem jovens (<10 anos de idade) em comparação com um risco <10% se forem mais velhos (>40 anos de idade). Todos os pacientes com hemangioblastoma retiniano devem fazer teste genético para doença de von Hippel-Lindau e ser monitorados por toda a vida em relação a tumores cerebrais e viscerais relacionados.

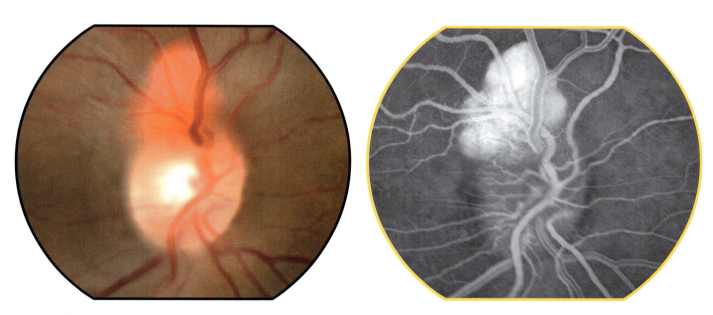

Hemangioblastoma retiniano esporádico exibindo preenchimento vascular na angiografia fluoresceínica. *Cortesia do Dr. Michael Cooney*

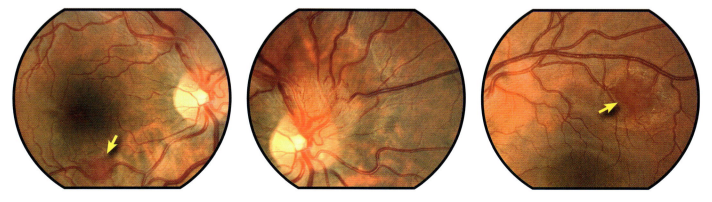

Pequenos hemangioblastomas retinianos (*setas*) são observados neste paciente com doença de von Hippel-Lindau. *Cortesia do Dr. Eric Holz*

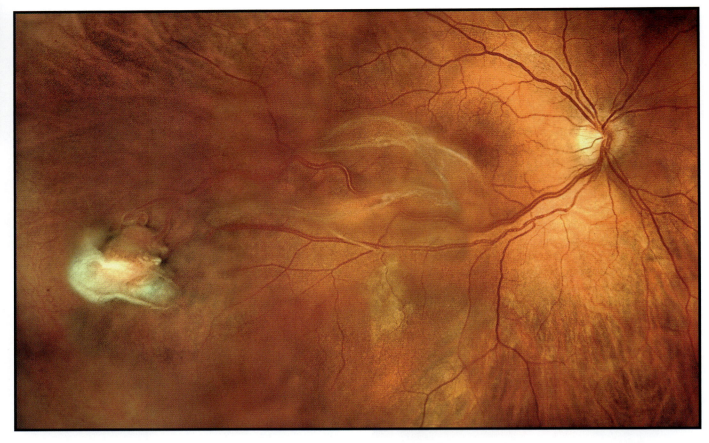

Hemangioblastoma retiniano periférico com fibrose macular epirretiniana remota. Há descolamento retiniano exsudativo e por tração. Repare nas grandes arteríolas perfundidas e sinuosas e nas vênulas de drenagem que levam a este hemangioblastoma. *Cortesia do Dr. Mark Johnson*

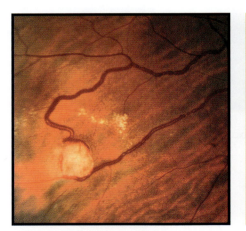
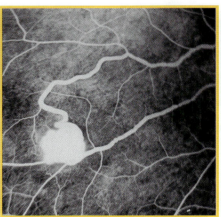
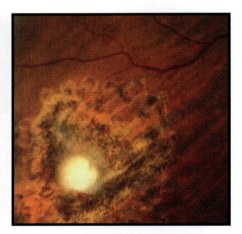

Vasos nutridores dilatados e sinuosos evidentes neste pequeno hemangioblastoma capilar. Normalmente, o vaso de drenagem é maior que o vaso de alimentação. A angiografia fluoresceínica mostra tumor vascular hiperfluorescente com seus vasos nutridores e de drenagem. O paciente foi tratado com fotocoagulação a *laser*, evoluindo para a regressão da lesão (*imagem à direita*).

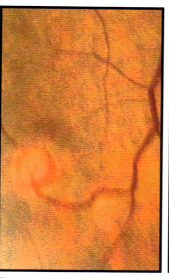 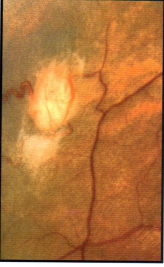 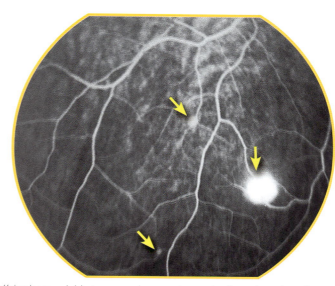

Os hemangioblastomas retinianos podem ser laranja-vermelhos ou brancos, podendo variar de pequenos a grandes. À medida que amadurecem, os elementos de fibrose evoluem.

Vários hemangioblastomas podem ser demonstrados pela angiografia fluoresceínica, como neste caso, em que três hemangioblastomas hiperfluorescentes são observados (*setas*).

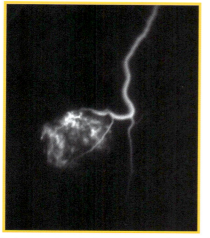 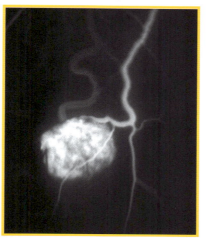 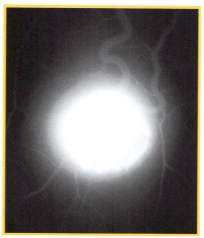

A sequência de angiografia fluoresceínica exibe arteríolas perfundidas dilatadas e sinuosas e a aparência de uma vênula de drenagem neste hemangioblastoma. Há vazamento tardio extenso dos vasos tumorais (*imagem à direita*).

© 626

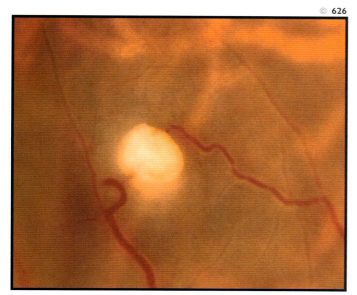

Aparência clínica de um hemangioblastoma de um paciente com doença de von Hippel-Lindau. O hemangioma tem vasos nutridores e de drenagem dilatados e levemente sinuosos.

© 627

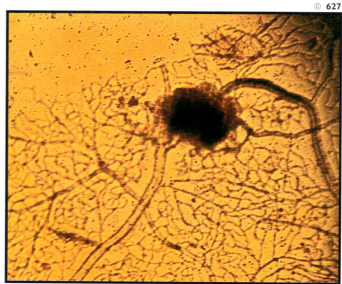

Uma preparação com corante tripsina de um caso similar mostra um pequeno hemangioblastoma retiniano e seus vasos relacionados.

# Hemangioblastoma Retiniano Justapapilar Endofítico Óbvio

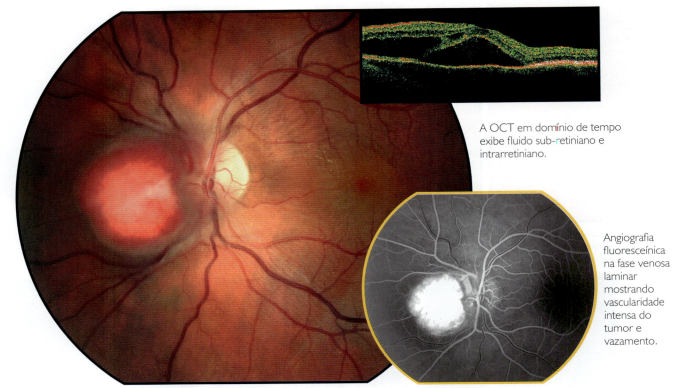

A OCT em domínio de tempo exibe fluido sub-retiniano e intrarretiniano.

Angiografia fluoresceínica na fase venosa laminar mostrando vascularidade intensa do tumor e vazamento.

Hemangioblastoma retiniano na margem nasal do disco óptico resultando em edema macular e fluido subfoveal.

# Hemangioblastoma Retiniano Justapapilar Endofítico Sutil

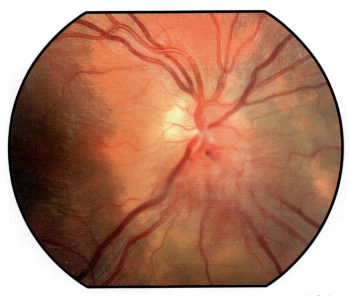

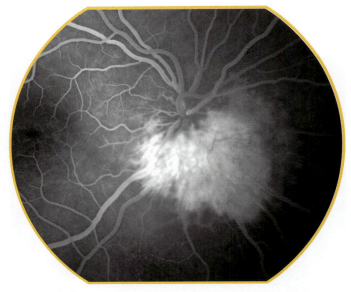

A massa laranja-avermelhada intrarretiniana obscurece a margem inferior do disco óptico e produz ligeira exsudação macular e estrias retinianas.

A angiografia fluoresceínica mostra hiperfluorescência intensa dos vasos do tumor.

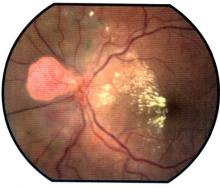
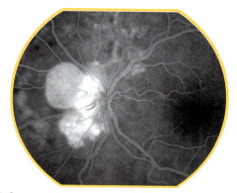

Este tumor vascular nodular pende sobre a porção nasal do disco óptico. Repare no fluido sub-retiniano e na exsudação macular.

A angiografia fluoresceínica mostra a vascularidade intensa, a coloração da massa e também o vazamento vascular circundante. *Imagens ©628 e @629 disponíveis exclusivamente, em inglês, em* expertconsult.inkling.com/redeem

## Tratamento do Hemangioblastoma Retiniano

O tratamento do hemangioblastoma retiniano depende do tamanho e localização do tumor e das características relacionadas de fluido sub-retiniano e exsudação. Um tumor puntiforme pode ser tratado com fotocoagulação a *laser* focal, enquanto um tumor pequeno (<3 mm) pode ser tratado com fotocoagulação a *laser* para circundar o tumor e fechar a artéria de alimentação. Os tumores de tamanho médio (3 a 6 mm) são tratados com terapia fotodinâmica se estiverem situados pós-equatorialmente e com crioterapia se estiverem situados anteriormente ao equador. Os tumores grandes (>6 mm) requerem braquiterapia ou vitrectomia com ressecção interna e tamponamento com silicone. O uso de medicações anti-VEGF pode ser benéfico para reduzir o fluido sub-retiniano e o edema intrarretiniano, mas exibe pouco efeito no tumor.

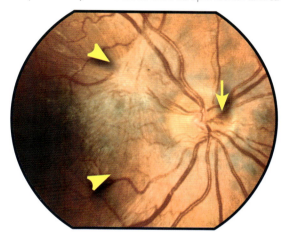
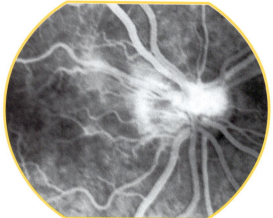

Pequeno hemangioblastoma no aspecto nasal do disco óptico (*seta*). Há proliferação fibrosa associada no feixe papilomacular (*pontas de seta*). A angiografia fluoresceínica mostra vazamento no aspecto nasal do disco.

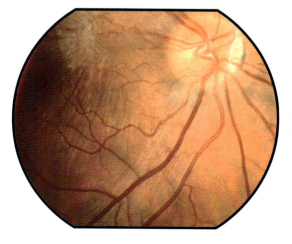
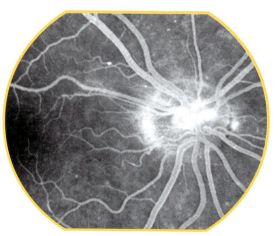

O tratamento do caso anterior com vitrectomia e fotocoagulação a *laser* (com *laser* amarelo) resultou em uma redução acentuada no tamanho tumoral e deixou uma fibrose macular residual mínima. Na angiografia fluoresceínica há apenas coloração discreta dos vasos ativos residuais na porção central da cabeça do nervo óptico.

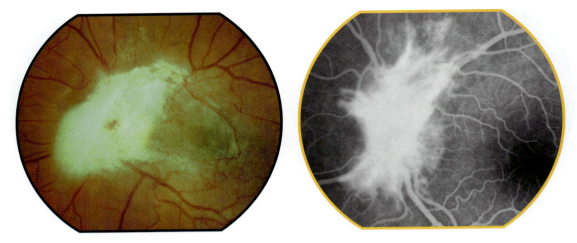

Neste paciente com hemangioblastoma retiniano e doença de von Hippel-Lindau há proliferação fibrosa maciça no nervo e descolamento secundário da mácula. A angiografia fluoresceínica exibe coloração extensa da cabeça do nervo óptico.

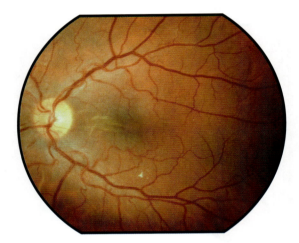

Após a vitectromia *pars plana* para o tumor descrito na página anterior, ocorre a eliminação da proliferação fibrovascular e restauração do nervo óptico e da vasculatura retiniana. *Cortesia da Dra. Emily Chew*

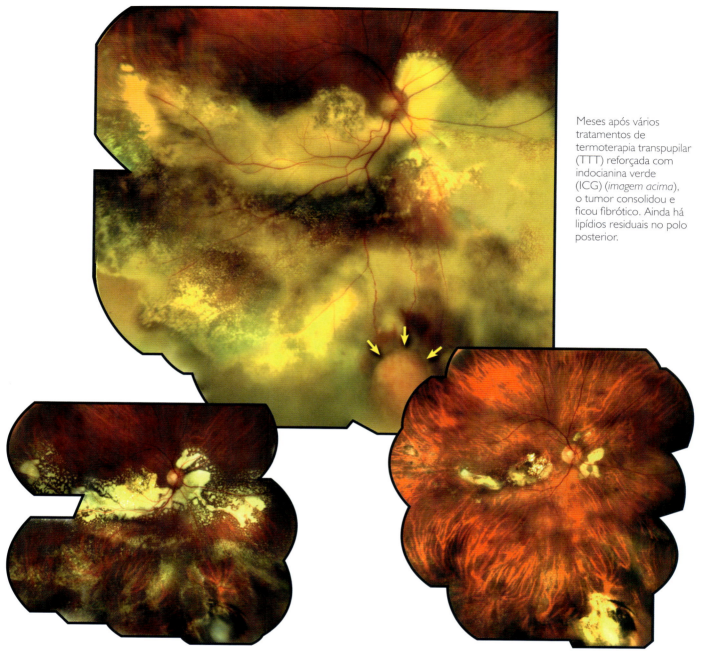

Meses após vários tratamentos de termoterapia transpupilar (TTT) reforçada com indocianina verde (ICG) (*imagem acima*), o tumor consolidou e ficou fibrótico. Ainda há lipídios residuais no polo posterior.

Este homem de 31 anos de idade apresentou um grande hemangioblastoma retiniano inferiormente (*setas*). Há um tumor menor obscurecido temporalmente. O paciente também teve um hemangioblastoma cerebelar e um tumor renal. A exsudação lipídica é maciça por todo o fundo inferior. Presumiu-se que o paciente é portador de doença de von Hippel-Lindau.

Mais de 18 meses depois (*imagem à direita*) há resolução total dos lipídios, mas também há cicatrização fibrovascular da lesão e várias cicatrizes fibróticas na mácula. *Cortesia do Dr. Enrico Bertelli*

# Hemangioblastoma Retiniano Justapapilar Endofítico

Os hemangioblastomas retinianos endofíticos podem estar associados a descolamento retiniano exsudativo, hemorragia vítrea e exsudação lipídica, como nota-se neste caso (*imagem à esquerda*).

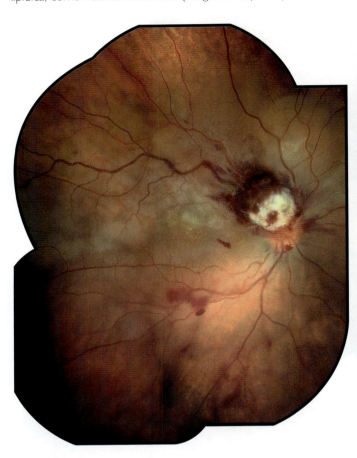
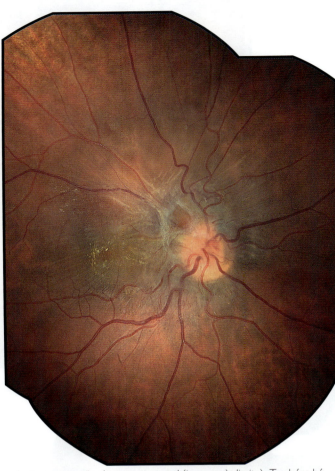

Após o tratamento com termoterapia transpupilar, há resolução radical da exsudação e regressão da massa tumoral (*imagem à direita*). Também há ampla fibrose pré-retiniana. *Cortesia do Dr. Mark Johnson*

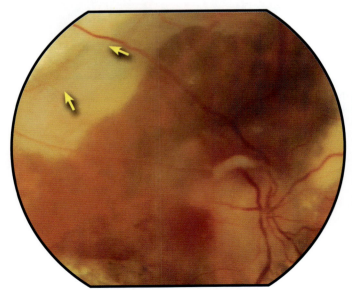
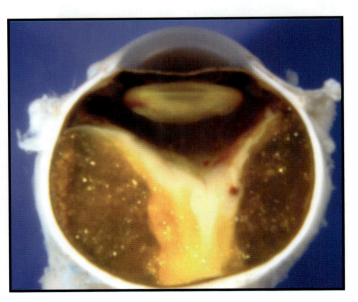

A exsudação sub-retiniana maciça pode ocorrer mesmo com hemangioblastomas retinianos pequenos. Este paciente tinha hemangioblastoma mal definido do disco óptico, com crescimento endofítico e exofítico. A exsudação antiga com metaplasia fibrosa é observada na direção superotemporal (*setas*).

Este olho foi enucleado devido a glaucoma neovascular doloroso relacionado a um hemangioblastoma do disco óptico, que evoluiu com descolamento retiniano exsudativo total.

# Hemangioblastoma com Fibrose Extensa

A proliferação fibrovascular pode ocorrer com ampla exsudação, levando ao descolamento retiniano. Alguma proliferação fibrovascular pode ser indistinguível do próprio hemangioblastoma. Repare nos finos vasos pré-retinianos dilatados sobre o disco óptico, circundados por descolamento exsudativo. A vitrectomia foi bem-sucedida na remoção da proliferação fibrovascular e no tratamento do descolamento de retina neste caso. A remoção da fibrosa ocorreu sem intercorrências. Este olho também teve hemangioblastomas periféricos tratados com *laser* e desenvolveu subsequentemente novas lesões 2 anos após a vitrectomia.

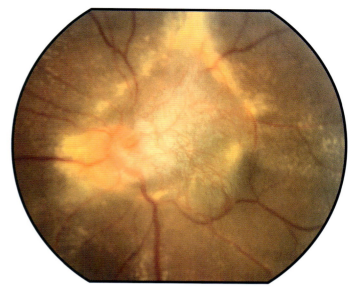

*Cortesia do Dr. Yale Fisher*

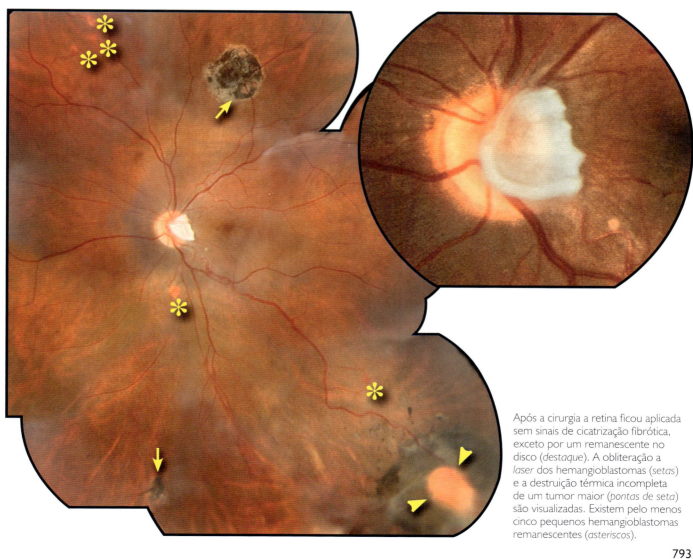

Após a cirurgia a retina ficou aplicada sem sinais de cicatrização fibrótica, exceto por um remanescente no disco (*destaque*). A obliteração a *laser* dos hemangioblastomas (*setas*) e a destruição térmica incompleta de um tumor maior (*pontas de seta*) são visualizadas. Existem pelo menos cinco pequenos hemangioblastomas remanescentes (*asteriscos*).

# Hemangioma Cavernoso Retiniano

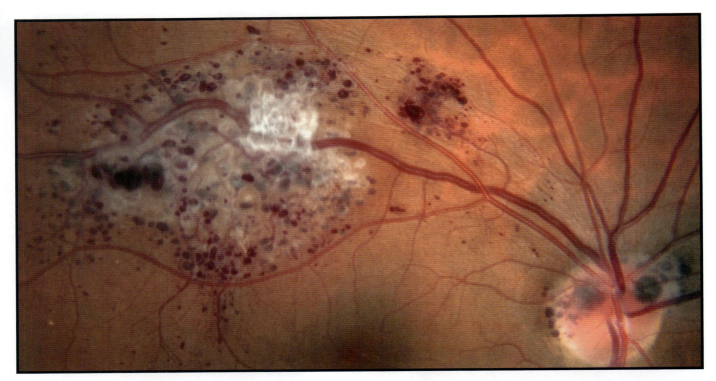

O hemangioma cavernoso retiniano é um tumor vascular de baixo fluxo, escuro, azul-avermelhado. Por vezes, ele pode romper e causar hemorragia vítrea. Alguns casos estão associados à mutação do KRIT1/CCM1, em que existem hemangiomas cavernosos da retina, cérebro e pele. Clinicamente, um hemangioma cavernoso aparece como um grupo de aneurismas venulares intrarretinianos escuros. A proliferação epitelial pigmentar pode escurecer certas áreas e a proliferação fibrosa pode clarear outras áreas da lesão. Esses tumores classicamente não vazam, mas por vezes podem apresentar hemorragia vítrea.

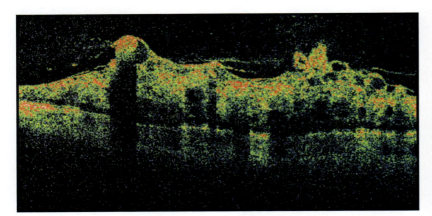

A OCT mostra as estruturas intrarretinianas cavitárias redondas deste tumor vascular. *Imagem ©630 disponível exclusivamente, em inglês, em expertconsult.inkling.com/redeem*

# Variações na Apresentação

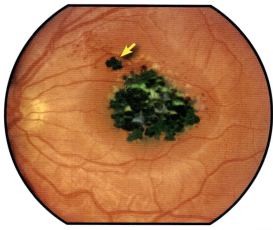

Um hemangioma cavernoso pode lembrar um cacho de uvas. Dilatação vascular e uma configuração arroxeada podem ser observadas. Os vasos cavernosos têm tamanho variável. Repare nas pequenas lesões superonasais (seta) e nas lesões maiores centrais. Algumas das grandes lesões revelam uma interface plasma-eritrócito. A hiperplasia epitelial pigmentar também é observada dentro do aglomerado central de vasos cavernosos.

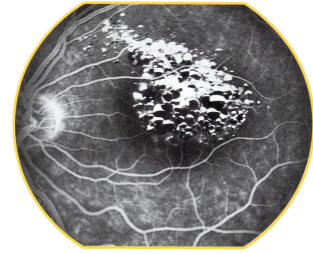

O padrão de preenchimento característico de um hemangioma cavernoso pode ser demonstrado pela angiografia fluoresceínica. Os vasos estão no lado venoso da circulação; eles exibem interface plasma-eritrócitos, mas sem vazamento. *Cortesia de Ross Jarrett*

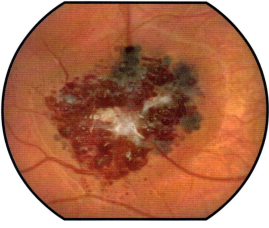

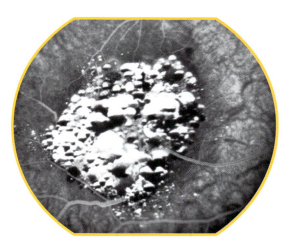

Este hemangioma cavernoso tem pigmentação variável e um elemento de fibrose. A angiografia fluoresceínica mostra preenchimento da lesão, exceto onde há agregação de eritrócitos.

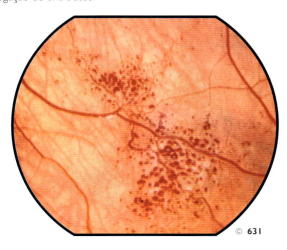

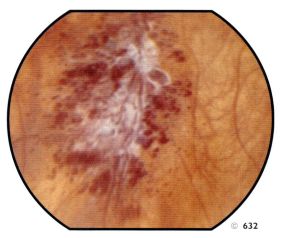

Esta é uma menina de 10 anos de idade com hemangiomas cavernosos retinianos bilaterais. Sua mãe também tem um hemangioma cavernoso em um olho. Repare na fibrose extensa, que é vista em alguns casos.

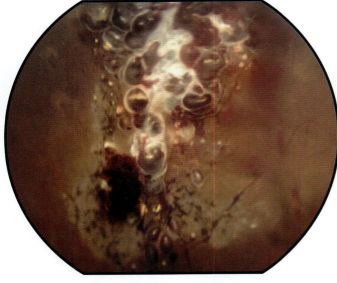

Este paciente tem dilatações aneurismáticas excepcionalmente grandes em formato de salsicha, com sangue roxo profundo nas lesões maiores conectadas por proliferação fibrosa.

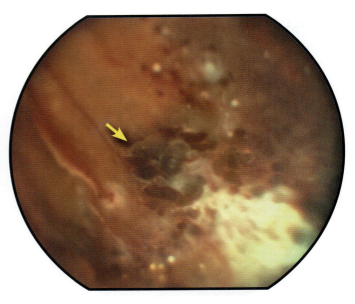

Este hemangioma cavernoso tem uma grande alteração vascular roxa coalescendo centralmente (*seta*). Isso pode ser consequência de hiperplasia epitelial pigmentar e/ou sangue venoso preso ou de baixo fluxo na porção sacular maior da massa. Também há uma cadeia de lesões menores dispersas e um elemento de fibrose.

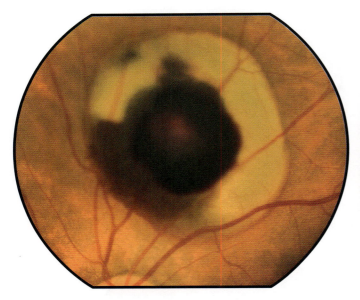
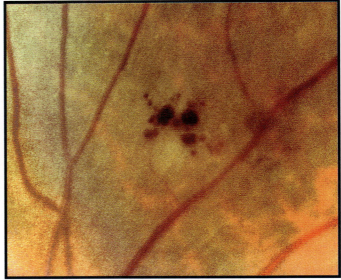

Este paciente apresentou hemorragia pré-retiniana, intrarretiniana e sub-retiniana, que se assemelha ao padrão de sangramento visto com o macroaneurisma arteriolar retiniano (*imagem à esquerda*). Um hemangioma cavernoso da retina foi visto após a resolução da hemorragia (*imagem à direita*). Este hemangioma cavernoso tem lesões de tamanho variável com elementos de pigmentação e fibrose.

# Hemangioma Racemoso Retiniano

O hemangioma racemoso retiniano é uma malformação vascular congênita na qual alguns ou todos os vasos retinianos estão dilatados, frequentemente a ponto de o sistema arterial não poder ser diferenciado do sistema venoso. Se o hemangioma for extrafoveal, a acuidade visual pode ser normal, mas nos olhos com envolvimento foveal a acuidade visual tipicamente é baixa. Este tumor pode estar associado à síndrome de Wyburn-Mason, na qual hemangiomas racemosos similares são encontrados no mesencéfalo, podendo levar a AVCs, e na mandíbula, que pode causar potencialmente um sangramento profuso durante procedimentos odontológicos. Esses vasos correm risco de obstrução venosa, isquemia retiniana e neovascularização.

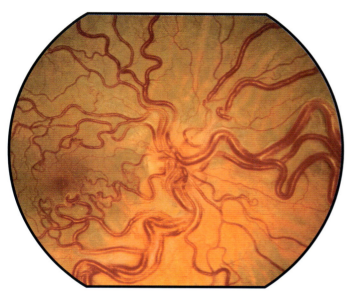

Tortuosidade e dilatação dos vasos normais, além de vasos malformados. Comunicações arteriovenosas (AV) de tamanhos variados são demonstradas neste olho.

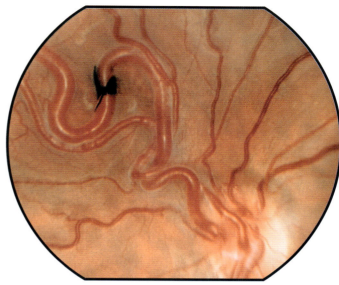

Neste transtorno, por vezes pode ser observada uma pigmentação em torno dos vasos anormais. *Cortesia dos Drs. Ross Jarrett e Neil J. Okun*

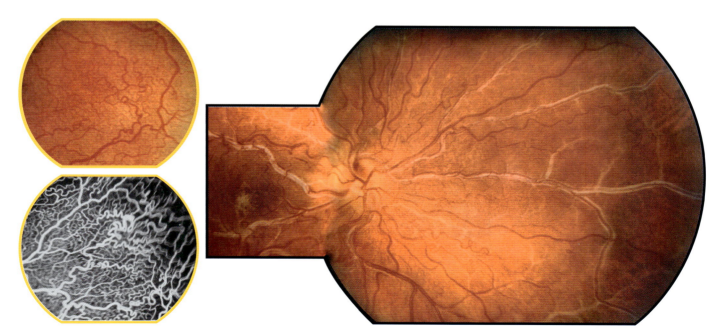

Este paciente apresenta muitas derivações capilares pequenas na retinografia colorida acima. A angiografia fluoresceínica demonstra um complexo muito mais denso e sinuoso de capilares do que o observado nos hemangiomas racemosos mais comuns.

Neste caso de hemangioma racemoso difuso existem anomalias vasculares retinianas generalizadas, que incluem vários vasos de derivação, revestimento, tortuosidade e muitos padrões de perfusão anômalos por todo o fundo de olho.

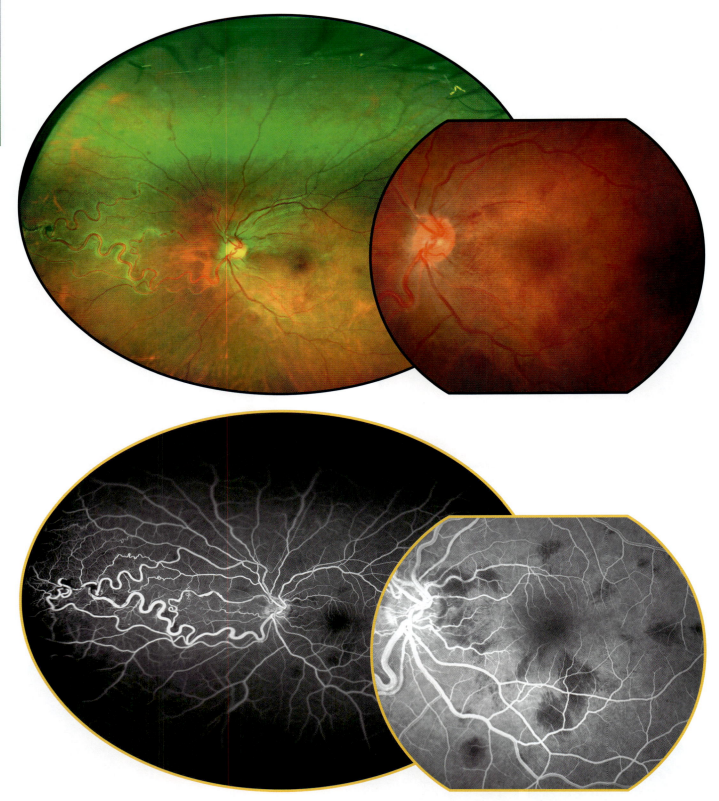

Uma mulher de 27 anos de idade com hemangioma racemoso envolvendo os vasos retinianos nasais. Esta lesão está associada a uma oclusão da veia central da retina, caracterizada por grandes hemorragias retinianas que envolvem os quatro quadrantes retinianos e a mácula.

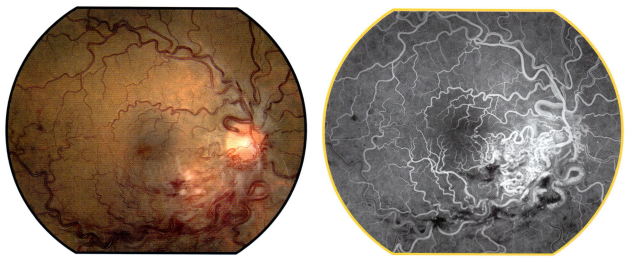

Este paciente tem um hemangioma racemoso difuso associado a uma oclusão venosa retiniana hemisférica inferior. Os pacientes com hemangioma racemoso correm risco de oclusões vasculares e subsequente doença proliferativa. *Cortesia do Dr. Eric van Kujik*

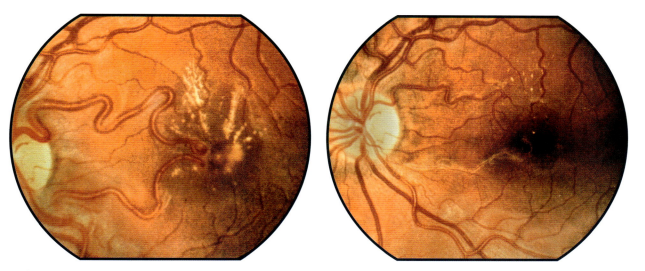

Os hemangiomas racemosos podem exibir regressão espontânea e depois recorrência, como se pode ver neste caso com um acompanhamento de 17 anos. O paciente apresentou inicialmente um hemangioma racemoso e edema macular. A oclusão vascular do vaso inferior resultou na formação de uma bainha, não perfusão e resolução da exsudação.

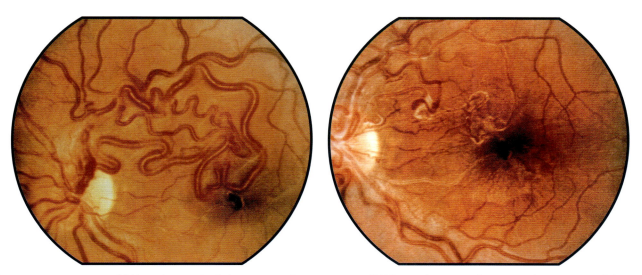

Surgiu uma nova anastomose AV. Uma alça vascular é vista conectando os segmentos AV. Houve obstrução subsequente da anastomose AV com fechamento da comunicação AV e resolução do edema, além de remodelação da circulação. *Cortesia do Dr. Achim Wessing*

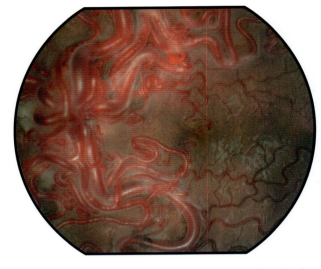
Fotografia de um hemangioma racemoso na região macular e do disco óptico. Repare que as artérias são indistinguíveis das veias.

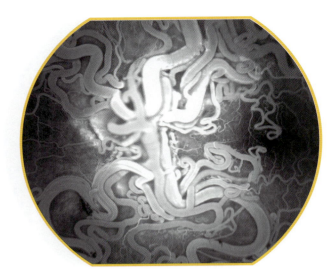
Angiografia fluoresceínica revelando preenchimento rápido da trama vascular, mas nenhum vazamento.

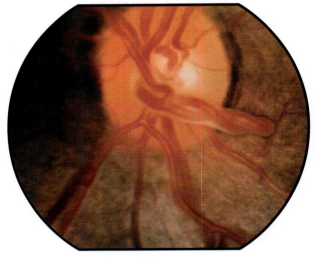
Vasos de derivação AV congênita, como se pode ver neste paciente no disco óptico, podem ser uma forma frustrada da condição ou uma persistência da vasculatura fetal.

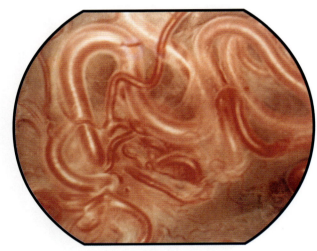
Os pacientes com síndrome de Wyburn-Mason podem ter grandes malformações AV retinianas. Lesões como essas têm sido chamadas de "saco de vermes".

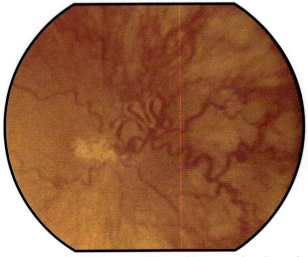
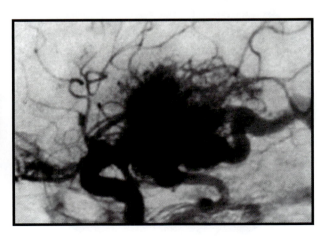
Este é um paciente com síndrome de Wyburn-Mason envolvendo a retina do olho direito (*imagem à esquerda*) e uma malformação vascular intracraniana vista no angiograma cerebral (*imagem à direita*). *Cortesia do Dr. James Augsberger*

Este olho com hemangioma racemoso desenvolveu isquemia periférica e neovascularização (*seta*), e a isquemia tratada com *laser*. A doença oclusiva vascular com formação de bainha vascular, neovascularização secundária e vários estágios de remodelação vascular não são incomuns com um hemangioma racemoso.

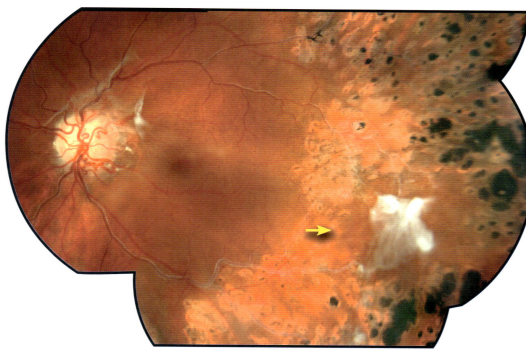

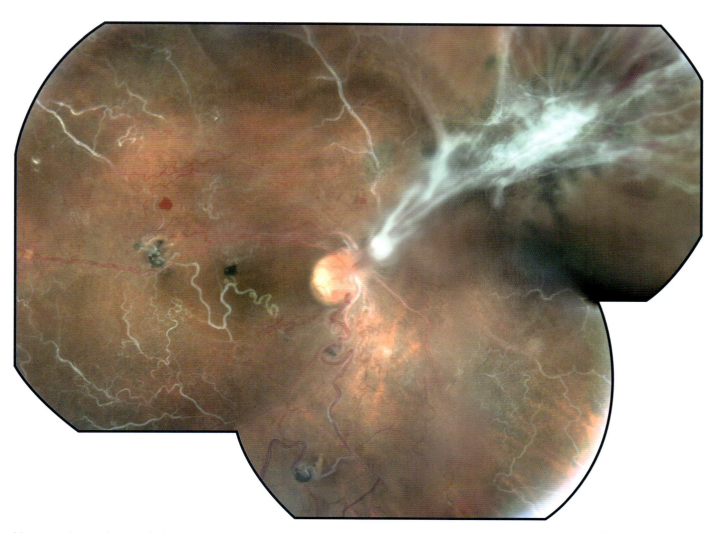

Neste caso, houve doença oclusiva extensa, grandes aneurismas capilares, tortuosidade vascular compensatória secundária e proliferação fibrosa estimulando achados retinianos vistos ocasionalmente associados à neurofibromatose do tipo 2.

# Tumor Vasoproliferativo Retiniano

O tumor vasoproliferativo retiniano é uma massa vascular situada normalmente na periferia retiniana perto da *ora serrata* em pacientes de meia-idade e idosos. Este tumor benigno pode causar exsudação intrarretiniana e sub-retiniana, fluido sub-retiniano, edema macular cistoide e membrana epirretiniana, levando à baixa acuidade visual. Embora o tumor vasoproliferativo retiniano pareça clinicamente similar ao hemangioblastoma retiniano (hemangioma capilar), existem algumas diferenças notáveis pelo fato de os vasos nutridores e de drenagem estarem pouco dilatados, a exsudação tender a começar no tumor e se estender posteriormente e não estar associada à doença de von Hippel-Lindau. O tumor vasoproliferativo retiniano é idiopático em 80% dos casos e secundário às alterações retinianas prévias em 20% dos casos. As condições mais comuns que levam ao tumor vasoproliferativo incluem *pars planitis*, retinose pigmentar e condições inflamatórias ou traumáticas que causam alterações retinianas e do EPR. Raramente, um procedimento para o tratamento de descolamento de retina que envolva drenagem poderá resultar em uma lesão de massa vasoproliferativa.

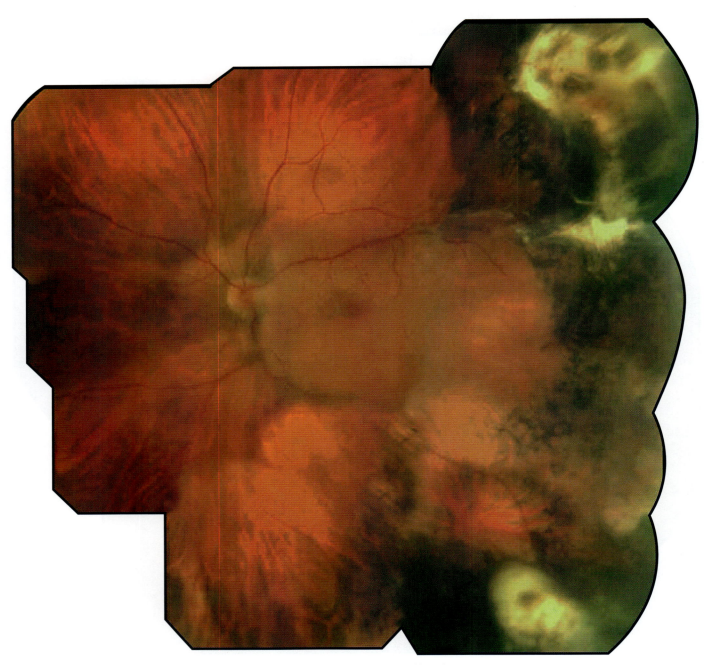

Tumor vasoproliferativo retiniano com regressão e vasos vazando ativamente, fibrose e hiperpigmentação.

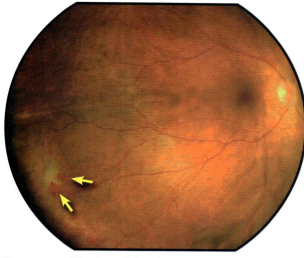

Tumor vasoproliferativo sutil (setas) na região da *ora serrata* inferotemporal com exsudação ao redor. Este é o local mais comum para esses tumores.

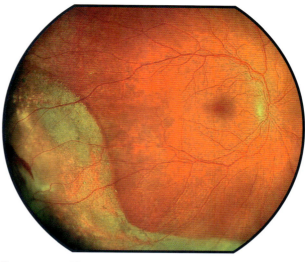

Tumor vasoproliferativo mal definido na *ora serrata* inferotemporal com exsudação sub-retiniana moderada e hemorragia retiniana.

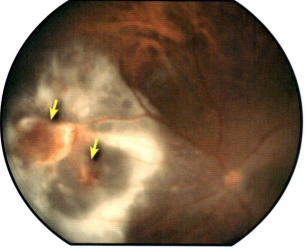

Tumor vasoproliferativo mais avançado na *ora serrata* nasal no olho esquerdo. Repare no fluido sub-retiniano, exsudação, fibrose e hemorragia retiniana associados (setas).

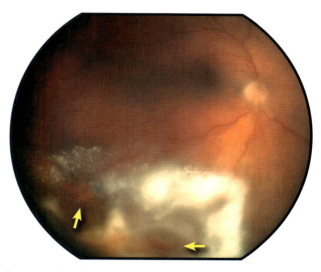

Dois tumores (setas) e descolamento retiniano exsudativo ao redor associados a opacidade vítrea. A visão é nublada devido à exsudação no vítreo, bem como à catarata subcapsular posterior induzida pelo tumor.

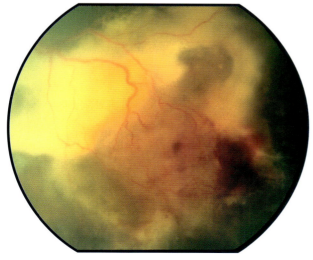

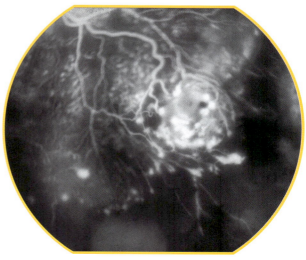

Um tumor vasoproliferativo retiniano está associado a exsudação lipídica e descolamento exsudativo. Também há hemorragia, mas nenhum vaso proeminente perfundido ou drenando.

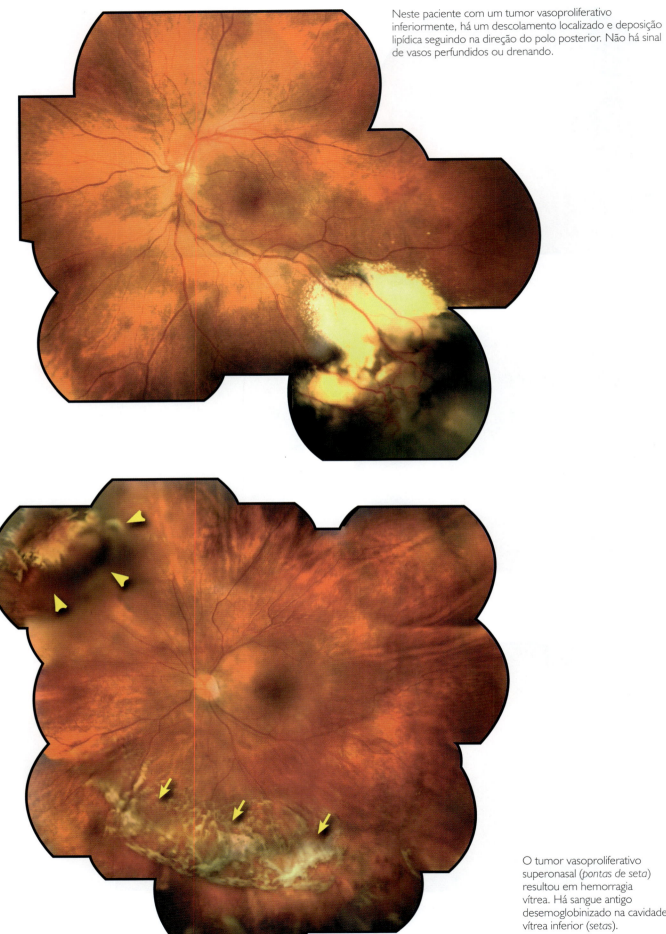

Neste paciente com um tumor vasoproliferativo inferiormente, há um descolamento localizado e deposição lipídica seguindo na direção do polo posterior. Não há sinal de vasos perfundidos ou drenando.

O tumor vasoproliferativo superonasal (*pontas de seta*) resultou em hemorragia vítrea. Há sangue antigo desemoglobinizado na cavidade vítrea inferior (*setas*).

# Tumor Vasoproliferativo Retiniano na Retinose Pigmentar

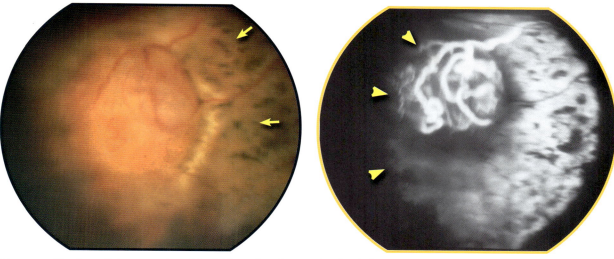

Este tumor vasoproliferativo retiniano com deposição lipídica e descolamento localizado foi encontrado em um paciente com retinose pigmentar. Repare na retinopatia pigmentar (*setas*) e na isquemia periférica (*pontas de seta*) anteriores ao tumor. O fenótipo de retinose pigmentar caracterizado por vasculopatia exsudativa do tipo Coats por vezes está associado a mutações no gene homólogo do Crumbs 1 (CRB1).

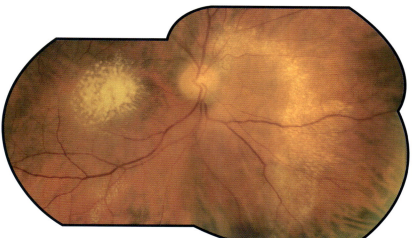

Descolamento exsudativo da retina com deposição lipídica, observado inferiormente. O descolamento exsudativo se estende superiormente e envolve a mácula com lipídios pesados.

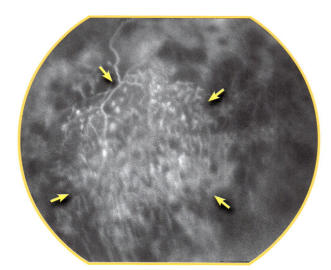

A angiografia fluoresceínica exibe anomalias capilares extensas dentro do tumor (*setas*). Este paciente é portador de retinose pigmentar.

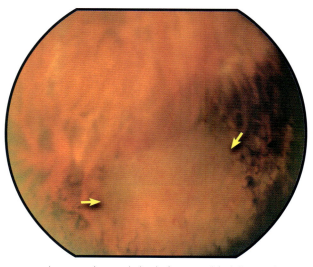

Uma massa cinza-rosada vascularizada é pouco visível dentro de uma zona de degeneração pigmentar periférica (*setas*).

# Hamartoma Combinado da Retina e do Epitélio Pigmentar Retiniano

Um hamartoma combinado da retina e do epitélio pigmentar retiniano (EPR) é um tumor intraocular presumidamente congênito normalmente situado adjacente à cabeça do nervo, mas por vezes na região macular e com menos frequência na periferia. Esses tumores consistem em tecido glial e fibrótico espessado, com graus variáveis de pigmentação, e muitas vezes ocorrem na presença de contração da superfície retiniana interna. A OCT dessas lesões exibe distorção retiniana por tração em um padrão em dente de serra ou dobrado. Raramente ocorre baixa visão devido a exsudação, hemorragia retiniana ou membrana epirretiniana. Essas lesões raramente são múltiplas e podem ser vistas associadas à neurofibromatose do tipo 2.

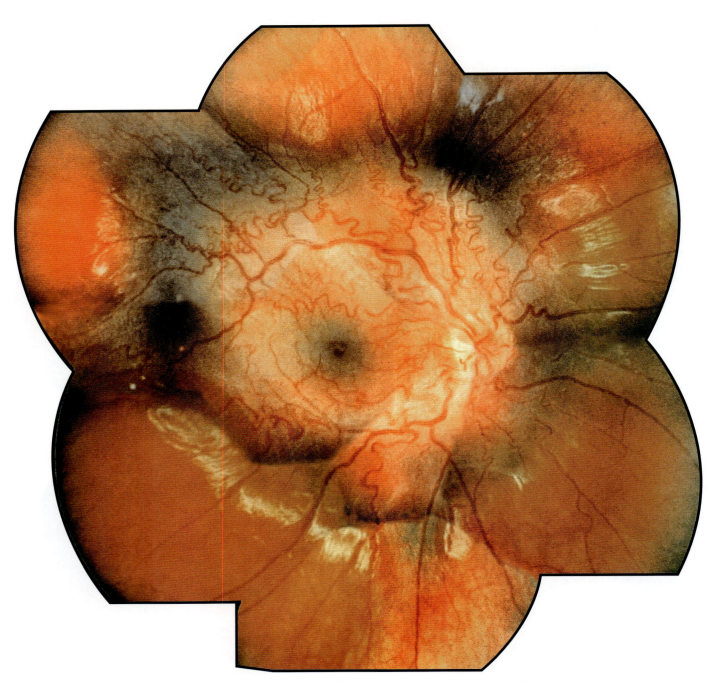

Este paciente tem um hamartoma extenso combinado da retina e do EPR com hiperpigmentação e tortuosidade vascular acentuada. *Cortesia do Dr. Edward B. McLean*

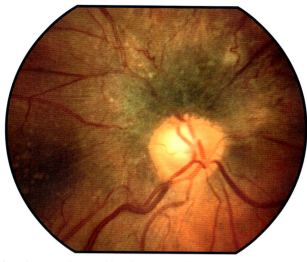
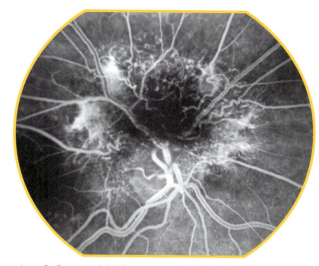

A hiperpigmentação, considerada uma manifestação secundária, pode ser mais acentuada em alguns casos. Neste caso em particular, a membrana epirretiniana, a tortuosidade dos vasos retinianos e a hiperpigmentação são demonstradas.

A angiografia fluoresceínica ilustra a tortuosidade dos vasos. O caso que não evolui com complicações não mostra impregnação vascular.

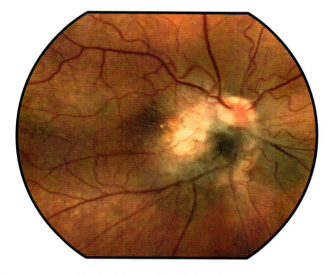
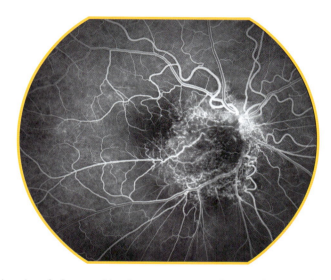

Hamartoma combinado típico no disco óptico. *Cortesia do Dr. Alan Kimura*

A angiografia fluoresceínica demonstra as anomalias vasculares maculares.

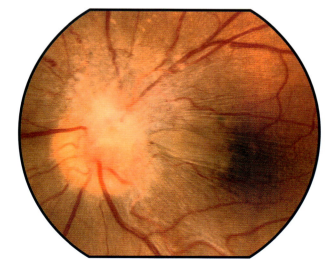
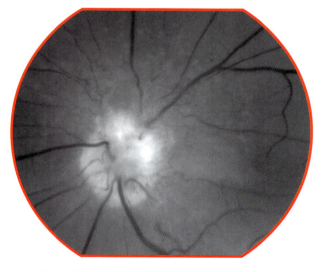

A tração da retina em virtude do hamartoma sem pigmentação proeminente pode ocorrer eventualmente. Em alguns casos, essa tração pode levar ao descolamento retiniano.

A retinografia aneritra destaca a alteração da interface vitreorretiniana.

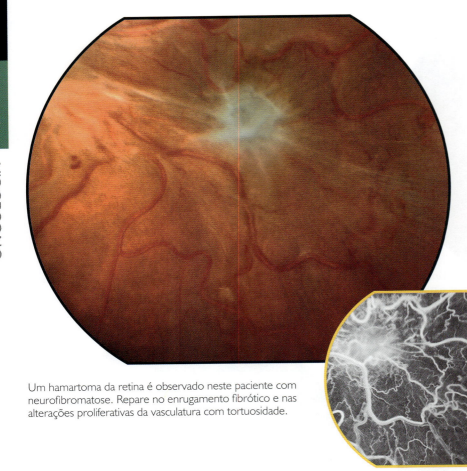

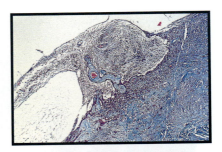

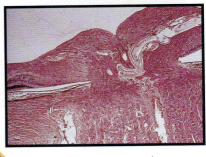

Estes hamartomas envolvem a cabeça do nervo óptico. Os dois hamartomas são de pacientes com neurofibromatose.

Um hamartoma da retina é observado neste paciente com neurofibromatose. Repare no enrugamento fibrótico e nas alterações proliferativas da vasculatura com tortuosidade.

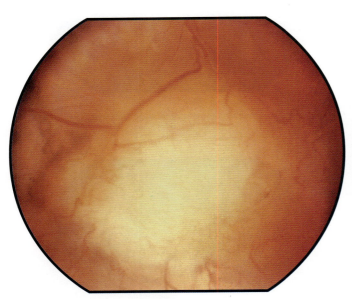

Esta mulher de 39 anos de idade tinha um hamartoma não pigmentado da retina e do EPR.

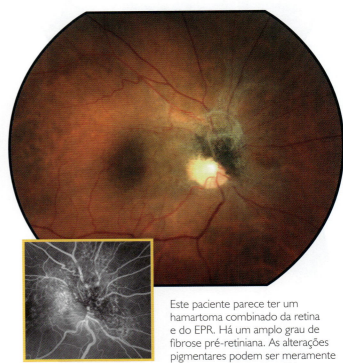

Este paciente parece ter um hamartoma combinado da retina e do EPR. Há um amplo grau de fibrose pré-retiniana. As alterações pigmentares podem ser meramente hiperplasia reativa secundária a alterações tracionais da retina.
*Cortesia do Dr. Martin Schwartz*

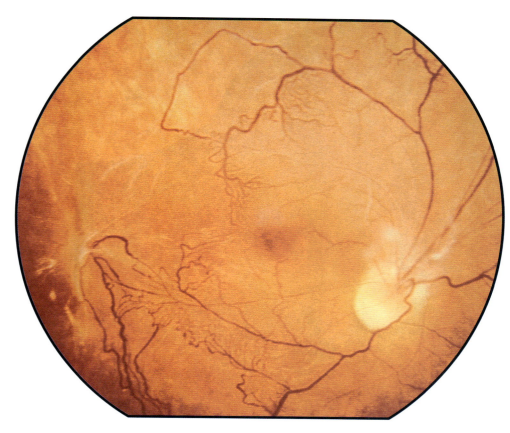

Os pacientes com neurofibromatose do tipo 2 podem ter envolvimento retiniano difuso, incluindo hamartomas astrocíticos da retina e oclusões vasculares retinianas periféricas. Uma alça de anastomose AV é observada com oclusão das artérias e veias na retina. A retina temporal tem isquemia generalizada e neovascularização pré-retiniana. Repare nas ilhas de retina não perfundida que estão presentes no polo posterior estendendo-se na direção do centro da mácula.

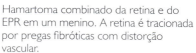

Hamartoma combinado da retina e do EPR em um menino. A retina é tracionada por pregas fibróticas com distorção vascular.

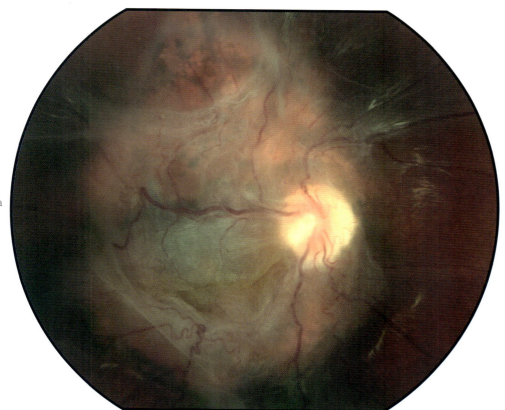

Este hamartoma macular temporal combinado da retina e do EPR está presente em uma menina de 14 anos de idade com acuidade visual de 20/100. A montagem da retinografia colorida exibe a massa retiniana cinza-esverdeada com tração retiniana.

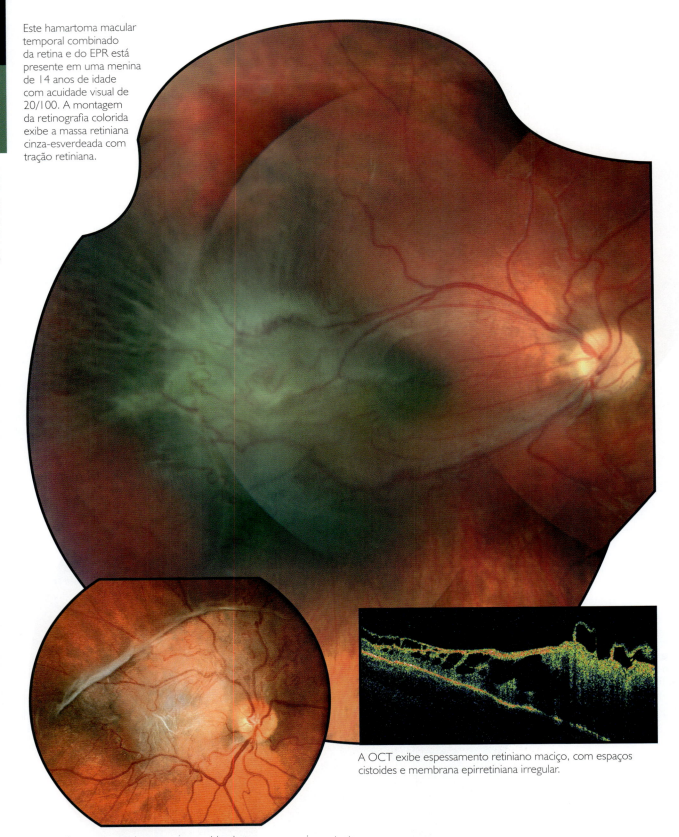

A OCT exibe espessamento retiniano maciço, com espaços cistoides e membrana epirretiniana irregular.

Este paciente com um hamartoma combinado tem um grau importante de proliferação fibrosa sobrejacente a uma lesão relativamente não pigmentada. *Cortesia do Dr. Jeffrey Shakin*

# Neurofibromatose do Tipo 2

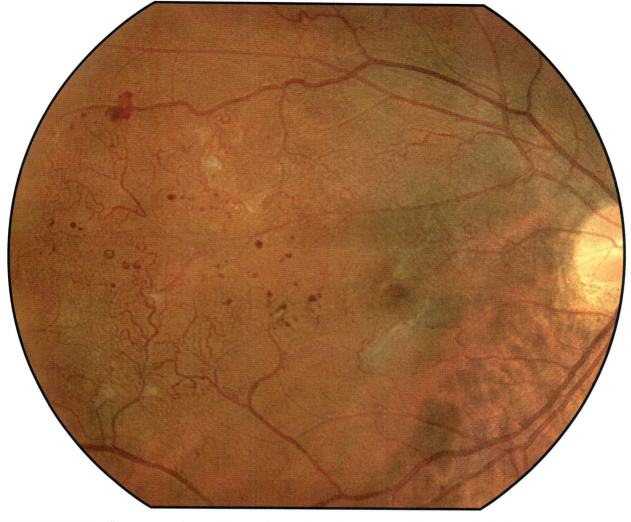

Repare nos vasos em saca-rolhas e nos grandes aneurismas capilares neste paciente com neurofibromatose do tipo 2.

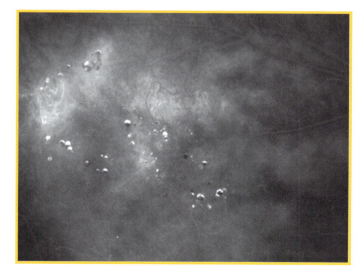

As alterações na interface plasma-eritrócitos são evidentes nos grandes macro/microaneurismas. *Cortesia do Dr. Paulus de Jong*

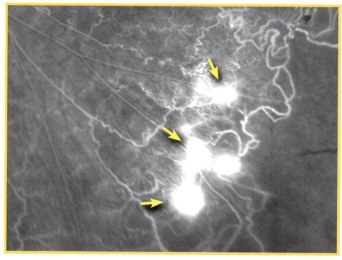

Isquemia retiniana periférica e neovascularização (*setas*) evidentes neste paciente. *Cortesia do Dr. Paulus de Jong*

# Tomografia por Coerência Óptica com Imagem de Profundidade Melhorada de um Hamartoma Combinado

O hamartoma combinado pode exibir dois padrões na tomografia por coerência óptica com imagem de profundidade melhorada (EDI-OCT), que incluem o dente de serra (pico mínimo) e o dobrado (pico máximo). O tipo de padrão depende do grau e da cronicidade da tração vitreorretiniana.

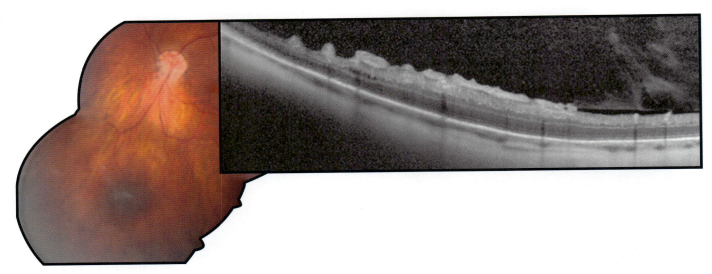

Pequeno hamartoma periférico combinado com padrão dente de serra (pico mínimo).

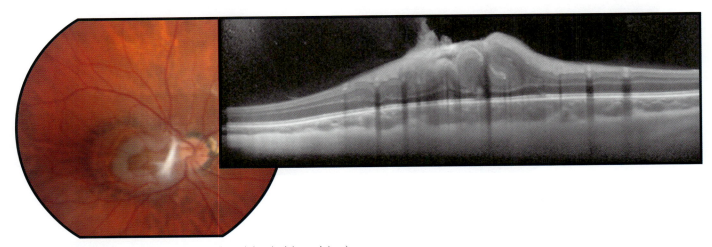

Hamartoma justapapilar combinado com padrão dobrado (pico máximo).

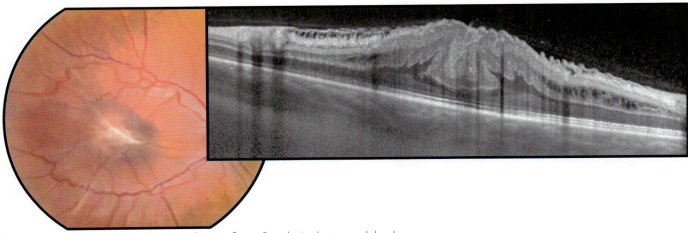

Hamartoma macular combinado com as duas configurações: dente de serra e dobrado.

# Hipertrofia Congênita do Epitélio Pigmentar Retiniano (CHRPE)

A CHRPE é uma lesão pigmentada plana que surge da retina profunda, tipicamente na região periférica. Frequentemente é descoberta por achado no exame ocular, já que, em sua maioria, os pacientes são assintomáticos. A CHRPE pode exibir características clínicas semelhantes às do nevo coroidiano ou do melanoma coroidiano. A maioria dos médicos considera a CHRPE uma lesão estável e imutável, com pouco risco. No entanto, aumento lento documentado da CHRPE foi encontrado em mais de 80% dos casos. Além disso, em casos raros a CHRPE pode produzir um nódulo de epitelioma (adenoma/adenocarcinoma) do EPR.

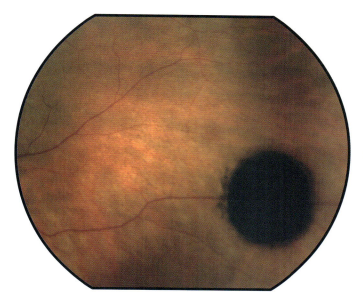

Lesão de CHRPE altamente pigmentada.

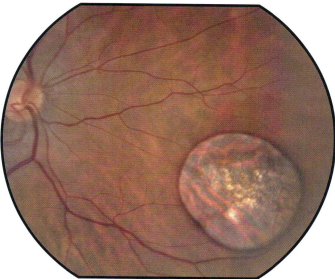

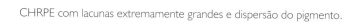

CHRPE com lacunas extremamente grandes e dispersão do pigmento.

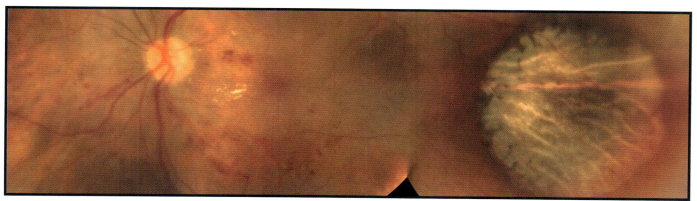

Grande lesão de CHRPE amelanótica em um paciente com retinopatia diabética.

# CHRPE na Mácula

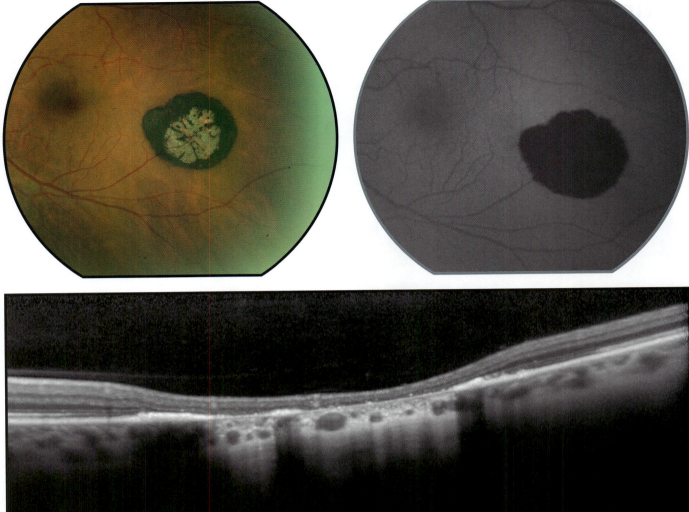

CHRPE com margens e lacunas nítidas, demonstrando hipoautofluorescência completa na autofluorescência do fundo. A OCT demonstra DVP sobrejacente e uma coroide subjacente relativamente normal. A CHRPE é visualizada como áreas de EPR levemente espessado. Há atrofia da retina externa com perda de fotorreceptores. Repare que as lacunas transmitem luz.

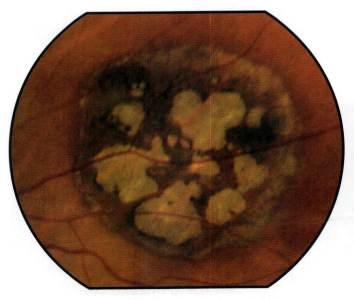

Esta lesão de CHRPE tinha lacunas típicas de atrofia do EPR.

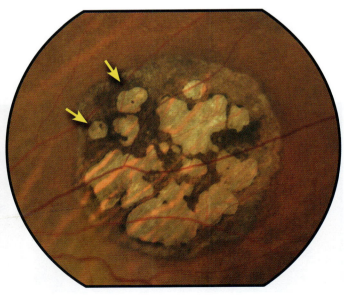

Dois anos mais tarde, houve aumento progressivo da atrofia zonal (setas).

# Espectro da CHRPE

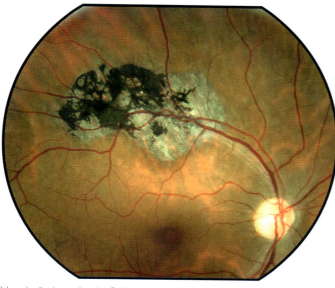

Uma lesão irregular de CHRPE com pigmentação e atrofia variáveis.

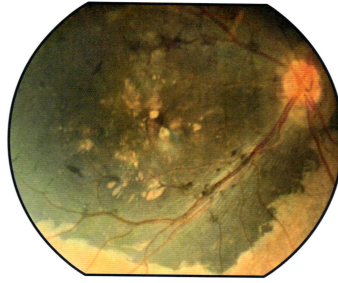

Por vezes, a hipertrofia do EPR pode ser mais difusa e envolver a região macular. Uma hipertrofia de EPR característica é um halo circundante de atrofia, conforme demonstrado neste caso. Essas lesões aparecem frequentemente isoladas como uma área plana e redonda de pigmentação variável. *Cortesia do Dr. Evangelos Gragoudas*

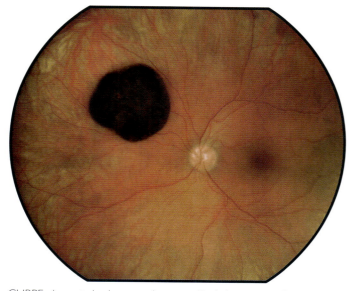

CHRPE pigmentada plana com lacunas milimétricas em um fundo levemente colorido.

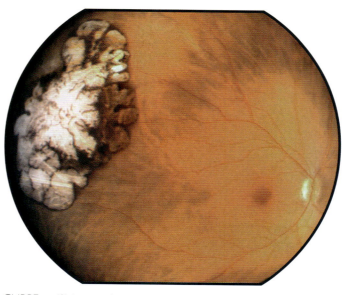

CHRPE periférica com lacunas grandes.

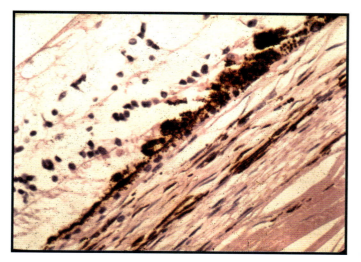

Este corte histológico da hipertrofia congênita do EPR mostra células epiteliais pigmentares retinianas altas e de pigmento escuro. Em alguns casos, pode haver perda dos segmentos externo e interno dos fotorreceptores. Uma camada despigmentada na margem das células de EPR corresponde ao halo visto frequentemente em volta da lesão.

# CHRPE Multifocal ("Pegadas de Urso")

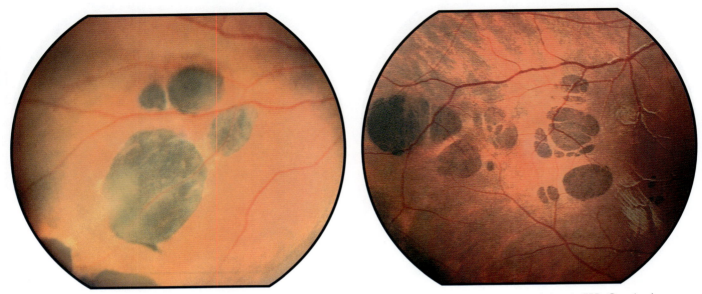

"Pegadas de urso", hipertrofia congênita do EPR e pigmentação agrupada são termos diferentes para as lesões congênitas do EPR. Grandes áreas planas de hiperpigmentação são vistas no exame clínico.

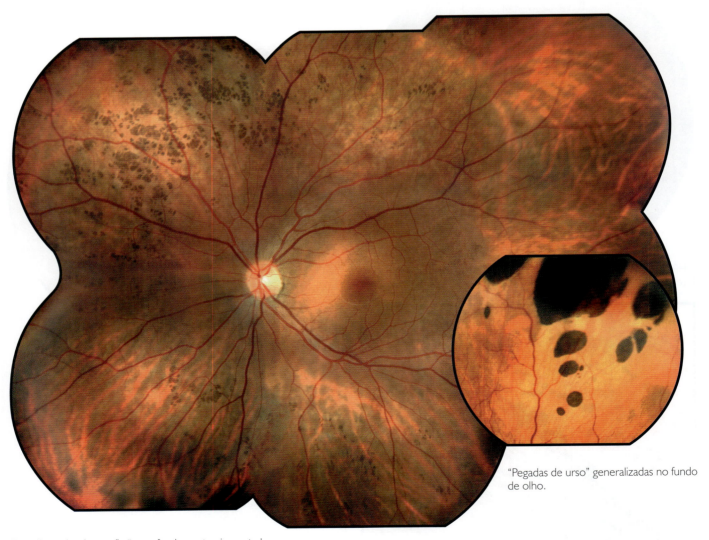

"Pegadas de urso" generalizadas no fundo de olho.

Estas "pegadas de urso" são profundamente pigmentadas.

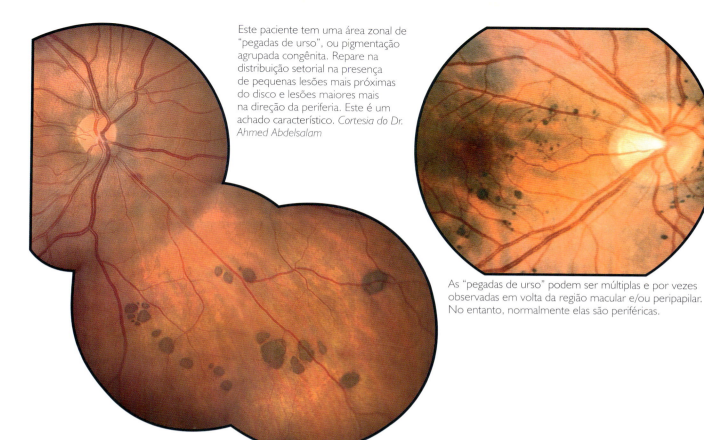

Este paciente tem uma área zonal de "pegadas de urso", ou pigmentação agrupada congênita. Repare na distribuição setorial na presença de pequenas lesões mais próximas do disco e lesões maiores mais na direção da periferia. Este é um achado característico. *Cortesia do Dr. Ahmed Abdelsalam*

As "pegadas de urso" podem ser múltiplas e por vezes observadas em volta da região macular e/ou peripapilar. No entanto, normalmente elas são periféricas.

## "Pegadas de Urso Polar"

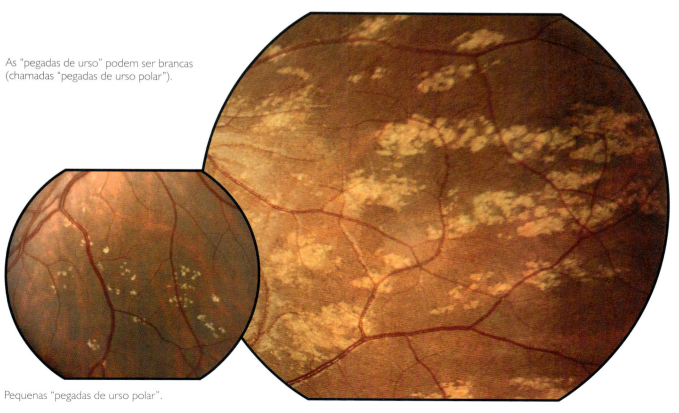

As "pegadas de urso" podem ser brancas (chamadas "pegadas de urso polar").

Pequenas "pegadas de urso polar".

# CHRPE com Adenoma/Adenocarcinoma Nodular (Epitelioma)

Eventualmente, a lesão de CHRPE pode ser a origem de um adenoma ou adenocarcinoma. Essas lesões têm um potencial de crescimento limitado e nenhuma tendência a metastatizar. Em termos histopatológicos, elas podem ser vacuoladas, tubulares ou mistas. As células tumorais são grandes e poliédricas, com uma concentração do pigmento predominantemente apical. O tratamento varia de observação a ressecção local, com ou sem braquiterapia.

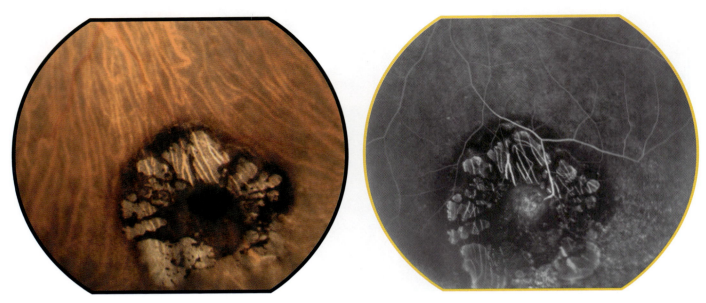

CHRPE periférica com espessamento do nódulo central circundada por lacunas. A angiografia fluoresceínica mostra leve fluorescência do nódulo central com uma artéria nutridora e defeitos de janela circundantes através das lacunas.

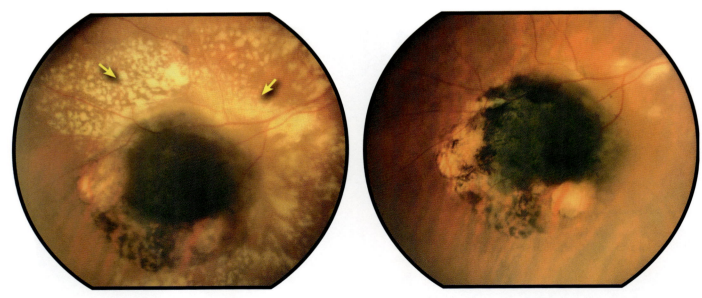

Raramente pode ser observada a neovascularização coroidiana secundária à hipertrofia o EPR, conforme demonstrado neste caso com exsudação lipídica maciça (setas). Após o tratamento com laser, a exsudação regrediu e o descolamento se resolveu. *Cortesia do Dr. Mort Rosenthal*

# Lesões Pigmentadas do Fundo Ocular com Polipose Adenomatosa Familiar

Os pacientes com polipose adenomatosa familiar (PAF) podem apresentar achados no olho que consistem em lesões ligeiramente irregulares de pigmento escuro no nível do EPR. Essas lesões se parecem superficialmente com hipertrofia congênita clássica do EPR, mas em geral são multifocais, mais irregulares e têm configuração em "rabo de peixe", frequentemente com áreas de despigmentação. Essas lesões podem ser utilizadas como um marcador para identificar membros da família em risco de polipose adenomatosa familiar e síndrome de Gardner, que é a PAF acrescida de vários tumores extracolônicos.

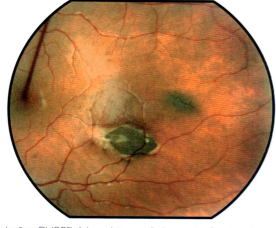
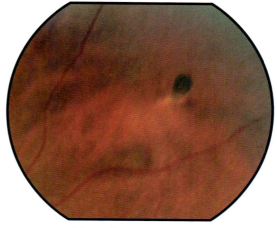

Estas são duas lesões CHRPE típicas vistas na síndrome de Gardner. Cada uma tem um anel de atrofia com uma cauda de despigmentação do epitélio pigmentar que se estende dele.

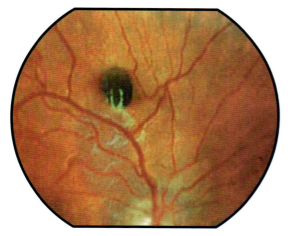

Pequena lesão pigmentada tipo CHRPE com halo fino em uma mulher jovem com PAF. *Cortesia do Dr. Miguel Materin*

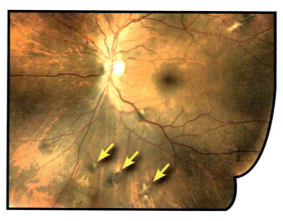

Este paciente tem várias lesões tipo CHRPE na síndrome de Gardner. Algumas são bastante características, com configuração em "rabo de peixe" (*setas*), mas existem variações. *Cortesia de Deborah Brown*

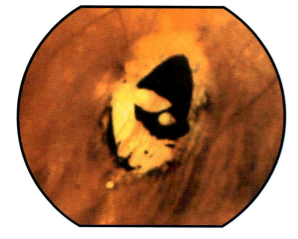

Lesão tipo CHRPE parcialmente despigmentada e irregular em um paciente com PAF.

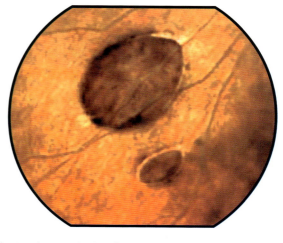

Duas lesões pigmentadas tipo CHRPE com halo despigmentado e "rabo de peixe" de despigmentação em um paciente com PAF.

# Hamartoma Simples Congênito do Epitélio Pigmentar Retiniano

O hamartoma simples congênito do epitélio pigmentar retiniano é um tumor benigno negro localizado na região macular, em geral imediatamente adjacente à fovéola. Ele é semelhante a uma mancha de tinta preta e envolve toda a espessura da retina. Pode ser observada tração retiniana discreta ao redor da massa. Muitas vezes, existem vasos retinianos nutridores e de drenagem ligeiramente dilatados. Esse tumor costuma ficar estável.

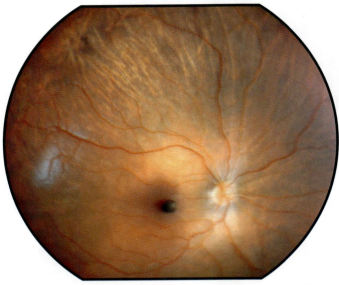
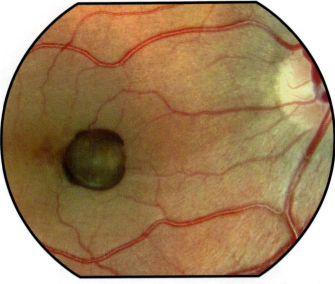

Hamartoma simples congênito em uma menina assintomática de 12 anos de idade. Imagem de grande angular mostrando a massa negra circunscrita na fóvea. Com uma maior ampliação, a massa retiniana pigmentada abruptamente elevada está a cerca de 200 µm da fovéola. O tumor envolve toda a espessura da retina, com protrusão mínima no vítreo.

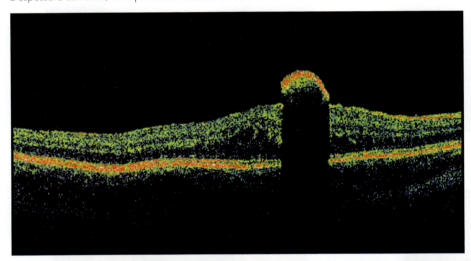

A OCT da paciente anterior demonstra uma massa abruptamente elevada, com sombreamento nítido das estruturas profundas.

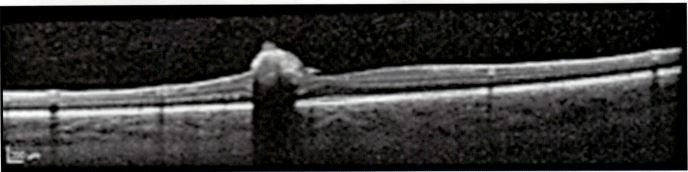

A OCT em domínio espectral em outro caso retrata a massa retiniana de espessura total com sombreamento abrupto e nenhuma alteração do tecido adjacente.

# Adenoma/Adenocarcinoma (Epitelioma) do Epitélio Pigmentar Retiniano

O adenoma e o adenocarcinoma do epitélio pigmentar retiniano são raros. Eles se manifestam tipicamente como um nódulo escuro oriundo do epitélio pigmentar e circundado por fluido sub-retiniano. Ao contrário do melanoma coroidiano, eles tendem a produzir exsudação retiniana, a exibir uma artéria nutridora e uma veia de drenagem retinianas; além disso, podem causar edema macular e membrana epirretiniana.

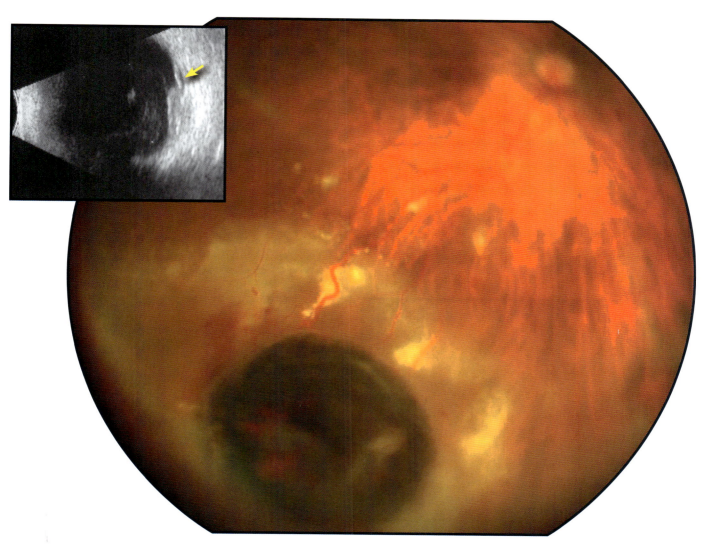

Epitelioma benigno do EPR em uma mulher de 54 anos de idade. A imagem grande angular mostra a massa nodular de pigmento escuro do EPR tracionando a retina sobrejacente e produzindo fluido sub-retiniano ao redor com exsudação. Existem vasos nutridores e de drenagem dilatados e tortuosos. A ultrassonografia ocular (*superior*) mostra massa ecogênica com fluido sub-retiniano superficial (*seta*) e resíduos vítreos sobrejacentes.

# Maculopatia em Torpedo do Epitélio Pigmentar Retiniano

A maculopatia em torpedo é uma lesão congênita circunscrita do EPR e da retina externa. Como o nome sugere, ela ocorre tipicamente na mácula. Com frequência é unilateral e tem o eixo longo orientado horizontalmente. A ponta nasal da lesão aponta tipicamente para a fóvea. Os segmentos da lesão podem ser hiperpigmentados.

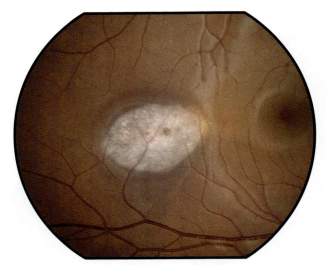

Uma lesão amelanótica antiga envolvendo a margem temporal da mácula.

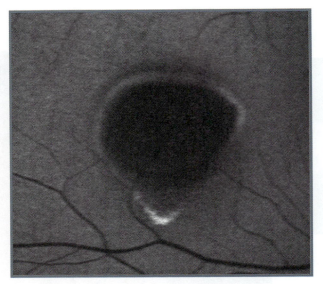

Autofluorescência do fundo demonstrando um halo de hiperautofluorescência, sendo o restante da lesão hipoautofluorescente.

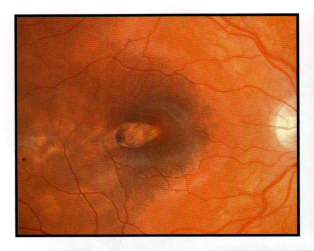

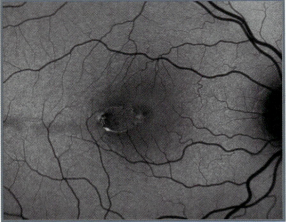

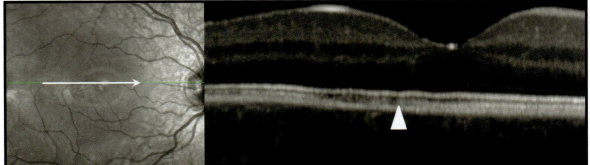

Outro paciente com maculopatia em torpedo demonstra o fundo de cor típica e achados de autofluorescência do fundo. A hiperpigmentação é vista na margem temporal da lesão. A imagem de SD-OCT da região hipopigmentada demonstra atenuação das pontas do segmento externo dos fotorreceptores e adelgaçamento do EPR (*ponta de seta branca*). *Cortesia do Dr. S. Tsang*

# Disgenesia Unilateral do Epitélio Pigmentar Retiniano

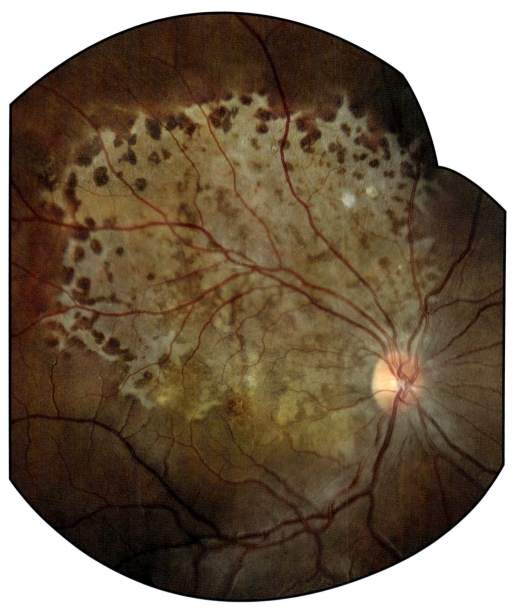

A disgenesia unilateral do EPR é uma condição rara e pouco compreendida que ocorre normalmente nos jovens e adultos de meia-idade e que tem uma aparência recortada patognomônica na margem da lesão. Alterações em "mancha de leopardo" são vistas frequentemente dentro da lesão. As complicações desta entidade incluem descolamento retiniano, neovascularização coroidiana e fibrose epirretiniana. *Imagem cortesia do Dr. A. Fung*

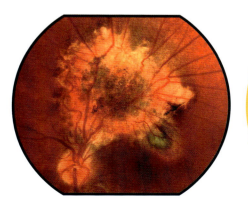 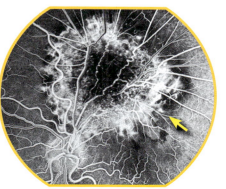 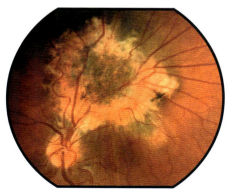

Disgenesia do EPR com neovascularização coroidiana (NVC) secundária. Existem irregularidades vasculares retinianas associadas à membrana epirretiniana. A lesão pode ser confundida com um hamartoma combinado da retina e do EPR. A NVC é claramente evidente na angiografia fluoresceínica (*seta*). Ocorre regressão da NVC após o tratamento a *laser*.

# Nevo de Coroide

Estima-se que aproximadamente 6% dos caucasianos adultos tenham um nevo de coroide. Este tumor se apresenta como uma massa marrom, cor de bronze ou amarela na coroide, com uma forma oval ou redonda. As características do EPR sobrejacente, como atrofia, hiperplasia, metaplasia fibrosa, metaplasia óssea e drusas, implicam um nevo crônico. Atributos como o fluido sub-retiniano ou o pigmento laranja sobrejacente implicam uma massa ativa e poderiam representar um pequeno melanoma de coroide. O crescimento do nevo de coroide em melanoma ocorre, segundo estimativas, a uma taxa de 1/8.000 casos. Os fatores de risco do crescimento do nevo de coroide em melanoma podem ser memorizados por meio do mnemônico **T**o **F**ind **S**mall **O**cular **M**elanoma (em tradução livre, *descobrir um pequeno melanoma ocular*), representando espessura acima de 2 mm, fluido sub-retiniano, sintomas, pigmento laranja e margem do tumor dentro de 3 mm do disco óptico. Os pacientes com três ou mais fatores de risco têm 50% ou mais risco de transformação do tumor em melanoma.

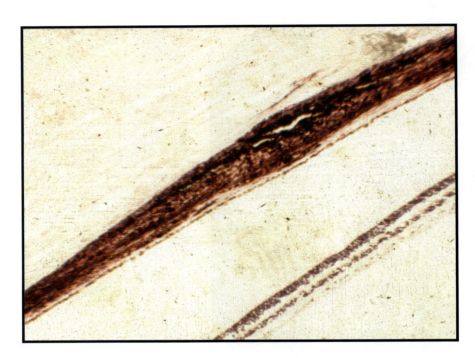

Repare no espessamento celular pigmentar do nevo de coroide na amostra histopatológica.

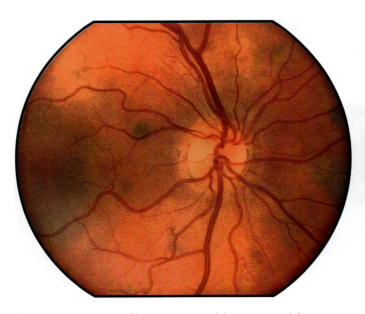

Este paciente com neurofibromatose tem vários nevos, também conhecidos como hamartomas melanóticos.

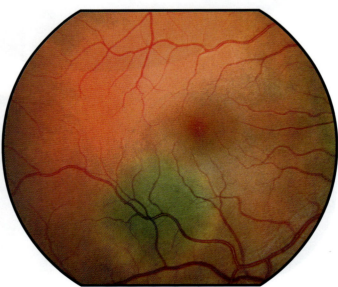

Um nevo de coroide com pigmentação central e halo melanótico circundante.

## Espectro Clínico do Nevo de Coroide

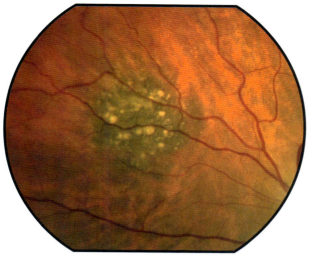

Nevo de coroide pigmentado com drusas sobrejacentes.

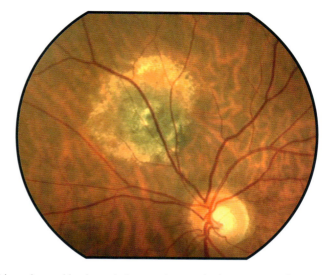

Nevo de coroide pigmentado com drusas sobrejacentes e atrofia do epitélio pigmentar retiniano.

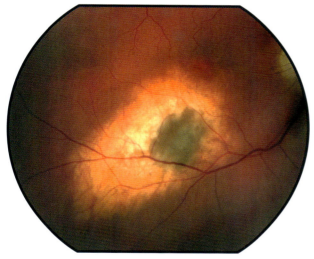

Nevo de coroide predominantemente amelanótico com pigmentação irregular central.

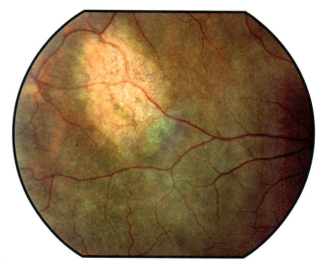

Nevo puramente amelanótico.

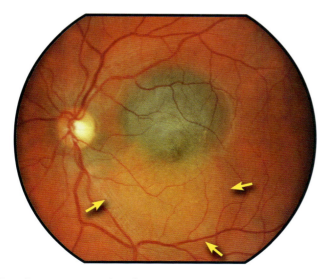

Descolamentos serosos (setas) vistos junto com nevos.

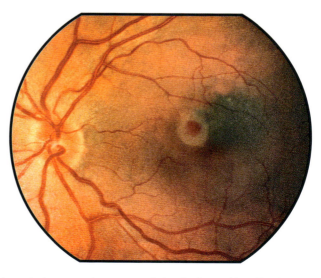

Este paciente apresentou neovascularização de coroide, além de exsudato e hemorragia sub-retinianos. A neovascularização foi tratada com fotocoagulação a laser.

# Melanocitose Ocular

A melanocitose ocular, melanocitose oculodérmica e melanocitose de coroide isolada são causas de hiperpigmentação de coroide. Ao contrário das primeiras doenças mencionadas, a melanocitose de coroide isolada não está associada à pigmentação de outras estruturas oculares ou perioculares.

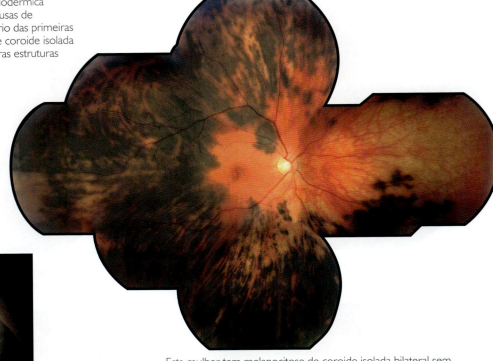

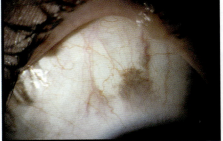

Esta mulher tem melanocitose de coroide isolada bilateral sem pigmentação da esclera ou da pele periocular. As lacunas na pigmentação e a preservação da mudança pigmentar ao longo de alguns vasos coroidianos poderiam ser confundidas com vitiligo coroidiano.

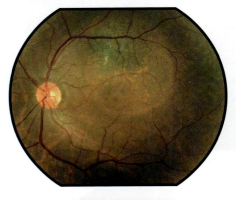

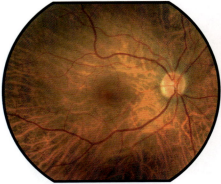

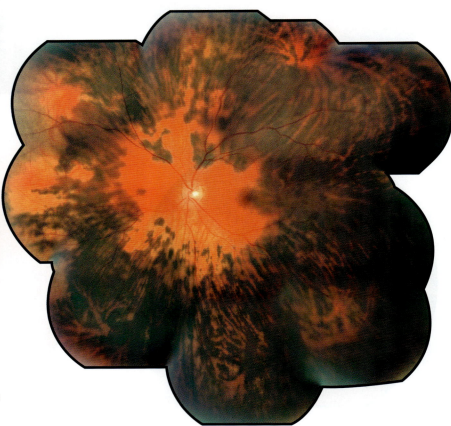

A melanocitose ocular típica está associada à pigmentação das pálpebras, esclera ou coroide, como se pode ver nesta imagem externa do olho esquerdo (*superior*). O fundo de olho tem um grau anormal de pigmentação e um maior risco de melanoma ocular. O olho direito deste paciente tem uma cor de fundo normal (*imagem inferior*).

# Tomografia por Coerência Óptica das Anomalias do Epitélio Pigmentar Retiniano Sobrejacentes ao Nevo Coroidiano

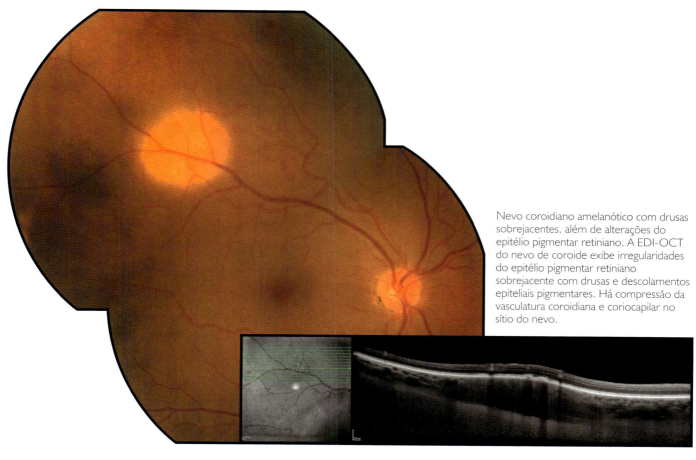

Nevo coroidiano amelanótico com drusas sobrejacentes, além de alterações do epitélio pigmentar retiniano. A EDI-OCT do nevo de coroide exibe irregularidades do epitélio pigmentar retiniano sobrejacente com drusas e descolamentos epiteliais pigmentares. Há compressão da vasculatura coroidiana e coriocapilar no sítio do nevo.

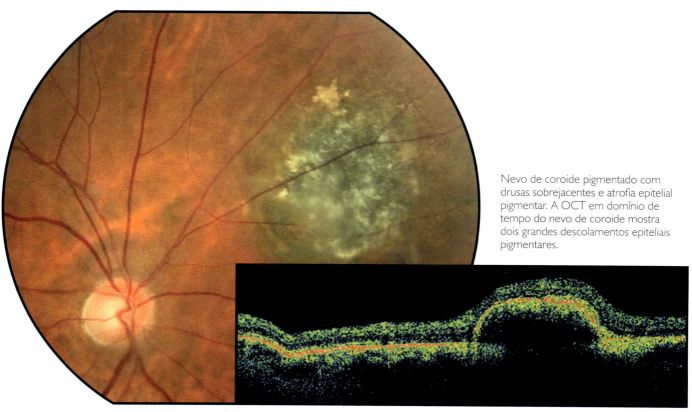

Nevo de coroide pigmentado com drusas sobrejacentes e atrofia epitelial pigmentar. A OCT em domínio de tempo do nevo de coroide mostra dois grandes descolamentos epiteliais pigmentares.

# Tomografia por Coerência Óptica das Anomalias do Epitélio Pigmentar Retiniano Sobrejacentes ao Nevo de Coroide

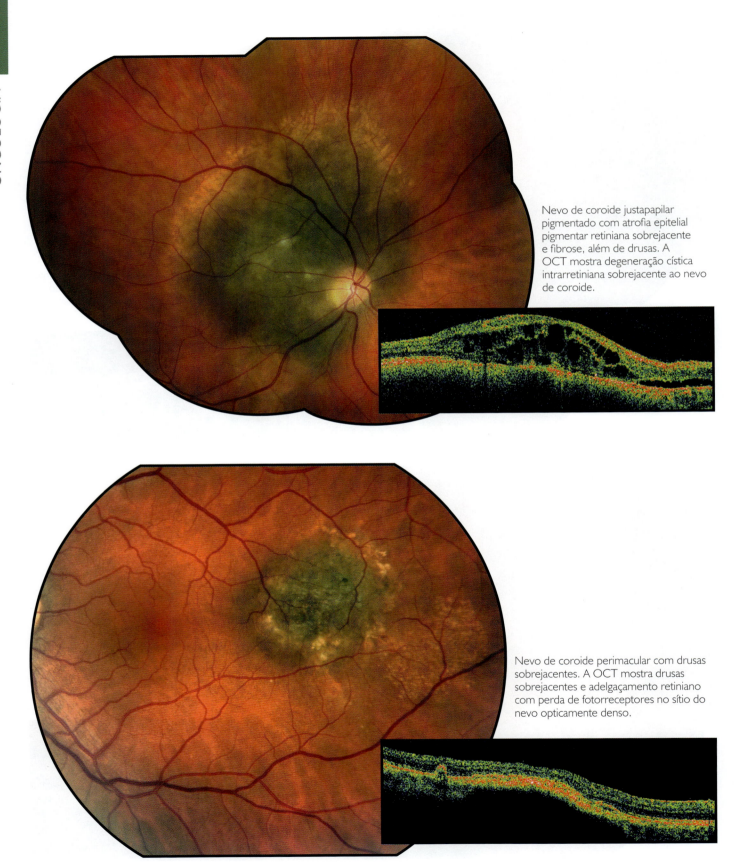

Nevo de coroide justapapilar pigmentado com atrofia epitelial pigmentar retiniana sobrejacente e fibrose, além de drusas. A OCT mostra degeneração cística intrarretiniana sobrejacente ao nevo de coroide.

Nevo de coroide perimacular com drusas sobrejacentes. A OCT mostra drusas sobrejacentes e adelgaçamento retiniano com perda de fotorreceptores no sítio do nevo opticamente denso.

# Tomografia por Coerência Óptica em Domínio Espectral do Nevo de Coroide

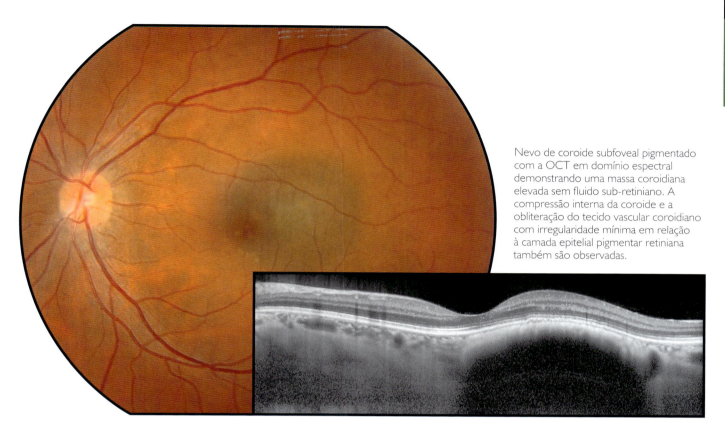

Nevo de coroide subfoveal pigmentado com a OCT em domínio espectral demonstrando uma massa coroidiana elevada sem fluido sub-retiniano. A compressão interna da coroide e a obliteração do tecido vascular coroidiano com irregularidade mínima em relação à camada epitelial pigmentar retiniana também são observadas.

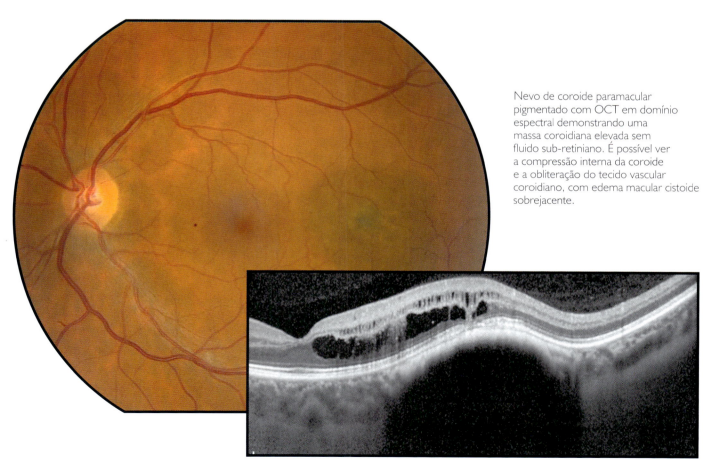

Nevo de coroide paramacular pigmentado com OCT em domínio espectral demonstrando uma massa coroidiana elevada sem fluido sub-retiniano. É possível ver a compressão interna da coroide e a obliteração do tecido vascular coroidiano, com edema macular cistoide sobrejacente.

# Nevo de Coroide Gigante Suspeito

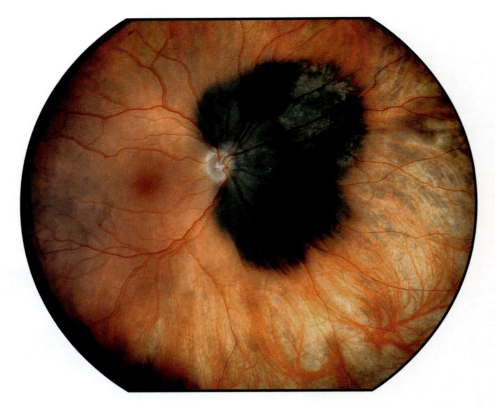

Nevo de coroide gigante com fibrose epitelial pigmentar retiniana que permaneceu estável por 10 anos de acompanhamento documentado fotograficamente. Esta massa foi considerada suspeita devido às margens emplumadas e foi acompanhada de perto.

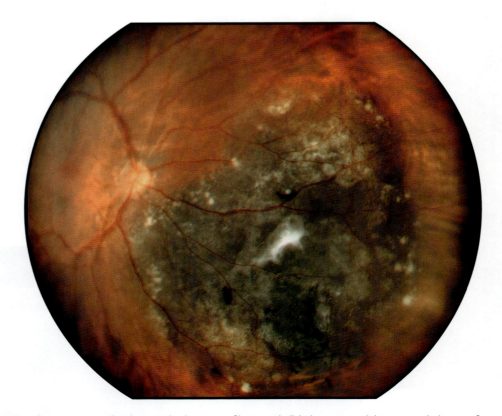

Nevo de coroide gigante crônico com grandes drusas sobrejacentes e fibrose epitelial pigmentar retiniana, metaplasia e atrofia que permaneceram estáveis por mais de 20 anos de acompanhamento documentado fotograficamente.

# Transformação do Nevo de Coroide em Melanoma de Coroide

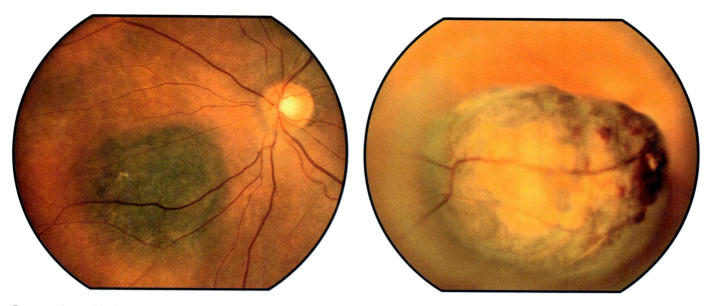

Os nevos de coroide devem ser acompanhados atentamente, uma vez que eles podem se transformar em melanoma de coroide maligno, como aconteceu com este paciente que foi acompanhado semestralmente durante 11 anos. O nevo de coroide (*imagem à esquerda*) surgiu nivelado apenas alguns meses antes de sua transformação em melanoma de coroide maligno elevado (*imagem à direita*). *Cortesia do Dr. Yale Fisher*

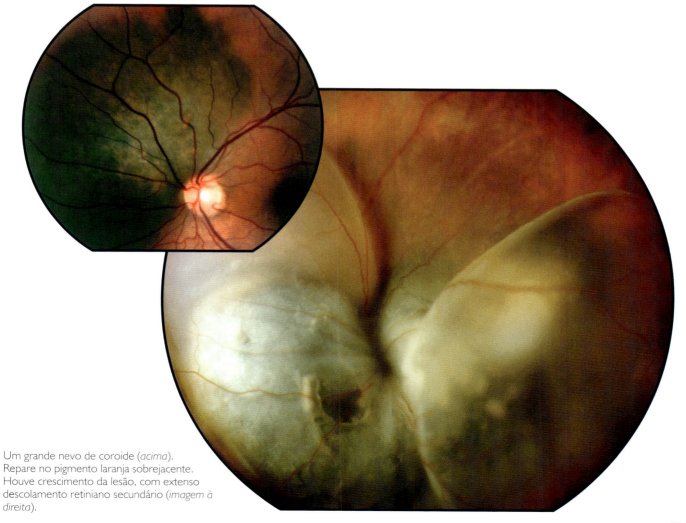

Um grande nevo de coroide (*acima*). Repare no pigmento laranja sobrejacente. Houve crescimento da lesão, com extenso descolamento retiniano secundário (*imagem à direita*).

# Melanoma de Coroide

O melanoma de coroide é classificado em pequeno (<3 mm de espessura), médio (3,1 a 8 mm de espessura) e grande (>8 mm de espessura). O melanoma aparece como uma massa pigmentada ou não pigmentada, frequentemente com fluido sub-retiniano sobrejacente. O tumor pode assumir uma forma de abóbada, cogumelo, ou pode ter um padrão de crescimento difuso (plano). Na ultrassonografia o melanoma normalmente é oco em termos acústicos usando-se a *B-scan* e exibe baixa refletividade interna com a *A-scan*. A angiografia fluoresceínica exibe um padrão de dupla circulação com vascularidade dentro do tumor e na retina sobrejacente.

## Melanoma de Coroide: Variações Morfológicas

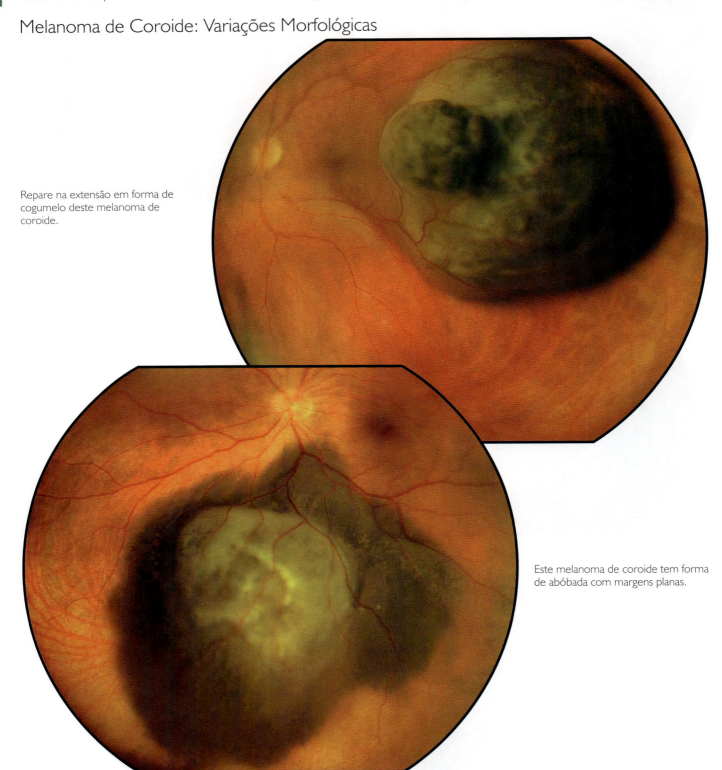

Repare na extensão em forma de cogumelo deste melanoma de coroide.

Este melanoma de coroide tem forma de abóbada com margens planas.

# Classificação do Melanoma Uveal Posterior da American Joint Committe on Cancer (AJCC) (7ª edição)

| Classificação do Melanoma Uveal Posterior (Melanoma do Corpo Ciliar e de Coroide) da American Joint Commission on Cancer (AJCC) (7ª edição) em Quatro Categorias Tumorais (TI) Definidas pela Espessura do Tumor e pelo Diâmetro Basal | | | | | | | |
|---|---|---|---|---|---|---|---|
| **Espessura do melanoma (mm)** | **Categoria** | | | | | | |
| >15 | 4 | 4 | 4 | 4 | 4 | 4 | 4 |
| 12,1-1,5 | 3 | 3 | 3 | 3 | 3 | 4 | 4 |
| 9,1-12 | 3 | 3 | 3 | 3 | 3 | 3 | 4 |
| 6,1-9 | 2 | 2 | 2 | 2 | 3 | 3 | 4 |
| 3,1-6 | 1 | 1 | 1 | 2 | 2 | 3 | 4 |
| ≤3 | 1 | 1 | 1 | 1 | 2 | 2 | 4 |
| | ≤3 | 3,1-6 | 6,1-9 | 9,1-12 | 12,1-15 | 15,1-18 | >18 |
| | **Diâmetro basal do melanoma (mm)** | | | | | | |

**Passo I - O melanoma é dimensionado usando-se a classificação do AJCC na categoria de tamanho do tumor.**

| Categoria do Melanoma Uveal Posterior Baseada na Classificação do AJCC – 7ª edição | |
|---|---|
| **Tumor primário (T)** | |
| **T1** | Base tumoral < 3 a 9 mm com espessura ≤ 6 mm<br>Base tumoral de 9,1 a 12 mm com espessura ≤ 3 mm |
| T1a | Tumor T1 sem envolvimento do corpo ciliar e extensão extraocular |
| T1b | Tumor T1 com envolvimento do corpo ciliar |
| T1c | Tumor T1 sem envolvimento do corpo ciliar, mas com extensão extraocular ≤5 mm de diâmetro |
| T1d | Tumor T1 com envolvimento do corpo ciliar e extensão extraocular ≤5 mm de diâmetro |
| **T2** | Base tumoral < 9 mm com espessura de 6 a 9 mm<br>Base tumoral de 9,1 a 12 mm com espessura de 3,1 a 9 mm<br>Base tumoral de 12,1 a 15 mm com espessura ≤ 6 mm<br>Base tumoral de 15,1 a 18 mm com espessura ≤3mm |
| T2a | Tumor T2 com envolvimento do corpo ciliar e extensão extraocular |
| T2b | Tumor T2 com envolvimento do corpo ciliar |
| T2c | Tumor T2 sem envolvimento do corpo ciliar, mas com extensão extraocular ≤5 mm de diâmetro |
| T2d | Tumor T2 com envolvimento do corpo ciliar e extensão extraocular ≤5 mm de diâmetro |
| **T3** | Base tumoral de 3,1 a 9 mm com espessura de 9,1 a 12 mm<br>Base tumoral de 9,1 a 12 mm com espessura de 9,1 a 15 mm<br>Base tumoral de 12,1 a 15 mm com espessura de 6,1 a 15 mm<br>Base tumoral de 15,1 a 18 mm com espessura de 3,1 a 12 mm |
| T3a | Tumor T3 sem envolvimento do corpo ciliar e extensão extraocular |
| T3b | Tumor T3 com envolvimento do corpo ciliar |
| T3c | Tumor T2 sem envolvimento do corpo ciliar, mas com extensão extraocular ≤5 mm de diâmetro |
| T3d | Tumor T3 com envolvimento do corpo ciliar e extensão extraocular ≤5 mm de diâmetro |

*(Continua)*

| Categoria do Melanoma Uveal Posterior Baseada na Classificação do AJCC – 7ª edição (*Cont.*) | |
|---|---|
| **Tumor primário (T)** | |
| **T4** | Base tumoral de 12,1 a 15 mm com espessura >15 mm |
| | Base tumoral de 15,1 a 18 mm com espessura >12 mm |
| | Base tumoral >18 mm com qualquer espessura |
| T4a | Tumor T4 sem envolvimento do corpo ciliar e extensão extraocular |
| T4b | Tumor T4 com envolvimento do corpo ciliar |
| T4c | Tumor T4 sem envolvimento do corpo ciliar, mas com extensão extraocular ≤5 mm de diâmetro |
| T4d | Tumor T4 com envolvimento do corpo ciliar e extensão extraocular ≤5 mm de diâmetro |
| T4e | Qualquer tamanho tumoral com extensão extraocular >5 mm de diâmetro |

**Passo 2 – O melanoma é categorizado nos subconjuntos a, b, c, d ou e.**

| Estadiamento do Melanoma do Corpo Ciliar e de Coroide com Base na Classificação do AJCC – 7ª edição | | | |
|---|---|---|---|
| **Estágio do tumor** | **Tumor primário (T)** | **Linfonodo regional (N)** | **Metástase distante (M)** |
| Estágio 1 | T1a | N0 | M0 |
| Estágio II | T1b-d, T2a-b, T3a | N0 | M0 |
| Estágio IIA | T1b-d, T2a | N0 | M0 |
| Estágio IIB | T2b, T3a | N0 | M0 |
| Estágio III | T2c-d, T3b-d, T4a-c | N0 | M0 |
| Estágio IIIA | T2c-d, T3b-c, T4a | N0 | M0 |
| Estágio IIIB | T3d, T4b-c | N0 | M0 |
| Estágio IIIC | T4d-e | N0 | M0 |
| Estágio IV | Qualquer T | N1 | M0 |
| | Qualquer T | Qualquer N | M1 |

**Passo 3 – O melanoma entra no estágio correto. Isso é utilizado para prever o prognóstico.**

# Variações de Tamanho do Melanoma de Coroide

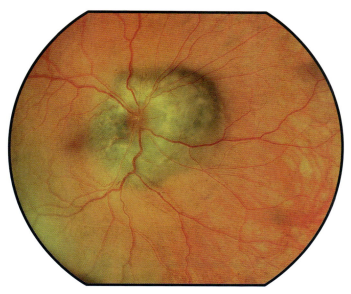

Pequeno melanoma de coroide peripapilar.

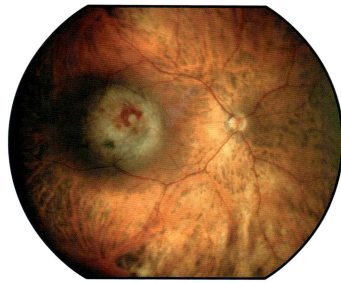

Melanoma de coroide médio.

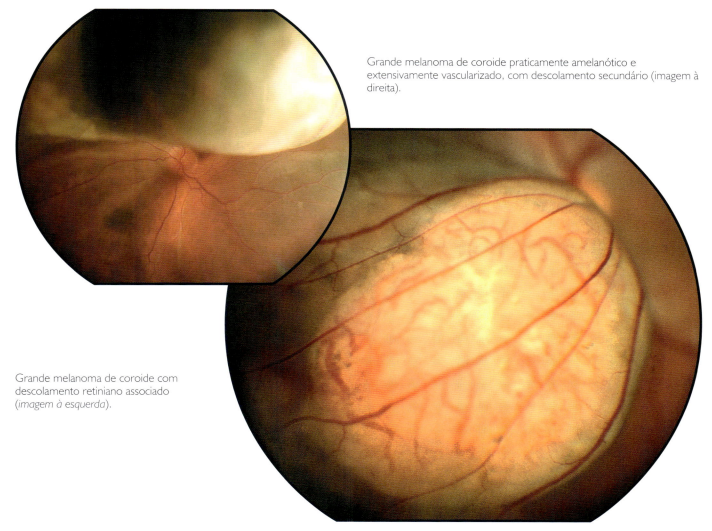

Grande melanoma de coroide praticamente amelanótico e extensivamente vascularizado, com descolamento secundário (imagem à direita).

Grande melanoma de coroide com descolamento retiniano associado (*imagem à esquerda*).

# Melanoma de Coroide com Variações Pigmentares

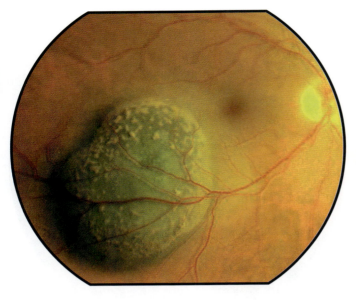

Melanoma de coroide pigmentado. Repare no pigmento laranja sobrejacente e no fluido sub-retiniano circundante.

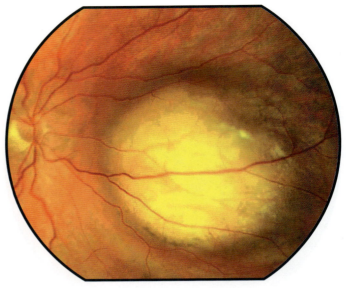

Melanoma de coroide amelanótico.

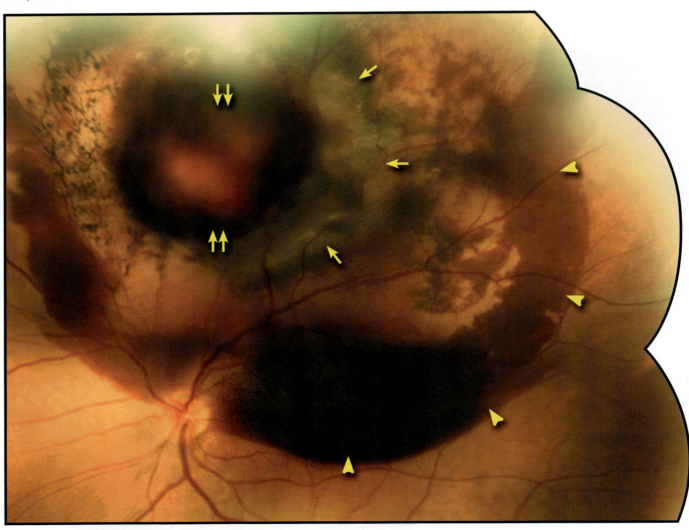

Este melanoma de coroide foi diagnosticado originalmente como um processo disciforme periférico excêntrico. O melanoma em si (*setas*) está obscurecido pela hemorragia pré-retiniana (*setas duplas*) e sub-retiniana (*pontas de seta*). *Cortesia do Dr. Alan Kimura*

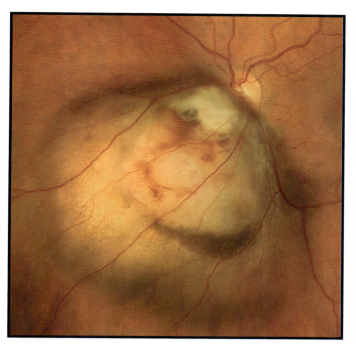
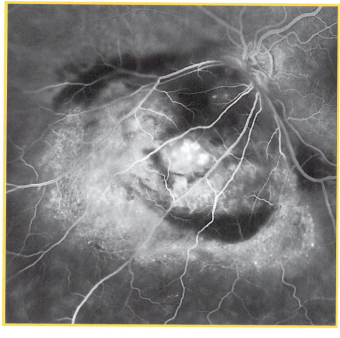

Grande melanoma predominantemente amelanótico, mas com margens pigmentadas tanto na base quanto na extensão em cogumelo acima. A angiografia fluoresceínica mostra que há vascularização em ambos os cortes do tumor e bloqueio pelo sangue e pigmentação. *Cortesia do Dr. Mark Johnson*

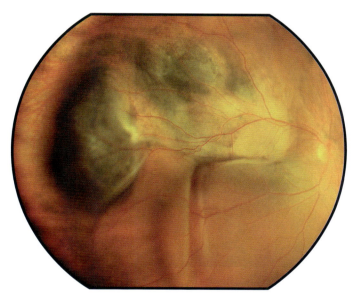

Melanoma de coroide difuso com descolamento associado.

Melanoma predominantemente amelanótico em uma configuração de cogumelo.

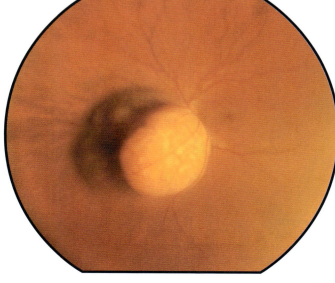

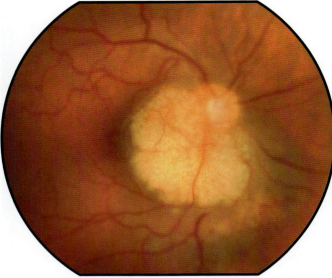
Um melanoma amelanótico é contíguo ao disco óptico.

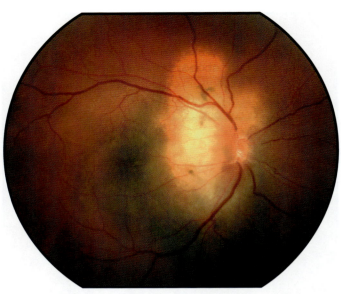
Este melanoma apresentou crescimento amelanótico e melanótico invadindo o nervo óptico e descolamento retiniano crônico.

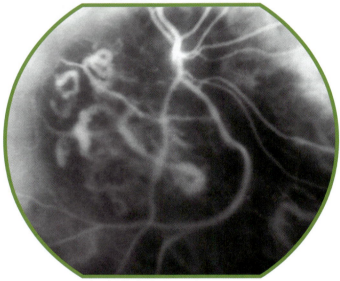
A angiografia com indocianina verde do tumor acima exibe uma circulação interna para a lesão ou uma dupla circulação que, segundo se acredita, seja característica de um melanoma coroidiano.

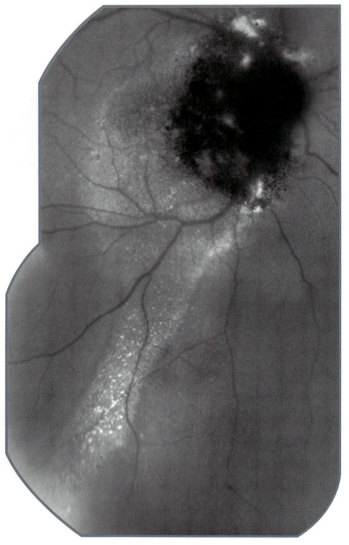

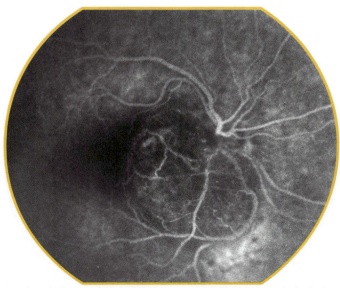
A angiografia fluoresceínica do mesmo tumor também exibe essa dupla circulação.

A autofluorescência do fundo do melanoma de coroide acima exibe uma zona de hiperautofluorescência se estendendo inferiormente e que corresponde a um descolamento da retina neurossensorial.

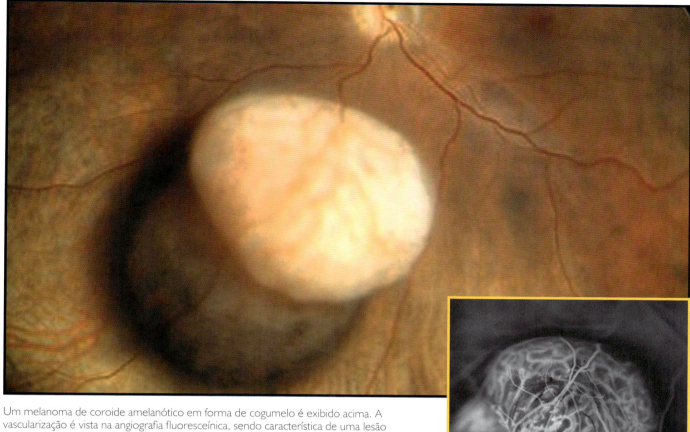

Um melanoma de coroide amelanótico em forma de cogumelo é exibido acima. A vascularização é vista na angiografia fluoresceínica, sendo característica de uma lesão amelanótica na qual o pigmento não obscurece a vascularização.

## Fatores para a Detecção Precoce do Melanoma de Coroide

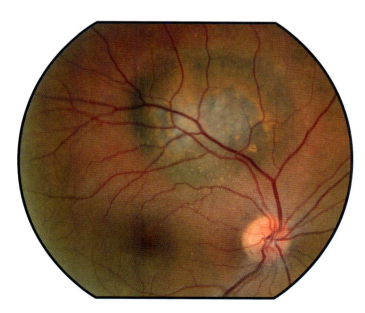

Pequeno melanoma de coroide com pigmento laranja sobrejacente e fluido sub-retiniano superficial.

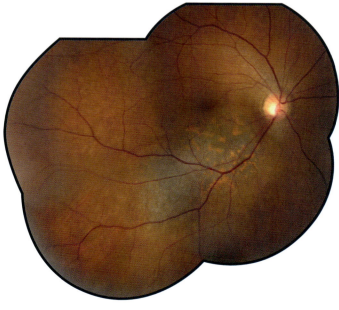

Pequeno melanoma de coroide com pigmento laranja sobrejacente em um olho com melanocitose ocular.

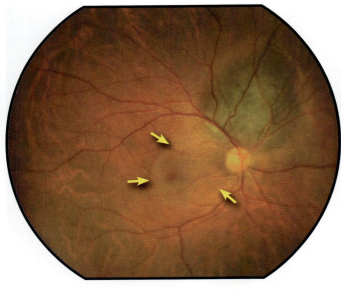

Pequeno melanoma de coroide com pigmentos laranja sutil sobrejacente e fluido sub-retiniano estendendo-se sob a fóvea (*setas*).

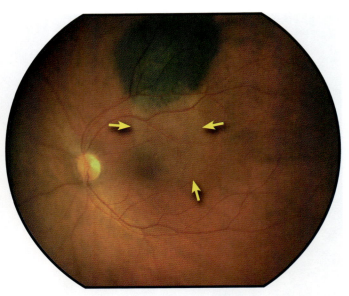

Pequeno melanoma de coroide com fluido sub-retiniano estendendo-se sob a fóvea (*setas*).

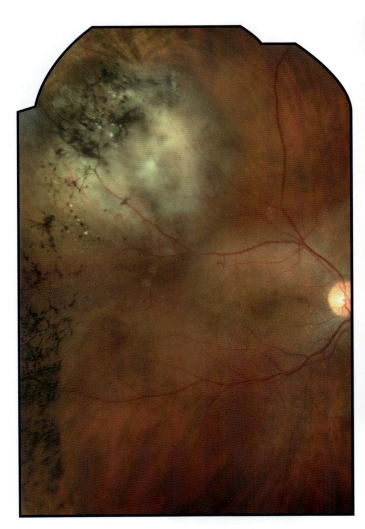

Alguns nevos suspeitos podem estar associados a vazamento crônico, proliferação fibrovascular e alterações hiperplásicas no epitélio pigmentar. Neste paciente, há um trato epitelial pigmentar retiniano descendente a partir do tumor em virtude de um descolamento inferior ("calha").

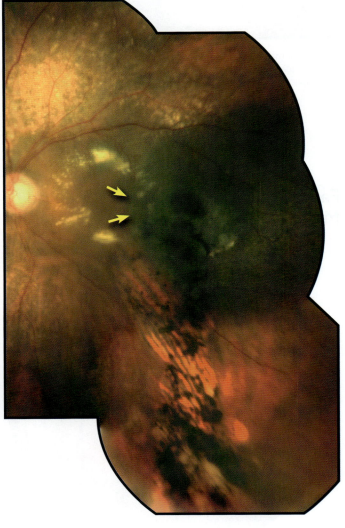

Houve neovascularização coroidiana (*setas*) com um descolamento exsudativo inferior estendendo-se da mácula até a periferia inferior nesta mulher de 90 anos de idade.

# Detecção Precoce do Melanoma de Coroide

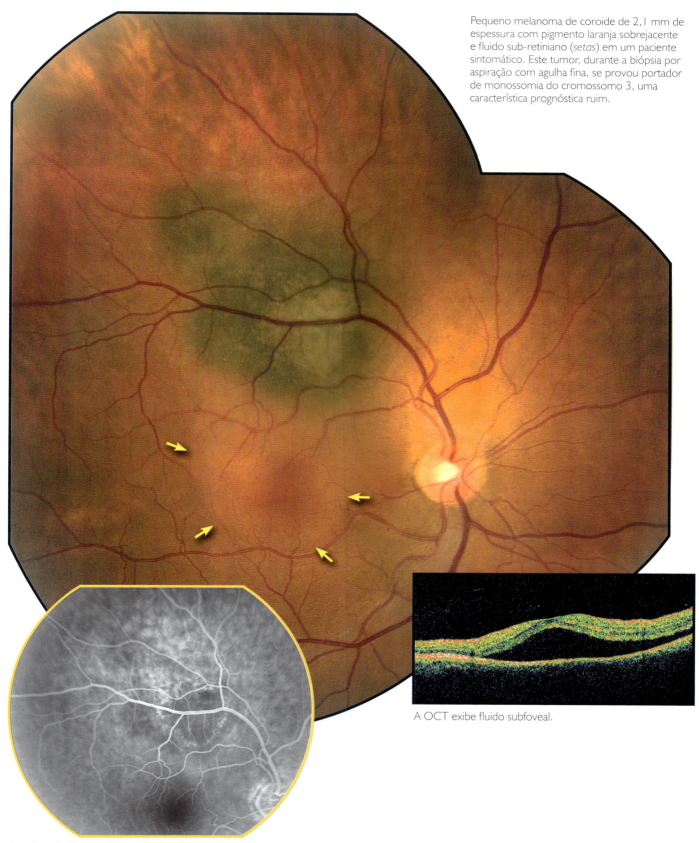

Pequeno melanoma de coroide de 2,1 mm de espessura com pigmento laranja sobrejacente e fluido sub-retiniano (*setas*) em um paciente sintomático. Este tumor, durante a biópsia por aspiração com agulha fina, se provou portador de monossomia do cromossomo 3, uma característica prognóstica ruim.

A OCT exibe fluido subfoveal.

A angiografia fluoresceínica exibe hipofluorescência relativa do melanoma de coroide e manchas hiperfluorescentes multifocais sobrejacentes no nível do EPR. Não há vazamento focal ou multifocal do EPR. Há descolamento retiniano associado (*setas na montagem em cores*).

# Detecção Precoce de Pequeno Melanoma de Coroide Usando o Mnemônico "To Find Small Ocular Melanoma Using Helpful Hints Daily"

Reconhecer vários fatores de risco importantes (conforme a lista apresentada na tabela mais adiante) facilita a detecção precoce do melanoma de coroide. Qualquer lesão que manifeste esses fatores deve ser avaliada por um oncologista ocular. O mnemônico *"To Find Small Ocular Melanoma Using Helpful Hints Daily"* ajuda na detecção precoce do melanoma.

| Fatores para a detecção de pequenos melanomas coroidianos na espessura tumoral ≤ 3mm usando o mnemônico *"To Find Small Ocular Melanoma Using Helpful Hints Daily"* ||||||
|---|---|---|---|---|---|
| Iniciais | Mnemônico | Características | Índice de perigo | Transformação do nevo em melanoma se a característica estiver presente (%) | Transformação do nevo em melanoma se a característica estiver ausente (%) |
| T | *To* | Espessura > 2 mm | 2 | 19% | 5% |
| F | *Find* | Fluido | 3 | 27% | 5% |
| S | *Small* | Sintomas | 2 | 23% | 5% |
| O | *Ocular* | Pigmento laranja (*Orange pigment*) | 3 | 30% | 5% |
| M | *Melanoma* | Margem ≤3 mm até o disco | 2 | 13% | 4% |
| UH | *Using Helpful* | Ultrassom oco | 3 | 25% | 4% |
| H | *Hints* | Halo ausente | 6 | 7% | 2% |
| D | *Daily* | Drusas ausentes | na | na | na |

na, o fator de risco "drusas ausentes", foi identificado em outros estudos e considerado importante, então foi incluído neste mnemônico para fatores de risco. Dados adaptados de Shields, C.L., Furuta, M., Berman, E.L., et al., 2009. Choroidal nevus transformation into melanoma. Analysis of 2514 consecutive cases. Arch. Ophthalmol. 127 (8), 981–987.

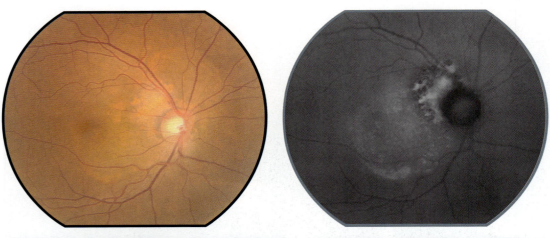

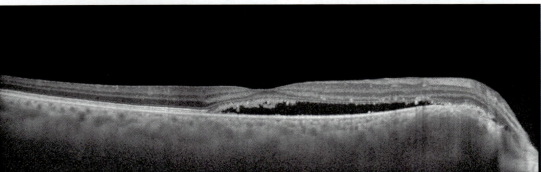

Pequeno melanoma de coroide justapapilar com pigmento laranja sobrejacente, confirmado na autofluorescência do fundo, e fluido subfoveal, confirmado na OCT. Repare nos fotorreceptores "desorganizados", um sinal de fluido sub-retiniano recente.

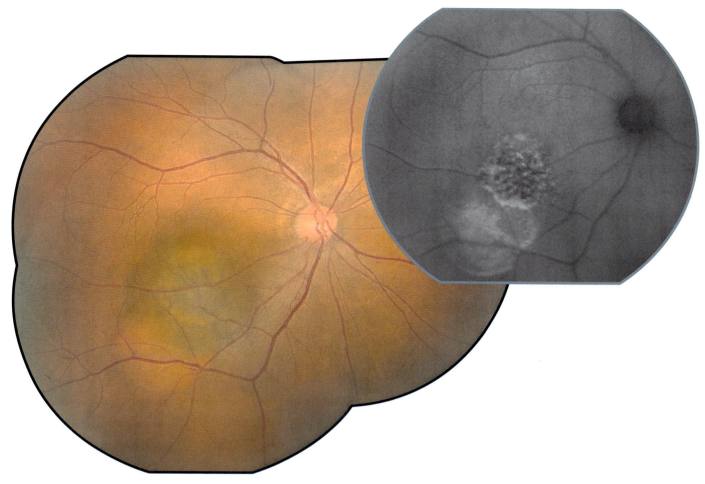
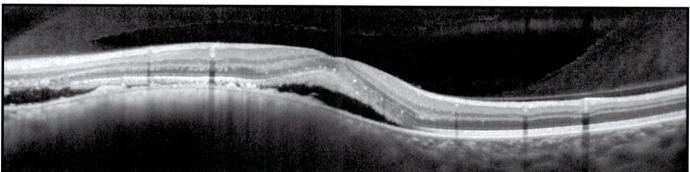
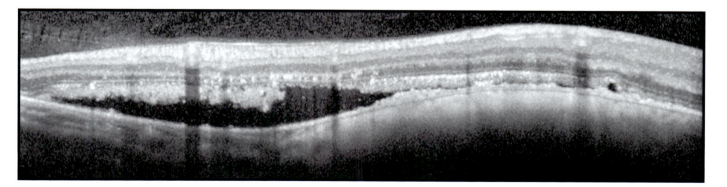

Pequeno melanoma de coroide submacular com pigmento laranja proeminente, confirmado na autofluorescência do fundo, e fluido subfoveal, confirmado na OCT. Repare mais uma vez nos fotorreceptores "desorganizados".

# Melanoma de Coroide antes e depois da Braquiterapia

O manejo do melanoma uveal posterior é controverso, com alguns defendendo a enucleação e outros sugerindo métodos de tratamento mais conservadores, concebidos para salvar o olho afetado. O objetivo primário do tratamento é erradicar ou inativar o tumor antes da ocorrência de metástase. Muitas modalidades têm sido empregadas com essa finalidade. Elas incluem fotocoagulação, radioterapia, ressecção local e terapia térmica transpupilar.

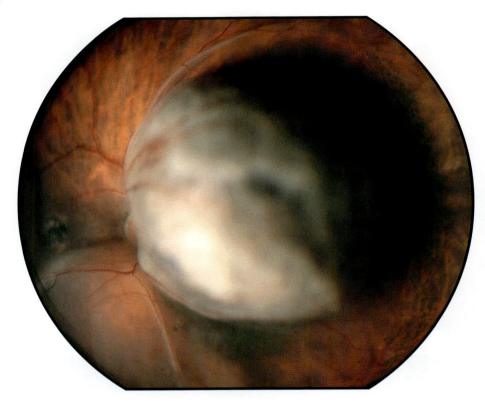

Antes do tratamento, o melanoma de coroide justapapilar é observado com fluido sub-retiniano extenso.

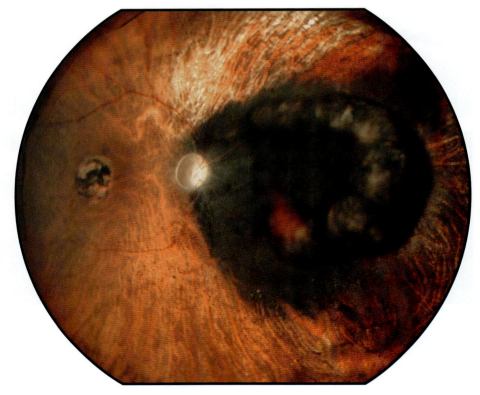

Nove meses após o tratamento, o tumor regrediu para uma cicatriz atrófica. Há alguma palidez do nervo óptico e atrofia relacionada à radiação. O paciente tinha histoplasmose ocular não relacionada com uma cicatriz foveal.

# Metástase de Coroide

A metástase de coroide aparece como uma massa amarela cremosa, normalmente na mácula ou na região paramacular e frequentemente com fluido sub-retiniano substancial. Os tumores metastáticos podem ser multifocais e bilaterais. As metástases mais comuns para a coroide são provenientes da mama e do pulmão. Mais raramente, os cânceres do trato gastrointestinal, renal e pele (melanoma) se propagam para a coroide.

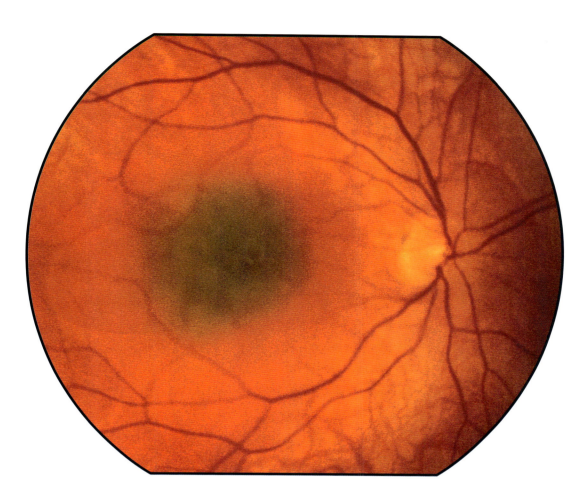

Este paciente tinha uma lesão metastática para a coroide advinda de um melanoma de pele. Essa lesão de coroide está associada a um descolamento seroso sobrejacente e dependente, difícil de distinguir de um melanoma de coroide. Um histórico médico completo e um exame físico são essenciais nos pacientes com melanoma de coroide para aferir se a doença é metastática. *Cortesia do Dr. Evangelos Gragoudas*

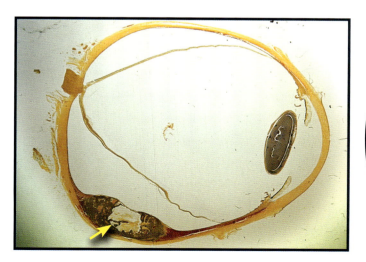

Há um descolamento seroso da retina sobrejacente a uma massa coroidiana esbranquiçada (*seta*) com necrose central contendo células neoplásicas em um paciente com carcinoma mamário.

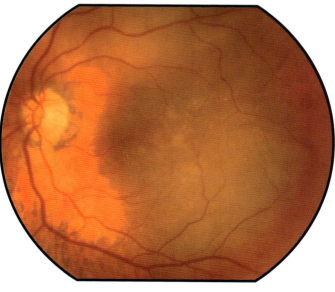

Esta metástase veio da mama. *Cortesia do Dr. Martin Pearlman*

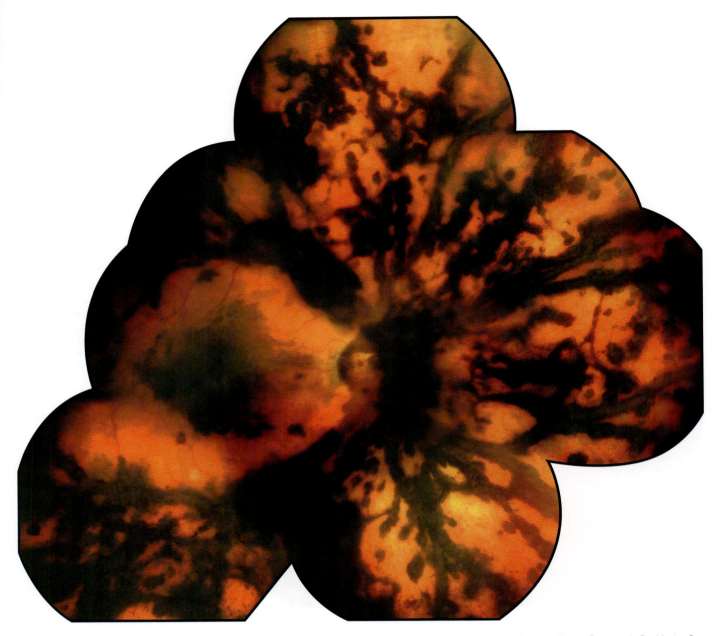

Este paciente tem melanoma de coroide e retina metastático generalizado, proveniente de um melanoma cutâneo maligno. *Cortesia do Dr. Naring Rao*

# Metástase de Coroide Solitária em Pacientes com Carcinoma

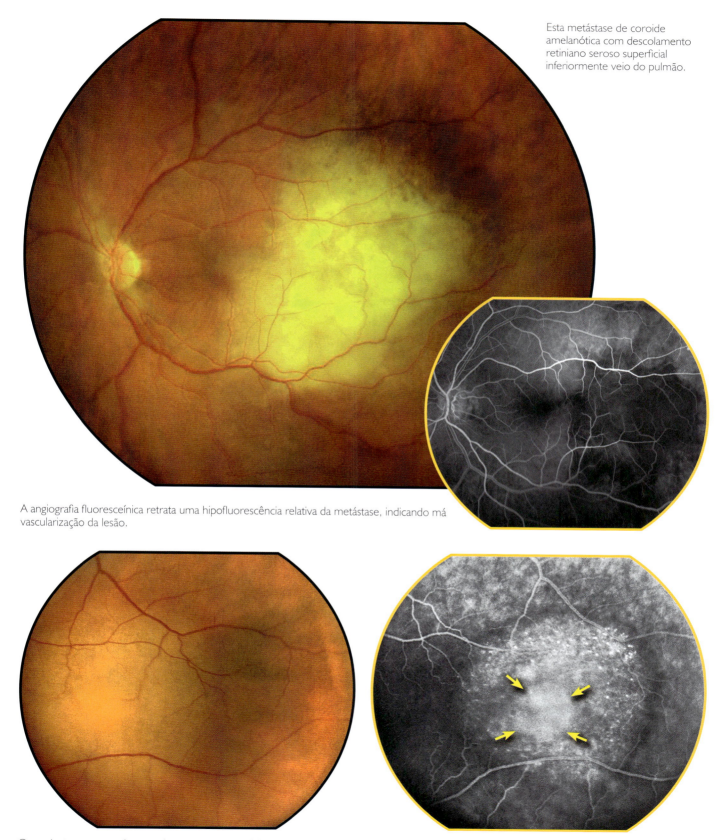

Esta metástase de coroide amelanótica com descolamento retiniano seroso superficial inferiormente veio do pulmão.

A angiografia fluoresceínica retrata uma hipofluorescência relativa da metástase, indicando má vascularização da lesão.

Os pacientes com metástase pulmonar para a coroide muitas vezes não têm uma história pregressa documentada de câncer pulmonar. Repare na massa elevada amarelo-esbranquiçada neste paciente. A angiografia fluoresceínica mostra um pequeno descolamento seroso do EPR sobrejacente ao tumor (setas). Acredita-se que as várias manchas hiperfluorescentes representem infiltração e alteração do EPR pelas células tumorais.

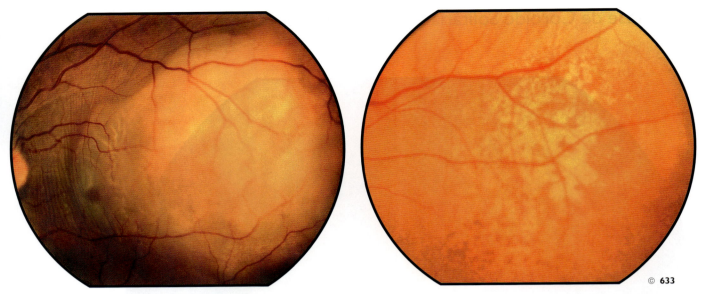

A metástase mamária para a coroide ocorre normalmente em pacientes com um histórico conhecido de carcinoma mamário. Um descolamento seroso com aglomerados esbranquiçados e dobras retinianas pode ser observado em alguns casos (*imagem à esquerda*), e em outros casos podemos ver uma configuração em "manchas de leopardo" (*imagem à direita*). *Imagem da esquerda cortesia do Dr. Evangelos Gragoudas*

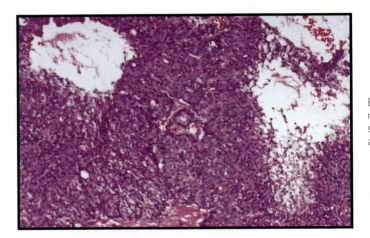

Esta imagem mostra a aparência histológica da metástase de coroide vista no paciente com carcinoma mamário metastático apresentado no painel superior esquerdo. As células neoplásicas estão dispostas em um padrão acinar. As áreas brancas representam células tumorais necróticas.

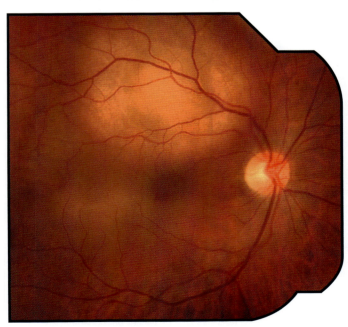
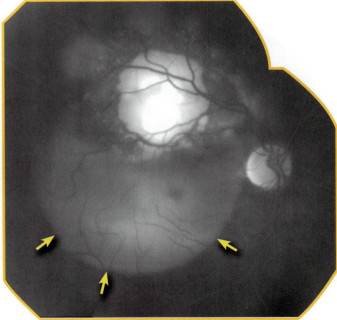

Este paciente tinha uma massa de cor cremosa na coroide decorrente de um carcinoma mamário. Havia um descolamento exsudativo da retina que fica mais claramente demonstrado na angiografia fluoresceínica em fase tardia (*setas*).

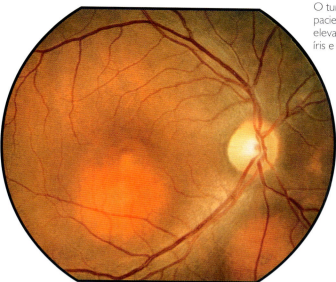 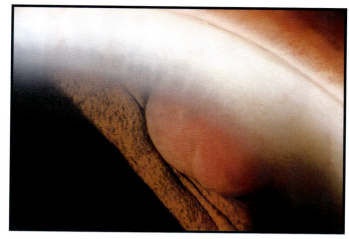

O tumor carcinoide brônquico raramente metastatiza para a coroide, como neste paciente. Podem ser visualizados nódulos laranja-avermelhados, ligeiramente elevados e multifocais (*imagem à esquerda*), bem como lesões metastáticas para a íris e a câmara anterior (*imagem à direita*).

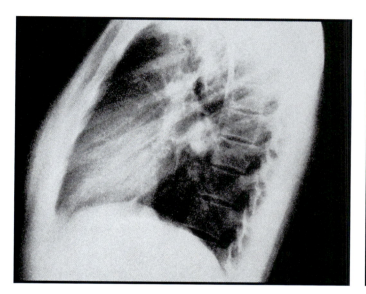 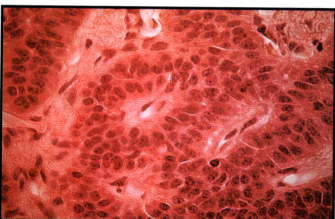

Radiografia torácica (*imagem à esquerda*) revelando a lesão brônquica. Uma biópsia pulmonar confirmou o tumor carcinoide brônquico (*imagem à direita*). As duas linhas superiores são cortesia do Dr. Evangelous Gragoudas.

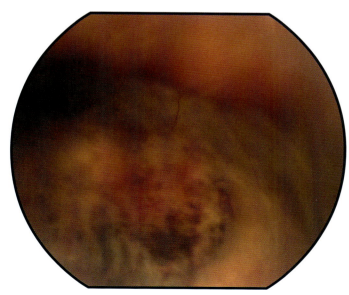 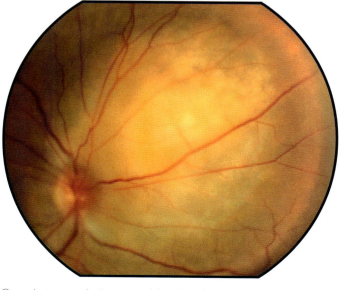

Este paciente tinha carcinoma de célula renal antigo, com uma enorme lesão metastática no fundo periférico. Há exsudação e sangramento associados ao crescimento tumoral. *Cortesia do Dr. Herbert Cantrill*

Os pacientes com lesões metastáticas do pulmão para a coroide frequentemente não têm uma história conhecida de câncer pulmonar.

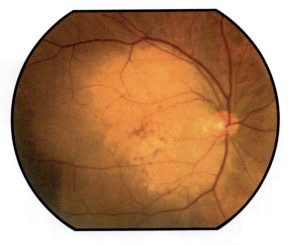

Lesão metastática sólida da coroide com descolamento amarelo cremoso da retina.

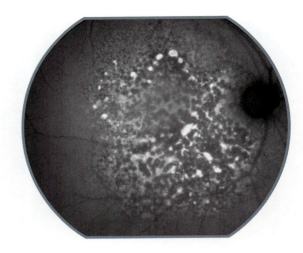

A autofluorescência do fundo delineia a lesão de massa e seu efeito no EPR.

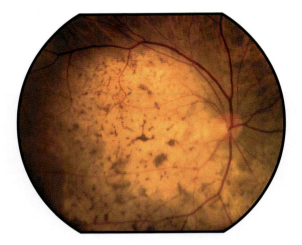

Após o tratamento com radiação, houve achatamento da massa. Existem alterações atróficas e pigmentares residuais.

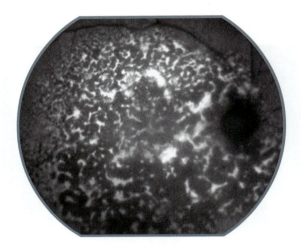

A autofluorescência do fundo após a regressão da massa exibe anomalias epiteliais pigmentares retinianas mais extensas. *As duas linhas superiores são cortesia do Dr. Rama D. Jager*

## Metástase Coroidiana Bilateral

Metástase coroidiana bilateral em uma mulher sem histórico prévio de câncer. O carcinoma pulmonar metastático foi confirmado subsequentemente na biópsia por aspiração com agulha fina.

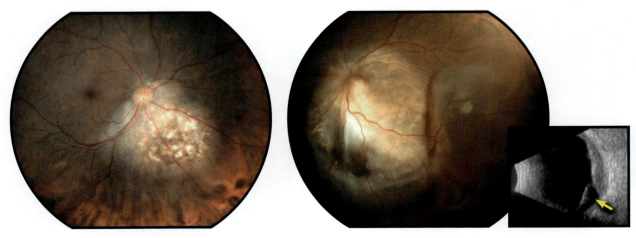

O olho direito exibe uma massa coroidiana justapapilar amelanótica com descolamento retiniano superficial. A ultrassonografia ocular revela uma massa coroidiana acusticamente sólida com fluido sub-retiniano (seta). O olho esquerdo exibe uma massa coroidiana circumpapilar com descolamento retiniano seroso extenso.

# Gerenciamento da Metástase de Coroide

A metástase de coroide pode ser tratada com quimioterapia, radioterapia, terapia hormonal ou terapia fotodinâmica. A quimioterapia e a terapia hormonal são utilizadas nas pessoas com metástase sistêmica adicional. A radioterapia pode ser realizada na forma de feixe externo nas pessoas com metástase grande ou multifocal, enquanto a radioterapia de placa é utilizada em pacientes com metástase pequena e não consegue promover recuperação rápida no curto prazo da visão como um tratamento ambulatorial.

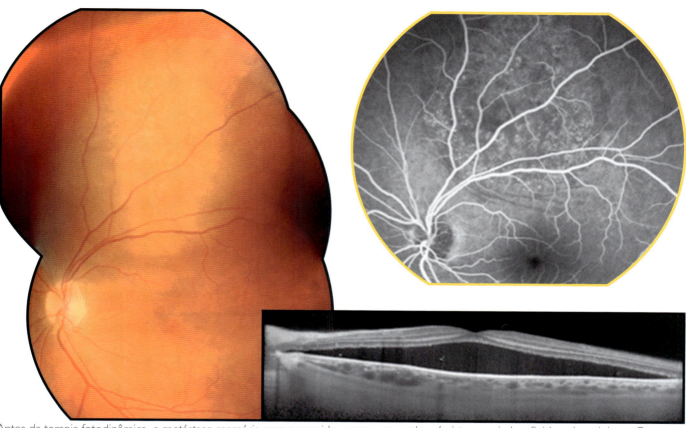

Antes da terapia fotodinâmica, a metástase mamária para a coroide aparece amarela e é vista associada a fluido sub-retiniano. O descolamento da retina neurossensorial na mácula é confirmado na OCT. O tumor é hipofluorescente na angiografia fluoresceínica.

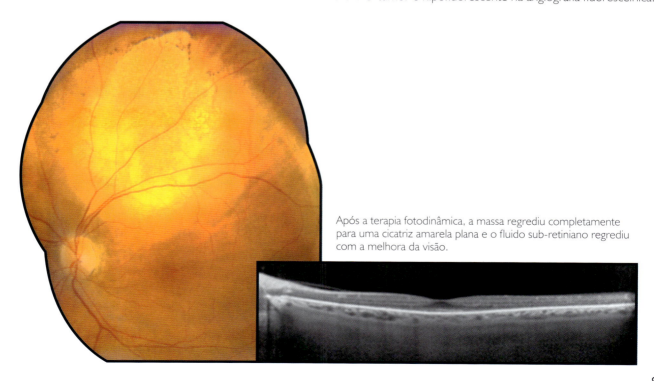

Após a terapia fotodinâmica, a massa regrediu completamente para uma cicatriz amarela plana e o fluido sub-retiniano regrediu com a melhora da visão.

# Proliferação Melanocítica Uveal Difusa Bilateral

Esta paciente de 73 anos de idade tinha um histórico de adenocarcinoma vaginal que foi tratado cirurgicamente. Ela também foi diagnosticada recentemente com melanoma cutâneo metastático, após o que passou a apresentar perturbações visuais bilaterais. Nos dois olhos ocorreram alterações pigmentares em "padrão girafa" característico que foram mais acentuadas no polo posterior e visualizadas mais claramente na autofluorescência do fundo. As lesões pigmentadas são vistas bilateralmente na retina periférica. Subsequentemente, a paciente foi diagnosticada com BDUMP e passou por cirurgia de introflexão escleral e criopexia no olho esquerdo previamente para tratar um descolamento retiniano não relacionado.

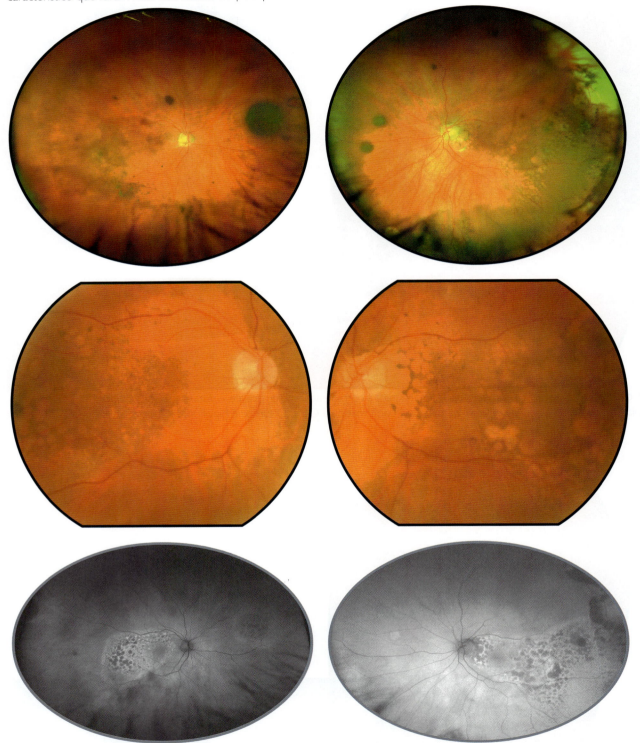

A proliferação melanocítica uveal difusa bilateral (BDUMP) é uma retinopatia paraneoplásica caracterizada por espessamento uveal difuso em virtude da ocorrência de melanócitos fusiformes. As neoplasias sistêmicas associadas são observadas nestes pacientes, incluindo cânceres de ovário, pulmão, pâncreas, vesícula biliar, cólon e rim. Várias manchas alaranjadas tênues ou massas coroidianas pigmentadas elevadas são observadas frequentemente no fundo de olho. Por vezes, a BDUMP é utilizada intercaladamente com a proliferação melanocítica paraneoplásica.

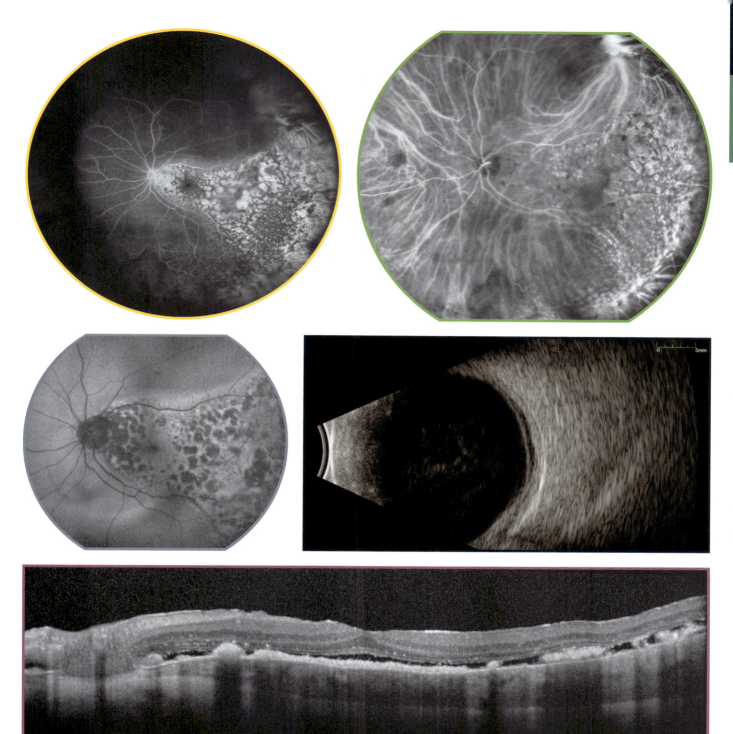

A angiografia fluoresceínica (FA) e a angiografia com indocianina verde da paciente citada anteriormente ilustra o "padrão girafa" da hiperfluorescência que também foi vista na autofluorescência do fundo (AF). Repare que o padrão girafa na FA é o inverso do observado na AF. A coleção superficial de fluido sub-retiniano é vista na ultrassonografia e na OCT. A OCT também demonstra coroide espessada e manchas de perda e acúmulo de EPR. Essas alterações são a base dos padrões clínicos e de fluorescência vistos na imagem multimodal. *Imagens cortesia do Dr. J Francis*

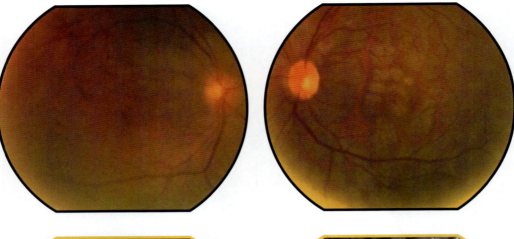

Neste paciente com BDUMP há uma catarata evoluindo rapidamente no olho direito, mais que no esquerdo, obscurecendo os detalhes do fundo de olho. Os dois olhos exibem o "padrão girafa" característico relacionado às zonas alternadas de espessamento e atrofia do EPR.

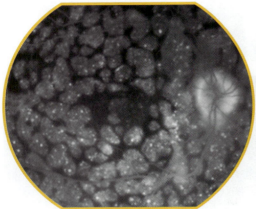
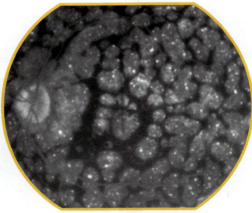

A angiografia fluoresceínica exibe hiperfluorescência nas regiões de atrofia do EPR, indicando uma coriocapilar subjacente intacta. Pontos de hiperfluorescência mais intensa podem corresponder a necrose dentro da infiltração tumoral.

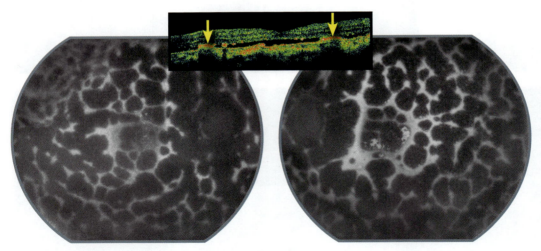

A OCT mostra cachos de células de EPR formando um contorno em volta das áreas de atrofia (setas). As zonas atróficas epiteliais pigmentares retinianas são hipoautofluorescentes com a autofluorescência do fundo. A autofluorescência do fundo é o inverso da angiografia fluoresceínica: a hiperautofluorescência é vista nas áreas de agregação do EPR devido à maior quantidade de lipofuscina, e a hipoautofluorescência ocorre nas áreas onde há perda de EPR. *As imagens acima são cortesia dos Drs. Jason Slakter e Richard Spaide*

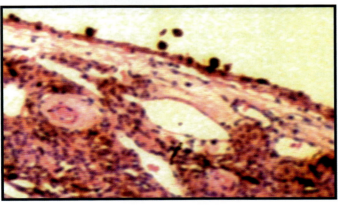

Histopatologia de um paciente com BDUMP mostrando hiperpigmentação e atrofia do EPR, além de uma coriocapilar intacta. A infiltração de células melanocíticas ocorre em posição posterior à coriocapilar. Essas células normalmente são pigmentadas, mas também podem ser amelanóticas. Um grau variável de malignidade patológica sugere que a reação no fundo pode ser paraneoplásica em vez de um processo infiltrativo direto. *Cortesia do Dr. Charles Barr*

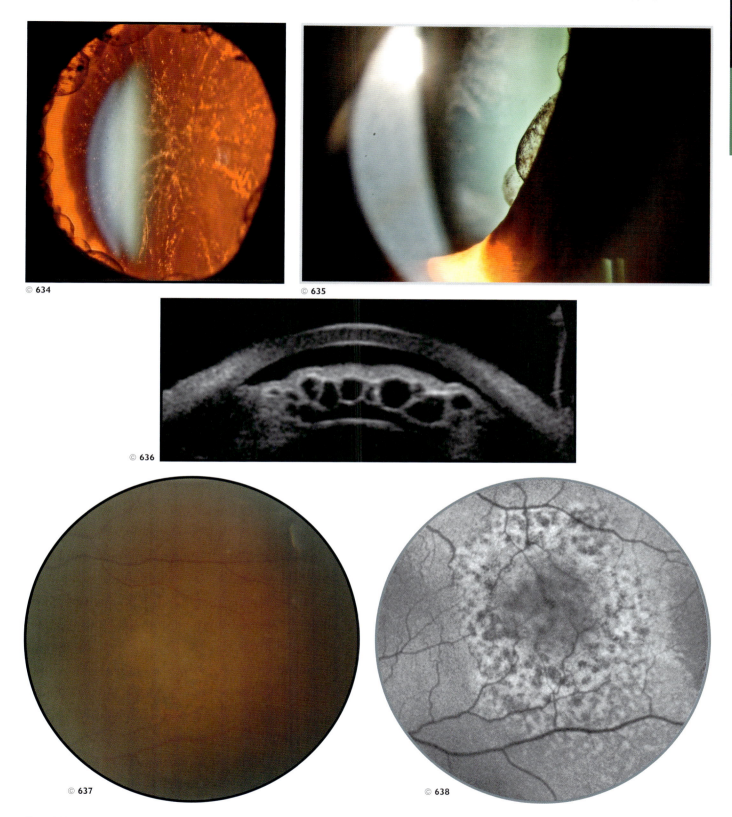

Cistos bilaterais da íris e do corpo ciliar são achados do exame do segmento anterior em alguns casos de BDUMP (*painéis superiores*). Esses achados são mais bem avaliados na biomicroscopia por ultrassom (*imagem central*). O painel de imagem representa os achados dos segmentos anterior e posterior de uma mulher com BDUMP que tinha um histórico prévio de adenocarcinoma de células claras do endométrio. Um "padrão girafa" de alterações pigmentares é visto na mácula esquerda (*painéis inferiores*).

# Hemangioma de Coroide

O hemangioma de coroide é um tumor vascular benigno. Ele se manifesta como um tumor circunscrito ou difuso. O hemangioma de coroide circunscrito geralmente é descoberto na meia-idade, quando produz sintomas de fotopsia, moscas volantes ou redução da acuidade visual. A piora da acuidade visual resulta de hiperopia progressiva, fluido sub-retiniano, edema macular ou atrofia retiniana. Hoje, a terapia fotodinâmica é utilizada para tratar um hemangioma de coroide para resolver descolamento secundário e preservar a visão. O hemangioma de coroide difuso se manifesta como uma massa cor-de-laranja envolvendo o fundo de olho quase inteiro, tipicamente com espessamento extenso da coroide. Pode ocorrer descolamento retiniano parcial ou total, normalmente nos anos da adolescência ou logo depois disso. Eventualmente, pode se desenvolver glaucoma neovascular. O hemangioma de coroide difuso está associado à síndrome de Sturge-Weber. A radioterapia de feixe externo, radioterapia de placa, múltiplos pontos de terapia fotodinâmica ou o propranolol oral podem ser utilizados para tratar hemangiomas de coroide difusos associados ao descolamento retiniano.

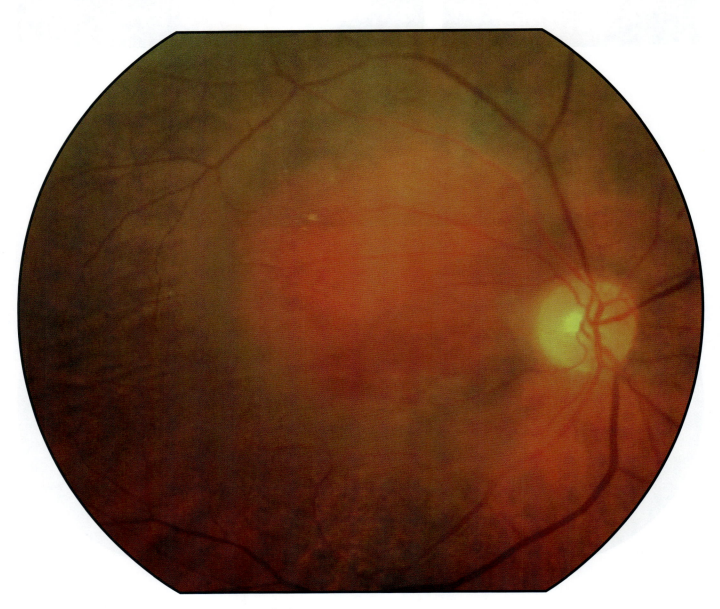

Grande hemangioma de coroide de cor laranja-avermelhada.

# Hemangioma de Coroide na Região Macular

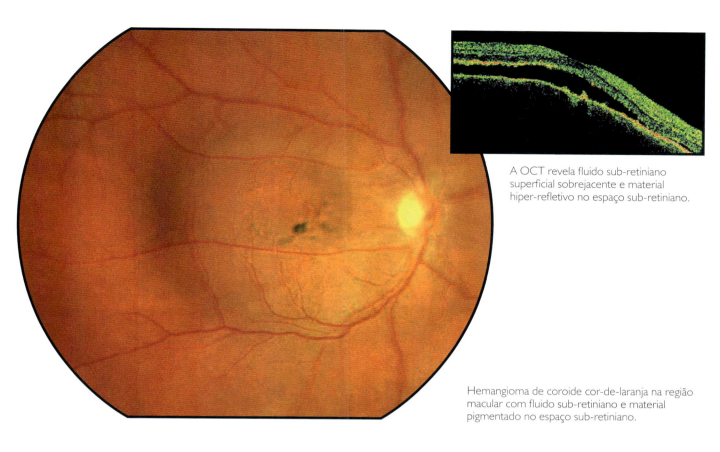

A OCT revela fluido sub-retiniano superficial sobrejacente e material hiper-refletivo no espaço sub-retiniano.

Hemangioma de coroide cor-de-laranja na região macular com fluido sub-retiniano e material pigmentado no espaço sub-retiniano.

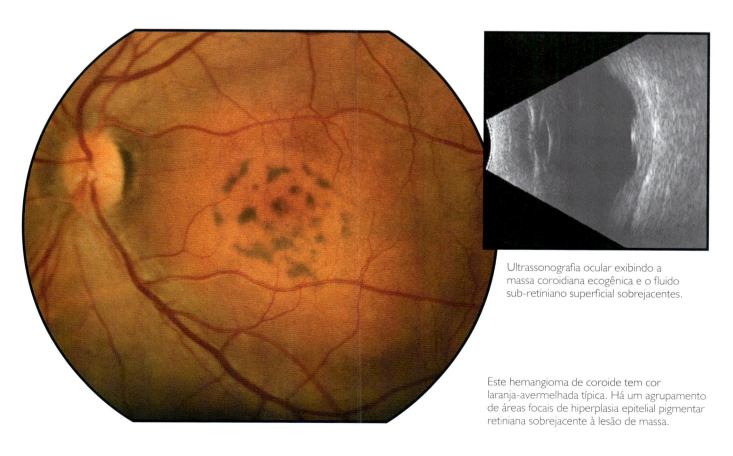

Ultrassonografia ocular exibindo a massa coroidiana ecogênica e o fluido sub-retiniano superficial sobrejacentes.

Este hemangioma de coroide tem cor laranja-avermelhada típica. Há um agrupamento de áreas focais de hiperplasia epitelial pigmentar retiniana sobrejacente à lesão de massa.

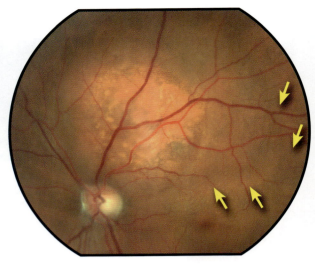
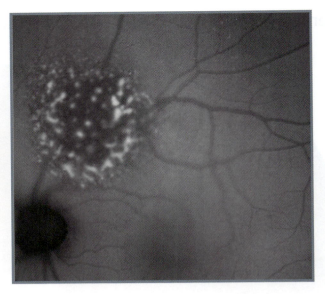

Este hemangioma cor-de-laranja pálido está associado a um descolamento retiniano secundário da mácula (setas). A autofluorescência do fundo exibe manchas hiperautofluorescentes relacionadas a alterações do EPR sobrejacente e aglomerados de material autofluorescente sub-retiniano.

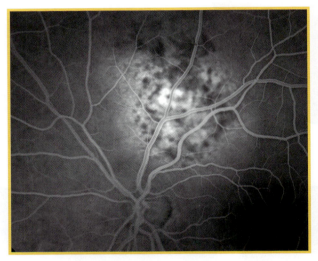
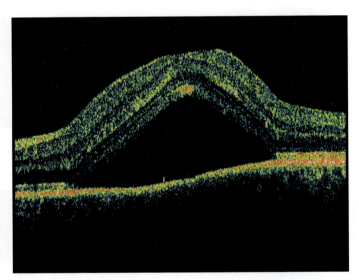

A lesão na angiografia fluoresceínica normalmente apresenta hiperfluorescência precoce no estágio de preenchimento pré-arteriolar quando os elementos vasculares proeminentes dentro da lesão ficam visíveis.

Um descolamento retiniano proeminente é visto junto com esta lesão.

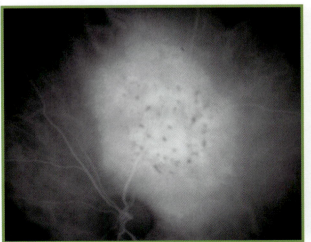
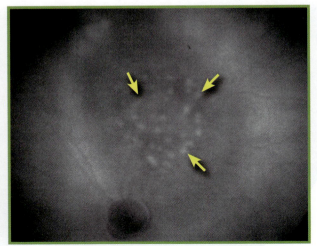

A angiografia com ICG inicial exibe hiperfluorescência difusa do hemangioma (imagem à esquerda). Na angiografia com ICG em estágio final (imagem à direita) a maior parte do corante sai do tumor ("lavagem"), mas há alguma hiperfluorescência circundante, como uma grinalda, e coloração das áreas dentro do tumor (setas).

# Hemangioma de Coroide Tratado com Terapia Fotodinâmica

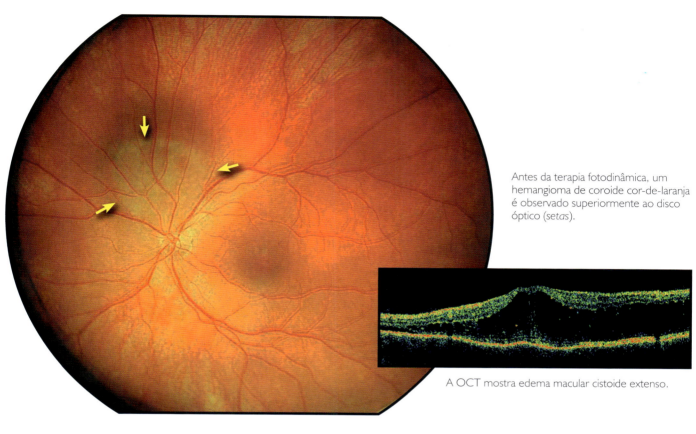

Antes da terapia fotodinâmica, um hemangioma de coroide cor-de-laranja é observado superiormente ao disco óptico (*setas*).

A OCT mostra edema macular cistoide extenso.

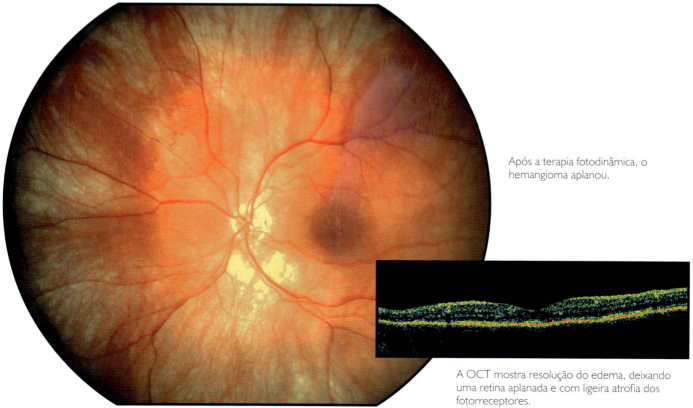

Após a terapia fotodinâmica, o hemangioma aplanou.

A OCT mostra resolução do edema, deixando uma retina aplanada e com ligeira atrofia dos fotorreceptores.

# Hemangioma de Coroide Difuso

Hemangioma de coroide difuso em um menino de 10 anos de idade com síndrome de Sturge-Weber que foi tratado com radioterapia de feixe externo.

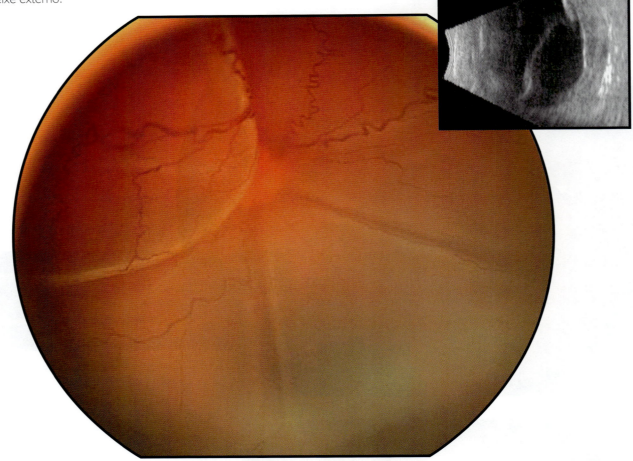

Há descolamento retiniano exsudativo total do hemangioma de coroide difuso subjacente. A ultrassonografia ocular revela espessamento de coroide relacionado ao hemangioma e descolamento retiniano extenso sobrejacente.

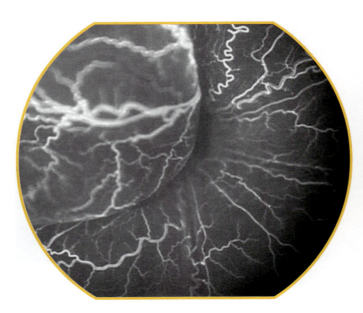

A angiografia fluoresceínica pré-tratamento mostra o descolamento retiniano.

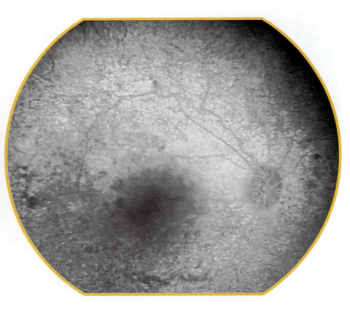

Após a radioterapia de feixe externo, a angiografia fluoresceínica revela resolução do descolamento retiniano e do hemangioma de coroide, deixando áreas dispersas de degeneração epitelial pigmentar retiniana.

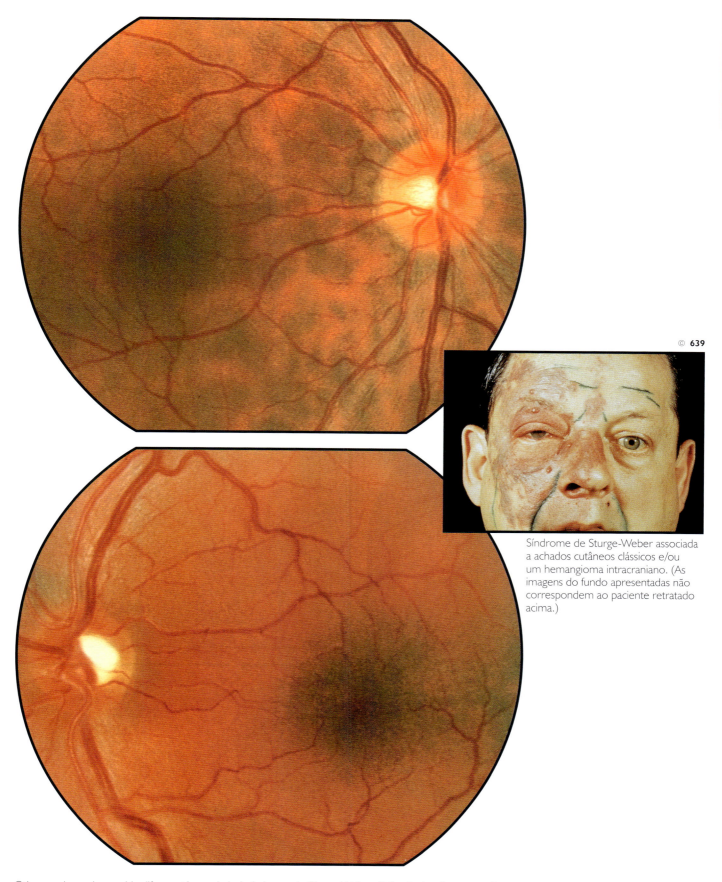

Síndrome de Sturge-Weber associada a achados cutâneos clássicos e/ou um hemangioma intracraniano. (As imagens do fundo apresentadas não correspondem ao paciente retratado acima.)

O hemangioma de coroide difuso está associado à síndrome de Sturge-Weber. O fundo de olho esquerdo neste paciente é rosa-avermelhado, enquanto o do olho direito tem uma cor de fundo normal. A escavação do nervo óptico é evidente no olho esquerdo em consequência do glaucoma, que é uma manifestação secundária comum nesta doença. *Cortesia do Dr. Thomas Burton*

# Osteoma de Coroide

O osteoma de coroide é um tumor raro composto de osso maduro, situado classicamente na região macular ou justapapilar das mulheres jovens. Este tumor pode aumentar (alteração osteoblástica) e causar perda de visão por neovascularização coroidiana, fluido sub-retiniano, atrofia epitelial pigmentar retiniana e atrofia dos fotorreceptores. Com o tempo, pode ocorrer descalcificação do tumor (alteração osteoclástica). Em termos morfológicos, frequentemente são observadas pseudobordas com margens em forma de cunha e alterações ósseas amareladas.

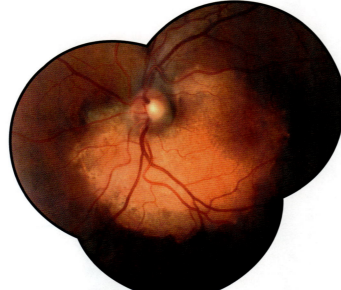

Esta montagem fotográfica de um osteoma de coroide em um indivíduo pigmentado exibe a cor alaranjada típica. As margens têm aparência de cunha, o que é bem característico desta lesão.

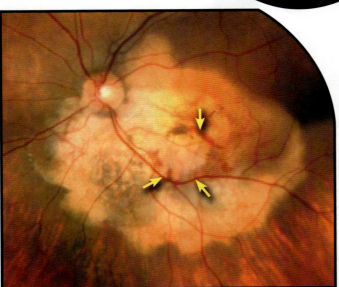

Este paciente com osteoma de coroide apresenta uma área central de atrofia contornada em sua margem por um descolamento sero-hemorrágico decorrente de neovascularização coroidiana (*setas*).

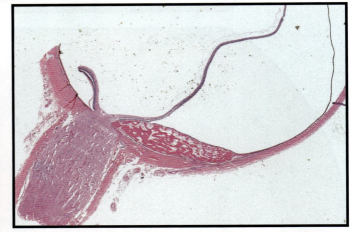

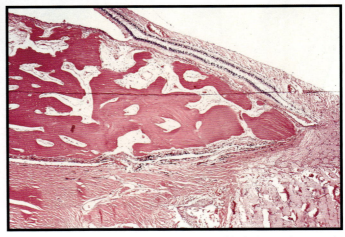

Exemplo histopatológico. Um osteoma de coroide é observado perto do disco óptico. A maior ampliação mostra que a lesão é composta de osso compacto.

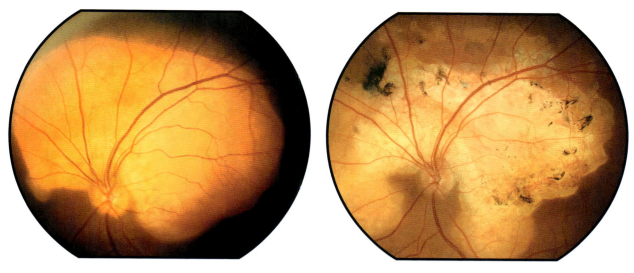

Estas fotografias ilustram a mudança progressiva no osteoma de coroide. O paciente tinha inicialmente uma lesão demonstrando atividade osteoblástica pura (*imagem à esquerda*). Repare na preservação da área justapapilar. Sete anos mais tarde, ocorreu atividade osteoclástica com hiperplasia epitelial pigmentar retiniana e cicatrização na porção superior da lesão (*imagem à direita*). Também houve alguma atividade osteoblástica progressiva ao longo das margens inferior e superior.

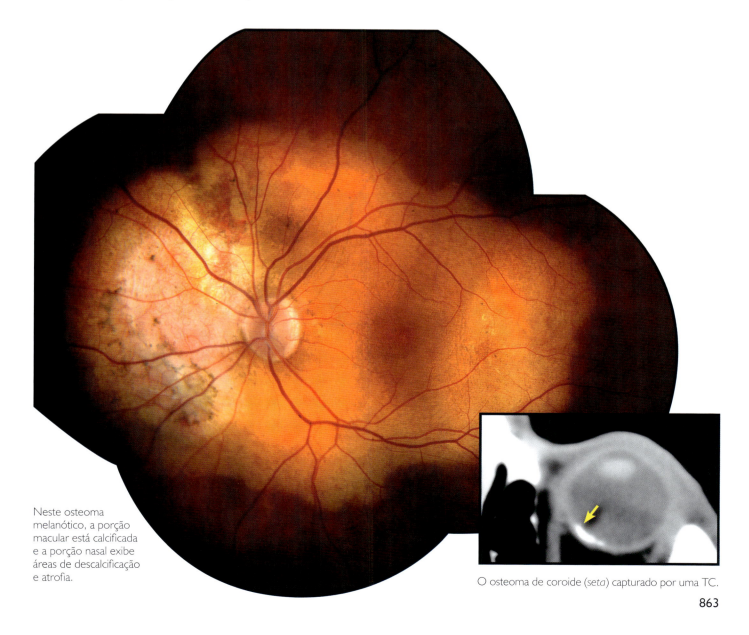

Neste osteoma melanótico, a porção macular está calcificada e a porção nasal exibe áreas de descalcificação e atrofia.

O osteoma de coroide (*seta*) capturado por uma TC.

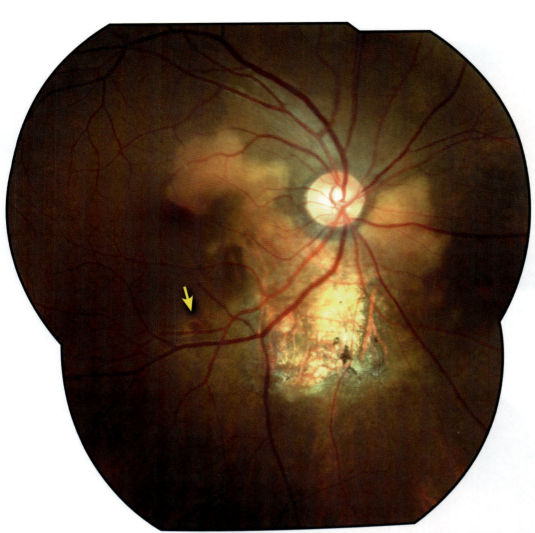

Repare na morfologia em quebra-cabeça deste osteoma em uma mulher oriental de 50 anos de idade. Atrofia e proliferação fibrosa estão presentes na porção inferior desta lesão. Há neovascularização coroidiana polipoide e hemorragia focal (*seta*) inferiores à mácula.

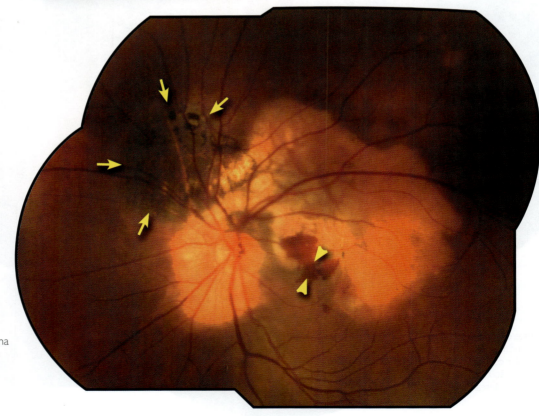

No olho esquerdo há descolamento hemorrágico da mácula decorrente de neovascularização coroidiana (*pontas de seta*). Também há uma área pigmentar oval contígua ao aspecto superonasal da lesão (*setas*). Essas alterações do EPR são de um descolamento exsudativo antecedente.

A OCT vertical através das porções maculares calcificada e não calcificada do tumor revela uma retina quase intacta sobrejacente à porção calcificada e uma retina ligeiramente espessada com perda de arquitetura sobre a porção descalcificada.

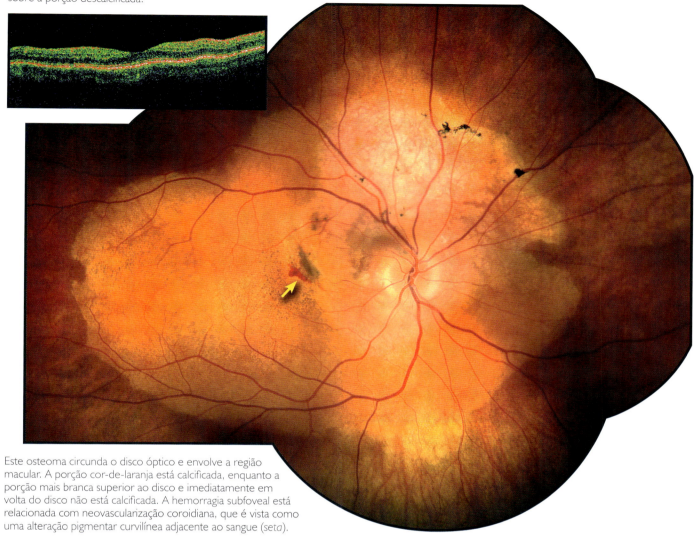

Este osteoma circunda o disco óptico e envolve a região macular. A porção cor-de-laranja está calcificada, enquanto a porção mais branca superior ao disco e imediatamente em volta do disco não está calcificada. A hemorragia subfoveal está relacionada com neovascularização coroidiana, que é vista como uma alteração pigmentar curvilínea adjacente ao sangue (seta).

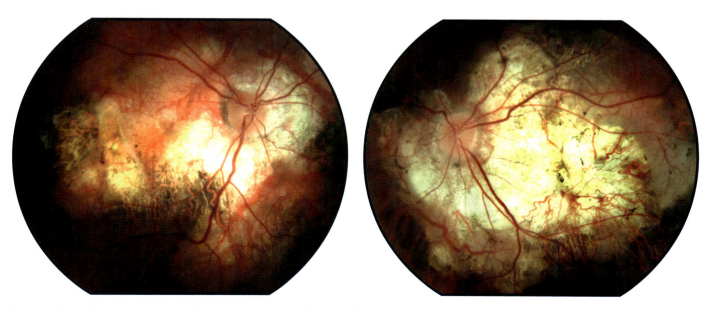

Neste paciente, há um osteoma antigo bilateral gravemente atrófico e calcificado.

# Tomografia por Coerência Óptica do Osteoma de Coroide

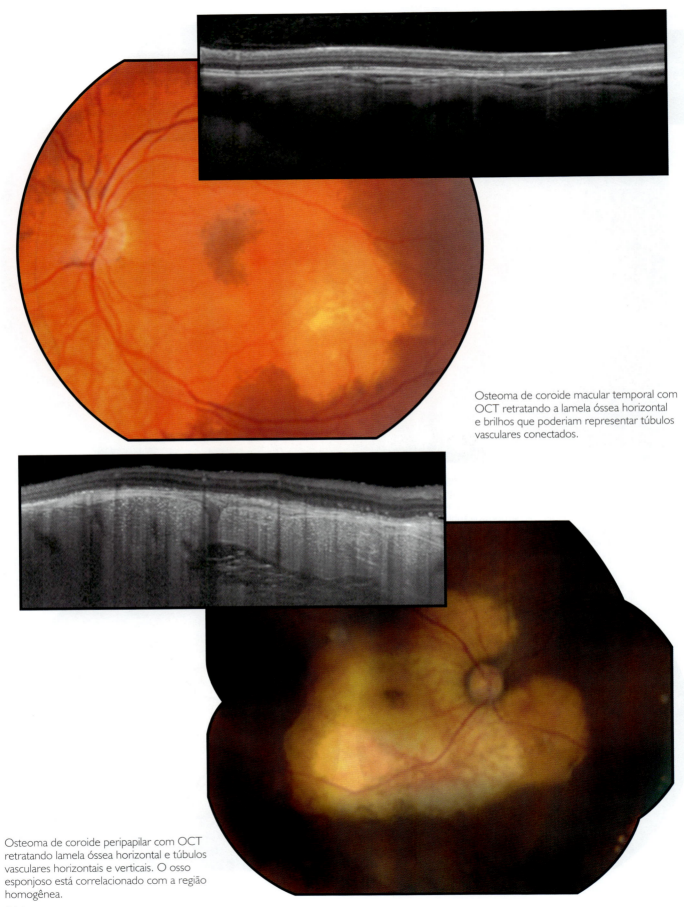

Osteoma de coroide macular temporal com OCT retratando a lamela óssea horizontal e brilhos que poderiam representar túbulos vasculares conectados.

Osteoma de coroide peripapilar com OCT retratando lamela óssea horizontal e túbulos vasculares horizontais e verticais. O osso esponjoso está correlacionado com a região homogênea.

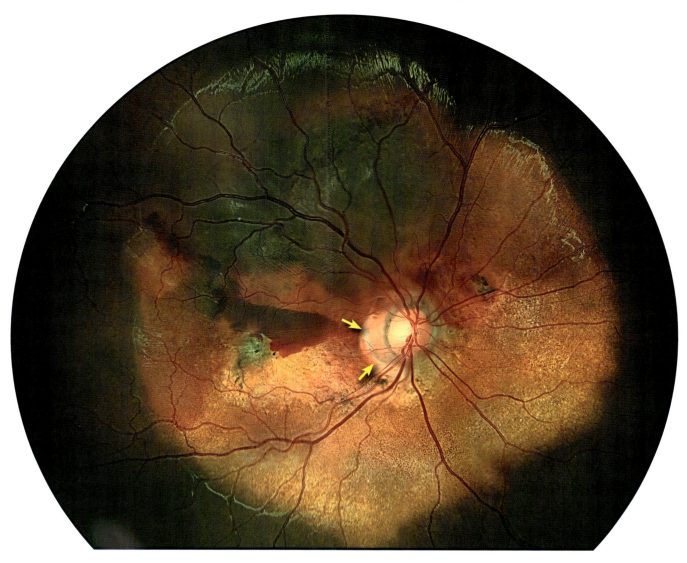

Este imenso osteoma está associado a manifestações secundárias, incluindo uma grande área de hemorragia sub-retiniana, fibrose peripapilar (*setas*), cicatrização e atrofia central na mácula. A atividade osteoblástica mais recente está presente inferiormente. *Imagem ©640 disponível exclusivamente, em inglês, em* expertconsult.inkling.com/redeem

# Calcificação Esclerocoroidiana Idiopática

A calcificação esclerocoroidiana idiopática aparece como uma coleção de nódulos esclerais calcários com compressão da coroide sobrejacente e alterações epiteliais pigmentares retinianas. Por vezes, há uma calcificação visível dentro da lesão. Essas alterações calcárias são bastante comuns em pacientes que não apresentam manifestações clínicas desta doença detectáveis clinicamente. A retina sobrejacente e o vítreo são normais. As anomalias no metabolismo do cálcio com hiperparatireoidismo, adenoma da paratireoide e síndromes de Gitelman e Bartter deveriam ser investigadas.

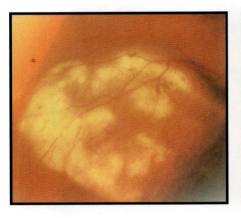
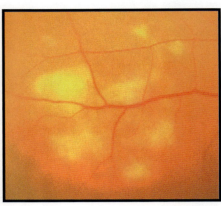
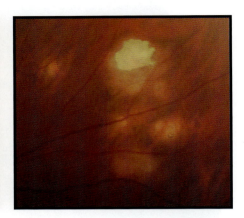

Exemplos de calcificação esclerocoroidiana idiopática. Nestes casos, são observados nódulos sub-retinianos irregulares amarelados. *Da esquerda para a direita: cortesia do Dr. Andrew Schachat, Dr. John Killian e Dr. James Augsburger*

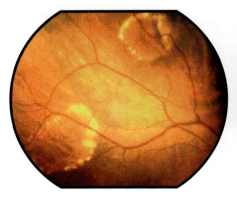
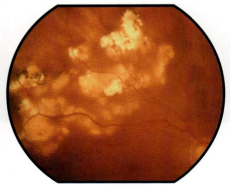
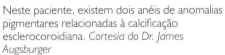

Neste paciente, existem dois anéis de anomalias pigmentares relacionadas à calcificação esclerocoroidiana. *Cortesia do Dr. James Augsburger*

Este paciente tem alteração calcária extensa com mineralização clinicamente visível. A calcificação esclerocoroidiana exibe frequentemente algum grau de simetria bilateral, como neste paciente. *Cortesia do Dr. Martin Perlman*

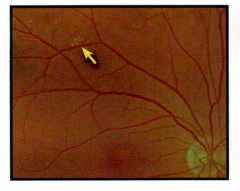
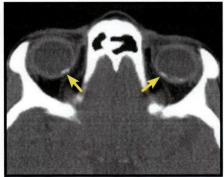
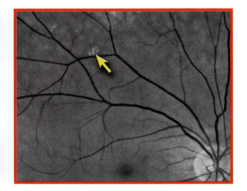

Praticamente não há manifestações clínicas (*setas*) neste paciente em que foram observadas alterações calcárias dentro das paredes esclerais na TC quando obtidas para um problema extraocular. O paciente foi encaminhado para um oftalmologista, que detectou algumas alterações epiteliais pigmentares sutis na periferia superotemporal de cada um dos olhos. A calcificação esclerocoroidiana pode ser bastante comum. As lesões ocultas, como as que existem neste paciente, são facilmente negligenciadas no exame clínico, mas são bastante evidentes na TC.

# Síndrome de Bartter e Calcificação Esclerocoroidiana

A síndrome de Bartter abrange um grupo de doenças renais herdadas, caracterizadas por hipocalemia e alcalose metabólica. A calcificação esclerocoroidiana bilateral é uma manifestação comum, conforme demonstrado neste paciente de 66 anos de idade.

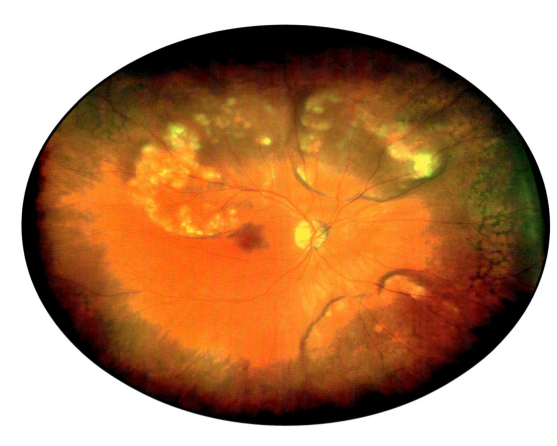

Placas sub-retinianas grandes e calcificadas são evidentes bilateralmente.

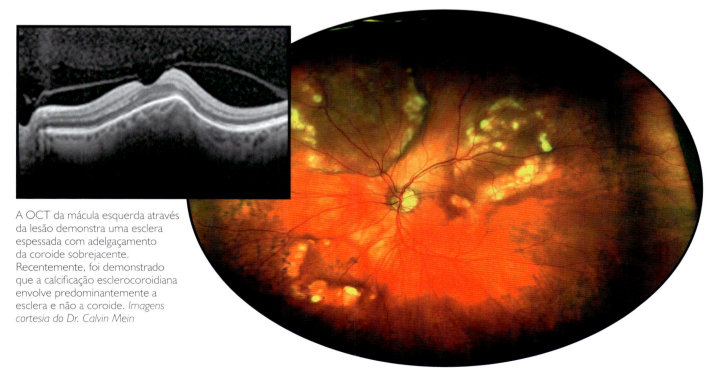

A OCT da mácula esquerda através da lesão demonstra uma esclera espessada com adelgaçamento da coroide sobrejacente. Recentemente, foi demonstrado que a calcificação esclerocoroidiana envolve predominantemente a esclera e não a coroide. *Imagens cortesia do Dr. Calvin Mein*

# Leiomioma Coroidiano

O leiomioma é um tumor com origem na musculatura lisa e que raramente se desenvolve na úvea. Ele aparece como uma massa amelanótica que transmite luz na transiluminação. É encontrado tipicamente na região do corpo ciliar de mulheres jovens, mas pode ser encontrado raramente na coroide e em homens. É clinicamente não pigmentado e frequentemente acomete mulheres com envolvimento primário no espaço suprauveal, poupando o próprio estroma uveal.

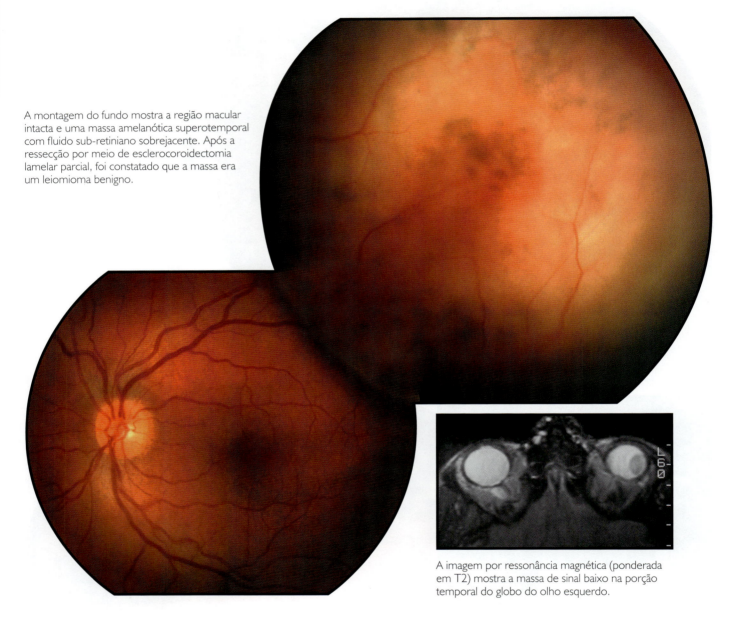

A montagem do fundo mostra a região macular intacta e uma massa amelanótica superotemporal com fluido sub-retiniano sobrejacente. Após a ressecção por meio de esclerocoroidectomia lamelar parcial, foi constatado que a massa era um leiomioma benigno.

A imagem por ressonância magnética (ponderada em T2) mostra a massa de sinal baixo na porção temporal do globo do olho esquerdo.

# Linfoma Intraocular

Os tumores linfoides intraoculares são raros, correspondendo a menos de 1% dos tumores oncológicos oculares. O espectro de tumores linfoides intraoculares varia de hiperplasia linfoide reativa benigna a vários tipos de lesões malignas. Todos esses tumores linfoides podem se mascarar como uma série de condições benignas e inflamatórias. Com muita frequência eles são de difícil diagnóstico, exigindo amostras histológicas. Os linfomas intraoculares são subdivididos em linfoma vitreorretiniano primário, linfoma uveal primário e apresentação intraocular secundária do linfoma sistêmico. Os linfomas vitreorretinianos primários são caracteristicamente bilaterais e estão associados ao linfoma primário do sistema nervoso central em um número significativo de casos. O linfoma uveal primário normalmente é unilateral e pode ser subdividido em coroidiano, iridiano e do corpo ciliar. Quase todos os linfomas são não Hodgkin originários das células B.

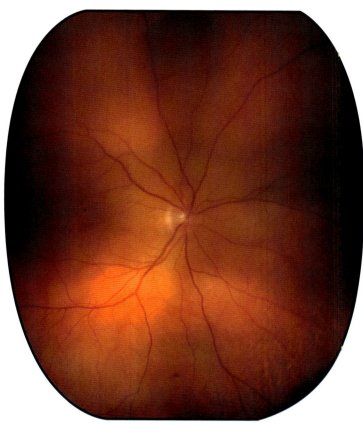

Este paciente apresentou um linfoma de coroide mascarado como uveíte crônica. No exame, o olho direito (*imagem à esquerda*) revelou espessamento coroidiano com perda dos detalhes vasculares da coroide. As margens do disco apareceram borradas no aspecto nasal.

Externamente (*abaixo*), o olho direito exibiu injeção vascular que estava presente há anos e que foi tratada previamente com colírios esteroides tópicos.

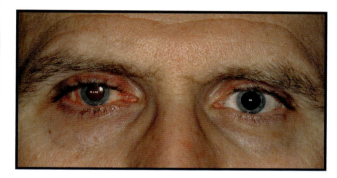

A ultrassonografia ocular mostra espessamento da coroide e um nódulo de linfoma extraescleral proeminente.

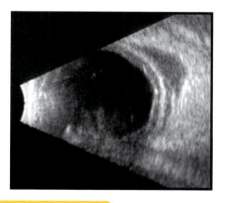

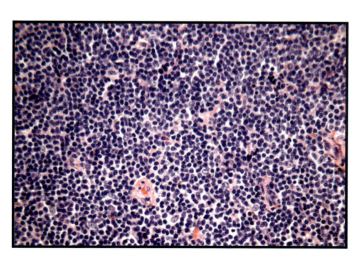

A microscopia de uma biópsia coroidiana exibe infiltração monomórfica pelas células do linfoma de baixo grau.

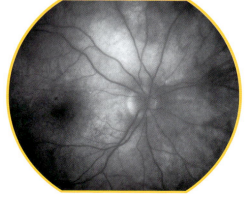

A angiografia fluoresceínica em fase tardia do olho direito ilustra a fluorescência coroidiana difusa.

Linfoma vitreorretiniano associado a linfomas não Hodgkin do sistema nervoso central (SNC) podem se apresentar como um linfoma intraocular isolado, desenvolvendo envolvimento do SNC somente durante o acompanhamento de longo prazo. A idade usual de início é entre 55 e 70 anos.

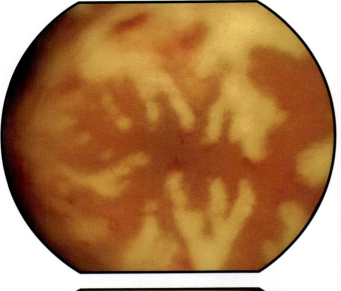

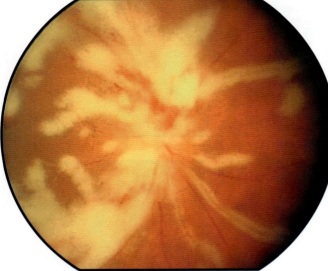

Linfoma vitreorretiniano apresentando-se como angiite de ramos congelados. *Cortesia do Dr. Richard Lewis*

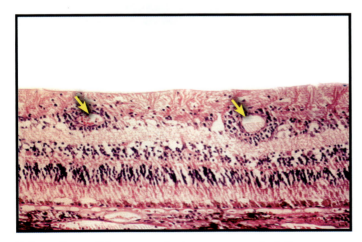

Linfoma vitreorretiniano apresentando-se como neurite óptica e coroidite multifocal (*setas*). *Cortesia do Dr. Darma Ie*

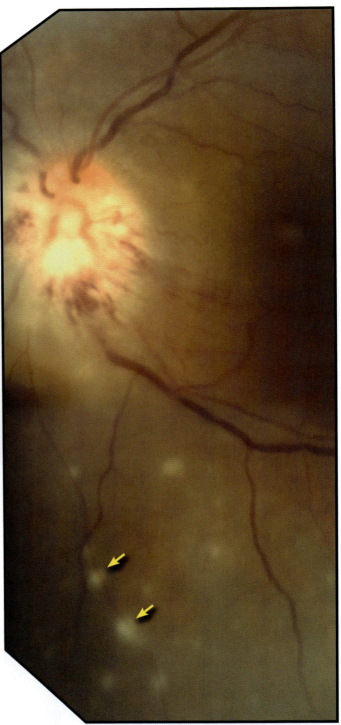

A histopatologia neste caso de linfoma do SNC ocular exibe infiltração tumoral nas paredes dos vasos retinianos (*setas*).

# Maculopatia Viteliforme Nebulosa Paraneoplásica

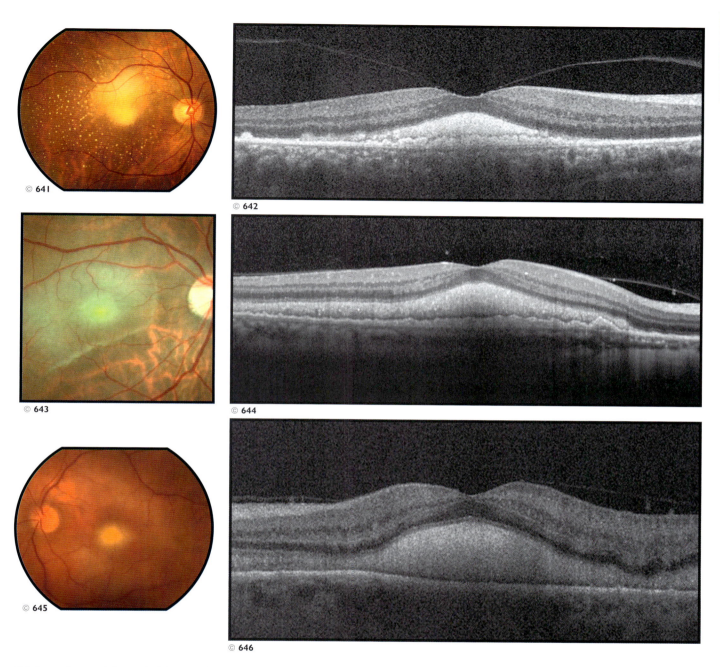

O linfoma vitreorretiniano primário e o linfoma do sistema nervoso central primário são precedidos de forma incomum por uma retinopatia viteliforme que pode simular maculopatia viteliforme polimorfa exsudativa aguda. Esta manifestação, conhecida como maculopatia viteliforme nebulosa paraneoplásica, normalmente é transitória e exibe regressão espontânea. O material viteliforme é indistinto, situado no espaço sub-retiniano e associado a uma camada de EPR ondulada e espessa. As imagens são de três pacientes que apresentaram maculopatia viteliforme nebulosa paraneoplásica 6 meses após o diagnóstico de linfoma intraocular.

# Linfoma de Coroide Mascarando uma Degeneração Macular Associada à Idade em um Homem de 59 Anos

**CAPÍTULO 8 — ONCOLOGIA**

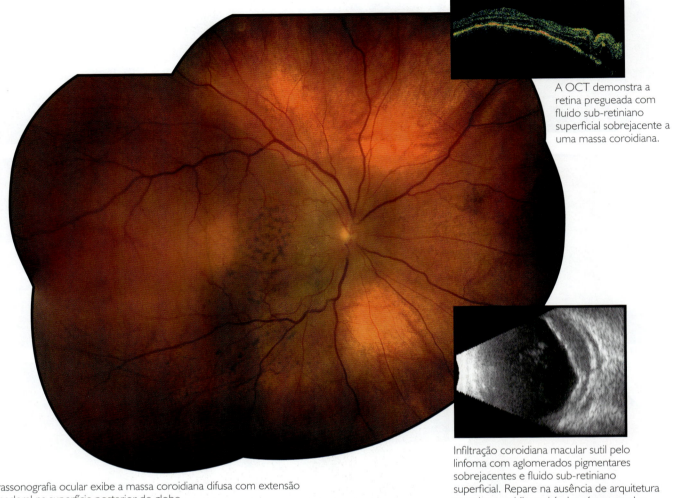

A OCT demonstra a retina pregueada com fluido sub-retiniano superficial sobrejacente a uma massa coroidiana.

Infiltração coroidiana macular sutil pelo linfoma com aglomerados pigmentares sobrejacentes e fluido sub-retiniano superficial. Repare na ausência de arquitetura vascular coroidiana visível na área macular.

A ultrassonografia ocular exibe a massa coroidiana difusa com extensão extraescleral na superfície posterior do globo.

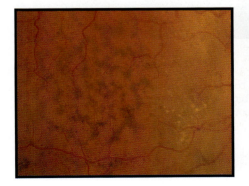

A visualização mais próxima retrata os aglomerados pigmentares e o fluido sub-retiniano.

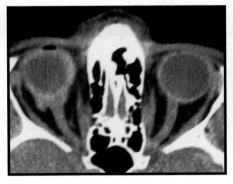

A tomografia computadorizada no nível dos nervos ópticos mostra o espessamento peripapilar irregular com massa perineural na região do disco óptico do olho direito.

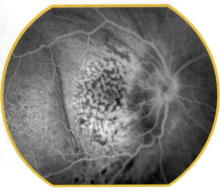

A angiografia fluoresceínica revela fluorescência irregular difusa da coroide, hiperfluorescência do disco e bloqueio pelos aglomerados pigmentares sobrejacentes. As pregas coroidianas na região superotemporal e uma grande prega coroidiana na região temporal também são visualizadas.

# Hiperplasia Linfoide Uveal Benigna

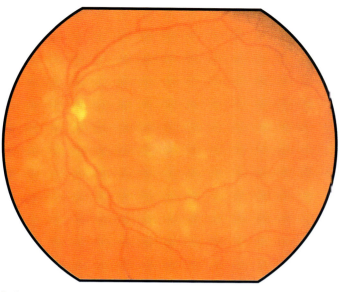

Pacientes com hiperplasia linfoide uveal benigna podem demonstrar lesões coroidianas focais amarelas esbranquiçadas.

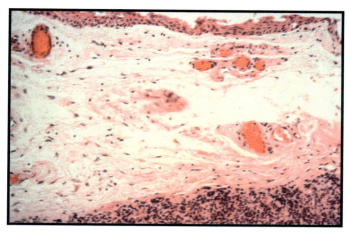

O exame histopatológico de uma biópsia conjuntival revelou um infiltrado monomórfico de linfócitos bem diferenciados. *A linha superior é cortesia do Dr. Evan Sachs*

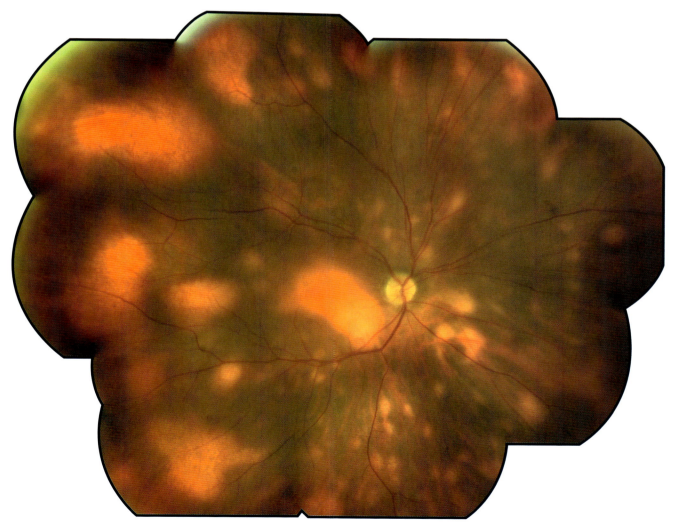

Um homem de 77 anos de idade com hiperplasia linfoide reativa multifocal unilateral apresenta lesões de massa de tamanhos variados e alaranjadas na coroide. Este paciente se encontra estável há mais de 4 anos, com este processo linfomatoso, presumidamente de baixo grau.

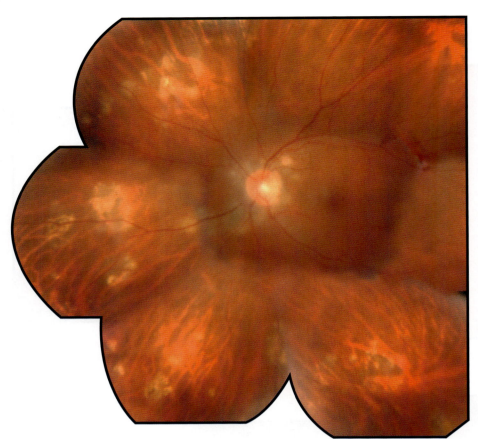

Este paciente tem hiperplasia linfoide uveal benigna presumida, com várias lesões espessas, superficial e aleatoriamente distribuídas por todo o fundo. A área peripapilar está envolvida, mas a mácula está preservada.

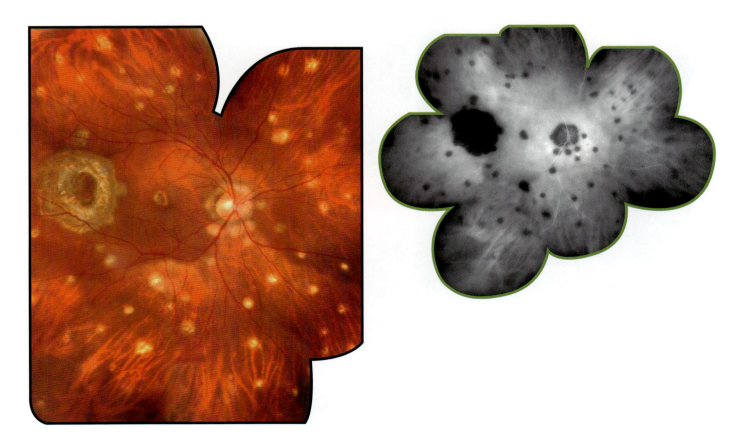

Este paciente foi mal diagnosticado com coriorretinopatia do tipo *birdshot* e depois com sarcoidose. A biópsia comprovou uma hiperplasia linfoide uveal benigna. A angiografia com indocianina verde mostra que essas lesões são todas hipofluorescentes.

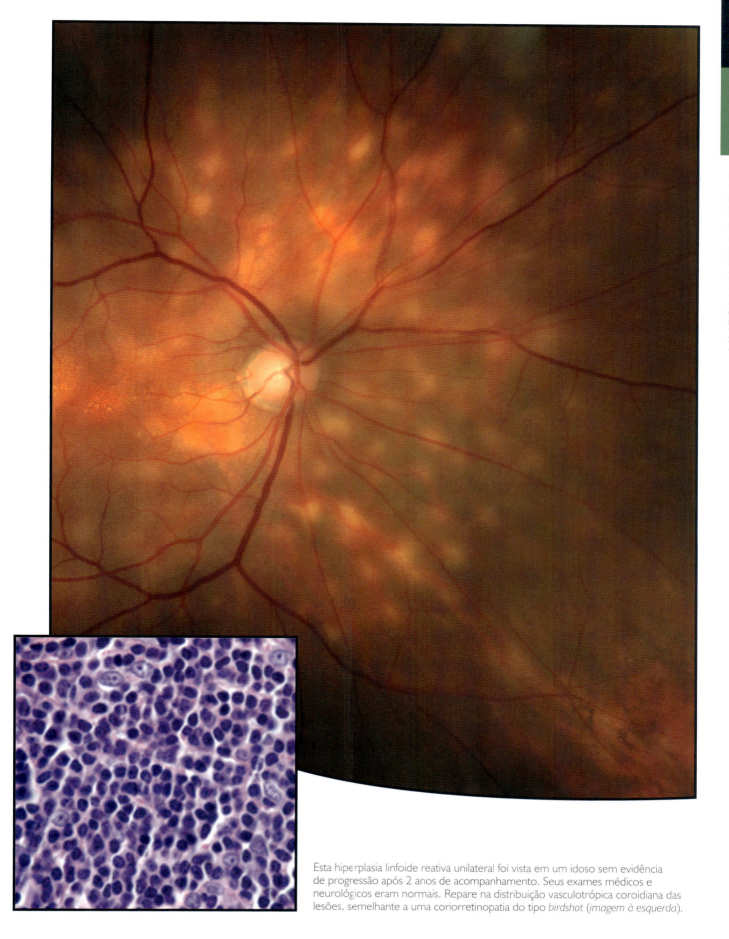

Esta hiperplasia linfoide reativa unilateral foi vista em um idoso sem evidência de progressão após 2 anos de acompanhamento. Seus exames médicos e neurológicos eram normais. Repare na distribuição vasculotrópica coroidiana das lesões, semelhante a uma coriorretinopatia do tipo *birdshot* (*imagem à esquerda*).

# Tumor Linfoide Associado à Mucosa (Síndrome MALT)

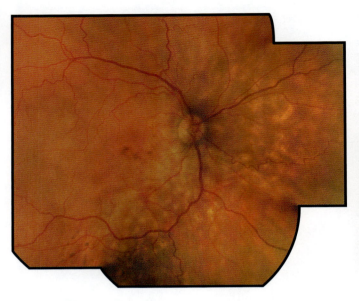

As lesões progressivas multifocais neste paciente foram associadas ao descolamento exsudativo na região temporal.

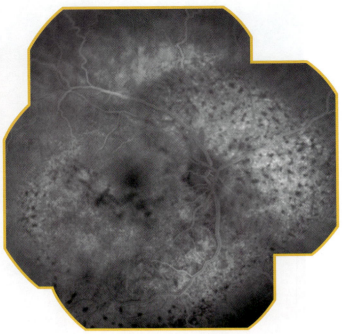

A angiografia fluoresceínica revelou um padrão hiperfluorescente misto.

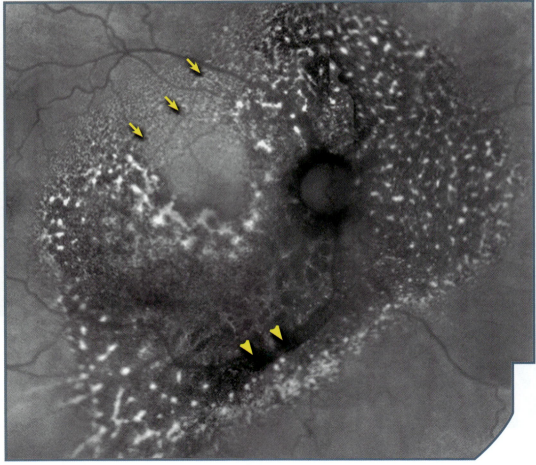

A autofluorescência do fundo mostrou lesões hiperfluorescentes mais novas (*setas*) e lesões hipofluorescentes mais antigas, nas quais o EPR ficou atrófico (*pontas de seta*).

# Tomografia por Coerência Óptica em Domínio Espectral com Imagem de Profundidade Melhorada de um Linfoma Coroidiano

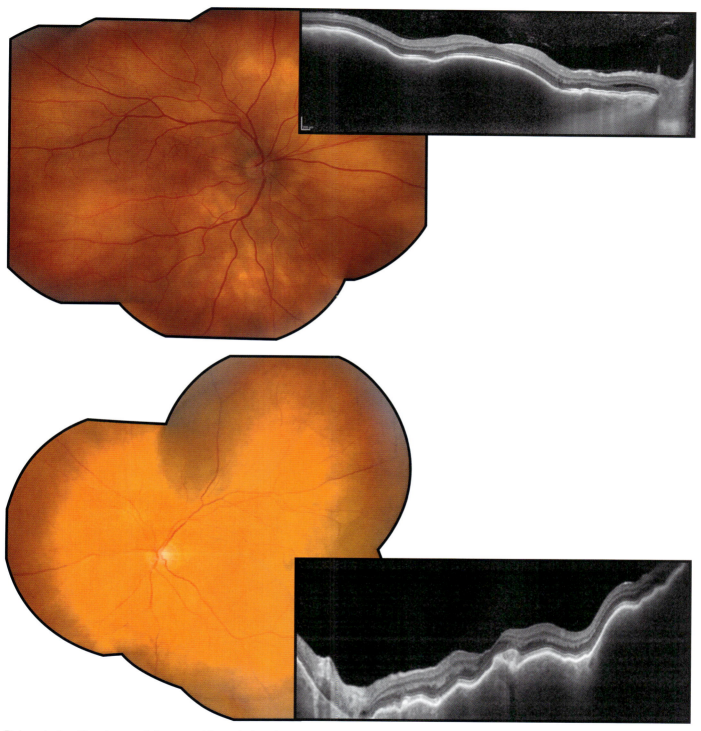

Dois pacientes diferentes com linfoma coroidiano. Ambos demonstram a topografia típica "mareada" na OCT em domínio espectral.

# Variações nas Apresentações do Linfoma

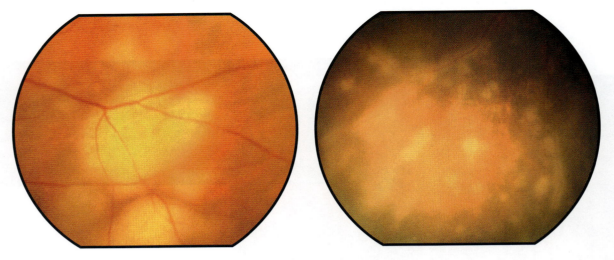

Um grande linfoma vitreorretiniano pode se disfarçar como doença retiniana primária, vascular ou coroidiana. Várias lesões pequenas podem passar por drusas (*imagem à esquerda*). As lesões globulares maiores (*imagem à direita*) podem lembrar uma massa metastática.

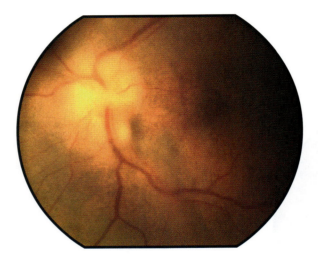

O linfoma de Burkitt por vezes também pode envolver o olho com manchas coriorretinianas multifocais, vitreíte e infiltração do nervo óptico.

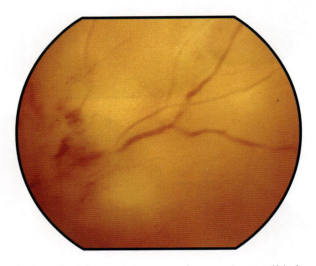

Uma lesão profunda branca cremosa com hemorragia secundária é observada neste paciente com linfoma ocular. Este paciente também tem anomalias vasculares retinianas.

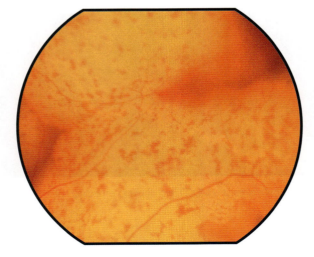

Um padrão tipo "pele de leopardo" também pode ser visualizado neste paciente com uma grande lesão de massa infiltrativa epitelial pigmentar sub-retiniana no linfoma vitreorretiniano.

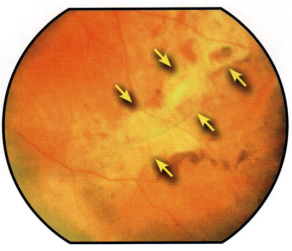

Este linfoma vitreorretiniano exibe formação de cicatrizes (*setas*) que se desenvolveram em áreas de regressão tumoral.

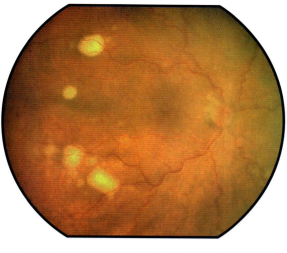
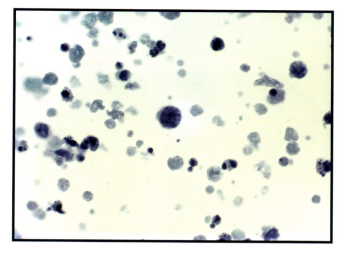

Infiltração do linfoma vitreorretiniano de células grandes embaixo do EPR em uma mulher idosa. A infiltração epitelial subpigmentar amarela se espalhou pelo fundo inteiro (*imagem à esquerda*). A biópsia com aspiração por agulha fina da lesão superotemporal mostrou células linfomatosas necróticas e anaplásicas (*imagem à direita*).

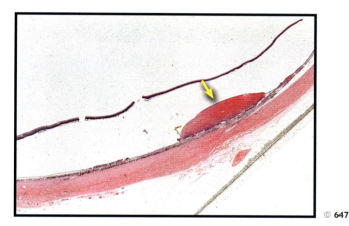
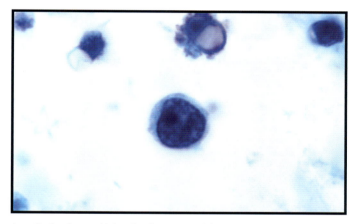

No exame histopatológico foi observada uma grande área de descolamento epitelial pigmentar secundária ao tumor necrótico (*seta*).

A avaliação citopatológica do vítreo removido cirurgicamente pode ser útil no diagnóstico de linfoma ocular. Esta fotografia mostra uma amostra de vitrectomia que consiste em células linfomatosas características com escassas anomalias do citoplasma, nucléolo e membrana nuclear.

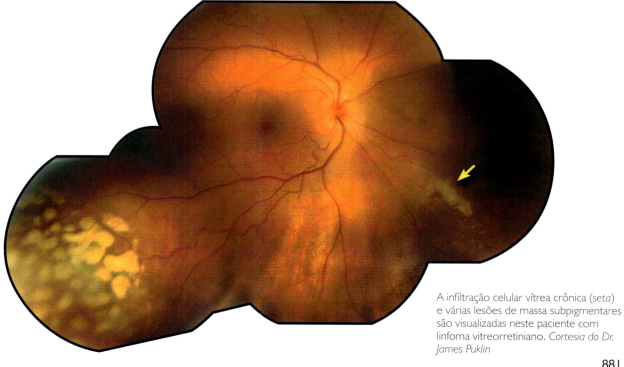

A infiltração celular vítrea crônica (*seta*) e várias lesões de massa subpigmentares são visualizadas neste paciente com linfoma vitreorretiniano. *Cortesia do Dr. James Puklin*

# Linfoma de Células Grandes Infiltrando na Retina e no Nervo Óptico

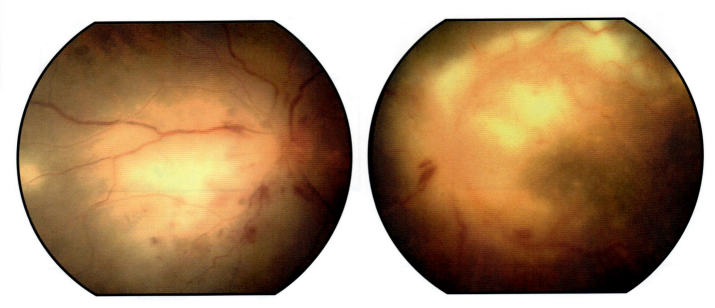

Neste paciente com linfoma, as células tumorais brancas são visualizadas infiltrando a retina. A margem do disco está borrada pela extensão das células tumorais.

A fotografia em grande angular revela a regressão do tumor infiltrativo após a radioterapia ocular. Também há atrofia coriorretiniana no fundo nasal e atrofia na cabeça do nervo óptico envolvendo a metade nasal do disco.

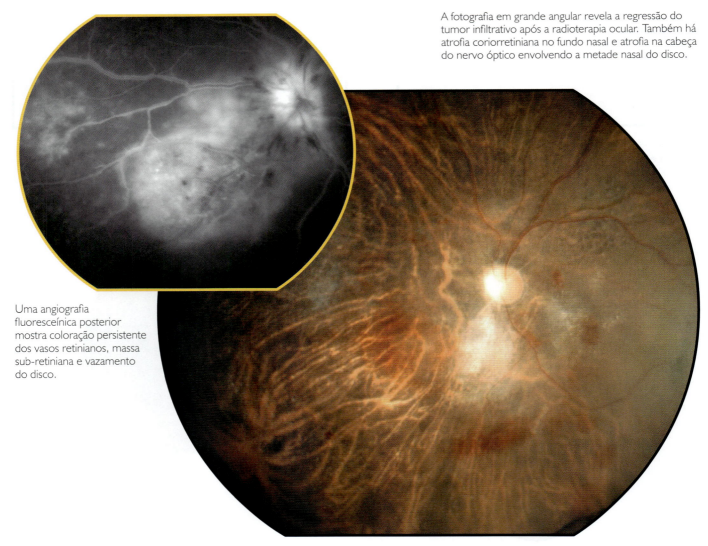

Uma angiografia fluoresceínica posterior mostra coloração persistente dos vasos retinianos, massa sub-retiniana e vazamento do disco.

# Envolvimento Vítreo, Retiniano, Coroidiano e do Nervo Óptico no Linfoma Ocular do SNC

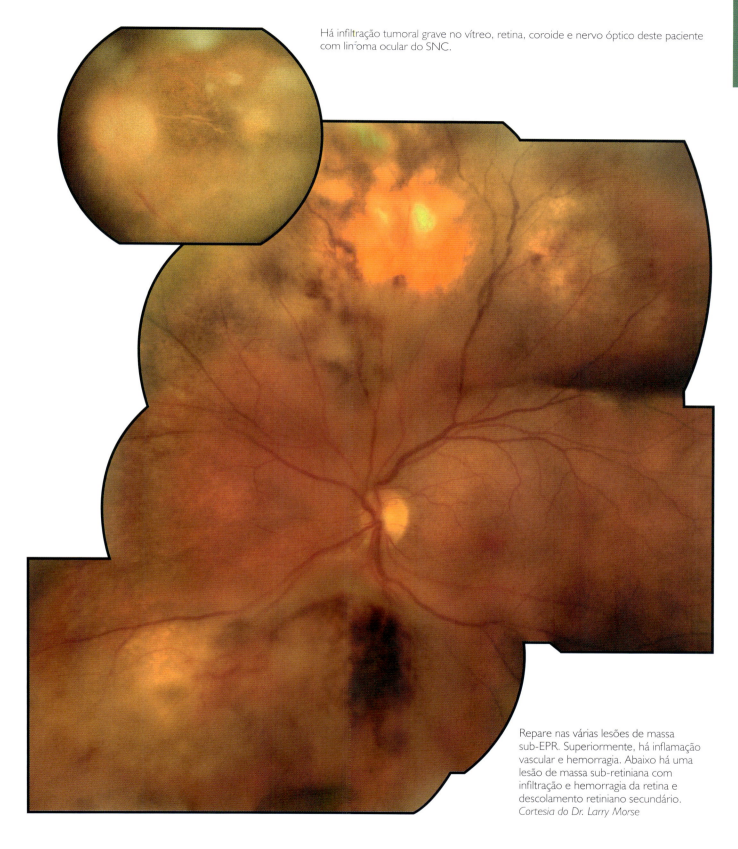

Há infiltração tumoral grave no vítreo, retina, coroide e nervo óptico deste paciente com linfoma ocular do SNC.

Repare nas várias lesões de massa sub-EPR. Superiormente, há inflamação vascular e hemorragia. Abaixo há uma lesão de massa sub-retiniana com infiltração e hemorragia da retina e descolamento retiniano secundário.
*Cortesia do Dr. Larry Morse*

# Linfoma Testicular Metastático Intraocular

Neste paciente, o linfoma testicular metastizou para o olho direito e, finalmente, para o olho esquerdo. A proliferação linfoide respondeu à quimioterapia, tanto a de metotrexato intravítreo quanto a sistêmica. Além da infiltração linfomatosa, havia uma área de atrofia multizonal margeada por epitélio pigmentar amontoado, semelhante a um padrão BDUMP clássico ou "padrão girafa". Desse modo, o paciente tinha linfoma testicular intraocular metastático, presumivelmente junto com um processo paraneoplásico para a coroide.

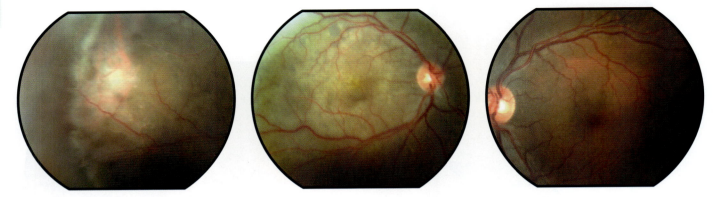

Este paciente tinha infiltração linfomatosa do espaço sub-retiniano no fundo periférico (*imagem à esquerda*) e na região macular central (*imagem do meio*) do olho direito. O olho esquerdo exibiu apenas algumas anomalias epiteliais pigmentares neste estágio (*imagem à direita*).

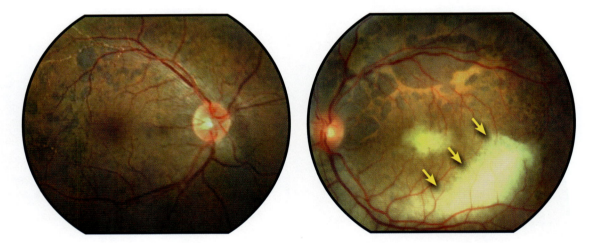

Após uma única injeção de metotrexato no olho direito, o linfoma metastático se resolveu em 1 semana (*imagem à esquerda*). No mesmo intervalo de tempo houve uma infiltração linfomatosa no olho esquerdo na parte central e ao longo da arcada temporal inferior, com extensão de um "padrão girafa" atrófico similar ao do olho direito.

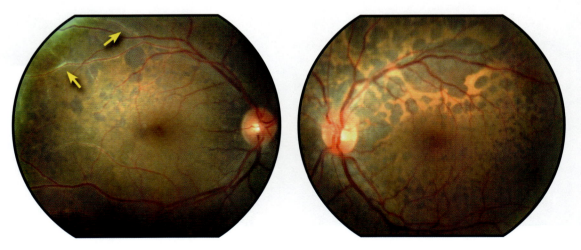

Após mais quimioterapia, houve a remissão total do linfoma metastático no olho direito, deixando como sequela alterações isquêmicas vasculares retinianas e o "padrão girafa" atrófico geográfico. O olho esquerdo após uma única injeção de metotrexato também foi limpo, deixando um padrão girafa mais acentuado, característico da BDUMP. *Todas as imagens são cortesia do Dr. John Huang*

# Tratamento do Linfoma Coroidiano com Radioterapia de Feixe Externo

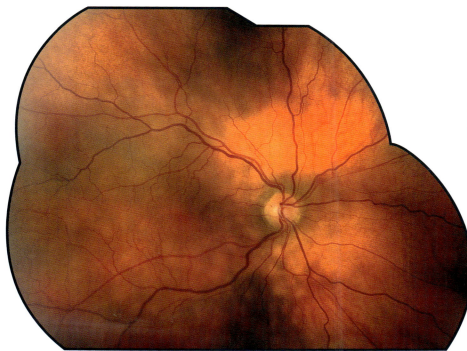

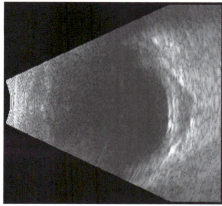

A conjuntiva manifesta uma "mancha salmão" de infiltrado linfoide. A biópsia neste local confirmou um linfoma de tecido linfoide associado à mucosa (MALT).

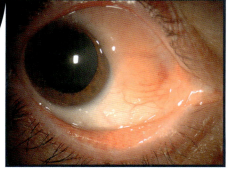

A ultrassonografia ocular retrata a infiltração extraescleral.

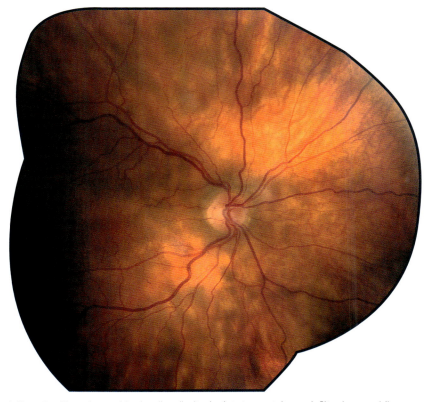

Infiltração difusa da coroide do olho direito (pré-tratamento) com infiltrados coroidianos amarelos sutis clássicos, sugestivos de linfoma.

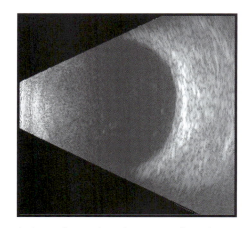

Após a radioterapia, a ultrassonografia ocular exibe regressão acentuada da massa.

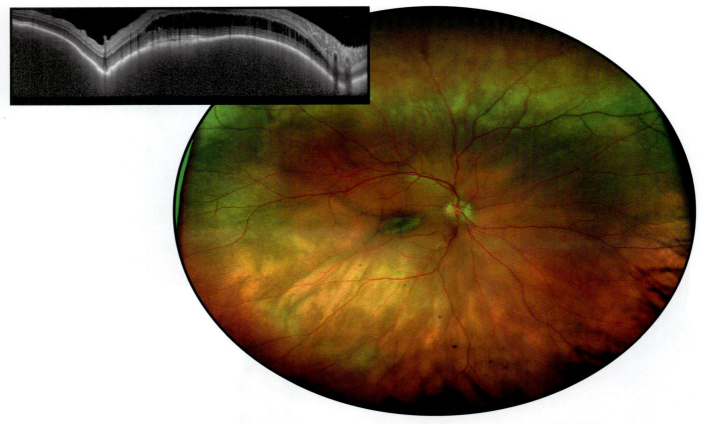

Homem de 35 anos de idade com perda unilateral da visão por linfoma coroidiano generalizado com extensão extraocular direta. A OCT com imagem de profundidade melhorada revela espessamento coroidiano maciço e fluido sub-retiniano e intrarretiniano.

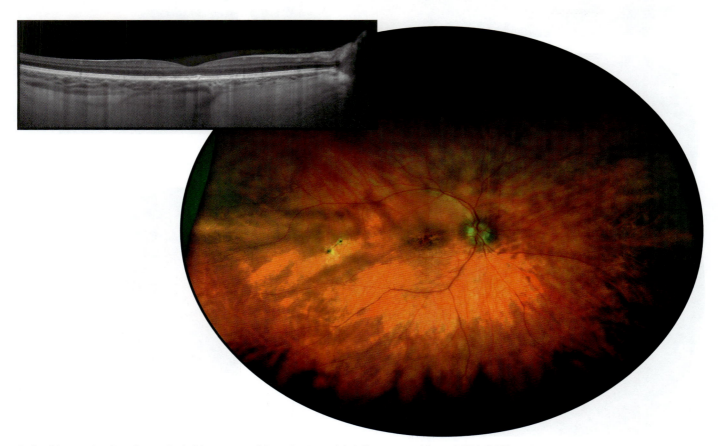

Após várias sessões de radioterapia de feixe externo, há resolução total da infiltração coroidiana. A EDI-OCT revela espessura coroidiana quase normal, com reestruturação da retina neurossensorial. As alterações pigmentares residuais são evidentes na mácula. *Imagens cortesia do Dr. John Sorenson*

# Tumores do Disco Óptico

## Melanocitoma do Disco Óptico

Um melanocitoma do nervo óptico parece ser uma variação de um nevo de coroide localizado no disco óptico ou em qualquer outro lugar do trato uveal. Geralmente é marrom-escuro ou negro, e é composto histopatologicamente de células redondas a ovais profundamente pigmentadas e com pequenos núcleos redondos unificadores. A maioria dos melanocitomas não causa prejuízos visuais importantes. Como a borda do melanocitoma está sujeita ao desenvolvimento de neovascularização coroidiana, com resultante descolamento serossanguíneo, há um pequeno risco de comprometimento visual importante. O curso natural do melanocitoma geralmente é favorável. Há um pequeno potencial de crescimento. As lesões que sofrem aumento mais radical devem ser investigadas quanto à transformação maligna e enucleação.

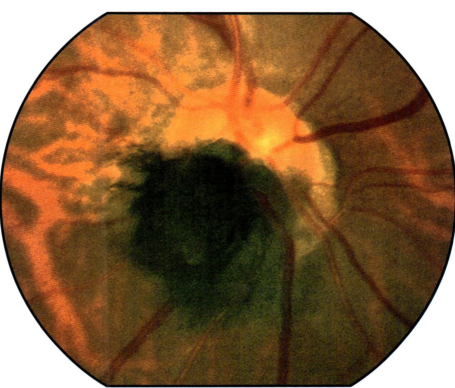

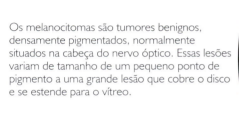

Os melanocitomas são tumores benignos, densamente pigmentados, normalmente situados na cabeça do nervo óptico. Essas lesões variam de tamanho de um pequeno ponto de pigmento a uma grande lesão que cobre o disco e se estende para o vítreo.

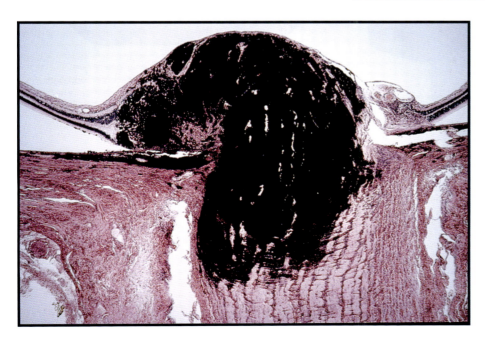

Aparência histopatológica de um melanocitoma envolvendo a cabeça do nervo óptico, retina peripapilar e nervo óptico retrobulbar. O olho foi enucleado devido à suspeita de um melanoma maligno.

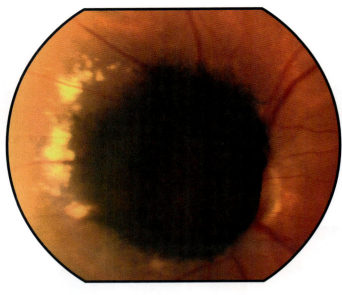
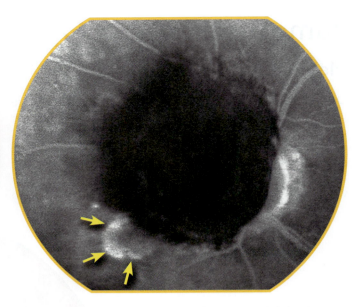

Este paciente com um melanocitoma foi acompanhado por 22 anos e desenvolveu neovascularização coroidiana (NVC) na margem inferior do tumor, exibindo hiperfluorescência na angiografia fluoresceínica (*setas*).

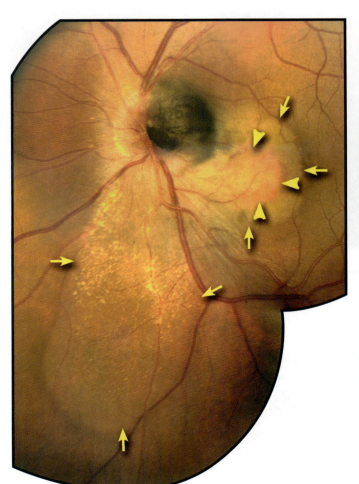
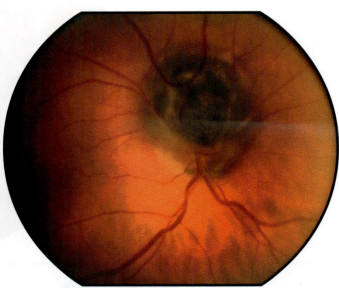

Este paciente tem um adenoma de EPR do nervo óptico que pode simular um melanocitoma. O diagnóstico foi confirmado pela histopatologia. Pode ser muito difícil diferenciar clinicamente um adenoma EPR de um melanocitoma ou melanoma. *Cortesia do Dr. Lee Jampol*

Este melanocitoma do nervo óptico está associado à NVC justapapilar, que é contígua à massa tumoral (*pontas de seta*). Há um descolamento da retina (*pontas de seta*) e um descolamento neurossensorial gravitacional (*setas*) associado estendendo-se para a retina inferior devido ao surgimento do fluido sub-retiniano pela NVC. *Cortesia do Dr. Kourous Rezaei*

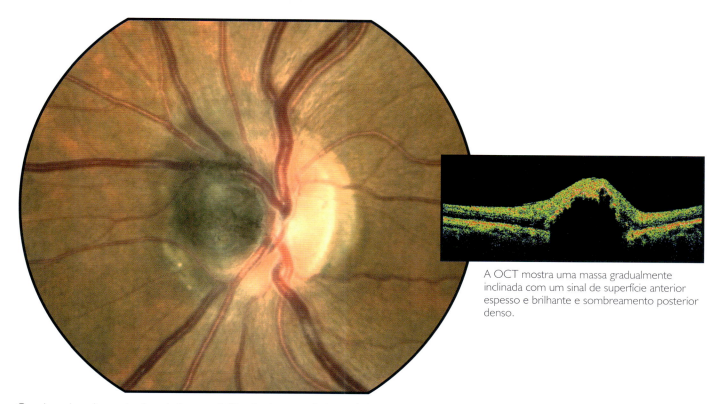

A OCT mostra uma massa gradualmente inclinada com um sinal de superfície anterior espesso e brilhante e sombreamento posterior denso.

Grande melanocitoma do disco óptico com infiltração do nervo óptico e visão sem percepção luminosa em uma menina de 13 anos de idade.

Este tumor de pigmentação escura envolveu o disco inteiro e a coroide peripapilar.

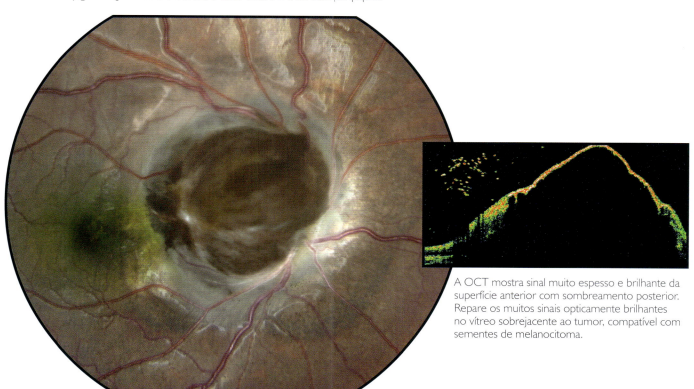

A OCT mostra sinal muito espesso e brilhante da superfície anterior com sombreamento posterior. Repare os muitos sinais opticamente brilhantes no vítreo sobrejacente ao tumor, compatível com sementes de melanocitoma.

# Crescimento dos Hamartomas Astrocíticos do Nervo Óptico na Esclerose Tuberosa

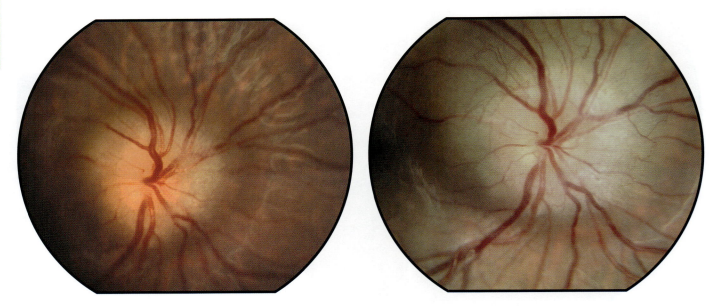

O hamartoma astrocítico que envolve o disco neste paciente com esclerose tuberosa exibiu aumento progressivo.

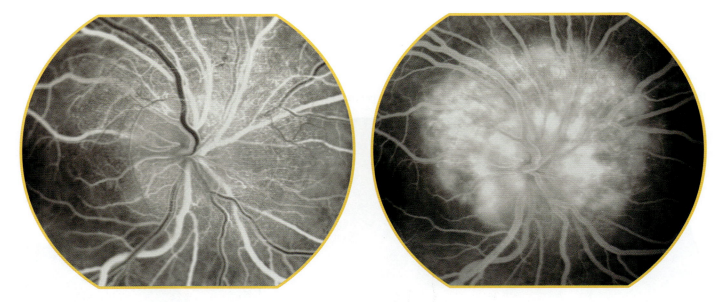

A angiografia fluoresceínica exibe a natureza vascular nítida da lesão.

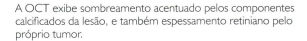

A OCT exibe sombreamento acentuado pelos componentes calcificados da lesão, e também espessamento retiniano pelo próprio tumor.

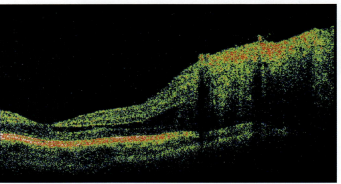

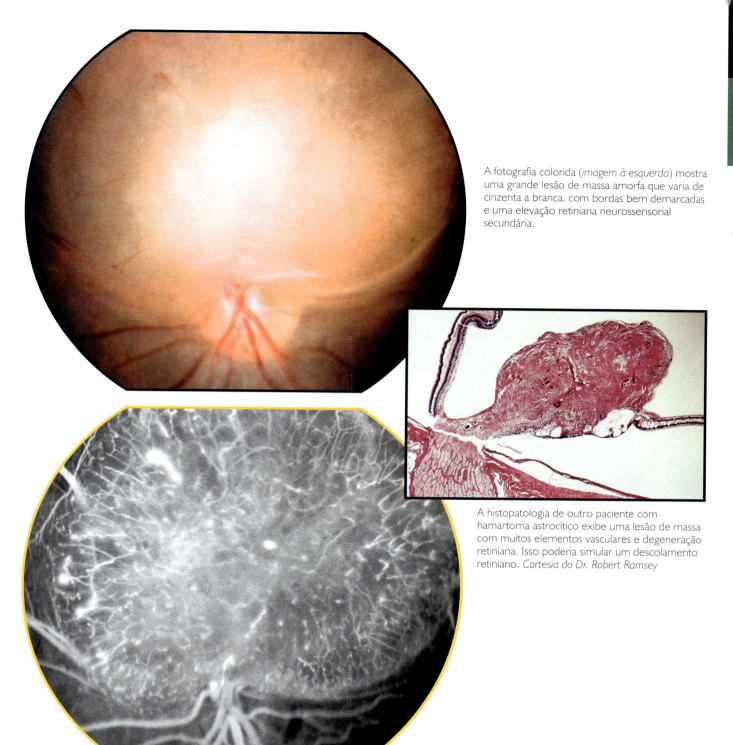

A fotografia colorida (*imagem à esquerda*) mostra uma grande lesão de massa amorfa que varia de cinzenta a branca, com bordas bem demarcadas e uma elevação retiniana neurossensorial secundária.

A histopatologia de outro paciente com hamartoma astrocítico exibe uma lesão de massa com muitos elementos vasculares e degeneração retiniana. Isso poderia simular um descolamento retiniano. *Cortesia do Dr. Robert Ramsey*

A angiografia fluoresceínica exibe numerosos capilares pequenos por toda a extensão da massa. *As imagens do fundo são cortesia dos Drs. Paul Henkind e Joseph Walsh*

# Linfoma do Nervo Óptico

Esta mulher branca de 57 anos de idade com linfoma não Hodgkin se apresentou sem percepção da luz nos dois olhos. Havia um edema acentuado da cabeça do nervo óptico, mancha vermelho-cereja e não perfusão vascular da maior parte da retina. Na FA, a não perfusão capilar com vasos sanguíneos atenuados e rotos foi observada em 360°.

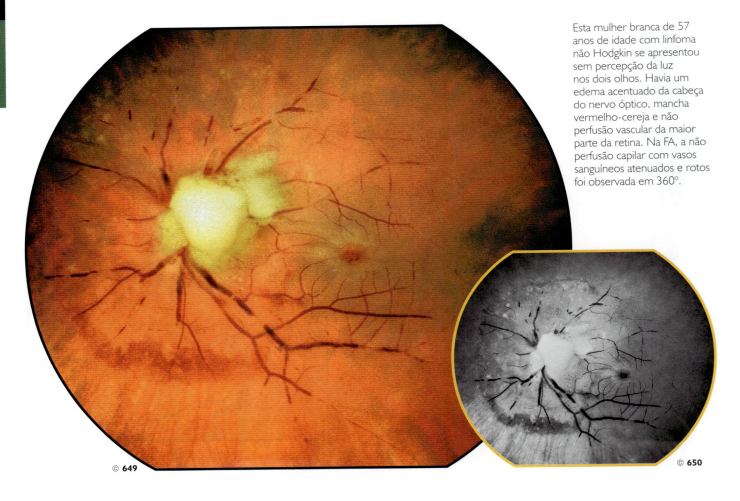

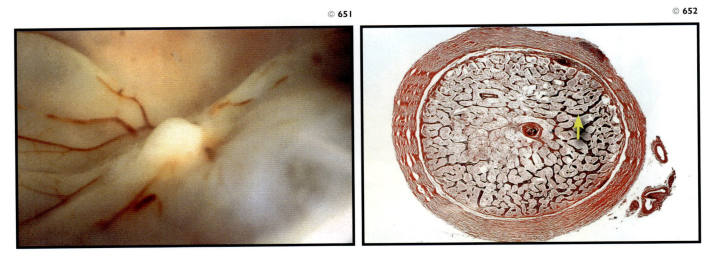

Este paciente de linfoma faleceu devido à sepse. O exame macroscópico do olho esquerdo revela uma cabeça do nervo óptico acentuadamente inchada. São observados hemorragia e vasos retinianos obstruídos por todo o fundo na histopatologia (*imagem à esquerda*). A microscopia óptica revela invasão tumoral do nervo óptico (*imagem à direita, seta*).

## TUMORES DO DISCO ÓPTICO

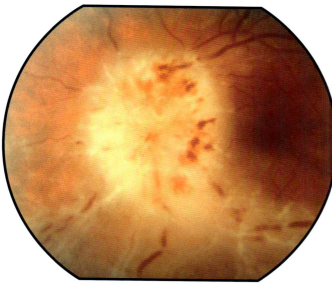

A infiltração do nervo óptico pelo linfoma é vista aqui com as células tumorais engrossando o nervo e ocultando os vasos retinianos.

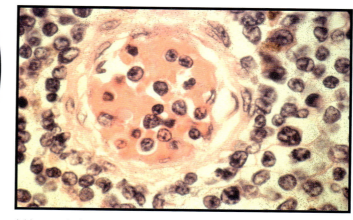

A histopatologia mostra células tumorais dentro e em volta de um vaso sanguíneo.

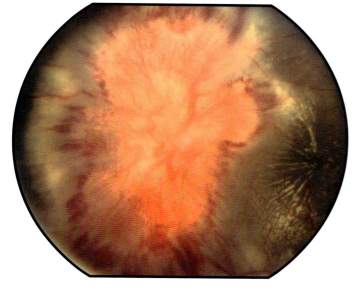
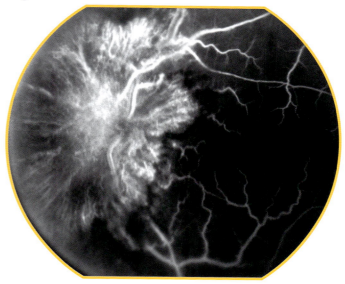

Este paciente com linfoma tem infiltração hemorrágica maciça do nervo óptico com células tumorais. A angiografia fluoresceínica exibe uma vascularização proeminente em relação à infiltração na cabeça do nervo óptico.

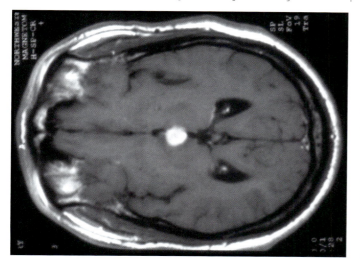
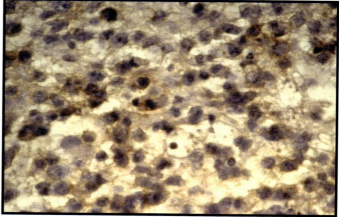

A tomografia computadorizada mostra uma lesão branca compatível com linfoma. A histopatologia obtida na biópsia cerebral mostra células linfomatosas típicas com citoplasma mínimo e anomalias dos nucléolos. *Cortesia do Dr. Lee Jampol*

# Hemangioblastoma (Hemangioma Capilar) do Disco Óptico

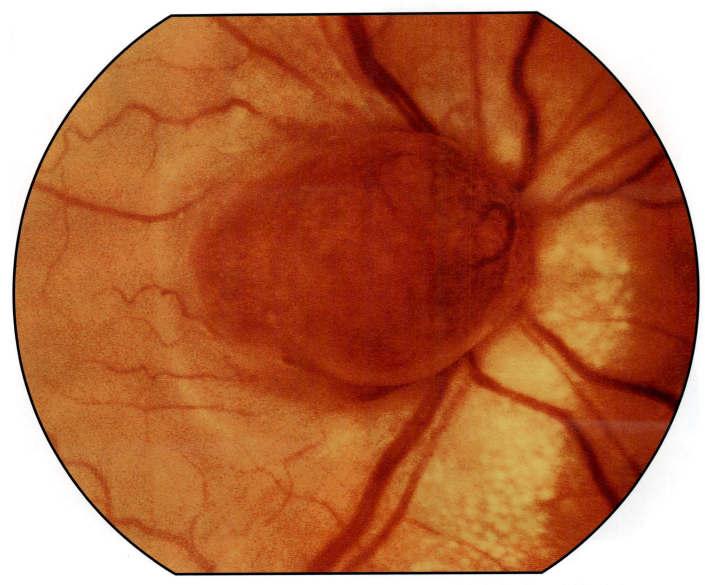

Os hemangioblastomas do disco óptico podem ser tão grandes a ponto de obscurecer o nervo óptico inteiro. *Cortesia de Johnny Justice*

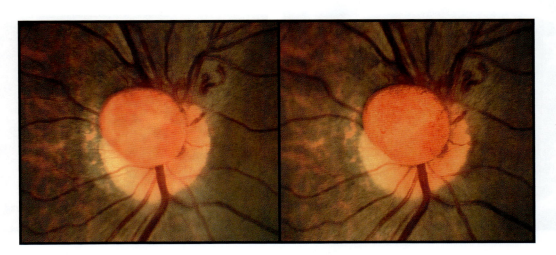

Outro paciente demonstra um hemangioblastoma no disco óptico (*par estéreo*). *Cortesia do Dr. Mark Williams*

# Hemangioblastoma do Disco Óptico com Esquise Macular

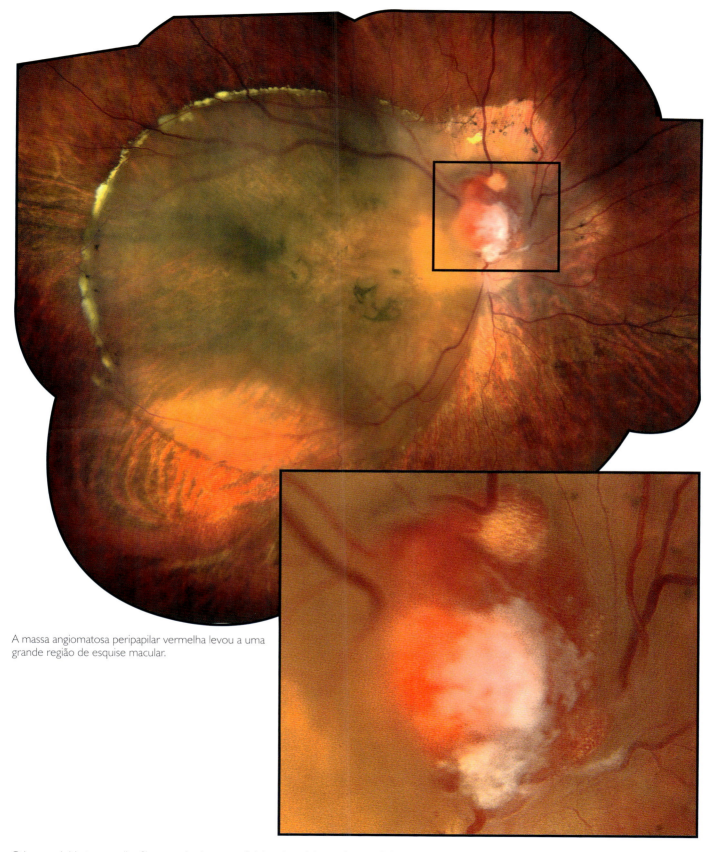

A massa angiomatosa peripapilar vermelha levou a uma grande região de esquise macular.

O hemangioblastoma exibe fibrose sobrejacente e fluido sub-retiniano e intrarretiniano ao redor (*detalhes*).

# Hemangioblastoma do Disco Óptico com Buraco Macular

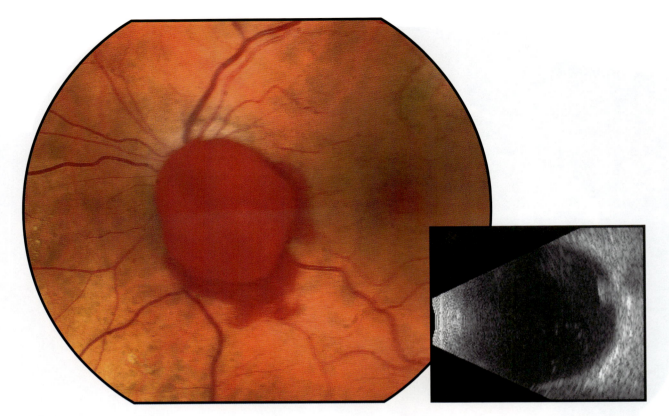

Nódulo epipapilar vermelho vivo com componente de borda plana e fluido sub-retiniano superficial associado, além de exsudação dispersa. O buraco macular pode ser secundário ao edema cistoide crônico. A ultrassonografia *B-scan* mostra um sinal de superfície anterior espesso e brilhante com sombreamento posterior. *Imagens de hemangioma cavernoso, ©653 e ©654, disponíveis exclusivamente, em inglês, em* expertconsult.inkling.com/redeem

# Metástase para o Disco Óptico
## Metástase para o Disco Óptico no Câncer Mamário

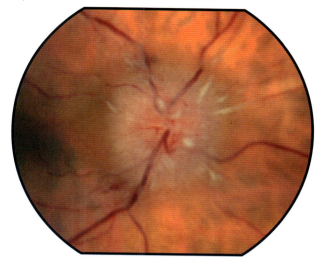

Nestes três casos, a metástase para o nervo óptico do câncer mamário resultou em edema de disco brancacento com extensão intrarretiniana do tumor com vasos retinianos dilatados. A mama e o pulmão são as fontes mais comuns de metástase para o nervo óptico. *Cortesia do Dr. Jeffrey Shakin*

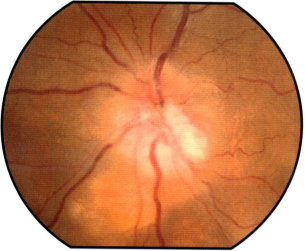

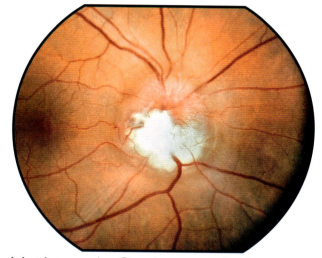

## Metástase para o Disco Óptico no Câncer Pulmonar

## Metástase do Carcinoma Gástrico para o Disco Óptico

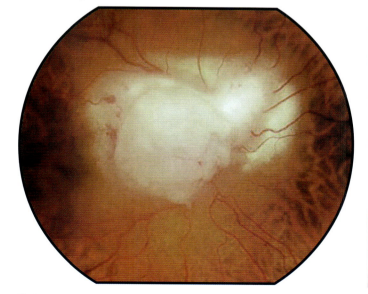

O disco óptico é infiltrado com uma massa relativamente avascular e nodular amarelada. Observa-se uma infiltração coroidiana peripapilar.

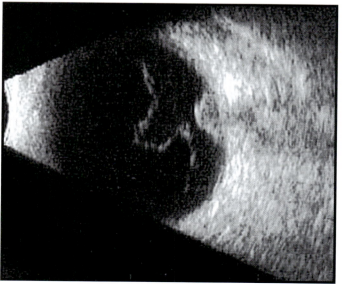

A ultrassonografia de um caso suspeito de metástase para o disco óptico demonstrou uma lesão em massa envolvendo o nervo óptico que foi confirmada como um carcinoma gástrico.

# Leucemia

Os achados retinianos na leucemia refletem tipicamente o quadro geral de anemia, leucocitose e hiperviscosidade com as hemorragias intrarretinianas e o infarto da camada de fibras nervosas. Em alguns casos podem ser encontradas infiltração leucêmica branca na retina, disco óptico ou coroide, normalmente na região peripapilar.

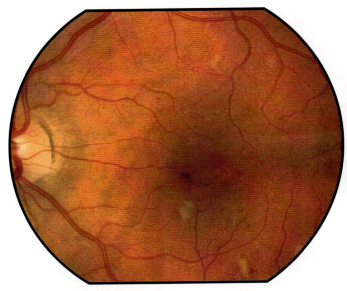

Este paciente com leucemia exibe uma microangiopatia na região macular central com algumas hemorragias, exsudatos e algumas manchas algodoadas.

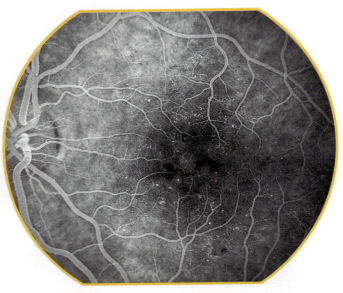

A angiografia fluoresceínica exibe vários microaneurismas e algumas áreas de não perfusão. Esta apresentação lembra muito a retinopatia diabética não proliferativa.

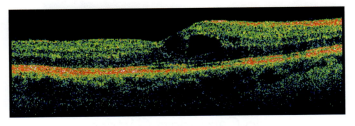

A OCT exibe alterações císticas dentro da retina em consequência do vazamento dos vasos telangiectásicos e aneurismas que envolvem a circulação retiniana.

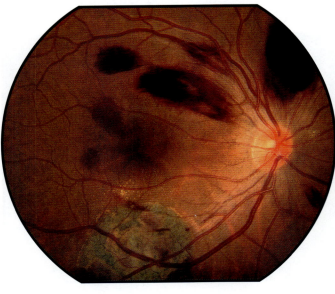
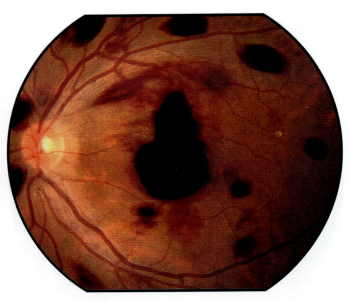

Este paciente com leucemia apresentou uma alteração na visão de ambos os olhos (mais significativa no olho esquerdo), com hemorragias generalizadas, algumas com centros brancos. Não há alterações aneurismáticas, telangiectásicas ou isquêmicas clinicamente evidentes. O olho esquerdo exibe uma grande hemorragia pré-retiniana sobre a fóvea. Uma hemorragia similar no olho direito ocorre superiormente ao disco. *Cortesia da Ophthalmic Imaging Systems, Inc*

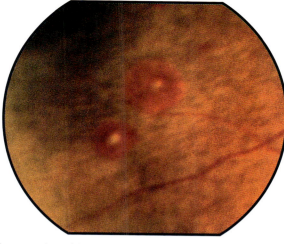

Pacientes com leucemia podem apresentar hemorragias retinianas com centro branco, conhecidas como "manchas de Roth". *Imagem ©655 disponível exclusivamente, em inglês, em expertconsult.inkling.com/redeem*

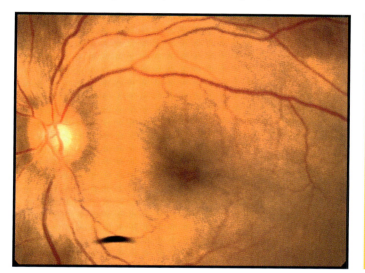
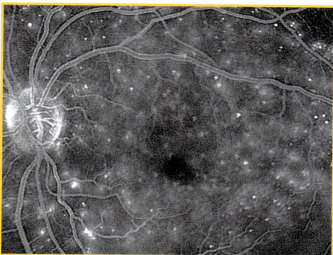

Este paciente com leucemia tem uma infiltração branco-amarelada na mácula, com um descolamento retiniano neurossensorial superficial. Áreas multifocais de vazamento no nível do EPR representam um descolamento exsudativo tipo Harada a partir da infiltração tumoral da coroide, induzindo a descompensação da barreira hematorretiniana posterior. *Cortesia do Dr. Richard Rosen*

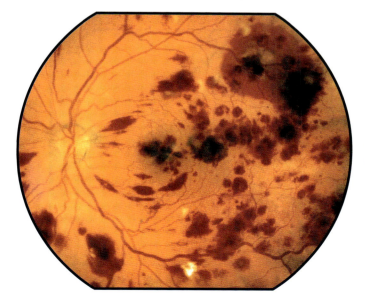

A leucemia neste paciente causou várias alterações vasculares no fundo posterior, incluindo várias configurações de hemorragias retinianas e manchas algodonosas dispersas.

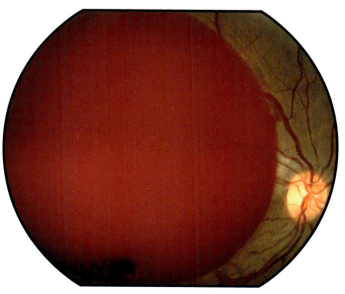

Repare a hemorragia pré-retiniana maciça neste paciente com leucemia mieloide aguda.

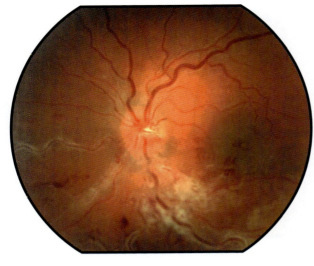

Este paciente com leucemia tem microangiopatia e envolvimento dos grandes vasos, produzindo um quadro similar ao da angiíte de ramos congelados pela infiltração tumoral dos vasos retinianos.

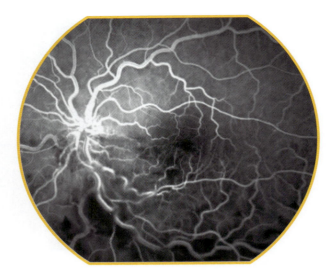

A angiografia fluoresceínica exibe preenchimento tardio da circulação coroidiana devido à infiltração de células tumorais e alguma coloração segmentar das veias.

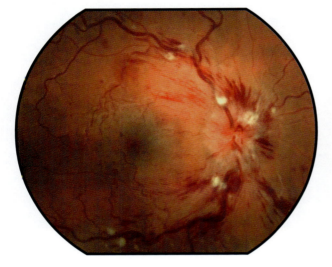

O olho contralateral tem alterações mais avançadas, com hemorragias ao longo das arcadas vasculares e infiltração do nervo óptico pelo tumor.

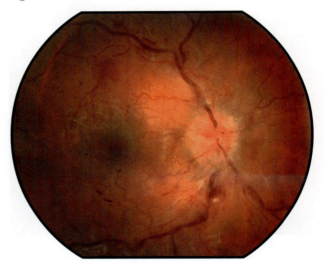

Houve melhora da vascularização retiniana e do nervo óptico, além de resolução das hemorragias e resíduos axoplasmáticos após a quimioterapia.

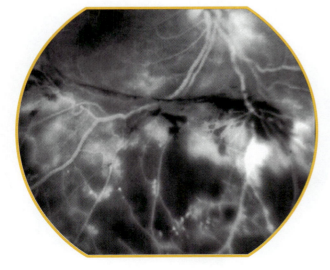

Este paciente com leucemia tem alteração isquêmica vascular retiniana mais grave, com grandes áreas de não perfusão capilar e um descolamento exsudativo da retina inferior.

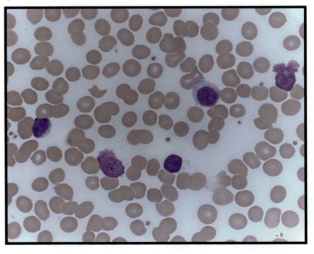

A citologia demonstra células leucêmicas linfocitárias crônicas.

# Tomografia por Coerência Óptica no Domínio Espectral da Leucemia Intraocular

Usando a OCT em domínio espectral com imagem de profundidade melhorada, a infiltração leucêmica pode ser visualizada na coroide.

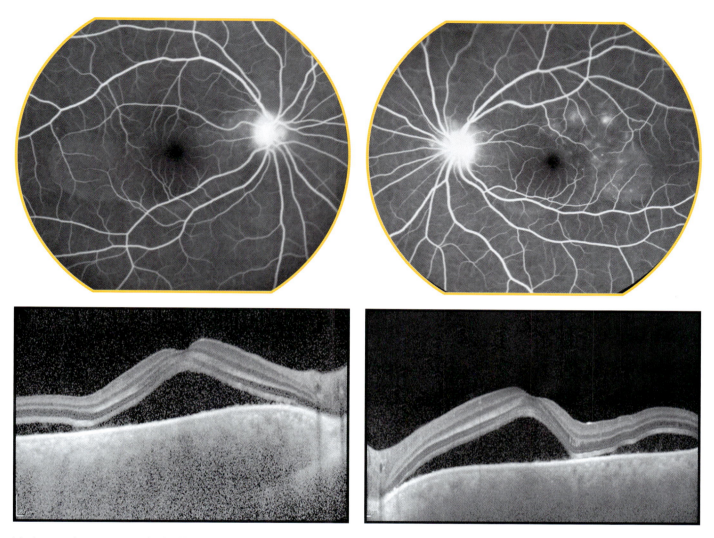

Um homem jovem com perda visual bilateral tinha vazamentos multifocais na angiografia fluoresceínica. A OCT com aperfeiçoamento da profundidade da imagem revelou espessamento maciço da coroide, com descolamento retiniano seroso sobrejacente. A investigação sistêmica demonstrou leucemia.

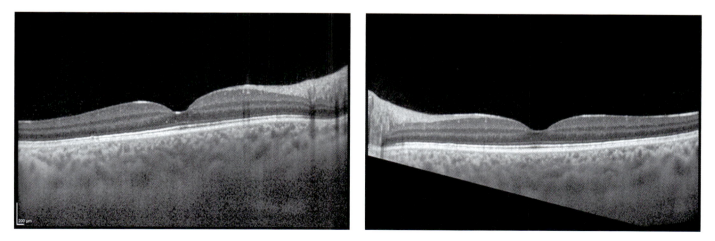

O mesmo paciente é exibido após o tratamento com quimioterapia sistêmica. Há resolução dramática dos descolamentos serosos.

# Hemorragias Dispersas e Leucemia

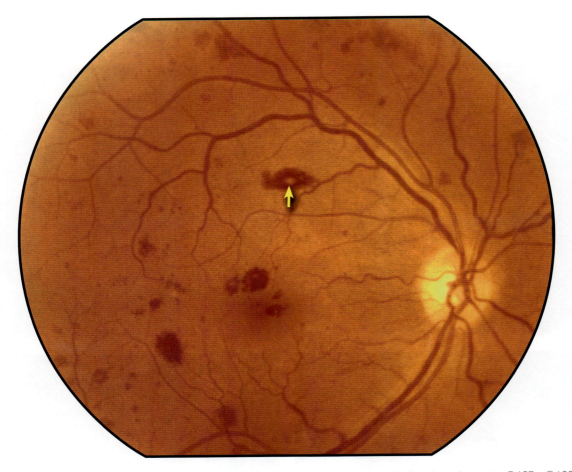

Várias manchas de Roth são visualizadas neste paciente com leucemia (*seta*). *Imagens de Isquemia Perifoveal com Leucemia, ©657 e ©658, disponíveis exclusivamente, em inglês, em* expertconsult.inkling.com/redeem

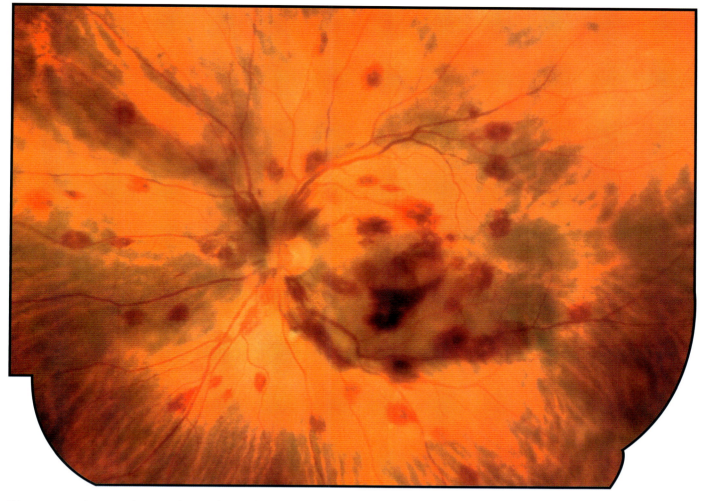

Esta montagem demonstra hemorragias vasculares retinianas generalizadas na leucemia. As hemorragias se estendem em uma distribuição multifocal na direção da retina periférica.

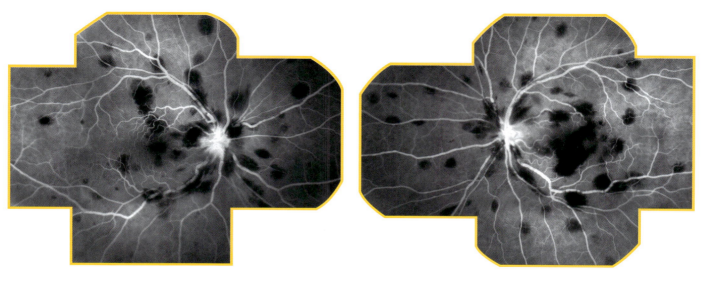

A angiografia fluoresceínica, neste caso bilateral com envolvimento simétrico, mostra que existem anomalias discretas de permeabilidade ou perfusão junto com essas hemorragias generalizadas e dispersas.

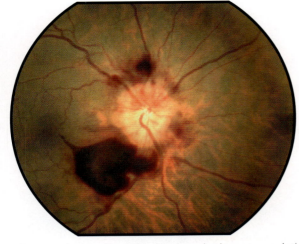

Note a hemorragia na região peripapilar circundando um nervo óptico elevado e infiltrado.

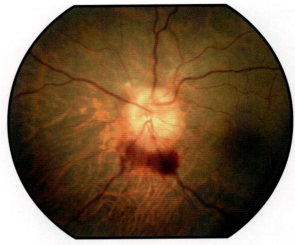

O olho contralateral exibe alterações similares neste paciente com leucemia mieloide aguda.

## Descolamento Exsudativo na Leucemia

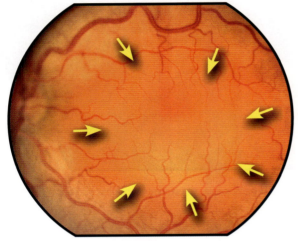

Neste paciente leucêmico, foi observado um descolamento seroso (*setas*). O vazamento multifocal foi visto na angiografia fluoresceínica neste caso, lembrando um descolamento macular tipo Harada. *Cortesia do Dr. Stuart L. Fine*

## Infiltração do Disco na Leucemia

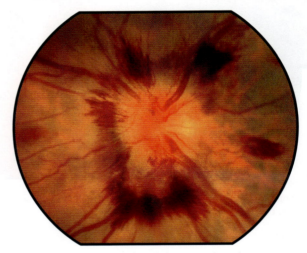

A infiltração do nervo óptico pelas células tumorais pode ocorrer na leucemia, que causa inchaço da cabeça do nervo e alterações oclusivas vasculares da retina com sangramento.

## Infiltração Pré-retiniana na Leucemia

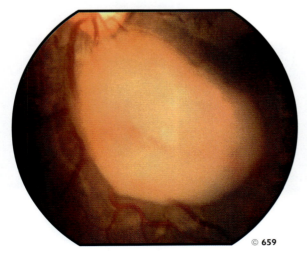

Como se pode ver neste paciente, raramente ocorrem infiltrações leucêmicas pré-retinianas.

## Infecção na Leucemia

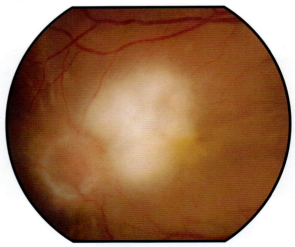

Este paciente com leucemia desenvolveu uma infecção oportunista com vitreíte e uma lesão coriorretiniana branca macia. O *Toxoplasma* foi identificado neste caso. *Cortesia do Dr. H. Jay Wisnicki*

## Hemorragia Vítrea e Leucemia

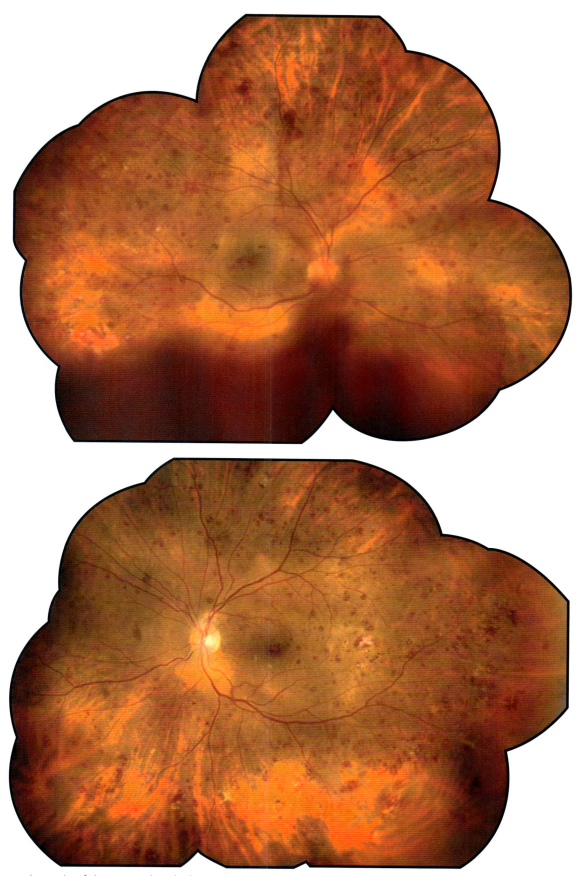

Os pacientes com leucemia crônica correm risco de desenvolver hemorragia vítrea, como se pode ver no olho direito deste paciente com hemorragias retinianas bilaterais dispersas. *Cortesia do Dr. Mark Johnson. Imagens de Retinopatia Diabética e Leucemia, ©660 e ©661, disponíveis exclusivamente, em inglês, em* expertconsult.inkling.com/redeem

# Leituras Sugeridas

## Retinoblastoma

Abramson, D.H., Dunkel, I.J., Brodie, S.E., et al., 2008. A Phase I/II study of direct intraarterial (ophthalmic artery) chemotherapy with melphalan for intraocular retinoblastoma initial results. Ophthalmology 115, 1398-1404.

Abramson, D.H., Marr, B.P., Dunkel, I.J., et al., 2012. Intra-arterial chemotherapy for retinoblastoma in eyes with vitreous and/or subretinal seeding: 2-year results. Br. J. Ophthalmol 129, 1492-1494.

Francis, J.H., Abramson, D.H., Gaillard, M.C., et al., 2015. The classification of vitreous seeds in retinoblastoma and response to intravitreal melphalan. Ophthalmology 122 (6), 1173-1179.

Ghassemi, F., Shields, C.L., Ghadimi, H., et al., 2014. Combined intravitreal melphalan and topotecan for refractory or recurrent vitreous seeding from retinoblastoma. JAMA Ophthalmol 132 (8), 936-941.

Kaliki, S., Shields, C.L., Rojanaporn, D., et al., 2013. High-risk retinoblastoma based on international classification of retinoblastoma: analysis of 519 enucleated eyes. Ophthalmology 120 (5), 997-1003.

Kaliki, S., Shields, C.L., Shah, S.U., et al., 2011. Postenucleation adjuvant chemotherapy with vincristine, etoposide and carboplatin for the treatment of high-risk retinoblastoma. Arch. Ophthalmol 129, 1422-1427.

Munier, F., Gaillard, M.C., Balmer, A., et al., 2012. Intravitreal chemotherapy for vitreous disease in retinoblastoma revisited: from prohibition to conditional indications. Br. J. Ophthalmol 96, 1078-1083.

Shields, C.L., Au, A.K., Czyz, C., et al., 2006. The International Classification of Retinoblastoma (ICRB) predicts chemoreduction success. Ophthalmology 113, 2276-2280.

Shields, C.L., Bianciotto, C.G., Jabbour, P., et al., 2011. Intra-arterial chemotherapy for retinoblastoma. Report #2: Treatment complications. Arch. Ophthalmol 129, 1407-1415.

Shields, C.L., Bianciotto, C.G., Ramasubramanian, A., et al., 2011. Intra-arterial chemotherapy for retinoblastoma. Report #1: control of tumor, subretinal seeds, and vitreous seeds. Arch. Ophthalmol 129, 1399-1406.

Shields, C.L., Fulco, E.M., Arias, J.D., et al., 2013. Retinoblastoma frontiers with intravenous, intra-arterial, periocular and intravitreal chemotherapy. Eye (Lond. ) 27, 253-264.

Shields, C.L., Manjandavida, F.P., Arepalli, S., et al., 2014. Intravitreal melphalan for persistent or recurrent retinoblastoma vitreous seeds: preliminary results. JAMA Ophthalmol 132 (3), 319-325.

Shields, C.L., Manjandavida, F.P., Pieretti, G., et al., 2014. Intra-arterial chemotherapy for retinoblastoma in 70 eyes: outcomes based on the International Classification of Retinoblastoma. Ophthalmology 121 (7), 1453-1460.

Shields, C.L., Schoenfeld, E., Kocher, K., et al., 2013. Lesions simulating retinoblastoma (pseudoretinoblastoma) in 604 cases. Ophthalmology 120, 311-316.

## Hamartoma Astrocítico Retiniano/ Astrocitoma Retiniano Adquirido

Aronow, M.E., Nakagawa, J.A., Bupta, A., et al., 2012. Tuberous sclerosis complex: genotype / phenotypecorrelation of retinal findings. Ophthalmology 119, 1917-1923.

Nyboer, J.H., Robertson, D.M., Gomez, M.R., 1976. Retinal lesions in tuberous sclerosis. Arch. Ophthalmol 94, 1277-1280.

Semenova, E., Veronese, C., Ciardella, A., et al., 2015. Multimodality imaging of retinal astrocytoma. Eur. J. Ophthalmol 25 (6), 559-564.

Shields, C.L., Benevides, R., Materin, M.A., et al., 2006. Optical coherence tomography of retinal astrocytic hamartoma in 15 cases. Ophthalmology 113, 1553-1557.

Shields, C.L., Reichstein, D.A., Bianciotto, C.G., et al., 2012. Retinal pigment epithelial depigmented lesions associated with tuberous sclerosis complex. Arch. Ophthalmol 130, 387-390.

Shields, C.L., Shields, J.A., Eagle, Jr., R.C., et al., 2004. Progressive enlargement of acquired retina astrocytoma in 2 cases. Ophthalmology 111, 363-368.

Zimmer-Galler, I.E., Robertson, D.M., 1995. Long-term observation of retinal lesions in tuberous sclerosis. Am. J. Ophthalmol 119, 318-324.

## Hemangioblastoma Retinal/ Hemangioma Capilar

Ach, T., Thiemeyer, D., Hoeh, A.E., et al., 2010. Intravitreal bevacizumab for retinal capillary hemangioma: long-term results. Acta Ophthalmol 8, e137-e138.

Chan, C.C., Vortmeyer, A.O., Chew, E.Y., et al., 1999. VHL gene deletion and enhanced VEGF gene expression detected in the stromal cells of retinal angioma. Arch. Ophthalmol 117, 625-630.

Kreusel, K.M., Bornfeld, N., Lommatzsch, A., et al., 1998. Ruthenium-106 brachytherapy for peripheral retinal capillary hemangioma. Ophthalmology 105, 1386-1392.

Maher, E.R., Neumann, H.P., Richard, S., 2011. von Hippel-Lindau disease: a clinical and scientific review. Eur. J. Hum. Genet 19, 617-623.

Raja, D., Benz, M.S., Murray, T.G., et al., 2004. Salvage external beam radiotherapy of retinal capillary hemangiomas secondary to von Hippel-Lindau disease: visual and anatomic outcomes. Ophthalmology 111, 150-153.

Singh, A.D., Nouri, M., Shields, C.L., et al., 2002. Treatment of retinal capillary hemangioma. Ophthalmology 109, 1799-1806.

Singh, A.D., Shields, C.L., Shields, J.A., 2001. von Hippel-Lindau disease. Surv. Ophthalmol 46, 117-142.

Toy, B.C., Agrón, E., Nigam, D., et al., 2012. Longitudinal analysis of retinal hemangioblastomatosis and visual function in ocular von Hippel-Lindau disease. Ophthalmology 119 (12), 2622-2630.

## Hemangioma Cavernoso Retiniano

Couteulx, S.L., Brezin, A.P., Fontaine, B., et al., 2002. A novel KRIT1/CCM1 truncating mutation in a patient with cerebral and retinal cavernous angiomas. Arch. Ophthalmol 120, 217-218.

Gass, J.D.M., 1971. Cavernous hemangioma of the retina. A neuro-oculocutaneous syndrome. Am. J. Ophthalmol 71, 799-814.

Goldberg, R.E., Pheasant, T.R., Shields, J.A., 1979. Cavernous hemangioma of the retina. A fourgeneration pedigree with neuro-oculocutaneous involvement and an example of bilateral retinal involvement. Arch. Ophthalmol 97, 2321-2324.

Messmer, E., Laqua, H., Wessing, A., et al., 1983. Nine cases of cavernous hemangioma of the retina. Am. J. Ophthalmol 95, 383-390.

Reddy, S., Gorin, M.B., McCannel, T., et al., 2010. Novel KRIT/CCM1 mutation in a patient with retinal cavernous hemangioma and cerebral cavernous malformation. Graefes Arch. Clin. Exp. Ophthalmol 248, 1359-1361.

Sarraf, D., Payne, A.M., Kitchen, N.D., et al., 2000. Familial cavernous hemangioma: an expanding ocular spectrum. Arch. Ophthalmol 118, 969-973.

## Hemangioma Racemoso Retiniano

Archer, D.B., Deutman, A., Ernest, J.T., et al., 1973. Arteriovenous communications of the retina. Am. J. Ophthalmol 75, 224-241.

Materin, M.A., Shields, C.L., Marr, B.P., et al., 2005. Retinal racemose hemangioma. Retina 25, 936-937.

Papageorgiou, K.I., Ghazi-Nouri, S.M., Andreou, P.S., 2006. Vitreous and subretinal haemorrhage: an unusual complication of retinal racemose haemangioma. Clin. Experiment. Ophthalmol 34, 176-177.

Qin, X.J., Huang, C., Lai, K., 2014. Retinal vein occlusion in retinal racemose hemangioma: a case report and literature review of ocular complications in this rare retinal vascular disorder. BMC Ophthalmol 14, 101.

Shah, G.K., Shields, J.A., Lanning, R., 1998. Branch retinal vein obstruction secondary to retinal arteriovenous communication. Am. J. Ophthalmol 126, 446-448.

## Tumor Vasoproliferativo Retiniano

Anastassiou, G., Bornfeld, N., Schueler, A.O., et al., 2006. Ruthenium-106 plaque brachytherapy for symptomatic vasoproliferative tumours of the retina. Br. J. Ophthalmol 90, 447-450.

Heimann, H., Bornfeld, N., Vij, O., et al., 2000. Vasoproliferative tumours of the retina. Br. J. Ophthalmol 84, 1162-1169.

Poole Perry, L.J., Jakobiec, F.A., Zakka, F.R., et al., 2013. Reactive retinal astrocytic tumors (so-called vasoproliferative tumors): histopathologic, immunohistochemical, and genetic studies of four cases. Am. J. Ophthalmol 155, 593-608.

Shields, C.L., Kaliki, S., Al-Daamash, S., et al., 2013. Retinal vasoproliferative tumors. Comparative clinical features of primary versus secondary tumors in 334 cases. JAMA Ophthalmol 131 (3), 328-334.

Shields, J.A., Decker, W.L., Sanborn, G.E., et al., 1983. Presumed acquired retinal hemangiomas. Ophthalmology 90, 1292-1300.

Shields, J.A., Pellegrini, M., Kaliki, S., et al., 2014. Retinal vasoproliferative tumors in 6 patients with neurofibromatosis type I. JAMA Ophthalmol 132 (2), 190-196.

Shields, C.L., Shields, J.A., Barrett, J., et al., 1995. Vasoproliferative tumors of the ocular fundus. Classification and clinical manifestations in 103 patients. Arch. Ophthalmol 113, 615-623.

## Hipertrofia Congênita do Epitélio Pigmentar Retiniano (CHRPE)

Buettner, H., 1975. Congenital hypertrophy of the retinal pigment epithelium. Am. J. Ophthalmol 79, 177-189.

Chamot, L., Zografos, L., Klainguti, G., 1993. Fundus changes associated with congenital hypertrophy of the retinal pigment epithelium. Am. J. Ophthalmol 115, 154-161.

Fung, A.T., Pellegrini, M., Shields, C.L., 2014. Congenital hypertrophy of the retinal pigment epithelium: enhanced depth imaging optical coherence tomography in 18 cases. Ophthalmology 121, 251-256.

Shields, C.L., Mashayekhi, A., Ho, T., et al., 2003. Solitary congenital hypertrophy of the retinal pigment epithelium: clinical features and frequency of enlargement in 330 patients. Ophthalmology 110, 1968-1976.

Shields, C.L., Materin, M.A., Walker, C., et al., 2006. Photoreceptor loss overlying congenital hypertrophy of the retinal pigment epithelium by optical coherence tomography. Ophthalmology 113, 661-665.

Shields, J.A., Shields, C.L., Shah, P., et al., 1992. Lack of association between typical congenital hypertrophy of the retinal pigment epithelium and Gardner's syndrome. Ophthalmology 99, 1705-1713.

## Lesões Pigmentadas do Fundo Ocular com Polipose Adenomatosa Familiar

Blair, N.P., Trempe, C.L., 1980. Hypertrophy of the retinal pigment epithelium associated with Gardner's syndrome. Am. J. Ophthalmol 90, 661-667.

Gardner, E.J., Richards, R.C., 1953. Multiple cutaneous and subcutaneous lesions occurring simultaneously with hereditary polyposis and osteomatosis. Am. J. Hum. Genet 5, 139-148.

Kasner, L., Traboulsi, E.I., De la Cruz, Z., et al., 1992. A histopathologic study of the pigmented fundus lesions in familial adenomatous polyposis. Retina 12, 35-42.

Traboulsi, E.I., Maumenee, I.H., Krush, A.J., et al., 1988. Pigmented ocular fundus lesions in the inherited gastrointestinal polyposis syndromes and in hereditary nonpolyposis colorectal cancer. Ophthalmology 95, 964-969.

Traboulsi, E.I., Maumenee, I.H., Krush, A.J., et al., 1990. Congenital hypertrophy of the retinal pigment epithelium predicts colorectal polyposis in Gardner's syndrome. Arch. Ophthalmol 108, 525-526.

## Hamartoma Simples Congênito do Epitélio Pigmentar Retiniano

Barnes, A.C., Goldman, D.R., Laver, N.V., et al., 2014. Congenital simple hamartoma of the retinal pigment epithelium: clinical, optical coherence tomography, and histopathological correlation. Eye (Lond. ) 28 (6), 765-766.

Laqua, H., 1981. Tumors and tumor-like lesions of the retinal pigment epithelium. Ophthalmologica 183, 34-38.

Shields, C.L., Materin M.A., Karatza, E., et al., 2004. Optical coherence tomography (OCT) of congenital simple hamartoma of the retinal pigment epithelium. Retina 24, 327-328.

Shields, C.L., Shields, J.A., Marr, B.P., et al., 2003. Congenital simple hamartoma of the retinal pigment epithelium. A study of five cases. Ophthalmology 110, 1005-1011.

## Maculopatia em Torpedo do Epitélio Pigmentar Retiniano

Rigotti, M., Babighian, S., Carcereri De Prati, E., et al., 2002. Three cases of a rare congenital abnormality of the retinal pigment epithelium: torpedo maculopathy. Ophthalmologica 216, 226-227.

Shields, C.L., Guzman, J., Shapiro, M., et al., 2010. Torpedo maculopathy occurs at the site of the fetal "bulge". Arch. Ophthalmol 128 (4), 499-501.

Villegas, V.M., Schwarz, S.G., Flynn, Jr., H.W., et al., 2014. Distinguishing torpedo maculopathy from similar lesions of the posterior segment. Ophthalmic Surg. Lasers Imaging Retina 45 (3), 222-226.

## Hamartoma Combinado da Retina e do Epitélio Pigmentar Retiniano

Arepalli, S., Pellegrini, M., Shields, C.L., et al., 2014. Combined hamartoma of the retina and retinal pigment epithelium. Findings on enhanced depth imaging optical coherence tomography (EDI-OCT) in 8 eyes. Retina 34 (11), 2202-2207.

Destro, M., D'Amico D.J., Gragoudas, E.S., et al., 1991. Retinal manifestations of neurofibromatosis. Diagnosis and management. Arch. Ophthalmol 109, 662-666.

Gass, J.D.M., 1973. An unusual hamartoma of the pigment epithelium and retina simulating choroidal melanoma and retinoblastoma. Trans. Am. Ophthalmol. Soc 7 , 171-185.

Kaye. L.D., Rothner, A.D., Beauchamp, G.R., et al., 1992. Ocular findings associated with neurofibromatosis type II. Ophthalmology 99, 1424-1429.

Schachat, A.P., Shields, J.A., Fine, S.L., et al., 1984. Combined hamartoma of the retina and retinal pigment epithelium Ophthalmology 91, 1609-1615.

Shields, C.L., Mashayekhi, A., Dai, V.V., et al., 2005. Optical coherence tomography findings of combined hamartoma of the retina and retinal pigment epithelium in 11 patients. Arch. Ophthalmol 123, 1746-1750.

## Adenoma/Adenocarcinoma (Epitelioma) do Epitélio Pigmentar Retiniano

Font, R.L., Zimmerman, L.E., Fine, B.S., 1972. Adenoma of the retinal pigment epithelium. Am. J. Ophthalmol 73, 544-554.

Shields, J.A., Shields, C.L., Eagle, Jr., R.C., et al., 2001. Adenocarcinoma arising from congenital hypertrophy of the retinal pigment epithelium. Arch. Ophthalmol 19, 597-602.

Shields, J.A., Shields, C.L., Gunduz, K., et al., 1999. Neoplasms of the retinal pigment epithelium: the 1998 Albert Ruedemann, Sr, memorial lecture. Part 2. Arch. Ophthalmol 117, 601-608.

Shields, J.A., Shields, C.L., Singh, A.D., 2000. Acquired tumors arising from congenital hypertrophy of the retinal pigment epithelium. Arch. Ophthalmol 118, 637-641.

## Epitelioma (Adenoma/ Adenocarcinoma) do Epitélio Pigmentar do Corpo Ciliar

Bianciotto, C., Shields, C.L., Guzman, J.M., et al., 2011. Assessment of anterior segment tumors with ultrasound biomicroscopy versus anterior segment optical coherence tomography in 200 cases. Ophthalmology 118, 1297-1302.

Chang, M., Shields, J.A., Wachtel, D.L., 1979. Adenoma of the pigmented epithelium of the ciliary body simulating a malignant melanoma. Am. J. Ophthalmol 88, 40-44.

Dinakaran, S., Rundle, P.A., Parsons, M.A., et al., 2003. Adenoma of ciliary pigment epithelium: a case series. Br. J. Ophthalmol 87, 504-505.

Lieb, W.E., Shields, J.A., Eagle, R.C., et al., 1990. Cystic adenoma of the pigmented ciliary epithelium: clinical, pathological and immunohistochemical findings. Ophthalmology 97, 1489-1493.

Papale, J.J., Akiwama, K., Hirose, T., et al., 1984. Adenocarcinoma of the ciliary body pigment epithelium in a child. Arch. Ophthalmol 102, 100-103.

Shields, J.A., Eagle, Jr., R.C., Shields, C.L., et al., 2001. Progressive growth of benign adenoma of the pigment epithelium of the ciliary body. Arch. Ophthalmol 119, 1859-1861.

Shields, J.A., Shields, C.L., Gunduz, K., et al., 1999. Adenoma of the ciliary body pigment epithelium. The 1998 Albert Ruedemann Sr. Memorial Lecture. Part 1. Arch. Ophthalmol 117, 592-597.

## Meduloepitelioma

Broughton, W.I., Zimmerman, L.E., 1978. A clinicopathologic study of 56 cases of intraocular medulloepitheliomas. Am. J. Ophthalmol 85, 407-418.

Kaliki, S., Shields, C.L., Eagle, Jr., R.C., et al., 2013. Ciliary body medulloepithelioma: analysis of 41 cases. Ophthalmology 120, 2552-2559.

O'Keefe, M., Fulcher, T., Kelly, P., et al., 1997. Medulloepithelioma of the optic nerve head. Arch. Ophthalmol 115, 1325-1327.

Shields, J.A., Eagle, Jr., R.C., Shields, C.L., et al., 1996. Congenital neoplasms of the nonpigmented ciliary epithelium (medulloepithelioma). Ophthalmology 103, 1998-2006.

Shields, J.A., Eagle, Jr., R.C., Shields, C.L., et al., 2002. Pigmented medulloepithelioma of the ciliary body. Arch. Ophthalmol 120, 207-210.

Singh, A., Singh, A.D., Shields, C.L., et al., 2001. Iris neovascularization in children as a manifestation of underlying medulloepithelioma. J. Pediatr. Ophthalmol. Strabismus 38, 224-228.

## Nevo de Coroide

Mashayekhi, A., Siu, S., Shields, C.L., et al., 2011. Slow enlargement of choroidal nevi: a long-term follow-up study. Ophthalmology 118, 382-388.

Shah, S.U., Shields, C.L., Kaliki, S., et al., 2012. Enhanced depth imaging optical coherence tomography of choroidal nevus in 104 cases. Ideal case selection, imaging features, and tumor thickness comparison to ultrasonography. Ophthalmology 119, 1066-1072.

Shields, C.L., Cater, J.C., Shields, J.A., et al., 2000. Combination of clinical factors predictive of growth of small choroidal melanocytic tumors. Arch. Ophthalmol 118, 360-364.

Shields, C.L., Furuta, M., Berman, E.L., et al., 2009. Choroidal nevus transformation into melanoma. Analysis of 2514 consecutive cases. Arch. Ophthalmol 127 (8), 981-987.

Shields, C.L., Furuta, M., Mashayekhi, A., et al., 2007. Visual acuity in 3422 consecutive eyes with choroidal nevus. Arch. Ophthalmol 125, 1501-1507.

Shields, C.L., Furuta, M., Mashayekhi, A., et al., 2008. Clinical spectrum of choroidal nevi based on age at presentation in 3422 consecutive eyes. Ophthalmology 115 (3), 546-552.

Shields, C.L., Qureshi, A., Mashayekhi, A., et al., 2011. Sector (partial) oculo(dermal) melanocytosis in 89 eyes. Ophthalmology 118, 2474-2479.

Sumich, P., Mitchell, P., Wang, J.J., 1998. Choroidal nevi in a white population: the Blue Mountains Eye Study. Arch. Ophthalmol 116, 645-650.

## Melanoma de Coroide

Kaliki, S., Shields, C.L., Ganesh, A., et al., 2013. Influence of age on young patients with uveal melanoma: a matched retrospective cohort study. Eur. J. Ophthalmol 43 (3), 208-216.

Kujala, E., Damato, B., Coupland, S.E., et al., 2013. Staging of ciliary body and choroidal melanomas based on anatomic extent. J. Clin. Oncol 31, 2825-2831.

Shah, S.U., Shields, C.L., Bianciotto, C.G., et al., 2014. Intravitreal bevacizumab injection at 4-month intervals for prevention of macular edema following plaque radiotherapy of uveal melanoma. Ophthalmology 121, 269-275.

Shields, C.L., Ganguly, A., Bianciotto, C.G., et al., 2011. Prognosis of uveal melanoma in 500 cases using genetic testing of needle aspiration biopsy specimens. Ophthalmology 118, 396-401.

Shields, C.L., Kaliki, S., Furuta, M., et al., 2012. Clinical spectrum and prognosis of uveal melanoma based on age at presentation in 8033 cases. Retina 32, 1363-1372.

Shields, C.L., Kaliki, S., Furuta, M., et al., 2013. American Joint Committee on Cancer classification of uveal melanoma (tumor size category) predicts prognosis in 7731 patients. Ophthalmology 120, 2066-2071.

Shields, C.L., Kaliki, S., Furuta, M., et al., 2013. Diffuse versus non-diffuse small (≤ 3 millimeters thickness) choroidal melanoma: Comparative analysis in 1751 cases. The 2012 F. Phinizy Calhoun Lecture 2012. Retina 33, 1763-1776.

Shields, C.L., Kaliki, S., Furuta, M., et al., 2015. American Joint Committee on Cancer Classification of Uveal Melanoma (Anatomic Stage) Predicts Prognosis in 7731 Patients: the 2013 Zimmerman Lecture. Ophthalmology 122 (6), 1180-1186.

Shields, C.L., Kaliki, S., Livesey, M., et al., 2013. Association of ocular and oculodermal melanocytosis with rate of uveal melanoma metastasis. Analysis of 7872 consecutive eyes. JAMA Ophthalmol 131 (8), 993-1003.

Shields, C.L., Kaliki, S., Rojanaporn, D., et al., 2012. Enhanced depth imaging optical coherence tomography of small choroidal melanoma. Comparison with choroidal nevus. Arch. Ophthalmol 130, 850-856.

Shields, J.A., Shields, C.L., 2015. Management of posterior uveal melanoma: past, present, and future: the 2014 Charles L. Schepens lecture. Ophthalmology 122 (2), 414-428.

Shields, C.L., Shields, J.A., Cater, J., et al., 2000. Plaque radiotherapy for uveal melanoma. Long-term visual outcome in 1106 patients. Arch. Ophthalmol 118, 1219-1228.

Shields, C.L., Shields, J.A., Kiratli, H., et al., 1995. Risk factors for growth and metastasis of small choroidal melanocytic lesions. Ophthalmology 102, 1351-1361.

The Collaborative Ocular Melanoma Study Group, 1998. The collaborative ocular melanoma study (COMS) randomized trial of pre-enucleation radiation of large choroidal melanoma II: initial mortality findings. COMS report no. 10. Am. J. Ophthalmol 126, 779-796.

The Collaborative Ocular Melanoma Study Group, 2001. The COMS randomized trial of Iodine 125 brachytherapy for choroidal melanoma III: initial mortality findings. COMS report no. 18. Arch. Ophthalmol 119, 969-982.

## Metástase de Coroide

Al Dahmash, S., Shields, C.L., Kaliki, S., et al., 2014. Enhanced depth imaging optical coherence tomography of choroidal metastasis in 14 eyes. Retina 34 (8), 1588-1593.

Arevalo, J.F., Fernandez, C.F, Garcia, R.A., 2005. Optical coherence tomography characteristics of choroidal metastasis. Ophthalmology 112, 1612-1619.

Demirci, H., Shields, C.L., Chao, A.N., et al., 2003. Uveal metastasis from breast cancer in 264 patients. Am. J. Ophthalmol 136, 264-271.

DePotter, P., Shields, C.L., Shields, J.A., et al., 1993. Uveal metastasis from prostate carcinoma. Cancer 71, 2791-2796.

Ferry, A.P., Font, R.L., 1975. Carcinoma metastatic to the eye and orbit. I. Clinicopathologic study of 227 cases. Arch. Ophthalmol 92, 276-286.

Kaliki, S., Shields, C.L., Al-Dahmash, S.A., et al., 2011. Photodynamic therapy for choroidal metastasis in 8 cases. Ophthalmology 119, 1218-1222.

Shah, S.U., Mashayekhi, A., Shields, C.L., et al., 2014. Uveal metastasis from lung cancer: clinical features, treatment, and outcome in 194 patients. Ophthalmology 121, 352-357.

Shields, C.L., Shields, J.A., De Potter, P., et al., 1997. Plaque radiotherapy in the management of uveal metastasis. Arch. Ophthalmol 115, 203-209.

Shields, J.A., Shields, C.L., Ehya, H., et al., 1993. Fine needle aspiration biopsy of suspected intraocular tumors. The 1992 Urwick Lecture. Ophthalmology 100, 1677-1684.

Shields, C.L., Shields, J.A., Gross, N., et al., 1997. Survey of 520 uveal metastases. Ophthalmology 104, 1265-1276.

Stephens, R.F, Shields, J.A., 1979. Diagnosis and management of cancer metastatic to the uvea. A study of 70 cases. Ophthalmology 86, 1336-1349.

## Hemangioma de Coroide

Arepalli, S., Shields, C.L., Kaliki, S., et al., 2013. Diffuse choroidal hemangioma management with plaque radiotherapy in 5 cases. Ophthalmology 120, 2358-2359.

Arevalo, J.F, Shields, C.L., Shields, J.A., et al., 2000. Circumscribed choroidal hemangioma: characteristic features with indocyanine green videoangiography. Ophthalmology 107, 344-350.

Blasi, M.A., Tiberti, A.C., Scupola, A., et al., 2010. Photodynamic therapy with verteporfin for symptomatic circumscribed choroidal hemangioma: five-year outcomes. Ophthalmology 117, 1630-1637.

Mashayekhi, A., Shields, C.L., 2003. Circumscribed choroidal hemangioma. Curr. Opin. Ophthalmol 14, 142-149.

Schmidt-Erfurth, U.M., Michels, S., Kusserow, C., et al., 2002. Photodynamic therapy for symptomatic choroidal hemangioma: visual and anatomic results. Ophthalmology 109, 2284-2294.

Shields, C.L., Honavar, S.G., Shields, J.A., et al., 2001. Circumscribed choroidal hemangioma: clinical manifestations and factors predictive of visual outcome in 200 consecutive cases. Ophthalmology 108, 2237-2248.

Witschel, H., Font, R.L., 1976. Hemangioma of the choroid. A clinicopathologic study of 71 cases and a review of the literature. Surv. Ophthalmol 20, 415-431.

## Osteoma de Coroide

Aylward, G.W., Chang, T.S., Pautler, S.E., et al., 1998. A long-term follow-up of choroidal osteoma. Arch. Ophthalmol 116, 1337-1341.

Gass, J.D., Guerry, R.K., Jack, R.L., et al., 1978. Choroidal osteoma. Arch. Ophthalmol 96, 428-435.

Khan, M.A., DeCroos, F.C., Storey, P.P., et al., 2014. Outcomes of anti-vascular endothelial growth factor (VEGF) therapy in the management of choroidal neovascularization associated with choroidal osteoma. Retina 34 (9), 1750-1756.

Shields, C.L., Arepalli, S., Atalay, H.T., et al., 2015. Choroidal osteoma shows bone lamella and vascular channels on enhanced depth imaging optical coherence tomography (EDI-OCT) in 15 eyes. Retina 35 (4), 750-757.

Shields, C.L., Perez, B., Materin, M.A., et al., 2007. Optical coherence tomography of choroidal osteoma in 22 cases. Evidence for photoreceptor atrophy over the decalcified portion of the tumor. Ophthalmology 114, e53-e58.

Shields, C.L., Shields, J.A., Augsburger, J.J., 1988. Choroidal osteoma. Surv. Ophthalmol 33, 17-27.

Shields, C.L., Sun, H., Demirci, H., et al., 2005. Factors predictive of tumor growth, tumor decalcification, choroidal neovascularization and visual outcome in 74 eyes with choroidal osteoma. Arch. Ophthalmol 123, 658-666.

## Calcificação Esclerocoroidiana Idiopática

Fung, A.T., Arias, J.D., Shields, C.L., et al., 2013. Sclerochoroidal calcification is primarily a scleral condition based on enhanced depth imaging optical coherence tomography. JAMA Ophthalmol 131 (7), 960-963.

Hasanreisoglu, M., Saktanasate, J., Shields, P.W., et al., 2015. Classification of sclerochoroidal calcification based on enhanced depth imaging optical coherence tomography "mountain-like" features. Retina 35 (7), 1407-1414.

Honavar, S.G., Shields, C.L., Demirci, H., et al., 2001. Sclerochoroidal calcification: clinical manifestations and systemic associations. Arch. Ophthalmol 119, 833-840.

Shields, C.L., Hasanreisoglu, M., Saktanasate, J., et al., 2015. Sclerochoroidal calcification: clinical features, outcomes, and relationship with hypercalcemia and parathyroid adenoma in 179 eyes. Retina 35 (3), 547-554.

Shields, J.A., Shields, C.L., 2002. Sclerochoroidal calcification. Review. The 2001 Harold Gifford Lecture. Retina 22, 251-261.

Sivalingam, A., Shields, C.L., Shields, J.A., et al., 1991. Idiopathic sclerochoroidal calcification. Ophthalmology 98, 720-724.

## Leiomioma de Coroide

Biswas, J., Kumar, S.K., Gopal, L., et al., 2000. Leiomyoma of the ciliary body extending to the anterior chamber: clinicopathologic and ultrasound biomicroscopic correlation. Surv. Ophthalmol 44 (4), 336-342.

Heegaard, S., Jensen, P.K., Scherfig, E., et al., 1999. Leiomyoma of the ciliary body. Report of 2 cases. Acta Ophthalmol. Scand 77, 709-712.

Jakobiec, F.A., Font, R.L., Tso, M.O., et al., 1977. Mesectodermal leiomyoma of the ciliary body: a tumor of presumed neural crest origin. Cancer 39, 2102-2113.

Jakobiec, F.A., Witschel, H., Zimmerman, L.E., 1976. Choroidal leiomyoma of vascular origin. Am. J. Ophthalmol 82, 205-212.

Oh, K.J., Kwon, B.J., Han, M.H., et al., 2005. MR imaging findings of uveal leiomyoma: three cases. Am. J. Neuroradiol 26, 100-103.

Richter, M.N., Bechrakis, N.E., Stoltenburg-Didinger, G., et al., 2003. Graefes Arch. Clin. Exp. Ophthalmol 241, 953-957.

Shields, J.A., Shields, C.L., Eagle, Jr., R.C., et al., 1994. Observations on seven cases of intraocular leiomyoma. The 1993 Byron Demorest Lecture. Arch. Ophthalmol 112, 521-528.

## Linfoma Intraocular

Aronow, M.E., Portell, C.A., Sweetenham, J.W., et al., 2014. Uveal lymphoma: clinical features, diagnostic studies, treatment selection, and outcomes. Ophthalmology 121 (1), 334-341.

Chan, C.C., Buggage, R.R., Nussenblatt, R.B., 2002. Intraocular lymphoma. Curr. Opin. Ophthalmol 13, 411-418.

Chan, C.C., Sen, H.N., 2013. Current concepts in diagnosing and managing primary vitreoretinal (intraocular) lymphoma. Discov. Med 15, 93-100.

Cockerham, G.C., Hidayat, A.A., Bijwaard, K.E., et al., 2000. Re-evaluation of "reactive lymphoid hyperplasia of the uvea": an immunohistochemical and molecular analysis of 10 cases. Ophthalmology 107, 151-158.

Coupland, S.E., Foss, H.D., Hidayat, A.A., et al., 2002. Extranodal marginal zone B cell lymphomas of the uvea: an analysis of 13 cases. J. Pathol 197, 333-340.

Coupland, S.E., Heimann, H., 2004. Primary intraocular lymphoma. Ophthalmologe 101, 87-98.

Grossniklaus, H.E., Martin, D.F., Avery, R., et al., 1998. Uveal lymphoid infiltration. Report of four cases and clinicopathologic review. Ophthalmology 105, 1265-1273.

Mashayekhi, A., Shukla, S.Y., Shields, J.A., et al., 2014. Choroidal lymphoma: clinical features and association with systemic lymphoma. Ophthalmology 121 342-351.

Nussenblatt, R.B., Chan, C.C., Wilson, W.H., et al., 2006. International Central Nervous System and Ocular Lymphoma Workshop: recommendations for the future. Ocul. Immunol. Inflamm 14, 139-144.

Pang, C.E., Shields, C.L., Jumper, J.M., et al., 2014. Paraneoplastic cloudy vitelliform submaculopathy in primary vitreoretinal lymphoma. Am. J. Ophthalmol 158 (6), 1253-1261

Sagoo, M.S., Mehta, H., Swampillai, A.J., et al., 2014. Primary intraocular lymphoma. Surv. Ophthalmol 59 (5), 503-516.

Shields, C.L., Arepalli, S., Pellegrini, M., et al., 2014. Choroidal lymphoma appears with calm, rippled, or undulating topography on enhanced depth imaging optical coherence tomography in 14 cases. Retina 34 (7), 1347-1353.

## Melanocitoma do Disco Óptico

Reidy, J.J., Apple, D.J., Steinmetz, R.L., et al., 1985. Melanocytoma: nomenclature, pathogenesis, natural history and treatment. Surv. Ophthalmol 29, 319-327.

Shields, J.A., Demirci, H., Mashayekhi, A., et al., 2004. Melanocytoma of the optic disc in 115 cases. The 2004 Samuel Johnson Memorial Lecture. Ophthalmology 111, 1739-1746.

Shields, C.L., Perez, B., Benavides, R., et al., 2008. Optical coherence tomography of optic disk melanocytoma in 15 cases. Retina 28 (3), 441-446.

Shields, J.A., Shields, C.L., Demirci, H., et al., 2006. Melanocytoma of the optic nerve: review. Surv. Ophthalmol 51, 93-104.

Shields, J.A., Shields, C.L., Eagle, Jr., R.C., 2007. Melanocytoma (hyperpigmented magnocellular nevus) of the uveal tract. The 34th G. Victor Simpson Lecture. Retina 27, 730-739.

Zimmerman, L.E., 1965. Melanocytes, melanocytic nevi, and melanocytomas: the Jonas S. Friedenwald Memorial Lecture. Invest. Ophthalmol 4, 11-40.

## Hemangioblastoma (Hemangioma Capilar) do Disco Óptico

Garcia-Arumi, J., Sararols, L.H., Cavero, L., et al., 2000. Therapeutic options for capillary papillary hemangiomas. Ophthalmology 107, 48-54.

Golshevsky, J.R., O'Day, J., 2005. Photodynamic therapy in the management of juxtapapilllary capillary hemangiomas. Clin. Experiment. Ophthalmol 33, 509-512.

McCabe, C.M., Flynn, Jr., H.W., Shields, C.L., et al., 2000. Juxtapapillary capillary hemangiomas. Clinical features and visual acuity outcomes. Ophthalmology 107, 2240-2248.

Schmidt-Erfurth, U.M., Kusserow, C., Barbazetto, I.A., et al., 2002. Benefits and complications of photodynamic therapy of papillary capillary hemangiomas. Ophthalmology 109 (7), 1256-1266.

# CAPÍTULO 9

## Tração Vitreomacular, Membranas Epirretinianas e Buracos Maculares

Membrana Epirretiniana . . . . . . . . . . . . . . . . . . . . . . . . . . . . .912
Tração Vitreomacular (TVM). . . . . . . . . . . . . . . . . . . . . . . . . .920
Buraco Macular de Espessura Total . . . . . . . . . . . . . . . . . . . . .925
Buraco Macular Lamelar. . . . . . . . . . . . . . . . . . . . . . . . . . . .931
Proliferação Epirretiniana Associada a Buraco Lamelar . . . . . . . . . . .932

# Membrana Epirretiniana

Uma membrana epirretiniana (MER) é uma proliferação fibrocelular que ocorre na superfície retiniana, na maioria das vezes na região macular. As MERs ocorrem tipicamente após um DVP espontâneo parcial ou completo, mas as causas secundárias incluem cirurgia intraocular, inflamação, doença vascular isquêmica, trauma, laceração retiniana, descolamento retiniano regmatogênico e tumores intraoculares. Acredita-se que as células que contribuem para a MER são o epitélio pigmentar retiniano (EPR), os fibrócitos, os miofibrócitos e os elementos da glia intrarretiniana.

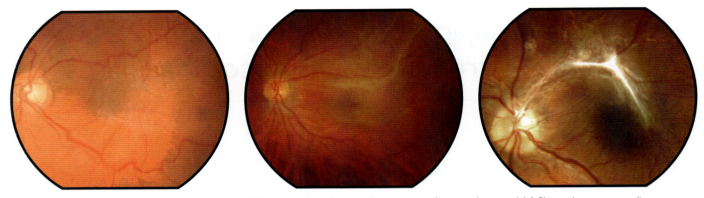

Estes pacientes exibem a variada apresentação das MERs, que vai do cinza semitransparente (*imagem à esquerda*) à fibrose branca opaca (*imagem do centro*). Alguns casos podem aparecer com uma faixa branca fibrótica (*imagem à direita*). A aparência durante os estágios iniciais de uma MER é denominada frequentemente "maculopatia em celofane", enquanto o enrugamento superficial proeminente após a maturação da membrana é chamado "*pucker* macular".

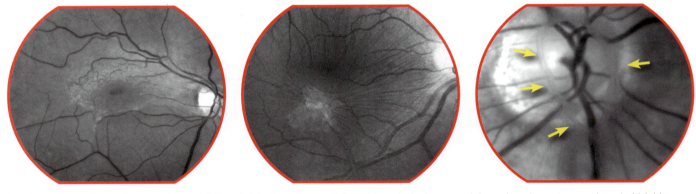

A retinografia aneritra pode aumentar os detalhes da interface vitreorretiniana. Na maioria das vezes, há um descolamento completo do hialoide posterior com adesão persistente em volta do disco na imagem da direita (*setas*).

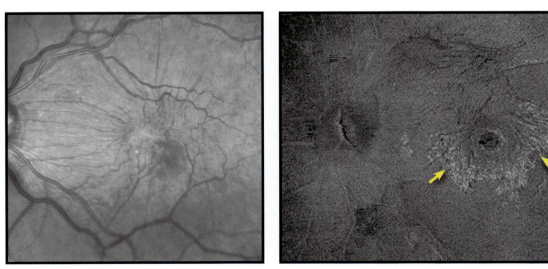

A imagem de refletância próxima ao infravermelho (*esquerda*) e a tomografia por coerência óptica (OCT) de varredura *en face* (*direita*) também fornecem informações importantes sobre as características morfológicas e topográficas das MERs. As margens da MER são claramente delineadas na OCT *en face* (*setas*). *Imagens por cortesia do Dr. Michael Engelbert*

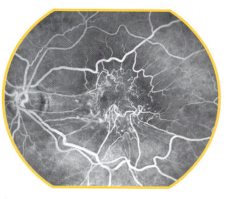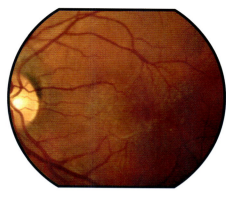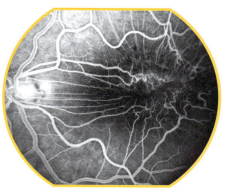

A angiografia fluoresceínica pode ajudar no planejamento cirúrgico, sendo útil para identificar as complexas relações anatômicas entre a vasculatura retiniana e as MERs. Nos casos acima, observa-se que a vasculatura retiniana está embutida no complexo tecidual da MER. A angiografia fluoresceínica também é útil para excluir causas secundárias da MER, como a oclusão venosa retiniana.

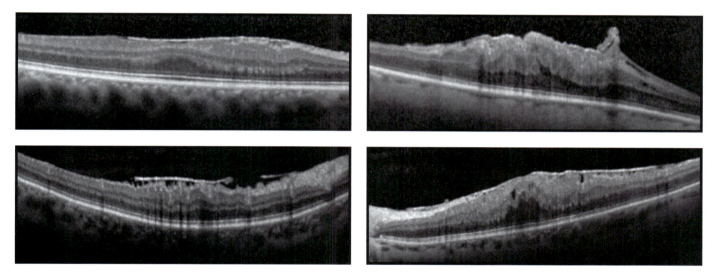

Nas imagens de OCT em domínio espectral, a MER aparece como uma linha fina e hiper-refletiva na superfície interna da retina (*imagem superior à esquerda*). Os efeitos de tração da MER incluem espessamento retiniano (*imagem superior à direita*), enrugamento da superfície da retina (*imagem inferior à esquerda*) e espaços císticos intrarretinianos (*imagem inferior à direita*). Esses efeitos de tração são responsáveis pelos sintomas de perda visual e metamorfopsia. *Imagens ©662 e ©663 disponíveis exclusivamente, em inglês, em* expertconsult.inkling.com/redeem

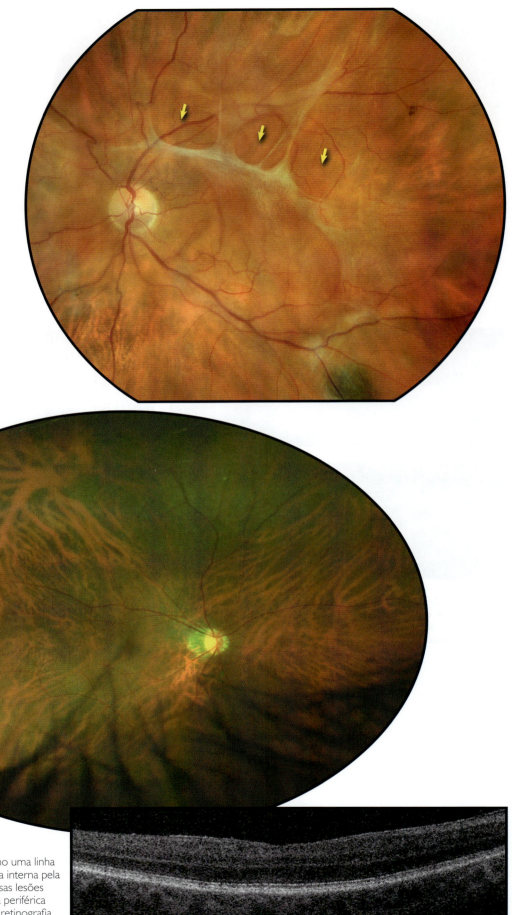

Repare na MER fibrótica generalizada neste paciente. Existem defeitos semilunares, ovoides e maculares no tecido epirretiniano (*setas*).

Uma MER sutil pode se manifestar como uma linha hiper-refletiva fina na superfície retiniana interna pela OCT (*imagem à direita*). Raramente essas lesões são secundárias a uma ruptura retiniana periférica ou a um buraco (*seta*), como mostra a retinografia colorida de grande angular.

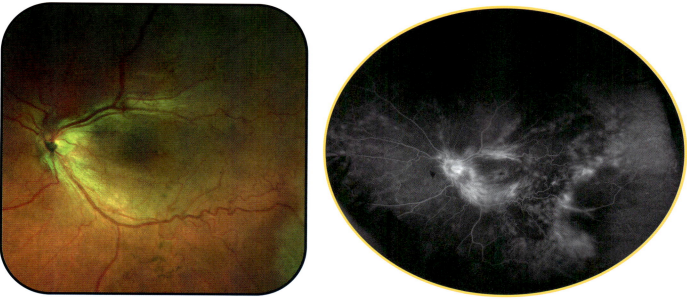
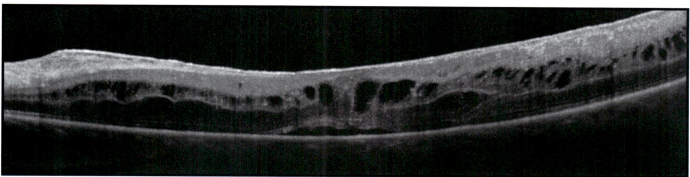

Este paciente com MER grave e edema macular cistoide tinha vasculite oclusiva periférica na retina inferotemporal conforme foi mostrado pela angiografia fluoresceínica. Este caso ilustra a importância de um exame completo da retina periférica para excluir as causas secundárias de MER.
*Imagens por cortesia do Dr. David Maberley*

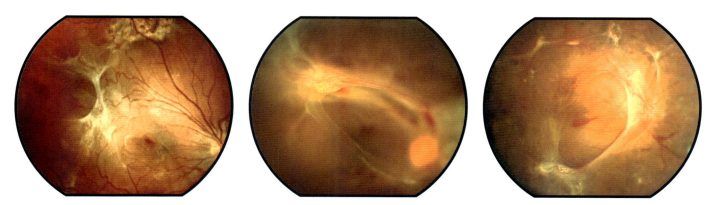

Os pacientes acima com retinopatia diabética proliferativa têm proliferação fibrótica grave. Geralmente, o tecido fibrovascular adota uma distribuição curvilínea ao longo das arcadas vasculares.

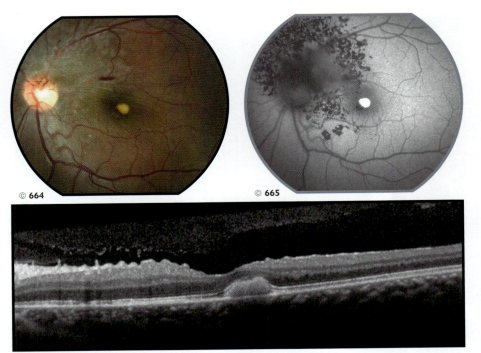

Este paciente tem uma MER em volta do disco óptico secundária a um hamartoma combinado da retina e do epitélio pigmentar retiniano. A OCT mostra uma lesão viteliforme hiper-refletiva que exibe uma hiperautofluorescência na fóvea com imagem de autofluorescência do fundo. As pregas na superfície da macula devem-se às forças de tração em volta do disco óptico.

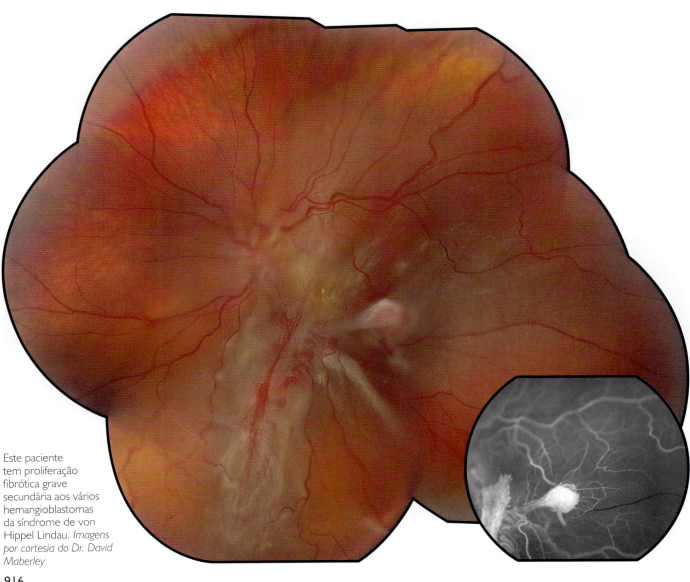

Este paciente tem proliferação fibrótica grave secundária aos vários hemangioblastomas da síndrome de von Hippel Lindau. *Imagens por cortesia do Dr. David Maberley*

# Liberação Espontânea da Membrana Epirretiniana

Foram relatados casos de liberação espontânea das MERs. Embora incomuns, ocorrendo em aproximadamente 1% a 3% dos casos, são observados com mais frequência nas pacientes do sexo feminino jovens e míopes.

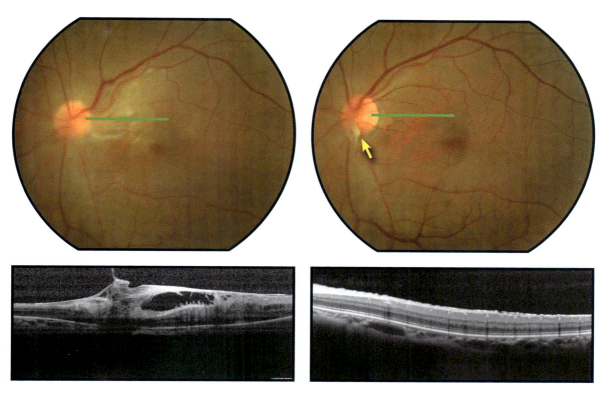

Esta paciente teve uma MER espessa no disco e no feixe papilomacular (*esquerda*). A membrana apresentou liberação espontânea com tecido fibroso peripapilar residual (*seta*).

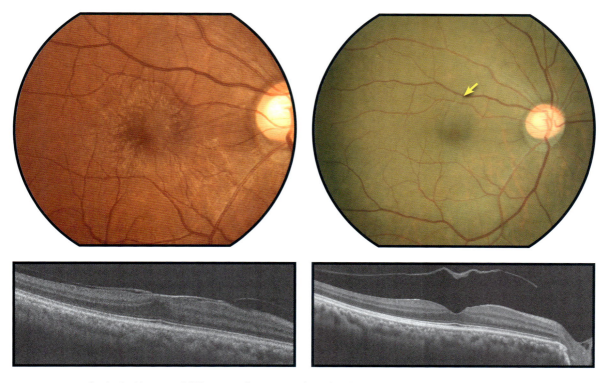

Esta paciente com metamorfopsia devido a uma MER teve melhora espontânea dos sintomas 4 anos mais tarde. As retinografias coloridas e a OCT demonstram liberação espontânea da MER na mácula. Um pequeno remanescente de tecido fibrótico é visto ao longo da arcada superior (*seta*).

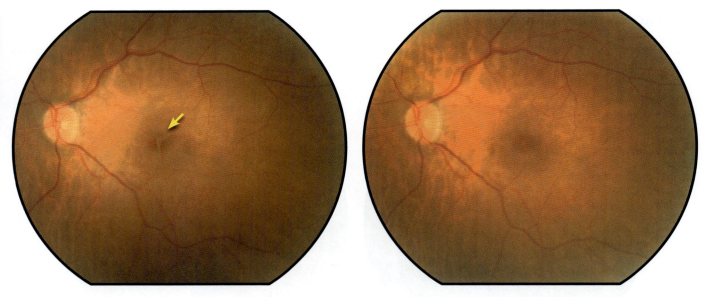

A paciente acima teve uma melhora subjetiva na metamorfopsia e observou-se que ela apresentou liberação espontânea de uma MER macular (seta) que estava presente no exame inicial. A imagem à direita foi tirada 1 mês após o exame inicial. *Imagens por cortesia do Dr. Michael Engelbert*

## Tratamento Cirúrgico

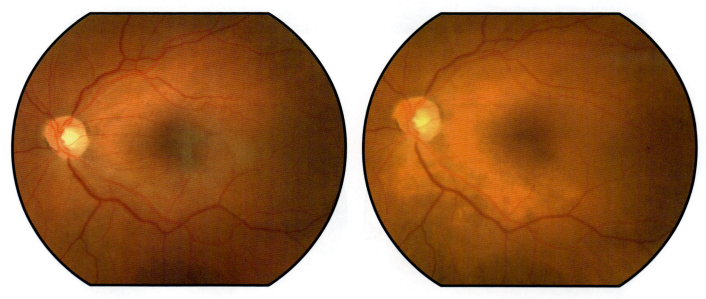

Os pacientes com MERs e com baixa visão associada podem ser tratados com vitrectomia via *pars plana* e *peeling* da membrana epirretiniana. Observe as imagens pré-operatórias (*esquerda*) e pós-operatórias (*direita*) de um paciente que apresentava uma MER com baixa visão associada. A acuidade visual era de 20/80 no pré-operatório e melhorou para 20/25 após o *peeling* da membrana. *Imagens por cortesia do Dr. Michael Engelbert*

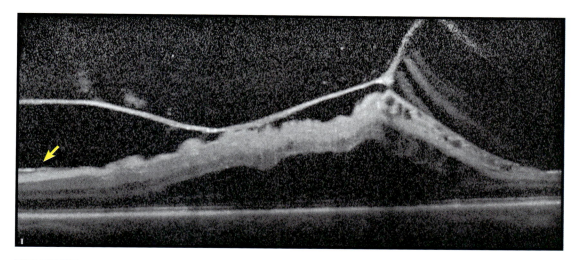

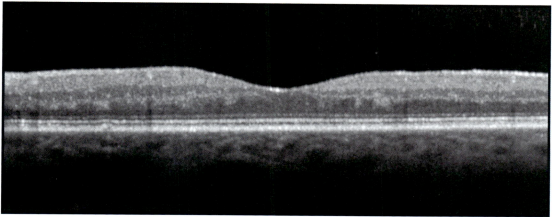

Os resultados anatômicos após a intervenção cirúrgica são mais bem avaliados usando-se a OCT. Este paciente apresentava baixa visão com metamorfopsia devido à tração provocada por uma extensa adesão vitreomacular (AVM). Uma MER associada também é observada na OCT pré-operatória (*seta*) com um evidente edema intrarretiniano. A acuidade visual pré-operatória era de 20/100. Dois anos após a vitreoctomia com *peeling* da membrana epirretiniana (*imagem inferior*), o contorno foveal normal foi restabelecido, e a acuidade visual melhorou para 20/25. *Imagens por cortesia do Dr. Michael Engelbert*

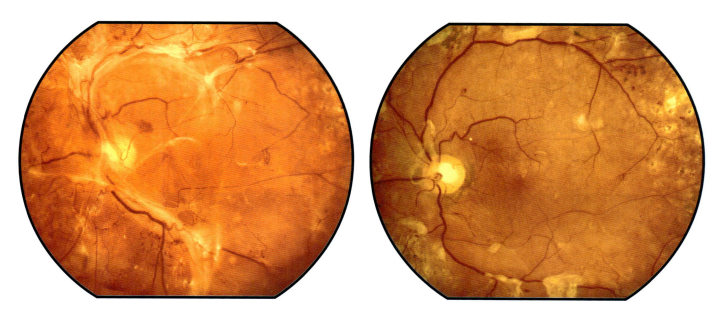

O tratamento cirúrgico das membranas tracionais devido a doenças vasculares sistêmicas, como o diabetes melito, pode ser mais difícil. No paciente acima, são detectados vários pontos de tração macular secundários à retinopatia diabética proliferativa. Neste caso, o objetivo cirúrgico é liberar todos os pontos de tração macular, conforme ilustrado na imagem pós-operatória à direita. Podem ser vistos restos de tecido fibroso na superfície da retina; no entanto, essas estruturas normalmente não são visualmente importantes. *Imagens por cortesia do Dr. Yale Fisher*

# Tração Vitreomacular (TVM)

A tração vitreomacular (TVM) é definida como uma persistente adesão vítrea na mácula central devido a um DVP incompleto. Histologicamente, as amostras de TVM obtidas por cirurgia exibem vários tipos de células, tais como astrócitos fibrosos, miofibroblastos e fibrócitos, similares aos encontrados nas MERs. Na verdade, muitos olhos com TVM têm uma MER simultânea, e há uma sobreposição considerável entre as duas entidades. Com o advento da OCT em domínio espectral e dos agentes vitreolíticos, foi proposto um Sistema de Classificação do Estudo de Tração Vitreomacular Internacional para a AVM e a TVM.

## Adesão Vitreomacular (AVM)

A AVM é definida como a elevação do vítreo cortical acima da superfície da retina, com o vítreo permanecendo aderido em um raio de 3 mm da fóvea. Não há alteração do contorno retiniano interno na OCT. Dependendo do tamanho da adesão, a AVM pode ser dividida em focal ou ampla.

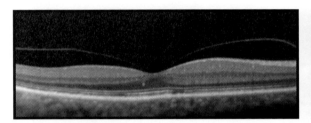
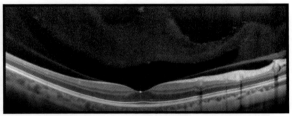

Estes pacientes têm AVM focal ≤ 1.500 μm (*imagem à esquerda*) e AVM ampla > 1.500 μm (*imagem à direita*)

## Tração Vitreomacular (TVM)

Na TVM, todos os critérios a seguir devem existir:
(1) Descolamento do córtex vítreo perifoveal da superfície retiniana.
(2) Adesão macular do córtex vítreo em um raio de 3 mm da fóvea.
(3) Distorção da superfície foveal, alterações da estrutura intrarretiniana, elevação da fóvea acima do EPR ou uma combinação disso, sem interrupção de espessura total das camadas retinianas nos focos de adesão vítrea. Como a AVM, a TVM pode ser dividida por tamanho da adesão em focal ou ampla.

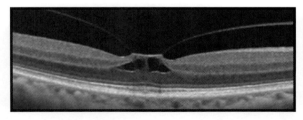
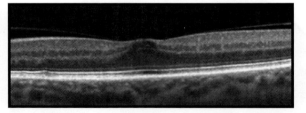

Estes pacientes têm TVM focal ≤ 1.500 μm (*imagem à esquerda*) e TVM ampla > 1.500 μm (*imagem à direita*). *As imagens são uma cortesia do Dr. Jay Duker*

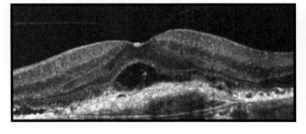
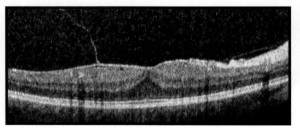

A AVM e a TVM podem ocorrer simultaneamente a outras anomalias maculares, tais como a degeneração macular relacionada à idade (*imagem à esquerda*), a oclusão venosa retiniana ou o edema macular diabético. Os olhos com TVM frequentemente possuem uma MER concomitante (*imagem à direita*). *Imagens por cortesia do Dr. Jay Duker (esquerda) e Dr. Edwin Ryan (direita)*

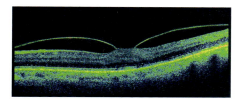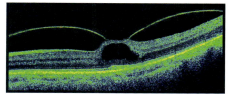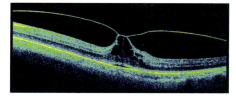

A TVM pode ser graduada de acordo com a gravidade do efeito da tração sobre as camadas retinianas. Na TVM de grau 1, há elevação da retina, mas nenhuma divisão nas camadas retinianas (*imagem à esquerda*). No grau 2, há cistos intrarretinianos, fendas ou clivagens (*imagem do meio*). No grau 3, há elevação neurossensorial da retina acima do EPR, resultando em fluido sub-retiniano (*imagem à direita*). *Imagens por cortesia do Dr. Harry Flynn*

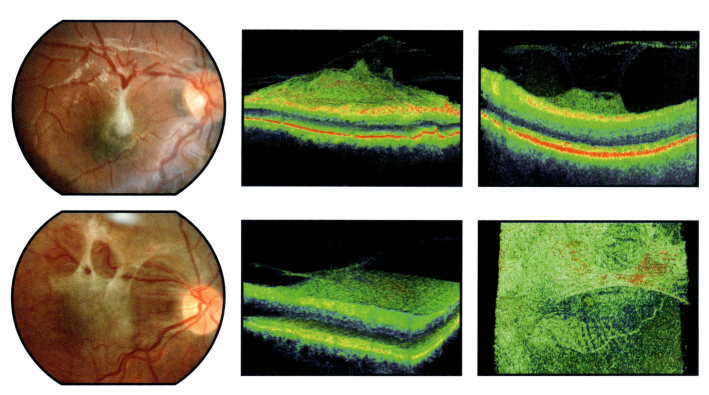

Imagens de OCT tridimensional mostrando uma TVM ampla com espessamento retiniano. Estas imagens podem facilitar o planejamento cirúrgico do *peeling* da membrana epirretiniana pelo cirurgião vitreorretiniano. *Imagens por cortesia do Dr. Hideki Koizumi*

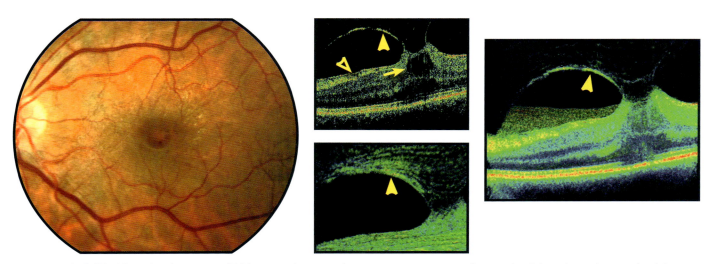

As imagens de OCT tridimensional mostram a TVM ocorrendo concomitantemente com uma membrana epirretiniana. A membrana epirretiniana aparece como uma linha fina e refletiva acima da superfície retiniana interna denticulada (*ponta de seta vazada*). Há associados espessamento retiniano, cistos intrarretinianos (*seta*) e fluido sub-retiniano. Há também faixas curvilíneas de tração fibrosa ou placas em "ampulheta" vistas com uma tração afunilada na retina (*pontas de seta*). *Imagens por cortesia do Dr. Hideki Koizumi*

# História Natural

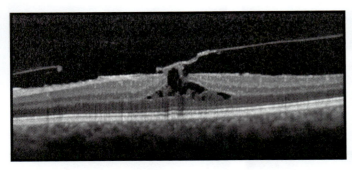
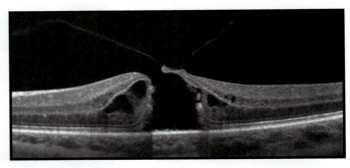

A TVM pode exibir progressão para um buraco macular lamelar (*imagem à esquerda*) ou para um buraco macular de espessura total (BMET) (*imagem à direita*)

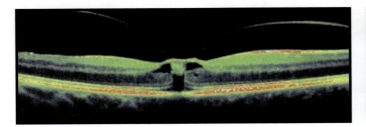
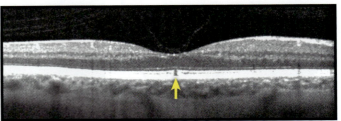

A TVM focal também pode resultar em defeitos retinianos externos, conhecidos também como microburacos maculares, buracos maculares lamelares externos ou defeitos dos fotorreceptores foveais (*seta*).

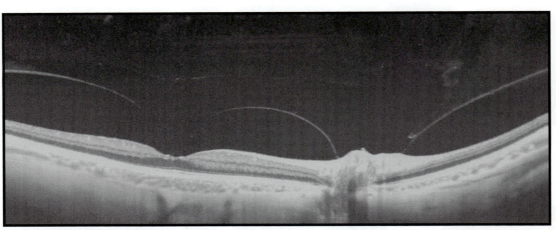

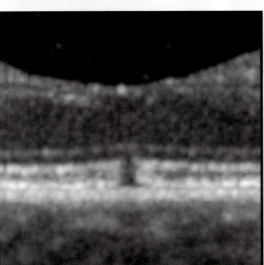
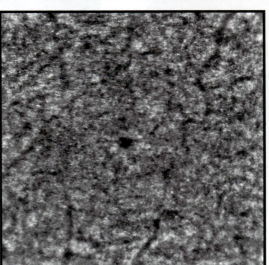

Os pacientes podem se queixar de um microescotoma devido às lesões foveais induzidas por tração. A OCT *swept-source* (*imagem superior*) demonstra claramente a AVM neste caso, mas não identifica a anomalia foveal, já que a varredura da alteração foi inadequada. Em uma avaliação subsequente, a OCT de alta resolução (*imagem inferior à esquerda*) revela o defeito foveal, que também é visualizado como uma perda central dos cones na imagem de óptica adaptativa (*imagem inferior à direita*).

## Liberação Espontânea da Tração Vitreomacular

A liberação espontânea da TVM de grau 1 ou 2 ocorre em aproximadamente 30% dos olhos, e a liberação da TVM de grau 3 ocorre em quase 60% a 70% dos casos. O tempo médio até a liberação espontânea é de aproximadamente 16 meses.

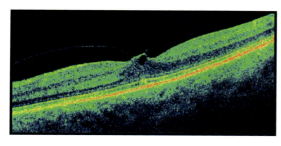 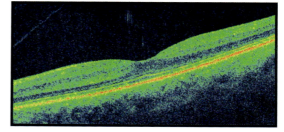

A liberação espontânea da TVM pode ocorrer com a resolução das anomalias foveais. Constatou-se que este paciente apresentou liberação espontânea da TVM após 4 meses. A acuidade visual ficou inalterada e se manteve em 20/25.

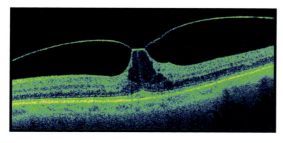 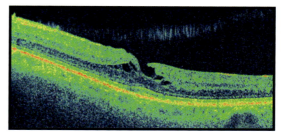

Este paciente apresentou liberação espontânea da TVM 1 ano após a apresentação inicial com esquise intrarretiniana na fóvea. A acuidade visual ficou inalterada, mantendo-se em 20/50.

## Tração Vitreomacular e Lesão Viteliforme Adquirida

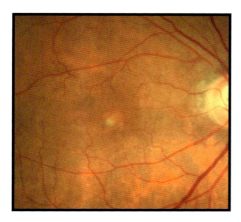 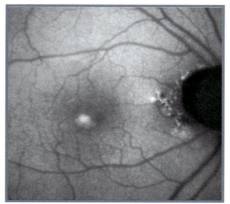 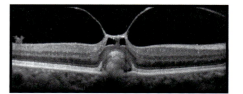

Esta TVM focal pode estar associada a uma lesão viteliforme adquirida. A lesão viteliforme aparece amarela nas retinografias coloridas e é hiperautofluorescente na imagem de autofluorescência do fundo. A lesão viteliforme aparece também como um material hiper-refletivo no espaço sub-retiniano na imagem de OCT. *Imagens disponíveis exclusivamente, em inglês, em expertconsult.inkling.com/redeem*

## Tratamento Vitreolítico

Recentemente, a ocriplasmina tem sido empregada como um agente vitreolítico (vitreólise) intravítreo para a AVM e a TVM focais. Os resultados após o tratamento com este agente são variáveis; no entanto, ele pode ser considerado um agente de primeira linha para alguns pacientes sintomáticos.

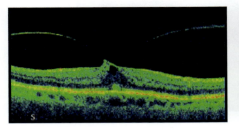
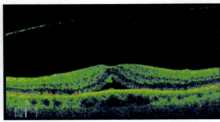
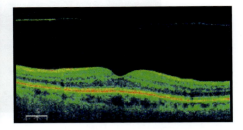

Este paciente com TVM focal e acuidade visual de 20/30 (*imagem à esquerda*) recebeu uma injeção intravítrea de ocriplasmina, e ocorreu uma bem-sucedida liberação da adesão vitreomacular no 1° dia (*imagem central*). A acuidade visual caiu para 20/70 nesse momento devido ao fluido sub-retiniano na fóvea. O fluido sub-retiniano resolveu-se em 1 mês e a acuidade visual melhorou para 20/20. *Imagens por cortesia do Dr. Rishi Singh*

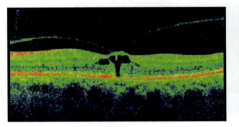
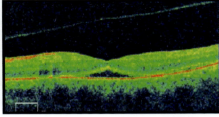
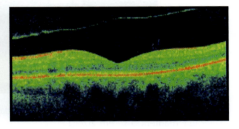

Este paciente é outro exemplo de liberação bem-sucedida da TVM focal após injeção intravítrea de ocriplasmina. A acuidade visual inicial era de 20/50. A liberação foi observada 1 semana após a injeção (*imagem central*). Mais uma vez o fluido sub-retiniano na fóvea foi observado nesse momento, e a acuidade visual permaneceu inalterada em 20/40. O fluido sub-retiniano regrediu em 3 semanas, e a acuidade visual melhorou para 20/30 (*imagem à direita*). *Imagens por cortesia do Dr. Rishi Singh*

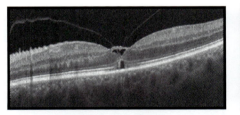
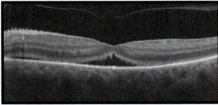
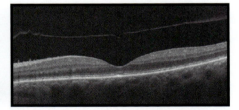

Com a OCT de alta resolução, é possível avaliar as rupturas da zona elipsoide, que são uma complicação conhecida após a injeção de ocriplasmina (*imagem central*). Se ocorrer a ruptura da zona elipsoide, normalmente ela se recupera em 1 a 3 meses (*imagem à direita*). *Imagens por cortesia do Dr. Rishi Singh*

# Buraco Macular de Espessura Total

Um buraco macular de espessura total (BMET) é um defeito retiniano que começa do nível da membrana limitante interna e se estende até o EPR, mas sem incluí-lo. Esses defeitos podem surgir de uma série de alterações retinianas, incluindo a tração da retina interna e/ou a perda do tecido retiniano neurossensorial central. Os BMETs primários devem-se à TVM na fóvea decorrente de um DVP anômalo. Os BMETs secundários devem-se a uma gama de causas, entre as quais trauma, relâmpago, miopia, telangiectasia macular do tipo 2 e degeneração macular relacionada à idade. A TVM pode ou não ser um fator patogênico na formação dos buracos maculares secundários.

## Classificação

A classificação de Gass do BMET compreendia quatro estágios e se baseava nos achados do exame clínico. Por outro lado, a Classificação Internacional de Tração Vitreomacular do BMET baseia-se na OCT e descreve o tamanho de um buraco e a presença ou não de TVM. A correlação entre os dois esquemas é:

| Classificação de Gass | Classificação Internacional de Tração Vitreomacular |
|---|---|
| Estágio 1: Buraco iminente | TVM |
| Estágio 2: BMET ≤ 400 μm sem descolamento do vítreo posterior (DVP) | BMET pequeno (≤ 250 μm) ou médio (> 250-400 μm) com TVM |
| Estágio 3: BMET > 400 μm sem DVP | BMET grande (> 400 μm) com TVM |
| Estágio 4: BMET > 400 μm com DVP | BMET de qualquer tamanho sem TVM |

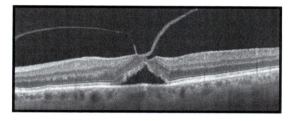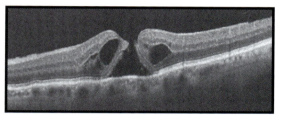

Este paciente com TVM desenvolveu um BMET 2 anos mais tarde. A imagem à esquerda ilustra as características de OCT da TVM, e a imagem à direita ilustra as características de OCT do BMET.

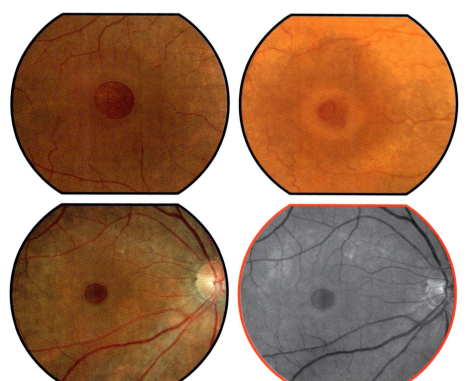

Os achados clínicos característicos dos BMETs estão ilustrados nesses casos. Um BMET é delineado tipicamente por uma margem nítida e demonstra frequentemente um manguito circundante de alteração cística e fluido sub-retiniano.

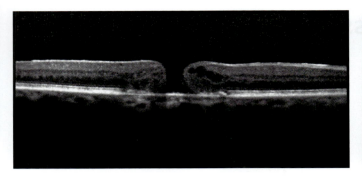
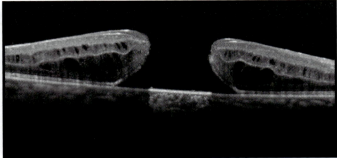
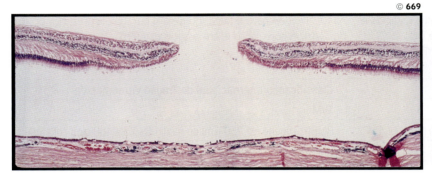
© 669
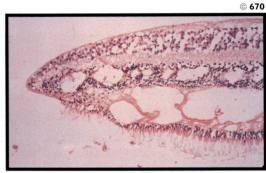
© 670

A imagem de OCT permite uma detalhada avaliação ultraestrutural dos buracos maculares. Nos casos acima, os defeitos retinianos de espessura total são vistos como alterações císticas intrarretinianas nas margens do buraco. A patologia da margem do buraco exibe degeneração cística das retinas interna e externa, e se relaciona intimamente com a aparência dos buracos maculares conforme visualizados na OCT.

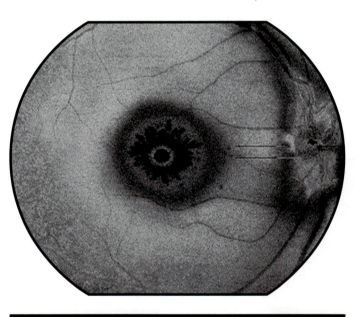

A morfologia petaloide das alterações císticas circundando as margens dos buracos maculares é mais bem analisada com as técnicas de imagem *en face*, conforme ilustrado neste caso, em que foram avaliadas com OCT *swept-source*. *Imagem por cortesia do Dr. Michael Engelbert*

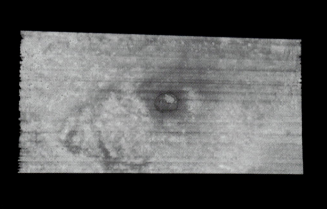

Esta imagem de OCT com reconstrução volumétrica exibe o BMET em três dimensões. *Imagem por cortesia do Dr. Richard Spaide*

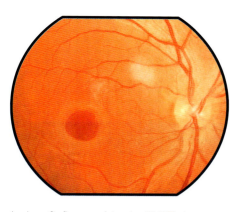 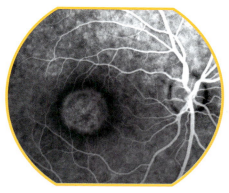 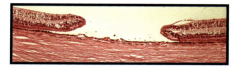

Angiografia fluoresceínica dos BMETs demonstrando hiperfluorescência devido à perda do tecido retiniano sobrejacente. A atenuação do EPR no sítio do buraco, conforme visualizado na amostra histológica (*imagem à direita*), é outra razão para essa hiperfluorescência.

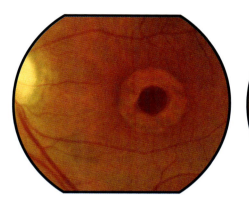 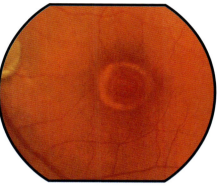 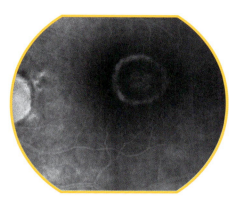

Estes pacientes com buracos maculares antigos têm um anel de demarcação de natureza atrófica. Ele aparece como um defeito de janela hiperfluorescente na angiografia fluoresceínica.

## Fechamento Espontâneo

A taxa de fechamento espontâneo dos BMETs primários varia de 3% a 6%. O mecanismo exato de fechamento espontâneo do buraco macular ainda é obscuro, mas foram propostas quatro hipóteses distintas: (1) DVP completo sobre a fóvea, liberando as forças de tração; (2) formação de uma membrana epirretiniana, resultando em encolhimento do buraco; (3) proliferação de células gliais na base do buraco; e (4) crescimento do tecido retiniano contornando o buraco.

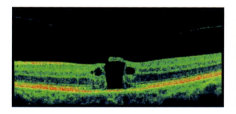 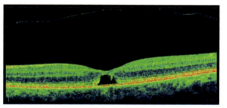 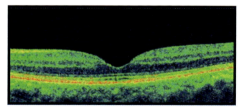

Este paciente tem TVM com adesão do hialoide posterior ao topo do buraco macular (*imagem à esquerda*). Uma semana mais tarde, houve um DVP espontâneo e completo com uma ponte de tecido retiniano no nível da retina interna. Muitas vezes existem defeitos da camada retiniana externa, que podem persistir ou se recuperar com o tempo (*imagem do centro*). Após 1 ano, a arquitetura foveal parece normal (*imagem à direita*).

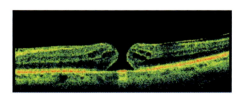 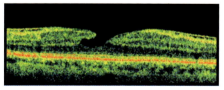 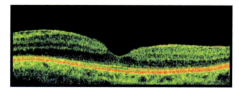

Este paciente tinha um BMET de aproximadamente 200 µm no menor diâmetro e com uma membrana epirretiniana (*imagem à esquerda*). Cinco meses mais tarde, houve aposição espontânea das camadas externas da retina com transformação do buraco para uma configuração lamelar (*imagem central*). Aos 6 meses, a arquitetura foveal parece quase normal (*imagem à direita*). *Imagens por cortesia do Dr. Andrea Scopulo*

## Tratamento Vitreolítico

O tratamento com ocriplasmina intravítrea obteve uma taxa de sucesso de 10% a 40% nos BMETs pequenos de estágio 2 (≤ 250 μm). O tratamento com ocriplasmina é utilizado por alguns cirurgiões como um procedimento de primeira linha para casos cuidadosamente selecionados de BMET. Os olhos que não respondem ao tratamento vitreolítico são tratados cirurgicamente.

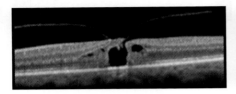
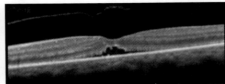
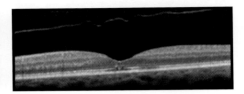

Este paciente com BMET de estágio 2 foi tratado com ocriplasmina intravítrea (*imagem à esquerda*). Uma semana mais tarde, houve separação do hialoide posterior e fechamento da retina interna (*imagem central*). Seis meses mais tarde, houve defeitos retinianos persistentes e rupturas da zona elipsoide (*imagem à direita*). *Imagens por cortesia do Dr. John Miller*

## Tratamento Cirúrgico

Os pacientes com BMETs podem ser tratados com vitrectomia *pars plana*, *peeling* da membrana limitante interna e tamponamento a gás. Após a vitrectomia, são vistos sulcos da retina interna na superfície retiniana interna em aproximadamente um terço dos casos, e eles aparecem tipicamente 3 meses após a cirurgia. O mecanismo exato é desconhecido, embora tenha sido proposto que os sulcos possam representar defeitos na regeneração das células de Müller.

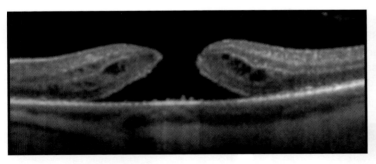
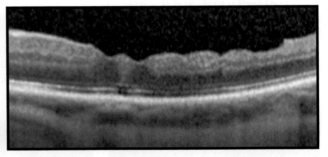

Este paciente com BMET passou por vitrectomia *pars plana* e *peeling* da membrana. Quatro meses após a cirurgia, há um sulco retiniano interno e alguma ruptura no nível da zona elipsoide. *Imagem ©671 disponível exclusivamente, em inglês, em* expertconsult.inkling.com/redeem

## Buracos Maculares Secundários

A patogênese dos buracos maculares secundários é diferente da patogênese dos buracos maculares primários. As taxas de fechamento cirúrgico dos buracos são mais baixas nos olhos com buracos maculares secundários devido à sua fisiopatologia variada.

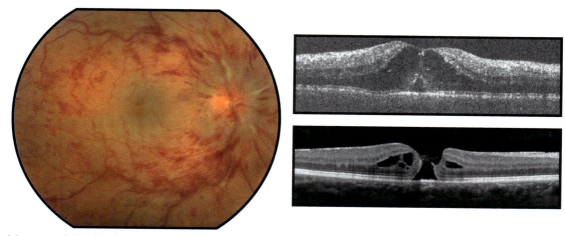

Este paciente tinha uma oclusão da veia central da retina (*imagem à esquerda*) e edema macular cistoide (*imagem superior à direita*) que foram tratados com esteroides intravítreos e terapia com anti-VEGF. Após a resolução do edema macular central, houve o surgimento de um BMET (*imagem inferior à direita*). Imagens por cortesia do Dr. Jay Klancnik

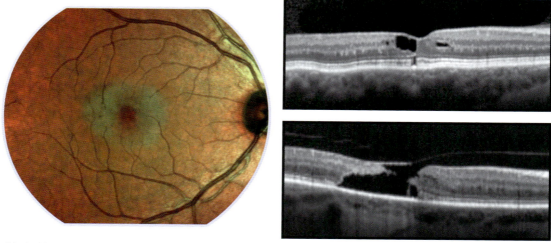

Esta imagem multicolorida realça a lesão perifoveal característica de telangiectasia macular do tipo 2 (*imagem à esquerda*). A OCT revela defeitos retinianos atróficos e cavitários característicos na fóvea (*imagem superior à direita*). Com o tempo, desenvolveu-se um BMET à medida que a área de cavitação e a atrofia aumentaram (*imagem inferior à direita*).

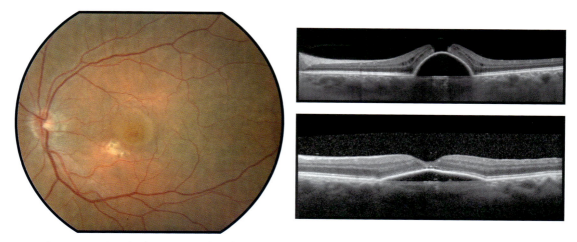

Este paciente com um buraco macular sobrejacente a um descolamento epitelial pigmentar seroso foi tratado com várias injeções de anti-VEGF e terapia fotodinâmica ao longo de um período de 1 ano para induzir o nivelamento do descolamento do epitélio pigmentar. Posteriormente, o paciente foi submetido a uma vitrectomia *pars plana* com *peeling* da membrana limitante interna, havendo, então, o fechamento bem-sucedido do buraco macular.

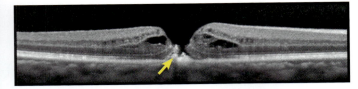
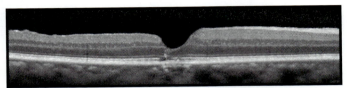

Raramente os buracos maculares desenvolvem-se durante o curso natural das lesões viteliformes adquiridas. Neste caso, um buraco macular surgiu durante o processo de reabsorção viteliforme espontânea (*seta*). O fechamento anatômico foi obtido após a vitrectomia e o *peeling* da membrana limitante interna (*imagem inferior*). *Imagens por cortesia do Dr. Michael Engelbert*

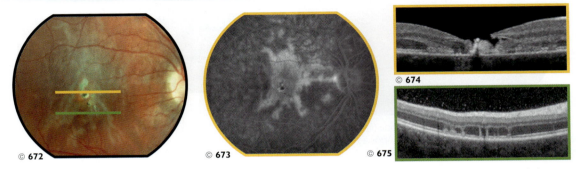

Este paciente desenvolveu um BMET após lesão autoinfligida com um *laser pointer* manual. As raias curvilíneas do dano epitelial pigmentar retiniano aparecem hiperfluorescentes na angiografia fluoresceínica. As raias verticais hiper-refletivas na retina externa, conforme a visualização na OCT, caracterizam os estágios agudos da maculopatia induzida pelo *laser* (*imagem inferior à direita*).

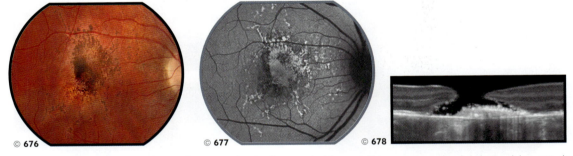

Meses mais tarde, o paciente do caso acima desenvolveu uma cicatriz pigmentada, hiperautofluorescente no local da lesão. A imagem de OCT mostra um BMET no local de proliferação do EPR e uma cicatrização.

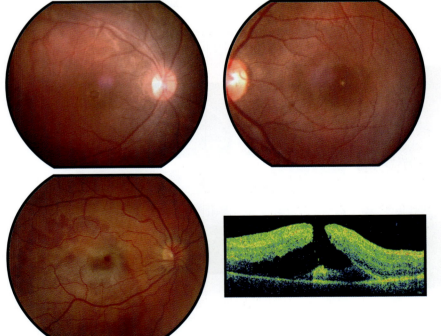

Buracos maculares bilaterais podem ser induzidos por relâmpagos, como se pode ver neste caso. *Imagens por cortesia do Dr. Vikram Jain*

Um trauma contuso também pode induzir um BMET agudo. Neste caso, a lesão contusa resultou em uma grande hemorragia sub-retiniana e um BMET foi visto claramente na OCT. *Imagens por cortesia da Dra. Carmen Puliafito*

# Buraco Macular Lamelar

O diagnóstico do buraco macular lamelar requer que os três critérios a seguir sejam satisfeitos: (1) um contorno foveal irregular ou um defeito da retina interna, (2) adelgaçamento na base da fóvea, e (3) ausência de um defeito de espessura total. Os buracos maculares lamelares podem se desenvolver após a resolução abrupta dos processos fisiopatológicos que resultariam em um BMET. Os buracos maculares lamelares também podem ser uma consequência da contração de um existente complexo entre a membrana limitante interna e a membrana epirretiniana perifoveal. Os estudos mostraram que 80% a 100% dos buracos maculares lamelares estão associados a membranas epirretinianas. Embora os buracos maculares lamelares possam progredir para BMETs, aproximadamente 80% deles permanecem estáveis, tanto funcionalmente quanto morfologicamente, ao longo do tempo. Sendo assim, os buracos maculares lamelares normalmente são observados, e o tratamento cirúrgico é considerado apenas se houver piora da acuidade visual.

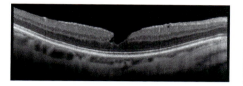 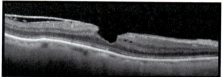 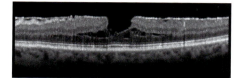

A OCT em domínio espectral exibe a aparência variável dos buracos maculares lamelares. Nestes pacientes, há uma membrana epirretiniana associada, uma irregularidade no contorno foveal, defeitos na retina interna e adelgaçamento na base da fóvea sem um defeito de espessura total. Também pode haver esquise intrarretiniana devido à tração (*imagem à direita*).

## Pseudoburaco Macular

O pseudoburaco macular não é um verdadeiro BMET e ocorre devido à tração de uma membrana epirretiniana. Na OCT em domínio espectral, um pseudoburaco macular tem uma aparência muito parecida com a de um buraco macular lamelar, especialmente quando a perda de tecido foveal for sutil. Alguns oftalmologistas acreditam que o buraco macular lamelar e o pseudoburaco macular são duas entidades distintas, cuja diferenciação fica mais evidente com a autofluorescência do fundo ao demonstrar a perda de tecido foveal nos verdadeiros buracos maculares lamelares. No entanto, outros oftalmologistas acreditam que os dois são muito parecidos porque ambos possuem um complexo membrana epirretiniana perifoveal/membrana limitante interna, com os buracos maculares lamelares demonstrando contração centrífuga e os pseudoburacos maculares demonstrando uma contração centrípeta. O manejo dos pseudoburacos é a observação, a menos que haja piora progressiva da acuidade visual que justifique a cirurgia.

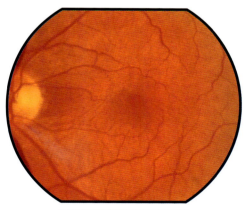 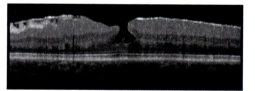

A retinografia colorida mostra um pseudoburaco macular devido a uma membrana epirretiniana (*imagem à esquerda*). A OCT demonstra uma membrana epirretiniana com a formação e uma tenda do tecido retiniano interno devido à contração centrípeta (*imagem à direita*).

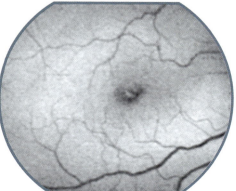 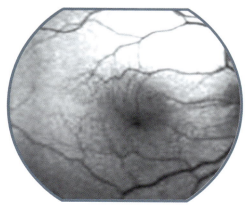

A autofluorescência do fundo de um buraco lamelar pode revelar hiperautofluorescência devido à perda de tecido foveal (*imagem à esquerda*) comparada com a aparência normal de um pseudoburaco macular (*imagem à direita*).

# Proliferação Epirretiniana Associada a Buraco Lamelar

A proliferação epirretiniana associada a buraco lamelar (LHEP) é um achado da OCT caracterizado pela existência de material homogêneo de espessura variável na superfície retiniana com refletividade média. A LHEP tem sido relatada nos olhos com defeitos retinianos internos e ocorre em aproximadamente um terço dos buracos maculares lamelares. Na OCT de alta resolução, a LHEP apresenta contiguidade com as camadas retinianas internas, e postula-se que seja uma proliferação de tecido celular glial do defeito retiniano interno até a superfície epirretiniana. A LHEP diferencia-se de uma membrana epirretiniana por sua aparência na OCT e por sua natureza não contrátil. *Imagens ©679 a ©683 disponíveis exclusivamente, em inglês, em* expertconsult.inkling.com/redeem

# Leituras Sugeridas

## Membrana Epirretiniana

Appiah, A.P., 1989. Secondary causes of premacular fibrosis. Ophthalmology 96, 389-392.

Koizumi, H., Spaide, R.F., Fisher, Y.L., et al., 2008. Three-dimensional evaluation of vitreomacular traction and epiretinal membrane using spectral-domain optical coherence tomography. Am. J. Ophthalmol 145 (3), 509-517.

Pang, C.E., Spaide, R.F., Freund, K.B., 2014. Epiretinal proliferation seen in association with lamellar macular holes: a distinct clinical entity. Retina 34 (8), 1513-1523.

Pang, C.E., Spaide, R.F., Freund, K.B., 2015. Comparing functional and morphologic characteristics of lamellar macular holes with and without lamellar hole-associated epiretinal proliferation. Retina 35 (4), 720-726.

Pesin, S.R., Olk, R.G., Grand, M.G., et al., 1991. Vitrectomy for premacular fibroplasia. Prognostic factors, long-term follow-up, and time course of visual improvement. Ophthalmology 98, 1109-1114.

Scheerlinck, L.M., van der Valk, R., van Leeuwen, R., 2015. Predictive factors for postoperative visual acuity in idiopathic epiretinal membrane: a systematic review. Acta Ophthalmol 93 (3), 203-212.

Smiddy, W.E., Maguire, A.M., Green, W.R., et al., 1989. Idiopathic epiretinal membranes: ultrastructural characteristics and clinicopathologic correlation. Ophthalmology 96, 811-821.

Tari, S.R., Vidne-Hay, O., Greenstein, V.C., et al., 2007. Functional and structural measurements for the assessment of internal limiting membrane peeling in idiopathic macular pucker. Retina 27, 567-572.

## Tração Vitreomacular e Buraco Macular

Balaratnasingam, C., Dansingani, K., Dhrami-Gavazi, E., et al., 2015. Documentation of spontaneous macular hole closure in macular telangiectasia type 2 using multimodal imaging. Ophthalmic Surg. Lasers Imaging Retina 46 (8), 883-886.

Bhavsar, K.V., Wilson, D., Margolis, R., et al., 2015. Multimodal imaging in handheld laser-induced maculopathy. Am. J. Ophthalmol 159 (2), 227-231.

Campo, R.V., Lewis, R.S., 1984. Lightning-induced macular hole. Am. J. Ophthalmol 97, 792-794.

Chang, L.K., Fine, H.F., Spaide, R.F., et al., 2008. Ultrastructural correlation of spectral-domain optical coherence tomographic findings in vitreomacular traction syndrome. Am. J. Ophthalmol 146 (1), 121-127.

Chew, E.Y., Sperduto, R.D., Hiller, R., et al., 1999. Clinical course of macular holes: the eye disease case-control study. Arch. Ophthalmol 117, 248-249.

Duker, J.S., Kaiser, P.K., Binder, S., et al., 2013. The International Vitreomacular Traction Study Group classification of vitreomacular adhesion, traction, and macular hole. Ophthalmology 120 (12), 2611-2619.

Fisher, Y.L., Slakter, J.S., Yannuzzi, L.A., et al., 1994. A prospective natural history study and kinetic ultrasound evaluation of idiopathic macular holes. Ophthalmology 101, 5-11.

Goldberg, N., Freund, K.B., 2012. Progression of an acquired vitelliform lesion to a full-thickness macular hole documented by eye-tracked spectral-domain optical coherence tomography. Arch. Ophthalmol 130 (9), 1221-1223.

Seider, M.I., Lujan, B.J., Gregori, G., et al., 2009. Ultra-high resolution spectral domain optical coherence tomography of traumatic maculopathy. Ophthalmic Surg. Lasers Imaging 40 (5), 516-521.

Stalmans, P., Benz, M.S., Gandorfer, A., MIVI-TRUST Study Group., et al., 2012. Enzymatic vitreolysis with ocriplasmin for vitreomacular traction and macular holes. N. Engl. J. Med 367 (7), 606-615.

Steel, D.H., Lotery, A.J., 2013. Idiopathic vitreomacular traction and macular hole: a comprehensive review of pathophysiology, diagnosis, and treatment. Eye (Lond. ) 27 (Suppl. 1), S1-S21.

Tzu, J.H., John, V.J., Flynn, Jr., H.W., et al., 2015. Clinical course of vitreomacular traction managed initially by observation. Ophthalmic Surg. Lasers Imaging Retina 46 (5), 571-576.

# CAPÍTULO 10

# Coriorretinopatia Serosa Central e Outros Descolamentos Exsudativos

Coriorretinopatia Serosa Central . . . . . . . . . . . . . . . . . . . . . . .934
Doença Paquicoroide . . . . . . . . . . . . . . . . . . . . . . . . . . . . . .954
Maculopatia Viteliforme Polimorfa Exsudativa Aguda . . . . . . . . . . . . . .958
Síndrome da Efusão Uveal Idiopática . . . . . . . . . . . . . . . . . . . . . .960
Coriorretinopatia Idiopática após Transplante de Órgãos . . . . . . . . . . . .963

# Coriorretinopatia Serosa Central

A coriorretinopatia serosa central (CSC) é um distúrbio idiopático envolvendo um vazamento focal ou multifocal ao nível do epitélio pigmentar da retina (EPR) e geralmente associado a um descolamento epitelial pigmentar (DEP) seroso. Um vazamento ativo é evidenciado na angiografia fluoresceínica. Em geral, o distúrbio ocorre de forma unilateral e assimétrica em homens entre as idades de 30 e 50 anos. A evolução natural da CSC normalmente é benigna, havendo resolução espontânea do descolamento neurossensorial num período de 3 a 4 meses. No entanto, uma pequena, mas significativa, porcentagem de pacientes deverá desenvolver um descolamento recorrente ou persistente com perda generalizada do EPR e dos fotorreceptores. Esses pacientes são classificados como tendo CSC. Os descolamentos serosos no polo posterior podem gravitar no sentido inferior, resultando em áreas atróficas do EPR e no dependente descolamento neurossensorial.

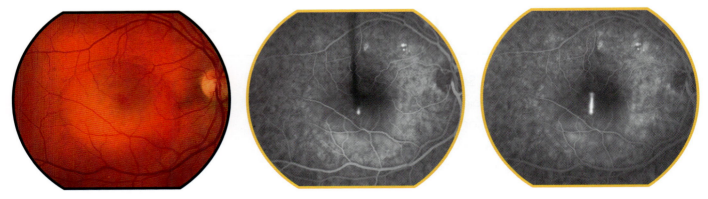

A CSC é definida por um vazamento focal de fluoresceína ao nível do EPR com o acúmulo do corante no espaço retiniano suprassensorial. As características do vazamento focal deverão variar dependendo da composição do fluido sub-retiniano, da morfologia da anormalidade epitelial pigmentar associada, e possivelmente pelas correntes de convecção induzidas pela coroide posterior mais quente. Um grande vazamento ativo será acumulado rapidamente no espaço retiniano subneurossensorial. Algumas vezes, esse processo não se apresenta bem definido, considerando que alguns vazamentos de fluoresceína elevam-se rapidamente, conforme observado no paciente na imagem acima, enquanto outros expandem-se lentamente durante todo o exame de angiografia.

## Angiografia Fluoresceínica na CSC

### Vazamento Semelhante à Fumaça de Chaminé

Um vazamento semelhante à "fumaça de chaminé" está associado a um vazamento ativo focal do EPR que se eleva verticalmente pelo espaço sub-retiniano. Quando o corante atinge o ponto limitante do descolamento neurossensorial, sua hiperfluorescência expande-se lateralmente condicionada pelos limites do compartimento de fluido.

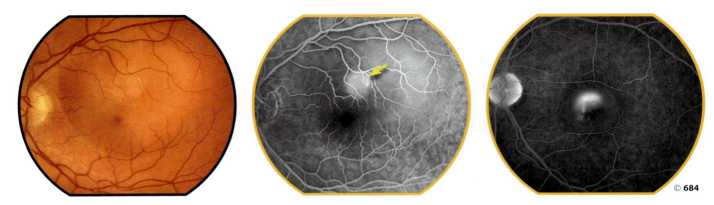

Este paciente apresenta um vazamento focal semelhante à "fumaça de chaminé" (seta) próximo da borda de um DEP abaixo de um descolamento retiniano neurossensorial. Na última fase da angiografia, há um acúmulo de corante na parte superior. A hiperfluorescência estende-se temporalmente ao longo da mesma direção que o descolamento seroso. Um padrão de vazamento semelhante à "fumaça de chaminé" é observado claramente na angiografia de um outro paciente (imagem à direita).

# Vazamento na Forma de Cogumelo ou Guarda-chuva

Um vazamento na forma de "cogumelo" ou "guarda-chuva" apresentará um rápido acúmulo abaixo do descolamento neurossensorial e se elevará pelo espaço retiniano subneurossensorial. Provavelmente, esse padrão angiográfico ocorre devido às diferenças de peso molecular entre o corante e os componentes do fluido sub-retiniano, e também devido às correntes de convecção nesse compartimento de fluido. O vazamento se propagará para as regiões temporal e nasal quando alcançar os limites superiores do descolamento.

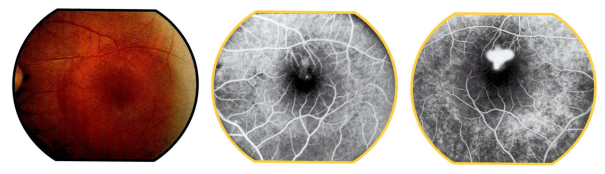

Este paciente apresenta um vazamento focal de CSC que tem uma aparência de "cogumelo" ou "guarda-chuva" na angiografia tardia.

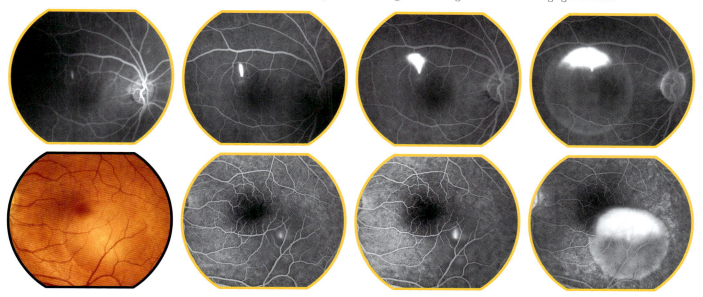

Estes são dois pacientes que apresentam vazamentos do EPR na forma de "cogumelo" devido a uma CSC aguda. Observe que os vazamentos elevam-se pelo espaço retiniano subneurossensorial até alcançarem os limites dos descolamentos neurossensoriais, e a seguir se estendem para as regiões temporal e nasal para formar uma aparência de "cogumelo" ou "guarda-chuva". O vazamento do corante no espaço retiniano subneurossensorial deverá delinear o descolamento neurossensorial. Devido a outras causas, o descolamento neurossensorial na CSC não é preenchido de forma homogênea com o corante, ao contrário do que acontece com descolamentos serosos. Espaços retinianos subneurossensoriais completamente preenchidos pelo corante podem ser observados em doenças inflamatórias e na neovascularização coroidal.

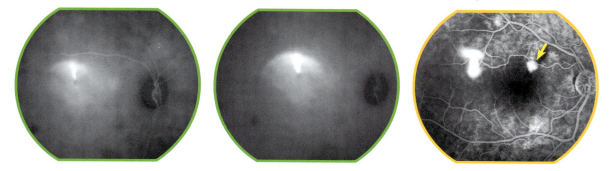

Este paciente apresenta um vazamento na forma de "guarda-chuva" mostrado pela angiografia com o corante indocianina verde (ICG). Observe a ascensão vertical do corante pelo espaço retiniano subneurossensorial. O corante pode delinear o descolamento neurossensorial, mas não preenche completamente esse descolamento *(imagem do meio)*. O ICG não é tão útil como o corante de fluoresceína *(direita)* na demonstração do vazamento na CSC, pois o corante de fluoresceína é mais permeável e com maior brilho fluorescente (25 vezes mais do que a ICG). A imagem à direita também mostra um pequeno DEP *(seta)*, que deve ser diferenciado do vazamento ativo.

## Vazamento com a Aparência de Mancha de Tinta

Um "vazamento sob a forma de mancha de tinta" na CSC é uma área específica de hiperfluorescência na angiografia com fluoresceína que se propaga gradualmente de um modo ovoide localizado. Não há qualquer ascensão da fluorescência pelo espaço retiniano subneurossensorial. Geralmente, esse vazamento constitui uma difusão lenta do corante através de um defeito incompleto ou de cicatrização no EPR.

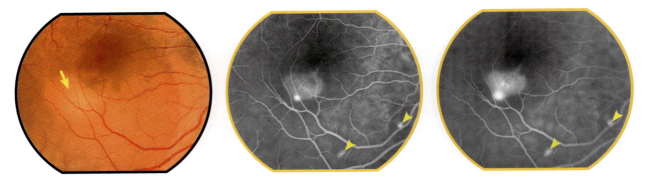

Este paciente com CSC apresenta um "vazamento em mancha de tinta" em um ponto específico próximo da borda de um DEP. O vazamento expande-se gradualmente no estágio final da angiografia (direita). É evidenciada alguma descoloração amarelada abaixo do descolamento neurossensorial, provavelmente de fibrina (seta). Existem pequenos DEPs que se apresentam com coloração sem vazamento no canto inferior direito das angiografias com fluoresceína (pontas de setas).

## Angiografia com Corante Indocianina Verde na CSC

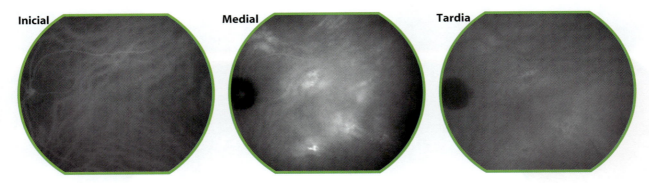

A angiografia com ICG é útil no diagnóstico da CSC. O achado característico é a coloração ou hiperpermeabilidade coroidal que aparece especificamente na fase medial da angiografia (imagem central). Essa coloração desaparece nas fases tardias do exame (direita), diferenciando esse vazamento do mesmo processo evidenciado na neovascularização de coroide.

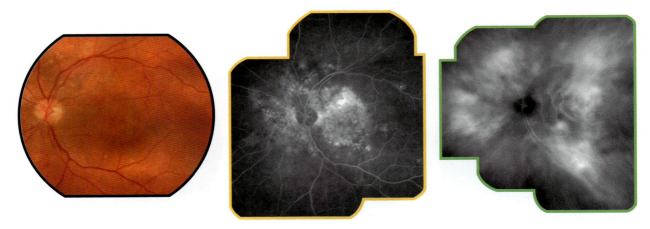

Nesta imagem há um vazamento coroidal disseminado que pode ser observado na angiografia com ICG (direita) indicando hiperpermeabilidade coroidal, uma característica da CSC. A angiografia com ICG revela anormalidades coroidais que não podem ser detectadas com fotografias coloridas ou na angiografia com fluoresceína (medial). A angiografia com fluoresceína mostra uma hiperfluorescência devida à atrofia epitelial pigmentar da retina sobrejacente a um coriocapilar intacto. A impregnação da coroide pode ser observada na angiografia com ICG devido à presença de fibrina, que pode ter uma afinidade com a molécula do corante de indocianina verde. Em contrapartida, a fibrina é transparente na angiografia com fluoresceína.

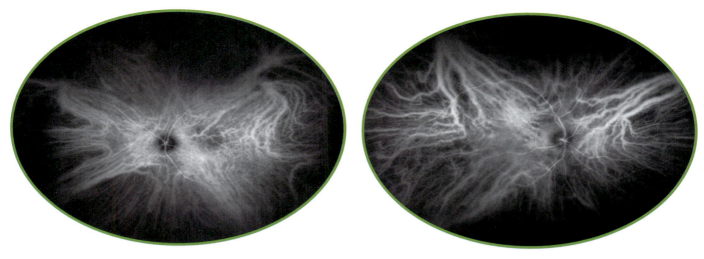

A angiografia com ICG de grande angular demonstra em fases iniciais uma dilatação dos vasos coroidais que pode estar associada à congestão de todas as ampolas das veias vorticosas *(imagem à esquerda)* ou de veias vorticosas específicas, neste caso superotemporal e superonasal *(imagem à direita)*.

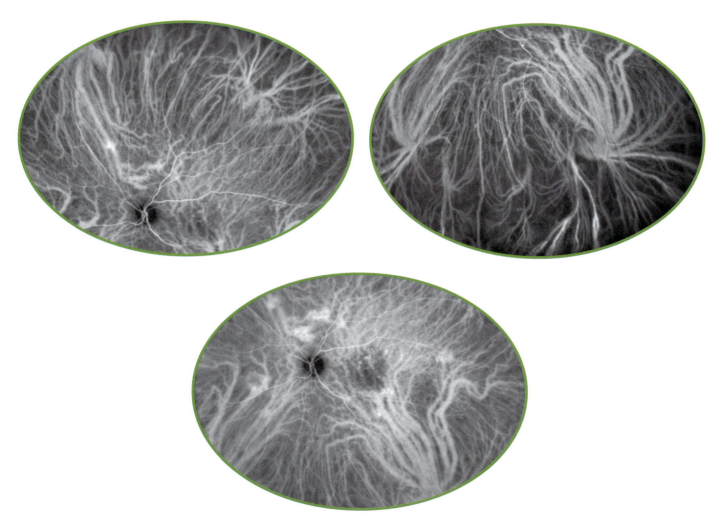

A angiografia com ICG de grande angular demonstra em fases iniciais uma dilatação dos vasos coroidais e uma congestão das ampolas das veias vorticosas, que podem ser mais bem visualizadas na parte superior *(no topo da imagem à esquerda)* e na parte inferior *(no topo da imagem à direita)*.

# Tomografia de Coerência Óptica (OCT) na CSC

## Descolamento Seroso da Retina

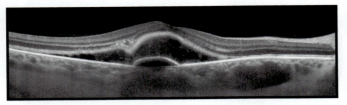
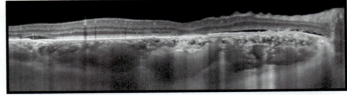

Os pacientes com CSC demonstram com frequência uma coroide espessa ou "paquicoroide", que é visualizada claramente com a imagem de OCT *swept-source*, conforme mostrado nas imagens acima. A imagem à esquerda mostra um descolamento seroso com fibrina sobrejacente a um DEP. Há espessamento da coroide e grandes vasos coroidais dilatados ou "paquivasos" abaixo da área de patologia. A imagem à direita mostra fluido sub-retiniano superficial em um paciente com CSC crônica. Observe a coroide anormalmente espessada e os paquivasos grosseiramente dilatados.

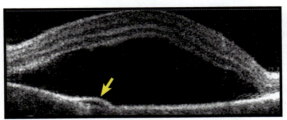
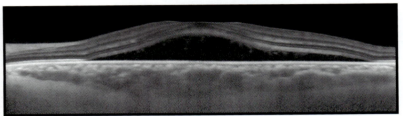

A OCT é muito útil no diagnóstico e tratamento da CSC. A imagem à esquerda mostra um descolamento seroso sobrejacente a um DEP *(seta)*. A imagem à direita mostra um descolamento seroso com um acúmulo de material hiper-refletivo na superfície inferior da retina. Esse material pode constituir segmentos externos de fotorreceptores degenerados ou fibrina.

## Descolamento Epitelial Pigmentar (DEP)

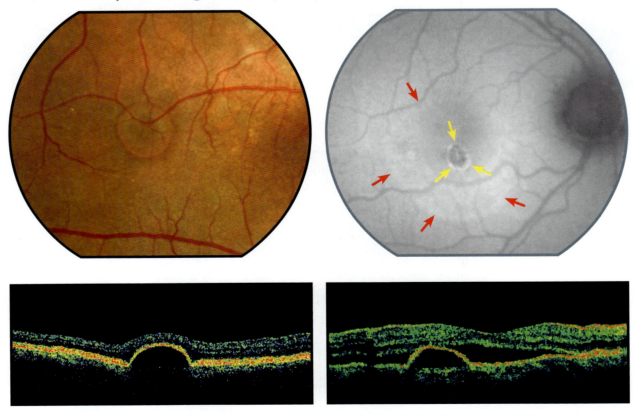

Os descolamentos do epitélio pigmentar da retina (DEPs) são uma característica particular da CSC. A imagem por OCT é muito útil para detectar os DEPs. Ao contrário dos DEPs drusenoides e vascularizados observados na degeneração macular relacionada à idade, o espaço do epitélio pigmentar sub-retiniano dos DEPs é hiporrefletivo. A retinografia colorida *à esquerda* mostra um DEP com a OCT correspondente abaixo desse processo. A imagem de autofluorescência do fundo ocular (AF) *à direita* e a OCT abaixo mostram um descolamento epitelial pigmentar e um descolamento retiniano seroso combinados. Um duplo anel de hiperautofluorescência pode ser observado na imagem de autofluorescência do fundo ocular (AF), sendo o anel maior *(setas vermelhas)* devido ao fluido sub-retiniano e o anel menor *(setas amarelas)*, ao DEP.

## Degeneração Macular Cistoide

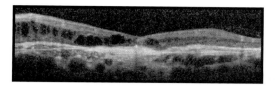 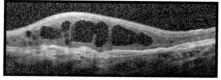 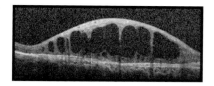

A degeneração macular cistoide é uma complicação reconhecida da CSC crônica, e ocorre em aproximadamente 21% dos casos. A degeneração macular cistoide pode variar da forma leve *(imagem à esquerda)* à intensa *(imagem à direita)*. Tipicamente, a degeneração macular cistoide ocorre nos olhos que demonstram danos retinianos externos irreversíveis manifestados por rupturas na membrana limitante externa e na zona elipsoide conforme os achados na OCT. Após a resolução das alterações degenerativas cistoides, ocorre a atrofia da retina.

## Autofluorescência do Fundo Ocular (AF) na CSC

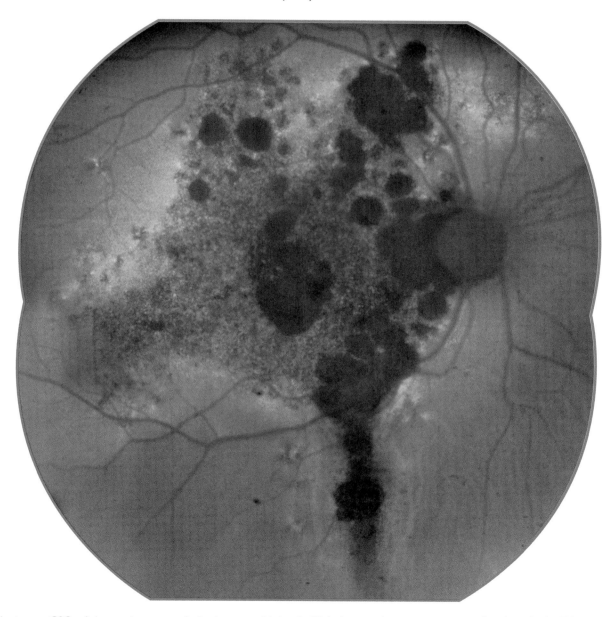

Este paciente com CSC crônica mostra uma profusão de anormalidades de AF. As áreas muito escuras correspondem à atrofia do EPR e dos fotorreceptores. A autofluorescência granular constitui áreas de um descolamento anterior que foi resolvido com uma atrofia menos grave. As áreas de hiperautofluorescência na imagem constituem células em risco ou denotam áreas de descolamento persistente. *Imagem por cortesia do Dr. Richard Spaide*

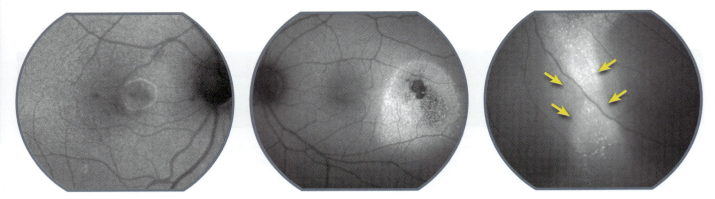

O DEP apresenta um anel de hiperautofluorescência *(imagem à esquerda)*. Os descolamentos agudos ou resolvidos aparecem hiperautofluorescentes *(imagem do centro)*. A área hipoautofluorescente nesse paciente corresponde ao tratamento prévio com fotocoagulação a *laser*. Um descolamento neurossensorial gravitacional crônico apresenta uma coluna interna de hiperautofluorescência *(setas)*.

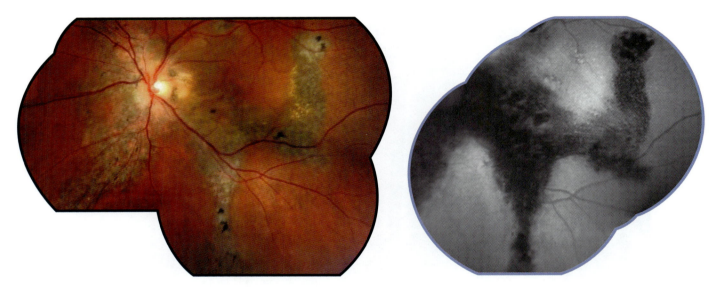

Este paciente com CSC crônica apresenta áreas de atrofia gravitacional do EPR a partir dos descolamentos crônicos. À medida em que os descolamentos neurossensoriais se deslocam na direção inferior, há uma alteração degenerativa pigmentar e atrófica. Essas alterações são muito características da CSC crônica, mas podem ser produzidas por outras causas de exsudação na mácula central, tais como vazamento de hemangiomas coroidais e doença disciforme na degeneração macular relacionada à idade.

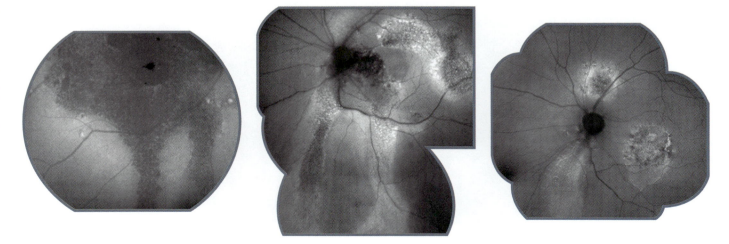

O EPR atrófico aparece hipofluorescente enquanto as áreas de descolamentos agudos ou resolvidos aparecem hiperautofluorescentes devido à liberação de fotorreceptores retinianos externos no espaço sub-retiniano e à exposição da autofluorescência do EPR normal nas áreas do afinamento retiniano externo. *Imagens por cortesia do Dr. Richard Spaide*

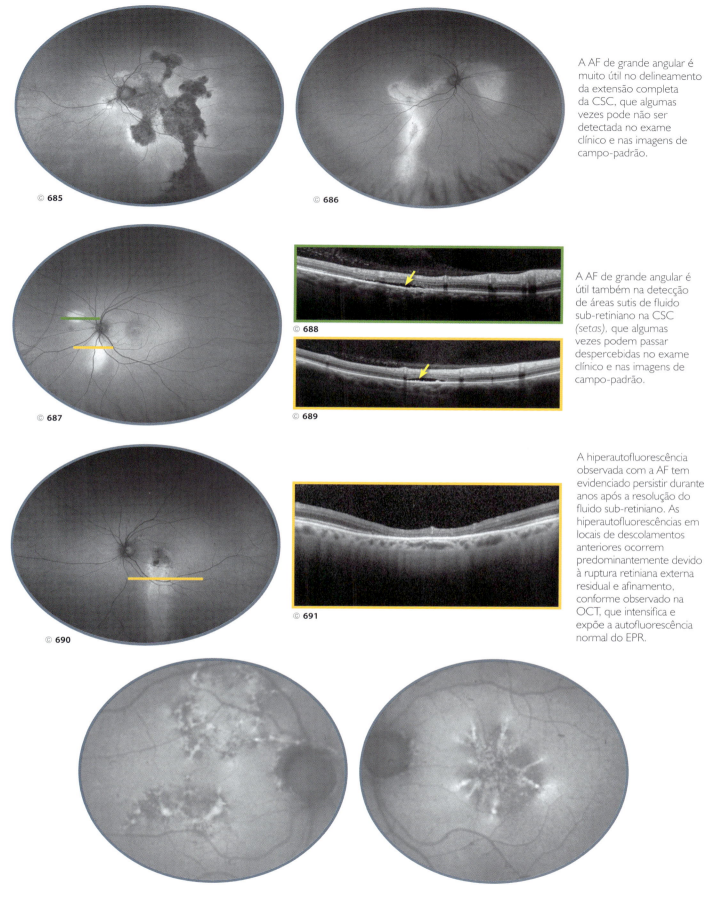

A AF de grande angular é muito útil no delineamento da extensão completa da CSC, que algumas vezes pode não ser detectada no exame clínico e nas imagens de campo-padrão.

A AF de grande angular é útil também na detecção de áreas sutis de fluido sub-retiniano na CSC (setas), que algumas vezes podem passar despercebidas no exame clínico e nas imagens de campo-padrão.

A hiperautofluorescência observada com a AF tem evidenciado persistir durante anos após a resolução do fluido sub-retiniano. As hiperautofluorescências em locais de descolamentos anteriores ocorrem predominantemente devido à ruptura retiniana externa residual e afinamento, conforme observado na OCT, que intensifica e expõe a autofluorescência normal do EPR.

As alterações do EPR podem aparecer como um padrão reticular, conforme mostrado no paciente acima, em aproximadamente 25% dos pacientes com CSC. Dessas alterações, 70% ocorrem bilateralmente e são tipicamente assimétricas. O padrão reticular tende a ser multifocal, excêntrico e peripapilar. Geralmente, as alterações ocorrem sobre áreas de DEPs anteriores ou presentes. É importante reconhecer esse padrão reticular de autofluorescência na CSC, e diferenciar esse achado da distrofia padrão.

## CSC Simulando Degeneração Macular Relacionada à Idade (DMRI)

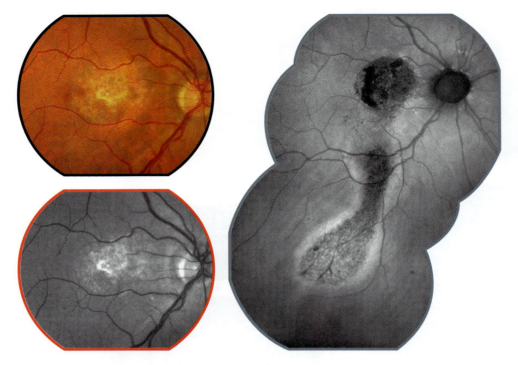

A AF pode ajudar na diferenciação da CSC de outras patologias que podem parecer semelhantes no exame clínico. Este paciente apresenta uma zona de atrofia com metaplasia fibrosa na mácula central e foi diagnosticado inicialmente como portador de degeneração macular relacionada à idade (DMRI). No entanto, uma área de atrofia gravitacional percorrendo o fundo ocular inferior é notada na imagem de autofluorescência. Esse padrão de autofluorescência é muito característico de episódios anteriores de CSC, um diagnóstico que explica também as alterações maculares.

## Olho Assintomático

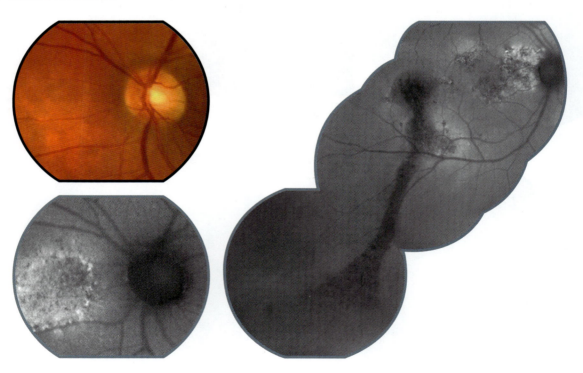

Esses dois pacientes eram assintomáticos. Cada um apresentava um histórico de CSC em um dos olhos. Uma zona de anormalidades de autofluorescência foi observada no lado nasal ao disco óptico *(imagens à esquerda)* em um dos pacientes. O outro paciente apresentava alterações generalizadas de autofluorescência com uma área de EPR atrófico decorrente de um descolamento prévio gravitacional inferior. Houve uma relativa preservação da fóvea responsável pelo estado assintomático desses pacientes.

# Coriorretinopatia Serosa Central Crônica

A CSC crônica é definida como um descolamento que persiste durante mais de 6 meses ou um descolamento recorrente de retina que produz alterações epiteliais pigmentares generalizadas incluindo atrofia. A CSC crônica está associada muitas vezes a um epitélio pigmentar permeável ou incontinente em amplas áreas do fundo ocular. Os vazamentos focais recorrentes podem complicar essa forma da doença.

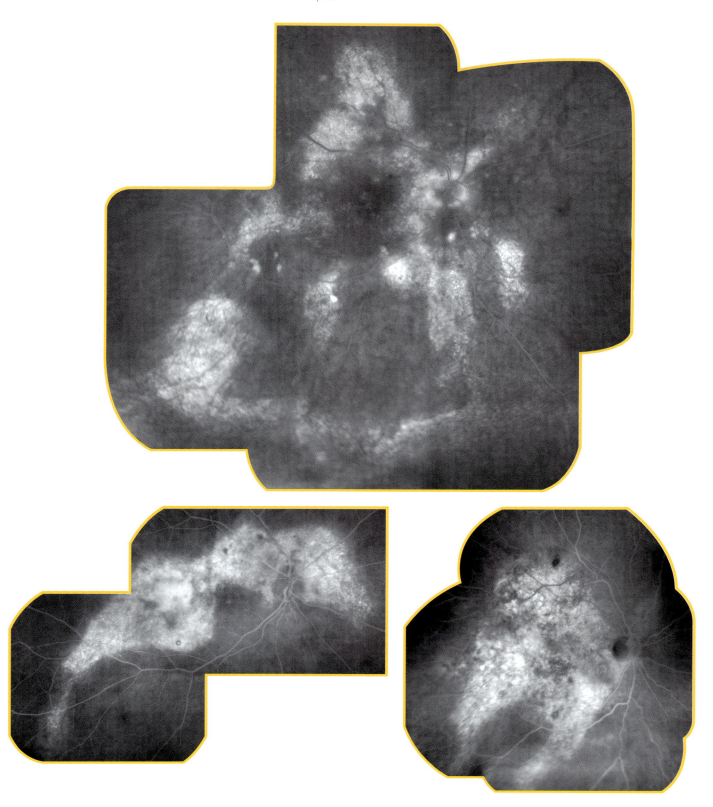

Estes pacientes apresentam CSC crônica. Há uma disseminada descompensação do EPR e de áreas de EPR atrófico decrescentes que correspondem a descolamentos gravitacionais anteriores.

# Fibrina na CSC

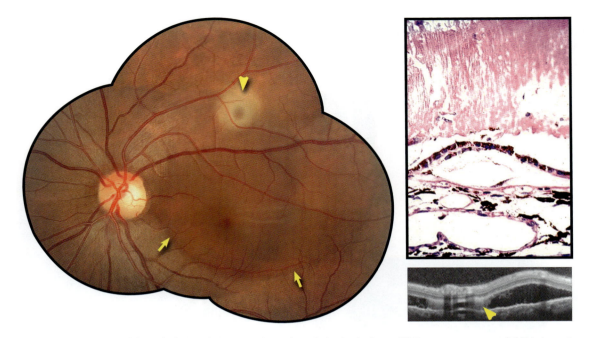

Um grande descolamento seroso da mácula é observado neste paciente *(setas)*. A cúpula de um DEP apresenta pouca visibilidade na área sobrejacente da fibrina *(ponta de seta)*. A histopatologia mostra a presença de fibrina abaixo do epitélio pigmentar e da retina neurossensorial na CSC. A imagem por OCT mostra a fibrina abaixo da retina descolada *(ponta de seta)*. *Patologia cortesia do Dr. G. de Venecia*

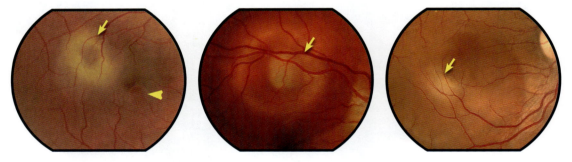

Estes pacientes apresentam fibrina no espaço retiniano subneurossensorial *(setas)*. A fibrina pode ocorrer também abaixo do EPR. Na imagem à esquerda, há também um pequeno DEP seroso *(ponta de seta)* que não está vazando ativamente.

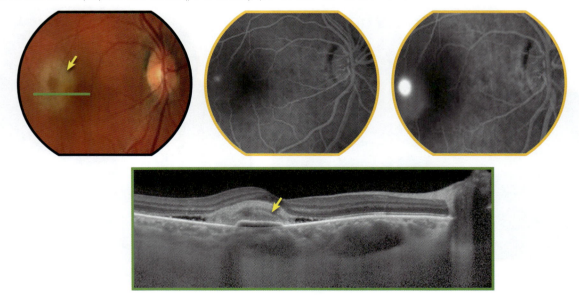

A fibrina é mal visualizada na angiografia com fluoresceína e na imagem de AF. No entanto, essa fibrina pode apresentar uma coloração na angiografia com ICG, e aparece como um material hiper-refletivo sub-retiniano na OCT *(seta)*.

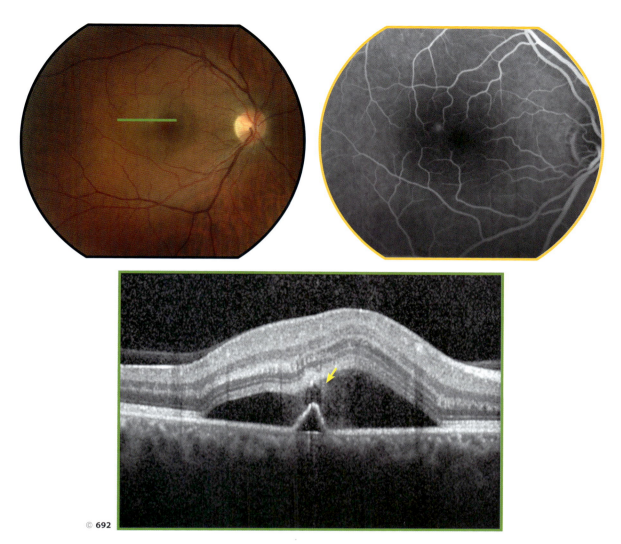

Este paciente apresenta fibrina sub-retiniana na área de descolamento neurossensorial *(parte superior da imagem à esquerda)*. O ponto focal de vazamento aparece hiperfluorescente na autofluorescência *(parte superior da imagem à direita)*. Às vezes, na imagem por OCT, pode ser observada uma área arredondada ou oval de luminosidade *(seta)* na região da fibrina sub-retiniana, e geralmente esse processo se correlaciona ao defeito no EPR subjacente.

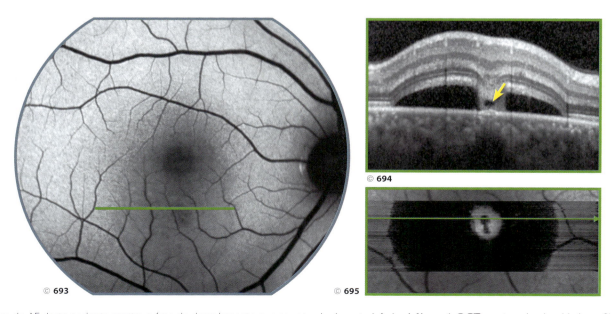

A imagem de AF deste paciente mostra a área de descolamento que se estende da parte inferior à fóvea. A OCT mostra a luminosidade na fibrina *(seta)*, que apresenta uma aparência de "fumaça de chaminé" na imagem de projeção frontal (*en face*) por OCT *(parte inferior da imagem à direita)*.

## Microfissura do DEP (por Explosão) na CSC

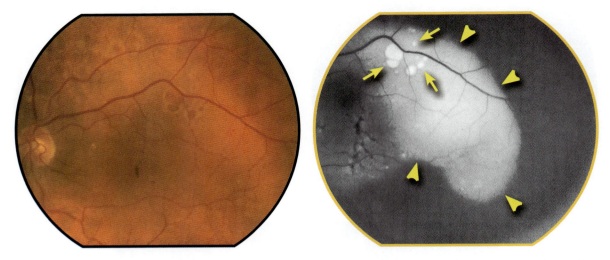

Em alguns casos de CSC, será observado um enorme DEP *(pontas de seta)*. Esses DEPs podem estar associados a uma ou mais microfissuras ou "explosões" *(setas)*. Essas explosões levam a descolamentos neurossensoriais, mas eventualmente esses processos são resolvidos, já que o epitélio pigmentar prolifera para fechar os espaços das microfissuras.

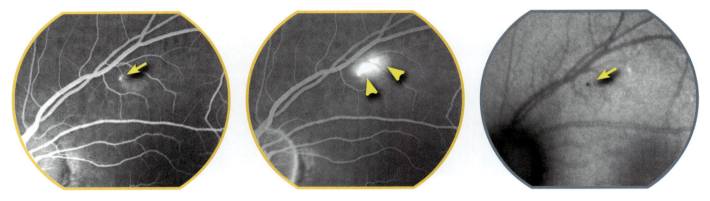

A fase inicial da AF mostra um vazamento focal do EPR *(seta)* na borda de um DEP. A fase final da AF revela o acúmulo do corante no espaço sub-retiniano *(pontas de seta)*. A imagem correspondente à AF *(à direita)* mostra a hiperautofluorescência no local do vazamento agudo do EPR *(seta)* a partir da ausência do EPR ou dos processos denominados como "explosão" ou microfissura do EPR.

## Fissura do EPR na CSC

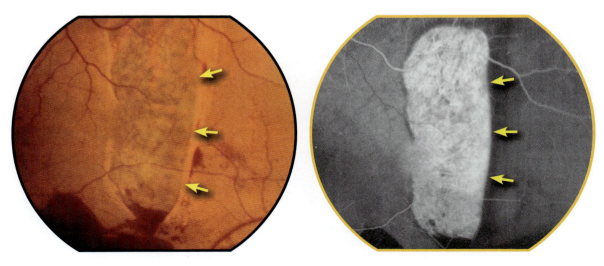

Na CSC, podem ocorrer grandes fissuras *(setas)* no EPR com ou sem hemorragia sub-retiniana. Este paciente apresentou uma enorme fissura no EPR com sangramento sub-retiniano. A resolução espontânea das alterações sero-hemorrágicas ocorreu sem evidências de neovascularização coroidal. *Imagens por cortesia do Dr. Stuart Green*

# Descolamento de Conteúdo Bolhoso na CSC

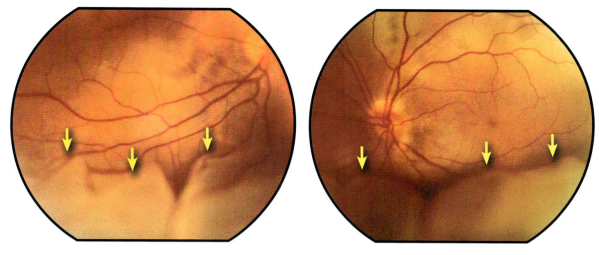

Na CSC crônica ou grave, um descolamento gravitacional pode ser de natureza bolhosa com acúmulo de fluido se estendendo para o pólo posterior e às vezes alcançando a mácula *(setas)*. *Cortesia dos Drs. Richard Rosen e Joseph Walsh*

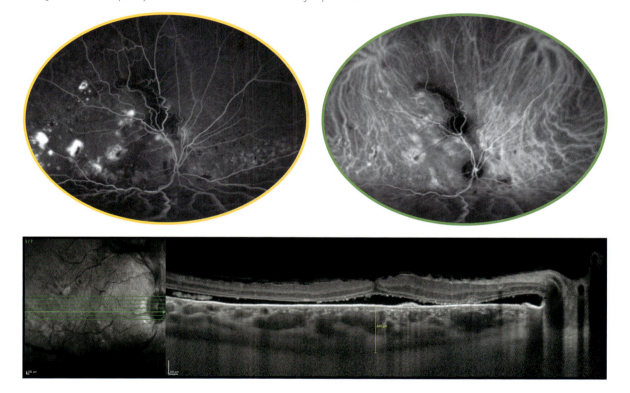

Este paciente com CSC apresenta um descolamento retiniano bolhoso na parte inferior. A angiografia com fluoresceína de grande angular mostra áreas multifocais de vazamento e a angiografia com ICG de grande angular mostra a hiperpermeabilidade na coroide com paquivasos coroidais dilatados incluindo as ampolas das veias vorticosas superiores. A tomografia de coerência óptica com imagem aprimorada em profundidade (EDI-OCT) do olho direito mostra o fluido sub-retiniano e uma coroide espessa com paquivasos coroidais grosseiramente dilatados.

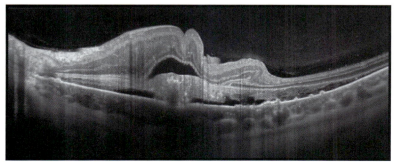

Esta imagem por OCT *swept-source* do olho esquerdo do paciente mostra o fluido sub-retiniano com dobras retinianas e fibrose sub-retiniana. Existem paquivasos coroidais dilatados semelhantes àqueles observados no olho direito.

## Tratamento

A fotocoagulação a *laser* guiada por uma angiografia com fluoresceína pode ser aplicada em um vazamento epitelial pigmentar para resolver o descolamento na CSC. Quando o vazamento está próximo do centro da mácula ou se houver incontinência difusa do EPR, a terapia fotodinâmica (TFD) pode ser considerada.

## Terapia Fotodinâmica e CSC

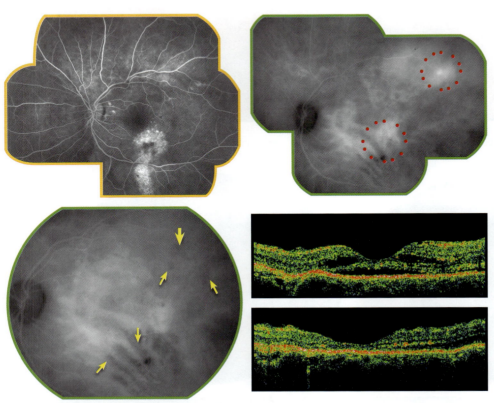

Este paciente apresenta um área atrófica gravitacional e descolamento retiniano sensorial persistente com degeneração macular cistoide evidenciada pela imagem por OCT. A angiografia com ICG mostra várias áreas de hiperpermeabilidade coroidal *(parte superior à direita)*. As duas áreas de vazamento foram tratadas com TFD *(anéis vermelhos)*. Houve resolução do descolamento confirmada pela imagem por OCT. A angiografia com ICG após o tratamento mostra a hipofluorescência da coroide logo após a TFD *(setas)*. A reperfusão dos vasos coroidais ocorre 2 a 4 semanas após o tratamento. Houve atrofia foveal a partir do fluido sub-retiniano crônico. Embora o descolamento seja resolvido após o tratamento, pode ocorrer um descolamento recorrente. *Imagens superior e inferior à esquerda por cortesia do Dr. Lee Jampol*

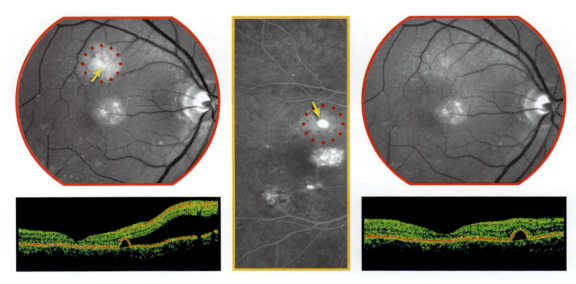

Neste paciente com CSC crônica houve um vazamento focal na mácula temporal superior *(setas)*. A OCT revelou um descolamento do EPR e um descolamento retiniano neurossensorial. A TFD foi aplicada *(anéis vermelhos)* no vazamento. O descolamento apresentou resolução e não deixou qualquer dano epitelial pigmentar significativo *(parte superior à direita)*. A retina neurossensorial é plana, mas o DEP persistiu, conforme é observado na OCT *(parte inferior à direita)*.

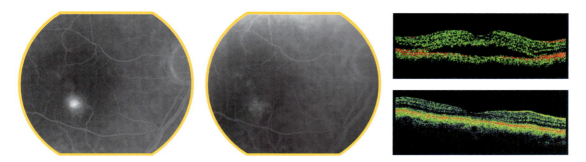

Este paciente com CSC apresentava um vazamento justafoveal que foi tratado com TFD de média fluência. Houve a resolução do descolamento em 2 semanas. Ocorreu uma alteração clínica discreta no EPR após o tratamento *(imagem à direita)*. As imagens por OCT mostram o descolamento antes do tratamento e a resolução após o tratamento. A fotocoagulação a *laser* do foco de vazamento agudo do EPR também é eficaz na resolução do descolamento associado da retina. Entretanto, o *laser* térmico deixará uma cicatriz atrófica que pode afetar a visão quando o tratamento for aplicado próximo à área de fixação.

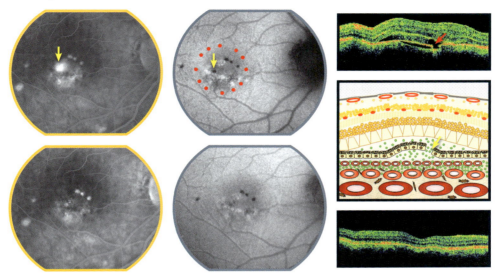

Este paciente apresenta um vazamento ativo próximo da fóvea *(seta)* com alterações epiteliais pigmentares crônicas. Uma área focal de hipoautofluorescência correspondeu ao vazamento ativo. A OCT mostra uma "explosão" no epitélio pigmentar *(seta)*, uma elevação epitelial pigmentar superficial, um descolamento neurossensorial e a fibrina entre o EPR e a retina descolada. Após a TFD *(anel vermelho)*, houve fechamento do vazamento, resolução do descolamento e reconstituição do EPR. A OCT mostra a resolução do descolamento *(parte inferior à direita)*. A imagem esquemática sugere que há exsudação na coroide interna *(pontos verdes)* na CSC que causa uma elevação do EPR. Existe uma "explosão" ou microfissura no epitélio pigmentar *(seta)* e vazamento desse exsudato para o espaço retiniano subneurossensorial.

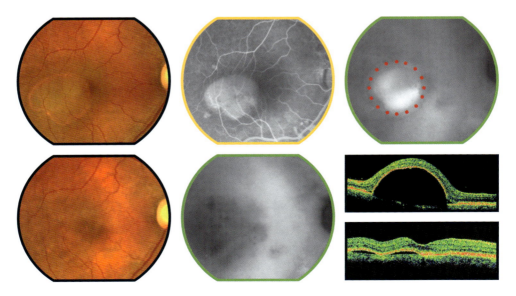

Este paciente com CSC apresentava um grande DEP. A angiografia com fluoresceína mostrou um preenchimento homogêneo. Este paciente apresentava uma grave metamorfose comprometendo sua visão central. A angiografia com ICG mostrou vazamento sob o DEP. A TFD foi realizada guiada pela angiografia com ICG *(anel vermelho)*. O paciente apresentou uma resolução quase completa do DEP em 10 dias, e a retina permaneceu plana durante 3 anos de acompanhamento. As imagens por OCT demonstram as aparências antes do tratamento e 10 dias após o tratamento do DEP.

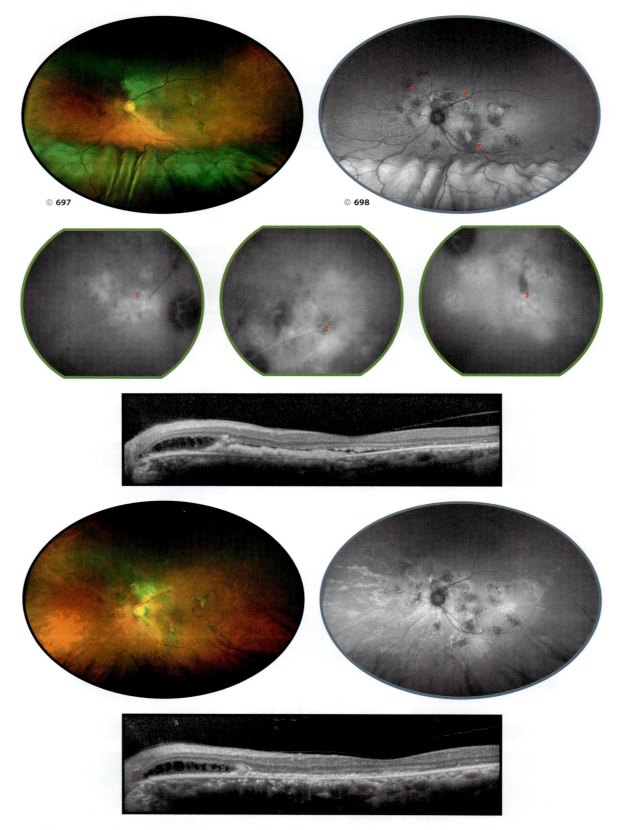

Um homem de 50 anos de idade apresentou um descolamento gravitacional inferior devido à variante bolhosa de CSC. Vários focos de alterações do EPR foram observados na AF de grande angular *(parte superior à direita)*. A angiografia com ICG *(segunda fileira)* revela três áreas de vazamento *(1, 2 e 3)*, que são evidenciadas também na imagem de AF. A fibrina sub-retiniana extensa é evidente na tomografia de coerência óptica de domínio espectral (SD-OCT) como um fluido sub-retiniano e um fluido intrarretiniano. A TFD de média fluência foi aplicada nos três locais de vazamento, e houve completa resolução do fluido sub-retiniano em 4 meses *(quarta fileira)*. As alterações de hiper e hipoautofluorescência são observadas na imagem de AF. A SD-OCT demonstra a resolução total do FSR (fluido sub-retiniano) e redução significativa na fibrina sub-retiniana. *Imagens por cortesia da Dra. Irene Barbazetto*

# Casos Incomuns de CSC

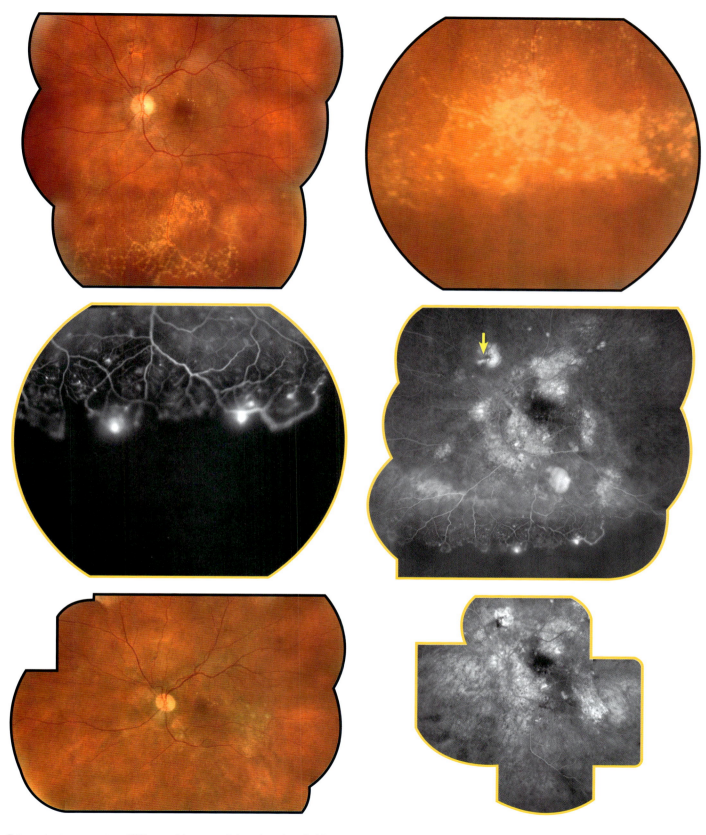

Este paciente apresentou CSC por vários anos. Existe deposição lipídica aparente (ou evidente) no fundo ocular inferior periférico e um descolamento dependente e persistente. A angiografia com fluoresceína revela não perfusão na retina periférica e alterações vasculares telangiectásicas na junção entre a retina perfundida e não perfundida (*parte média à esquerda*). O tratamento a *laser* foi realizado no DEP, onde havia um vazamento focal na área justapapilar superior *(seta)*. Posteriormente, ocorreu a resolução completa do descolamento dependente e a regressão das alterações telangiectásicas.

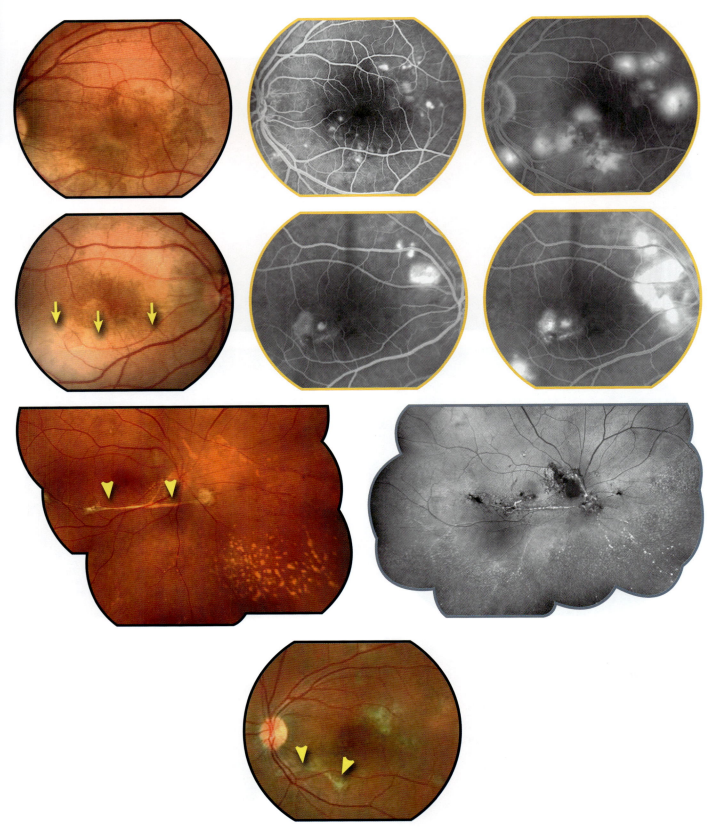

Esta paciente foi diagnosticada com uveíte. Ela apresentava púrpura trombocitopênica idiopática e recebeu altas doses de esteroide, o que levou à CSC crônica. O vazamento multifocal era evidente no segmento posterior de ambos os olhos na angiografia com fluoresceína *(primeira* e *segunda fileiras)*. Houve um descolamento dependente bolhoso em cada olho *(setas)*. O tratamento com fotocoagulação a *laser* foi aplicado nos vazamentos ativos, e houve a resolução do descolamento neurossensorial, mas ocorreu a persistência de alguns dos DEPs. Houve uma sequela de proliferação fibrosa na região sub-retiniana em ambos os olhos *(pontas de seta)* e hiperautofluorescência do fundo ocular devido aos cromóforos residuais no espaço sub-retiniano, que foram liberados gradualmente.

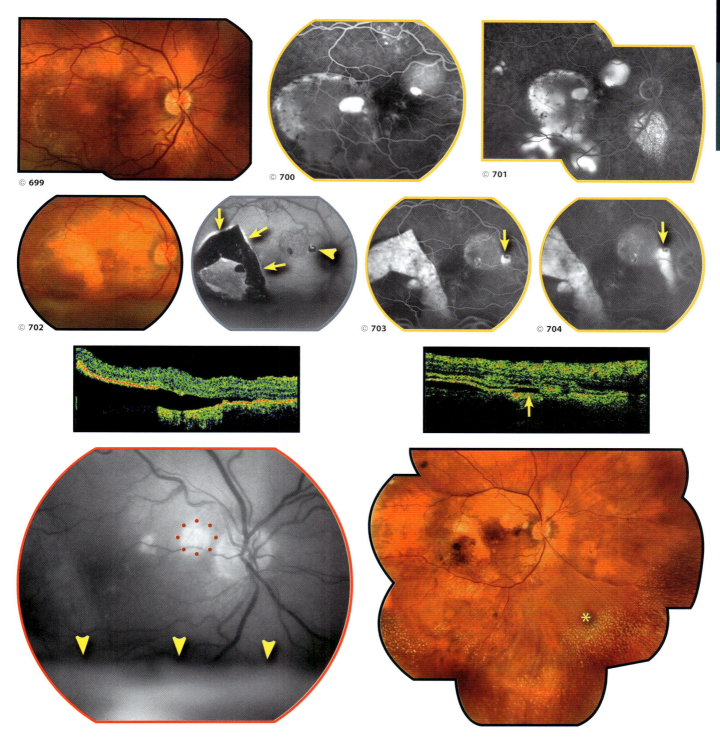

Este paciente apresentava CSC crônica em ambos os olhos. Havia grandes DEPs e um descolamento dependente neurossensorial bolhoso na parte inferior *(pontas de seta)*. Ele apresentava uma fenda para o epitélio pigmentar *(setas)*, que foi claramente delineada com a AF *(segunda fileira)*. As bordas da fenda estavam espiraladas, o que produziu uma margem de hiperautofluorescência. A OCT mostra uma descontinuidade no EPR correspondente à fenda *(terceira fileira à esquerda)*. Provavelmente, um vazamento ocorreu na borda do DEP próximo do disco *(segunda fileira, setas)*. Observe o vazamento de fluoresceína que se move para o descolamento inferior bolhoso ("vazamento descendente"). A OCT revelou uma fenda epitelial pigmentar na mácula temporal e uma "explosão" na borda do epitélio pigmentar na mácula nasal *(terceira fileira, seta)*, onde houve o vazamento ativo. O tratamento a *laser* foi realizado no vazamento "por explosão" *(anel vermelho, parte inferior à esquerda)*. Eventualmente, houve a resolução total do descolamento bolhoso com exsudato residual no espaço sub-retiniano *(asterisco, parte inferior à direita)*.

# Doença Paquicoroide

O termo paquicoroide (do grego *paqui* = espesso) refere-se a um fenótipo de diversos distúrbios com acometimento da coroide que compõem um espectro de manifestações clínicas e um provável mecanismo subjacente. Esses distúrbios incluem a epiteliopatia pigmentar paquicoroide, a CSC, a neovasculopatia paquicoroide e a neovasculopatia polipoidal da coroide.

O fenótipo é caracterizado pelos seguintes aspectos: (1) vasos coroidais dilatados de forma focal com hiperpermeabilidade coriocapilar sobrejacente na angiografia com ICG e (2) vasos coroidais externos dilatados ("paquivasos") na SD-OCT com perda de volume nos coriocapilares sobrejacentes e nas camadas de Sattler. A tesselação do fundo ocular é reduzida especificamente nas áreas onde a coroide é espessa.

A incorporação de novas modalidades de imagens refinou a definição do fenótipo paquicoroide para salientar a morfologia dos paquivasos sobre a espessura coroidal absoluta. A OCT *swept-source* rapidamente possibilita varreduras transversais da coroide com um padrão denso de rastreamento, permitindo que as varreduras resultantes sejam segmentadas e seccionadas nos planos arbitrários de imagens. A OCT permite a imagem de resolução em profundidade da circulação coroidal sem as limitações impostas pela hiperpermeabilidade, e oferece novas perspectivas ao entendimento da neovasculopatia paquicoroide e da doença polipoidal.

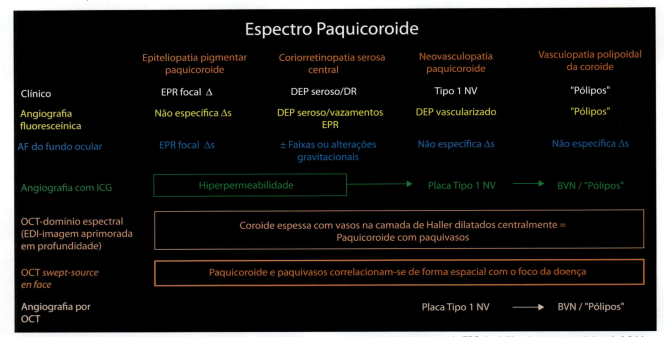

Siglas: AF (autofluorescência); BVN (rede vascular ramificada); DEP (descolamento epitelial pigmentar); EPR (epitélio pigmentar retiniano); NV (neovascularização); OCT (tomografia de coerência óptica).

A tabela apresentada resume os achados nas imagens multimodais que unificam e diferenciam distúrbios no espectro paquicoroide.

## Epiteliopatia Pigmentar Paquicoroide

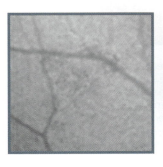
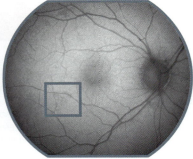
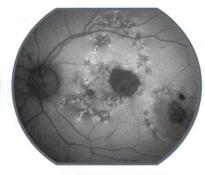
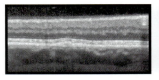
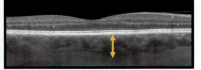
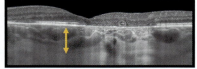

Este paciente apresenta CSC crônica no olho esquerdo complicada pela atrofia geográfica e tubulações retinianas externas. A autofluorescência do fundo ocular mostra a extensão da atrofia na fóvea e as alterações extrafoveais do EPR. O olho direito não apresenta histórico de fluido sub-retiniano, mas mostra alterações do EPR (amplificadas). Nessa área, são observados paquivasos na OCT transversal com atrofia dos coriorcapilares sobrejacentes. A espessura coroidal subfoveal é de 490 μm bilateralmente *(setas com ponta dupla)*. Portanto, o olho direito está classificado como portador de epiteliopatia pigmentar paquicoroide.

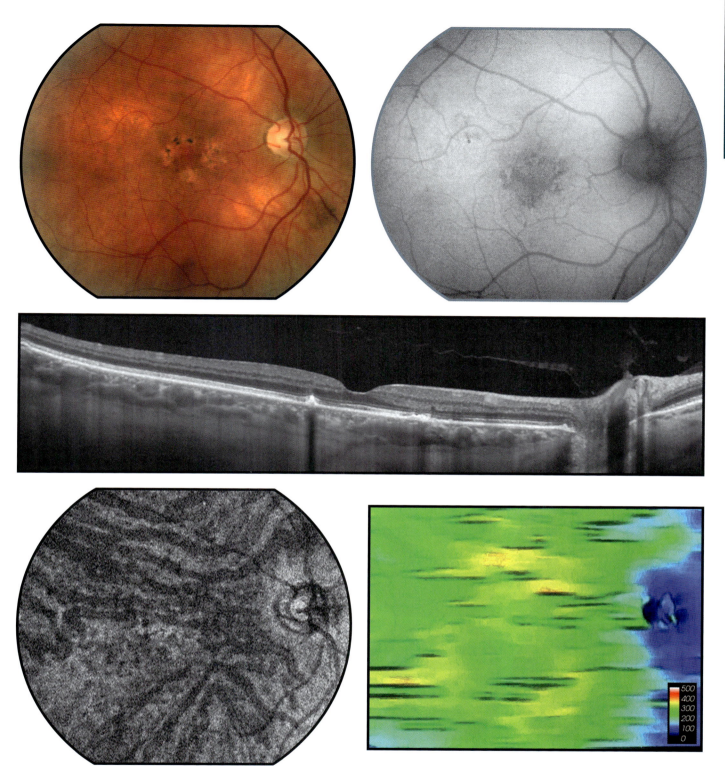

Este paciente com epiteliopatia pigmentar paquicoroide não apresenta histórico de fluido sub-retiniano detectável, mas revela alterações epiteliais pigmentares na fóvea na ausência de drusas. A OCT *swept-source* mostra paquivasos subfoveais com perda de coriocapilares nas áreas de alteração do EPR. A OCT *swept-source en face* (segmentada 160 μm abaixo da membrana de Bruch) mostra a distribuição e a morfologia de paquivasos, que apresentam um grande calibre, considerando-se que atravessam o local da patologia. O mapa da espessura da coroide (mícrons) mostra que a coroide é mais espessa onde os paquivasos estão presentes de forma mais acentuada, ou seja, na área superior à fóvea.

# Neovasculopatia Paquicoroide

A neovasculopatia paquicoroide constitui a neovascularização do tipo 1 que surge no cenário paquicoroide, o que pode ocorrer mesmo nos olhos que não apresentam histórico confirmado de CSC ou descolamento retiniano neurossensorial. A ausência ou escassez de drusas associadas ao espessamento da coroide e aos paquivasos diferenciam essa forma de neovascularização da DMRI. O tecido neovascular do tipo 1 propriamente dito adquire a forma específica de um DEP irregular superficial. A neovasculopatia paquicoroide pode ser complicada por lesões polipoidais que surgem a partir do tecido neovascular do tipo 1.

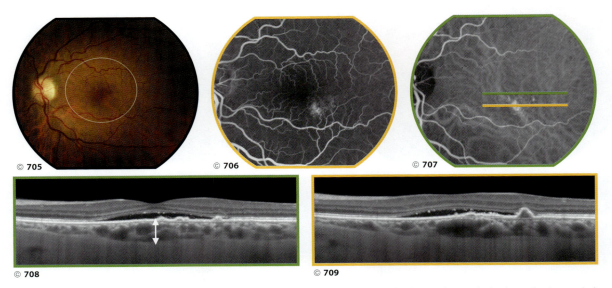

Este paciente apresenta espessamento localizado da coroide evidenciado clinicamente por uma perda das tesselações do fundo ocular dentro da área circulada na retinografia colorida. Uma área focal de vazamento inferior à fóvea, compatível com uma neovascularização do tipo 1, é observada na angiografia com fluoresceína. Essa área aparece hiperfluorescente na angiografia com o corante ICG. Na imagem por OCT, a neovascularização do tipo 1 é observada com o fluido sub-retiniano sobrejacente. Existe espessamento localizado da coroide e dilatação dos vasos coroidais abaixo da neovascularização do tipo 1.

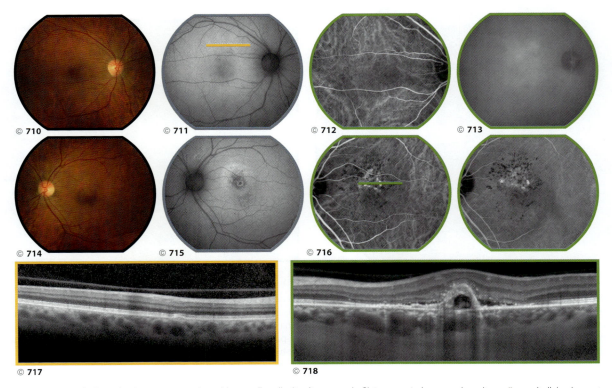

Este paciente apresenta epiteliopatia pigmentar paquicoroide no olho direito (*imagens da fileira superior*), no qual as alterações epiteliais pigmentares são mais bem observadas na AF. Na fase inicial, a angiografia com ICG não tem muita utilidade, mas na fase tardia revela a hiperpermeabilidade na área de alterações localizadas do EPR. A imagem por OCT (*imagem inferior à esquerda*) revela também elevação focal do EPR acima de uma área de vasos coroidais dilatados e de espessamento coroidal. No olho esquerdo (*imagens da segunda fileira*), o paciente apresenta neovasculopatia paquicoroide com uma lesão hiperfluorescente na angiografia com ICG. A imagem por OCT (*imagem inferior à direita*) mostra uma lesão polipoidal circular resultante da neovascularização do tipo 1 associada ao fluido sub-retiniano sobrejacente a um agrupamento de paquivasos (vasos dilatados da coroide externa).

# Angiografia por Tomografia de Coerência Óptica de Neovasculopatia Paquicoroide

A angiografia por OCT *en face* de DEPs irregulares superficiais mostra a morfologia conglomerada do tecido neovascular do tipo 1.

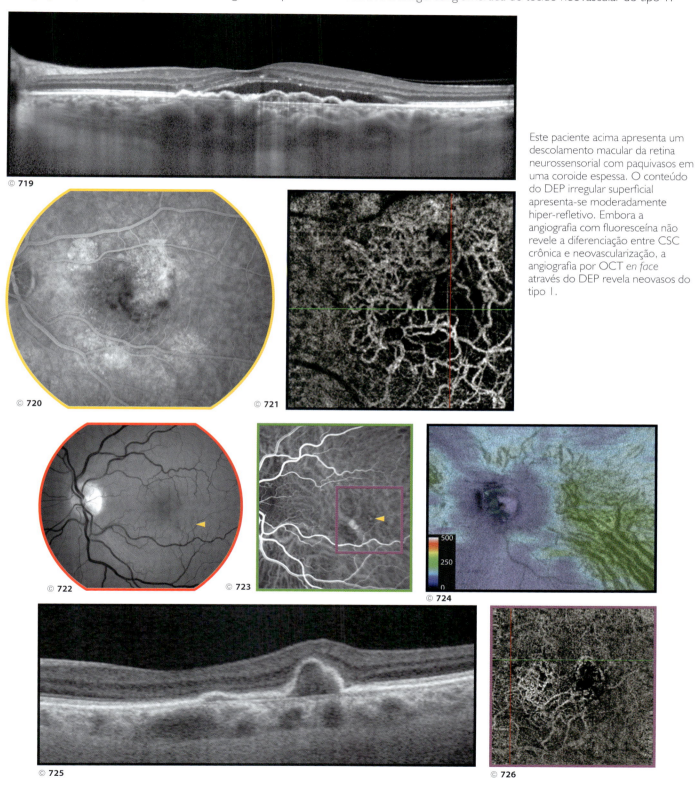

Este paciente acima apresenta um descolamento macular da retina neurossensorial com paquivasos em uma coroide espessa. O conteúdo do DEP irregular superficial apresenta-se moderadamente hiper-refletivo. Embora a angiografia com fluoresceína não revele a diferenciação entre CSC crônica e neovascularização, a angiografia por OCT *en face* através do DEP revela neovasos do tipo 1.

Este paciente apresenta uma lesão polipoidal *(ponta de seta)* resultante de neovascularização do tipo 1 em um contexto paquicoroide. A lesão polipoidal é visível na angiografia com ICG, e sua rede vascular ramificada do tipo 1 é observada como um DEP irregular superficial adjacente na OCT *swept-source* em resolução transversal. A OCT *en face* mostra a distribuição de paquivasos drenando em direção à veia vorticosa ínferotemporal, e o mapa de espessura coroidal sobreposta revela que esse processo é mais acentuado onde os paquivasos ocupam seu volume. A OCT *en face* mostra a morfologia conglomerada da rede vascular do tipo 1, mas a lesão polipoidal propriamente dita é observada como uma área de diminuição de fluxo.

# Maculopatia Viteliforme Polimorfa Exsudativa Aguda

A maculopatia viteliforme polimorfa exsudativa aguda é um distúrbio associado a vários descolamentos retinianos serosos na região macular de ambos os olhos. Várias lesões curvilíneas ovoides ou redondas na cor laranja-amarelada à pálida aparecem no espaço sub-retiniano. As características angiográficas da fluoresceína nesses pacientes podem variar. Algumas lesões menores podem apresentar coloração, enquanto acúmulos maiores de fluoresceína podem bloquear a fluorescência da coroide. Com a autofluorescência do fundo ocular, as lesões normalmente aparecem hiperautofluorescentes. A eletro-oculografia (EOG) apresenta-se normal nesses pacientes e tem havido relatos de neovascularização evoluindo a partir de um distúrbio no epitélio pigmentar. Têm sido relatados casos de resolução lenta, mas muitas vezes incompleta, do material no espaço sub-retiniano. A patogênese do distúrbio é desconhecida, e não há um tratamento estabelecido.

Embora a patogênese esteja indefinida, é importante excluir a malignidade sistêmica, especialmente melanoma, considerando-se que a maculopatia viteliforme polimorfa exsudativa aguda tem sido associada à retinopatia paraneoplásica.

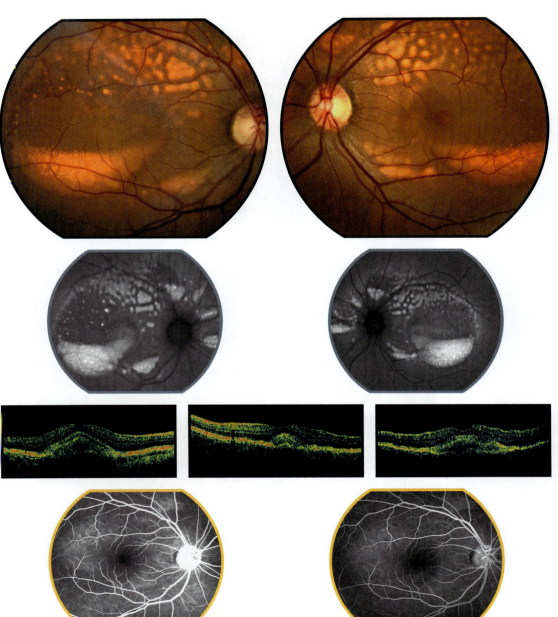

Este paciente desenvolveu maculopatia viteliforme polimorfa exsudativa aguda. Existem várias lesões na cor laranja-amarelada sob a retina no polo posterior e um pouco além das arcadas vasculares superiores. Essas lesões são semelhantes aos descolamentos viteliformes observados na doença de Best. O mesmo aplica-se às imagens de autofluorescência, que revelam hiperautofluorescência (segunda fileira). As imagens por OCT mostram alteração exsudativa abaixo dos descolamentos neurossensoriais. A angiografia fluoresceínica mostra um grau leve de hipofluorescência do fundo ocular. Esse processo é característico dos estágios agudos da doença. À medida que o material persiste, ele se tornará cada vez mais amarelado conforme a avaliação clínica, e mais hipofluorescente na angiografia, semelhante à doença de Best.

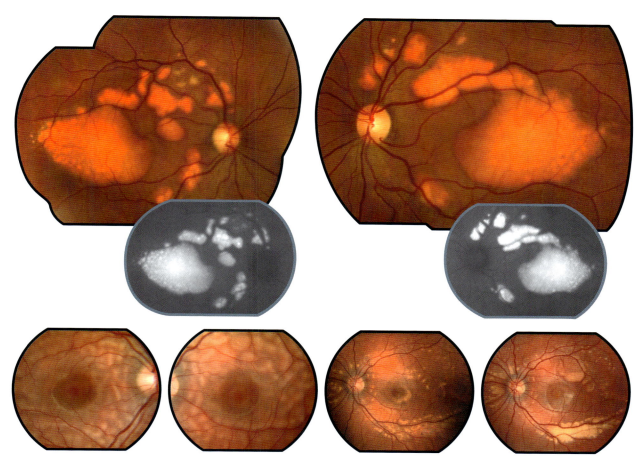

Estes pacientes apresentam também maculopatia viteliforme polimorfa exsudativa aguda. Observe a variação na morfologia entre a apresentação e os estágios posteriores da doença. A exsudação sub-retiniana pode se desenvolver lentamente, alterando as manifestações clínicas observadas originalmente na apresentação da doença *(fileira inferior)*.

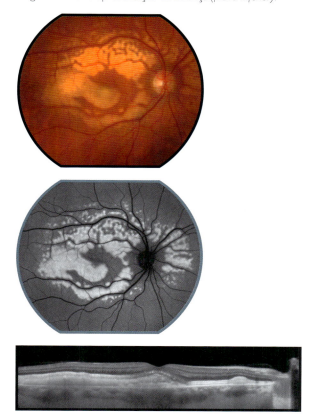

Com a imagem por SD-OCT, o material viteliforme aparece como um material hiper-refletivo no espaço sub-retiniano.

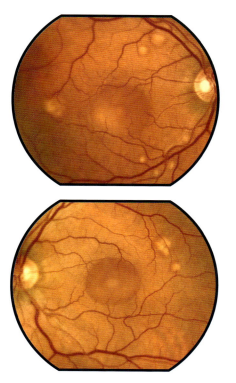

A maculopatia viteliforme polimorfa exsudativa aguda idiopática pode ocorrer também sem muita evidência de material do tipo viteliforme sob os descolamentos em uma distribuição multifocal sem vazamento de fluoresceína. Esses vazamentos não bloqueiam a fluorescência da coroide, conforme observado na doença de Best.

# Síndrome da Efusão Uveal Idiopática

A síndrome da efusão uveal idiopática apresenta-se especificamente com perda de visão de um ou ambos os olhos e um descolamento retiniano exsudativo bolhoso com fluido móvel em homens saudáveis de meia-idade com olhos de comprimento axial normal. As anormalidades congênitas da esclera e das veias vorticosas podem resultar em obstrução intermitente do fluxo venoso de saída, o que causa o acúmulo de proteína extravascular no espaço supracoroidal e o alto teor de proteína observado no fluido sub-retiniano e no líquido cefalorraquidiano desses pacientes. Muitas vezes, a doença é caracterizada por remissões e exacerbações espontâneas na ausência de inflamação intra-ocular e pressão intra-ocular normal. Pode ocorrer a presença de sangue no canal de Schlemm juntamente com uma leve dilatação episcleral. O resultado visual final depende do grau e da duração do descolamento, e a melhora espontânea exige um período de semanas a meses. Vários meses após a apresentação da doença, um padrão de "pele de leopardo" com áreas de espessamento irregular e aglomerados do EPR podem ficar evidentes, e esse processo é mais bem observado na angiografia com fluoresceína. Podem ser realizadas esclerotomias de espessura total de 1 a 2 mm de tamanho, deixadas abertas permanentemente, para permitir a absorção do fluido durante várias semanas. Nos olhos nanoftálmicos, a esclera comprime de forma anormal as veias vorticosas e impede a drenagem venosa, levando desse modo ao desenvolvimento de efusões uveais. Um procedimento de esclerotomia também pode ser utilizado para os pacientes nanoftálmicos.

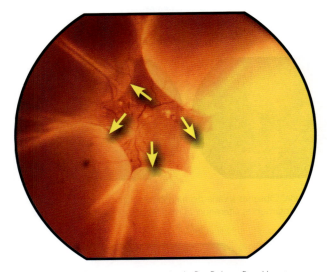

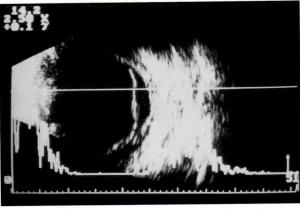

O ultrassom neste paciente com síndrome da efusão uveal idiopática mostra um descolamento retiniano bolhoso com uma coroide difusamente espessa. Enquanto os olhos muito pequenos apresentam risco para essa patologia, a maioria dos casos envolve olhos de tamanho normal.

*Imagem a cores e ultrassom por cortesia do Dr. Robert Brockhurst*

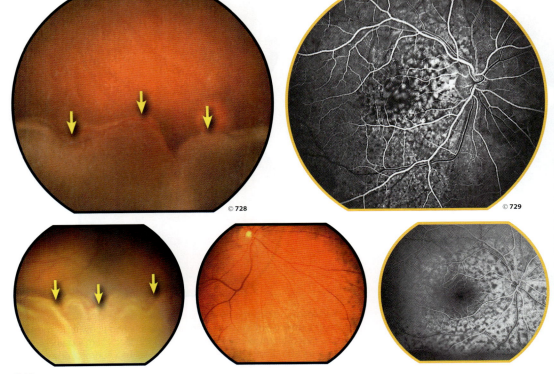

Estes pacientes com a síndrome da efusão uveal apresentavam vários deslocamentos retinianos bolhosos (*setas*). A área amarelada corresponde à fonte de luz externa da câmera (*imagem inferior à esquerda*). Alguns descolamentos bolhosos contêm dobras onduladas. Em fases tardias, o epitélio pigmentar e o disco óptico podem apresentar uma hiperfluorescência induzida pelo descolamento da retina neurossensorial circundante. A angiografia com fluoresceína mostra a aparência de "pele de leopardo" de hiper e hipofluorescência.

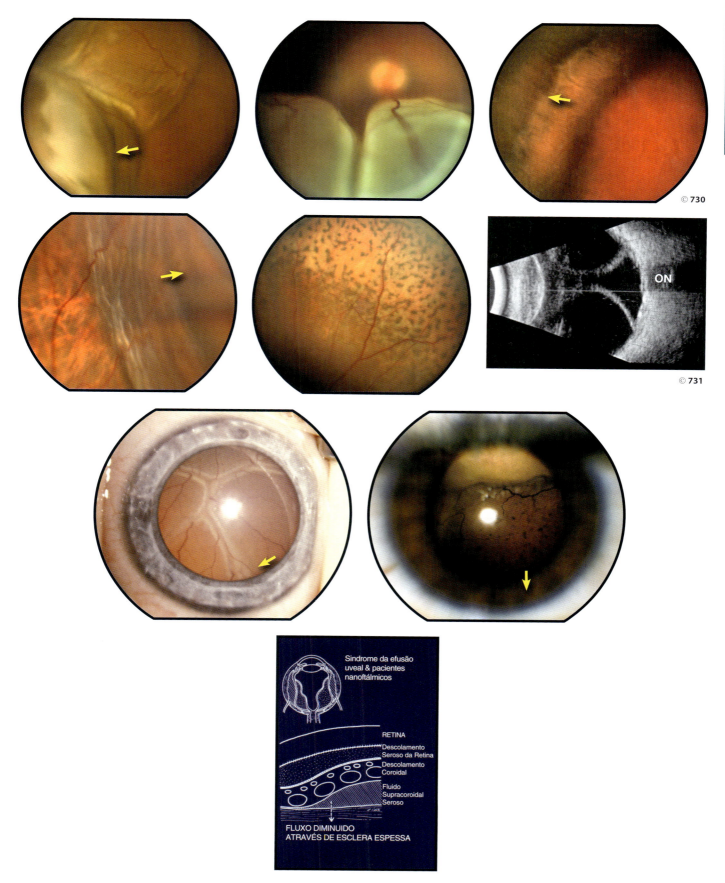

Nestes casos de síndrome da efusão uveal idiopática, são observados descolamentos agudos de retina e coroide *(primeira fileira)*. Existem dobras na retina *(imagem à esquerda na segunda fileira)* e uma aparência de "pe.e de leopardo" após a resolução *(imagem central)*. O ultrassom mostra grandes decolamentos de coroide sem lesões de massa subjacentes *(imagem à direita na segunda fileira)*. Os descolamentos retinianos bolhosos podem ser observados através da pupila dilatada *(terceira fileira)*. O gráfico esquemático sugere o mecanismo para a efusão no olho nanoftálmico.

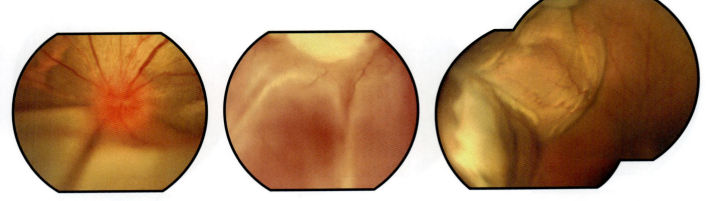

Estes casos de síndrome da efusão uveal idiopática ocorreram em olhos nanoftálmicos. Observe a extensão do descolamento em uma configuração bolhosa na fileira superior.

## Efusão Uveal Posterior Isolada

A efusão uveal posterior isolada é uma condição rara que ocorre na ausência de efusão coroidal periférica, e está associada especificamente à hipermetropia (ou hiperopia) e ao espessamento posterior focal da coroide. Esse processo pode agravar-se com o descolamento seroso e o edema macular, que podem ser tratados com êxito com inibidores da anidrase carbônica por via oral ou tópica.

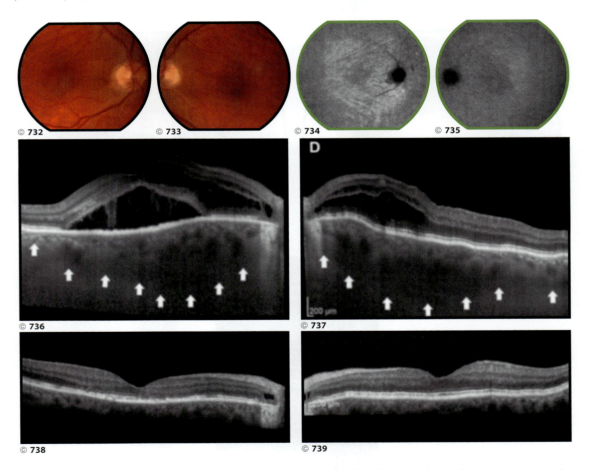

Este paciente apresentava 7 dioptrias de hipermetropia (ou hiperopia) quando era um adulto jovem, e desenvolveu um edema macular no final da idade adulta. Diagnosticado inicialmente como portador de degeneração macular relacionada à idade, esse paciente foi tratado com anti-VEGF e injeções de esteroides, mas não houve sucesso. A angiografia com ICG mostra uma hiperpermeabilidade coroidal no polo posterior. A OCT *swept-source* mostra edema macular e o espessamento coroidal focal *(setas)*. O tratamento com acetazolamida oral resultou na resolução do edema macular *(imagens na parte inferior)*. Imagens por cortesia do Dr. David Browning

# Coriorretinopatia Idiopática após Transplante de Órgãos

Existe uma maculopatia específica que está associada ao transplante de rins e coração. Esses pacientes apresentam um descolamento retiniano crônico, proteína no espaço sub-retiniano, e uma característica aparência de "pele de leopardo" no epitélio pigmentar bilateralmente no polo posterior. Esses pacientes são suscetíveis a adquirir CSC, considerando-se que são frequentemente submetidos ao tratamento com corticosteroides, porém os pacientes com coriorretinopatia idiopática após transplante de órgãos não apresentam DEP ou vazamento focal na angiografia com fluoresceína. Esses pacientes não apresentam também separações coroidais, como os pacientes com a síndrome da efusão uveal idiopática.

O ultrassom B-scan (varredura bidimensional) revelou um espessamento coroidal difuso sem descolamento retiniano associado.

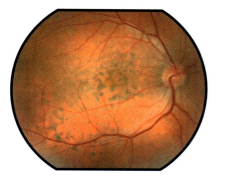
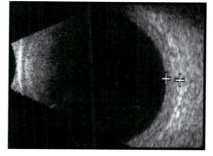
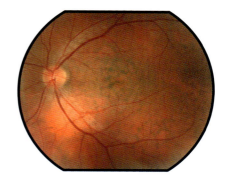

O ultrassom B-scan mostra espessamento difuso da coroide, mas sem descolamento.

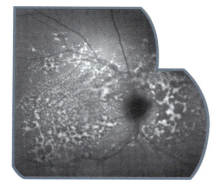
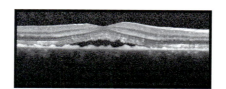
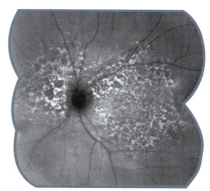

Este homem de 38 anos de idade tinha um histórico de doença renal. Ele apresentou um descolamento retiniano bilateral persistente. Observe a aparência de "pele de leopardo" na AF em cada olho. Essas alterações eram mais acentuadas do que as manifestações evidentes no exame clínico, onde a aparência sutil de "pele de leopardo" foi evidente de forma bilateral. A OCT de alta resolução revelou um exsudato rico em proteínas sem um DEP subjacente a uma mácula central descolada, que é um processo característico do distúrbio.

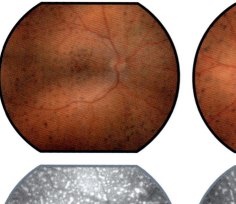
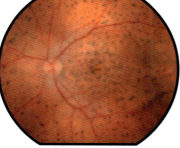
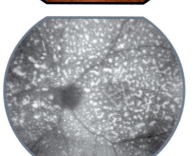
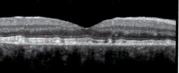

Após a confecção das janelas esclerais, o mesmo paciente mencionado no item B apresentou resolução do fluido sub-retiniano. No entanto, permaneceram as alterações pigmentares extensas do fundo de olho.

# Leituras Sugeridas

Carvalho-Recchia, C.A., Yannuzzi, L.A., Negrão, S., et al., 2002. Corticosteroids and central serous chorioretinopathy. Ophthalmology 109, 1834-1837.

Chan, C.K., Gass, J.D., Lin, S.G., 2003. Acute exudative polymorphous vitelliform maculopathy syndrome. Retina 23, 453-462.

Dansingani, K.K., Balaratnasingam, C., Klufas, M.A., et al., 2015. Optical coherence tomography angiography of shallow irregular pigment epithelial detachments in pachychoroid spectrum disease. Am. J. Ophthalmol 160 (6), 1243-1254, e2.

Dansingani, K., Naysan, J., Balaratnasingam, C., et al., 2016. En face imaging of pachychoroid spectrum disorders with swept-source optical coherence tomography. Retina 36 (3), 499-516.

Elagouz, M., Stanescu-Segall, D., Jackson, T.L., 2010. Uveal effusion syndrome. Surv. Ophthalmol 55 (2), 134-145.

Fawzi, A.A., Holland, G.N., Kreiger, A.E., et al., 2006. Central serous chorioretinopathy after solid organ transplantation. Ophthalmology 113, 805-813.

Gass, J.D.M., Little, H.L., 1995. Bilateral bullous exudative retinal detachment complicating idiopathic central serous chorioretinopathy during systemic corticosteroid therapy. Ophthalmology 102, 737-747.

Goldstein, B.G., Pavan, P.R., 1987. "Blow outs" in the retinal pigment epithelium. Br. J. Ophthalmol 71, 676-681.

Guyer, D.R., Yannuzzi, L.A., Slakter, J.S., et al., 1994. Digital indocyanine green videoangiography of central serous chorioretinopathy. Arch. Ophthalmol 112, 1057-1062.

Iida, T., Yannuzzi, L.A., Spaide, R.F., et al., 2003. Cystoid macular degeneration in chronic central serous chorioretinopathy. Retina 23, 1-7.

Imamura, Y., Fujiwara, T., Spaide, R.F., 2011. Fundus autofl uorescence and visual acuity in central serous chorioretinopathy. Ophthalmology 118 (4), 700-705.

Klufas, M.A., Yannuzzi, N.A., Pang, C.E., et al., 2015. Feasibility and clinical utility of ultra-widefi eld indocyanine green angiography. Retina 35 (3), 508-520.

Lim, J.I., Glassman, A.R., Aiello, L.P., et al., 2014. Collaborative retrospective macula society study of photodynamic therapy for chronic central serous chorioretinopathy. Ophthalmology 121 (5), 1073-1078.

Pang, C.E., Freund, K.B., 2014. Pachychoroid pigment epitheliopathy may masquerade as acute retinal pigment epitheliitis . Invest. Ophthalmol. Vis. Sci 55 (8), 5252.

Pang, C.E., Freund, K.B., 2015. Pachychoroid neovasculopathy. Retina 35 (1), 1-9.

Pang, C.E., Shah, V.P., Sarraf, D., et al., 2014. Ultra-widefi eld imaging with autofl uorescence and indocyanine green angiography in central serous chorioretinopathy. Am. J. Ophthalmol 158 (2), 362-371.

Pautler, S.E., Browning, D.J., 2015. Isolated posterior uveal effusion: expanding the spectrum of the uveal effusion syndrome. Clin Ophthalmol 9, 43-49.

Spaide, R.F., Campeas, L., Haas, A., et al., 1996. Central serous chorioretinopathy in younger and older adults. Ophthalmology 103 (12), 2070-2079.

Spaide, R.F., Hall, L., Haas, A., et al., 1996. Indocyanine green videoangiography of older patients with central serous chorioretinopathy. Retina 16, 203-213.

Spaide, R.F., Klancnik, Jr., J.M., 2005. Fundus autofl uorescence and central serous chorioretinopathy. Ophthalmology 112, 825-833.

Yannuzzi, L.A., 1987. Type A behavior and central serous chorioretinopathy. Retina 7, 111-131.

Yannuzzi, L.A., Freund, K.B., Goldbaum, M., et al., 2000. Polypoidal choroidal vasculopathy masquerading as central serous chorioretinopathy. Ophthalmology 107, 767-777.

Yannuzzi, L.A., Shakin, J.L., Fisher, Y.L., et al., 1984. Peripheral retinal detachments and retinal pigment epithelial atrophic tracts secondary to central serous pigment epitheliopathy. Ophthalmology 91, 1554-1572.

Yannuzzi, L.A., Slakter, J.S., Gross, N.E., et al., 2003. Indocyanine green angiography-guided photodynamic therapy for treatment of chronic central serous chorioretinopathy. Retina 23, 288-298.

# CAPÍTULO 11

# Degenerações Retinianas Periféricas e Descolamento de Retina Regmatogênico

Anomalias Retinianas Periféricas . . . . . . . . . . . . . . . . . . . . . . . .966
Degeneração em *Lattice* . . . . . . . . . . . . . . . . . . . . . . . .967
Roturas Retinianas e Descolamentos Localizados . . . . . . . . . . . . . . .969
Descolamentos de Retina . . . . . . . . . . . . . . . . . . . . . .970
Proliferação Vitreorretiniana (PVR) . . . . . . . . . . . . . . . . . . .977
Retinosquise . . . . . . . . . . . . . . . . . . . . . . . . .979
Tratamento do Descolamento de Retina . . . . . . . . . . . . . . . . .986

# Anomalias Retinianas Periféricas

Cada anomalia da periferia da retina apresenta um risco diferente de descolamento de retina. Algumas destas lesões podem ser manifestações irrelevantes, enquanto outras constituem um alto risco de descolamento, principalmente em pacientes com alto grau de miopia, afacia ou pseudoafacia, descolamento prévio no olho contralateral ou um significativo histórico familiar de descolamento de retina.

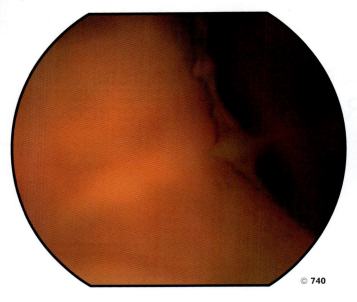

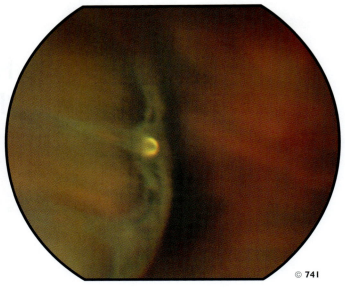

Este paciente apresenta uma prega meridional na *ora serrata* nasal. As pregas meridionais, que são lâminas elevadas de retina neurossensorial periférica, ocorrem em 26% da população e são bilaterais em aproximadamente 50% dos pacientes. Em geral, essa alteração não tem importância clínica.

Paciente com pérola de *ora serrata*. Observe a pérola amarelo-esbranquiçada na *ora*. Esse achado não constitui um fator de risco alto para descolamento.

## Buracos Retinianos

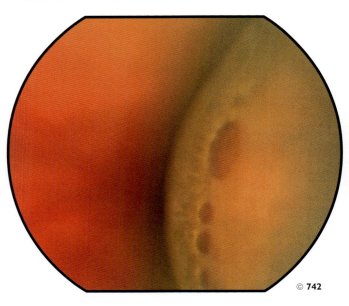

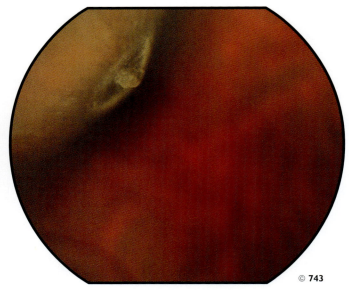

Este paciente apresenta quatro buracos atróficos redondos assintomáticos com descolamento localizado e subclínico de retina. Os buracos foram observados por mais de 20 anos sem evolução aparente.

Esta mulher caucasiana de 27 anos de idade apresenta um tufo cístico de retina com fluido sub-retiniano localizado. Os tufos císticos de retina são lesões periféricas esbranquiçadas e elevadas compostas por tecido glial e com tração associada no ápice devido ao vítreo condensado. Em estudos de autópsias, estes tufos são observados em 5% da população e são clinicamente significativos por estarem associados a aproximadamente 10% dos descolamentos primários de retina. Cerca de 0,28% dos pacientes com estas lesões apresenta descolamentos de retina secundários ao tufo. Portanto, devido à alta prevalência destes tufos na população geral e ao baixo risco de descolamento de retina, os tufos císticos de retinas geralmente não requerem tratamento profilático com fotocoagulação a *laser*.

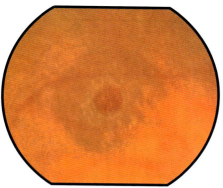
Este é um buraco retiniano sem tração associada. Há um halo adjacente de elevação e perda de transparência da retina.

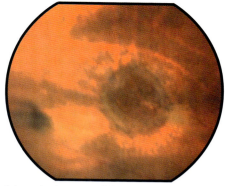
Este maior buraco retiniano está associada a um halo de fluido sub-retiniano e demarcação pigmentar inicial.

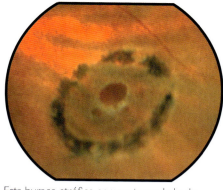
Esta buraco atrófico apresenta um halo de fluido sub-retiniano limitado por um anel de hiperplasia do epitélio pigmentado que demarca a extensão do descolamento localizado.

# Degeneração em *Lattice*

A degeneração em *lattice* é uma doença vitreorretiniana periférica comum observada em 6% a 10% da população. Embora apenas 0,5% a 1% dos olhos com degeneração em *lattice* venha a apresentar descolamento de retina, aproximadamente 20% a 30% dos pacientes com descolamento de retina regmatogênico apresentam degeneração em *lattice*. A degeneração em *lattice* tem muitas morfologias; a mais comum é composta por áreas redondas, lineares ou ovoides localizadas e de orientação circunferencial de adelgaçamento da retina e que, às vezes, são atravessadas por linhas esbranquiçadas que constituem vasos retinianos hialinizados. Outras características são pontos amarelo-esbranquiçados superficiais, áreas com graus variáveis de pigmentação, crateras vermelhas redondas ou lineares, áreas brancas redondas ou lineares, e pequenos buracos atróficos arredondados. No exame histopatológico, a degeneração em *lattice* consiste em um de três achados: adelgaçamento localizado das camadas internas da retina, liquefação do vítreo sobre a retina adelgaçada e condensação do vítreo com aderências vitreorretinianas exacerbadas nas margens da lesão. Embora a degeneração em *lattice* em si seja assintomática, pode estar associada a roturas, descolamentos ou tração de retina, que podem causar moscas volantes, fotopsias ou outros distúrbios visuais. Em alguns olhos com degeneração em *lattice*, o descolamento de retina pode ser secundário às roturas retinianas que se desenvolvem em áreas distantes da degeneração em *lattice*. Geralmente, é recomendado apenas o acompanhamento clínico da degeneração em *lattice* assintomática, e se considera a realização de fotocoagulação profilática nos casos de descolamento de retina prévio no olho contralateral.

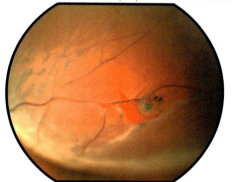
A rotura retiniana em formato de ferradura em uma área de degeneração em *lattice* provocou o descolamento de retina dependente da gravidade. São observadas pregas retinianas com proliferação vitreorretiniana (PVR) em estágio inicial na região inferior na borda do descolamento.

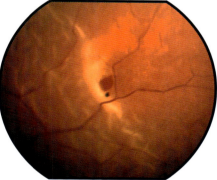
Este paciente apresenta uma rotura na área de *lattice* pigmentada. O buraco é redondo e o descolamento de retina está associado a várias pregas retinianas irregulares. A imagem de tomografia de coerência óptica (OCT) correspondente mostra a rotura retiniana com tração *(seta)* e a resultante elevação da retina.

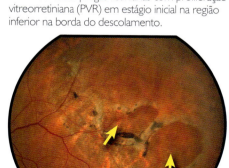
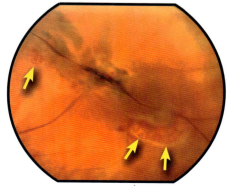
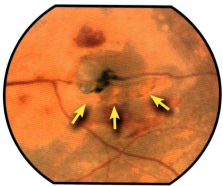
Estes três casos ilustram as diferentes morfologias da degeneração em *lattice*. À esquerda, há vários buracos atróficos *(setas)* delimitados por fibrose localizada e um discreto descolamento. No meio, há degeneração em *lattice* pigmentar paravascular radial com várias roturas em ferradura *(setas)* e descolamento localizado de retina. Na imagem à direita, há uma rotura linear ao longo da degeneração em *lattice* e descolamento localizado *(setas)*. Há também hemorragia localizada no interior e ao redor da área perirretiniana.

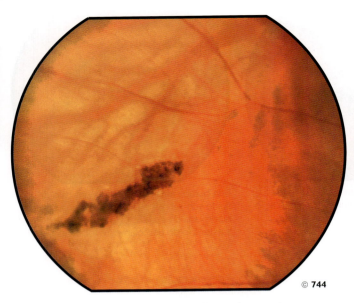

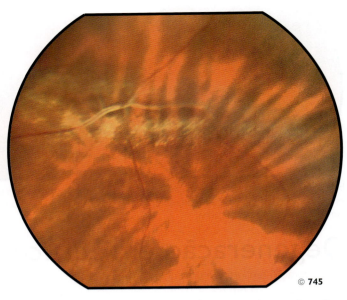

Este paciente apresenta degeneração em *lattice* pigmentada sem patologia associada.

Este paciente apresenta degeneração em *lattice* com algumas alterações atróficas, pontos amarelo-esbranquiçados superficiais e embainhamento dos vasos retinianos.

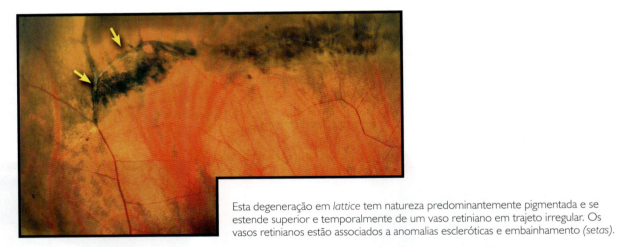

Esta degeneração em *lattice* tem natureza predominantemente pigmentada e se estende superior e temporalmente de um vaso retiniano em trajeto irregular. Os vasos retinianos estão associados a anomalias escleróticas e embainhamento *(setas)*.

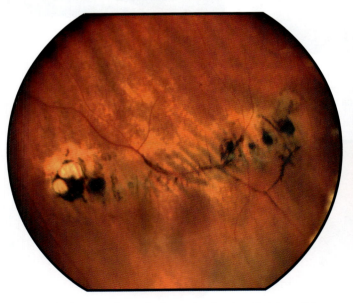

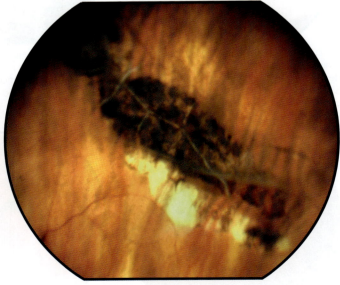

Esta área de degeneração em *lattice* apresenta migração intrarretiniana de células do epitélio pigmentado, áreas de atrofia do epitélio pigmentado e alterações vasculares escleróticas.

A pigmentação nesta área de degeneração em *lattice* é bastante intensa. A configuração em *lattice* sobreposta à hiperplasia pigmentar é evidente. Há uma zona adjacente de atrofia.

# Roturas Retinianas e Descolamentos Localizados

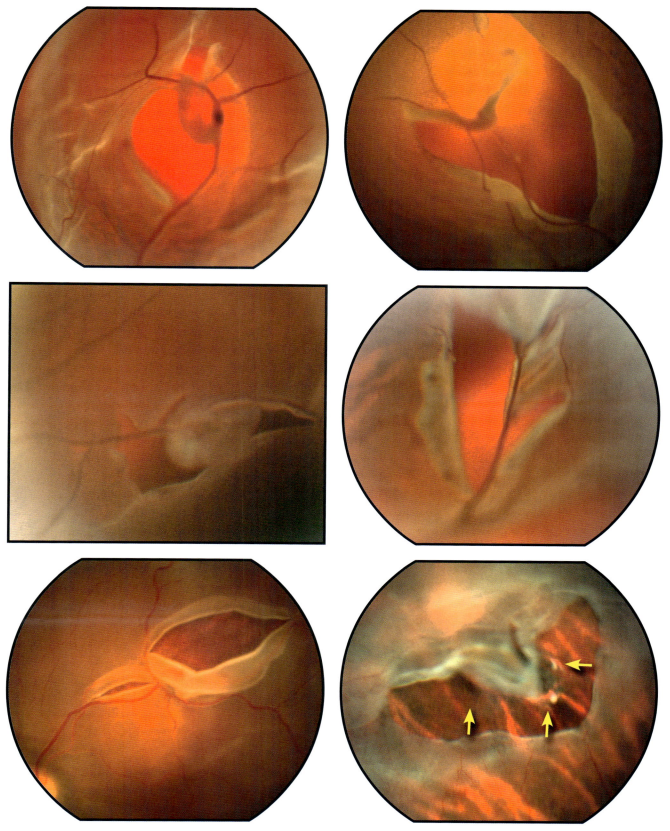

Estes pacientes apresentam roturas retinianas de alto risco com bordas invertidas devido à tração do vítreo e à PVR em estágio inicial. Cada rotura está associada a um descolamento localizado com perda de transparência da retina acometida. Os vasos retinianos transversais à rotura são visíveis nas quatro retinografias superiores, indicando um alto risco de desenvolvimento de hemorragia vítrea. A coroide pode ser observada nas roturas em ferradura, principalmente na retinografia inferior à direita *(setas)*.

# Descolamentos de Retina

O descolamento de retina regmatogênico (DRR) é uma doença que pode causar cegueira e que ocorre em aproximadamente uma a cada 10 mil pessoas. A degeneração em *lattice* é o maior fator de risco, mas a miopia patológica, uma cirurgia intraocular prévia, um trauma e um histórico familiar ou pessoal de descolamento de retina também são fatores de risco. O DRR ocorre quando há acúmulo de fluido entre a retina neurosensorial e o epitélio pigmentado da retina (EPR) por meio de uma rotura retiniana causada pela tração do vítreo. O DRR geralmente tem a aparência enrugada clássica e ondula com a movimentação ocular. Diversas modalidades terapêuticas para reparo do DRR foram desenvolvidas, tais como o uso tradicional de introflexão escleral, a vitrectomia via *pars plana* (VVPP) ou a retinopexia pneumática. Cada tratamento influencia a aparência subsequente do fundo do olho, embora os princípios gerais de todos os procedimentos sejam praticamente os mesmos. As etapas essenciais do reparo do DRR são (1) detecção das roturas retinianas, (2) fechamento dos defeitos, (3) liberação da tração do vítreo e (4) uso de uma modalidade adesiva (principalmente fotocoagulação e/ou crioterapia). De modo geral, isto permite uma adequada aposição da retina ao EPR subjacente. A causa mais comum de insucesso do reparo do descolamento, que é observado em 8% a 10% dos pacientes, é a proliferação vitreorretiniana (PVR), que pode exigir a realização de uma nova cirurgia. Além disso, sempre há a possibilidade de não detecção ou de tratamento incompleto das roturas retinianas.

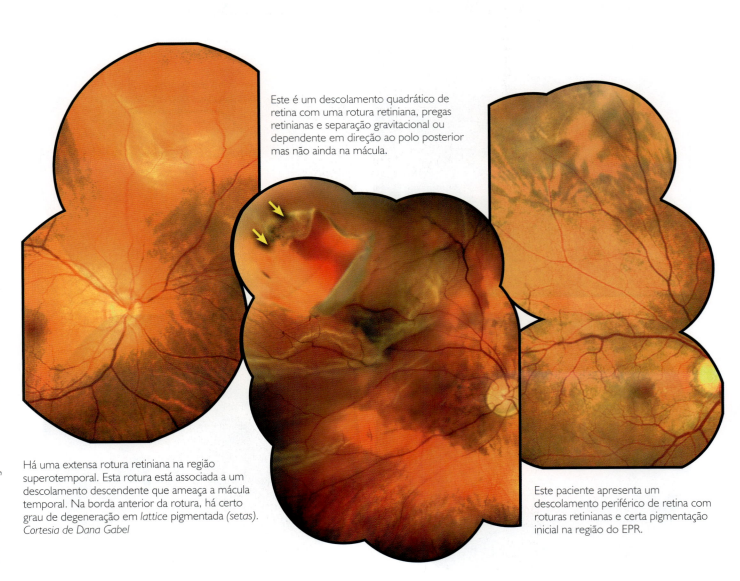

Este é um descolamento quadrático de retina com uma rotura retiniana, pregas retinianas e separação gravitacional ou dependente em direção ao polo posterior mas não ainda na mácula.

Há uma extensa rotura retiniana na região superotemporal. Esta rotura está associada a um descolamento descendente que ameaça a mácula temporal. Na borda anterior da rotura, há certo grau de degeneração em *lattice* pigmentada (setas). *Cortesia de Dana Gabel*

Este paciente apresenta um descolamento periférico de retina com roturas retinianas e certa pigmentação inicial na região do EPR.

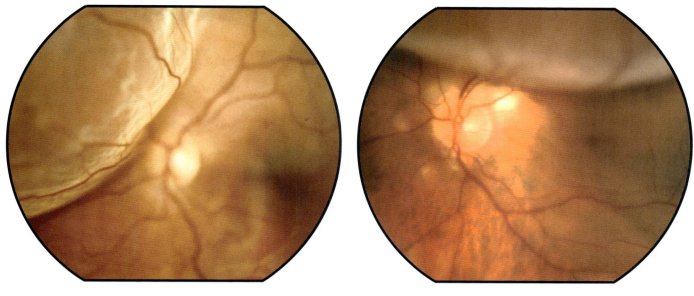

Descolamento de retina sobre o nervo óptico de cada olho. Observe a perda de transparência da retina nas áreas de descolamento, o que obscurece a visualização da vasculatura da coroide subjacente.

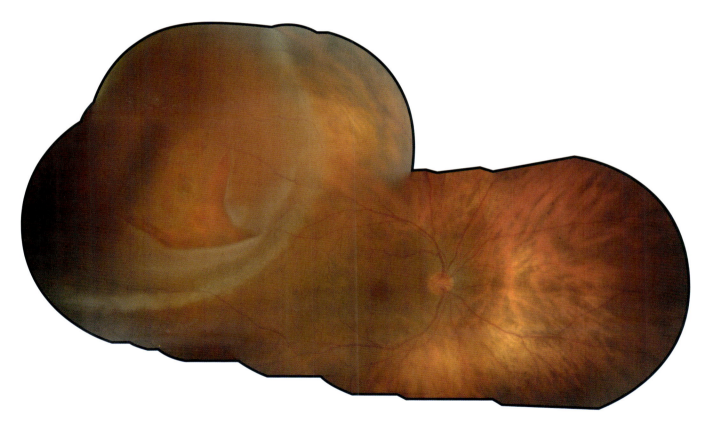

Este paciente apresentou uma extensa rotura da retina, embora apenas com uma quantidade limitada de fluido sub-retiniano temporal e estendido para dentro da mácula. A retina foi submetida ao reparo cirúrgico antes da extensão do descolamento para dentro da mácula.

# Deslocamento Retiniano Crônico com Linhas de Demarcação

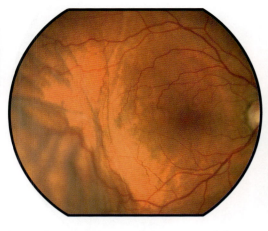

Este paciente apresenta um deslocamento crônico que se estende até o polo posterior, mas não até a mácula central. Várias pregas retinianas são observadas, algumas concêntricas a outras e algumas com uma aleatória radiação periférica.

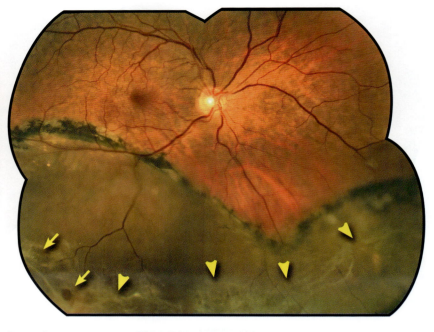

Este paciente apresenta uma densa linha pigmentar de demarcação ao redor de um descolamento crônico. Há poucas roturas retinianas *(setas)* e áreas de degeneração em *lattice (pontas de seta)*.

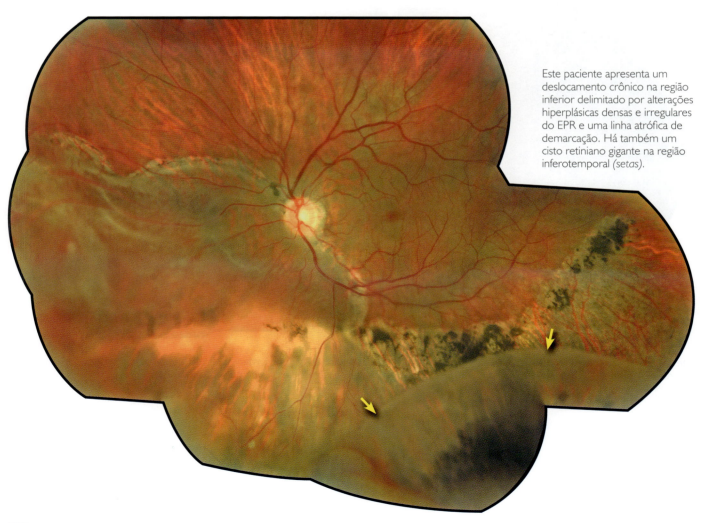

Este paciente apresenta um deslocamento crônico na região inferior delimitado por alterações hiperplásicas densas e irregulares do EPR e uma linha atrófica de demarcação. Há também um cisto retiniano gigante na região inferotemporal *(setas)*.

# Deslocamento Retiniano Crônico com Macrocisto Retiniano

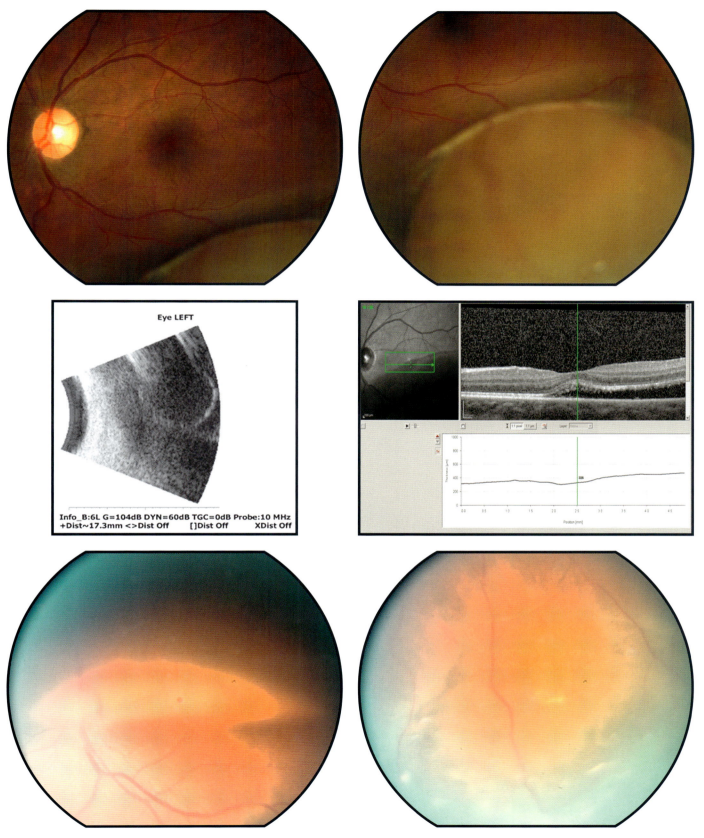

Um macrocisto muito proeminente foi observado em associação a um descolamento de retina na região abaixo (*fileira superior*). A ecografia (*fileira central à esquerda*) confirmou o diagnóstico e a OCT de domínio espectral mostrou um discreto fluido sub-retiniano invadindo a mácula. O paciente foi submetido à VVPP com implante de uma bolha de ar intraocular (*fileira inferior à esquerda*), embora o cisto não tenha sido drenado. Após a cirurgia (*fileira inferior à direita*), o cisto aplanou e houve recuperação visual para 20/25.

# Diálise da Retina e Rotura Retiniana Gigante (GRT)

A rotura retiniana de espessura completa com acometimento de três ou mais horas é considerada uma rotura retiniana gigante (GRT). As GRTs podem estar associadas a doenças hereditárias, como a síndrome de Marfan, a síndrome de Stickler e a miopia grave, embora também possam ser espontâneas ou decorrentes de um trauma. Entre 80% e 90% das GRTs ocorrem em homens.

A diálise da retina é uma rotura retiniana que leva à perda de inserção na *ora serrata*. Em sua maioria, as diálises de retina são secundárias a traumas e são mais comumente observadas no quadrante inferotemporal.

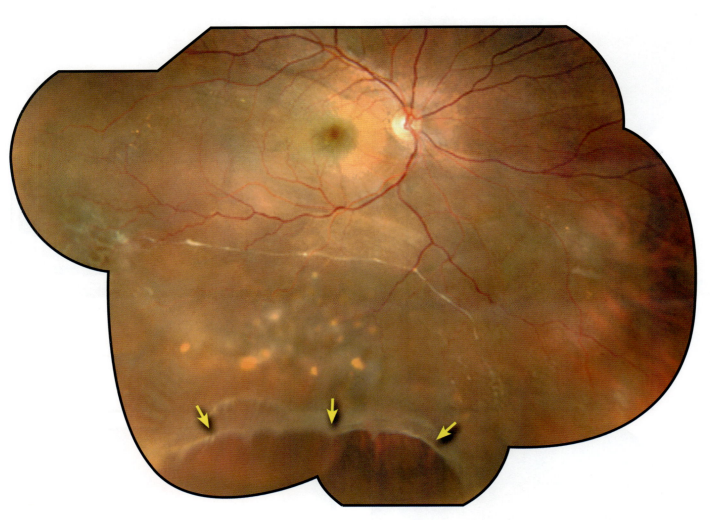

Este paciente apresenta um descolamento inferior de retina causado por uma diálise da retina *(setas)*. A periferia da retina separou-se da *ora serrata* e foi deslocada em direção ao polo posterior do fundo do olho. A retina descolada perdeu parte de sua transparência devido ao edema ou à hidratação.

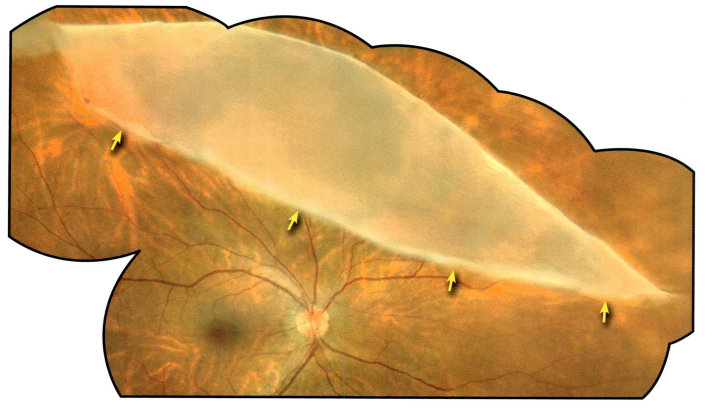

Este paciente apresenta um descolamento de retina decorrente de uma GRT. A periferia da retina sofreu uma rotura e se dobrou sobre si mesma e, agora, uma borda da retina recai sobre o polo posterior *(setas)*. A retina descolada hidratou-se e, assim, perdeu sua transparência.

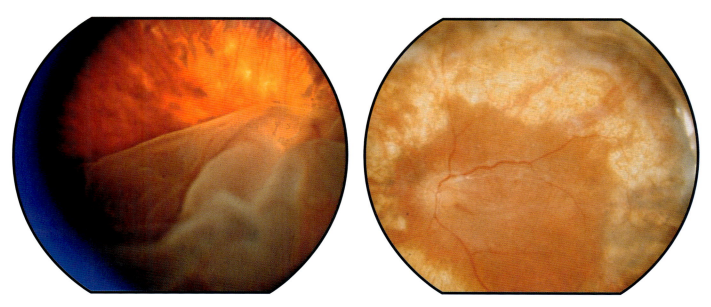

Uma GRT de 180 graus (seis horas). A retina dobrou-se sobre si mesma na porção inferior e apenas uma pequena área de EPR é observada superiormente *(à esquerda)*. Houve uma mínima PVR. Foram realizadas uma VVPP com o uso intraoperatório de perfluorocarbono líquido (para desdobrar a retina), uma fotocoagulação periférica extensa e uma introflexão escleral circunferencial *(à direita)*. O sucesso anatômico foi atingido.

# Descolamento de Retina e Buraco Macular

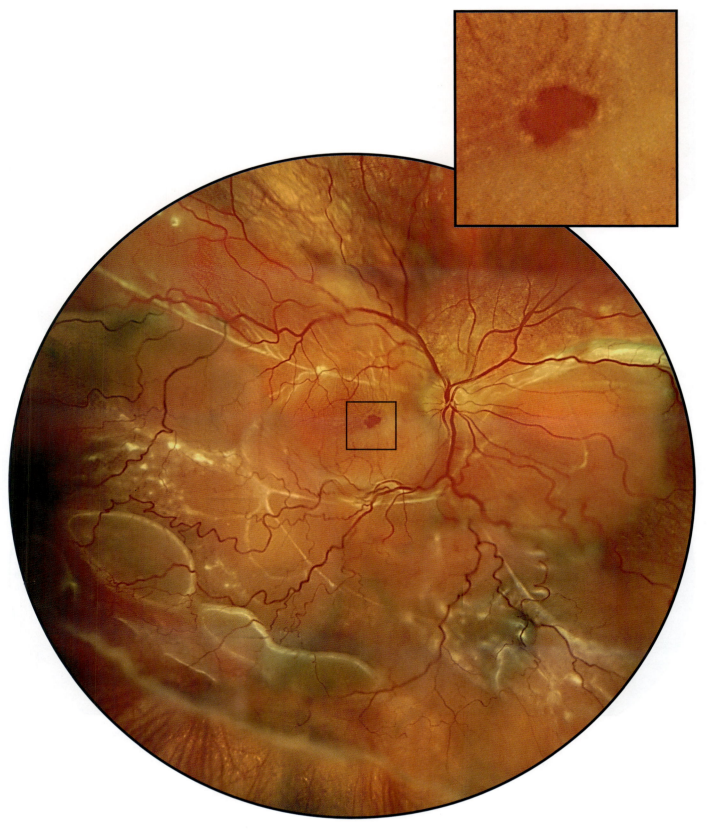

Esta fotografia mostra um descolamento bolhoso de retina com várias pregas retinianas em um paciente com amiloidose. O buraco macular é responsável pelo descolamento (*no detalhe*), já que não foram observadas roturas periféricas da retina. Em sua maioria, os descolamentos causados por buracos maculares ocorrem em pacientes com miopia patológica ou são secundários a um trauma ocular não perfurante. Este caso é uma exceção.

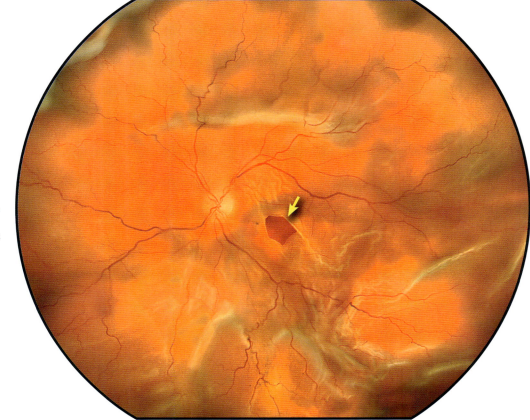

Este paciente apresenta um buraco macular com descolamento bolhoso de retina. O buraco na mácula é claramente evidente *(seta)*. Há uma PVR em estágio inicial com várias pregas na retina ao redor do polo posterior.

## Proliferação Vitreorretiniana (PVR)

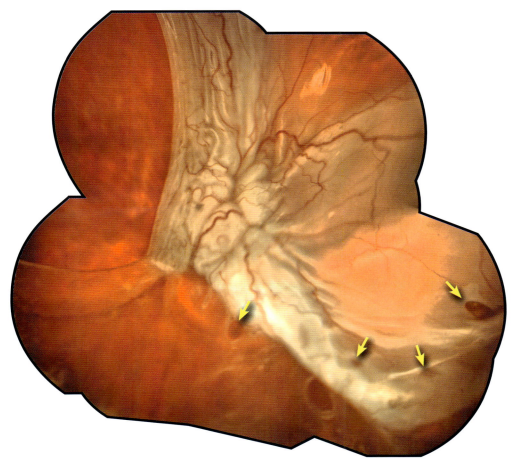

Este paciente apresenta um descolamento bolhoso de retina com extensa PVR causando a contração da retina. Várias roturas retinianas são observadas no fundo do olho *(setas)*.

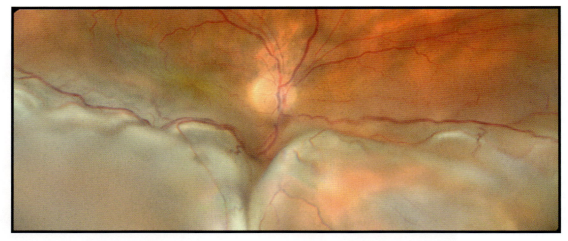

Este paciente apresenta um descolamento bolhoso inferior de retina com fluido sub-retiniano turvo. Observe o obscurecimento da coroide, as pregas retinianas e a natureza biconvexa da retina com descolamento bolhoso.

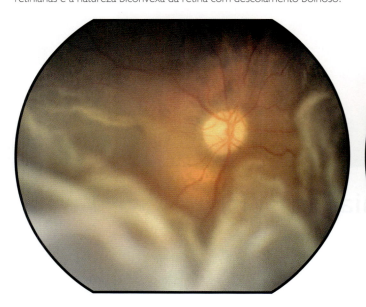

Várias elevações retinianas e pregas são observadas neste olho com descolamento macular. As pregas retinianas são muito proeminentes.
*Cortesia do Dr. Naresh Mandava*

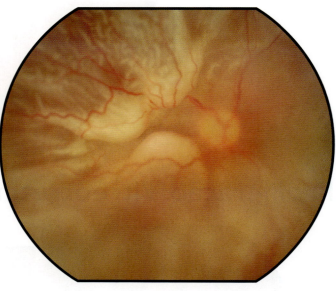

Um descolamento total da retina é evidente no polo posterior. As densas pregas retinianas parecem convergir sobre a mácula descolada.

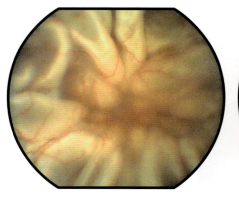

Este descolamento de retina em funil aberto está associado a uma PVR avançada. Conforme o esquema original de classificação da PVR, esta é uma lesão de grau D-1, já que há pregas retinianas em todos os quatro quadrantes, embora o funil seja relativamente aberto.

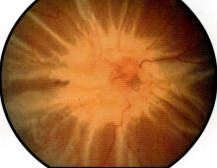

Neste olho, a PVR provoca uma configuração em funil fechado e estreito, com o nervo óptico ainda visível. Conforme o esquema original de classificação da PVR, esta é uma lesão de grau D-2. São observadas pregas retinianas fixas em todos os quatro quadrantes.

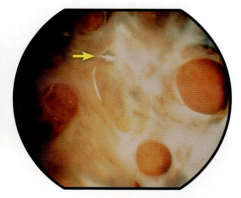

Apesar da realização de VVPP com o uso de óleo de silicone e até mesmo a colocação de um *tack* de retina *(seta)* (empregado nas décadas de 1980 e 1990), este paciente apresentou redescolamento de retina com desenvolvimento de extensa PVR recidivante. Devido à possibilidade muito limitada de posterior recuperação da visão, a realização de uma nova cirurgia não foi recomendada.

# Retinosquise

Retinosquise é uma separação anormal das camadas neurossensoriais da retina que pode lembrar em aparência o descolamento de retina. De modo geral, as áreas de elevação retiniana são lisas e sem a aparência enrugada típica do DRR. A forma mais comum de retinosquise é a retinosquise adquirida ou degenerativa, onde a separação da retina geralmente ocorre na camada plexiforme externa. A retinosquise adquirida ocorre em 4% a 22% dos pacientes com mais de 40 anos de idade, com prevalência igual em ambos os sexos. O quadrante inferotemporal é o mais comumente acometido. A maioria dos casos de retinosquise adquirida não prejudica a visão e permanece estacionária por muitos anos e, assim, não requer outro tratamento além do monitoramento. Em raras ocasiões, a retinosquise pode evoluir para DRR. A retinosquise hereditária, que pode ser causada por um defeito genético ligado ao cromossomo X, é muito mais rara, afeta predominantemente homens jovens e a separação tende a ocorrer na camada de fibras nervosas. Alguns indivíduos com retinosquise ligada ao cromossomo X apresentam grave deficiência visual.

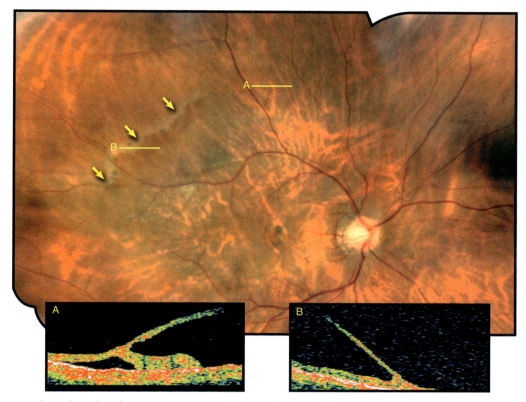

Este paciente apresenta retinosquise e descolamento superotemporal da camada externa. Há uma borda irregular de deiscência retiniana externa (setas). A OCT A (inserção A) mostra uma combinação de esquise retiniana e descolamento da camada externa da retina. Há uma área de esquise sobreposta à combinação de esquise e descolamento que é mostrada pela OCT B (inserção B). Nesta imagem, a retina externa ainda está intacta e não descolada.

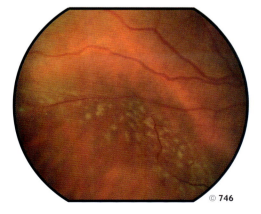

Neste paciente, uma área de retinosquise adquirida apresenta regiões multifocais de depósitos proteináceos na retina interna.

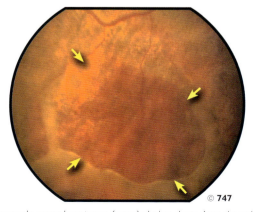

Há um extenso buraco da camada externa (setas) abaixo desta área de retinosquise. As roturas da camada externa ocorrem em aproximadamente 6% dos pacientes com retinosquise adquirida. As roturas da camada interna são menos comuns. A retinosquise com roturas isoladas da camada externa não requerem tratamento, já que o fluido sub-retiniano tende a ser absorvido e raramente progride posteriormente com acometimento da mácula ou se transforma em uma rotura de espessura completa. Estima-se que o descolamento regmatogênico ocorra em 0,05% dos pacientes com retinosquise adquirida.

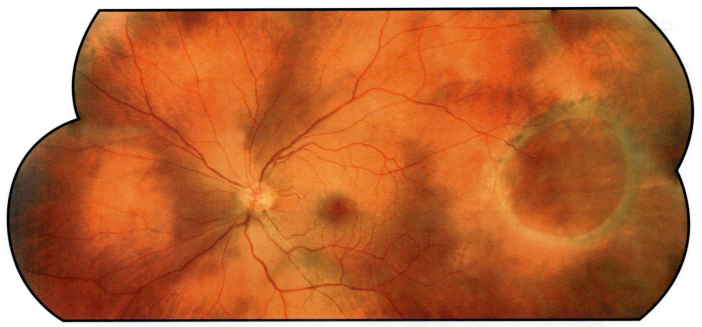

Neste paciente, há uma extensa rotura da camada externa abaixo de uma antiga área de retinosquise. Uma linha de demarcação pigmentar formou-se nas margens do defeito da camada externa.

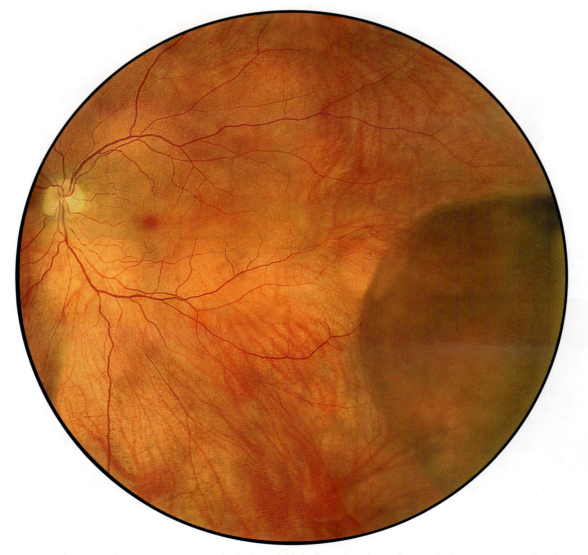

Este paciente apresenta alterações pigmentares em uma antiga lesão cavitária bolhosa de retinosquise, possivelmente por causa da migração de células do epitélio pigmentar da retina por uma ou mais roturas ocultas da camada externa.

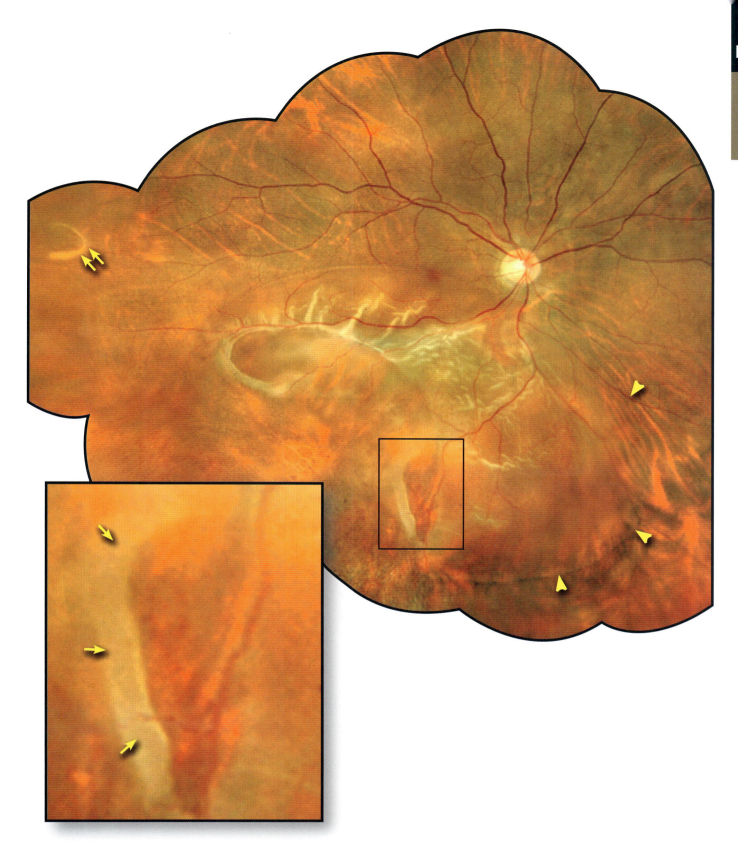

Esta retinografia mostra um paciente com retinosquise e um descolamento da camada externa no quadrante inferotemporal. A inserção mostra uma rotura na retina externa com hidratação e retração da borda rota de tecido da camada externa *(setas)*. Na presença de várias separações da retina, as roturas da camada externa geralmente envolvem uma esquise maior. Na região inferonasal, há uma discreta linha pigmentar curvilínea que corresponde a uma "linha de demarcação pigmentar em estágio inicial" nos limites do descolamento da camada externa da retina *(pontas de seta)*. É observada uma rotura da retina em espessura completa e formato de ferradura na região temporal *(seta dupla)*.

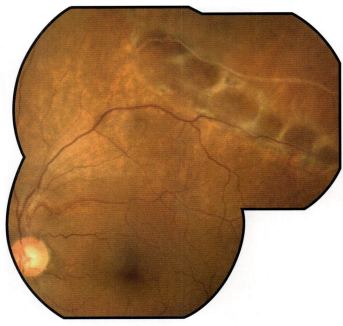

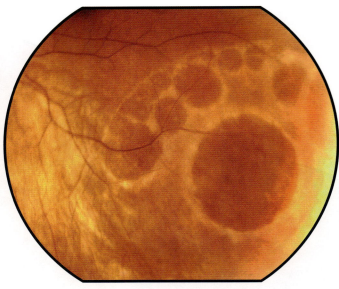

Este paciente também apresenta várias roturas da camada externa abaixo de uma retinosquise adquirida.

Este paciente apresenta retinosquise superotemporal com cavidades multiloculadas. Há uma banda de tração anterior e um descolamento de retina de espessura total localizado e periférico. *Cortesia do Dr. Lucian Del Priore*

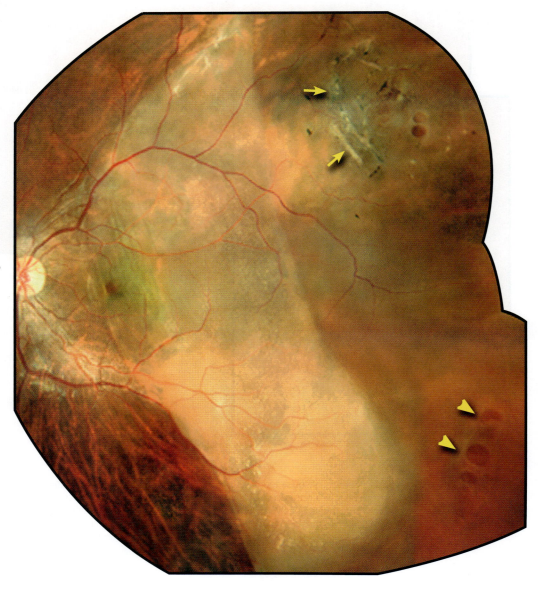

O paciente nesta retinografia apresenta um DRR crônico com retinosquise adquirida. Há diversas roturas da camada externa da retina, com retração nasal das camadas externas rotas, produzindo palidez e perda de transparência da retina, bem como descolamento e pregas maculares. Na região superotemporal, há várias roturas da camada interna da retina associadas a uma área de degeneração em *lattice* e alterações pigmentares sub-retinianas *(setas)*. Há uma segunda área de degeneração em *lattice* associada a várias roturas da camada interna na região inferotemporal *(pontas de seta)*.

# Retinosquise Juvenil Ligada ao Cromossomo X

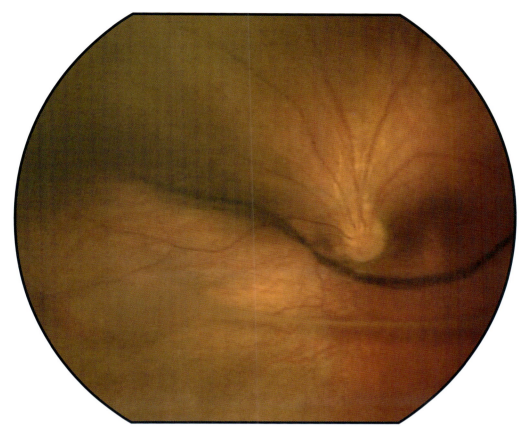

Paciente jovem do sexo masculino com extensa cavidade de esquise periférica acometendo a mácula. Ele foi acompanhado por mais de 5 anos, e não houve progressão. A acuidade visual é de 20/70.

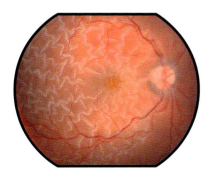 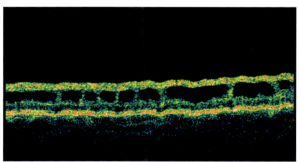 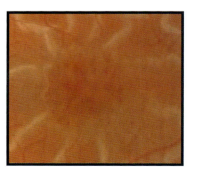

Paciente do sexo masculino com retinosquise juvenil ligada ao cromossomo X (JXR). Observe na OCT a esquise macular e as estrias com típica orientação vertical. *Imagem cortesia de Henry Lee, MD*

# Descolamento e Retinosquise Combinados na Fosseta do Nervo Óptico

Uma fosseta do nervo óptico pode levar a um descolamento duplo na mácula: a esquise retiniana combinada com o descolamento de retina em espessura total. A princípio, acreditava-se que a origem do fluido era cerebrospinal, chegando ao espaço subaracnoide através do defeito do nervo óptico no espaço sub-retiniano. No entanto, a teoria mais aceita é a de que o vítreo liquefeito passa pelo defeito do nervo óptico e disseca as camadas retinianas antes de migrar até o espaço sub-retiniano e provocar o descolamento da retina neurossensorial. Neste caso, podem também se desenvolver na fóvea um cisto lamelar interno ou um buraco retiniano externo.

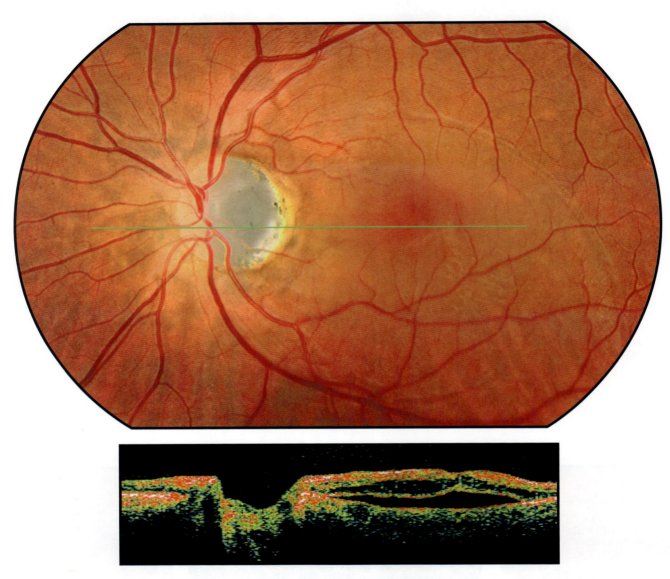

Este paciente apresenta uma fosseta do nervo óptico com descolamento macular combinado ou duplo. A OCT mostra uma esquise e um descolamento da camada externa da retina neurossensorial que se estende do disco através da mácula. Geralmente, a esquise sobrejacente estende-se além do descolamento neurossensorial da camada externa, como observado neste paciente.

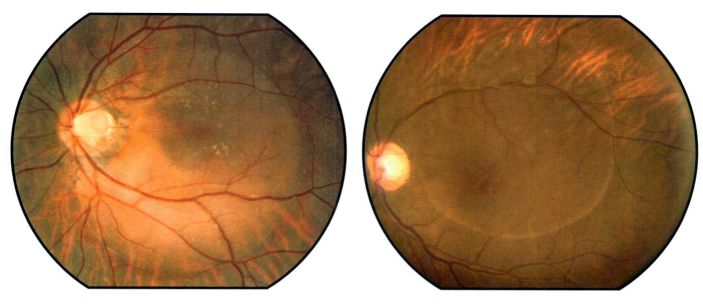

A presença de uma linha proteinácea de demarcação e o grau de pigmentação do fundo do olho estão correlacionados à duração do descolamento da camada externa da retina.

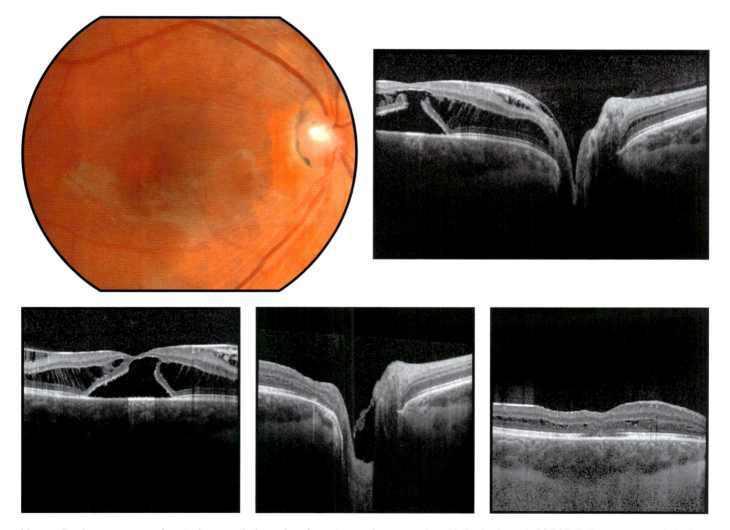

Uma mulher jovem com uma fosseta do nervo óptico e descolamento macular seroso. A acuidade visual era de 20/200. Após um curto período de observação em que o exame ocular não detectou alterações, foi oferecida a cirurgia de vitrectomia com *peeling* da membrana limitante interna e uso de uma bolha de ar intraocular. Após a cirurgia, houve resolução do descolamento macular seroso e a visão melhorou para 20/50 (*abaixo à direita*).

# Tratamento do Descolamento de Retina

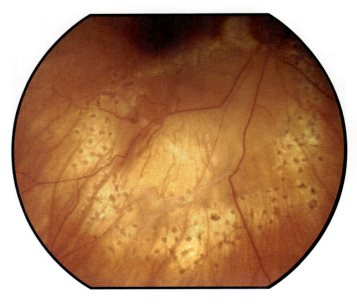

Este paciente apresentava rotura e descolamento de retina posterior localizado que foram tratados com várias fileiras de fotocoagulação a *laser*. Observe a atrofia e as alterações numulares do epitélio pigmentado no local adjacente à fotocoagulação. A rotura retiniana central é de difícil avaliação devido à ausência de contraste criado pela esclera muito pálida e pela retina transparente.

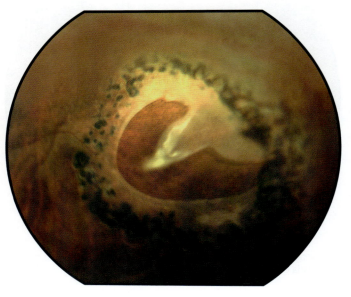

Esta é uma rotura em ferradura cercada por uma fileira tripla de tratamento por fotocoagulação a *laser*. A retinopexia a *laser* diminui o risco de descolamento de retina para menos de 5%.

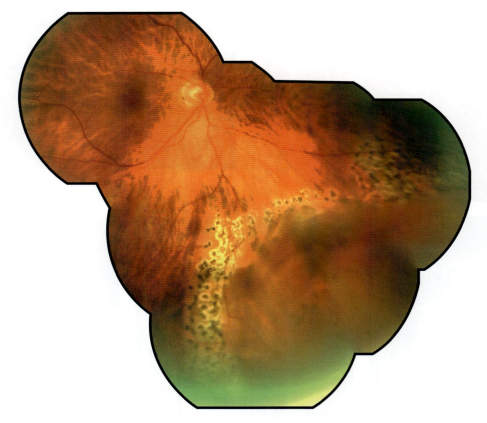

Um proeminente descolamento inferonasal de retina foi demarcado com diversas fileiras de fotocoagulação. O descolamento permaneceu estável sem extensão do fluido sub-retiniano. *Cortesia de Stephen G. Schwartz, MD*

Esta é uma retinografia de grande angular após a cirurgia com introflexão escleral. As alterações degenerativas coriorretinianas, provavelmente decorrentes da crioterapia das roturas retinianas, podem ser observadas nas regiões superior, superotemporal e temporal.

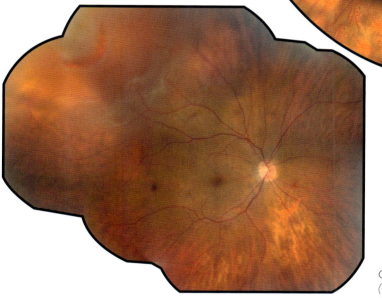

Outra retinografia de grande angular de um DRR antes da cirurgia *(à direita)*. A região superotemporal à rotura da retina foi tratada com crioterapia e introflexão escleral. A imagem à esquerda mostra a resolução total do descolamento de retina com atrofia induzida pela crioterapia no local de rotura da retina, que está posicionada na crista da introflexão circular.

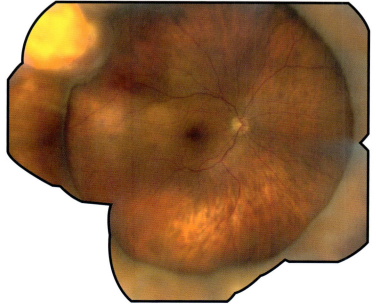

# Descolamento de Retina: após a Cirurgia

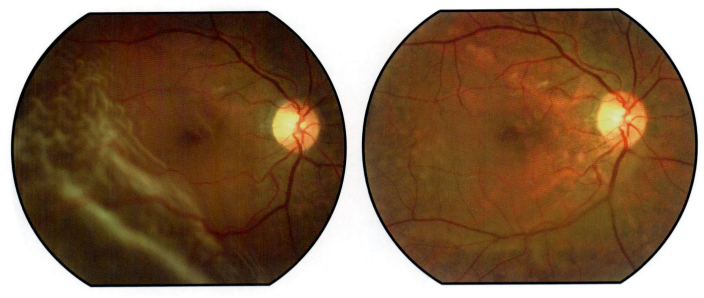

Este paciente apresentava um grande descolamento de retina que se estendia para dentro da mácula e causou várias pregas retinianas brancas na região inferotemporal com associada elevação serosa do polo posterior. Após o procedimento de vitrectomia, a retina foi colada e as pregas retinianas desapareceram *(à direita)*.

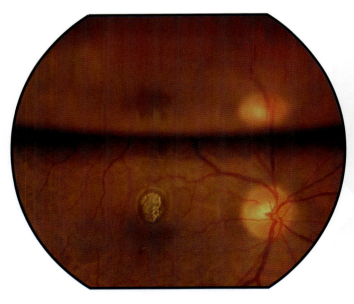

Este paciente foi submetido a uma vitrectomia via *pars plana* com tamponamento gasoso prolongado para tratamento de um descolamento de retina. Observe o reflexo causado pela interface gás-fluido superior. Este reflexo na superfície da bolha gasosa cria uma imagem dividida, dando a falsa aparência de duplicação do nervo óptico.

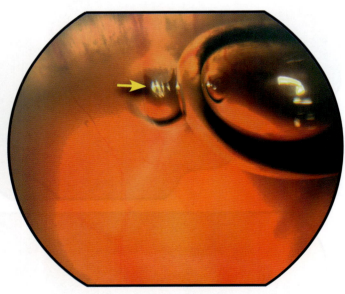

Este paciente foi submetido a uma retinopexia pneumática devido à rotura em formato de ferradura da retina superior e ao DRR associado. Observe que a bolha gasosa menor adjacente à bolha maior *(seta)* migrou pela rotura em ferradura para dentro do espaço sub-retiniano, estendendo a rotura e prejudicando temporariamente a resolução do descolamento de retina.

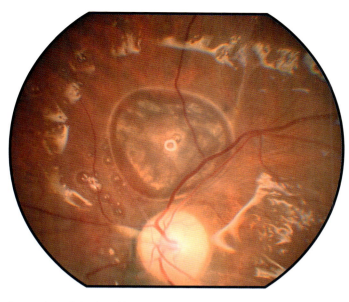

Este paciente foi submetido a uma cirurgia vitreorretiniana com uso de óleo de silicone como tamponamento prolongado. O reflexo brilhante da superfície da retina é característico de olhos vitrectomizados preenchidos com óleo de silicone. No centro da retinografia, imediatamente superior ao nervo óptico, observe a área elevada em que o óleo de silicone migrou para dentro do espaço sub-retiniano.

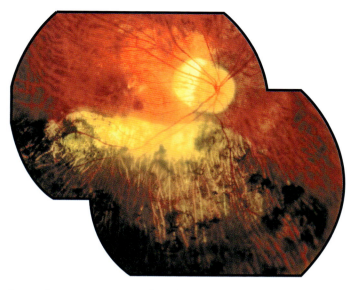

Este paciente apresentava um descolamento inferior crônico da retina que apresentou resolução espontânea e provocou áreas de degeneração atrófica da retina (embranquecimento) e significativas alterações hiperplásicas do EPR na região inferior.

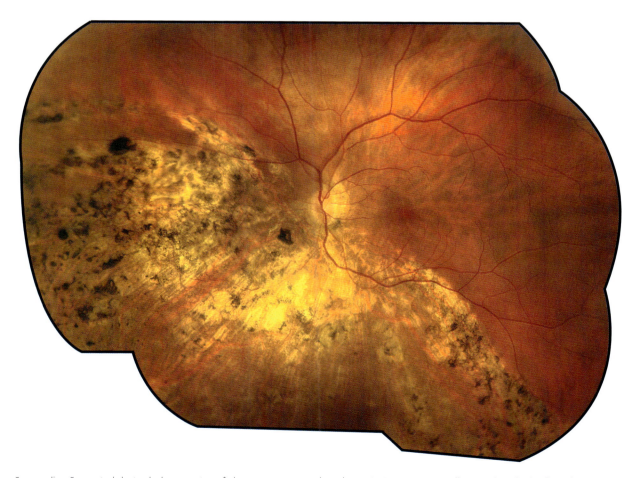

A extensão em direção central deste deslocamento crônico provocou um descolamento transparente e discreto da mácula. O paciente passou a apresentar sintomas devido à perda lentamente progressiva do campo visual.

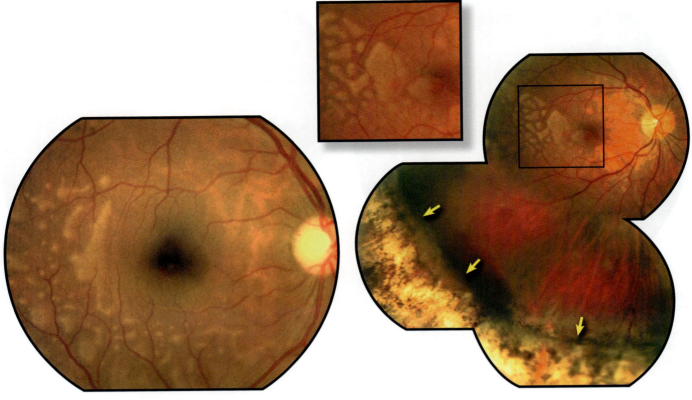

Este paciente apresentava um descolamento bolhoso de retina com acometimento da mácula. Após o procedimento de correção do descolamento, houve persistência de várias pequenas bolsas residuais de fluido sub-retiniano. Estes minúsculos descolamentos neurossensoriais de retina acabaram se resolvendo de forma espontânea meses depois.

Este paciente foi submetido a uma introflexão escleral inferior (setas) com criopexia para reparo de um descolamento bolhoso com acometimento da mácula. Após o reparo, a retina permaneceu colada, à exceção de várias pequenas elevações serosas na fóvea e na região perimacular temporal (quadrado preto/inserção). Depois de muitos meses de observação, o fluido foi espontaneamente absorvido e houve recuperação da visão central.

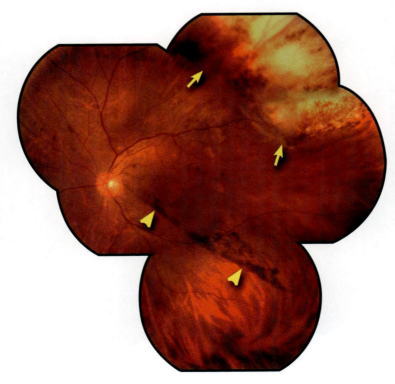

Este paciente foi submetido a uma introflexão escleral superotemporal para reparo de um descolamento de retina que se estendia para dentro da mácula. Há áreas de atrofia retiniana no local da introflexão e da crioterapia (setas). A linha de demarcação que atravessa a mácula também apresenta alguns pontos de pigmentação decorrentes de um descolamento prévio (pontas de seta).

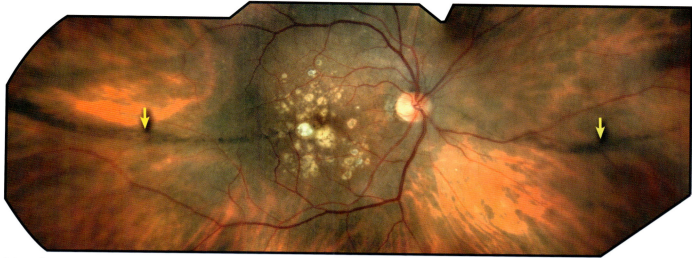

Este paciente apresentava um extenso descolamento bolhoso superior de retina com extensão para dentro da mácula. A lesão deixou uma linha incompleta de demarcação pigmentar nas regiões temporal e nasal *(setas)*. Há também um extenso descolamento confluente do epitélio pigmentar do tipo drusenoide na mácula central.

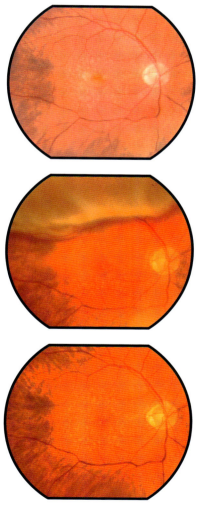

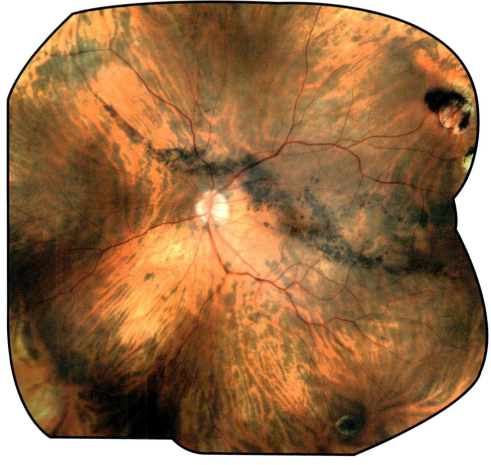

Este paciente apresentava um extenso descolamento confluente do epitélio pigmentar do tipo drusenoide na mácula anterior ao desenvolvimento de um DRR bolhoso superior com extensão de fluido sub-retiniano para dentro da mácula. Um ano após o reparo do descolamento por meio de retinopexia pneumática, a maior parte do descolamento do epitélio pigmentar do tipo drusenoide desapareceu.

Este paciente desenvolveu um descolamento bolhoso superior de retina em decorrência de uma rotura retiniana superotemporal. A migração sub-retiniana de células liberadas do EPR para as margens posteriores do descolamento, associada à dispersão do pigmento devido à criopexia retiniana, criou uma linha de demarcação curvilínea e pigmentada na mácula. Esta linha é chamada linha de criodemarcação na cirurgia para correção do descolamento de retina.

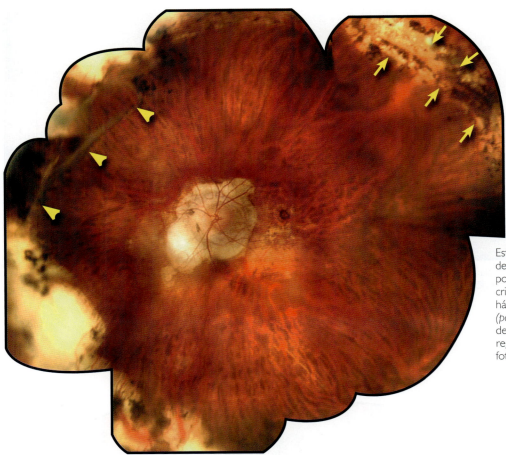

Este paciente apresentava um descolamento total de retina reparado por meio da combinação de vitrectomia e crioterapia. Na região superonasal, ainda há uma banda curvilínea residual de tração *(pontas de seta)*. Uma área de atrofia e degeneração pigmentar em *lattice* na região superotemporal foi tratada com a fotocoagulação a *laser (setas)*.

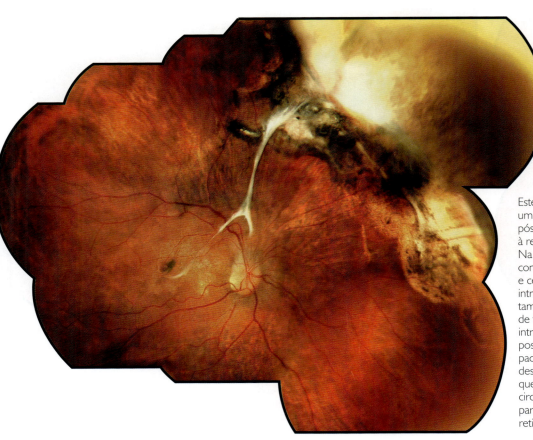

Este paciente apresentava um descolamento de retina pós-trauma, tendo sido submetido à retinopexia com crioterapia. Na região superonasal, há uma considerável hiperplasia do EPR e certa proliferação fibrosa na introflexão circular. Observe também que há certa quantidade de fluido residual acima da introflexão circular, mas não posterior a ela. Inferiormente, o paciente também apresentava um descolamento discreto de retina, que foi tratado com uma introflexão circular e fotocoagulação a *laser* para fechamento das roturas retinianas separadas.

Este paciente foi submetido ao tratamento do descolamento de retina com uma introflexão escleral circular. Há uma notável hemorragia pré-retiniana superotemporal, cicatrizes de fotocoagulação sobrejacentes à introflexão na região inferior e cicatrizes da criopexia na área superonasal, onde a margem espessada da rotura retiniana fechada ainda é visível. Observa-se também uma cicatriz pigmentada na mácula.

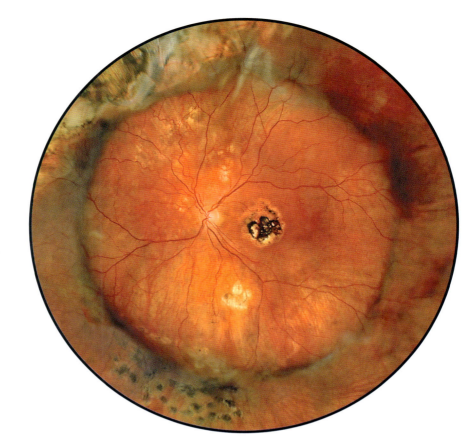

Este paciente apresentou recentemente um descolamento de retina que foi tratado com introflexão escleral circular. Ainda há pregas retinianas na inclinação posterior da introflexão, observadas principalmente nas regiões nasal e superotemporal, e relacionadas à redundância do excesso de tecido induzido pela menor circunferência retiniana. Estas pregas tendem a se aplanar com o passar do tempo sem outra intervenção.

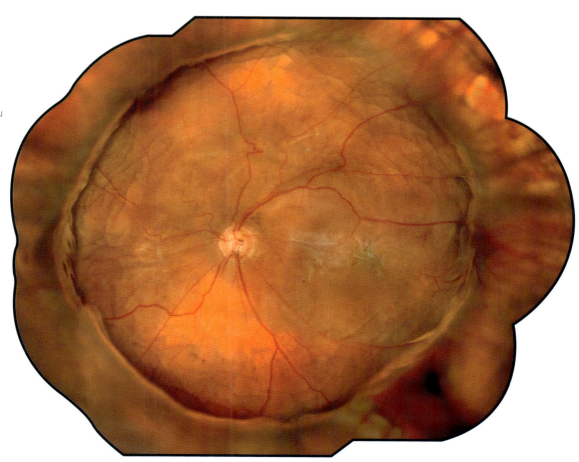

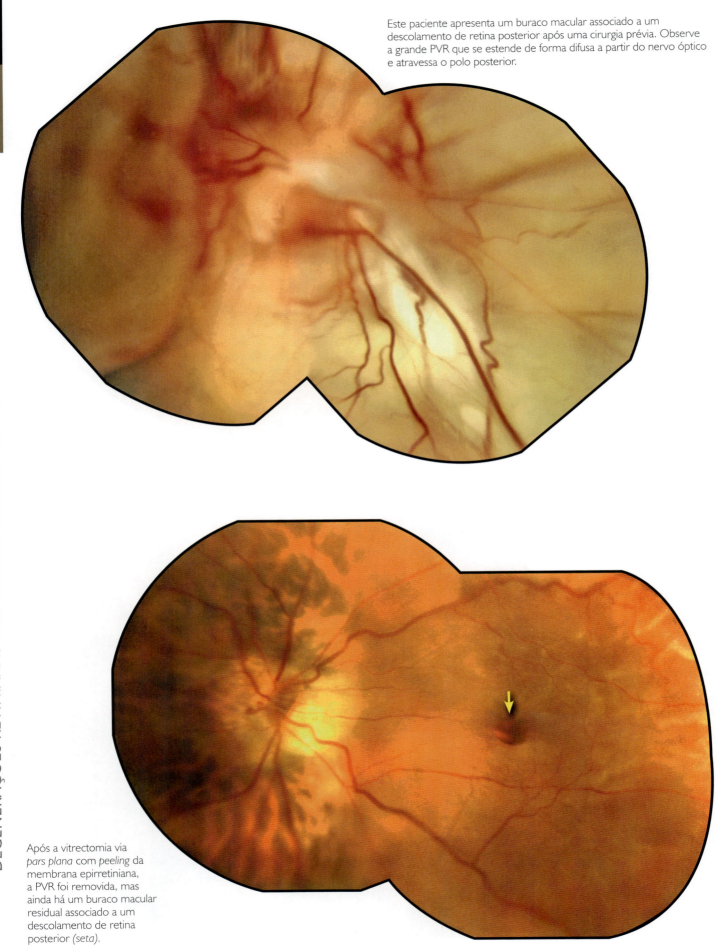

Este paciente apresenta um buraco macular associado a um descolamento de retina posterior após uma cirurgia prévia. Observe a grande PVR que se estende de forma difusa a partir do nervo óptico e atravessa o polo posterior.

Após a vitrectomia via *pars plana* com *peeling* da membrana epirretiniana, a PVR foi removida, mas ainda há um buraco macular residual associado a um descolamento de retina posterior *(seta)*.

# Cirurgia de Translocação Macular

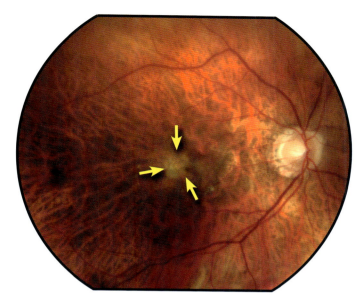

Este paciente apresentava uma neovascularização de coroide subfoveal secundária à DMRI *(setas)*. Foram realizadas uma cirurgia vitreorretiniana com translocação macular e uma retinectomia de 360 graus.

Após a vitrectomia com translocação macular mais retinectomia de 360 graus e tamponamento com óleo de silicone, a fóvea foi deslocada superiormente. A vasculatura inferotemporal agora repousa no que anteriormente era o local da fóvea *(X)*.

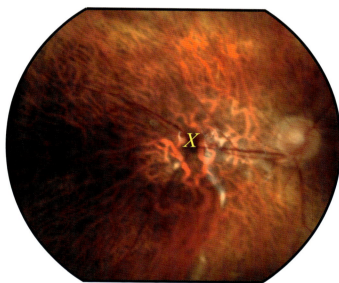

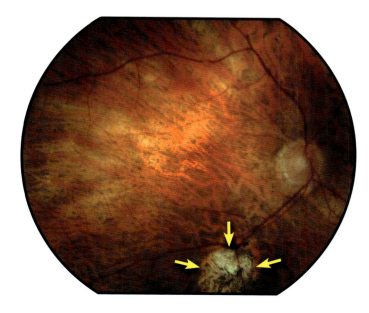

Após a cirurgia macular e a remoção do óleo de silicone, uma nova região da fóvea é estabelecida no local do EPR saudável. A membrana neovascular da coroide foi tratada com *laser* térmico, deixando uma cicatriz atrófica no local da fóvea original *(setas)*. *Cortesia do Dr. James M. Klancnik*

# Leituras Sugeridas

## Anomalias Retinianas Periféricas

Byer, N.E., 1981. Cystic retinal tufts and their relationship to retinal detachment. Arch. Ophthalmol. 99 (10), 1788-1790.

Choudhry, N., Golding, J., Manry, M.W., et al., 2016. Ultra-widefield steering-based spectral-domain optical coherence tomography imaging of the retinal periphery. Ophthalmology 123, 1368-1374.

Lewis, H., 2003. Peripheral retinal degenerations and the risk of retinal detachment. Am. J. Ophthalmol. 136, 155-160.

Taney, L.S., Baumal, C.R., 2014. Optical coherence tomography of a cystic retinal tuft. JAMA Ophthalmol. 132 (10), 1191.

## Degeneração em *Lattice*

Gonzales, C.R., Gupta, A., Schwartz, S.D., et al., 2004. The fellow eye of patients with phakic rhegmatogenous retinal detachment from atrophic holes of lattice degeneration without posterior vitreous detachment. Br. J. Ophthalmol. 88, 1400-1402.

Meguro, A., Ideta, H., Ota, M., et al., 2012. Common variants in the COL4A4 gene confer susceptibility to lattice degeneration of the retina. PLoS ONE 7 (6), e39300.

Straatsma, B.R., Zeegen, P.D., Foos, R.Y., et al., 1974. Lattice degeneration of the retina. Trans. Am. Acad. Ophthalmol. Otolaryngol. 78, 87-113.

Wilkinson, C.P., 2014. Interventions for asymptomatic retinal breaks and lattice degeneration for preventing retinal detachment. Cochrane Database Syst. Rev. (9), CD003170.

## Roturas Retinianas e Descolamentos Localizados

Blindbaek, S., Grauslund, J., 2015. Prophylactic treatment of retinal breaks—a systematic review. Acta Ophthalmol. 93 (1), 3-8.

Byer, N.E., 1981. Cystic retinal tufts and their relationship to retinal detachment. Arch. Ophthalmol. 99 (10), 1788-1790.

Byer, N.E., 1998. What happens to untreated asymptomatic retinal breaks, and are they affected by posterior vitreous detachment? Ophthalmology 105, 1045-1049, discussion 1049-1050.

Coffee, R.E., Westfall, A.C., Davis, G.H., et al., 2007. Symptomatic posterior vitreous detachment and incidence of delayed retinal breaks: case series and meta-analysis. Am. J. Ophthalmol. 144 (3), 409-413.

Davis, M.D., 1974. Natural history of retinal breaks without detachment. Arch. Ophthalmol. 92 (3), 183-194.

El-Sanhouri, A.A., Foster, R.E., Petersen, M.R., et al., 2011. Retinal tears after posterior vitreous detachment and vitreous hemorrhage in patients on systemic anticoagulants. Eye (Lond. ) 25 (8), 1016-1019.

Lincoff, H., Gieser, R., 1971. Finding the retinal hole. Arch. Ophthalmol. 85, 565-569.

Richardson, P.S., Benson, M.T., Kirkby, G.R., 1999. The posterior vitreous detachment clinic: do new retinal breaks develop in the six weeks following an isolated symptomatic posterior vitreous detachment? Eye (Lond.) 13, 237-240.

Sharma, M.C., Regillo, C.D., Shuler, M.F., et al., 2004. Determination of the incidence and clinical characteristics of subsequent retinal tears following treatment of the acute posterior vitreous detachment-related initial retinal tears. Am. J. Ophthalmol. 138, 280-284.

Smiddy, W.E., Flynn, H.W., Nicholson, D.H., et al., 1991. Results and complications in treated retinal breaks. Am. J. Ophthalmol. 112, 623-631.

Wilkinson, C.P., 2000. Evidence-based analysis of prophylactic treatment of asymptomatic retinal breaks and lattice degeneration. Ophthalmology 107, 12-15.

## Descolamentos de Retina

Brod, R.D., Flynn, H.W., Lightman, D.A., 1995. Asymptomatic rhegmatogenous retinal detachments. Arch. Ophthalmol. 113, 1030-1032.

Brucker, A.J., Hopkins, T.B., 2006. Retinal detachment surgery: the latest in current management. Retina 26, S28-S33.

Byer, N.E., 1994. Natural history of posterior vitreous detachment with early management as the premier line of defense against retinal detachment. Ophthalmology 101, 1503-1513, discussion 1513-1514.

Byer, N.E., 2001. Subclinical retinal detachment resulting from asymptomatic retinal breaks: prognosis for progression and regression. Ophthalmology 108, 1499-1503, discussion 1503-1504.

Byer, N.E., 1981. Cystic retinal tufts and their relationship to retinal detachment. Arch. Ophthalmol. 99, 1788-1790.

Cohen, S.M., 2005. Natural history of asymptomatic clinical retinal detachments. Am. J. Ophthalmol. 139, 777-779.

Gonzales, C.R., Gupta, A., Schwartz, S.D., et al., 2004. The fellow eye of patients with rhegmatogenous retinal detachment. Ophthalmology 111 (3), 518-521.

Gupta, O.P., Benson, W.E., 2005. The risk of fellow eyes in patients with rhegmatogenous retinal detachment. Curr. Opin. Ophthalmol. 16 (3), 175-178.

Sarrafizadeh, R., Hassan, T.S., Ruby, A.J., et al., 2001. Incidence of retinal detachment and visual outcome in eyes presenting with posterior vitreous separation and dense fundus-obscuring vitreous hemorrhage. Ophthalmology 108 (12), 2273-2278.

Sharma, M.C., Chan, P., Kim, R.U., et al., 2003. Rhegmatogenous retinal detachment in the fellow phakic eyes of patients with pseudophakic rhegmatogenous retinal detachment. Retina 23, 37-40.

## Descolamentos de Retina após Cirurgia de Catarata

Alldredge, C.D., Elkins, B., Alldredge, O.C., 1998. Retinal detachment following phacoemulsification in highly myopic cataract patients. J. Cataract Refract. Surg. 24, 777-780.

Boberg-Ans, G., Villumsen, J., Henning, V., 2003. Retinal detachment after phacoemulsification cataract extraction. J. Cataract Refract. Surg. 29, 1333-1338.

Dalen, V., Le Pape, A., Heve, D., et al., 2015. Incidence, risk factors, and impact of age on retinal detachment after cataract surgery in France: A national population study. Ophthalmology 122 (11), 2179-2185.

Fan, D.S., Lam, D.S., Li, K.K., 1999. Retinal complications after cataract extraction in patients with high myopia. Ophthalmology 106, 688-691, discussion 691-692.

Nissen, K.R., Fuchs, J., Goldschmidt, E., et al., 1998. Retinal detachment after cataract extraction in myopic eyes. J. Cataract Refract. Surg. 24, 772-776.

Petousis, V., Sallam, A.A., Haynes, R.J., et al., 2016. Risk factors for retinal detachment following cataract surgery: the impact of posterior capsular rupture. Br. J. Ophthalmol. pii: bjophthalmol-2015-307729., doi: 10.1136/bjophthalmol-2015-307729. [Epub ahead of print].

Ranta, P., Tommila, P., Kivela, T., 2004. Retinal breaks and detachment after neodymium: YAG laser posterior capsulotomy: five-year incidence in a prospective cohort. J. Cataract Refract. Surg. 30 (1), 58-66.

## Diálise da Retina e Rotura Retiniana Gigante (GRT)

Ambresin, A., Wolfensberger, T.J., Bovey, E.H., 2003. Management of giant retinal tears with vitrectomy, internal tamponade, and peripheral 360 degrees retinal photocoagulation. Retina 23, 622-628.

Brown, G.C., Benson, W.E., 1989. Use of sodium hyaluronate view drug information for the repair of giant retinal tears. Arch. Ophthalmol. 107, 1246-1249.

Gonzalez, M.A., Flynn, Jr., H.W., Smiddy, W.E., et al., 2013. Giant retinal tears after prior pars plana vitrectomy: management strategies and outcomes. Clin. Ophthalmol. 7, 1687-1691.

Gonzalez, M.A., Flynn, Jr., H.W., Smiddy, W.E., et al., 2013. Surgery for retinal detachment in patients with giant retinal tear etiologies, management strategies, and outcomes. Ophthalmic Surg. Lasers Imaging Retina 44 (3), 232-237.

Jain, N., Kozak, J.A., Niziol, L.M., et al., 2014. Vitrectomy alone in the management of giant retinal tears. Ophthalmic Surg. Lasers Imaging Retina 45 (5), 421-427.

Michels, R.G., Rice, T.A., Blankenship, G., 1983. Surgical techniques for selected giant retinal tears. Retina 3, 139-153.

Randolph, J.C., Diaz, R.I., Sigler, E.J., et al., 2016. 25-gauge pars plana vitrectomy with medium-term postoperative perfluoro-n-octane for the repair of giant retinal tears. Graefes Arch. Clin. Exp. Ophthalmol. 254 (2), 253-257.

Rofail, M., Lee, L.R., 2005. Perfluoro-n-octane as a postoperative vitreoretinal tamponade in the management of giant retinal tears. Retina 25, 897-901.

Scott, I.U., Murray, T.G., Flynn, Jr., H.W., et al., 2002. Outcomes and complications associated with giant retinal tear management using perfluoro-n-octane. Ophthalmology 109 (10), 1828-1833.

Sirimaharaj, M., Balachandran, C., Chan, W.C., et al., 2005. Vitrectomy with short term postoperative tamponade using perfluorocarbon liquid for giant retinal tears. Br. J. Ophthalmol. 89, 1176-1179.

Wolfensberger, T.J., Aylward, G.W., Leaver, P.K., 2003. Prophylactic 360 degrees cryotherapy in fellow eyes of patients with spontaneous giant retinal tears. Ophthalmology 110, 1175-1177.

## Retinosquise

Agarwal, A., Fan, S., Invernizzi, A., et al., 2016. Characterization of retinal structure and diagnosis of peripheral acquired retinoschisis using high-resolution ultrasound B-scan. Graefes Arch. Clin. Exp. Ophthalmol. 254, 69-75.

Byer, N.E., 2002. Perspectives on the management of the complications of senile retinoschisis. Eye (Lond. ) 16, 359-364.

Byer, N.E., 2012. Perspectives on the management of the complications of senile retinoschisis. Eye (Lond. ) 16, 359-364.

Giansanti, F., Bitossi, A., Giacomelli, G., et al., 2013. Acquired retinoschisis with giant outer layer break and retinal detachment. Eur. J. Ophthalmol. 23 (5), 761-763.

Yeoh, J., Rahman, W., Chen, F.K., et al., 2012. Use of spectral-domain optical coherence tomography to differentiate acquired retinoschisis from retinal detachment in difficult cases. Retina 32 (8), 1574-1580.

## Descolamento e Retinosquise Combinados na Fosseta do Nervo Óptico

Gass, J.D.M., 1969. Serous detachment of the macula secondary to congenital pit of the optic nerve head. Am. J. Ophthalmol. 67, 821-841.

Sugar, H.S., 1964. An explanation for the acquired macular pathology associated with congenital pits of the optic disc. Am. J. Ophthalmol. 57, 833-835.

## Tratamento do Descolamento de Retina

Brucker, A.J., Hopkins, T.B., 2006. Retinal detachment surgery: the latest in current management. Retina 26, S28-S33.

Gorovoy, I.R., Porco, T.C., Bhisitkul, R.B., et al., 2014. Same-day versus next-day repair of fovea-threatening primary rhegmatogenous retinal detachments. Semin. Ophthalmol. 21, 1-7.

Kreissig, I., 2000. A Practical Guide to Minimal Surgery for Retinal Detachment, vol. 1: Diagnostics, Segmental Buckling Without Drainage, Case Presentations. Thieme Medical Publishers, New York, pp. 94–122.

Mastropasqua, L., Carpineto, P., Ciancaglini, M., et al., 1999. Treatment of retinal tears and lattice degenerations in fellow eyes in high risk patients suffering retinal detachment: a prospective study. Br. J. Ophthalmol. 83, 1046-1049.

Sudarsky, R.D., Yannuzzi, L.A., 1970. Cryomarcation line and pigment migration after retinal cryosurgery. Arch. Ophthalmol. 83, 395-401.

Vrabec, T.R., Baumal, C.R., 2000. Demarcation laser photocoagulation of selected macula-sparing rhegmatogenous retinal detachments. Ophthalmology 107, 1063-1067.

Wilkinson, C.P., 2000. Evidence-based analysis of prophylactic treatment of asymptomatic retinal breaks and lattice degeneration. Ophthalmology 107 (1), 12-15. discussion 15-8.

# CAPÍTULO 12

## Coriorretinopatia Traumática

### LESÃO OCULAR DIRETA (NÃO PENETRANTE E/OU NÃO PERFURANTE) . . . . . . . . . . . . . . . . . 1000
Edema de Berlin (*Commotio Retinae*) . . . . . . . . . . . . . . . 1000
Epiteliopatia Pigmentar Traumática da Retina . . . . . . . . . . . . 1002
Buraco Macular Traumático . . . . . . . . . . . . . . . . . . 1004
Ruptura de Coroide . . . . . . . . . . . . . . . . . . . . 1007
Roturas e Descolamentos Traumáticos de Retina . . . . . . . . . . 1010
Coriorretinite Esclopetária . . . . . . . . . . . . . . . . . . 1012
Avulsão do Nervo Óptico . . . . . . . . . . . . . . . . . . 1014

### LESÃO COM GLOBO OCULAR ABERTO . . . . . . . . 1015
Corpo Estranho Intraocular (CEIO) . . . . . . . . . . . . . . . 1015
Lesão Ocular Penetrante e/ou Perfurante . . . . . . . . . . . . . 1016

### LESÃO OCULAR INDIRETA . . . . . . . . . . . . . . 1018
Retinopatia de Valsalva . . . . . . . . . . . . . . . . . . . 1018
Retinopatia de Purtscher . . . . . . . . . . . . . . . . . . . 1020
Síndrome de Terson . . . . . . . . . . . . . . . . . . . . 1021
Síndrome do Bebê Sacudido . . . . . . . . . . . . . . . . . 1021
Retinopatia Solar e/ou Induzida por *Laser* . . . . . . . . . . . . 1022
Retinopatia da Altitude . . . . . . . . . . . . . . . . . . . 1024

# Lesão Ocular Direta (Não Penetrante e/ou não Perfurante)

## Edema de Berlin (*Commotio Retinae*)

O edema de Berlim, também denominado *commotio retinae*, é uma área zonal de palidez da retina devido à lesão dos segmentos externos dos fotorreceptores e do epitélio pigmentado da retina provocada por traumas contusos que causam edema de todas as camadas retinianas. Nesta forma de trauma, não há alterações císticas ou sangramento no interior da retina. Acredita-se que o mecanismo da lesão seja a transmissão de uma força externa pelo vítreo até a área corrioretiniana, o que induz isquemia na retina externa. Essas alterações resolvem-se de forma gradual e espontânea, mas podem causar uma atrofia pigmentar tardia.

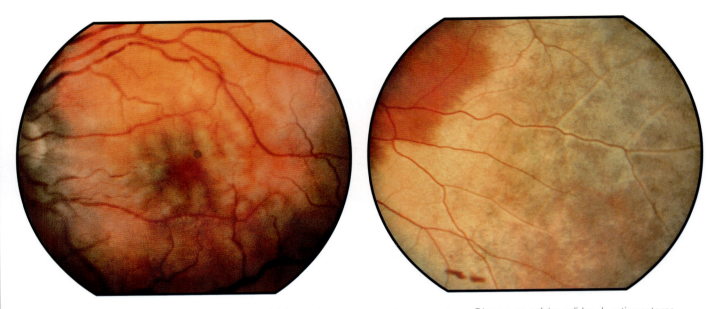

Nestes pacientes, o edema de Berlin (*commotio retinae*) foi causado por um grave trauma contuso. Observa-se a típica palidez da retina externa. Acredita-se que o trauma contuso exerça um efeito compressivo na coroide interna, produzindo isquemia ou mesmo infarto na retina externa.

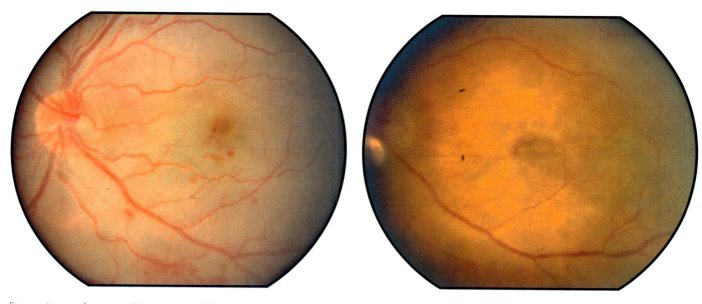

Este paciente sofreu um acidente automobilístico com acionamento do *air bag*. No olho esquerdo, houve o desenvolvimento de um *commotio retinae* agudo com discreta hemorragia macular (*imagem à esquerda*). Nos dois meses seguintes, ocorreu o desenvolvimento gradual de pigmentação puntiforme macular (*imagem à direita*), embora a visão no olho esquerdo tenha sido recuperada para 20/40.

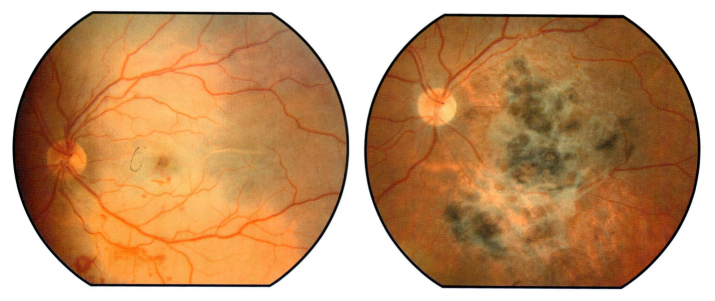

Um jogador de *hockey* sofreu uma lesão com o bastão de *hockey* no olho esquerdo, com resultante palidez aguda da retina e hemorragias intrarretinianas difusas. Dois meses depois, houve o desenvolvimento de alterações pigmentares hiperplásicas reativas significativas, o que levou à perda permanente da visão.

# Epiteliopatia Pigmentar Traumática da Retina

A epiteliopatia pigmentar traumática da retina pode ter natureza predominantemente atrófica, pigmentar ou fibrótica. Olhos pouco pigmentados, como os azuis, tendem a desenvolver atrofia, enquanto olhos com significativa pigmentação no epitélio pigmentado e na coroide tendem a apresentar hiperpigmentação. Dependendo da extensão do trauma, qualquer olho pode desenvolver degeneração fibrosa.

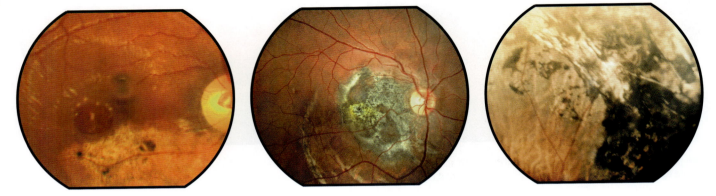

Estes pacientes ilustram as diferentes manifestações da epiteliopatia pigmentar traumática da retina. No paciente à esquerda, a lesão é predominantemente atrófica; o indivíduo ao centro apresenta hiperplasia do epitélio pigmentado e metaplasia fibrosa; e o paciente à direita apresenta atrofia difusa grave, hiperpigmentação e cicatrização fibrótica. *Imagem à direita por cortesia do Dr. Howard Schatz*

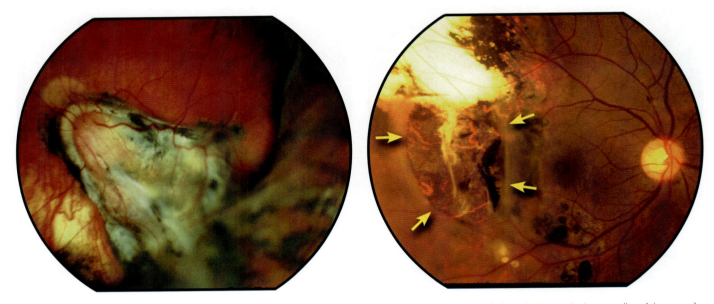

Estas imagens são de dois boxeadores profissionais que sofreram lesões oculares quando os polegares da luva de boxe atingiram o olho. A imagem à esquerda mostra uma extensa cicatriz fibrovascular pigmentada. Na imagem à direita, há áreas de atrofia, hiperpigmentação e fibrose contíguas a uma grande rotura retiniana na região macular temporal *(setas)*. Apesar da perda de campo visual, a mácula foi poupada, e a acuidade visual permaneceu boa, possibilitando que o atleta passasse no exame oftalmológico de rotina antes da luta seguinte. A extensão de sua patologia foi detectada em um estudo sobre as complicações oculares relacionadas ao boxe. A luta foi cancelada, e a retina, reparada.

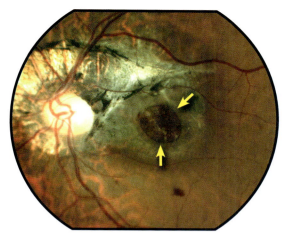

Este paciente sofreu uma lesão durante uma partida de *paintball*. Há atrofia do nervo óptico, atrofia peripapilar cercada por degeneração fibropigmentar e um extenso buraco macular *(setas)*. Este caso ilustra as várias manifestações do trauma decorrente de contusões.

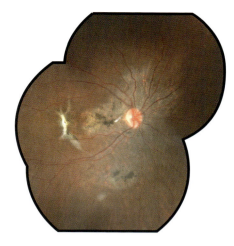

Este paciente sofreu um trauma ao praticar *bungee jump*. O indivíduo estava sendo tratado com anticoagulantes, o que exacerbou a hemorragia sub-retiniana. Em decorrência da lesão, observam-se epiteliopatia pigmentar disseminada da retina e ruptura fibrótica da coroide.

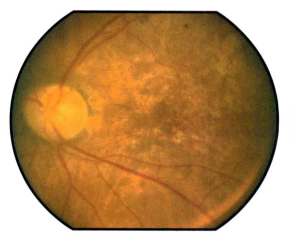
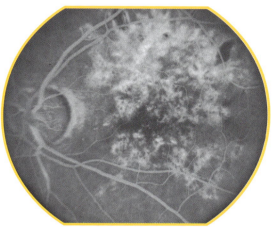

Este paciente envolveu-se em uma briga e foi atingido por um pedaço de madeira. Houve extensa pigmentação puntiforme no polo posterior *(à esquerda)*, e as alterações pigmentares foram destacadas pela angiografia com fluoresceína *(à direita)*. A acuidade visual era de 20/200 no olho traumatizado.

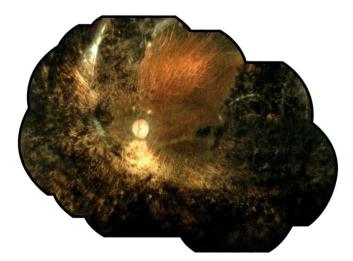

Este paciente foi atingido no olho por uma garrafa de cerveja. Houve um extenso descolamento de retina que provocou proliferação disseminada do epitélio pigmentado e atrofia da retina. Observa-se também uma banda de cicatrização fibrótica no hemisfério supranasal e atrofia óptica. Apenas uma pequena área da retina superior permaneceu relativamente intacta.

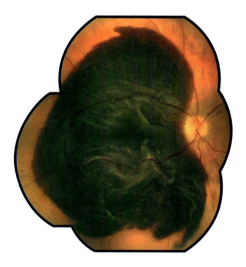

Esta paciente sofreu um trauma relativamente brando em um acidente automobilístico, mas foi tratada com anticoagulantes, o que provavelmente contribuiu para a grave hemorragia observada na retinografia. Ela apresentou extensa hemorragia sub-retiniana e um discreto descolamento retiniano com formação de pregas.

# Buraco Macular Traumático

O trauma ocular frequentemente causa buraco macular, já que a avascularização da região pode predispor seu desenvolvimento após diversos traumas. Geralmente, o buraco macular é acompanhado por outras lesões coriorretinianas, tais como *commotio retinae*, ruptura de coroide e epiteliopatia pigmentar traumática da retina. A doença pode ocorrer dias a anos após a lesão. Traumas provocados por *laser* ou relâmpagos também induzem a formação de buracos maculares. Embora os buracos maculares traumáticos possam se fechar de forma espontânea, geralmente o tratamento requer a realização de vitrectomia com tamponamento gasoso intraocular e posicionamento da face para baixo durante o período pós-operatório. A taxa de fechamento anatômico é bem comparável à das roturas maculares idiopáticas relacionadas ao envelhecimento, embora a recuperação da visão possa ser limitada devido ao tamanho um pouco maior das roturas.

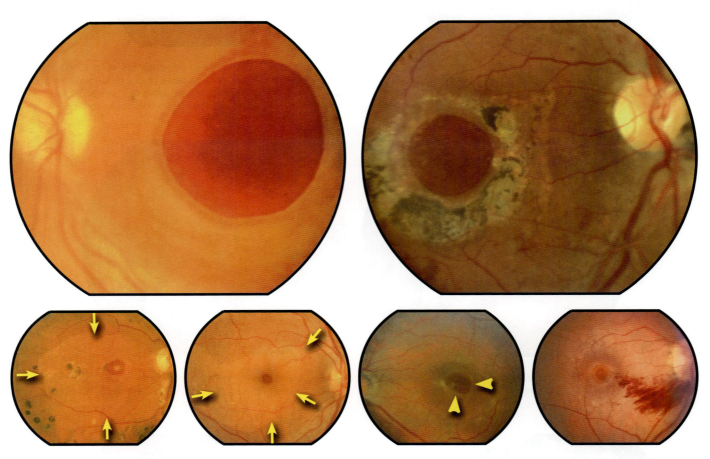

Estes pacientes sofreram traumas graves e desenvolveram buracos maculares. O buraco pode ser muito grande, como observado acima *(imagem superior à esquerda)*, e reduzir a acuidade visual de maneira variável, geralmente entre 20/40 e 20/400. A lesão pode estar cercada por sinais de epiteliopatia pigmentar traumática *(imagem superior à direita)*. Os buracos traumáticos também podem causar um descolamento posterior da retina *(setas)*, como observado nos dois casos mostrados na parte inferior esquerda da figura. Outras manifestações traumáticas podem ser observadas nos casos de buracos maculares, como a fibrose *(pontas de seta)* e a hemorragia retiniana decorrentes de uma lesão sofrida em uma luta de boxe *(imagem inferior à direita)*.

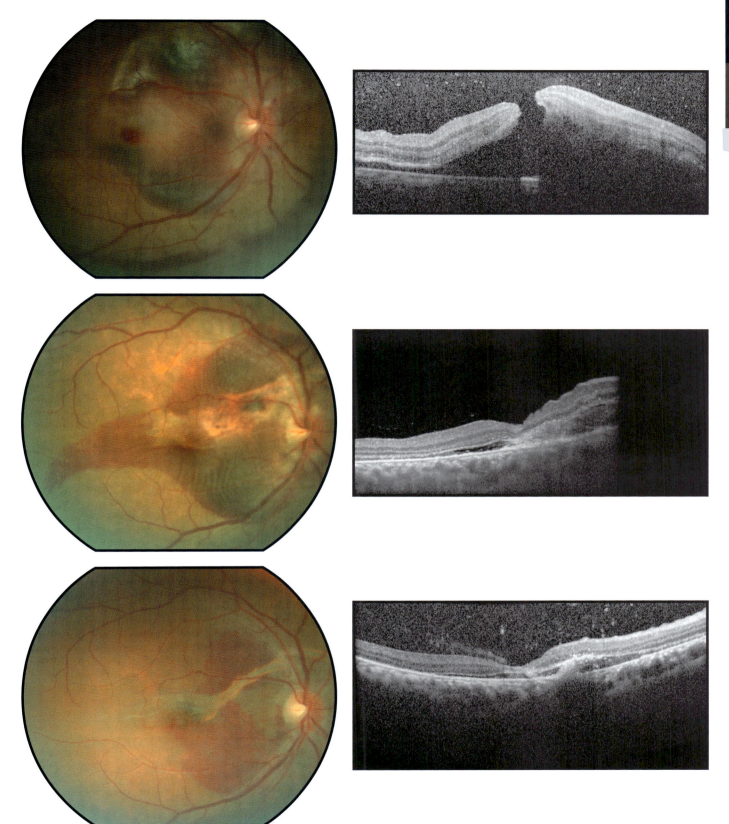

Este paciente sofreu um trauma contuso grave no olho ao ser atingindo por um pedaço de metal durante o trabalho. Embora não tenha havido lesão com globo ocular aberto, observa-se extensa hemorragia submacular (*imagem superior à esquerda*) e um buraco macular de espessura total (*imagem superior à direita*). Houve também diálise da periferia da retina, que foi tratada com fotocoagulação. Em uma semana de acompanhamento, houve resolução parcial da hemorragia sub-retiniana (*imagem central à esquerda*) e fechamento espontâneo do buraco macular (*imagem central à direita*). Após 3 semanas, houve uma maior melhora da hemorragia, a ruptura da coroide ficou aparente (*imagem inferior à esquerda*), e o buraco macular continuou fechado (*imagem inferior à direita*). A acuidade visual melhorou da detecção de movimentos de mão para 20/200 no olho traumatizado.

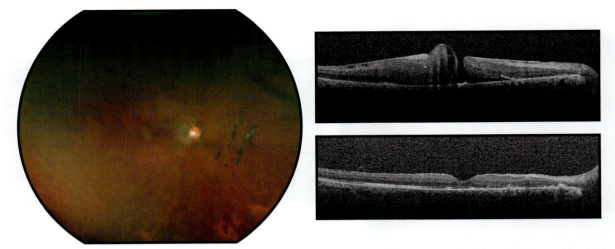

Uma lesão traumática provocou um buraco macular de espessura total (*à esquerda*) e diversas rupturas concêntricas nasais da coroide. A primeira tomografia de coerência óptica de domínio espectral (SD-OCT) documentou o buraco macular de espessura total (*imagem superior à direita*). Após a vitrectomia, o buraco apresentou um fechamento bem-sucedido (*imagem inferior à direita*).

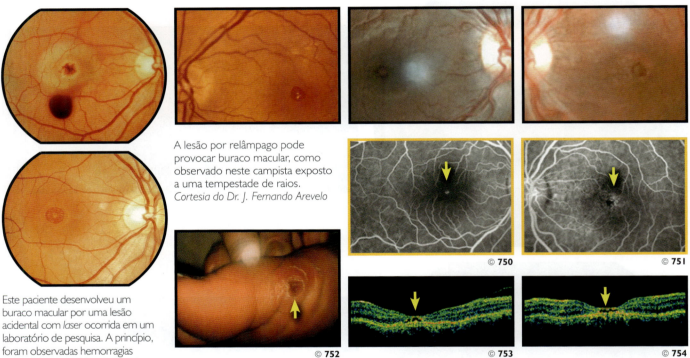

Este paciente desenvolveu um buraco macular por uma lesão acidental com *laser* ocorrida em um laboratório de pesquisa. A princípio, foram observadas hemorragias pré-retiniana e retiniana com edema no local de lesão. Após a resolução do sangramento e do exsudato, o buraco macular foi detectado (*imagem inferior*). Cortesia do Dr. Donald Frambach

A lesão por relâmpago pode provocar buraco macular, como observado neste campista exposto a uma tempestade de raios. Cortesia do Dr. J. Fernando Arevelo

Esta criança apresenta um buraco macular induzido por relâmpagos em ambos os olhos após dormir no chão em local feito com cobre e cimento durante uma tempestade. Os buracos cicatrizados já se transformaram em cistos maculares bilaterais, como mostrado pelas imagens de OCT. O local de entrada, no pé da criança, também é evidente por apresentar uma úlcera (*seta*). Cortesia do Dr. J. Fernando Arevelo

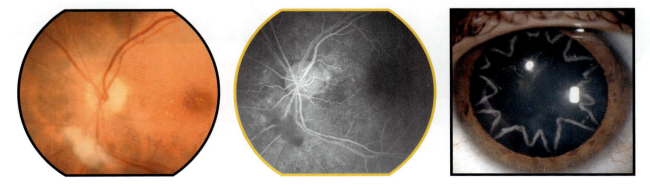

Este paciente sofreu um choque elétrico de alta voltagem. Houve o desenvolvimento de um buraco macular de espessura total (*à esquerda e no centro*) acompanhado por opacidades corticais periféricas no cristalino (*à direita*). Cortesia de Michael Goldbaum, MD

# Ruptura de Coroide

Uma ou mais rupturas de coroide podem estar associadas ao trauma contuso ocular. Geralmente, a ruptura de coroide está associada a roturas do epitélio pigmentado da retina (EPR) e da úvea e tende a se manifestar como um risco branco, curvilíneo e concêntrico ao nervo óptico na região temporal, mas pode apresentar qualquer padrão morfológico ou localização e até mesmo se cruzar na presença de várias roturas. A coroide é bastante suscetível à energia que atinge o olho e/ou a órbita durante a lesão. A hemorragia no momento da lesão é comum, e depois de meses a anos pode ser observada uma secundária neovascularização de coroide provocando uma cicatriz fibrótica. Outras manifestações traumáticas são comumente observadas em associação à ruptura de coroide.

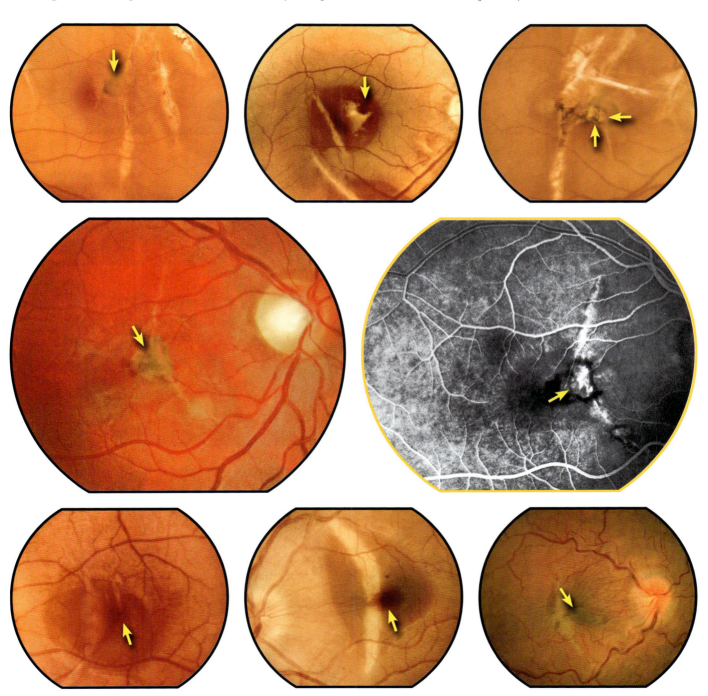

As imagens aqui mostradas são exemplos de rupturas de coroide após um trauma ocular. No caso de hemorragia tardia, é provável que haja neovascularização de coroide *(setas)*. A angiografia com fluoresceína *(fileira central, à direita)* mostra a proliferação de vasos sanguíneos no complexo neovascular, bem como a demarcação da ruptura de coroide quando a proliferação fibrovascular preenche o defeito de pigmentação uveal.

## CORIORRETINOPATIA TRAUMÁTICA

## CAPÍTULO 12

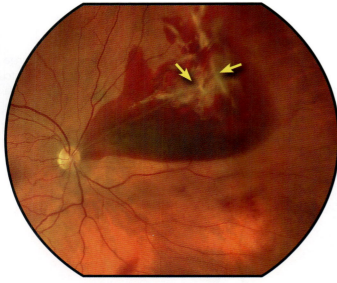
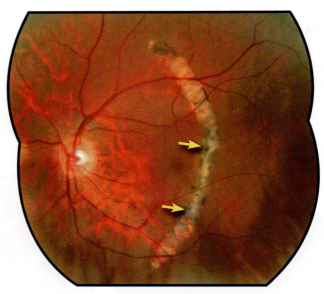

A retinografia mostra diversas rupturas de coroide (*setas*) cruzando a área paramacular superotemporal e a área periférica medial. Há também grave hemorragia pré-retiniana decorrente de um trauma.

Este paciente sofreu uma ruptura de coroide curvilínea em relação ao nervo óptico, uma característica típica deste tipo de trauma. As seções superior e inferior da ruptura são de natureza atrófica, e são visíveis os vasos da coroide no interior da lesão. A porção média da ruptura contém uma cicatriz fibrovascular (*setas*), que também é observada nesta lesão.

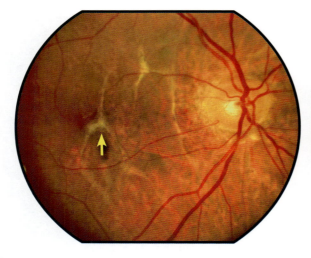
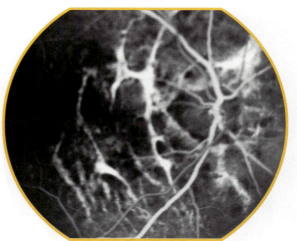

Este paciente apresenta pseudoxantoma elástico (PXE). Ele sofreu um trauma contuso e desenvolveu várias rupturas de coroide devido à fragilidade do tecido uveoescleral típica nestes pacientes. As rupturas são visualizadas principalmente na angiografia com fluoresceína (*à direita*), e há demarcação da cicatriz fibrovascular. A secundária neovascularização de coroide (*seta*) cruza as rupturas de coroide. *Cortesia do Dr. Howard Schatz*

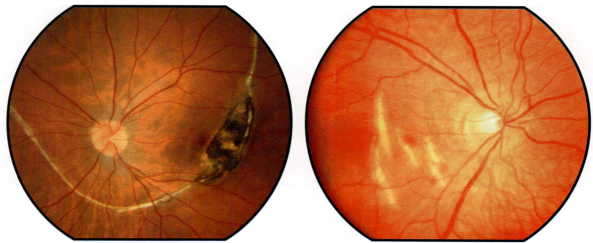

Estes pacientes ilustram a variabilidade fenotípica das rupturas de coroide. O primeiro paciente apresenta uma única ruptura extensa e curvilínea ao nervo óptico, que o cerca quase por completo (*à esquerda*). O outro paciente, à direita, apresenta várias pequenas rupturas curvilíneas e concêntricas ao nervo óptico.

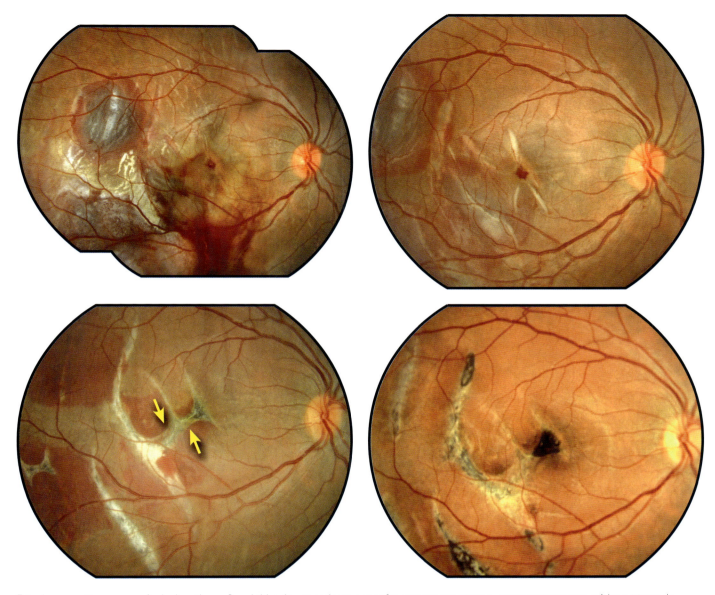

Estas imagens são uma sequência de retinografias obtidas de um paciente que sofreu um trauma grave e, consequentemente, várias rupturas de coroide com hemorragia intrarretiniana. Uma lesão aguda é observada na imagem superior à esquerda. Com a resolução da hemorragia, as rupturas de coroide ficam mais visíveis (*imagem superior à direita*). Houve, então, neovascularização de coroide com hemorragia secundária (*setas, imagem inferior à esquerda*). A neovascularização em proliferação liga as rupturas adjacentes. Com a evolução do processo de cicatrização, as rupturas assumem natureza cicatricial ou fibrovascular com hiperpigmentação (*imagem inferior à direita*).

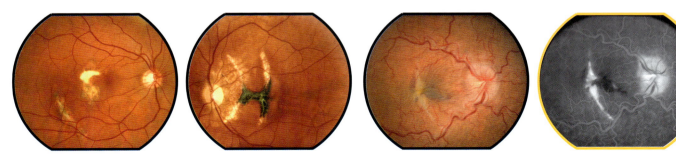

Estes dois pacientes demonstram a variabilidade cicatricial final de uma ruptura de coroide. O paciente à esquerda apresenta uma cicatriz ovoide granular na fóvea e uma ruptura de coroide fibrótica na região paramacular inferotemporal. Há também deposição de tecido fibrótico na área justafoveal superior. O paciente à direita apresenta duas rupturas de coroide curvilíneas, sendo uma de orientação vertical através da fóvea. Houve o desenvolvimento de uma secundária neovascularização, envelopada pela extensa hiperplasia do epitélio pigmentado. Há também atrofia do epitélio pigmentar dos feixes justapapilares e papilomaculares.

Este paciente sofreu um trauma grave com desenvolvimento de ruptura de coroide com hemorragia. Subsequentemente, o paciente apresentou hipotonia devido à pressão intraocular cronicamente baixa, evidenciada pela vasculatura retiniana proeminente e pela marcação da área peripapilar à angiografia com fluoresceína.

# Roturas e Descolamentos Traumáticos de Retina

Um trauma geralmente provoca roturas e descolamentos de retina. O trauma tende a ocorrer em pacientes jovens do sexo masculino, entre a segunda e a terceira décadas de vida. Na presença de achados objetivos e trauma ocular ou periocular (equimoses palpebrais etc.), o risco de descolamento de retina aumenta de maneira substancial. Geralmente, os descolamentos ocorrem nos primeiros dois anos do evento traumático e, na maioria dos casos, em até 3 meses.

A diálise da retina é mais comum e predominantemente localizada na região inferotemporal ou superotemporal, mas também são observadas roturas retinianas gigantes e roturas retinianas posteriores no atípico formato em ferradura. Com grande frequência, estas alterações regmatogênicas estão associadas a outras manifestações traumáticas no fundo do olho. Estas lesões normalmente requerem tratamento com introflexão escleral e/ou vitrectomia via *pars plana*.

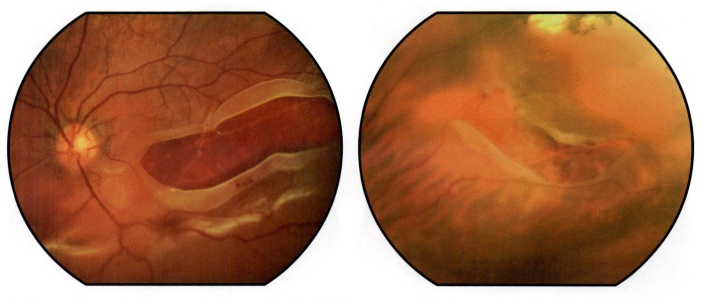

Estas imagens são exemplos de roturas e descolamentos de retina induzidos por traumas de localização posterior. Como observado aqui, estas roturas podem ser bastante extensas e apresentar bordas invertidas ou enroladas, e pode haver um descolamento de retina adjacente e uma hemorragia vítrea associada. *Imagem à esquerda por cortesia de Chris Barry, MD*

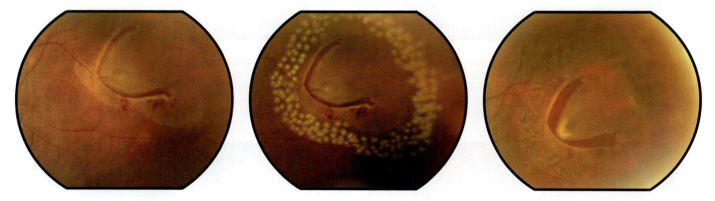

Rotura retiniana traumática (*à esquerda*) subsequentemente demarcada com uma fileira tripla de fotocoagulação (*no centro*). Com a cicatrização da fotocoagulação, a lesão passa a ser pigmentada e atrófica (*à direita*).

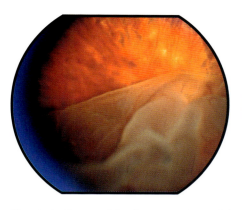 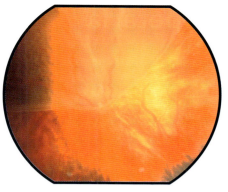 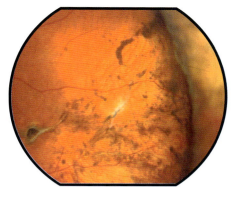

O paciente (à esquerda) sofreu uma rotura retiniana gigante, de 210 graus, com descolamento retiniano após se envolver em uma briga em uma casa noturna. O epitélio pigmentado desnudo da retina é observado superiormente, e a retina redundante dobrou-se sobre si mesma na parte inferior. A retina foi tratada por meio de uma vitrectomia via *pars plana*. Uma segunda cirurgia foi necessária após a recidiva do descolamento de retina com desenvolvimento de proliferação vitreorretiniana (PVR). Outro paciente (*ao centro*) apresentou uma rotura retiniana gigante traumática, de 270 graus, e descolamento retiniano após um acidente automotivo, quando bateu a cabeça no para-brisa. O descolamento de retina foi tratado com introflexão escleral e vitrectomia via *pars plana* (à direita). Anatomicamente, o resultado foi bom, embora a visão tenha ficado limitada a 20/100 devido a uma pequena cicatriz fibrótica macular adjacente à mácula.

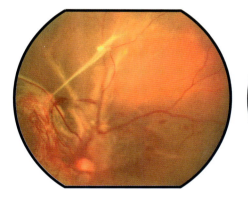 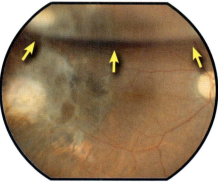 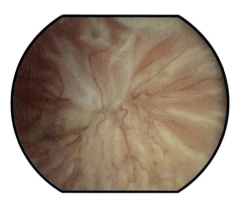

Um trauma grave pode provocar o descolamento de retina com proliferações fibrosas pré e sub-retiniana. Na imagem à esquerda, observe a banda de tecido fibroso que induz tração. A imagem central mostra um olho submetido a uma retinopexia pneumática (*setas*). Devido ao trauma, há considerável proliferação de tecido pigmentar e fibroso. Na imagem à direita, o paciente apresenta uma PVR avançada após o descolamento traumático da retina, havendo a necessidade de outra vitrectomia via *pars plana*.

# Coriorretinite Esclopetária

A coriorretinite esclopetária ocorre devido à ruptura simultânea da retina e da coroide causada pela lesão da órbita por um projétil em alta velocidade e não penetrante, como aqueles disparados por espingardas de chumbinho. Agudamente, geralmente há hemorragia vítrea com extensa hemorragia da retina e da coroide mais necrose retiniana disseminada. Com a resolução da hemorragia, passam a ser visíveis roturas em formato de garra na membrana de Bruch e na coriocapilar, com desenvolvimento tardio de distúrbios pigmentares disseminados e graus variáveis de proliferação da glia. Por definição, não há ruptura do globo ocular.

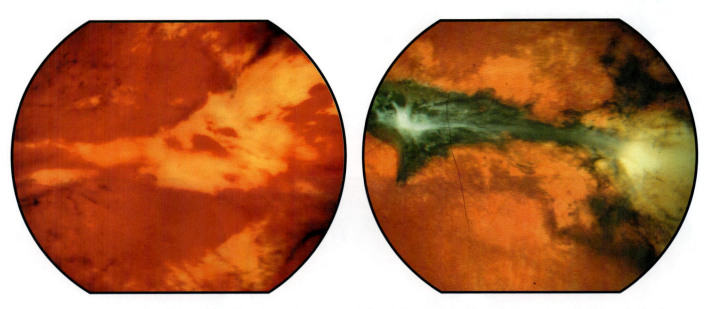

Este paciente apresentou coriorretinite esclopetária após uma lesão por projétil na órbita esquerda. Houve hemorragia em todas as camadas da coroide e da retina (à esquerda). Após 3 meses, não havia mais hemorragia, mas as áreas acometidas apresentavam cicatrizes fibróticas e atrofia. Embora o globo ocular tenha ficado intacto, a visão ficou restrita apenas aos movimentos de mão.

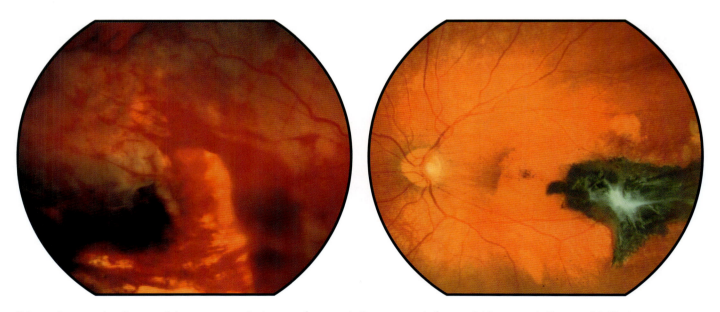

Extensas hemorragias vítrea e retiniana em um paciente que sofreu uma lesão por arma de fogo na órbita esquerda (à esquerda). Quatro meses depois, a região macular apresentava atrofia pigmentar e uma cicatriz fibrótica mais temporal. A visão se restringia à conta dos dedos.

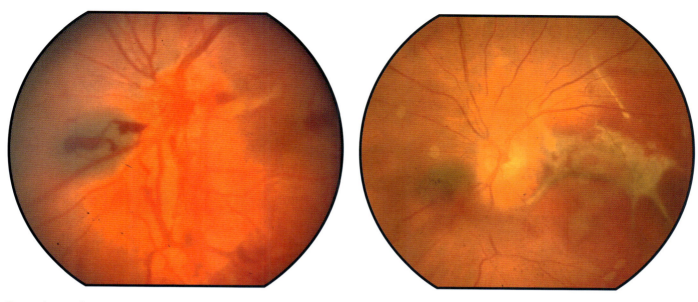

Este paciente sofreu uma lesão por projétil na órbita esquerda que causou extensas hemorragias retiniana, sub-retiniana e vítrea (*à esquerda*). Três meses mais tarde, houve a resolução parcial das hemorragias, embora a visão tenha ficado permanentemente limitada devido ao desenvolvimento de uma cicatriz fibrótica macular (*à direita*).

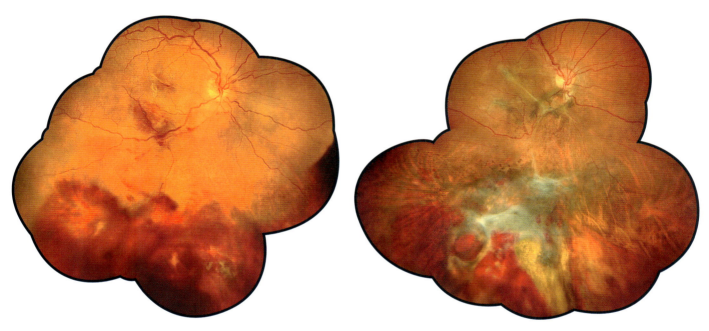

Este paciente sofreu uma lesão causada por uma espingarda de chumbinho; embora o projétil tenha entrado na órbita, não causou a ruptura do globo. O projétil provocou uma substancial hemorragia intrarretiniana inferior, bem como desorganização da retina. Por fim, houve desenvolvimento de degeneração pigmentar e de uma cicatriz fibrótica disseminada pela retina (*à direita*).

# Avulsão do Nervo Óptico

A avulsão do nervo óptico é uma lesão de tipo golpe-contragolpe na qual o nervo óptico é deslocado do olho à força e a lâmina cribriforme retrai-se da borda da esclera. A avulsão é frequentemente acompanhada por grave dano de outros tecidos oculares. No entanto, também pode ser a única manifestação de um trauma aparentemente menor. Geralmente, os pacientes apresentam sintomas que variam da perda visual imediata e profunda à perda de percepção da luz; e o exame do fundo do olho revela a presença de significativas hemorragias vítrea e retiniana sobrejacentes ao disco óptico. Depois de sua resolução, pode ser observada a escavação do disco óptico. Técnicas de diagnóstico por imagem, tais como a tomografia computadorizada (CT) e a ressonância magnética (RM), geralmente não são capazes de confirmar o diagnóstico, embora o deslocamento possa hoje ser observado na RM devido aos contínuos avanços na aquisição de imagens oculares.

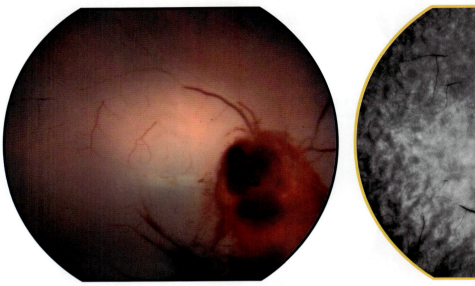
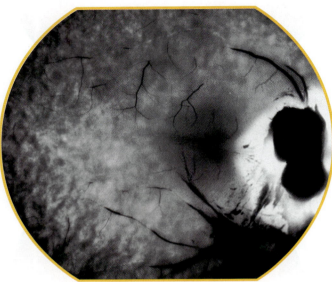

Este paciente foi atingido no lado direito da cabeça enquanto jogava beisebol. Ele apresentava perda de percepção de luz e hemorragia sobrejacente à região da cabeça do nervo óptico (*à esquerda*). Na angiografia com fluoresceína (*à direita*), observou-se ausência de perfusão retiniana, embora houvesse retenção parcial da perfusão coroide. O paciente nunca recuperou a função visual.

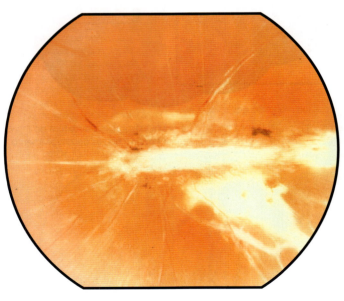
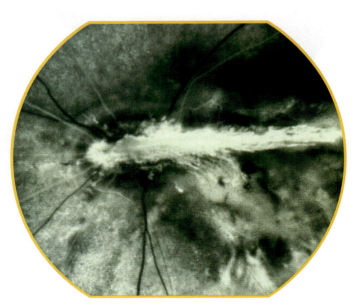

Estas imagens são de um paciente que, meses antes, sofreu uma avulsão do nervo óptico. Aparentemente, o nervo foi deslocado para a região temporal (*à esquerda*). Esta região agora parece atrófica e levemente fibrótica, e há total ausência de perfusão retiniana na angiografia com fluoresceína realizada durante o acompanhamento (*à direita*). Nenhum tratamento específico foi possível, e a visão permaneceu sem percepção de luz. *Imagens por cortesia de J Donald M Gass, MD*

# Lesão com Globo Ocular Aberto

## Corpo Estranho Intraocular (CEIO)

Um corpo estranho intraocular pode ser encontrado no vítreo ou em qualquer local do fundo do olho. Neste último local, as manifestações são variáveis e dependem do tamanho do corpo estranho e da gravidade do impacto. Projéteis maiores e de movimentação mais lenta (como nos ferimentos causados por espingardas de chumbinho) estão relacionados ao prognóstico visual mais reservado. De modo geral, no entanto, olhos com um CEIO retido têm aproximadamente 60% de chance de recuperação da visão de 20/40 ou mais após a remoção do corpo estranho e o reparo do dano intraocular associado. Além do exame cuidadoso e detalhado do fundo do olho, a melhor maneira de descartar a presença de um CEIO metálico é a CT das órbitas.

Estes dois pacientes apresentaram CEIOs metálicos ao forjarem metais. No primeiro paciente, o corpo estranho foi encontrado no vítreo (*à esquerda*); e, no segundo indivíduo, embebido na retina e na esclera com hemorragia adjacente (*à direita*). Após a remoção cirúrgica do CEIO, os dois pacientes recuperaram a visão de forma substancial.

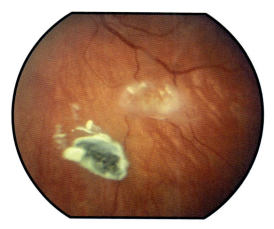
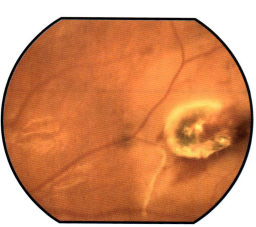

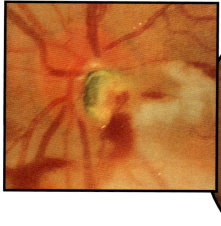
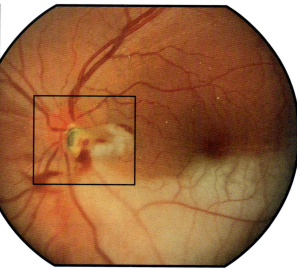

Este paciente estava forjando metal quando um corpo estranho entrou em seu olho esquerdo e ficou aprisionado no nervo óptico, onde obstruiu a arteríola retiniana e causou oclusão de um ramo da artéria central da retina. Pode ser observada a palidez da retina interna decorrente do infarto da arteríola retiniana.
*Cortesia do Dr. Keith Zinn*

Esta paciente estava trocando um lustre de vidro acima de sua cabeça quando este caiu em seu rosto. CEIOs de vidro atingiram os dois olhos, e um ficou preso na retina do olho esquerdo (*à esquerda*). O CEIO foi removido cirurgicamente por meio de uma vitrectomia via *pars plana*, e o local de impacto na retina foi tratado com fotocoagulação (*à direita*). Após a resolução de uma pequena hemorragia intraoperatória, a visão voltou a ser de 20/20.

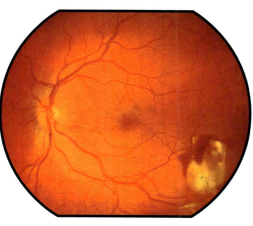
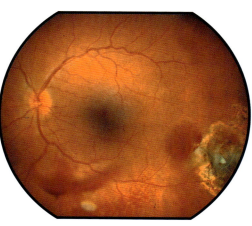

# Lesão Ocular Penetrante e/ou Perfurante

As lesões com globo ocular aberto nas formas penetrantes e/ou perfurantes ocorrem em diversas situações. O prognóstico de recuperação da visão é extremamente variável e depende de vários fatores. A conduta inicial é determinar a extensão da lesão, restaurar a integridade do olho e, obviamente, monitorar complicações como endoftalmite, hipotonia e descolamento de retina com PVR.

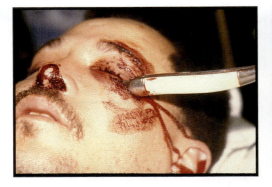
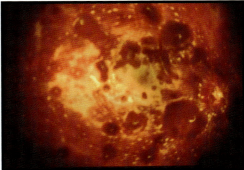
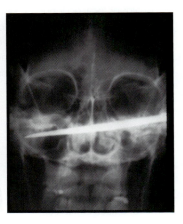

Este paciente foi atingido no olho por uma faca (*à esquerda*), que pode ser observada no exame clínico e na radiografia (*à direita*). O exame do fundo do olho revelou a presença de uma hemorragia disseminada (*no centro*), embora o globo ocular não tenha sido penetrado.

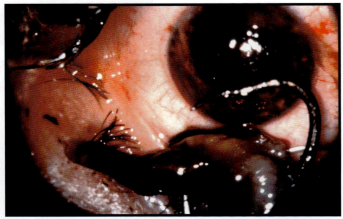

O paciente teve o olho acidentalmente atingido por um anzol ainda com uma isca intacta.

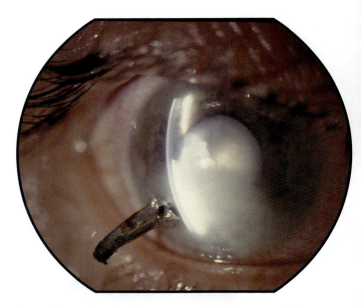

Este paciente sofreu uma lesão por penetração de um anzol de pesca, que se estendeu ao olho e causou hemorragia vítrea e descolamento de retina.

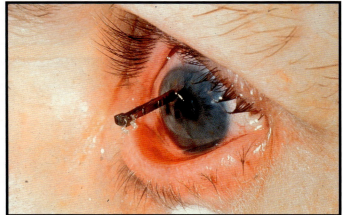

Este paciente sofreu uma lesão córnea penetrante quando um prego foi lançado de uma superfície dura e atingiu o aspecto superior de sua córnea. *Cortesia de Kirk H. Packo, MD*

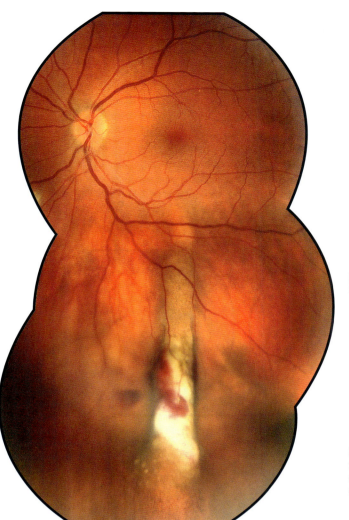

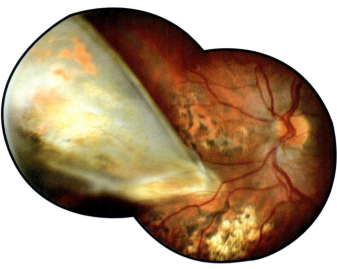

Esta retinografia é de um paciente atingido por uma farpa de madeira na órbita e na esclera ao trabalhar com uma serra elétrica. A farpa é facilmente visível no espaço sub-retiniano inferior. *Cortesia de Amanda Moyer, CRA*

Este paciente sofreu um acidente automobilístico e, a seguir, um grande triângulo de vidro foi encontrado em seu olho. Foi aplicada fotocoagulação a *laser* ao redor da lesão. Apesar da presença do grande corpo estranho, o olho estava relativamente calmo. *Cortesia do Dr. Yale Fisher*

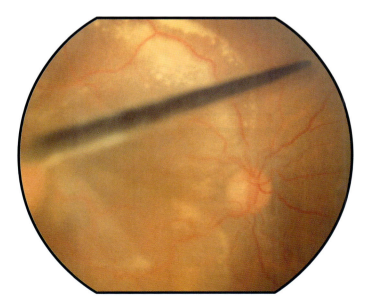

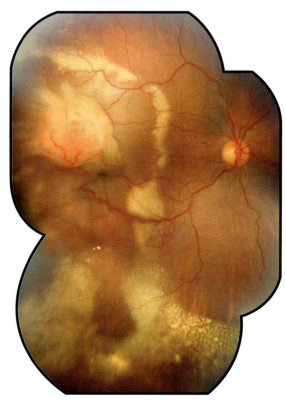

Este paciente apresentou uma diminuição súbita da visão ao cuidar do jardim. Durante o exame, uma lesão granulomatosa foi observada na parte temporal do fundo do olho cercada por um descolamento discreto e por uma borda de deposição lipídica que se estendia até o polo posterior. Com a resolução da exsudação, foi visto um grande espinho (*à esquerda*) estendendo-se da órbita até o polo posterior. *Cortesia do Dr. Keye Wong*

# Lesão Ocular Indireta

## Retinopatia de Valsalva

A retinopatia de Valsalva é uma forma particular de hemorragia principalmente pré-retiniana e sub-hialoide que é secundária a um súbito aumento da pressão intratorácica e/ou intra-abdominal contra a glote fechada. A elevação repentina da pressão venosa intraocular faz com que os capilares da retina rompam-se de forma espontânea, causando o sangramento. Clinicamente, há descolamento hemorrágico da membrana limitante interna (MLI), que pode conter fluido, hemorragia intrarretiniana e/ou hemorragia vítrea. Várias etiologias são hoje descritas, incluindo gestação, anestesia geral, massagem ocular, ressuscitação cardiopulmonar (RCP), atividade sexual e exercícios vigorosos. A hemorragia espontânea também foi descrita em pacientes com tortuosidade arteriolar retiniana familiar. Na maioria dos casos, o paciente é somente monitorado, embora existam relatos de tratamento com YAG *laser* para resolução da hemorragia.

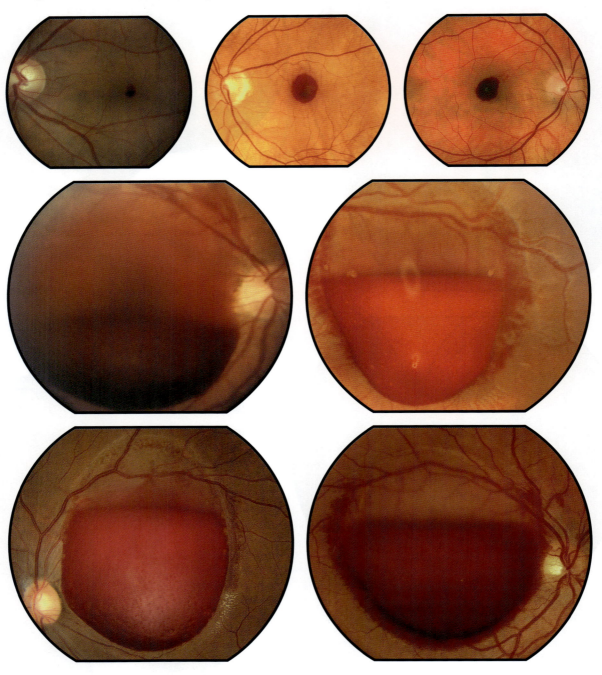

Estes pacientes apresentaram retinopatia de Valsalva após realizarem diferentes atividades, que variaram do esforço para defecar a um acrobata suspenso no trapézio pelas pernas. A hemorragia sub-hialoide geralmente se resolve de maneira espontânea.

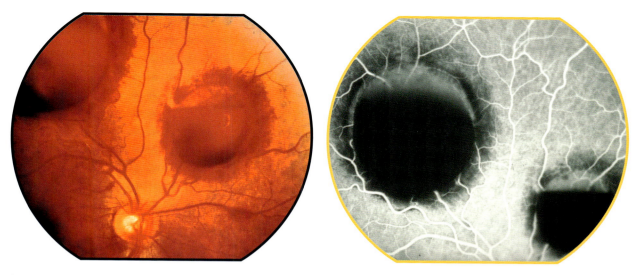

Este paciente era um presidiário que foi enforcado quase até a morte por outro detento. Ele apresentou dois escotomas e duas áreas de hemorragia sub-hialoide com camadas de sangue e fluido. As alterações foram documentadas clinicamente (*à esquerda*) e na angiografia com fluoresceína (*à direita*). Embora o acompanhamento tenha sido solicitado, o paciente nunca mais foi atendido na clínica.

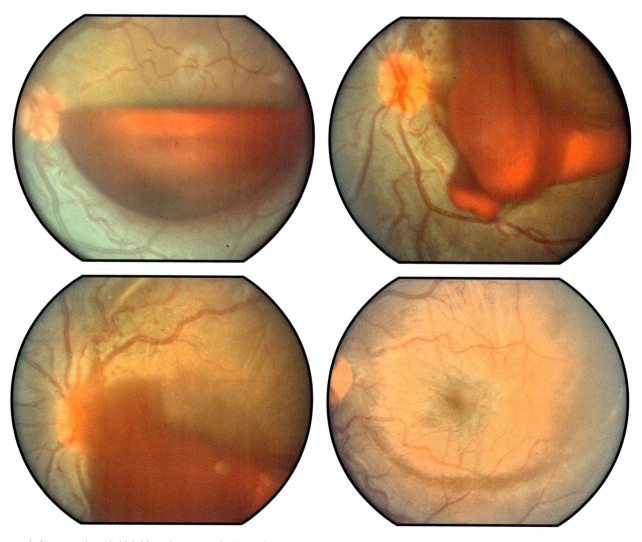

Nos casos de hemorragias sub-hialoides ativas, a resolução pode ser acelerada com o uso de YAG *laser* focal na parte mais inferior da área hemorrágica, permitindo difusão ou extravasamento para dentro da cavidade vítrea (*à esquerda*). Este paciente, que apresentava uma hemorragia sem resolução e estava sendo monitorado há 6 semanas, foi submetido ao tratamento focal com *laser*. A difusão da hemorragia para dentro da cavidade vítrea após o tratamento com YAG *laser* é demonstrada em 5 e 10 minutos (*imagem superior à direita e imagem inferior à esquerda*). Duas semanas após o tratamento, a hemorragia estava completamente resolvida (*à direita*), embora significativas estrias retinianas tenham persistido.

# Retinopatia de Purtscher

A retinopatia de Purtscher pode ser secundária a diversas doenças sistêmicas. Nos casos de trauma, é geralmente secundária à lesão compressiva grave no tronco ou na cabeça. No exame clínico, há várias áreas de palidez da retina devido ao acúmulo de *debris* axoplásmicos (exsudatos algodonosos) e à hemorragia intrarretiniana. Os pacientes apresentam perda indolor da visão central em um ou ambos os olhos e manchas de Purtscher (áreas poligonais patognomônicas de palidez da retina com uma linha clara de demarcação) mais exsudatos algodonosos ao redor do disco e em outros locais do polo posterior constituindo alterações isquêmicas capilares. Eventualmente, pode ser observado edema macular ou do nervo óptico. A patogênese da isquemia retiniana na retinopatia de Purtscher ainda é controversa, mas os processos patogênicos mais prováveis são a agregação de granulócitos mediada por proteínas do sistema complemento ou o refluxo venoso e/ou espasmo arterial devido ao aumento súbito da pressão intratorácica. Na maioria dos pacientes, o processo resolve-se de forma espontânea, embora às vezes a perda de visão possa ser permanente.

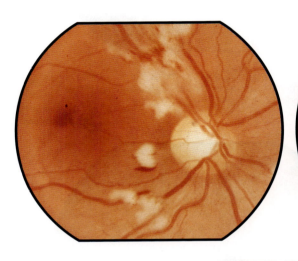
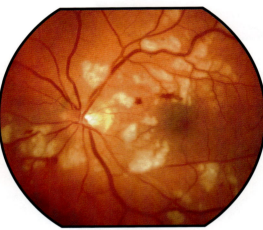

Estes dois pacientes apresentaram retinopatia de Purtscher com áreas dispersas de exsudatos algodonosos ou acúmulo de *debris* axoplásmicos decorrentes de lesões compressivas.

A retinografia colorida (*à esquerda*) e a angiografia com fluoresceína (*à direita*) em um paciente com retinopatia de Purtscher confirmam a alteração da permeabilidade vascular demonstrando graus variáveis do extravasamento tardio.

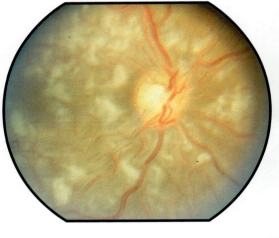
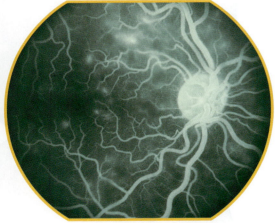

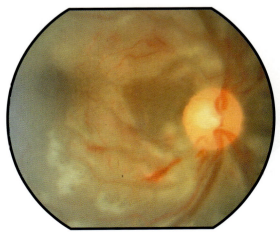
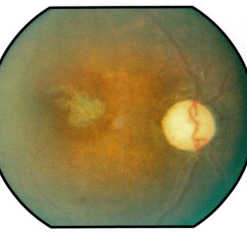

Este paciente jovem foi acidentalmente atropelado por um carro. Ele sobreviveu, embora tenha desenvolvido alterações bilaterais agudas de retinopatia de Purtscher (*à esquerda*). A imagem obtida aos 10 anos de acompanhamento revelou o desenvolvimento de atrofia macular pigmentar bilateral, provavelmente em decorrência do prolongado edema macular cistoide (*à direita*).

# Síndrome de Terson

A síndrome de Terson é definida como a hemorragia intraocular associada à hemorragia subaracnoide, à hemorragia intracerebral ou à lesão cerebral traumática. A hemorragia pode estar localizada no espaço vítreo, sub-hialoide ou sub-MLI. Nos casos em que a hemorragia se resolve de forma espontânea, a visão tende a voltar ao normal, mas a vitrectomia pode ser necessária se houver uma hemorragia exuberante. O mecanismo mais provável é o súbito aumento da pressão venosa em decorrência da hipertensão intracraniana, embora o mecanismo verdadeiro ainda seja debatido.

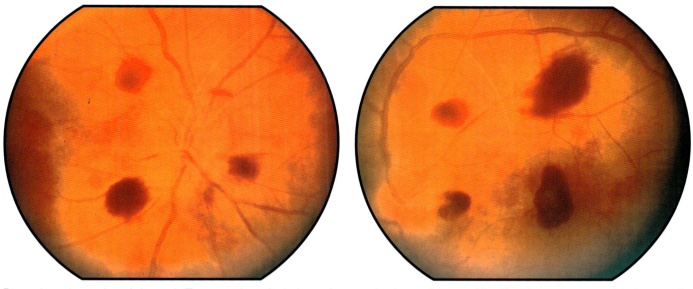

Este paciente desenvolveu síndrome de Terson em decorrência de uma hemorragia subaracnoide traumática. O paciente apresentou várias hemorragias sub-hialoides e sub-MLI em toda a mácula (*à esquerda*) e nas áreas peripapilares (*à direita*). Observe a presença de edema do nervo óptico, provavelmente indicativa de elevação da pressão intracraniana. Nestes casos, a angiografia com fluoresceína geralmente não mostra extravasamento inicial significativo. Foi recomendado um acompanhamento, e o paciente melhorou, com resolução das hemorragias e da função visual.

# Síndrome do Bebê Sacudido

Bebês e crianças que sofreram abuso podem apresentar diversas achados oculares. As anomalias do segmento posterior são geralmente observadas em cerca de 30% a 40% das vítimas. Geralmente, estes achados ocorrem após chacoalhares violentos, trauma direto nos olhos ou na cabeça, lesões torácicas e/ou estrangulamento. As características clínicas incluem hemorragias retinianas difusas, exsudatos algodonosos, papiledema, hemorragia vítrea, e/ou formação de pregas perimaculares. É preciso descartar a ruptura do globo ocular. Às vezes, a vitrectomia via *pars plana* pode ser necessária para tratamento de opacidades vítreas ou do descolamento de retina. Havendo suspeita de abuso, o caso deve ser relatado às autoridades locais.

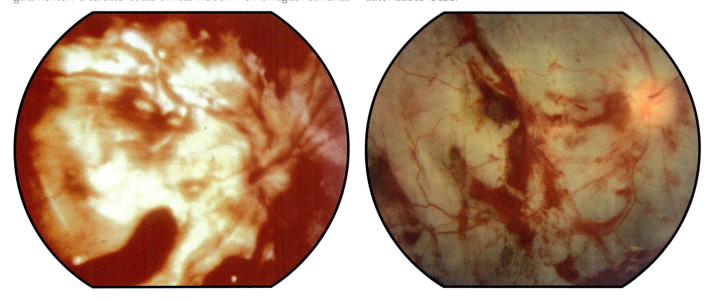

Dois bebês vítimas de abuso infantil. Foi vista hemorragia em várias camadas (*à esquerda*) com acometimento das áreas sub-retiniana, pré-retiniana e vítrea. No segundo bebê (*à direita*), o grau das hemorragias retiniana e pré-retiniana foi menor. Ambos os bebês foram monitorados.

# Retinopatia Solar e/ou Induzida por *Laser*

A retinopatia solar é uma reação fototóxica no fundo do olho causada pela luz. A reação depende da duração e da intensidade da exposição à luz e do espectro luminoso. Pode ser provocada pela observação de praticamente qualquer fonte de luz, mas está associada principalmente a eclipses solares e cerimônias religiosas ou à visualização direta de *laser*. A reação tem natureza fotoquímica, e geralmente é justafoveal, bilateral e assimétrica; a doença mais grave é observada no olho dominante.

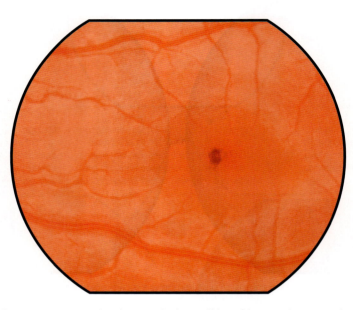

Imagem de um paciente que olhou diretamente para o sol após o uso de drogas ilícitas. Observe a lesão macular avermelhada aguda. A acuidade visual é de 20/40. Esta lesão avermelhada desapareceu após várias semanas e foi substituída por uma pequena área de hipopigmentação.

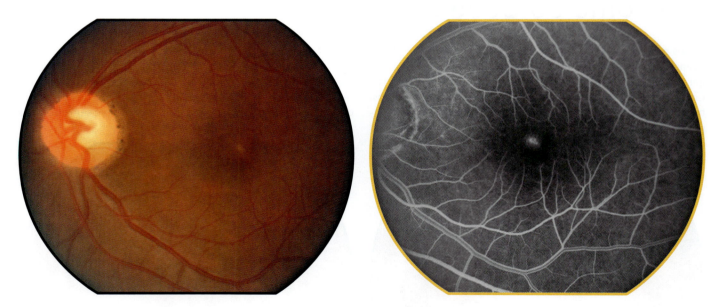

Imagem de um paciente (retinopatia solar crônica) 2 meses após olhar o sol. O paciente apresenta uma pequena área de hipopigmentação imediatamente temporal à fóvea (*à esquerda*) que aparece como um defeito em janela na angiografia com fluoresceína (*à direita*). No olho esquerdo, a acuidade visual é de 20/30.

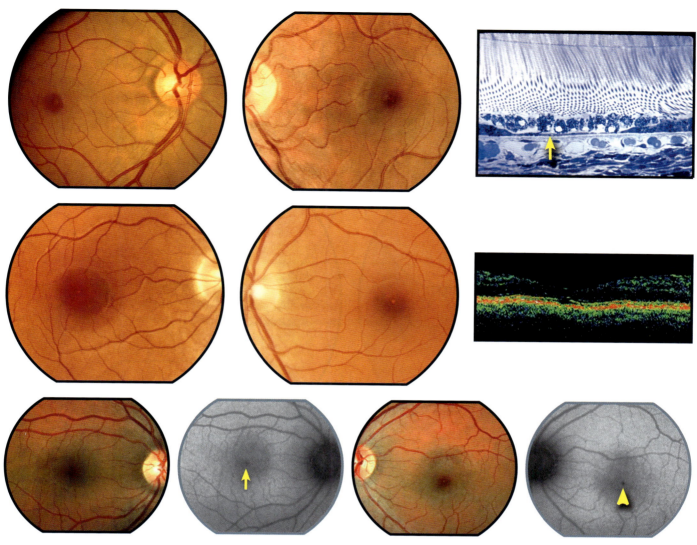

Estes pacientes desenvolveram retinopatia solar por olharem excessivamente para o sol ou observarem um eclipse. Observe a lesão amarela justafoveal pouco evidente nas retinografias coloridas e acompanhada por uma pequena alteração na retina externa. A OCT mostra a degeneração focal do EPR correspondente à lesão clinicamente evidente, esta correlacionada ao adelgaçamento focal do EPR e da retina externa na histopatologia (*seta*). A autofluorescência do fundo ocular, mostrada na imagem mais à direita, também pode demonstrar a lesão justafoveal como uma área de discreta hipoautofluorescência (*ponta de seta*).

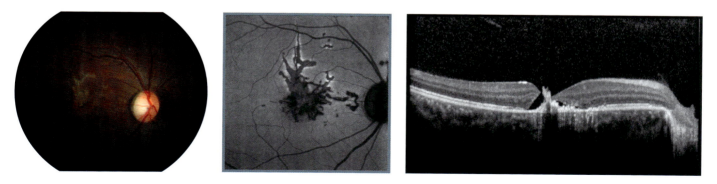

As lesões oculares induzidas por *laser pointers* são cada vez mais comuns. Este paciente ficou olhando para o *laser* com os dois olhos. A justificativa para a autoindução da lesão ocular não foi esclarecida, embora os pacientes com tal comportamento geralmente apresentam questões psicológicas que precisam ser investigadas. Observe as várias linhas de lesão na retina e no EPR (*à esquerda*) por causa do olhar repetitivo para o facho de *laser*. O dano é destacado pela autofluorescência do fundo ocular (*no centro*) e pela SD-OCT (*à direita*). *Imagens por cortesia de Amani Fawzi, MD*

# Retinopatia da Altitude

A retinopatia da altitude é composta principalmente por hemorragias intrarretinianas e exsudatos algodonosos, assim como edema do nervo óptico, em pacientes que se exercitam de forma vigorosa em altitudes elevadas ou ficam em altitudes muito altas por períodos prolongados. Em raras ocasiões, também podem ser observadas hemorragias pré-retinianas com extensão para dentro do vítreo. O mecanismo mais provável envolve alterações na perfusão da retina decorrentes da autorregulação do fluxo sanguíneo cerebral em resposta à hipóxia em altitudes elevadas.

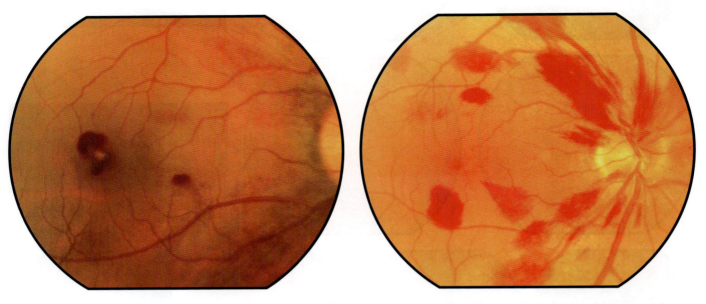

Dois casos de retinopatia da altitude. O primeiro paciente apresentou hemorragias retiniana e pré-retiniana ocasionais (*à esquerda*); e o segundo, hemorragias retinianas superficiais mais disseminadas pelo fundo do olho (*à direita*). *Cortesia do Dr. Michael Weiderman*

# Leituras Sugeridas

## Edema de Berlin (*Commotio Retinae*)

Ahn, S.J., Woo, S.J., Kim, K.E., et al., 2013. Optical coherence tomography morphologic grading of macular commotion retinae and its association with anatomic and visual outcomes. Am. J. Ophthalmol. 156 (5), 994-1001.

Baath, J., Ells, A.L., Kherani, A., et al., 2007. Severe retinal injuries from paintball projectiles. Can. J. Ophthalmol. 42, 620-623.

Bastek, J.V., Foos, R.Y., Heckenlively, J., 1981. Traumatic pigmentary retinopathy. Am. J. Ophthalmol. 92, 621-624.

Bunt-Milam, A.H., Black, R.A., Bensinger, R.E., 1986. Breakdown of the outer blood–retinal barrier in experimental commotio retinae. Exp. Eye Res. 43, 397-412.

He, D., Blomquist, P.H., Ellis, 3rd, E., 2007. Association between ocular injuries and internal orbital fractures. J. Oral Maxillofac. Surg. 65, 713-720.

Kent, J.S., Eidsness, R.B., Colleaux, K.M., et al., 2007. Indoor soccer-related eye injuries: should eye protection be mandatory? Can. J. Ophthalmol. 42, 605-608.

Kohno, T., Miki, T., Hayashi, K., 1998. Choroidopathy after blunt trauma to the eye: a fluorescein and indocyanine green angiographic study. Am. J. Ophthalmol. 126, 248-260.

Kylstra, J.A., Lamkin, J.C., Runyan, D.K., 1993. Clinical predictors of scleral rupture after blunt ocular trauma. Am. J. Ophthalmol. 115, 530-535.

Lessell, S., 1989. Indirect optic nerve trauma. Arch. Ophthalmol. 107, 382-386.

Mansour, A.M., Green, W.R., Hogge, C., 1992. Histopathology of commotio retinae. Retina 12, 24-28.

Mendes, S., Campos, A., Campos, J., et al., 2015. Cutting edge of traumatic maculopathy with spectral-domain optical coherence tomography—a review. Med. Hypothesis Discov. Innov. Ophthalmol. 4, 56-63.

Pulido, J.S., Blair, N.P., 1987. The blood–retinal barrier in Berlin's edema. Retina 7, 233-236.

Russell, S.R., Olsen, K.R., Folk, J.C., 1988. Predictors of scleral rupture and the role of vitrectomy in severe blunt ocular trauma. Am. J. Ophthalmol. 105, 253-257.

Sipperly, J.O., Quigley, H.A., Gass, J.D.M., 1978. Traumatic retinopathy in primates. The explanation of commotio retinae. Arch. Ophthalmol. 96, 2267-2273.

Sony, P., Venkatesh, P., Gadaginamath, S., et al., 2006. Optical coherence tomography findings in commotio retina. Clin. Experiment. Ophthalmol. 34, 621-623.

Sousa-Santos, F., Lavinsky, D., Moraes, N.S., et al., 2012. Spectral-domain optical coherence tomography in patient with commotio retinae. Retina 32 (4), 711-718.

Steinsapir, K.D., Goldberg, R.A., 1994. Traumatic optic neuropathy. Surv. Ophthalmol. 38, 487-578.

Umeed, S., Shafquat, S., 2004. Commotio-retinae and central retinal artery occlusion after blunt ocular trauma. Eye (Lond. ) 18, 333-334.

Williams, D.F., Mieler, W.F., Williams, G.A., 1990. Posterior segment manifestations of ocular trauma. Retina 10 (Suppl. 1), S35-S44.

## Epiteliopatia Pigmentar Traumática da Retina

Archer, D.B., Canavan, Y.M., 1983. Contusional eye injuries: retinal and choroidal lesions. Aust. J. Ophthalmol. 11, 251-264.

Delori, F., Pomerantzeff, O., Cox, M.S., 1969. Deformation of the globe under high-speed impact: its relation to contusion injuries. Invest. Ophthalmol. 8, 290-301.

Eagling, E.M., 1974. Ocular damage after blunt trauma to the eye: its relationship to the nature of the injury. Br. J. Ophthalmol. 58, 126-140.

Giovinazzo, V.J., Yannuzzi, L.A., Sorenson, J.A., et al., 1987. The ocular complications of boxing. Ophthalmol 94, 587-596.

## Buraco Macular Traumático

Armstrong, B., Fecarotta, C., Ho, A.C., et al., 2010. Evolution of severe lightning maculopathy visualized with spectral domain optical coherence tomography. Ophthalmic Surg. Lasers Imaging 41 (Suppl), S70-S73.

Chow, D.R., Williams, G.A., Trese, M.T., et al., 1999. Successful closure of traumatic macular holes. Retina 19, 405-409.

Frangieh, G.T., Green, W.R., Engel, H.M., 1981. A histopathologic study of macular cysts and holes. Retina 1, 311-336.

Garcia-Arumi, J., Corcostegui, B., Cavero, L., et al., 1997. The role of vitreoretinal surgery in the treatment of posttraumatic macular hole. Retina 17, 372-373.

Ghoraba, H.H., Ellakwa, A.F., Ghali, A.A., 2012. Long term result of silicone oil versus gas tamponade in the treatment of traumatic macular holes. Clin. Ophthalmol. 6, 49-53.

Horn, E.P., McDonald, H.R., Johnson, R.N., et al., 2000. Soccer ball-related retinal injuries: a report of 13 cases. Retina 20, 604-609.

Ismail, R., Tanner, V., Williamson, T.H., 2002. Optical coherence topography imaging of severe commotio retinae and associated macular hole. Br. J. Ophthalmol. 86, 473-474.

Johnson, R.N., McDonald, H.R., Lewis, H., et al., 2001. Traumatic macular hole: observations, pathogenesis, and results of vitrectomy surgery. Ophthalmology 108, 853-857.

Menchini, U., Virgili, G., Giacomelli, G., et al., 2003. Mechanism of spontaneous closure of traumatic macular hole: OCT study of one case. Retina 23, 104-106.

Miller, J.B., Yonekawa, Y., Eliott, D., et al., 2013. A review of traumatic macular hole: diagnosis and treatment. Int. Ophthalmol. Clin. 53, 59-67.

Miller, J.B., Yonekawa, Y., Eliott, D., et al., 2015. Long-term follow-up and outcomes in traumatic macular holes. Am. J. Ophthalmol. 160, 1255-1258.

Moon, S.J., Kim, J.E., Han, D.P., 2005. Lightning-induced maculopathy. Retina 25, 380-382.

Rivas-Aguiño, P.J., Garcia, R.A., Arevalo, J.F., 2006. Bilateral macular cyst after lightning visualized with optical coherence tomography. Clin. Experiment. Ophthalmol. 34, 893-894.

Weichel, E.D., Colyer, M.H., 2009. Traumatic macular holes secondary to combat ocular trauma. Retina 29, 349-354.

Yamashita, T., Uemara, A., Uchino, E., et al., 2002. Spontaneous closure of traumatic macular hole. Am. J. Ophthalmol. 133, 230-235.

## Ruptura de Coroide

Aguilar, J.P., Green, W.R., 1984. Choroidal rupture: a histopathologic study of 47 cases. Retina 4, 269-275.

Amari, F., Ogino, N., Matsumura, M., et al., 1999. Vitreous surgery for traumatic macular holes. Retina 19, 410-413.

Ament, C.S., Zacks, D.N., Lane, A.M., et al., 2006. Predictors of visual outcome and choroidal neovascular membrane formation after traumatic choroidal rupture. Arch. Ophthalmol. 124, 957-966.

Conrath, J., Forzano, O., Ridings, B., 2004. Photodynamic therapy for subfoveal CNV complicating traumatic choroidal rupture. Eye (Lond. ) 18, 946-947.

Francis, J.H., Freund, K.B., 2011. Photoreceptor reconstitution correlates with visual improvement after intravitreal bevacizumab treatment of choroidal neovascularization secondary to traumatic choroidal rupture. Retina 31, 422-424.

Fuller, B., Gitter, K.A., 1973. Traumatic choroidal rupture with late serous detachment of macula: report of successful argon laser treatment. Arch. Ophthalmol. 89, 354-355.

Hart, J.C.D., Natsikos, V.E., Raistrick, E.R., et al., 1980. Indirect choroidal tears at the posterior pole: a fluorescein angiographic and perimetric study. Br. J. Ophthalmol. 64, 59-67.

Kohno, T., Miki, T., Shiraki, K., et al., 2000. Indocyanine green angiographic features of choroidal rupture and choroidal vascular injury after contusion ocular injury. Am. J. Ophthalmol. 129, 38-46.

Levin, D.B., Bell, D.K., 1977. Traumatic retinal hemorrhages with angioid streaks. Arch. Ophthalmol. 95, 1072-1073.

Patel, M.M., Chee, Y.E., Eliott, D., 2013. Choroidal rupture: a review. Int. Ophthalmol. Clin. 53, 69-73.

Smith, R.E., Kelley, J.S., Harbin, T.S., 1974. Late macular complications of choroidal ruptures. Am. J. Ophthalmol. 77, 650-658.

Wyszynski, R.E., Grossniklaus, H.E., Frank, K.E., 1988. Indirect choroidal rupture secondary to blunt ocular trauma: a review of eight eyes. Retina 8, 237-243.

## Roturas e Descolamentos Traumáticos de Retina

Yadav, N.K., Bharghav, M., Vasudha, K., et al., 2009. Choroidal neovascular membrane complicating traumatic choroidal rupture managed by intravitreal bevacizumab. Eye (Lond. ) 23, 1872-1873.

Archer, D.B., Canavan, Y.M., 1983. Contusional eye injuries: retinal and choroidal lesions. Aust. J. Ophthalmol. 11, 251-264.

Aylward, G.W., Cooling, R.J., Leaver, P.K., 1993. Trauma-induced retinal detachment associated with giant retinal tears. Retina 13, 136-141.

Cox, M.S., Schepens, C.L., Freeman, H.M., 1966. Retinal detachment due to ocular contusion. Arch. Ophthalmol. 76, 678-685.

Cox, M.S., 1980. Retinal breaks caused by blunt non-perforating trauma at the point of impact. Trans. Am. Ophthalmol. Soc. 78, 414-466.

Goffstein, R., Burton, T.C., 1982. Differentiating traumatic from non-traumatic retinal detachment. Ophthalmol 89, 361-368.

Hagler, W.S., 1980. Retinal dialysis: statistical and genetic study to determine pathogenic factors. Trans. Am. Ophthalmol. Soc. 78, 686-733.

Johnston, P.B., 1991. Traumatic retinal detachment. Br. J. Ophthalmol. 75, 18-21.

Nacef, L.. Daghfous, F., Chaabini, M., et al., 1997. Ocular contusions and giant retinal tears. J. Fran. d'Ophtalmologie 20, 170-174.

Zion, V.M., Burton, T.C., 1980. Retinal dialysis. Arch. Ophthalmol. 98, 1971-1974.

## Coriorretinite Esclopetária

Dubovy, S.R., Guyton, D.L., Green, W.R., 1997. Clinocopathologic correlation of chorioretinitis sclopetaria. Retina 17, 510-520.

Goldzieher, W., 1901. Beitrag zur pathologie der orbitalen Schussverletzungen. Z. Augenh. 6, 277-285.

Richard, R.D., West, C.E., Meisels, A.A., 1968. Chorioretinitis sclopetaria. Am. J. Ophthalmol. 66, 852-860.

Hart, J.C., Natsikos, V.E., Raistrick, E.R., et al., 1980. Chorioretinitis sclopetaria. Trans. Ophthalmol. Soc. U. K. 100, 276-281.

Katsumata, S., Takahashi, J., Tamai, M., 1984. Choriortinitis sclopetaria caused by fishing line sinker. Jph. J. Ophthalmol. 28, 69-74.

Perry, H.D., Rahn, E.K., 1977. Chorioretinitis sclopetaria; choroidal and retinal concussion injury from a bullet. Arch. Ophthalmol. 95, 328-329.

## Avulsão do Nervo Óptico

Buchwald, H.J., Otte, P., Lang, G.E., 2003. Evulsion of the optic nerve following blunt bulbar trauma. Klin. Monatsbl. Augenheilkd 220, 303-308.

Chow, A.Y., Goldberg, M.F., Frenkel, M., 1984. Evulsion of the optic nerve in association with basketball injuries. Ann. Ophthalmol. 16, 35-37.

Delarey, Jr., W.V., Geiss, M., 1988. Partial evulsion of the optic nerve. Ann. Ophthalmol. 20, 371-372.

DeVries-Knoppert, W.A., 1989. Evulsion of the optic nerve. Doc. Ophthalmol. 72, 241-245.

Hillman, J.S., Myska, V., Nissim, S., 1975. Complete avulsion of the optic nerve. A clinical, angiographic and electrodiagnostic study. Br. J. Ophthalmol. 59, 503-509.

Kline, L.B., McCluskey, M.M., Skalka, H.W., 1988. Imaging techniques in optic nerve evulsion. J. Clin. Neuroophthalmol 8, 281-282.

Lang, G.K., Bialasiwicz, A.A., Rohr, W.D., 1991. Bilateral traumatic eye avulsion. Klin. Monatsbl. Augenheilkd 198, 112-116.

Morris, W.R., Osborn, F.D., Fleming, J.C., 2002. Traumatic evulsion of the globe. Ophthal. Plast. Reconstr. Surg. 18, 261-267.

Noro, M., Ishikawa, A., Nakanome, Y., et al., 1990. A case of evusion of the optic nerve. Nippon Ganka Gakkai Zasshi 94, 1177-1180.

Park, J.H., Frenkel, M., Dobbie, J.G., et al., 1971. Evulsion of the optic nerve. Am. J. Ophthalmol. 72, 969-971.

Sanborn, G.E., Gonder, J.R., Goldberg, R.E., et al., 1984. Evulsion of the optic nerve: a clinicopathological study. Can. J. Ophthalmol. 19, 10-16.

Temel, A., Sener, A.B., 1988. Complete evulsion of the optic nerve. Acta Ophthalmol. 66, 117-119.

Williams, D.F., Williams, G.A., Abrams, G.W., et al., 1987. Evulsion of the retina associated with optic nerve evulsion. Am. J. Ophthalmol. 104, 5-9.

## Corpo Estranho Intraocular

Agrawal, R., Laude, A., 2012. Predictive factors and outcomes for posterior segment intraocular foreign bodies. Eye (Lond. ) 26, 751-752.

Awschalom, L., Meyers, S.M., 1982. Ultrasonography of vitreal foreign bodies in eyes obtained at autopsy. Arch. Ophthalmol. 100, 979-980.

Bai, H.Q., Yao, L., Meng, X.X., et al., 2011. Visual outcome following intraocular foreign bodies: a retrospective review of 5-year clinical experience. Eur. J. Ophthlamol. 21, 98-103.

Bronson, N.R., 1965. Techniques of ultrasonic localization and extraction of intraocular and extraocular foreign bodies. Am. J. Ophthalmol. 60, 596-603.

Colyer, M.H., Weber, E.D., Weichel, E.D., et al., 2007. Delayed intraocular foreign body removal without endophthalmitis during Operations Iraqi Freedom and Enduring Freedom. Ophthalmol 114, 1439-1447.

Ferrari, T.M., Cardascia, N., Di Gesu, I., et al., 2001. Early versus late removal of retained intraocular foreign bodies. Retina 21, 92-93.

Greven, C.M., Engelbrecht, N.E., Slusher, M.M., et al., 2000. Intraocular foreign bodies: management, prognostic factors, and visual outcomes. Ophthalmol 107, 608-612.

Jonas, J.B., Knorr, H.L., Budde, W.M., 2000. Prognostic factors in ocular injuries caused by intraocular or retrobulbar foreign bodies. Ophthalmol 107, 823-828.

Mieler, W.F., Ellis, M.K., Williams, D.F., et al., 1990. Retained intraocular foreign bodies and endophthalmitis. Ophthalmol 97, 1532-1538.

Mittra, R.A., Mieler, W.F., 1999. Controversies in the management of open-globe injuries involving the posterior segement. Surv. Ophthalmol. 44, 215-225.

Shah, C.M., Gentile, R.C., Mehta, M.C., 2016. Perfluorocarbon liquids' ability to protect the macula from intraocular dropping of metallic foreign bodies: a model eye study. Retina 36 (7), 1285-1291.

Thach, A.B., Ward, T.P., Dick, 2nd, J.S., et al., 2005. Intraocular foreign body injuries during Operation Iraqi Freedom. Ophthalmol 112, 1829-1833.

Williams, D.F., Mieler, W.F., Abrams, G.W., 1990. Intraocular foreign bodies in young peiople. Retina 10 (Suppl. 1), S45-S49.

Williams, D.F., Mieler, W.F., Abrams, G.W., et al., 1988. Results and prognostic factors in penetrating ocular injuries with retained intraocular foreign bodies. Ophthalmol 95, 911-916.

## Lesão Penetrante e/ou Perfurante

Abrams, G.W., Topping, T.M., Machemer, R., 1979. Vitrectomy for injury: the effect on intraocular proliferation following perforation of the posterior segment of the rabbit eye. Arch. Ophthalmol. 97, 743-748.

Agrawal, R., Shah, M., Mireskandari, K., et al., 2013. Controversies in ocular trauma classification and management: review. Int. Ophthalmol. 33, 435-446.

Alfaro, III, D.V., Jablon, E.P., Fontal, M.R., et al., 2005. Fishing-related ocular trauma. Am. J. Ophthalmol. 139, 488-492.

Campochiaro, P.A., Gaskin, H.C., Vinores, S.A., 1987. Retinal cryopexy stimulates traction retinal detachment formation in the presence of an ocular wound. Arch. Ophthalmol. 105, 1567-1570.

Cardillo, J.A., Stout, J.T., LaBree, L., et al., 1997. Post-traumatic proliferative vitreoretinopathy the epidemiologic profile, onset, risk factors, and visual outcome. Ophthalmol 104, 1166-1173.

Cleary, P.E., Ryan, S.J., 1979. Histology of wound, vitreous and retina in experimental posterior penetrating eye injury in the rhesus monkey. Am. J. Ophthalmol. 88, 221-231.

Cleary, P.E., Ryan, S.J., 1981. Vitrectomy in penetrating eye injury: results of a controlled trial of vitrectomy in an experimental posterior penetrating eye injury in the rhesus monkey. Arch. Ophthalmol. 99, 287-292.

Colyer, M.H., Chun, D.W., Bower, K.S., et al., 2008. Perforating globe injuries during operation Iraqi Freedom. Ophthalmol 115, 2087-2093.

de Bustros, S., Michels, R.G., Glaser, B.M., 1990. Evolving concepts in the management of posterior segment penetrating ocular injuries. Retina 10, 72-75.

De Juan, E., Sternberg, P., Michels, R.G., 1983. Penetrating injuries, types of injuries and visual results. Ophthalmology 90, 1318-1322.

de Juan, Jr., E., Steinberg, Jr., P., Michels, R.G., 1983. Penetrating ocular injuries: types of injuries and visual results. Ophthalmology 90, 1318-1322.

Entezari, M., Rabei, H.M., Badalabadi, M.M., et al., 2006. Visual outcome and ocular survival in open-globe injuries. Injury 37, 633-637.

Esmaeli, B., Elner, S.G., Schork, M.A., et al., 1995. Visual outcome and ocular survival after penetrating trauma: a clinicopathologic study. Ophthalmology 102, 393-400.

Fuller, D.G., Hutton, W.L., 1990. Prediction of postoperative vision in eyes with severe trauma. Retina 10, 20-34.

Gervasio, K.A., Weinstock, B.M., Wu, A.Y., 2015. Prognostic value of ocular trauma scores in patients with combined open globe injuries and facial fractures. Am. J. Ophthalmol. 160, 882-888.

Gregor, Z., Ryan, S.J., 1983. Complete and core vitrectomies in the treatment of epiretinal posterior penetrating eye injury in the rhesus monkey. I. Clinical features. Arch. Ophthalmol. 101, 441-445.

Gregor, Z., Ryan, S.J., 1983. Complete and core vitrectomies in the treatment of experimental posterior penetrating eye injury in the Rhesus monkey. II. Histologic features. Arch. Ophthalmol. 101, 446-450.

Madhusudhana, K.C., Hossain, P., Thiagarajan, M., et al., 2007. Use of anterior segment optical coherence tomography in a penetrating eye injury. Br. J. Ophthalmol. 91, 982-983.

Mieler, W.F., Mittra, R.A., 1997. The role and timing of pars plana vitrectomy in penetrating ocular injuries [editorial]. Arch. Ophthalmol. 113, 1191-1192.

Mittra, R.A., Mieler, W.F., 1999. Controversies in the management of open-globe injuries involving the posterior segement. Surv. Ophthalmol. 44, 215-225.

Moon, C., Lee, J., Sohn, J., et al., 1996. The result of consecutive vitrectomy in penetrating ocular injury. J. Kor. Ophthal. Soc. 37, 1937-1945.

Pieramici, D.J., Sternberg, P., Aaberg, Sr., T., et al., 1997. Perspective: a system for classifying mechanical injuries of the eye (globe). Am. J. Ophthalmol. 123, 820-831.

Pieramici, D.J., Au Eong, K.G., Sternberg, Jr., P., et al., 2003. The prognostic significance of a system for classifying mechanical injuries of the eye (globe) in open-globe injuries. J. Trauma 54, 750-754.

Ryan, S.J., Allen, A.W., 1979. Pars plana vitrectomy in ocular trauma. Am. J. Ophthalmol. 88, 483-491.

Ryan, S.J., 1993. Traction retinal detachment. XLIX Edward Jackson Memorial Lecture. Am. J. Ophthalmol. 115, 1-20.

Sandinha, M.T., Newman, W., Wong, D., et al., 2011. Outcomes of delayed vitrectomy in open-globe injuries in young patients. Retina 31, 1541-1544.

Shock, J.P., Adams, D., 1985. Long-term visual acuity results after penetrating and perforating ocular injuries. Am. J. Ophthalmol. 100, 714-718.

Spalding, S.C., Sternberg, P., 1990. Controversies in the management of posterior segment ocular trauma. Retina 10, 76-82.

Spiegel, D., Nasemann, J., Nawrocki, J., et al., 1997. Severe ocular trauma managed with primary pars plana vitrectomy and silicone oil. Retina 17, 275-285.

Topping, T.M., Abrams, G.W., Machemer, R., 1979. Experimental double perforating injury of the posterior segment in rabbit eyes. The natural history of intraocular proliferation. Arch. Ophthalmol. 97, 735-742.

Ussmann, J.H., Lazarides, E., Ryan, S.J., 1981. Traction retinal detachment: a cell-mediated event. Arch. Ophthalmol. 99, 869-872.

## Retinopatia de Valsalva

Androudi, S., Ahmed, M., Brazitikos, P., et al., 2005. Valsalva retinopathy: diagnostic challenges in a patient with pars-planitis. Acta Ophthalmol. Scand. 83, 256-257.

De Maeyer, K., Van Ginderdeuren, R., Postelmans, L., et al., 2007. Sub-inner limiting membrane haemorrhage: causes and treatment with vitrectomy. Br. J. Ophthalmol. 91, 869-872.

Durukan, A.H., Kerimoglu, H., Erdurman, C., et al., 2008. Long-term results of Nd:YAG laser treatment for premacular subhyaloid haemorrhage owing to Valsalva retinopathy. Eye (Lond. ) 22, 214-218.

Eneh, A., Almeida, D., 2013. Valsalva hemorrhagic retinopathy during labor: a case report and literature review. Can. J. Ophthalmol. 48 (6), e145-e147.

Garcia Fernandez, M., Navarro, J.C., Castano, C.G., 2012. Long-term evolution of Valsalva retinopathy: a case series. J. Med. Case Rep. 6, 346.

Goel, N., Kumar, V., Seth, A., et al., 2011. Spectral-domain optical coherence tomography following Nd:YAG laser membranotomy in valsalva retinopathy. Ophthalmic Surg. Lasers Imaging 42, 222-228.

Hua, R., Liu, L.M., Hu, Y.D., et al., 2013. Combine intravitreal bevacizumab with Nd:YAG laser hyaloidotomy for valsalva pre-macular haemorrhage and observe the internal limiting membrane changes: a spectralis study. Int. J. Ophthalmol. 6, 242-245.

Karagiannis, D., Gregor, Z., 2006. Valsalva retinopathy associated with idiopathic thrombocytopenic purpura and positive antiphospholipid antibodies. Eye (Lond. ) 20, 1447-1449.

Ladjimi, A., Zaouali, S., Messaoud, R., et al., 2002. Valsalva retinopathy induced by labour. Eur. J. Ophthalmol. 12, 336-338.

Manche, E.F., Goldberg, R.A., Mondino, B.J., 1997. Air bag-related ocular injuries. Ophthalm. Surg. Lasers 28, 246-250.

Shukla, D., Naresh, K.B., Kim, R., 2005. Optical coherence tomography findings in valsalva retinopathy. Am. J. Ophthalmol. 140, 134-136.

Tatlipinar, S., Shah, S.M., Nguyen, Q.D., 2007. Optical coherence tomography features of sub-internal limiting membrane hemorrhage and preretinal membrane in Valsalva retinopathy. Can. J. Ophthalmol. 42, 129-130.

## Retinopatia de Purtscher

Agrawal, A., McKibbin, M.A., 2006. Purtscher's and Purtscher-like retinopathies: a review. Surv. Ophthalmol. 51, 129-136.

Agrawal, A., McKibbin, M., 2007. Purtscher's retinopathy: epidemiology, clinical features and outcome. Br. J. Ophthalmol. 91, 1456-1459.

Blodi, B., Johnson, M.W., Gass, J.D.M., et al., 1990. Purtscher's-like retinopathy after childbirth. Ophthalmology 97, 1654-1659.

Burton, T.C., 1980. Unilateral Purtscher's retinopathy. Ophthalmology 87, 1096-1105.

Chan, A., Fredrick, D.R., Leng, T., 2011. Neovascularization in Purtscher's retinopathy. Clin. Ophthalmol. 5, 1585-1587.

Holak, H.M., Holak, S., 2007. Prognostic factors for visual outcome in purtscher retinopathy. Surv. Ophthalmol 52, 117-118, author reply 118-119.

Kelley, J.S., 1972. Purtscher's retinopathy related to chest compression by safety belts: fluorescein angiographic findings. Am. J. Ophthalmol. 74, 278-283.

Meyer, C.H., Callizo, J., Schmidt, J.C., et al., 2006. Functional and anatomical findings in acute Purtscher's retinopathy. Ophthalmologica 220 (5), 343-346.

Miguel, A.I., Henriques, F., Azevedo, L.F., et al., 2013. Systematic review of Purtscher's and Purtscher-like retinopathies. Eye (Lond. ) 27 (1), 1-13.

Nayak, H., Harun, S., Palimar, P., 2005. Purtscher's retinopathy after fracture dislocation of shoulder joint. Emerg. Med. J. 22, 831-832.

Patel, M., Bains, A., O'Hara, J.P., et al., 2001. Purtscher retinopathy as the initial sign of thrombotic thrombocytopenic purpura/hemolytic uremic syndrome. Arch. Ophthalmol. 119, 1388-1390.

Pratt, M.V., De Venecia, G., 1970. Purtscher's retinopathy: a clinicopathological correlation. Surv. Ophthalmol. 14, 417-423.

Shah, G.K., Penne, R., Grand, M.G., 2001. Purtscher's retinopathy secondary to airbag injury. Retina 21, 68-69.

## Síndrome de Terson

Clarkson, J.G., Flynn, Jr., H.W., Daily, M.J., 1980. Vitrectomy in Terson's syndrome. Am. J. Ophthalmol. 90, 549-552.

Doubler, F.H., Marlow, S.B., 1917. A case of hemorrhage into the optic nerve sheaths as a direct extension from a diffuse intrameningeal hemorrhage caused by rupture of aneurysms of a cerebral artery. Arch. Ophthalmol. 46, 593-596.

Isernhagen, R.D., Smiddy, W.E., Michels, R.G., et al., 1988. Vitrectomy for nondiabetic vitreous hemorrhage: not associated with vascular disease. Retina 8, 81-87.

Keithahn, M.A.Z., Bennett, S.R., Cameron, D., et al., 1993. Retinal folds in Terson's syndrome. Ophthalmology 100, 1187-1190.

Miller, A.J., Cuttino, J.T., 1948. On the mechanism of production of massive preretinal hemorrhage following rupture of a congenital medial defect intracranial aneurysm. Am. J. Ophthalmol. 31, 19-24.

Shaw, Jr., H.E., Landers, III, M.B., Sydnor, C.F., 1977. The significance of intraocular hemorrhages due to subarachnoid hemorrhage. Ann. Ophthalmol. 9, 1403-1405.

Schultz, P.N., Sobol, W.M., Weingeist, T.A., 1991. Long-term visual outcome in Terson syndrome. Ophthalmology 98, 1814-1819.

Terson, A., 1900. De L'hemorrhagie dans le corps vitre au cours de l'hemorrhagie cerebrale. Clin. Ophthalmol. 6, 309.

Tulloh, C.G., 1968. Trauma in retinal detachment. Br. J. Ophthalmol. 52, 317-321.

Weingeist, T.A., Goldman, E.J., Folk, J.C., et al., 1986. Terson's sysdrome: clinicopathologic correlations. Ophthalmology 93, 1435-1442.

## Síndrome do Bebê Sacudido

Conway, M.D., Peyman, G.A., Recasens, M., 1999. Intravitreal tPA and SF6 promote clearing of premacular subhyaloid hemorrhages in shaken baby syndrome. Ophthalmic Surg. Lasers 30, 435-441.

Fishman, C.D., Dasher, 3rd, W.B., Lambert, S.R., 1998. Electroretinographic findings in infants with the shaken baby syndrome. J. Pediatr. Ophthalmol. Strabismus 35, 22-26.

Friendly, D.S., 1971. Ocular manifestation of the physical child abuse. Trans. Am. Acad. Ophthalmol. Otolaryngol. 75, 318-332.

Gardner, H.B., 2004. Suspected child abuse victims. Ophthalmol. 111, 1795-1796.

Giangiacomo, J., Khan, J.A., Levine, C., et al., 1988. Sequential cranial computed tomography in infants with retinal hemorrhages. Ophthalmol. 95, 295-299.

Greenwald, M.J., Weiss, A., Oesterle, C.S., 1986. Traumatic retinoschisis in battered babies. Ophthalmol. 93, 618-629.

Harcourt, B., Hopkins, D., 1973. Permanent chorioretinal lesions in childhood of suspected origin. Trans. Ophthalmol. Soc. UK 93, 199-209.

Harley, R.D., 1980. Ocular manifestations of child abuse. J. Pediatr. Ophthalmol. Strabismus 17, 5-13.

Jensen, A.D., 1971. Ocular clues to child abuse. J. Pediatr. Ophthalmol. 8, 270.

Kivlin, J.D., 2001. Manifestations of shaken baby syndrome. Curr. Opin. Ophthalmol. 12, 158-163.

Kivlin, J.D., Simons, K.B., Lazoritz, S., et al., 2000. Shaken baby syndrome. Ophthalmol. 107, 1246-1254.

Massicotte, S.J., Folberg, R., Torczynski, E., et al., 1991. Vitreoretinal traction and perimacular retinal folds in the eyes of deliberately traumatized children. Ophthalmology 98, 1124-1127.

McCabe, C.F., Donahue, S.P., 2000. Prognostic indicators for vision and mortality in shaken baby syndrome. Arch. Ophthalmol. 118, 373-377.

Ober, R.R., 1980. Hemorrhagic retinopathy in infancy: a clinicopathologic report. J. Pediatr. Ophthalmol. Strabismus 17, 17-20.

Paul Chan, R.V., Forbes, B.J., Levin, A.V., 2013. Evaluation and management of nonaccidental head trauma. J. Pediatr. Ophthalmol. Strabismus 50, 262-264.

Spirn, M.J., Lynn, M.J., Hubbard, 3rd, G.B., 2008. Vitreous hemorrhage in children. Ophthalmol. 113, 848-852.

Sturm, V., Landau, K., Menke, M.N., 2008. Optical coherence tomography findings in Shaken Baby Syndrome. Am. J. Ophthalmol. 146, 363-368.

Tongue, A.C., 1991. The ophthalmologist's role in diagnosing child abuse. Ophthalmol. 98, 1009-1010.

Tsao, K., Kazlas, M., Weiter, J.J., 2002. Ocular injuries in shaken baby syndrome. Int. Ophthalmol. Clin. 42, 145-155.

Vincent, A.L., Kelly, P., 2010. Retinal hemorrhages in inflicted traumatic brain injury; the ophthalmologist in court. Clin. Exp. Ophthalmol. 38, 521-532.

Yoshida, M., Yamazaki, J., Mizunuma, H., 2014. A finite element analysis of the retinal hemorrhages accompanied by shaken baby syndrome/abusive head trauma. J. Biomech. 158, 1146-1154.

## Retinopatia Solar e/ou Induzida por *Laser*

Arda, H., Oner, A., Mutlu, S., et al., 2007. Multifocal electroretinogram for assessing sun damage following the solar eclipse of 29 March 2006: multifocal electroretinography in solar maculopathy. Doc. Ophthalmol. 114, 159-162.

Boldrey, E.E., Little, H.L., Flocks, M., et al., 1981. Retinal injury due to industrial laser burns. Ophthalmology 88, 101-107.

Comander, J., Gardiner, M., Loewenstein, J., 2011. High-resolution optical coherence tomography findings in solar maculopathy and the differential diagnosis of outer retinal holes. Am. J. Ophthalmol. 152 (3), 413-419.

Cordes, F.C., 1944. A type of foveomacular retinitis observed in the US Navy. Am. J. Ophthalmol. 27, 803-816.

Fich, M., Dahl, H., Fledelius, H., et al., 1993. Maculopathy caused by welding arcs. A report of 3 cases. Acta Ophthalmol. (Copenh) 71, 402-404.

Fuller, D., Machemer, R., Knighton, R.W., 1978. Retinal damage produced by intraocular fiber optic light. Am. J. Ophthalmol. 85, 519-537.

Gardner, T.W., Ai, E., Chrobak, M., et al., 1982. Photic maculopathy secondary to short-circuiting of a high-tension electric current. Ophthalmology 89, 865-868.

Glickman, R.D., 2002. Phototoxicity to the retina: mechanisms of damage. Int. J. Toxicol. 21, 473-490.

Gulkilik, G., Taskapili, M., Kocabora, S., et al., 2009. Association between visual acuity loss and optical coherence tomography findings in patients with late solar retinopathy. Retina 29, 257-261.

Ham, Jr., W.T., 1982. Action spectrum for retinal injury from near ultraviolet radiation in the aphakic monkey. Am. J. Ophthalmol. 93, 299-396.

Jain, A., Desai, R.U., Charalel, R.A., et al., 2009. Solar retinopathy: comparison of optical coherence tomography (OCT) and fluorescein angiography (FA). Retina 29 (9), 1340-1345.

Jampol, L.M., Kraff, M.C., Sanders, D.R., et al., 1985. Near-UV radiation from the operating microscope and pseudophakic cystoid macular edema. Arch. Ophthalmol. 103, 28-30.

Mainster, M.A., 1998. Solar eclipse safety. Ophthalmology 105, 9-10.

Mainster, M.A., 2000. Retinal laser accidents: mechanisms, management and rehabilitation. J. Laser Appl. 12, 3-9.

Mainster, M.A., Stuck, B.E., Brown, Jr., J., 2004. Assessment of alleged retinal laser injuries. Arch. Ophthalmol. 122, 1210-1217.

Ong, J.M., Eke, T., 2006. Risk of solar retinopathy: evaluation of newspaper warnings prior to the 2004 Transit of Venus. Eye (Lond. ) 20 (3), 397-398.

Stangos, A.N., Petropoulos, I.K., Pournaras, J.A., et al., 2007. Optical coherence tomography and multifocal electroretinogram findings in chronic solar retinopathy. Am. J. Ophthalmol. 144, 131-134.

Symons, R.C., Mainster, M.A., Goldberg, M.F., 2010. Solar maculopathy in a young child. Br. J. Ophthalmol. 94 (9), 1258-1259.

Wu, J., Seregard, S., Algvere, P.V., 2006. Photochemical damage of the retina. Surv. Ophthalmol. 51, 461-481.

Yannuzzi, L.A., Fisher, Y.L., Krueger, A., et al., 1987. Solar retinopathy: a photobiological and geophysical analysis. Trans. Am. Ophthalmol. Soc. 85, 120-158.

## Retinopatia da Altitude

Ascaso, F.J., Nerin, M.A., Villen, L., et al., 2012. Acute mountain sickness and retinal evaluation by optical coherence tomography. Eur. J. Ophthalmol. 22 (4), 580-589.

Butler, F.K., Harris, Jr., D.J., Reynolds, R.D., 1992. Altitude retinopathy on Mount Everest. 1989. Ophthalmology 99, 739-746.

Chang, B., Nolan, H., Mooney, D., 2004. High altitude flight retinopathy. Eye (Lond. ) 18, 653-656.

Frayser, R., Houston, C.S., Bryan, A.C., et al., 1970. Retinal hemorrhage at high altitude. N. Engl. J. Med. 282, 1183-1184.

Ho, T.Y., Kao, W.F., Lee, S.M., et al., 2011. High-altitude retinopathy after climbing Mount Aconcagua in a group of experienced climbers. Retina 31 (8), 1650-1655.

Lubin, J.R., Rennie, D., Hackett, P., et al., 1982. High altitude retinal hemorrhage: a clinical and pathological case report. Ann. Ophthalmol. 14, 1071-1076.

Maclaren, R.E., Ikram, K., Talks, S.J., 2000. Fluorescein angiography in altitude retinopathy. Br. J. Ophthalmol. 84, 339-400.

McFadden, D.M., Houston, C.S., Sutton, J.R., et al., 1981. High-altitude retinopathy. JAMA 245, 581-586.

Shults, W.T., Swan, K.C., 1975. High altitude retinopathy in mountain climbers. Arch. Ophthalmol. 93, 404-408.

Weidman, M., Tabin, G.C., 1999. High-altitude retinopathy and altitude illness. Ophthalmology 106, 1924-1927.

Willmann, G., Fischer, M.D., Schatz, A., et al., 2013. Retinal vessel leakage at high altitude. JAMA 309 (21), 2210-2212.

# CAPÍTULO 13

# Complicações da Cirurgia Ocular

| | |
|---|---|
| Injeções | 1030 |
| Oclusão Vascular Retiniana Mecânica (Decorrente de Injeções) | 1033 |
| Isquemia de Coroide (Infarto da Retina Externa) | 1036 |
| Toxicidade por Antibióticos durante a Cirurgia Intraocular | 1038 |
| Retinopatia por Descompressão | 1042 |
| Neuropatia Óptica Isquêmica Anterior não Arterítica | 1043 |
| Fototoxicidade | 1044 |
| Hipotonia | 1046 |
| Hemorragia da Coroide | 1047 |
| Materiais e Dispositivos Cirúrgicos | 1052 |

# Injeções
## Anestésico Retrobulbar

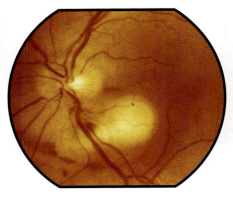 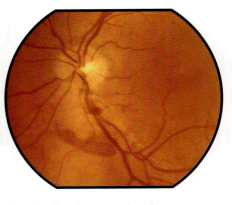 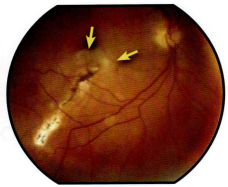

Este paciente foi submetido a uma fotocoagulação a *laser* justafoveal para um descolamento retiniano crônico. Um anestésico retrobulbar foi usado e a agulha penetrou no segmento posterior. O material amarelado representa o agente anestésico *(imagem à esquerda)*. Existe também uma hemorragia decorrente da penetração. Um dia após esse procedimento, o anestésico apresentou reabsorção e a retina evidenciou um aplanamento *(imagem à direita)*.

Este paciente apresentava uma lesão penetrante causada por uma agulha retrobulbar. Existe exsudato na fóvea *(setas)*, na parte do ponto terminal da penetração.

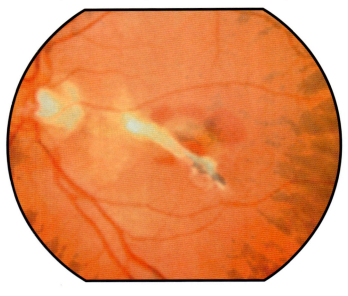 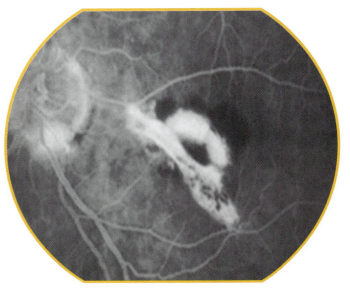

Um paciente míope que apresentava uma perfuração de agulha através da região macular. A trilha da agulha está bem visível no que se refere aos aspectos clínicos e angiográficos. *Cortesia de David Boyer, MD*

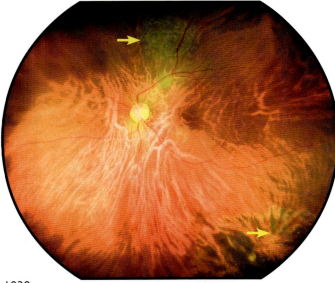

Este paciente submetido à cirurgia de catarata recebeu anestesia retrobulbar e sofreu uma perfuração ocular dupla. Posteriormente, o procedimento cirúrgico de vitrectomia revelou dois locais de perfuração. Existe um local de entrada inferotemporal próximo do equador do globo ocular *(seta)*, e uma segunda saída da agulha na parte superior ao disco óptico *(seta)*. Felizmente, não houve evidências de descolamento retiniano. Após a cirurgia de vitrectomia, o paciente recuperou a visão para 20/30.

# Injeção Nasofaríngea

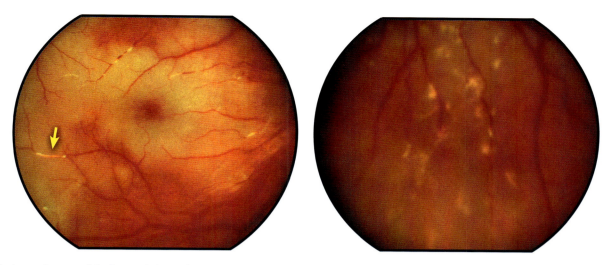

Este paciente recebeu uma injeção nasofaríngea de uma suspensão de corticosteroides. Houve obstrução das arteríolas retinianas *(imagem à esquerda)* juntamente com palidez da retina e uma placa da suspensão em um vaso retiniano *(seta)*. O medicamento pode ser observado também na circulação coroidal *(várias partículas amareladas na imagem à direita)*.

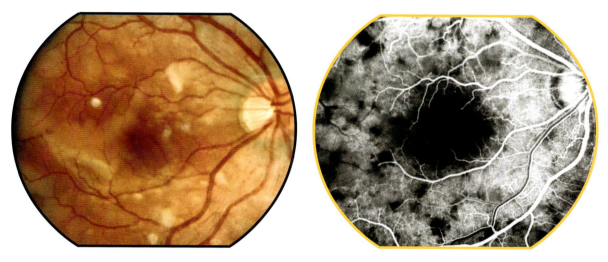

Este paciente recebeu uma injeção na região nasofaríngea devido a uma sinusite crônica. Uma suspensão de corticosteroide obstruiu os vasos arteriolares e coriocapilares. Observe a palidez da retina na retinografia colorida e as áreas multifocais de não perfusão na angiografia com fluoresceína. *Cortesia do Dr. Kurt Gitter*

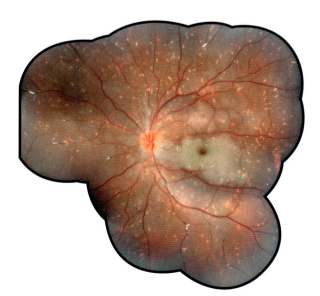

Este paciente desenvolveu epistaxe e recebeu uma compressa nasal que continha corticosteroides. O paciente perdeu a visão e foi observado que havia material particulado de corticosteroide nas arteríolas retinianas juntamente com uma oclusão da artéria central da retina. Houve uma mínima recuperação da acuidade visual. *Cortesia de Scott R. Sneed, MD*

## Injeção Intravítrea de Triancinolona

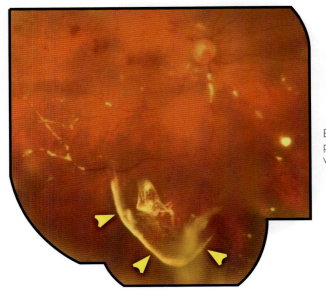

Este paciente recebeu uma injeção intravítrea de triancinolona. Essa formulação precipitou-se na cavidade vítrea como lesões irregulares *(pontas de seta)*. O vítreo está turvo em decorrência da endoftalmite.

## Injeção Intravítrea de Vancomicina

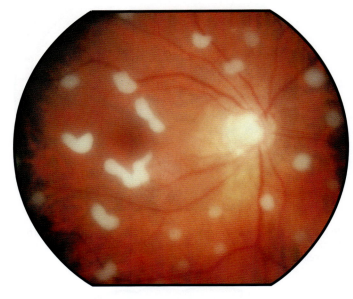

Este paciente recebeu uma suspensão de triancinolona para um edema macular crônico secundário a uma oclusão do ramo da veia central da retina. Observe a suspensão do material particulado no vítreo. Parece haver um direcionamento vasotrópico do fármaco à medida em que ocorre a aderência aos vasos retinianos maiores *(setas)*.

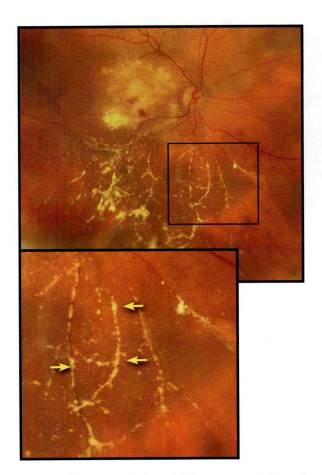

Por causa de uma suspeita de endoftalmite, este paciente recebeu uma injeção de vancomicina na cavidade vítrea. Essa formulação em suspensão deixou várias partículas de tamanhos variáveis no vítreo. Esse achado contradiz os casos relatados de anormalidades vasculares imunomediadas que foram relatadas com a utilização de vancomicina intracameral (veja "Vancomicina Intracameral" abaixo). *Cortesia do Dr. Jeffrey Shakin*

# Oclusão Vascular Retiniana Mecânica (Decorrente de Injeções)

A oclusão vascular retiniana mecânica pode ocorrer no procedimento cirúrgico ocular a partir de uma injeção na bainha do nervo óptico durante a anestesia. As complicações variam de uma hemorragia retrobulbar com uma elevação da pressão intraocular e/ou um aumento súbito na pressão intraocular durante o procedimento cirúrgico de uma vitrectomia fechada, com a resultante oclusão da artéria central da retina.

## Injeção na Bainha do Nervo Óptico

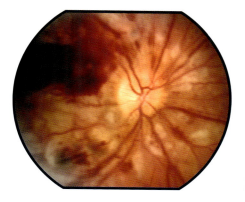
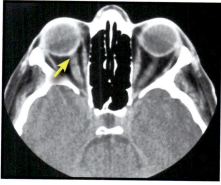
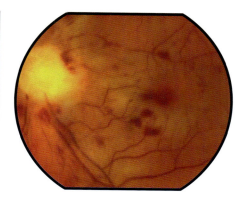

Este paciente apresentava obstruções venosa e arterial combinadas a partir de uma injeção intrabainha do nervo que foi detectada na TC em varredura *(seta)*. À medida que a pressão na bainha do nervo óptico aumenta, ocorre diminuição do fluxo de saída venular e, eventualmente, o fluxo de entrada arteriolar será interrompido, resultando na combinação de palidez da retina com hemorragias pré-retiniana e intra-retiniana. Na foto à direita, há resíduos axoplasmáticos na retina, o que indica isquemia retiniana. *Imagens à esquerda e central por cortesia do Dr. Gary Brown*

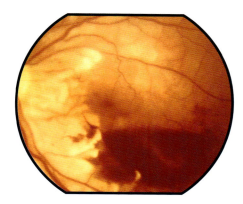
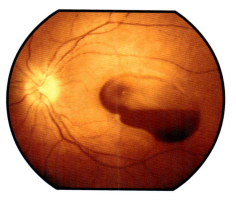
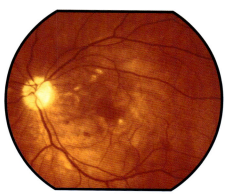

Este paciente recebeu uma inadvertida injeção na bainha do nervo óptico que resultou em isquemia retiniana peripapilar e hemorragia pré-retiniana, ou uma síndrome de Terson *(imagem à esquerda)*. Eventualmente, a hemorragia localizou-se na área sub-hialoide *(imagem central)*. Três meses após esse evento, houve a resolução completa das alterações exsudativas sero-hemorrágicas, mas ocorreu a atrofia do nervo óptico *(imagem à direita)*.

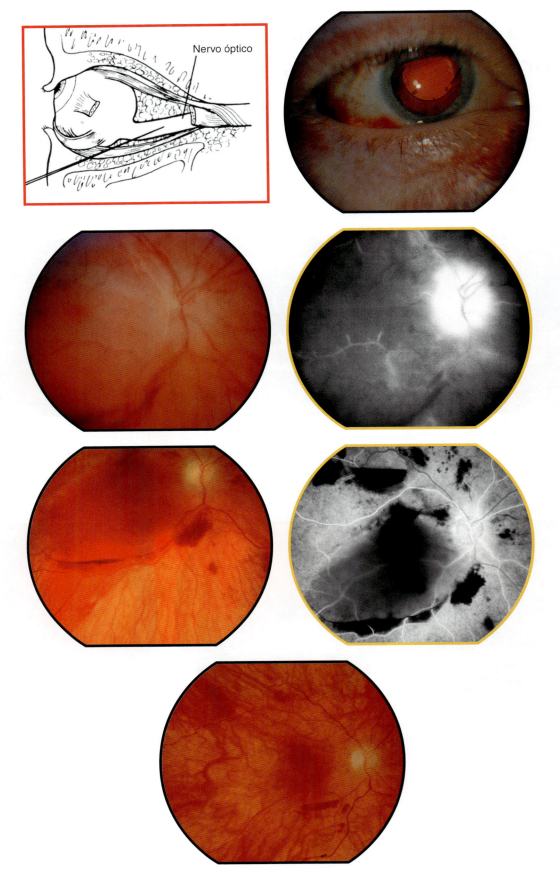

Este paciente foi submetido à cirurgia de catarata, e nenhum problema foi observado até a consulta no 1º dia do pós-operatório. O paciente apresentou uma oclusão da artéria central da retina juntamente com uma pequena quantidade de hemorragia intraocular, conforme é observado na retinografia colorida de acompanhamento. A acuidade visual foi a de percepção de luz. A ressonância magnética não revelou qualquer anormalidade (embora tenha sido obtida 2 dias após a cirurgia de catarata). A visão deverá ser recuperada apenas para os movimentos das mãos durante os próximos 2 meses, apesar da eventual reperfusão das artérias retinianas.

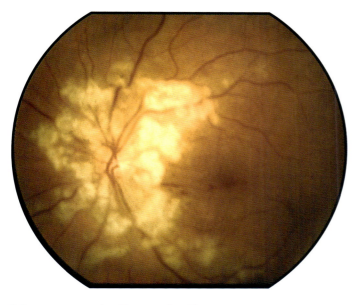

Este paciente desenvolveu uma combinação de oclusão retiniana de ramo arterial com oclusão retiniana de ramo venoso, provavelmente a partir de uma injeção intrabainha antes da cirurgia de catarata. Existem elementos da síndrome de Terson ou uma hemorragia pré-retiniana contígua ao nervo e estendendo-se para o vítreo. Um aumento vagaroso na pressão intraocular induziu a obstrução venosa e o sangramento, o que resultou em isquemia arteriolar.

## Hemorragia Retrobulbar

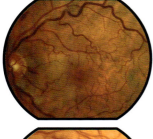
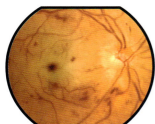
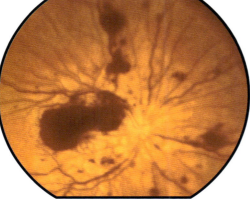
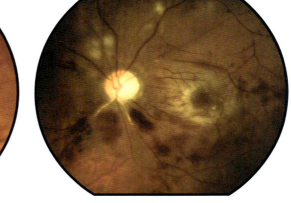

Estes dois pacientes apresentavam oclusão venosa e arteriolar combinadas a partir de uma hemorragia retrobulbar. À medida que a pressão intraocular aumentava, houve o desenvolvimento de oclusão venosa e hemorragias retinianas. A elevação contínua da pressão produziu obstrução arteriolar e palidez isquêmica da retina. Ambos os pacientes tiveram atrofia óptica em decorrência da isquemia prévia.

A hemorragia retrobulbar pode resultar em insuficiência venosa, oclusão da veia central *(imagem superior)* ou mesmo uma oclusão da artéria central da retina com um grau variável de insuficiência venosa *(imagem inferior)*.

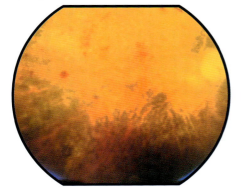
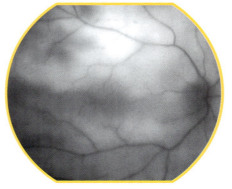
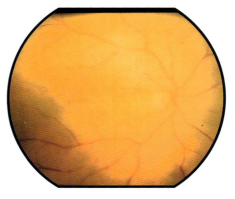

Este paciente desenvolveu uma oclusão da artéria oftálmica após uma injeção retrobulbar com hemorragia localizada. Observe a completa ausência do preenchimento coroidal, bem como da circulação retiniana. Não houve recuperação visual, e gradualmente o paciente desenvolveu atrofia do nervo óptico, atenuação vascular grave e motização difusa do EPR *(imagem à direita)*. *Cortesia do Dr. David Boyer, MD*

# Isquemia de Coroide (Infarto da Retina Externa)

Alguns procedimentos intraoculares podem causar isquemia de coroide, o que simula doença oclusiva vascular retiniana. Embora rara, essa doença ocorre especialmente durante a realização de um procedimento vitreorretiniano.

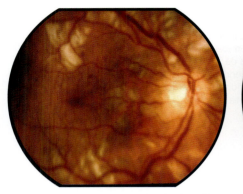
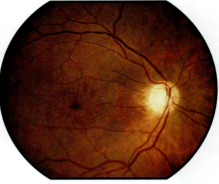
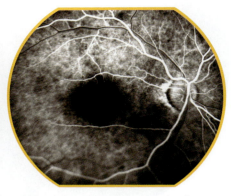

Este paciente apresenta um acúmulo de resíduo axoplasmático sub-retiniano decorrente de insuficiência coroidal ou infarto. A insuficiência peripapilar resultou em um nervo pálido *(imagem central)*. A angiografia com fluoresceína mostra a reperfusão, um processo característico de um evento compressivo.

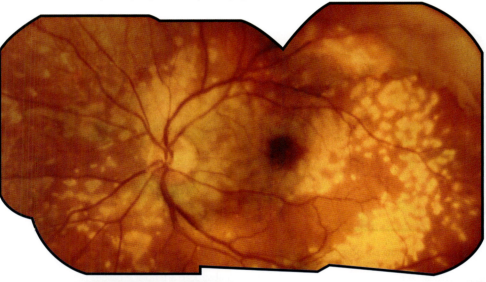

Este paciente sofreu uma insuficiência vascular coroidal interna grave ou infarto da retina externa durante o procedimento de facoemulsificação. Observe a relativa preservação do nervo óptico e a preservação completa da área perifoveal produzindo uma mancha "vermelho-cereja".

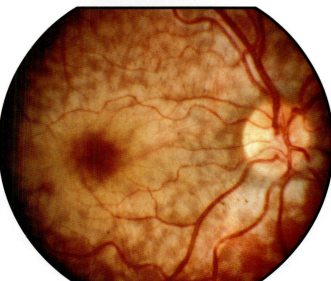
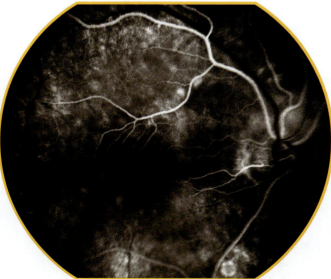

Este paciente apresentou insuficiência de coroide no momento da cirurgia de vitrectomia. A mancha vermelho-cereja é devida ao branqueamento sub-retiniano, e não causada por isquemia vascular retiniana. Não há edema da cabeça do nervo óptico.

Em outro paciente com insuficiência de coroide, a angiografia com fluoresceína mostra que há uma adequada perfusão retiniana nesse olho.

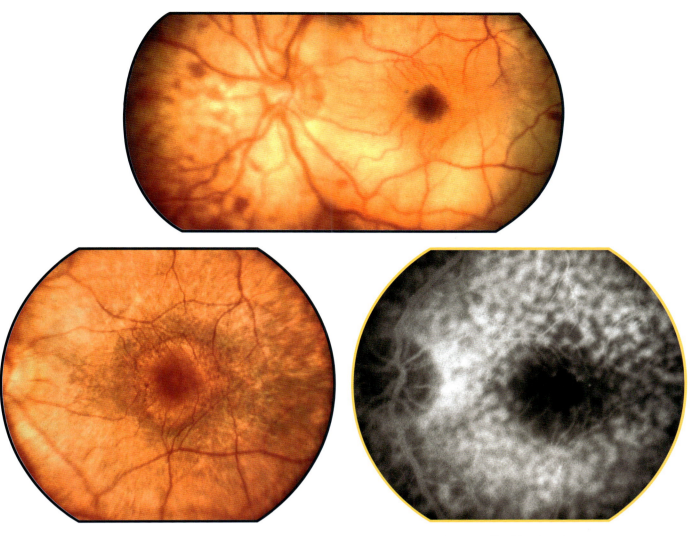

Este paciente apresentou uma isquemia de coroide grave após um procedimento de vitrectomia fechada. Há palidez da retina externa com hemorragias, mas com preservação da vasculatura retiniana, do nervo óptico e da fóvea. Uma mancha "vermelho-cereja" é observada na fóvea. Após a reperfusão da coroide, são evidenciadas alterações atróficas e epiteliais pigmentares produzindo um padrão de "olho de boi". A acuidade não foi afetada, mas houve constrição do campo periférico.

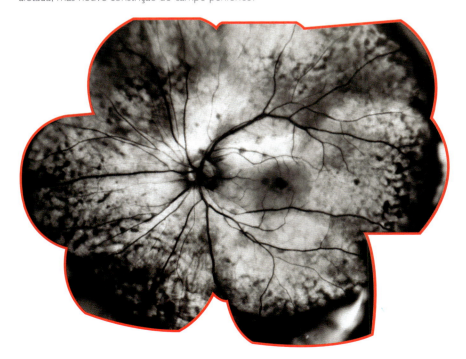

Este é um paciente que apresentou também insuficiência de coroide durante um procedimento de vitrectomia. Após a resolução das manifestações agudas, houve disseminação da atrofia epitelial pigmentar e da hiperplasia. A circulação retiniana foi perfundida adequadamente ao longo da complicação, e houve preservação do nervo óptico. *Cortesia do Dr. Sohan Singh Hayreh*

# Toxicidade por Antibióticos durante a Cirurgia Intraocular

A toxicidade dos aminoglicosídeos é uma entidade clínica incomum, embora bem conhecida na cirurgia intraocular. Quando administrados por meio de um procedimento intravítreo, o efeito tóxico dependerá da concentração e da dose do fármaco. A injeção na câmara anterior pode causar também uveíte proeminente com complicações associadas da íris. O uso intraocular de gentamicina tornou-se bastante limitado nos últimos 15 a 20 anos. Mais recentemente, a vancomicina intracameral tem demonstrado produzir uma aparente vasculite retiniana imunomediada com significativa baixa visual. Embora esse processo tenha ocorrido apenas em um número muito pequeno de pacientes, a etiologia exata dessa entidade não está inteiramente definida.

## Aminoglicosídeos Intraoculares

Quando o vítreo está intacto, o efeito é concentrado geralmente em uma área do polo posterior. O fármaco pode se espalhar difusamente ao longo do segmento posterior após um procedimento de vitrectomia. Após a resolução do efeito tóxico agudo da retina e a oclusão associada da circulação, raramente há reperfusão.

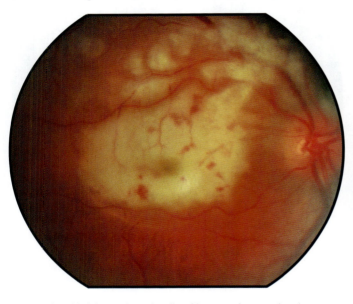
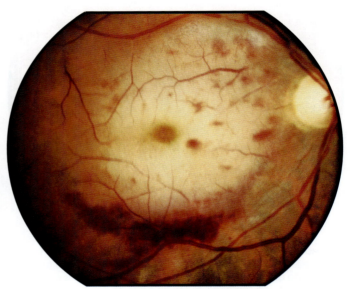

Uma inadvertida injeção de aminoglicosídeos no vítreo pode migrar para o polo posterior, produzindo a vasculopatia oclusiva necrotizante que é observada nas imagens desses dois pacientes. Muitas vezes ocorre uma distribuição em padrão "*cookie cutter*" da toxicidade levando a um branqueamento ovoide ou circular da retina. Pode haver também hemorragias retiniana e pré-retiniana a partir da necrose ou infarto dos vasos retinianos. A toxicidade não segue especificamente a distribuição geográfica da vasculatura retiniana, embora corresponda melhor ao efeito gravitacional da injeção intravítrea, isto considerando que o paciente está na posição supina durante o procedimento cirúrgico.

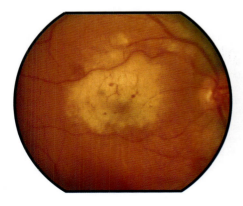
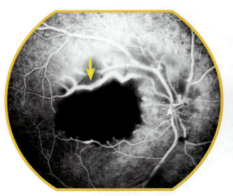
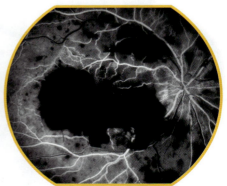

Este paciente apresenta também uma retinopatia isquêmica padrão "*cookie cutter*". A concentração do fármaco pode ter algum efeito na bursa vítrea cortical pré-retiniana posterior. Um dos vasos ao longo do curso da vasculatura temporal superior apresenta coloração segmentar a partir da inflamação, mas sem oclusão (*seta*).

Este paciente apresenta uma vasculopatia oclusiva necrotizante central, que aparece como não perfundida na angiografia com fluoresceína. Há também hemorragias dispersas ao longo das arcadas produzindo hipofluorescência.

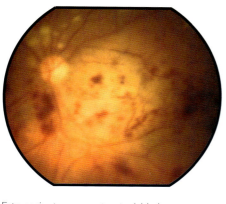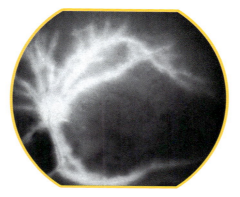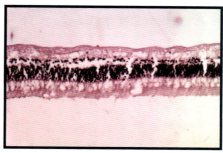

Este paciente apresentou toxicidade grave por aminoglicosídeos com palidez difusa da retina a partir de um infarto ocular *(imagem à esquerda)*. Apenas alguns vasos retinianos centrais estão perfundidos, e esses vasos estão vazando amplamente em decorrência da inflamação.

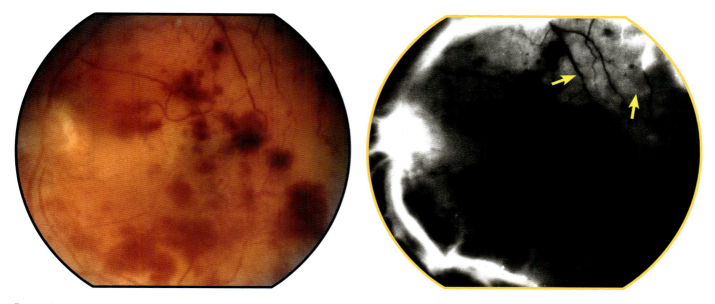

Este paciente apresentou toxicidade grave por aminoglicosídeo (gentamicina) com palidez difusa da retina, hemorragias dispersas e edema de disco óptico. Existe alguma preservação da região paramacular superior *(setas)*, que recebeu uma dose menor do fármaco. A fluoresceína mostra acentuada hipofluorescência a partir do bloqueio da coroide e da necrose isquêmica da vasculatura retiniana.

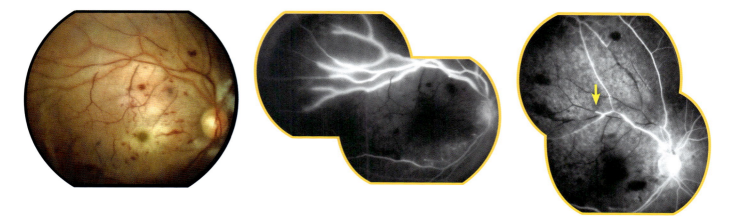

Este paciente apresentou toxicidade por aminoglicosídeo (gentamicina) durante um procedimento cirúrgico de vitrectomia. O fármaco tóxico dispersou-se em direção à retina periférica devido à remoção do vítreo. Há infarto da retina e inflamação da vasculatura retiniana. Existe também a supressão de um dos vasos *(seta)* a partir da agregação de glóbulos brancos. A angiografia com fluoresceína *(imagem à direita)* foi realizada após a resolução do efeito tóxico agudo. Observe que há uma reperfusão limitada, ao contrário do que acontece em um infarto arteriolar característico.

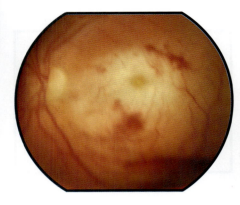

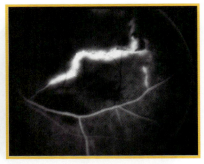

Este paciente apresentou também toxicidade por aminoglicosídeo (apramicina) durante a cirurgia de catarata. A área escura da angiografia com fluoresceína corresponde à oclusão vascular necrotizante, e a coloração segmentar dos vasos retinianos venulares e arteriolares corresponde à inflamação nas paredes desses vasos devido à toxicidade.

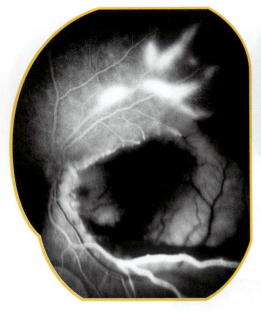

Esta angiografia com fluoresceína mostra a dilatação segmentar e a coloração decorrente da toxicidade por aminoglicosídeos. Esse processo está circundado por um fechamento capilar, que aparece como hipofluorescência. Esse vaso sanguíneo não foi totalmente ocluído pelo fármaco, mas sua parede foi comprometida e produziu um defeito de permeabilidade ou um vazamento.

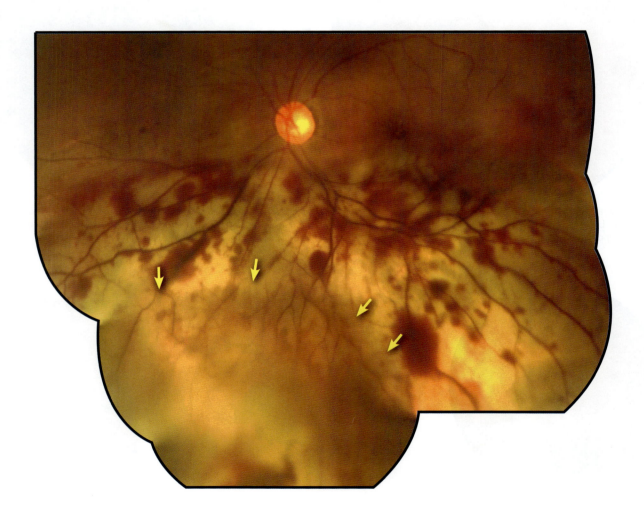

*Cortesia do Dr. Antonio Ciardella*

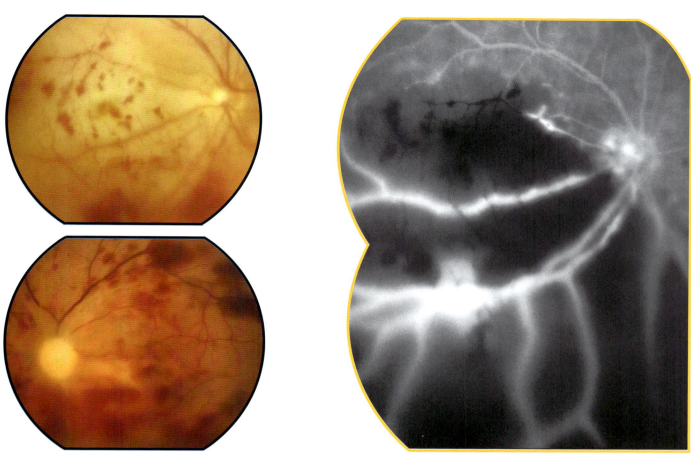

Nestes três pacientes com toxicidade grave por aminoglicosídeo, a metade inferior da retina está mais envolvida. Podem ser observados palidez da retina e hemorragias. Existe um descolamento retiniano *(setas)* decorrente da retinopatia oclusiva necrotizante na imagem superior. A angiografia com fluoresceína mostra a ausência de perfusão na retina necrosada e vasos com impregnação do contraste.

## Vancomicina Intracameral

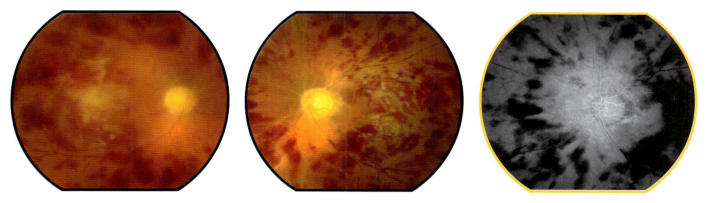

Retinografia colorida de ambos os olhos demonstrando uma vasculite retiniana oclusiva hemorrágica bilateral grave após cirurgia de catarata com a utilização de vancomicina intracameral profilática. As cirurgias de catarata foram realizadas com um intervalo de 1 semana. Infelizmente, esse evento imunomediado pode levar uma semana ou mais para manifestar suas características. A angiografia com fluoresceína exibe uma ampla área de não perfusão. A recuperação visual foi muito limitada. *Cortesia de Stephen Russel, MD*

# Retinopatia por Descompressão

A retinopatia por descompressão resulta de uma redução súbita na pressão intraocular. Geralmente, esse processo é uma complicação da cirurgia de glaucoma como a trabeculectomia, que é realizada sob anestesia local ou geral. As hemorragias, tanto as profundas como as superficiais, podem ser observadas no segmento posterior ou de forma difusa em todo o fundo de olho. Não há tortuosidade venosa ou aumento do tempo de trânsito, o que diferencia esse evento hemorrágico da doença venosa oclusiva.

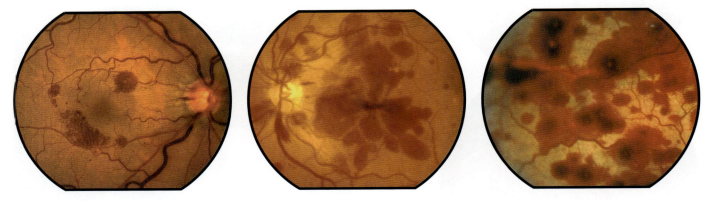

Estes pacientes apresentavam hemorragia no segmento posterior e no vítreo em decorrência da descompressão. As hemorragias no lado venoso da circulação provavelmente foram causadas por uma redução súbita na pressão e um aumento compensatório da perfusão sanguínea no leito venoso. As hemorragias não coincidem com a distribuição geográfica das veias.

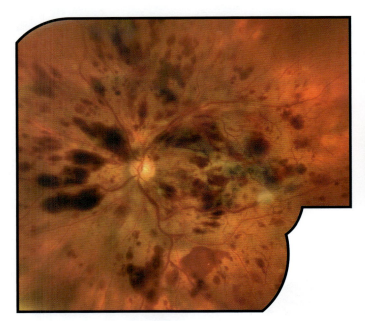

A montagem mostra a retinopatia por descompressão com hemorragias dispersas envolvendo os quatro quadrantes. Ocorre sangramento nas áreas pré-retiniana e intrarretiniana, e as hemorragias variam em tamanho. Não há edema do nervo óptico, nem existe tortuosidade venosa proeminente, o que poderia ser uma característica de estase venosa ou uma oclusão da veia retiniana central.

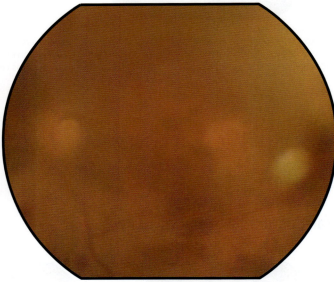

Este paciente teve retinopatia por descompressão com hemorragia na cavidade vítrea, obscurecendo os detalhes do fundo de olho.

# Neuropatia Óptica Isquêmica Anterior não Arterítica

A neuropatia óptica isquêmica anterior não arterítica é considerada por alguns especialistas como sendo uma complicação potencial da cirurgia do segmento anterior, particularmente nos pacientes com discos ópticos pequenos ou com o chamado "disco em risco". Os neuro-oftalmologistas salientam que uma neuropatia óptica isquêmica anterior raramente é observada no olho contralateral do paciente, a menos que ele tenha sido submetido à cirurgia do segmento anterior. Essa associação permanece controversa.

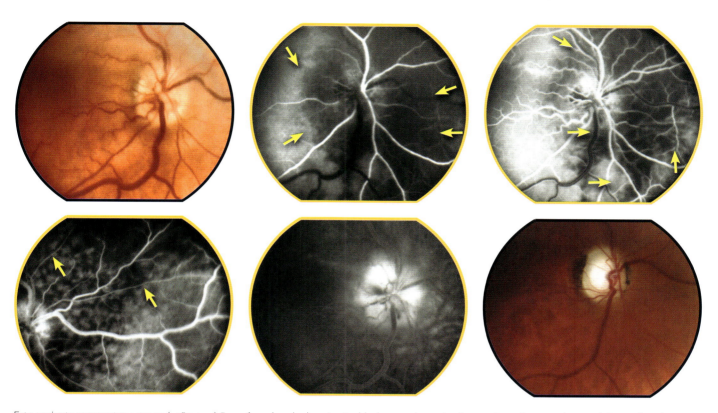

Este paciente apresentou uma redução na visão após a cirurgia de catarata. Havia um edema de disco e alterações vasculares retinianas dilatadas e proeminentes compatíveis com estase venosa ou obstrução. A angiografia com fluoresceína revela um atraso peripapilar na perfusão coroidal, especialmente na região nasal ao disco óptico *(fileira superior, imagens central e à direita)*. Nos estágios posteriores da angiografia *(fileira inferior, imagem à esquerda)*, existem áreas numulares de hiperfluorescência coroidal na parte interna da coroide hipoperfundida que parecem ser a causa do atraso na perfusão dos coriocapilares *(setas)*. A coloração tardia do nervo óptico também é evidente *(fileira inferior, imagem central)*. Após 3 meses, houve reperfusão da coroide e resolução do edema do nervo óptico e da estase vascular retiniana. No entanto, o próprio nervo tornou-se atrófico e escavado em decorrência do edema antecedente e da neuropatia vascular *(imagem inferior à direita)*. Este paciente apresentou um "disco em risco", e uma anormalidade de perfusão coroidal denominada "zonas arteriais limítrofes" localizada verticalmente através do disco óptico *(setas)* — fatores de risco para o evento isquêmico.

# Fototoxicidade

A fototoxicidade pode ser observada após a cirurgia intraocular. Esse processo pode ocorrer como uma consequência de procedimentos vitreorretinianos dos segmentos anterior e posterior. O espectro, a duração e a intensidade da fonte luminosa ou mesmo a estimulação de um corante que emite energia luminosa são mecanismos potenciais na gênese desses efeitos. A luz produz padrões no fundo de olho que às vezes correspondem à fonte de iluminação, ou podem variar quando há uma fonte de luz interna.

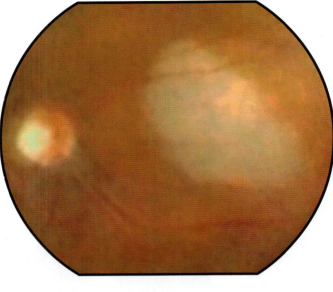

O aparecimento de uma lesão intrarretiniana pálida excêntrica à mácula no início do período pós-operatório foi uma indicação de fototoxicidade induzida pela luz. Enquanto neste caso a lesão é clinicamente evidenciada de forma imediata, em muitos outros a área de palidez retiniana (danos) é muito mais sutil e é mais bem observada em uma angiografia com fluoresceína. *Imagem por cortesia do Dr. H. Richard McDonald*

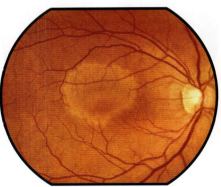
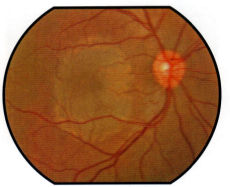
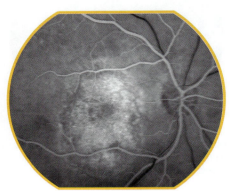

Este paciente foi submetido a uma cirurgia vitreorretiniana. O efeito fototóxico é pouco visível clinicamente, mas pode ser observado na angiografia com fluoresceína. Um distúrbio atrófico e pigmentar irregular foi induzido à medida que o tubo de luz interna se movia ao longo do segmento posterior. *Imagens central e à direita por cortesia do Dr. Alan Kimura*

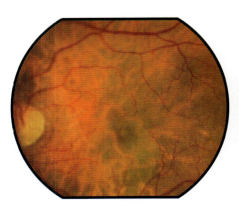
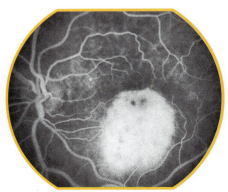
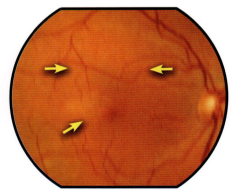

Estes pacientes apresentaram uma zona de palidez aguda da retina externa e do epitélio pigmentar *(setas)* após uma cirurgia de catarata. O efeito adverso foi observado imediatamente após o procedimento. Existe um defeito em janela no epitélio pigmentar na angiografia com fluoresceína. *Imagens à esquerda e central por cortesia do Dr. H. Richard McDonald*

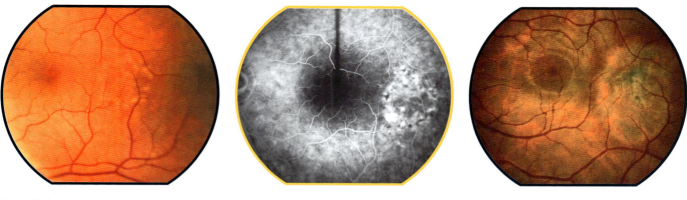

A toxicidade da luz pode ser observada excêntrica à área foveal e se apresentar relativamente assintomática, tal como evidenciada nestes pacientes.

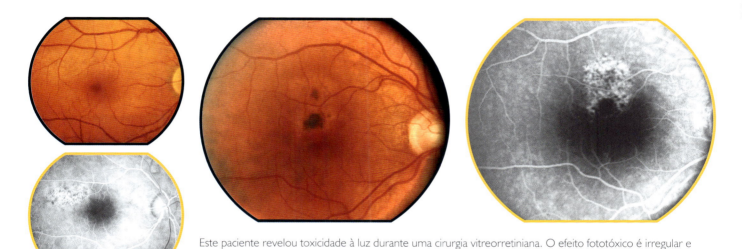

Este paciente revelou toxicidade à luz durante uma cirurgia vitreorretiniana. O efeito fototóxico é irregular e excêntrico à fóvea.

Este paciente apresentou toxicidade à luz durante um cirurgia refrativa corneana.

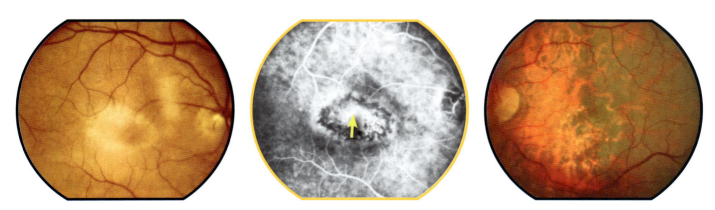

Em alguns casos de toxicidade grave à luz, ocorre atrofia e hiperplasia epitelial pigmentar (*imagens à esquerda e central*). A área fototóxica pode tornar-se espessa e estar associada a uma metaplasia fibrosa (*seta*). Em um olho com atrofia preexistente, o efeito visual fototóxico pode ser ainda mais devastador à medida que as degenerações atrófica e pigmentar potencializam as alterações degenerativas preexistentes (*imagem à direita*). *Imagens à esquerda e central por cortesia do Dr. E. Bouldrey*

# Hipotonia

A hipotonia grave decorrente de uma perfuração corneana ou corneoescleral, ou da separação coroidal, pode resultar em várias dobras retinianas no fundo de olho, descolamento peripapilar, ou mesmo edema do disco óptico.

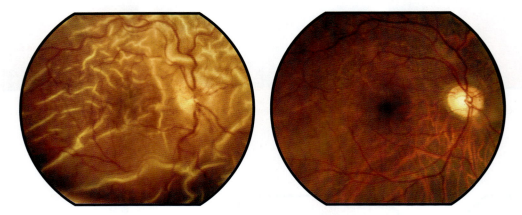

Estes pacientes apresentavam uma grande redução na pressão intraocular. Podem ser observados edema do nervo óptico e inúmeras dobras da retina *(imagem à esquerda)*. Com o decorrer do tempo, a reconstituição da pressão intraocular associa-se à resolução limitada ou completa do descolamento e ao desaparecimento das dobras *(imagem à direita)*. Geralmente, ocorre a recuperação visual, embora a visão possa não retornar ao normal.

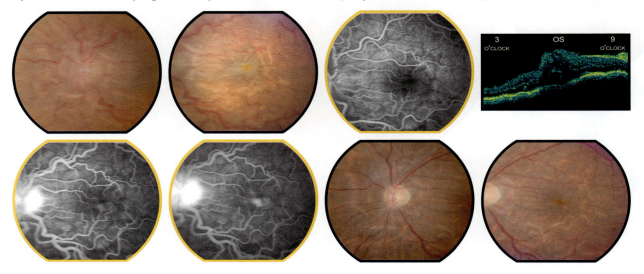

Este paciente apresentou um vazamento da incisão de catarata no período pós-operatório que resultou em maculopatia hipotônica e retinopatia. A acuidade visual estava restrita ao movimento das mãos. Observe a congestão do disco óptico, as dobras de coroide e retiniana, o edema do disco óptico, o edema macular cistoide, e a moderada tortuosidade vascular. Após a sutura da incisão de catarata e restauração da pressão intraocular normal, as características clínicas foram normalizadas após aproximadamente 5 semanas, e a visão retornou a 20/70 *(duas imagens à direita)*. Essas características também podem ser observadas após a cirurgia filtrante para glaucoma (observe as imagens imediatamente abaixo).

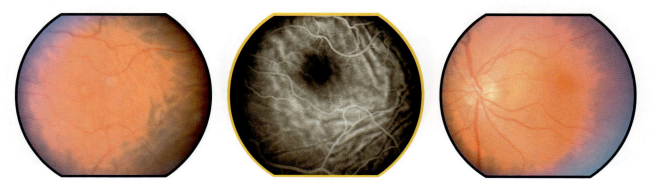

Este paciente foi submetido à cirurgia filtrante para glaucoma. A pressão intraoperatória reduziu para 3 mmHg. As dobras de coroide foram observadas como parte da maculopatia/retinopatia hipotônicas. A pressão intraocular normalizou-se gradualmente ao longo de várias semanas, e as dobras de coroide e a congestão desapareceram gradativamente *(imagem à direita)*.

# Hemorragia da Coroide

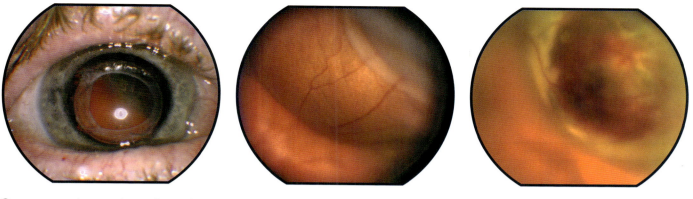

Como neste paciente, pode ser observada uma hemorragia da coroide periférica e maciça após a cirurgia de catarata através da pupila dilatada *(imagem à esquerda)* e no fundo de olho *(imagens central e à direita)*.

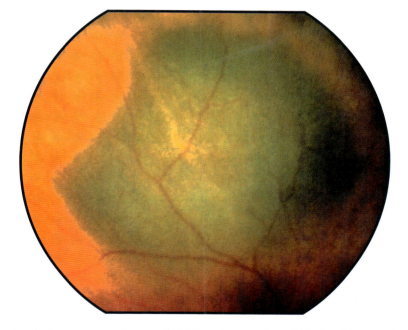

Observada após a cirurgia de catarata, a lesão em massa ocular na periferia foi uma hemorragia coroidal sub-retiniana que simulou um melanoma da coroide.

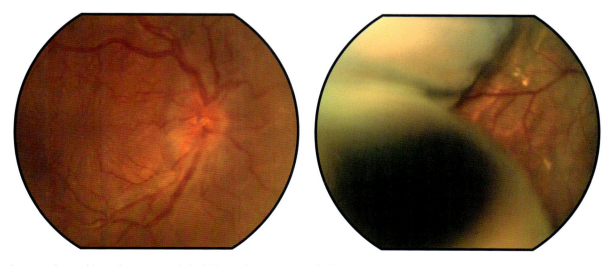

Um descolamento da coroide pode estar associado à hipotonia e ao edema de disco óptico *(imagem à esquerda)*. O descolamento periférico pode estar em contato próximo, e na ocasião pode apresentar-se em aposição ("*kissing*" da coroide) *(imagem à direita)*.

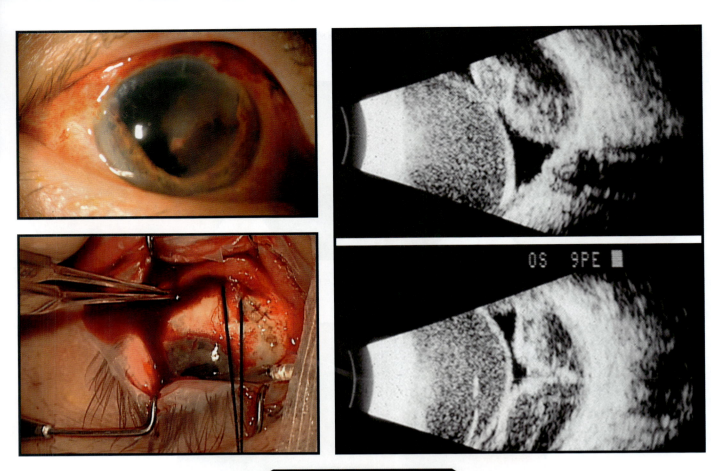
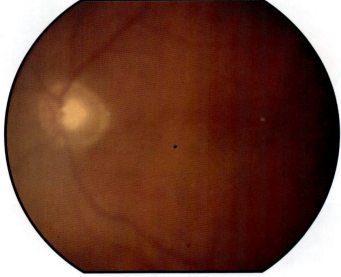

Este paciente desenvolveu um descolamento hemorrágico da coroide tardio não expulsivo 7 dias após a cirurgia de trabeculectomia. As coroides estavam em aposição, conforme observado na ecografia *(segunda imagem)*. Após a liquefação das hemorragias da coroide durante um período de 7 dias, foi realizado o processo de drenagem externa por meio de uma esclerotomia *(terceira imagem)*. A maior parte da hemorragia foi drenada, e a retina permaneceu colada. No 7° dia do período pós-operatório, a acuidade visual melhorou para 20/70, que é o nível de acuidade visual pré-operatória.

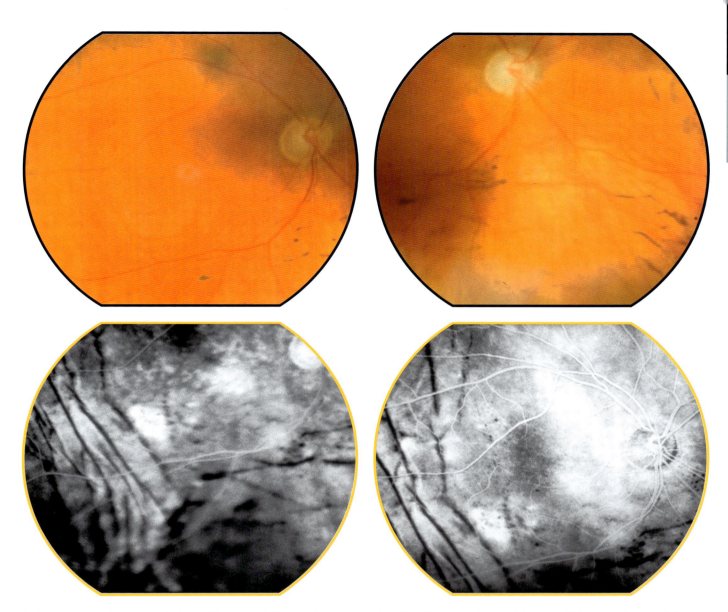

Após a drenagem da hemorragia da coroide em aposição, o paciente apresentou alterações pigmentares retinianas periféricas semelhantes a linhas, indicativas da extensão da elevação anterior da retina pela hemorragia coroidal subjacente.

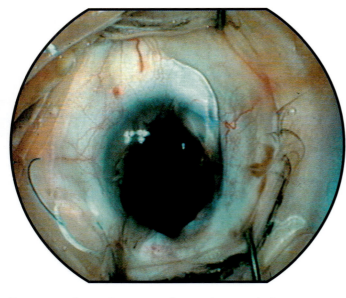
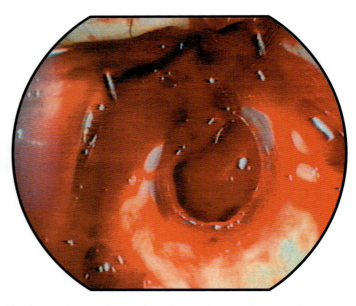

Durante a realização de um procedimento de ceratoplastia penetrante combinada com vitrectomia, o paciente desenvolveu uma hemorragia expulsiva (com expulsão rápida do vítreo juntamente com as lentes intraoculares) *(imagem à esquerda),* seguida imediatamente pelo sangue vermelho brilhante. O tamponamento foi aplicado digitalmente, e o enxerto corneano foi suturado no local. O paciente não recuperou a visão.

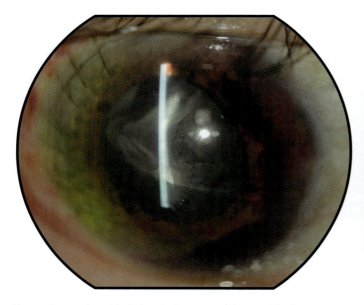
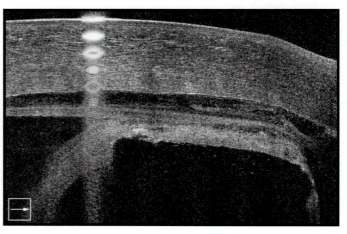

Este paciente submetido à cirurgia de catarata foi encaminhado para exame clínico logo após os sintomas de complicações dessa cirurgia. A lâmpada de fenda mostrou a retina na câmara anterior em aposição com o endotélio corneano. A OCT do segmento anterior salientou a proximidade da retina com a córnea. A retina foi deslocada para frente por um descolamento coroidal subjacente.

# Hemorragia da Coroide Espontânea com Vasculopatia Polipoidal da Coroide (VPC) após Cirurgia de Catarata

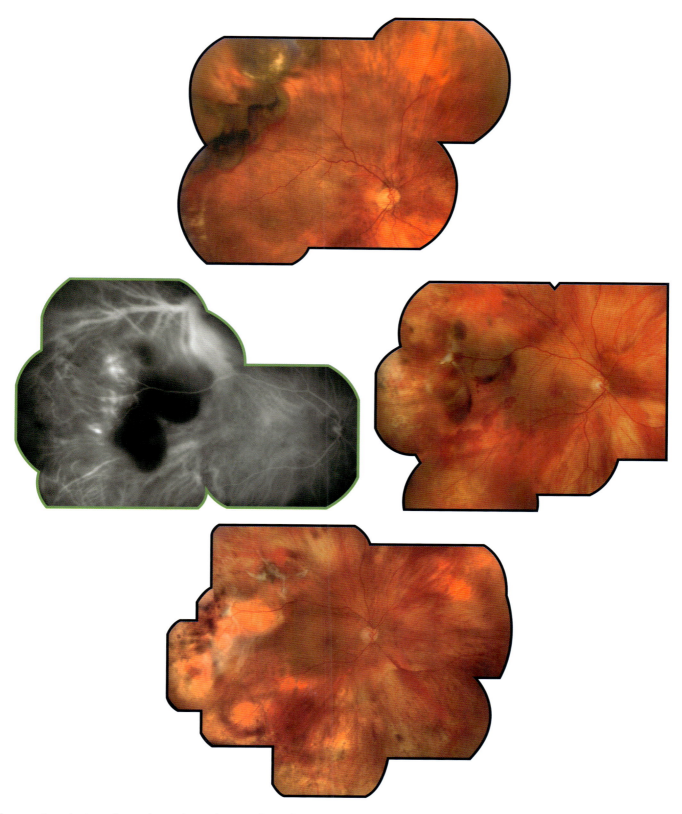

Como neste paciente, pode ser observada uma hemorragia periférica maciça após a cirurgia de catarata. A angiografia com indocianina verde ICG mostra que os vasos periféricos apresentavam-se com aspecto polipoidal. Essa forma de neovascularização de coroide está associada especificamente aos descolamentos hemorrágicos bolhosos ou maciços do epitélio pigmentar e da retina neurossensorial. Com o decorrer do tempo, houve uma resolução espontânea do sangue com algumas manchas de hemorragia residual e fibrose dispersa na área da hemorragia. Nenhum tratamento foi administrado.

# Materiais e Dispositivos Cirúrgicos

Durante a realização da cirurgia intraocular, certos dispositivos são implantados, e alguns materiais são utilizados para facilitar o procedimento cirúrgico. Esses dispositivos e materiais podem ser deixados no olho de forma intencional ou acidental.

## Partícula de Diamante

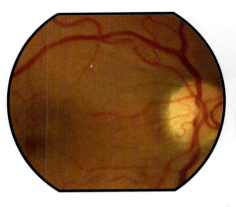

## Partículas de Aço

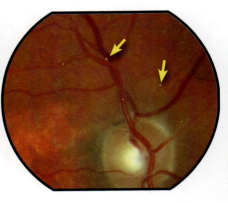

## Tack de Titânio

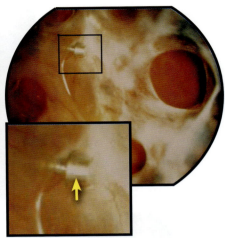

A instrumentação atual para os procedimentos de vitrectomia contém partículas de aço e diamante. Essas partículas estão incorporadas nos instrumentos cirúrgicos sólidos e nas escovas. Observe a partícula de diamante *(imagem à esquerda)* e as diversas partículas de aço evidenciadas na retina *(setas na imagem à direita)*. Imagem à esquerda por cortesia da Dra. Belinda Shirkey

Os *tacks* de titânio foram usados para fixar a retina, conforme observado nesta imagem *(seta)*.

## Óleo de Silicone

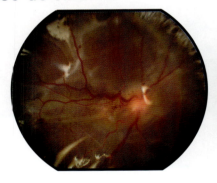
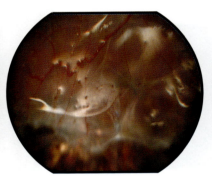
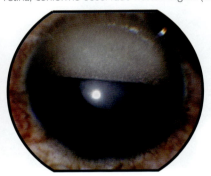

O óleo de silicone usado na cirurgia vitreorretiniana para o tamponamento da retina pode apresentar uma aparência variável no vítreo. Observe as alterações polimórficas opacas e a turbidez nesse paciente *(imagens à esquerda e central)*. O óleo de silicone penetrou na câmara anterior e tornou-se emulsificado no paciente na imagem à direita.

## Gás Intraocular

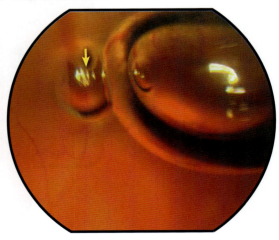

Este paciente foi tratado com um agente anti-VEGF para uma DMRI exsudativa. Estas duas imagens mostram uma gota de óleo de silicone da seringa usada para administrar o fármaco *(seta na imagem à esquerda e imagem ampliada à direita)*.

O gás intraocular é usado no tamponamento da retina em uma retinopexia pneumática. Uma grande bolha de ar pode ser observada próxima de uma rotura em ferradura. Uma bolha de ar penetrou no espaço sub-retiniano *(seta)* através da rotura em ferradura.

## Perfluorocarbono (PFC) Líquido

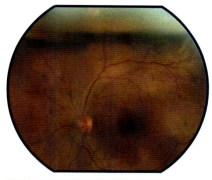
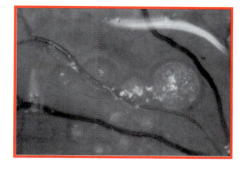
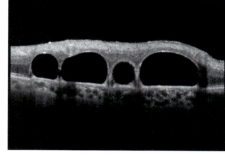

Uma retinografia e uma OCT documentando as gotas residuais de PFC na região sub-retininiana.

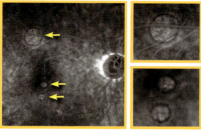

O PFC líquido é um agente mais pesado do que a água utilizado para ajudar no aplanamento da retina durante a cirurgia intraocular. O PFC é removido ao término desse processo, embora eventualmente gotas desse agente possam ficar inadvertidamente represadas sob a retina *(setas)*.

## Lente Intraocular Deslocada

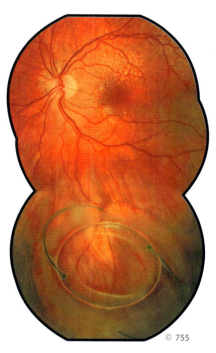
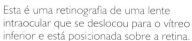

Esta é uma retinografia de uma lente intraocular que se deslocou para o vítreo inferior e está posicionada sobre a retina.

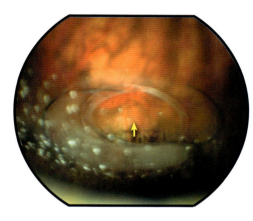

Esta é uma imagem de um implante que caiu espontaneamente no vítreo meses após a cirurgia de catarata e implante de lente intraocular. Uma área clara do fundo de olho pode ser observada através do centro óptico da lente *(seta)*. A lente foi removida por meio de uma vitrectomia via *pars plana*.

## Fragmentos do Cristalino

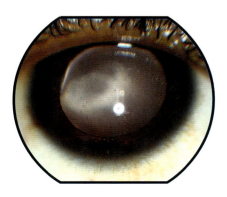
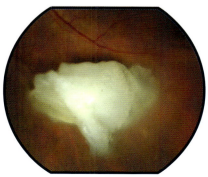

Após a cirurgia de catarata, podem ser observados fragmentos do cristalino através da pupila *(imagem à esquerda)* ou no vítreo *(imagem à direita)*. Cortesia do Dr. Kasi Sandhanam

1053

## Próteses Retinianas

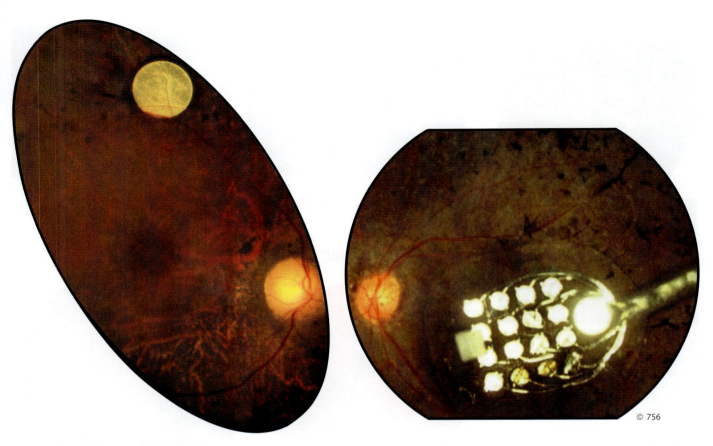

As próteses retinianas estão em desenvolvimento. Essas próteses apresentam formas diferentes na parte frontal *(imagem à direita)* e abaixo da retina *(imagem à esquerda)*. Nestes pacientes com retinose pigmentar, esses implantes de próteses retinianas são projetados para liberar fármacos, capturar luz e enviar sinais visuais para o cérebro. *Imagem à esquerda por cortesia de Robert L. Prusak, CRA*

## Termoterapia Transpupilar (TTT)

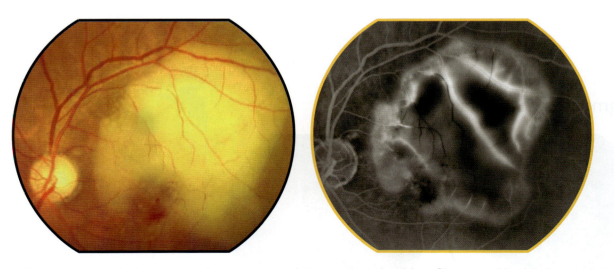

Este paciente foi submetido à terapia térmica transpupilar para tratar uma lesão em massa sub-retiniana. Observe a palidez da retina e a oclusão da vasculatura retiniana na angiografia com fluoreceína. Onde os vasos não estão infartados, há alguma inflamação e permeabilidade segmentar na vasculatura. *Cortesia do Dr. Scott Sneed*

# Criodemarcação

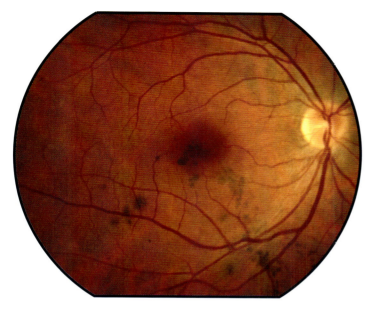

Este paciente desenvolveu uma linha pigmentar ou demarcação após uma cirurgia vitreorretiniana com introflexão escleral (com a introdução de uma faixa ou cinta escleral). Havia um grande orifício periférico. Trata-se de uma linha de "criodemarcação" produzida pela pigmentação que percorreu abaixo do espaço sub-retiniano na área do descolamento em direção à fóvea. Essa linha pode percorrer também através da rotura da retina para dentro do vítreo para se instalar no polo posterior.

# Terapia Fotodinâmica (TFD)

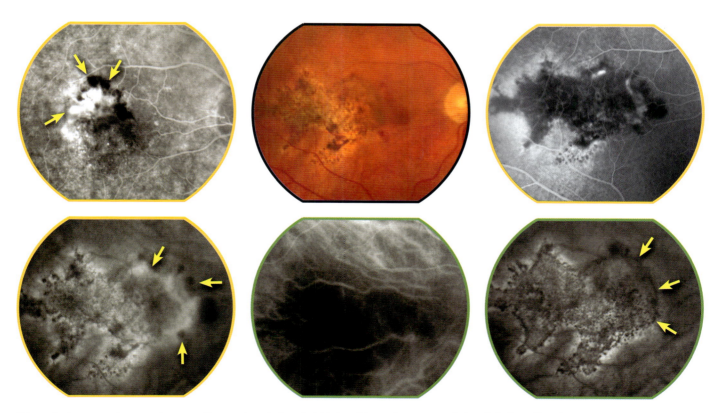

Este paciente apresentou uma degeneração macular relacionada à idade e foi tratado com terapia fotodinâmica utilizando-se verteporfina (*imagem superior à esquerda*). Há um descolamento sero-hemorrágico e neovascularização de coroide na angiografia com fluoresceína (*setas*). Após a TFD, foi evidenciada uma área de atrofia geográfica e de pigmentação na mácula central limitada por uma área sero-hemorrágica na região nasal (*imagem superior à direita*). A angiografia com fluoresceína revela um infarto da coroide no lado temporal da lesão, uma persistente neovascularização de coroide e um vazamento no lado nasal (*setas na imagem inferior à esquerda*). A angiografia com ICG mostra perfusão tardia ou ausente da lesão na área do infarto (*imagem central da fileira inferior*), bem como a impregnação tardia do contraste pelo EPR temporal e a neovascularização na região nasal (*setas na imagem inferior à direita*).

## Cisto Retiniano na Introflexão

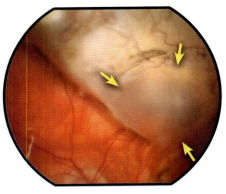

Este paciente desenvolveu um grande cisto na introflexão escleral *(setas)*.

## Condição das Dobras Maculares após a Cirurgia de Introflexão Escleral

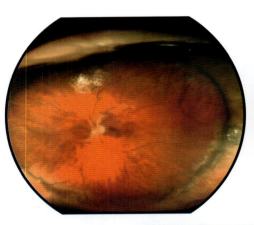
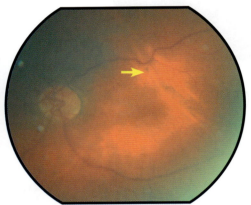

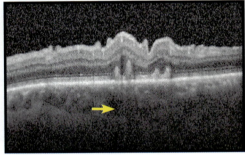

Este paciente foi submetido a um tratamento de um descolamento retiniano com a implante de uma faixa escleral (introflexão escleral). No período pós-operatório, a visão ficou restrita a 20/200 devido ao desenvolvimento de dobras retinianas e maculares (*seta* na fotografia a cores e na SD-OCT). As dobras não apresentaram resolução espontânea, e por isso a cirurgia de vitrectomia foi realizada com o uso de uma bolha de ar intraoperatória e posicionamento pós-operatório em *face-down*.

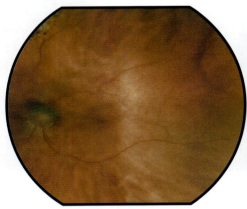
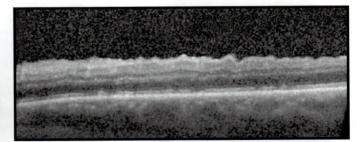
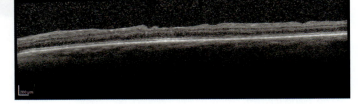

A retinografia colorida não mostra dobras maculares residuais. A SD-OCT em 2 semanas *(imagem à esquerda)* revela a resolução das dobras, enquanto a SD-OCT *(imagem à direita)* evidencia o afinamento gradual e a normalização do contorno retiniano. A acuidade visual (AV) apresentou uma melhora para 20/25.

## Ruptura Gigante do Epitélio Pigmentar da Retina

## Extrusão da Introflexão Escleral

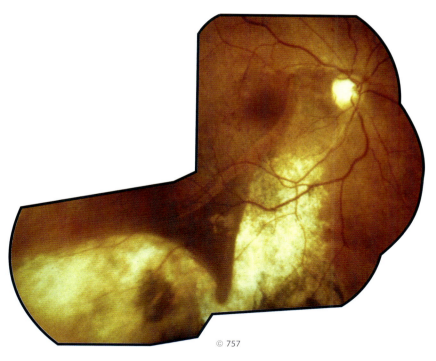
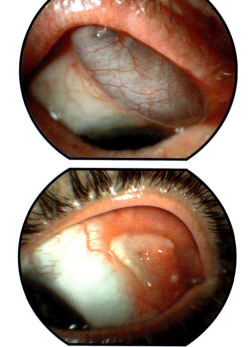

Este paciente foi submetido a uma cirurgia intraocular e apresentou uma ruptura gigante do epitélio pigmentar da retina.

Conforme observado nestes dois pacientes, a extrusão de uma introflexão escleral pode ocorrer também após um procedimento para tratamento de descolamento de retina.

## *Laser* da Oclusão Arteriolar Retiniana Associada a Placa Calcificada

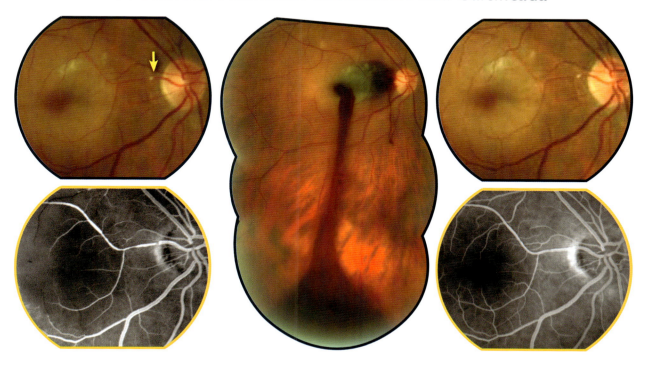

O paciente desenvolveu um êmbolo calcificado em uma arteríola temporal *(seta na imagem à esquerda)*. A angiografia com fluoresceína mostra o bloqueio da arteríola afetada. Este paciente foi tratado com um *laser* Nd:YAG (neodímio: ítrio-alumínio-granada) para o êmbolo. A foto da microruptura do êmbolo foi associada ao sangramento grave no vítreo, incluindo uma extensão da hemorragia e uma configuração de cogumelo invertido a partir do vítreo inferior posterior *(imagem central)*. Com o decorrer do tempo, a hemorragia clareou, havendo melhora da visão e reperfusão da arteríola obstruída *(imagens à direita)*. Cortesia dos Drs. Michael Cooney e Samira Khan

# Leituras Sugeridas

## Injeções

Cardascia. N., Boscia, F., Furino, C., et al., 2008. Gentamicin-induced macular infarction in transconjunctival sutureless 25-gauge vitrectomy. Int. Ophthalmol 28, 383-385.

Duker, J.S., Belmont, J.R., Benson, W.E., et al., 1991. Inadvertent globe performation during retrobulbar and peribulbar anesthesia. Patient characteristics, surgical management, and visual outcome. Ophthalmology 98, 519-526.

Feibel, R.M., Guyton, D.L., 2003. Transient central retinal artery occlusion after posterior subTenon's anesthesia. J. Cataract Refract. Surg 29, 1821-1824.

Hay, A., Flynn, H.W., Hoffman, J.I., et al., 1991. Needle penetration of the lobe during retrobulbar and peribulbar injections. Ophthalmology 98, 1017-1024.

Hida, T., Chandler, D., Arena, J.E., et al., 1986. Experimental and clinical observations of the intraocular toxicity of commercial corticosteroid preparations. Am. J. Ophthalmol 101, 190-195.

Lake, D., Mearza, A., Ionides, A., 2003. Consequence of perforation during peribulbar anesthes a in an only eye. J. Cataract Refract. Surg 29, 2234-2235.

Lam, D.C., Law, R.W., Leung, A.T., et al., 1999. Intraorbital needle fragment: a rare complication of retrobulbar injection. Arch. Ophthalmol 117, 1089-1090.

Lau, L.I., Lin, P.K., Hsu, W.M., et al., 2003. Ipsilateral globe penetration and transient contralateral amaurosis following retrobulbar anesthesia. Am. J. Ophthalmol 135, 251-252.

Mameletzi, E., Pournaras, J.A., Ambresin, A., et al., 2008. Retinal embolisation with localised retinal detachment following retrobulbar anaesthesia. Klin. Monatsbl. Augenheilkd 225, 476-478.

Paulter, S.E , Grizzard, W.S., Thompson, L.N., et al., 1986. Blindness from retrobulbar injection into the optic nerve. Ophthalmic Surg 17, 334-337.

Pendergast, S.D., Eliott, D., Machemer, R., 1995. Retinal toxic effects following inadvertent intraocular injection of celestone soluspan. Arch. Ophthalmol 113, 1230-1231.

Ramsey, R.C., Knobloch, W.H., 1978. Ocular perforation following retrobulbar anesthesia for retinal detachment surgery. Am. J. Ophthalmol 86, 61-64.

Reichstein, D.A., Warren, C.C., Han, D.P., et al., 2016. Local Anesthesia With Blunt SubTenon's Cannula Versus Sharp Retrobulbar Needle for Vitreoretinal Surgery: A Retrospective, Comparative Study. Ophthalmic Surg. Lasers Imaging Retina 47, 55-59.

Roth, S.E., Magargal, L.E., Kimmel, A.S., et al., 1988. Central retinal-artery occlusion in proliferative sickle-cell retinopathy after retrobulbar injection. Ann. Ophthalmol 20, 221-224.

Schnieder, M.E., Milstein, D.E., Oyakawa, R.T., et al., 1988. Ocular performation from a retrobulbar injection. Am. J. Ophthalmol 106, 35-40.

Schrader, W.F., Schargus, M., Schneider, E., et al., 2010. Risks and sequelae of scleral perforation during per bulbar or retrobulbar anesthesia. J. Cataract Refract. Surg 36, 885-889.

Sullivan, K.L., Brown, G.C., Forman, A.R., et al., 1983. Retrobulbar anesthesia and retinal vascular obstruction. Ophthalmology 90, 373-377.

## Infarto da Retina Externa

Gass, J.D.M., Parris, R., 1982. Outer retinal ischemic infarction—a newly recognized complication of cataract extraction and closed vitrectomy. Part I. A case report. Ophthalmology 89, 1467.

## Criodemarcação

Hilton, G.F., 1974. Subretinal pigment migration. Effects of cryosurgical retinal reattachment. Arch. Ophthalmol 91, 445-450.

Sudarsky, R.D., Yannuzzi, L.A., 1974. Cryomarcation line and pigment migration after retinal cryosurgery. Arch. Ophthalmol 91, 395-401.

## Toxicidade por Aminoglicosídeos

Brown, G.C., Eagle, R.C., Shakin, E.P., et al., 1990. Retinal toxicity of intravitreal gentamicin. Arch. Ophthalmol 108, 1740-1744.

Brouzas, D., Moschos, M.M., Koutsandrea, C., et al., 2013. Gentamicin-induced macular toxicity in 25-gauge sutureless vitrectomy. Cutan. Ocul. Toxicol 32, 258-259.

Hancock, H.A., Guidry, C., Read, R.W., et al., 2005. Acute aminoglycoside retinal toxicity in vivo and in vitro. Invest. Ophthalmol. Vis. Sci 46, 4804-4808.

## Vancomicina Intracameral

Nicholson, L.B., Kim, B.T., Jardon, J., et al., 2014. Severe bilateral ischemic retinal vasculitis following cataract surgery. Ophthalmic Surg. Lasers Imaging Retina 45, 338-342.

Witkin, A.J., Shah, A.R., Engstrom, R.E., et al., 2015. Postoperative hemorrhagic occlusive retinal vasculitis: expanding the clinical spectrum and possible association with vancomycin. Ophthalmology 122, 1438-1451.

Lenci, L.T., Chin, E.K., Carter, C., et al., 2015. Ischemic retinal vasculitis associated with cataract surgery and intracameral vancomycin. Case Rep. Ophthalmol. Med 2015, 683194.

## Lente Intra-ocular Deslocada/ Fragmentos da Lente do Cristalino

Brod, R.D., Flynn, Jr., H.W., Clarkson, J.G., et al., 1990. Management options for retinal detachment in the presence of a posteriorly dislocated intraocular lens. Retina 10, 50-56.

Chalam, K.V., Murthy, R.K., Priluck, J.C., et al., 2015. Concurrent removal of intravitreal lens fragments after phacoemulsification with pars plana vitrectomy prevents development of retinal detachment. Int. J. Ophthalmol 8, 89-93.

Ho, L.Y., Doft, B.H., Wang, L., et al., 2009. Clinical predictors and outcomes of pars plana vitrectomy for retained lens material after cataract extraction. Am. J. Ophthalmol 147, 587-594.

Lai, T.Y., Kwok, A.K., Yeung, Y.S., et al., 2005. Immediate pars plana vitrectomy for dislocated intravitreal lens fragments during cataract surgery. Eye (Lond.) 19, 1157-1162.

Lewis, H., Blumenkranz, M.S., Chang, S., 1992. Treatment of dislocated crystalline lens and retinal detachment with perfluorocarbon liquids. Retina 12, 299-304.

Margherio, R.R., Margherio, A.R., Pendergast, S.D., et al., 1997. Vitrectomy for retained lens fragments

after phacoemulsification. Ophthalmology 104, 1426-1432.

Moisseiev, E., Kinori, M., Glovinsky, Y., et al., 2011. Retained lens fragments: nucleus fragments are associated with worse prognosis than cortex or epinucleus fragments. Eur. J. Ophthalmol 21, 741-747.

Smiddy, W.E., Flynn, Jr., H.W., 1991. Management of dislocated posterior chamber intraocular lenses. Ophthalmology 98, 889-894.

Teo, L., Chee, S.P., 2010. Retained lens fragment in the anterior segment as a cause of recurrent anterioruveitis. Int. Ophthalmol 30 (1), 89-91.

## Extrusão do Recurvamento ou da Introflexão Escleral

Brown, D.M., Beardsley, R.M., Fish, R.H., et al., 2006. Long-term stability of circumferential silicone sponge scleral buckling exoplants. Retina 26, 645-649.

Crama, N., Klevering, B.J., 2016. The removal of hydrogel explants: an analysis of 467 consecutive cases. Ophthalmology 123, 32-38.

Hahn, Y.S., Lincoff, A., Lincoff, H., et al., 1979. Infection after sponge implantation for sclera buckling. Am. J. Ophthalmol 87, 180-185.

Holland, S.P., Pulido, J.S., Miller, D., et al., 1991. Biofilm and scleral buckle-associated infections. A mechanism for persistence. Ophthalmology 98, 933-938.

## Retinopatia por Descompressão

Ben Simon, G.J., Goldberg, R.A., McCann, J.D., 2004. Bilateral decompression retinopathy after orbital decompression surgery. Br. J. Ophthalmol 88, 1605-1606.

Bui, C.M., Recchia, F.M., Recchia, C.C., et al., 2006. Optical coherence tomography findings in ocular decompression retinopathy. Ophthalmic Surg. Lasers Imaging 37, 333-335.

Danias, J., Rosenbaum, J., Podos, S.M., 2000. Diffuse retinal hemorrhages (ocular decompression syndrome) after trabeculectomy with mitomycin C for neovascular glaucoma. Acta Ophthalmol. Scand 78, 468-469.

Fechtner, R.D., Minckler, D., Weinreb, R.N., et al., 1992. Complications of glaucoma surgery. Ocular decompression retinopathy. Arch. Ophthalmol 110, 965-968.

Jung, K.I., Lim, S.A., Lopilly Park, H.Y., et al., 2014. Risk factors for decompression retinopathy after glaucoma surgery. J. Glaucoma 23, 638-643.

Lai, J.S., Lee, V.Y., Leung, D.Y., et al., 2005. Decompression retinopathy following laser peripheral iridoplasty for acute primary angle-closure. Eye (Lond.) 19, 1345-1347.

Rao, S.K., Greenberg, P.B., Macintyre, R.B., et al., 2009. Ocular decompression retinopathy after anterior chamber paracentesis for uveitic glaucoma. Retina 29, 280-281.

Rezende, F.A., Regis, L.G., Kickinger, M., et al., 2007. Decompression retinopathy after 25-gauge transconjunctival sutureless vitrectomy: report of 2 cases. Arch. Ophthalmol 125, 699-700.

Saricaoglu, M.S., Kalayci, D., Guven, D., et al., 2009. Decompression retinopathy and possible risk factors. Acta Ophthalmol 87, 94-95.

Wakita, M., Kawaji, T., Ando, E., et al., 2006. Ocular decompression retinopathy following trabeculectomy with mitomycin C associated with familial amyloidotic polyneuropathy. Br. J. Ophthalmol 90, 515-516.

## Neuropatia Óptica Isquêmica Anterior não Arterítica

Elston, J., 2007. Non-arteritic anterior ischaemic optic neuropathy and cataract surgery. Br. J. Ophthalmol 91, 563.

Hayreh, S.S., 1980. Anterior ischemic optic neuropathy IV. Occurrence after cataract extraction. Arch. Ophthalmol 98, 1410-1416.

Lam, B.L., Jabaly-Habib, H., Al-Sheikh, N., et al., 2007. Risk of non-arteritic anterior ischaemic optic Neuropathy (NAION) after cataract extraction in the fellow eye of patients with prior unilateral NAION. Br. J. Ophthalmol 91, 585-587.

McCulley, T.J., Lam, B.L., Feuer, W.J., 2005. A comparison of risk factors for postoperative and spontaneous nonarteritic anterior ischemic optic neuropathy. J. Neuroophthalmol 25, 22-24.

Rosenblum, P.D., Michels, R.G., Stark, W.J., et al., 1981. Choroidal ischemia after extracapsular cataract extraction by phacoemulsification. Retina 1, 263-270.

Taban, M., Sharma, M.C., Lee, M.S., 2006. Anterior ischemic optic neuropathy after uncomplicated scleral buckling surgery. Graefes Arch. Clin. Exp. Ophthalmol 244, 1370-1372.

## Fototoxicidade

Boldrey, E.E., Ho, B.T., Griffith, R.D., 1984. Retinal burns occurring at cataract extraction. Ophthalmology 91, 1297-1302.

Cetinkaya, A., Yilmaz, G., Akova, Y.A., 2006. Photic retinopathy after cataract surgery in diabetic patients. Retina 26, 1021-1028.

Charles, S., 2008. Illumination and phototoxicity issues in vitreoretinal surgery. Retina 28, 1-4.

Kleinmann, G., Hoffman, P., Schechtman, E., et al., 2002. Microscope-induced retinal phototoxicity in cataract surgery of short duration. Ophthalmology 109, 334-338.

Mainster, M.A., 1986. Wavelength selection in macula photocoagulation tissue optics, thermal effects and laser systems. Ophthalmology 93, 952-958.

Mainster, M.A., White, T.J., Tips, J.H., et al., 1970. Retinal temperature increases produced by intense light sources. J. Opt. Soc. Am. A 60, 264-270.

McDonald, H.R., Harris, M.J., 1988. Operating microscope-induced retinal phototoxicity during pars plana vitrectomy. Am. J. Ophthalmol 106, 521-523.

Robertson, D.M., Feldman, R.B., 1986. Photic retinopathy from the operating room microscope. Am. J. Ophthalmol 101, 561-569.

## Hipotonia

Acar, N., Kapran, Z., Unver, Y.B., et al., 2008. Early postoperative hypotony after 25-gauge sutureless vitrectomy with straight incisions. Retina 28, 545-552.

Hsu, J., Chen, E., Gupta, O., et al., 2008. Hypotony after 25-gauge vitrectomy using oblique versus direct cannula insertions in fluid-filled eyes. Retina 28, 937-940.

Woo, S.J., Park, K.H., Hwang, J.M., et al., 2009. Risk factors associated with sclerotomy leakage and postoperative hypotony after 23-gauge transconjunctival sutureless vitrectomy. Retina 29, 456-463.

## Hemorragia da Coroide

Basti, S., Hu, D.J., Goren, M.B., et al., 2003. Acute suprachoroidal hemorrhage during clear corneal phacoemulsification using topical and intracameral anesthesia. J. Cataract Refract. Surg 29, 588-591.

Chan, W.C., McGimpsey, S.J., Murphy, M.F., et al., 2005. Suprachoroidal haemorrhage following Nd:YAG laser posterior capsulotomy. Clin. Experiment. Ophthalmol 33, 334-335.

Chen, C.J., Satofuka, S., Inoue, M., et al., 2008. Suprachoroidal hemorrhage caused by breakage of a 25-gauge cannula. Ophthalmic Surg. Lasers Imaging 39, 323-324.

Ling, R., Cole, M., James, C., et al., 2004. Suprachoroidal haemorrhage complicating cataract surgery in the UK: epidemiology, clinical features, management, and outcomes. Br. J. Ophthalmol 88, 478-480.

Ling, R., Kamalarajah, S., Cole, M., et al., 2004. Suprachoroidal haemorrhage complicating cataract surgery in the UK: a case control study of risk factors. Br. J. Ophthalmol 88, 474-477.

## Óleo de Silicone/ Perfluorocarbono (PFC) Líquido

Bakri, S.J., Ekdawi, N.S., 2008. Intravitreal silicone oil droplets after intravitreal drug injections. Retina 28, 996-1001.

Chung, J., Spaide, R., 2003. Intraretinal silicone oil vacuoles after macular hole surgery with internal limiting membrane peeling. Am. J. Ophthalmol 136, 766-767.

Dresp, J.H., Menz, D.H., 2005. Interaction of different ocular endotamponades as a risk factor for silicone oil emulsification. Retina 25, 902-910, Erratum in: Retina; Dec. 25: 1123.

Elsing, S.H., Fekrat, S., Green, W.R., et al., 2001. Clinicopathologic findings in eyes with retained perfluoro-n-octane liquid. Ophthalmology 108, 45-48.

Federman, J.L., Schubert, H.D., 1988. Complications associated with the use of silicone oil in 150 eyes after retina-vitreous surgery. Ophthalmology 95, 870-876.

Figueroa, M.S., Contreras, I., 2012. Characteristics of retained subretinal perfluoro-n-octane on optical coherence tomography. Retina 32, 2177-2178.

Huang, J.Y., Yang, C.M., 2004. Intraocular formation of heavy oil in the subretinal space. Jpn. J. Ophthalmol 48, 75-77.

Kocabora, M.S., Ozbilen, K.T., Serefoglu, K., 2010. Intravitreal silicone oil droplets following pegaptanib injection. Acta Ophthalmol 88 (2), e44-e45.

Lesnoni, G., Rossi, T., Gelso, A., 2004. Subfoveal liquid perfluorocarbon. Retina 24, 172-176.

Light, D.J., 2006. Silicone oil emulsification in the anterior chamber after vitreoretinal surgery. Optometry 77, 446-449.

Scott, I.U., Murray, T.G., Flynn, Jr., H.W., et al., 2000. Outcomes and complications associated with perfluoro-n-octane and perfluoroperhydrophenanthrene in complex retina detachment repair. Ophthalmology 107, 860-865.

Tien, V.L., Pierre-Kahn, V., Azan, F., et al., 2008. Displacement of retained subfoveal perfluorocarbon liquid after vitreoretinal surgery. Arch. Ophthalmol 126, 98-101.

## Tacks Retinianos

de Juan, Jr., E., Hickingbotham, D., Machemer, R., 1985. Retinal tacks. Am. J. Ophthalmol 99, 272-274.

Javey, G., Schwartz, S.G., Flynn, Jr., H.W., et al., 2009. Lack of toxicity of stainless steel retinal tacks during 21 years of follow-up. Ophthalmic Surg. Lasers Imaging 40, 75-76.

O'Grady, G.E., Parel, J.M., Lee, W., et al., 1988. Hypodermic stainless steel tacks and companion inserter designed for peripheral fixation of retina. Arch. Ophthalmol 106, 271-275.

Puustjärvi, T.J., Teräsvirta, M.E., 2001. Retinal fixation of traumatic retinal detachment with metallic tacks: a case report with 10 years' follow-up. Retina 21, 54-56.

## Partícula de Diamante/Partículas de Aço

Dunbar, C.M., Goble, R.R., Gregory, D.W., et al., 1995. Intraocular deposition of metallic fragments during phacoemulsification: possible causes and effect. Eye (Lond.) 9, 434-436.

Harper, T.W., Flynn, Jr., H.W., Berrocal, A., et al., 2008. Lack of toxicity during long-term follow-up of intraocular metallic fragments after pars plana vitrectomy. Ophthalmic Surg. Lasers Imaging 39, 319-322.

## Próteses Retinianas

Chow, A.Y., Chow, V.Y., Packo, K.H., et al., 2004. The artificial silicone retina microchip for the treatment of vision loss from retinitis pigmentosa. Arch. Ophthalmol 122, 460-469.

Chow, A.Y., Pardue, M.T., Perlman, J.I., et al., 2002. Subretinal implantation of semiconductor-based photodiodes: durability of novel implant designs. J. Rehabil. Res. Dev 39, 313-321.

Humayun, M.S., de Juan, Jr., E., Weiland, J.D., et al., 1999. Pattern electrical stimulation of the human retina. Vision Res 39, 2569-2576.

Humayun, M.S., Fujii, J., Greenberg, G.Y., et al., 2003. Visual perception in a blind subject with a chronic microelectronic retinal prosthesis. Vision Res 43, 2573-2581.

Schubert, M., Stelzle, M., Graf, M., et al., 1999. Subretinal Implants for the Recovery of Vision. IEEE International Conf. Systems Man. Cybernetics, Tokyo, Japan, 376-381.

## Termoterapia Transpupilar (TTT)

Browning, D.J., Antoszyk, A.N., 2003. Retinal tear and detachment after transpupillary thermotherapy for choroidal melanoma. Am. J. Ophthalmol 135, 729-730.

Currie, Z.I., Rennie, I.G., Talbot, J.F., 2000. Retinal vascular changes associated with transpupillary thermotherapy for choroidal melanomas. Retina 20, 620-626.

Shields, C.L., Shields, J.A., Perez, N., et al., 2002. Primary transpupillary thermotherapy for small choroidal melanoma in 256 consecutive cases: outcomes and limitations. Ophthalmology 109, 225-234.

## Terapia Fotodinâmica (TFD)

Arnold, J.J., Blinder, K.J., Bressler, N.M., et al., 2004. Acute severe visual acuity decrease after photodynamic therapy with verteporfin: case reports from randomized clinical trials-TAP and VIP report no. 3. Am. J. Ophthalmol 137, 683-696.

Blinder, K.J., Bradley, S., Bressler, N.M., et al., 2003. Effect of lesion size, visual acuity, and lesion composition on visual acuity change with and without verteporfin therapy for choroidal neovascularization secondary to age-related macular degeneration: TAP and VIP report no. 1. Am. . Ophthalmol 136, 407-418.

Blumenkranz, M.S., Bressler, N.M., Bressler, S.B., et al. 2002. Verteporfin therapy for subfoveal choroidal neovascularization in age-related macular degeneration: three-year results of an open-label extension of 2 randomized clinical trials—TAP report no. 5. Arch. Ophthalmol 120, 1307-1314.

Bressler, N.M., 2001. Photodynamic therapy of subfoveal choroidal neovascularization in age-related macular degeneration with verteporfin: two-year results of 2 randomized clinical trials-TAP report 2. Arch. Ophthalmol 119, 198-207.

Klais, C.M., Ober, M.D., Freund, K.B., et al., 2005. Choroidal infarction following photodynamic therapy with verteporfin. Arch. Ophthalmol 123, 1149-1153.

Miller, J.W., Schmidt-Erfurth, U., Sickenberg, M., et al., 1999. Photodynamic therapy for choroidal neovascularization due to age-related macular degeneration with verteporfin: results of a single treatment in a phase I and II study. Arch. Ophthalmol 117, 1161-1173.

Schmidt-Erfurth, U.J.M., Bunse, A., Laqua, H., et al., 1998. Photodynamic therapy of subfoveal choroidal neovascularization: clinical and angiographic examples. Graefes Arch. Clin. Exp. Ophthalmol 236, 365-374.

# CAPÍTULO 14

## Toxicidades Coriorretinianas

### DISRUPÇÃO DO EPITÉLIO PIGMENTAR RETINIANO . 1063
Derivados da Cloroquina . . . . . . . . . . . . . . . . . . . 1063
Fenotiazinas . . . . . . . . . . . . . . . . . . . . . . . . . 1068
Dideoxinosina (DDI) . . . . . . . . . . . . . . . . . . . . . 1073
Clofazimina . . . . . . . . . . . . . . . . . . . . . . . . . 1074
Deferoxamina . . . . . . . . . . . . . . . . . . . . . . . . 1074
Agentes Quimioterápicos . . . . . . . . . . . . . . . . . . . 1075

### DANO OU OCLUSÃO VASCULAR. . . . . . . . . . . 1077
Sulfato de Quinino . . . . . . . . . . . . . . . . . . . . . . 1077
Contraceptivos Orais . . . . . . . . . . . . . . . . . . . . . 1078
Alcaloides do Ergot . . . . . . . . . . . . . . . . . . . . . 1078
Procainamida . . . . . . . . . . . . . . . . . . . . . . . . 1079
Abuso de Cocaína. . . . . . . . . . . . . . . . . . . . . . 1079
Heparina . . . . . . . . . . . . . . . . . . . . . . . . . . 1082
Interferon . . . . . . . . . . . . . . . . . . . . . . . . . . 1082
Agentes Quimioterápicos . . . . . . . . . . . . . . . . . . . 1084

### EDEMA MACULAR CISTOIDE E/OU EDEMA/PREGAS RETINIANAS. . . . . . . . . . . . . . . . . . . . . . 1085
Ácido Nicotínico . . . . . . . . . . . . . . . . . . . . . . . 1085
Miopia Medicamentosa . . . . . . . . . . . . . . . . . . . . 1086
Mesilato de Imatinibe . . . . . . . . . . . . . . . . . . . . 1087
Glitazonas. . . . . . . . . . . . . . . . . . . . . . . . . . 1088
Ritonavir . . . . . . . . . . . . . . . . . . . . . . . . . . 1088
Agentes Quimioterápicos . . . . . . . . . . . . . . . . . . . 1089

## RETINOPATIA CRISTALINA . . . . . . . . . . . . . . . . . . 1090

Tamoxifeno . . . . . . . . . . . . . . . . . . . . . . . . . . . 1090
Metoxiflurano . . . . . . . . . . . . . . . . . . . . . . . . . . 1092
Cantaxantina . . . . . . . . . . . . . . . . . . . . . . . . . . 1093
Nitrofurantoína . . . . . . . . . . . . . . . . . . . . . . . . . 1095
Maculopatia Cristalina da África Ocidental . . . . . . . . . . . 1095
Retinopatia por Talco . . . . . . . . . . . . . . . . . . . . . . 1096

## UVEÍTE. . . . . . . . . . . . . . . . . . . . . . . . 1098

Cidofovir . . . . . . . . . . . . . . . . . . . . . . . . . . . . 1098
Rifabutina . . . . . . . . . . . . . . . . . . . . . . . . . . . . 1098

## NEUROPATIA ÓPTICA . . . . . . . . . . . . . . . . . 1099

Monóxido de Carbono . . . . . . . . . . . . . . . . . . . . . 1099
Fludarabina . . . . . . . . . . . . . . . . . . . . . . . . . . . 1099
Metanol . . . . . . . . . . . . . . . . . . . . . . . . . . . . . 1100

## DIVERSOS . . . . . . . . . . . . . . . . . . . . . . 1100

Deficiência de Vitamina A . . . . . . . . . . . . . . . . . . . 1100
Doença Celíaca . . . . . . . . . . . . . . . . . . . . . . . . . 1101
Digoxina . . . . . . . . . . . . . . . . . . . . . . . . . . . . 1101

# Introdução

Muitas moléculas exógenas podem causar efeitos coriorretinianos tóxicos. Alguns agentes causam disrupção do epitélio pigmentar retiniano (EPR), enquanto outros produzem danos vasculares dentro da retina. Certos agentes também podem produzir edema da retina, particularmente na região macular, enquanto outros agentes produzem depósitos cristalinos na retina a partir dos derivados de seus metabólitos ou até mesmo depósitos diretos em função de fenômenos embólicos. Um número crescente de medicamentos está sendo utilizado no tratamento da uveíte ou de doenças sistêmicas e pode estar associado aos efeitos tóxicos no fundo de olho.

# Disrupção do Epitélio Pigmentar Retiniano

## Derivados da Cloroquina

### Cloroquina

A cloroquina é um derivado da 4-aminoquinolona utilizado originalmente como agente antimalárico, mas subsequentemente para uma série de outras doenças, entre as quais a amebíase, a artrite reumatoide e o lúpus eritematoso sistêmico. Sua toxicidade começa com uma discreta e assintomática granularidade perifoveal no nível do EPR, seguida por perda progressiva das células do epitélio pigmentar e dos fotorreceptores, havendo uma predileção pelas áreas perifoveal inferior e paramacular e, eventualmente, toda a mácula. A retinopatia raramente é relatada com uma dosagem total de menos de 300 g ou uma dosagem diária de menos de 250 mg/dia. A degeneração do EPR pode, nos casos graves, estender-se e envolver a retina periférica proximal e distal. Após a descontinuação do medicamento, a retinopatia ainda pode progredir à medida que o agente é lentamente metabolizado e liberado pelo fígado.

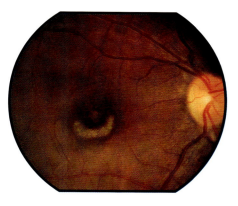
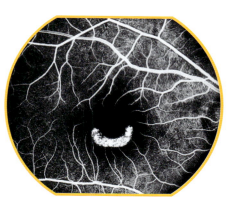

Este paciente tem uma característica área de atrofia perifoveal na porção inferior da mácula decorrente de toxicidade por cloroquina. Neste transtorno, há uma predileção pelas regiões perifoveal inferior e paramacular.

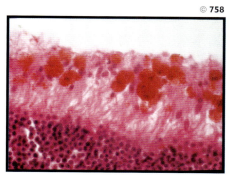

A microscopia convencional revela um halo de perda de fotorreceptores e um agregado de células pigmentadas correspondentes à toxicidade clinicamente evidente.

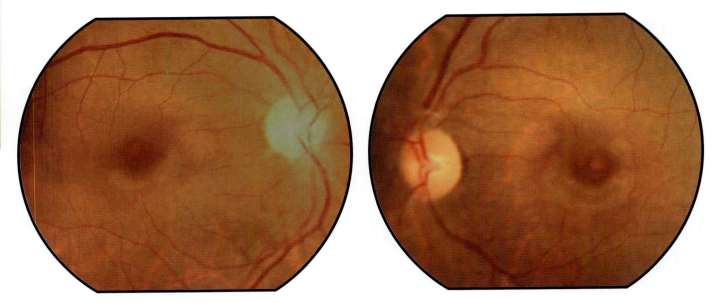

Este paciente tem a típica doença bilateral, que é assimétrica com a doença mais avançada no olho esquerdo e forma um anel ou "olho de boi". *Cortesia do Dr. Keye Wong*

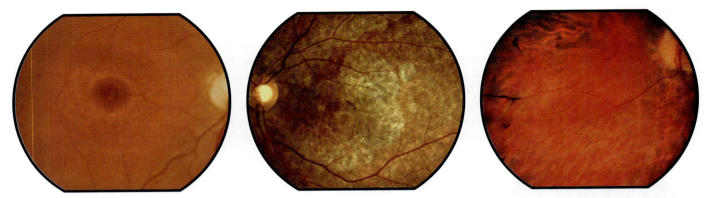

Estes dois pacientes revelam toxicidade por cloroquina com uma atrofia em "olho de boi" *(imagem à esquerda)* e uma patologia mais difusa no feixe papilomacular e na região paramacular *(imagem à direita)*.

A toxicidade por cloroquina pode progredir e envolver a periferia, que pode exibir características similares às da retinose pigmentar. Repare no aspecto de espícula óssea com migração das células epiteliais pigmentares para a retina.

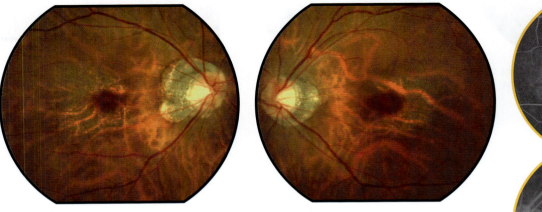
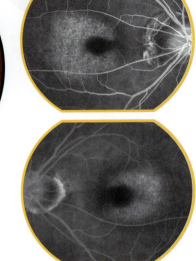

A toxicidade por cloroquina é caracteristicamente bilateral. Este paciente ilustra a variação na atrofia que pode evoluir no curso da resposta tóxica. As angiografias fluoresceínicas exibem o "defeito de janela" ou hiperfluorescência coroidal através dos defeitos atróficos no EPR.

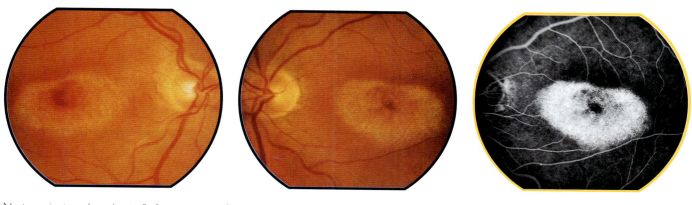

Neste paciente, a área de atrofia forma uma configuração ovoide, que é bastante característica, mais uma vez com um efeito mais evidente nas áreas justafoveal inferior e paramacular.

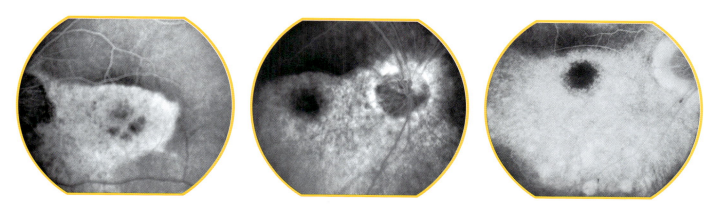

Estes pacientes demonstram a natureza da doença do EPR na toxicidade grave por cloroquina. A toxicidade progressiva estende-se da área perifoveal nos casos iniciais para a atrofia mais difusa na toxicidade grave, conforme é mostrado acima. Mais uma vez esses pacientes demonstram a predileção inferior do efeito tóxico. A exposição à luz pode ser uma explicação para a característica assimétrica.

# Hidroxicloroquina

A hidroxicloroquina (Plaquenil) é um derivado da cloroquina e provoca uma patologia similar, mas geralmente menos grave do que a cloroquina. A hidroxicloroquina parece ser muito mais segura em comparação com a cloroquina, contudo ainda pode ser tóxica para a retina, produzindo uma apresentação clínica similar. As doses de até 5 mg/kg/dia são consideradas seguras. O tratamento simultâneo com tamoxifeno ou a doença renal crônica podem acelerar o início da retinopatia. Os pacientes orientais podem demonstrar um padrão de toxicidade perifoveal.

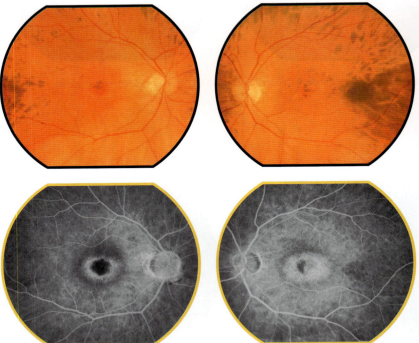
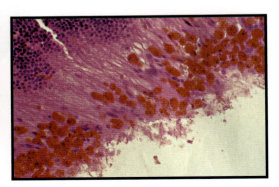
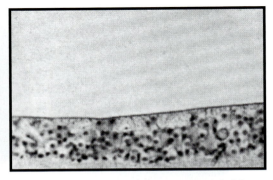

Este paciente tem toxicidade bilateral por hidroxicloroquina, com uma aparência de "olho de boi" indistinguível em relação à toxicidade por cloroquina.

A patologia exibe perda irregular de células epiteliais pigmentares e danos aos fotorreceptores.

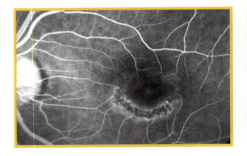
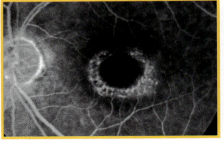
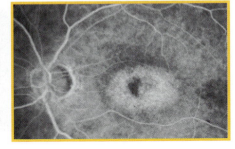

Estes dois pacientes demonstram a variação no padrão atrófico da toxicidade por hidroxicloroquina, com mudanças iniciais na área justafoveal inferior *(imagem à esquerda)* e doença mais proeminente circundando a fóvea *(imagem central)*, e com toxicidade avançada *(imagem à direita)*.

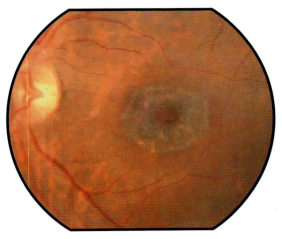
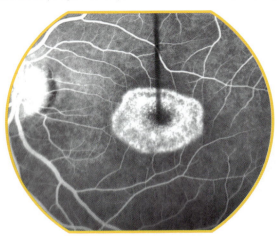

Nesta toxicidade por hidroxicloroquina mais avançada, há o envolvimento total da região perifoveal, formando uma aparência de "olho de boi" indistinguível em relação à toxicidade por cloroquina. *Imagem da esquerda por cortesia do Dr. Keye Wong*

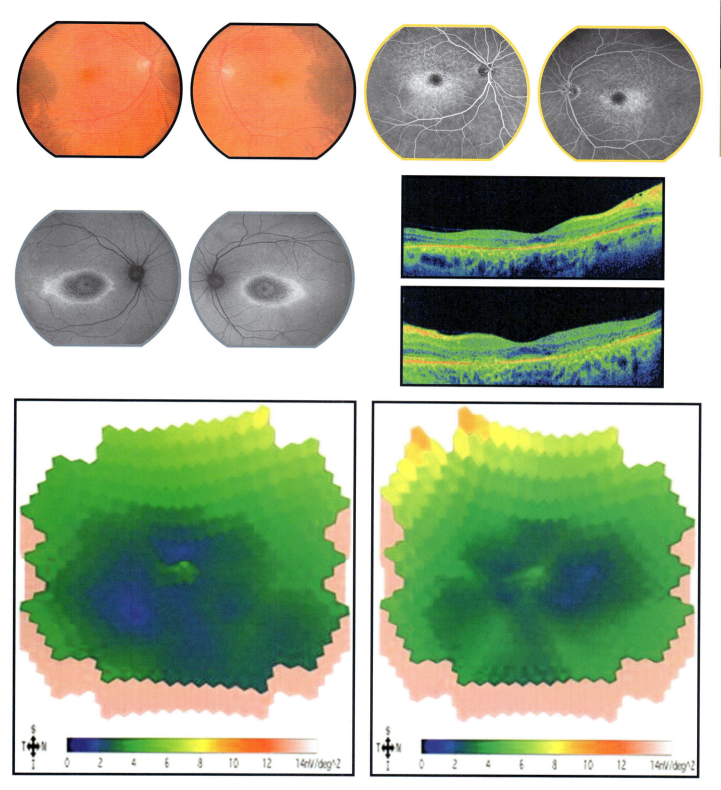

Retinografias coloridas (*alto à esquerda*) exibindo manchas leves no pigmento macular em um paciente tomando hidroxicloroquina com a correspondente hiperfluorescência na angiografia fluoresceínica (*alto à direita*) no padrão olho de boi. A autofluorescência do fundo de olho mostra uma hipoautofluorescência perifoveal com uma borda de hiperautofluorescência (*meio à esquerda*). A OCT mostra atrofia da camada nuclear externa e rompimento do segmento elipsoide (*meio à direita*). O eletrorretinograma multifocal (mfERG) mostra diminuição dos picos paracentrais (*linha inferior*). Cortesia do Dr. David Sarraf

# Fenotiazinas

## Tioridazina

Uma piperidina introduzida inicialmente para o tratamento de psicoses, a tioridazina (Mellaril) é um derivado da fenotiazina que pode causar efeitos nocivos no EPR, podendo resultar (em alguns casos) em um aspecto de fundo de olho "em sal e pimenta" com atrofia zonal e aglutinação epitelial pigmentar. A toxicidade retiniana é vista normalmente em doses acima de 1.000 mg/dia, com um acúmulo total de 85 g a 100 g ao longo de um período de 30 a 50 dias. A toxicidade retiniana grave pode evoluir bem depois da descontinuação do medicamento. Acredita-se que o mecanismo tóxico é mediado por uma cadeia lateral de piperidil, que inibe as enzimas retinianas e subsequentemente produz toxicidade. Outras explicações foram dadas, tais como a dopamina e a fosforilação oxidativa com desarranjo da rodopsina. Não existe tratamento para a desintegração dos segmentos externos e o acúmulo de lipofuscina no EPR.

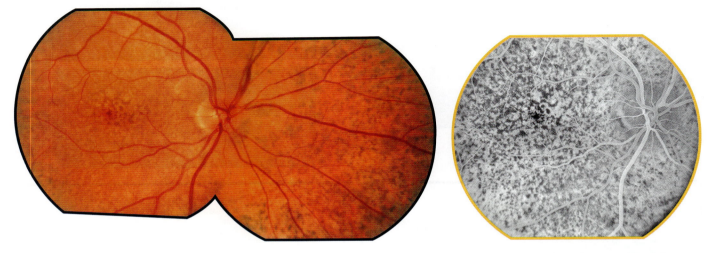

Este paciente tem manifestações iniciais, porém difusas, de toxidade por tioridazina (Mellaril). Há uma aparência granular ou "em sal e pimenta" no fundo de olho. O efeito no epitélio pigmentar é acentuado na angiografia fluoresceínica.

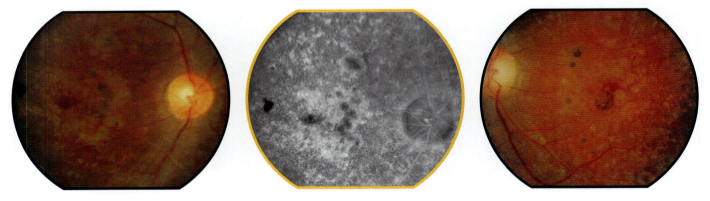

Este paciente tem uma toxicidade mais avançada por tioridazina, com atrofia irregular na mácula central e aglutinação hiperplásica epitelial pigmentar.

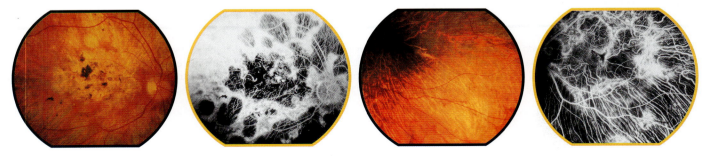

Estes dois pacientes têm atrofia progressiva e hiperplasia epitelial pigmentar. A atrofia não é apenas na mácula e na área paramacular (*duas imagens da esquerda*), mas também se estende para a periferia (*duas imagens da direita*). A angiografia fluoresceínica exibe atrofias epitelial pigmentar e coriocapilar.

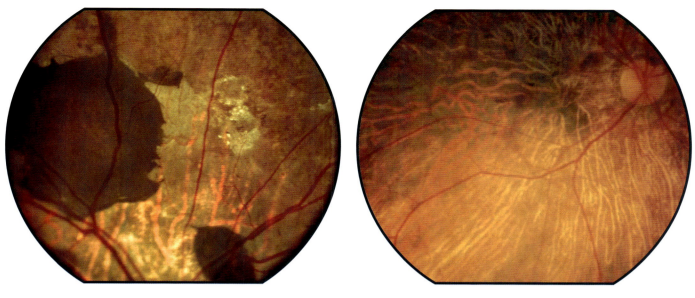

Estes dois pacientes com toxicidade por tioridazina têm hiperplasia zonal epitelial pigmentar *(imagem à esquerda)* e atrofia *(imagem à direita)* extensas.

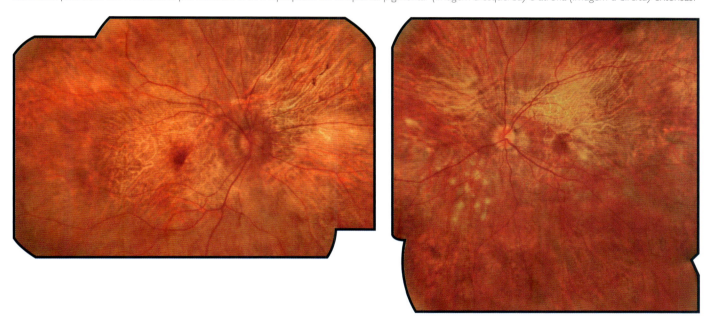

Neste caso de toxicidade por tioridazina, a montagem fotográfica mostra áreas multizonais de atrofia na retina periférica média com áreas de toxicidade relativamente esparsas na periferia.

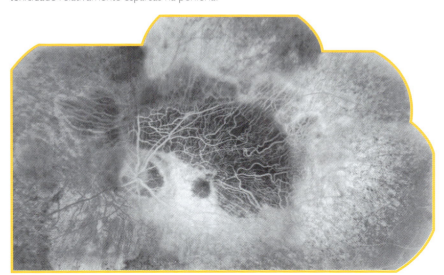

Uma montagem da angiografia fluoresceínica mostra um "defeito de janela" através do epitélio pigmentar atrófico, o que é indicativo de boa perfusão da coriocapilar, com a exceção de algumas poucas áreas zonais de agregação pigmentar e/ou atrofia coriocapilar que aparecem hipofluorescentes.

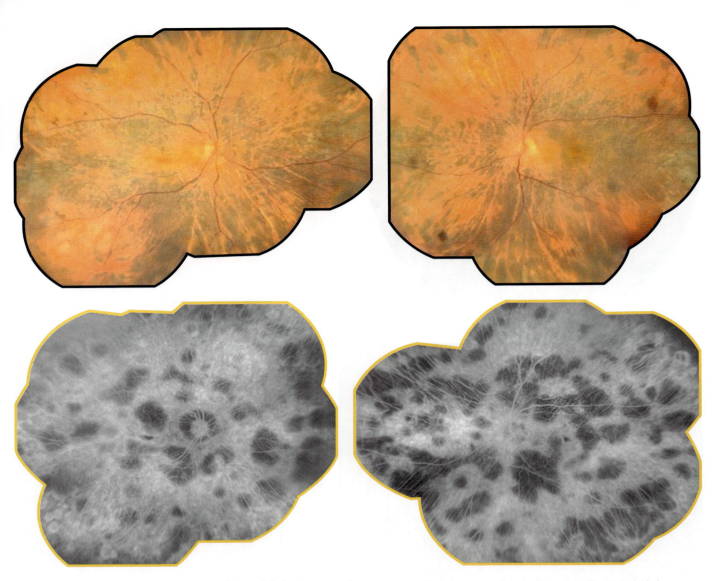

Retinografias coloridas e angiografias fluoresceínicas exibindo alterações pigmentares numulares extensas com atrofia coriocapilar na toxicidade intermediária por tioridazina. *Cortesia do Dr. David Sarraf*

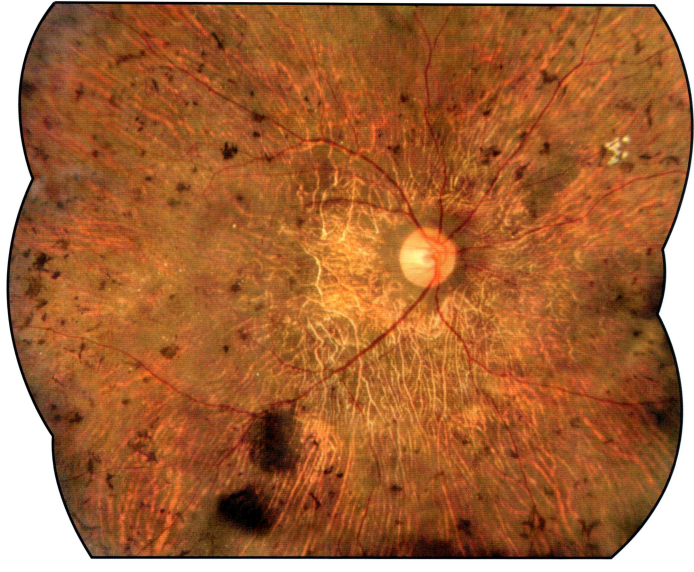

Esta montagem ilustra uma atrofia generalizada e a mudança hiperplásica do EPR em um paciente com toxicidade grave por tioridazina.

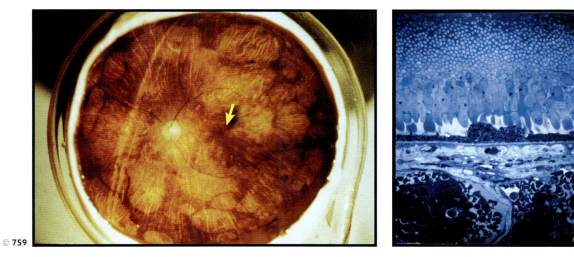

A aparência macroscópica da toxicidade retiniana por tioridazina revela atrofia generalizada do EPR. Há uma área de EPR intacta perto da mácula (*seta*), bem como uma atrofia apenas parcial dos fotorreceptores. A histologia mostra degeneração dos fotorreceptores e do EPR.

# Clorpromazina

A clorpromazina é uma piperidina similar à tioridazina, mas sem uma cadeia lateral de piperidil. Também é utilizada no tratamento dos distúrbios psicomotores. O medicamento liga-se fortemente à melanina e muito raramente provoca toxicidade retiniana. As mudanças tóxicas incluem granularidade retiniana, aglutinação pigmentar e atrofia do EPR. A reversão do efeito tóxico pode ocorrer com a descontinuação do medicamento. Foram descritos depósitos cristalinos no cristalino como opacidades corticais.

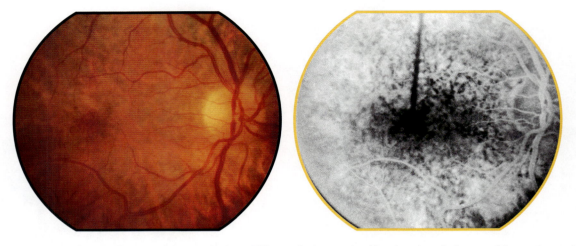

Estas imagens mostram um efeito atrófico granular e manchado no EPR na mácula central e além. A angiografia fluoresceínica revela um defeito de janela evidente porque a coriocapilar está intacta e hiperfluorescente através do EPR atrófico.

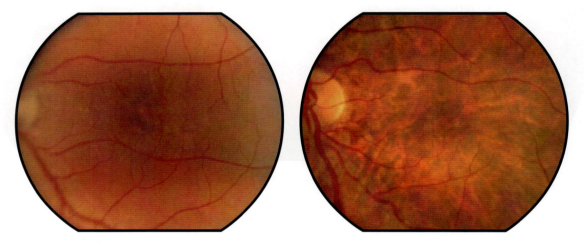

Estes pacientes demonstram toxicidade inicial da mácula *(imagem à esquerda)* e toxicidade mais extensa por todo o polo posterior *(imagem à direita)* devida à clorpromazina.

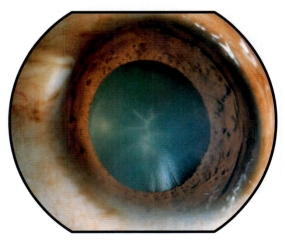

A toxicidade por clorpromazina também pode produzir opacidades granulares, conforme evidenciado neste paciente.

# Dideoxinosina (DDI)

Tem sido observada uma retinopatia pigmentar periférica média nos pacientes com HIV que se submeteram a um tratamento de alta dose com o antiviral 2'3'-dideoxinosina. A atrofia coriorretiniana é observada tipicamente anterior às arcadas vasculares.

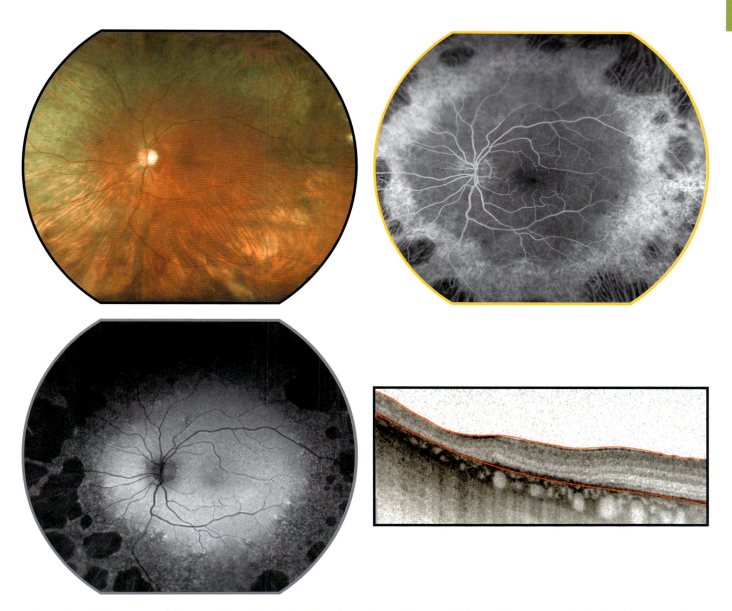

Retinografia colorida e angiografia fluoresceínica exibindo alterações pigmentares retinianas periféricas médias em um paciente tratado previamente com DDI. A autofluorescência do fundo de olho demonstra manchas de hipoautofluorescência periférica. A OCT mostra atrofias retiniana externa e do EPR. *Cortesia do Dr. Scott Sneed*

# Clofazimina

A clofazimina é um corante de fenazina que tem sido utilizado para tratar micobactérias, psoríase, pioderma gangrenoso e lúpus discoide. A toxicidade pode causar acúmulo de cristais na córnea ou retinopatia pigmentar.

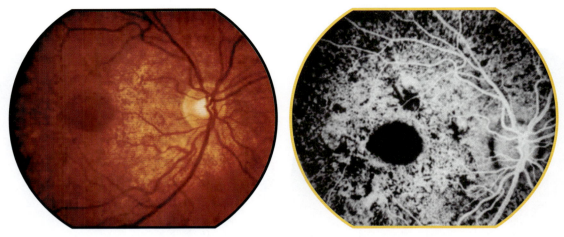

A toxicidade por clofazimina parece-se com a por tioridazina. Neste paciente, há um atrofia peripapilar e no polo posterior com relativa preservação da zona perifoveolar pigmentada.

# Deferoxamina

A deferoxamina é um medicamento utilizado no tratamento da sobrecarga excessiva de ferro, geralmente após transfusões crônicas para anemias. Os pacientes podem sofrer uma redução da visão decorrente de atrofia do EPR e acúmulo de hiperpigmentação, um descolamento pseudoviteliforme, neurite óptica ou catarata.

Este paciente com toxicidade por deferoxamina tem um padrão multifocal de distrofia intercalado com atrofia irregular na mácula central. As fotografias de autofluorescência do fundo de olho mostram acúmulo de lipofuscina nas áreas de pigmentação escura, evidente clinicamente. Isso indica que as áreas escuras numulares representam na realidade lipofuscina e melanina. A OCT mostra uma elevação para o epitélio pigmentado nas áreas onde há acúmulo excessivo de lipofuscina e adelgaçamento do epitélio pigmentar nas zonas atróficas. Também há perda de fotorreceptores.

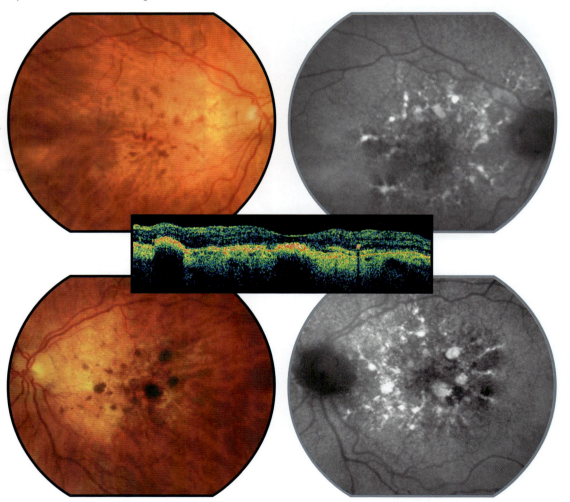

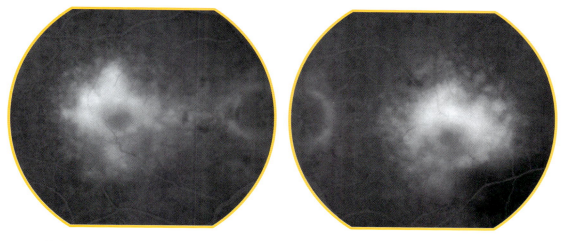

Os pacientes com toxicidade por deferoxamina podem desenvolver um descolamento pseudoviteliforme, como um paciente com drusa cuticular laminar basal e/ou uma distrofia padrão. A coloração sub-retiniana evidente na angiografia fluoresceínica não representa neovascularização de coroide subjacente. *Cortesia da Dr.ª Nicole Gross*

# Agentes Quimioterápicos

## Denileucina Diftitox

Este medicamento é uma proteína recombinante composta de interleucina-2 (IL-2) humana fundida com a toxina da difteria. Ele tem uma citotoxicidade seletiva contra linfócitos ativados com uma alta expressividade do receptor de IL-2. Têm sido feitos relatos de toxicidade retiniana em pacientes que receberam este medicamento para a doença enxerto-*versus*-hospedeiros resistente a esteroides.

O vazamento vascular produzindo edema e a toxicidade direta de tecidos seletivos foram relatados com o uso deste medicamento. As manchas extensas do EPR e os danos aos fotorreceptores podem suprimir as ondas do ERG. Também pode simular uma retinopatia associada a câncer, com alterações difusas nos fotorreceptores e no EPR que podem não ser muito evidentes clinicamente.

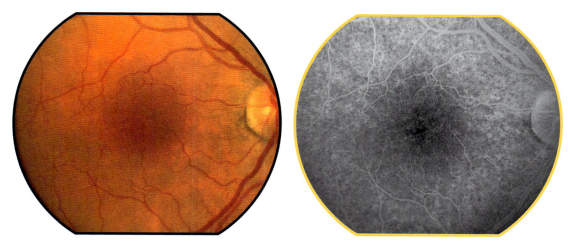

Este paciente tem uma toxicidade precoce e generalizada em relação ao EPR secundária ao uso de denileucina. Observa-se uma atrofia pouco evidente na angiografia fluoresceínica como um "defeito de janela" decorrente da atrofia do EPR.

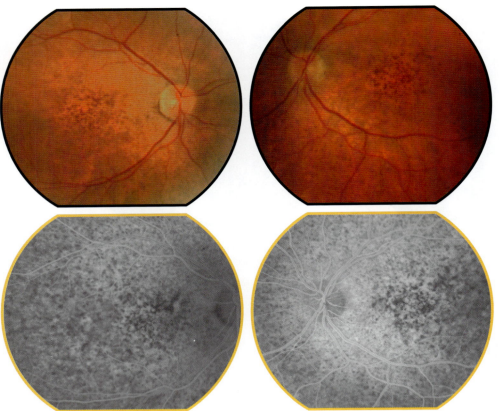

O acompanhamento deste paciente mostra estágios avançados de atrofia do EPR na retinografia colorida e na angiografia fluoresceínica.

## Inibidores de MEK

Uma nova classe de agentes quimioterápicos que inibe seletivamente a proteína cinase ativada por mitógeno/cinase regulada por sinal extracelular (MAPK/ERK), também chamada enzima MEK, exibiu resultados promissores para malignidades sistêmicas, incluindo o melanoma metastático. O efeito colateral ocular típico descrito é o descolamento retiniano seroso multifocal. No entanto, também podem ser observados descolamento epitelial pigmentar, neuropatia óptica, oclusão venosa retiniana, hemorragia retiniana, edema macular cistoide e inflamação da câmara anterior.

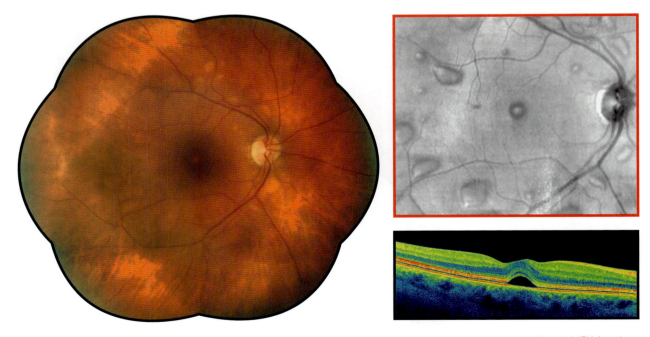

Retinografia colorida e infravermelha e OCT demonstrando vários descolamentos epiteliais pigmentares enquanto o inibidor de MEK é o pimasertibe.
*Cortesia de Michael Chiloy*

# Dano ou Oclusão Vascular

## Sulfato de Quinino

O quinino tem sido utilizado clinicamente há séculos em uma série de doenças, incluindo o tratamento da malária e dos espasmos musculares. Os sintomas de toxicidade são visão turva, perda do campo visual, nictalopia, fotofobia e, raramente, cegueira temporária. A atenuação dos vasos retinianos e a palidez do disco são manifestações iniciais de toxicidade. Todas as camadas da retina, incluindo o epitélio pigmentar, os fotorreceptores e a camada de células ganglionares, vão exibir efeitos adversos secundários como consequência do dano à vasculatura.

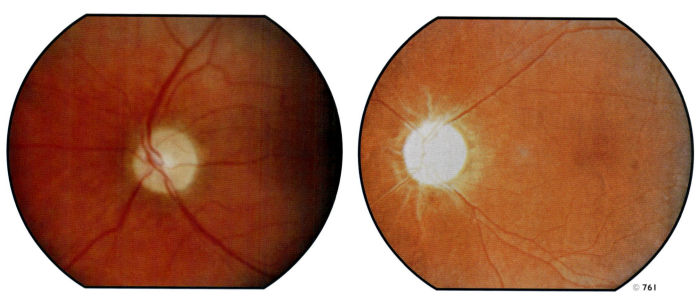

Estes pacientes com toxicidade por quinino desenvolveram isquemia da retina, danos nos fotorreceptores e atrofia óptica. As manifestações são menos evidentes no paciente à esquerda e muito graves no paciente à direita.

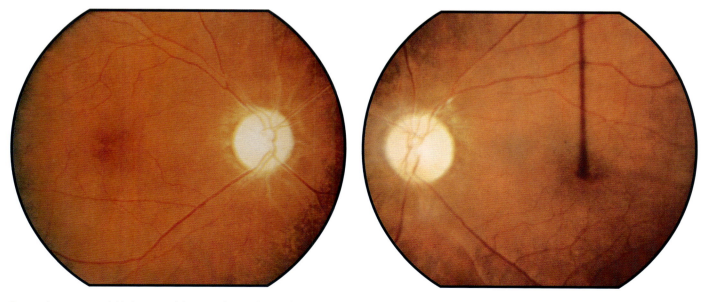

Este paciente tem toxicidade por quinino com isquemia vascular retiniana peripapilar e atrofia bilateral do nervo óptico.

# Contraceptivos Orais

As doenças tromboembólicas sistêmicas estão reconhecidamente associadas ao uso de contraceptivos orais. Os efeitos retinianos adversos incluem oclusão arteriolar, oclusão venosa central, hemorragias retinianas e edema macular. Dado esse risco oclusivo vascular retiniano, as pacientes com doença vascular sistêmica ou retiniana preexistente devem ser extremamente prudentes no uso de contraceptivos orais.

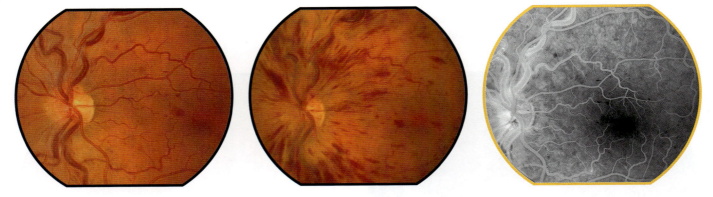

Esta paciente estava usando contraceptivos orais. Ela sofreu uma retinopatia de estase venosa com tortuosidade acentuada, hemorragias esparsas *(imagem central)*, coloração venosa segmentar e um edema macular que evoluiu para uma grave oclusão venosa não isquêmica.

# Alcaloides do Ergot

Alcaloides do Ergot são bloqueadores adrenérgicos utilizados para prevenir a enxaqueca e controlar a hemorragia pós-parto. Foram relatadas complicações oculares tais como vasoconstrição dos vasos retinianos, edema macular cistoide, doença oclusiva venosa e neurite óptica.

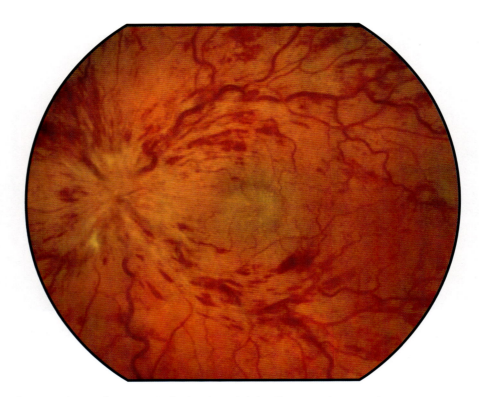

Esta paciente estava usando ergotamina e sofreu uma oclusão da veia central da retina com edema macular grave.

# Procainamida

A procainamida é um medicamente antiarrítmico utilizado para diminuir a incidência de morte súbita cardíaca. A procainamida deprime a excitabilidade do músculo cardíaco à estimulação elétrica e desacelera a condução elétrica. Ela é considerada um bloqueador do canal de sódio. Foram relatados casos de uveíte anterior aguda, bem como manifestações secundárias que podem envolver a circulação retiniana com anomalias de permeabilidade e isquêmicas. A atrofia óptica também pode ser uma associação rara.

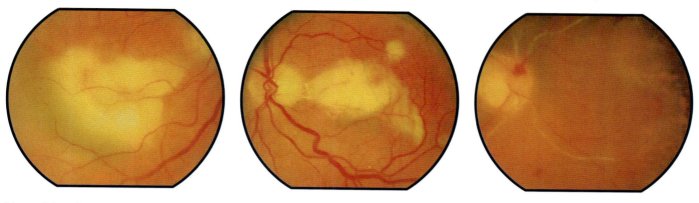

Nestes dois pacientes, a toxicidade por procainamida produziu áreas zonais de palidez retiniana secundária à doença vascular isquêmica. A doença oclusiva vascular e a atrofia óptica podem ser muito graves, como no paciente da imagem à direita.

# Abuso de Cocaína

A cocaína é um alcaloide tropano cristalino obtido das folhas da planta coca. Os efeitos adversos no olho estão relacionados a uma substância carreadora, que pode ser utilizada para administrar a droga por via endovenosa. O resultado é uma resposta hipertensiva sistêmica às catecolaminas que poderia levar a alterações vasculares retinianas e a fenômenos embólicos.

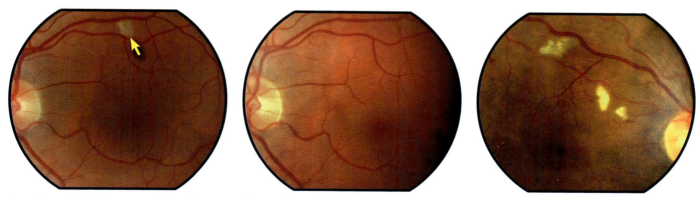

A cocaína pode induzir o aumento imediato na pressão arterial, particularmente quando inalada ou fumada. Este paciente notou uma mudança súbita na visão e uma área focal de resíduos axoplasmáticos (*seta*). O exame médico nada revelou e a mancha algodonosa apresentou resolução espontânea após a descontinuação desta droga ilícita (*imagem central*). Uma isquemia mais grave pode ser vista em alguns pacientes que usam cocaína em doses mais altas por períodos maiores, o que pode resultar em infartos coriorretinianos. Observe as várias áreas de resíduo axoplasmático (*imagem à direita*).

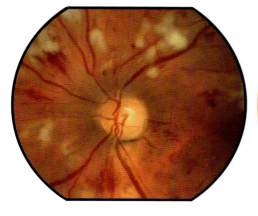 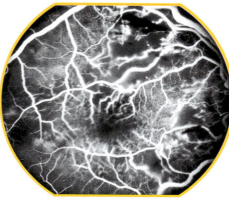

As hemorragias são intercaladas com resíduos axoplasmáticos dispersos (*imagem à esquerda*) e isquemia, como se vê na angiografia fluoresceínica (*imagem à direita*). Algumas dessas mudanças podem resultar de hipertensão concomitante sistêmica grave decorrente do uso da droga. Alguns desses olhos também podem revelar isquemia de coroide. *Imagem à esquerda por cortesia do Dr. Matthew Benz*

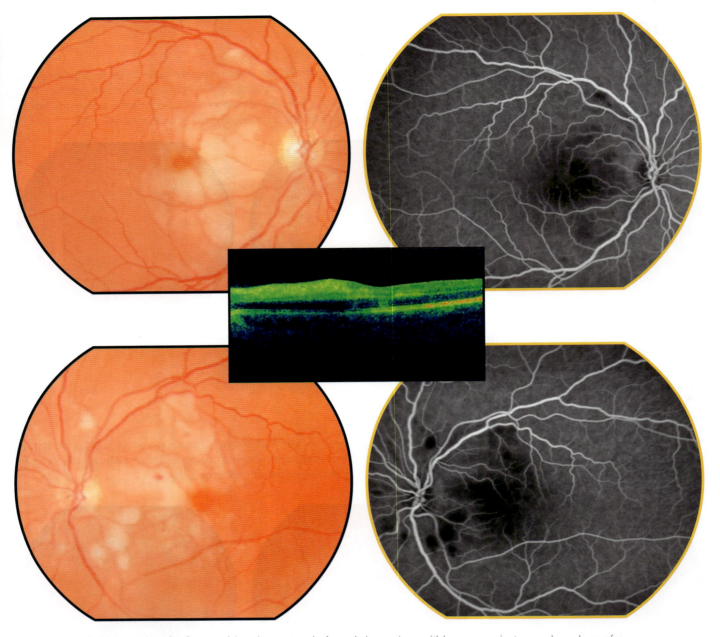

Retinografias coloridas e angiografias fluoresceínicas demonstrando áreas de isquemia coroidal em um paciente que abusa de cocaína.

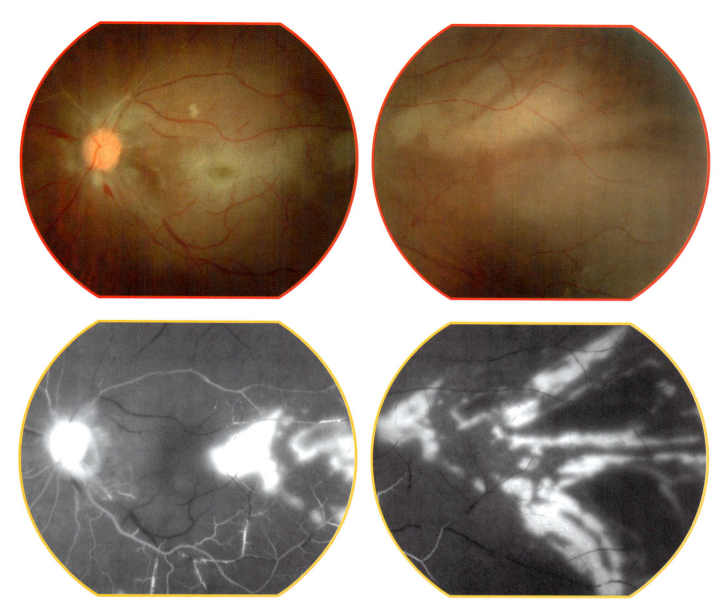

O paciente tinha um histórico de abuso de cocaína e apresentava uma significativa isquemia de coroide, como se pode ver na retinografia colorida e na angiografia fluoresceínica. A região triangular de infarto é sugestiva de sinal de amalric. *Cortesia do Dr. David Sarraf*

# Heparina

A heparina é um agente anticoagulante utilizado frequentemente para vários distúrbios de coagulação.

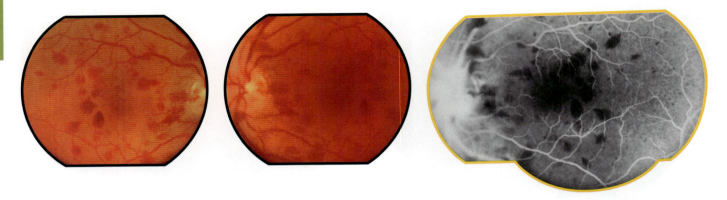

Neste paciente, foram vistas várias hemorragias secundárias à toxicidade por heparina. Ao descontinuar o medicamento, as hemorragias sumiram espontaneamente. *Cortesia do Dr. Kurt Gitter*

# Interferon

O interferon alfa é uma proteína natural produzida pelas células do sistema imune da maioria dos vertebrados em resposta aos desafios frente a agentes estranhos como vírus, parasitas e células tumorais. O interferon pertence à grande classe das glicoproteínas conhecidas como citocinas. O uso deste medicamento tem sido associado a anomalias isquêmicas vasculares retinianas, como as áreas focais de resíduos axoplasmáticos ou oclusão e hemorragias capilares.

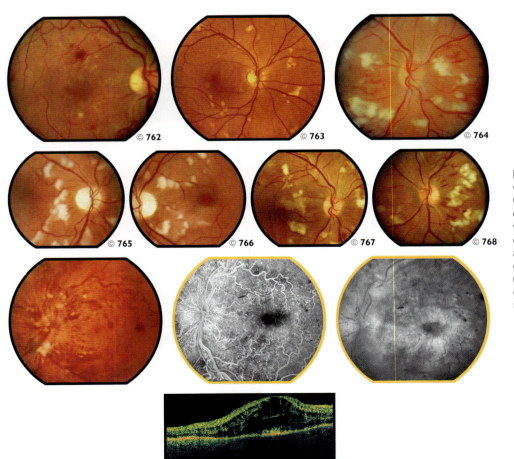

Estes casos ilustram o efeito isquêmico vascular retiniano variável do interferon. Observe a gravidade progressiva nestes casos de toxicidade por interferon, variando de algumas hemorragias e exsudatos algodonosos (*fileira superior*) até resíduos axoplasmáticos dispersos ou uma retinopatia Purtscher-like (*segunda fileira*) e uma oclusão da veia central da retina com um grave edema macular (*fileiras inferiores*).

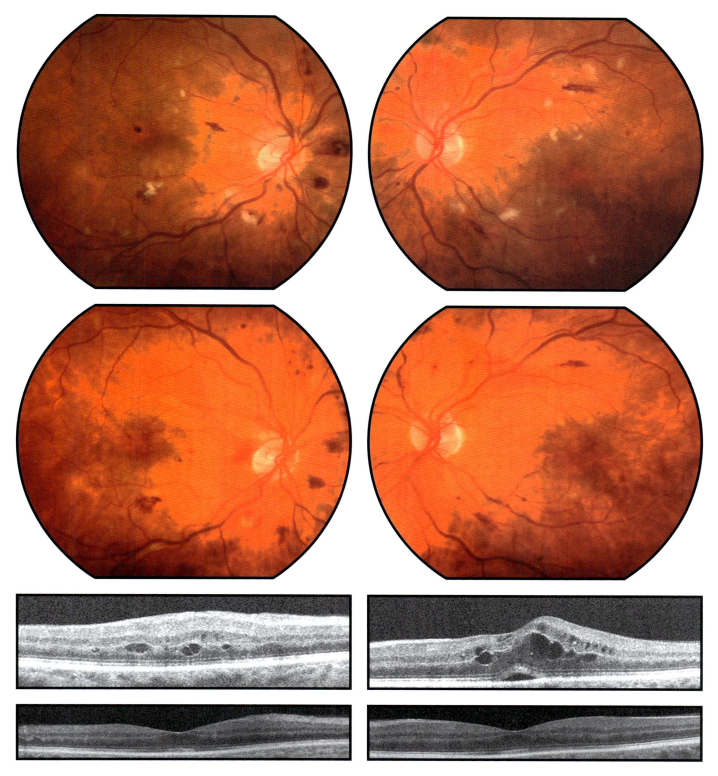

Este paciente demonstrou hemorragias intrarretinianas moderadas e manchas algodonosas com um brando edema macular cistoide no exame inicial. O edema macular mostrou resolução na OCT 1 semana após a descontinuação da medicação. O fundo de olho mostrou uma melhora branda em 2 meses de acompanhamento.

# Agentes Quimioterápicos

## Gencitabina

A gencitabina é um nucleosídeo análogo utilizado na quimioterapia. Ele é empregado em vários carcinomas, como o câncer pulmonar de células pequenas e o câncer pancreático. Hemorragias retinianas e manifestações oclusivas vasculares têm sido observadas com o uso sistemático deste medicamento. As infecções oportunistas e a neurotoxicidade grave também estão incluídas em seu perfil de toxicidade.

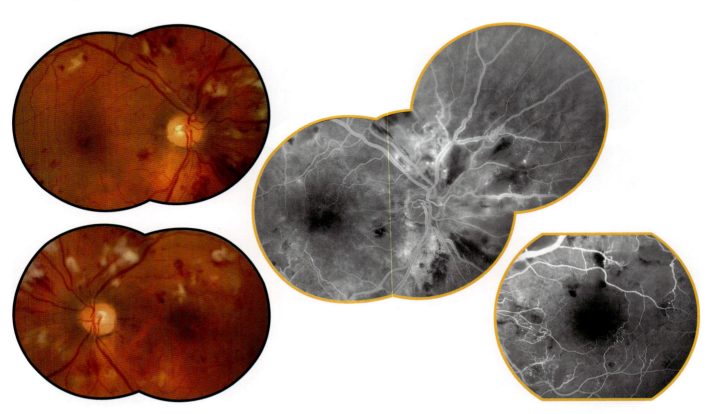

A toxicidade por gencitabina foi observada neste paciente com isquemia grave e é claramente evidente nas angiografias fluoresceínicas. São observados no segmento posterior exsudatos algodonosos generalizados ou acúmulo de resíduos axoplasmáticos e hemorragias dispersas.

# Edema Macular Cistoide e/ou Edema/ Pregas Retinianas

## Ácido Nicotínico

Este agente é utilizado como parte da terapia vitamínica ou em doses mais altas no tratamento de hipercolesterolemia. Uma alteração cística retiniana interna ou externa pode se desenvolver na retina. Com a angiografia fluoresceínica, há vazamento nas cavidades císticas, que são claramente evidentes na OCT. Tem sido observada toxicidade nas dosagens acima de 3 g/dia. A descontinuação do medicamento resulta na resolução das alterações císticas e na melhora da visão.

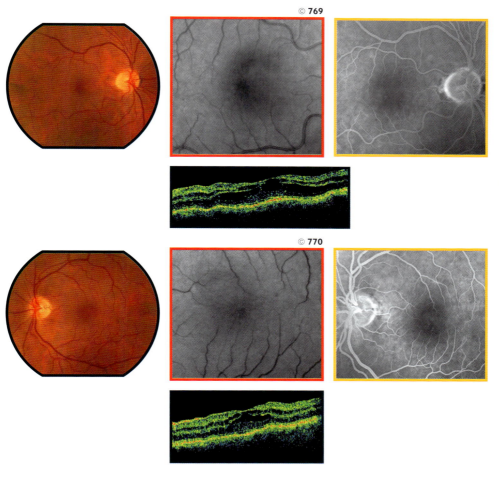

Este paciente recebeu ácido nicotínico ou niacina como medicamento hipocolesterolêmico na dosagem de 3 g/dia. As angiografias superiores revelam alteração cística na mácula sem vazamento de fluoresceína. A OCT confirmou a presença de alterações císticas interna e externa em ambos os olhos.

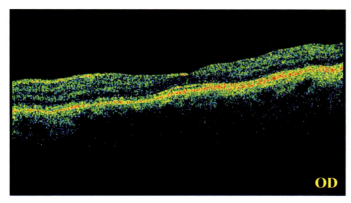
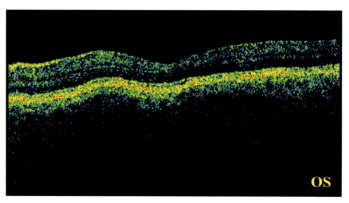

Na descontinuação da medicação, houve uma melhora gradual e completa da visão com resolução do cisto clinicamente e na OCT.

# Miopia Medicamentosa

Vários compostos, como os derivados de enxofre, diuréticos e antibióticos, têm sido associados a edema macular transitório com pregas retinianas e/ou coroidais. A clortalidona, a acetazolamida, a hidroclorotiazida e outros medicamentos utilizados para edema menstrual têm sido implicados nessa resposta. O topiramato, um medicamento utilizado para epilepsia ou enxaqueca, também induz este fenômeno, o qual pode estar associado ao deslocamento anterior do diafragma da íris e pode causar alteração no estado refracional. Os eicosanoides também podem provocar edema. As prostaglandinas podem ser responsáveis pelo edema, com os leucotrienos implicados no componente espástico.

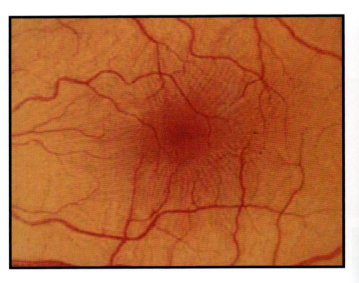

Este paciente tem várias pregas retinianas estriadas, particularmente nas áreas paramaculares superior e inferior, uma e suspeita de edema superficial. A acetazolamida era considerada o fator causador deste efeito adverso. As pregas e a miopia reverteram com a descontinuação do medicamento.

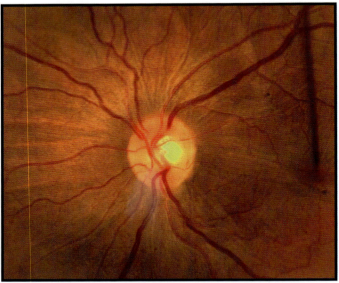

Este paciente desenvolveu pregas radiais no segmento nasal posterior até o disco enquanto tomava hidroclorotiazida. Suspeitou-se que o medicamento produzia este efeito quando a descontinuação resultou na resolução dessas alterações.

## Antibióticos à Base de Sulfa, Hidroclorotiazina, Acetazolamida, Topiramato

O topiramato é um medicamento anticonvulsivante utilizado para tratar a epilepsia em crianças e adultos. Também tem sido utilizado para tratar obesidade e transtornos bipolares. A miopia aguda e o glaucoma por fechamento angular são os possíveis efeitos adversos.

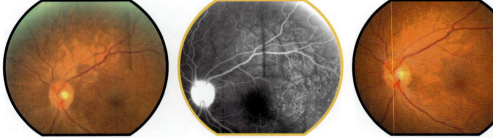
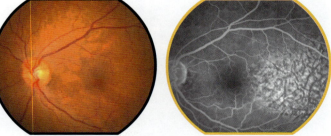

Este paciente demonstrou estrias retinianas e congestão coroidal secundária durante o tratamento com topiramato, como se pode ver na retinografia colorida e na angiografia fluoresceínica. Após a descontinuação, as estrias e a congestão melhoraram. *Cortesia do Dr. Kourous Rezaei*

# Mesilato de Imatinibe

O imatinibe é um inibidor de tirosina cinase utilizado como agente quimioterápico oral no tratamento da leucemia mieloide crônica e dos tumores gastrintestinais. Ele pode produzir retenção de fluido por todo o corpo e edema da mácula. Também pode causar anomalias retinianas similares à retinopatia diabética.

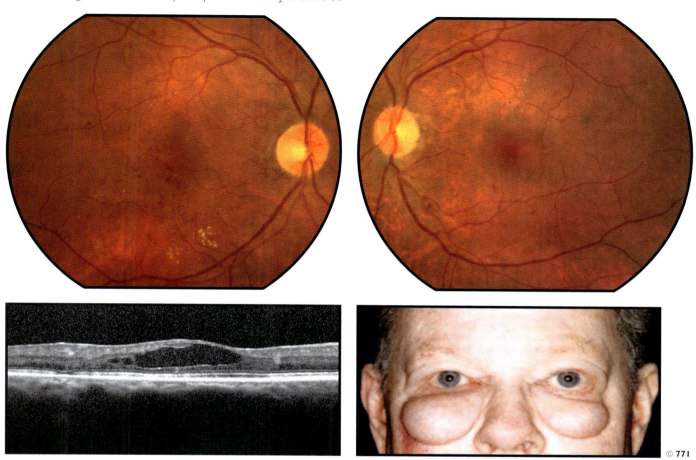

Neste paciente, a toxicidade de Gleevec apresenta-se como uma microangiopatia com manifestações indistinguíveis da retinopatia diabética. Observe os microaneurismas, a isquemia irregular e as hemorragias nas áreas pré-intrarretiniana e sub-retiniana. Um edema macular grave também é observado na OCT. Parte da microangiopatia pode se dever à própria doença primária. A toxicidade de Geevec também pode causar um edema periocular (*imagem inferior à direita*), que pode se resolver mediante a descontinuação do medicamento.

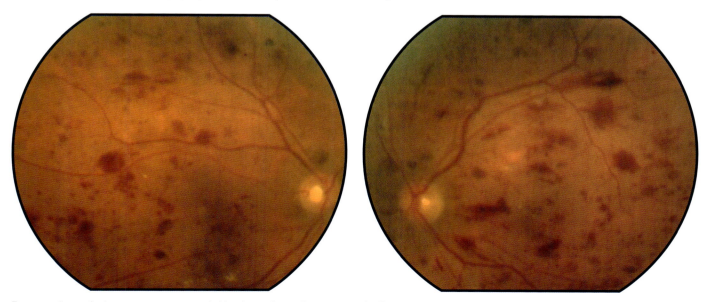

Em raras circunstâncias, o tratamento com imitimabe pode resultar em uma significativa hemorragia intrarretiniana, como neste paciente.

# Glitazonas

## Pioglitazona

A pioglitazona é um agente hipoglicêmico oral da classe da tiazolidinadiona. Também é um medicamento anticâncer com um potencial bem documentado de toxicidade hepática. As tiazolidinasdionas acionam os receptores ativados por proliferadores de peroxissoma e têm sido associadas a retenção de fluido, edema periférico e edema macular.

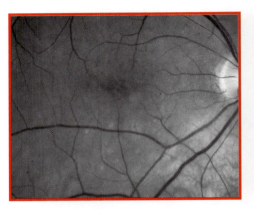
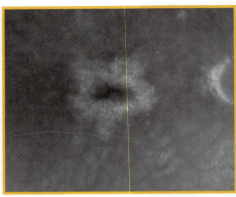
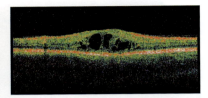
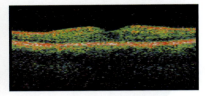

Este paciente teve diabetes melito dependente de insulina e recebeu pioglitazona (Actos). Houve um gradual declínio visual, mas progressivo, ao longo de um período de 2 a 3 semanas. O edema macular foi observado na retinografia colorida (*imagem à esquerda*), e confirmado com a OCT (*imagem do alto à direita*) e a angiografia fluoresceínica (*imagem central*). A associada retenção de fluido, incluindo edema periférico, também aconteceu neste caso. Ao descontinuar o medicamento, o edema resolveu-se espontaneamente. Isso foi confirmado com o exame OCT (*imagem de baixo à direita*). *Cortesia do Dr. Joseph Maguire*

# Ritonavir

O ritonavir é um inibidor de protease anti-HIV. Sabe-se que ele provoca edema macular cistoide, neurite óptica e até mesmo alucinações visuais.

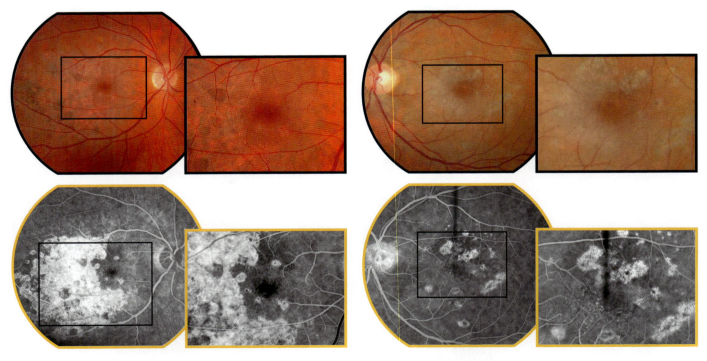

Este homem branco de 45 anos de idade teve HIV por 16 anos. Recentemente, ele começou a tomar vários medicamentos, incluindo o ritonavir. A partir de então, ele desenvolveu atrofia do EPR (maior no olho direito). Também havia pontos cristalinos dentro da retina. No olho direito, também havia pigmentação numular. *Cortesia do Dr. Richard Roe*

# Agentes Quimioterápicos

## Paclitaxel, Docetaxel

Este medicamento foi aprovado no tratamento dos carcinomas metastáticos de mama e ovário, como também do sarcoma de Kaposi. É um inibidor mitótico que interfere na ruptura dos microtúbulos. Os efeitos colaterais oculares podem incluir uma alteração cística na macula sem vazamento, manifestações similares às observadas com o tamoxifeno.

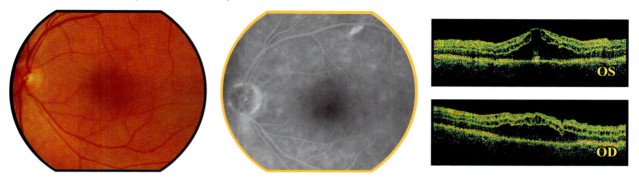

A toxicidade por taxol também mostra uma mudança cística na retina, conforme evidenciado no estudo de OCT dos dois olhos. A angiografia fluoresceínica do olho esquerdo não exibiu vazamento, uma característica de sua toxicidade. *Cortesia do Dr. David Weinberg*

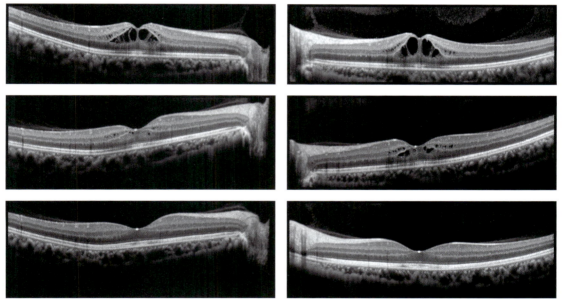

OCT demonstrando um moderado edema macular cistoide centralizado na fóvea de um paciente submetido ao tratamento com paclitaxel (*imagens no topo*). O edema macular melhorou 3 semanas (*imagens centrais*) após a descontinuação do medicamento e completamente em 6 semanas (*imagens inferiores*).

## Paclitaxel Ligado à Albumina

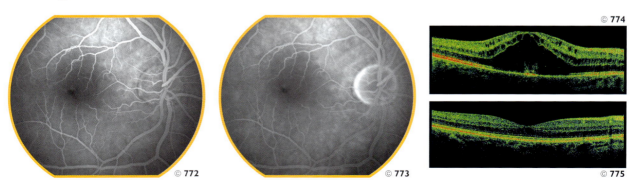

A angiografia fluoresceínica não exibe qualquer vazamento neste paciente com toxicidade por paclitaxel ligado à albumina. A OCT (*imagem do topo*) exibe alteração cística intrarretiniana, que se acumulou embaixo da retina neurossensorial. Após a descontinuação do medicamento, há resolução da degeneração cística intrarretiniana (*imagem inferior*).

# Retinopatia Cristalina

## Tamoxifeno

O tamoxifeno é um agente antiestrogênio não esteroide utilizado no tratamento do carcinoma metastático da mama. Foram descritos efeitos adversos na retina, entre os quais opacidades intrarretinianas refratárias no nível do EPR observadas na região perifoveal mas também na periferia da retina. Também podem ocorrer edemas macular cistoide e retiniano. Geralmente, a descontinuação da medicação resulta na melhora do edema, mas os depósitos cristalinos podem se perpetuar. Nas doses mais baixas da medicação, podem ser vistos cristais retinianos. A histopatologia demonstrou a presença de lesões esféricas intracelulares na camada de fibras nervosas e na camada plexiforme interna da retina.

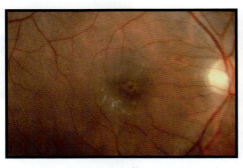
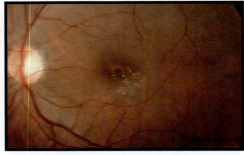

Existem depósitos cristalinos muito finos perto da fóvea no paciente à esquerda que sofreu toxicidade precoce por tamoxifeno. O paciente à direita tem alterações um pouco mais avançadas com algum edema macular.

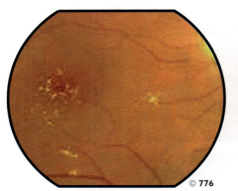
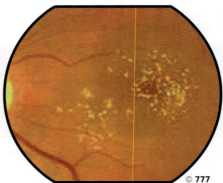
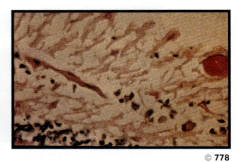

© 776   © 777   © 778

A toxicidade mais avançada por tamoxifeno exibe depósitos cristalinos circundando a região paramacular e na fóvea.

Uma grande lesão vista como um glóbulo vermelho na camada de fibras nervosas temporal à área macular.

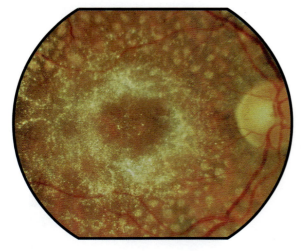

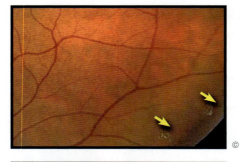
© 779

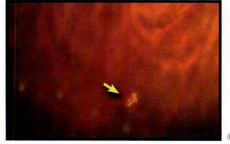
© 780

Os depósitos cristalinos de tamoxifeno são descritos agora na retina periférica, como se pode ver aqui (*setas*).

A toxicidade extremamente grave por tamoxifeno exibe opacidades refráteis no polo posterior inteiro com relativa preservação da fóvea devido à sua natureza isenta de capilares. A fibrose pré-retiniana começou a evoluir na região paramacular.

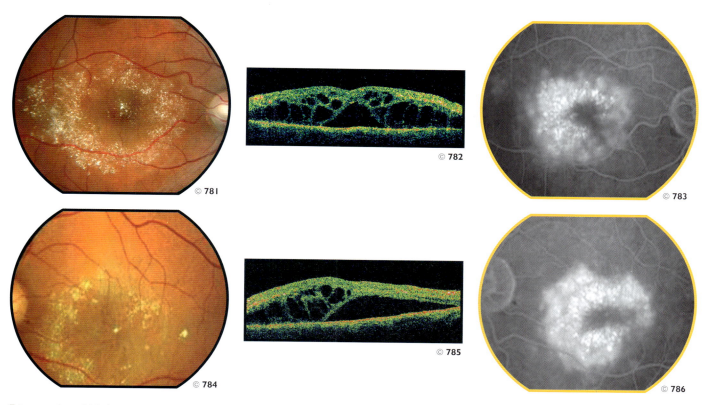

Este caso de toxicidade grave por tamoxifeno exibe um anel de depósitos cristalinos circundando a mácula central com edema macular cistoide. As angiografias fluoresceínicas exibem um vazamento intenso, e as imagens da OCT exibem cavidades císticas intrarretinianas, bem como um descolamento da retina neurossensorial.

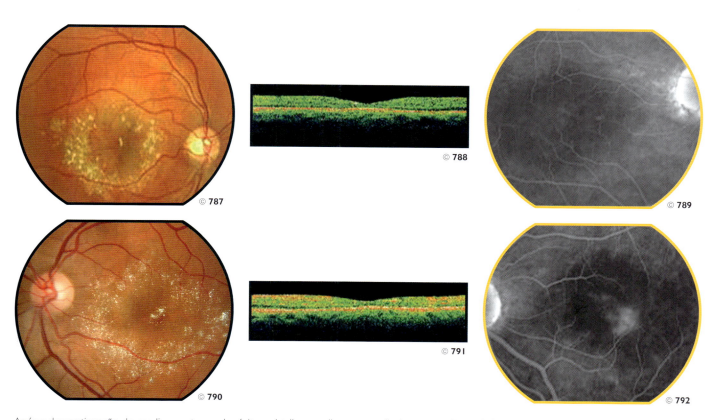

Após a descontinuação do medicamento, os depósitos cristalinos melhoraram radicalmente, embora ainda sejam evidentes no olho direito (*fileira superior*) mais do que no esquerdo (*fileira inferior*). O vazamento de fluoresceína melhorou no olho direito, mas ainda está presente na região justafoveal temporal no olho esquerdo. As imagens de OCT exibem resolução completa de todo os fluidos intrarretiano e sub-retiniano. *Cortesia do Dr. David Sarraf*

# Metoxiflurano

O metoxiflurano é um agente anestésico inflamável com boas propriedades analgésicas e uma baixa incidência de arritmias cardíacas. Ele pode induzir uma forma de hiperoxalose secundária. Tem sido observada a deposição de cristais de oxalato de cálcio no nível do EPR e na retina interna. Esses cristais estão distribuídos por todo o tecido coriorretiniano via vasculatura sistêmica. Uma hiperoxalose secundária também pode ocorrer após uma ressecção do intestino delgado, insuficiência renal, cirrose, ou pela ingestão excessiva de etileno glicol, ácido ascórbico e certos aminoácidos, tais como a tirosina, a fenilalanina e o triptofano.

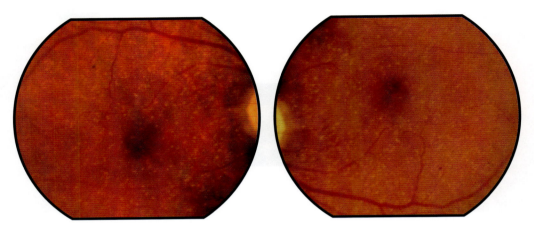

Cristais finos minimamente detectáveis estão presentes na macula central deste paciente com um grau leve de toxicidade por metoxiflurano.

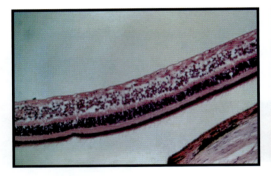 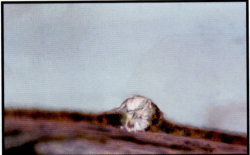

Foram observados histopatologicamente cristais intrarretinianos e no epitélio pigmentar. *Imagens ©793 a @798 disponíveis exclusivamente, em inglês, em expertconsult.inkling.com/redeem*

# Cantaxantina

A cantaxantina é um de vários medicamentos que causam maculopatia cristalina. É um corante carotenoide de alimentos e pode ser utilizada como um agente bronzeador, embora não esteja aprovada pela US Food and Drug Administration (FDA). Pode estar associada a uma retinopatia consistindo em pontos amarelos e brilhantes circundando a macula em uma distribuição oval. Geralmente, os pacientes são assintomáticos.

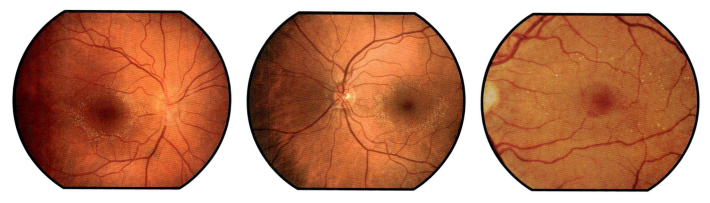

Estes pacientes têm manifestação precoce de toxicidade por cantaxantina com depósitos cristalinos dispersos circundando a região paramacular. Há preservação da fóvea e boa visão.

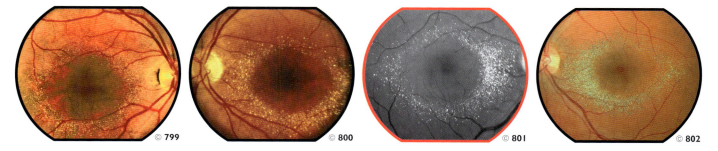

Frequentemente, há um depósito cristalino mais proeminente na mácula inferior e também no feixe papilomacular, como se pode ver nestes casos. Esta distribuição dos cristais não é compreendida, podendo resultar da exposição à luz.

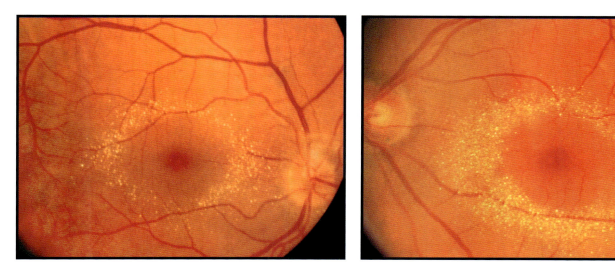

*Cortesia do Dr. Dean Eliott*

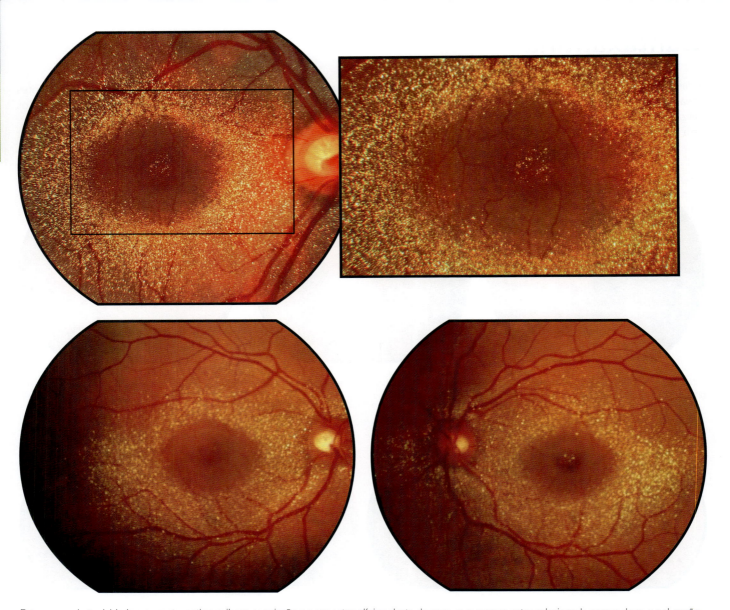

Estes casos de toxicidade por cantaxantina exibem a variação no espectro clínico desta doença, que parece estar relacionada com a dose e a duração do uso. *Fileira inferior por cortesia do Dr. Scott Sneed*

# Nitrofurantoína

A nitrofurantoína é um antibiótico utilizado geralmente para infecções do trato urinário. Quando utilizado no tratamento de longo prazo, foram notados cristais intrarretinianos superficiais e profundos.

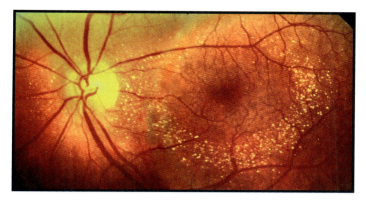

Este paciente com toxicidade por nitrofurantoina tem depósitos cristalinos no fundo de olho que acabam sendo indistinguíveis dos depósitos de cantaxantina. Este paciente usou nitrofurantoína por 19 anos. *Cortesia do Dr. David Williams*

# Maculopatia Cristalina da África Ocidental

A maculopatia cristalina da África Ocidental tem sido observada nos pacientes da tribo Ibe da Nigéria e em outras partes da África. Nesta doença, um aglomerado de cristais retinianos altamente refrativos desenvolve-se na mácula central. Alguns desses pacientes também tiveram retinopatia diabética. É preciso observar que os cristais poderiam ser modificados pelo tratamento a *laser* da microangiopatia.

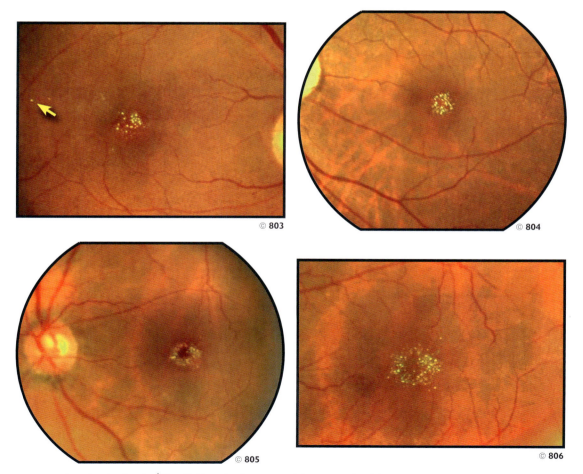

Estes pacientes com maculopatia cristalina da África Ocidental exibem um apinhamento aleatório de cristais em volta da fóvea, com alguns cristais em outras partes da região paramacular (*seta*). Pode haver refletância policromática do cristal. Estes pacientes também podem ter retinopatia diabética ou doença oclusiva venosa não evidente clinicamente.

# Retinopatia por Talco

Os pacientes que abusam de drogas, especialmente as endovenosas, podem sofrer fenômenos microembólicos se o agente for combinado com talco. Alterações isquêmicas, tanto no rim como no pulmão, podem ser vistas sistemicamente, mas também na retina como anomalias isquêmicas coriorretinianas. O fechamento vascular retiniano no fundo de olho também pode levar à neovascularização e a uma retinopatia proliferativa similar à anemia falciforme ou até mesmo à retinopatia diabética com hemorragia no vítreo e descolamentos por tração. A cocaína, as metanfetaminas e outros agentes ilícitos têm sido implicados nessas mudanças.

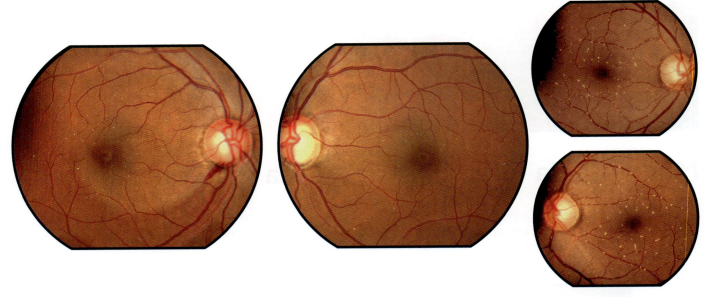

Estes dois pacientes têm depósitos de talco muito brandos até moderados. Uma aparência granular fina é evidente no paciente exibido à esquerda e no meio. O paciente à direita tem depósitos de talco mais proeminentes. O tamanho dos depósitos é mais provavelmente uma função das partículas utilizadas na formulação do medicamento.

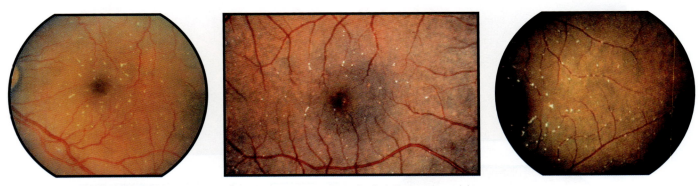

Estes pacientes têm depósitos de talco no polo posterior que seguem uma distribuição vascular retiniana.

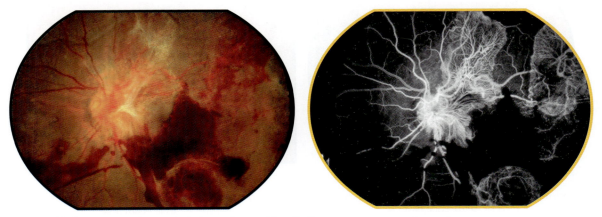

Neste paciente, a toxidade grave por talco produziu isquemia e proliferação fibrosa com sangramento no vítreo.

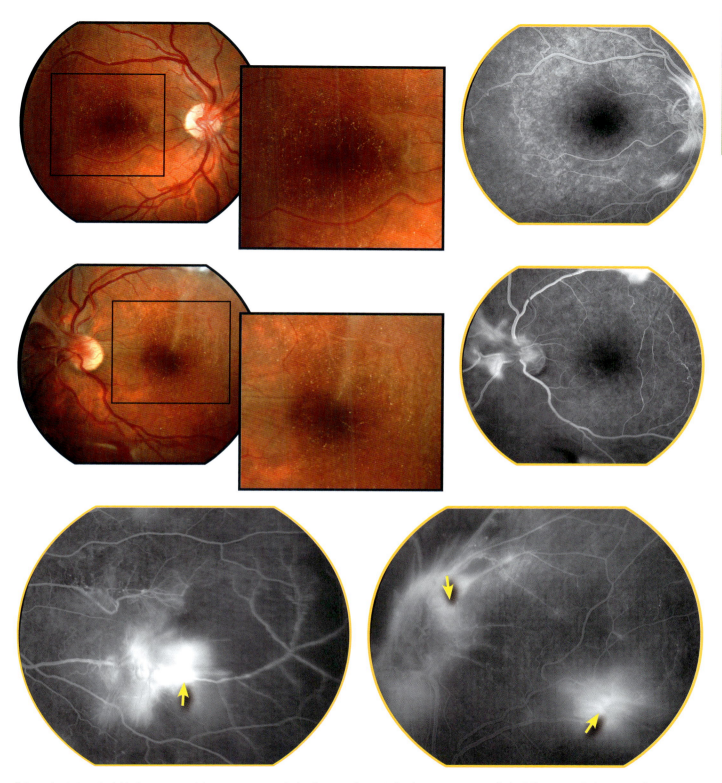

Este paciente tem toxicidade grave por talco com neovascularização no polo posterior, bem como na periferia. Há neovascularização no disco e na retina periférica (*setas*).

RETINOPATIA POR TALCO

# UVEÍTE

## Cidofovir

O cidofovir é um análogo nucleotídeo que inibe a polimerase do DNA viral e é um agente eficaz contra a infecção pelo citomegalovírus humano. Hipotonia profunda e uveíte grave com manifestações vasculares retinianas secundárias são os possíveis efeitos adversos do uso deste medicamento.

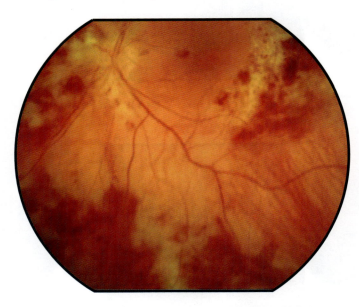

Há hemorragias retinianas generalizadas e edema da mácula neste paciente com toxicidade por cidofovir.

## Rifabutina

A rifabutina é um agente antimicobacteriano utilizado na profilaxia contra infecções devido ao *Mycobacterium avium* nos pacientes com AIDS. A uveíte é uma complicação rara deste medicamento e pode ser bem extensa, formando um hipópio. A resposta uveítica pode ser vista também no segmento posterior.

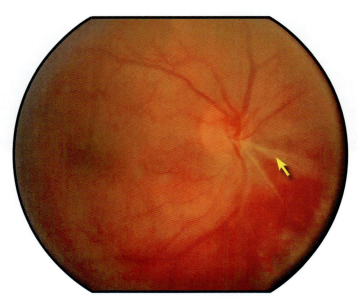

A rifabutina resultou em hemorragias generalizadas na retina e também no vítreo com elementos de isquemia vascular retiniana na área justapapilar inferonasal (*seta*). Também há uma uveíte intermediária.

# Neuropatia Óptica

## Monóxido de Carbono

A intoxicação com monóxido de carbono pode causar uma neuropatia tóxica que pode ter um mecanismo etiológico similar ao da ambliopia por tabaco/álcool. Outas mudanças na retina são ingurgitamento e tortuosidade das vênulas, edema do nervo óptico e hemorragias.

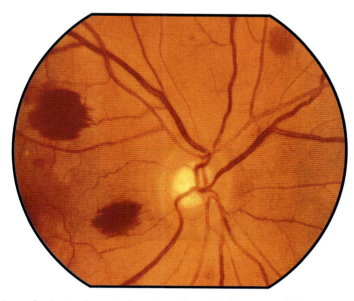

Este paciente sofreu várias hemorragias no fundo de olho e atrofia óptica pela toxicidade por monóxido de carbono. *Cortesia do Dr. Terry George*

## Fludarabina

A fludarabina é um análogo de purina em uma classe importante de agentes quimioterápicos utilizados para tratar um amplo espectro de malignidades linfoides. As possíveis toxicidades incluem mielossupressão, infecção oportunista, imunossupressão e neurotoxicidade grave. As principais toxicidades oculares são a neuropatia do nervo óptico e a papilite, embora a vasculite retiniana e as infecções oportunistas, incluindo a necrose retiniana aguda, tenham sido relatadas.

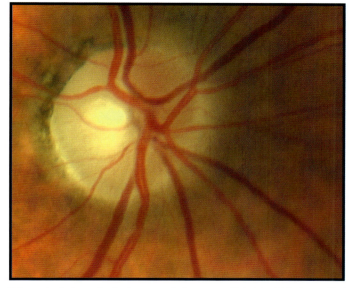
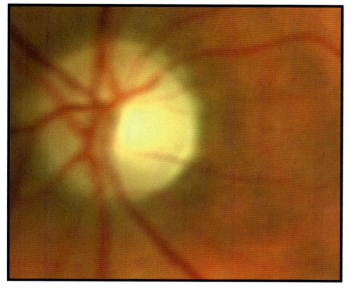

Este paciente tem atrofia do nervo óptico secundária à toxicidade por fludarabina. Também houve alguma coloração de fluoresceína no nervo óptico e perda de campo visual.

# Metanol

O metanol é um álcool altamente tóxico encontrado normalmente nos solventes de limpeza comerciais, na gasolina e nos anticongelantes. O produto é convertido em um metabólito altamente tóxico que pode levar à acidose e à cegueira decorrente de atrofia óptica.

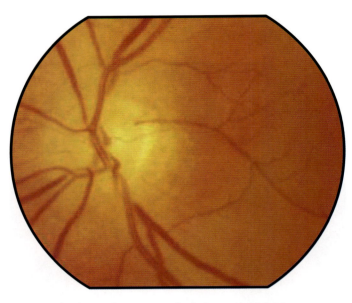

Este paciente apresentou intoxicação por metanol e desenvolveu uma atrofia óptica aguda bilateral.

# DIVERSOS

## Deficiência de Vitamina A

A vitamina A é essencial no metabolismo da retina. Qualquer doença que inibe a absorção da vitamina A, como a síndrome de má absorção após cirurgia de transplante de órgãos, pode produzir uma absorção precária e levar a um efeito secundário na retina que inclui danos aos fotorreceptores, nictalopia e perda de acuidade visual. Esta é essencialmente uma toxicidade nutricional.

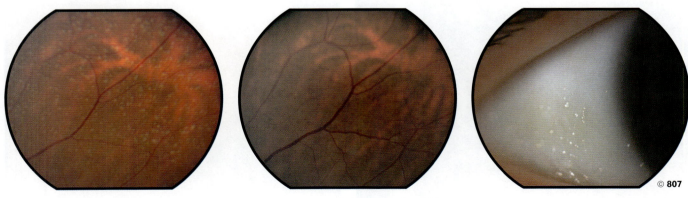

Este paciente tem deficiência de vitamina A decorrente de má absorção. O fundo de olho exibia muitos pontos finos na retina externa, mais pronunciados na periferia, e que se resolveram com tratamento, como mostra a imagem subsequente.

A superfície ocular pode exibir pontos brancos brilhantes (manchas de Bitot) na conjuntiva.

# Doença Celíaca

A doença celíaca é uma enteropatia por sensibilidade ao glúten que pode levar à doença inflamatória intestinal ou à má absorção com complicações secundárias, como a deficiência de vitamina A, que pode afetar o olho.

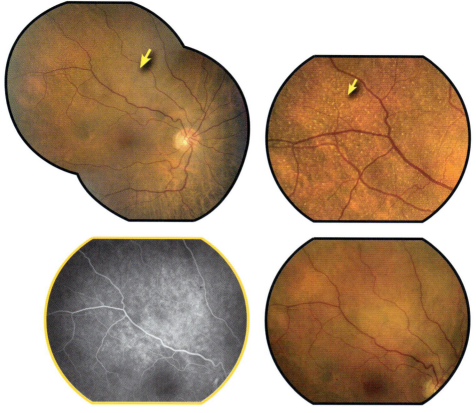

Este paciente teve nictalopia progressiva decorrente de má absorção e deficiência de vitamina A. As manchas periféricas no fundo de olho são levemente evidentes clinicamente (setas). A angiografia fluoresceínica é normal. As manchas cristalinas estavam presentes na área da conjuntiva nasal. As retinografias inferiores mostram a resolução das manchas do fundo de olho após a administração parenteral de vitamina A. *Cortesia da Dr. Anita Agarwal Imagens ©808 e @809 disponíveis exclusivamente, em inglês, em expertconsult.inkling.com/redeem*

# Digoxina

A digoxina é um glicosídeo cardíaco usado para a insuficiência cardíaca crônica e como um agente antiarrítmico. Os sintomas oculares incluem visão turva ou uma alteração amarelada na percepção da cor. Podem ocorrer anomalias mínimas no segmento posterior resultantes de uma toxicidade direta às células fotorreceptoras e/ou edema.

Este paciente teve um pontilhado irregular e atrofia na região macular. Também houve um grau leve de edema macular decorrente da toxicidade por digoxina.

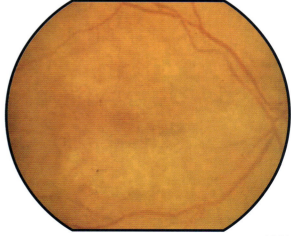

# Leituras Sugeridas

## Cloroquina

Arden G.B., Kolb, H.E., 1964. Screening test for chloroquine retinopathy. Lancet 2, 41.

Aylward, J.M., 1993. Hydroxychloroquine and chloroquine: assessing the risk of retinal toxicity. J. Am. Optometric Assoc 64, 787-797.

Bartel, P.R., Roux, P., Robinson, E., et al., 1994. Visual function and long-term chloroquine treatment. S. Afr. Med. J 84, 32-34.

Bernstein, H.N., 1967. Chloroquine ocular toxicity. Surv Ophthalmol 12, 415.

Bonanomi, M.T., Dantas, N.C., Medeiros, F.A., 2006. Retinal nerve fi ber layer thickness measurements in patients using chloroquine. Clin. Experiment. Ophthalmol 34, 130-136.

Brinkley, J.R., Dubois, E.L., Ryan, S.J., 1979. Long-term course of chloroquine retinopathy after cessation of medication. Am. J. Ophthalmol 88, 1-11.

Easterbrook, M., 1999. Detection and prevention of maculopathy associated with antimalarial agents. Int. Ophthalmol. Clin 39, 49-57.

Ehrenfeld, M., Nesher, R., Merin, S., 1986. Delayed onset chloroquine retinopathy. Br. J. Ophthalmol 70, 281-283.

Finbloom, D.S., Silver, K., Newsome, D.A., et al., 1985. Comparison of hydroxychloroquine and chloroquine use and the development of retinal toxicity. J. Rheumatol 12, 692-694.

Heckenlively, J.R., Matin, D., Levy, J., 1980. Chloroquine retinopathy. Am. J. Ophthalmol 89, 150

Henkind, P., Carr, R., Siegel, I., 1954. Early chloroquine retinopathy: clinical and functional findings. Arch. Ophthalmol 71, 157.

Kellner, U., Kraus, H., Forester, M.H., 2000. Multifocal ERG in chloroquine retinopathy: regional variance of retinal dysfunction. Graefes Arch. Clin. Exp. Ophthalmol 238, 94-97.

Lee, D.H., Melles, R.B., Joe, S.G., et al., 2015. Pericentral hydroxychloroquine retinopathy in Korean patients. Ophthalmol 122, 1252-1256.

Leecharoen, S., Wangkaew, S., Louthrenoo, W., 2007. Ocular side effects of chloroquine in patients with rheumatoid arthritis, systemic lupus erythematosus and scleroderma. J. Med. Assoc. Thai 90, 52-58.

Mahon, G.J., Anderson, H.R., Gardiner, T.A., et al., 2003. Chloroquine causes lysosomal dysfunction in neural retina and implications for retinopathy. Curr. Eye Res 28, 277-284.

Neubauer, A.S., Samari-Kermani, K., Schaller, U., et al., 2002. Detecting chloroquine retinopathy: electro-oculogram versus colour vision. Br. J. Ophthalmol 87, 902-908.

Ochsendorf, F.R., Runne, U., 1996. Chloroquine: consideration of maximum daily dose (3.5 mg/kg ideal weight) prevents retinopathy. Dermatology 192, 382-383.

Tzekov, R., 2005. Ocular toxicity due to chloroquine and hydroxychloroquine. Doc. Ophthalmol 110, 111-120.

## Hidroxicloroquina

Browning, D.J., 2002. Hydroxychloroquine and chloroquine retinopathy: screening for drug toxicity. Am. J. Ophthalmol 133, 649-656.

Easterbrook, M., 2001. Hydroxychloroquine retinopathy. Ophthalmology 108, 2158-2159.

Elder, M., Rahman, A.M., McLay, J., 2006. Early paracentral visual fi eld loss in patients taking hydroxychloroquine. Arch. Ophthalmol 124, 1729-1733.

Fiedler, A., Graham, E., Jones, S., et al., 1998. Royal College of Ophthalmologist ' s guidelines: ocular toxicity and hydroxychloroquine. Eye (Lond. ) 12, 907-909.

Grierson, D.J., 1997. Hydroxychloroquine and visual screening in a rheumatology outpatient clinic. Ann. Rheu. Dis 56, 188-190.

Kellner, U., Renner, A.B., Tillack, H., 2006. Fundus autofl uorescence and mfERG for the early detection of retinal alterations in patients using chloroquine/hydroxychloroquine. Invest. Ophthalmol. Vis. Sci 47, 3531-3538.

Lai, T.Y., Chan, W.M., Li, H., et al., 2005. Multifocal electroretinographic changes in patients receiving hydroxychloroquine therapy. Am. J. Ophthalmol 140, 794-807.

Lai, T.Y., Ngai, J.W., Chan, W.M., et al., 2006. Visual fi eld and multifocal electroretinography and their correlations in patients on hydroxychloroquine therapy. Doc. Ophthalmol 112, 177-187.

Lyons, J.S., Severns, M.L., 2007. Detection of early hydroxychloroquine retinal toxicity enhanced by ring ratio analysis of multifocal electroretinography. Am J Ophthalmol 143, 801-809.

Marmor, M.F., 2005. The dilemma of hydroxychloroquine screening: new information from the multifocal ERG. Am. J. Ophthalmol 140, 894-895.

Marmor, M.F., Kellner, U., Lai, T.Y., et al., 2011. Revised recommendations on screening for chloroquine and hydroxychloroquine retinal toxicity. Ophthalmol 118, 1242-1252.

Marmor, M.F., Kellner, U., Lai, T.Y., et al., 2016. Recommendations on screening for chloroquine and hydroxychloroquine retinopathy. Ophthalmol 123, 1386-1394.

Maturi, R.K., Yu, M., Weleber, R.G., 2004. Multifocal electroretinographic evaluation of long-term hydroxychloroquine users. Arch. Ophthalmol 122, 973-981.

Mavrikakis, I., Sfi kakis, P.P., Mavrikakis, E., et al., 2003. The incidence of irreversible retinal toxicity in patients treated with hydroxychloroquine: a reappraisal. Ophthalmol 110, 1321-1326.

Moschos, M.N., Moschos, M.M., Apostolopoulos, M., et al., 2004. Assessing hydroxychloroquine toxicity by the multifocal ERG. Doc. Ophthalmol 108, 47-53.

Neubauer, A.S., Stiefelmeyer, S., Berninger, T., et al., 2004. The multifocal pattern electroretinogram in chloroquine retinopathy. Ophthalmic Res 36, 106-113.

Penrose, P.J., Tzekov, R.T., Sutter, E.E., et al., 2003. Multifocal electroretinography evaluation for early detection of retinal dysfunction in patients taking hydroxychloroquine. Retina 23, 503-512.

Rodriguez-Padrilla, J.A., Hedges, T.R., Monson, B., et al., 2007. High-speed ultra-high-resolution optical coherence tomography findings in hydroxychloroquine retinopathy. Arch. Ophthalmol 125, 775-780.

Samanta, A., Goh, L., Bawendi, A., 2004. Are evidence-based guidelines being followed for the monitoring of ocular toxicity of hydroxychloroquine? A nationwide survey of practice amongst consultant rheumatologists and implications for clinical governance. Rheumatology 43, 346-348.

Teoh, S.C., Lim, J., Koh, A., et al., 2006. Abnormalities on the multifocal electroretinogram may precede clinical signs of hydroxychloroquine retino-toxicity. Eye (Lond. ) 20, 129-132.

## Tioridazina

Cerletti, A., Meier-Ruge, W., 1968. Toxicological studies on phenothiazine-induced retinopathy. Excerpt. Med. Internat. Congr. Ser 145, 170-188.

Chaudhry, T.A., Shamsi, F.A., Weitzman, M.L., 2006. Progressive severe visual loss after long-term withdrawal from thioridazine treatment. Eur. J. Ophthalmol 16, 651-653.

Cohen, J., Wells, J., Borda, R., 1978. Thioridazine (Mellaril) ocular toxicity. Doc. Ophthalmol. Proc. Ser 15, 91-94.

Eves, P., Smith-Thomas, L., Hedley, S., et al., 1999. A comparative study of the effect of pigment on drug toxicity in human choroidal melanocytes and retinal pigment epithelial cells. Pigment Cell Res 12, 22-35.

Fornaro, P., Calabria, G., Corallo, G., et al., 2002. Pathogenesis of degenerative retinopathies induced by thioridazine and other antipsychotics: a dopamine hypothesis. Doc. Ophthalmol 105, 41-49.

Kozy, D., Doft, B.H., Lipkowitz, J., 1984. Nummular thioridazine retinopathy. Retina 4, 253-256.

Marmor, M.F., 1990. Is thioridazine retinopathy progressive? Relationship of pigmentary changes to visual function. Br. J. Ophthalmol 74, 739-742.

Oshika, T., 1995. Ocular adverse effects of neuropsychiatric agents. Incidence and management. Drug Saf 12, 256-263.

Shah, G.K., Auerbach, D.B., Augsburger, J.J., et al., 1998. Acute thioridazine retinopathy. Arch. Ophthalmol 116, 826-827.

Tekell, J.I., Silva, J.A., Maas, J.A., et al., 1996. Thioridazine-induced retinopathy. Am. J. Psychiat 153, 1234-1235.

## Clorpromazina

Barrett, S.L., Bell, R., Watson, D., et al., 2004. Effects of amisulpride, risperidone and chloropromazine on auditory and visual latent inhibition, prepulse inhibition, executive function and eye movements in healthy volunteers. J. Psychopharmacol 18, 156-172.

Gupta, A., Agarwal, A., Ram, J., 2014. Reversal of toxic manifestations of chlorpromazine. JAMA Ophthalmol 132, 1177.

Mitchell, A.C., Brown, K.W., 1995. Chlorpromazineinduced retinopathy. Br. J. Psychiatry 166, 822-823.

Webber, S.K., Domniz, Y., Sutton, G.L., et al., 2001. Corneal deposition after high-dose chlorpromazine hydrochloride therapy. Cornea 20, 217-219.

## Deferoxamina

Bene, C., Manzier, A., Bene, D., et al., 1989. Irreversible ocular toxicity from single "challenge" dose of deferoxamine. Clin. Nephrol 31, 43-48.

## Inibidores de MEK

Duncan, K.E., Chang, L.Y., Patronas, M., 2015. MEK inhibitors: a new class of chemotherapeutic agents with ocular toxicity. Eye (Lond. ) 29, 1003-1012.

Infante, J.R., Fecher, L.A., Falchook, G.S., et al., 2012. Safety, pharmacokinetic, pharmacodynamic, and effi cacy data for the oral MEK inhibitor trametinib: a phase 1 dose-escalation trial. Lancet Oncol 13, 773-781.

McCannel, T.A., Chmielowski, B., Finn, R.S., et al., 2014. Bilateral subfoveal neurosensory retinal detachment associated with MEK inhibitor use for metastatic cancer. JAMA Ophthalmol 132, 1005-1009.

Niro, A., Strippoli, S., Alessio, G., et al., 2015. Ocular toxicity in metastatic melanoma patients treated with Mitogen activated protein kinase inhibitors: a case series. Am. J. Ophthalmol 160, 959-967.

Schoenberger, S.D., Kim, S.J., 2013. Bilateral multifocal central serous-like chorioretinopathy due to MEK inhibition for metastatic cutaneous melanoma. Case Rep. Ophthalmol. Med 2013, 673796.

Urner-Bloch, U., Urner, M., Stieger, P., et al., 2014. Transient MEK inhibitor-associated retinopathy inmetastatic melanoma. Ann. Oncol 25, 1437-1441.

van Dijk, E.H., van Herpen, C.M., Marinkovic, M., et al., 2015. Serous retinopathy associated with mitogen-activated protein kinase kinase inhibition (Binimetinib) for metastatic cutaneous and uveal melanoma. Ophthalmol 122, 1907-1916.

## Sulfato de Quinino

Bacon, P., Spacton, D.J., Smith, E., 1988. Blindness from quinine toxicity. Br. J. Ophthalmol 72, 219-224.

Beare, N.A., Southern, C., Chalira, C., et al., 2004. Prognostic signifi cance and course of retinopathy in children with severe malaria. Arch. Ophthalmol 122, 1141-1147.

Brinton, G.S., Norton, E.W.D., Zahn, J.R., et al., 1980. Ocular quinine toxicity. Am. J. Ophthalmol 90, 403-410.

Buchanan, T.A.S., Lyness, R.W., Collins, A.D., et al., 1987. An experimental study of quinine blindness. Eye (Lond. ) 1, 522-524.

Canning, C.R., Hague, S., 1988. Ocular quinine toxicity. Br. J. Ophthalmol 72, 23-26.

Lochhead, J., Movaffaghy, A., Falsini, B., et al., 2003. The effect of quinine on the electroretinogram of children with pediatric cerebral malaria. J. Infect. Dis 187, 1342-1345.

Mackie, M.A., Davidson, J., Clarke, J., 1997. Quinine-acute self-poisoning and ocular toxicity. Scott. Med. J 42, 8-9.

## Contraceptivos Orais

Chizek, D.J., Franceschetti, A.T., 1969. Oral contraceptives: their side effects and ophthalmological manifestations. Surv. Ophthalmol 14, 90-105.

Fraser-Bell, S., Wu, J., Klein, R., et al., 2006. Smoking, alcohol intake, estrogen use, and age-related macular degeneration in Latinos: the Los Angeles Latino Eye Study. Am. J. Ophthalmol 141, 79-87.

Garg, S.K., Chase, H.P., Marshall, G., et al., 1994. Oral contraceptives and renal and retinal complications in young women with insulindependent diabetes mellitus. JAMA 271, 1099-1102.

Gombos, G.M., Moreno, D.H., Bedrossian, P.B., 1975. Retinal vascular occlusion induced by oral contraceptives. Ann. Ophthalmol 7, 215-217.

Harris-Yitzhak, M., Harris, A., Ben-Refael, Z., et al., 2000. Estrogen-replacement therapy: effects on retrobulbar hemodynamics. Am. J. Ophthalmol 129, 623-628.

Petersson, G.J., Fraunfelder, F.T., Meyer, S.M., 1981. Oral contraceptives. Ophthalmology 88, 368-371.

Stowe, G.C., Jakov, A.N., Albert, D.M., 1978. Central retinal vascular occlusion associated with oral contraceptives. Am. J. Ophthalmol 86, 798-801.

Vessey, M.P., Hannaford, P., Mant, J., et al., 1998. Oral contraception and eye disease: findings in two large cohort studies. Br. J. Ophthalmol 82, 538-542.

## Alcaloides do Ergot

Gupta, D.R., Strobos, R.J., 1972. Bilateral papillitis associated with Cafergot therapy. Neurology 22, 793-797.

Mindel, J.S., Rubenstein, A.E., Franklin, B., 1981. Ocular ergotamine tartrate toxicity during treatment of vacor-induced orthostatic hypotension. Am. J. Ophthalmol 92, 492-496.

Nagaki, Y., Hayasaka, S., Hiraki, S., et al., 1997. Central retinal vein occlusion in a woman receiving bromocriptine. Ophthalmologica 211, 397-398.

Nicotinic Acid Dajani, H.M., Lauer, A.K., 2006. Optical coherence tomography findings in niacin maculopathy. Can. J. Ophthalmol 41, 197-200.

Fraunfelder, F.W., Franufelder, F.T., Illingworth, D.R., 1995. Adverse ocular effects associated with niacin therapy. Br. J. Ophthalmol 79, 54-56.

Gass, J.D.M., 1973. Nicotinic acid maculopathy. Am. J. Ophthalmol 76, 500-510.

Metelitsina, T.I., Grunwald, J.E., DuPont, J.C., et al., 2004. Effect of niacin on the choroidal circulation of patients with age related macular degeneration. Br. J. Ophthalmol 88, 1568-1572.

Millay, R.M., Klein, M.L., Illingworth, D.R., 1988. Niacin maculopathy. Ophthalmology 95, 930-936.

Spirn, M.J., Warren, F.A., Guyer, D.R., et al., 2003. Optical coherence tomography findings in nicotinic acid maculopathy. Am. J. Ophthalmol 135, 913-914.

## Miopia Medicamentosa

Bovino, J.A., Marcus, D.F., 1982. The mechanism of transient myopia induced by sulfonamide therapy. Am. J. Ophthalmol 94, 99-102.

Cereza, G., Pedros, C., Garcia, N., et al., 2005. Topiramate in non-approved indications and acute myopia or angle closure glaucoma. Br. J. Clin. Pharmacol 60, 578-579.

Craig, J.E., Ong, T.J., Louis, D.L., et al., 2004. Mechanism of topiramate-induced acute-onset myopia and angle closure glaucoma. Am. J. Ophthalmol 137, 193-195.

Fraunfelder, F.W., Fraunfelder, F.T., Keates, E.U., 2004. Topiramate-associated acute, bilateral, secondary angle-closure glaucoma. Ophthalmol 111, 109-111.

Grinbaum, A., Ashkenazi, I., Avni, I., et al., 1992. Transient myopia following metronidazole treatment for Trichomonas vaginalis. JAMA 267, 511-512.

Hook, S.R., Holladay, J.T., Prager, T.C., et al., 1986. Transient myopia induced by sulfonamides. Am. J. Ophthalmol 101, 495-496.

Medeiros, F.A., Zhang, X.Y., Bernd, A.S., et al., 2003. Angle-closure glaucoma associated with ciliary body detachment in patients using topiramate. Arch. Ophthalmol 121, 282-285.

Milea, D., Zech, C., Dumontet, C., et al., 1999. Transient acute myopia induced by antilymphocyte globulins. Ophthalmologica 213, 133-134.

Postel, E.A., Assalian, A., Epstein, D.L., 1996. Drug-induced transient myopia and angle closure glaucoma associated with supraciliary choroidal effusion. Am. J. Ophthalmol 122, 110-112.

Ryan, Jr., E.H., Jampol, L.M., 1986. Drug-induced acute transient myopia with retinal folds. Retina 6, 220-223.

Soylev, M.F., Green, R.L., Feldon, S.E., 1995. Choroidal effusion as a mechanism for transient myopia induced by hydrochlorothiazide and triamterene. Am. J. Ophthalmol 120, 395-397.

## Tamoxifeno

Ah-Song, R., Sasco, A.J., 1997. Tamoxifen and ocular toxicity. Cancer Detect. Prev 21, 522-531.

Ashford, A.R., Donev, I., Tiwari, R.P., et al., 1988. Reversible ocular toxicity related to tamoxifen therapy. Cancer 61, 33-35.

Bourla, D.H., Gonzales, C.R., Mango, C.W., et al., 2007. Intravitreous vascular endothelial growth factor (VEGF) inhibitor therapy for tamoxifen induced macular edema. Semin. Ophthalmol 22, 87-88.

Bourla, D.H., Sarraf, D., Schwartz, S.D., 2007. Peripheral retinopathy and maculopathy in high-dose tamoxifen therapy. Am. J. Ophthalmol 144, 126-128.

Flach, A.J., 1994. Clear evidence that long-term, low-dose tamoxifen treatment can induce ocular toxicity: a prospective study of 63 patients. Surv. Ophthalmol 38, 392-393.

Gorin, M.B., Day, R., Costantino, J.P., et al., 1998. Long-term tamoxifen citrate use and potential ocular toxicity. Am. J. Ophthalmol 125, 493-501.

Gualino, V., Cohen, S.Y., Delyfer, M.N., et al., 2005. Optical coherence tomography fi ndings in tamoxifen retinopathy. Am. J. Ophthalmol 140, 757-758.

Kaiser-Kupfer, M.I., Kupfer, C., Rodrigues, M.M., 1981. Tamoxifen retinopathy A clinical pathological report. Ophthalmology 88, 89-91.

Nayfi eld, S.C., Gorin, M.B., 1996. Tamoxifenassociated eye disease. A review. J. Clin. Oncol 14, 1018-1026.

Noureddin, B.N., Seoud, M., Bashshur, Z., et al., 1999. Ocular toxicity in low-dose tamoxifen: a prospective study. Eye (Lond. ) 13, 729-733.

Yanyali, A.C., Freund, K.B., Sorenson, J.A., et al., 2001. Tamoxifen retinopathy in a male patient. Am. J. Ophthalmol 131, 386-387.

Zinchuk, O., Watnabe, M., Hayashi, N., et al., 2006. A case of tamoxifen keratopathy. Arch. Ophthalmol 124, 1046-1048.

## Metoxiflurano

Bullock, J.D., Albert, D.M., 1975. Fleck retina: appearance secondary to oxalate crystals from methoxyfl urane anesthesia. Arch. Ophthalmol 93, 26-31.

Fiedler, A.R., Garner, A., Chambers, T.L., 1980. Ophthalmic manifestations of primary oxalosis. Br. J. Ophthalmol 64, 782-788.

Meredith, T.A., Wright, J.D., Gammon, J.A., et al., 1984. Ocular involvement in primary hyperoxaluria. Arch. Ophthalmol 102, 584-587.

Novak, M.A., Roth, A.S., Levine, M.R., 1988. Calcium oxalate retinopathy associated with methoxyfl urane abuse. Retina 8, 230-236.

Small, K.W., Letson, R., Scheinman, J., 1990. Ocular findings in primary hyperoxaluria. Arch. Ophthalmol 108, 89-93.

Zak, T.A., Buncic, R., 1983. Primary hereditary oxalosis retinopathy. Arch. Ophthalmol 101, 78-80.

## Cantaxantina

Boudreault, G., Cortin, P., Corriveau, L.A., et al., 1983. La retinopathies a la canthaxanthine I Etude clinique de 51 consommateurs. Can. J. Ophthalmol 18, 325-328.

Chang, T.S., Aylward, W., Clarkson, J.G., et al., 1995. Asymmetric canthaxanthine retinopathy. Am. J. Ophthalmol 119, 801-802.

Espaillat, A., Aiello, L.P., Arrigg, P.G., et al., 1999. Canthaxanthine retinopathy. Arch. Ophthalmol 117, 412-413.

Fraunfelder, F.W., 2004. Ocular side effects from herbal medicines and nutritional supplements. Am. J. Ophthalmol 138, 639-647.

Goralczyk, R., Barker, F.M., Buser, S., et al., 2000. Dose dependency of canthaxanthin crystals in monkey retina and spatial distribution of its metabolites. Invest. Ophthalmol. Vis. Sci 41, 1513-1522.

Harnois, C., Samson, J., Malenfant, M., et al., 1989. Canthaxanthine retinopathy: anatomic and functional reversibility. Arch. Ophthalmol 107, 538-540.

Hueber, A., Rosentreter, A., Severin, M., 2011. Canthaxanthine retinopathy: long-term observations. Ophthalmic Res 46, 103-106.

## Nitrofurantoina

Ibanez, H.E., Williams, D.F., Boniuk, I., 1994. Crystalline retinopathy associated with long-term macrodantin therapy A case report. Arch. Ophthalmol 112, 304-305.

Wasserman, B.N., Chronister, T.E., Stark, B.I., et al., 2000. Ocular myasthenia and nitrofurantoin. Am. J. Ophthalmol 130, 531-533.

## Retinopatia de Talco

Atlee, W.E., 1972. Talc and cornstarch emboli in eyes of drug users. JAMA 219, 49-51.

Bluth, L.L., Hanscom, T.A., 1981. Retinal detachment and vitreous hemorrhage due to talc emboli. JAMA 246, 980-981.

## Cidofovir

Banker, A.S., Arevalo, J.F., Munguia, D., et al., 1997. Intraocular pressure and aqueous humor dynamics in patients with AIDS treated with intravitreal cidofovir (HPMPC) for cytomegalovirus retinitis. Am. J. Ophthalmol 124, 168-180.

Davis, J.L., Taskintuna, I., Freeman, W.R., et al., 1997. Iritis and hypotony after treatment with intravenous cidofovir for cytomegalovirus retinitis. Arch. Ophthalmol 115, 785-786.

Jabs, D.A., 1997. Cidofovir. Arch. Ophthalmol 115, 785-786.

Kirsch, L.S., Arevalo, J.F., Chavez de la Paz, E., et al., 1995. Intravitreal cidofovir (HPMPC) treatment of cytomegalovirus retinitis in patients with acquired immune defi ciency syndrome. Ophthalmol 102, 533-542.

Lin, A.P., Holland, G.N., Engstrom, Jr., R.E., 1999. Vitrectomy and silicone tamponade for cidofovirassociated hypotony with ciliary body detachment. Retina 19, 75-76.

Song, M.K., Azen, S.P., Buley, A., et al., 2003. Effect of anti-cytomegalovirus therapy on the incidence of immune recovery uveitis in AIDS patients with healed cytomegalovirus retinitis. Am. J. Ophthalmol 136, 696-702.

Taskintuna, I., Rahhal, F.M., Arevalo, J.F., et al., 1997. Low-dose intravitreal cidofovir (HPMPC) therapy of cytomegalovirus retinitis in patients with acquired immune defi ciency syndrome. Ophthalmol 104, 1049-1057.

## Rifabutina

Arevalo, J.F., Freeman, W.R., 1999. Corneal endothelial deposits in children positive for human immunodefi ciency virus receiving rifabutin prophylaxis for *Mycobacterium avium* complex bacteremia. Am. J. Ophthalmol 127, 164-169.

Becker, K., Schimkat, M., Jablonowski, H., et al., 1996. Anterior uveitis associated with rifabutin medication in AIDS patients. Infection 24, 36-38.

Bhagat, N., Read, R.W., Rao, N.A., et al., 2001. Rifabutin-associated hypopyon uveitis in human immunodefi ciency virus-negativeImmunocompetent individuals. Ophthalmol 108, 750-752.

Chaknis, M.J., Brooks, S.E., Mitchell, K.T., et al., 1996. Infl ammatory opacities of the vitreous in rifabutin-associated uveitis. Am. J. Ophthalmol 122, 580-582.

Fraunfelder, F.W., 2007. Drug-induced ocular inflammatory diseases. Drugs Today 43, 117-123.

Golchin, B., McClellan, K., 2003. Corneal endothelial deposits secondary to rifabutin prophylaxis for *Mycobacterium avium* complex bacteraemia. Br. J. Ophthalmol 87, 798-799.

Jewelewicz, D.A., Schiff, W.M., Brown, S., et al., 1998. Rifabutin-associated uveitis in an immune suppressed pediatric patient without acquired immunodefi ciency syndrome. Am. J. Ophthalmol 125, 872-873.

Saha, N., Bansal, S., Bishop, F., et al., 2009. Bilateral hypopyon and vitritis associated with rifabutin therapy in an immunocompetent patient taking itraconazole. Eye (Lond. ) 23, 1481.

Saran, B.R., 1997. Rifabutin-associated uveitis. Ann. Pharmacother 31, 1405.

Smith, J.A., Mueller, B.U., Nussenblatt, R.B., et al., 1999. Corneal endothelial deposits in children positive for human immunodefi ciency virus receiving rifabutin prophylaxis for *Mycobacterium avium* complex bacteremia. Am. J. Ophthalmol 127, 164-169.

## Glicosídeos Cardíacos

Blair, J.R., Mieler, W.F., 1995. Retinal toxicity associated with commonly encountered systemic agents. Int. Ophthalmol. Clin 35, 137-156.

Robertson, D.M., Hollenhorst, T.W., Callahan, J.A., 1966. Ocular manifestations of digitalis toxicity. Discussion and report of three cases of central scotoma. Arch. Ophthalmol 76, 640-645.

Weleber, R.G., Shults, W.T., 1981. Digoxin retinal toxicity: clinical and electrophysiologic evaluation of a cone dysfunction syndrome. Arch. Ophthalmol 99, 1568-1572.

## Metanol

Baumbach, G.L., Cancilla, P.A., Martin-Amat, G., et al., 1977. Methyl alcohol poisoning, IV: alterations of the morphological fi ndings of the retina and optic nerve. Arch. Ophthalmol 95, 1859-1865.

Eells, J.T., 1991. Methanol-induced visual toxicity in the rat. J. Pharmacol. Exp. Ther 257, 56-63.

Frisen, L., Malmgren, K., 2003. Characterization of vigabatrin-associated optic atrophy. Acta Ophthalmol. Scand 81, 466-473.

Fujihara, M., Kikuchi, M., Kurimoto, Y., 2006. Methanol-induced retinal toxicity patient examined by optical coherence tomography. Jpn. J. Ophthalmol 50, 239-241.

Hayreh, M.S., Hayreh, S.S., Baumbach, G.L., et al., 1977. Methyl alcohol poisoning, III: Ocular toxicity. Arch. Ophthalmol 95, 1851-1858.

Treichel, J.L., Murray, T.G., Lewandowski, M.F., et al., 2004. Retinal toxicity in methanol poisoning. Retina 24, 309-312.

# CAPÍTULO 15

# Anomalias Congênitas e de Desenvolvimento do Nervo Óptico

### ANOMALIAS DE TAMANHO DO NERVO ÓPTICO . . 1107
Hipoplasia do Nervo Óptico . . . . . . . . . . . . . . . . . . . . 1107
Megalopapila . . . . . . . . . . . . . . . . . . . . . . . . . . . . . 1108
Aplasia do Nervo Óptico . . . . . . . . . . . . . . . . . . . . . . 1108

### ANOMALIAS VASCULARES. . . . . . . . . . . . . . 1109
Alças Vasculares Pré-Papilares Congênitas . . . . . . . . . . . 1109
Persistência da Vasculatura Fetal (PVF) . . . . . . . . . . . . . 1110
Papila de Bergmeister . . . . . . . . . . . . . . . . . . . . . . . 1111
Macrovaso Retiniano Congênito. . . . . . . . . . . . . . . . . . 1111
Oclusão da Artéria Ciliorretiniana . . . . . . . . . . . . . . . . 1112

### DEFEITOS COLOBOMATOSOS E DE ESCAVAÇÃO . . 1113
Colobomas do Nervo Óptico, Retinocoroidais e da Íris . . . . . 1113
Anomalia do Disco Óptico do Tipo "*Morning Glory*" . . . . . . 1116
Fosseta do Nervo Óptico . . . . . . . . . . . . . . . . . . . . . 1117
*Situs Inversus* (Sítio Inverso) . . . . . . . . . . . . . . . . . . . 1120
Síndrome do Disco Inclinado . . . . . . . . . . . . . . . . . . . 1120
Estafiloma Peripapilar . . . . . . . . . . . . . . . . . . . . . . . 1122

### DRUSAS DA CABEÇA DO NERVO ÓPTICO . . . . . . 1123
Drusas da Cabeça do Nervo Óptico com Neovascularização
   de Coroide (NVC) Justapapilar . . . . . . . . . . . . . . . . 1127

### TRAUMA DO NERVO ÓPTICO . . . . . . . . . . . . 1129

### PROCESSOS ISQUÊMICOS, INFLAMATÓRIOS E INFECCIOSOS ESPECÍFICOS DO NERVO ÓPTICO. . 1131
Neuropatia Óptica Isquêmica Anterior não Arterítica (NOIA-NA) . . . . . . 1131
Papilite do Nervo Óptico . . . . . . . . . . . . . . . . . . . . . 1132

Neurorretinite Aguda (*Bartonella henselae*) . . . . . . . . . . . . . . 1132
Neurorretinite Idiopática Estrelada de Leber. . . . . . . . . . . . . . . 1133
Papilite Crônica . . . . . . . . . . . . . . . . . . . . . . . . . . . . . . 1133
Sífilis Ocular . . . . . . . . . . . . . . . . . . . . . . . . . . . . . . . 1134
Hipertensão Intracraniana Idiopática (HII) . . . . . . . . . . . . . . . . 1134

## TUMORES DO NERVO ÓPTICO . . . . . . . . . . . . . 1135

Glioma do Nervo Óptico . . . . . . . . . . . . . . . . . . . . . . . . . 1135
Meningioma do Nervo Óptico . . . . . . . . . . . . . . . . . . . . . . 1135
Tumores Metastáticos do Nervo Óptico . . . . . . . . . . . . . . . . . 1136
Melanocitoma do Nervo Óptico . . . . . . . . . . . . . . . . . . . . . 1136
Hemangioma Capilar da Retina . . . . . . . . . . . . . . . . . . . . . 1137
Hemangioma Capilar Retiniano da Cabeça do Nervo Óptico . . . . . . . 1138
Hemangioma Racemoso . . . . . . . . . . . . . . . . . . . . . . . . . 1138
Hamartoma Astrocítico . . . . . . . . . . . . . . . . . . . . . . . . . . 1140
Hamartoma Combinado da Retina e do Epitélio Pigmentar Retiniano (EPR) . . 1141
Retinoblastoma . . . . . . . . . . . . . . . . . . . . . . . . . . . . . . 1143
Distúrbios Paraneoplásicos . . . . . . . . . . . . . . . . . . . . . . . . 1144

## OUTRAS ANOMALIAS DO NERVO ÓPTICO . . . . . . 1145

Persistência de Fibras de Mielina (PFM) . . . . . . . . . . . . . . . . . 1145

# Anomalias de Tamanho do Nervo Óptico

## Hipoplasia do Nervo Óptico

Aparentemente, a hipoplasia do nervo óptico resulta da poda excessiva dos feixes de nervos ópticos durante o seu desenvolvimento. O disco apresenta-se pálido e, possivelmente, circundado por um anel de pigmentação variável branco-amarelada. Essa aparência é denominada sinal do "duplo anel". Embora a cabeça do nervo seja pequena, os vasos retinianos normalmente são de calibre normal. Essa condição pode ocorrer em um ou em ambos os olhos e estar associada a um comprometimento visual de leve a grave, inclusive acuidade visual limitada e defeitos de campo visual.

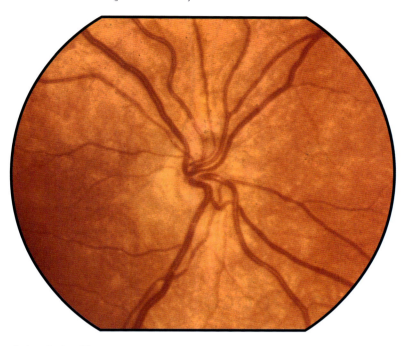

Paciente com hipoplasia do disco óptico direito. Observa-se a presença de um "duplo anel" incompleto na face temporal do nervo. As artérias e as veias retinianas apresentam calibre normal com entrada e saída centrais. A escavação central "cheia" impõe a esses nervos o risco de doença vascular oclusiva, inclusive grandes oclusões das artérias e veias da retina e papilopatia isquêmica.

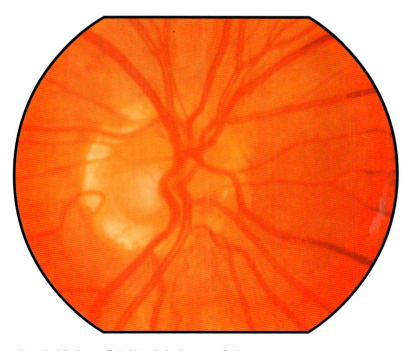

Paciente com o clássico sinal completo do "duplo anel" da hipoplasia do nervo óptico.

1107

# Megalopapila

A megalopapila apresenta-se caracteristicamente como um disco óptico aumentado, mas, por outro lado, de aparência normal.

Geralmente, os pacientes apresentam boa acuidade visual, podendo-se observar defeitos visuais de graus leve a moderado.

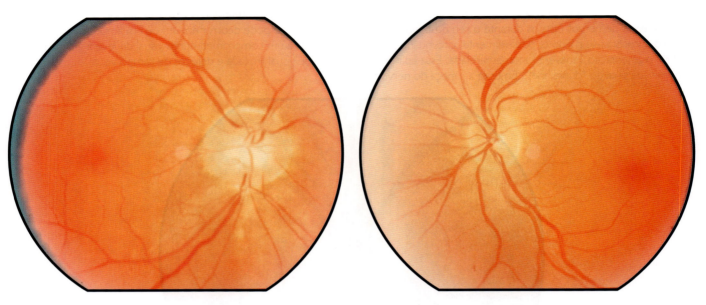

Esse paciente apresenta uma distinta assimetria entre o tamanho dos discos ópticos compatível com a presença de megalopapila. A função visual apresenta-se normal.

# Aplasia do Nervo Óptico

A aplasia do nervo óptico denota a total ausência do nervo óptico, dos vasos sanguíneos da retina e das células ganglionares retinianas. Trata-se de uma condição rara que é frequentemente unilateral e associada a microftalmia, colobomas retinocoroidais e catarata. Ausência de acuidade visual para percepção de luminosidade e um defeito pupilar aferente são achados comuns.

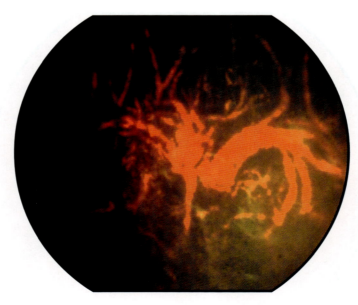

Paciente com aplasia unilateral do nervo óptico. A retinografia foi tirada na região em que o nervo óptico deveria estar localizado. Observe a total ausência do nervo óptico e dos vasos sanguíneos correlatos, bem como o extenso afinamento do epitélio pigmentar retiniano (EPR).

# Anomalias Vasculares

## Alças Vasculares Pré-papilares Congênitas

As anomalias vasculares congênitas, ou alças vasculares pré-papilares congênitas, que normalmente se apresentam como alças tortuosas de uma arteríola ou vênula, estendem-se acima do plano do nervo óptico e adentram a cavidade vítrea, podendo ter um formato de saca-rolhas ou espiral e geralmente estar envolvidas em uma bainha fibroglial branca ao entrar na cavidade vítrea. Normalmente, essas alças estão presentes em olhos com boa acuidade visual, embora possam estar associadas à obstrução arterial retiniana na distribuição da retina produzida pela alça. Existem também alguns poucos relatos de presença de amaurose fugaz e hemorragia vítrea.

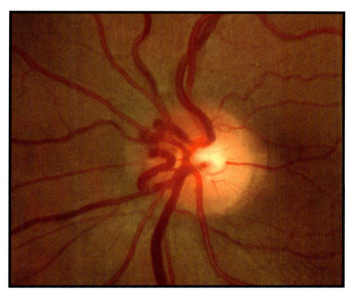

Uma alça vascular congênita em formato de "grampo de cabelo" é vista na face nasal do nervo óptico estendendo-se para o interior da cavidade vítrea. A maioria das alças vasculares congênitas é de malformações arteriolares. A função visual foi considerada normal nesse paciente.

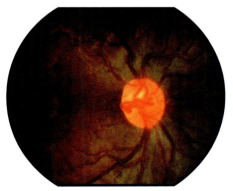 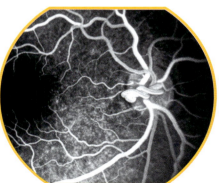 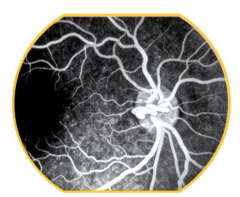

Nesse paciente assintomático, há a presença de uma alça arterial retiniana em forma de saca-rolhas recobrindo o centro do nervo óptico.

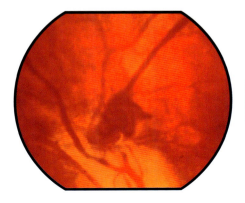 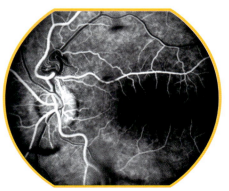 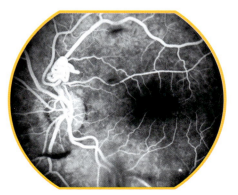

Paciente com alça venosa pré-papilar congênita localizada ao longo da borda superior do disco óptico. Observe o lento enchimento venoso. Não há presença de vazamento ou evidência de comprometimento vascular no interior das arcadas vasculares.

# Persistência da Vasculatura Fetal (PVF)

A regressão da artéria hialoide começa no 3° mês de gestação e termina em torno do 8° mês. Uma falha nesta regressão pode resultar em vários achados, desde fragmentos filamentosos que se projetam a partir do nervo óptico até um vaso macroscopicamente visível ligado à cápsula posterior do cristalino, normalmente em uma localização inferonasal. Se a artéria hialoide estiver envolvida por uma bainha glial de células neuroectodérmicas, ela é conhecida como papila de Bergmeister.

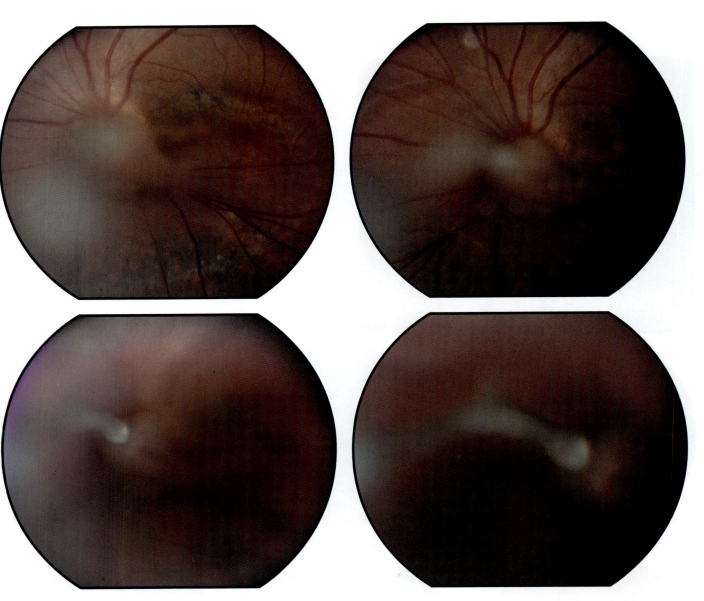

Regressão incompleta da artéria hialoide ligada à superfície posterior do cristalino. Esse paciente apresentou também um descolamento retiniano localizado. Esse paciente de 5 meses de idade foi submetido a uma cirurgia de lensectomia e vitrectomia, havendo estabilização das alterações anatômicas. A recuperação da visão foi limitada por uma ambliopia densa, apesar da oclusão ocular e do uso de lentes de contato corretivas.

# Papila de Bergmeister

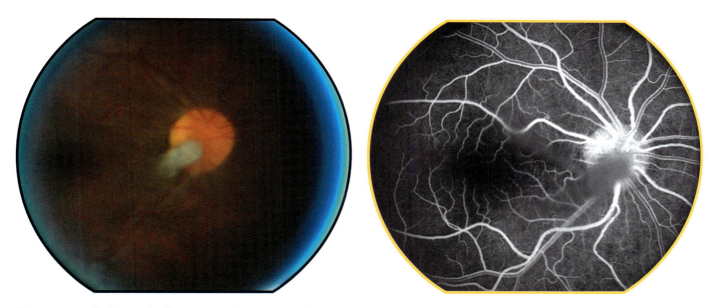

Observa-se um cilindro vascular fibroso encapsulado percorrendo o plano acima do disco óptico, embora sem alcançar a superfície posterior do cristalino. Esse achado não teve consequência visual.

# Macrovaso Retiniano Congênito

Um macrovaso retiniano congênito é uma anomalia vascular rara que aparece como um vaso aumentado que sai do nervo óptico e atravessa a mácula com várias tributárias de primeira ordem que se estendem superior e inferiormente ao seu curso horizontal. O nervo óptico em si geralmente apresenta-se normal. Os macrovasos venosos são mais comuns do que os arteriais e, em geral, apresentam uma localização inferotemporal. Normalmente, a acuidade visual é preservada, embora o vaso cruze a zona avascular da fóvea por cima ou a atravesse.

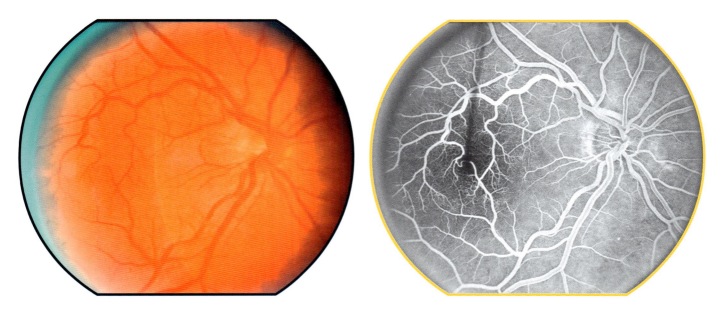

Um macrovaso retiniano congênito emana da face superior do nervo óptico e percorre a arcada vascular superior. Os vasos cruzam a região macular e estendem-se inferiormente. Embora a função visual se apresente normal, parece haver um leve aumento da zona livre de capilares da mácula. O nervo óptico está normal.

# Oclusão da Artéria Ciliorretiniana

Observa-se a presença de uma artéria ciliorretiniana em 5% a 10% dos pacientes, geralmente em uma posição temporal. A artéria ciliorretiniana origina-se no nervo óptico separadamente dos vasos derivados da artéria central da retina; geralmente com aparência de gancho, ela sai da substância e/ou da borda do nervo com frequência mais ou menos igual. A artéria ciliorretiniana adquire importância quando ocorre oclusão, o que pode ocorrer de forma isolada ou combinada a uma oclusão da veia central da retina. Se a artéria fornece sangue para o feixe papilomacular e para a região macular, pode haver uma perda significativa da visão. Pode ocorrer também a situação contrária, ou seja, na presença de uma oclusão da artéria central da retina, a artéria ciliorretiniana pode auxiliar na preservação da função visual central.

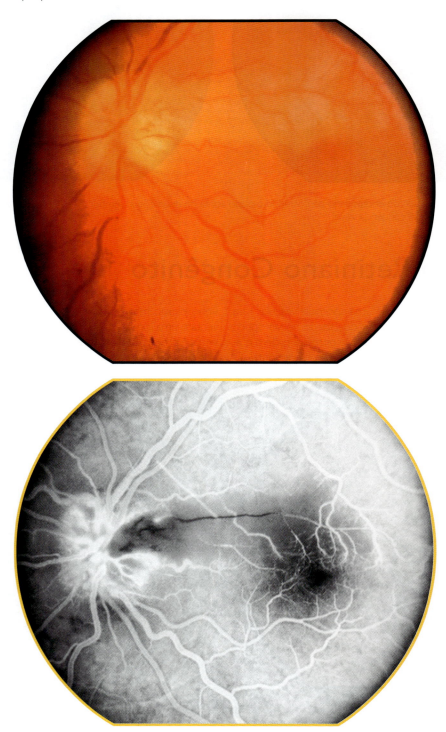

É vista neste paciente uma oclusão da artéria ciliorretiniana com isquemia na parte superior do feixe papilomacular. Embora apresentasse um defeito pericentral no campo visual, o paciente permaneceu com uma visão central de 20/25.

# Defeitos Colobomatosos e de Escavação

## Colobomas do Nervo Óptico, Retinocoroidais e da Íris

O coloboma congênito do nervo óptico caracteriza-se pela ausência de tecido e pode demonstrar aumento da área papilar, bem como a presença de escavação parcial ou total com uma superfície branca e de vasos retinianos que entram e saem das bordas do defeito. Geralmente, o nervo afetado apresenta um diâmetro maior do que o normal. Acredita-se que o coloboma, que pode ser unilateral ou bilateral, seja resultante de uma falha de fusão da parte posterior da fissura embrionária. O coloboma do nervo óptico pode ser causado por uma mutação do gene PAX6.

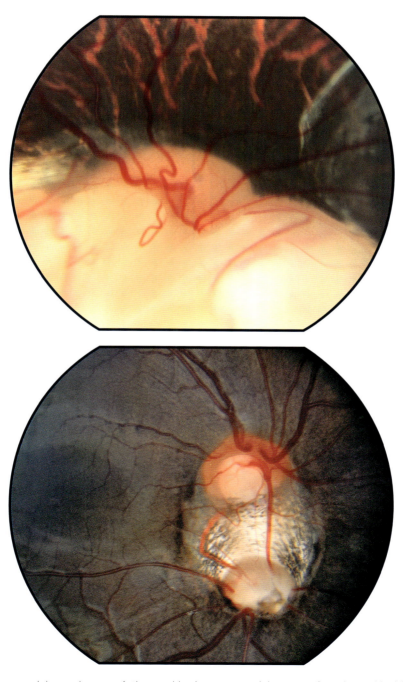

Esses dois pacientes apresentam um coloboma do nervo óptico combinado com um coloboma contíguo da coroide. Na foto inferior, observa-se um trato fistuloso que se estende posteriormente, simulando a aparência de um segundo nervo óptico.

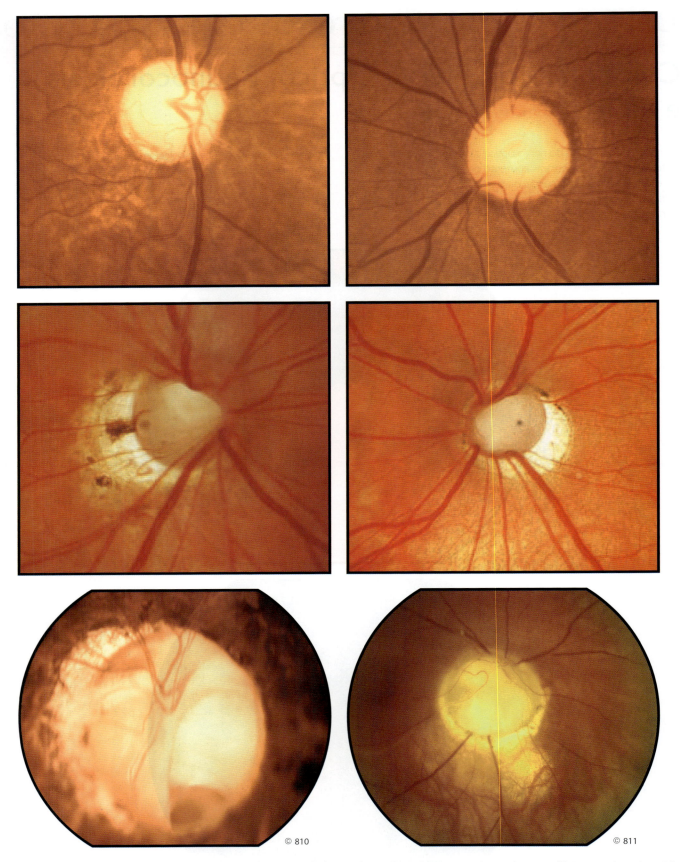

Escavação do nervo óptico, essencialmente um coloboma do nervo óptico resultante de escavação causada por glaucoma (*fileiras superior e do meio*). Em alguns pacientes, a natureza colobomatosa com proliferação fibrosa e outras alterações vasculares anômalas da retina serve para diferenciar esse grupo de pacientes daqueles que apresentam outras anomalias congênitas e distúrbios adquiridos, como glaucoma, trauma ou isquemia adquirida.

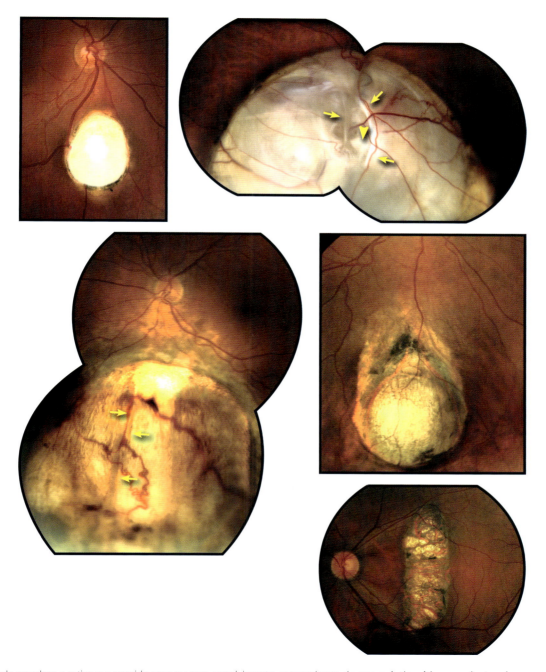

O coloboma pode envolver a retina e a coroide com ou sem envolvimento concomitante do nervo óptico. Nesse paciente, observa-se uma crista de tecido fibroso margeando a face superior do coloboma *(setas na imagem central do lado esquerdo)*. Há fibroses pré e sub-retinianas *(setas na imagem superior direita)* e uma fissura que atravessa a esclera *(ponta de seta)*. Os colobomas podem estar associados a descolamentos retinianos serosos da mácula. Em geral, observa-se uma hiperplasia do epitélio pigmentar nas margens desse tipo de coloboma, às vezes combinada com uma área delimitada de atrofia resultante de um descolamento anteriormente resolvido.

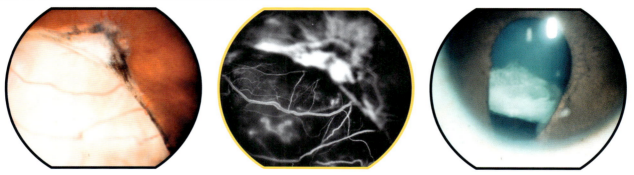

Paciente com um coloboma retinocoroidal infernonasal muito grande e associado a um coloboma de íris. A angiografia fluorosceínica documenta a hipofluorescência quase completa devido à ausência de epitélio pigmentar retiniano e coriocapilares dentro dos limites do coloboma.

# Anomalia do Disco Óptico do Tipo "Morning Glory"

A anomalia do disco óptico conhecida como "*morning glory*" é uma variante do coloboma do nervo óptico e se apresenta caracteristicamente como uma escavação ampliada unilateral e em forma de funil da cabeça do nervo óptico com um núcleo central de tecido glial esbranquiçado. As margens apresentam-se elevadas e é comum a presença de alterações da pigmentação coriorretiniana em sua borda. Os vasos da retina correm próximo às margens, mas são obscurecidos pelo tecido glial no centro. Essa anomalia é mais comum em mulheres e afeta o olho direito com uma frequência ligeiramente maior do que o olho esquerdo. A base da escavação pode conter fragmentos hialoides persistentes.

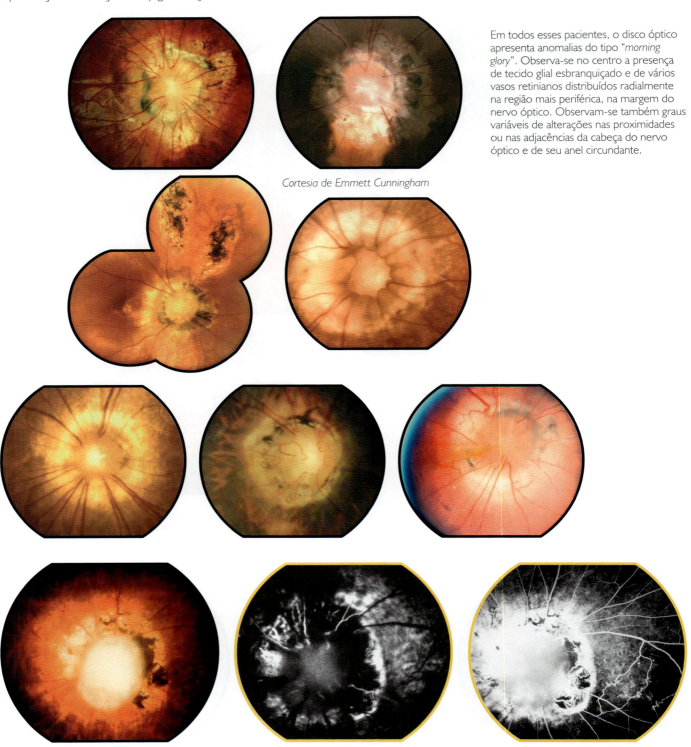

*Cortesia de Emmett Cunningham*

Em todos esses pacientes, o disco óptico apresenta anomalias do tipo "*morning glory*". Observa-se no centro a presença de tecido glial esbranquiçado e de vários vasos retinianos distribuídos radialmente na região mais periférica, na margem do nervo óptico. Observam-se também graus variáveis de alterações nas proximidades ou nas adjacências da cabeça do nervo óptico e de seu anel circundante.

Este paciente com anomalia do nervo óptico do tipo "*morning glory*" exibe uma cobertura glial sobre o nervo óptico. Os vasos retinianos parecem sair do nervo em uma localização mais periférica, o que se pode facilmente observar nas angiografias fluoresceínicas de acompanhamento.

# Fosseta do Nervo Óptico

(Veja também o Capítulo II: Degenerações Periféricas da Retina e Descolamento Regmatogênico da Retina.)

Uma fosseta da cabeça do nervo óptico é uma anomalia congênita incomum possivelmente resultante do fechamento incompleto da borda superior da fissura embrionária. Sua aparência é a de uma depressão arredondada ou oval branco-acinzentada na face inferotemporal do nervo óptico, geralmente com atrofia coriorretiniana pré-papilar adjacente ou alterações na pigmentação do epitélio pigmentar retiniano. São comuns os descolamentos retinianos serosos da mácula e das cavidades da esquise. O fluido sub-retiniano é de origem controversa, mas pode ser proveniente da cavidade vítrea, de vazamento dos vasos da retina no interior de uma fosseta ou de uma coroide adjacente, ou ainda de vazamento do líquido cefalorraquidiano para o espaço sub-retiniano através do espaço subaracnóideo. Na presença de descolamento seroso prolongado da mácula, a cirurgia de vitrectomia via pars plana geralmente é a modalidade de tratamento adotada.

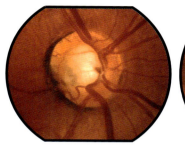 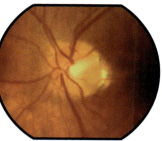 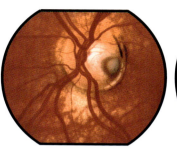 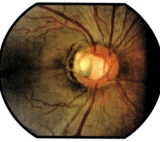

Vários pacientes com fossetas do nervo óptico. As fossetas são depressões pálidas e arredondadas geralmente presentes em uma localização temporal com alterações pigmentares coriorretinianas adjacentes. A acuidade visual normalmente é excelente, exceto nos casos de descolamento seroso da mácula. Existe uma relação entre as fossetas do nervo óptico e o glaucoma. *Terceira imagem por cortesia do Dr. Eric Shrier*

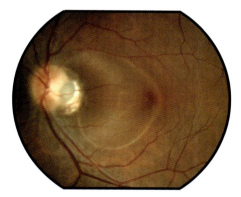 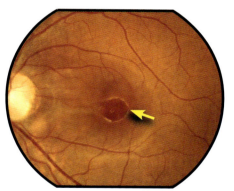

Dois pacientes apresentam uma fosseta da cabeça do nervo óptico com descolamento de mácula composta por uma esquise e uma elevação neurossensorial. Há presença de afinamento da membrana limitante interna na fóvea do paciente da direita, o que dá uma aparência de buraco macular *(seta)*. Os descolamentos serosos crônicos podem resultar na formação localizada de precipitados sub-retinianos e simular a aparência da coriorretinopatia serosa central.

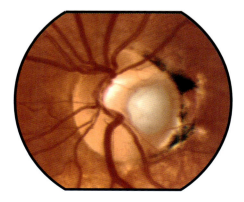 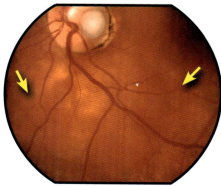 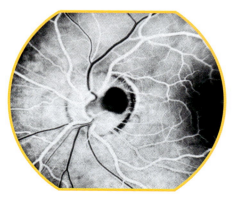

Esse paciente apresenta uma fosseta da cabeça do nervo óptico associada a um descolamento macular duplo composto por uma esquise intrarretiniana e uma elevação neurossensorial. A imagem do meio mostra um descolamento inferior ao nervo *(setas)*. O descolamento resolveu-se após a fotocoagulação na borda temporal do disco óptico. A angiografia fluoresceínica não mostra vazamento proveniente da fosseta.

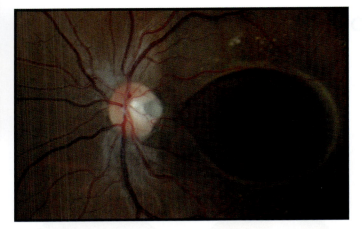

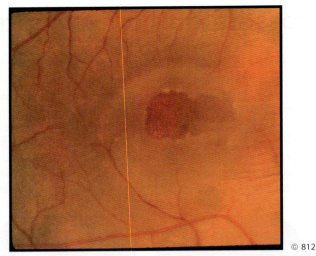

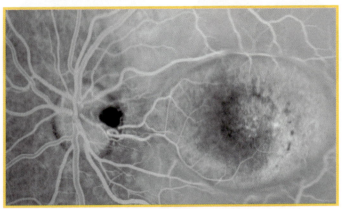

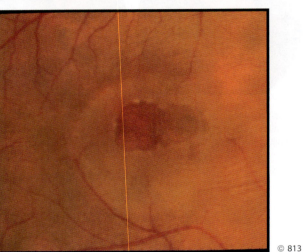

A retinografia colorida e a respectiva angiografia fluoresceínica de um paciente com fosseta do nervo óptico e descolamento seroso da mácula demonstra que não há vazamento próximo à fosseta ou sob o descolamento. A fosseta do nervo óptico é hipofluorescente na angiografia fluoresceínica. *Cortesia do Dr. Jonathan G. Williams*

O paciente com fosseta do nervo óptico desenvolveu um descolamento seroso neurossensorial e um buraco lamelar. Um buraco lamelar externo ou macular de espessura total pode desenvolver-se no interior da retina descolada de pacientes com fossetas do nervo óptico.

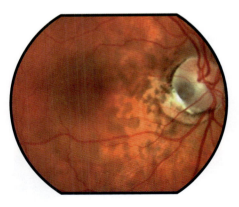
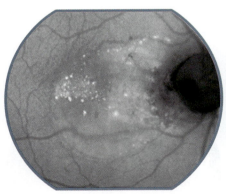
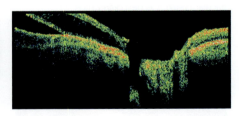

Os descolamentos serosos crônicos podem resultar na formação localizada de precipitados sub-retinianos e alterações pigmentares coriorretinianas. A fosseta do nervo óptico deixa fotorreceptores degenerados no espaço sub-retiniano que contêm cromóforos detectáveis por meio de autofluorescência do fundo de olho (FAF) *(imagem do meio)*. A OCT mostra a fosseta da retina combinada com a cavidade de uma esquise.

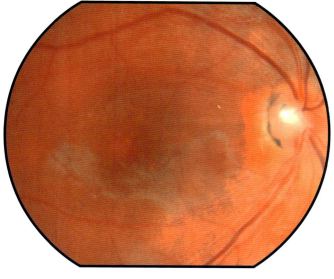
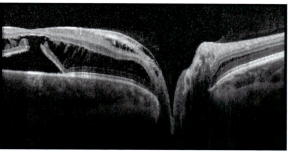

Paciente com fosseta do nervo óptico e descolamento seroso da mácula com esquise. O descolamento não melhorou espontaneamente e o paciente foi submetido a uma cirurgia de vitrectomia via *pars plana*, que resultou na resolução bem-sucedida do descolamento seroso da mácula e melhorou a função visual.

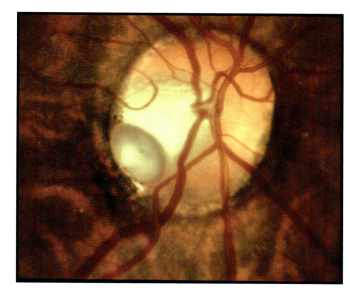
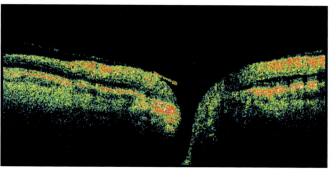

Paciente com fosseta do disco óptico com localização inferotemperal. A OCT mostra uma escavação profunda da fosseta do nervo óptico nesse paciente.

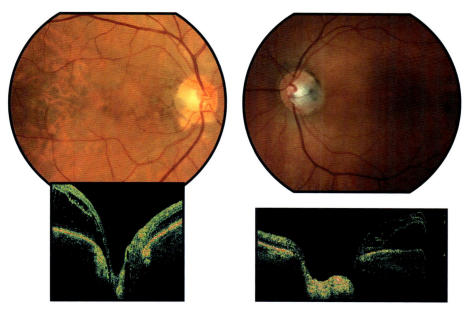

Esse paciente apresentou fossetas bilaterais do nervo óptico e descolamentos combinados. Prontamente aparentes na imagem de OCT, estão a cavidade de uma esquise e uma separação de retina de espessura total em posição contígua a uma escavação da cabeça do nervo. *Imagem inferior esquerda por cortesia do Dr. Hideki Koizumi*

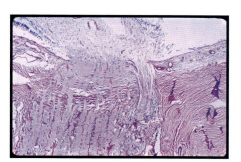
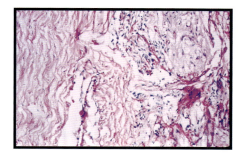

Histopatologia por microscopia de luz de uma fosseta da cabeça do nervo óptico na face temporal da cabeça do nervo. Observa-se um tecido neuronal adentrando a fosseta a partir da retina adjacente e estendendo-se muito abaixo da lâmina cribriforme. Apenas um fino tecido diáfano separa a fosseta do nervo óptico do espaço subaracnóideo.

# *Situs Inversus* (Sítio Inverso)

Os vasos retinianos oriundos do nervo óptico geralmente progridem em sentido diretamente temporal. Entretanto, esses vasos ocasionalmente correm em sentido nasal antes seguir em direção temporal. A metade temporal do nervo geralmente aparece por inteiro, enquanto a escavação óptica geralmente está ausente. Pode-se ver também a hipoplasia do nervo óptico. Esse achado é conhecido também como síndrome do disco inclinado (veja adiante), ectasia do fundo nasal e coloboma de Fuchs. Em geral, os pacientes não apresentam sintomas.

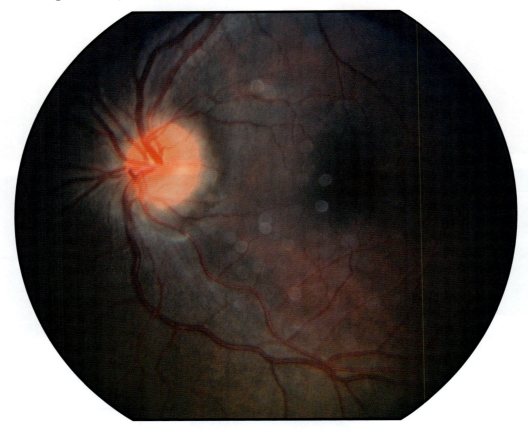

Nesse paciente, os vasos da retina saem do nervo óptico em sentido nasal antes de seguir em direção temporal. O paciente apresentava-se assintomático. Observe a ausência de escavação central do nervo óptico.

# Síndrome do Disco Inclinado

Uma inclinação inferonasal, um crescente inferior ou inferonasal, *situs inversus* dos vasos retinianos, ectasia de fundo de olho, miopia e astigmatismo são algumas das características da síndrome do disco inclinado. Cerca de 75% dos casos são bilaterais. Pode ocorrer neovascularização de coroide devido à fraqueza da membrana de Bruch, normalmente próximo ao crescente de um estafiloma em olhos miópicos.

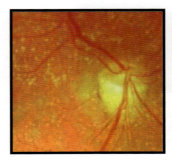 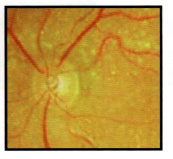

Nesse paciente com síndrome do disco inclinado, observa-se a ausência de alterações drusenoides em uma área estafilomatosa *(setas)* do olho direito. O nervo do outro olho *(imagem à esquerda)* apresenta-se apenas ligeiramente inclinado. *Imagens por cortesia do Dr. Salomen Cohen* Imagens ©814 e @815 disponíveis exclusivamente, em inglês, em expertconsult.inkling.com/redeem

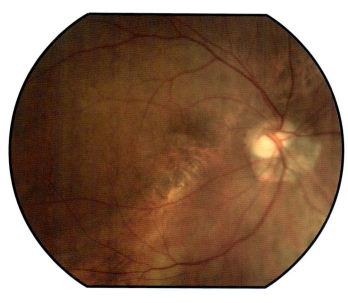
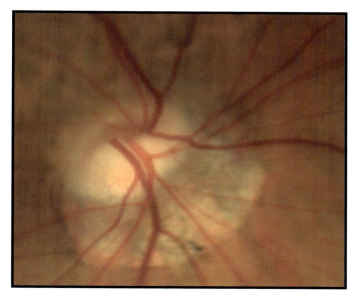
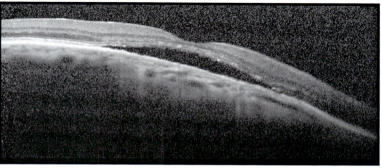

Esse paciente apresenta um disco inferonasal inclinado com um crescente beirando um estafiloma. Há um cone miópico na margem nasal inferior do disco. Esses pacientes são suscetíveis a descolamentos retinianos exsudativos que simulam uma coriorretinopatia serosa central sem descolamento seroso do epitélio pigmentar, podendo apresentar também neovascularização de coroide, normalmente na crista do estafiloma ou próximo dela. A OCT mostra uma elevação serosa da retina nesse paciente.

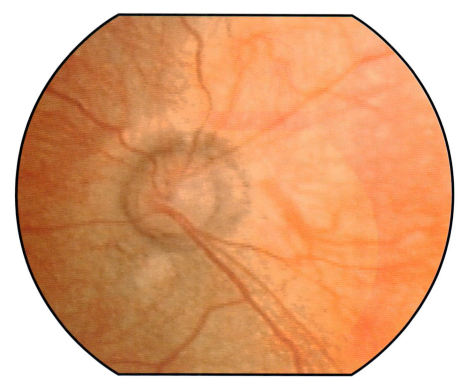

Paciente com um disco inclinado e um típico cone miópico temporal.

# Estafiloma Peripapilar

Os estafilomas peripapilares são anomalias congênitas raras caracterizadas por um nervo óptico de aparência normal circundado por uma zona de escavação estafilomatosa. A degeneração coriorretiniana é um achado universal entre as paredes do estafiloma. Diferencia-se do cone miópico e do estafiloma por uma refração relativamente normal, um disco óptico de aparência normal, ausência de degeneração coriorretiniana progressiva e inexistência de predileção temporal das alterações pigmentares pré-papilares.

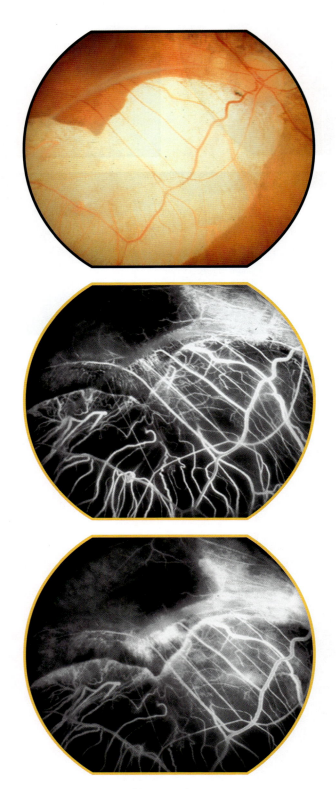

Estafiloma posterior típico em um paciente alto míope (miopia de -20 dioptrias).

# Drusas da Cabeça do Nervo Óptico

As drusas da cabeça do nervo óptico são corpúsculos intrapapilares refráteis congênitos não relacionados a uma drusa de coroide. As drusas acometem aproximadamente 1% da população geral, são mais comuns na raça branca e geralmente são bilaterais, podendo simular papiledema do nervo óptico e estar associadas a hemorragias espontâneas do disco óptico e defeitos arqueados no campo visual. Com a idade, as drusas tornam-se cada vez mais visíveis e são raras antes da adolescência. As drusas ocultas são facilmente detectáveis também por exames de ultrassonografia B-scan (ou modo B) e tomografia de coerência óptica de domínio espectral (SD-OCT).

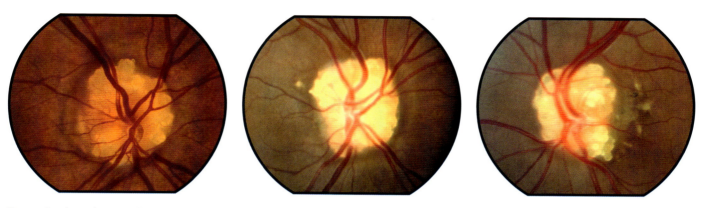

Drusas da cabeça do nervo óptico em vários olhos. Observe que elas se estendem além da margem do nervo normal, bem como anteriormente em forma de cascata, podendo simular papiledema do nervo óptico e estar associadas a hemorragias espontâneas do disco óptico e a defeitos arqueados no campo visual. *Imagem à esquerda por cortesia de Mark Croswell*

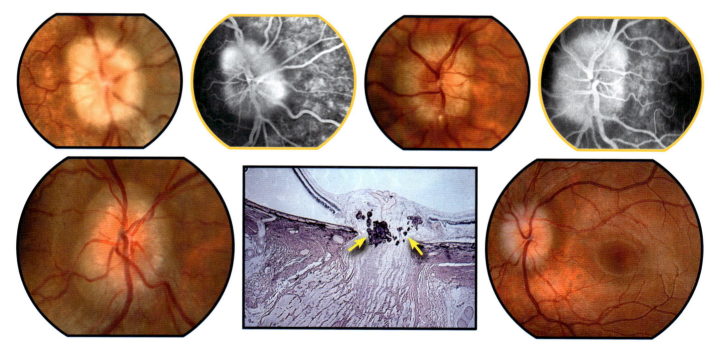

As drusas subpapilares da cabeça do nervo óptico podem criar margens peripapilares irregulares que simulam papiledema (pseudopapiledema). É fundamental diferenciar um papiledema verdadeiro de uma drusa da cabeça do nervo óptico oculta, visto que o papiledema verdadeiro exige extensa avaliação neurológica. Na angiografia fluoresceínica, essas lesões apresentam vazamento, simulando edema. A histopatologia mostra os depósitos calcíficos no interior da cabeça do nervo *(setas)*. A ecografia B-scan (ou modo B), a SD-OCT e/ou a FAF são modalidades úteis de exames de imagem para detectar a presença de drusas da cabeça do nervo óptico não visualizadas com facilidade no exame de fundo de olho (fundoscopia).

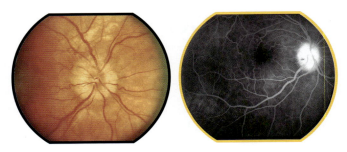

Esse paciente com drusas subpapilares que simulam pseudopapiledemas não demonstra proeminência na vasculatura que entra ou sai da cabeça do nervo óptico.

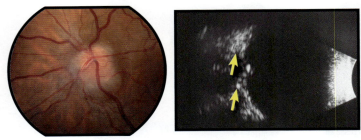

As drusas subpapilares podem ser ecograficamente visíveis com um dispositivo de ultrassom B-scan (ou modo B). Nessa imagem, uma reflectância acústica persistente com ecografia B-scan de baixa sensibilidade delineia a localização das drusas ocultas da cabeça do nervo óptico (setas). É possível visualizar também as sombras acústicas projetadas pelas drusas calcificadas.

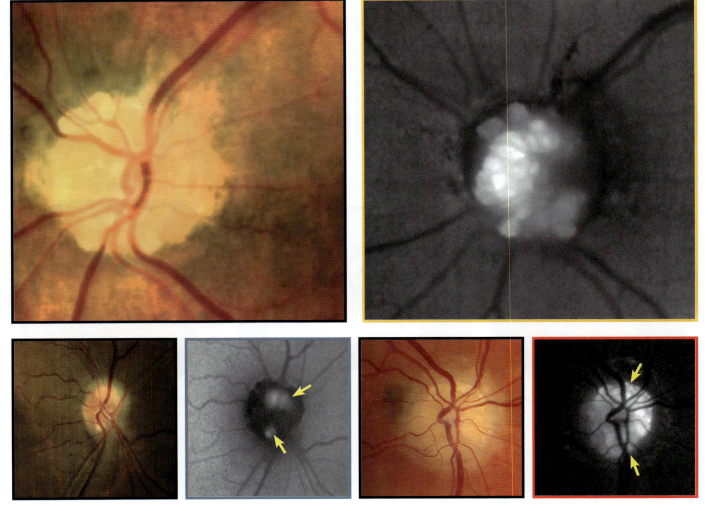

A FAF é uma modalidade de exame de imagem não invasiva que registra as propriedades fluorescentes naturais das estruturas intraoculares, mais precisamente as do epitélio pigmentar retiniano. As drusas subpapilares da cabeça do nervo óptico dificilmente detectadas por exames clínicos são facilmente visualizadas por meio da FAF (setas).

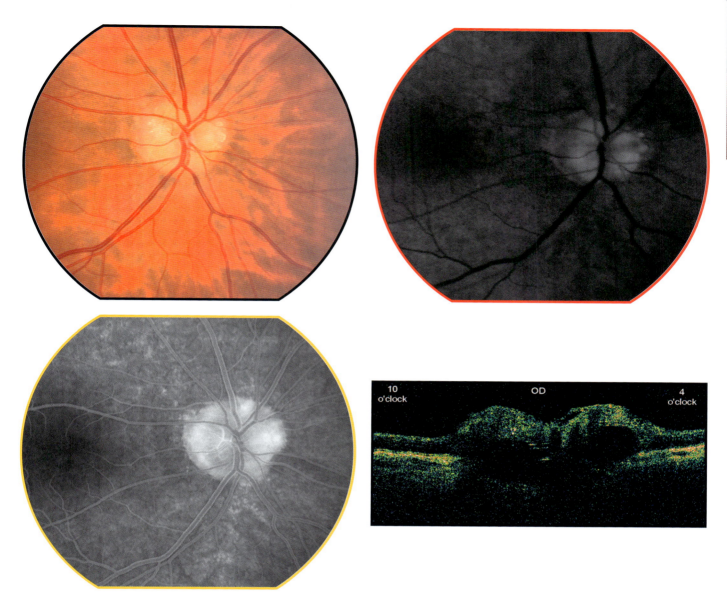

As drusas da cabeça do nervo óptico podem ser avaliadas por meio de tomografia de coerência óptica como massas teciduais proeminentes que se estendem acima do plano da retina e do nervo óptico.

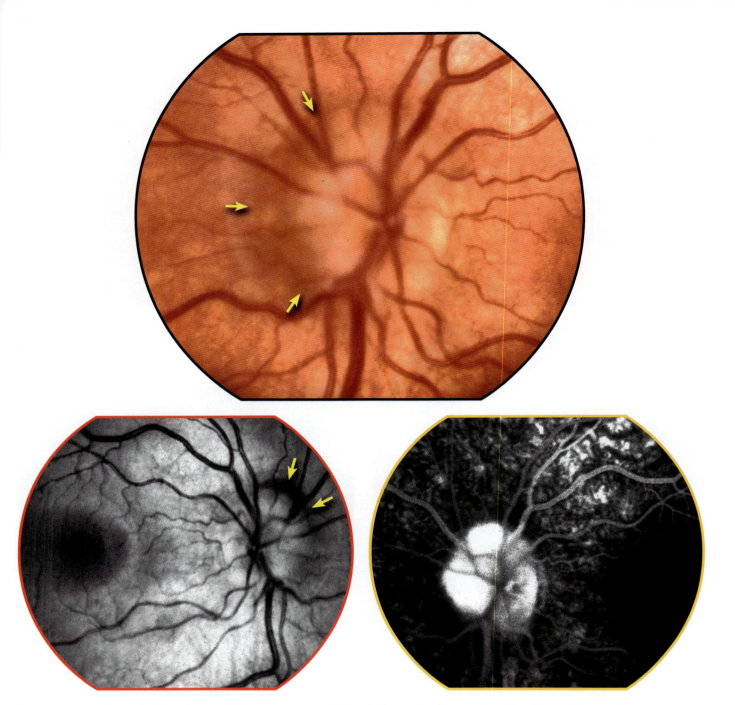

Os pacientes com drusas da cabeça do nervo óptico apresentam mais risco de desenvolver hemorragias peripapilares em formato de crescente e formação de membrana neovascular sub-retiniana. Observe a hemorragia circundando a borda temporal do nervo óptico direito *(setas)* e a borda nasal superior do disco óptico do olho esquerdo *(imagem da esquerda)*. A angiografia fluoresceínica mostra a hiperfluorescência da margem nasal do disco com um bloqueio causado pela hemorragia *(imagem da direita)*.

# Drusas da Cabeça do Nervo Óptico com Neovascularização de Coroide (NVC) Justapapilar

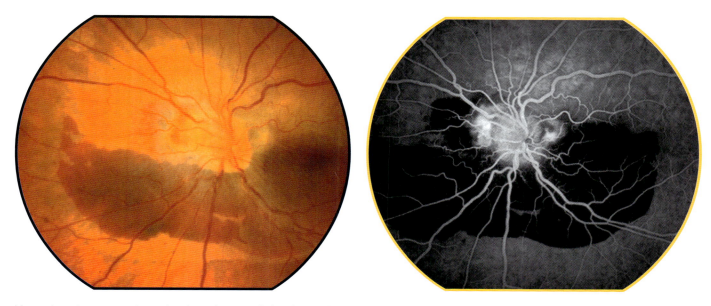

Um paciente jovem com drusas da cabeça do nervo óptico desenvolveu hemorragia sub-retiniana justapapilar resultante de neovascularização de coroide. As drusas da cabeça do nervo óptico foram confirmadas por ecografia. A hemorragia sub-retiniana resolveu-se espontaneamente e a função visual melhorou.

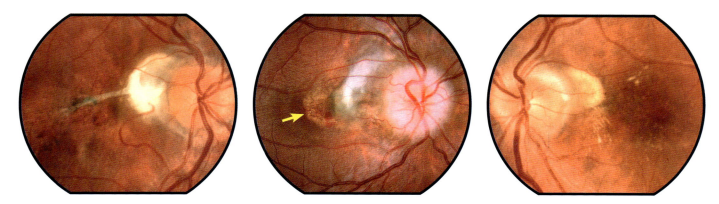

As drusas da cabeça do nervo óptico podem abrir caminho para a proliferação capilar e a neovascularização de coroide para penetrar no espaço sub-retiniano, o que pode resultar em neovascularização de coroide do tipo 2 associada a acúmulo de líquido sero-hemorrágico. Condições como infiltração fibrosa e formação de cicatriz disciforme acabam por se desenvolver na região da mácula *(seta)*.

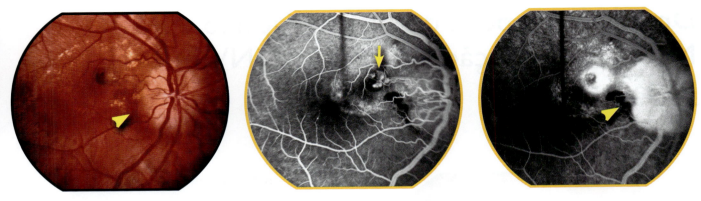

Esse paciente com drusas da cabeça do nervo óptico apresenta uma cicatriz pigmentar na mácula *(ponta de seta na imagem da esquerda)* em decorrência de uma neovascularização de coroide que se estendeu da borda do disco óptico, contornou a membrana de Bruch e adentrou o espaço sub-retiniano *(seta na imagem do meio)*. Observa-se a coloração tardia na angiografia fluoresceínica em decorrência do acúmulo de fluido no descolamento subneurossensorial. Há presença também de hemorragia peripapilar *(ponta de seta na imagem da direita)*.

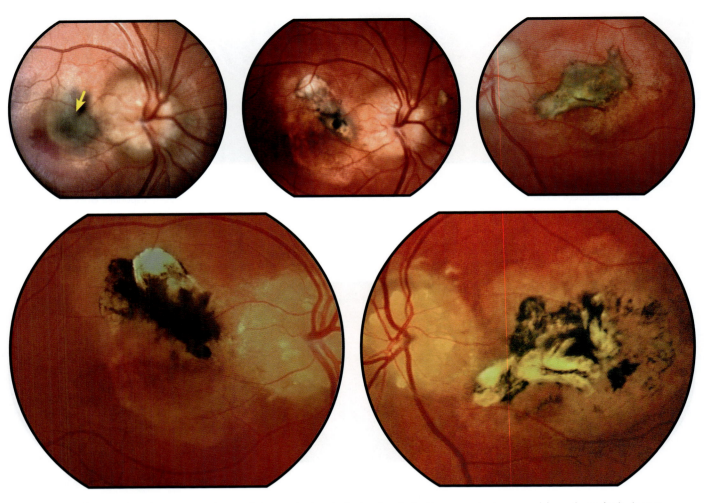

Esse paciente sofreu um descolamento sero-hemorrágico agudo da mácula do olho direito *(imagem superior esquerda)* em decorrência de uma neovascularização de coroide associada à presença de hemorragia em torno das drusas da cabeça do nervo óptico e no espaço sub-retiniano *(seta)*. A regressão da neovascularização deixou uma cicatriz disciforme hiperpigmentada atrófica (como mostra a foto superior do meio). O olho esquerdo também apresentou uma neovascularização de coroide que resultou na formação de uma cicatriz fibrótica que envolveu a fóvea *(imagem superior direita)*. O acompanhamento desse paciente 26 anos depois mostrou a estabilização da cicatriz e da função visual, embora com aumento das lesões degenerativas pigmentares e fibrosas em ambos os olhos.

# Trauma do Nervo Óptico

Veja também o Capítulo 12: Coriorretinopatia Traumática

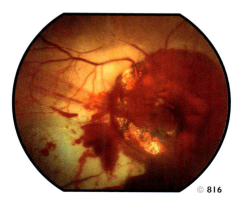

Esse paciente sofreu uma avulsão do nervo óptico causada por um grave trauma contuso. Observe a hemorragia em torno da cabeça do nervo óptico, bem como a palidez da retina em decorrência da clivagem das arteríolas perfundidas. Geralmente, a ecografia B-scan é útil para demonstrar a cabeça do nervo avulsionado. Com o tempo, a hemorragia se resolve, embora a isquemia prevaleça. Pode haver também proliferações fibrosa e pigmentar à medida que a cicatriz preenche o defeito da avulsão. *Imagens ©817 a @819 disponíveis exclusivamente, em inglês, em expertconsult. inkling.com/redeem*

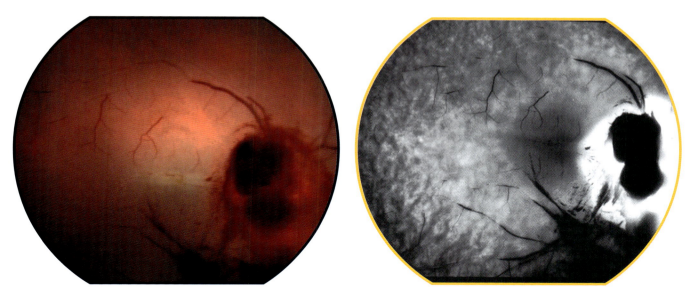

Nesse paciente com avulsão do nervo óptico, houve uma separação da vasculatura da retina em decorrência de um trauma contuso. Essa condição se confirma na angiografia fluoresceínica, que mostra a total ausência de preenchimento da vasculatura da retina e na qual a única fluorescência observada é proveniente da coroide. O paciente demonstrou uma visão sem percepção luminosa (SPL).

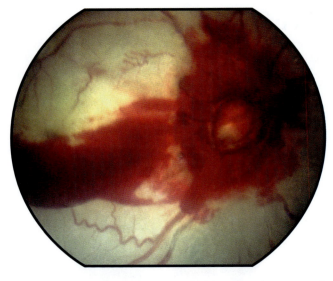

Esse paciente sofreu uma avulsão do nervo óptico. Observe o anel circunferencial da hemorragia em torno do nervo óptico e da retina adjacente pálida e isquêmica.

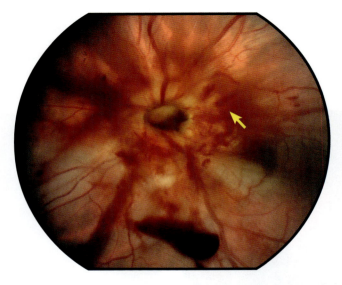

Nesse paciente com avulsão do nervo óptico, é vista uma lacuna clinicamente aparente *(seta)* correspondente à área avulsionada. A cicatriz fibrosa acabará por vedar a lacuna na cabeça do nervo e também na área peripapilar.

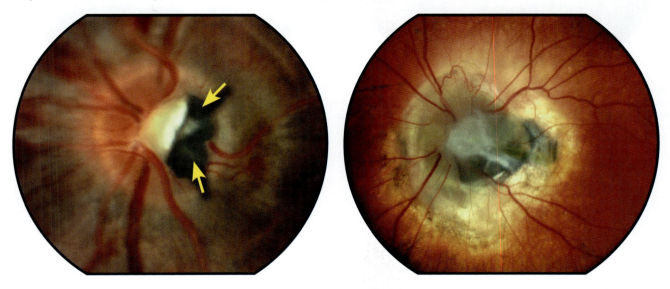

Nesse paciente com avulsão do nervo óptico, a lacuna surgiu no centro do disco *(setas)* com isquemia da retina adjacente e hemorragias generalizadas por todo o fundo de olho. O fundo de olho caracteriza-se predominantemente pela condição hemorrágica.

# Processos Isquêmicos, Inflamatórios e Infecciosos Específicos do Nervo Óptico

## Neuropatia Óptica Isquêmica Anterior não Arterítica (NOIA-NA)

A neuropatia óptica isquêmica anterior não arterítica (NOIA-NA) é uma condição comum que afeta basicamente adultos acima de 50 anos. Normalmente, ela atinge os pequenos discos hiperópicos com uma escavação central "congestionada" ("disco em risco"), podendo resultar em defeitos de campo visual altitudinais ou em arco, hemorragia do disco óptico ou edema do nervo óptico. Essas condições devem ser diferenciadas de uma vasculite ou da arterite temporal, esta última apresentando um prognóstico mais ameaçador e geralmente necessitando de intervenção com corticosteroides e/ou outros agentes imunossupressores.

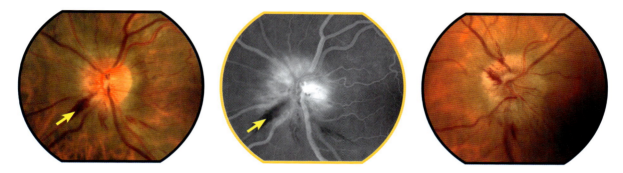

Esse paciente apresenta um nervo óptico pequeno e compacto que estabeleceu no paciente o risco de desenvolver NOIA-NA. O nervo apresenta-se hiperêmico com uma proeminente papilopatia microvascular e hemorragias em forma de labaredas (setas). A imagem da direita mostra a presença de edema do nervo óptico de um olho em um processo similar.

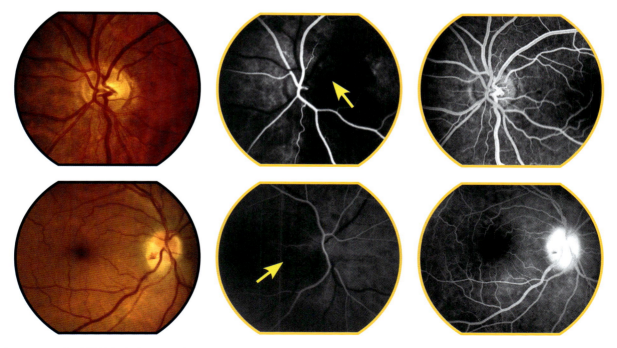

Esses dois pacientes têm NOIA-NA. A angiografia fluoresceínica na neuropatia óptica isquêmica pode demonstrar uma "anomalia divisora de águas", ou uma zona de hipoperfusão vertical das coriocapilares (seta). Esses capilares acabam por ser perfundidos e são homogeneamente fluorescentes se comparados a outros pequenos vasos que circundam a coroide (imagem da direita). Nos estágios agudos, a cabeça do nervo óptico apresenta vazamentos tardios (imagem inferior direita).

1131

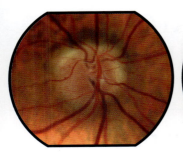 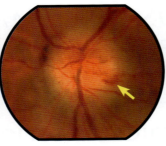 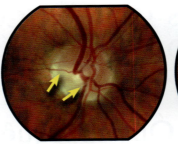 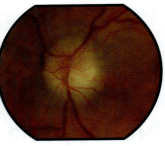

Pode ocorrer NOIA-NA bilateral. Esse paciente tem histórico de atrofia segmentar resultante de um episódio agudo anterior de neuropatia óptica isquêmica anterior não arterítica *(setas)*. O olho esquerdo *(imagem da direita)* agora apresenta manifestações agudas da doença com edema da metade inferior do nervo e um defeito altitudinal superior no campo visual.

Esse paciente tem histórico de NOIA-NA no olho direito seguida por manifestações agudas no olho esquerdo. O olho direito mostra um nervo isquêmico e pálido com a pequena escavação central congestionada pelos vasos sanguíneos da retina. O olho esquerdo apresenta uma aparência aguda com inchaço do nervo óptico, sombreamento das margens do disco e hemorragia justapapilar *(seta)*.

## Papilite do Nervo Óptico

Papilite é o inchaço do disco do nervo óptico causado pela inflamação local da cabeça do nervo. Em geral, resulta de doença desmielinizante em pacientes mais jovens e de neuropatia óptica isquêmica em pacientes acima de 50 anos. Também devem ser levadas em consideração entidades infecciosas, inflamatórias, autoimunes e neoplásicas.

## Neurorretinite Aguda *(Bartonella henselae)*

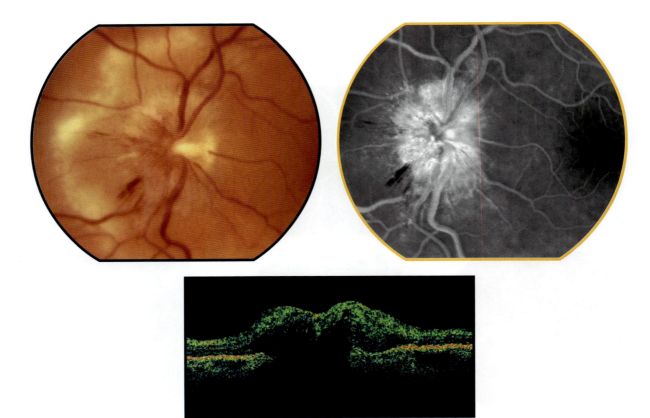

A *Bartonella henselae* é um bastão Gram-negativo e uma causa comum de neurorretinite caracterizada pela inflamação dos vasos do disco óptico com exsudação de fluido para a retina peripapilar. Nesse paciente, há presença de edema do nervo óptico com hemorragias em forma de labaredas e deposição de exsudatos. A OCT confirma a presença de edema agudo.

# Neurorretinite Idiopática Estrelada de Leber

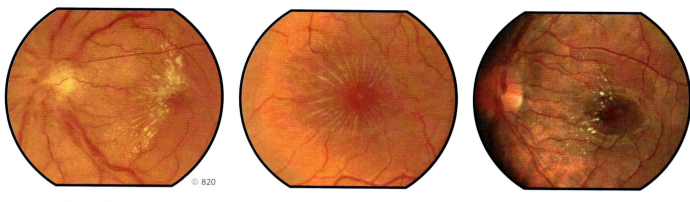

A neurorretinite idiopática estrelada de Leber caracteriza-se por uma papilite, por vasos proeminentes do nervo óptico e por uma maculopatia com formação de estrela macular resultante da deposição de exsudatos lipídicos intrarretinianos. Em alguns casos, pode ocorrer um descolamento seroso da retina. A maioria dos pacientes anteriormente classificados com neurorretinite macular aguda provavelmente tinha uma infecção por *Bartonella henselae*.

# Papilite Crônica

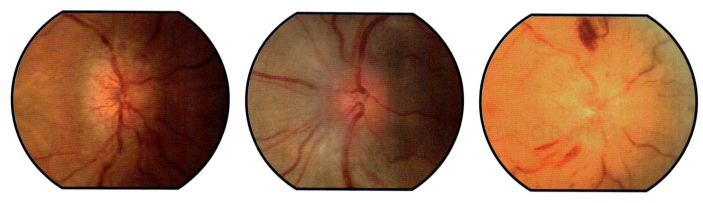

Esses pacientes têm papilite crônica com diferentes manifestações associadas. São vistos um edema puro e uma proeminência eritematosa na circulação papilar *(imagem da esquerda)*, um descolamento neurossensorial peripapilar *(imagem do meio)*, bem como hemorragias dispersas e vasos retinianos proeminentes em decorrência de doença venosa oclusiva *(imagem da direita)*.

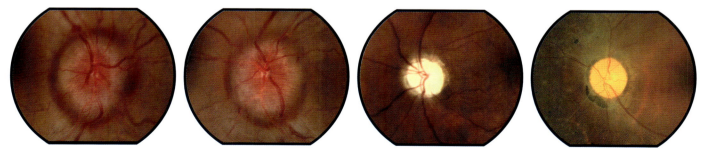

Conforme ilustrado na respectiva imagem, a papilite crônica pode ser grave e resultar em edema persistente do disco com margens sombreadas, hemorragia peripapilar, vasculopatia oclusiva e obliteração da escavação fisiológica normal.

A papilite crônica pode resultar em atrofia óptica com edema residual e palidez do nervo óptico. Pode haver presença de atenuação arterial residual. A palidez normalmente não está associada a uma escavação significativa, embora, em determinados casos, possa ser confundida com neuropatia óptica glaucomatosa. Os campos visuais apresentarão constrições irreversíveis com baixa acuidade visual.

# Sífilis Ocular

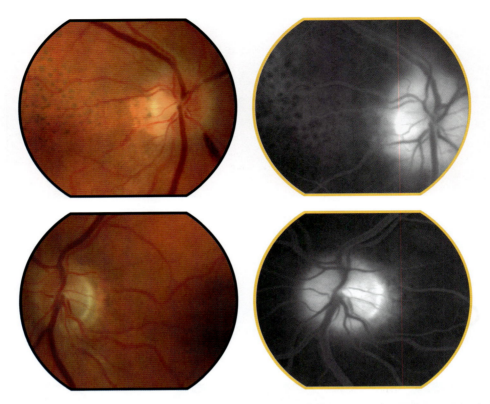

A sífilis é uma infecção sexualmente transmissível causada pela espiroqueta *Treponema pallidum* e que pode envolver quase todas as estruturas intraoculares. A condição pode apresentar-se como uma papilite aguda associada a um descolamento seroso da retina. A papilite sifilítica pode resultar em palidez do disco óptico e atrofia adjacente do epitélio pigmentar retiniano.

# Hipertensão Intracraniana Idiopática (HII)

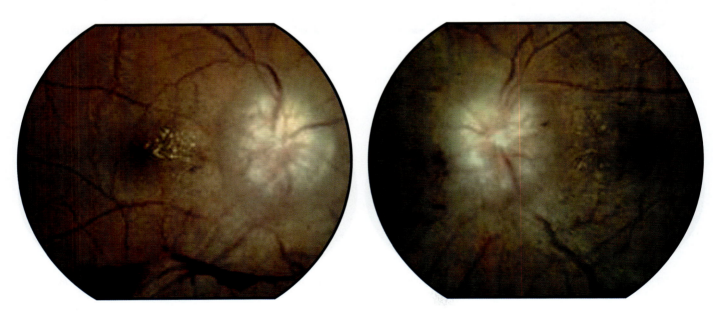

O papiledema, ou hipertensão intracraniana idiopática (HII), causa um edema do disco óptico devido à elevação da pressão intracraniana. Esse paciente tem papiledema, o que resultou em edema do nervo óptico, descolamento peripapilar, deposição lipídica com extensão para a fóvea e hemorragia pré-retiniana bilateral. *Cortesia do Dr. Blake Cooper*

# Tumores do Nervo Óptico

Veja também o Capítulo 8: Oncologia

## Glioma do Nervo Óptico

Os gliomas do nervo óptico são observados com mais frequência em crianças ou adultos jovens e se manifestam com uma proptose unilateral e acuidade visual reduzida. Esses gliomas estão muito associados à neurofibromatose.

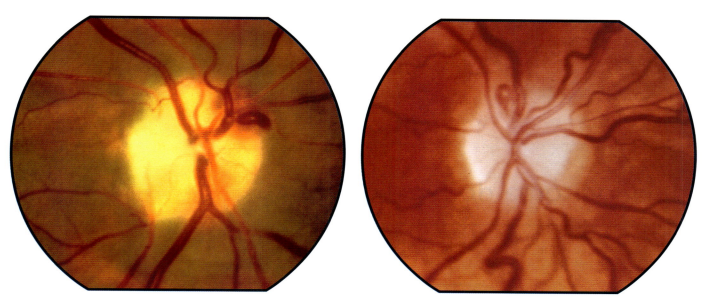

Esses dois pacientes têm um glioma do nervo óptico, o que resultou na atrofia da cabeça do nervo óptico e em uma colateralização venovenosa dilatada para compensar a doença obstrutiva venosa retrobulbar posterior. O disco pálido com colateralização pode ser comparado aos colaterais ciliares da retina após uma trombose da veia central da retina na qual a cabeça do nervo apresenta uma coloração rosada resultante da proeminência da circulação lamelar da cabeça do nervo. *Imagem da direita por cortesia do Dr. James Bollings*

## Meningioma do Nervo Óptico

Os meningiomas primários do nervo óptico são tumores raros que se originam na aracnoide, no interior da dura-máter, e que se infiltram nos espaços subaracnóideo e subdural para comprimir o nervo. Em geral, existe uma extensão glial proeminente na área preliminar margeada por atrofia e hiperpigmentação.

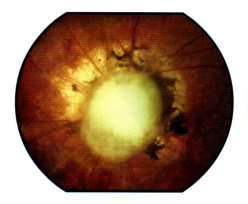 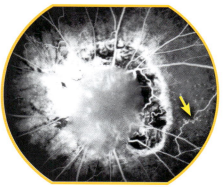 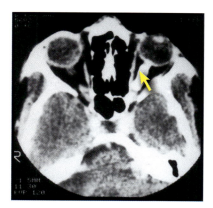

Esse jovem paciente apresenta um meningioma do nervo óptico. Existem colaterais venovenosos no fundo de olho *(seta na imagem do meio)* que compensam a massa obstrutiva retrobulbar. A respectiva RM mostra o clássico sinal do "trilho de trem" indicando o espessamento paralelo e o realce em torno do nervo óptico *(seta na imagem da direita)*.

# Tumores Metastáticos do Nervo Óptico

Embora a maioria das doenças metastáticas dos olhos ocorra na coroide ou na íris, os cânceres sistêmicos às vezes podem metastatizar para o nervo óptico.

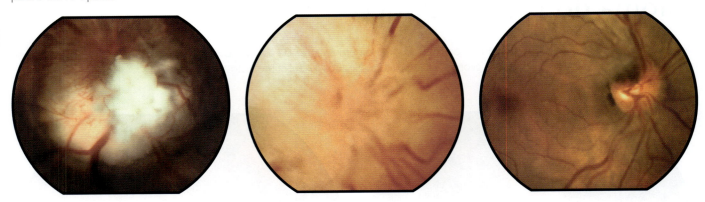

As imagens da esquerda e do meio mostram a presença de doença metastática do nervo óptico causada por câncer de pulmão, enquanto a imagem da direita revela uma doença metastástica proveniente de câncer de mama. Os cânceres sistêmicos subjacentes foram detectados antes do envolvimento ocular. Imagem da esquerda por cortesia do Dr. Jeffrey Shakin

# Melanocitoma do Nervo Óptico

Os melanocitomas são lesões benignas negro-azeviche, de tamanho e forma variáveis, localizadas no disco óptico, geralmente em posição excêntrica. Normalmente são lesões unilaterais que podem ser confundidas com melanomas malignos. Em geral, os pacientes são assintomáticos, embora os testes de campo visual revelem um aumento da mancha cega.

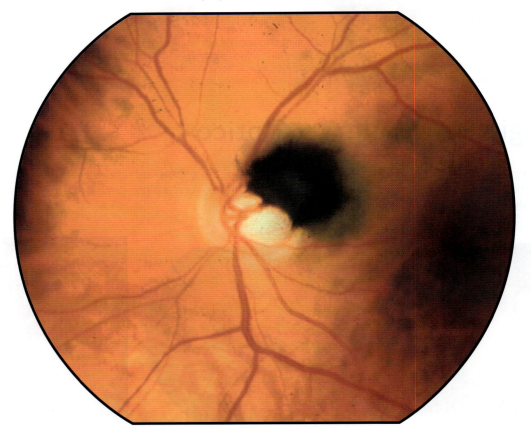

Esse paciente tem uma lesão negro-azeviche com localização excêntrica na borda superotemporal do nervo óptico. A lesão possui bordas fibriladas e há a presença também de um pequeno nevo coroidal justapapilar contíguo. O paciente não apresentava sintomas visuais e a lesão permaneceu inalterada por 10 anos.

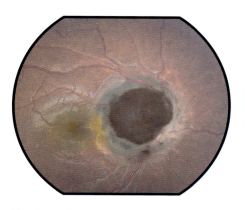 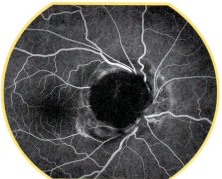 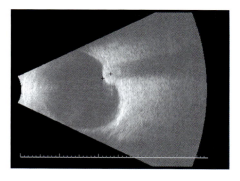

Uma lesão de cor negro-azeviche mais proeminente recobre a maior parte do nervo óptico. As bordas fibriladas não são facilmente visíveis. Na angiografia fluoresceínica, há um completo bloqueio da fluorescência, e a respectiva ecografia mostra uma espessura de aproximadamente 1,5 mm. Geralmente, essas lesões apresentam uma refletividade interna de médio a alto grau. *Imagens por cortesia de Jerry A Shields, MD*

# Hemangioma Capilar da Retina

Os hemangiomas capilares da retina são classificados como hamartomas benignos e podem apresentar-se de forma isolada ou, o que é mais comum, associados à síndrome oculoneurocutânea (facomatose) de von Hippel-Lindau. Em geral, apresentam-se como um vaso retiniano grande e dilatado, de coloração alaranjada a vermelha, originando-se do nervo óptico. Os exsudatos lipídicos e o fluido sub-retiniano que circundam o tumor são comuns e podem afetar a função visual se a mácula for envolvida.

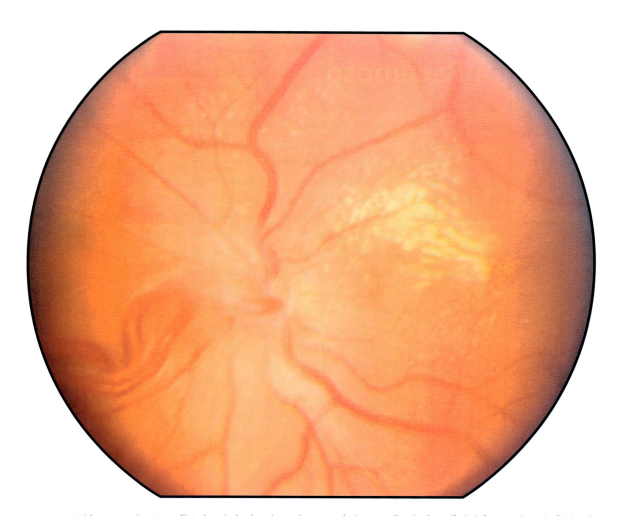

Observa-se um vaso nutridor proeminente e dilatado saindo da cabeça do nervo óptico em direção à periferia inferonasal, onde foi localizado um hemangioma capilar retiniano. Há a presença também de exsudação moderada na região macular com acuidade visual reduzida.

# Hemangioma Capilar Retiniano da Cabeça do Nervo Óptico

Os hemangiomas capilares retinianos podem ser observados na cabeça do nervo óptico, podendo apresentar-se encapsulados ou de forma mais difusa. O hemangioma pode ocorrer de modo isolado ou combinado com a síndrome de Hippel-Lindau. Na presença de vazamento para a região macular, o tratamento é um desafio e exige cautela para não comprometer a função do nervo óptico.

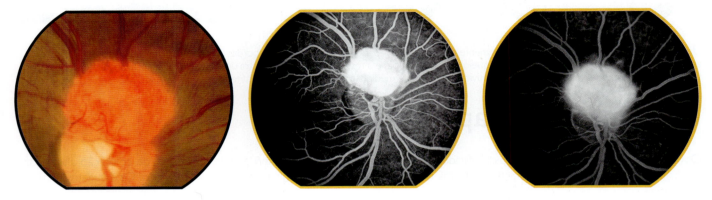

Observa-se um hemangioma bem delineado ao longo da borda superior do nervo óptico. Do ponto de vista clínico ou angiográfico, não há presença de vazamento significativo da lesão. Recomendou-se observação e não se constatou alteração na aparência da lesão em um período de 5 anos.

# Hemangioma Racemoso

Hemangioma racemoso é uma malformação vascular da retina com um vaso (ou vasos) dilatado que sai do disco óptico, atravessa a retina e retorna para o disco sem um plexo capilar intermediário. Pode haver envolvimento de um ou de todos os quatro quadrantes da retina. As lesões maiores podem fazer parte da síndrome de Wyburn-Mason e envolver o sistema nervoso central, bem como as regiões facial e/ou orbital. Essa condição é eventualmente classificada como facomatose sistêmica.

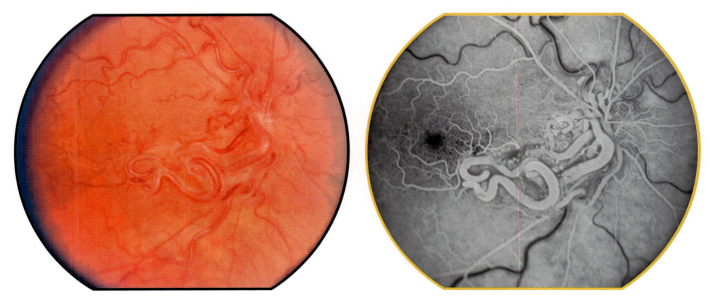

Um único vaso dilatado e acentuadamente tortuoso percorre a porção inferior do feixe papilomacular, parando pouco antes da mácula antes de retornar ao nervo óptico. Não foi observado algum tipo de comprometimento vascular e o paciente não demonstrava sintomas visuais.

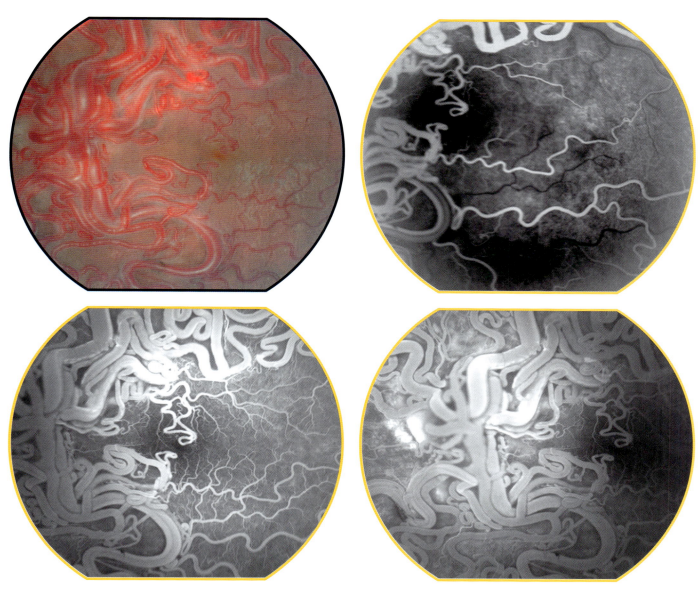

Um hemangioma racemoso mais extenso envolvendo todos os quatro quadrantes da retina. Observe a extrema tortuosidade vascular e a dilatação dos vasos da retina.

# Hamartoma Astrocítico

Hamartomas astrocíticos são lesões benignas com aspecto de amora associadas à esclerose tuberosa (e, ocasionalmente, à neurofibromatose) que geralmente aparecem em uma localização justapapilar ou diretamente na superfície do nervo óptico. Essas lesões apresentam-se como massas arredondadas ou ovaladas de cor branco-amarelada que se projetam para o interior da cavidade vítrea; podem conter cálcio e apresentam-se ecograficamente densas na ecografia B-scan (ou modo B).

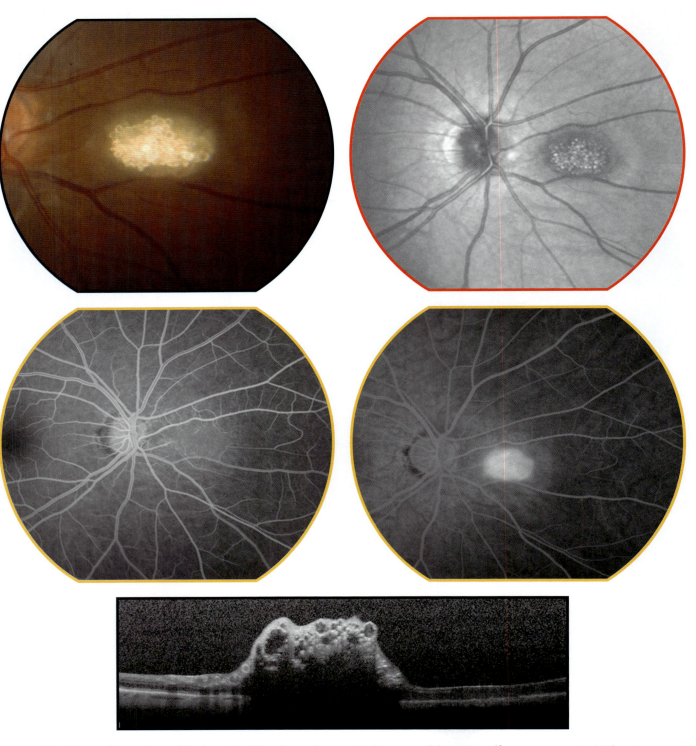

Lesão retiniana justapapilar nasal com vários focos de cálcio, observada por meio de exames clínicos e ecográficos, e com aspecto totalmente compatível com hamartoma astrocítico. A lesão apresenta leve impregnação na angiografia fluoresceínica, embora sem a presença de vasos nutridores retinianos aumentados. Esse paciente foi diagnosticado com esclerose tuberosa. Foi recomendada a observação.

# Hamartoma Combinado da Retina e do Epitélio Pigmentar Retiniano (EPR)

Um hamartoma combinado é uma lesão congênita da retina e do epitélio pigmentar retiniano caracterizada pela presença de tortuosidade vascular da retina, formação de membrana epirretiniana, hiperpigmentação e leve elevação. A idade média de manifestação é de 15 anos. Geralmente, essas lesões são encontradas em uma posição justapapilar, embora sejam observadas também na extremidade periférica anterior da retina. Em geral, existem sinais de tração retiniana e a angiografia fluoresceínica demonstra a presença de um grande número de capilares dilatados no interior do hamartoma apresentando graus variáveis de vazamento.

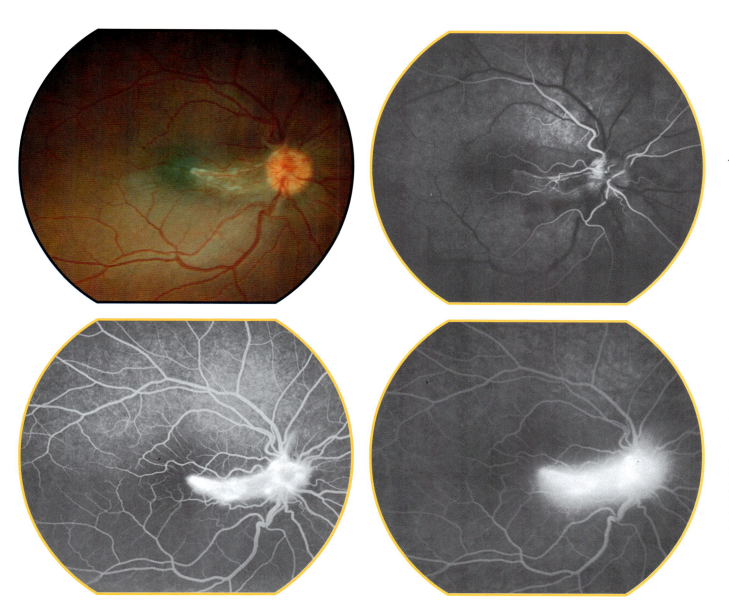

Um hamartoma combinado localizado recobre o feixe papilomacular. Observe a vascularização proeminente, a formação de membrana epirretiniana, a leve hiperpigmentação e o vazamento angiográfico.

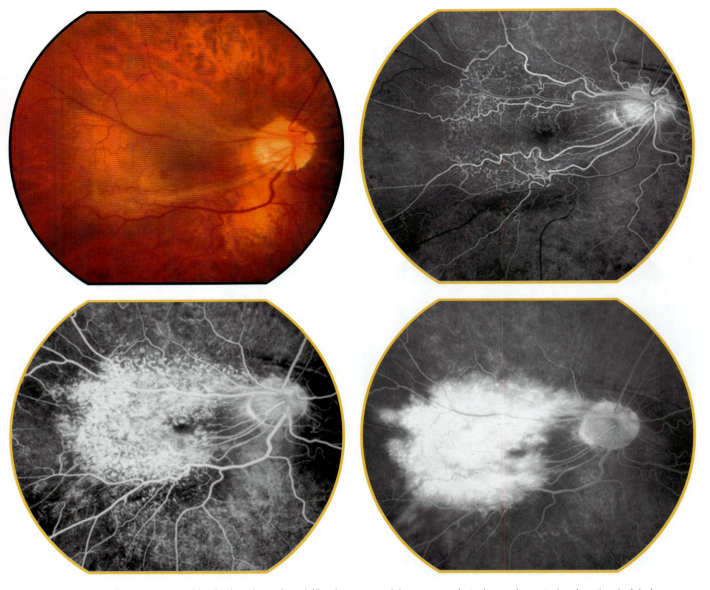

Um mais proeminente hamartoma combinado da retina e do epitélio pigmentar retiniano ocupando todo o polo posterior da retina, incluindo a região da mácula. Na angiografia fluoresceínica, constatou-se uma vascularização muito proeminente e a presença de vazamento.

# Retinoblastoma

O retinoblastoma é a malignidade primária mais comum da infância. Podem ser encontrados tumores retinianos em toda a retina, podendo envolver também o nervo óptico.

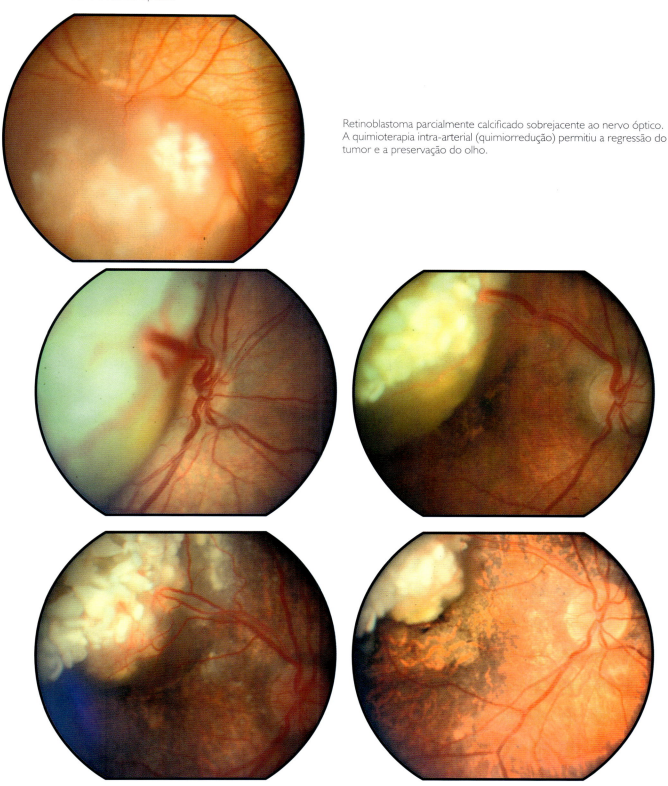

Retinoblastoma parcialmente calcificado sobrejacente ao nervo óptico. A quimioterapia intra-arterial (quimiorredução) permitiu a regressão do tumor e a preservação do olho.

Um retinoblastoma muito proeminente no olho direito adjacente ao nervo óptico (imagem superior esquerda). O olho esquerdo foi enucleado devido ao maciço envolvimento tumoral. O olho direito foi salvo com radioterapia por feixe externo (antes do advento da quimioterapia intra-arterial [quimiorredução]). Embora o olho tenha sido preservado, e a criança tenha se mantido sistemicamente saudável, a função visual acabou sendo comprometida pela palidez do nervo óptico e pela atrofia do epitélio pigmentar da mácula (imagem inferior direita).

# Distúrbios Paraneoplásicos

Os distúrbios paraneoplásicos podem afetar a coroide e, com menos frequência, o nervo óptico. Esses distúrbios são desencadeados por malignidades sistêmicas e conferem à coroide uma descoloração espessada de tom avermelhado ou amarronzado juntamente com vários descolamentos serosos. O nervo óptico apresenta graus variáveis de envolvimento.

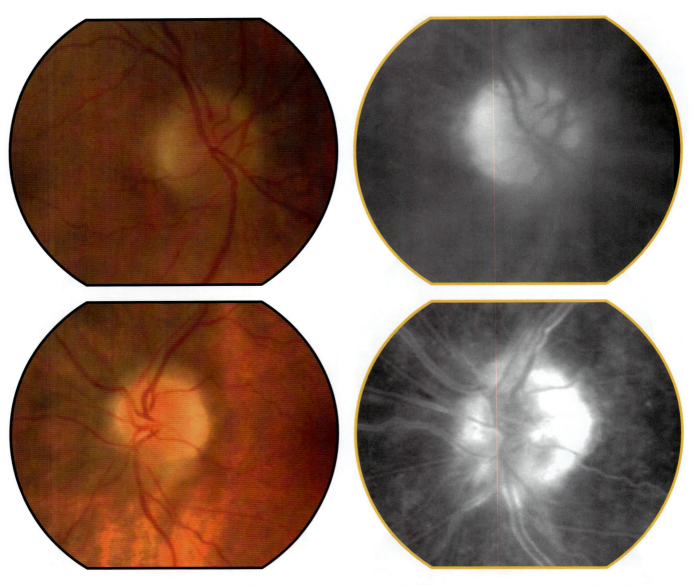

Esse paciente apresenta uma inflamação do nervo óptico (papilite) como parte de um distúrbio paraneoplásico causado por um câncer de pulmão. Constatou-se a presença de vascularização no nervo óptico e na retina. A acuidade visual é de 20/25 em cada olho, dada a ausência de um significativo edema macular cistoide.

# Outras Anomalias do Nervo Óptico

## Persistência de Fibras de Mielina (PFM)

A persistência de fibras de mielina (PFM) da retina são achados relativamente comuns e acometem cerca de 1% da população. Geralmente, essas fibras aparecem em posição contígua ao nervo óptico como manchas branco-acinzentadas com bordas emplumadas ou fibriladas distribuídas em uma configuração em arco coincidente com a distribuição da camada fibrosa do nervo retiniano. A PFM pode ser observada também ao longo das arcadas vasculares, separadas do nervo óptico. A mielinização pode estar associada a um defeito relativo ou absoluto do campo visual. Em geral, os olhos com persistência de fibras de mielina apresentam estrutura e função normais.

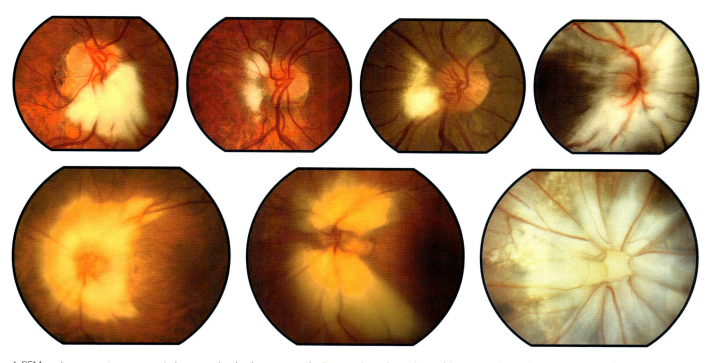

A PFM pode apresentar graus variados, ou seja, desde pequenas lesões emplumadas assintomáticas a grandes e abrangentes anomalias que obscurecem todo o nervo óptico. Defeitos relativos ou absolutos do campo visual podem estar associados à PFM.

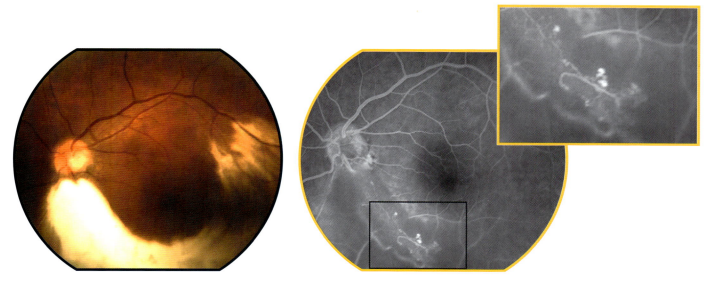

Esse paciente apresenta uma ampla área de PFM que se estende inferiormente a partir da região peripapilar em uma configuração em arco em torno da mácula. A angiografia fluoresceínica demonstra a presença de uma microangiopatia vascular retiniana incluindo vasos telangiectásicos dilatados, aneurismas e isquemia. *Cortesia do Dr. Alfonso Ponce*

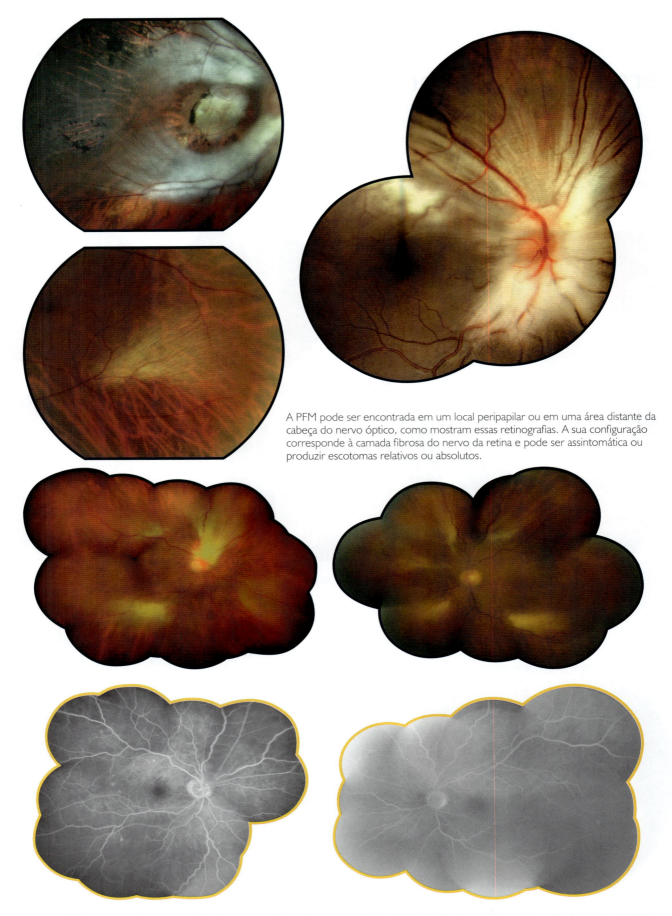

A PFM pode ser encontrada em um local peripapilar ou em uma área distante da cabeça do nervo óptico, como mostram essas retinografias. A sua configuração corresponde à camada fibrosa do nervo da retina e pode ser assintomática ou produzir escotomas relativos ou absolutos.

Várias placas de PFM em um paciente encaminhado para a avaliação de uma possível endoftalmite fúngica endógena. A aparência é típica da PFM e não foi constatada a presença de infecção. A angiografia fluoresceínica revela vários pontos de hiperfluorescência nas áreas de PFM.

# Leituras Sugeridas

## Referências Gerais

Brown, G.C., Shields, J.A., 1985. Tumors of the optic nerve head. Surv. Ophthalmol. 29, 239-264.

Brown, G.C., Tasman, W.S., 1983. Congenital Anomalies of the Optic Disc. Grune & Stratton, New York.

Byrne, S.F., 1986. Evaluation of the Optic Nerve with Standardized Echography. In: Smith, J.L. (Ed.), Neuro-Ophthalmology Now! Field. Rich & Associates, New York.

Jensen, P.E., Kalina, R.E., 1976. Congenital anomalies of the optic disc. Am. J. Ophthalmol. 82, 27-31.

## Hipoplasia do Nervo Óptico

Acers, T.E., 1981. Optic nerve hypoplasia: septo-optic-pituitary dysplasia syndrome. Trans. Am. Ophthalmol. Soc. 79, 425-457.

Ahmad, T., Borchert, M., Geffner, M., 2008. Optic nerve hypoplasia and hypopituitarism. Pediatr. Endocrinol. Rev. 5, 772-777.

Ahuja, Y., Traboulsi, E.I., 2010. Unilateral megalopapilla and contralateral optic nerve hypoplasia: a case report and review of the literature. J. AAPOS 14, 83-84.

Borchert, M., 2012. Reappraisal of the optic nerve hypoplasia syndrome. J. Neuroophthalmol. 32, 58-67.

Borchert, M., Garcia-Filion, P., 2008. The syndrome of optic nerve hypoplasia. Curr. Neurol. Neurosci. Rep. 8, 395-403.

Borchert, M., Garcia-Filion, P., 2008. The syndrome of optic nerve hypoplasia. Curr. Neurol. Neurosci. Rep. 8, 395-403.

Brodsky, M.C., Phillips, P.H., 2000. Optic nerve hypoplasia and congenital hypopituitarism. J. Pediatr. 136, 850.

Dutton, G.N., 2004. Congenital disorders of the optic nerve: excavations and hypoplasia. Eye (Lond.) 18, 1038-1048.

Edwards, W.C., Layden, W.E., 1970. Optic nerve hypoplasia. Am. J. Ophthalmol. 70, 950-959.

Fard, M.A., Wu-Chen, W.Y., Man, B.L., et al., 2010. Septo-optic dysplasia. Pediatr. Endocrinol. Rev. 8, 18-24.

Gaur, A., Squirell, D., Burke, J.P., et al., 2006. Optic nerve diastasis in a patient with congenital optic nerve hypoplasia. J. AAPOS 10, 482-483.

Hoyt, C.S., Good, W.V., 1992. Do we really understand the difference between optic nerve hypoplasia and atrophy? Eye (Lond.) 6 (Pt 2), 201-204.

Kaur, S., Jain, S., Sodhi, H.B., et al., 2013. Optic nerve hypoplasia. Oman J Ophthalmol. 6, 77-82.

Lambert, S.R., Hoyt, C.S., Narahara, M.H., 1987. Optic nerve hypoplasia. Surv. Ophthalmol. 32, 1-9.

Lempert, P., 2000. Optic nerve hypoplasia and small eyes in presumed amblyopia. J. AAPOS 4, 258-266.

Ouvrier, R., Billson, F., 1986. Optic nerve hypoplasia: a review. J. Child Neurol. 1, 181-188.

Ragge, N.K., Hoyt, W.F., Lambert, S.R., 1991. Big discs with optic nerve hypoplasia. J. Clin. Neuroophthalmol 11, 137.

Skarf, B., Hoyt, C.S., 1984. Optic nerve hypoplasia in children. Arch. Ophthalmol. 102, 62-67.

Sowka, J., Vollmer, L., Reynolds, S., 2008. Superior segmental optic nerve hypoplasia: the topless disc syndrome. Optometry 79, 576-580.

Zeki, S.M., Dutton, G.N., 1990. Optic nerve hypoplasia in children. Br. J. Ophthalmol. 74, 300-304.

Zion, V., 1976. Optic Nerve Hypoplasia. Ophthalmic Semin. 1, 171-196.

## Megalopapila

Ahuja, Y., Traboulsi, E.I., 2010. Unilateral megalopapilla and contralateral optic nerve hypoplasia: a case report and review of the literature. J. AAPOS 14, 83-84.

Franceschetti, A., Bock, R.H., 1950. Megalopapilla: a new congenital anomaly. Am. J. Ophthalmol. 33, 227-235.

Goldhammer, Y., Smith, J.L., 1975. Optic nerve anomalies in basal encephalocele. Arch. Ophthalmol. 93, 115-118.

Lee, H.S., Park, S.W., Heo, H., 2015. Megalopapilla in children: a spectral domain optical coherence tomography analysis. Acta Ophthalmol. 93, e301-e305.

Randhawa, S., Shah, V.A., Kardon, R.H., 2007. Megalopapilla, not glaucoma. Arch. Ophthalmol. 125, 1134-1135.

Sampaolesi, R., Sampaolesi, J.R., 2001. Large optic nerve heads: megalopapilla or megalodiscs. Int. Ophthalmol. 23, 251-257.

Strieff, B., 1961. Uber Megalopapille. Klin. Monatsbl. Augenheilkd 139, 824-827.

Swann, P.G., Coetzee, J., 1999. Megalopapilla. Clin. Exp. Optom. 82, 200-202.

## Aplasia do Nervo Óptico

Brodsky, M.C., Atreides, S.P., Fowlkes, J.L., et al., 2004. Optic nerve aplasia in an infant with congenital hypopituitarism and posterior pituitary ectopia. Arch. Ophthalmol. 122 (1), 125-126.

Caputo, R., Sodi, A., Menchini, U., 2009. Unilateral optic nerve aplasia associated with rudimental retinal vasculature. Int. Ophthalmol. 29 (6), 517-519.

Floyd, M.S., Kwon, Y.H., Shah, S., et al., 2011. Unilateral congenital glaucoma in a child with optic nerve aplasia. J. AAPOS 15 (2), 200-202.

Ghassemi, F., Bazvand, F., Hosseini, S.S., et al., 2015. Optic nerve aplasia: case report and literature review. J. Ophthalmic Vis. Res. 10 (2), 187-192.

Ginsberg, J., Bove, K.E., Cuesta, M.G., 1980. Aplasia of the optic nerve with aniridia. Ann. Ophthalmol. 12 (4), 433-439.

Hotchkiss, M.L., Green, W.R., 1970. Optic nerve aplasia and hypoplasia. J. Pediatr. Ophthalmol. 84, 572-578.

Lee, B.L., Bateman, J.B., Schwartz, S.D., 1996. Posterior segment neovascularization associated with optic nerve aplasia. Am. J. Ophthalmol. 122 (1), 131-133.

Little, L.E., Whitmore, P.V., Wells, T.W., 1950. Aplasia of the optic nerve. J. Pediatr. Ophthalmol. 33, 227-235.

Mannan, R., Chandra, P., 2015. Rare case of unilateral optic nerve aplasia. BMJ Case Rep. 23, 2015.

Margo, C.E., Hamed, L.M., Fang, E., 1992. Optic nerve aplasia. Arch. Ophthalmol. 110 (11), 1610-1613.

Scott, I.U., Warman, R., Altman, N., 1997. Bilateral aplasia of the optic nerves, chiasm, and tracts in an otherwise healthy infant. Am. J. Ophthalmol. 124 (3), 409-410.

Silver, J., Puck, S.M., Albert, D.M., 1984. Development and aging of the eye in mice with inherited optic nerve aplasia: histopathological studies. Exp. Eye Res. 38 (3), 257-266.

Storm, R.L., PeBenito, R., 1984. Bilateral optic nerve aplasia associated with hydranencephaly. Ann. Ophthalmol. 16 (10), 988-992.

Tang, D.C., Man, E.M., Cheng, S.C., 2015. Aplasia of the optic nerve. Hong Kong Med. J. 21 (4), 366-368.

Weiter, J.J., McLean, I.W., Zimmerman, L.E., 1977. Aplasia of the optic nerve and disk. Am. J. Ophthalmol. 83, 569-576.

## Alças Vasculares Pré-papilares Congênitas

Degenhart, W., Brown, G.C., Augsburger, J.J., et al., 1981. Prepapillary vascular loops. Ophthalmology 88, 1126-1131.

Fujiwara, T., Machida, S., Herai, T., et al., 2004. Case of subretinal hemorrhage that developed from a prepapillary vascular loop. Jpn J. Ophthalmol. 48, 175-177.

Grossniklaus, H., Thall, E., Annable, W., 1986. Familial prepapillary vascular loops. Arch. Ophthalmol. 104, 1755-1756.

Misra, A., Flanagan, D.W., Martin, K.R., 2008. Recurrent transient visual loss due to intermittent occlusion of a prepapillary vascular loop. Br. J. Ophthalmol. 92, 431-432.

Romano, P.E., 2001. Prepapillary vascular loops. Clin. Experiment. Ophthalmol. 29, 90-91.

Shakin, E.P., Shields, J.A., Augsburger, J.J., et al., 1988. Clinicopathologic correlation of a prepapillary vascular loop. Retina 8, 55-58.

Sipperley, J.O., 1987. Familial association of prepapillary vascular loops. Arch. Ophthalmol. 105, 614.

Strassman, I.B., Desai, U.R., 1997. Prepapillary vascular loop and a recurrent vitreous hemorrhage. Retina 17, 166-167.

Wygnanski-Jaffe, T., Desatnik, H., Treister, G., et al., 1997. Acquired prepapillary vascular loops. Arch. Ophthalmol. 115, 1329-1330.

## Vasculatura Fetal Persistente

Acers, T.E., Coston, T.O., 1967. Persistent hyperplastic primary vitreous. Early surgical management. Am. J. Ophthalmol. 64, 734-735.

Dass, A.B., Trese, M.T., 1999. Surgical results of persistent hyperplastic primary vitreous. Ophthalmol 106, 280-284.

Edward, D.P., Mafee, M.F., Garcia-Valenzuela, E., et al., 1998. Coats disease and persistent hyperplastic primary vitreous'. Role of MR imaging and CT. Radiol. Clin. North Am. 36 (6), 1119-1131.

Federman, J.L., Shields, J.A., Altman, B., et al., 1982. The surgical and nonsurgical management of persistent hyperplastic primary vitreous. Ophthalmology 89 (1), 20-24.

Font, R.L., Yanoff, M., Zimmerman, L.E., 1969. Intraocular adipose tissue and persistent hyperplastic primary vitreous. Arch. Ophthalmol. 82 (1), 43-50.

Gass, J.D., 1970. Surgical excision of persistent hyperplastic primary vitreous. Arch. Ophthalmol. 83 (2), 163-168.

Gieser, D.K., Goldberg, M.F., Apple, D.J., et al., 1978. Persistent hyperplastic primary vitreous in an adult: case report with fluorescein angiographic findings. J. Pediatr. Ophthalmol. Strabismus 15 (4), 213-218.

Goldberg, M.F., 1997. Persistent fetal vasculature (PFV): an integrated interpretation of signs and symptoms associated with persistent hyperplastic primary vitreous (PHPV). LIV Edward Jackson Memorial Lecture. Am. J. Ophthalmol. 124 (5), 587-626.

Haddad, R., Font, R.L., Reeser, F., 1978. Persistent hyperplastic primary vitreous. A clinicopathologic study of 62 cases and review of the literature. Surv. Ophthalmol. 23 (2), 123-134.

Jampol, L.M., 2007. Persistent fetal vasculature. Arch. Ophthalmol. 125 (3), 432.

Jensen, O.A., 1968. Persistent hyperplastic primary vitreous. Cases in Denmark 1942-1966. A mainly histopathological study. Acta Ophthalmol. (Copenh) 46 (3), 418-429.

Joseph, N., Ivry, M., Oliver, M., 1972. Persistent hyperplastic primary vitreous at the optic nerve head. Am. J. Ophthalmol. 73 (4), 580-583.

Kumar, A., Jethani, J., Shetty, S., et al., 2010. Bilateral persistent fetal vasculature: a study of 11 cases. J. AAPOS 14 (4), 345-348.

Laatikainen, L., Tarkkanen, A., 1982. Microsurgery of persistent hyperplastic primary vitreous. Ophthalmologica 185 (4), 193-198.

Lloyd, R.I., 1940. Variations in the development and regression of Bergmeister's papilla and the hyaloid artery. Trans. Am. Ophtalmol. Soc. 38, 326-332.

Mann, I.C., 1957. Developmental Abnormalities of the Eye, second ed. JB Lippincott, Philadepphia, pp. 116–121.

Mann, I.C., 1969. Development of the Human Eye, third ed. Grune & Stratton, New York, pp. 27–28, 228–231.

Manschot, W.A., 1958. Persistent hyperplastic primary vitreous; special reference to preretinal glial tissue as a pathological characteristic and to the development of the primary vitreous. AMA Arch. Ophthalmol. 59 (2), 188-203.

Meisels, H.I., Goldberg, M.F., 1979. Vascular anastomoses between the iris and persistent hyperplastic primary vitreous. Am. J. Ophthalmol. 88 (2), 179-185.

Muen, W.J., Roberts, C., Sagoo, M.S., et al., 2012. Persistent fetal vasculature. Ophthalmology 119 (9), 1944–1945.e1-2.

Nankin, S.J., Scott, W.E., 1977. Persistent hyperplastic primary vitreous: roto-extraction and other surgical experience. Arch. Ophthalmol. 95 (2), 240-243.

Peyman, G.A., Sanders, D.R., Nagpal, K.C., 1976. Management of persistent hyperplastic primary vitreous by pars plana vitrectomy. Br. J. Ophthalmol. 60 (11), 756-758.

Pollard, Z.F., 1997. Persistent hyperplastic primary vitreous: diagnosis, treatment and results. Trans. Am. Ophthalmol. Soc. 95, 487-549.

Raskind, R.H., 1966. Persistent hyperplastic primary vitreous. Necessity of early recognition and treatment. Am. J. Ophthalmol. 62 (6), 1072-1076.

Reese, A.B., 1955a. Persistent hyperplastic primary vitreous. Trans. Am. Acad. Ophthalmol. Otolaryngol. 59 (3), 271-295.

Reese, A.B., 1955b. Persistent hyperplastic primary vitreous. Am. J. Ophthalmol. 40 (3), 317-331.

Rosen, D.A., Yamashita, T., 1964. Persistent hyperplastic primary vitreous. Am. J. Ophthalmol. 57, 1002-1007.

Spaulding, A.G., 1967. Persistent hyperplastic primary vitreous humor; a finding in a 71-year-old man. Surv. Ophthalmol. 12 (5), 448-452.

Spaulding, A.G., Naumann, G., 1967. Persistent hyperplastic primary vitreous in an adult. A brief review of the literature and a histopathologic study. Arch. Ophthalmol. 77 (5), 666-671.

Stark, W.J., 1981. Surgical management of persistent hyperplastic primary vitreous. Dev. Ophthalmol. 5, 115-121.

Stark, W.J., Fagadau, W., Lindsey, P.S., et al., 1983. Management of persistent hyperplastic primary vitreous. Aust. J. Ophthalmol. 11 (3), 195-200.

Stark, W.J., Lindsey, P.S., Fagadau, W.R., et al., 1983. Persistent hyperplastic primary vitreous. Surgical treatment. Ophthalmology 90 (5), 452-457.

Traboulsi, E.I., Maumenee, I.H., 1992. Peters' anomaly and associated congenital malformations. Arch. Ophthalmol. 110 (12), 1739-1742.

Wang, M.K., Phillips, C.I., 1973. Persistent hyperplastic primary vitreous in non-identical twins. Acta Ophthalmol. (Copenh) 51 (4), 434-437.

Wegener, J.K., Sogaard, H., 1968. Persistent hyperplastic primary vitreous with resorption of the lens. Acta Ophthalmol. (Copenh) 46 (2), 171-175.

Zhao, Y.E., Chen, D., Li, J.H., 2010. Bilateral persistent fetal vasculature in an adult: clinical manifestations and surgical outcomes. J. Cataract Refract. Surg. 36 (8), 1421-1426.

## Papila de Bergmeister

Giuffrè, G., 1987. Remnants of Bergmeister's papilla and retinochoroidal colobomas. Ann. Ophthalmol. 19 (8), 316-318.

Lloyd, R.I., 1940. Variations in the Development and Regression of Bergmeister's Papilla and the Hyaloid Artery. Trans. Am. Ophthalmol. Soc. 38, 326-332.

Petersen, H.P., 1968. Persistence of the Bergmeister papilla with glial overgrowth. Various diagnostic problems. Acta Ophthalmol. (Copenh) 46 (3), 430-440.

Santos-Bueso, E., Asorey-García, A., Vinuesa-Silva, J.M., et al., 2015. Bergmeister's papilla. Arch. Soc. Esp. Oftalmol. 90 (8), 395-396.

## Macrovaso Retiniano Congênito

Brown, G.C., 1977. Congenital fundus abnormalities. In: Duane, T.D. (Ed.), Clinical Ophthalmology. Harper & Row, Hagerstown.

Brown, G.C., Donoso, L.A., Magargal, L.E., et al., 1982. Congenital retinal macrovessels. Arch. Ophthalmol. 100 (9), 1430-1436.

Bruè, C., Vance, S.K., Yannuzzi, L.A., et al., 2011. Cavernous hemangioma associated with retinal macrovessels. Retin Cases Brief Rep. 5 (4), 323-325.

Ceylan, O.M., Gullulu, G., Akin, T., et al., 2011. Congenital retinal macrovessel: atypical presentation using optical coherence tomography. Int. Ophthalmol. 31 (1), 55-58.

Choudhry, N., Rao, R.C., 2016. Enhanced depth imaging features of a choroidal macrovessel. Retin Cases Brief Rep. 10 (1), 18-21.

de Crecchio, G., Alfieri, M.C., Cennamo, G., et al., 2006. Congenital macular macrovessels. Graefes Arch. Clin. Exp. Ophthalmol. 244 (9), 1183-1187.

de Crecchio, G., Mastursi, B., Alfieri, M.C., et al., 1986. Congenital retinal macrovessel. Ophthalmologica 193 (3), 143-145.

de Crecchio, G., Pacente, L., Alfieri, M.C., et al., 1999. Congenital retinal macrovessels: a "low visual acuity" case report with a 14-year follow-up. Acta Ophthalmol. Scand. 77 (4), 474-475.

de Crecchio, G., Pacente, L., Alfieri, M.C., et al., 2000. Valsalva retinopathy associated with a congenital retinal macrovessel. Arch. Ophthalmol. 118 (1), 146-147.

Jager, R.D., Timothy, N.H., Coney, J.M., et al., 2005. Congenital retinal macrovessel. Retina 25 (4), 538-540.

Kovach, J.L., 2016. Unilateral Choroidal Macrovessel. JAMA Ophthalmol 134 (3), e153678.

Lima, L.H., Laud, K., Chang, L.K., et al., 2011. Choroidal macrovessel. Br. J. Ophthalmol. 95 (9), 1333-1334.

Petropoulos, I.K., Petkou, D., Theoulakis, P.E., et al., 2008. Congenital retinal macrovessels: description of three cases and review of the literature. Klin Monbl Augenheilkd. 225 (5), 469-472.

Pichi, F., Nucci, P., Srivastava, S.K., 2016. Choroidal macrovessel. Ophthalmology 123 (3), 531.

Polk, T.D., Park, D., Sindt, C.W., et al., 1997. Congenital retinal macrovessel. Arch. Ophthalmol. 115 (2), 290-291.

Sanfilippo, C.J., Sarraf, D., 2015. Congenital macrovessel associated with cystoid macular edema and an ipsilateral intracranial venous malformation. Retin Cases Brief Rep. 9 (4), 357-359.

Soltau, J.B., Olk, R.J., Gordon, J.M., 1996. Prepapillary arterial loop associated with vitreous hemorrhage and venous retinal macrovessel. Retina 16 (1), 74-75.

Souissi, K., El Afrit, M.A., Kraiem, A., 2006. Congenital retinal arterial macrovessel and congenital hamartoma of the retinal pigment epithelium. J. Pediatr. Ophthalmol. Strabismus 43 (3), 181-182.

Volk, P., 1956. Visual function studies in a case of large aberrant vessels in the macula. Arch. Ophthalmol. 55, 119-122.

## Oclusão da Artéria Ciliorretiniana

Ahmadieh, H., Javadi, M.A., 2005. Cilioretinal artery occlusion following laser in situ keratomileusis. Retina 25 (4), 533-537.

Brosnan, D.W., 1962. Occlusion of a cilioretinal artery with permanent central scotoma. Am. J. Ophthalmol. 53, 687-688.

Brown, G.C., Moffat, K., Cruess, A., et al., 1983. Cilioretinal artery obstruction. Retina 3 (3), 182-187.

Dori, D., Gelfand, Y.A., Brenner, B., et al., 1997. Cilioretinal artery occlusion: an ocular complication of primary antiphospholipid syndrome. Retina 17 (6), 555-557.

Friedman, M.W., 1959. Occlusion of the cilioretinal artery. Am. J. Ophthalmol 47 (5 Pt 1), 684-686.

Galasso, J.M., Jay, W.M., 2004. An occult case of giant cell arteritis presenting with combined anterior ischemic optic neuropathy and cilioretinal artery occlusion. Semin. Ophthalmol. 19 (3–4), 75-77.

Gangwar, D.N., Grewal, S.P., Jain, I.S., et al., 1984. Cilioretinal artery occlusion: a case report. Ann. Ophthalmol. 16 (11), 1022-1024.

Greven, C.M., Slusher, M.M., Weaver, R.G., 1995. Retinal arterial occlusions in young adults. Am. J. Ophthalmol. 120 (6), 776-783.

Hayreh, S.S., Fraterrigo, L., Jonas, J., 2008. Central retinal vein occlusion associated with cilioretinal artery occlusion. Retina 28 (4), 581-594.

Hayreh, S.S., Podhajsky, P.A., Zimmerman, B., 1998. Ocular manifestations of giant cell arteritis. Am. J. Ophthalmol. 125 (4), 509-520.

Hayreh, S.S., Zimmerman, M.B., 2005. Central retinal artery occlusion: visual outcome. Am. J. Ophthalmol. 140 (3), 376-391.

Hwang, J.F., Chen, S.N., Chiu, S.L., et al., 2004. Embolic cilioretinal artery occlusion due to carotid artery dissection. Am. J. Ophthalmol. 138 (3), 496-498.

Keyser, B.J., Duker, J.S., Brown, G.C., et al., 1994. Combined central retinal vein occlusion and cilioretinal artery occlusion associated with prolonged retinal arterial filling. Am. J. Ophthalmol. 117 (3), 308-313.

Kunikata, H., Tamai, M., 2006. Cilioretinal artery occlusions following embolization of an artery to an intracranial meningioma. Graefes Arch. Clin. Exp. Ophthalmol. 244 (3), 401-403.

Levitt, J.M., 1948. Occlusion of the cilioretinal artery. Arch Ophthal. 40 (2), 152-156.

Mehre, K.S., 1965. Incidence of cilio-retinal artery in Indians. Br. J. Ophthalmol. 49, 52-53.

Nicholson, L., Bizrah, M., Hussain, B., et al., 2016. Video Angiography of Cilioretinal Artery Infarction in Central Retinal Vein Occlusion. Retina 36 (5), e33-e35.

Noble, K.G., 1994. Central retinal vein occlusion and cilioretinal artery infarction. Am. J. Ophthalmol. 118 (6), 811-813.

Perry, H.D., Mallen, F.J., 1977. Cilioretinal artery occlusion associated with oral contraceptives. Am. J. Ophthalmol. 84 (1), 56-58.

Rubenzik, R., Selezinka, W., Wolter, J.R., 1975. Embolism of a cilioretinal artery following cardiac surgery. Ann. Ophthalmol. 7 (2), 209-211.

Sahu, D.K., Rawoof, A.B., 2000. Cilioretinal artery occlusion in posterior scleritis. Retina 20 (3), 303-305.

Schatz, H., Fong, A.C., McDonald, H.R., et al., 1991. Cilioretinal artery occlusion in young adults with central retinal vein occlusion. Ophthalmology 98 (5), 594-601.

Stoffelns, B.M., Laspas, P., 2015. Cilioretinal artery occlusion. Klin Monbl Augenheilkd. 232 (4), 519-524.

Zylbermann, R., Rozenman, Y., Ronen, S., 1981. Functional occlusion of a cilioretinal artery. Ann. Ophthalmol. 13 (11), 1269-1272.

## Colobomas do Nervo Óptico, Retinocoroidais e da Íris

Ahmad, N., Sheard, R.M., 2010. Management of macular hole with choroidal coloboma. Retin Cases Brief Rep. 4 (1), 78-80.

Brodsky, M.C., Ford, R.E., Bradford, J.D., 1991. Subretinal neovascular membrane in an infant with a retinochoroidal coloboma. Arch. Ophthalmol. 109 (12), 1650-1651.

Cionni, R.J., Karatza, E.C., Osher, R.H., et al., 2006. Surgical technique for congenital iris coloboma repair. J. Cataract Refract. Surg. 32 (11), 1913-1916.

Cogan, D.G., 1978. Coloboma of the optic nerve with overlay of the peripapillary retina. Br. J. Ophthalmol. 62, 347-350.

Dailey, J.R., Cantore, W.A., Gardner, T.W., 1993. Peripapillary choroidal neovascular membrane associated with an optic nerve coloboma. Arch. Ophthalmol. 111 (4), 441-442.

Fine, H.F., Sorenson, J.J., Spaide, R.F., et al., 2008. Spontaneous scleral rupture adjacent to retinochoroidal coloboma. Retin Cases Brief Rep. 2 (4), 296-298.

Gupta, A., Narang, S., Gupta, V., et al., 2001. Successful closure of spontaneous scleral fistula in retinochoroidal coloboma. Arch. Ophthalmol. 119 (8), 1220-1221.

Hall, B.D., 1989. Iris coloboma, ptosis, hypertelorism, and mental retardation. J. Med. Genet. 26 (1), 69.

Leff, S.R., Britton, Jr., W.A., Brown, G.C., et al., 1985. Retinochoroidal coloboma associated with subretinal neovascularization. Retina 5 (3), 154-156.

Morrison, D.A., FitzPatrick, D.R., Fleck, B.W., 2000. Iris coloboma with iris heterochromia: a common association. Arch. Ophthalmol. 118 (11), 1590-1591.

Murphy, B.L., Griffin, J.F., 1994. Optic nerve coloboma (morning glory syndrome): CT findings. Radiology 191 (1), 59-61.

Pagon, R.A., 1981. Ocular coloboma. Surv. Ophthalmol. 25 (4), 223-236.

Perkins, S.L., Han, D.P., Gonder, J.R., et al., 2005. Dynamic atypical optic nerve coloboma associated with transient macular detachment. Arch. Ophthalmol. 123 (12), 1750-1754.

Pyhtinen, J., Lindholm, E.L., 1996. Imaging in optic nerve coloboma. Neuroradiology 38 (2), 171-174.

Rahimy, E., Rahimy, E., 2016. Bilateral optic nerve coloboma and macular schisis in papillorenal syndrome. Ophthalmology 123 (5), 990.

Rouland, J.F., Constantinides, G., 1991. Retinochoroidal coloboma and subretinal neovascularization. Ann. Ophthalmol. 23 (2), 61-62.

Shami, M., McCartney, D., Benedict, W., et al., 1992. Spontaneous retinal reattachment in a patient with persistent hyperplastic primary vitreous and an optic nerve coloboma. Am. J. Ophthalmol. 114 (6), 769-771.

Slusher, M.M., Weaver, R.G., Greven, C.M., et al., 1989. The spectrum of cavitary optic disc anomalies in a family. Ophthalmol 96, 342-347.

Soong, H.K., Raizman, M.B., 1986. Corneal changes in familial iris coloboma. Ophthalmology 93 (3), 335-339.

Spitzer, M., Grisanti, S., Bartz-Schmidt, K.U., et al., 2006. Choroidal neovascularization in retinochoroidal coloboma: thermal laser treatment achieves long-term stabilization of visual acuity. Eye (Lond. ) 20 (8), 969-972.

Steahly, L.P., 1986. Laser treatment of a subretinal neovascular membrane associated with retinochoroidal coloboma. Retina 6 (3), 154-156.

Steahly, L.P., 1990. Retinochoroidal coloboma: varieties of clinical presentations. Ann. Ophthalmol. 22 (1), 9-14.

Theodossiadis, P., Moschos, M., Theodossiadis, G., 2000. Optic nerve coloboma with retinal degeneration associated with cystic microphthalmia of the other eye. Acta Ophthalmol. Scand. 78 (2), 235-236.

Tormene, A.P., Riva, C., 1998-1999. Electroretinogram and visual-evoked potentials in children with optic nerve coloboma. Doc. Ophthalmol. 96 (4), 347-354.

Traboulsi, E.I., 1986. Corneal changes in familial iris coloboma. Ophthalmology 93 (10), 1369-1370.

van Dalen, J.T., Delleman, J.W., Yogiantoro, M., 1983. A discussion of 61 cases of optic nerve coloboma. Doc. Ophthalmol. 56 (1–2), 177-181.

Wiggins, R.E., von Noorden, G.K., Boniuk, M., 1991. Optic nerve coloboma with cyst: a case report and review. J. Pediatr. Ophthalmol. Strabismus 28 (5), 274-277.

Yamashita, T., Kawano, K., Ohba, N., 1988. Autosomal dominantly inherited optic nerve coloboma. Ophthalmic Paediatr. Genet. 9 (1), 17-24.

Ying, M.S., Fuller, J., Young, J., et al., 2004. Spontaneous resolution of optic nerve coloboma-associated retinal detachment. J. Pediatr. Ophthalmol. Strabismus 41 (6), 358-360.

## Anomalia do Disco Óptico do Tipo "Glória-da-Manhã"

Adam, P., Bec, P., Mathis, A., et al., 1984. Morning glory syndrome: CT findings. J. Comput. Assist. Tomogr. 8 (1), 134-136.

Akamine, T., Doi, M., Takahashi, H., et al., 1997. Morning glory syndrome with peripheral exudative retinal detachment. Retina 17, 73-74.

Akiyama, K., Azuma, N., Hida, T., et al., 1984. Retinal detachment in morning glory syndrome. Ophthalmic Surg. 15 (10), 841-843.

Beyer, W.B., Quencer, R.M., Osher, R.H., 1982. Morning glory syndrome. A functional analysis including fluorescein angiography, ultrasonography and computerized tomography. Ophthalmology 89, 1362-1367.

Caprioli, J., Lesser, R.L., 1983. Basal encephalocele and morning glory syndrome. Br. J. Ophthalmol. 67 (6), 349-351.

Cennamo, G., de Crecchio, G., Iaccarino, G., et al., 2010. Evaluation of morning glory syndrome with spectral optical coherence tomography and echography. Ophthalmology 117 (6), 1269-1273.

Cennamo, G., Sammartino, A., Fioretti, F., 1983. Morning glory syndrome with contractile peripapillary staphyloma. Br. J. Ophthalmol. 67 (6), 346-348.

Chang, S., Gregory-Roberts, E., Chen, R., 2012. Retinal detachment associated with optic disc colobomas and morning glory syndrome. Eye (Lond. ) 26 (4), 494-500.

Chaudhuri, Z., Grover, A.K., Bageja, S., et al., 2007. Morning glory anomaly with bilateral choroidal colobomas in a patient with Goldenhar's syndrome. J. Pediatr. Ophthalmol. Strabismus 44, 187-189.

Coll, G.E., Chang, S., Flynn, T.E., et al., 1995. Communication between the subretinal space and the vitreous cavity in the morning glory syndrome. Graefes Arch. Clin. Exp. Ophthalmol. 233, 441-443.

Eustis, H.S., Sanders, M.R., Zimmerman, T., 1994. Morning glory syndrome in children. Association with endocrine and central nervous system anomalies. Arch. Ophthalmol. 112 (2), 204-207.

Fei, P., Zhang, Q., Li, J., et al., 2013. Clinical characteristics and treatment of 22 eyes of morning glory syndrome associated with persistent hyperplastic primary vitreous. Br. J. Ophthalmol. 97 (10), 1262-1267.

Giuffrè, G., 1986. Morning glory syndrome: clinical and electrofunctional study of three cases. Br. J. Ophthalmol. 70 (3), 229-236.

Harasymowycz, P., Chevrette, L., Décarie, J.C., et al., 2005. Morning glory syndrome: clinical, computerized tomographic, and ultrasonographic findings. J. Pediatr. Ophthalmol. Strabismus 42, 290-295.

Ho, T.C., Tsai, P.C., Chen, M.S., et al., 2006. Optical coherence tomography in the detection of retinal break and management of retinal detachment in morning glory syndrome. Acta Ophthalmol. Scand. 84 (2), 225-227.

Irvine, A.R., Crawford, J.B., Sullivan, J.H., 1986. The pathogenesis of retinal detachment with morning glory disk and optic pit. Retina 6, 146-150.

Jackson, W.E., Freed, S., 1985. Ocular and systemic abnormalities associated with morning glory syndrome. Ophthalmic Paediatr. Genet. 5 (1–2), 111-115.

Kindler, P., 1970. Morning glory syndrome: unusual congenital optic disc anomaly. Am. J. Ophthalmol. 69, 376.

Koenig, S.B., Naidich, T.P., Lissner, G., 1982. The morning glory syndrome associated with sphenoidal encephalocele. Ophthalmology 89 (12), 1368-1373.

Krause, U., 1972. Three cases of the morning glory syndrome. Acta Ophthalmol. (Copenh) 50 (2), 188-198.

Lee, B.J., Traboulsi, E.I., 2008. Update on the morning glory disc anomaly. Ophthalmic Genet. 29, 47-52.

Lenhart, P.D., Lambert, S.R., Newman, N.J., et al., 2006. Intracranial vascular anomalies in patients with morning glory disk anomaly. Am. J. Ophthalmol. 142, 644-650.

Manschot, W.A., 1990. Morning glory syndrome: a histopathological study. Br J Ophthalmol 74 (1), 56-58

Matsumoto, H., Enaida, H., Hisatomi, T., et al., 2003. Retinal detachment in morning glory syndrome treated by triamcinolone acetonide-assisted pars plana vitrectomy. Retina 23 (4), 569-572.

Murphy, B.L., Griffin, J.F., 1994. Optic nerve coloboma (morning glory syndrome): CT findings. Radiology 191 (1), 59-61.

Nagasawa, T., Mitamura, Y., Katome, T., et al., 2014. Swept-source optical coherence tomographic findings in morning glory syndrome. Retina 34 (1), 206-208.

Rosenberg, A.M., Gole, G.A., 1981. Morning glory syndrome: a report of two cases. Aust. J. Ophthalmol. 9 (4), 263-265.

Rubinstein, K., 1983. Acute morning glory syndrome: report of a case. Br. J. Ophthalmol. 67 (6), 343-345.

Srinivasan, G., Venkatesh, P., Garg, S., 2007. Optical coherence tomographic characteristics in morning glory disc anomaly. Can. J. Ophthalmol. 42, 307-309.

Steinkuller, P.G., 1980. The morning glory disk anomaly: case report and literature review. J. Pediatr. Ophthalmol. Strabismus 17 (2), 81-87.

Tas¸kintuna, I., Oz, O., Teke, M.Y., et al., 2003. Morning glory syndrome: association with moyamoya disease, midline cranial defects, central nervous system anomalies, and persistent hyaloid artery remnant. Retina 23 (3), 400-402.

von Fricken, M.A., Dhungel, R., 1984. Retinal detachment in the Morning Glory syndrome. Pathogenesis and management. Retina 4 (2), 97-99.

Wu, Y.K., Wu, T.E., Peng, P.H., et al., 2008. Quantitative optical coherence tomography findings in a 4-year-old boy with typical morning glory disk anomaly. J. AAPOS 12, 621-622.

Yamana, T., Nishimura, M., Ueda, K., et al., 1983. Macular involvement in morning glory syndrome. Jpn J. Ophthalmol. 27 (1), 201-209.

## Fosseta do Nervo Óptico

Annesley, W., Brown, G.C., Bolling, J., et al., 1987. Treatment of retinal detachment with congenital optic pit with krypton laser photocoagulation. Graefes Arch. Clin. Exp. Ophthalmol. 225, 3-4.

Cox, M.S., Witherspoon, C.D., Morris, R.E., et al., 1988. Evolving techniques in the treatment of macular detachment caused by optic nerve pits. Ophthalmology 95, 889-896.

Doyle, E., Trivedi, D., Good, P., et al., 2009. High-resolution optical coherence tomography demonstration of membranes spanning optic disc pits and colobomas. Br. J. Ophthalmol. 93, 360-365.

Ferry, A.P., 1963. Macular detachment associated with congenital pit of the optic nerve head: pathologic findings in two cases simulating malignant melanoma of the choroid. Arch. Ophthalmol. 70, 346-357.

Krivoy, D., Gentile, R., Liebmann, J.M., et al., 1996. Imaging congenital optic disc pits and associated maculopathy using optical coherence tomography. Arch. Ophthalmol. 114, 165-170.

Kunjam, V., Sekhar, G.C., 2004. Optic disc imaging by Heidelberg retinal tomogram in congenital optic disc anomaly. Indian J. Ophthalmol. 52, 149-151.

Lincoff, H., Lopez, R., Kreissig, I., et al., 1988. Retinoschisis associated with optic nerve pits. Arch. Ophthalmol. 106, 61-67.

Lincoff, H., Yannuzzi, L., Singerman, L., et al., 1993. Improvement in visual function after displacement of the retinal elevations emanating from optic pits. Arch. Ophthalmol. 111, 1071-1079.

Meyer, C.H., Rodrigues, E.B., Schmidt, J.C., 2003. Congenital optic nerve head pit associated with reduced retinal nerve fibre thickness at the papillomacular bundle. Br. J. Ophthalmol. 87, 1300-1301.

Singerman, L.J., Mittra, R.A., 2001. Hereditary optic pit and iris coloboma in three generations of a single family. Retina 21, 273-275.

Sobol, W.M., Boldi, C.F., Folk, J.C., et al., 1990. Long-term visual outcome in patients with optic nerve pit and serous retinal detachment of the macula. Ophthalmology 97, 1539-1542.

## Síndrome do Disco Inclinado

Alexander, L.J., 1978. The tilted disc syndrome. J. Am. Optom. Assoc. 49 (9), 1060-1062.

Apple, D.J., Rabb, M.F., Walsh, P.M., 1982. Congenital anomalies of the optic disc. Surv. Ophthalmol. 27 (1), 3-41.

Brazitikos, P.D., Safran, A.B., Simona, F., et al., 1990. Threshold perimetry in tilted disc syndrome. Arch. Ophthalmol. 108 (12), 1698-1700.

Cohen, S.Y., Quentel, G., 2006. Chorioretinal folds as a consequence of inferior staphyloma associated with tilted disc syndrome. Graefes Arch. Clin. Exp. Ophthalmol. 244, 1536-1538.

Cohen, S.Y., Quentel, G., 2008. Uneven distribution of drusen in tilted disc syndrome. Retina 28, 1361-1362.

Giuffrè, G., 1991. Chorioretinal degenerative changes in the tilted disc syndrome. Int. Ophthalmol. 15 (1), 1–7. Erratum in: Int Ophthalmol 1991 145 (4), 285.

Giuffrè, G., Anastasi, M., 1986. Electrofunctional features of the tilted disc syndrome. Doc. Ophthalmol. 62 (3), 223-230.

Hamada, T., Tsukada, T., Hirose, T., 1987. Clinical and electrophysiological features of tilted disc syndrome. Jpn J. Ophthalmol. 31 (2), 265-273.

Moschos, M.M., Triglianos, A., Rotsos, T., et al., 2009. Tilted disc syndrome: an OCT and mfERG study. Doc. Ophthalmol. 119 (1), 23-28.

Nakanishi, H., Tsujikawa, A., Gotoh, N., et al., 2008. Macular complications on the border of an inferior staphyloma associated with tilted disc syndrome. Retina 28, 1493-1501.

Prost, M., De Laey, J.J., 1988. Choroidal neovascularization in tilted disc syndrome. Int. Ophthalmol. 12 (2), 131-135.

Semes, L., 2000. The tilted disc syndrome. Optom. Vis. Sci. 77 (2), 67.

Sowka, J., Aoun, P., 1999. Tilted disc syndrome. Optom. Vis. Sci. 76 (9), 618-623.

Tosti, G., 1999. Serous macular detachment and tilted disc syndrome. Ophthalmology 106 (8), 1453-1455.

Vuori, M.L., Mäntyjärvi, M., 2007. Tilted disc syndrome and colour vision. Acta Ophthalmol. Scand. 85 (6), 648-652.

Vuori, M.L., Mäntyjärvi, M., 2008. Tilted disc syndrome may mimic false visual field deterioration. Acta Ophthalmol. 86 (6), 622-625.

Wijngaarde, R., van Lith, G.H., 1981. Electrodiagnostics of the tilted disc syndrome. Doc. Ophthalmol. 50 (2), 365-369.

## Estafiloma Peripapilar

Blair, M.P., Blair, N.P., Rheinstrom, S.D., et al., 2000. A case of peripapillary staphyloma. Arch. Ophthalmol. 118 (8), 1138-1139.

Burvenich, H., 1981. Peripapillary staphyloma and optical pit with serous detachment of the macula. Bull. Soc. Belge Ophtalmol. 193, 143-146.

Caldwell, J.B., Sears, M.L., Gilman, M., 1971. Bilateral peripapillary staphyloma with normal vision. Am. J. Ophthalmol. 71 (1 Pt 2), 423-425.

Cennamo, G., Sammartino, A., Fioretti, F., 1983. Morning glory syndrome with contractile peripapillary staphyloma. Br. J. Ophthalmol. 67 (6), 346-348.

Donaldson, D.D., Bennett, N., Anderson, D.R., et al., 1969. Peripapillary staphyloma. Arch. Ophthalmol. 82 (5), 704-705.

Gottlieb, J.L., Prieto, D.M., Vander, J.F., et al., 1997. Peripapillary staphyloma. Am. J. Ophthalmol. 124 (2), 249-251.

Kim, S.H., Choi, M.Y., Yu, Y.S., et al., 2005. Peripapillary staphyloma: clinical features and visual outcome in 19 cases. Arch. Ophthalmol. 123 (10), 1371-1376, Erratum in: Arch Ophthalmol. 2005; 123 (12):1740..

Kim, B.M., Shapiro, M.J., Miller, M.T., et al., 2011. Peripapillary staphyloma with associated retinopathy of prematurity. Retin Cases Brief Rep. 5 (2), 146-148.

Konstas, P., Katikos, G., Vatakas, L.C., 1976. Contractile peripapillary staphyloma. Ophthalmologica 172 (5), 379-381.

Kral, K., Svarc, D., 1971. Contractile peripapillary staphyloma. Am. J. Ophthalmol. 71 (5), 1090-1092.

Sanjari, M.S., Falavarjani, K.G., Kashkouli, M.B., 2006. Bilateral peripapillary staphyloma, a clinicoradiological report. Br. J. Ophthalmol. 90 (10), 1326-1327.

Seybold, M.E., Rosen, P.N., 1977. Peripapillary staphyloma and amaurosis fugax. Ann. Ophthalmol. 9 (9), 1139-1141.

Singh, D., Verma, A., 1978. Bilateral peripapillary staphyloma (ectasia). Indian J. Ophthalmol. 25 (4), 50-51.

Wang, J.K., Huang, T.L., 2015. Spectral-domain optical coherence tomography findings of peripapillary staphyloma. BMJ Case Rep. 22, 2015.

Wise, J.B., MacLean, A.L., Gass, J.D., 1966. Contractile peripapillary staphyloma. Arch. Ophthalmol. 75 (5), 626-630.

Woo, S.J., Hwang, J.M., 2009. Spectral-domain optical coherence tomography of peripapillary staphyloma. Graefes Arch. Clin. Exp. Ophthalmol. 247 (11), 1573-1574.

## Drusas da Cabeça do Nervo Óptico

Beck, R.W., Corbett, T.I., Thompson, H.S., et al., 1985. Decreased visual acuity from disc drusen. Arch. Ophthalmol. 103, 1155-1159.

Boldt, H.C., Byrne, S.F., DiBernardo, C., 1991. Echographic evaluation of optic disc drusen. J. Clin. Neuroophthalmol. 11, 85-91.

Chern, S., Magargal, L.E., Atmesley, W.H., 1991. Central retinal vein occlusion associated with drusen of the optic disc. Ann. Ophthalmol. 23, 66-69.

Choi, S.S., Zawadzki, R.J., Greiner, M.A., et al., 2008. Fourier-domain optical coherence tomography and adaptive optics reveal nerve fiber layer loss and photoreceptor changes in a patient with optic nerve drusen. J. Neuroophthalmol. 28, 120-125.

Cohen, D.N., 1971. Drusen of the optic disc and the development of field defects. Arch. Ophthalmol. 85, 224-226.

Coleman, K., Ross, M.H., McCabe, M., et al., 1991. Disk drusen and angioid streaks in pseudoxanthoma elasticum. Ophthalmology 112, 166-170.

Dinakaran, S., Talbot, J.F., 2005. Optic disc drusen associated with neovascularization of optic disc. Eye (Lond. ) 19, 816-818.

Erkkila, H., 1976. The central vascular pattern of the eye ground in children with drusen of the optic disc. Albrecht. Von. Graefes. Arch. Klin. Exp. Ophthalmol. 199, 1-10.

Floyd, M.S., Katz, B.J., Digre, K.B., 2005. Measurement of the scleral canal using optical coherence tomography in patients with optic nerve drusen. Am. J. Ophthalmol. 139, 664-669.

Friedman, A.H., Beckerman, B., Gold, D.H., et al., 1977. Drusen of the optic disc. Surv. Ophthalmol. 21, 375-390.

Frisén, L., 2008. Evolution of drusen of the optic nerve head over 23 years. Acta Ophthalmol. 86, 111-112.

Frisen, L., Scholdstrom, G., Svendsen, P., 1978. Drusen in the optic nerve head. Verification by computerized tomography. Arch. Ophthalmol. 96, 1611-1614.

Gartner, S., 1987. Drusen of the optic disc in retinitis pigmentosa. Am. J. Ophthalmol. 103 (6), 845.

Gaynes, P.M., Towle, P.S., 1967. Hemorrhage in hyaline bodies (drusen) of the optic disc in an attack of migraine. Am. J. Ophthalmol. 63, 1693-1696.

Grippo, T.M., Shihadeh, W.A., Schargus, M., et al., 2008. Optic nerve head drusen and visual field loss in normotensive and hypertensive eyes. J. Glaucoma 17, 100-104.

Hu, K., Davis, A., O'Sullivan, E., 2008. Distinguishing optic disc drusen from papilloedema. BMJ 337, a2360.

Johnson, L.N., Diehl, M.L., Hamm, C.W., et al., 2009. Differentiating optic disc edema from optic nerve head drusen on optical coherence tomography. Arch. Ophthalmol. 127, 45-49.

Kapur, R., Pulido, J.S., Abraham, J.L., et al., 2008. Histologic findings after surgical excision of optic nerve head drusen. Retina 28, 143-146.

Katz, B.J., Pomeranz, H.D., 2006. Visual field defects and retinal nerve fiber layer defects in eyes with buried optic nerve drusen. Am. J. Ophthalmol. 141, 248-253.

Kelley, J.S., Hoover, R.E., Robin, A., et al., 1979. Laser scotometry in drusen and pits of the optic nerve head. Ophthalmology 86, 442-447.

Lee, A.G., Zimmerman, M.B., 2005. The rate of visual field loss in optic nerve head drusen. Am. J. Ophthalmol. 139, 1062-1066.

Michaelson, C., Behrens, M., Odel, J., 1989. Bilateral anterior ischaemic optic neuropathy associated with optic disc drusen and systemic hypotension. Br. J. Ophthalmol. 73, 762-764.

Novack, R.L., Foos, R.Y., 1987. Drusen of the optic disc in retinitis pigmentosa. Am. J. Ophthalmol. 103, 44-47.

Pierro, L., Brancato, R., Minicucci, M., et al., 1994. Echographic diagnosis of drusen of the optic nerve head in patients with angioid streaks. Ophthalmologica 208, 239-242.

Reese, A.B., 1940. Relation of drusen of the optic nerve to tuberous sclerosis. Arch. Ophthalmol. 24, 369-371.

Shiono, T., Noro, M., Iamai, M., 1991. Presumed drusen of optic nerve head in siblings with Usher syndrome. Jpn J. Ophthalmol. 35, 300-305.

Tso, M.O.M., 1981. Pathology and pathogenesis of drusen of the optic nervehead. Ophthalmology 88, 1066-1080.

## Trauma do Nervo Óptico

Berestka, J.S., Rizzo, 3rd., J.F., 1994. Controversy in the management of traumatic optic neuropathy. Int. Ophthalmol. Clin. 34 (3), 87-96.

Bilyk, J.R., Joseph, M.P., 1994. Traumatic optic neuropathy. Semin. Ophthalmol. 9 (3), 200-211.

Cook, M.W., Levin, L.A., Joseph, M.P., et al., 1996. Traumatic optic neuropathy. A meta-analysis. Arch. Otolaryngol. Head Neck Surg. 122 (4), 389-392.

de Vries-Knoppert, W.A., 1989. Evulsion of the optic nerve. Doc. Ophthalmol. 72, 241-245.

Foster, B.S., March, G.A., Lucarelli, M.J., et al., 1997. Optic nerve avulsion. Arch. Ophthalmol. 115, 623-630.

Goldenberg-Cohen, N., Miller, N.R., Repka, M.X., 2004. Traumatic optic neuropathy in children and adolescents. J. AAPOS 8 (1), 20-27.

Hart, J.C.D., Pilley, S.F.J., 1970. Partial evulsion of optic nerve: a fluorescein angiographic study. Br. J. Ophthalmol. 54, 781-785.

Leino, M., 1986. Optic nerve injury after sudden traumatic rotation of the eye. Acta Ophthalmol. (Copenh) 64, 364-365.

Levin, L.A., Baker, R.S., 2003. Management of traumatic optic neuropathy. J. Neuroophthalmol. 23 (1), 72-75.

Levin, L.A., Beck, R.W., Joseph, M.P., et al., 1999. The treatment of traumatic optic neuropathy: the International Optic Nerve Trauma Study. Ophthalmology 106 (7), 1268-1277.

Mauriello, J.A., DeLuca, J., Krieger, A., et al., 1992. Management of traumatic optic neuropathy—a study of 23 patients. Br. J. Ophthalmol. 76 (6), 349-352.

Oliver, S.C.N., Mandava, N., 2007. Ultrasonographic signs in complete optic nerve avulsion. Arch. Ophthalmol. 125, 716-717.

Pomeranz, H.D., Rizzo, J.F., Lessell, S., 1999. Treatment of traumatic optic neuropathy. Int. Ophthalmol. Clin. 39 (1), 185-194.

Sanborn, G.E., Gonder, J.R., Goldberg, R.E., et al., 1984. Evulsion of the optic nerve: a clinicopathological study. Can. J. Ophthalmol. 19, 10-16.

Seiff, S.R., 1991. Therapy for traumatic optic neuropathy. Arch. Ophthalmol. 109 (5), 610.

Steinsapir, K.D., 1999. Traumatic optic neuropathy. Curr. Opin. Ophthalmol. 10 (5), 340-342.

Steinsapir, K.D., Goldberg, R.A., 1994. Traumatic optic neuropathy. Surv. Ophthalmol. 38 (6), 487-518.

Tandon, R., Vanathi, M., Verma, L., et al., 2003. Traumatic optic nerve avulsion: role of ultrasonography. Eye (Lond. ) 17, 667-670.

Temel, A., Sener, A.B., 1988. Complete evulsion of the optic nerve. Acta. Ophthalmol. (Copenh) 66, 117-119.

Williams, D.F., Williams, G.A., Abrams, G.W., et al., 1987. Evulsion of the retina associated with optic nerve evulsion. Am. J. Ophthalmol. 104, 5-9.

## Neuropatia Óptica Isquêmica Anterior não Arterítica (NAION, na sigla em inglês)

Arnold, A.C., 2003. Pathogenesis of nonarteritic anterior ischemic optic neuropathy. J. Neuroophthalmol. 23 (2), 157-163.

Arnold, A.C., Helper, R.S., 1994. Fluorescein angiography in acute nonarteritic anterior ischemic optic neuropathy. Am. J. Ophthalmol. 117, 220-230.

Arnold, A.C., Levin, L.A., 2002. Treatment of ischemic optic neuropathy. Semin. Ophthalmol. 17 (1), 39-46.

Atkins, E.J., Bruce, B.B., Newman, N.J., et al., 2010. Treatment of nonarteritic anterior ischemic optic neuropathy. Surv. Ophthalmol. 55 (1), 47-63.

Bernstein, S.L., Johnson, M.A., Miller, N.R., 2011. Nonarteritic anterior ischemic optic neuropathy (NAION) and its experimental models. Prog. Retin. Eye Res. 30 (3), 167-187.

Borchert, M., Lessell, S., 1988. Progressive and recurrent nonarteritic anterior ischemic optic neuropathy. Am. J. Ophthalmol. 106, 443-449.

Buono, L.M., Foroozan, R., Sergott, R.C., et al., 2002. Nonarteritic anterior ischemic optic neuropathy. Curr. Opin. Ophthalmol. 13 (6), 357-361.

Burde, R.M., 1993. Optic disk risk factors for nonarteritic anterior ischemic optic neuropathy. Am. J. Ophthalmol. 116, 759-764.

Dickersin, K., Li, T., 2015. Surgery for nonarteritic anterior ischemic optic neuropathy. Cochrane Database Syst. Rev. (3), CD001538.

Dickersin, K., Manheimer, E., 2000. Surgery for nonarteritic anterior ischemic optic neuropathy. Cochrane Database Syst. Rev. (2), CD001538.

Dickersin, K., Manheimer, E., Li, T., 2006. Surgery for nonarteritic anterior ischemic optic neuropathy. Cochrane Database Syst. Rev. (1), CD001538.

Dickersin, K., Manheimer, E., Li, T., 2012. Surgery for nonarteritic anterior ischemic optic neuropathy. Cochrane Database Syst. Rev. (1), CD001538.

Giusti, C., 2010. Bilateral non-arteritic anterior ischemic optic neuropathy (NA-AION): case report and review of the literature. Eur. Rev. Med. Pharmacol. Sci. 14 (2), 141-144.

Guyer, D.R., Miller, N.R., Auer, C.L., et al., 1985. The risk of cerebrovascular and cardiovascular disease in patients with anterior ischemic optic neuropathy. Arch. Ophthalmol. 103, 1136-1142.

Hayreh, S.S., Zimmerman, M.B., 2008. Nonarteritic anterior ischemic optic neuropathy: natural history of visual outcome. Ophthalmology 115, 298-305. e2.

Johnson, L.N., Kuo, H.C., Arnold, A.C., 1993. HLA-A29 as a potential risk factor for nonarteritic anterior ischemic optic neuropathy. Am. J. Ophthalmol. 115, 540-542.

Kaderli, B., Avci, R., Yucel, A., et al., 2007. Intravitreal triamcinolone improves recovery of visual acuity in nonarteritic anterior ischemic optic neuropathy. J. Neuroophthalmol. 27, 164-168.

Kalenak, J.W., Kosmorsky, G.S., Rockwood, E.J., 1991. Nonartertic anterior ischemic optic neuropathy and intraocular pressure. Arch. Ophthalmol. 109, 660-661.

Katz, B., Spencer, W.B., 1993. Hyperopia as a risk factor for nonarteritic anterior ischemic optic neuropathy. Am. J. Ophthalmol. 166, 754-758.

Katz, D.M., Trobe, J.D., 2015. Is there treatment for nonarteritic anterior ischemic optic neuropathy. Curr. Opin. Ophthalmol. 26 (6), 458-463.

Kellett, S.C., Madonna, R.J., 1997. Current perspectives on nonarteritic anterior ischemic optic neuropathy. J. Am. Optom. Assoc. 68 (7), 413-424.

Kerr, N.M., Chew, S.S., Danesh-Meyer, H.V., 2009. Non-arteritic anterior ischaemic optic neuropathy: a review and update. J. Clin. Neurosci. 16 (8), 994-1000.

Lessell, S., 1999. Nonarteritic anterior ischemic optic neuropathy: enigma variations. Arch. Ophthalmol. 117 (3), 386-388.

Mathews, M.K., 2005. Nonarteritic anterior ischemic optic neuropathy. Curr. Opin. Ophthalmol. 16 (6), 341-345.

Repka, M.X., Savino, P.J., Schatz, N.J., et al., 1983. Clinical profile and long-term implications of anterior ischemic optic neuropathy. Am. J. Ophthalmol. 96, 478-483.

Worrall, B.B., Moazami, G., Odel, J.G., et al., 1997. Anterior ischemic optic neuropathy and activated protein C resistance. A case report and review of the literature. J. Neuroophthalmol. 17 (3), 162-165.

## Papilite do Nervo Óptico

Browning, D.J., Fraser, C.M., 2005. Ocular conditions associated with peripapillary subretinal neovascularization, their relative frequencies, and associated outcomes. Ophthalmology 112, 1054-1061.

Cohen, B.M., Davis, J.L., Gass, J.D.M., 1995. Branch retinal arterial occlusions in multifocal retinitis with optic nerve edema. Arch. Ophthalmol. 113, 1271-1276.

Collett-Solberg, P.F., Liu, G.T., Satin-Smith, M., et al., 1998. Pseudopapilledema and congenital disc anomalies in growth hormone deficiency. J. Pediatr. Endocrinol. Metab. 11, 261-265.

Hollander, D.A., Hoyt, W.F., Howes, E.L., et al., 2004. The pseudopapilledema of neonatal-onset multisystem inflammatory disease. Am. J. Ophthalmol. 138, 894-895.

Hoyt, W.F., Pont, M.E., 1962. Pseudopapilledema: anomalous elevation of optic disk. Pitfalls in diagnosis and management. JAMA 181, 191-196.

Maitland, C.G., Miller, N.R., 1984. Neuroretinitis. Arch. Ophthalmol. 102, 1146-1150.

Rosenberg, M.A., Savino, P.J., Glaser, J.S., 1979. A clinical analysis of pseudopapilledema: I. Population, laterality-acuity, refractive error, ophthalmoscopic characteristics, and coincident disease. Arch. Ophthalmol. 97, 65-70.

Shams, P.N., Davies, N.P., 2010. Pseudopapilloedema and optic disc haemorrhages in a child misdiagnosed as optic disc swelling. Br. J. Ophthalmol. 94 (10), 1398-1399.

Trick, G.L., Bhatt, S.S., Dahl, D., et al., 2001. Optic disc topography in pseudopapilledema: a comparison to pseudotumor cerebri. J. Neuroophthalmol. 21, 240-244.

## Neurorretinite Aguda (*Bartonella henselae*)

Ando, R., Shinmei, Y., Nitta, T., et al., 2005. Central serous retinal detachment detected by optical coherence tomography in Leber's idiopathic stellate neuroretinitis. Jpn J. Ophthalmol. 49, 547-548.

Brazis, P.W., Lee, A.G., 1996. Optic disk edema with a macular star. Mayo Clin. Proc. 71 (12), 1162-1166.

Carroll, D.M., Franklin, R.M., 1982. Leber's idiopathic stellate retinopathy. Am. J. Ophthalmol. 93, 96-101.

Casson, R.J., O'Day, J., Crompton, J.L., 1999. Leber's idiopathic stellate neuroretinitis: differential diagnosis and approach to management. Aust. N. Z. J. Ophthalmol. 27 (1), 65-69.

Conrad, D.A., 2001. Treatment of cat-scratch disease. Curr. Opin. Pediatr. 13 (1), 56-59.

Cunningham, E.T., Koehler, J.E., 2000. Ocular bartonellosis. Am. J. Ophthalmol. 130 (3), 340-349.

De Schryver, I., Stevens, A.M., Vereecke, G., et al., 2002. Cat scratch disease (CSD) in patients with stellate neuroretinitis: 3 cases. Bull. Soc. Belge Ophtalmol. 286, 41-46.

Dreyer, R.F., Hopen, G., Gass, J.D., et al., 1984. Leber's idiopathic stellate neuroretinitis. Arch. Ophthalmol. 102, 1140-1145.

Ormerod, L.D., Dailey, J.P., 1999. Ocular manifestations of cat-scratch disease. Curr. Opin. Ophthalmol. 10 (3), 209-216.

Ormerod, L.D., Skolnick, K.A., Menosky, M.M., et al., 1998. Retinal and choroidal manifestations of cat-scratch disease. Ophthalmology 105 (6), 1024-1031.

Papastratigakis, B., Stavrakas, E., Phanouriakis, C., et al., 1981. Leber's idiopathic stellate maculopathy. Ophthalmologica 183, 68-71.

Purvin, V.A., 2000. Optic neuropathies for the neurologist. Semin. Neurol. 20 (1), 97-110.

Purvin, V., Sundaram, S., Kawasaki, A., 2011. Neuroretinitis: review of the literature and new observations. J. Neuroophthalmol. 31 (1), 58-68.

Ray, S., Gragoudas, E., 2001. Neuroretinitis. Int. Ophthalmol. Clin. 41 (1), 83-102.

Sadun, A.A., Currie, J.N., Lessell, S., 1984. Transient visual obscurations with elevated optic discs. Ann. Neurol. 16, 489-494.

Smith, J.R., Cunningham, Jr., E.T., 2002. Atypical presentations of ocular toxoplasmosis. Curr. Opin. Ophthalmol. 13 (6), 387-392.

## Hipertensão Intracraniana Idiopática (IIH, na sigla em inglês)

Arnold, A.C., 2003. Pathogenesis of nonarteritic anterior ischemic optic neuropathy. J. Neuroophthalmol. 23 (2), 157-163.

Arnold, A.C., Levin, L.A., 2002. Treatment of ischemic optic neuropathy. Semin. Ophthalmol. 17 (1), 39-46.

Atkins, E.J., Bruce, B.B., Newman, N.J., et al., 2010. Treatment of nonarteritic anterior ischemic optic neuropathy. Surv. Ophthalmol. 55 (1), 47-63.

Baker, R.S., Baumann, R.J., Buncic, J.R., 1989. Idiopathic intracranial hypertension (pseudotumor cerebri) in pediatric patients. Pediatr. Neurol. 5 (1), 5-11.

Ball, A.K., Clarke, C.E., 2006. Idiopathic intracranial hypertension. Lancet Neurol. 5 (5), 433-442.

Bernstein, S.L., Johnson, M.A., Miller, N.R., 2011. Nonarteritic anterior ischemic optic neuropathy (NAION) and its experimental models. Prog. Retin. Eye Res. 30 (3), 167-187.

Binder, D.K., Horton, J.C., Lawton, M.T., et al., 2004. Idiopathic intracranial hypertension. Neurosurgery 54 (3), 538-551, discussion 551–552..

Brodsky, M.C., Vaphiades, M., 1998. Magnetic resonance imaging in pseudotumor cerebri. Ophthalmology 105, 1686-1693.

Buono, L.M., Foroozan, R., Sergott, R.C., et al., 2002. Nonarteritic anterior ischemic optic neuropathy. Curr. Opin. Ophthalmol. 13 (6), 357-361.

Burde, R.M., 1993. Optic disk risk factors for nonarteritic anterior ischemic optic neuropathy. Am. J. Ophthalmol. 116 (6), 759-764.

Carter, S.R., Seiff, S.R., 1995. Macular changes in pseudotumor cerebri before and after optic nerve sheath fenestration. Ophthalmology 102, 937-941.

Corbett, J.J., Thompson, H.S., 1989. The rational management of idiopathic intracranial hypertension. Arch. Neurol. 46 (10), 1049-1051.

Dickersin, K., Li, T., 2015. Surgery for nonarteritic anterior ischemic optic neuropathy. Cochrane Database Syst. Rev. (3), CD001538.

Dickersin, K., Manheimer, E., 2000. Surgery for nonarteritic anterior ischemic optic neuropathy. Cochrane Database Syst. Rev. (2), CD001538.

Dickersin, K., Manheimer, E., Li, T., 2006. Surgery for nonarteritic anterior ischemic optic neuropathy. Cochrane Database Syst. Rev. (1), CD001538.

Dickersin, K., Manheimer, E., Li, T., 2012. Surgery for nonarteritic anterior ischemic optic neuropathy. Cochrane Database Syst. Rev. (1), CD001538.

Friedman, D.I., Jacobson, D.M., 2002. Diagnostic criteria for idiopathic intracranial hypertension. Neurology 59 (10), 1492-1495.

Friedman, D.I., Jacobson, D.M., 2004. Idiopathic intracranial hypertension. J. Neuroophthalmol. 24, 138-145.

Giusti, C., 2010. Bilateral non-arteritic anterior ischemic optic neuropathy (NA-AION): case report and review of the literature. Eur. Rev. Med. Pharmacol. Sci. 14 (2), 141-144.

Katz, D.M., Trobe, J.D., 2015. Is there treatment for nonarteritic anterior ischemic optic neuropathy. Curr. Opin. Ophthalmol. 26 (6), 458-463.

Kellett, S.C., Madonna, R.J., 1997. Current perspectives on nonarteritic anterior ischemic optic neuropathy. J. Am. Optom. Assoc. 68 (7), 413-424.

Kerr, N.M., Chew, S.S., Danesh-Meyer, H.V., 2009. Non-arteritic anterior ischaemic optic neuropathy: a review and update. J. Clin. Neurosci. 16 (8), 994-1000.

Lessell, S., 1992. Pediatric pseudotumor cerebri (idiopathic intracranial hypertension). Surv. Ophthalmol. 37 (3), 155-166.

Lessell, S., 1999. Nonarteritic anterior ischemic optic neuropathy: enigma variations. Arch. Ophthalmol. 117 (3), 386-388.

Lueck, C., McIlwaine, G., 2002. Interventions for idiopathic intracranial hypertension. Cochrane Database Syst. Rev. (3), CD003434.

Mathews, M.K., 2005. Nonarteritic anterior ischemic optic neuropathy. Curr. Opin. Ophthalmol. 16 (6), 341-345.

Morse, P.H., Leveille, A.S., Antel, J.P., et al., 1981. Bilateral juxtapapillary subretinal neovascularization associated with pseudotumor cerebri. Am. J. Ophthalmol. 91, 312.

Randhawa, S., Van Stavern, G.P., 2008. Idiopathic intracranial hypertension (pseudotumor cerebri). Curr. Opin. Ophthalmol. 19 (6), 445-453.

Randhawa, S., Yonker, J.M., Van Stavern, G.P., 2007. Idiopathic intracranial hypertension. Ophthalmology 114, 827-828.

Rangwala, L.M., Liu, G.T., 2007. Pediatric idiopathic intracranial hypertension. Surv. Ophthalmol. 52, 597-617.

Shah, V.A., Fung, S., Shahbaz, R., et al., 2007. Idiopathic intracranial hypertension. Ophthalmology 114, 617.

Spoor, T.C., McHenry, J.G., 1993. Long-term effectiveness of optic nerve sheath decompression for pseudotumor cerebri. Arch. Ophthalmol. 111, 632-635.

Taktakishvili, O., Shah, V.A., Shahbaz, R., et al., 2008. Recurrent idiopathic intracranial hypertension. Ophthalmology 115, 221.

Uretsky, S., 2009. Surgical interventions for idiopathic intracranial hypertension. Curr. Opin. Ophthalmol. 20 (6), 451-455.

Wall, M., 1991. Idiopathic intracranial hypertension. Neurol. Clin. 9 (1), 73-95.

Wall, M., 1995. Idiopathic intracranial hypertension. Semin. Ophthalmol. 10 (3), 251-259.

Wall, M., 2000. Idiopathic intracranial hypertension: mechanisms of visual loss and disease management. Semin. Neurol. 20 (1), 89-95.

Worrall, B.B., Moazami, G., Odel, J.G., et al., 1997. Anterior ischemic optic neuropathy and activated protein C resistance. A case report and review of the literature. J. Neuroophthalmol. 17 (3), 162-165.

## Sífilis Ocular

Aldave, A.J., King, J.A., Cunningham, Jr., E.T., 2001. Ocular syphilis. Curr. Opin. Ophthalmol. 12 (6), 433-441.

Butler, N.J., Thorne, J.E., 2012. Current status of HIV infection and ocular disease. Curr. Opin. Ophthalmol. 23 (6), 517-522.

Chao, J.R., Khurana, R.N., Fawzi, A.A., et al., 2006. Syphilis: reemergence of an old adversary. Ophthalmology 113 (11), 2074-2079.

Davis, J.L., 2014. Ocular syphilis. Curr. Opin. Ophthalmol. 25 (6), 513-518.

Eandi, C.M., Neri, P., Adelman, R.A., et al., 2012. Acute syphilitic posterior placoid chorioretinitis: report of a case series and comprehensive review of the literature. Retina 32 (9), 1915-1941.

Gaudio, P.A., 2006. Update on ocular syphilis. Curr. Opin. Ophthalmol. 17 (6), 562-566.

Kiss, S., Damico, F.M., Young, L.H., 2005. Ocular manifestations and treatment of syphilis. Semin. Ophthalmol. 20 (3), 161-167.

Levy, J.H., Liss, R.A., Maguire, A.M., 1989. Neurosyphilis and ocular syphilis in patients with concurrent human immunodeficiency virus infection. Retina 9 (3), 175-180.

Margo, C.E., Hamed, L.M., 1992. Ocular syphilis. Surv. Ophthalmol. 37 (3), 203-220.

Tucker, J.D., Li, J.Z., Robbins, G.K., et al., 2011. Ocular syphilis among HIV-infected patients: a systematic analysis of the literature. Sex. Transm. Infect. 87 (1), 4-8.

## Glioma do Nervo Óptico

Bianchi-Marzoli, S., Brancato, R., 1994. Tumors of the optic nerve and chiasm. Curr. Opin. Ophthalmol. 5 (6), 11-17.

Dario, A., Iadini, A., Cerati, M., et al., 1999. Malignant optic glioma of adulthood. Case report and review of the literature. Acta Neurol. Scand. 100 (5), 350-353.

Dutton, J.J., 1994. Gliomas of the anterior visual pathway. Surv. Ophthalmol. 38 (5), 427-452.

Fried, I., Tabori, U., Tihan, T., et al., 2013. Optic pathway gliomas: a review. CNS Oncol. 2 (2), 143-159.

Hayasaka, S., Miyagawa, M., Ugomori, S., et al., 1992. Optic nerve glioma in Japanese patients with neurofibromatosis 1. Case reports and literature review. Jpn J. Ophthalmol. 36 (3), 315-322.

Hwang, J.M., Cheon, J.E., Wang, K.C., 2008. Visual prognosis of optic glioma. Childs Nerv. Syst. 24 (6), 693-698.

Jahraus, C.D., Tarbell, N.J., 2006. Optic pathway gliomas. Pediatr. Blood Cancer 46 (5), 586-596.

Lynch, T.M., Gutmann, D.H., 2002. Neurofibromatosis 1. Neurol. Clin. 20 (3), 841-865.

Miller, N.R., 2004. Primary tumours of the optic nerve and its sheath. Eye (Lond. ) 18 (11), 1026-1037.

Nair, A.G., Pathak, R.S., Iyer, V.R., et al., 2014. Optic nerve glioma: an update. Int. Ophthalmol. 34 (4), 999-1005.

Okuno, T., Prensky, A.L., Gado, M., 1985. The moyamoya syndrome associated with irradiation of an optic glioma in children: report of two cases and review of the literature. Pediatr. Neurol. 1 (5), 311-316.

Sadun, F., Hinton, D.R., Sadun, A.A., 1996. Rapid growth of an optic nerve ganglioglioma in a patient with neurofibromatosis 1. Ophthalmology 103 (5), 794-799.

Schnur, R.E., 2012. Type I neurofibromatosis: a geno-oculo-dermatologic update. Curr. Opin. Ophthalmol. 23 (5), 364-372.

Shapey, J., Danesh-Meyer, H.V., Kaye, A.H., 2011. Diagnosis and management of optic nerve glioma. J. Clin. Neurosci. 18 (12), 1585-1591.

Shofty, B., Ben-Sira, L., Kesler, A., et al., 2015. Optic pathway gliomas. Adv. Tech. Stand. Neurosurg. 42, 123-146.

Stieber, V.W., 2008. Radiation therapy for visual pathway tumors. J. Neuroophthalmol. 28 (3), 222-230.

Sylvester, C.L., Drohan, L.A., Sergott, R.C., 2006. Optic-nerve gliomas, chiasmal gliomas and neurofibromatosis type 1. Curr. Opin. Ophthalmol. 17 (1), 7-11.

Taphoorn, M.J., de Vries-Knoppert, W.A., Ponssen, H., et al., 1989. Malignant optic glioma in adults. Case report. J Neurosurg. 70 (2), 277-279.

Tekkök, I.H., Tahta, K., Saglam, S., 1994. Optic nerve glioma presenting as a huge intrasellar mass. Case report. J. Neurosurg. Sci. 38 (2), 137-140.

Traber, G.L., Pangalu, A., Neumann, M., et al., 2015. Malignant optic glioma—the spectrum of disease in a case series. Graefes Arch. Clin. Exp. Ophthalmol. 253 (7), 1187-1194.

Walker, D., 2003. Recent advances in optic nerve glioma with a focus on the young patient. Curr. Opin. Neurol. 16 (6), 657-664.

Wilhelm, H., 2009. Primary optic nerve tumours. Curr. Opin. Neurol. 22 (1), 11-18.

## Meningioma do Nervo Óptico

Alper, M.G., 1981. Management of primary optic nerve meningiomas; current status–therapy in controversy. J. Clin. Neuroophthalmol. 1, 101-117.

Brodsky, M.C., Safar, A.N., 2007. Optic disc tuber. Arch. Ophthalmol. 125, 710-712.

Eddleman, C.S., Liu, J.K., 2007. Optic nerve sheath meningioma: current diagnosis and treatment. Neurosurg. Focus 23, E4.

Garcia, J.P., Finger, P.T., Kurli, M., et al., 2005. 3D ultrasound coronal C-scan imaging for optic nerve sheath meningioma. Br. J. Ophthalmol. 89, 244-245.

Harold Lee, H.B., Garrity, J.A., Cameron, J.D., et al., 2008. Primary optic nerve sheath meningioma in children. Surv. Ophthalmol. 53, 543-558.

Hart, W.M., Burde, R.M., Klingele, T.G., et al., 1980. Bilateral optic nerve sheath meningiomas. Arch. Ophthalmol. 98, 149-151.

Imes, R.K., Schatz, H., Hoyt, W.F., et al., 1985. Evolution of optociliary veins in optic nerve sheath meningioma; evolution. Arch. Ophthalmol. 103, 59-60.

Islam, N., Best, J., Mehta, J.S., et al., 2005. Optic disc duplication or coloboma? Br. J. Ophthalmol. 89, 26-29.

Kim, J.W., Rizzo, J.F., Lessell, S., 2005. Controversies in the management of optic nerve sheath meningiomas. Int. Ophthalmol. Clin. 45, 15-23.

Lin, C.C.L., Tso, M.O.M., Vygantas, C.M., 1984. Coloboma of the optic nerve associated with serous maculopathy: a clinicopathologic correlative study. Arch. Ophthalmol. 102, 1651-1654.

Melian, E., Jay, W.M., 2004. Primary radiotherapy for optic nerve sheath meningioma. Semin. Ophthalmol. 19, 130-140.

Miller, N.R., 2006. New concepts in the diagnosis and management of optic nerve sheath meningioma. J. Neuroophthalmol. 26, 200-208.

Moschos, M., Ladas, I.D., Zafirakis, P.K., et al., 2001. Recurrent vitreous hemorrhages due to combined pigment epithelial and retinal hamartoma: natural course and indocyanine green angiographic findings. Ophthalmologica 215, 66-69.

Moster, M.L., 2005. Detection and treatment of optic nerve sheath meningioma. Curr. Neurol. Neurosci. Rep. 5, 367-375.

Perkins, S.L., Han, D.P., Gonder, J.R., et al., 2005. Dynamic atypical optic nerve coloboma associated with transient macular detachment. Arch. Ophthalmol. 123, 1750-1754.

Rosca, T.I., Carstocea, B.D., Vlădescu, T.G., et al., 2006. Cystic optic nerve sheath meningioma. J. Neuroophthalmol. 26, 121-122.

Sawaya, R.A., Sidani, C., Farah, N., et al., 2008. Presumed bilateral optic nerve sheath meningiomas presenting as optic neuritis. J. Neuroophthalmol. 28, 55-57.

Smee, R.I., Schneider, M., Williams, J.R., 2009. Optic nerve sheath meningiomas–non-surgical treatment. Clin. Oncol. (R. Coll. Radiol. ) 21, 8-13.

Sughrue, M.E., McDermott, M.W., Parsa, A.T., 2009. Vision salvage after resection of a giant meningioma in a patient with a loss in light perception. J. Neurosurg. 110, 109-111.

Theodossiadis, P.G., Panagiotidis, D.N., Baltatzis, S.G., et al., 2001. Combined hamartoma of the sensory retina and retinal pigment epithelium involving the optic disk associated with choroidal neovascularization. Retina 21, 267-270.

Vagefi, M.R., Larson, D.A., Horton, J.C., 2006. Optic nerve sheath meningioma: visual improvement during radiation treatment. Am. J. Ophthalmol. 142, 343-344.

Wilhelm, H., 2009. Primary optic nerve tumours. Curr. Opin. Neurol. 22, 11-18.

Wright, J.E., McNab, A.A., McDonald, W.I., 1989. Optic nerve glioma and the management of optic nerve tumors in the young. Br. J. Ophthalmol. 73, 967-974.

## Hemangioma Capilar Retiniano da Cabeça do Nervo Óptico

Atebara, N.H., 2002. Retinal capillary hemangioma treated with verteporfin photodynamic therapy. Am. J. Ophthalmol. 134 (5), 788-790.

Atebara, N.H., Shields, J.A., 1993. Capillary hemangioma of the optic disc associated with a total retinal detachment. Ophthalmic Surg. 24 (10), 686-688.

Brown, G.C., Shields, J.A., 1985. Tumors of the optic nerve head. Surv. Ophthalmol. 29 (4), 239-264.

Costa, R.A., Meirelles, R.L., Cardillo, J.A., et al., 2003. Retinal capillary hemangioma treatment by indocyanine green-mediated photothrombosis. Am. J. Ophthalmol. 135 (3), 395-398.

Gass, J.D., Braunstein, R., 1980. Sessile and exophytic capillary angiomas of the juxtapapillary retina and optic nerve head. Arch. Ophthalmol. 98 (10), 1790-1797.

Johnston, P.B., Lotery, A.J., Logan, W.C., 1995. Treatment and long-term follow up of a capillary

angioma of the optic disc. Int. Ophthalmol. 19 (2), 129-132.

Malecha, M.A., Haik, B.G., Morris, W.R., 2000. Capillary hemangioma of the optic nerve head and juxtapapillary retina. Arch. Ophthalmol. 118 (2), 289-291.

Milewski, S.A., 2002. Spontaneous regression of a capillary hemangioma of the optic disc. Arch. Ophthalmol. 120 (8), 1100-1101.

Miller, N.R., 2004. Primary tumours of the optic nerve and its sheath. Eye (Lond. ) 18 (11), 1026-1037.

Mochizuki, Y., Noda, Y., Enaida, H., et al., 2004. Retinal capillary hemangioma managed by transpupillary thermotherapy. Retina 24 (6), 981-984.

Nielsen, P.G., 1979. Capillary haemangioma of the optic disc. A case report. Acta Ophthalmol. (Copenh) 57 (1), 63-68.

Papastefanou, V.P., Pilli, S., Stinghe, A., et al., 2013. Photodynamic therapy for retinal capillary hemangioma. Eye (Lond. ) 27 (3), 438-442.

Parmar, D.N., Mireskandari, K., McHugh, D., 2000. Transpupillary thermotherapy for retinal capillary hemangioma in von Hippel-Lindau disease. Ophthalmic Surg. Lasers 31 (4), 334-336.

Pierro, L., Guarisco, L., Zaganelli, E., et al., 1992. Capillary and cavernous hemangioma of the optic disc. Echographic and histological findings. Acta Ophthalmol. Suppl. 204, 102-106.

Rubio, A., Meyers, S.P., Powers, J.M., et al., 1994. Hemangioblastoma of the optic nerve. Hum. Pathol. 25 (11), 1249-1251.

Schindler, R.F., Sarin, L.K., McDonald, P.R., 1975. Hemangiomas of the optic disc. Can. J. Ophthalmol. 10, 305-318.

Shields, J.A., 1993. Response of retinal capillary hemangioma to cryotherapy. Arch. Ophthalmol. 111 (4), 551.

Singh, A.D., Nouri, M., Shields, C.L., et al., 2001. Retinal capillary hemangioma: a comparison of sporadic cases and cases associated with von Hippel-Lindau disease. Ophthalmology 108 (10), 1907-1911.

Singh, A.D., Nouri, M., Shields, C.L., et al., 2002. Treatment of retinal capillary hemangioma. Ophthalmology 109 (10), 1799-1806.

Singh, A., Shields, J., Shields, C., 2001. Solitary retinal capillary hemangioma: hereditary (von Hippel-Lindau disease) or nonhereditary? Arch. Ophthalmol. 119 (2), 232-234.

Sykora, K.W., Weiss, R.A., Ellsworth, R.M., et al., 1990. Ophthalmic neoplasms in infancy and childhood. Pediatrician 17 (3), 163-172.

Takahashi, T., Wada, H., Tani, E., et al., 1984. Capillary hemangioma of the optic disc. J. Clin. Neuroophthalmol. 4 (3), 159-162.

## Hemangioma Racemoso

Barreira, Jr., A.K., Nakashima, A.F., Takahashi, V.K., et al., 2016. Retinal racemose hemangioma with focal macular involvement. Retin Cases Brief Rep. 10 (1), 52-54.

Elizalde, J., Vasquez, L., 2011. Spontaneous regression in a case of racemose haemangioma archer's type 2. Retin Cases Brief Rep. 5 (4), 294-296.

Eskandari, M.R., Rahimi-Ardabili, B., Javadzade, A., 2013. Racemose hemangioma type 2: the first case

report from the Middle East. Int. Ophthalmol. 33 (1), 95-97.

Kaliki, S., Tyagi, M., Kumar, H.P., 2016. Bilateral peripapillary racemose hemangioma: an unusual presentation. Ophthalmology 123 (2), 323.

Materin, M.A., Shields, C.L., Marr, B.P., et al., 2005. Retinal racemose hemangioma. Retina 25 (7), 936-937.

Nadal, J., Delás, B., 2010. Temporal branch retinal vein occlusion secondary to a racemose hemangioma. Retin Cases Brief Rep. 4 (4), 323-325.

Panagiotidis, D., Karagiannis, D., Tsoumpris, I., 2011. Spontaneous development of macular ischemia in a case of racemose hemangioma. Clin Ophthalmol. 5, 931-932.

Qin, X.J., Huang, C., Lai, K., 2014. Retinal vein occlusion in retinal racemose hemangioma: a case report and literature review of ocular complications in this rare retinal vascular disorder. BMC Ophthalmol. 14, 101.

Shields, J.A., Bianciotto, C., Kligman, B.E., et al., 2010. Vascular tumors of the iris in 45 patients: the 2009 Helen Keller Lecture. Arch. Ophthalmol. 128 (9), 1107-1113.

## Melanocitoma do Nervo Óptico

Apple, D.J., Craythorn, J.M., Reidy, J.J., et al., 1984. Malignant transformation of an optic nerve melanocytoma. Can. J. Ophthalmol. 19 (7), 320-325.

Balestrazzi, E., 1973. Melanocytoma of the optic disk. Ophthalmologica 166 (4), 289-292.

Brown, G.C., 1983. Congenital Anomalies of the Optic Disc. Grune & Stratton, New York, pp. 206–207..

Chaudhary, R., Arora, R., Mehta, D.K., et al., 2006. Optical coherence tomography study of optic disc melanocytoma. Ophthalmic Surg. Lasers Imaging 37 (1), 58-61.

De Potter, P., Shields, C.L., Eagle, Jr., R.C., et al., 1996. Malignant melanoma of the optic nerve. Arch. Ophthalmol. 114 (5), 608-612.

Eldaly, H., Eldaly, Z., 2015. Melanocytoma of the optic nerve head, thirty-month follow-up. Semin. Ophthalmol. 30 (5–6), 464-469.

François, J., de Laey, J.J., Kluyskens, J., et al., 1980. Melanocytoma of the optic disc. Ophthalmologica 180 (6), 314-327.

Gupta, V., Gupta, A., Dogra, M.R., et al., 1995. Progressive growth in melanocytoma of the optic nerve head. Indian J. Ophthalmol. 43 (4), 198-200.

Joffe, L., Shields, J.A., Osher, R.H., et al., 1979. Clinical and follow-up studies of melanocytomas of the optic disc. Ophthalmology 86 (6), 1067-1083.

Juarez, C.P., Tso, M.O., 1980. An ultrastructural study of melanocytomas (magnocellular nevi) of the optic disk and uvea. Am. J. Ophthalmol. 90 (1), 48-62.

Kadayifcilar, S., Akman, A., Aydin, P., 1999. Indocyanine green angiography of optic nerve head melanocytoma. Eur. J. Ophthalmol. 9 (1), 68-70.

Mansour, A.M., Zimmerman, L., La Piana, F.G., et al., 1989. Clinicopathological findings in a growing optic nerve melanocytoma. Br. J. Ophthalmol. 73 (6), 410-415.

Meyer, D., Ge, J., Blinder, K.J., et al., 1999. Malignant transformation of an optic disk melanocytoma. Am. J. Ophthalmol. 127 (6), 710-714.

Osher, R.H., Shields, J.A., Layman, P.R., 1979. Pupillary and visual field evaluation in patients with melanocytoma of the optic disc. Arch. Ophthalmol. 97 (6), 1096-1099.

Rai, S., Medeiros, F.A., Levi, L., et al., 2007. Optic disc melanocytoma and glaucoma. Semin. Ophthalmol. 22 (3), 147-150.

Reidy, J.J., Apple, D.J., Steinmetz, R.L., et al., 1985. Melanocytoma: nomenclature, pathogenesis, natural history and treatment. Surv. Ophthalmol. 29 (5), 319-327.

Salvanos, P., Utheim, T.P., Moe, M.C., et al., 2015. Autofluorescence imaging in the differential diagnosis of optic disc melanocytoma. Acta Ophthalmol. 93 (5), 476-480.

Servodidio, C.A., Abramson, D.H., Romanella, A., 1990. Melanocytoma. J. Ophthalmic Nurs. Technol. 9 (6), 255-263.

Shanmugam, M.P., Khetan, V., Sinha, P., 2004. Optic disk melanocytoma with neuroretinitis. Retina 24 (2), 317-318.

Shields, C.L., Perez, B., Benavides, R., et al., 2008. Optical coherence tomography of optic disk melanocytoma in 15 cases. Retina 28 (3), 441-446.

Shields, J.A., 1978. Melanocytoma of the optic nerve head: a review. Int. Ophthalmol. 1 (1), 31-37.

Shields, J.A., Demirci, H., Mashayekhi, A., et al., 2004. Melanocytoma of optic disc in 115 cases: the 2004 Samuel Johnson Memorial Lecture, part 1. Ophthalmology 111 (9), 1739-1746.

Shields, J.A., Demirci, H., Mashayekhi, A., et al., 2006. Melanocytoma of the optic disk: a review. Surv. Ophthalmol. 51 (2), 93-104.

Shields, J.A., Shields, C.L., Piccone, M., et al., 2002. Spontaneous appearance of an optic disk melanocytoma in an adult. Am. J. Ophthalmol. 134 (4), 614-615.

Shuey, T.F., Blacharski, P.A., 1988. Pigmented tumor and acute visual loss. Surv. Ophthalmol. 33 (2), 121-126.

Takahashi, T., Isayama, Y., Okuzawa, I., 1984. Unusual case of melanocytoma in optic disk. Jpn J. Ophthalmol. 28 (2), 171-175.

Thomas, C.I., Purnell, E.W., 1969. Ocular melanocytoma. Am. J. Ophthalmol. 67 (1), 79-86.

Usui, T., Shirakashi, M., Kurosawa, A., et al., 1990. Visual disturbance in patients with melanocytoma of the optic disk. Ophthalmologica 201 (2), 92-98.

Walsh, T.J., Packer, S., 1971. Bilateral melanocytoma of the optic nerve associated with intracranial meningioma. Ann. Ophthalmol. 3 (8), 885-888.

Wiznia, R.A., Price, J., 1974. Recovery of vision in association with a melanocytoma of the optic disk. Am. J. Ophthalmol. 78 (2), 236-238.

Zimmerman, L.E., 1965. Melanocytes, melanocytic nevi, and melanocytomas. Invest. Ophthalmol. 4, 11-40.

Zimmerman, L.E., Garron, L.K., 1962. Melanocytoma of the optic disc. Int. Ophthalmol. Clin. 2, 431-440.

## Hamartoma Astrocítico

Destro, M., D'Amico, D.J., Gragoudas, E.S., et al., 1991. Retinal manifestations of neurofibromatosis. Diagnosis and management. Arch. Ophthalmol. 109 (5), 662-666.

Drewe, R.H., Hiscott, P., Lee, W.R., 1985. Solitary astrocytic hamartoma simulating retinoblastoma. Ophthalmologica 190 (3), 158-167.

Giles, J., Singh, A.D., Rundle, P.A., et al., 2005. Retinal astrocytic hamartoma with exudation. Eye (Lond. ) 19 (6), 724-725.

Iaccheri, B., Fiore, T., Cagini, C., et al., 2007. Retinal astrocytic hamartoma with associated macular edema: report of spontaneous resolution of macular edema as a result of increasing hamartoma calcification. Semin. Ophthalmol. 22 (3), 171-173.

Kimoto, K., Kishi, D., Kono, H., et al., 2008. Diagnosis of an isolated retinal astrocytic hamartoma aided by optical coherence tomography. Acta Ophthalmol. 86 (8), 921-922.

Kiratli, H., Bilgiç, S., 2002. Spontaneous regression of retinal astrocytic hamartoma in a patient with tuberous sclerosis. Am. J. Ophthalmol. 133 (5), 715-716.

Leroy, B.P., Carton, D., De Laey, J.J., 1996. Ophthalmological signs of tuberous sclerosis. Bull. Soc. Belge Ophtalmol. 262, 115-121.

Mennel, S., Meyer, C.H., Eggarter, F., et al., 2005. Autofluorescence and angiographic findings of retinal astrocytic hamartomas in tuberous sclerosis. Ophthalmologica 219 (6), 350-356.

Moschos, M.M., Chamot, L., Schalenbourg, A., et al., 2005. Spontaneous regression of an isolated retinal astrocytic hamartoma. Retina 25 (1), 81-82.

Nyboer, J.H., Robertson, D.M., Gomez, M.R., 1976. retinal lesions in tuberous sclerosis. Arch. Ophthalmol. 94, 1277-1280.

Pichi, F., Massaro, D., Serafino, M., et al., 2016. Retinal astrocytic hamartoma: optical coherence tomography classification and correlation with tuberous sclerosis complex. Retina 36 (6), 1199-1208.

Reeser, F.H., Aaberg, T.M., Van Horn, D.L., 1978. Astrocytic hamartoma of the retina not associated with tuberous sclerosis. Am. J. Ophthalmol. 86 (5), 688-698.

Schwartz, P.L., Beards, J.A., Maris, P.J., 1980. Tuberous sclerosis associated with a retinal angioma. Am. J. Ophthalmol. 90 (4), 485-488.

Shields, C.L., Benevides, R., Materin, M.A., et al., 2006. Optical coherence tomography of retinal astrocytic hamartoma in 15 cases. Ophthalmology 113 (9), 1553-1557.

Shields, C.L., Materin, M.A., Shields, J.A., 2005. Review of optical coherence tomography for intraocular tumors. Curr. Opin. Ophthalmol. 16 (3), 141-154.

Soliman, W., Larsen, M., Sander, B., et al., 2007. Optical coherence tomography of astrocytic hamartomas in tuberous sclerosis. Acta Ophthalmol. Scand. 85 (4), 454-455.

Trincão, R., Cunha-Vaz, J.G., Pires, J.M., 1973. Astrocytic hamartoma of the optic disc in localized ocular neurofibromatosis (von Recklinghausen's disease). Ophthalmologica 167 (5), 465-469.

Trojman, C., Zografos, L., Dirani, A., et al., 2016. Multimodal imaging of retinal astrocytic hamartoma associated with congenital hypertrophy of retinal pigment epithelium. Klin. Monbl. Augenheilkd. 233 (4), 530-533.

Veronese, C., Pichi, F., Guidi, S.G., et al., 2011. Cystoid changes within astrocytic hamartomas of the retina in tuberous sclerosis. Retin Cases Brief Rep. 5 (2), 113-116.

Yung, M., Iafe, N., Sarraf, D., 2016. Optical coherence tomography angiography of a retinal astrocytic hamartoma. Can. J. Ophthalmol. 51 (2), e62-e64.

## Hamartoma Combinado da Retina e Epitélio Pigmentar Retiniano

Avitabile, T., Franco, L., Reibaldi, M., et al., 2007. Combined pigment epithelial and retinal hamartoma: long-term follow-up of three cases. Can. J. Ophthalmol. 42 (2), 318-320.

Brown, G.C., 1983. Congenital Anomalies of the Optic Disc. Grune & Stratton, New York, pp. 206–207.

Cilliers, H., Harper, C.A., 2006. Photodynamic therapy with Verteporfin for vascular leakage from a combined hamartoma of the retina and retinal pigment epithelium. Clin. Experiment. Ophthalmol. 34 (2), 186-188.

Font, R.L., Moura, R.A., Shetlar, D.J., et al., 1989. Combined hamartoma of sensory retina and retinal pigment epithelium. Retina 9 (4), 302-311.

Gass, J.D.M., 1973. An unusual hamartoma of the pigment epithelium and retina simulating choroidal melanoma and retinoblastoma. Trans. Am. Ophthalmol. Soc. 71, 171.

Harper, C.A., Gole, G.A., 1986. Combined hamartoma of the retina and RPE: an unusual cause of the dragged disc appearance. Aust. N. Z. J. Ophthalmol. 14 (3), 235-238.

Palmer, M.L., Carney, M.D., Combs, J.L., 1990. Combined hamartomas of the retinal pigment epithelium and retina. Retina 10 (1), 33-36.

Sandhu, H.S., Kim, B.J., 2016. Combined hamartoma of the retina and RPE: A spectrum of presentation with epiretinal membrane masquerade. Can. J. Ophthalmol. 51 (1), e10-e13.

Shields, C.L., Shields, J.A., Marr, B.P., et al., 2003. Congenital simple hamartoma of the retinal pigment epithelium: a study of five cases. Ophthalmol 110, 1005-1011.

Shields, C.L., Thangappan, A., Hartzell, K., et al., 2008. Combined hamartoma of the retina and retinal pigment epithelium in 77 consecutive patients visual outcome based on macular versus extramacular tumor location. Ophthalmology 115 (12), 2246-2252.

Theodossiadis, P.G., Panagiotidis, D.N., Baltatzis, S.G., et al., 2001. Combined hamartoma of the sensory retina and retinal pigment epithelium involving the optic disk associated with choroidal neovascularization. Retina 21, 267-270.

Vogel, M.H., Zimmerman, L.E., Gass, J.D.M., 1969. Proliferation of the juxtapapillary retinal pigment epithelium simulating malignant melanoma. Doc. Ophthalmol. 26, 461.

Xue, K., Mellington, F., Gout, I., et al., 2012. Combined hamartoma of the retina and retinal pigment epithelium. BMJ Case Rep. 15, 2012.

## Retinoblastoma

Brown, G.C., Shields, J.A., 1985. Tumors of the optic nerve head. Surv. Ophthalmol. 29 (4), 239-264.

Chantada, G., Schaiquevich, P., 2015. Management of retinoblastoma in children: current status. Paediatr. Drugs 17 (3), 185-198.

de Jong, M.C., de Graaf, P., Noij, D.P., et al., 2014. Diagnostic performance of magnetic resonance imaging and computed tomography for advanced retinoblastoma: a systematic review and meta-analysis. Ophthalmology 121 (5), 1109-1118.

De Potter, P., 2002. Current treatment of retinoblastoma. Curr. Opin. Ophthalmol. 13 (5), 331-336.

Finger, P.T., Harbour, J.W., Karcioglu, Z.A., 2002. Risk factors for metastasis in retinoblastoma. Surv. Ophthalmol. 47 (1), 1-16.

Jaradat, I., Mubiden, R., Salem, A., et al., 2012. High-dose chemotherapy followed by stem cell transplantation in the management of retinoblastoma: a systematic review. Hematol. Oncol. Stem. Cell. Ther. 5 (2), 107-117.

Makimoto, A., 2004. Results of treatment of retinoblastoma that has infiltrated the optic nerve, is recurrent, or has metastasized outside the eyeball. Int. J. Clin. Oncol. 9 (1), 7-12.

Sastre, X., Chantada, G.L., Doz, F., et al., 2009. Proceedings of the consensus meetings from the International Retinoblastoma Staging Working Group on the pathology guidelines for the examination of enucleated eyes and evaluation of prognostic risk factors in retinoblastoma. Arch. Pathol. Lab. Med. 133, 1199-1202.

Shields, C.L., Meadows, A.T., Leahey, A.M., et al., 2004. Continuing challenges in the management of retinoblastoma with chemotherapy. Retina 24, 849-862.

Shields, C.L., Shields, J.A., 1999. Recent developments in the management of retinoblastoma. J. Pediatr. Ophthalmol. Strabismus 36 (1), 8-18, quiz 35–36..

Shields, C.L., Shields, J.A., De Potter, P., 1996. New treatment modalities for retinoblastoma. Curr. Opin. Ophthalmol. 7 (3), 20-26.

Shields, J.A., Shields, C.L., Donoso, L.A., et al., 1989. Current treatment of retinoblastoma. Trans. Pa Acad. Ophthalmol. Otolaryngol. 41, 818-822.

Smith, M.M., Strottmann, J.M., 2001. Imaging of the optic nerve and visual pathways. Semin. Ultrasound CT MR 22 (6), 473-487.

## Distúrbios Paraneoplásicos

Alabduljalil, T., Behbehani, R., 2007. Paraneoplastic syndromes in neuro-ophthalmology. Curr. Opin. Ophthalmol. 18 (6), 463-469.

Arruga, J., 2000. Metastatic and paraneoplastic lesions of the optic nerve. Rev. Neurol. 31 (12), 1256-1258.

Bataller, L., Dalmau, J., 2004. Neuro-ophthalmology and paraneoplastic syndromes. Curr. Opin. Neurol. 17 (1), 3-8.

Chan, J.W., 2003. Paraneoplastic retinopathies and optic neuropathies. Surv. Ophthalmol. 48 (1), 12-38.

Jacobson, D.M., 1996. Paraneoplastic disorders of neuro-ophthalmologic interest. Curr. Opin. Ophthalmol. 7 (6), 30-38.

Ko, M.W., Dalmau, J., Galetta, S.L., 2008. Neuro-ophthalmologic manifestations of paraneoplastic syndromes. J. Neuroophthalmol. 28 (1), 58-68.

Thambisetty, M.R., Scherzer, C.R., Yu, Z., et al., 2001. Paraneoplastic optic neuropathy and cerebellar ataxia with small cell carcinoma of the lung. J. Neuroophthalmol. 21 (3), 164-167.

Volpe, N.J., Rizzo, 3rd., J.F., 1995. Retinal disease in neuro-ophthalmology: paraneoplastic retinopathy and the big blind spot syndrome. Semin. Ophthalmol. 10 (3), 234-241.

## Fibras Nervosas Mielinizadas (MNF, na sigla em inglês)

Ellis, G.S., Frey, T., Gouterman, R.Z., 1987. Myelinated nerve fibers, axial myopia and refractory amblyopia: an organic disease. J. Pediatr. Ophthalmol. Strabismus 24, 111-119.

Funnell, C.L., George, N.D., Pai, V., 2003. Familial myelinated retinal nerve fibres. Eye (Lond. ) 17 (1), 96-97.

Gharai, S., Prakash, G., Ashok Kumar, D., et al., 2010. Spectral domain optical coherence tomographic characteristics of unilateral peripapillary myelinated retinal nerve fibers involving the macula. J. AAPOS 14 (5), 432-434.

Hittner, H.M., Antoszyk, J.K., 1987. Unilateral peripapillary myelinated nerve fibers with myopia and/or amblyopia. Arch. Ophthalmol. 105, 943-948.

Käsmann-Kellner, B., Ruprecht, K.W., 1998. Unilateral peripapillary myelinated retinal nerve fibers associated with strabismus, amblyopia, and myopia. Am. J. Ophthalmol. 126 (6), 853.

Kodama, T., Hayasaka, S., Setogawa, T., 1990. Myelinated retinal nerve fibers: prevalence, location and effect on visual acuity. Ophthalmologica 200 (2), 77-83.

Lee, J.C., Salchow, D.J., 2008. Myelinated retinal nerve fibers associated with hyperopia and amblyopia. J. AAPOS 12 (4), 418-419.

Lee, M.S., Gonzalez, C., 1998. Unilateral peripapillary myelinated retinal nerve fibers associated with strabismus, amblyopia, and myopia. Am. J. Ophthalmol. 125 (4), 554-556.

Leys, A.M., Leys, M.J., Mooymans, J.M., et al., 1996. Myelinated nerve fibers and retinal vascular abnormalities. Retina 16, 89-96.

Rosen, B., Barry, C., Constable, I.J., 1999. Progression of myelinated retinal nerve fibers. Am. J. Ophthalmol. 127 (4), 471-473.

Shelton, J.B., Digre, K.B., Gilman, J., et al., 2013. Characteristics of myelinated retinal nerve fiber layer in ophthalmic imaging: findings on autofluorescence, fluorescein angiographic, infrared, optical coherence tomographic, and red-free images. JAMA Ophthalmol 131 (1), 107-109.

Straatsma, B.R., Foos, R.Y., Heckenlively, J.R., et al., 1981. Myelinated retinal nerve fibers. Am. J. Ophthalmol. 91 (1), 25-38.

Straatsma, B.R., Heckenlively, J.R., Foos, R.Y., et al., 1979. Myelinated retinal nerve fibers associated with ipsilateral myopia, amblyopia, and strabismus. Am. J. Ophthalmol. 88 (3 Pt 1), 506-510.

Tarabishy, A.B., Alexandrou, T.J., Traboulsi, E.I., 2007. Syndrome of myelinated retinal nerve fibers, myopia, and amblyopia: a review. Surv. Ophthalmol. 52 (6), 588-596.

# Índice

Os números de página seguidos por "f" indicam figuras, e seguidos por "t" indicam tabelas.

## A

Abetalipoproteinemia, 172, 172f–173f
Acromatopsia, completa, 132, 132f–133f
Adenoma/adenocarcinoma (epitelioma)
  do epitélio pigmentar, 821, 821f
  nodular, hipertrofia congênita do epitélio pigmentar da retina (CHRPE) com, 818, 818f
Adesão vitreomacular, 920, 920f
AJCC. *Ver* American Joint Commission on Cancer (AJCC)
Alaria mesocercaria, 479, 479f–480f
Albinismo, 180–185
  mulher portadora, 184, 184f
    de ocular ligado ao X, 185, 185f–186f
  Nettleship-Falls-Type, 181, 181f–183f
  óculo-cutâneo, 180–185, 180f–181f
Albinismo de Nettleship-Falls-Type, 181, 181f–183f
Albinismo ocular ligado ao X, mulher portadora de, 185, 185f–186f
Albinismo óculo-cutâneo (OCA), 180–185, 180f–181f
Alças vasculares pré-papilares, 493, 493f–494f
  congênitas, 1109, 1109f
Alças vasculares pré-papilares congênitas, 1109, 1109f
Amaurose congênita de Leber, 253–258, 253f–258f
AMD. *Ver* Degeneração macular relacionada à idade (AMD)
American Joint Commission on Cancer (AJCC), classificação clínica do melanoma uveal posterior, 833–834
Amiloidose vítrea, 657–658, 657f–658f
Aminoglicosídeo
  intraocular, 1038–1041, 1038f
  toxicidade, 1038, 1039f–1041f
AMN. *Ver* Neuropatia macular aguda (AMN)
Anel de demarcação, buracos maculares e, 927f
Anel de Weiss, 653, 653f
Anestesia retrobulbar, 1030, 1030f
Aneurismas miliares de Leber, 525–537, 525f–531f

Angiite, 356
  Idiopática de ramos congelados, 360, 360f–364f
Angiite de ramos congelados
  idiopática, 351f, 360, 360f–364f
  na retinite por citomegalovírus, 399, 399f–400f, 402f
  na sífilis, 457, 457f
  na tuberculose, 432f
Angiite idiopática de ramos congelados, 360, 360f–364f
Angiografia com ICG. *Ver* Angiografia com indocianina verde (ICG)
Angiografia com indocianina verde (ICG), 7, 7f
  CSC, 936–937, 936f–937f
  imagem de campo ultralargo com, 8f
  MEWDS, 278–282, 280f–281f, 284f
Angiografia com tomografia por coerência ótica (OCTA), 10–12, 10f–11f
  de neovascularização, 726, 726f
Angiografia fluoresceínica de campo largo, da síndrome de Stickler, 20f
Angiografia fluoresceínica (FA), 6, 6f
  amiloidose, 658f
  atrofia geográfica, 720f
  buraco macular de espessura total, 927f
  cisto vítreo, 659f
  coroidite multifocal, 691f
  CSC, 934
  DEP seroso, 711f
  DEP vascularizado, 727f–728f
  diagnóstico de FEVR, 54f, 57f–59f
  distrofia macular viteliforme de Best, 88, 88f
  distrofia padrão, 667f
  distrofia reticular de Sjögren, 107f
  drusas, 696f
  drusas cuticulares, 703f
  estrias angioides, 660f
  hemorragias subretinianas, 669f
  imagem com campo ultra largo, 8f
  laceração do EPR, 734f
  manchas algodoadas (CWS), 502f
  meduloepitelioma, 778f
  membrana epirretiniana, 913f
  neovascularização coroidiana, 689f
  neovascularização coroidiana idiopática, 757f
  neovascularização tipo 1, 731f
  neovascularização tipo 3, 753f
  oclusão da artéria ciliorretiniana, 505f
  oclusão da artéria retiniana central, 496f

Angiografia fluoresceínica (FA) *(Cont.)*
  oclusão de múltiplos ramos arteriais, 500f
  para epiteliopatia pigmentar placoide multifocal posterior aguda, 307f–308f, 312f
  PCV peripapilar, 738f
  PEDs drusenoides, 709f
  rachaduras da laca, 685f
  retinoblastoma, 768f–769f
  síndrome dos múltiplos pontos brancos evanescentes, 278–282, 278f–279f, 281f, 283f–284f
Angiostrongilíase, 484, 484f
*Angiostrongylus cantonensis*, 484
Anomalias congênitas, 232–244, 493–494
  alça vascular pré-papilar, 493, 493f–494f
  coloboma coriorretiniano, 241–244, 241f–243f
  microvaso retiniano, 493, 493f. *Ver também* condições individuais
  oclusão da artéria retiniana central, 496–498, 496f–497f
  pregas congênitas, 244, 244f
  síndrome da vasculatura fetal persistente, 238–241, 238f–240f
  síndrome de Aicardi, 259–260, 259f
  tortuosidade arterial retiniana familiar, 494, 494f
Anomalias cutâneas, síndrome de Vogt-Koyanagi-Harada e, 376f
Anomalias maculares, na retinite pigmentosa, 143–145
  atrofia, 143, 143f–144f
  autofluorescência em anel, 145, 145f
  buraco, 143, 143f
  edema, 144, 144f–145f
  membrana epirretiniana, 145, 145f
Anomalias pigmentares, drusas com, 699, 699f
Anomalias retinianas, periféricas, 966, 966f
Anomalias retinianas periféricas, 966, 966f
Anomalias vasculares, do nervo ótico, 1109–1112
  Alças vasculares pré-papilares congênitas nas, 1109, 1109f
  Macrovaso retiniano congênito nas, 1111, 1111f
  Oclusão da artéria ciliorretiniana nas, 1112, 1112f
  Papila de Bergmeister nas, 1111, 1111f
  Vasculatura fetal persistente nas, 1110, 1110f

Antibióticos de Sulfa, toxicidade, no edema macular cistoide, 1086, 1086f
AOSD. *Ver* Doença de Still do Adulto (AOSD)
Apitelite pigmentar retiniana, aguda, 415, 415f
Aplasia, nervo ótico, 1108, 1108f
APMME. *Ver* Epiteliopatia pigmentar placoide multifocal posterior aguda (APMPPE)
Aracnodactilia, 23
Arcadas vasculares, da retina, 5f
Arterite das células gigantes, 626–627, 626f–627f
Arterite de Takayasu, 604, 604f–606f
Artrite reumatoide, 389f
Artrite, reumatoide, 389f
Ascaríase, 484, 484f
*Ascarislumbricoides*, 484
*Aspergillus fumigatus*, 461
Aspergilose, 461, 461f
Astrocitoma retiniano, adquirido, 783–784, 783f
  com retinopatia exsudativa, 784, 784f
Astrocitoma, retiniano, adquirido, 783–784, 783f
  com retinopatia exsudativa, 784, 784f
Ataxia cerebelar autossômica dominante, 177, 177f–178f
Ataxia, espinocerebelar, 177, 177f–178f
Ataxia espinocerebelar, 177, 177f–178f
Atrofia
  girata, 195–201, 195f–200f
  macular, retinite pigmentosa e, 143, 143f–144f
  retino-coroidiana paravenosa pigmentada, 149, 149f–151f
Atrofia coriorretiniana
  e coriorretinopatia birdshot, 330, 332f, 334, 334f–336f
Atrofia coriorretiniana paravenosa pigmentada, 258, 258f
Atrofia coroidiana relacionada à idade, 723–724, 723f
Atrofia geográfica, 682f, 720, 720f–721f
Atrofia girata, 195–201, 195f–200f
Atrofia peripapilar, na MEWDS, 278f
Atrofia retino-coroidiana, paravenosa pigmentada, 149, 149f–151f
Atrofia retino-coroidiana paravenosa pigmentada (PPRCA), 149, 149f–151f

1157

**ÍNDICE**

Aumento do ponto cego
  na MEWDS, 278–282, 278f–281f, 283f
  na MFC, 291f
Autofluorescência do fundo (FAF), 7, 7f
  CSC, 939, 939f–941f
  distrofia de cones, 128f
  distrofia macular viteliforme de Best, 89, 89f
  distrofia padrão, 665f–666f
  epiteliopatia pigmentar placoide multifocal posterior aguda, 307f, 309f, 312f
  estrias angióides, 660f
  fluido subretiniano, 667f
  grau de atrofia, 681f
  lesões viteliformes adquiridas, 667f
  pseudoburaco macular, 931f
  pseudoxantoma elástico, 661f, 666f
  telangiectasia macular do tipo 2, 538f–539f
Autofluorescência em anel, na mácula com retinite pigmentosa, 145, 145f
Autofluorescência, imagem de campo ultralargo com, 8f
Autossômica dominante
  vítreo-retino-coroidopatia (ADVIRC), 25, 25f–26f
AVLs. *Ver* Lesões viteliformes adquiridas (AVLs)
AVMD. *Ver* Distrofia macular viteliforme do adulto (AVMD)
AZOOR. *Ver* Retinopatia externa oculta zonal aguda (AZOOR)

**B**

Bactéria, 429–440
  na doença de arranhadura do gato, 440, 440f–447f, 449f
  na doença de Whipple, 439, 439f
  na hanseníase, 429, 429f
  na nocardiose, 437, 437f–438f
  na tuberculose, 430, 430f–433f, 436f
*Bartonella henselae*, 440, 1132, 1132f
*Bartonella*, 440, 449f
Bastões, 5
BCAMD. *Ver* Distrofia macular anular concêntrica benigna (BCAMD)
BEST 1. *Ver* Bestrofina 1 (BEST 1)
Bestrofina 1 (BEST 1), 25
Bestrofinopatia autossômica recessiva, 94, 94f–96f
Blastomicose, 466, 466f
*Blastomyces dermatitidis*, 466
Bolsa vítrea pré-cortical posterior (PPVP), 4f
*Boxcarring*, 496f
BPD. *Ver* Distrofia padrão em borboleta (BPD)
Buquê de cones de Rochon-Duvigneaud, 5
Buraco macular, 911–933, 976, 976f–977f, 1004, 1004f–1006f
  classificação do, 925–926
  e descolamento retiniano, 976
  espessura total, 925–929, 925f–927f
  fechamento espontâneo do, 927, 927f
  lamelar, 931, 931f
  na retinite pigmentosa, 143, 143f
  retinopatia diabética e, 577, 577f
  secundária, 929, 929f–930f
  tração vitreomacular e, 922f
  tratamento cirúrgico do, 928, 928f
  tratamento vitreolítico do, 928, 928f

Buraco macular de espessura total (FTMH), 925–929, 925f–927f
  classificação do, 925–926
  tratamento cirúrgico do, 928, 928f
  tratamento vitreolítico do, 928, 928f
Buraco macular secundário, 929, 929f–930f
Buracos
  maculares. *Ver* Buraco macular
  retinianos, 966, 966f–967f
Buracos maculares induzidos por raios, 1006f
Buracos retinianos, 966, 966f–967f
Bursa pré-macular, 4

**C**

CACD. *Ver* Distrofia coroidiana areolar central (CACD)
Calcificação esclerocoroidiana idiopática, 868–869, 868f
  síndrome de Bartter e, 869, 869f
Calcificação esclerocoroidiana idiopática, 868–869, 868f
Câncer de mama, metástase para o disco ótico no, 897, 897f
Câncer de pulmão, metástase para o disco ótico no, 897, 897f
Carcinoma gástrico, metástase para o disco ótico, 897, 897f
Carcinoma, metástase coroidiana solitária no, 847, 847f–850f
Catarata, 672
  atrofia girata e, 195
  complicações cirúrgicas
    fragmento do cristalino, 1053f
    hemorragia coroidiana, 1047f
    neuropatia ótica isquemia anterior não-arterítica, 1043f
  coriorretinopatia birdshot e, 330, 332f, 334f
  distrofia miotônica e, 100f
  doença de Norrie e, 64f
  hanseníase e, 429
  na síndrome de Vogt-Koyanagi-Harada, 371–376
  síndrome da vasculatura fetal persistente e, 238, 240f
  síndrome de Cockayne e, 173f
  síndrome de Goldmann-Favre e, 41f–42f
  síndrome de Stickler e, 17
  vítreo-retino-coroidopatia autossômica dominante e, 25f
Cavitação, espessamento coroidiano peripapilar e, 693, 693f
Cegueira noturna estacionária congênita (CSNB), 219
Ceratite por *Fusarium*, 469, 469f
Cicatrização disciforme, na degeneração macular relacionada à idade, 756, 756f
Cicatrização fibrosa, 670, 670f–671f
Cicatrizes cutâneas, na hanseníase, 429
Cicatriz macular, e retinopatia diabética, 579, 579f
Cinase regulada por sinal extracelular, inibidora, ruptura do epitélio pigmentar retiniano e, 1076
Cirurgia
  fototoxicidade, 1044, 1044f–1045f
  hemorragia coroidiana, 1047–1051, 1047f–1050f
  hipotonia, 1046, 1046f
  injeções, 1030–1033
  isquemia coroidiana, 1036–1038, 1036f–1037f
  materiais e dispositivos, 1052–1057

Cirurgia (*Cont.*)
  neuropatia ótica isquêmica anterior não arterítica, 1043–1044, 1043f
  obstrução vascular retiniana mecânica, 1033–1036
  ocular, complicações da, 1029–1060
  retinopatia por descompressão, 1042–1043, 1042f
  toxicidade de aminoglicosídeos, 1038, 1039f–1041f
  toxicidade de antibióticos, 1038–1041
  tratamento com laser, 995, 995f. *Ver* Translocação macular no tratamento com laser
  vítreo-retiniana, 589, 589f
Cirurgia de globo aberto, 1015–1016
  Corpo estranho intraocular (IOFB), 1015, 1015f
  lesão ocular penetrante/perfurante, 1016, 1016f–1017f
Cirurgia de translocação, macular, 995, 995f
Cirurgia de translocação macular, 995, 995f
Cirurgia vitreorretiniana, 589, 589f
Cisticercose, 470, 470f
  neural, 471, 471f
  subretiniana, 471, 471f
Cisticercose Neural, 471, 471f
Cisticercose subretiniana, 471, 471f
Cistinose, 215, 215f
Cisto
  retiniano, 1056, 1056f
  vítreo, 659, 659f
Cisto retiniano, 1056, 1056f
Cisto vítreo, 659, 659f
Classificação de Gass, do buraco macular de espessura total, 925–926
Classificação internacional, do retinoblastoma, 765, 765f
Coagulação intravascular disseminada, 618, 618f
*Coccidioides immitis*, 467
Coccidioidomicose, ocular, 467, 467f–468f
Coccidiomicose ocular, 467, 467f–468f
Colateralização, 512, 512f
  compensatória, para oclusões do ramo da veia retiniana, 518, 518f–519f
Colesterose bulbar, 656
Colite ulcerativa, 353, 353f
Coloboma oriorretiniano, 241–244, 241f–243f
Colobomas da íris, 1113, 1113f–1115f
*Commotio retinae*, 1000–1001, 1000f
Cones, 5
CORD. *Ver* Distrofias de cones e bastões (CORD)
Coriocapilar, 2
  enchimento angiográfico fluoresceínico da, 6f
Coriorretinite
  *Candida albicans*, 460, 460f
  na sífilis, 452, 452f
  placoide implacável, 324, 324f–325f
  placoide posterior sifilítica aguda, 451, 451f
  resolvida, 458, 458f
Coriorretinite esclopetária, 1012–1013, 1012f–1013f
Coriorretinite placoide implacável (RPC), 324, 324f–325f
Coriorretinite por *Candida albicans*, 460, 460f

Coriorretinopatia
  birdshot, 333, 333f
  lesão de globo aberto, 1015–1016
  lesão ocular direta (não-penetrante ou perfurante), 1000–1014
  lesão ocular indireta, 1018–1024
  serosa central, 374f, 934–953, 934f
  traumática, 999–1028
Coriorretinopatia Birdshot, 330–334, 330f–332f
  doenças simulando, 333, 333f
  e atrofia coriorretiniana, 334, 334f–336f
  manifestação macular na, 333, 333f
Coriorretinopatia hemorrágica exsudativa periférica (PEHCR), 750, 750f
Coriorretinopatia por transplante de órgãos, idiopática, 963, 963f
Coriorretinopatia serosa central crônica, 939f–940f, 943, 943f
Coriorretinopatia serosa central (CSC), 374f, 934–953, 934f
  angiografia com indocianina verde na, 936–937, 936f–937f
  angiografia fluoresceínica na, 934
  autofluorescência do fundo na, 939, 939f–941f
  casos incomuns, 951–953, 951f–953f
  crônica, 939f–940f, 943, 943f
  degeneração macular cistoide e, 939, 939f
  descolamento bolhoso-dependente na, 947, 947f
  descolamento retiniano seroso, 938
  eDEP, 938, 938f
  e outros descolamentos exsudativos, 933–964
  fibrina na, 944, 944f–945f
  gravidez e, 636–637, 636f–637f
  laceração do EPR na, 946, 946f
  *microrip*, 946, 946f
  olho assintomático e, 942, 942f
  simulando AMD, 942, 942f
  terapia fotodinâmica da, 948–949, 948f–950f
  tomografia por coerência ótica na, 938, 938f
  tratamento da, 948
  vasculopatia coroidiana polipoide e, 748f
  vazamento em chaminé da, 934, 934f
  vazamento em cogumelo ou guarda-chuva, 935, 935f
  vazamento em mancha de tinta da, 936, 936f
Coroide, circulação na, 2, 4f
Coroideremia, 186–194, 187f–193f
  mulher portadora, 194, 194f
Coroidite
  ampiginosa, 324, 324f–325f
  multifocal, 288–289, 288f–297f, 690, 690f–692f
    múltiplos pontos brancos evanescentes e, 340, 340f–341f
    retinopatia externa oculta zonal aguda e, 342, 342f–343f
    serpiginosa, 319–321, 319f–323f
Coroidite ampiginosa, 324, 324f–325f
Coroidite serpiginosa, 319–321, 319f–323f
Coroidite "serpiginosa macular", 319–321
Coroidopatia, doença sistêmica com, 371–386
Coroidopatia interna punctata (PIC), 288–289

Coroidopatia por Lúpus, 624, 624f–625f
Corpo ciliar, melanoma do, classificação clínica do, 834t
Corpo estranho intraocular (IOFB), 1015, 1015f
CPEO. *Ver* Oftalmoplegia externa progressiva crônica (CPEO)
Crianças. *Ver* Pediatria
Criodemarcação, 1055, 1055f
Criptococose, 462, 462f–463f
Cristais de colesterol, 656, 656f
*Cryptococcus neoformans*, 462
CSC. *Ver* Coriorretinopatia serosa central (CSC)
CSNB. *Ver* Cegueira noturna estacionária congênita (CSNB)
*Cuterebra*, 481
CVN. *Ver* Neovascularização coroidiana (CVN)
CWS. *Ver* Mancha algodoada (CWS)
*Cysticercus cellulosae*, 470

## D

Dano vascular, 1077–1084
agentes quimioterápicos no, 1084
alcaloides do ergot no, 1078, 1078f
cocaína no, 1079, 1079f
contraceptivos orais no, 1078, 1078f
gencitabina do, 1084, 1084f
heparina no, 1082, 1082f
interferon no, 1082, 1082f–1083f
procainamidano, 1079, 1079f
sulfato de uinina, 1077, 1077f
DCP. *Ver* Plexo capilar retiniano profundo (DCP)
Defeitos colobomatosos, do nervo ótico, 1113–1122
anomalia do disco ótico parecida com a ioméia nos, 1116, 1116f
depressão do nervo ótico, 1117, 1117f–1119f
estafiloma peripapilar no, 1122, 1122f
retino-coroidianos, e colobomas da íris, 1113, 1113f–1115f
síndrome do disco inclinado nos, 1120, 1120f–1121f
*situs inversus* no, 1120, 1120f
Deficiência de antitrombina III, 616, 616f
Deficiência de neuraminidase, 264
Deficiência de ornitina aminotransferase, 195–201, 195f–200f
Deficiência de proteína C, 614–616, 614f–616f
Deficiência de proteína S, 614–616, 614f–616f
e gravidez, 640, 640f
Deficiências de vitamina A, 1100, 1100f
Degeneração, 649–759
macular relacionada à idade, 694–757, 694f
vítrea, 651–659
Degeneração em malha, 967, 967f–968f
Degeneração macular miópica, 681, 681f–682f
Degeneração macular pseudoviteliforme, 97–98, 98f
Degeneração macular relacionada à idade (AMD), 694–757, 694f
linfoma coroidiano como, 874, 874f
não-neovascular, 694–695
anomalias pigmentares, drusas com, 699, 699f
depósitos refratários, drusas com, 700, 700f

Degeneração macular relacionada à idade *(Cont.)*
deusas. *Ver* Drusas
pseudodrusas reticular, 707, 707f–708f
vasculopatia coroidiana polipoide, 737–750, 737f–740f
neovascular, 694, 725–726, 725f
cicatriz disciforme, 756, 756f
lacerações do epitélio pigmentar retiniano, 734, 734f–736f
neovascularização do tipo 1, 727, 727f–731f
neovascularização do tipo 2, 751, 751f
neovascularização do tipo 3, 752, 752f–755f
polipoide, 748, 748f–749f
simulando CSC, 942, 942f
Degeneração macular relacionada à idade com neovascularização, 727, 727f
coroidiana. *Ver* Neovascularização coroidiana (CVN)
fotocoagulação a laser para, 586, 586f–588f
retinopatia diabética proliferativa, 567, 567f–569f
subretiniana, para telangiectasia macular tipo 2, 547, 547f–548f
tipo 1, 727f–731f
tipo 2, 751, 751f
tipo 3, 752, 752f–755f
Degeneração retiniana, paraplegia espástica e, 175, 175f–176f
Degeneração vítrea, 651–659
Amiloidose vítrea, 657–658, 657f–658f
Cisto vítreo, 659, 659f
Hialose asteroide, 654–656, 654f–656f
Degeneração vítreo-retiniana de Wagner. *Ver* Síndrome de Wagner (degeneração vítreo-retiniana de Wagner)
Degeneração vítreo-retiniana idiopática, 27, 27f
Degeneração vitreorretiniana, idiopática, 27, 27f
DEP. *Ver* Descolamento do epitélio pigmentar (DEP)
Depósitos refratários, drusas com, 700, 700f
Dermatomiosite, 629, 629f
Descolamento bolhoso-dependente, na CSC, 947, 947f
Descolamento do epitélio pigmentar (DEP), 709–712, 934
drusenoide, 709, 709f–710f
drusenoides e serosos mistos, 710, 710f
e CSC, 938, 938f
lesões viteliformes adquiridas no, 714, 714f
microrrasgo, 946, 946f
multicamadas, 732, 732f
seroso, 711, 711f–712f
vascularizado, 732–734. *Ver também* Descolamento do epitélio pigmentar seroso
Descolamento epitelial pigmentar seroso, 711, 711f–712f
Descolamento exsudativo, retinopatia diabética e, 579, 579f
epitelial pigmentar, 709–712, 934
macular, na doença de Vogt-Koyanagi-Harada, 373f–374f, 376f
pseudoviteliforme, 1075f

Descolamento exsudativo, retinopatia diabética e *(Cont.)*
retiniano, 599, 599f. *Ver também* Descolamento epitelial pigmentar seroso na retinopatia falciforme
retiniano por tração, e retinopatia diabética, 581, 581f
seroso, 711, 711f–712f
vítreo posterior, 652–653, 652f–653f
Descolamento exsudativo, retinopatia diabética e, 579, 579f
epitelial pigmentar, 709–712, 934
macular, na doença de Vogt-Koyanagi-Harada, 373f–374f, 376f
pseudoviteliforme, 1075f
retiniano, 599, 599f. *Ver também* Descolamento epitelial pigmentar seroso na retinopatia falciforme
retiniano por tração, e retinopatia diabética, 581, 581f
seroso, 711, 711f–712f
vítreo posterior, 652–653, 652f–653f
Descolamento gota de lágrima, 374f
Descolamento macular, na doença de Vogt-Koyanagi-Harada, 373f–374f, 376f
Descolamento pseudoviteliforme, 1075f
Descolamento retiniano, 970–976, 970f–971f
anomalias retinianas periféricas e, 966, 966f
buraco macular e, 976, 976f–977f
buracos retinianos e, 966, 966f–967f
com retinosquise, 979–984, 979f–982f
crônico com linhas de demarcação, 972, 972f–973f
degeneração em malha e, 967, 967f–968f
diálise retiniana e, 974, 974f–975f
laceração retiniana e, 974, 974f–975f
na oftalmia simpática, 383f, 385f–386f
na síndrome de Vogt-Koyanagi-Harada, 372f
periférico demarcado a laser, 986f
pós-cirurgia, 988, 988f–994f
regmatogênico, 970
retinoblastoma com, 768f–769f
tratamento do, 986–995, 986f–987f
traumático, 1010–1011, 1010f–1011f
Descolamento retiniano periférico demarcado a laser, 986f
Descolamento retiniano por tração, e retinopatia diabética, 581, 581f
Descolamento retiniano regmatogênico (RRD), 970, 987f
ocorrendo na síndrome de Stickler, 17
Descolamentos retinianos localizados, 969, 969f
Descolamento vítreo posterior, 652–653, 652f–653f
Diálise retiniana, 974, 974f–975f
Disceratose congênita (DKC), 75, 75f
"Disco em risco", 1043–1044
Disco ótico
com buraco macular, 896, 896f
com esquise macular, 895, 895f
hemangioblastoma do, 894, 894f
melanocitoma do, 887–888, 887f–888f
metástase para, 897
tamanho médio, em mulheres jovens, 889f

Discrasia sanguínea, e diabetes, 582, 582f
Disgenesia unilateral, do epitélio pigmentar retiniano, 823, 823f
Displasia artério-hepática, 171, 171f
Distalização do êmbolo, 501, 501f
Distalização, do êmbolo, 501, 501f
Distribuição "*Cookie cutter*", da toxicidade de aminoglicosídeo, 1038f
Distrofia córneo-retiniana cristalina de Bietti, 210, 210f–213f
Distrofia córneo-retiniana cristalina de Bietti, 210, 210f–213f
Distrofia coroidiana anular central/periférica, 209, 209f
Distrofia coroidiana anular periférica/central, 209, 209f
Distrofia coroidiana anular polar posterior, 205, 205f–207f
Distrofia coroidiana anular polar, posterior, 205, 205f–207f
Distrofia coroidiana areolar central (CACD), 203, 203f
Distrofia coroidiana central polar posterior, 204, 204f
Distrofia coroidiana hemisférica polar, posterior, 208, 208f
Distrofia coroidiana hemisférica polar posterior, 208, 208f
Distrofia da membrana limitante interna familiar, 28, 28f
Distrofia das células de Müller herdada dominantemente, 28, 28f
Distrofia Fóveo-macular, do adulto, 97–98, 98f
Distrofia macular anular concêntrica benigna (BCAMD), 122, 122f–124f
Distrofia macular da Carolina do Norte, 119, 119f–121f
Distrofia macular de Stargardt, 77–79, 78f
Distrofia macular do brilho fenestrado, 125, 125f
Distrofia macular oculta (OMD), 134, 134f
Distrofia macular viteliforme de Best, 92, 92f–93f
distrofia padrão e, 107f
idiopática, 757, 757f
justapapilar, drusas da cabeça do nervo ótico com, 1127, 1127f–1128f
pseudoxantoma elástico, 668, 668f
toxoplasmose e, 428, 428f
tratamento, agente do fator de crescimento endotelial antivascular e, 689f
Distrofia macular viteliforme de Best (VMD), 86–92, 86f–87f
histopatologia da, 93f
Distrofia macular viteliforme do adulto (AVMD), 86, 97–98, 98f
Distrofia miotônica, 99, 99f–100f
Distrofia miotônica I, 99, 99f–100f
associada com distrofia padrão borboleta, 99f–100f
Distrofia muscular de Duchenne, 72, 72f–74f
Distrofia muscular Fáscio-escápulo-umeral (FSHD), 65, 65f–68f
Distrofia neuroaxonal PKAN juvenil, 174, 174f

ÍNDICE

1159

## ÍNDICE

Distrofia padrão, 665, 665f–666f
do epitélio pigmentar retiniano, 97
em borboleta, 99, 99f
e neovascularização coroidiana, 107f
multifocal, simulando fundo
flavimaculado, 105–107,
105f–106f
Distrofia padrão em borboleta (BPD),
99, 99f
Distrofia pseudoinflamatória do fundo
de Sorsby, 116, 116f–118f
Distrofia reticular de Sjögren, 101,
101f–103f
angiografia fluoresceínica na, 107f
LES. Ver Lúpus eritematoso sistêmico
(LES)
Distrofia retiniana de início tardio
(LORD), 201, 201f–202f
Distrofia retiniana em favo de mel de
Doyne, 108, 108f–109f
Distrofia retiniana, início tardio, 201,
201f–202f
Distrofia retiniana pigmentar reticular,
do polo posterior, 101,
101f–103f
Distrofias coroidianas, 186–209
anular central/periférica, 209, 209f
anular polar posterior, 205,
205f–207f
areolar central, 203, 203f
atrofia girada, 195–201, 195f–200f
central polar posterior, 204, 204f
coroideremia, 186–194, 187f–193f
distrofia retiniana de início tardio,
201, 201f–202f
hemisférica polar posterior, 208, 208f
Distrofias de bastões e cones,
generalizada, 137
Distrofias de cones, 127–134,
127f–131f
distrofia macular oculta, 134, 134f
distrofias cones e bastões, 135–136,
135f
monocromatismo de bastões, 132,
132f–133f
retinite pigmentosa, 137
não-sindrômica, 137–152,
137f–141f
síndrome de Jalili, 136, 136f
Distrofias de cones e bastões (CORD),
135–136, 135f
Distrofias maculares, 77–126
anular concêntrica benigna, 122,
122f–124f
bestrofinopatia autossômica
recessiva, 94, 94f–96f
brilho fenestrado, 125, 125f
Carolina do Norte, 119, 119f–121f
distrofia em padrão borboleta, 99,
99f
distrofia macular viteliforme do
adulto, 97–98, 98f
distrofia miotônica I, 99, 99f–100f
distrofia padrão do EPR, 97
distrofia padrão multifocal simulando,
fundo flavimaculado, 105–107
distrofia pseudoinflamatória do fundo
de Sorsby, 116, 116f–118f
distrofia reticular de Sjögren, 101,
101f–103f
doença de Stargardt, 77–79, 78f
do lócus 1 da retina, 119, 119f–121f
epiteliopatia do pigmento retiniano
enrugado da Martinica, 126, 126f
espectro das, 79, 79f–85f
fundo pulverulento, 104
glomerulonefrite
membranoproliferativa, 110,
110f–112f

Distrofias maculares (Cont.)
Malattia leventinese, 108, 108f
oculta, 134, 134f
pontos brancos na fóvea, 126, 126f
síndrome de Alport, 113, 113f–115f
viteliforme de Best, 86–92
Distrofias retinianas internas, 28–40
Distrofias vasculares retinianas,
46–76
disceratose congênita, 75, 75f
distrofia macular viteliforme de Best,
86–92, 86f–87f
distrofia muscular de Duchenne, 72,
72f–74f
distrofia muscular fáscio-escápulo-
umeral, 65, 65f–68f
doença de Fabry, 51, 51f–52f
doença de Norrie, 63, 63f–64f
incontinência pigmentar, 61,
61f–62f
síndrome de Cohen, 76, 76f
síndrome de Parry-Rhomberg, 69,
69f–71f
tortuosidade da artéria retiniana
hereditária ou familiar, 46,
46f–50f
vítreo-retinopatia exsudativa familiar,
53–60, 53f, 55f–56f
Distrofia tapeto-retiniana cristalina de
Bietti, 210, 210f–213f
Distrofia torácica asfixiante de Jeune,
169
Distúrbios inflamatórios
doença intestinal inflamatória,
352–353
doenças reumatológicas, 355–357
espondiloartropatias soronegativas,
354, 354f. ver também
condições individuais
Distúrbios mitocondriais, 154–161
distrofia torácica asfixiante de Jeune,
169
síndrome de ataxia com fraqueza
neurogênica e retinite
pigmentosa (NARP), 160, 160f
Síndrome de Bardet-Biedl, 163,
163f–165f
síndrome de epilepsia mioclônica e
fibras vermelhas rotas (MERRF),
161
síndrome de Joubert, 168, 168f
síndrome de Kearns-Sayre, 154,
154f–155f
síndrome de Senior-Loken, 166,
166f–167f
síndrome de Usher, 169, 169f–170f
síndrome MELAS, 155, 156f–159f
síndrome MIDD, 155, 156f–159f
Distúrbios neurológicos, 170–179
albinismo, 180–185
ataxia espinocerebelar, 177,
177f–178f
Doença de Refsum do adulto, 170,
170f
pseudorretinite pigmentosa, 179,
179f
síndrome de Alagille, 171, 171f
síndrome de Bassen-Kornzweig,
172, 172f–173f
síndrome de Cockayne, 173, 173f
síndrome de Hallervorden-Spatz,
174, 174f
síndrome de Kjellin, 175, 175f–176f
Distúrbios paraneoplásicos, 1144,
1144f
Distúrbios sistêmicos congênitos,
245–260
amaurose congênita de Leber,
253–258, 253f–258f

Distúrbios sistêmicos congênitos (Cont.)
atrofia coriorretiniana paravenosa
pigmentada, 258, 258f
facomatoses, 245–251
hamartoma combinado da retina e
do EPR, 247, 247f
hemangioma cavernoso retiniano,
251, 251f–252f
macrovaso retiniano, 248, 248f
neurofibromatose tipo 1, 245, 245f
neurofibromatose tipo 2, 246, 246f
síndrome de von Hippel-Lindau,
249, 249f–250f
síndrome de Wyburn Mason, 247,
247f
DKC. Ver Disceratose congênita
(DKC)
Doença celíaca, 1101, 1101f
Doença célula I, 266
Doença da célula de inclusão (célula
I), 266
Doença de arranhadura do gato, 440,
440f–447f, 449f
Doença de Batten, 261
Doença de Behçet, 349–351,
349f–351f
Doença de Best, 86
angiografia fluoresceínica, 88f
autofluorescência do fundo, 89f
com maculopatia viteliforme, 92f
risco de, no desenvolvimento da
neovascularização coroidiana,
92f
Doença de Coats, 525–537,
525f–531f
laser na, 532, 532f–536f
retinoblastoma parecido com, 766f,
769f
terapia anti-VEGF para, 537, 537f
Doença de Crohn, 352, 352f–353f
Doença de Fabry, 51, 51f–52f
Doença de Gaucher, 270–271, 270f,
272f
Doença de Gaucher, 270–271, 270f,
272f
deficiências múltipla de sulfatase,
269, 269f
lipofuscinoses ceroides neuronais,
260–261
mucolipidoses, 264–266
mucopolissacaridoses, 262
Doença de Harada, 372f,
383f, 388f
Doença de Jansky-Bielschowsky, 261
Doença de Niemann-Pick, 267, 267f
Doença de Norrie, 63, 63f–64f
Doença de Oguchi, 222–224,
222f–223f
retinitis punctata albescens, 225,
225f–226f
Doença de Plus, 234, 234f
Doença de Refsum do adulto, 170,
170f
Doença de Sandhoff, 269, 269f
Doença de Santavuori-Haltia, 260
Doença de Spielmeyer-Sjögren,
261
Doença de Steinert, 99, 99f–100f
Doença de Still do adulto (AOSD),
357, 357f
Doença de Takayasu, 604
Doença de Tay-Sachs, 268, 268f
Doença de Vogt-Spielmeyer, 261
Doença de von Hippel-Lindau,
hemangioblastoma retiniano e,
785f, 787f, 789f–790f
Doença de Weber-Christian,
631, 631f
Doença de Whipple, 439, 439f

Doença intestinal inflamatória, 352–353
colite ulcerativa na, 353, 353f
doença de Crohn na, 352,
352f–353f
Doença oclusiva vascular periférica,
idiopática, 555, 555f–560f
Doença paquicoroidea, 954–957, 954f
Doenças de Eales, 555, 555f–560f
Doença sistêmica
coroidopatia com, 371–386
esclerite com, 388, 388f–391f
manifestações vasculares retinianas
da, 560–636
retinopatia hipertensiva, 560,
560f–563f
Doenças reumatológicas, 355–357
doença de Still do adulto, 357, 357f
esclerodermia, 355, 355f
espondilite anquilosante, 354, 354f
policondrite, 357, 357f
síndrome de Churg-Strauss, 356,
356f
Doenças tromboembólicas, sistêmicas,
nos contraceptivos orais, 1078
Doenças tromboembólicas sistêmicas,
nos contraceptivos orais, 1078
Doença vascular retiniana, 491–648
Drusas, 695f–698f
coloidais grandes, 706, 706f
com anomalias pigmentares, 699
cuticulares, 703, 703f–705f
lesões viteliformes adquiridas nas,
714, 714f
periféricas, 701, 701f
Drusas cuticulares, 703, 703f–705f
lesões viteliformes adquiridas nas,
715, 715f
Drusas da cabeça, nervo ótico, 1123-
1127, 1123f–1126f
com neovascularização coroidiana
justapapilar, 1127, 1127f–1128f
Drusas radiais autossômicas
dominantes, 108, 108f–109f
Drusas radiais, autossômicas
dominantes, 108, 108f–109f

### E

Edema
de Berlin, 1000–1001, 1000f–1001f
macular
cistoide, 1085–1089
fotocoagulação a laser para, 584,
584f–585f
retinite pigmentosa e, 144,
144f–145f
retinopatia diabética, 576, 576f
Edema de Berlin, 1000–1001,
1000f–1001f
Edema macular cistoide, 1085–1089
acetazolamidano, 1086, 1086f
ácido nicotínico no, 1085, 1085f
agentes quimioterápicos no, 1089
antibióticos de sulfa no, 1086, 1086f
docetaxel no, 1089, 1089f
glitazonas no, 1088
hidroclorotiazina no, 1086, 1086f
mesilato de imatinib mesylate no,
1087, 1087f
miopia induzida por medicamento
no, 1086, 1086f
opiramatono, 1086, 1086f
paclitaxel ligado à albumina no, 1089,
1089f
paclitaxel no, 1089, 1089f
pioglitazonano, 1088, 1088f
ritonavir no, 1088, 1088f
Edema macular, 1085–1089
acetazolamidano, 1086, 1086f
ácido nicotínico no, 1085, 1085f

**Edema retiniano** *(Cont.)*
agentes quimioterápicos no, 1089
antibióticos de sulfa no, 1086, 1086f
docetaxel no, 1089, 1089f
glitazonas no, 1088
hidroclorotiazinano, 1086, 1086f
mesilato de imatinib no, 1087, 1087f
miopia medicamentosa no, 1086, 1086f
paclitaxel ligado à albumina no, 1089, 1089f
paclitaxel no, 1089, 1089f
pioglitazonano, 1088, 1088f
ritonavir no, 1088, 1088f
topiramato no, 1086, 1086f
**Efeitos escavados, do nervo ótico,** 1113–1122
anomalia do disco em forma de ipomeia nos, 1116, 1116f
estafiloma papilar nos, 1122, 1122f
fossa do nervo ótico, 1117, 1117f–1119f
retino-coroidianos, e colobomas da íris, 1113, 1113f–1115f
síndrome do disco inclinado nos, 1120, 1120f–1121f
*situs inversus* nos, 1120, 1120f
**Efusão uveal posterior isolada,** 962, 962f
**Embolização, iatrogênica,** 641–643, 641f–643f
*En coup de sabre*, 69
**Endoftalmite, retinoblastoma se** parecendo com, 766f, 769f
**Enrugamento, da retina devido a ERM,** 913f
**Epiteliopatia do pigmento placoide** multifocal posterior, aguda, 307–309, 307f–318f
Síndrome dos múltiplos pontos brancos evanescentes, 344, 344f
**Epiteliopatia do pigmento retiniano** enrugado da Martinica, 126, 126f
traumática, 1002, 1002f–1003f
**Epiteliopatia do pigmento retiniano** enrugado da Martinica (MCRPE), 126, 126f
**Epiteliopatia do pigmento retiniano** enrugado das Índias Ocidentais, 126, 126f
**Epiteliopatia pigmentar paquicoroidea,** 954, 954f–955f
**Epiteliopatia pigmentar placoide** multifocal posterior aguda (APMPPE), 307–309, 307f–318f
síndrome dos múltiplos pontos brancos evanescentes e, 344, 344f
**Epitélio pigmentar retiniano** para-arteriolar, preservado, na retinite pigmentosa, 152, 152f–153f
**Epitélio pigmentar retiniano (RPE),** 2, 61, 934, 970
adenoma/adenocarcinoma (epitelioma) do, 821, 821f
descolamento. *Ver* Descolamento epitelial pigmentar (DEP)
disgenesia unilateral do, 823, 823f
distrofia do, 97
hamartoma combinado da retina e, 247, 247f, 806–812, 806f–810f
hamartoma congênito simples do, 820, 820f
lacerações, 734, 734f–736f
maculopatia em torpedo, 822, 822f

**Epitélio pigmentar retiniano** *(Cont.)*
na retinite pigmentosa, para-arteriolar preservado, 152, 152f–153f
rasgo no CSC, 946, 946f
**Epondiloartropadias, soronegativas,** 354, 354f
**ERM,** 913f
**ERM.** *Ver* Membrana epirretiniana (ERM)
**Erros inatos do metabolismo,** 260–271
**Esclera,** 3f
**Esclerite,** 388, 388f–392f
doença sistêmica com, 388
**Esclerite posterior,** 388, 388f–391f
**Esclerodermia,** 355, 355f
**Esclerose sistêmica,** 631, 631f
**Esclerose tuberosa, hamartoma** astrocítico na
do nervo ótico, 890, 890f–891f
retiniano, 782f
**ESCS.** *Ver* Síndrome do S-cone melhorado (ESCS)
**Espessamento coroidiano, peripapilar, e** cavitação, 693, 693f
**Espiroquetas,** 450–459
na leptospirose, 459, 459f
na sífilis, 450–458, 450f
**Espondilite anquilosante,** 354, 354f
**Espondiloartropatias soronegativas,** 354, 354f
**"Esquise Foveal",** 29
**Esquíse macular, retinosquise juvenil** ligada ao X associada com, 30f
**Esquíse retiniana degenerativa,** 39, 39f
**Esquise retiniana, descolamento** combinado e, na depressão do nervo ótico, 984, 984f–985f
**Estafiloma,** 674–675, 674f–678f
doença de Stargardt, 77–79, 78f
espectro do, 79, 79f–85f. *Ver também* Fundo flavimaculado miópico, 679, 679f
**Estafiloma miópico,** 679, 679f
**Estafiloma peripapilar,** 1122, 1122f
**Estágio vitelirruptivo,** 86
**Estrias angióides,** 660, 660f
**Estrias, miópicas,** 686, 686f

## F

**Facomatoses,** 245–251
**FAF.** *Ver* Autofluorescência do fundo (FAF)
**FA.** *Ver* Angiografia fluoresceínica (FA)
**FAP.** *Ver* Polipose adenomatosa familiar (FAP)
**Fator V de Leiden,** 616, 616f
**Fenômeno de Mizuo-Nakamura,** 222, 224, 224f
**FEVR.** *Ver* Vítreo-retinopatia exsudativa familiar (FEVR)
**Fibrina,** 944, 944f–945f
**Fibrose, pré-retiniana, e retinopatia** diabética, 580f
**Fibrose subretiniana, e CSC,** 947f
**Filaríase,** 477, 477f–478f
**Fístula cavernosa carotídea, e oclusão** da veia retiniana central, 513, 513f–514f
**Fivela** *(buckle)*
cisto retiniano na, 1056, 1056f
extrusão da, 1057, 1057f
pregas maculares, 1056, 1056f
**Fluido subretiniano,** 667, 667f
**Fotocoagulação por laser**
para edema macular, 584, 584f–585f
para neovascularização, 586, 586f–588f
para oclusão da veia central retiniana, 514, 514f

**Fotocoagulação por laser** *(Cont.)*
para oclusões do ramo venoso retiniano, 520, 520f
para retinopatia diabética, 584
para rompimento retiniano, 585, 585f
para telangiectasia macular do tipo 2, 549f
**Fototoxicidade,** 1044, 1044f–1045f
**Fóvea,** 2f, 5
mancha vermelho-cereja, 495f
ponto branco, 126, 126f
**Fovéola,** 2f, 5
**Fragmento do cristalino,** 1053, 1053f
**FRAT.** *Ver* Tortuosidade da artéria retiniana familiar (FRAT)
**FSHD.** *Ver* Distrofia muscular fáscio-escápulo-umeral (FSHD)
**FTMH.** *Ver* Buraco macular de espessura total (FTMH)
**Fundo,** 4, 4f
"brilho do pôr-do-sol", 371–376
lesões de massa pediátricas do, 762
**Fundo flavimaculado,** 77–79, 78f
simulando distrofia multifocal padrão, 105–107
**Fundo pulverulento,** 104, 104f
*Fundus albipunctatus*, 219, 219f–221f
**Fungos,** 460–469
na aspergilose, 461, 461f
na blastomicose, 466, 466f
na ceratite por *Fusarium*, 469, 469f
na coccidiomicose ocular, 467, 467f–468f
na coriorretinite por *Candida albicans*, 460, 460f
na criptococose, 462, 462f–463f
na papilite retiniana, 469, 469f
na síndrome de histoplasmose ocular presumida (POHS), 464, 464f–465f
na vitrite, 469, 469f
no *Pneumocystis carinii*, 469, 469f

## G

**Gangliosidose**
tipo I, 268
tipo II, 269
**Gásintraocular,** 1052, 1052f
perfluorocarbono (PFC) líquido, 1053, 1053f
**Gene ABCC6,** 661–662
**Gene da pantotenato cinase (PANK2),** 174
**Gene da proteína cinase da distrofia** miotônica (DMPK), 99
**Gene DMPK.** *Ver* Gene da proteína cinase da distrofia miotônica (DMPK)
**Gene e Norrie, vitreorretinopatia** exsudativa familiar com, 60, 60f
**Giárdia,** 429
**Giardíase,** 429, 429f
**Glaucoma**
cirurgia, complicação da, 1042–1043
na doença de Behçet, 349–351
na síndrome de Vogt-Koyanagi-Harada, 371–376
tensão-normal, 672
**Glaucoma neovascular,** 358
**Glioma, nervo ótico,** 1135, 1135f
**Glioxilato redutase/hidroxipiruvato** reductase gene (GRHPR), 214
**Glitazonas, toxicidade, no edema** macular cistoide, 1088

**Glomerulonefrite**
membranoproliferativa (MPGN), 110, 110f–112f
**Glomerulonefrite mesangiocapilar,** 110, 110f–112f
**Gnatostomíase,** 483–484, 483f–484f
**"Gotas de cera de vela",** 365–366, 366f, 368f
**Granuloma eosinofílico,** 374f
**Granuloma escleral uveal, idiopático,** 394, 394f
**Granuloma helioide solitário,** 394
**Granuloma idiopático,** 762f
**Granuloma idiopático solitário,** 394
**Granulomatose alérgica,** 356
**Granulomatose com poliangeite,** 629–630, 629f–630f
**Granulomatose de Wegener,** 388
**Granulomatose de Wegener.** *Ver* Granulomatose com poliangeite
**Gravidez,** 636–640
coriorretinopatia serosa central, 636f–637f
deficiência de proteína S, 640, 640f
lúpus eritematoso, 640, 640f
pré-eclâmpsia, 638–639, 638f–639f
**GRHPR.** *Ver* Glioxilato redutase/ hidroxipiruvato reductase gene (GRHPR)
**GRT.** *Ver* Laceração das células gigantes (GRT)

## H

**Hagberg-Santavuori disease,** 260
**Hallervorden-Spatz disease,** 174, 174f
**Hamartoma astrocítico,** 1140, 1140f
do nervo ótico, na esclerose tuberculosa, 890, 890f–891f
**Hamartoma astrocítico retiniano,** 780, 780f–782f
**Hamartoma combinado**
da retina e do epitélio pigmentar retiniano, 247, 247f, 806–812, 806f–810f, 1141, 1141f–1142f
tomografia por coerência ótica com profundidade de imagem aprimorada, 812, 812f
**Hamartoma congênito simples, do** epitélio pigmentar retiniano, 820, 820f
**Hamartoma retiniano difuso, na** neurofibromatose do tipo 2, 806–811, 811f
**Hanseníase,** 429, 429f
**Hemangioblastoma**
com buraco macular, 896, 896f
com esquise macular, 895, 895f
com fibrose extensa, 793, 793f
do disco ótico, 894, 894f
gerenciamento do, 790–791, 790f–791f
justapapilar endofítico, 792, 792f
justapapilar intrarretiniano sutil, 788, 788f–789f
retiniano, 785–793, 785f–787f
**Hemangioblastoma retiniano,** 785–793, 785f–787f
gerenciamento do, 790–791, 790f–791f
justapapilar endofítico, 792, 792f
justapapilar intrarretiniano sutil, 788, 788f–789f
óbvio, 788, 788f
**Hemangioblastoma retiniano** justapapilar endofítico, 792, 792f
óbvio, 788, 788f

1161

Hemangioblastoma retiniano justapapilar endofítico óbvio, 788, 788f

Hemangioblastoma retiniano justapapilar intrarretiniano sutil, 788, 788f–789f

Hemangioma
capilar. *Ver* Hemangioblastoma retiniano
cavernoso, retiniano, 794–796, 794f
coroidiano, 856–860, 856f
difuso, 860, 860f–861f
na região macular, 857, 857f–858f
tratado com terapia fotodinâmica, 859, 859f

Hemangioma capilar retiniano, 1137, 1137f
da cabeça do nervo ótico, 1138, 1138f

Hemangioma cavernoso, 896, 896f
retiniano, 794–796, 794f
variações na apresentação, 795–796, 795f–796f

Hemangioma cavernoso retiniano, 251, 251f–252f, 794–796, 794f
variações na apresentação, 795–796, 795f–796f

Hemangioma coroidiano, 856–860, 856f
difuso, 860, 860f–861f
na região macular, 857, 857f–858f
tratado com terapia fotodinâmica, 859, 859f

Hemangioma coroidiano difuso, 860, 860f–861f

Hemangioma racemoso, 797–798, 797f–801f, 1138, 1138f–1139f

Hemangioma racemoso retiniano, 797–798, 797f–801f

Hemangioma retiniana capilar, 1137, 1137f
da cabeça do nervo ótico, 1138, 1138f. *Ver também* Hemangioblastoma retiniano

Hemorragia coroidiana, 1047–1051, 1047f–1050f
espontânea, com CVN polipoide, 1051, 1051f

Hemorragia coroidiana, 1047–1051, 1047f–1050f
retiniana, retinopatia diabética, 578, 578f
retrobulbar, 1035–1036, 1035f
subretiniana. *Ver* Hemorragias subretinianas
vítreo, retinopatia diabética, 571, 571f

Hemorragia retiniana, retinopatia diabética, 578, 578f

Hemorragia retrobulbar, 1035–1036, 1035f

Hemorragias dispersas, leucemia e, 902–904, 902f–904f

Hemorragias subretinianas, 687, 687f
Na coriorretinopatia *birdshot*, 333f

Hemorragia vítrea
leucemia e, 905, 905f
retinopatia diabética, 571, 571f

Herpes simples tipo 1, 406, 406f

Herpes simples tipo 2, 406, 406f–408f

Hialose asteroide, 654–656, 654f–656f

Hiperhomocisteinemia, 614, 614f

Hiperlipidemia, 600, 600f

Hiperoxalúria primária, 214, 214f

Hiperpigmentação, drusas e, 699

Hiperplasia linfoide uveal benigna, 875, 875f–877f

Hipertensão
e retinopatia diabética, 581, 581f
maligna, e lúpus, 626, 626f

Hipertensão intracraniana idiopática (IIH), 1134, 1134f

Hipertrofia congênita do epitélio pigmentar retiniano (CHRPE), 813–819, 813f
com adenoma/adenocarcinoma (epitelioma) nodular, 818, 818f
espectro da, 815, 815f
multifocal, 816, 816f–817f
na mácula, 814, 814f

Hiperviscosidade
da leucemia, 608, 608f
da policitemia vera, 607f

Hipopigmentação irregular, incontinência pigmentar e, 62f

Hipoplasia dentária, incontinência pigmentar e, 62f

Hipotonia, 1046, 1046f

Histiocitoma fibroso benigno, 762f

*Histoplasmosis capsulatum*, 464

## I

IIH. *Ver* Hipertensão intracraniana idiopática (IIH)

Imagem de campo ultralargo, 8, 8f

Imagem por refletância do infravermelho, da membrana epirretiniana, 912f

Implante, deslocado, 1053, 1053f

Incontinência pigmentar (IP), 61, 61f–62f

Infecção, 397–489
por bactérias, 429–440
por espitoquetas, 450–459
por fungos, 460–469
por nematódeos, 470–484
por protozoários, 423–429
por vírus, 398–422

Infiltração pré-retiniana, na leucemia, 904, 904f

Inflamação, aguda, retinoblastoma similar a, 769f

Inibidores de MEK, rompimento do epitélio pigmentar retiniano e, 1076, 1076f

Inibidor tecidual da metaloproteinase-3 (TIMP3), 116

Injeção da bainha do nervo ótico, 1033, 1033f–1035f

Injeção da nasofaringe, 1031–1032, 1031f

Injeção de triancinolona intravítrea, 1032, 1032f

Injeção de vancomicina intravítrea, 1032–1033, 1032f

Injeções, 1030–1033
anestésico retrobulbar, 1030, 1030f
bainha do nervo ótico, 1033, 1033f–1035f
nasofaringe, 1031–1032, 1031f
triancinolona intravítrea, 1032, 1032f
vancomicina intravítrea, 1032–1033, 1032f

Injeções de Bevacizumab, para telangiectasia macular tipo 2, 550f

Interferon alva, no dano vascular, 1082

Invasão coroidiana, do retinoblastoma, 775f

IOFB. *Ver* Corpo estranho intraocular (IOFB)

IP. *Ver* Incontinência pigmentar (IP)

IRVAN. *Ver* Vasculite retiniana idiopática, aneurisma, e neurorretinite (IRVAN)

Isquemia
coroidiana, 1036–1038, 1036f–1037f
macular, retinopatia diabética, 577, 577f

Isquemia coroidiana, 1036–1038, 1036f–1037f

Isquemia perifoveal, com leucemia, 902, 902f

## J

JS. *Ver* Síndrome de Joubert (JS)

## L

Laceração das células gigantes (GRT), 974, 974f–975f

Laceração epitelial pigmentar retiniana, 1057, 1057f

Laceração retiniana periférica, 971f

Lacerações retinianas, 969, 969f
Periféricas, 971f

Laser de oclusão da arteríola por placa calcífica, 1057, 1057f

Leiomioma coroidiano, 870, 870f

Leptospirose, 459, 459f

Lesão "banco de neve", 347f, 349f

Lesão de *Paintball*, 1003f

Lesão ocular direta (não-penetrante ou perfurante), 1000–1014
avulsão do nervo ótico, 1014, 1014f
buraco macular, 1004, 1004f–1006f
coriorretinite esclopetária, 1012–1013, 1012f–1013f
descolamentos retinianos, 1010–1011, 1010f–1011f
edema de Berlin, 1000–1001, 1000f–1001f
epiteliopatia pigmentar retiniana, 1002, 1002f–1003f
rompimentos retinianos, 1010–1011, 1010f
ruptura coroidiana, 1007–1009, 1007f–1009f

Lesão ocular indireta, 1018–1024
retinopatia da altitude, 1024, 1024f
retinopatia de Purtscher, 1020, 1020f
retinopatia de Valsalva, 1018, 1018f–1019f
retinopatia induzida por laser, 1022, 1023f
retinopatia solar, 1022, 1022f–1023f
síndrome de Terson, 1021, 1021f

Lesão ocular penetrante/perfurante, 1016, 1016f–1017f

Lesão penetrante, relacionada a injeção, 1030f

Lesão por laser, 1006f

Lesão por raio, 1006f

Lesões cutâneas eritematosas bolhosas, incontinência pigmentar e, 62f

Lesões hipopigmentadas, 380f

Lesões pigmentadas do fundo ocular, com polipose adenomatosa familiar, 819, 819f

"Lesões pipoca", retinopatia da prematuridade, 236, 236f

Lesões viteliformes adquiridas (AVLs), 713–717, 713f
curso natural das, 717, 717f–719f
fluido subretiniano e, 667, 667f
nas drusas cuticulares, 715, 715f
nas drusas e DEP, 714, 714f
nas entidades não-AMD, 716, 716f
nas pseudodrusas reticulares, 716, 716f
tração vitreomacular e, 923, 923f

Leucemia, 898–907, 898f–900f
descolamento exsudativo na, 904, 904f
hemorragias dispersas e, 902–904, 902f–904f
hemorragia vítrea e, 905, 905f
infecção e, 904, 904f
infiltração do disco na, 904, 904f
infiltração pré-retiniana na, 904, 904f
intraocular, tomografia por coerência ótica em domínio espectral da, 901, 901f
isquemia perifoveal com, 902, 902f
síndrome de hiperviscosidade da, 608, 608f

Linfoma
coroidiano
degeneração macular relacionada à idade, 874, 874f
radioterapia de feixe externo, 885, 885f–886f
tomografia por coerência ótica em domínio espectral com profundidade melhorada, 879, 879f
de células grandes, 882, 882f
do nervo, 892, 892f–893f
intraocular, 871–885, 871f–872f
simulando síndrome do ponto branco, 345, 345f
testicular metastático intraocular, 884, 884f
variações na apresentação, 880, 880f–881f
vítreo, retiniano, coroidiano, e envolvimento do nervo ótico no, 883, 883f

Linfoma coroidiano
degeneração macular relacionada à idade, 874, 874f
radioterapia por feixe externo, 885, 885f–886f
tomografia por coerência ótica em domínio espectral com profundidade de imagem aprimorada, 879, 879f

Linfoma de células grandes, 882, 882f

Linfoma intraocular, 871–885, 871f–872f

Linfoma testicular metastático intraocular, 884, 884f

Linha de Schlaegel, 288–289, 292f, 294f

Linhas de demarcação, descolamento crônico com, 972, 972f

*Lipemia retinitis*, 583, 583f

Lipídios
maculares, fotocoagulação a laser dos, 584, 584f
maculopatia, exsudativa, e retinopatia diabética, 579, 579f

Lipidose esfingomielina, 267

Lipofuscinose ceroide neuronal 1, 260, 260f

Lipofuscinose ceroide neuronal 2, 261

Lipofuscinose ceroide neuronal 3, 261, 261f

Lipofuscinoses ceroides neuronais, 260–261

Lócus 1 da retina, distrofia macular da, 119, 119f–121f

LORD. *Ver* Distrofia retiniana de início tardio

Lúpus eritematoso sistêmico (LES), 619–626, 619f–623f
e gravidez, 640, 640f
e hipertensão maligna, 626, 626f

# M

Macroaneurisma arteriolar retiniano, 522–525, 522f–523f
  laser para, 524, 524f
  terapia anti-VEGF para, 525, 525f
Macrocisto, descolamento retiniano crônico com, 973f
Macroglobulinemia de Waldenström, 609, 609f
  e diebates, 582, 582f–583f
Macrovaso retiniano, 493, 493f
  congênito, 248, 248f, 1111, 1111f
Macrovaso retiniano congênito, 1111, 1111f
Mácula, 2f, 5, 5f
  abobadada, 680, 680f
  hemangioma coroidiano na, 857, 857f–858f
  hipertrofia congênita do epitélio pigmentar retiniano (CHRPE) na, 814, 814f
  isquemia na retinopatia diabética, 577, 577f
Mácula abobadada, 680, 680f
Macular edema
  fotocoagulação a laser, 584, 584f–585f
  Retinopatia diabética, 576, 576f
Macular telangiectasia
  autofluorescência do fundo, 538f–539f
  buracos maculares secundários na, 929f
  cristais, 545, 545f–546f
  fotocoagulação a laser para, 549f
  hiperplasia pigmentar na, 544, 544f
  injeções de bevacizumab para, 550f
  neovascularização subretiniana na, 547, 547f–548f
  terapia anti-VEGF intravítrea para, 549f
  tipo 1, 525–537, 525f–531f
  tipo 2, 538–549, 542f, 544f
  tomografia computadorizada ótica, 540f–543f
Maculopatia
  celofane, 912f
  idiopática aguda, 416, 416f–418f
  média aguda paracentral, 502–503
    BRAO associada à, 503, 503f–504f
    *vs.* manchas algodoadas (CWS), 502, 502f–503f
  placoide persistente, 326–328, 326f–328f
  vírus do dengue, 422, 422f
  viteliforme polimorfa exsudativa aguda, 958, 958f–959f
Maculopatia celofane, 912f
Maculopatia cristalina do Oeste do África, 1095, 1095f
Maculopatia em, do epitélio pigmentar retiniano, 822, 822f
Maculopatia epitelial pigmentar em "olho de boi", na maculopatia idiopática aguda, 416, 416f, 418f
Maculopatia lipídica exsudativa, e retinopatia diabética, 579, 579f
Maculopatia média aguda paracentral (PAMM), 502–503
  BRAO associada ao, 503, 503f–504f
  e oclusão da veia retiniana central, 511, 512f
  vs. mancha algodoada (CWS), 502, 502f–503f
Maculopatia pelo vírus do dengue, 422, 422f
Maculopatia placoide persistente (PPM), 326–328, 326f–328f

Maculopatia viteliforme nebulosa paraneoplásica, 873, 873f
Madarose, síndrome de Vogt-Koyanagi-Harada e, 376f
Malattia leventinese, 108, 108f–109f
Malformações arteriovenosas, 247f
Mancha algodoada (CWS)
  na doença de Behçet, 349f
  vs. maculopatia média aguda paracentral (PAMM), 502, 502f–503f
Mancha de Forster-Fuchs, 688
Mancha de Fuchs, 688, 688f
"Manchas de Roth", 899f, 902f
Manchas hipofluorescentes, 278–282
  na autofluorescência, 286f
  no angiograma com ICG, 280f
  no angiograma fluoresceínico, 278–282, 278f–279f, 281f, 284f
  SD-OCT, 286f
"Manchas Salmão", 664f
Mancha vermelho-cereja, fóveal, 495f
MCP. *Ver* Coroidite e panuveite multifocal (MCP)
MCRPE. *Ver* Epiteliopatia do pigmento retiniano enrugado da Martinica (MCRPE)
Meduloepitelioma, 778–779, 778f–779f
Megalopapila, 1108, 1108f
Melanina, 5f
Melanocitoma
  do disco ótico, 887–888, 887f–888f
  nervo ótico, 1136, 1136f–1137f
  tamanho médio, em mulheres jovens, 889f
Melanocitose ocular, 826, 826f
Melanoma coroidiano, 832–844
  antes e depois da radioterapia de placa, 844, 844f
  classificação clínica do, 834t
  com variações pigmentares, 836–837, 836f–839f
  crescimento do nevo coroidiano no, 831, 831f
  detecção precoce do, 841, 841f
  fatores do, 839, 839f–840f
  usando mnemônico, 842–843, 842f–843f, 842t
  variações de tamanho do, 835, 835f
  variações morfológicas do, 832, 832f
Melanoma, coroidiano, 832–844
  antes e depois da radioterapia de placa, 844, 844f
  classificação clínica do, 834t
  com variações pigmentares, 836–837, 836f–839f
  detecção precoce do, 841, 841f
  fatores para, 839, 839f–840f
  transformação do nevo coroidiano em, 831, 831f
  usando mnemônico, 842–843, 842f–843f, 842t
  variações de tamanho do, 835, 835f
  variações morfológicas do, 832, 832f
Melanoma uveal, posterior, classificação clínica, 833–834, 833t–834t
Mellaril, no epitélio pigmentar retiniano, rompimento do, 1068–1070
Membrana de Bruch membrane, 2, 7
Membrana epirretiniana (ERM), 911–933, 912f–916f
  liberação espontânea da, 917, 917f–918f
  retinite pigmentosa e, 145, 145f
  tração vitreomacular e, 921f
  tratamento cirúrgico da, 918, 918f–919f

Membrana fibrótica, 914f
Membrana hialoide, 4
Meningioma, do nervo ótico, 1135, 1135f
Metamorfopsia, devido a ERM, 917f–918f
Metanol, na neuropatia ótica, 1100, 1100f
Metástase coroidiana, 845–851, 845f–846f
  bilateral, 850, 850f
  gerenciamento da, 851, 851f
  solitária, nos pacientes com carcinoma, 847, 847f–850f
Metástase coroidiana bilateral, 850, 850f
Metástase coroidiana solitária, nos pacientes com carcinoma, 847, 847f–850f
Metástase da íris, 655f
Metoxiflurano, retinopatia cristalina e, 1092, 1092f
MEWDS. *Ver* Síndrome dos múltiplos pontos brancos evanescentes (MEWDS)
MFC e, 344, 342f–343f
MFC. *Ver* Coroidite multifocal (MFC)
Microburacos Maculares, tração vitreomacular e, 922f
Microescotoma, adesão vitreomacular e, 922f
Microvasculopatia retiniana, no vírus da imunodeficiência humana (HIV), 398
Mineralização, drusas e, 700
Miopia
  estafiloma, 674–675, 674f–678f
  estrias, 686, 686f
  medicamentosa, no edema macular cistoide, 1086, 1086f
  neovascularização coroidiana, 688, 688f–689f
  patológica, 672–693, 672f–673f
  rachaduras da laca, 684, 684f–685f
Miopia medicamentosa, no edema macular cistoide, 1086, 1086f
Mixomas cardíacos, 633, 633f
MNFs. *Ver* Fibras nervosas mielinizadas
Monocromatismo de bastões, 132, 132f–133f
Mulher portadora, da doença de Gaucher, 271, 271f
Mutação A3243G, retinopatia devido a, 155, 156f–159f

# N

NAION. *Ver* Neuropatia ótica isquêmica anterior não-arterítica (NAION)
NBIA I. *Ver* Neurodegeneração com acúmulo de ferro no cérebro I (NBIA I)
Necrose retiniana externa progressiva, 409, 409f–410f
Nematódeos, 470–484
  na angiostrongíalise, 484, 484f
  na ascaríase, 484, 484f
  na cisticercose, 470, 470f
  na filaríase, 477, 477f–478f
  na gnastomíase, 483–484, 483f–484f
  na *Alaria mesocercaria*, 479, 479f–480f
  na neurorretinite subaguda unilateral difusa ou disseminada, 472, 472f–474f
  na oftalmomíase, 481, 481f–482f
  na toxocaríase, 475, 475f–476f
  neurais, 471, 471f
  subretinianos, 471, 471f

Neovascularização coroidiana (CVN), 288–289, 288f, 290f–291f, 578, 578f, 688, 688f–689f
Neovascularização coroidiana idiopática, 757, 757f
Neovascularização coroidiana justapapilar, drusas da cabeça do nervo ótico com, 1127, 1127f–1128f
Nervo ótico, 2, 3f, 12, 12f
  anomalias congênitas e do desenvolvimento no, 1105–1156
  anomalias vasculares no, 1109–1112
  aplasia, 1108, 1108f
  avulsão, 1014, 1014f
  com descolamento retiniano seroso, 985f
  com neovascularização coroidiana justapapilar, 1127, 1127f–1128f
  defeitos colobomaosos no, 1113–1122
  defeitos escavados no, 1113–1122
  depressão, 1117, 1117f–1119f
  descolamento e esquise retiniana combinada no, 984, 984f–985f
  drusas na cabeça do, 1123–1127, 1123f–1126f
  glioma, 1135, 1135f
  hamartoma astrocítico do, na esclerose tuberosa, 890, 890f–891f
  hipoplasia, 1107, 1107f
  isquêmicos, inflamatórios, e processos infecciosos do, 1131
  linfoma de células grandes, 882, 882f
  linfoma do, 892, 892f–893f
  melanocitoma, 1136, 1136f–1137f
  meningioma, 1135, 1135f
  metastático, 1136, 1136f
  papilite, 1132
  tamanho, anomalias de, 1107–1108
  trauma, 1129, 1129f–1130f
  tumores, 1135–1144
Neurite ótica, na sífilis, 452, 452f
Neurodegeneração associada à pantotenato cinase, 174, 174f
Neurodegeneração com acúmulo de ferro no cérebro I (NBIA I), 174, 174f
Neurofibromatose
  hamartoma retiniano difuso na, 806–811, 811f
  tipo 1, 245, 245f
  tipo 2, 246, 246f
Neuropatia macular aguda (AMN), síndrome dos múltiplos pontos brancos evanescentes, 338, 338f
Neuropatia ótica, 1099–1100
  fludarabinana, 1099, 1099f
  isquemia anterior não arterítica, 1043–1044, 1043f
  metanol na, 1100, 1100f
  Monóxido de carbono na, 1099, 1099f
Neuropatia ótica isquêmica anterior não-arterítica, 1131, 1131f–1132f
Neuropatia ótica isquêmica anterior não-arterítica (NAION), 1043–1044, 1043f, 1131, 1131f–1132f
Neuropatia ótica isquêmica, não-arterítica anterior, 1131, 1131f–1132f
Neuro-retinite aguda, 1132, 1132f
Neurorretinine estrelada idiopática, Leber, 1133, 1133f
Neurorretinite, aguda, 1132f

1163

## ÍNDICE

Neurorretinite estrelada idiopática de Leber, 1133, 1133f

Neurorretinite subaguda unilateral difusa ou disseminada, 472, 472f–474f

Nevo coroidiano, 749f, 824f
domínio espectral, 829, 829f
espectro clínico do, 825, 825f
gigante suspeito, 830, 830f
tomografia por coerência ótica do, 827, 827f–828f
transformação em melanoma coroidiano, 831, 831f

Nictalopia, ocorrência de, na síndrome de Wagner, 21

Nitrofurantoína, na retinopatia cristalina, 1095, 1095f

*Nocardia*, 437, 437f

Nocardiose, 437, 437f–438f

Nódulos de Dalen-Fuchs, 374f, 383–386, 383f–384f

### O

Obstrução vascular retiniana mecânica, 1033–1036

OCA. *Ver* Albinismo óculo-cutâneo (OCA)

Oclusão da artéria ciliorretiniana, 505–506, 505f, 1112, 1112f
e oclusão da veia retiniana central (CRVO), 510, 510f–511f

Oclusão da artéria oftálmica, 495, 495f

Oclusão da artéria retiniana
central, 496–498, 496f–497f
ramo, 499–501, 499f
recorrente, 501, 501f

Oclusão da artéria retiniana central, 496–498, 496f–497f
com preservação da artéria ciliar, 498, 498f
e síndrome de Wyburn-Mason, 510, 510f

Oclusão da veia retiniana
central, 507–515, 507f–509f
ramo, 516–520, 516f–518f

Oclusão da veia retiniana central, 507–515, 507f–510f
curso natural, 514
e fístula cavernosa carotídea, 513, 513f–514f
e maculopatia média aguda paracentral (PAMM), 511, 511f–512f
e oclusão da artéria ciliorretiniana, 510, 510f–511f
fotocoagulação a laser para, 514, 514f
terapia anti-VEGF intravítrea para, 515, 515f–516f

Oclusão do ramo arterial retiniano (BRAO), 499–501, 499f
PAMM associada à, 503, 503f–504f

Oclusão venosa retiniana, 507–555

Oclusões arteriais retinianas recorrentes, 501

Oclusões do ramo venoso retiniano, 516–520, 516f–518f
colateralização compensatória, 518, 518f–519f
farmacoterapia intravítrea para, 520, 520f–521f
fotocoagulação com laser para, 520, 520f. *Ver também* Oclusão do ramo arterial retiniano (BRAO)

Ocriplasmina, para VMA e VMT, 924, 924f

OCTA. *Ver* Angiografia com tomografia por coerência ótica (OCTA)

OCT em domínio espectral, da membrana epirretiniana, 913f

OCT. *Ver* Tomografia por coerência ótica (OCT)

Oftalmia simpática, 383–386, 383f–387f

Oftalmomíase, 481, 481f–482f

Oftalmoplegia externa progressiva crônica (CPEO), 154

Óleo de silicone, 1052, 1052f

Olho
assintomático, e CSC, 942, 942f
esquerdo, angiograma fluoresceínico (FA) do, 6f

OMD. *Ver* Distrofia macular oculta (OMD)

*Onchocerca volvulus*, 477

Oncologia, 761–910

Ondulações retinianas externas, 724–725, 724f

Ora serrata, 2

Osteoma coroidiano, 862–867, 862f–865f
tomografia por coerência ótica do, 866–867, 866f–867f

### P

Padrão de "Grinalda", 278–282, 278f, 281f

PAMM. *Ver* Maculopatia média aguda paracentral (PAMM)

Panencefalite esclerosante subaguda (SSPE), 414, 414f

Paniculite nodular, 631, 631f

PANK2. *Ver* Gene da pantotenato cinase (PANK2)

Panuveíte, coroidite multifocal e, 288–289

Papila de Bergmeister, 1111, 1111f

Papilite
crônica, 1133, 1133f
nervo ótico, 1132

Papilite retiniana, 469, 469f

Papilopatia diabética, 575, 575f

Parafóvea, 2f, 5

Paraplegia espástica 11, 175, 175f–176f

Paraplegia espástica 15, 175, 175f–176f

Paraplegia espástica, e degeneração retiniana, 175, 175f–176f

Pars planitis, 346–347, 346f–347f

Partículas de aço, 1052, 1052f

Partículas diamante, 1052, 1052f

PDT. *Ver* Terapia fotodinâmica (PDT)

*Peau d'orange*, 660f, 661–662, 662f–663f

*Peeling* de Membrana
buraco macular de espessura total e, 928f
membrana epirretiniana e, 918f

Pegadas de urso, 816, 816f–817f

Pegadas de urso polar, 817, 817f

PEHCR. *Ver* Coriorretinopatia hemorrágica exsudativa periférica (PEHCR)

Perfluorocarbono (PFC) líquido, 1053, 1053f

Periflebite, 365–366

Perifóvea, 2f, 5

PFV. *Ver* Vasculatura fetal persistente (PFV)

PIC. *Ver* Coroidopatia puntata interna (PIC)

Placas, 506, 506f

Placas de Kyrieleis, 350f, 366f
na tuberculose, 430f
toxoplasmose com, 427, 427f

Plexo capilar retiniano profundo (DCP), angiografia com OCT do, 11f

Plexo capilar retiniano superficial (SCP), angiografia OCT do, 10f–11f

*Pneumocystis carinii*, 469, 469f

POHS. *Ver* Síndrome da histoplasmose ocular presumida (POHS)

Poliarterite nodosa, 628, 628f

Policitemia vera, 607, 607f

Policondrite recidivante, 357, 357f

Polidistrofia pseudo-Hurler, 266

Polineuropatias amiloides familiares, 658

Poliose, síndrome de Vogt-Koyanagi-Harada syndrome, 376f

Polipose adenomatosa familiar (FAP)
lesões pigmentadas do fundo ocular com, 819, 819f

Pontos brancos da fóvea, 126, 126f

"Pontos e manchas", 281f, 284f

*Porrocaecum heteroptera*, 484

PPRCA. *Ver* Atrofia retino-coroidiana paravenosa pigmentada (PPRCA)

PPV. *Ver* Vitrectomia *pars plana* (PPV)

PPVP. *Ver* Bolsa vítrea pré-cortical posterior (PPVP)

Prednisona, 392f

Pré-eclâmpsia, 638–639, 638f–639f

Pregas congênitas, 244, 244f

PR. *Ver* Retinopexia pneumática (PR)

Proliferação angiomatosa, na retinite pigmentosa, 146, 146f

Proliferação epirretiniana associada a buraco lamelar, 932, 932f

Proliferação melanocítica uveal difusa bilateral, 852–853, 852f–855f

Proteína cinase ativada por mitógeno, inibidora, no epitélio pigmenta retiniano, rompimento do, 1076

Proteína Rab escolta 1, 186

Prótese retiniana, 1054, 1054f

Protozoários, 423–429
giardíase, 429
toxoplasmose, 423–428

Pseudoburaco macular, 931, 931f

Pseudodrusas reticulares, 716, 716f, 751f

Pseudoexoftalmo, 673f

"Pseudoglioma", 63

Pseudorretinite pigmentosa, 179, 179f

Pseudoxantoma elástico (PXE), 661–670, 661f–664f
cicatrização fibrosa, 670, 670f–671f
neovascularização coroidiana e, 668, 668f
trauma e, 669, 669f, 1008f

Púrpura trombocitopênica trombótica, 617, 617f

PVR. *Ver* Vítreo-retinopatia proliferativa (PVR)

PXE. *Ver* Pseudoxantoma elástico (PXE)

### Q

Quimioterapia intra-arterial, regressão do retinoblastoma após, 772, 772f

Quimioterapia intravenosa, regressão do retinoblastoma após, 771, 771f

Quimioterapia, regressão do retinoblastoma após
intra-arterial, 772, 772f
intravenosa, 771, 771f

### R

Rachaduras da laca, 684, 684f–685f

Radioterapia de feixe externo, para linfoma coroidiano, 885, 885f–886f

Radioterapia de placa
melanoma coroidiano antes e depois, 844, 844f
retinoblastoma regressão após, 770, 770f

Retina, 5, 5f
em flocos de neve, de Kandori, 218, 218f
enrugamento e tração da, devido a hamartoma combinado da epitélio pigmentar retiniano e, 247, 247f, 806–812, 806f–810f
histologia da, 2–5
no linfoma de células grandes, 882, 882f
oclusões arteriais, 495–506

Retina em flocos de neve de Kandori, 218, 218f

Retina em flocos familiar benigna, 217, 217f

Retina neurossensorial, descolamento da, na doença de Vogt-Koyanagi-Harada, 374f

Retinite
Citomegalovírus, 399, 399f, 401f–403f
Vírus Epstein-Barr, 413, 413f

Retinite pigmentosa ligada ao X, mulheres portadoras de, 142, 142f

Retinite pigmentosa não sindrômica, 137–152, 137f–141f

Retinite pigmentosa (RP), 137
anomalias maculares na, 143–145
atrofia, 143, 143f–144f
autofluorescência em anel, 145
buraco, 143, 143f
edema, 144, 144f–145f
epitélio pigmentar retiniano para-arteriolar preservado na, 152, 152f–153f
ligada ao X, mulheres portadoras de, 142, 142f
membrana epirretiniana, 145, 145f
não sindrômica, 137–152, 137f–141f
proliferação angiomatosa na, 146, 146f
pseudo, 179, 179f
setorial, 147, 147f–148f
síndromes de ciliopatia associada à, 161–169
sindrômica, 154
tumor vasoproliferativo na, 805, 805f

Retinite pigmentosa setorial, 147, 147f–148f

Retinite pigmentosa sindrômica, 154

Retinite por citomegalovírus, 399, 399f–403f

Retinite por vírus Epstein-Barr, 413, 413f

Retinite punctata albescens (RPA), 225, 225f–226f

Retinoblastoma, 763–775, 763f, 1143, 1143f
características do, 769, 769f
classificação do, 764, 764f, 764t
classificação internacional do, 765, 765f
com enucleação, 773, 773f
padrões de crescimento do, 766, 766f
patologia do, 774, 774f
alto risco de metástase, 775, 775f
regressão do
após quimioterapia endovenosa, 771, 771f
após quimioterapia intrarretiniana, 772, 772f
após radioterapia de placa, 770, 770f
testes de diagnóstico do, 768, 768f
variações do, 767, 767f

Retinoblastoma necrótico, 775f

Retinocitoma, 765f–766f

1164

Retinopatia
altitude, 1024, 1024f
associada ao vírus da
imunodeficiência humana (HIV),
398, 398f
descompressão, 1042–1043, 1042f
diabética, 155, 156f–159f. *Ver
também* Retinopatia diabética
devido a mutação A3243G
falciforme, 593–599, 593f–596f
hipertensiva, 560, 560f–563f
induzida por laser, 1022, 1023f
Purtscher, 634f–636f, 635–636,
1020, 1020f
radiação, 551, 551f–554f
solar, 1022, 1022f–1023f
tipo Purtscher, 357, 357f
Valsalva, 1018, 1018f–1019f
Retinopatia associada ao vírus da
imunodeficiência humana (HIV),
398, 398f
Retinopatia cristalina de Bietti, 210,
210f–213f
Retinopatia da altitude, 1024, 1024f
Retinopatia da prematuridade e, 237,
237f
Retinopatia da prematuridade (ROP),
53, 232–237
cicatrização fibrosa e, 237, 237f
doença de Plus, 234, 234f
espectro da, 235, 235f
estágio I, 232, 232f
estágio II, 232, 232f
estágio III, 233, 233f
estágio IV-A, 233, 233f
estágio IV-B, 233, 233f
estágio V, 233, 233f
"lesões tipo pipoca", 236, 236f
Retinopatia de Purtscher, 634f–636f,
635–636, 1020, 1020f
Retinopatia de Talco, 1096,
1096f–1097f
Retinopatia de Valsalva, 1018,
1018f–1019f
Retinopatia diabética, 564–592
cicatriz macular, 579, 579f
descolamento exsudativo e, 579,
579f
descolamento retiniano por tração,
581, 581f
e doença sistêmica, 581
e hipertensão, 581, 581f
fibrose pré-retiniana, 580, 580f
hemorragia retiniana, 578, 578f
hemorragia vítrea, 571, 571f
maculopatia lipídica exsudativa, 579,
579f
manifestações maculares da, 576,
576f–577f
não-proliferativa, 564, 564f–566f
neovascularização coroidiana, 578,
578f
neovascularização do disco, 570,
570f
proliferação fibrosa, 572, 572f–574f
proliferativa, 567, 567f–569f
proliferativa, com proliferação
fibrótica, 915f
tratamento da
cirurgia vitreorretiniana, 589, 589f
fotocoagulação a laser, 584
terapia anti-VEGF intravítrea, 590,
590f–592f
Retinopatia diabética proliferativa, com
proliferação fibrótica grave, 915f
Retinopatia "*Dot and fleck*", 113
Retinopatia exsudativa, astrocitoma
retiniano adquirido com, 784,
784f

Retinopatia externa oculta zonal, aguda,
298–306, 298f–306f
MEWDS e, 339, 339f
Retinopatia externa oculta zonal
aguda (AZOOR), 298–306,
298f–306f
coroidite multifocal e, 342,
342f–343f
síndrome dos múltiplos pontos
brancos evanescentes, 339, 339f
Retinopatia falciforme, 593–599,
593f–596f
descolamento na, 599, 599f
manifestações maculares da,
597f–599f
Retinopatia hipertensiva, 560,
560f–563f
Retinopatia induzida por laser, 1022,
1023f
Retinopatia por AIDS, 398
Retinopatia por descompressão,
1042–1043, 1042f
Retinopatia por radiação, 551,
551f–554f
Retinopatias cristalinas, 210–216,
1090–1096
Retinopatia Solar, 1022, 1022f–1023f
Retinopatia tipo Purtscher, 357, 357f
Retinopexia pneumática (PR), 970
Retinosquise, 979–984, 979f–982f
adquirida, 979, 979f–980f
com descolamento retiniano,
979–984
hereditária, 979
Retinosquise adquirida, 979, 979f–980f
Retinosquise foveomacular idiopática
não hereditária estrelada
(SNIFR), 37, 37f–38f
Retinosquise hereditária, 979
Retinosquise juvenil ligada ao X, 29, 29f
Retinosquise juvenil ligada ao X, 29,
29f, 31f
associada à esquise macular, 30f
cavidades vítreas com faixas de tração
e, 33f
com degeneração periférica em
malha, 35f
com descolamento retiniano
bolhoso, 35f
com esquise periférica grande, 36f
com grandes cavidades esquíticas, 31f
descolamento regmatogênico na, 34f
padrão em laço na, 29f
retinosquise periférica na, 32f
Retinosquise juvenil ligada ao X (JXR)-1,
983f
Retinosquise juvenil ligada ao X (JXR)-2,
983f
Retinosquise miópica, 683, 683f
Retinosquise periférica, na retinosquise
juvenil ligada ao X, 32f
Rompimento do epitélio pigmentar
retiniano, 1063–1076
agentes quimioterápicos no,
1075–1076
clofazimina, 1074
cloroquina, 1063–1065,
1063f–1065f
derivados da, 1063–1067
clorpromazina, 1072, 1072f, 1074f
deferoxamina, 1074, 1074f–1075f
denileucina diftitox, 1075,
1075f–1076f
dideoxinosina, 1073, 1073f
fenotiazinas, 1068–1072
hidroxicloroquina, 1066–1067,
1066f–1067f
inibidores de MEK, 1076, 1076f
tioridazina, 1068–1070, 1068f–1071f

Rompimentos retinianos
fotocoagulação a laser dos, 585, 585f
traumáticos, 1010–1011, 1010f
ROP. *Ver* Retinopatia da prematuridade
(ROP)
RP. *Ver* Retinite pigmentosa (RP)
RPA. *Ver* Retinite punctata albescens
(RPA)
RPC. *Ver* Coriorretinite placoide
implacável (RPC)
RPE. *Ver* Epitélio pigmentar retiniano
(RPE)
RRD. *Ver* Descolamento retiniano
regmatogênico (RRD)
Rubeose da íris, tratamento da, 592,
592f
Ruptura coroidiana, 1007–1009,
1007f–1009f

## S

Sangramento em ampulheta, 524f
Sarcoidose, 365–366, 365f–370f
SCP. *Ver* Plexo capilar retiniano
superficial (SCP)
Sementes subretinianas, no
retinoblastoma, 765f
Sequência de Pierre Robin, 17
Sialidose
tipo I, 264
tipo II, 264
Sialolipidose, 266
Sífilis, 450–458, 450f
angiite de ramos congelados da,
457, 457f
coriorretinitena, 452, 452f
neurite ótica na, 452, 452f
ocular, 1134, 1134f
placoide posterior sifilítica aguda,
451, 451f
resolvida, 458, 458f
retinite pigmentosa e, 179f
vasculite na, 453, 453f–455f
vitrite na, 455, 455f–456f
Sífilis ocular, 1134, 1134f
Sinal do "T", 388
"Sinal em cebola", 733, 733f
Sinal "*pitch-fork*", 690f
Síndrome da asculatura fetal persistente,
238–241, 238f–240f
Síndrome da necrose retiniana, aguda,
404–406, 404f–405f
herpes simples tipo 1 na, 406, 406f
herpes simples tipo 2 na, 406,
406f–408f
Síndrome da retina em flocos, 217–225
benigna, 217, 217f
deKandori, 218, 218f
*fundus albipunctatus*, 219, 219f–221f
Síndrome de Aicardi, 259–260, 259f
Síndrome de Alagille, 171, 171f
Síndrome de Alport, 113, 114f
buracos maculares e, 115f
depósitos cristalinos na, 113f–114f
depósitos drusenoides
extramaculares na, 115f
Síndrome de Alström, 161, 162f
Síndrome de ataxia com fraqueza
neurogênica e retinite
pigmentosa (NARP), 160, 160f
Síndrome de Bardet-Biedl syndrome,
161, 163, 163f–165f
Síndrome de Bartter, calcificação
esclero-coroidiana e, 869,
869f
Síndrome de Bassen-Kornzweig, 172,
172f–173f
Síndrome de Churg-Strauss, 356, 356f,
628, 628f
Síndrome de Cockayne, 173, 173f

Síndrome de Cohen, 76, 76f
Síndrome de efusão uveal idiopática,
960–962, 960f–962f
Síndrome de Ehler-Danlos, 660
Síndrome de epilepsia mioclônica e
fibras vermelhas rotas (MERRF),
161
Síndrome de fibrose subretiniana
progressiva idiopática, 288–289
Síndrome de Goldmann-Favre, 27f, 40,
40f–45f
Síndrome de histoplasmose ocular
presumida (POHS), 464,
464f–465f
Síndrome de Hughes, 632–633,
632f–633f
Síndrome de Hunter, 262, 263f
Síndrome de Hurler, 262
Síndrome de Hurler-Scheie, 262
Síndrome de Jalili, 136, 136f
anomalias dentárias no paciente com,
136f
Síndrome de Joubert (JS), 168, 168f
Síndrome de Kearns-Sayre, 154,
154f–155f
Síndrome de Kjellin, 175, 175f–176f
Síndrome de Klippel-Trenaunay-Weber,
777, 777f
Síndrome de
Laurence-Moon-Biedl-Bardet,
163, 163f–165f
Síndrome de Marfan, 23
alterações esqueléticas na, 24f
com degeneração pigmentar, 23f
Síndrome de Parry-Rhomberg, 69,
69f–71f
Síndrome de rubéola, congênita, 415,
415f
Síndrome de Sanfilippo, 262, 263f
Síndrome de Scheie, 262
Síndrome de Senior-Loken, 166,
166f–167f
Síndrome de Sjögren-Larsson, 216,
216f
Síndrome de Stickler, 17
angiografia fluoresceínica de campo
largo da, 20f
dedos compridos com
hiperflexibilidade e, 17f
degeneração em malha pigmentar
perivascular radial da, 17f–18f
descolamento crônico na, 18f
descolamento retiniano
regmatogênico que ocorre
na, 17
desenvolvimento de descolamento
retiniano, 18f
proliferação fibrosa e faixa curvilínea
e, 19f
Síndrome de Stickler, 17, 17f–20f
Síndrome de Susac, 634, 634f
Síndrome de Terson, 1021, 1021f
Síndrome de Usher, 169, 169f–170f
Síndrome de VKH. *Ver* Síndrome de
Vogt-Koyanagi-Harada (VKH)
Síndrome de Vogt-Koyanagi-Harada
(VKH), 371–376, 371f–377f,
379f–380f
Síndrome de von Hippel-Lindau, 249,
249f–250f
membrana epirretiniana e, 916f
Síndrome de Wagner, 21f–22f
Síndrome de Wagner (degeneração
vítreo-retiniana de Wagner),
21f–22f
Síndrome de Wyburn-Mason, 247,
247f, 510, 510f
hemangioma retiniano racemoso e,
797–798, 800f

1165

**ÍNDICE**

Síndrome do anticorpo anti-fosfolipídios, 632–633, 632f–633f
Síndrome do bebê sacudido, 273, 273f–274f
Síndrome do disco inclinado, 1120, 1120f–1121f
Síndrome do S-cone aumentado (ESCS), 40, 40f–45f
Síndrome dos pontos brancos, 278–345
   múltiplos evanescentes, 278–282, 278f–287f
   simulando linfoma, 345, 345f
   sobrepostos, 338–345
Síndrome hipereosinofílica, 613, 613f
Síndrome isquêmica ocular, 601, 601f–603f
Síndrome MALT. *Ver* Tumor linfoide associado à mucosa (síndrome MALT)
Síndrome MELAS, 155, 156f–159f
Síndrome MERRF. *Ver* Síndrome de epilepsia mioclônica e fibras vermelhas rotas (MERRF)
Síndrome MIDD, 155, 156f–159f
Síndrome mioclônica com mancha vermelho cereja, 264
Síndrome NARP. *Ver* Síndrome de ataxia com fraqueza neurogênica e retinite pigmentosa (NARP)
Síndrome POEMS, 613, 613f
Síndromes de ciliopatia associadas à retinite pigmentosa, 161–169
Síndromes de "pontos brancos" sobrepostas, 338–345
Sinerese, vítreo, 651, 651f
Sínquisecintilante, 656, 656f
Sínquise vítrea, 651, 651f
*Situs inversus*, 1120, 1120f
SSPE. *Ver* Panencefalite esclerosante subaguda (SSPE)
Sulfato de condroitina proteoglicano-2, 21
Suspeita de nevo coroidiano gigante, 830, 830f
SVD. *Ver* Vítreo-retino-degeneração em flocos de neve (SVD)

**T**

Tachas de titânio, 1052, 1052f
Talassemia, estrias angióides e, 660f
Telangiectasia
   congênita, 525–537, 525f–531f
   justafoveal juvenil, tipo 2, 538–549, 538f–550f
   macular
      cistoide, 1085–1089
      fotocoagulação a laser para, 584, 584f–585f
      retinite pigmentosa e, 144, 144f–145f
      retinopatia diabética, 576, 576f
   perifoveal idiopática, 538–549, 538f–550f
Telangiectasia congênita, 525–537, 525f–531f
Terapia anti-VEGF intravítrea
   para doença de Coats, 537, 537f
   para macroaneurisma arteriolar retiniano, 525, 525f
   para oclusão da veia retiniana central, 515, 515f–516f
   para retinopatia diabética, 590, 590f–592f
   para telangiectasia macular tipo 2, 549f
Terapia com ocriplasmina intravítrea, para buraco macular de espessura total, 928, 928f

Terapia fotodinâmica (PDT), 1055, 1055f
   CSC e, 948–949, 948f–950f
   hemangioma coroidiano tratado com, 859, 859f
Terapia térmica transpupilar, 1054, 1054f
Teratoma, 776, 776f
Tiazolidinedionas, toxicidade, 1088
TIMP3. *Ver* Inibidor tecidual da metaloproteinase-3 (TIMP3)
Tomografia por coerência ótica
   coriorretinopatia serosa central, 938, 938f
   do hamartoma combinado, 812, 812f
   drusas, 698f
   imagem com profundidade aumentada do linfoma coroidiano, 879, 879f
   neovascularização coroidiana, 689f
   neovasculopatia paquicoroidea, 957, 957f
   nevo coroidiano, 749f
Tomografia por coerência ótica (OCT), 9, 9f
   acromatopsia complete, 132f
   distrofia macular viteliforme de Best, 90, 90f–91f
   domínio espectral, 829, 829f
   liberação espontânea da, 919f
   membrana epirretiniana, 912f
   nevo coroidiano, 827, 827f–828f
   síndrome de Alport, 114f
Tortuosidade arterial retiniana, familiar, 494, 494f
Tortuosidade da artéria retiniana familiar, 46, 46f–50f
Tortuosidade da artéria retiniana hereditária ou familiar, 46, 46f–50f
Toxicidade da acetazolamida
   no edema macular cistoide, 1086, 1086f
Toxicidade da cantaxantina, retinopatia cristalina e, 1093, 1093f–1094f
Toxicidade da Clofazimine, ruptura do epitélio pigmentar retiniano e, 1074
Toxicidade da cloroquina
   ruptura do epitélio pigmentar retiniano e, 1063–1065, 1063f–1065f
Toxicidade da clorpromazina
   ruptura do epitélio pigmentar retiniano e, 1072, 1072f, 1074f
Toxicidade da cocaína, 1079, 1079f
Toxicidade da deferoxamina, ruptura do epitélio pigmentar retiniano e, 1074, 1074f–1075f
Toxicidade da denileucina diftitox, ruptura do epitélio pigmentar retiniano e, 1075, 1075f–1076f
Toxicidade da dideoxinosina (DDI), ruptura do epitélio pigmentar retiniano e, 1073, 1073f
Toxicidade da digoxina, 1101, 1101f
Toxicidade da fenotiazina, rompimento do epitélio pigmentar retiniano e, 1068–1072
   clorpromazina, 1072, 1072f, 1074f
   tioridazina, 1068–1070, 1068f–1071f
Toxicidade da fludarabina, na neuropatia ótica, 1099, 1099f
Toxicidade da Gemcitabina, 1084, 1084f
Toxicidade da Gentamicina, 1039f
Toxicidade da heparina, 1082, 1082f

Toxicidade da hidroclorotiazina, edema macular cistoide e, 1086, 1086f
Toxicidade da hidroxicloroquina, rompimento do epitélio pigmentar retiniano e, 1066–1067, 1066f–1067f
Toxicidade da Pioglitazona, no edema macular cistoide, 1088, 1088f
Toxicidade da procainamida, 1079, 1079f
Toxicidade da Rifabutin, na uveíte, 1098, 1098f
Toxicidade da Tioridazina, rompimento do epitélio pigmentar retiniano e, 1068–1070, 1068f–1071f
Toxicidade de agente quimioterápico
   dano vascular, 1084
   denileucina diftitox, 1075, 1075f–1076f
   edema macular cistoide, 1089
   inibidores de MEK, 1076, 1076f
   ruptura do epitélio pigmentar retiniano, 1075–1076
Toxicidade de contraceptivo, oral, 1078, 1078f
Toxicidade de contraceptivos orais, 1078, 1078f
Toxicidade do ácido nicotínico, no edema macular cistoide, 1085, 1085f
Toxicidade do Cidofovir, na uveíte, 1098, 1098f
Toxicidade do Docetaxel, no edema macular cistoide, 1089, 1089f
Toxicidade do interferon, 1082, 1082f–1083f
Toxicidade do monóxido de carbono, neuropatia ótica e, 1099, 1099f
Toxicidade do paclitaxel ligado à albumina, no edema macular cistoide, 1089, 1089f
Toxicidade do Paclitaxel, no edema macular cistoide, 1089, 1089f
Toxicidade do Plaquenil, ruptura do epitélio pigmentar retiniano e, 1066–1067
Toxicidade do Ritonavir, no edema macular cistoide, 1088, 1088f
Toxicidade dos alcaloides do Ergot, 1078, 1078f
Toxicidade do sulfato de Quinino, 1077, 1077f
Toxicidade do tamoxifeno, na retinopatia cristalina, 1090–1091, 1090f–1091f
Toxicidades coriorretinianas, 1061–1104
   edema macular cistoide, 1085–1089
   neuropatia ótica, 1099–1100
   dano vascular, 1077–1084
   epitélio pigmentar retiniano, rompimento do, 1063–1076
   uveíte, 1098
*Toxocara canis*, 475
Toxocidade do mesilato de Imatinib, no edema macular cistoide, 1087, 1087f
Toxocidade do topiramate, no edema macular cistoide, 1086, 1086f
*Toxoplasma gondii*, 423
Toxoplasmose, 423–428
   cicatríze na toxoplasmose congênita, 423, 423f, 428f
   com placas de Kyrieleis, 427, 427f
   e neovascularização coroidiana, 428, 428f
   lesões toxoplásmicas agudas, 424, 424f–426f
   miliar, 426, 426f

Toxoplasmose miliar, 426, 426f
Trabeculectomia, 1042–1043
Tração, da retina devido ao ERM, 913f
Tração vitreomacular, 911–933, 920f–921f
   adesão vitreomacular e, 920, 920f
   gradação da, 921f
   história natural da, 922, 922f
   lesão viteliforme adquirida e, 923, 923f
   liberação espontânea da, 923, 923f
   tratamento vitreolítico da, 924, 924f
Transtorno de armazenamento lisossômico ligado ao X, doença de Fabry, 51, 51f–52f
Transtornos inflamatórios idiopáticos
   retinopatia externa oculta zonal aguda (AZOOR), 298–306, 298f–306f
   síndrome dos pontos brancos sobrepostos, 338–345
Transtornos retinianos pediátricos, 231–276
   anomalias congênitas, 232–244
      coloboma coriorretiniano, 241–244, 241f–243f
      pregas congênitas, 244, 244f
      síndrome da vasculatura fetal persistente, 238–241, 238f–240f
      síndrome de Aicardi, 259–260, 259f
   cicatrização fibrosa e, 237, 237f
   deficiência de sulfatase múltipla, 269, 269f
   doença de Gaucher, 270–271, 270f, 272f
   doença de Niemann-Pick, 267, 267f
   doença de Plus, 234, 234f
   doença de Sandhoff, 269, 269f
   doença de Tay-Sachs, 268, 268f
   espectro dos, 235, 235f
   estágio I, 232, 232f
   estágio II, 232, 232f
   estágio III, 233, 233f
   estágio IV-A, 233, 233f
   estágio IV-B, 233, 233f
   estágio V, 233, 233f
   lesões em "pipoca", 236, 236f
   lipofuscinoses ceroides neuronal, 260–261
   mucolipidoses, 264–266
   mucopolissacaridoses, 262
   retinopatia da prematuridade, 232–237
   síndrome do bebê sacudido, 273, 273f–274f
   transtornos sistêmicos congênitos, 245–260
      amaurose congênita de Leber, 253–258, 253f–258f
      atrofia coriorretinina paravenosa pigmentada, 258, 258f
      facomatoses, 245–251
      hamartoma combinado da retina e EPR, 247, 247f
      hemangioma cavernoso retiniano, 251, 251f–252f
      macrovaso retiniano, 248, 248f
      neurofibromatose tipo 1, 245, 245f
      neurofibromatose tipo 2, 246, 246f
      síndrome de von Hippel-Lindau, 249, 249f–250f
      síndrome de Wyburn-Mason, 247, 247f
transtornos retinianos pediátricos, lesões de massa do fundo, 762
transtorno vítreo-retiniano periférico, 967

Tratamento a laser
 para doença de Coats, 532, 532f–536f
 para macroaneurisma arteriolar retiniano, 524, 524f
 para vasculopatia coroidiana polipoide, 745f
Tratos radiais, 679
Trauma
 avulsão do nervo ótico, 1014, 1014f
 buracos maculares induzidos por raios, 1006f
 contuso, buraco macular secundário e, 930f
 coriorretinopatia, 999–1028
 corpo estranho intraocular (IOFB), 1015, 1015f
 descolamentos retinianos, 1010–1011, 1010f–1011f
 epiteliopatia pigmentar retiniana, 1002, 1002f–1003f
 e pseudoxantoma elástico (PXE), 669, 669f, 1008f
 induzido por laser, 1022, 1023f
 lesão ocular penetrante/perfurante, 1016, 1016f–1017f
 nervo ótico, 1129, 1129f–1130f
 rompimentos retinianos, 1010–1011, 1010f
*Treponema pallidum*, 450
Triamcinolonea, 385f
 intravítrea, injeção, 1032, 1032f
Trombocitose, essencial, 608, 608f
*Tropheryma whipplei*, 439
Tuberculose, 430, 430f–433f, 436f
Tubulação retiniana externa, 722–723, 722f
Tumores
 do disco ótico, 887–897
 do nervo ótico, 1135–1144
 glioma, 1135, 1135f
 hamartoma astrocítico, 1140, 1140f
 hamartoma combinado, da retina, eEPR, 1141, 1141f–1142f
 hemangioma capilar retiniano, 1137–1138, 1137f–1138f
 hemangioma racemoso nos, 1138, 1138f–1139f
 meduloepitelioma como, 778–779
 melanocitoma, 1136, 1136f–1137f
 meningioma, 1135, 1135f
 metastático, 1136, 1136f
 retinoblastoma no, 1143, 1143f
 transtornos paraneoplásicos, 1144

Tumores coroidianos, 824–831
 melanocitose ocular, 826, 826f. *Ver também* tumores individuais
 nevo coroidiano, 824f
Tumores metastáticos do nervo ótico, 1136, 1136f
Tumor vasoproliferativo, retiniano, 802–805, 802f–804f
 na retinite pigmentosa, 805, 805f
Tumor vasoproliferativo retiniano, 802–805, 802f–804f
 na retinite pigmentosa, 805, 805f
Túnica ruyschiana, 7
Txocaríase, 475, 475f–476f

## U

Úlceras aftosas orais, na doença de Behçet, 350f
Ultrassonografia ocular
 para meduloepitelioma, 778f
 para retinoblastoma, 768f
Umbo, 5
Uveíte, 1098
 intermediário, 346–347, 346f–347f
 na doença de Behçet, 349–351, 350f
 na doença de Crohn, 352
 na esclerose múltipla, 348
 parecido com retinoblastoma, 766f, 769f
Uveíte anterior aguda, 1079

## V

Vancomicina
 intracameral, 1041, 1041f
 intravítrea, injeção, 1032–1033, 1032f
Vasculatura fetal persistente (PFV), 1110, 1110f
Vasculite, na sífilis, 453, 453f–456f
Vasculite oclusiva periférica, membrana epirretiniana e, 915f
Vasculite retiniana, aneurisma, e neurorretinite, idiopática, 358, 358f–359f. *Ver também* Vasculite retiniana idiopática, aneurisma e neurorretinite (IRVAN)
Vasculite retiniana, doença sistêmica com, 346–366
Vasculite retiniana hemorrágica, na doença de Crohn, 352f
Vasculite retiniana idiopática, aneurisma e neurorretinite (IRVAN), 358, 358f–359f

Vasculopatia coroidiana polipoide, 737–750, 737f–740f
 Coriorretinopatia serosa central e, 748f
 curso natural, 741–747, 741f–747f
 eneovascularização polipoide, 748, 748f–749f
Vasculopatia coroidiana, polipoide, 737–750, 737f–740f
 curso natural da, 741–747, 741f–747f
 e neovascularização polipoide, 748, 748f–749f
Vasculopatia paquicoroidea, 749f, 956, 956f
 Tomografia por coerência ótica da, 957, 957f
Vazamento de chaminé, 934, 934f
Vazamento de mancha de tinta, 936, 936f
Vazamento guarda-chuva, 935, 935f
Veias do vórtice, 4f
Vênulas retinianas, 5f
Vírus, 398–422
 maculopatia pelo vírus do dengue, 422, 422f
 necrose retiniana externa progressiva, 409, 409f–410f
 Oeste do Nilo, 419, 419f–421f
 panencefalite esclerosante subaguda (SSPE), 414, 414f
 retinite por citomegalovírus, 399, 399f–403f
 retinite por vírus Epstein-Barr, 413, 413f
 retinopatia associada ao vírus da imunodeficiência humana (HIV), 398, 398f
 Rift Valley, 419, 419f
 síndrome da necrose retiniana aguda, 404–406, 404f–405f
 síndrome da rubéola congênita, 415, 415f
Vírus da rubéola, 414, 414f
Vírus de Coxsackie, 415–416
 epitelite pigmentar retiniana aguda, 415, 415f
 maculopatia idiopática aguda, 416, 416f–418f
Vírus do Oeste do Nilo, 419, 419f–421f
Vírus do Rift Valley, 419, 419f
Vírus varicela-zoster, na necrose retiniana externa progressiva, 409, 412f
Vitiligo, síndrome de Vogt-Koyanagi-Harada e, 376f

Vitrectomia pars plana (PPV), 970
 buraco macular de espessura total e, 928f
 membrana epirretiniana e, 918f
Vítreo primário hiperplásico persistente, 238–241
Vítreo-retino-coroidopatia, autossômica dominante, 25, 25f–26f
Vítreo-retino-degeneração em Floco de Neve (SVD), 26
Vítreo-retinopatia
 pós-operatória, 978f
 proliferativa, 977, 977f–978f
Vítreo-retinopatia exsudativa, 1, 53
Vítreo-retinopatia exsudativa familiar (FEVR), 53–60, 55f–56f
 acúmulo de lipídios na, 54f
 com exsudação lipídica maciça, 56f
 com gene de Norrie, 60, 60f
Vítreo-retinopatia proliferativa (PVR), 977, 977f–978f
 pós-operatória, 978f
Vítreo-retinopatias, 17–27
 degeneração vitreorretiniana idiopática, 27, 27f
 distrofia da membrana limitante interna familiar, 28, 28f
 distrofias retinianas internas, 28–40
 esquise retiniana degenerativa, 39, 39f
 exsudativas familiares, 53–60, 53f, 55f–56f
 retinosquise foveomacular idiopática não hereditária estrelada, 37, 37f–38f
 síndrome de Marfan, 23, 23f–24f
 síndrome do S-cone aumentado, 40, 40f–45f
 vítreo-retino-coroidopatia autossômica dominante, 25, 25f–26f
 vítreo-retino-degeneração em flocos de neve, 26
Vítreos, 4, 4f
Vitrite, 469, 469f
 na sífilis, 455, 455f–456f
VMD. *Ver* Distrofia macular viteliforme de Best (VMD)

## W

*Wuchereria bancrofti*, 477, 477f

## X

Xantofila, 5f
Xantogralumoa juvenil, 762f
Xantogranuloma, juvenil, 762f